Cirugía Oral y Maxilofacial

Sociedad Española de Cirugía Oral y Maxilofacial
y de Cabeza y Cuello

Cirugía Oral y Maxilofacial

4ª edición

Director

José Luis del Castillo Pardo de Vera

Colaborador Docente, Facultad de Medicina, Universidad Autónoma de Madrid.
Facultativo Especialista de Área, Servicio de Cirugía Oral y Maxilofacial,
Hospital Universitario La Paz, Madrid.

Coordinadores

Fernando Almeida Parra

Colaborador Docente, Facultad de Medicina, Universidad de Alcalá,
Alcalá de Henares, Madrid. Facultativo Especialista de Área, Servicio de Cirugía
Oral y Maxilofacial, Hospital Universitario Ramón y Cajal, Madrid.

Gonzalo Botella Casas

Médico Interno Residente, Servicio de Cirugía Oral y Maxilofacial,
Hospital Clínico Universitario de Valencia.

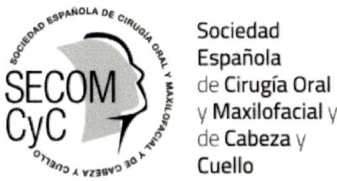

Sociedad
Española
de Cirugía Oral
y Maxilofacial y
de Cabeza y
Cuello

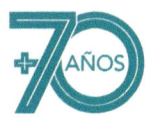 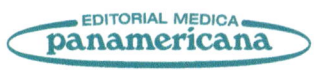

Desde 1953 formando Profesionales de la Salud

Buenos Aires - Bogotá - Madrid - México
www.medicapanamericana.com

3ª Edición, 2011.
4ª Edición, mayo 2025.

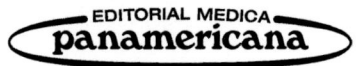

EDITORIAL MÉDICA **panamericana**

Visite nuestra página web:
http://www.medicapanamericana.com

ARGENTINA
Maipú 1300, Piso 3 (C 1006 ACT)
Ciudad Autónoma de Buenos Aires, Argentina
Tel.:(54-11) 5031-6919
e-mail: cinfo@medicapanamericana.com

COLOMBIA
Carrera 7a A. N.º 69-19 - Bogotá DC - Colombia
Tel.: (57-1) 235_4068
e-mail: infomp@medicapanamericana.com.co

ESPAÑA
Sauceda, 10, 5ª planta - 28050 Madrid, España
Tel.: (34-91) 131-78-00
e-mail: info@medicapanamericana.es

MÉXICO
Av. Miguel de Cervantes Saavedra, n.º 233, piso 8, oficina 801
Col. Granada, Alcaldía Miguel Hidalgo
CP 11520 Ciudad de México, México
Tel.: (52-55) 5250-0664
e-mail: infomp@medicapanamericana.com.mx

ISBN: 978-84-1106-362-3 (Versión impresa + Versión digital).
ISBN: 978-84-1106-363-0 (Versión digital).

Imagen de portada: Francisco Ferrández Martínez, Médico Residente, Servicio de Cirugía Oral y Maxilofacial, Complejo Hospitalario Torrecárdenas, Almería.

© 2025, EDITORIAL MÉDICA PANAMERICANA, S. A.
Sauceda, 10, 5ª planta - 28050 Madrid
Depósito legal: M-7714-2025
Impreso en España

Índice de autores

Alarcón Granero, Alejandro
Colaborador Docente, Facultad de Medicina, Universidad Complutense, Madrid. Médico Interno Residente, Servicio de Cirugía Oral y Maxilofacial, Hospital 12 de Octubre, Madrid.

Almeida Parra, Fernando
Colaborador Docente, Facultad de Medicina, Universidad de Alcalá de Henares, Madrid. Facultativo Especialista de Área, Servicio de Cirugía Oral y Maxilofacial, Hospital Universitario Ramón y Cajal, Madrid.

Alfonso Carrillo, Carolina
Colaboradora Docente, Facultad de Medicina y Cirugía, Universidad Autónoma de Madrid. Médica Especialista, Servicio de Otorrinolaringología, Hospital Universitario La Paz, Madrid.

Alonso Juarranz, Miguel
Colaborador Docente, Facultad de Medicina, Universidad Complutense, Madrid. Facultativo Especialista de Área, Servicio de Cirugía Oral y Maxilofacial, Hospital Clínico San Carlos. Madrid.

Alzueta Martínez, Arantza
Médico Interno Residente, Servicio de Cirugía Oral y Maxilofacial, Complejo Hospitalario Universitario de A Coruña.

Anmella Díaz, Xavier
Médico Interno Residente, Servicio de Cirugía Oral y Maxilofacial, Hospital Universitario de Bellvitge, Hospitalet de Llobregat, Barcelona.

Aragón Niño, Íñigo
Médico Especialista, Servicio de Cirugía Oral y Maxilofacial, Hospital Universitario La Paz, Madrid.

Aranibar Meléndez, Hubert Brando
Médico Interno Residente, Servicio de Cirugía Oral y Maxilofacial, Hospital Universitario Gregorio Marañón, Madrid.

Arranz Obispo, Carlos David
Profesor Asociado, Facultad de Odontología, Universidad de Barcelona. Facultativo Especialista de Área, Servicio de Cirugía Oral y Maxilofacial, Hospital Universitario de Bellvitge, Hospitalet de Llobregat, Barcelona.

Asensio Salazar, Javier
Profesor Ayudante Doctor, Facultad de Medicina, Universidad Complutense, Madrid. Facultativo Especialista de Área, Servicio de Cirugía Oral y Maxilofacial, Hospital 12 de Octubre, Madrid.

Baguena Pérez-Castro, Ángela
Médico Interno Residente, Servicio de Cirugía Oral y Maxilofacial, Hospital Universitario Virgen de la Arrixaca, El Palmar, Murcia.

Bidaguren Urbieta, Ainhoa
Colaboradora Docente, Facultad de Medicina Universidad del País Vasco. Facultativa Especialista de Área, Servicio de Cirugía Oral y Maxilofacial, Hospital Universitario, Donostia,

Bizcarrondo Ruiz, Ernesto
Facultativo Especialista de Área, Servicio de Cirugía Oral y Maxilofacial, Hospital La Fe, Valencia.

Botella Casas, Gonzalo
Médico Interno Residente, Servicio de Cirugía Oral y Maxilofacial, Hospital Clínico Universitario de Valencia.

Bueno de Vicente, Ángela
Facultativa Especialista de Área, Servicio de Cirugía Oral y Maxilofacial, Hospital Universitario Ramón y Cajal, Madrid.

Bullejos Martínez, Elena
Colaboradora Docente, Facultad de Medicina, Universidad Autónoma de Madrid. Facultativo Especialista de Área, Servicio de Cirugía Oral y Maxilofacial, Hospital Universitario Fundación Jiménez Díaz, Madrid.

Burgos Vico, Belén
Médico Interno Residente, Servicio de Cirugía Oral y Maxilofacial, Hospital Universitario Rio Hortega, Valladolid.

Caballero Pedrero, Pablo
Médico Especialista, Servicio de Cirugía Oral y Maxilofacial, Hospital Universitario 12 de Octubre, Madrid.

Cabanes Téllez, Ángel
Médico Interno Residente, Servicio de Cirugía Oral y Maxilofacial, Hospital Universitario, Son Espases, Palma de Mallorca.

Cabero López, Guillermo
Colaborador Docente, Facultad de Ciencias de la Salud, Universidad Púbica de Navarra, Pamplona. Médico Interno Residente, Servicio de Cirugía Oral y Maxilofacial, Hospital Universitario de Navarra, Pamplona.

Calvo Archanco, Íñigo
Facultativo Especialista de Área, Servicio de Cirugía Oral y Maxilofacial, Hospital Universitario San Pedro, Logroño.

Camacho Leone, Roy
Facultativo Especialista de Área, Servicio de Cirugía Oral y Maxilofacial, Hospital Clínico San Carlos. Madrid.

Camacho Morcillo, Francisco José
Colaborador Docente, Facultad de Medicina, Universidad Complutense, Madrid. Médico Interno Residente, Servicio de Cirugía Oral y Maxilofacial, Hospital 12 de Octubre, Madrid.

Camacho Sánchez-Mora, Carmen
Médico Interno Residente, Servicio de Cirugía Oral y Maxilofacial, Hospital Universitario Virgen de las Nieves, Granada.

Capote Moreno, Ana Laura
Colaboradora Docente, Facultad de Medicina Universidad Autónoma de Madrid. Facultativa Especialista de Área, Servicio de Cirugía Oral y Maxilofacial, Hospital, Hospital Universitario de la Princesa, Madrid.

Cárdenas Serres, Cristina
Facultativo Especialista de Área, Servicio de Cirugía Oral y Maxilofacial, Hospital Universitario Ramón y Cajal, Madrid.

Cardín Pereda, Adrián Alberto
Médico Interno Residente, Servicio de Cirugía Oral y Maxilofacial, Hospital Universitario Donostia. San Sebastián.

Carmona Montes, José Francisco
Facultativo Especialista de Área, Servicio de Cirugía Oral y Maxilofacial, Hospital Universitario Virgen del Rocío, Sevilla.

Caubet Sáez-Torres, Ignacio
Médico Interno Residente. Servicio de Cirugía Oral y Maxilofacial, Hospital Universitario Marqués de Valdecilla, Santander.

Centella Gutiérrez, Concepción
Facultativa Especialista de Área, Servicio de Cirugía Oral y Maxilofacial, Hospital Universitario Reina Sofía, Córdoba.

Colina Astigarraga, Íñigo
Médico Interno Residente, Servicio de Cirugía Oral y Maxilofacial, Complejo Hospitalario Universitario de A Coruña.

Contreras Morillo, Marian
Facultativa Especialista de Área, Servicio de Cirugía Oral y Maxilofacial, Hospital Regional Universitario de Málaga.

Criado Villalón, Pablo
Médico Interno Residente, Servicio de Cirugía Oral y Maxilofacial, Hospital Universitario Marqués de Valdecilla, Santander.

Cuesta Urquía, Carolina
Facultativo Especialista de Área, Servicio de Cirugía Oral y Maxilofacial, Hospital Universitario La Paz, Madrid.

De la Sen Corcuera, Óscar
Colaborador Docente, Facultad de Medicina, Universidad Complutense, Madrid. Facultativo Especialista de Área, Servicio de Cirugía Oral y Maxilofacial, Hospital Clínico San Carlos. Madrid.

De las Fuentes Monreal, Miren
Facultativa Especialista de Área, Servicio de Cirugía Oral y Maxilofacial, Hospital Universitario La Princesa, Madrid.

De Pedro Marina, Manuel
Facultativo Especialista de Área, Servicio de Cirugía Oral y Maxilofacial, Hospital Clínico San Carlos. Madrid.

Dean Ferrer, Alicia
Profesora Asociada, Facultad de Medicina, Universidad de Córdoba. Jefa de Servicio de Cirugía Oral y Maxilofacial, Hospital Reina Sofía, Córdoba.

Del Castillo Pardo de Vera, José Luis
Colaborador Docente, Facultad de Medicina, Universidad Autónoma de Madrid. Facultativo Especialista de Área, Servicio de Cirugía Oral y Maxilofacial, Hospital Universitario La Paz, Madrid.

Encinas Bascones, Alejandro
Colaborador Docente, Facultad de Medicina, Universidad Complutense, Madrid. Facultativo Especialista de Área, Servicio de Cirugía Oral y Maxilofacial, Hospital Clínico San Carlos. Madrid.

Escorial Hernández, Verónica
Médico Interno Residente, Servicio de Cirugía Oral y Maxilofacial, Hospital Universitario La Princesa, Madrid.

Esparza Lasaga, Leire
Colaboradora Docente, Facultad de Ciencias de la Salud, Universidad Púbica de Navarra, Pamplona. Facultativo Especialista de Área. Servicio de Cirugía Oral y Maxilofacial, Hospital Universitario de Navarra, Pamplona.

Espinosa Calleja, Pablo
Profesor Asociado, Facultad de Medicina, Universidad de las Islas Baleares, Palma de Mallorca. Facultativo Especialista de Área, Servicio de Cirugía Oral y Maxilofacial, Hospital Universitario Son Espases. Palma de Mallorca.

Estévez Cordero, Orlando
Facultativa Especialista de Área, Servicio de Cirugía Oral y Maxilofacial, Hospital Universitario Reina Sofía, Córdoba.

Falahat Noushzady, Farzin
Profesor Asociado, Facultad de Medicina, Universidad Complutense, Madrid. Jefe de Sección Cirugía Oral y Maxilofacial, Hospital Clínico Universitario San Carlos, Madrid.

Faura Manresa, Andrea
Médico Interno Residente, Servicio de Cirugía Oral y Maxilofacial, Hospital Universitario de Canarias, San Cristóbal de la Laguna, Santa Cruz de Tenerife.

Fernández de Córdoba Botia, Pilar
Médico Interno Residente, Servicio de Cirugía Oral y Maxilofacial, Hospital Regional Universitario de Málaga.

Fernández Mayoralas Gómez, Macarena
Médico Interno Residente, Servicio de Cirugía Oral y Maxilofacial, Hospital Universitario Virgen del Rocío, Sevilla.

Fernandez-Figares Conde, Lucas
Médico Interno Residente, Servicio de Cirugía Oral y Maxilofacial, Hospital Universitario Virgen del Rocío, Sevilla.

Fernandez-Valadés Gámez, Ricardo
Facultativo Especialista de Área, Servicio de Cirugía Oral y Maxilofacial, Hospital Universitario San Pedro, Logroño.

Ferrández Martínez, Antonio Francisco
Médico Interno Residente, Servicio de Cirugía Oral y Maxilofacial, Hospital Universitario Torrecárdenas. Almería.

Floría García, Luis Miguel
Facultativo Especialista de Área, Servicio de Cirugía Oral y Maxilofacial, Hospital La Fe, Valencia.

Forigua Duque, Jonathan
Médico Interno Residente, Servicio de Cirugía Oral y Maxilofacial, Hospital Clínico San Carlos, Madrid.

Gallana Álvarez, Silvia
Facultativa Especialista de Área, Servicio de Cirugía Oral y Maxilofacial, Hospital Universitario Virgen de la Macarena, Sevilla.

Garatea Crelgo, Amaia
Facultativa Especialista de Área, Servicio de Cirugía Oral y Maxilofacial, Hospital Universitario de Navarra, Pamplona.

García Carballo, Beatriz
Facultativa Especialista de Área, Servicio de Cirugía Oral y Maxilofacial, Hospital Cruces, Barakaldo, Vizcaya.

García Carricondo, Ana Rocío
Investigadora y Profesora Asociada, Facultad de Enfermería, Fisioterapia y Medicina, Universidad de Almería. Facultativa Especialista de Área, Servicio de Cirugía Oral y Maxilofacial, Hospital Torrecárdenas, Almería.

García Hernández, Alberto
Facultativo Especialista de Área, Servicio de Cirugía Oral y Maxilofacial, Hospital Universitario de Canarias, San Cristóbal de la Laguna, Santa Cruz de Tenerife.

García Martín, Sandra
Médico Interno Residente, Servicio de Cirugía Oral y Maxilofacial, Hospital Río Hortega, Valladolid.

García Rielo, José María
Médico Especialista, Unidad de Cirugía Oral y Maxilofacial, Clínica García Rielo, Lugo.

García Sierra, Claudia
Colaboradora Docente, Facultad de Ciencias de la Salud, Universidad Europea Miguel de Cervantes, Valladolid. Facultativa Especialista de Área, Servicio de Cirugía Oral y Maxilofacial, Hospital Rio Hortega, Valladolid.

Gómez Fernández, Rafael
Colaborador Docente, Facultad de Ciencias de la Salud, Universidad Europea Miguel de Cervantes, Valladolid. Facultativo Especialista de Área, Servicio de Cirugía Oral y Maxilofacial, Hospital, Hospital Universitario Rio Hortega, Valladolid.

González Cardero, Eduardo
Facultativo Especialista de Área, Servicio de Cirugía Oral y Maxilofacial, Hospital Universitario Virgen del Rocío, Sevilla.

González Jiménez, Adrián
Médico Interno Residente, Servicio de Cirugía Oral y Maxilofacial, Hospital Universitario Ramón y Cajal, Madrid.

González Otero, Teresa
Jefa de Sección, Servicio de Cirugía Oral y Maxilofacial, Hospital Universitario La Paz, Madrid.

González Terán, Tomás
Facultativo Especialista de Área. Servicio de Cirugía Oral y Maxilofacial, Hospital Universitario Marqués de Valdecilla, Santander.

Guarro Marzoa, Ingrid
Médico Interno Residente, Servicio de Cirugía Oral y Maxilofacial, Hospital Universitario Vall d´Hebrón, Barcelona.

Haddad Riesgo, Alberto
Colaborador Docente, Facultad de Medicina, Universidad de Alcalá de Henares, Madrid. Facultativo Especialista de Área, Servicio de Cirugía Oral y Maxilofacial, Hospital Universitario Ramón y Cajal, Madrid.

Hernández Vila, Cristina
Facultativa Especialista de Área, Servicio de Cirugía Oral y Maxilofacial, Hospital Universitario Virgen de las Nieves, Granada.

Herrera Calvo, Gonzalo
Profesor Asociado, Facultad de Medicina, Universidad de Cantabria, Santander. Facultativo Especialista de Área, Servicio de Cirugía Oral y Maxilofacial, Hospital Universitario de Valdecilla, Santander.

Hornillos de Villota, María
Médico Interno Residente, Servicio de Cirugía Oral y Maxilofacial, Hospital Universitario La Paz, Madrid.

Jimenez León, Laura
Médico Interno Residente, Servicio de Cirugía Oral y Maxilofacial, Hospital Universitario Virgen de la Macarena, Sevilla.

Khayat, Saad
Colaborador Docente, Facultad de Medicina Universidad Complutense, Madrid. Médico Interno Residente, Servicio de Cirugía Oral y Maxilofacial, Hospital General Universitario Gregorio Marañón, Madrid.

Labrador Carrillo, Raquel
Médico Interno Residente, Servicio de Cirugía Oral y Maxilofacial, Hospital Universitario de la Princesa, Madrid.

Leporace Jiménez, Fernando
Colaborador Docente, Facultad de Medicina, Universidad Complutense, Madrid. Médico Interno Residente, Servicio de Cirugía Oral y Maxilofacial, Hospital Universitario 12 de Octubre, Madrid.

Lewko, Radoslaw Grzegorz
Médico Interno Residente, Servicio de Cirugía Oral y Maxilofacial, Hospital Universitario de Bellvitge, Hospitalet de Llobregat, Barcelona.

Lozano Rosado, Rodrigo
Colaborador Docente, Facultad de Medicina, Universidad de Sevilla. Facultativo Especialista de Área, Servicio de Cirugía Oral y Maxilofacial, Hospital Universitario Virgen del Rocío, Sevilla.

Luaces Rey, Ramón
Facultativo Especialista de Área, Servicio de Cirugía Oral y Maxilofacial, Complejo Hospitalario Universitario de A Coruña.

Macho López, Sara
Médico Interno Residente, Servicio de Cirugía Oral y Maxilofacial, Hospital Universitario Virgen del Rocío, Sevilla.

Manzanares Laencina, Iván
Facultativo Especialista de Área, Servicio de Cirugía Oral y Maxilofacial, Hospital La Fe, Valencia.

Margallo Itza, Leyre
Facultativa Especialista de Área, Servicio de Cirugía Oral y Maxilofacial, Hospital Cruces, Barakaldo, Vizcaya.

Marín Martín, Abel
Médico Interno Residente, Servicio de Cirugía Oral y Maxilofacial, Hospital Reina Sofía, Córdoba.

Marqués Mateo, Mariano
Profesor Permanente Laboral, Facultad de Medicina, Universidad de Valencia. Facultativo Especialista de Área, Servicio de Cirugía Oral y Maxilofacial, Hospital Clínico Universitario de Valencia.

Martín Martínez, Laura
Médico Interno Residente, Servicio de Cirugía Oral y Maxilofacial, Hospital Universitario de Navarra, Pamplona.

Martínez Artal, Patricia
Médico Interno Residente, Servicio de Cirugía Oral y Maxilofacial, Hospital Universitario de Badajoz.

Martínez Carapeto, Elena
Médico Interno Residente, Servicio de Cirugía Oral y Maxilofacial, Hospital Universitario Virgen de la Macarena, Sevilla.

Mateos Serrano, Blanca
Colaboradora Docente, Facultad de Medicina y Cirugía, Universidad Autónoma de Madrid. Médica Especialista, Servicio de Otorrinolaringología, Hospital Universitario La Paz, Madrid.

Mazo Amorós, Carlota
Médico Interno Residente, Servicio de Cirugía Oral y Maxilofacial, Hospital Clínico San Carlos. Madrid.

Mazón Sánchez, Pedro
Médico Especialista, Servicio de Cirugía Oral y Maxilofacial, Hospital Universitario Virgen de la Arrixaca, El Palmar, Murcia.

Medina del Valle, Julia
Médico Interno Residente, Servicio de Cirugía Oral y Maxilofacial, Hospital Universitario Marqués de Valdecilla, Santander.

Mejía Nieto, María
Colaboradora Docente, Facultad de Medicina, Universidad Complutense, Madrid. Facultativa Especialista de Área, Servicio de Cirugía Oral y Maxilofacial, Hospital Universitario 12 de Octubre, Madrid.

Melero Luque, Mireia
Facultativa Especialista de Área, Servicio de Cirugía Oral y Maxilofacial, Hospital Cruces, Barakaldo, Vizcaya.

Merino Domingo, Francisco
Colaborador Docente, Facultad de Medicina, Universidad de Zaragoza. Facultativo Especialista de Área, Servicio de Cirugía Oral y Maxilofacial, Hospital Universitario Miguel Servet, Zaragoza.

Mis Castell, David
Facultativo Especialista de Área, Servicio de Cirugía Oral y Maxilofacial, Hospital Vall d'Hebron, Barcelona.

Mitheis, Gabriela
Médico Interno Residente, Servicio de Cirugía Oral y Maxilofacial, Hospital Universitario Reina Sofía, Córdoba.

Monreal Perales, Andrea
Colaboradora Docente, Facultad de Ciencias de la Salud, Universidad de Navarra y Universidad Púbica de Navarra, Pamplona. Médico Interno Residente, Servicio de Cirugía Oral y Maxilofacial, Hospital Universitario de Navarra, Pamplona.

Monserrat Barbudo, José Ángel
Médico Interno Residente, Servicio de Cirugía Oral y Maxilofacial, Hospital Universitario Reina Sofía, Córdoba.

Montañés López, Carmen Cristina
Médico Interno Residente, Servicio de Cirugía Oral y Maxilofacial, Hospital Universitario Virgen de la Arrixaca, El Palmar, Murcia.

Montes Fernández-Micheltorena, Pablo
Facultativo Especialista de Área, Servicio de Cirugía Oral y Maxilofacial, Hospital Universitario San Pedro, Logroño.

Montoro Serrano, Emilia María
Médico Interno Residente, Servicio de Cirugía Oral y Maxilofacial, Hospital Universitario La Paz, Madrid.

Moreiras Sanchez, Álvaro Damián
Facultativo Especialista de Área, Servicio de Cirugía Oral y Maxilofacial, Hospital Universitario La Paz, Madrid.

Morla, Arnaud
Profesor Asociado, Facultad de Medicina, Universidad de Barcelona. Facultativo Especialista de Área, Servicio de Cirugía Oral y Maxilofacial, Hospital Universitario de Bellvitge, Hospitalet de Llobregat, Barcelona.

Munill Ferrer, Montserrat
Jefa Clínica, Servicio de Cirugía Oral y Maxilofacial, Hospital Vall d'Hebron, Barcelona.

Mur Til, Andrea
Colaboradora Docente, Facultad de Medicina, Universidad de Zaragoza. Facultativa Especialista de Área, Servicio de Cirugía Oral y Maxilofacial, Hospital Universitario Miguel Servet, Zaragoza.

Navarro Cuéllar, Ignacio
Facultativo Especialista de Área, Servicio de Cirugía Oral y Maxilofacial, Hospital Universitario Gregorio Marañón, Madrid.

Noguera Tomás, Jorge
Facultativo Especialista de Área, Servicio de Cirugía Oral y Maxilofacial, Hospital Universitario La Paz, Madrid.

Núñez Paredes, Jorge Antonio
Colaborador Docente, Facultad de Medicina, Universidad de Alcalá de Henares, Madrid. Facultativo Especialista de Área, Servicio de Cirugía Oral y Maxilofacial, Hospital Universitario Ramón y Cajal, Madrid.

Olavarría Montes, Eduardo
Colaborador Docente, Facultad de Medicina, Universidad Complutense, Madrid. Médico Interno Residente, Servicio de Cirugía Oral y Maxilofacial, Hospital 12 de Octubre, Madrid.

Olmos Juárez, Erika
Facultativa Especialista de Área, Servicio de Cirugía Oral y Maxilofacial, Hospital Universitario Virgen de la Macarena, Sevilla.

Ortiz de Zárate Román, Estébaliz
Facultativa Especialista de Área, Servicio de Cirugía Oral y Maxilofacial, Hospital Cruces, Barakaldo, Vizcaya.

Pacheco Moreno, Jesús
Colaborador Docente, Facultad de Medicina, Universidad Autónoma de Madrid. Médico Interno Residente, Servicio de Cirugía Oral y Maxilofacial, Hospital Universitario Fundación Jiménez Díaz, Madrid.

Pascual Camps, Agustín
Facultativo Especialista de Área, Servicio de Cirugía Oral y Maxilofacial, Hospital La Fe, Valencia.

Piñas Hormeño, Helena
Médico Interno Residente, Servicio de Cirugía Oral y Maxilofacial, Hospital Regional Universitario de Málaga.

Prat Valero, Nil
Facultativo Especialista de Área, Servicio de Cirugía Oral y Maxilofacial, Hospital Vall d'Hebron, Barcelona.

Redondo Alamillos, Marta
Colaboradora Docente, Facultad de Medicina, Universidad Complutense, Madrid. Facultativa Especialista de Área, Servicio de Cirugía Oral y Maxilofacial, Hospital Universitario 12 de Octubre, Madrid.

Reyes Raya, María
Médico Interno Residente, Servicio de Cirugía Oral y Maxilofacial, Hospital Universitario Miguel Servet, Zaragoza.

Rivero Calle, Álvaro
Profesor Ayudante Doctor, Facultad de Medicina, Universidad Complutense, Madrid. Facultativo Especialista de Área, Servicio de Cirugía Oral y Maxilofacial, Hospital 12 de Octubre, Madrid.

Rocha Serpa, María Fernanda
Médico Interno Residente, Servicio de Cirugía Oral y Maxilofacial, Hospital Universitario Torrecárdenas, Almería.

Rodríguez Cobos, Juan
Médico Interno Residente, Servicio de Cirugía Oral y Maxilofacial, Hospital Universitario Marqués de Valdecilla, Santander.

Rodríguez Santamarta, Tania
Colaboradora Docente, Facultad de Medicina, Universidad de Oviedo. Facultativa Especialista de Área, Servicio de Cirugía Oral y Maxilofacial, Hospital Universitario Central de Asturias. Oviedo.

Rodríguez Talero, Manuel
Médico Interno Residente, Servicio de Cirugía Oral y Maxilofacial, Hospital Universitario Virgen del Rocío, Sevilla.

Rodríguez Torres, Nerea
Facultativa Especialista de Área, Servicio de Cirugía Oral y Maxilofacial, Hospital Universitario Central de Asturias. Oviedo.

Rofin Fontanet, Pau
Médico Interno Residente, Servicio de Cirugía Oral y Maxilofacial, Hospital Universitario Vall d´Hebron, Barcelona.

Ruiz de León Hernández-Pacheco, Gonzalo
Médico Interno Residente, Servicio de Cirugía Oral y Maxilofacial, Hospital General Universitario Gregorio Marañón, Madrid.

Sada Urmeneta, Ángela
Facultativa Especialista de Área, Servicio de Cirugía Oral y Maxilofacial, Hospital Universitario Gregorio Marañón, Madrid.

Sánchez Moreno, Rubén Javier
Médico Interno Residente, Servicio de Cirugía Oral y Maxilofacial, Hospital Universitario de la Princesa, Madrid.

Sánchez Sánchez, Marta
Facultativa Especialista de Área, Servicio de Cirugía Oral y Maxilofacial, Hospital Regional Universitario de Málaga.

Suárez Pavón, Juan Manuel
Médico Interno Residente, Servicio de Cirugía Oral y Maxilofacial, Hospital Universitario La Princesa, Madrid.

Suazo Díaz-Recio, José
Colaborador Docente, Facultad de Medicina y Cirugía, Universidad Autónoma de Madrid. Médico Interno Residente, Servicio de Otorrinolaringología, Hospital Universitario La Paz, Madrid.

Torres Carranza, Eusebio
Colaborador Docente, Facultad de Medicina, Universidad de Sevilla. Facultativo Especialista de Área, Servicio de Cirugía Oral y Maxilofacial, Hospital Universitario Virgen del Rocío, Sevilla.

Tousidonis Rial, Manuel Alejandro
Profesor Asociado, Facultad de Medicina Universidad Complutense, Madrid. Facultativo Especialista de Área, Servicio de Cirugía Oral y Maxilofacial, Hospital General Universitario Gregorio Marañón, Madrid.

Valentines Vilaplana, Nil
Médico Interno Residente, Servicio de Cirugía Oral y Maxilofacial, Hospital Universitario de Bellvitge, Hospitalet de Llobregat, Barcelona.

Vaquero Martínez, Pablo
Médico Interno Residente, Servicio de Cirugía Oral y Maxilofacial, Hospital Vall d'Hebron, Barcelona.

Vieira Sebe, Noemí
Médico Interno Residente, Servicio de Cirugía Oral y Maxilofacial, Hospital Universitario Ramón y Cajal, Madrid.

Villanueva Alcojol, Laura
Facultativa Especialista de Área, Servicio de Cirugía Oral y Maxilofacial, Hospital Universitario de Badajoz.

Villanueva San Vicente, Victor
Profesor Asociado, Facultad de Medicina, Universidad de Murcia. Jefe de Sección, Cirugía Oral y Maxilofacial, Hospital Universitario Virgen de la Arrixaca, El Palmar, Murcia.

Zafra Vallejo, Víctor
Colaborador Docente, Facultad de Medicina, Universidad Complutense, Madrid. Facultativo Especialista de Área, Servicio de Cirugía Oral y Maxilofacial, Hospital 12 de Octubre, Madrid.

Zarauza Santos, Beatriz
Médico Interno Residente, Servicio de Cirugía Oral y Maxilofacial, Hospital Río Hortega, Valladolid.

Zubiate Illarramendi, Imanol
Médico Especialista, Servicio de Cirugía Oral y Maxilofacial, Hospital Universitario Virgen de las Nieves, Granada.

Prólogo

Cuando presenté mi candidatura a la Presidencia de la SECOMCYC tenía muy claro que una de mis prioridades era la reedición del Manual de Residentes de la Especialidad.

El motivo era que esta obra, con sus sucesivas ediciones lideradas por el Dr. Martín Granizo, se había convertido en un texto de lectura obligada para los Residentes de Cirugía Oral y Maxilofacial, no solo en España, sino también en Latinoamérica y ya, después de casi 15 años, necesitaba una renovación acorde a los cambios que se han producido en la forma en la que afrontamos el tratamiento de nuestros pacientes hoy en día.

Por otro lado, la especialidad ha cambiado, mejor dicho, ha evolucionado, y nuestros residentes precisan unos conceptos claros y actualizados acerca de las principales situaciones patológicas que abordarán en su práctica profesional. Aspectos como la navegación intraoperatoria, la planificación virtual en 3D, la cirugía a medida con prótesis personalizadas, etcétera son protagonistas de los nuevos capítulos que se han incorporado a esta edición.

El Manual de Residentes de la SECOMCYC tiene, además, el valor añadido de que está redactado por los propios especialistas en formación, contando con la inestimable supervisión de los tutores de residentes y centrándose en los aspectos más importantes de cada una de las áreas de nuestra especialidad con un detalle y rigor científico que ha hecho del Manual una obra de referencia para la preparación del examen *Board Europeo* e, incluso, para los diferentes procesos selectivos de estabilización del personal en los servicios de salud de las diferentes Comunidades Autónomas.

Finalmente, quiero dar la enhorabuena y agradecer a todos los autores su dedicación y, muy especialmente, al Dr. José Luis del Castillo, que, junto al secretario general de la Sociedad, el Dr. Fernando Almeida, y el vocal de médicos residentes, el Dr. Gonzalo Botella, han coordinado esta nueva edición del Manual. Espero que disfrutéis de su lectura y que os sea útil en los primeros años de vuestra carrera profesional.

José Luis Cebrián Carretero
Presidente de la SECOMCYC
Presidente de la Comisión Nacional de COMF

Prefacio

Hace ya casi 30 años que se publicó la primera edición de *Cirugía Oral y Maxilofacial* (en 1997) y esto fue el inicio de la evolución de una nueva sociedad científica, la Sociedad Española de Cirugía Oral y Maxilofacial (SECOM). Este texto supuso un éxito rotundo a nivel editorial por la gran demanda de ejemplares. A los siete años, y de la mano del Dr. Martín Granizo, se publicó la segunda edición del siempre llamado *"Manual del Residente"*. Rápidamente, se convirtió en el libro de referencia para numerosos cirujanos orales y maxilofaciales de este país para preparar los exámenes de la especialidad y el examen del *Board Europeo* en cada convocatoria.

En esta nueva edición, cada capítulo está estructurado de forma ordenada un apartado de *objetivos,* que incluye una exposición de los objetivos que se deben alcanzar al final de su lectura, *y puntos clave* que recogen los aspectos fundamentales de cada capítulo. Un apartado de *bibliografía* y 15 *preguntas de autoevaluación* sobre cada tema completan el capítulo, lo que enriquece la obra en cuanto a aprendizaje para los residentes de la especialidad.

Quiero agradecer a todos los autores, colaboradores, tutores de residentes y jefes de servicio su esfuerzo y trabajo en la elaboración y revisión de cada capítulo; muchas gracias a todos. Deseo dar las gracias al Dr. Cebrián Carretero, Presidente de la SECOMCYC, por confiarme la dirección de este Manual y al Dr. Fernando Almeida y al Dr. Gonzalo Botella por su ayuda como coordinadores en la dirección de esta obra.

Por último, solo queda mostrar nuestro agradecimiento a la *Editorial Médica Panamericana,* por todo el apoyo recibido y, en especial, a Manuel Béjar, por los innumerables correos, mensajes y revisiones realizadas durante casi un año de trabajo, además de por su infinita paciencia. Sin ellos y su profesionalidad no habría sido posible la magnífica presentación y edición de este Manual.

Espero que este manual continúe siendo una obra de referencia para todos los cirujanos orales y maxilofaciales y cumpla con las expectativas de los lectores.

Jose Luis del Castillo Pardo de Vera
Facultativo Especialista de Área, Servicio
de Cirugía Oral y Maxilofacial,
Tutor de Residentes de Cirugía Maxilofacial
Vocal de Tutores de Residentes
(Comisión de Docencia HULP)
Hospital Universitario La Paz (HULP), Madrid.

Índice

GENERALIDADES EN CIRUGÍA ORAL Y MAXILOFACIAL

I

Concepto y contenidos de la Cirugía Oral y Maxilofacial

S. Macho López, R. Lozano Rosado

OBJETIVOS

- Conocimiento del marco legal de la especialidad.
- Breve evolución histórica de la cirugía maxilofacial.
- Aspectos legales en la Unión europea.
- Plan de formación y organización de un servicio hospitalario.
- Marco investigador actual de la especialidad.

DEFINICIÓN Y CONTENIDOS

La Comisión Nacional de la Especialidad de Cirugía Oral y Maxilofacial ha elaborado el programa formativo de dicha especialidad, que ha sido verificado por el Consejo Nacional de Especialidades Médicas, órgano asesor en materia de formación sanitaria especializada, al que, de conformidad con lo previsto en la disposición transitoria sexta de la Ley 44/2003 antes citada, le ha correspondido ejercer las competencias del Consejo Nacional de Especialidades en Ciencias de la Salud hasta su definitiva constitución.

La Comisión Nacional de la Especialidad, creada según el Real Decreto 127/1984 de 11 de enero (BOE 31 de enero de 1984), define a la Cirugía Oral y Maxilofacial como la especialidad Medicoquirúrgica que se ocupa de la prevención, estudio, diagnóstico, tratamiento y rehabilitación de la patología de la boca, cara y territorio craneofacial, así como de los órganos y estructuras cervicales relacionadas directa o indirectamente con estas. El campo de acción parte de la concepción integral de este conjunto orgánico interrelacionado, sustentado sobre rigurosos criterios embriológicos y anatomofuncionales, por lo que debe entenderse que la actuación y responsabilidad profesional es absoluta, tanto con respecto a terapéuticas médicas específicas como en relación con el empleo de técnicas quirúrgicas.

La cirugía oral y maxilofacial surge efectivamente de la necesidad de atender una parcela de la cirugía, que, por una parte, se les escapaba a los cirujanos generales, traumatólogos, otorrinolaringólogos y cirujanos plásticos, que no tenían noción del aparato estomatognático, y que, por otra parte, era inabarcable por los odontólogos, que solo se ocupaban de las enfermedades bucodentales, y que se veían sin la formación médica suficiente ante las complicaciones de estos procesos. Nace así el cirujano oral y maxilofacial, un profesional de la medicina con formación quirúrgica y conocimientos odontológicos, que cubre perfectamente este campo de actuación.

No debemos atribuir únicamente la ampliación de la actividad asistencial de nuestra especialidad al progreso científico que ha ido aportando los conocimientos necesarios para actuar en campos quirúrgicos colindantes, sino también al reconocimiento profesional que otros especialistas tienen en el cirujano oral y maxilofacial, al que consideran como un profesional altamente cualificado para el tratamiento integral de la patología de cabeza y cuello.

Dividiremos entonces la especialidad en varios subgrupos para entender en extensión cuál es su campo de actuación:

- Cirugía dentoalveolar y periodontología.
- Patología de las glándulas salivales, tanto inflamatoria e infecciosa como litiásica, tumoral y traumática.
- Tratamiento de las infecciones que afectan a los huesos y tejidos blandos de la cabeza y el cuello. Es la más frecuente en nuestra especialidad.
- Traumatismos cráneo-maxilofaciales (partes óseas y tejidos blandos), tanto agudos como secuelas.
- Patología oral-medicina oral.
- Cirugía preprotésica e implantología.
- Tratamiento quirúrgico y no quirúrgico de las enfermedades de la articulación temporomandibular.
- Cirugía oncológica de cabeza y cuello, incluyendo cirugía cervical. Es quizás el capítulo más específico médicamente de la especialidad de Cirugía Oral y Maxilofacial.
- Cirugía reconstructiva de cabeza y cuello.
- Técnicas microquirúrgicas.
- Cirugía ortognática-ortopédica facial.
- Cirugía Plástica, Estética y Reparadora cervicofacial.

- Tratamiento de las malformaciones congénitas faciales que incluyen, a su vez, las fisuras labiopalatinas.
- Cirugía craneofacial.

EVOLUCIÓN HISTÓRICA

Al igual que en otros campos de la medicina, las evidencias de tratamientos o actuaciones en nuestro ámbito se remontan a los orígenes de la humanidad. Se han encontrado evidencias de exodoncias realizadas en el período neolítico, lo que puede significar el primer acto quirúrgico efectuado en la cavidad oral. En la India de hace 2000 años, aparece el "*Susrusta Samhita*", un libro de cirugía, en el que se muestran técnicas de otoplastia y la descripción del colgajo pediculado frontal para la reparación de la pirámide nasal, cuya amputación era el castigo por robo. En varios papiros descubiertos que datan del año 3500 a. C. se describen técnicas quirúrgicas igualmente complejas. Un ejemplo sería el papiro de Ebers, donde se hace referencia a incisiones y cauterizaciones en diferentes enfermedades orales, así como fórmulas cosméticas e injertos cutáneos.

Ya en las grandes civilizaciones de la antigüedad, como la egipcia, griega o incluso la fenicia, se utilizaban alambres metálicos, principalmente, de oro, para reparar las luxaciones dentales, aunque serían los etruscos en la Península Itálica los que desarrollarían gran maestría en prótesis dentales, tanto fijas como móviles, y el reimplante de dientes naturales o artificiales con oro fundido. Hipócrates, en su Canon Hipocrático del siglo V a. C. analizó diferentes tipos de fracturas faciales y hace referencia a la inmovilización mandibular como tratamiento. En Roma, Celsus Cornelius (alrededor del año 25 d. C.) empleó colgajos de vecindad de avance y en isla. Y en tiempos de Galeno se describen técnicas para la reparación del labio leporino, nariz, cara y orejas.

Más tardíamente, en los inicios de la Edad Media, también surgieron varias personalidades que nos dejaron su legado. Tal es el caso de Avicena o Abulcais (ambos de origen hispanoárabe), que a mediados del siglo X dedicaron gran parte de su obra a la anatomía, cirugía y principios de higiene bucodental. Dentro de este período, numerosos autores, como Guillermo de Saliceto (Italia), Andrea Vesalio (Bélgica), Bartolomé Hidalgo (Sevilla) y otros ocuparon gran parte de su obra con temas relacionados con nuestra especialidad, como la inclusión del tercer molar, reimplantes y trasplantes dentales, heridas faciales, prótesis quirúrgicas, etc. Ambroise Paré (siglo XVI) hizo un estudio pormenorizado de las malformaciones congénitas y bautizó la hendidura facial con el nombre de «labio leporino», describiendo un método de queilorrafia. Contemporáneo a este último autor, Tagiacozzi publica en 1597 "*De chirurgia curtorum per insitionem*" que describe reparaciones de los defectos nasales y del pabellón auditivo mediante injertos de antebrazo y retroauriculares, respectivamente. Ya en el siglo XVII, Wilheim Fabry, cirujano alemán, estableció relaciones entre odontalgia y cefaleas, y Nathaniel Higmoro da nombre al seno maxilar. En el siglo XVIII, Pierre Fauchard comienza estudios sobre la enfermedad periodontal y Von Langenbeck amplía los conocimientos sobre la fisura palatina y la cirugía mandibular.

En el siglo XIX destacan Simon P. Mulliken, al que se considera uno de los padres de la Cirugía Maxilofacial, por su condición de médico y dentista, y por sus aportaciones a la cirugía de la fisura palatina y de los tumores maxilares, y James Garretson, también médico dentista y profesor de anatomía, que en 1869 fue nombrado cirujano oral por la Universidad de Pensilvania, con lo que la especialidad alcanza un reconocimiento oficial.

La primera mitad del siglo XX viene marcada por un grandísimo avance, debido en parte a los grandes conflictos bélicos y a la mejora en las técnicas anestésicas. Muchos autores datan el verdadero origen de la especialidad en la cirugía de guerra durante la I Guerra Mundial (1914-1918). Las diferencias de orden académico y profesional entre los países en conflicto dan lugar a una evolución de la especialidad distinta entre ellos. En Europa, gran mayoría de los cirujanos maxilofaciales eran médicos y odontólogos. En los Estados Unidos, el origen de los cirujanos maxilofaciales fue principalmente odontológico. En Inglaterra, sin embargo, los servicios de cirugía estaban integrados por plantillas constituidas por diferentes especialistas, donde existía la figura del cirujano oral.

En España, comienza el siglo XX con la instauración de la Licenciatura en Odontología en el año 1901. Se trataba de lo que se consideraría actualmente como una licenciatura de segundo ciclo, con un primer ciclo común con la Licenciatura en Medicina (incluida la Patología General). Posteriormente, Florestán Aguilar, catedrático de Odontología, incluyó en su programa lecciones dedicadas al acto quirúrgico y a la cirugía oral. Pero, sin duda alguna, el precursor de la Cirugía Oral y Maxilofacial en España fue Bernardino Landete (1879-1968), médico odontólogo y profesor de la Facultad de Medicina de Madrid. Landete tuvo muchas desavenencias con Florestán Aguilar, al considerar la Odontología como especialidad médica (estomatólogos), formándose en 1914 la Asociación Española de Estomatología. A imagen de lo ocurrido en el resto del mundo, en esta joven especialidad constituyó un hito transcendente la Guerra Civil Española (1936-1939), donde tuvieron que apoyarse en conocimientos odontológicos para mejorar el tratamiento de las fracturas faciales.

En el año 1937 se constituye la Sección de Odontología del Cuerpo de Sanidad Militar y se formó el primer servicio de la especialidad en el Hospital de Carabanchel (Madrid), dirigido por Gómez Ulla. Sería el doctor Marcos Gómez quien fundaría el primer servicio civil de Estomatología y Cirugía Oral en el Hospital Provincial de Madrid (actual Hospital General Universitario Gregorio Marañón).

El 28 de octubre de 1956, un grupo de profesionales interesados en la patología oral y maxilofacial, fundan la Sociedad Española de Cirugía Oral y Maxilofacial (SECOM), presidida por el doctor Sada. Sin embargo, y pese a todo este bagaje y la existencia de numerosos servicios a lo largo de la geografía española, no será hasta el año 1977 el momento en el que se reconozca como tal en España, gracias al RD 1133 de 11 de abril de 1977, que modificaba la hasta ese momento vigente Ley de Especialidades de 1955. Posteriormente, en el RD 2015/78 de 15 de julio (actualizado por el RD 127/1984 de 11 de enero), la especialidad de Cirugía Oral y Maxilofacial aparece reconocida junto con el resto de las especialidades.

Relación y escisión de la Odonto-Estomatología: por lo que se refiere a la Odontología, y más concretamente en España, si bien el primer título oficial de Cirujano Dentista se creó en 1875, no se contemplaba la existencia de un centro de formación. No es hasta el año 1901 cuando se crea el título de Odontólogo bajo la regencia de Doña María Cristina y hasta 1914 cuando se crea la correspondiente Escuela. Para la obtención del citado título, que no es de Licenciado, es preciso superar los dos primeros años de Medicina (más tarde, serían tres) y, posteriormente, dos de formación específica. Esta titulación está subordinada a la Facultad de Medicina.

Centrando nuestra atención en una época más reciente, podemos decir que la difusión de la Cirugía Oral y Maxilofacial ha seguido y sigue dos modelos: el norteamericano, ligado a la odontología, y el europeo, ligado a la medicina. En los Estados Unidos, la especialidad nace en 1936 con la aparición de la Asociación de Cirujanos Orales y Exodoncistas, que en 1979 crea el *Board* Americano de Cirugía Oral y Maxilofacial, bajo la tutela de la Asociación Dental Americana, con lo que la especialidad queda enmarcada en el ámbito odontológico.

En Europa, la situación es bien distinta. De inicio, ya podemos decir que, según la Directiva 2005/36/CE del Parlamento Europeo, publicada en el Diario Oficial, en estos momentos, de los 25 Estados componentes de la UE, 10 exigen la titulación de médico, 8 las de médico y odontólogo, 2 aceptan ambas formaciones y 5 no reconocen la especialidad.

Continuando con la evolución española de las titulaciones, en el BOE de 4-8-1944 se publicó el Decreto de Ordenación de las Facultades de Medicina. Este Decreto suprimió el título de Odontología, con lo que la profesión de dentista pasó a ser una especialidad de la Medicina que ha de cursarse tras superar la Licenciatura y tras superar dos cursos en la Escuela de Estomatología de la Facultad de Medicina. Curiosamente, no otorga un título de especialista, sino al de Licenciado Médico-Estomatólogo. A partir de ese momento, algunos de estos licenciados realizan la formación por medios propios y se dedican a la actividad de Cirugía Oral y Maxilofacial.

El reconocimiento de la especialidad en España se efectuó merced al R.D. 1133/1977 de 11-41977 (B.O.E. de 27-5-1977), que puntualiza que "las enseñanzas propias de dicha especialidad deben quedar englobadas dentro de las cátedras de Patología y Clínicas Quirúrgicas (Departamento de Cirugía)". Poco después se publica el R.D. 2015/1978 de 15-7-1978, que regula la formación médica especializada, establece el procedimiento de formación que encomienda a las Comisiones Nacionales y fija en 51 las especialidades médicas. Entre estas se incluyen la Estomatología y la Cirugía Maxilofacial. Como el R.D. atribuye a las Comisiones Nacionales la competencia de elaborar los programas, la de Cirugía Maxilofacial fija que para cursarla debe poseerse previamente la titulación de Licenciado Médico-Estomatólogo, con lo que se vuelve a que estos especialistas sean dentistas.

Tengamos en cuenta que en estos momentos Europa no reconocía a la Cirugía Maxilofacial. Sí estaba reconocida la Estomatología en algunos países, como Francia, Italia, Austria o Luxemburgo, si bien allí existía la titulación de Cirujano Dentista independiente de la Medicina, lo que no ocurría en España, amén de que nuestra Nación no formaba parte de la Comunidad Europea.

Volviendo a la historia en España, y saltándonos algunas normativas que marcan hitos en la separación de la Estomatología y la Cirugía Maxilofacial, llegamos a la Orden Ministerial de 97-1984, por la que se regula el acceso a la Especialidad de Estomatología (ya no es una licenciatura) y que crea una prueba nacional para acceder a la formación que solo es compatible con la formación en Cirugía Maxilofacial. Finalmente, la Orden de 27-6-1989 funde esa prueba con el examen MIR, con lo que los alumnos de Estomatología (formación que pasa a durar tres años) se convierten en algo parecido a los residentes y, entre otras cosas, reclaman una retribución por su labor asistencial, lo que facilitará su desaparición. Tras la entrada de España en la C.E.E. EN 1986, la Ley 10/1986 crea la Licenciatura de Odontología (Ley de 20-3-1986, BOE nº 68). Aunque en el texto no se suprime la titulación de Estomatología, la realidad es que las Escuelas se van convirtiendo en Facultades de Odontología, con lo que disminuye la oferta de plazas en las convocatorias de MIR hasta que en 1998 aparece la última de la Escuela de Oviedo. Podemos decir que desde entonces no se forman Estomatólogos, aunque legalmente nada lo impida. Esta titulación ha durado más de 50 años.

En España, como en otros países europeos, ya hay una neta separación entre los odontólogos, con una licenciatura y un Colegio Profesional propio, y los cirujanos orales y maxilofaciales, procedentes de la Facultad de Medicina e integrados en el Colegio de Médicos.

Volviendo a la Comunidad Europea, el título no se va a reconocer hasta la publicación de la Directiva 89/594/CEE de 30-10-1989 (Diario de 23-11-1989) y se hace para dos grupos de países: unos con formación exclusiva de médicos (Italia, Francia y España) y otro con formación de médico y odontólogo (Alemania, Bélgica, Irlanda y Reino Unido).

ASPECTOS LEGALES DE LA ESPECIALIDAD EN LA UNIÓN EUROPEA

En el año 1974, en una reunión celebrada en Mónaco, a la que asistieron cirujanos plásticos, maxilofaciales, otorrinolaringólogos, neurocirujanos y oftalmólogos, entre otros, se acordó elevar al consejo de dirección de la UMES una recomendación para que se aceptara el plan de formación de los cirujanos maxilofaciales, el cual duraría 6 años, una vez obtenida la Licenciatura en Medicina. Dicho plan comprendía una base suficiente en Odontología, un entrenamiento quirúrgico general y tres años específicos de formación. Un año más tarde, en el Diario Oficial de las Comunidades Europeas se publica la Directiva 75/363, donde se establecen los períodos mínimos de formación para las diferentes especialidades médicas. En esta no aparece la Cirugía Maxilofacial, pero sí la Estomatología como especialidad de 3 años. Por fin, el Diario Oficial de las Comunidades Europeas publicó la Directiva 89/594 de 30 de octubre, por la que se reconoce la especialidad bajo dos modalidades para dos grupos de países:

• Formación básica de médico y denominación de Cirugía Maxilofacial: Italia, España, Grecia y Francia.

- Formación básica de médico y odontólogo y denominación de Cirugía Dental, Bucal y Maxilofacial: Alemania, Bélgica, Irlanda y Reino Unido.

NUEVAS TENDENCIAS EN LA CIRUGÍA ORAL Y MAXILOFACIAL

La cirugía maxilofacial se centra en un territorio anatómico especialmente complejo, dada su alta implicación en la estética y funcionalidad del individuo. En particular, la reconstrucción del área cervicofacial ha supuesto un gran reto desde los inicios históricos de la especialidad. Tanto los defectos craneofaciales congénitos como las secuelas de traumatismos, cirugía oncológica, procesos infecciosos, etcétera, pueden provocar defectos muy severos que empobrecen seriamente la calidad de vida del paciente. Como *gold standard* se han empleado tradicionalmente métodos como el uso de múltiples colgajos libres y pediculados, cuyo manejo requiere un intenso entrenamiento del cirujano, así como una gran precisión quirúrgica. Sin embargo, y aun con todo ello, continúan presentando limitaciones, principalmente, con relación a la adaptación morfológica del colgajo y a la morbilidad de la zona donante, además de la posibilidad de múltiples complicaciones perioperatorias que deterioran el resultado final obtenido.

Con el objetivo de subsanar dichos inconvenientes, se han desarrollado a lo largo de las últimas décadas nuevas tecnologías que optimizan los resultados de la intervención médico-quirúrgica al tiempo que pretenden disminuir sus secuelas optimizando el resultado, entre los que destacarán los siguientes:

- Sistemas de navegación. Su uso consigue mejorar la precisión de la técnica quirúrgica empleada tanto para la exéresis tumoral en regiones anatómicas de difícil acceso como para la reconstrucción de tejidos, entre otras muchas, como la cirugía ortognática o el tratamiento de traumatismos faciales. Dichas técnicas incluyen la imagen 3D, que puede servir de fuente, además, para la obtención de modelos estereolitográficos.
- Modelos estereolitográficos e implantes customizados. Los modelos personalizados se utilizan en la planificación a medida y simulación de procedimientos quirúrgicos, logrando disminuir el tiempo intraoperatorio y obteniendo resultados más rigurosos.
- Cirugía robótica. A pesar de que la cirugía robótica no altera las técnicas empleadas en reconstrucción, sí se ha empleado para realizar estos procedimientos mediante vías de abordaje más conservadoras que resultarían muy complejas y traumáticas mediante la cirugía tradicional.
- Ingeniería tisular. Reduce o evita la necesidad de uso de tejidos autólogos, lo que posibilita usar métodos de reconstrucción más conservadores con la zona donante. Hasta la fecha se han empleado factores de crecimiento que han favorecido la regeneración en defectos óseos mandibulares, ahorrando así el uso de injertos óseos autólogos.
- Trasplante facial. La unidad facial afectada por una deformidad grave puede ser reemplazada por completo por una sana, con la posibilidad de recuperación sensitiva y reanimación motora en un mismo acto quirúrgico. Sin embargo, dada la necesidad de inmunosupresión a largo plazo y a sus riesgos asociados de complicaciones, dicha técnica debe indicarse solo en casos de pacientes cuidadosamente seleccionados.

OBJETIVOS Y PLAN DE FORMACIÓN

Los objetivos durante el período de residencia constan de tres ejes principales:

1. Formación teórica. El residente deberá conocer los temas recogidos en los planes de estudio de la especialidad. Actualizará sus conocimientos a través de sesiones clínicas, bibliográficas, sesiones multidisciplinares con otras especialidades afines, de actualización y monográficas de parcelas específicas, todas ellas dirigidas por el tutor.
2. Formación investigadora. Se trata de la realización de actividades de desarrollo curricular, como la integración en algún grupo de investigación, realización de la Tesis Doctoral y labor de desarrollo bibliográfico.
3. Formación práctica y actividad asistencial. El residente realizará una actividad asistencial y desempéñará grados de responsabilidad mayores de manera gradual.

Con estos fines, en 1992, la Asociación Internacional de Cirugía Oral y Maxilofacial (IAOMS) publicó un documento en el que se reflejaban las pautas generales consideradas necesarias para la formación de los cirujanos orales y maxilofaciales, y se aconsejaba dotar de uniformidad a la formación del especialista. La principal conclusión que surgió era la imprescindible formación completa como médico y que para el año 2000 sería recomendable que todos los especialistas tuvieran la doble titulación, médica y odontológica. Sin embargo, este ideal de profesional no es compartido por todos los países; entonces, en el año 1994 se estratificaron los países integrantes de la IAOMS en tres categorías según las necesidades para la obtención del título:

1. En el 55 % de los países, la especialidad de Cirugía Oral y Maxilofacial se obtiene con la simple titulación, bien en Odontología (Canadá, México, Argentina, Brasil, Países Escandinavos, Japón y China, que representan el 74 %) o en Medicina (España, Italia y Francia, que representan el 26 %).
2. El 16 % requiere obligatoriamente la doble titulación, como en Alemania, Reino Unido, Irlanda, Bélgica, Austria, Suiza, Hungría y Polonia.
3. En el 29 % restante se requiere solo una titulación, pero existe una tendencia progresiva hacia la formación en los dos campos. En este grupo se engloban Australia y los Estados Unidos, país de referencia en otros campos, que en nuestra especialidad está sufriendo un cambio trascendente: cada vez se exige en más universidades la titulación de médico para acceder a las mismas, de manera que se calcula que, en un futuro, en los Estados Unidos, la formación del cirujano oral y maxilofacial será igual que en la mayoría de los países europeos.

En lo concerniente a la formación del especialista en España es necesario estar en posesión del título de Licenciado en Medicina, y entrar en el programa de formación según el sistema MIR. La duración del período de formación es de cinco años, durante los cuales, los residentes efectuarán dos tipos de rotaciones, fijas y optativas:

1. Primer año. Los médicos residentes durante este período realizarán las rotaciones elementales para adquirir los conocimientos básicos en cirugía. Son rotaciones obligadas en los servicios de Angiología y Cirugía Vascular, Cirugía General y del Aparato Digestivo (en especial, por la sección de cirugía endocrina) y UCI de Traumatología
2. Segundo año. Serán obligatorias rotaciones en Otorrinolaringología, y Cirugía Plástica, Estética y Reparadora.
3. Tercer, cuarto y quinto año. Continuarán con la formación específica teórico-práctica en la especialidad. Durante los mismos, alternativamente, podrán rotar opcionalmente por Oftalmología, Cirugía Pediátrica y Traumatología. A lo largo de estos años tendrán la posibilidad de rotar hasta tres meses por año en otros centros de referencia en nuestra especialidad, para el aprendizaje de técnicas quirúrgicas concretas.

ORGANIZACIÓN DE UN SERVICIO DE CIRUGÍA ORAL Y MAXILOFACIAL DENTRO DEL MARCO HOSPITALARIO

La Dirección General de Planificación del Ministerio de Sanidad y Consumo establece unos requisitos para la acreditación de unidades docentes en nuestra especialidad.

Requisitos de la unidad

La especialidad se enmarca en un ámbito hospitalario de tercer nivel, aconsejándose que el centro disponga de un servicio de cirugía general, UCI y ORL. La unidad docente, constituida por un departamento, servicio o sección, deberá ser independiente de cualquier otra, a excepción de aquellos casos en los que esté articulada con otra especialidad afín, a efectos de coordinación, como una unidad funcional. La unidad docente respeta en lo sustancial el programa oficial de la Comisión Nacional de la Especialidad, adaptando el mismo a unas directrices propias:

- Área física. Se constituirá por una consulta externa propia, un área de hospitalización y un quirófano donde se puedan atender las demandas de cirugía oral y maxilofacial, al menos, con dos sesiones a la semana.
- Recursos humanos. El personal que formará parte de la unidad dependerá de la carga asistencial a la que esté sometido el servicio, pero se compondrá de un mínimo de 4 especialistas (uno de ellos responsable de la unidad) y enfermeras/os y auxiliares en número necesario para el funcionamiento de la unidad tanto en el ámbito de hospitalización como en las consultas externas.
- Recursos materiales. Equipamiento adecuado en los diferentes ámbitos:
  – En consultas externas: sillón con aspiración quirúrgica, turbina, micromotor, ortopantomógrafo, esterilizador y dotación de material para cirugía ambulatoria.

  – Así mismo, la unidad docente dispondrá de los medios necesarios para una adecuada formación teórico-práctica. Contará con una biblioteca con los textos básicos de la especialidad actualizados, y deberá contener al menos dos revistas extranjeras especializadas de publicación periódica.

- Área de hospitalización: disponibilidad de entre 10 y 20 camas y una sala de curas con material adecuado para los cuidados postoperatorios.
- Área de quirófano: material quirúrgico de cirugía oral y maxilofacial.

Requisitos de organización de la unidad

Contará con la existencia de una memoria anual con una antigüedad máxima de dos años. Se establecerán unas normas escritas de la organización interna de la unidad en los aspectos de distribución jerárquica por estamentos, reparto de cargas de trabajo, distribución de funciones, y un plan de rotación para los residentes en el año en curso. También se debe realizar una memoria anual de actividades formativas, así como una programación escrita de actividades y docencia. Los protocolos de diagnóstico y tratamiento deben estar actualizados y es de suma importancia que se elaboren controles de calidad intra y extrahospitalarios.

Requisitos de actividad docente, asistencial y de investigación

- Actividades asistenciales. 1.000 intervenciones de cirugía ambulatoria, 250 intervenciones al año con anestesia general, 900 pacientes nuevos al año en consultas externas y 2000 revisiones al año en consultas externas.
- Actividades docentes. Una sesión clinicorradiológica quincenal, una sesión anatomoclínica mensual, una sesión bibliográfica bimensual, una sesión teórica semanal, y una sesión de hospitalización semanal.
- Actividades de formación, científicas y de investigación. A partir del segundo año, cada residente deberá presentar anualmente alguna aportación en algún evento especializado, y es recomendable que realice un curso de actualización o de formación continuada. Cada residente, antes de finalizar su formación, deberá haber publicado un mínimo de tres trabajos en revistas especializadas.

CONTROL DEL CUMPLIMIENTO DEL PROGRAMA DE FORMACIÓN REALIZADOS POR LOS TUTORES DE RESIDENTES

PUBLICACIONES Y ASOCIACIONES ESPECÍFICAS RELACIONADAS CON LA ESPECIALIDAD

Publicaciones de Cirugía Oral y Maxilofacial

- Revista Española de Cirugía Oral y Maxilofacial (Rev Esp Cir Oral Maxilofac).

- Journal of Cranio-Maxillofacial Surgery (J Cranio Max Fac Surg).
- Journal of Oral and Maxillofacial Surgery (J Oral Maxillofac Surg).
- British Journal of Oral and Maxillofacial Surgery (Br J Oral Maxillofac Surg).
- International Journal of Oral and Maxillofacial Surgery (Int J Oral Maxillofac Surg).
- Oral and Maxillofacial Surgery Clinics of North America (Oral Maxillofac Surg Clin North Am).
- Atlas of the Oral and Maxillofacial Surgery Clinics of North America (Atlas Oral Maxillofac Surg Clin North Am)

Publicaciones de Cirugía Craneofacial

- Journal of Craniofacial Surgery (J Craniofac Surg).
- Journal of Cranio-Maxillofacial (Trauma J Cranio Maxillofac).
- The Cleft Palate Craniofacial Surgery Journal (Cleft Palate-Craniofac J).

Publicaciones de Cirugía Plástica y Reconstructiva

- Plastic and Reconstructive Surgery (Plast Reconstr Surg).
- British Journal of Plastic Surgery (Br J Plast Surg).
- Scandinavian Journal of Plastic and Reconstructive Surgery and Hand Surgery Scand (J Plast Reconstr Hand Surg).
- Facial Plastic Surgery.

Publicaciones de Cirugía de Cabeza y Cuello

- Otolaryngology Head and Neck Surgery (Otolaryngol Head Neck Surg).
- Laryngoscope.
- Head and Neck (Head Neck).
- American Journal of Otolaryngology (Am J Otolaringolog).
- Journal of Laryngology and Otology (J Laryngol Otol).
- Archives of Otolaryngology-Head and Neck Surgery (Arch Otolaryngol Head Neck Surg)

Publicaciones de Odontología y Cirugía Oral

- Oral Surgery, Oral Medicine, Oral Pathology, Oral Radiology and Endodontics (Oral Surg, Oral Med, Oral Path, Oral Radiol Endod).
- Avances en Odontoestomatología (Av Odontoestomatol).
- Medicina Oral, Patología Oral y Cirugía Bucal (Med Oral Patol Oral Cir Bucal).
- RCOE. Revista del Consejo de Odontólogos y Estomatólogos.
- Quintessence Internacional (Quintessence Int).
- International Journal of Oral and Maxillofacial Implants (Int J Oral Maxillofac Implants).
- Journal of Prosthodontics.

Asociaciones

- IAOMS (International Association for Oral and Maxillofacial Surgeons).
- EACMFS (European Association of Cranio Maxillofacial Surgeons).
- ALACIBU (Asociación Latinoamericana de Cirugía y Traumatología Buco Maxilofacial).
- AAOMS (American Association of Oral and Maxillofacial Surgery).
- ASIANAOMS (Asian Association of Oral and Maxillofacial Surgeons).
- African Association of Oral and Maxillofacial Surgeons.
- ANZAOMS (Australian and New Zealand Association of Oral and Maxillofacial Surgeons).
- AAMFOS (Armenian Association of Maxillofacial and Oral Surgery).
- IAOMFST (International Association of Oral and Maxillofacial Surgeons in Training).
- SECOM (Sociedad Española de Cirugía Oral y Maxilofacial).
- SECIB (Asociación Española de Cirugía Bucal).
- SECPF (Sociedad Española de Cirugía Plástica Facial).
- AACOMF (Asociación Andaluza de Cirugía Oral y Maxilofacial).
- AACIB (Asociación Andaluza de Cirugía Bucal)

PUNTOS CLAVE

- La especialidad de Cirugía Oral y Maxilofacial se establece en España en 1984.
- Los conflictos bélicos del siglo XX son puntos de inflexión en el desarrollo de la especialidad.
- Los avances tecnológicos de las últimas décadas persiguen mejorar la precisión de la técnica quirúrgica minimizando las secuelas.
- La vía de acceso es variable entre países, pudiendo ser mediante titulación única (Medicina u Odontología) o doble (Medicina y Odontología).
- El plan de formación de la especialidad se basa en tres ejes, formación teórica, investigadora y actividad asistencia.

BIBLIOGRAFÍA

Alonso del Hoyo JR, Castillo R, Llobell E. Historia de la especialidad en España. Rev Esp Cirug Oral Maxilofac. 25 aniversario Fundación de la Sociedad.

Balasundaram I, Al-Hadad I, Parmar S. Recent advances in reconstructive oral and maxillofacial surgery. Br J Oral Maxillofac Surg. 2012 Dec;50(8):695-705. doi: 10.1016/j.bjoms.2011.11.022. Epub 2011 Dec 28. PMID: 22209448.

Cohen A. Maxillofacial surgery in the technological era. Refuat Hapeh Vehashinayim (1993). 2015 Jul;32(3):72. PMID: 26548153.

Crespo Torres S, González Padilla JD. Concepto y contenidos de la cirugía oral y maxilofacial. En: Cirugía oral y Maxilofacial (3ª edición). España: Editorial Médica Panamericana, 2012: 3-8.

García Perla A, García-Perla García A. Historia de la Cirugía Oral y Maxilofacial Española. Villafranca de los Barros (Badajoz): Imprenta Rayego, 2003.

García Perla A. Evolución de la Cirugía Oral y Maxilofacial. Publicado en www. aacomf. org.

Goss AN, Gerke DC. The effect of training on the scope of oral and maxillofacial surgery. Int J Oral Maxillofac Surg. 1990;19(3):184-9.

Goss AN, Helfrick JF, Szuster FS, et al. The training and surgical scope of oral and maxillofacial surgeons. The International Survey 1994. Int J Oral Maxillo Fac Surg. 1996;25(1):74-80.

Guía de Formación de Especialistas. Cirugía Maxilofacial. Comisión Nacional de la Especialidad. Consejo Nacional de Especialidades Médicas, 1996.

Gutiérrez Pérez JL, Infante Cossio P, Torres Lagares D. Concepto y evolución de las cirugías bucal y maxilofacial en España. Publicado en Dentistnet.com

Haeger K. Historia de la Cirugía. Madrid: Raíces, 1993.

International Guidelines for Speciality Training in Oral and Maxillofacial Surgery. Int J Oral Maxillofac Surg. 1992;21(3):130-2.

Marchena JM, Shum JW, Jundt JS. The Evolution of Technological Advancements in Oral and Maxillofacial Surgery. Oral Maxillofac Surg Clin North Am. 2019 Nov;31(4):xi-xii. doi: 10.1016/j.coms.2019.08.002. PMID: 31563195.

Navarro Vila C, Berguer Sánchez A, Méndez Trujillo S. Estado actual de la Cirugía Maxilofacial en el mundo. Rev Esp Cirug Oral y Maxilofac. 25 aniversario Fundación de la Sociedad.

Programa de Formación Docente de Médicos Especialistas en Cirugía Oral y Maxilofacial. Madrid: BOE. Edición Septiembre 2007.

Reinert S. Oral and Maxillofacial Surgery: a new chapter in the history of an established journal. Oral Maxillofac Surg. 2008;12:3.

Sanz Serrulla J. Odontología versus Estomatología. Medicina & Historia 2002;4:1-15.

Serie Monográfica de Especialidades Médicas. Cirugía Oral y Maxilofacial. Monografía n.º 11. Madrid: Litoprint, 1990.

Stoelinga PJ. United we stand, divided we fall. Int J Oral Maxilloffac Surg. 1993;22(5):259.

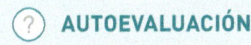

AUTOEVALUACIÓN

Preoperatorio y postoperatorio en Cirugía Oral y Maxilofacial

2

J. Medina del Valle y T. González Terán
Colaborador: I. Caubet Sáez-Torres

OBJETIVOS

- Identificar e intervenir sobre los factores de riesgo modificables en el momento perioperatorio permite mejorar los resultados quirúrgicos en términos de morbimortalidad.

INTRODUCCIÓN

Es clave optimizar las condiciones de los pacientes para enfrentarse a la intervención en las mejores condiciones posibles. Los avances en el manejo perioperatorio han permitido el desarrollo de procedimientos invasivos y su aplicación en pacientes complejos, cuyas comorbilidades podrían suponer una contraindicación a la cirugía.

ESTUDIO PREOPERATORIO

La valoración preoperatoria tiene como objetivo conocer la situación del paciente de una intervención quirúrgica, determinando la existencia de enfermedades previas, conocidas o no conocidas, que puedan interferir, retrasando, modificando o contraindicando la cirugía.

Valoración preoperatoria

Los principales elementos que componen el estudio preoperatorio son:

- Historia clínica: antecedentes médicos relevantes, factores de riesgo cardiovascular, alergias, hábitos tóxicos, antecedentes quirúrgicos y tratamientos farmacológicos, prestando especial atención a la medicación anticoagulante y antiagregante.
- Exploración física: peso y talla para determinar el índice de masa corporal (IMC), medición de la tensión arterial y auscultación cardiaca y respiratoria.
- Pruebas de laboratorio: hemograma, coagulación (incluyendo actividad de la protrombina) y bioquímica (función renal).
- Pruebas complementarias: en mayores de 40 años se realizará un electrocardiograma y, en caso de sospecha de patología respiratoria, puede ser necesario realizar una radiografía de tórax.
- Consentimientos informados: de la intervención y del proceso anestésico.

La clasificación de la "*American Society of Anesthesiologists*" (ASA) permite correlacionar mediante un sistema universal la morbilidad y mortalidad perioperatorias en función del estado físico del paciente (**Tabla 2-1**).

Vía aérea

La **valoración de la vía aérea** es otro de los puntos esenciales del estudio preoperatorio y es de especial importancia cuando se prevea un posible compromiso de esta. En función del tipo de procedimiento se valorará la necesidad de una traqueotomía profiláctica y la vía de intubación apropiada (orotraqueal, nasotraqueal o submentoniana). Se deben tomar **precauciones**

Tabla 2-1. Clasificación del riesgo anestésico según la Sociedad Americana de Anestesiología (ASA)	
ASA I	Paciente normal, sano
ASA II	Paciente con enfermedad sistémica leve, sin limitaciones funcionales
ASA III	Paciente con enfermedad sistémica moderada-grave que provoca cierta limitación funcional
ASA IV	Paciente con enfermedad sistémica grave que es una amenaza constante para la vida e incapacitante a nivel funcional
ASA V	Paciente moribundo que no se espera que sobreviva 24 horas, con o sin cirugía
ASA VI	Paciente en muerte cerebral cuyos órganos se toman para trasplante

generales como conocer el uso de dentadura postiza o descartar la movilidad de piezas dentales. Son de utilidad para la evaluación de la vía aérea el test de Mallampati, la distancia tiromentoniana, la valoración de la apertura oral y la movilidad cervical.

Algunos antecedentes, como fracasos previos en la intubación, obesidad, apnea obstructiva del sueño o deformidades craneofaciales, nos pueden indicar que se trata de un paciente de **vía aérea difícil**. La cirugía oncológica de la cavidad oral, los traumatismos faciales con edema de partes blandas, pérdida de soporte óseo facial o avulsión de piezas dentales son situaciones que conllevan alto riesgo de obstrucción de la vía aérea. Si la intubación mediante laringoscopia no es posible, la intubación mediante fibroscopio en paciente despierto es una alternativa a la traqueotomía.

La **traqueotomía** es el método más fiable para asegurar la vía aérea; sin embargo, no es un procedimiento exento de riesgos, por lo que su aplicación se debe limitar a las situaciones indicadas (Tabla 2-2). La cricotiroidotomía está indicada como alternativa en casos de vía aérea emergente, en los que no se puede llevar a cabo la traqueotomía.

Ayuno preoperatorio

El ayuno preoperatorio es el periodo de tiempo previo a un procedimiento quirúrgico, en el que no está permitida la ingesta de líquidos ni alimentos sólidos. La broncoaspiración de contenido gástrico puede ocasionar consecuencias fatales, como síndrome de distrés respiratorio grave. La ingesta reciente, asociada a otros factores, como la obesidad, la intoxicación alcohólica, la presencia de hernia de hiato o el reflujo gastroesofágico, aumenta significativamente el riesgo de broncoaspiración. La ASA recomienda unos tiempos mínimos de ayuno previo a la anestesia para evitar esta complicación (Tabla 2-3).

Tabla 2-2. Indicaciones de la traqueotomía

De urgencia
- Fracturas del tercio medio facial con retraso maxilar
- Obstrucción de la vía aérea superior
- Fractura mandibular sinfisaria asociada a fractura bicondílea, con la consiguiente disminución del soporte lingual
- Edema laríngeo y glótico
- Sospecha de lesión cervical
- Laceraciones del suelo de la boca y lengua

Electiva
- Bloqueo intermaxilar en pacientes que necesitan reintubación
- EPOC y otros trastornos respiratorios que requieren aspiración constante de secreciones
- TCE que precisa soporte ventilatorio prolongado
- Tras cricotiroidotomía de urgencia
- Cirugía oncológica:
  - Resección profunda del suelo de boca anterior, base de la lengua, mucosa yugal posterior o pilares amigdalinos
  - Mandibulectomía y resección del segmento anterior mandibular
  - Cirugía laríngea
  - Vaciamiento cervical radical

Valoración del riesgo hemorrágico

En cirugías oncológicas, ortognáticas u otros procedimientos con riesgo de sangrado elevado es necesario realizar pruebas cruzadas sanguíneas para reservar concentrados de hematíes, por si fuera necesaria una trasfusión sanguínea durante la cirugía o en el postoperatorio.

Tratamiento farmacológico

Ajuste de la medicación crónica

Es importante que el paciente se encuentre en condiciones óptimas de control de comorbilidades previas en el momento de la cirugía. Los betabloqueantes, antagonistas del calcio y antiarrítmicos se deben administrar hasta la mañana de la intervención. Los diuréticos, IECA y ARA-II se suspenden 24 horas antes de la cirugía. La administración de los broncodilatadores está indicada previa a la bajada a quirófano.

Prevención de la broncoaspiración

El uso de fármacos estimulantes gastrointestinales (metoclopramida, cisaprida), bloqueantes de la secreción gástrica (antagonistas del receptor H_2, cimetidina, ranitidina) o antiácidos (citrato de sodio, bicarbonato sódico) puede ser de utilidad en pacientes con alto riesgo de broncoaspiración, así como el uso de antieméticos (ondansetrón) en pacientes con alto riesgo de náuseas y vómitos.

Anticoagulantes y/o antiagregantes

El uso de tratamientos anticoagulantes y/o antiagregantes es muy frecuente y es necesario realizar un balance entre el riesgo hemorrágico asociado al procedimiento específico y el riesgo de descompensación de la patología de base por la cual están indicados. Es importante tener en cuenta la vida media cada uno de los fármacos para su retirada previa a la intervención.

Profilaxis antibiótica

La indicación depende del tipo de cirugía, el área de intervención y las alergias del paciente. En cirugía de cabeza y cuello con entrada a cavidad oral, el esquema más frecuentemente utilizado es amoxicilina con ácido clavulánico de

---

Tabla 2-3. Tiempos de ayuno recomendados por la ASA

Líquidos	2 horas
Leche materna	4 horas
Fórmulas infantiles de continuación	6 horas
Leche de origen no humano	6 horas
Alimentos no grasos	6 horas
Alimentos grasos	8 horas

1 gramo por vía intravenosa. Para alcanzar las concentraciones séricas adecuadas se debe administrar 30 minutos antes del comienzo de la cirugía. En casos de alergia a la penicilina se usa clindamicina de 600 miligramos.

Profilaxis de la endocarditis infecciosa

Debe considerarse solo en pacientes que se vayan a someter a procedimientos dentales invasivos que tengan alto riesgo de endocarditis infecciosa: portadores de válvula protésica, antecedentes de endocarditis infecciosa y en cardiopatías congénitas cianosantes o cualquier forma de cardiopatía congénita reparada con material protésico hasta 6 meses después del procedimiento o de por vida si queda *shunt* residual o insuficiencia valvular.

El antibiótico de elección es amoxicilina o ampicilina (2 gramos en adultos y 50 miligramos por kilogramo en niños) o clindamicina en pacientes alérgicos (600 miligramos en adultos o 20 miligramos por kilogramo en niños). La vía de administración puede ser tanto oral como intravenosa.

Abandono del hábito tabáquico

En pacientes fumadores, el periodo preoperatorio supone una oportunidad para el abandono del tabaco tanto a corto como a largo plazo. Los pacientes fumadores presentan un riesgo significativamente mayor de sufrir complicaciones, como un aumento del 20 % de la mortalidad perioperatoria y un aumento del 40 % de las complicaciones (cardiovasculares, infección de la herida quirúrgica, complicaciones pulmonares y enfermedad tromboembólica). Debe animarse a los pacientes a dejar de fumar en cualquier momento previo a la intervención.

Los beneficios de la abstinencia son notables incluso a muy corto plazo. La reducción de la concentración de monóxido de carbono es evidente a las 4 horas del cese del consumo de tabaco. Se observa una mejoría del sistema inmunitario a las 4 semanas y de la capacidad de cicatrización, a las 12 semanas.

Situaciones especiales

Paciente geriátrico

Debido al aumento de la esperanza de vida en nuestro medio y a la asociación de gran parte de los procesos patológicos con la longevidad, es muy frecuente que los pacientes sometidos a intervenciones quirúrgicas se encuentren en edad geriátrica. La edad no es un criterio de exclusión quirúrgico, pero es un factor de riesgo independiente de mortalidad. En la evaluación preoperatoria cobra especial importancia revisar la medicación para evitar interacciones y la optimización del estado nutricional e hidroelectrolítico.

Paciente pediátrico

El estudio de las experiencias previas de administración de agentes anestésicos, el tratamiento médico recibido y las alergias es especialmente importante en este tipo de pacientes. En el examen físico se presta especial interés a la vía aérea y a los accesos venosos. También es importante conocer la respuesta del niño a la presencia del personal facultativo.

Embarazo

En toda paciente en edad fértil se debe indagar sobre la posibilidad de embarazo. La mayoría de los procesos electivos pueden retrasarse hasta después del parto, si bien hay circunstancias en las que la cirugía no puede demorarse. El primer trimestre de embarazo asocia mayor riesgo de abortos espontáneos y el potencial efecto teratogénico de los anestésicos es máximo, por lo que debe retrasarse lo más posible cualquier intervención quirúrgica.

MANEJO POSTOPERATORIO

Medidas generales

El periodo postoperatorio inmediato se desarrolla habitualmente en las unidades de reanimación anestésica. La duración del ingreso en este tipo de unidades depende principalmente del grado de compromiso de la vía aérea, del riesgo de sangrado y de la necesidad de un soporte ventilatorio y hemodinámico prolongados. Los objetivos durante las primeras horas tras el despertar anestésico son la movilización progresiva precoz, la retirada del sondaje urinario y la tolerancia enteral (por vía oral o por sonda nasogástrica).

Tratamiento farmacológico

Analgesia

El dolor es un síntoma inherente al proceso quirúrgico. Asocia morbilidad, prolonga la estancia hospitalaria y retrasa la recuperación. El conocimiento de la fisiopatología del dolor agudo y su tratamiento adecuado permite su control, consiguiendo una recuperación postoperatoria más rápida, una movilización precoz y una disminución de las complicaciones asociadas a la convalecencia prolongada. Se trata de una sensación subjetiva desagradable, pero también es causante de alteraciones secundarias de las constantes vitales, como hipertensión, taquicardia o alteraciones en la ventilación.

El tratamiento del dolor puede realizarse con cuatro grandes grupos de fármacos: analgésicos antiinflamatorios no esteroideos (AINE), analgésicos no antiinflamatorios y opiáceos menores y mayores, siguiendo la escala analgésica de la OMS (**Fig. 2-1**).

Profilaxis del edema postquirúrgico

Los corticoides son la base de la prevención y tratamiento del edema postoperatorio, sobre todo, en las primeras horas. El esquema más utilizado en el periodo postoperatorio en cirugías de cabeza y cuello es metilprednisolona: 1 miligramo por kilogramo de peso cada 12 horas en ciclos cortos de 2-3 días.

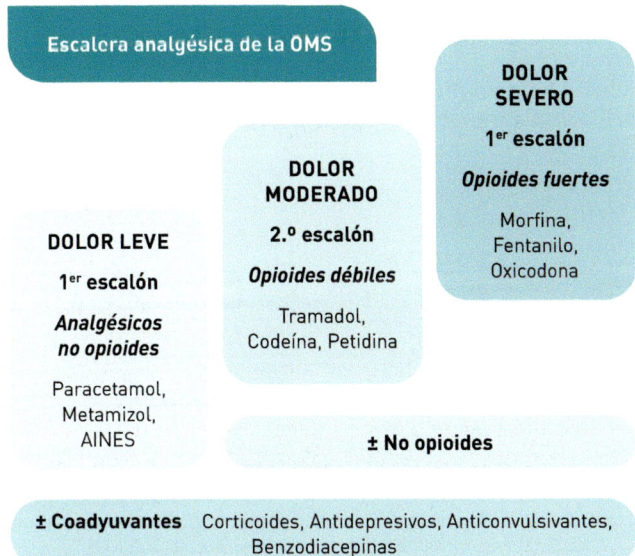

Figura 2-1. Escala analgésica de la Organización Mundial de la Salud (OMS). Se definen tres escalones: leve, moderado y severo.

Antibioterapia

Las infecciones son unas de las causas más frecuentes de aumento de morbimortalidad en el periodo perioperatorio. Algunos factores, como diabetes mal controlada, malnutrición, obesidad, insuficiencia renal, cirrosis, procesos oncológicos o inmunosupresión aumentan las infecciones en el periodo postoperatorio. El tipo de tratamiento y su duración debe ser individualizado.

Profilaxis antitrombótica

La enfermedad tromboembólica venosa (trombosis venosa profunda y tromboembolismo pulmonar) se asocia a mayor morbimortalidad en el periodo postoperatorio. La inmovilización asociada a otros factores de riesgo, como obesidad, tabaquismo, politraumatismos, embarazo y tratamientos estrogénicos nos permiten determinar el riesgo protrombótico y la indicación del tratamiento profiláctico. En todo paciente sometido a cirugía mayor son recomendables una serie de medidas generales, como la movilización precoz y las medidas compresivas de las extremidades inferiores. En el ámbito farmacológico, la enoxaparina sódica (Clexane®) es el fármaco más utilizado, pero es necesario realizar un ajuste a la función renal.

Complicaciones postoperatorias

Sangrado

Las hemorragias son una de las complicaciones más graves y frecuentes en el periodo postoperatorio. En la cirugía de la cavidad oral y de la región cervical supone un riesgo todavía mayor por la posibilidad de obstrucción de la vía aérea. Existen distintas causas principalmente mecánicas o relacionadas con fallos en los mecanismos de regulación de la hemostasia. La hemostasia cuidadosa, los drenajes de vacío y una vigilancia estrecha disminuyen la morbimortalidad asociada.

Infección del lecho quirúrgico

Es la infección asociada a asistencia sanitaria más prevalente, con una morbilidad elevada. Entre las medidas postoperatorias para su prevención destacan la profilaxis antibiótica, el soporte nutricional adecuado, minimizar el uso de medicación inmunosupresora y realizar curas adecuadas de la herida quirúrgica.

Neumonía asociada a la ventilación mecánica

La neumonía asociada a la ventilación mecánica es la tercera complicación infecciosa más frecuente tras la infección del lecho quirúrgico y la infección del tracto urinario.

Minimizan su aparición la intubación orotraqueal en lugar nasotraqueal siempre que sea posible, usar un circuito de ventilación nuevo para cada paciente, usar un sistema de aspiración endotraqueal cerrado, realizar drenaje de secreciones subglóticas, elevación de la cabecera de la cama de 30 a 45 grados y el cuidado bucal con antisépticos orales.

Deprivación alcohólica

Debido a la alta prevalencia de alcoholismo crónico en pacientes oncológicos de cabeza y cuello, se debe vigilar la posible aparición del síndrome de deprivación alcohólica. Se trata de un cuadro resultado de la interrupción brusca de la ingesta de alcohol en un paciente con dependencia física a dicha sustancia, que aparece entre las 4 y 12 horas tras la última ingesta. Se caracteriza por nerviosismo excesivo, irritabilidad y temblores. Su cuadro más grave es el *delirium tremens*, que puede llevar a la muerte. El tratamiento recomendado incluye vitamina B1 (Tiamina), vitamina B6 (Piridoxina) y otros fármacos, como clometiazol o tiapride (tiaprizal).

 PUNTOS CLAVE

- Es importante identificar y tratar los factores de riesgo modificables en el periodo perioperatorio para mejorar los resultados quirúrgicos y reducir la morbimortalidad.
- La valoración preoperatoria se compone del estudio de antecedentes médicos, pruebas de laboratorio, evaluación de la vía aérea y ajuste de la medicación crónica para optimizar las condiciones del paciente.
- El ayuno preoperatorio es clave para prevenir complicaciones derivadas de la broncoaspiración.

- La profilaxis antibiótica y el ajuste de medicación anticoagulante y antiagregante son básicos en el manejo farmacológico preoperatorio.
- El manejo postoperatorio implica medidas generales, como analgesia, profilaxis del edema y de la enfermedad tromboembólica venosa, y vigilancia de complicaciones, como el sangrado y las infecciones (herida quirúrgica y respiratorias)

BIBLIOGRAFÍA

Alcázar Sánchez-Elvira L, Bacian Martínez S, del Toro Gil L, Gómez Tello V. Manejo postoperatorio en UCI de cirugía de cabeza y cuello. Med Intensiva. 2020;44(1):46–53.

Anekar AA, Hendrix JM, Cascella M. WHO Analgesic Ladder, 2024.

Bierle DM, Raslau D, Regan DW, Sundsted KK, Mauck KF. Preoperative evaluation before noncardiac surgery. Mayo Clin Proc. 2020;95(4):807–22.

Blitz JD. Preoperative evaluation in the 21st century. Anesthesiology. 2023;139(1):91–103.

Delgado V, Ajmone Marsan N, de Waha S, Bonaros N, Brida M, Burri H, et al. 2023 ESC Guidelines for the management of endocarditis. Eur Heart J. 2023;44(39):3948–4042.

Escrig de Teigeiro M, Salmerón JI, García Marín F. Profilaxis antibiótica en cirugía. En: Protocolos clínicos de la Sociedad Española de Cirugía Oral y Maxilofacial. 1ª ed. GlaxoSmithKline, 2006: 121-30.

Evans SW, McCahon RA. Management of the airway in maxillofacial surgery: part 1. Br J Oral Maxillofac Surg. 2018;56(6):463–8.

Evans SW, McCahon RA. Management of the airway in maxillofacial surgery: part 2. Br J Oral Maxillofac Surg. 2018;56(6):469–74.

Irizarry-Alvarado JM, Seim LA. Perioperative management of anticoagulants. Curr Clin Pharmacol. 2018;12(3):145–51.

Moussa N, Ogle OE. Acute pain management. Oral Maxillofac Surg Clin North Am. 2022;34(1):35–47.

Ogle O. Postoperative Care of Oral and Maxillofacial Surgery Patients. Oral Maxillofacial Surg Clin N Am. 2006; 18:49-58.

Pérez-Pinar M, Nieto-Rodríguez JA. Profilaxis en cirugía no ortopédica. Rev Clin Esp. 2020;220:33–40.

Practice guidelines for preoperative fasting and the use of pharmacologic agents to reduce the risk of pulmonary aspiration: Application to healthy patients undergoing elective procedures. Anesthesiology. 2017;126(3):376–93.

Vosler PS, Orsini M, Enepekides DJ, Higgins KM. Predicting complications of major head and neck oncological surgery: an evaluation of the ACS NSQIP surgical risk calculator. J Otolaryngol Head Neck Surg. 2018;47(1).

Zietlow KE, Wong S, Heflin MT, McDonald SR, Sickeler R, Devinney M, et al. Geriatric preoperative optimization: A review. Am J Med. 2022;135(1):39–48.

 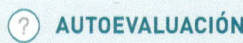

Anestésicos en Cirugía Oral y Maxilofacial

3

A. Monreal Perales y I. Esparza Lasaga
Colaborador: G. Cabero López

OBJETIVOS

- Conocer y comprender las definiciones de dolor y anestesia, así como sus tipos.
- Entender los rudimentos fisiológicos de la vía del dolor y sus estructuras anatómicas principales.
- Exponer los principales anestésicos locales usados en Cirugía Oral y Maxilofacial.
- Revisar los fármacos vasoconstrictores adyuvantes más importantes.
- Conocer y ser capaz de llevar a cabo las técnicas de anestesia local y locorregional para cirugías faciales y orales con seguridad.
- Aprender los fundamentos teóricos de la sedación, incluyendo la farmacología de los sedantes, los mecanismos de acción y las vías de administración.
- Recordar cuáles son los fármacos más utilizados en la sedación.
- Conocer los principios de la anestesia general y saber cómo actuar ante una vía aérea difícil.

ANESTESIA LOCAL

Sentidos y percepción-sensación

La Real Academia Española define *sentido* como "Capacidad para percibir estímulos externos o internos mediante determinados órganos". Los sentidos clásicos incluyen la vista, el gusto, el olfato, el oído y el tacto. La nocicepción se considera un tipo de tacto o sensación física del cuerpo (somatosensación), como la termorrecepción o la propiocepción, y se describe como la habilidad de captar los estímulos dañinos (en formas de señales químicas, térmicas o mecánicas) y conducirlos a los centros superiores del sistema nervioso central (SNC). Allí, estos impulsos serán procesados, integrados con vivencias previas y percibidos por parte del individuo como una experiencia subjetiva y emocional única para cada sujeto: el dolor.

El dolor

En enero de 2020, la *International Association for the Study of Pain (IASP)* aprobó una nueva definición del dolor: "El dolor es una experiencia sensorial y emocional desagradable, asociada, o similar a la asociada, a una lesión tisular real o potencial". Se trata del síntoma más frecuente en la consulta del médico y es fundamental para proteger al organismo y mantener su homeostasis. Existen distintos tipos de dolor:

- **Nociceptivo:** se debe a la activación de nociceptores en respuesta a una lesión del órgano al que inervan. Tipos:
  - **Somático***:* se capta a través de receptores en las estructuras de soporte del cuerpo: piel, tejido celular subcutáneo, músculos, huesos, articulaciones, ligamentos, tendones, meninges y dientes. Bien localizado, suele ser agudo (menos de 3-6 meses).
  - **Visceral:** se capta por nociceptores que se hallan en las cápsulas de algunos órganos internos, como el corazón y grandes vasos, pulmones y vías respiratorias, aparato digestivo y genitourinario. Muchas veces mal localizado o referido, se asocia frecuentemente a respuestas reflejas vegetativas o motoras.

- **Neuropático:** su prevalencia poblacional es del 6,9-10 %; es causado por lesión o enfermedad demostrada en las vías nerviosas del sistema somatosensorial (excluyendo los nociceptores). Éste suele describirse como un dolor quemante, sordo (hormigueos, entumecimiento), eléctrico, punzante y/u opresivo y puede ser espontáneo o provocado (puntos gatillo). Se puede dividir en:
  - **Central (10 %):** daño en el SNC. Por ejemplo, post-ACV, esclerosis múltiple, miembro fantasma, etcétera.
  - **Periférico (90 %):** daño en el sistema nervioso periférico (SNP). Por ejemplo, neuralgias post-herpéticas, post-diabéticas, del trigémino, etcétera.

- **Psicógeno o funcional:** término cada vez menos usado en literatura anglosajona (prevalece en otros idiomas), hace referencia a un dolor causado, aumentado o prolongado por patologías mentales, emocionales o factores conductuales, sin alteraciones físicas aparentes. Ya, en 1994. el DSM-IV y, en 2019, el CIE-11, sustituyeron este término por *trastorno por dolor*, insistiendo en su carácter psiquiátrico.

- **Nociplástico:** puede producirse de forma aislada o junto con los tipos anteriormente descritos (a diferencia del psicogénico) e incluye estados de dolor crónico en los que no se observa una activación obvia de nociceptores/daño tisular ni neuropatía, pero en los que los hallazgos clínicos y psicofísicos sugieren una función nociceptiva alterada. Su prevalencia global en la ciudadanía se estima entre un 5-15 % e incluye cuadros como la fibromialgia, el dolor orofacial crónico primario, ardor crónico de boca o síndromes de dolor crónico temporomandibular.

ANESTESIA

Es la pérdida de sensación inducida por fármacos y se divide en:

Anestesia general

Afecta a "todo" el cuerpo, suponiendo la supresión de la consciencia lo que asocia una depresión respiratoria que requerirá dispositivos para el mantenimiento de la vía aérea y ventilación mecánica. Según los fármacos empleados puede ser: intravenosa (propofol), inhalatoria (sevoflurano) o balanceada (combinación de ambas).

Anestesia locorregional

Es la pérdida de la somatosensación limitada a un área corporal. Esta pérdida de sensación puede ser total (tacto, dolor y temperatura) o limitada solamente al dolor, si el fármaco se halla en bajas concentraciones. Por su seguridad, siempre que sea posible, es la de elección. Tipos:

- **Bloqueo nervioso central o neuroaxial.** Se deposita el anestésico local (AL) en proximidad de la médula espinal, impidiendo la transmisión nerviosa motora, sensitiva y autonómica (triple bloqueo) y, según dónde se infiltre el fármaco, distinguimos:
  I) **Raquídea, espinal o intradural:** en el espacio subaracnoideo.
  II) **Epidural o peridural:** a nivel del espacio epidural (principalmente, en las raíces espinales de los nervios).
- **Bloqueo nervioso periférico.** El AL se inyecta en proximidad a:
  I) **Plexos o troncos nerviosos:** el efecto anestésico se extiende por las áreas de inervación de varias o todas las ramas que emergen del plexo.
  II) **Nervios aislados:** para anestesiar su área de inervación (por ejemplo, nervio dentario inferior).

Anestesia local

I) **Infiltrativa:** el AL se infiltra a nivel subcutáneo, submucoso o intradérmico.
II) **Tópica o de superficie.** Se aplica el AL sin inyectarlo: en gotas (ojos), spray (boca/garganta) o en pasta/pomada/gel (piel).

Anestesia combinada

Cuando en un mismo procedimiento se usan anestesia general y locorregional.

ANALGESIA

Es la eliminación o disminución farmacológica de las sensaciones dolorosas, que no afecta a las demás somatosensaciones (tacto y vibración). Entre estos fármacos suelen usarse paracetamol, antiinflamatorios no esteroideos (AINE), y opioides menores (codeína y tramadol) y mayores (morfina y fentanilo), entre otros.

Mecanismos fisiológicos y bioquímicos del dolor

Cuando existe una lesión en un tejido del organismo, se alteran los vasos y tejidos circundantes, desgranulándose diversas células, como mastocitos, plaquetas y macrófagos, que liberan, respectivamente, bradiquinina, prostaglandina y factor de crecimiento nervioso, que se unirán a distintos receptores en la neurona nociceptiva:

- **Bradicinina (mastocitos).** Es afín a los receptores BK1 (está relacionada con el dolor agudo postquirúrgico y es bloqueada por flurbiprofeno) y BK2, que, al ser activados, por un lado, abren en el terminal nervioso unos canales de entrada de sodio (llamados TTX-R) y, por otro, activan la producción de prostaglandinas (PG).
- **Prostaglandina E$_2$ (plaquetas).** Activa al receptor EP2, que abre el canal TTX-R, con lo que penetra sodio en la neurona. Esto aumenta el potencial de reposo y contribuye a la apertura de los canales de calcio voltaje-dependientes, introduciéndose así este último también en la célula. Los AINE bloquean a la enzima ciclooxigenasa (COX-2), limitante en la síntesis de las PG. El paracetamol, por su parte, bloquea la expresión del gen de la COX-2 y la liberación de PGE$_2$.
- **Serotonina o 5HT (plaquetas).** Media la señal de hiperalgesia, activando al receptor 5HT3.
- **Factor de crecimiento nervioso o NGF (macrófagos y células de Schwann lesionadas).** Crea una cascada de señales intracelulares que acaban abriendo también los canales TTX-R.
- **Receptor de potencial transitorio V1 (TRPV1).** Es un canal catiónico no selectivo, que, al activarse por una serie de factores exógenos o endógenos (como un pH bajo con muchos H$^+$ o una T^a de más de 43 °C), permite la entrada

de Na$^+$ y Ca^{2+} en la neurona. Es estimulado al principio y fatigado después por la capsaicina de las guindillas (1º irritación y escozor; 2º analgesia/anestesia)

El potencial de acción se transmite por las fibras nerviosas C (amielínicas y lentas), y Aδ y Aγ (mielínicas y rápidas), llegando hasta la sinapsis entre la primera neurona sensorial (cuyo soma se encuentra en el respectivo ganglio de la raíz dorsal del nivel estimulado) y la neurona del asta dorsal de la médula espinal. Los neurotransmisores (NT) que activan esa 1ª sinapsis son el glutamato y la sustancia P. En la médula espinal tiene lugar la decusación de la vía dolorosa y el impulso asciende, principalmente, por el tracto espinotalámico contralateral. Hace escala en el puente y el tálamo hasta terminar en algunas áreas del sistema límbico, como la amígdala, y en el córtex, responsable de la consciencia del dolor: corteza somatosensorial primaria, somatosensorial secundaria, opérculo parietal, ínsula, cingulada anterior y prefrontal.

Fármacos anestésicos locales (AL)

Son bases débiles que producen una pérdida de sensibilidad localizada y restringida a una zona concreta del organismo, con efecto transitorio y reversible. Aunque tanto la forma ionizada como la no-ionizada pueden atravesar la membrana neuronal en el terminal nervioso, de facto, la forma no-ionizada es la que mejor la atraviesa y, una vez dentro, se ioniza y se une a la subunidad α del canal de sodio TTX-R, «taponando» el poro desde su parte intracitoplasmática (**Fig. 3-1**).

Los AL se pueden clasificar en 5 grupos, según su estructura química. En esta edición no se comentarán los fenilcarbamatos (heptacaína), cetonas (diclonina, para la irritación de garganta) ni éteres (pramocaína), por su escaso uso en nuestra especialidad. Nos centraremos, principalmente en los siguientes grupos:

Grupo 1: aminoésteres

Aminas a la que se les une un radical éster (–COO–), el cual se une a un radical hidrofóbico, generalmente, cíclico. Metabolizados por la colinesterasa plasmática (salvo la cocaína, en el hígado), dan lugar en su degradación al ácido paraaminobenzoico (PABA), relacionado con la mayoría de las reacciones alérgicas. Según el radical hidrofóbico, diferenciamos los siguientes:

- **Cocaína:** es un potente vasoconstrictor, que puede causar necrosis tisular y, actualmente, no se utiliza.
- **Procaína:** es el más vasodilatador. Se le otorga la potencia «1», como referencia con respecto al resto de AL.
- **Benzocaína:** es un anestésico tópico, de los más usados y se presenta en aerosol, gel, parche, etcétera.
- **Tetracaína:** es un anestésico tópico con una rápida absorción y con una duración de 40-60 min, idóneo para anestesiar zonas pequeñas. En zonas en las que la extensión de anestesia tópica requerida sea mayor, se preferirá un anestésico tópico con absorción más lenta, como el EMLA®.

Grupo 2: aminoamidas

Aminas a la que se les une un radical amida (–CON–), más un radical hidrofóbico, igual que los ésteres. Se metabolizan en el hígado, por lo que en una insuficiencia hepática se pre-

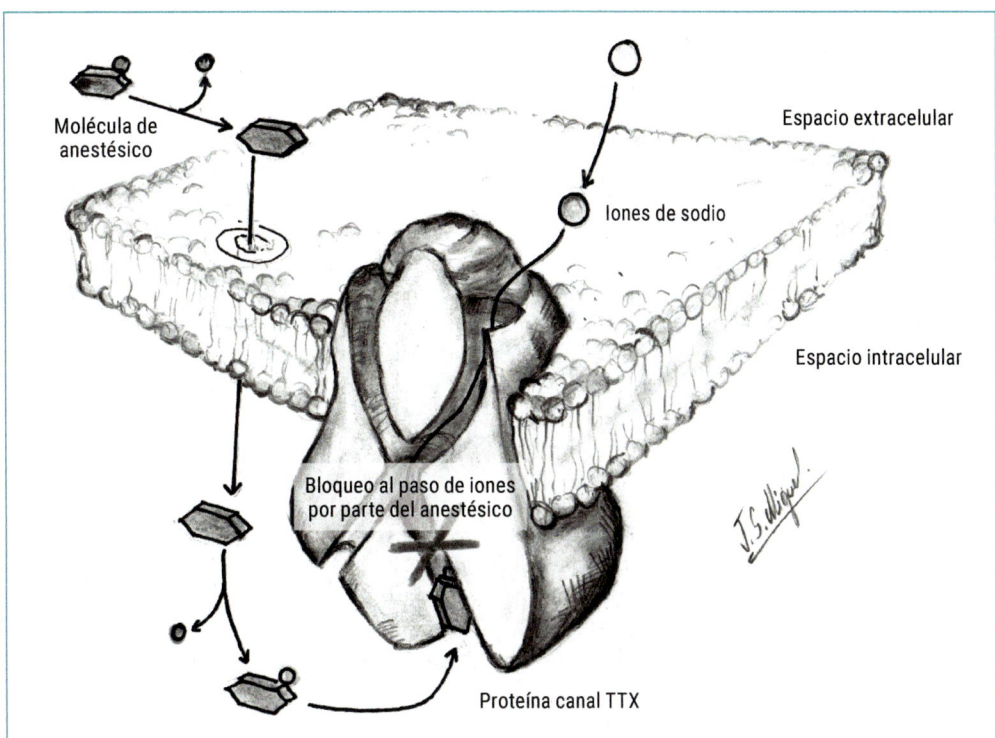

Figura 3-1. La molécula de anestésico sufre cambios en su Pka para poder difundir a través de la membrana plasmática de la célula nociceptiva. Una vez en el citoplasma, se introduce dentro del canal de sodio (TTX-R), bloqueándolo e impidiendo la despolarización de la neurona.

Molécula de anestésico

Espacio extracelular

Iones de sodio

Espacio intracelular

Bloqueo al paso de iones por parte del anestésico

Proteína canal TTX

ferirá un éster a una amida. Por otro lado, las aminas no producen PABA (menos alergias):

- **Lidocaína:** es uno de los AL más usados en la actualidad. Se usa en una concentración del 2 %, generalmente, con un vasoconstrictor. Con adrenalina se consiguen 40-60 min de anestesia en la encía y 4 h en partes blandas. Usando adrenalina al 1:50.000 logra un importante efecto hemostásico, indicado solo en volúmenes pequeños. La dilución preferida de epinefrina es de 1:100.000 (buena hemostasia e igual duración).
- **Xilocaína:** es una presentación tópica de la lidocaína. Su concentración puede ser de hasta el 5 %. Penetra en los tejidos 2-3 mm y es muy útil para conseguir una inyección indolora de la aguja.
- **Mepivacaína:** se usa al 3 % sin vasoconstrictor (20 y 40 min de anestesia en la encía y 2 h 30 min en partes blandas), o al 2 % con epinefrina al 1:100.000 o corbadrina al 1:20.000 (duración anestésica de 60 min en la encía y 4 h en partes blandas).
- **Articaína:** se formula al 4 % asociada a la adrenalina. Dura 75 min en encía y 4 h en partes blandas. No se debe usar en menores de 4 años y se excreta por leche materna (categoría C).
- **Bupivacaína:** es el AL con duración más larga (efecto en la encía de 100 min) y se asocia con epinefrina. Su infiltración es muy dolorosa, es el más cardiotóxico y puede dar meningitis aséptica, al administrarse por vía intradural.
- **Prilocaína:** a diferencia del resto de las amidas, se degrada directamente por las amidasas hepáticas, desencadenando la aparición de unos metabolitos que pueden dar metahemoglobinemia si se administran a altas dosis. Por ello, se usa sobre todo como agente tópico, el gel EMLA® (prilocaína + lidocaína), por ejemplo, en heridas cutáneas.

En el embarazo, lidocaína y prilocaína son categoría B y mepivacaína, bupivacaína y articaína, categoría C (todos ellos se pueden administrar durante la gestación y la lactancia).

Fármacos vasoconstrictores locales

Los AL pueden tener por sí mismos efecto vasoconstrictor, siendo el más potente la procaína. Sin embargo, se pueden complementar con otros adyuvantes vasoconstrictores que disminuyen la absorción sistémica y los posibles efectos sistémicos de los AL y prologan la duración de sus efectos, posibilitando el uso de menores dosis:

- **Epinefrina (o adrenalina):** es un activador de los receptores α_2 de los vasos sanguíneos; causa una potente vasoconstricción, que alarga los efectos de los AL de vida media intermedia, 1 hora.
- **Corbadrina:** ejerce un efecto adrenérgico; requiere menos dosis que la adrenalina.
- **Clonidina y dexmedetomidina:** son α_2 agonistas y alargan los efectos de los AL 2 o 4 horas respectivamente. Pue-

den dar bradicardia, hipotensión y sedación (más la dexmedetomidina).

- **Dexametasona:** por un mecanismo desconocido es capaz de prevenir las náuseas y vómitos perioperatorios y alargar los efectos de los AL entre 2 y 10 horas, según su vida media.

TÉCNICAS DE ANESTESIA LOCORREGIONAL EN CIRUGÍA MAXILOFACIAL

La inervación sensitiva del territorio facial y cervical se debe principalmente al nervio trigémino (V par craneal) y a las ramas del plexo cervical (C2 y C3). El **nervio trigémino** es el principal nervio sensorial de la cara y uno de los motores para la masticación. Se divide en tres grandes ramas con sus respectivas terminaciones (**Fig. 3-2**), cada una susceptible de ser anestesiada:

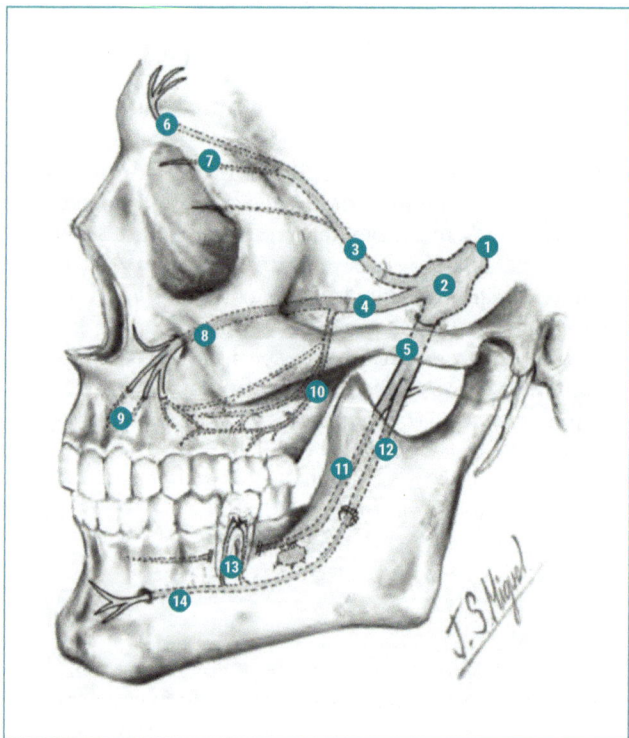

Figura 3-2. El nervio trigémino (V par craneal) es un nervio predominantemente sensitivo, aunque presenta inervación motora para los músculos masticatorios. El V par emerge a nivel del bulbo raquídeo (❶) y forma el ganglio de Gasser (❷), que asienta sobre la base del cráneo. Su primera división es la oftálmica o V1 (❸), que se divide en sucesivas ramas, como la supratroclear (❼) y la supraorbitaria (❻), emergiendo esta última por el agujero supraorbitario. La segunda división es la maxilar o V2 (❹), que, a su vez, se divide en dos grandes ramas, el nervio infraorbitario (❽) y el nervio palatino mayor (❿), que se anastomosan para la inervación de la arcada superior. Las ramas del nervio infraorbitario inervan la premaxila con el nervio nasopalatino (❾). La tercera rama del trigémino (❺) o mandibular o V3 posee dos grandes divisiones tras haber atravesado la base craneal a través del agujero oval. La primera es el nervio lingual (⓫) y la segunda el nervio dentario inferior (⓬), que penetra en la mandíbula, inervando los dientes de la arcada inferior (⓭), y sale a través del agujero mentoniano, dando lugar al nervio con el mismo nombre (⓮).

Nervio oftálmico (V1)

1ª rama del nervio trigémino, primordialmente sensorial. Se origina en el ganglio trigémino (o de Gasser) y se dirige hacia la órbita a través de la fisura orbitaria superior. Da tres ramas principales:

1. **Nervio frontal:** se subdivide en los nervios **supraorbitario y supratroclear**. Proporcionan sensibilidad a frente, cuero cabelludo y párpado superior.
2. **Nervio lagrimal:** inerva la parte lateral del párpado superior y la conjuntiva, así como la glándula lagrimal. Principalmente sensitivo, aunque también lleva fibras secretomotoras parasimpáticas posganglionares al nervio lagrimal para la secreción de lágrimas.
3. **Nervio nasociliar:** es el más complejo. Da origen a varios nervios sensitivos, como los nervios etmoidales anterior y posterior, que inervan las cavidades nasales, y el nervio infratroclear, que inerva la piel de la parte lateral de la nariz y del párpado inferior.

Bloqueo nervioso

- **Nervio supraorbitario**: su bloqueo se debe realizar con una aguja subcutánea, introduciéndose 5 mm en dirección al orificio supraorbitario, desde la región infraciliar y sin llegar a penetrar en él. La infiltración de 1-2 mL de AL es suficiente para anestesiar la región cutánea frontal y supraciliar ipsilateral.
- **Nervio supratroclear**: la escotadura supratroclear está en el punto de encuentro entre la región más medial del reborde supraorbitario y el inicio de la raíz nasal. La aguja se introduce hasta contactar con el hueso y se liberan 1-2 mL de AL. Con este bloqueo dormimos la región frontal, palpebral superior y conjuntiva.

Nervio maxilar (V2)

2ª rama del V par, también predominantemente sensorial. Tras su origen en el ganglio de Gasser, el nervio maxilar entra en la fosa pterigopalatina y se divide en numerosas ramificaciones, que proporcionan sensibilidad a la parte media de la cara, incluida la piel de la mejilla, el labio superior, la mucosa nasal y palatina, los dientes superiores y los senos maxilares y etmoidales. Sus principales terminaciones son:

1. **Nervio infraorbitario:** es la continuación del nervio maxilar, que emerge del cráneo a través del foramen infraorbitario, inervando el labio superior, parte de la mejilla, el lado de la nariz y el párpado inferior.
2. **Nervios alveolares superiores:** estos se dividen en posteriores, medios y anteriores. Los posteriores inervan los molares, los medios inervan los premolares y los nervios alveolares superiores anteriores, los incisivos y caninos.
3. **Nervio palatino mayor:** inerva la mayor parte del paladar duro y su mucosa.

4. **Nervio nasopalatino:** inerva la premaxila y la mucosa nasal.

Bloqueo nervioso (Fig. 3-3)

Nervio alveolar superior posterior: técnica muy utilizada para la extracción de los terceros molares maxilares. Se anestesia el primer, segundo y tercer molar. Se infiltra en fondo de vestíbulo por encima del 2º molar maxilar, orientando en bisel hacia el hueso durante toda la inyección y dirigido hacia arriba con un ángulo de 45° respecto al plano oclusal, a la línea media con un ángulo de 45° y con el eje segundo molar. Se introducen unos 16 mm de aguja en un adulto y 4 mm menos en niños.

Nervio alveolar superior anterior o nervio infraorbitario: anestesia desde el incisivo central maxilar hasta los premolares, además del párpado inferior, la superficie lateral de la nariz y el labio superior. Su bloqueo puede realizarse de 2 maneras:

- **Vía percutánea:** consiste en la infiltración directa del anestésico a través de la piel a nivel del agujero infraorbitario, que se localiza a 6 mm del reborde infraorbitario, por caudal, en la línea pupilar, palpable en muchos pacientes. La aguja se debe orientar en sentido craneal. Es suficiente con la infiltración de 1-2 mL de AL.

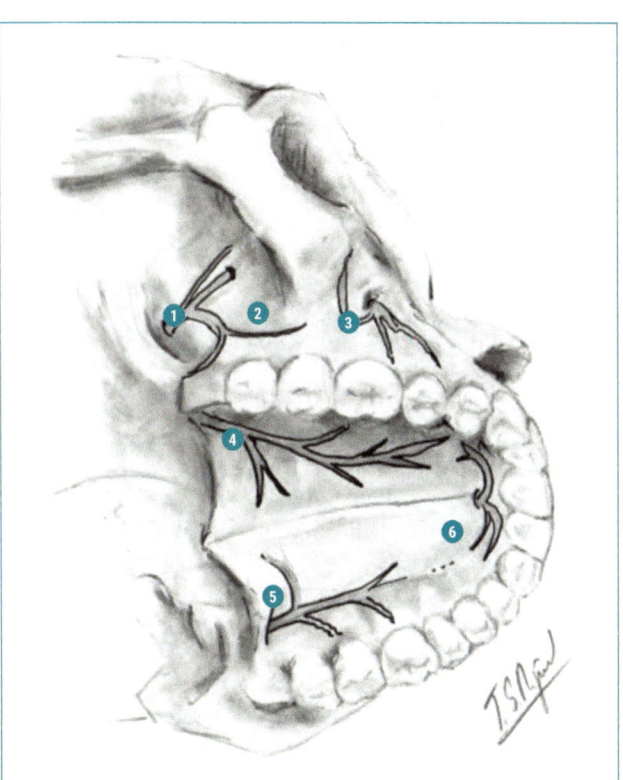

Figura 3-3. El paladar es inervado por ramas del nervio maxilar (❶). Por el agujero palatino mayor (❺) emergen los nervios palatinos (❹), que inervan los sectores laterales. El nervio nasopalatino (❻) inerva el sector anterior. También podemos ver las ramas alveolares superiores (❷) y el nervio infraorbitario (❸).

- **Vía transoral:** bloqueo nervioso a través de la mucosa del vestíbulo maxilar. Resulta menos molesto para el paciente. Debemos introducir la aguja por la mucosa del vestíbulo a nivel del 1er premolar, en dirección craneal, y en un eje perpendicular al suelo. El orificio infraorbitario se encuentra a unos 20 mm del punto de punción. Igual que en los anteriores bloqueos, 1-2 mL de AL serán suficientes.

Nervio palatino mayor: la anestesia del paladar suele ser dolorosa; se recomienda administrar previamente anestesia tópica en el punto de introducción de la aguja. Su bloqueo está indicado para anestesiar los tejidos blandos del paladar distal al canino, requiriendo un volumen de AL muy pequeño. La inyección se hace en la mitad de la línea que va del 2º molar maxilar hacia la línea media (y que es perpendicular a esta).

Nervio nasopalatino: su bloqueo es más doloroso que el del palatino mayor; por eso siempre es recomendable la aplicación de anestesia local, lateral a la papila incisiva durante 2 minutos. Se infiltra 1 cm posterior al espacio interproximal de los incisivos centrales.

Nervio mandibular (V3)

3ª rama del V par. Proporciona sensibilidad a la parte inferior de la cara, incluidos los dientes inferiores, la encía, el labio inferior y parte de la lengua, además de inervar los músculos masticatorios y algunos otros músculos pequeños. Las terminaciones más relevantes de V3 son:

1. **Nervio alveolar inferior o dentario (NDI):** el bloqueo de este nervio duerme la hemimandíbula ipsilateral, incluyendo dientes, la encía inferior y la mitad de la lengua y el labio inferior. El **nervio mentoniano** es rama terminal del alveolar inferior; su orificio se sitúa entre los ápices del 1º y 2º premolar en la mayoría de los adultos. Inerva la piel del labio inferior, la mucosa labial y la piel de la barbilla hasta la línea media.
2. **Nervio lingual:** es una continuación del nervio alveolar inferior antes de su ingreso en el foramen mandibular, proporciona sensibilidad a los dos tercios anteriores de la lengua y al suelo de la boca. Su bloqueo se realiza frecuentemente junto con el del NDI para anestesiar por completo la lengua y el suelo de la boca.
3. **Nervio bucal largo:** inerva la piel y la mucosa bucal sobre la mejilla.

Bloqueo nervioso

Nervio alveolar o dentario inferior: duerme las piezas dentarias mandibulares de un cuadrante hasta la línea media. Además, se anestesia la mitad de la lengua, la mucosa vestibular anterior y la piel del labio anterior ipsilaterales. El punto de punción se sitúa en el trígono retromolar, en el punto de intersección del plano vertical (1 cm por encima del plano oclusal) con el plano horizontal (en la depresión o foseta pterigomandibular, lateral al ligamento pterigomandibular).

El cuerpo de la jeringuilla se coloca sobre las superficies oclusales de los premolares del lado opuesto. Se penetra 2,5-3,5 cm hasta contactar con hueso (espina de Spix). Entonces se retira un poco la aguja y se inyecta el anestésico lentamente (**Fig. 3-4**).

Nervio mentoniano. Esta técnica puede realizarse también por vía percutánea o transoral:

- **Vía percutánea:** el nervio se localiza en la vertical de la pupila, a nivel de los premolares. La aguja se debe introducir de forma perpendicular al hueso mandibular para posteriormente infiltrar 1-2 mL de solución anestésica. El orificio mentoniano no es fácilmente palpable.
- **Vía transoral:** se infiltra anestésico a nivel del vestíbulo mandibular en la región del segundo premolar. La aguja debe introducirse 0,5 cm aproximadamente (o hasta alcanzar el hueso) en dirección al orificio mentoniano, de craneal a caudal.

Nervio bucal largo: inerva los tejidos blandos y el periostio vestibular de los tres molares mandibulares; es importante para exodoncias quirúrgicas de cordales inferiores. Se debe introducir la jeringuilla paralela al plano oclusal, a 1 cm por encima del último molar y distal y bucal a este, impactando contra la rama de la mandíbula. Se introduce la aguja solo 2-4 mm, debido a que en este punto el nervio es muy superficial.

Nervio lingual: técnica similar a la del NDI, con la excepción de que no se debe introducir la aguja más de 15 mm por ser este nervio más anterior y medial que el dentario inferior. Conseguiremos anestesiar con ella los dos tercios anteriores

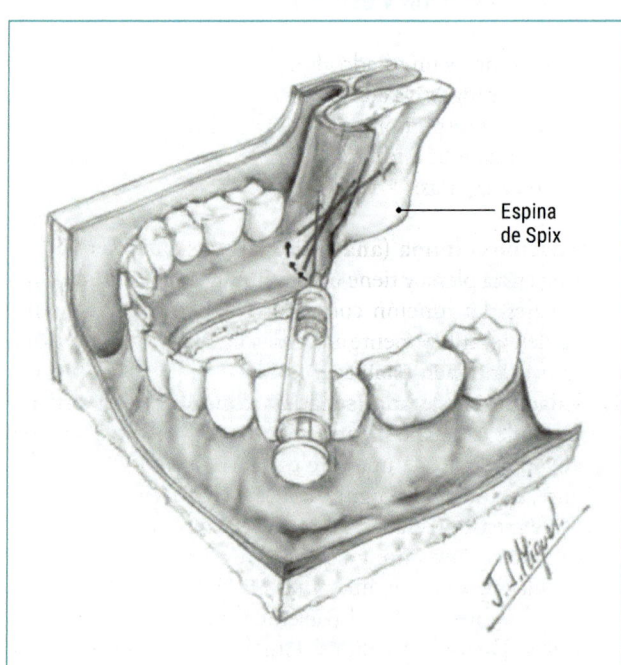

Espina de Spix

Figura 3-4. Para la anestesia del nervio dentario inferior derecho se sitúa la jeringuilla en el lado contralateral (entre el 34 y 35), dirigida hasta la zona más distal del trígono retromolar derecho. Se inyecta la aguja hasta tocar hueso y se gira la jeringuilla hacia la línea media, al mismo tiempo que se introduce la aguja hasta llegar próximos a la espina de Spix.

de la hemilengua, el surco gingivolingual y la mucosa que recubre la cortical interna mandibular. Es útil en cirugía de la lengua (biopsias, pequeños tumores), en el espacio sublingual (ránulas, litectomías) y sobre la mucosa lingual de la mandíbula (torus).

Bloqueo nervioso

El nervio auricular mayor y el nervio occipital menor pueden bloquearse distalmente sobre el proceso mastoideo posterior a la oreja. La aguja se inserta detrás del lóbulo inferior de la oreja y se avanza, siguiendo la curva del surco posterior.

El bloqueo del nervio auriculotemporal se realiza mediante una punción 15 mm por delante del trago. Se penetra a 10 mm en sentido medial a este punto y se dirige en horizontal hacia el trago. La inyección se realiza justo por delante de este, introduciendo 1-2 mL de solución anestésica de forma lenta, en dirección lateral.

SEDACIÓN

Definición

La sedación es un proceso médico que utiliza medicamentos para relajar a un paciente, disminuir el dolor y la ansiedad, y, en algunos casos, inducir un estado de somnolencia sin llegar a la pérdida completa de la conciencia.

Niveles de sedación y escalas

La sedación no es un estado «fijo», sino *continuum* en el que se valoran la progresiva afectación de la respuesta a estímulos, y las funciones respiratoria y cardiovascular. Existe cierta conformidad en dividir este continuo de menor a mayor sedación en cuatro categorías:

1. **Sedación mínima (analgésica)**: el paciente mantiene la conciencia plena y tiene una respuesta normal a estímulos verbales. La función cognitiva y la coordinación física pueden estar levemente afectadas, pero las funciones vitales se mantienen estables.
2. **Sedación moderada (sedación consciente)**: el paciente responde adecuadamente a órdenes verbales, ya sea solo o acompañado de una leve estimulación táctil. No obstante, las funciones cognitivas y la coordinación física están visiblemente afectadas. La capacidad de mantener una vía aérea independiente y la respuesta a estímulos físicos o verbales permanece intacta.
3. **Sedación profunda**: el paciente puede responder a estímulos dolorosos repetidos o intensos, pero no necesariamente a estímulos verbales. La capacidad para mantener ventilación espontánea puede verse afectada, y puede necesitar asistencia en el mantenimiento de una vía aérea permeable. Las funciones cardíacas suelen permanecer estables.
4. **Anestesia general**: el paciente no tiene conciencia ni capacidad de respuesta ante estímulos dolorosos. Se requiere asistencia para mantener la vía aérea, y la ventilación puede estar comprometida. A menudo, es necesario soporte cardiovascular.

Las escalas más utilizadas para valorar el grado de sedación son las siguientes:

- **Escala de Ramsay**. Una de las más antiguas y utilizadas, que evalúa la respuesta a estímulos externos y su estado de conciencia (**Tabla 3-1**).
- **Escala de sedación de Richmond (RASS)**. Mide el nivel de sedación o agitación en una escala que va desde la agitación intensa hasta la sedación profunda.
- **Escala de sedación de la *Observer's Assessment of Alertness/Sedation* (OAA/S)**: evalúa el nivel de alerta y sedación, basándose en la respuesta a estímulos verbales y su apariencia general.
- **Escala visual analógica (VAS)**: en este registro es el propio paciente el que «monitoriza» su nivel de sedación, marcando con una cruz a lo largo de una línea continua de 10 cm. Solo se aplica en grados ligeros de sedación. Es rápida, simple y precisa.

Otros métodos más modernos para evaluar el grado de sedación profunda son:

1. **Análisis Bispectral (BIS):** Esta técnica avanzada utiliza el electroencefalograma (EEG) para medir la actividad cerebral del paciente. Analiza las ondas cerebrales y proporciona un índice que refleja el nivel de conciencia del paciente. Este índice varía de 0 (ausencia completa de actividad cerebral) a 100 (plena alerta). Para la anestesia general, un rango de 40 a 60 es óptimo.
2. **Índice de Latencia de los Potenciales Auditivos Evocados Medios (*Mid-latency Auditory Evoked Potentials, MLAEP*):** se basa en la medición de las respuestas cerebrales a estímulos auditivos. A diferencia del BIS, el MLAEP se enfoca en evaluar cómo procesa el cerebro sonidos específicos durante diferentes grados de sedación.

Tabla 3-1. Escala modificada de Wilson y Ramsey	
Puntuación	**Descripción**
1	Orientado, los ojos pueden estar cerrados pero el paciente puede responder a las preguntas siguientes: • «¿Puede decirme su nombre?» • «¿Puede decirme dónde se halla usted en este momento?»
2	Adormilado, los ojos pueden estar cerrados, se puede despertar solo con la siguiente orden: • «[Nombre del paciente], ¡abra los ojos!»
3	Despertable con estimulación física de intensidad moderada (por ejemplo: tirón del lóbulo de la oreja)
4	No es despertable con estimulación física de intensidad moderada

Además de estos métodos, es esencial considerar la importancia de una monitorización integral, evaluando la ventilación, la oxigenación y la estabilidad cardiovascular del paciente.

Fisiología y bioquímica de la sedación

En la fisiología y bioquímica de la sedación participan un complejo entramado de neurotransmisores, receptores y zonas cerebrales, que interactúan para inducir estados variados de relajación, somnolencia o inconsciencia controlada.

Neurotransmisores y receptores clave

1. **Ácido gamma-aminobutírico (GABA).** Este NT inhibidor es fundamental en la sedación. Fármacos como el midazolam, el propofol y el óxido nitroso actúan potenciando la actividad del receptor GABA-A, lo que disminuye la actividad neuronal.
2. **Glutamato.** Su papel excitatorio en el cerebro se contrarresta mediante fármacos sedantes, como la ketamina, que inhibe los receptores NMDA del glutamato, disminuyendo así la actividad neuronal excitatoria.
3. **Acetilcolina (ACh).** Este NT tiene un papel crucial en la activación neuronal a través de los receptores muscarínicos M1, llevando a la despolarización. Fármacos como el sevoflurano, la ketamina y los opiáceos pueden disminuir la transmisión colinérgica, afectando así a la actividad cerebral relacionada con la alerta y la cognición.
4. **Noradrenalina (NA).** Actúa en estado de alerta a través de los receptores α_2. La dexmedetomidina y la clonidina, al activar estos receptores, promueven un efecto sedante mediante la reducción de la liberación de NA, disminuyendo la actividad del SNC.
5. **Dopamina, serotonina, histamina y orexina:** Estos NT regulan el ciclo sueño-vigilia, la atención y la motivación. Su modulación con diferentes fármacos puede influir indirectamente en el estado de sedación o alerta.

Usos de la sedación

La sedación permite mejorar la atención al paciente, reducir el dolor y la ansiedad, y facilitar la realización de una amplia variedad de procedimientos:

- **Procedimientos diagnósticos:** endoscopias, colonoscopias, biopsias, etcétera.
- **Procedimientos quirúrgicos menores:** cirugías dentales y dermatológicas, **radiología intervencionista y cardiovascular** (cateterismos, angioplastias, colocación de *stents*).
- **Cuidado del paciente terminal:** en cuidados paliativos. Busca aliviar el sufrimiento y mejorar la calidad de vida de aquellos en las etapas finales de una enfermedad grave. En este contexto, se define como sedación terminal aquella practicada con la administración intravenosa continua de narcóticos y/o sedantes hasta que el paciente llegue a estar inconsciente y la muerte sea el resultado de la enfermedad de base, no del acto de sedación en sí.
- **Manejo del dolor agudo:** fracturas, quemaduras o cirugías mayores.
- **Cuidados Intensivos:** en pacientes críticos, especialmente, los que requieren ventilación mecánica, se utiliza para reducir el estrés, facilitar la tolerancia al tubo endotraqueal y permitir una adecuada sincronización con el ventilador.
- **Sedación como complemento a la anestesia:** la asociación de propofol como sedante combinado con remifentanilo como analgésico puro suele ser la combinación farmacológica más usada para este tipo de procedimientos.

Requerimientos para la realización de una sedación

La individualización del manejo sedativo es fundamental, en especial en poblaciones de alto riesgo, como pacientes **ancianos** y con **comorbilidades**, entre las que se destacan:

1. **Enfermedades cardiovasculares:** algunos sedantes pueden exacerbar la hipotensión en pacientes que toman antihipertensivos.
2. **Enfermedad respiratoria:** los barbitúricos y opioides pueden deprimir la función respiratoria y están contraindicados en pacientes con algunas enfermedades, como bronquitis crónica, donde el riesgo de insuficiencia respiratoria aumenta.
3. **Alteraciones neurológicas o psiquiátricas:** los pacientes en tratamiento con antidepresivos tricíclicos, litio o neurolépticos pueden tener contraindicaciones o requerir ajustes en la sedación debido a interacciones medicamentosas y efectos sobre el SNC.
4. **Enfermedades hepáticas:** los pacientes con disfunción hepática necesitan ajustes de dosis o uso de sedantes sin metabolización hepática, prefiriendo vías alternativas como la inhalatoria.

En pacientes clasificados como **ASA III/IV,** el riesgo de inestabilidad hemodinámica es mayor, lo que exige una monitorización intensiva y una selección cuidadosa del sedante. Los requerimientos de sedación no varían significativamente con el **género.**

El **profesional responsable** de la sedación debe tener un profundo conocimiento de los fármacos sedativos, monitorización efectiva del paciente y competencia para manejar emergencias, con certificado en reanimación y contar con experiencia clínica en sedación.

Fármacos más usados para la sedación:

Características ideales del fármaco sedante:

El sedante ideal tiene un inicio de acción rápido y un elevado aclaramiento. Debería tener efectos analgésicos y sedantes, y los mínimos efectos secundarios, permitiendo una rápida recuperación.

Tipos de fármacos más usados para la sedación:

- **Óxido nitroso:** es un fármaco volátil. Es ansiolítico, usado ampliamente como sedante en urgencias pediátricas y en la ansiólisis del niño agitado (pero colaborador) en odontología.
- **Ketamina:** tiene poco efecto sedante, bloquea el receptor N-metil-d-aspartato (NMDA), es principalmente analgésico, por unión con los receptores opiáceos σ. Se emplea como sustituto o complemento de la terapia con opioides en algunos pacientes postquirúrgicos o que hayan desarrollado tolerancia a los opiáceos.
- **Etomidato:** agonista de los receptores GABA-A, de elección en la sedación del adulto. Es estable a nivel de efectos hemodinámicos, aunque puede provocar depresión respiratoria e hipoxia en un 3-15 % de los pacientes. La duración es breve y dependiente de la dosis.
- **Midazolam:** es una benzodiazepina de vida media ultracorta (0,5-1 h) y activa los receptores GABA-A. Es el fármaco preferido para la sedación, al producir buena sedación, excelente amnesia, y tener un inicio y fin de acción rápidos. No obstante, no es analgésico y deprime la respiración y la tensión arterial (TA). Se puede usar como fármaco de sedación asociado a fentanilo (analgésico, pero no sedante) tanto en el niño como en el adulto.
  - Es el fármaco de elección en el tratamiento odontológico realizado de forma ambulatoria en el anciano. También se ha demostrado que la administración intranasal de midazolam es un sedante seguro y eficaz para procedimientos cortos y es ampliamente utilizado por los dentistas pediátricos. Además del rápido inicio, también se ha sugerido una recuperación relativamente rápida. El midazolam tiene como antídoto al flumazenilo.

- **Propofol:** tiene una acción ultracorta, muy liposoluble. El mecanismo de este fármaco es agonista del receptor GABA-A e inhibidor de los receptores NMDA (n-metil-d-aspartato). Tiene riesgo de alteraciones hemodinámicas como bradicardia y disminución de la TA. Es lo más cercano al agente ideal para sedación en la anestesia regional, debido a su efecto farmacocinético favorable, pero no tiene efectos analgésicos, por lo cual se recomienda asociarlo con un opioide.
- **Fospropofol:** es un profármaco del propofol. Aporta como ventajas respecto al propofol disminución del riesgo de bacteriemia, menor dolor en relación con la inyección intravenosa y menor hiperlipidemia. Además, su efecto clínico es más sostenido que el del propofol.
- **Dexmedetomidina:** agonista α_2 de la médula espinal y de algunas partes del cerebro. Ha sido probada en diversos procedimientos diagnósticos y terapéuticos, y es relativamente única para proporcionar sedación sin causar depresión respiratoria.

ANESTESIA GENERAL

Evaluación preanestésica

Antes de someter a un paciente a anestesia general se deben evaluar posibles factores de riesgo que pudiesen comprometer la cirugía (Tabla 3-2). Se deberá hacer en función de los siguientes parámetros:

Historia clínica

Antecedentes de traumatismo facial, cirugía maxilofacial, laríngea o cervical, radioterapia cervical previa y antecedentes de intubación difícil. Signos funcionales como disfagia, disfonía, estridor y disnea, y condiciones predisponentes como epiglotitis, angina de Ludwig, bronquitis, fracturas de Le Fort II y III, lesión medular, síndrome de Down, atresia de coanas, fisura de paladar, síndrome de apnea del sueño, anafilaxia, obesidad, divertículo de Zenker y otros.

Exploración física

Estudio de la cara y su perfil, estudio de la dentición y oclusión dentaria, estudio del cuello, estudio de la ATM (la apertura interincisiva debe ser superior a 20 mm) y además:

Valoración de la posición de olfateo o de la articulación atlantooccipital, que se valora en 4 estadios: Grado 1: la medición del ángulo formado por la línea horizontal y la línea que une los incisivos con el atlas debe oscilar sobre los 35°. Grado 2: reducción de movilidad un tercio. Grado 3: reducción de movilidad dos tercios. Grado 4: posee movilidad nula.

Tests o criterios de Mallampati

Valorar la visión de estructuras orofaríngeas con la boca abierta al máximo y la lengua sacada (Tabla 3-3).

Hallazgos preoperatorios sugestivos de vía aérea difícil:

Longitud de los incisivos relativamente larga, distancia interincisal menor de 3 cm, clases II/retrognatias severas o incapacidad del paciente para la protrusión de los incisivos mandibulares por delante de los maxilares, puntuación de Mallampati 3 o 4, forma del paladar muy arqueada o muy estrecha, rigidez e induración del espacio mandibular ocupado

Tabla 3-2. Clasificación del estado físico de la *American Society of Anesthesiologists* (ASA)	
Estado físico	**Descripción**
1	Paciente saludable
2	Paciente con enfermedad sistémica leve, controlada y no incapacitante
3	Paciente con enfermedad sistémica grave pero no incapacitante
4	Paciente con enfermedad sistémica grave e incapacitante que constituye además amenaza constante para la vida y no siempre se puede corregir por medio de la cirugía
5	Paciente terminal o moribundo, cuya expectativa de vida no se espera que sea mayor de 24 h, con o sin tratamiento quirúrgico

Tabla 3-3. Mallampati	
Estado físico	Descripción
1	Se ve paladar blando, úvula, pilares amigdalinos y pared posterior de la faringe
2	Visibilidad del paladar duro y blando, úvula y parte superior de las amígdalas (no se ven los pilares)
3	Se visualiza el paladar duro y blando y la base de la úvula
4	Sólo se visualiza el paladar duro

por una masa no elástica, distancia tiromentoniana (escala Patil-Andreti) menor de 6,5 cm, distancia esternomentoniana con el cuello en posición neutra menor o igual a 12,5 cm, cuello de longitud corta o grueso y que el paciente no pueda tocarse la punta de la barbilla con el pecho o no pueda extender el cuello.

Fases de la anestesia general

- Fase de medicación anestésica previa o preanestesia:
  - Etapa en la que se administran fármacos para disminuir la ansiedad, calmar el dolor perioperatorio, reducir los efectos indeseables de las drogas y procedimientos anestésicos, y de la misma cirugía; disminuir el volumen y la acidez del contenido gástrico, optimizar los requerimientos de fármacos anestésicos y producir amnesia de las circunstancias previas y posteriores a la cirugía. Los fármacos más usados son midazolam, droperidol o atropina (para evitar los reflejos vagales y disminuir las secreciones del tracto respiratorio).

- Fase de inducción anestésica:
  - El tiopental (barbitúrico de acción ultracorta) produce una rápida pérdida de conciencia. En situaciones especiales de hipertensión, asma, niños o *shock* puede usarse ketamina como inductor. Paralelamente, se administra succinilcolina (bloqueante muscular despolarizante) que produce parálisis muscular y permite la intubación endotraqueal, que podrá ser oro o nasotraqueal (de elección la mayoría de las veces en cirugía maxilofacial).

- Fase de mantenimiento de la anestesia:
  - Se usan fármacos inhalados (el más utilizado es sevofluorano por disminuir la resistencia de las vías aéreas y mantener los valores de la TA, la frecuencia cardíaca (FC) y la actividad nerviosa simpática constantes y más bajos que el resto) e intravenosos (propofol, aunque raramente se usan como anestésicos de base sino como agentes inductores) para mantener la anestesia durante todo el tiempo de la cirugía. Para mantener la relajación muscular del paciente suele usarse rocuronio (anticolinérgico relajante muscular no despolarizante), que tiene un antídoto muy eficaz, sugammadex. Se monitoriza la saturación de O_2, el CO_2 espirado (parámetro más importante para valorar la depresión respiratoria), TA, FC y ritmo cardiaco.

- Fase de recuperación anestésica:
  - Cuando termina la cirugía se suspende la administración del agente anestésico inhalante. Para acelerar la desaparición del bloqueo motor se administra neostigmina (anticolinesterasa de acción reversible) que antagoniza el bloqueo neuromuscular.

Manejo de la vía aérea difícil

Se define la vía aérea difícil como aquella situación clínica en la que un anestesista entrenado presenta dificultad para ventilar al paciente con mascarilla convencional o dificultad en la intubación endotraqueal o ambas. la ASA (*American Society of Anesthesiologists*) actualizó en 2022 sus recomendaciones que aquí resumimos:

1. Evaluación de la vía aérea: examen de rasgos faciales, medidas anatómicas y puntos de referencia.
2. Preparación para el manejo de la vía aérea difícil: asegurarse de que haya una persona cualificada disponible. Colocar al paciente en la posición adecuada, administrar oxígeno suplementario antes de iniciar el manejo de la vía aérea difícil y continuar administrándolo siempre que sea posible durante el proceso.
3. Manejo anticipado de la vía aérea difícil: identificar una estrategia para: (1) intubación despierta, (2) el paciente puede ser ventilado adecuadamente, pero es difícil intubar (3) el paciente no puede ser ventilado o intubado y (4) dificultad con el rescate invasivo de la vía aérea. Realizar la intubación despierta si hay sospechas de intubación difícil y uno o más de los siguientes casos: (1) ventilación difícil (máscara facial/vía aérea supraglótica, (2) mayor riesgo de aspiración, (3) el paciente es incapaz de tolerar un episodio de apnea y (4) se espera que haya dificultades con el rescate invasivo de emergencia de la vía aérea.
4. Manejo imprevisto y de emergencia de la vía aérea difícil: determinar el beneficio de despertar/restablecer la respiración espontánea. Determinar el beneficio de un enfoque no invasivo frente al invasivo. Si se selecciona un enfoque no invasivo, identificar una secuencia preferida de dispositivos no invasivos para el manejo de la vía aérea. Si se encuentran dificultades, pueden realizarse técnicas combinadas. Hay que tener en cuenta el tiempo, el número de intentos y la saturación de oxígeno; proporcionar y probar la ventilación con mascarilla después de cada intento; limitar el número de intentos de intubación traqueal o la colocación de una vía aérea supraglótica para evitar posibles lesiones y complicaciones.
5. Confirmación de la intubación traqueal en el manejo de la vía aérea difícil, mediante capnografía o monitorización de CO_2.
6. Extubación de la vía aérea difícil: seguir un protocolo para la extubación y el posterior manejo de la vía aérea.
7. Continuidad de los cuidados: utilizar esteroides postextubación y/o epinefrina racémica cuando sea apropiado.

PUNTOS CLAVE

- Diferenciamos el dolor nociceptivo, neuropático o nociplástico, atendiendo al nivel anatómico al que se da la lesión en la vía del dolor.
- La fisiología del dolor nos permite comprender las reacciones bioquímicas y celulares clave sobre las en las que actúan los fármacos de los que disponemos para su manejo.
- Los aminoésteres (salvo la cocaína) se metabolizan en la sangre y pueden producir PABA relacionado con reacciones alérgicas en algunos pacientes (tetracaína, procaína). Las aminoamidas se metabolizan en el hígado y no producen este compuesto; son los más usados (articaína, lidocaína).
- La infiltración de dexametasona nos permite alargar los efectos de muchos anestésicos locales por su efecto vasoconstrictor.
- Para el bloqueo del nervio alveolar inferior se utiliza articaína al 4 % con epinefrina 1:200.000, aplicada cerca del foramen mandibular para anestesiar la mandíbula.
- La inyección submucosa de lidocaína al 1 % con adrenalina 1:200.000 es estándar para la anestesia efectiva del tabique nasal, minimizando el sangrado.
- Selección cuidadosa de fármacos según el perfil del paciente: elegir el agente sedativo considerando la edad, peso, comorbilidades y medicación concurrente del paciente, para minimizar los riesgos y optimizar la eficacia de la sedación.

BIBLIOGRAFÍA

Arribas JM, Rodríguez N, Esteve B, et al. Anestesia local y regional en cirugía menor. Semergen. 2001;27(09):471-81.

Brown TB, Lovato LM, Parker D. Procedural sedation in the acute care setting. American Family Physician. 2005;71(1):85-90.

Caplan R. Practice Guidelines for management of the Difficult Airway. Anesthesiology. 2003;98:1269-77.

Chemick DA, Gillings D, Laine H, et al. Vadility of the Observer's Assessment of Alertness/Sedation Scale: Study with intravenous midazolam. J Clin Psychophormacol. 1990;10:244-51.

Fukuta O, Braham RL, Yanase H, et al. The sedative effect of intranasal midazolam administration in the dental treatment of patients with mental disabilities. Part 1. The effect of a 0.2 mg/kg dose. J Clin Pediatr Dent. 1993;17:231–7.

Gómez S, Sebastián C, Martino R. Anestesia locorregional y general en cirugía oral y maxilofacial. En: Martínez-Granizo, ed. Manual de Cirugía Oral y Maxilofacial (2ª edición). Madrid: SECOM-Glaxo-Smith-Kline, 2004: 161-84.

Hartgraves PM, Primosch RE. An evaluation of oral and nasal midazolam for pediatric dental sedation. ASDC J Dent Child. 1994;61:175–81.

Lake A. Anesthesia for nasotracheal intubation. Br J Anaesth. 1993;1(71):82-9.

Malamed S, Orr D. Handbook Of Local Anesthesia (5ª edition). St. Louis: Mosby, 2004.

Mallampati SR. Clinical sing to predict difficult tracheal intubation (hypothesis). Can Anaesth A Soc J. 1985;30:316-7.

Primosch RE, Guelmann M. Comparison of drops versus spray administration of intranasal midazolam in two- and three-year-old children for dental sedation. Pediatr Dent. 2005;27:401–8.

Raja SN, Carr DB, Cohen M, et al. The Revised IASP definition of pain: concepts, challenges, and compromises. Pain [Internet]. 2020 Sep 9 [cited 2024 Apr 14];161(9):1976. Available from: /pmc/articles/PMC7680716/

Scholz A. Mechanisms of (local) anaesthetics on voltage-gated sodium and other ion channels. Br J Anaesth. 2002;89:52-61.

Scott B. Adrenaline in local anaesthetic solutions. Acta Anaesthesiol Belg. 1988;39:159-61.

Scott DB. Toxic effects of local anesthetic agents in the central nervous system. Br J Anaesth. 1986;58:732-5.

 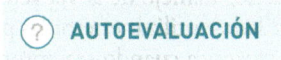 **AUTOEVALUACIÓN**

Técnicas exploratorias y de imagen en Cirugía Oral y Maxilofacial

4

Á. Cabanes Téllez y P. Espinosa Calleja

OBJETIVOS

- Los objetivos de la anamnesis son recopilar información detallada sobre la historia médica, síntomas y antecedentes del paciente para guiar el diagnóstico y tratamiento.
- La exploración física busca identificar signos físicos relevantes para complementar la anamnesis.
- Las pruebas de imagen, por su parte, tienen como objetivo proporcionar información adicional sobre la anatomía y fisiología del paciente, confirmar o descartar diagnósticos, así como para guiar y planificar intervenciones terapéuticas.

HISTORIA CLÍNICA Y ANAMNESIS

La historia clínica es un documento médico que se puede definir como un registro oficial que recopila toda la información relacionada con la salud y los cuidados médicos proporcionados al paciente, con el propósito de garantizar una atención médica apropiada.

Una adecuada revisión de la historia médica, incluyendo un análisis detallado de los antecedentes y una exploración física minuciosa, permite establecer una primera evaluación diagnóstica. Esta evaluación, complementada con otras pruebas, nos ayuda para llegar al diagnóstico final y a una planificación quirúrgica adecuada.

Antecedentes personales

Es esencial realizar una entrevista a todos los pacientes que acuden al área de Cirugía Oral y Maxilofacial sobre su historial médico, tanto de forma general, para evaluar la salud general del paciente, como de forma específica, con el objetivo de descartar las enfermedades más comunes relacionadas con cada sistema y aparato del cuerpo:

- Alergias y reacciones adversas a medicamentos.
- Historial anestésico y quirúrgico: incluye detalles sobre posibles complicaciones anestésicas, como alergias a medicamentos anestésicos o dificultades en la vía respiratoria, así como experiencias de dolor, náuseas y vómitos después de la cirugía. También se indaga sobre cualquier cirugía previa que el paciente haya tenido.
- Historial cardiovascular: se incluyen algunas enfermedades, como hipertensión arterial, insuficiencia cardíaca, problemas coronarios, enfermedades de las válvulas cardíacas y arteriopatía periférica crónica en las extremidades, entre otros.
- Historial respiratorio: se investigan las enfermedades crónicas relacionadas con el aparato respiratorio, como asma, bronquitis crónica, enfermedad pulmonar obstructiva crónica (EPOC), hábito tabáquico y síntomas actuales, como tos y producción de esputo, entre otros.
- Historial médico, endocrino y metabólico: se indaga sobre diabetes mellitus, trastornos tiroideos, historial renal (insuficiencia renal, necesidad de diálisis y episodios de infecciones del tracto urinario), antecedentes hepáticos (hepatitis u otros trastornos hepáticos y alcoholismo) y trastornos neurológicos (accidentes cerebrovasculares, neuropatía periférica), historial gastrointestinal (reflujo gastroesofágico, gastritis, úlceras gastrointestinales), entre otros aspectos.
- Antecedentes oncológicos personales y familiares: es necesario conocer determinados aspectos, como procesos oncológicos activos o en el pasado, tratamientos recibidos, estado actual de la enfermedad oncológica y causas de defunción por cáncer en familiares del paciente.
- Estilo de vida del paciente: se investiga el consumo de tóxicos (tabaco, alcohol y drogas, entre otros), ocupación laboral y exposición a sustancias o a la luz solar, estado nutricional, apoyo familiar, etcétera.

EXPLORACIÓN FÍSICA

Implica la evaluación directa exhaustiva y sistemática del paciente, mediante técnicas como la inspección, palpación y percusión, con el fin de evaluar su estado de salud y diagnosticar patologías.

Cavidad oral

- **Labios.** Es importante detectar cualquier asimetría, evaluar su color, verificar la presencia de edema y detectar anomalías en su superficie. Los labios ideales deben presentar un tono rosado y ser simétricos tanto en el eje vertical como en el horizontal, tanto en reposo como en movimiento. El borde entre los labios y la piel circundante no debe presentar interrupciones ni desdibujamientos causados por lesiones. La palidez de los labios está asociada con la anemia; unos labios secos y agrietados (queilitis) pueden ser causados por deshidratación o por deficiencia de riboflavina, mientras que el angioedema puede ser un signo de alergia.
- **Dientes.** Normalmente, los dientes tienen un color marfil, aunque pueden adquirir tonalidades amarillentas debido al consumo de tabaco o tonos castaños por la ingesta de café o té. La movilidad dental puede ser indicativa de enfermedad periodontal o traumatismo. Cualquier cambio en el color de la corona dental debe alertar sobre la posibilidad de presencia de caries. La percusión es una técnica útil en la exploración dental. Un sonido mate percibido puede indicar falta de vitalidad dental, mientras que el dolor puede ser indicativo de periodontitis. El dolor acompañado de movilidad suele asociarse con una focalidad periapical. Durante la evaluación de la oclusión, se deben detectar posibles desviaciones, asimetrías, mordida cruzada, *overjet* (protrusión horizontal de los dientes superiores) u *overbite* (sobremordida vertical). Además, se emplea la clasificación de Angle (Clases I, II y III) para evaluar la relación entre los dientes caninos y molares.
- **Encías.** Una encía en buen estado se caracteriza por un color rosado y ligeramente punteado, con bordes bien definidos y ajustados adecuadamente alrededor de cada diente. La zona de las encías debajo de las prótesis dentales no debe mostrar signos de inflamación, hinchazón o sangrado. El sangrado frecuente, las encías edematizadas con espacios ampliados entre los dientes y la presencia de bolsas llenas de residuos en los bordes de las encías o alrededor de los dientes se asocian con gingivitis o periodontitis.
- **Lengua.** La lengua debe tener una textura lisa y suave, sin nódulos, úlceras o áreas endurecidas. La presencia de cualquier úlcera, nódulo o mancha blanca o rojiza en los bordes laterales o la superficie inferior de la lengua debería generar sospechas sobre la posibilidad de proceso maligno. Si se observan bordes blanquecinos o rojos, se puede realizar un raspado leve para determinar si se trata de partículas de comida, leucoplasias u otras anomalías fijas. Luego, palparemos la lengua y el suelo de la boca en busca de bultos, nódulos y ulceraciones. La lengua geográfica, considerada una variante normal, presenta áreas circulares o irregulares desnudas, donde las puntas de las papilas quedan expuestas. Si la lengua parece lisa, roja y con un aspecto meloso, podría indicar deficiencia de niacina o vitamina B1. Por otro lado, un aspecto "peludo" de la lengua, con papilas alargadas y una tonalidad que puede variar de amarillo parduzco a negro en la parte dorsal, a veces, está asociado con el uso de antibióticos.

- **Paladar.** El paladar duro, de tonalidad blanquecina, generalmente, tiene una forma abovedada con arrugas transversales y se continúa con el paladar blando, que tiene un tono más rosado. La úvula, que es una prolongación del paladar blando, ubicada en la línea media, puede variar en longitud y grosor entre distintos individuos. A veces, el paladar duro puede presentar una protuberancia ósea en la línea media, conocida como *torus palatinus*, que no tiene relevancia clínica significativa, salvo que sea de gran tamaño y dificulte la pronunciación o la alimentación.
- **Mucosa bucal.** La mucosa bucal debe tener un tono rojo rosado, ser suave y estar húmeda, y a la palpación podemos encontrar pequeños nódulos submucosos, que corresponden a glándulas salivales menores en la zona vestibular de los labios. También debemos observar la desembocadura del conducto de Stenon, que se mostrará como una pequeña protuberancia alineada, aproximadamente, con el segundo molar superior. Las cicatrices blancas o rosadas suelen ser el resultado de traumatismos relacionados con la oclusión. Las úlceras aftosas en la mucosa bucal se presentan como lesiones blanquecinas, redondas u ovaladas, con un halo rojo alrededor de ellas.

Esqueleto facial

De forma topográfica, iniciaremos la exploración evaluando el tercio superior facial, comprendido entre la línea de inserción del cabello o punto Triquion hasta los arcos supraorbitarios. A continuación, examinaremos la región del tercio medio del rostro, que abarca desde los arcos supraorbitarios a las caras oclusales de las piezas dentarias del maxilar superior; el tercio inferior incluye al hueso mandibular y sus dientes correspondientes. Observaremos la simetría facial y buscaremos posibles deformidades de origen congénito o del desarrollo (hipoplasias faciales), tumorales (osteomas, exostosis, displasias fibrosas o tumores malignos) o traumáticas (palpación de escalones óseos, crepitación, movilidad patológica a la manipulación o hipoestesias).

Articulación temporomandibular

Los signos y síntomas asociados con los trastornos temporomandibulares son variados e incluyen diversos aspectos. Pueden ser ruidos articulares, como chasquidos o crepitación, dolor en los músculos masticadores y suprahioideos, al palparlos o durante la masticación, limitación en los movimientos mandibulares, alteraciones en la apertura y cierre de la boca, contracción involuntaria de los músculos masticadores, cefalea, dolor periodontal, dolor facial difuso, otalgia y *tinnitus*. Además, pueden manifestarse cambios degenerativos, como los observados en la artrosis y la artritis reumatoide.

Nariz y fosas nasales

Se evaluará la morfología de la nariz, buscando deformidades, como laterorrinia, nariz en silla de montar, nariz prominente, secuelas de traumatismos o cirugías y posibles tumoraciones nasales. Observamos el movimiento de las alas nasales durante la respiración para detectar un posible colapso alar. Luego, procedemos con la palpación del esqueleto osteocartilaginoso para identificar líneas de fractura o dismorfias nasales. La rinoscopia anterior proporciona una visualización del tercio anterior de la fosa nasal y la región valvular, el suelo de la cavidad nasal, el tabique nasal para detectar posibles deformidades septales y, lateralmente, observamos los cornetes y los meatos.

Glándulas salivales

La palpación de las glándulas y sus conductos se llevará a cabo de forma bimanual combinada, utilizando ambas manos desde el exterior y explorando todas las glándulas. Durante esta palpación, se prestará atención al dolor, la consistencia y la temperatura de cada glándula, así como a la presencia de dolor o la existencia de adenopatías cercanas. Se observarán las papilas de Stenon y de Wharton, así como el aspecto de la saliva en su salida espontánea y durante el masaje de las glándulas salivares. También es importante descartar la afectación del nervio facial en caso de tumefacciones o masas en la región parotídea.

Exploración cervical

En primer lugar, realizaremos una evaluación visual de la superficie externa del cuello. Durante esta observación, se prestará atención a la coloración de la piel, a la simetría de los músculos esternocleidomastoideos y trapecios, al alineamiento de la tráquea y a la presencia de asimetrías, deformidades, lesiones cutáneas, fístulas u orificios de drenaje, cicatrices de intervenciones previas, tumoraciones, distensión de las venas yugulares o prominencia de las arterias carótidas. También se explorará la posición cervical y la movilidad activa, observando la amplitud de los movimientos. Se pedirá al paciente que realice flexiones, extensiones, rotaciones y giros laterales de la cabeza y el cuello. Estos movimientos deben realizarse de manera suave y sin causar dolor, mareos ni vértigos.

Ganglios linfáticos. Se sugiere realizar una palpación ganglionar de forma sistemática, abarcando todos los grupos ganglionares pertinentes, que son los mentonianos, submaxilares, cervicales posteriores superficiales y profundos, yugulares, occipitales, preauriculares, retroauriculares y supraclaviculares. El paciente debe estar sentado con los brazos relajados a los lados del cuerpo. La palpación puede llevarse a cabo desde la parte anterior o posterior del cuello.

Exploración de pares craneales

- **Nervio trigémino (V par craneal).** Es responsable de la sensibilidad superficial de la mayoría del área maxilofacial y también incluye fibras motoras relacionadas con la musculatura masticatoria. Realizamos una exploración comparativa de estímulos externos en ambos lados de la cara, valorando la salida a través de los orificios supraorbitario, infraorbitario y mentoniano, por separado. Para evaluar la fuerza y el movimiento de los músculos que controlan la mandíbula, se pide al individuo que la cierre fuertemente y que luego intente abrirla contra resistencia. Su afectación puede provocar una alteración sensitiva en el mismo lado de la cara, incluyendo una posible anestesia corneal. También puede causar parálisis de los músculos masticatorios, atrofia del músculo masetero y desviación o dificultad funcional en la apertura mandibular.
- **Nervio facial (VII par craneal).** El nervio facial es un nervio mixto con funciones motora, gustativa y secretora. Se evalúa la capacidad de movimiento facial, solicitando a la persona que sonría, abra la boca, mostrando los dientes, cierre los ojos, apretándolos, y eleve las cejas y el músculo frontal. Para evaluar el sentido del gusto (rama cuerda del tímpano), se utilizan sustancias con sabores distintos, como dulce (azúcar), ácido (zumo de limón), salado (sal) y amargo (ácido acetilsalicílico, quinina o aloe). La afectación de esta rama también puede causar disregulación en la producción de saliva en las glándulas sublingual y submaxilar.
- **Nervio glosofaríngeo (IX par craneal) y nervio vago (X par craneal).** Controlan la deglución, el reflejo del vómito y el habla. El nervio vago, además, incluye funciones motoras, sensitivas y parasimpáticas. Primero, se solicita al paciente que trague. Luego, se le pide que pronuncie la vocal "a", prolongando el sonido para evaluar el movimiento del paladar blando y la úvula. También se le pide que hable para evaluar si su voz suena nasal. Se puede aplicar suavemente presión en la parte posterior de la garganta con un depresor lingual para desencadenar el reflejo faríngeo en la mayoría de las personas.
- **Nervio espinal (XI par craneal).** Se encarga de la inervación motora del esternocleidomastoideo y el trapecio. Se solicita a la persona que gire la cabeza y eleve los hombros, mientras el examinador aplica resistencia.
- **Nervio hipogloso (XII par craneal).** Contiene fibras motoras para la musculatura lingual y hioidea. Se solicita a la persona que protruya la lengua, mientras se observa en busca de cualquier desviación hacia un lado (cuando hay compromiso, la lengua se desvía hacia el lado afecto).

PRUEBAS DE IMAGEN

Ortopantomografía

La ortopantomografía es una radiografía panorámica única de la mandíbula, maxilar y dientes. Se encuentra frecuentemente en la práctica clínica, proporcionando una forma conveniente, económica y rápida de evaluar la anatomía general de los maxilares y la patología relacionada. Algunas de sus indicaciones más frecuentes son:

- Evaluación general de la salud dental: caries o enfermedades de origen pulpar.
- Evaluación de piezas dentales incluidas (**Fig. 4-1**).

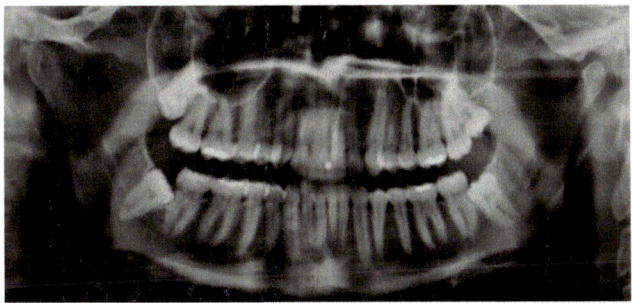

Figura 4-1. Estudio ortopantomográfico con distintos niveles de inclusión de los terceros molares.

- Evaluación de traumatismos: posibles fracturas dentales o de mandíbula.
- Evaluación de infecciones: sinusitis, periodontitis o abscesos periapicales.
- Evaluación de granulomas o quistes radiculares.
- Evaluación de la articulación temporomandibular: enfermedades, fracturas o luxaciones.
- Evaluación de enfermedades de los huesos faciales.
- Localización de cuerpos extraños.
- Identificación de cálculos salivales (sialolitiasis).
- Monitorización del crecimiento y desarrollo de los dientes pediátricos: ubicación, forma, ángulo, presencia de dientes supernumerarios y ausencia de gérmenes dentales.
- Evaluación inicial y seguimiento del tratamiento ortodóncico.

Radiografía simple

La radiografía convencional simple es una herramienta diagnóstica versátil en la valoración inicial del paciente por su disponibilidad, rapidez y bajo coste frente a otras técnicas diagnósticas. Las más empleadas en nuestro campo son:

- Vista oblicua lateral de la mandíbula. Se requieren dos proyecciones oblicuas laterales, cada una mostrando una diferente área de la mandíbula para su mejor apreciación, es decir, las regiones del cuerpo y la rama. La proyección del cuerpo mandibular muestra la región premolar-molar y el borde inferior de la mandíbula, mientras que la proyección de la rama muestra la rama mandibular desde el ángulo hasta el cóndilo. Las regiones de los terceros molares tanto de la maxila como de la mandíbula están bien visualizadas.
- Vista posteroanterior o posición de Water (proyección occipitomental). Las áreas mejor apreciadas son las siguientes: senos maxilares, frontales y etmoidales; sutura frontozigomática; rebordes supraorbitario e infraorbitario; cavidad nasal y posición de la apófisis coronoides de la mandíbula entre la maxila y el arco cigomático.
- Vista posteroanterior de la mandíbula. Las áreas mejor apreciadas son las siguientes: cuerpo de la mandíbula, borde inferior, borde anterior de la rama, cuello del cóndilo y cavidad nasal. La sombra de las vértebras no permite la visualización de la región de la sínfisis mandibular.

- Radiografía transcraneal. Las áreas mejor apreciadas son las siguientes: fosa glenoidea, eminencia articular, cabezas condilares y su relación entre sí (se toma en posiciones de boca abierta y cerrada para trastornos internos de la ATM, luxación y subluxación).
- Rafiografía lateral de cráneo. Usando los diversos puntos cefalométricos, se puede establecer la relación entre la maxila, la mandíbula y el cráneo, así como sus componentes dentales. Las áreas mejor apreciadas son las siguientes: cráneo, huesos faciales, senos paranasales, paladar duro, tejidos nasofaríngeos y contorno de tejido blando de la cara.
- Vista posteroanterior del cráneo. Las áreas mejor apreciadas son las siguientes: cráneo, senos frontales y etmoidales, fosa nasal y órbitas.

Telerradiografía

Es una herramienta esencial para el diagnóstico ortodóncico y la planificación de la cirugía ortognática y permite realizar diversas mediciones de ángulos y distancias entre diferentes puntos craneales. Estas mediciones, conocidas como cefalometría, se obtienen mediante un trazado realizado sobre la radiografía craneal, utilizando puntos de referencia en las estructuras óseas, denominados puntos cefalométricos. Este trazado permite analizar la anatomía craneofacial, la estética del perfil facial del paciente y el estudio del crecimiento facial, identificar anomalías óseas y dentoalveolares, evaluar las relaciones dentales y entre el maxilar superior y la mandíbula, así como las vías aéreas y los tejidos blandos.

Cone beam computed tomography (CBCT)

La tomografía computarizada de haz cónico (CBCT) tiene indicaciones y limitaciones claras. Ofrece vistas tridimensionales y multiplanares para un diagnóstico y tratamiento más precisos sin el coste ni la exposición a la radiación de las tomografías computarizadas convencionales. Además, la CBCT supera ciertas limitaciones de la imagen bidimensional, como distorsión, magnificación y superposición. Sin embargo, carece de la representación detallada de las enfermedades del tejido blando para la evaluación de enfermedades patológicas, infecciones de la cabeza y el cuello y evaluación del disco de la articulación temporomandibular.

Tomografía computarizada (TC)

La TC es una técnica digital que proporciona imágenes de cortes delgados con grosor variable. El grosor del corte, generalmente, es menor de 1 mm, que se consigue mediante el uso de detectores de rayos X muy pequeños y un haz de rayos X en forma de abanico transmitido a través del paciente. Los escáneres de TC básicamente producen datos digitales, midiendo la extensión de la transmisión de rayos X a través de un objeto. Esta información numérica se transforma en una escala de densidad y se utiliza para reconstruir una imagen visual. Permite la evaluación de tejidos blandos y estructuras óseas.

La TC se utiliza con frecuencia hoy en día en la imagen de la región oral y maxilofacial, y se considera como el "estándar de oro" para la valoración de fracturas faciales (**Fig. 4-2**). Ventajas:

- Sensibilidad para discriminar entre objetos con pequeñas diferencias de densidad, como sangre y grasa o sangre y líquido cefalorraquídeo (LCR).
- Mejor visualización de las estructuras paranasales y de la órbita.
- Localización exacta de las lesiones y su extensión.
- Contigüidad exacta de imágenes.
- No requiere preparación especial del paciente.
- Muy buena velocidad en su realización, lo cual reduce el artefacto de movimiento del paciente.
- Pueden emplearse medios de contraste yodados para mejorar la visualización de tejidos y lesiones.

Desventajas:

- Requiere cooperación del paciente.
- Se emplean radiaciones ionizantes.
- Puede haber reacción alérgica al medio de contraste.

La introducción de la visualización de imágenes con reconstrucciones en 3D ha proporcionado un método de análisis de objetos en tres planos de espacio, obteniendo una matriz tridimensional que representa el objeto escaneado. Estas imágenes se pueden rotar y dividir, y las estructuras anatómicas se pueden separar y generar imágenes individuales de diferentes tipos de tejido. Los datos de visualización de imágenes en 3D se obtienen de escaneos tomográficos computarizados de alta resolución. Varias características hacen que esta técnica sea un activo muy útil:

- Permite asimilar fácilmente relaciones anatómicas complejas a partir de estas imágenes, facilitando la planificación quirúrgica y la reducción del tiempo de operación.
- La lesión se puede documentar y cuantificar con precisión (produce imágenes de tamaño real).
- Delinea la morfología ósea anormal.
- Puede usarse para la evaluación y el seguimiento postoperatorio.
- Permite la exportación de los archivos en formato STL, pudiéndose realizar reproducciones exactas mediante modelos en impresión 3D para la planificación de casos complejos, fabricar guías de corte para osteotomía, placas de reconstrucción personalizadas y otros implantes personalizados

Por último, el empleo de la TC intraoperatoria ha cambiado el manejo del trauma facial. Se lleva un escáner de TC portátil al quirófano y se realiza una TC, mientras el paciente aún está bajo anestesia general. Este enfoque permite al cirujano evaluar la reparación y realizar cambios si es necesario, antes de salir del quirófano. Esta tecnología ha reducido la necesidad de las llamadas "cirugías de retorno" y ha mejorado los resultados quirúrgicos.

Resonancia magnética (RM)

Es una técnica no invasiva, que emplea radiofrecuencia en presencia de campos magnéticos cuidadosamente controlados, produciendo imágenes transversales de gran calidad del cuerpo en cualquier plano, con un contraste superior de tejidos blandos. Además, no emplea radiaciones ionizantes, lo que la convierte en un método seguro y, prácticamente, inocuo. Los nuevos diseños de escáneres de RM permiten la supresión de movimiento y de grasa, lo que puede lograr secuencias de exploración más rápidas con la obtención de imágenes multiplanares más fácilmente.

En cuanto a su aplicación en el ámbito de la Cirugía Maxilofacial, La RM es una excelente modalidad de imagen para los tejidos blandos, la articulación temporomandibular y los tumores de la nasofaringe, área parafaríngea (**Fig. 4-3**), glándulas salivales, lengua y orofaringe, patología de la base del cráneo y evaluación de varios espacios de la región de la cabeza y el cuello. Respecto a la TC, disminuye los artefactos debidos a rellenos dentales, coronas metálicas, etc. También es posible el empleo de contraste intravenoso, aumentando la sensibilidad de la técnica, lo cual permite una sensibilidad y precisión en la detección de tumores pequeños.

Limitaciones:

- Incapacidad para obtener imágenes del hueso debido a la falta de señal del hueso cortical.
- Es necesario tener conocimiento de la anatomía normal de la RM para detectar patologías y hacer una interpretación correcta.

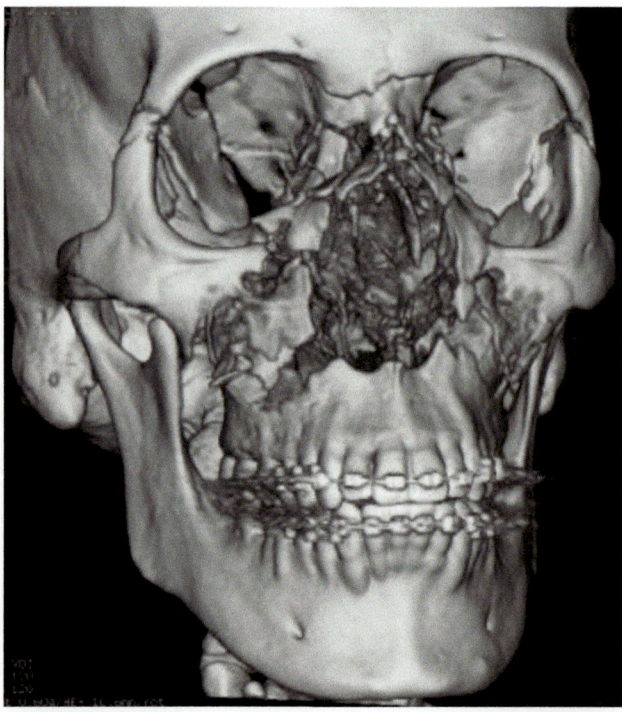

Figura 4-2. Fractura malar en el contexto de una fractura facial compleja por traumatismo de alta energía.

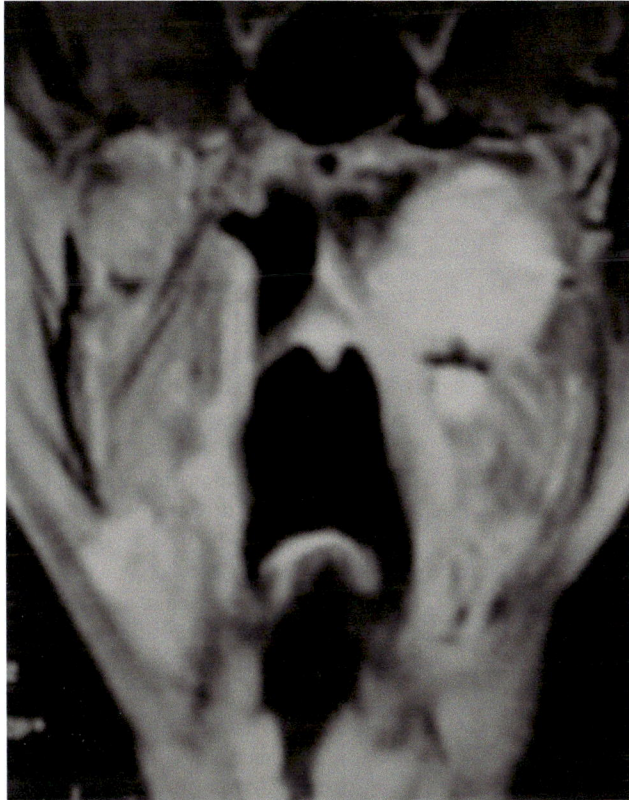

Figura 4-3. Imagen de resonancia magnética en un caso de gran tumoración en el espacio parafaríngeo.

- Puede haber artefactos de movimiento, debido a procedimientos prolongados.
- Problemas relacionados con la duración de la técnica: claustrofobia.

Ultrasonografía

La ultrasonografía utiliza el principio del eco, obtenido a partir de ondas sonoras, mientras atraviesan diversas estructuras. Estos ecos se registran y se convierten en una imagen visual. Un transductor convierte la energía eléctrica en ondas sonoras de alta frecuencia, que penetran en los tejidos de diferentes densidades. La energía vibratoria se refleja de vuelta al transductor de exploración, donde las ondas sonoras se convierten en imágenes, que se muestran en un monitor.

Ventajas:

- Es un método no invasivo e indoloro.
- Es económico y rápido.
- No provoca reacciones adversas.
- El equipo es móvil: acceso al lado de la cama.
- Mayor facilidad de repetición.
- Bajo costo de almacenamiento.

Limitaciones:

- Se requiere un conocimiento detallado de la estructura sonográfica para la interpretación.

- Es dependiente del operador.
- El hueso no transmite sonido, lo que limita su uso.
- La sonografía 3D y la ecografía Doppler en color se pueden utilizar para evaluar el flujo en los grandes vasos.

Aplicación:

- Es muy eficaz para detectar metástasis en los ganglios linfáticos cervicales.
- Se usa para el examen de masas en el cuello, como abscesos, lesiones quísticas y enfermedades de las glándulas salivales.
- Ayuda en la diferenciación de masas sólidas y quísticas
- Útil para aspiración guiada y biopsia con aguja fina o gruesa.

Sialografía

La sialografía es una técnica radiográfica para detectar y monitorizar enfermedades de las glándulas salivales. Es capaz de examinar todos los sistemas ductales y acinares de las glándulas salivales principales, especialmente, las glándulas parótidas y submandibulares. El procedimiento revela la integridad y ubicación de las glándulas salivales, permitiendo:

- La detección de sialolitos o cuerpos extraños.
- La evaluación del alcance del daño ductal secundario a infecciones.
- La evaluación de neoplasias sospechosas, en cuanto a su ubicación, alcance y tamaño.
- La evaluación de fístulas, divertículos y estenosis.
- El diagnóstico de trastornos autoinmunes, como el síndrome de Sjögren y la enfermedad de Mikulicz.

Arteriografía

Este es un método para estudiar los vasos intracraneales y extracraneales. Se inyecta un medio de contraste radiopaco adecuado de forma percutánea en la arteria carótida en el cuello o en una arteria vertebral, mediante cateterización de un vaso sanguíneo principal, como la arteria femoral, axilar, braquial o subclavia. Se toman radiografías en varios planos en los siguientes segundos. Se puede estudiar la circulación arterial, capilar y venosa, y valorar anormalidades en la distribución, tamaño, posición y luz de los vasos. En la región maxilofacial, esta técnica es particularmente útil en el estudio del patrón de distribución de la arteria carótida externa y el diagnóstico y tratamiento mediante embolización de aneurismas, malformaciones arteriovenosas y sus vasos principales, tumores vasculares y sangrados (tumorales, por traumatismos…), así como para la evaluación vascular del miembro donante y zona receptora en la cirugía reconstructiva de cabeza y cuello.

Tomografía por emisión de positrones (TEP)

La tomografía por emisión de positrones es una técnica que puede detectar una serie de radionúclidos emisores de positrones y, por lo tanto, puede usarse para estudiar una variedad de procesos metabólicos en un órgano o lesión. El fluoro-2-desoxi-glucosa F-18 (FDG F-18) es el radiofármaco emisor de positrones más comúnmente utilizado para la imagen TEP. La desventaja de la TEP es la limitación para proporcionar información sobre la localización exacta de la lesión debido a la ausencia de puntos de referencia anatómicos precisos. La TEP-TC es un sistema híbrido, más útil para detectar y clasificar tumores, monitorizar la respuesta a la terapia y la recurrencia postoperatoria.

Gammagrafía ósea

Es un método muy sensible para la detección de la actividad metabólica del esqueleto al mostrar la captación de radiofármacos que buscan el hueso. Las radiografías simples, la TC y la RM se clasifican como modalidades de imagen estructural, mientras que la gammagrafía ósea es un método funcional. En muchos casos, las técnicas de imagen de radionúclidos son el único medio mediante el cual se pueden evaluar los cambios fisiológicos tempranos que son el resultado directo de la alteración bioquímica, antes de que los cambios significativos en el mineral óseo puedan ser detectados por otros medios. La centellografía ósea ha demostrado ser, particularmente, útil en el estudio de lesiones malignas y en la evaluación de injertos óseos vascularizados utilizados para reconstrucciones maxilofaciales. La tomografía computarizada por emisión de fotón único (SPECT) es otro tipo de centellografía, pero el SPECT sufre de una resolución espacial relativamente baja, por lo que no son efectivos en la detección de anomalías sutiles como recurrencias tumorales pequeñas.

Aplicaciones:

- Detección temprana de metástasis de una lesión maligna primaria o tumores óseos primarios (osteosarcomas, sarcoma de Ewing, etc.).
- Detección temprana de la propagación de infecciones y evaluar el progreso del tratamiento, por ejemplo, en pacientes con lesiones tuberculosas de los huesos maxilares.
- Inflamación/infección: osteomielitis, necrosis avascular.

Afecciones de la articulación temporomandibular: hiperplasia condilar, anquilosis, etcétera .

PUNTOS CLAVE

- Los datos recibidos durante la anamnesis deben ser apoyados mediante la realización de una exploración física minuciosa y pruebas de imagen complementarias para facilitar el diagnóstico y establecer el plan de tratamiento.
- Una apropiada valoración previa a cualquier procedimiento quirúrgico contribuye a prevenir posibles complicaciones y a resolver problemas que puedan presentarse durante el proceso.
- La tomografía computarizada se considera hoy en día como el "estándar de oro" para la valoración de fracturas faciales.
- La resonancia magnética es una excelente modalidad de imagen para los tejidos blandos, la articulación temporomandibular y los tumores de la nasofaringe, área parafaríngea, glándulas salivales, lengua y orofaringe, patología de la base del cráneo y evaluación de varios espacios de la región de la cabeza y el cuello.
- Las radiografías simples, la tomografía computarizada y la resonancia magnética se consideran modalidades de imagen estructural, a diferencia de la gammagrafía ósea, que es un método funcional.

BIBLIOGRAFÍA

Bengel, W. Exploración básica. Estudio diagnóstico de patologías de la mucosa oral. Quintessence (ed. esp.). 2010;23(8):394-403.

Domènech Vadillo E, Avilés Jurado FJ, Figuerola i Massana E. Exploración cervical: inspección, palpación, examen por la imagen. Libro virtual de formación en ORL. IV. Laringe y patología cérvico-facial. Capítulo 122. SEORL, 2009.

Fabrega M. Imaging of Maxillofacial Trauma. Oral and Maxillofacial Surgery Clinics of North America. 2023 Aug 1;35(3):297–309.

Ferreira RI, de Almeida SM, Bóscolo FN, et al. Bone scintigraphy as an adjunct for the diagnosis of oral diseases. Journal of Dental Education. 2002; 66(12):1381–7.

Friedman E, Cai Y, Chen B. Imaging of Major Salivary Gland Lesions and Disease. Oral and maxillofacial surgery clinics of North America. 2023 Aug 1;35(3):435–49.

Ibáñez Muñoz C, Gascón Rubio MC, Lacosta Nicolás JL. Semiología, exploración clínica, por la imagen y funcional de las glándulas salivales. Libro virtual de formación en ORL. IV. Laringe y patología cervico-facial. Capítulo 146. SEORL, 2009.

Mardones M, Fernández MA, Bravo R, et al. Traumatología máxilo-facial: diagnóstico y tratamiento. Revista Médica Clínica Las Condes. 2011 Sep 1 [cited 2020 Sep 12];22(5):607–16.

Merán Gil J, Masgoret Palau E, Ramos Macías A. Semiología y exploración clínica de la cavidad oral y la faringe. Libro virtual de formación en ORL. Capítulo 70. SEORL, 2008.

Petersson A, Gröndahl HG, Suomalainen A. Computed tomography in oral and maxillofacial radiology. Den norske tannlegeforenings Tidende. 2009 Jan 29;119.

Rodríguez Fernández-Freire A, Senao Fernández S, Porras Alonso E. Exploración de la nariz y senos paranasales: rinoscopia, microscopia, endoscopia, exploración funcional: rinometría y rinomanometría. Libro virtual de formación en ORL. Capítulo 44. SEORL, 2007.

Scarrone M. Historia clínica en cirugía bucomaxilofacial. Montevideo: UR.FO, 2016.

Talmaceanu D, Lenghel L, Bolog N, et al. Imaging modalities for temporomandibular joint disorders: an update. Clujul Med 2018;91:280-7.

Wang S, Ford B. Imaging in Oral and Maxillofacial Surgery. Dental Clinics of North America.2021;65(3):487–507.

 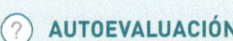 **AUTOEVALUACIÓN**

Incisiones, suturas y tratamiento de las heridas

5

A. Alzueta Martínez e Í. Colina Astigarraga
Colaborador: R. Luaces Rey

OBJETIVOS

- Conocer los tipos de suturas y su aplicación clínica:
  - Diferenciar entre suturas monofilamento y trenzadas, comprendiendo sus ventajas e inconvenientes, tanto en términos de resistencia, manejo, riesgo de infección y cicatrización.
  - Identificar los tipos de agujas según su forma, curvatura y función para utilizarlas adecuadamente en tejidos específicos.
- Comprender las técnicas de sutura continua y discontinua:
  - Entender los beneficios y limitaciones de la sutura continua, incluyendo su eficacia para distribuir la tensión y mejorar la impermeabilización de la herida.
  - Reconocer la técnica de los puntos sueltos como método más utilizado, analizando cuándo es más apropiada en términos de cicatrización y reducción de isquemia.
- Conocer la biología y fases de la cicatrización:
  - Profundizar en las fases de la curación de heridas: coagulación, inflamación, formación de tejido de granulación, epitelización y remodelado.
  - Reconocer los factores sistémicos y locales que pueden interferir o retrasar la cicatrización, incluyendo condiciones patológicas y factores externos.
- Desarrollar criterios para el uso de apósitos y cuidados postoperatorios:
  - Identificar los diferentes tipos de apósitos (primarios, secundarios, pasivos y activos) y cuándo utilizarlos según la fase de cicatrización de la herida.
  - Evaluar la necesidad de antibióticos sistémicos en heridas, basándose en la presencia de infecciones u otros factores de riesgo.
- Distinguir entre cicatrices fisiológicas y patológicas:
  - Identificar los tipos de cicatrices comunes en la curación de heridas, diferenciando entre una cicatriz fisiológica adecuada y las formas patológicas como las cicatrices hipertróficas o queloides.

INCISIONES

Longitud y dirección de la incisión

La longitud de una incisión quirúrgica debe ser suficiente para garantizar una exposición adecuada del campo operatorio, permitiendo al cirujano trabajar con comodidad y precisión. Es importante recordar que las heridas cicatrizan principalmente de manera transversal, es decir, de lado a lado, y no de extremo a extremo. Por tanto, la longitud de la incisión no influye significativamente en el tiempo de curación. Desde un punto de vista estético, los resultados más favorables se obtienen cuando las incisiones se realizan paralelas a las fibras tisulares y a los ejes vasculares. Estas corresponden a las líneas de menor tensión superficial, conocidas como líneas de Langer (**Fig. 5-1**). Este enfoque permite reducir al mínimo la tracción sobre los bordes de la herida, favoreciendo tanto su cierre como una cicatrización más armoniosa. Siempre que sea posible, se deben aprovechar pliegues naturales, surcos o líneas de expresión facial para disimular la incisión y optimizar el resultado estético.

Principios generales para la técnica de incisión

La elección de la línea de incisión debe basarse en una evaluación meticulosa de varios factores clave. Entre estos, destacan las estructuras anatómicas que se deben exponer, los tejidos interpuestos que podrían interferir con el acceso, las líneas de tensión cutánea y la relevancia estética que tendrá la cicatriz en el paciente. Un planteamiento cuidadoso asegura no solo un acceso adecuado al área quirúrgica, sino también una cicatrización óptima y resultados cosméticos satisfactorios, especialmente en áreas visibles o de alta sensibilidad estética como es todo el area maxilofacial. El corte en la piel se realizará mediante un solo traza profundo y continuo, para evitar bordes irregulares o tejidos desvitalizados con riesgo de necrosis. Es recomendable ayudarse con la mano no dominante tensando la piel de la zona a incidir. La hoja del bisturí deberá incidir la piel perpendicular a la superficie de la misma. Es recomendable incidir la epidermis y dermis con bisturí frio, para evitar quemaduras producidas por el bisturí eléctrico que dificultan la cicatrización y el resultado estético de la cicatriz. Existen excepciones; por ejemplo, la punta de colo-

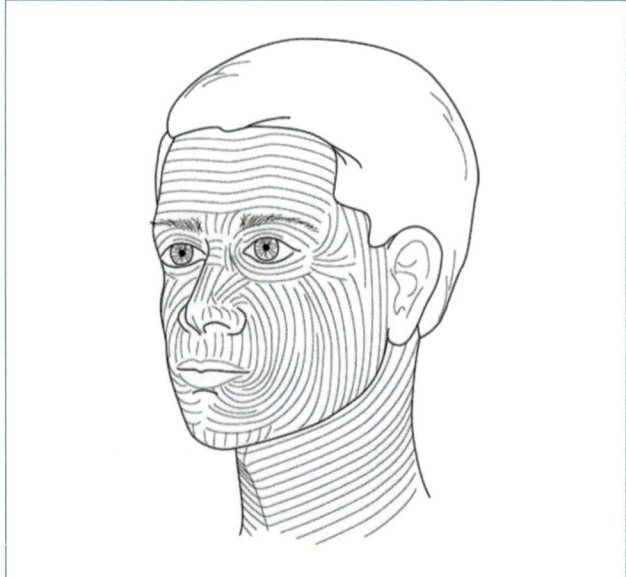

Figura 5-1. Líneas de Langer (o líneas de tensión cutánea) en la región facial y cervical, son paralelas a los haces de colágeno dérmico y perpendiculares a la contracción muscular.

rado de micro disección del bisturí eléctrico se puede utilizar para incidir directamente en la piel del cuero cabelludo disminuyendo el sangrado y si afectar de forma notable al resultado de la cicatriz posterior. Siempre es preciso utilizar toda la longitud de la incisión cutánea, evitando extremos medio incididos.

SUTURAS

Definición y evolución histórica

Una sutura es un material diseñado para aproximar y mantener unidos los bordes de una herida, favoreciendo así su proceso de cicatrización. El uso de técnicas de sutura es tan antiguo como la propia práctica médica. Las primeras referencias al empleo de tendones para ligaduras y suturas se remontan a aproximadamente 3.200 años a.C. Hipócrates ya describió el uso de suturas tanto para la ligadura de vasos sanguíneos como para la unión de tejidos. Hasta la revolución de la industria textil en el siglo XX, los materiales disponibles para suturas consistían en fibras de origen vegetal o animal. A principios del siglo XX, materiales como seda, lino, algodón, hilo de acero, hilo de plata y catgut eran de uso común. Este último, introducido por los árabes y popularizado nuevamente por Phisic en 1916, se obtenía del colágeno presente en la submucosa intestinal de animales. Sin embargo, el catgut fue prohibido en España y la Unión Europea debido al riesgo de transmisión de encefalopatía espongiforme bovina. El desarrollo de técnicas de polimerización tras la Segunda Guerra Mundial permitió la introducción de materiales sintéticos como poliamidas, polietilenos y polipropilenos. Los primeros materiales reabsorbibles sintéticos surgieron en Alemania en 1931. Posteriormente, aparecieron las poliamidas en 1939, los poliésteres en 1950 y, finalmente, el ácido poliglicólico y el prolene en 1970. Paralelamente, las agujas qui-

rúrgicas también evolucionaron: de materiales rudimentarios como hueso, madera y espinas, pasando por plata y bronce, hasta el acero inoxidable utilizado en la actualidad.

Cualidades de la sutura ideal

Las suturas ideales deben cumplir con una serie de propiedades:

- Manejabilidad: Característica que depende de su flexibilidad y elasticidad.
- Seguridad: Deben ser no tóxicas, no alergénicas, histocompatibles y con baja adherencia bacteriana.
- Fiabilidad y predecibilidad: Es esencial que mantengan sus propiedades en el tiempo, lo que depende de su resistencia a la tracción, histocompatibilidad y patrón de absorción.
- Esterilizabilidad: Deben ser capaces de soportar procesos de esterilización sin perder sus características.

Tipos de suturas

Las suturas se clasifican según varios criterios recopilados en la **tabla 5-1**.

La selección del material de sutura debe considerar las propiedades de cicatrización del tejido y las características de la herida a tratar (**Tabla 5-2**).

Suturas reabsorbibles y no reabsorbibles

Tras su implantación, las suturas pueden comportarse de dos maneras principales:

- Suturas reabsorbibles: Diseñadas para ser absorbidas gradualmente por el organismo una vez cumplida su función de mantener los bordes de la herida unidos. Pueden ser de origen natural, como el colágeno de mamíferos sanos, o sintéticas, como los polímeros reabsorbibles. Las naturales son degradadas por enzimas propias del organismo, mientras que las sintéticas se hidrolizan, permitiendo la penetración del agua en sus filamentos y la posterior degradación del polímero. Este último proceso resulta menos agresivo para los tejidos circundantes.
- Suturas no reabsorbibles: Permanecen en el tejido sin alterarse, ya que no son susceptibles de digestión enzimática ni de hidrólisis. Se fabrican con filamentos de metal, fibras orgánicas o materiales sintéticos.

Este enfoque garantiza la selección óptima del material según las necesidades quirúrgicas específicas y las características biológicas de los tejidos tratados.

Suturas monofilamento y trenzadas

Las suturas monofilamento están constituidas por un único filamento de material continuo, lo que les confiere una estruc-

Tabla 5-1. Tipos principales de suturas

	Composición	Nombre comercial	Estructura	Fuerza tensil (días)	Reabsorción (días)	Uso común
Reabsorbibles	Poliglactina 910 (PGA+Lactida)	Vicryl Polysorb Safil	Trenzado	14-21	50-70	Piel, mucosas, ligaduras
	Ácido poliglicolico	Dexon Safil Surgicryl SSA40	Trenzado	14-21	60-90	Tejidos blandos, oftalmología, vísceras...
	Poliodioxanona	PDS II MonoPlus	Monofilamento	60	180	Pediatría, oftalmología, biliopancreática
	Poliglecaprona	Monocryl Caprosyn	Monofilamento	7-14	120	Piel, tejidos blandos
	Poligliconato	Maxon	Monofilamento	42	180	Cirugía vascular
	Poliglitona	Caprosyn	Monofilamento	10	56	Tejidos blandos y ligaduras
	Poliéster	Polysorb Byosin	Monofilamento	21	56-70 90-110	Tejidos blandos y ligaduras
	Gliconato	Monosyn	Monofilamento	14-21	60-90	Piel, mucosas, vísceras, tejidos blandos
	Polihidroxibutirato	Monomax	Monofilamento	Meses	1 año	Laparotomia, suelo pélvico
No reabsorbibles	Seda	Mersilk Sofsilk	Trenzado	Progresiva (más de 60 días)	-	Piel, oftalmología, ligaduras, odontología
	Poliamida (nailon)	Ethilon Monosoft Supramid Dafilon Surgilon	Monofilamento	Progresiva (más de 60 días)	-	Tejidos blandos, ligaduras, vascular, oftalmología, cardiovascular, neurocirugía, cirugía plástica
	Poliéster	Ethibond Mersilene Dagrofil Ti.cron	Trenzado	Progresiva (más de 60 días)	-	Cirugía cardiovascular, tendones, traumatología, neurocirugía, odonotlogía
	Polipropileno	Prolene Premilene Surgipro	Monofilamento	Progresiva (más de 60 días)	-	Piel, cardiovascular, oftalmología, cirugía general, neurocirugía
	Lino	Linatrix	Trenzado	Progresiva (más de 60 días)	-	Cirugía gastrointestinal, ligaduras
	Acero 316L	Acero Steel	Monofilamento	Permanente	-	Cirugía torácica, pared abdominal, tendones, traumatología, cirugía cardiaca, neurocirugía

tura simplificada. Gracias a esta característica, presentan una menor resistencia al atravesar los tejidos, lo que las hace más biocompatibles y menos traumáticas para los mismos. Además, su superficie lisa facilita la reducción de la adherencia de impurezas y patógenos, favoreciendo una menor colonización bacteriana, lo que contribuye a una menor incidencia

Tabla 5-2. Elección del tipo de sutura en función del tejido

Región o estructura	Sutura superficial	Sutura profunda
Cuero cabelludo	Grapas Seda 2-0/4-0	Reabsorbible 2-0/4-0
Pabellón auricular	Monofilamento 5-0/6-0	-
Parpado	Monofilamento 6-0/8-0	-
Ceja	Monofilamento 5-0/6-0	Absorbible 4-0/5-0
Pirámide nasal	Monofilamento 5/0	Absorbible 4-0/5-0
Labio	Monofilamento 4-0/5-0	Absorbible 4-0/5-0
Mucosa oral	Seda 2-0/4-0 Vycril rapide 3-0/5-0	Absorbible 3-0/4-0
Otras áreas faciales	Monofilamento 4-0/6-0	Absorbible 4-0/5-0

de infecciones. También dejan cicatrices menos prominentes. Sin embargo, su desventaja radica en su menor estabilidad en el nudo, lo que requiere una mayor cantidad de nudos para garantizar su fijación, así como en la mayor dificultad en su manejo, debido a su menor flexibilidad y rigidez. Además, aunque carecen del "efecto sierra" característico de las suturas trenzadas, su capacidad de corte sobre los tejidos puede ser mayor debido a su perfil más afilado.

Por otro lado, las suturas multifilamento o trenzadas están compuestas por varios hilos entrelazados, lo que aumenta la resistencia a la tracción, la ductibilidad y la flexibilidad del material. Este tipo de sutura es más fácil de manipular, y los nudos tienden a mantenerse más seguros debido a su mayor coeficiente de fricción. Sin embargo, presentan algunas desventajas, como un mayor riesgo de infección, ya que la estructura trenzada facilita la retención de flora bacteriana en su superficie. Además, pueden generar una cicatrización más notable y sufrir el fenómeno conocido como "efecto sierra", que puede aumentar el trauma tisular. Este tipo de suturas también presenta una mayor resistencia al paso a través de los tejidos, lo que las hace más traumáticas durante la inserción y puede generar mayor incomodidad al momento de retirar los puntos. En algunos casos, las suturas trenzadas están recubiertas con materiales como teflón o silicona, lo que mejora su deslizamiento a través de los tejidos y reduce el trauma. Además, algunas de ellas están impregnadas con antibióticos (por ejemplo, Vicryl® Plus), lo que ha demostrado ser eficaz en la reducción de la tasa de infecciones postoperatorias, dado

que proporciona una liberación controlada de la sustancia antimicrobiana en el sitio de la herida (**Tabla 5-3**).

Suturas con pegamentos biológicos

El uso de adhesivos biológicos para el cierre de heridas representa uno de los avances más recientes en la tecnología de materiales quirúrgicos. Actualmente, existen diversas fórmulas de adhesivos biológicos, entre ellas el 2-octilcianoacrilato, conocido comercialmente como Dermabond®. Este adhesivo se utiliza principalmente en heridas superficiales y poco profundas, aunque su indicación se ha expandido en la práctica clínica, aplicándose también en procedimientos quirúrgicos más complejos que requieren un cierre rápido y estético.

Una de las principales ventajas de los adhesivos biológicos es su aplicación en pacientes pediátricos, donde se ha demostrado que reduce el estrés asociado al cuidado postoperatorio de la herida, al evitar la necesidad de suturas tradicionales.

Para su uso adecuado y para obtener resultados óptimos, se deben cumplir dos condiciones fundamentales: una limpieza exhaustiva de la herida y una aproximación precisa de los bordes, que puede lograrse mediante la presión manual o el uso de instrumentos de pinza. La aplicación del adhesivo debe realizarse en varias capas, generalmente no menos de tres capas finas, con un intervalo de 30 segundos entre cada una de ellas. Tras la aplicación de la última capa, se deben mantener los bordes de la herida aproximados durante al

Tabla 5-3. Ventajas e inconvenientes de las suturas monofilamento y multifilamento o trenzadas

	Ventajas	Inconvenientes
Monofilamento	Menor resistencia al paso de tejidos Menos impurezas Mínima cicatriz Anudado más fácil	Mayor dificultad de manejo Más capacidad cortante Poca resistencia a la tensión/torsión
Multifilamento o trenzadas	Mayor resistencia a la tensión Menor riesgo en caso de torsión Mayor flexibilidad Mayor facilidad de manejo	Riesgo de infección Mayor cicatriz Mayor resistencia al paso a través de tejidos

menos 60 segundos para asegurar una correcta adhesión. Con una adecuada técnica de aplicación, el uso de adhesivos biológicos puede ofrecer resultados estéticos sobresalientes, con mínima formación de cicatrices.

Calibre y fuerza tensil

El calibre de una sutura se refiere al diámetro de la sección transversal del material utilizado (hilo). En la práctica quirúrgica, se recomienda seleccionar el menor diámetro que sea suficiente para mantener la integridad del tejido reparado, con el objetivo de minimizar el trauma y favorecer una cicatrización óptima. El calibre de las suturas se mide en «ceros», una numeración definida por la Farmacopea Americana (USP). A medida que el calibre aumenta, el número de ceros disminuye y, por lo tanto, también lo hace la fuerza de tracción que la sutura puede soportar. Un incremento de un «cero» en la numeración equivale a un aumento del 40 % en el diámetro del hilo. En la Farmacopea Europea, se emplea un sistema métrico para el calibre, que expresa el diámetro en décimas de milímetro, lo que permite una medición más precisa y estandarizada del material de sutura. Esta diferencia en los sistemas de medición requiere una conversión (**Tabla 5-4**) cuando se comparan productos de distintas procedencias, aunque ambos sistemas persiguen un objetivo común: asegurar la resistencia adecuada para el cierre de las heridas.

La fuerza tensil del nudo se define como la cantidad de fuerza, medida en libras, que puede resistir una sutura antes

de que el hilo se rompa cuando está anudado (véase **Tabla 5-1**). Es un parámetro crucial para garantizar la eficacia de la sutura, ya que asegura que el material utilizado pueda mantener la integridad del cierre sin comprometer la estabilidad del nudo. La regla aceptada en la práctica quirúrgica es que la fuerza tensil de la sutura nunca debe exceder la resistencia a la rotura del tejido, para evitar un exceso de tensión que pueda causar daño adicional a la zona reparada.

Agujas

Las agujas quirúrgicas tienen la función principal de facilitar el paso y actuar como guía del hilo de sutura a través de los tejidos. Generalmente, están fabricadas en acero inoxidable, material elegido por su resistencia, durabilidad y biocompatibilidad. Según el tipo de tejido a suturar, se selecciona el tipo de aguja más adecuado. Para los tejidos frágiles, se utilizan agujas de sección cilíndrica, que presentan menor trauma en la penetración. En cambio, los tejidos fibrosos y más resistentes requieren agujas cortantes, con sección transversal triangular o plana, que permiten una perforación más eficiente.

Las agujas pueden clasificarse en función de varios parámetros:

1. Tipos de punta: Las puntas pueden ser de tipo cónico o cortante de sección triangular.
   a. Punta cónica: Se emplea en tejidos blandos y fáciles de penetrar, minimizando el trauma.
   b. Punta roma: Se utiliza en tejidos parenquimatosos, principalmente cuando se desea evitar el corte del tejido.
   c. Punta triangular de corte transverso: Esta aguja tiene tres aristas cortantes, que se extienden desde la punta hasta el cuerpo de la aguja. La tercera arista se encuentra en la parte convexa o cóncava del cuerpo, dependiendo del diseño (con corte reverso o directo). Se utiliza en tejidos de alta resistencia, como la piel. Algunas marcas comerciales como Ethicon (FS – For Skin), BraunDexon (TB), o Cutting Edge (CE) emplean este tipo de punta.
2. Tipos de sección del cuerpo de la aguja (**Figura 5-2**):
   a. Cuerpo triangular: Ideal para tejidos resistentes como la piel, aponeurosis y músculo.
   b. Cuerpo circular: Se utiliza para tejidos más delicados, como los vasos sanguíneos o las mucosas, debido a su menor traumatismo.
   c. Cuerpo Tapercut: Combinación de una punta triangular con un cuerpo circular, que se utiliza para suturar tejidos resistentes, ya que ofrece un corte eficiente sin dañar excesivamente el tejido circundante.
3. Tamaños: Las agujas varían en longitud, con tamaños que oscilan desde 4 mm hasta 78 mm, permitiendo una elección adecuada según la profundidad y extensión de la herida.
4. Curvaturas: Las agujas pueden ser rectas o curvas. Las rectas se utilizan principalmente en piel y tejidos manipulables, mientras que las curvas se emplean en cavidades o áreas de difícil acceso. La curvatura de las agu-

Tabla 5-4. Equivalencia de calibres de hilo

Calibre USP	Calibre métrico (décimas de milímetro)	Límites de diámetro (mm)
12/0	0,01	0,001-0,009
11/0	0,1	0,010-0,019
10/0	0,2	0,020-0,029
9/0	0,3	0,030-0,039
8/0	0,4	0,040-0,049
7/0	0,5	0,050-0,069
6/0	0,7	0,070-0,099
5/0	1	0,100-0,149
4/0	1,5	0,150-0,199
3/0	2	0,200-0,249
2/0	3	0,300-0,349
0	3,5	0,350-0,399
1	4	0,400-0,499
2	5	0,500-0,599
3 y 4	6	0,600-0,699
5	7	0,700-0,799
6	8	0,800-0,899

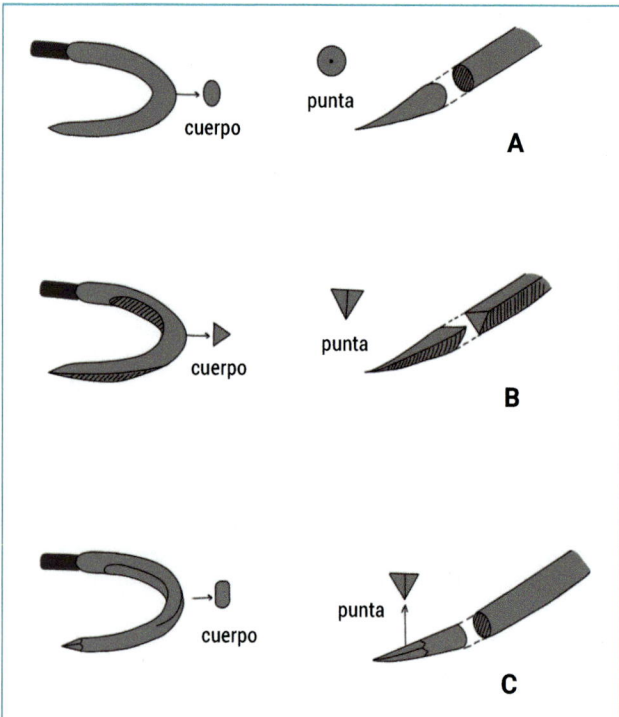

Figura 5-2. Tipos de agujas curvas de sutura. **A.** Aguja de cuerpo circular. **B.** Aguja de cuerpo triangular. **C.** Aguja de tipo Tapercut.

jas curvas se mide en partes de un círculo completo (octavos de círculo), en lugar de en grados.

   a. 1/2 círculo (½): Utilizada en heridas profundas y estrechas o en cavidades, donde se requiere un mayor arco para un acceso adecuado.

   b. 5/8 círculo (⅝): Se usa en cavidades de difícil acceso, como las nasales y orales, donde los movimientos del portaagujas están restringidos.

   c. 3/8 círculo (⅜): Es la curvatura más comúnmente empleada en procedimientos de sutura en la piel.

   d. 1/4 círculo (¼): Se utiliza principalmente en microcirugía y oftalmología, ya que proporciona una mayor precisión debido a su menor arco.

Requisitos que deben cumplir las agujas:

- El orificio creado en el tejido debe ser el mínimo necesario para permitir el paso del hilo, con el fin de evitar trauma adicional.
- No deben debilitar la estructura del tejido, evitando daños innecesarios que puedan comprometer la cicatrización.
- No deben introducir partículas extrañas en los tejidos, ya que podrían aumentar el riesgo de infección o rechazo.
- Su diseño debe ser óptimo para proporcionar un suturado preciso, estable y seguro, al ser sujetada correctamente con el portaagujas.

Tipos de cierre de las heridas

El cierre de las heridas debe realizarse por planos, comenzando desde la capa más profunda hacia la más superficial, ya sea en

procedimientos musculares, subcutáneos y cutáneos, o en el caso de las mucosas, desde la muscular hacia la mucosa. Este enfoque, que se conoce como sutura por planos, tiene como principal objetivo eliminar los espacios muertos y prevenir el riesgo de infección. Además, la sutura de los planos profundos contribuye a una aproximación eficaz de los bordes de la herida, lo que facilita un cierre sin tensión de los planos superficiales.

El cierre de los planos profundos (muscular y subcutáneo) se realiza comúnmente mediante puntos sueltos, utilizando material reabsorbible. Estos puntos se colocan de forma invertida, de tal manera que los nudos quedan alejados de la superficie y no interfieren en el proceso de cicatrización.

En el caso de heridas limpias, es fundamental obliterar todo espacio muerto para minimizar el riesgo de infección y hemorragia. Sin embargo, en heridas contaminadas, el cierre de espacios muertos mediante sutura debe evitarse, ya que puede favorecer la formación de áreas de isquemia y necrosis. En estos casos, es preferible colapsar los espacios muertos mediante técnicas como la rotación de colgajos y el uso de vendajes que ejerzan presión sobre la herida, lo que favorece un cierre adecuado sin la necesidad de suturas adicionales.

La correcta técnica de sutura requiere, además de una adecuada eversión de los bordes, que la tensión de la sutura sea la adecuada para aproximar los bordes sin causar isquemia. Es importante utilizar el menor número posible de puntos para conseguir una buena aproximación de los bordes, y colocar los nudos siempre en el mismo lado de la cicatriz, evitando que queden sobre la herida.

El procedimiento comienza con la visualización clara de los bordes de la herida. Se deben tomar los bordes del tejido, asegurándose de presentar adecuadamente las capas a suturar a la aguja. La pinza utilizada debe ser delicada, sin dientes, para los tejidos frágiles, y con dientes, para los tejidos más resistentes. La aguja debe penetrar de manera perpendicular a la superficie del tejido, siguiendo la curvatura de la aguja y utilizando el giro de muñeca adecuado para atravesarlo sin causar daño.

Las heridas pueden cerrarse de forma continua mediante sutura continua o de forma discontinua mediante puntos sueltos. La sutura continua ofrece una resistencia uniforme, pero puede resultar más difícil de manejar si se produce una pérdida de tensión en el nudo. Por su parte, las suturas discontinuas son generalmente más permeables que las continuas, a menos que los puntos estén muy juntos. La principal ventaja de las suturas discontinuas es que, si un nudo se suelta o afloja, no afectará al resto de la sutura, lo que ayuda a mantener la tensión en la herida de forma local.

SUTURA CONTINUA

La sutura continua es una técnica eficaz para el cierre de heridas a lo largo de un trayecto lineal. En este tipo de cierre, la opción más común es la sutura continua simple, aunque también se puede emplear la sutura en colchonero horizontal, que proporciona una excelente eversión de los bordes de la herida.

Entre las principales ventajas de la sutura continua se encuentran su rapidez en la ejecución, la menor cantidad de nudos necesarios, una distribución más uniforme de las fuerzas tensiles y una mayor impermeabilización de la herida en comparación con los puntos sueltos. Esto la convierte en una opción preferida en ciertos tipos de heridas, especialmente cuando se busca minimizar el riesgo de contaminación.

Sin embargo, existen algunas desventajas asociadas con esta técnica. La sutura continua puede ser más isquemizante debido a la distribución continua de la tensión a lo largo de la herida, lo que aumenta el riesgo de comprometer la circulación local. Además, esta técnica no es adecuada en situaciones donde exista el riesgo de hematoma o infección. Si se requiere drenaje o desbridamiento, la necesidad de retirar toda la sutura para llevar a cabo estos procedimientos puede complicar la evolución del tratamiento.

Los principales tipos de sutura continua se muestran en la **figura 5-3**.

- Sutura continua simple:
  - Función: Aproximación.
  - Características: Soporta mal las tensiones locales. El primer punto se pasa, se anuda y luego se continúa con la sutura de forma continua.
  - Indicaciones: Utilizada en la piel, tejido subcutáneo y aponeurosis.
- Sutura de Reverdin o continua cruzada:
  - Función: Aproximación.
  - Características: Soporta poca tensión. Permite ir fijando la sutura a medida que se realiza. En caso de que se afloje un punto, limita la apertura de toda la herida.
  - Indicaciones: Principalmente para tejidos donde se requiere un control más gradual de la sutura.
- Sutura continua de colchonero o continua horizontal:
  - Función: Aproximación y eversión de los bordes.
  - Características: Permite una correcta eversión de los bordes de la herida y soporta bien las tensiones locales. Sin embargo, genera un mayor grado de isquemia local debido a la tensión continua a lo largo de la sutura.
  - Indicaciones: Usada en piel, tejido subcutáneo y aponeurosis.
- Sutura intradérmica (Chassaignac, Halsted):
  - Función: Aproximación profunda.
  - Características: Proporciona una excelente aproximación si se ejecuta correctamente. Requiere una adecuada aproximación del plano subcutáneo y resiste bien las tensiones locales. Genera una cicatriz muy estética al quedar los nudos ocultos dentro del tejido.
  - Indicaciones: Utilizada principalmente en la piel.
  - Material: Se puede usar material reabsorbible o no reabsorbible. Si se emplea material no reabsorbible, es importante fijar los extremos de la sutura para su retirada posterior. En caso de utilizar material reabsorbible, se puede esconder el primer y último nudo en el tejido subcutáneo, dándolos invertidos.

SUTURA DISCONTINUA: PUNTOS SUELTOS

La técnica de sutura contínua es la más comúnmente utilizada y produce resultados muy satisfactorios cuando se ejecuta

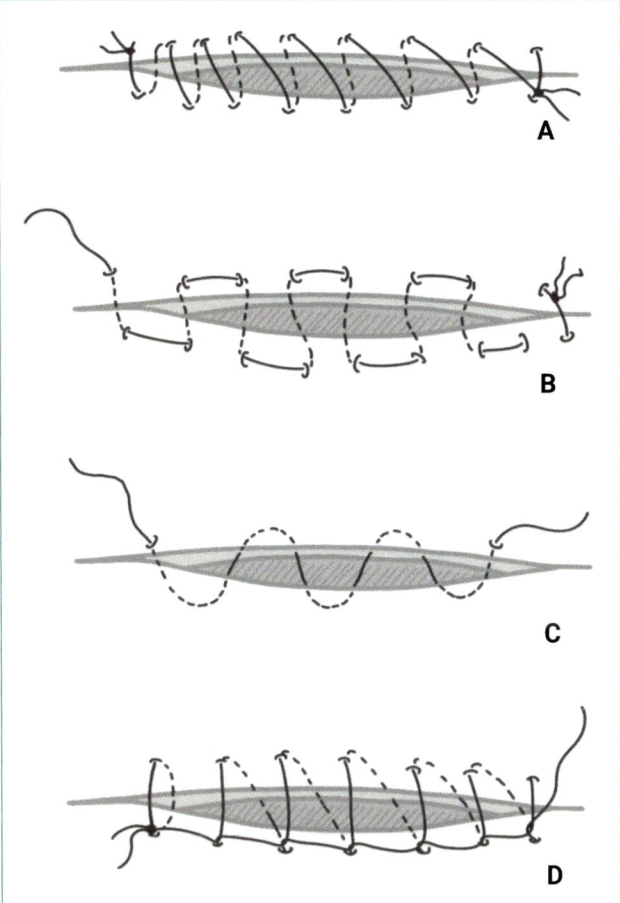

Figura 5-3. Tipos de suturas continuas más comunes. **A.** Sutura continua simple. **B.** Sutura continua horizontal. **C.** Sutura continua intradérmica. **D.** Continua trenzada o cruzada.

correctamente. Es fundamental que los puntos sean colocados de manera perpendicular a la línea de incisión, equidistantes entre sí y simétricos en cuanto al grosor del tejido. En el caso de emplear puntos de tipo colchonero, se garantiza una adecuada eversión de los bordes de la herida.

Una de sus principales ventajas es que, cuando se utilizan en secuencias, la pérdida o aflojamiento de un punto no compromete necesariamente la integridad de los demás. Además, esta técnica es menos isquemizante en comparación con otras, lo que facilita una mejor aproximación de los bordes sin generar presión excesiva en los tejidos.

Los principales tipos de sutura a través de puntos sueltos se muestran en la **figura 5-4**.

- Puntos simples:
  - Función: Aproximación.
  - Características: Se utilizan puntos sueltos. Este tipo de sutura no soporta grandes tensiones locales.
  - Indicaciones: Comúnmente utilizada para la sutura de piel, tejido subcutáneo y aponeurosis.
- Puntos recurrentes horizontales (colchonero horizontal):
  - Función: Eversión de los bordes.
  - Características: Son puntos sueltos que permiten soportar tensiones elevadas. Sin embargo, existe un riesgo asociado de isquemia debido a la alta presión local.

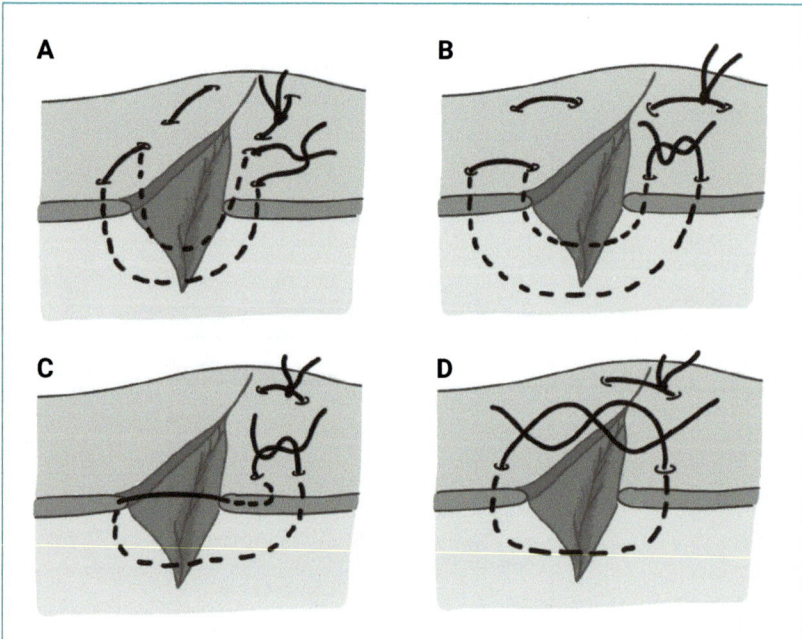

Figura 5-4. Tipos de puntos simples. **A.** Colchonero horizontal. **B.** Colchonero vertical o de Donati y McMillen. **C.** Colchonero vertical modificada de Allgöwer. **D.** Punto simple.

- Indicaciones: Se utiliza para suturar piel, tejido subcutáneo y fascia lata.
- Puntos recurrentes verticales (en U vertical, colchonero vertical, Donati/McMillen, y sus modificaciones como la de Allgöwer):
  - Función: Eversión de los bordes.
  - Características: Puntos sueltos que soportan alta tensión, pero con un riesgo menor de isquemia en comparación con los puntos horizontales.
  - Indicaciones: Empleados en piel, tejido subcutáneo y aponeurosis. También utilizados en procedimientos intraorales, como en glosectomías.
- Puntos en cruz (en X):
  - Función: Aproximación.
  - Características: Se trata de puntos sueltos que soportan muy bien las tensiones locales. Este tipo de sutura es rápida y ofrece una excelente hemostasia.
  - Indicaciones: Utilizados como alternativa a la sutura recurrente horizontal.

Sutura subcutánea

El cierre de heridas subcutáneas es un aspecto crucial en cirugía. Existen dos principios fundamentales que deben respetarse para evitar complicaciones: no suturar bajo tensión y evitar los espacios muertos. La sutura subcutánea se emplea para aproximar eficazmente los bordes de la piel y colapsar el tejido muerto en el espacio subcutáneo, mejorando así la integración de los planos profundos. Se realiza mediante puntos sueltos, los cuales se colocan de manera invertida, de modo que el nudo quede alejado de la superficie de la piel.

En algunos casos, se puede optar por una sutura continua con nudos invertidos. Aunque esta técnica es más rápida, presenta el riesgo de que si un nudo se afloja, se puede producir una dehiscencia de la herida. Es esencial que las suturas subcutáneas no se realicen bajo tensión, para evitar comprometer la perfusión tisular y prevenir la necrosis de la piel.

Este tipo de sutura permite reducir el número de puntos necesarios para un cierre cutáneo adecuado, regularizando los labios de la herida y mejorando la aproximación de los bordes. Generalmente, se emplea material reabsorbible para minimizar la intervención posterior.

Nudos

Independientemente de la técnica de sutura elegida, el anudado final puede realizarse con instrumental o con las manos.

En la sutura subcutánea los cabos del hilo deben cortarse a ras del nudo, mientras que en la piel debe dejarse una mínima longitud para facilitar la retirada del punto.

Las suturas trenzadas requieren entre 3 y 4 anudados para quedar fijas y estables, mientras que los monofilamentos requieren al menos 6 anudados para que no se suelten y asegurar su estabilidad.

Errores comunes en la sutura de heridas (Figs. 5-5 y 5-6)

Retirada de los puntos:

La retirada de los puntos se decide en función de dos conceptos:

- Cuánto más tiempo permanezca una sutura mayor es el riesgo de reacción inflamatoria y peor el resultado estético de la cicatriz (marcas cruzadas o cross-stitch).
- Cuanto menos tiempo mantengamos una sutura mayor es el riesgo de dehiscencia, especialmente en zona de mayor tensión cutánea.

En general, en la cara se recomienda retirar los puntos de sutura a los 5-7 días, en el cuello a los 7-10 días y en el cuero

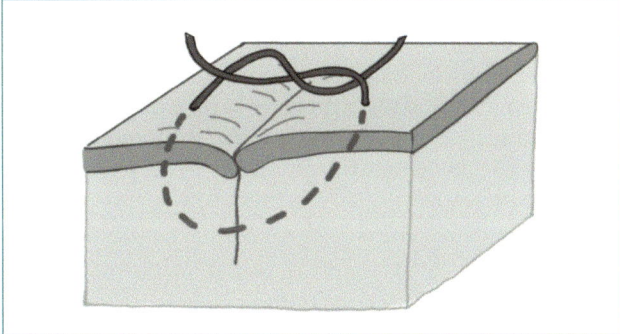

Figura 5-5. Evitar invertir los bordes, lo que disminuye la tensión en la sutura.

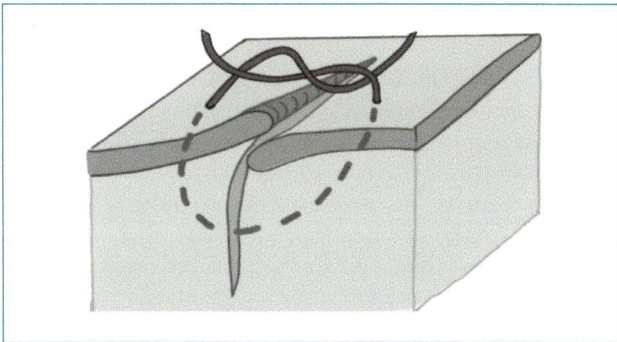

Figura 5-6. Evitar montar un borde de la herida o incisión sobre el otro, lo que genera cicatrices inesteticas.

cabelludo a los 8-10 días, aunque depende de si se tratan de incisiones quirúrgicas controladas o heridas incisas contaminadas (las segundas precisan mantener la sutura más tiempo). Se debe individualizar cada caso y, si tras el periodo recomendado existen dudas, se pueden retirar puntos alternos.

Biología de la curación de las heridas, cicatrización

El proceso de curación de las heridas es un fenómeno biológico complejo, en el cual diversos factores técnicos y fisiológicos intervienen para restablecer la integridad del tejido dañado. Si bien la mayoría de las heridas a las que nos enfrentamos son incisionales, donde los bordes se aproximan mediante sutura, existen circunstancias que requieren un enfoque más especializado, como las heridas traumáticas o aquellas cuyo cierre no puede realizarse por primera intención. Estas últimas pueden demandar cuidados adicionales y, en algunos casos, antibióticos sistémicos para prevenir infecciones.

Fases del Proceso de Cicatrización

La cicatrización es un proceso regulado que se puede dividir en cinco fases consecutivas, aunque estas se solapan parcialmente en su desarrollo. Cada fase está mediada por una serie de eventos celulares, que son fundamentales para una curación eficiente.

1. Respuesta Vascular y Coagulación:
   Objetivo: Detener la hemorragia de inmediato y establecer un entorno adecuado para las fases posteriores de curación.
   Mecanismo: Las plaquetas se activan y liberan factores de crecimiento, lo que lleva a la formación de un coágulo de fibrina que sella la herida y actúa como una matriz temporal.
2. Inflamación:
   Objetivo: Eliminar patógenos, células muertas y otros desechos de la herida.
   Mecanismo: Inicialmente, los neutrófilos realizan la fagocitosis de bacterias y debris. A continuación, los macrófagos se encargan de la limpieza del área y modu-

lan la respuesta inflamatoria para preparar el entorno para la siguiente fase.
3. Formación de Tejido de Granulación:
   Objetivo: Rellenar el defecto de la dermis con tejido nuevo.
   Mecanismo: Los fibroblastos producen colágeno y otras proteínas de la matriz extracelular, mientras que los vasos sanguíneos proliferan para asegurar una buena irrigación del área.
4. Epitelización:
   Objetivo: Restaurar la epidermis en la zona afectada.
   Mecanismo: Los queratinocitos migran desde los bordes de la herida hacia el centro, cubriendo el área con una nueva capa epidérmica, lo que ayuda a restaurar la barrera de la piel.
5. Remodelado:
   Objetivo: Mejorar la fuerza y elasticidad del tejido cicatricial.
   Mecanismo: Durante los meses o incluso años posteriores al cierre de la herida, el colágeno se reorganiza y fortalece. Este proceso es crucial para que la cicatriz adquiera la resistencia y elasticidad necesarias.

Factores que Afectan la Cicatrización

La cicatrización puede verse afectada por diversos factores sistémicos y locales, que pueden alterar la efectividad del proceso de curación:

Factores Sistémicos:

• Edad: La cicatrización se ralentiza con la edad. En los ancianos, los procesos celulares son menos eficientes y la regeneración del tejido es más lenta.
• Condiciones Médicas: Enfermedades como la diabetes, insuficiencia renal crónica, enfermedades autoinmunes, y tratamientos con corticoides o quimioterapia, afectan negativamente la curación. La diabetes, por ejemplo, interfiere con la función normal de los fibroblastos y macrófagos, aumentando el riesgo de infecciones.
• Genética: La predisposición genética juega un papel importante en la formación de cicatrices patológicas, como los queloides.

Factores Locales:

- Isquemia: La falta de un flujo sanguíneo adecuado impide que las células reciban oxígeno y nutrientes esenciales para su funcionamiento, lo que puede retrasar la cicatrización.
- Infección: Las infecciones son uno de los mayores riesgos para la cicatrización, ya que pueden extender la fase inflamatoria y dañar el tejido recién formado.
- Cuerpos Extraños: La presencia de material extraño puede inducir una inflamación crónica y retardar la curación, lo que también aumenta el riesgo de infección.

Heridas agudas y heridas crónicas

En la práctica clínica, es fundamental distinguir entre heridas agudas y heridas crónicas, ya que el enfoque de tratamiento varía significativamente entre ambas.

Las heridas agudas son aquellas que siguen un proceso de curación ordenado y dentro de un plazo adecuado, generalmente entre 7 y 14 días, dependiendo de la extensión y el tipo de herida. Estas heridas incluyen lesiones quirúrgicas o traumáticas que no presentan complicaciones significativas. El objetivo principal en el tratamiento de las heridas agudas es aproximar adecuadamente los bordes de la herida para promover una reparación eficaz. Para esto, se utilizan métodos como:

- Suturas (material reabsorbible o no reabsorbible).
- Adhesivos tópicos (como los de cianoacrilato).
- Películas de poliuretano (que protegen la herida y favorecen la curación al mantener un ambiente húmedo).

Este tipo de heridas, cuando son bien manejadas, cicatrizan por primera intención, es decir, sin complicaciones y sin la formación de grandes cicatrices. El principal objetivo es garantizar que no haya tensión excesiva sobre los bordes de la herida, lo que podría llevar a complicaciones como dehiscencia o formación de cicatrices inestéticas.

En cambio, las heridas crónicas son aquellas que no siguen el proceso habitual de cicatrización debido a factores que alteran la reparación, como infecciones persistentes, falta de perfusión, comorbilidades (como diabetes o insuficiencia venosa) o envejecimiento. En estos casos, la herida puede entrar en un ciclo de inflamación crónica, lo que impide la regeneración adecuada del tejido.

El tratamiento de las heridas crónicas depende de la fase en que se encuentren:

- Fase inflamatoria: se prioriza la eliminación de infecciones y la reducción de la inflamación.
- Fase de granulación: se busca promover la formación de nuevo tejido
- Fase de epitelización: se favorece la cobertura del área con células epidérmicas.

En la gestión de heridas crónicas, se emplean diferentes tipos de apósitos que ayudan a controlar el ambiente de la herida (**Tabla 5-5**). Los apósitos se pueden clasificar según su ubicación y funcionalidad:

Según su ubicación:

- Apósito primario: En contacto directo con la herida, ayuda a gestionar el exudado y proteger la zona de infecciones.
- Apósito secundario: Colocado sobre el apósito primario, tiene la función de proteger y mantener la estabilidad del apósito primario.

Según su actividad:

- Apósito pasivo: No ejerce acción directa sobre el proceso de cicatrización, pero ayuda a mantener el ambiente de la herida. Ejemplos incluyen gasas y vendas simples.
- Apósito activo: Contiene sustancias que interactúan con la herida, como apósitos con agentes antimicrobianos, geles de colágeno o apósitos con factores de crecimiento, que favorecen la curación. Estos apósitos pueden estimular la granulación y acelerar el proceso de cicatrización.

El uso adecuado de apósitos activos y pasivos es clave para optimizar la curación en heridas crónicas, especialmente en aquellas que no responden a tratamientos convencionales.

Clasificación de las Cicatrices

La cicatrización puede dar lugar a diferentes tipos de cicatrices, que varían dependiendo de la respuesta del cuerpo al daño tisular. Estas cicatrices pueden ser clasificadas de la siguiente manera:

Tabla 5-5. Resumen de los diferentes tipos de apósitos y su aplicación clínica	
Producto	**Aplicación clínica**
Gasa tejida	Desbridamiento mecánico Limpieza de heridas infectadas
Gasa prensada	Absorber Limpieza de heridas infectadas
Tull o mallas de contacto	Epitelizar o proteger el tejido de granulación
Films o poliuretanos	Heridas superficiales levemente exudativas Epitelizar y proteger Apósito secundario
Hidrogel	Heridas superficiales, exudado leve a moderado Heridas dolorosas Desbridamiento autolítico Infección
Hidrocoloides	Heridas superficiales, exudado leve a moderado Epitelizar y proteger el tejido de granulación
Alginatos	Heridas con exudado Infección
Espumas	Heridas con exudado Infección

- Cicatrización Fisiológica: En este tipo de cicatrización, la reparación del tejido es casi perfecta, con mínima formación de cicatriz y restitución de la integridad tanto anatómica como funcional. Esta cicatrización es el modelo ideal, aunque difícil de lograr en todas las circunstancias.
- Cicatrización Patológica:
  - Cicatrices Insuficientes: Estas cicatrices son inestables, a menudo debido a una cicatrización incompleta o a la formación de úlceras crónicas que no logran sanar adecuadamente.
  - Cicatrices Excesivas:
    - Cicatrices Hipertróficas: Estas cicatrices se mantienen dentro de los límites de la herida original, pero son más gruesas y elevadas. Con el tiempo pueden mejorar sin necesidad de intervención.
    - Queloides: A diferencia de las cicatrices hipertróficas, los queloides se extienden más allá de los márgenes originales de la herida. El proceso de formación de queloides es anómalo y puede verse como una "neoplasia cicatricial". Los queloides pueden crecer indefinidamente y son mucho más problemáticos en cuanto a tratamiento, ya que tienden a recurrir tras la extirpación.

Opciones de tratamiento de cicatrices excesivas

- Resección quirúrgica: la resección quirúrgica de cicatrices hipertróficas y queloides utilizada de forma aislada tiene una recurrencia que va del 45 al 100 %. La resección del queloide y posterior infiltración de corticoide puede disminuir la recurrencia en un 50 %. Si se agrega radioterapia la recurrencia baja al 10 %.
- Laserterapia: el uso del láser también constituye una opción de tratamiento, siendo el láser de luz ultrapulsada el que obtiene mejores resultados en cuanto a la sintomatología, disminución de volumen y mejora de elasticidad.
- Infiltracion de corticoides: el tratamiento con corticoides mediante infiltración local es eficaz con respuestas del 50 al 100 %. El más utilizado es la triamcinolona: se recomienda iniciar con una infiltración semanal durante 2 a 4 semanas y luego una inyección mensual durante 3 a 6 meses. La crioterapia en combinación con corticoides ha obtenido buenos resultados en el tratamiento de estas cicatrices anormales.
- Silicona: el uso de siliconas en gel o parches se ha masificado desde la década de 1980. Se recomienda su uso al menos 18 h al día durante un período de 6 a 12 semanas para evitar el efecto rebote. Mejora la elasticidad y disminuye el volumen en un 50-60 % de los casos.
- La radioterapia puede usarse para el tratamiento de cicatrices hipertróficas. Su uso es controvertido. Sus resultados mejoran en combinación con cirugía. Es un tratamiento de rescate tras el fracaso de otras terapias.
- El uso combinado de las distintas terapias es la mejor forma de obtener resultados adecuados.

 PUNTOS CLAVE

- Elección correcta del tipo de sutura y técnica influye directamente en la cicatrización:
  - Las suturas monofilamento, aunque más difíciles de manejar, son ideales para disminuir infecciones y reducir cicatrices. Las trenzadas ofrecen mayor resistencia pero implican un mayor riesgo de infección y cicatrización traumática. El tipo de aguja y la técnica de sutura seleccionada deben ser cuidadosamente evaluados para cada caso clínico.
- Las fases del proceso de cicatrización son interdependientes y cruciales para el éxito del tratamiento:
  Desde la coagulación hasta el remodelado, cada fase requiere un entorno adecuado y libre de infecciones para una cicatrización óptima. La inflamación controlada y el cierre eficaz son claves para evitar complicaciones.
- Factores sistémicos y locales tienen un impacto profundo en el tiempo y la calidad de la cicatrización:
  - Condiciones sistémicas como la diabetes o el uso de corticoides pueden retrasar o complicar la curación, mientras que factores locales como la isquemia, cuerpos extraños y el manejo inadecuado de la herida pueden inducir complicaciones serias.
- El uso adecuado de apósitos y tratamientos adicionales optimiza la curación de heridas complejas:
  - El manejo de las heridas crónicas y traumáticas requiere un enfoque multidisciplinario, con el uso adecuado de apósitos y tratamientos específicos para cada fase de cicatrización. Esto minimiza el riesgo de infecciones y mejora la calidad de la cicatriz final.
- Las cicatrices patológicas, aunque poco comunes, requieren atención especial:
  - El reconocimiento temprano de cicatrices anómalas (hipertróficas o queloides) y su manejo puede prevenir problemas estéticos y funcionales en el paciente. Esto subraya la importancia de una correcta técnica de sutura y manejo postoperatorio adecuado.

BIBLIOGRAFÍA

Barrett BM. Manual de cuidados en cirugía plástica. 1.ª ed. Barcelona: Salvat; 1998. Coiffman F. Cirugía plástica reconstructiva y estética. 2.ª ed. Barcelona: Masson/Salvat; 2004.

Chen MA, Davidson TM. Scar management: prevention and treatment strategies. Curr Opin Otolaryngol Head Neck Surg. 2005;13:2427.

Donado M. Cirugía bucal. Patología y técnica. 2.ª ed. Barcelona: Masson; 2001.

Gay C. Cirugía bucal. Madrid: Ergon; 1999.

Lazaurus GS. Definitions and guidelines for assessment of wounds and evaluation of healing. Arch Dermatol. 1994;130:489.

López García de Viedma A. Manual de suturas. Madrid: Menarini; 2005. Mackool R. Scarless wound healing. Cl Plast Surg. 1998;25:35765.

Pera C. Cirugía: fundamentos, indicaciones y opciones. Barcelona: Masson; 2004.

Rosen P, Chan TC, Vilke GM, Sterbach G. Atlas de procedimientos de urgencias. Madrid: Elservier; 2005.

Schwartz Seymour. Principios de cirugía. México, D.F.: McGrawHillInteramericana; 2000.

I. Caro Aragonés, M.A. Molina Castell. Material de sutura en la farmacia hospitalaria. El Farmacéutico Hospitales. 2012; 199: 5-17

Álvarez Caperochipi J., Higuero Moreno F. Cierres de laparotomía. Editado por Ethicon. M-43411-2000.

Hernández C, Jiménez R, Busto MJ, Zabaleta J, Aguinagalde B, Zulaika N, et al. Manual sobre suturas, ligaduras, nudos y drenajes. Hospital de Donostia, Osakidetza, 2007.

 AUTOEVALUACIÓN

MEDICINA ORAL

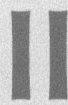

Infecciones maxilofaciales

6

L. Fernández-Figares Conde y E. González Cardero

OBJETIVOS

- Conocer la anatomía orofacial.
- Recordar las infecciones odontogénicas: etiopatogenia, formas clínicas y actitud terapéutica.
- Identificar las principales infecciones orocervicales no odontogénicas.
- Comprender las principales técnicas quirúrgicas de abordaje de los abscesos faciales.

INTRODUCCIÓN

Las infecciones cervicofaciales constituyen, junto a las heridas traumáticas, el principal motivo de consulta en Urgencias del cirujano maxilofacial. Son debidas a las actividades patógenas de microorganismos, incluidos virus, hongos y bacterias. Abarcan una amplia gama de procesos, de diferente naturaleza, etiología y presentación clínica que son potencialmente graves. Pueden ser desde casos simples, que son tratados de forma ambulatoria, hasta entidades de gran morbimortalidad, que precisan un tratamiento intrahospitalario precoz, agresivo y, en algunos casos, ingresos en UCI.

La importancia de este tipo de infecciones radica en que, en determinadas situaciones, pueden suponer un riesgo vital por compromiso de la vía área superior, por producción de toxinas o por diseminación a otras regiones anatómicas, como pueden ser el tórax o sistema nervioso central, entre otras.

A continuación, se presentan las principales infecciones del área maxilofacial, sus características y la actitud terapéutica recomendada en cada uno de los casos.

INFECCIONES ODONTOGÉNICAS

Las infecciones odontogénicas son las que tienen como origen las estructuras que forman el diente y el periodonto, siendo las más frecuentes las del territorio orocervicofacial, que suponen un problema de salud pública por su alta incidencia, representando del 20-25 % de los pacientes atendidos en los servicios de Cirugía Maxilofacial. Se estima que hasta el 90 % de las infecciones de cabeza y cuello son de origen odontogénico.

Estos cuadros afectan principalmente a pacientes entre la tercera y la quinta década de la vida, debido a piezas dentales del tercer o cuarto cuadrante mandibular. Son de etiología polimicrobiana y mixta y, habitualmente, están relacionadas con una mala higiene bucodental y ocurren de manera secundaria a caries, traumatismo o tratamiento endodóntico fallido con la colonización de los conductos radiculares. El proceso infeccioso se presenta normalmente como un proceso localizado y leve, en forma de odontalgia, pericoronaritis o celulitis localizada. En ocasiones, puede presentarse en forma de cuadros graves, desde abscesos cervicofaciales hasta mediastinitis o diseminación hematógena en forma de síndrome de Lemierre.

Bacteriología

La infección odontógena está causada por microorganismos oportunistas que aprovechan una situación de vulnerabilidad o inmunosupresión del paciente, ya sea local (mala higiene bucodental y desnutrición, tabaquismo, desequilibrio del ambiente físico-químico, presencia de alteraciones anatómicas, etc.) o sistémica (edad avanzada, tratamientos antibióticos previos, hospitalización, inmunosupresión, embarazo y otras alteraciones hormonales, factores genéticos, etc.), para reproducirse en la cavidad oral.

Así, en estas condiciones se produce una alteración de las barreras de la cavidad oral en forma de fracturas dentales, caries o enfermedad periodontal, adquiriendo las bacterias un alto grado de patogenicidad. En un primer lugar, las bacterias aerobias consumen el oxígeno tisular, produciendo una disminución del potencial local de óxido-reducción y reproduciendo la celulitis característica; a continuación, las bacterias anaerobias colonizan el lecho y favorecen la progresión de la infección en forma de absceso.

Las bacterias colonizadoras de la cavidad oral varían según las series. En la mayoría de las series sigue predominando *Streptococcus como microorganismo* más prevalente. En función del origen de la infección vamos a encontrar unos microorganismos implicados u otros. La prevalencia de infecciones por anaerobios, como *Prevotella* y *Bacteroides*, es elevada en la mayoría de las series, considerando el aislamiento de *Staphylococcus* y *Bacteroides fragilis* fruto de una contaminación accidental (**Tabla 6-1**).

Etiopatogenia

La causa más frecuente de infección odontogénica es la caries dental. Tras abrir la cámara pulpar intacta, se produce la colonización de los conductos radiculares necróticos, progresando las bacterias anaeróbicas, hacia la región periapical y dando lugar a pulpitis (inflamación en una zona limitada del tejido pulpar), periodontitis apical o abscesos periapicales. Los granulomas periapicales aparecen en caso de que se cronifique el proceso.

Entre las causas periodontales se encuentran la gingivitis (inflamación y enrojecimiento de la encía por acumulación de placa bacteriana) y la periodontitis (gingivitis avanzada con desinserción del epitelio) en relación con estados de malnutrición, hábito tabáquico y mala higiene oral, principalmente. La pericoronaritis (infección aguda localizada del periodonto), en relación con las piezas dentales en erupción, desempeña un papel como factor etiopatogénico, fundamentalmente, con la erupción del tercer molar inferior. Por otra parte, los casos de periimplantitis (reacciones inflamatorias patológicas en el tejido blando y duro que rodea a un implante osteointegrado) cada vez son más frecuentes, dado el gran número de pacientes que portan implantes dentales.

Las causas traumáticas pueden llevar a cabo una alteración del paquete vasculonervioso dentario y la necrosis pulpar asociada. Del mismo modo, las fracturas dentarias conllevan infecciones de repetición. En este aspecto caben destacar las casusas yatrogénicas, ya sean por alteración de algún componente de la estructura dentaria en un procedimiento o del hueso subyacente.

Manifestaciones clínicas

El diagnóstico de la infección odontogénica precisa en primer lugar, de una **anamnesis** rigurosa, que incluya la evolución del proceso, la historia dental, los síntomas y signos presentes y los hábitos del paciente, haciendo énfasis en los signos de gravedad (disnea, disfagia, trismus, etcétera).

Tabla 6-1. Microorganismos implicados en la infección odontogénica

Bacteriología de la cavidad oral

- *Streptococcus mutans*
- *Actinomyces* spp.
- *Lactobacillus* spp.
- *Campylobacter rectus*
- *Prevotella intermedia/oralis/melaninogenica*
- *Streptococcus anginosus*
- *Porphyromonas gingivalis*
- *Bacteroides forsythus*
- *Actinobacillus actinomycetemcomitans*
- *Fusobacterium nucleatum*
- *Peptostreptococcus micros*
- *Porphyromonas gingivalis/endodontalis*
- *Pseudomonas aeruginosa*
- *Staphylococcus* spp.

Junto a la anamnesis debe ir asociada una **exploración física** minuciosa, comenzando por la inspección y palpación cervicofacial, seguida de una exploración detallada de la cavidad oral, centrándonos en el foco dentario de consulta (**Tabla 6-2**).

Los síntomas percibidos por el paciente en la fase aguda de la infección odontogénica varían en función de la fase evolutiva del proceso:

1. En la fase inicial (fase de periodontitis apical aguda o de absceso periapical) existe dolor agudo referido al diente afecto, que aumentará con la percusión y el frío. Las pruebas de vitalidad son negativas y la ortopantomografía (OPG) es anodina, observándose tan solo un ensanchamiento del espacio periodontal.
2. La infección se extiende hacia las corticales, pudiendo perforarlas y dar lugar a la fase de absceso subperióstico. En esta fase, el dolor se exacerba notablemente por la resistencia que ofrece el periostio. El periostio es más resistente a nivel mandibular que en el maxilar superior, razón por la que el dolor es mayor en el primero.
3. Si la infección sobrepasa el periostio, puede pasar a los tejidos circundantes intrabucales, dando lugar al flemón, disminuyendo el dolor de forma considerable y apareciendo los primeros signos inflamatorios en la submucosa bucal.
4. En caso de que el proceso pase a los tejidos extrabucales estaremos ante la fase de celulitis, donde observare-

Tabla 6-2. Formas clínicas en función del área anatómica afectada

Espacios primarios	Espacios secundarios	Extensión local	Formas graves	Diseminación a distancia
Absceso vestibular	Absceso maseterino	Sinusitis odontógena	Angina de Ludwig	SNC:
Absceso palatino	Absceso pterigomandibular	Osteomielitis		• Absceso cerebral
Absceso sublingual	Absceso temporal superficial/profundo	• Aguda supurativa	Fascitis necrotizante	• Meningitis
Absceso nasogeniano/infraorbitario	Absceso para/retrofaríngeo	• Crónica fistulizante		Tromboflebitis:
Absceso geniano		Orbitarias	Mediastinitis	• Seno cavernoso
Absceso submandibular		• Celulitis preseptal		• Vena yugular interna (síndrome de Lemierre)
Absceso parafaríngeo		• Celutitis postseptal		Absceso de la vaina carotídea
				Adenoflemón

mos los signos clásicos de la inflamación: dolor (pulsátil y lancinante), rubor, calor, tumoración (mal delimitada, de consistencia dura o pastosa, borramiento de surcos y pliegues cutáneos) y puede aparecer limitación de apertura oral (trismus) junto con fiebre.

5. Si se produce un exudado purulento tras la fase de flemón o celulitis, el organismo tiende a limitarlo, formando así el absceso.

6. Si la forma abscesificada progresa, estaremos ante una infección complicada, ya sea por diseminación local o a distancia, habitualmente, asociada con algunos de los signos de gravedad (disnea, disfagia o trismus) y que requieren una actitud urgente por parte del cirujano maxilofacial.

Infección odontogénica diseminada

Factores locales que influyen en la diseminación de la infección:

Situación de los alveolos

La diseminación de la infección varía en función de la pieza afectada:

- En el maxilar superior, los procesos infecciosos suelen evolucionar hacia la lámina vestibular, excepto en el incisivo lateral y los procesos dependientes de raíces palatinas de los molares, que lo hacen hacia palatino.
- En la mandíbula se produce la diseminación:
  - Hacia lingual, en los dos últimos molares.
  - Hacia vestibular, en el grupo incisivo canino.
  - Indistintamente, en el primer molar y segundo premolar.

Longitud de las raíces y fibromucosa gingival

Dependiendo de la relación entre la fibromucosa y los ápices dentarios correspondientes, los procesos infecciosos ocuparán el fondo vestibular por encima de la inserción mucosa o por debajo de ella.

Inserciones musculares

Los músculos que se insertan en láminas óseas internas o externas crean espacios y delimitan regiones que explican la topografía y localización de los abscesos o celulitis.

En la cara vestibular del *maxilar superior* se insertan los músculos canino y buccinador; en el paladar, donde solo existe mucosa fibroperióstica, únicamente se originan abscesos subperiósticos.

En la cara vestibular de la *mandíbula* se insertan los músculos cuadrado del labio inferior, borla de la barba, triangular de los labios y buccinador, que originan celulitis mentonianas y submentonianas; en la cara lingual se inserta el milohioideo, que determina celulitis supramilohioidea e inframilohioidea.

Movimientos de la región

Influyen en la difusión del proceso infeccioso; sin embargo, el organismo, como mecanismo de defensa y antiálgico, opone una inmovilidad casi absoluta que dificulta esta extensión, de ahí que uno de los principales signos de gravedad en infecciones diseminadas sea el trismus.

Espacios celulares y planos aponeuróticos

El tejido celular compuesto de tejido conectivo y estructuras neurovasculares está repartido por todas las regiones anatómicas de la cara y el cuello. Tiene una función de relleno y deslizamiento entre fascias y músculos en relación con los huesos, creando espacios o regiones virtuales de difícil delimitación anatómica, que actúan de vector de diseminación de la infección.

Espacios anatómicos

Estos espacios anatómicos se dividen principalmente en espacios superficiales o profundos (**Figuras 6-1 y 6-2**):

Vestíbulo oral. Es la forma de propagación de la infección odontogénica más frecuente en los tejidos blandos. Ocurre cuando la infección erosiona la cortical labial en el vestíbulo oral. La mucosa puede estar tensa y pálida por la presión del pus subyacente. La mayoría de los abscesos en dientes del maxilar superior aparecen inicialmente como abscesos vestibulares. En la mandíbula son, principalmente, dientes incisivos, caninos y premolares los que dan lugar a este tipo de abscesos. Abordaje intraoral.

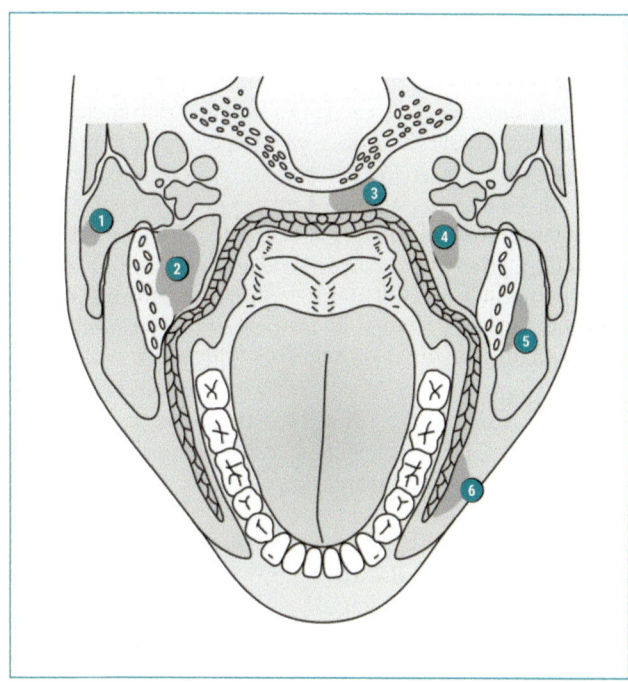

Figura 6-1. Espacios faciales y vías de diseminación. ❶ Espacio vestibular. ❷ Espacio bucal. ❸ Espacio palatino. ❹ Espacio sublingual. ❺ Espacio submandibular. ❻ Seno maxilar.

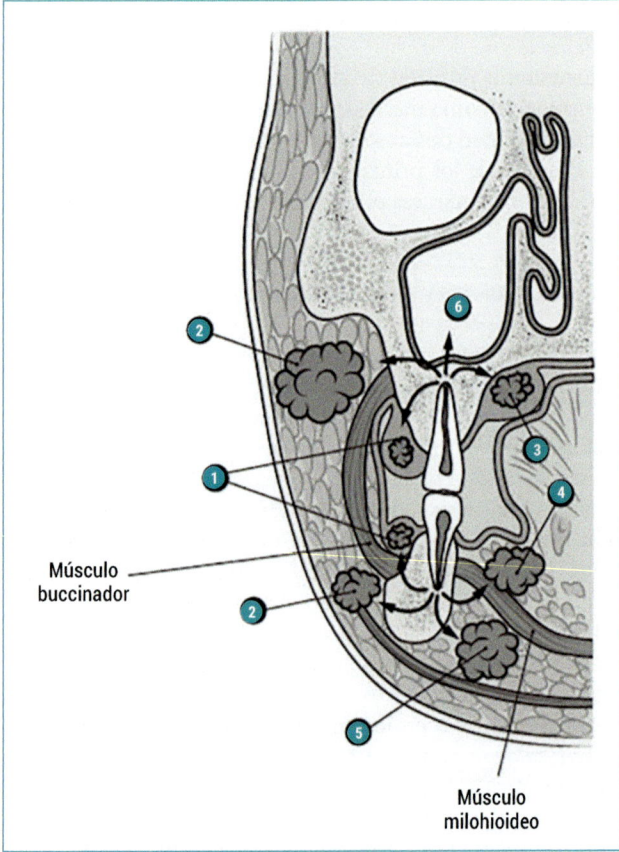

Músculo buccinador

Músculo milohioideo

Figura 6-2. Sección axial. Espacios faciales afectados por infecciones odontogénicas. ❶ Parotídeo. ❷ Pterigomandibular. ❸ Retrofaríngeo. ❹ Parafaríngeo. ❺ Submaseterino. ❻ Buccinador.

Espacio palatino. Se trata de un absceso subperióstico a partir de la infección de los incisivos laterales o raíces palatinas de premolares y molares. Clínicamente, se caracteriza por una tumefacción dura muy dolorosa en la mucosa del paladar en relación con el diente causal. Abordaje intraoral.

Espacio sublingual. Se encuentra limitado por encima por la mucosa del suelo de la boca y por debajo por el músculo milohioideo. La inserción del músculo milohioideo sobre la línea oblicua interna delimita la infección hacia el compartimento supramilohioideo (región sublingual) o bien hacia el inframilohioideo (region suprahioidea o submandibular). La comunicación a nivel posterior con el espacio submaxilar permite que la infección pueda propagarse con facilidad hacia este espacio.

La etiología, habitualmente, son los premolares y molares inferiores, sobre todo, el primer molar inferior, cuyos ápices dentarios se localizan por encima de la inserción del músculo milohioideo. No existe inflamación extraoral, pero si una gran inflamación intraoral del suelo de la boca. Con frecuencia, la inflamación se hace bilateral y la lengua aparece protruida, ocasionando, a veces, disfagia, disnea y trismus. En el caso de afectación del espacio sublingual, el abordaje puede ser intraoral o intra-extraoral, en función de las dimensiones. En el caso de la afectación submandibular (inframilohioidea), el abordaje será extraoral.

Espacio canino o Infraorbitario. Su afectación se debe a la infección del canino del maxilar superior. Se presenta en

forma de tumefacción del espacio nasogeniano, con desaparición del pliegue y un importante edema del labio superior y de la región infraorbitaria. En casos complicados se puede propagar la infección hasta el seno cavernoso por su cercanía con la vena angular.

Espacio geniano. Se encuentra delimitado lateralmente por la piel de la mejilla y medialmente por el músculo buccinador. En su interior se localizan estructuras importantes: vasos faciales, ramas del nervio facial y conducto de Stenon. Su origen puede estar en los molares tanto del maxilar superior como de la mandíbula. La clínica consiste en una inflamación por debajo del arco cigomático y por encima del borde inferior de la mandíbula, en la zona de la mejilla. El área periorbitaria no resulta afectada directamente, pero muchas veces el compromiso del drenaje venoso y linfático ocasiona un edema considerable, dando lugar a la tumefacción nasogeniana característica y al borramiento del surco nasogeniano.

La *celulitis-absceso migratorio de Chompret* se produce cuando la colección originada en la zona del cordal inferior avanza siguiendo la dirección de las fibras del buccinador para detenerse en la zona de los premolares.

Espacio masticador. Espacio masticador superficial: compuesto por el espacio maseterino y el espacio temporal superficial y espacio masticador profundo: compuesto por el espacio pterigomandibular y el espacio temporal profundo. Todos ellos asocian trismus intenso.

Espacio temporal. Espacio dividido en dos por el músculo temporal. El espacio superficial está situado entre la aponeurosis superficial y el músculo temporal. El profundo discurre entre el músculo y el temporal y esfenoides (**Fig. 6-3**). La infección llega desde las fibras inferiores del músculo de inserción en el trígono retromolar (tercer molar inferior). La clínica consiste en una tumefacción limitada por la aponeurosis temporal y el arco cigomático por debajo con intenso dolor por la distensión de la aponeurosis y trismus. Si solo se afecta el espacio temporal profundo, la clínica puede ser anodina y difícil de diagnosticar. Estos espacios, generalmente, se asocian a infecciones graves. Abordaje extraoral, intraoral-extraoral.

Espacio maseterino. Está situado entre los fascículos inferiores del masetero y la rama ascendente mandibular. Su afectación se produce habitualmente a partir de una infección pericoronaria alrededor del tercer molar.

La clínica consiste en una tumefacción en el ángulo y la rama mandibular, que puede alcanzar el arco cigomático y el borde anterior del músculo masetero. Abordaje intraoral/extraoral.

Espacio pterigomandibular. Flemón o *celulitis de Escart.* Espacio limitado entre la rama ascendente mandibular y el músculo pterigoideo interno. Se afecta por pericoronaritis o tratamiento quirúrgico del tercer molar. Clínicamente, puede presentar ligero abultamiento anterior de paladar blando y del pilar amigdalino anterior junto con disfagia y dolor profundo.

Debe establecerse el diagnóstico diferencial con un absceso periamigdalino, en cuyo caso no existe patología dentaria ni trismus. Abordaje intraoral, intra-extraoral.

Espacio submentoniano-submaxilar. Se afecta por la infección de los dientes incisivos inferiores Es un espacio delimitado por la mandíbula, el músculo milohioideo y la aponeurosis cervical superficial. Puede asociarse a una infección en

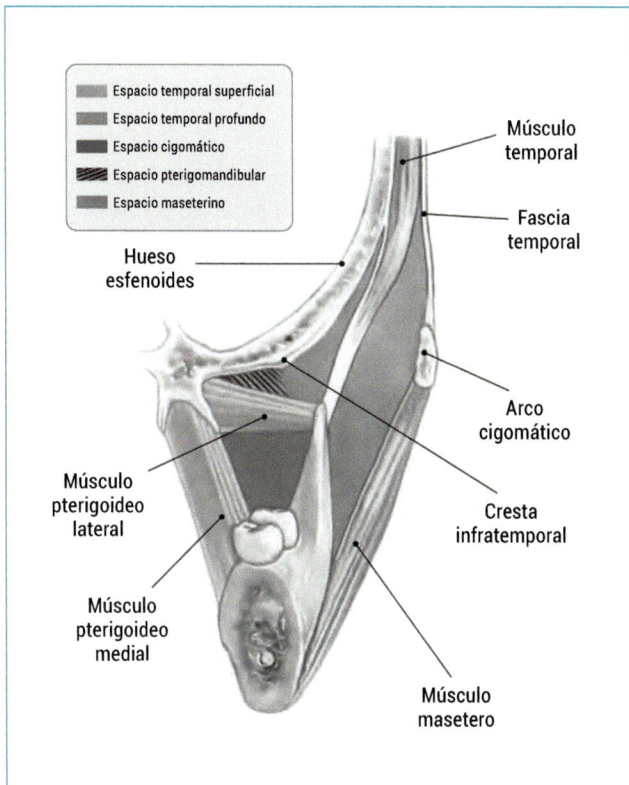

Figura 6-3. Espacio masticador.

el espacio sublingual y de manera bilateral, dando lugar a la angina de Ludwig. La clínica consiste en una tumefacción bajo el borde inferior de la mandíbula, pudiendo llegar hasta el hueso hioides. Abordaje extraoral.

Espacios parafaríngeos. Los espacios más frecuentemente afectados en la propagación cervical de las infecciones odontogénicas son el parafaríngeo y el espacio retrofaríngeo (prevertebral).

Su importancia radica en que constituyen la principal vía de propagación de la infección hacia el mediastino. Su afectación se caracteriza clínicamente por la presencia de intenso dolor e inflamación lateral, deglución dolorosa y trismus intenso, pudiendo aparecer disnea.

Complicaciones locales de la infección odontogénica

Sinusitis odontógena

Las infecciones odontogénicas que afectan a los dientes del maxilar superior, si el ápice del diente se proyecta en el seno maxilar (como ocurre en el caso de alugnos premolares y los molares) pueden producir procesos inflamatorios agudos o crónicos de dicho seno. Otras causas posibles son una osteítis o celulitis vecina de causa dentaria, la evolución de un quiste radicular en la region antral, la inclusión de un tercer molar o de un canino superior, la sobreobturación endodóncica, técnicas incorrectas de cirugía apical o fracturas radiculares durante la exodoncia e irrupción en el seno del fragmento.

Clínicamente, presenta los síntomas y signos habituales de la sinusitis maxilar asociada a la odontalgia en cuestión. Puede

asociar rinorrea, cacosmia subjetiva, cefaleas y fiebre y malestar general.

Para su diagnóstico son útiles las pruebas que nos permitan estudiar el diente etiológico y valorar el estado de los senos paranasales, destacando la OPG, Waters y la tomografía computarizada (TC). La cirugía endoscopia nasosinusal (CENS) es útil en muchas ocasiones como técnica diagnóstico- terapéutica.

El tratamiento es médico (antibióticos y analgésicos) y quirúrgico (técnica de Cadwell-Luc), eliminando la mucosa inflamada, el factor causal, y dejando un drenaje adecuado por vía nasal, que permita el lavado de la cavidad antral.

Osteomielitis

La infección de los huesos maxilares secundaria a una infección odontogénica es un proceso poco frecuente en nuestro medio. Suele asociarse a gérmenes muy patógenos, defectos en la vascularización, tratamientos insuficientes intermitentes o enfermedades sistémicas graves, además de pacientes con una base ósea débil, como ocurre en el caso de las osteonecrosis maxilares.

En el maxilar superior, por su mayor vascularización, son menos frecuentes que en la mandíbula. Existen dos formas clínicas:

- *Osteomielitis aguda supurativa:* es consecuencia de una infección odontogénica. Es menos frecuente que tenga su origen en infecciones extraorales. El paciente suele referir dolor profundo, fiebre, astenia, anorexia y, en ocasiones, náuseas y vómitos. Hay tumefacción de la región afectada, con aflojamiento dentario y cierta sensibilidad a la percusión.
- *Osteomielitis crónica supurativa:* aparece secundariamente a formas agudas no tratadas o resistentes al tratamiento. Se caracteriza por la formación de grandes secuestros y formación de trayectos fistulosos en piel y mucosa con exudado purulento. El paciente sufre episodios recurrentes de exacerbación con fiebre, tumefacción y dolor intenso. En el estudio radiológico se aprecian zonas radiotransparentes junto a los secuestros.

Infecciones orbitarias

Las infecciones odontogénicas que afectan al maxilar superior pueden producir afectación orbitaria por extensión directa, aunque también pueden producirse por vía hematógena. Las infecciones orbitarias pueden clasificarse básicamente en:

- Celulitis preseptal: se localiza con anterioridad al septo orbitario.
- Celulitis postseptal: se localiza posteriormente al septo orbitario y se relaciona con dolor y limitación de la movilidad ocular extrínseca.
- Absceso subperióstico.

El diagnóstico es fundamentalmente clínico y se asocia en ocasiones a pruebas complementarias, como TC o resonancia magnética (RM). Estas nos van a permitir distinguir entre celulitis orbitarias difusas y abscesos localizados que requieran drenaje quirúrgico,

El tratamiento consiste en antibioterapia intravenosa optimizada en caso de sospecha de afectación orbitaria, asociado a drenaje quirúrgico si existen colecciones abscesificadas.

Formas graves de propagación por continuidad

Angina de Ludwig

Es una celulitis difusa grave con comienzo agudo y rápida extensión, que afecta a los espacios submaxilar, sublingual y submentoniano de manera bilateral, produciendo una tumefacción leñosa.

Suele ser de origen dentario, tras una infección del segundo y tercer molar inferior (70-80 %); las raíces de estos dientes se extienden a menudo debajo de la cresta del músculo milohioideo, produciendo una infección periapical que llega al espacio submaxilar y de aquí al espacio submental y sublingual bilateralmente.

La acción de los gérmenes (fundamentalmente, anaerobios) da lugar a una importante necrosis muscular, sin observarse ninguna tendencia a la supuración y si aparece, lo hace tardíamente; además, este fenómeno se produce de forma rápida y sin respetar ninguna barrera anatómica.

Clínicamente, el paciente presenta una afectación del estado general, con una tumefacción suprahioidea bilateral, de consistencia acartonada, dura, no fluctuante y dolorosa al tacto. La boca esta entreabierta y con fetor y, la lengua, en contacto con el paladar, con marcado edema del suelo de boca presentando dificultad en la deglución y en la respiración, con voz gangosa asociada.

La imagen de la TC es característica con imágenes de densidad gas similares a enfisema a nivel submandibular (**Figs. 6-3 y 6-4**).

Fascitis necrotizante

Es una rara infección aguda de los espacios subcutáneos y de las fascias cervicales, que se extiende rápidamente por debajo de la piel, asociada a un cuadro sistémico de sepsis. Suele afectar a pacientes diabéticos e inmunocomprometidos. Los agentes bacterianos causantes del proceso son diferentes subtipos de estreptococos anaerobios del grupo A. La fascitis necrotizante puede ser de origen odontogénico (molares inferiores) por difusión a través de los planos anatómicos, o consecuencia de una lesión cutánea cervicofacial.

Su etiopatogenia consiste en celulitis difusa con piel caliente y eritematosa y poca supuración, rápidamente progresiva a las áreas vecinas, afectando al tejido celular subcutáneo y a la zona músculo-aponeurótica superficial hasta la necrosis de los tejidos afectos.

Es una infección grave, con un papel destacado para los microorganismos anaerobios (sinergia), que exige un tratamiento precoz farmacológico (antibioterápico) y tratamiento quirúrgico de las áreas de necrosis, junto con medidas de

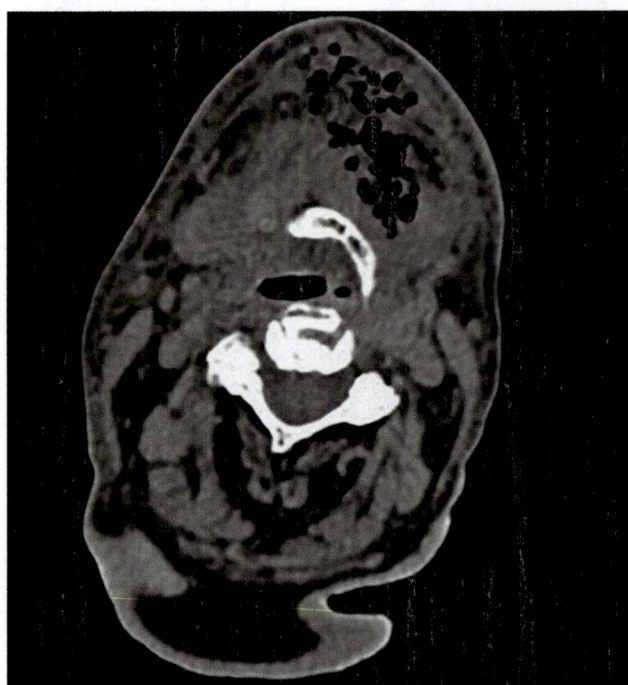

Figura 6-4. Corte axial de imagen TC de angina de Ludwig.

soporte. Puede tener graves complicaciones locales del tipo de abscesos pulmonares, erosiones arteriales, trombosis de la vena yugular interna, neumonía o neuropatías craneales, presentando una mortalidad muy alta.

Mediastinitis

La mediastinitis supurada descendente es una de las complicaciones más graves de la infección odontógena (40 % de mortalidad), entidad que aparece como consecuencia de la diseminación del proceso infeccioso al mediastino a través de los espacios cervicales. Hay que sospecharla en aquellos casos en los que en el transcurso de una infección odontogénica aparece afectación de uno de los espacios cervicales, tumefacción laterocervical por debajo del músculo esternocleidomastoideo, dolorosa a la palpación y que provoca rigidez cervical y torticolis. Se caracteriza por disnea intensa, dolor torácico, principalmente, retroesternal y tos no productiva, además, de mal estado general con fiebre alta con escalofríos y postración extrema:

- La TC cervicotorácica es necesaria para confirmar el diagnóstico y la extensión de la lesión (**Fig. 6-5**).
- Además del drenaje cervicofacial, están indicadas la toracotomía y la mediastinotomía para proceder al drenaje y limpieza de la cavidad mediastínica, así como de la cavidad pericárdica si fuese necesario.

Diseminación a distancia

La infección odontogénica puede propagarse a distancia por vía hematógena, básicamente por la vena yugular interna,

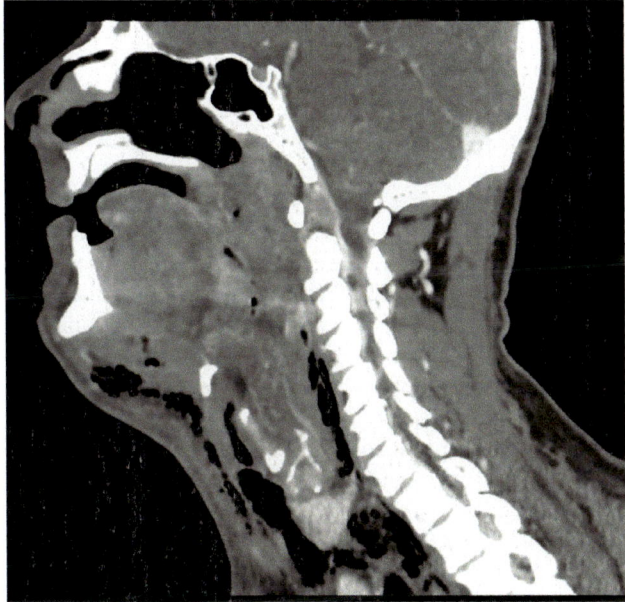

Figura 6-5. Corte sagital de imagen TC de mediastinitis por infección odontogénica diseminada a través de la vaina carotídea, con afectación del espacio submandibular y prevertebral.

siguiendo la dirección del flujo sanguíneo, pudiéndose producir una endocarditis bacteriana, pero también puede seguir una propagación retrógrada hacia los senos cavernosos del cráneo por tromboflebitis de la vena angular y el plexo pterigoideo, generando una tromboflebitis del seno, con las temidas complicaciones neurológicas, como los abscesos cerebrales y la meningitis.

De ahí que las infecciones genianas e infraorbitarias sean las que más frecuentemente dan complicaciones.

Tromboflebitis de seno cavernoso

Es la etapa intermedia entre la tromboflebitis de alguna vena del territorio maxilofacial y el absceso cerebral; se piensa que un 7 % de las tromboflebitis del seno cavernoso son de origen dentario. El síntoma inicial es dolor retroocular (el globo ocular es sensible a la presión), que aparece con los signos típicos de sepsis. Posteriormente, la obstrucción venosa produce edema palpebral, ptosis, lagrimeo, quemosis y hemorragias retinianas. Si el tratamiento no es eficaz y el proceso avanza, se puede objetivar oftalmoplejía, ptosis palpebral, reflejo corneal abolido y midriasis, como consecuencia de la afectación de los pares craneales III, IV, rama oftálmica del V (V1) y VI, además del plexo simpático.

Absceso cerebral

La clínica va a estar en relación con la localización del absceso, pero la sintomatología común deriva de la existencia de hipertensión endocraneal (cefaleas intensas, náuseas y vómitos en escopetazo) y de la irritación cerebral (convulsiones, parestesias, cambios de carácter y conducta, y desorientación temporoespacial).

Meningitis

Aun siendo rara, es la más común de las complicaciones neurológicas de origen en abscesos odontogénicos. Al igual que el absceso cerebral, puede estar originada por una siembra metastásica o por una tromboflebitis cercana. Clínicamente, ocasiona cefaleas intensas, confusión mental, irritabilidad o estupor, fiebre alta con escalofríos, vómitos, siendo característica la comprobación de rigidez de nuca a la exploración física (signo de Brudzinski).

Tromboflebitis séptica de la vena yugular interna (síndrome de Lemierre)

Hallazgo en los estudios de imagen (TC o RM), que puede llevar a cabo diseminaciones a distancia, siendo la más común a nivel cardíaco, en forma de endocarditis bacteriana. Estos pacientes requieren un tratamiento antibiótico intravenoso prolongado.

Adenitis reactiva y adenoflemón

Inflamación de los ganglios cervicales por diseminación linfática de la infección odontogénica, siendo afectados, principalmente, los ganglios del I y II. Para que se produzca esta diseminación linfática debe existir una afectación de la mucosa (pericoronaritis) o del tejido celular vecino (celulitis o absceso), puesto que estas estructuras poseen una red linfática bien desarrollada.

La primera fase clínica se caracteriza por la **adenitis reactiva**, definida por la existencia de una tumoración elástica, dolorosa, móvil, y rodadera sin signos de inflamación ni afectación del estado general. Si persiste el proceso, se produce la **adenitis supurada**, en la que existen signos inflamatorios locales con aumento del volumen de la tumoración, mal delimitada. Si se produce la ruptura de la capsula ganglionar y se afecta el tejido periganglionar, aparece el **adenoflemón**, caracterizado por tumefacción mal delimitada con afectación cutánea, pudiendo formarse abscesos, y aparición de sepsis. El tratamiento consiste en antibioterapia y drenaje de las colecciones abscesificadas.

Pruebas complementarias

En cuanto a las técnicas de imagen destaca la ortopantomografía (OPG) que nos permite una visualización panorámica de los maxilares y los dientes, su relación con las estructuras relevantes, como los senos maxilares y permiten objetivar de manera rápida y precisa información de los dientes sintomáticos: podemos valorar las caries, las fracturas dentarias, las lesiones periapicales, entre otras.

La tomografía computarizada y la resonancia magnética son pruebas complementarias que nos permiten valorar la magnitud de la infección en su profundidad y conocer la etiología en determinados casos, así como objetivar posibles complicaciones. La TC es la más usada tras la OPG; es una técnica rápida que permite valorar con mayor nitidez el tejido óseo y muestra los abscesos en forma de imágenes hipodensas con un realce periférico. Por su parte, la RM es una técnica que requiere mayor tiempo, pero es la más indicada para el estudio de los tejidos blandos.

En caso de colecciones abscesificadas, debemos tomar una muestra para el estudio microbiológico, siempre que sea posible, de cara a optimizar el tratamiento antibiótico en caso de evoluciones tórpidas o asociadas a complicaciones. Estas muestras deben ser tomadas convenientemente mediante aspirado para permitir el estudio de bacterias tanto aerobias como anaerobias (las muestras tomadas a través de torundas únicamente permiten el estudio de gérmenes aerobios).

Tratamiento

El tratamiento de las infecciones odontogénicas depende de varios factores: fase evolutiva, etiología, características del paciente y región anatómica afectada. En cualquiera de los casos vamos a valorar tres pilares fundamentales:

- Tratamiento odontológico (etiológico). Debemos tratar en algún momento del proceso evolutivo la etiología del cuadro.
- Tratamiento médico (antibioterapia). Además de una antibioterapia optimizada y dirigida debemos atender los síntomas y signos del paciente.
- Tratamiento quirúrgico. *"Ubi puus evacuam"*. Va a depender de si el paciente presenta colecciones abscesificadas susceptibles de ser drenadas o no. En caso de existir, estas deben ser drenadas y realizar un seguimiento estrecho de las mismas hasta su resolución.

Tratamiento odontológico. El diente o dientes causantes del cuadro deben ser tratados, en función del estado de este, la lesión que presente y las características del paciente. Como técnicas conservadoras y curativas se puede optar por obturación pulpar mediante endodoncia. En casos de pulpitis o periodontitis apical, la apertura cameral favorece la entrada de oxígeno en el lecho y evita la colonización de gérmenes anaerobios. Ante piezas con granulomas periapicales podemos optar por una cirugía periapical, mediante la cual, una vez los ápices de la pieza en cuestión se encuentren obturados (endodonciados), podemos legrar el foco y realizar una apicectomía y obturación retrógrada. Finalmente, en casos de imposibilidad de tratamiento conservador, ya sea por fracturas apicales o piezas dentales refractarias a tratamiento conservador, optaremos por su exodoncia.

Tratamiento médico

Tratamiento antimicrobiano

El fundamento de este tratamiento es conocer la microbiología de las infecciones odontogénicas para aplicar fármacos que actúen contra los agentes etiológicos. El concepto de tratamiento empírico nace del conocimiento de los principales microorganismos causantes de este tipo de infecciones, de

manera que se pueda pautar el fármaco que cubra las causas más probables del mismo.

Dado que las infecciones odontogénicas son polimicrobianas, debemos utilizar tratamientos que actúen frente a bacterias aerobias y anaerobias y que penetren adecuadamente al territorio a tratar: tejidos blandos, hueso y diente.

En los últimos años, un problema de salud en aumento es la resistencia a los antibióticos, lo que pone de manifiesto la urgente necesidad de la implementación de estrategias por parte de la Organización Mundial de la Salud, enfocadas a reducir la progresión de la resistencia a los antimicrobianos. Así surgen los programas de optimización de antibióticos (PRIOAM) en las distintas áreas sanitarias.

La amoxicilina es una penicilina de amplio espectro, considerada como antibiótico de primera línea en las infecciones dentales. Dado el aumento de las bacterias productoras de betalactamasas se recomienda su uso asociado a un inhibidor de estas: ácido clavulánico, consiguiendo así una excelente actividad ante microorganismos aerobios y anaerobios.

La clindamicina es la principal alternativa a la penicilina, ya que es muy eficaz contra las bacterias anaerobias y penetra bien en el hueso. Sin embargo, se trata de un fármaco hepatotóxico y puede provocar pseudocolitis membranosa. Metronidazol también es un fármaco eficaz contra los microorganismos anaerobios.

En caso de resistencia a los tratamiento habituales, se puede recurrir a las quinolonas, como levofloxacino o moxifloxacino.

Ante casos potencialmente graves, que requieren tratamiento intravenoso e ingreso hospitalario, optaremos por tratamientos combinados que abarquen un amplio espectro bactericida. Entre estos destacan ceftriaxona-clindamicina, piperacilina-tazobactam o meropenem (**Tabla 6-3**).

Tratamiento sintomático

En la mayoría de los procesos infeccioso–inflamatorios se requiere el empleo de analgésicos, antitérmicos y antiinflamatorios no esteroideos para combatir los síntomas del paciente, además de nutrición óptima, hidratación adecuada e higiene oral exhaustiva.

El uso de corticosteroides, sobre todo, en los procesos graves en que se sospecha un compromiso de las vías aéreas altas, debe considerarse en las primeras horas, teniendo en cuenta que puede disminuir la capacidad defensiva del paciente y favorecer así la diseminación de la infección.

Tratamiento quirúrgico

El tratamiento quirúrgico debe realizarse ante situaciones de abscesos maduros o fluctuantes, infecciones en espacios profundos, que puedan afectar a la vía aérea, o en el caso de celulitis anaerobias extensas, en las que el drenaje pueda resolver el cuadro.

En función de la localización y la extensión del absceso, así como de las características del paciente, podremos realizar el procedimiento bajo anestesia local o general (grandes abscesos o afectación de espacios cervicales profundos).

Tabla 6-3. Antibioterapia ante infecciones odontogénicas

Entidad clínica	1ª elección	Alternativa
Pulpitis, gingivitis, pericoronaritis, periodontitis	Amoxicilina 500 mg-1 g cada 8 horas, 7-10 días Si no mejora en 48 h: Amoxicilina/ácido clavulánico 875/125 mg cada 8-12 horas, 7-10 días	Clindamicina 300-450 mg cada 8 horas, 7-10 días Si hay colitis pseudomembranosa asociada a uso previo de clindamicina: azitromicina 500 mg cada 24 horas, 3 días
Absceso periapical, celulitis/absceso odontógeno sin signos de gravedad	Amoxicilina/ácido clavulánico 875/125 mg cada 8-12 horas, 7-10 días ± Metronidazol 500 mg/8 h + drenaje (si hay colecciones)	Clindamicina 300-450 mg cada 8 horas, 7-10 días Si hay colitis pseudomembranosa asociada a uso previo de clindamicina: azitromicina 500 mg cada 24 horas, 3 días
Formas graves (celulitis orbitaria, angina de Ludwig, osteomielitis, etc.)	Ceftriaxona 1 g/24 h + clindamicina 300 mg/6 h o piperacilina/tazobactam (4 g/0,5 g/8 h) i.v. + drenaje (si hay colecciones)	Si padece alergia a betalactámicos: levofloxacino más clindamicina
Si el microorganismo es *Pseudomonas aeruginosa*	Ceftazidima o cefepima	

Por norma, las incisiones deben hacerse teniendo en cuenta las estructuras neurovasculares relevantes, en el punto más declive y fluctuante de la misma y, si es posible, en lugares funcional y estéticamente aceptables (**Figs. 6-6 y 6-7**).

Ante abscesos de grandes dimensiones es conveniente colocar un drenaje para mantener una vía por la que se eliminen los microorganismos y restos necróticos, así como para mantener la oxigenación de la zona. En ocasiones pueden ser necesarios drenajes tipo Taut orocervicales.

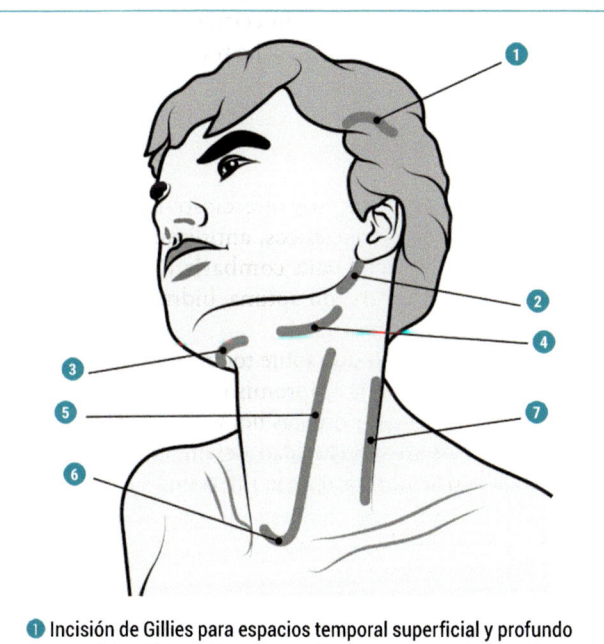

❶ Incisión de Gillies para espacios temporal superficial y profundo y, cigomático. ❷ Incisión retromandibular para espacio parotídeo. ❸ Incisión submentoniana. ❹ Incisión submandibular para espacio bucal, submandibular, pterigomandibular y parafaríngeo. ❺ Incisión esternocleidomastoidea anterior: espacios parafaríngeo, retrofaríngeo y cervicales (pretraqueal, visceral, vaina carotídea, prevertebral). ❻ Extensión supraesternal: mediastino superior. ❼ Incisión esternocleidomastoidea posterior: espacios retrofaríngeo, cervicales profundos (vaina carotídea, prevertebral).

Figura 6-6. Abordajes de drenaje extraorales.

Profilaxis antibiótica

Se considera la administración pre o perioperatoria de un antibiótico para la prevención de una complicación local y/o sistémica, mediante concentraciones antibióticas en sangre que eviten la proliferación y diseminación bacteriana a partir de la puerta de entrada que representa la herida quirúrgica.

La cirugía oral la debemos considerar como una cirugía limpia-contaminada, con un riesgo bajo de infección que aumentará en determinadas situaciones: tiempo quirúrgico prolongado, cirugía traumática, existencia de infección previa, colocación de un cuerpo extraño o trastornos inmunitarios del paciente.

En estos casos se recomienda una profilaxis antibiótica, siendo el fármaco de elección amoxicilina-clavulánico a una dosis doble de la habitual (2 g/125 mg) media hora antes de la intervención. La clindamicina es la principal alternativa en alérgicos (clindamicina 600 mg). En procedimientos largos será necesario repetir la dosis a las 4-6 h postquirúrgicas.

La exposición al antibiótico debe ser lo más corta posible, ya que el periodo efectivo de la antibioterapia profiláctica no excede más allá de 3 h una vez se ha producido la contaminación bacteriana de los tejidos sobre los que se ha trabajado (por lo tanto, la administración continuada de antibióticos en el postoperatorio no tiene sentido si se ha hecho una correcta profilaxis).

Se han de evitar tratamientos profilácticos a largo plazo (después de las primeras 24 h), ya que no proporcionan resultados más favorables y provocan más riesgos y problemas adicionales.

SIALOADENITIS

Las infecciones de las glándulas salivares mayores (sialodenitis) son un motivo frecuente de consulta. Estas infecciones, dadas sus localizaciones, pueden suponer una situación de gravedad y requerir una actuación Urgente por parte del cirujano maxilofacial.

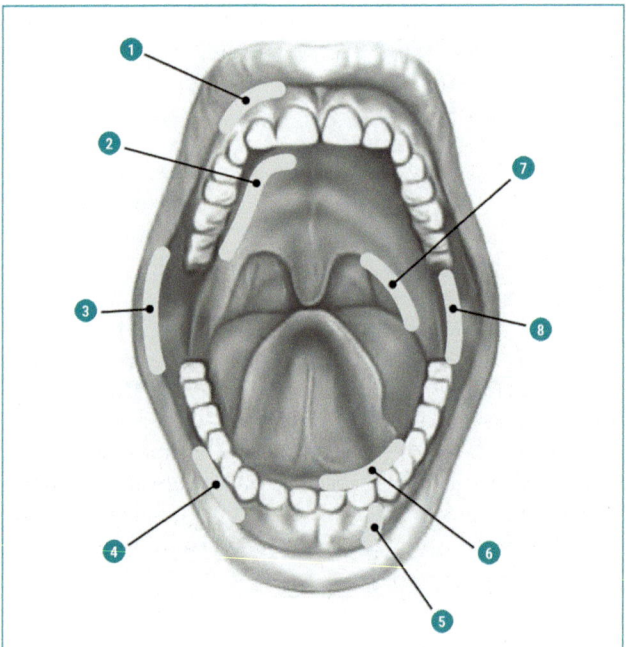

Figura 6-7. Abordajes de drenaje intraorales. ❶ Espacio canino. ❷ Espacio palatino. ❸ Espacio bucal temporal. ❹ Espacio vestibular. ❺ Espacio vestibular anterior –evitando el nervio mentoniano. ❻ Espacio sublingual. ❼ Espacio periamigdalino. ❽ Espacio pterigomandibular, cigomático y parafaríngeo.

Epidemiológicamente, se presentan habitualmente en pacientes que sufren algún grado de deshidratación: ancianos, inmunosuprimidos, en pacientes con deshidratación farmacológica, etc. Aumenta su incidencia en épocas calurosas del año y regiones geográficas con temperaturas elevadas. Sus formas clínicas principales son la parotiditis y la submaxilitis.

La etiopatogenia de la sialoadenitis radica, en torno al 60 % de los casos (varía según las series), en la deshidratación, que conlleva una disminución de la fluidez de la saliva, favoreciendo así un microambiente para la colonización por microorganismos. Otras de las causas más comunes es la presencia de sialolitiasis, que obstruyen los conductos de secretores de las glándulas. Del mismo modo, las variantes anatómicas pueden favorecer este fenómeno. Así, las submaxilitis son más frecuentes debido al trayecto antigravitatorio que presenta el conducto de Wharton hacia la región sublingual.

El diagnóstico de las sialoadenitis es fundamentalmente clínico y se basa en una historia clínica enfocada en las características del paciente y el proceso evolutivo. En la exploración, habitualmente, encontraremos signos de celulitis en la glándula afectada. Es típico de estas infecciones que, al realizar una compresión bimanual en el sentido del conducto secretor objetivo, haya salida de material purulento a través de este. Además, en el caso de sialolitiasis podremos palparlas si se encuentran en una posición distal del conducto.

Debemos valorar en función de la gravedad del caso (presencia de síntomas de alarma, como disnea, disfagia o trismus) la realización de pruebas de imagen para dimensionar la infección. Del mismo modo, en el caso de que la causa sea litiásica, podremos apreciar el cálculo en el trayecto del conducto afectado.

La base del tratamiento de las sialoadenitis es la rehidratación. Es necesario fluidificar la saliva. Además, debemos realizar un tratamiento antibiótico empírico, teniendo en cuenta la infección retrógrada desde la cavidad oral (la 1ª opción es amoxicilina/clavulánico), un tratamiento antiinflamatorio y sintomático. Se recomiendan medidas de higiene oral y cese del hábito tabáquico en los pacientes consumidores.

OTRAS INFECCIONES

A continuación, se presentan las principales infecciones no odontogénicas del territorio maxilofacial. Están causadas por un solo microorganismo y presentan una clínica y tratamiento específico en cada uno de los casos (Tabla 6-4).

Cabe destacar el auge en los últimos años de las infecciones de transmisión sexual (ITS). El incremento de las relaciones sexuales de riesgo en la población, asociadas a prácticas de sexo oral, ha provocado que estas infecciones se manifiesten clínicamente en el territorio orocervical. Entre estas infecciones destacan VIH, VPH, VHS y sífilis, entre otras.

Infecciones fúngicas

Candidiasis

Los miembros del género *Candida* son oportunistas, comensales habituales de la cavidad oral, pero que se vuelven patógenos cuando se altera la inmunidad del huésped. En este género se incluyen varias especies, siendo *C. albicans* la más frecuente. Sin embargo, están apareciendo cada vez más especies resistentes, como *C. glabrata* y *C. krusei*.

Sus principales formas clínicas son:

Tabla 6-4. Infecciones no odontogénicas orocervicofaciales

Infecciones micóticas	Infecciones granulomatosas	Infecciones bacterianas	Infecciones víricas
Candidiasis	Actinomicosis	Estreptocócicas	Herpes Virus
• Muguet	Tuberculosis	• *S. pyogenes*	Coxackie Virus
• Eritematosa	Sífilis	• *S. viridans*	Rubeola (Togavirus)
• Hiperplásica crónica	Linforreticulosis benigna	Estafilocócicas	Paramixovirus:
Mucormicosis		• *S. vureus*	• Sarampión
Aspergilosis			• Paperas
			Virus Papiloma humano

Candidiasis pseudomembranosa aguda (Muguet)

Típicamente, aparecen placas blandas con aspecto blanquecino similar a "requesón" en diversos puntos de la cavidad oral, formando placas confluyentes leucoplásicas que se desprenden fácilmente al raspado, dejando una superficie eritematosa subyacente. El diagnóstico es fundamentalmente clínico y terapéutico.

Candidiasis atrófica (eritematosa)

Esta forma de presentación está aumentando la incidencia en los últimos años. Aparece en pacientes con uso previo de antibióticos, pacientes con prótesis dentales mal ajustadas o inmunodeprimidos. Clínicamente se aprecia la mucosa eritematosa, de color rojo brillante, adelgazada y lisa, afectando, generalmente, al dorso lingual y al paladar duro. Puede producir sensación de quemazón en la zona afectada. El tratamiento se aplica al existir la sospecha empírica con antifúngicos tópicos, y sobre la prótesis en los portadores.

Candidiasis hiperplásica crónica (leucoplasia candidiásica)

Se presenta como placas o pápulas blanquecinas, que, habitualmente, se encuentran en la mucosa yugal, a nivel de la línea oclusal, y menos frecuentemente en el borde lateral y la cara ventral de la lengua. Están formadas por hifas de hongos, hiperplasia epitelial e infiltrado inflamatorio. Se considera que hasta un 15 % puede evolucionar a malignidad, sobre todo, aquellas que se asocian a áreas de eritroplasia (eritroleucoplasia), de modo que se debe biopsiar en caso de no haber respuesta al tratamiento antifúngico.

Otras lesiones asociadas a candidiasis son las queilitis angulares, vulgarmente conocidas como boqueras, caracterizadas por ser eritematosas, fisuradas y producir escozor en las comisuras orales y; la glositis romboidal media, placa atrófica y depapilada con forma elíptica o romboidal que aparece en la región central del dorso lingual.

El tratamiento se realiza con antifúngicos tópicos orales (nistatina 2,5 mL/6-8 h). La mayoría de los cuadros remite en 2 semanas. En casos refractarios o recidivantes puede ser necesario fluconazol oral (200 mg –terapia de choque– y 100 mg/24 h durante 1 semana).

Mucormicosis

Es una grave enfermedad causada por hongos del orden Mucorales. Estos se encuentran en la tierra, en los vegetales en descomposición y en alimentos con abundante azúcar. Afecta, fundamentalmente, a pacientes diabéticos mal controlados o pacientes inmunodeprimidos en el contexto de enfermedades onco-hematológicas.

Las hifas de *Mucor* tienen tendencia a la angioinvasión, provocando la necrosis de los tejidos que afectan.

Las formas clínicas son variadas y la más frecuente es la rinocerebral; hasta un 60 % de las mucormicosis afecta al territorio cervicofacial. En la mucormicosis rinocerebral, la forma de presentación varía desde cuadros simples de sinusitis maxilares, o celulitis orofacial, hasta la formación de placas oronasales (habitualmente, palatinas), afectación intraocular con oftalmoplejía e incluso obnubilación al producirse invasión intracraneal del ápex orbitario.

El diagnóstico se basa en la sospecha clínica de pacientes con factores de riesgo antes mencionados y en la confirmación con la observación directa de hifas en el frotis. Las pruebas de imagen, como TC y RM, pueden ayudar a valorar la progresión de la enfermedad, objetivando la extensión de la celulitis y la erosión ósea del macizo facial.

El tratamiento debe instaurarse ante la simple sospecha y consta de tres pilares: controlar las causas subyacentes modificables, tratamiento médico con antifúngicos, como anfotericina B a altas dosis, y un desbridamiento quirúrgico agresivo temprano (**Fig. 6-8**).

Aspergilosis

La aspergilosis se considera la segunda infección fúngica oportunista más frecuente del territorio maxilofacial. Estos hongos son saprofitos, se reproducen en determinadas condiciones de inmunodeficiencia, afectando desde las vías aéreas y senos paranasales, hasta provocar enfermedades broncopulmonares y diseminadas. En los humanos, las infecciones están producidas, generalmente, por la especie *Aspergillus fumigatus*.

El diagnóstico suele requerir biopsia y cultivo en medios específicos (medio de Sabouraud). Hay cuatro formas clínicas:

- Aspergilosis no invasiva.
- Aspergilosis localmente invasiva.
- Aspergilosis sistémica invasiva o diseminada
- Aspergilosis broncopulmonar alérgica.

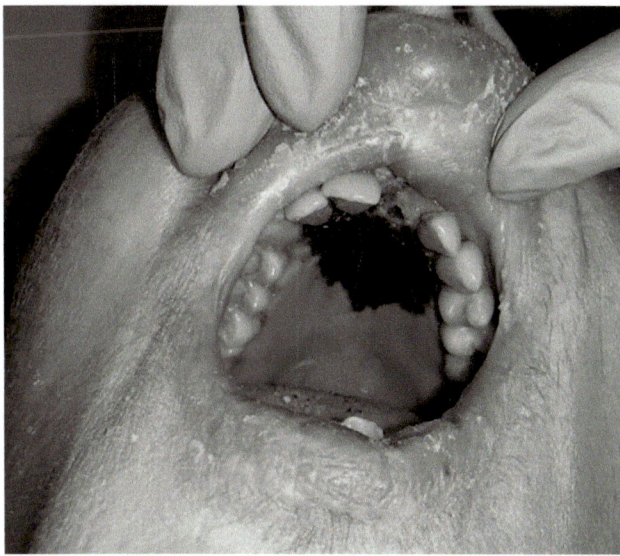

Figura 6-8. Imagen de placa necrótica palatina en paciente con Mucormicosis.

Infecciones granulomatosas crónicas

Las infecciones granulomatosas tienen en común la presencia de un patrón de inflamación crónica que se denomina granuloma. Tienen tendencia a la cronicidad, con poca agresividad inicial, pero con capacidad de destrucción tisular, lo que conlleva la necesidad de tratamiento quirúrgico en alguna fase de su cuidado.

Actinomicosis

Los *Actinomyces* son bacterias grampositivas anaeróbicas y filamentosas, de crecimiento lento, que forman parte de la microbiota oral.

Actinomyces israelii es la forma más frecuente. Se pueden encontrar en las bolsas periodontales, en caries dentales y sobre las superficies mucosas, así como en el tracto respiratorio superior, gastrointestinal y mucosa genital femenina. Estas bacterias se convierten en patógenas si la integridad de la barrera mucosa se ve comprometida, especialmente, en pacientes inmunocomprometidos.

Las infecciones por *Actinomyces* afectan hasta en un 55-60 % de los casos al área cervicofacial. En esta se pueden distinguir dos tipos:

1. Una forma aguda, y con rapidez progresiva, que generalmente aparece tras una extracción dentaria con las características de una infección odontogénica típica.
2. Una forma crónica de evolución lenta, que produce una tumoración dura con múltiples fístulas de meses de evolución, que con el tiempo se convierte en fluctuante y aparecen pequeños abscesos comunicados, fistulizantes y rodeados por tejido de granulación, donde se forma el material purulento que contiene los típicos "gránulos de azufre".

El tratamiento consiste en un tratamiento quirúrgico agresivo en forma de drenaje y fistulectomía, siempre junto a un tratamiento antibiótico óptimo: penicilina a altas dosis durante un tiempo prolongado.

Tuberculosis

La tuberculosis sigue siendo una de las enfermedades infecciosas con gran mortalidad en adultos. Con una incidencia de 139 por 100.000 infecciones de *Mycobacterium tuberculosis* activa a nivel mundial, se estima que 2.000 millones de personas han estado en contacto con el bacilo (un tercio de la población mundial).

Tuberculosis oral

La tuberculosis oral tiene una incidencia en torno al 0,1-5 % de todas las infecciones por tuberculosis. La forma oral se suele presentar como una úlcera necrótica de superficie granular en el dorso lingual o encía, con bordes irregulares y dolorosa, de varias semanas de evolución. Puede ir acompañada de trismo, odinofagia, ronquera y adenopatía cervical. Generalmente, es refractaria al tratamiento antibiótico y con corticoides.

Habitualmente, se asocian con síntomas generales: los más específicos de la tuberculosis activa son tos productiva, dolor torácico y fiebre intermitente.

En cuanto al diagnóstico, es fundamental la sospecha clínica. Una prueba de Mantoux, una radiografía de tórax, un estudio histológico y una historia clínica cuidadosa de los pacientes para identificar un contacto previo, son imprescindibles ante la mínima sospecha de tuberculosis.

El tratamiento general es el habitual para cualquier tipo de tuberculosis, con la asociación de varios agentes antituberculosos, siendo los más usados isoniazida, rifampicina y pirazinamida.

En caso de falta de respuesta al tratamiento, se debe pensar en cáncer coexistente con tuberculosis oral, ya que la incidencia de esta coexistencia es notablemente alta.

Tuberculosis cervical

Es la forma de tuberculosis extrapulmonar más frecuente, sobre todo en mujeres de Asia, India y África. La infección se produce por diseminación linfática a través de la mucosa oral traumatizada o por diseminación de la enfermedad latente pulmonar. En la mayoría de los adultos, la bacteria causante es *Mycobacterium tuberculosis,* que provoca un cuadro sistémico con adenopatías cervicales como una manifestación más de la enfermedad, mientras que en los niños son las micobacterias atípicas (*M. scrofulaceum* y *M. avium intracellulare*) las causantes, originando una primoinfección con entrada por la mucosa oral, conjuntiva, amígdalas o glándulas salivales, con adenopatía regional cervical.

Se presenta como una tumoración cervical móvil, generalmente, dolorosa, que evoluciona de forma lenta. Suele localizarse en las cadenas ganglionares yugulares, supraclaviculares y del triángulo posterior. Durante la evolución es relativamente frecuente la caseificación y la fistulización, sobre todo, en los cuadros producidos por micobacterias atípicas, dando como resultado la escrófula, formada por severas cicatrices retráctiles. Como en la tuberculosis oral, suele acompañarse de febrícula, disminución de peso, sudoración y malestar general.

Igual que en el resto de los cuadros de tuberculosis localizada, para su diagnóstico debe pensarse en ella. En el diagnóstico diferencial deben incluirse la sarcoidosis, adenopatías metastásicas cervicales, micosis, toxoplasmosis, enfermedad por arañazo de gato, etcétera.

En general, como ya hemos comentado en la tuberculosis oral, el diagnóstico de la forma cervical se basa en los hallazgos clínicos, la observación de las micobacterias con tinción de Ziehl-Neelsen, test de Mantoux, cultivo específico y técnicas de biología molecular (reacción en cadena de la polimerasa o RCP).

El tratamiento de la tuberculosis cervical se basa en dos pilares:

- Fármacos antituberculosos, tendiéndose a utilizar ciclos de tratamiento más cortos (6 meses) y utilizando dos o tres fármacos.

- Tratamiento quirúrgico, indicado para el drenaje de abscesos o exéresis de grandes adenopatías.

Sífilis

La sífilis o lúes es una infección crónica sistémica. Es producida por una espiroqueta con apariencia de sacacorchos, *Treponema pallidum*. Se encuentra dentro del grupo de las infecciones de transmisión sexual (ITS).

Clínicamente presenta tres estadios:

- Sífilis primaria. Se caracteriza por el chancro, que es una úlcera redondeada, única, de fondo y bordes duros, rojo-asalmonada e indolora, que aparece en el lugar de la inoculación, aproximadamente, 3 semanas tras el contacto. El chancro se acompaña de una adenopatía que afecta los ganglios linfáticos de los territorios correspondientes, su presencia suele ser muy constante y se inicia 8-10 días después de la aparición del chancro.
- Sífilis secundaria. Se caracteriza por manifestaciones generales y por afectación de piel y mucosas. Intraoralmente aparecen lesiones mucosas que coinciden en el tiempo con la roséola sifilítica, muy contagiosas, porque contienen gran cantidad de treponemas.
- Si no se trata, un tercio de los pacientes entran en fase latente sin evidencia de enfermedad, un tercio sanan espontáneamente y el resto desarrollan la fase terciaria o tardía de la misma.
- Sífilis terciaria. Da lugar a cuadros de neurosífilis, sífilis cardiovascular y gomatosa. En el área maxilofacial se presenta como lesiones gomosas destructivas que afectan al paladar duro o al complejo nasal. Son lesiones que aparecen 3-7 años después de la infección, son elásticas, solitarias, poco dolorosas y con un centro necrótico. La destrucción del tabique nasal, con colapso de los cartílagos nasales, puede dar lugar a la nariz en "silla de montar".

Enfermedad por arañazo de gato (linforreticulosis benigna)

Aparece tras un contacto directo con un gato infectado. Esta producida por *Bartonella henselae*. Consiste en linfadenopatía cervical en el sitio de inoculación, pudiendo evolucionar a la formación de granulomas focales y abscesos; aparece 3 a 50 días tras el contacto. El diagnóstico se sospecha en un individuo joven con historia de contactos con gatos, y requiere confirmación con serología positiva. Se tratan los pacientes con síntomas sistémicos o inmunocomprometidos con azitromicina 10 mg/Kg/día, cada 24 horas, durante 3 días.

Infecciones bacterianas

Infecciones estreptocócicas

Están causadas por **Streptococus pyogenes**, un estreptococo betahemolítico, responsable de faringoamigdalitis y algunas formas de gingivitis y mucositis, y por *S. viridans*, un estreptococo alfa no hemolítico, habitante normal de la cavidad oral y de importancia en la patogenia de la caries dental y la endocarditis bacteriana. Una complicación orofaríngea de la infección estreptocócica es la *escarlatina*, que produce unas lesiones orales características, con la típica palidez circumoral, lengua aframbuesada y petequias orales.

Infecciones estafilocócicas

Son poderosos patógenos, que producen pus y numerosas enfermedades. Se hallan en la superficie cutánea y orofaríngea, y son los causantes de la mayoría de las infecciones agudas tras procedimientos quirúrgicos. La cepa más conocida y más frecuente es **Staphylococcus aureus**. Causa el impetigo, una erupción pustulosa aguda de la piel peribucal, incluyendo en el diagnóstico diferencial el herpes y la estomatitis alergica. *S. aureus* participa frecuentemente en las osteomielitis.

Enfermedades víricas

Grupo herpes virus

La mayoría de las infecciones víricas del territorio oral y maxilofacial están producidas por uno de los miembros de este grupo:

Virus del herpes simple (VHS). La primoinfección es asintomática, excepto en niños, que se presenta en forma de gingivoestomatitis herpética con aftas dolorosas por toda la mucosa oral. Posteriormente, el virus emigra hasta quedar acantonado en el ganglio trigémino, reactivándose ante insolación, fiebre, estrés, etc., lo que da lugar al herpes labial recurrente y, eventualmente, al herpes intraoral recurrente.

Virus varicela zóster (VVZ). La varicela es la primoinfección vírica y el zóster aparece tras la reactivación, en forma de vesículas dolorosas distribuidas por los dermatomas de los nervios periféricos, característicamente unilaterales sin atravesar la línea media. La distribución en las ramas terminales del trigémino y en la lengua es frecuente. En inmunodeprimidos está indicado el tratamiento con aciclovir i.v.

Virus de Epstein-Barr (VEB) y citomegalovirus (CMV). El virus de Epstein-Barr provoca la mononucleosis infecciosa; también se asocia al linfoma de Burkitt y al carcinoma nasofaríngeo. El citomegalovirus produce un cuadro superponible a la mononucleosis, pero con anticuerpos heterófilos negativos. El tratamiento es sintomático.

Grupo Coxackie virus

Son de la familia de los picornavirus:

Herpangina. Lesiones vesiculosas del paladar blando, orofaringe, cavum y amígdalas, que aparecen en niños.

Enfermedad mano-pie-boca. Es similar a la gingivoestomatitis herpética en niños y va acompañada de máculas y pápulas en pies y manos. Es extremadamente contagiosa, pero también es autolimitada.

Grupo paramixovirus

Virus ARN, que se transmiten por la saliva y tienen alta contagiosidad. Originan:

Sarampión. Es la infección vírica más contagiosa de todas, por las gotitas de Pflugge, produciendo un exantema cutáneo característico. En la mucosa oral aparecen las manchas de Koplik, pápulas blancas que son prácticamente patognomónicas; desaparecen con la aparición del exantema. El tratamiento es sintomático.

Paperas (parotiditis epidémica). Habitualmente, se presenta en forma de parotiditis bilateral; la papila del conducto de Stenon puede estar aumentada de tamaño.

Grupo de papilomavirus (VPH)

Se considera una ITS y puede presentarse en forma de papiloma plano, una hiperplasia epitelial papilar focal o, en forma de condiloma acuminado, es decir, son pápulas o placas sésiles con una superficie en empedrado o lesiones papilares pediculadas.

 PUNTOS CLAVE

- Las infecciones odontogénicas son las infecciones más frecuentes del territorio maxilofacial, son de etiología polimicrobiano y requieren un diagnóstico y tratamiento precoz dado su potencial gravedad por afectación de espacios cervicales profundos.
- Es fundamental el conocimiento de los espacios anatómicos oro-cervico-faciales para entender la difusión de las colecciones abscesificadas y planificar su abordaje quirúrgico.
- Las formas graves de presentación como la Angina de Ludwig, la Fascitis Necrotizante y la Mediastinitis requiere de una atención urgente mediante control de vía aérea superior, antibioterapia empírica e intervención quirúrgica agresiva.
- La sialoadenitis son infecciones que se producen en un contexto epidemiológico definido en pacientes deshidratados y su tratamiento se basa en rehidratación abundante controlada, la antibioterapia y, en caso abscesos, valorar drenaje.
- La candidiasis es la infección fúngica más frecuente de la cavidad oral que se relaciona con estados de inmusupresión transitorios y tiene numerosas formas de presentación, siendo la más frecuente la candidiasis pseudomembranosa oral (muguet).
- Existen otras infecciones sistémicas que pueden presentarse clínicamente en área cervicofacial como pueden ser la tuberculosis, actinomicosis y las infecciones de transmisión sexual (ITS).

BIBLIOGRAFÍA

Alonso Fernández-Pacheco J, Mayorga Jiménez F. Técnicas y procedimientos de tratamiento de las infecciones orocervicales. En: López-Cedrún JL, director. Cirugía oral y maxilofacial: atlas de procedimientos y técnicas quirúrgicas. Buenos Aires: Editorial Médica Panamericana, 2017: 47-57.

Abdullah FM, Hatim QY, Oraibi AI, et al. Antimicrobial management of dental infections: Updated review. Medicine. 2024;103(27):e38630.

Bertossi D, Barone A, Iurlaro A, et al. Odontogenic Orofacial Infections. Journal of Craniofacial Surgery. 2017;28(1):197-202.

Cuevas-Gonzalez MV, Mungarro-Cornejo GA, Espinosa-Cristóbal LF, et al. Antimicrobial resistance in odontogenic infections: A protocol for systematic review. Medicine. 2022;101(50):e31345.

Gonçalves L, Lauriti L, Yamamoto MK, et al. Characteristics and Management of Patients Requiring Hospitalization for Treatment of Odontogenic Infections: Journal of Craniofacial Surgery. 2013;24(5):e458-62.

Íñigo Pestaña M, Del Pozo JL. Protocolo terapéutico empírico de las infecciones bucales y faríngeas. Medicine -Programa de Formación Médica Continuada Acreditado. marzo de 2018;12(50):2986-9.

Keswani ES, Venkateshwar G. Odontogenic Maxillofacial Space Infections: A 5-Year Retrospective Review in Navi Mumbai. J Maxillofac Oral Surg. 2019;18(3):345-53. doi:10.1007/s12663-018-1152-x.

Montero Zarrazín J, Solórzano Martin A, Vegas Serrano A. Guía de uso de antimicrobianos en tratamientos ambulatorios - adultos. Servicio Madrileño de Salud, 2023: 33-35.

Mora SJG, Coloma DPM. Estudio retrospectivo sobre la incidencia de las infecciones cérvico-faciales en hospital Pablo Arturo Suárez en el período comprendido entre enero del 2008 y diciembre del 2010. 2008;17.

Obando Santaella I, Roca C, Mendoza Torres L, et al. Guía PRIOAM de Infecciones ORL. Hospital Universitario Virgen del Rocio. 2017. Disponible en: https://www.guiaprioam.com/indice/infecciones-del-área-orl/

Paredes Valencia M. Guía de atención de infecciones odontogénicas [Internet]. Universidad Nacional de Colombia, Facultad de Odontología; 2017. Disponible en: http://www.odontologia.unal.edu.co/docs/habilitacion/Guia_aten_infec_odonto_2017.pdf

 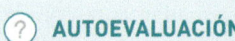 **AUTOEVALUACIÓN**

Necrosis no infecciosas de los maxilares

7

M. Fernández Mayoralas Gómez y E. Torres Carranza

OBJETIVOS

- Estudiar los diferentes tipos de osteonecrosis no infecciosas de los maxilares.
- Recordar los tratamientos físicos o químicos predisponentes para desarrollar esta patología.
- Actualizar el manejo de esta patología: prevención y tratamiento de la enfermedad una vez instaurada.

INTRODUCCIÓN

La osteonecrosis de los maxilares (ONM) se define como la presencia de hueso necrótico expuesto o que puede ser explorado mediante una fístula, mantenido, al menos, 8 semanas. Desde que fuera descrita por primera vez en 2003, la incidencia de esta patología ha ido en aumento sin que se hayan encontrado estrategias clínicas claramente efectivas.

Podemos diferenciar el tipo de osteonecrosis según esté relacionada con medicación (osteonecrosis maxilar asociada a medicamentos, ONMAM) o con radioterapia (osteorradionecrosis maxilar, ORNM). Se consideran dos entidades diferentes, aunque se presentan de forma similar; ambas tienen baja incidencia, pero ejercen un importante impacto en la calidad de vida del paciente por su morbilidad asociada y difícil tratamiento.

Entre las causas de esta patología encontramos las siguientes:

- Radioterapia aplicada en el territorio de cabeza y cuello, que puede producir una osteorradionecrosis maxilar (ORNM).
- Fármacos antirresortivos o agentes modificadores del metabolismo óseo, indicados en el tratamiento de enfermedades con aumento de la resorción ósea (osteoporosis, hipercalcemia maligna, metástasis óseas de tumores sólidos o mieloma múltiple). Ejemplos de estos fármacos son los bifosfonatos y el denosumab.
- Fármacos antiangiogénicos indicados en el tratamiento de neoplasias, como tumores gastrointestinales, carcinomas renales o tumores neuroendocrinos. Estos medicamentos actúan inhibiendo la formación de vasos sanguíneos e interrumpiendo la cascada de señalización que provoca la angiogénesis. Ejemplos de estos fármacos son sunitib o el bevacizumab.

NECROSIS FÍSICA DE LOS MAXILARES

La osteorradionecrosis de los maxilares (ORNM) se considera un efecto adverso grave de la radioterapia aplicada en cabeza y cuello, como tratamiento aislado o combinado para el cáncer en esta región. Se describió por primera vez en 1922 y ha tenido diferentes nomenclaturas, como osteítis por radiación, necrosis avascular del hueso u osteomielitis del hueso radiado.

Gracias a la evolución de las técnicas radioterápicas ha mejorado el control local y la supervivencia de los pacientes con cáncer de cabeza y cuello, y se han minimizado los efectos de la radiación, aunque su incidencia no ha sido completamente eliminada.

Se define la ORNM como la exposición ósea del hueso maxilar durante 3 meses, al menos, en un área previamente radiada y sin evidencia de persistencia o recurrencia tumoral. Puede manifestarse bastante tiempo después de la finalización de la radioterapia.

Epidemiología y factores de riesgo

La prevalencia e incidencia de la ONRM se ha discutido ampliamente en la literatura clásica y se calcula que el 2-15% de los pacientes que reciben radioterapia la padecen. Se estima que, con la llegada de las técnicas más avanzadas de radioterapia y la concienciación de la higiene oral preventiva, ha disminuido la tasa de incidencia en las últimas series en torno al 2-5%.

En la actualidad existen varios hechos consensuados relacionados con la osteorradionecrosis:

- Es rara la aparición de ORNM con dosis de radioterapia menores a 60 Gy.
- Es más frecuente en pacientes mayores de 55 años.

- Es tres veces más frecuente en pacientes dentados que en edéntulos.
- Es más común cuando se utiliza braquiterapia.
- El hueso está en situación de riesgo si ha estado en el volumen de tejido tratado.
- Afecta, más frecuentemente, a la mandíbula (85 %), especialmente, a la rama horizontal, que al maxilar superior (15 %).
- Suele haber con frecuencia un desencadenante traumático (exodoncias o cirugías).
- Puede haber infección secundaria, aunque no se considera una característica intrínseca de la osteorradionecrosis.

Etiopatogenia

La fisiopatología de esta enfermedad parece tener un origen multifactorial, del que aún existen incógnitas. Se han desarrollado diferentes teorías que parecen ser complementarias.

La primera teoría ampliamente aceptada en la patogénesis de la osteorradionecrosis se basa en tres principios: la radiación, los traumatismos y la infección. Esta teoría defiende que la radiación provoca una endarteritis que da lugar a una hipoxia tisular, hipocelularidad e hipovascularización, que, a su vez, ocasionan daño del tejido. provocando heridas crónicas que no curan. Además, la radioterapia reduce la proliferación de la médula ósea, el colágeno, y las células endoteliales y periósticas. Esto conlleva finalmente el desarrollo de osteomielitis radioinducida y osteonecrosis crónica.

Recientemente, se ha desarrollado la teoría de la atrofia fibrosa: el daño vascular se produce por las reacciones de las células endoteliales a la radioterapia, que van desde la apoptosis a cambios fenotípicos permanentes. Estas alteraciones vasculares ayudan a generar una fase inicial prefibrótica. Se produce también un cambio del estroma fibroblástico, como resultado de la desregulación de la proliferación y el metabolismo de los fibroblastos. Esta teoría invita a la utilización de antioxidantes para el tratamiento de la osteorradionecrosis.

Clínica y diagnóstico

La ORNM puede aparecer desde los 3 primeros meses hasta 6 años después de la radioterapia. Puede ser de inicio temprano (< 2 años después de la radioterapia), la cual se cree que está relacionada con dosis de radioterapia superiores a 70 Gy o con el trauma quirúrgico, o de aparición tardía, que se cree que se produce por un trauma en el tejido ya crónicamente hipóxico.

Los hallazgos clínicos de osteorradionecrosis son variados. Se puede presentar de forma paucisintomática o con dolor continuo e intenso, que es el síntoma principal, junto con supuración, trismo, hemorragia y fracturas patológicas, riesgo que se incrementa si en la intervención quirúrgica previa se ha realizado una resección ósea o desperiostización amplia.

Se aconseja realizar pruebas de imagen que ayuden a definir la extensión cualitativa y cuantitativa de la lesión para su diagnóstico inicial y para su seguimiento, pudiendo utilizarse ortopantomografías (OPG), tomografía computarizada (TC) o tomografía computarizada de haz cónico (CBCT). Radiológicamente, se observan imágenes de osteólisis.

Prevención

Previo al tratamiento con radioterapia se recomienda:

- Higiene oral.
- Evitar el consumo de alcohol y tabaco.
- Evitar la malnutrición.
- Tratamiento de piezas dentales en mal estado y de la periodontitis; se recomienda la exodoncia de piezas con mal pronóstico, al menos, 2 o 3 semanas antes del tratamiento con radioterapia.
- Es crucial evitar procedimientos invasivos en la cavidad oral. En caso de que sea necesario, las extracciones dentarias han de realizarse tras los 4 meses posteriores a la finalización de la radioterapia y bajo profilaxis antibiótica.
- Evitar portar prótesis y utilizarlas únicamente para la ingesta alimentaria.
- Aunque no hay consenso en la literatura, parece que el uso perioperatorio de la terapia con oxígeno hiperbárico junto con antibióticos es útil en la prevención de la ORNM.

Tratamiento

Históricamente, el tratamiento de la ORNM se basa en una combinación de medidas conservadoras (antibióticos, desbridamiento y mejora de la vascularización) y la resección quirúrgica (secuestrectomía, ostectomía marginal o segmentaria, con o sin reconstrucción).

En la ORNM ya constituida deben intensificarse las medidas higiénicas, evitar los irritantes locales e instaurar un tratamiento con antibióticos sistémicos de amplio espectro y larga duración y AINE potentes o derivados mórficos, en caso de ser necesario.

Si las medidas conservadoras no han dado resultado o si las lesiones son progresivas y sintomáticas, se debe llevar a cabo un tratamiento quirúrgico, para lo que conviene esperar 3 meses desde la última sesión. Aproximadamente, la mitad de los pacientes requieren, en última instancia, la resección quirúrgica del hueso afectado. En tal caso, todo el hueso desvascularizado debe ser resecado y, en la medida de lo posible, debe intentarse optimizar el aporte sanguíneo a los tejidos. Se ha propuesto que el intervalo de tiempo entre la terminación de la radioterapia y la aparición de osteorradionecrosis ayuda a dictar la agresividad quirúrgica del tratamiento, pero la cantidad de hueso que debe resecarse es una decisión estrictamente clínica y se basa en la presencia de sangrado sano en los bordes del hueso remanente.

La oxigenoterapia hiperbárica (HBOT) es utilizada únicamente con tratamiento adyuvante, teniendo en cuenta la primera teoría de la patogénesis de la osteorradionecrosis (hipoxia, hipocelularidad e hipovascularización). Este aumenta el suministro de oxígeno en el tejido hipóxico, estimulando la proliferación de fibroblastos y la angiogénesis; además, estimula la formación de colágeno, y puede ser bactericida o bacteriostático para muchas especies. En cuanto las contraindicaciones de la HBOT debemos tener en cuenta si existe neoplasia maligna activa, neumotórax sin tratar, neuritis óptica, enfisema e infecciones virales activas.

Otros tratamientos más novedosos son los siguientes:

- Terapia ultrasónica: induce la angiogénesis, el flujo sanguíneo y la cicatrización de úlceras isquémicas. El protocolo propuesto por algunos autores es 1 W/cm^2, 3 mHz,15 minutos al día, 100 sesiones.
- Protocolo PENTO o PENTOCLO (pentoxifilina + tocoferol ± clodronato). Son necesarios más estudios, pero parece ser que este tratamiento combinado puede tener efectos beneficiosos en cuanto a la irrigación sanguínea y curación de las heridas en la osteonecrosis maxilar, dado su efecto antifibrótico y antioxidante.

El uso de colgajos óseos vascularizados es la reconstrucción más efectiva en la ORNM, pero no deja de ser una técnica compleja, dado que los vasos cervicales se encontrarán alterados debido a la radiación y la disección cervical. Además, hemos de recordar que la ORNM puede afectar al tejido óseo remanente tras la intervención, lo que conlleva al fracaso de la reconstrucción. Se recomienda tratamiento profiláctico un mes antes de la reconstrucción: antibiótico (clindamicina o amoxicilina-clavulánico), buena higiene oral, HBOT y protocolo "Pentoclo".

La diferenciación clínica de la recurrencia de cáncer y la osteorradionecrosis puede ser difícil. Un resultado de biopsia no excluye la recurrencia de cáncer en estos pacientes; a veces, el diagnóstico final solo podrá efectuarse después de la secuestrectomía. Una herida crónica sin cicatrizar, a pesar de un rápido tratamiento, debe despertar la sospecha de un nuevo cáncer o una recidiva. Por esta razón, el tratamiento quirúrgico de la osteorradionecrosis de la mandíbula, cuando se requiera, debe ser casi tan radical como la cirugía del tumor.

NECROSIS QUÍMICA DE LOS MAXILARES

Fármacos antirresortivos

Los **bifosfonatos** son fármacos análogos no metabolizados de los pirofostatos endógenos, capaces de fijarse al hueso e inhibir la función de los osteoclastos, reduciendo el recambio óseo y disminuyendo el remodelado activo en los lugares donde existe una reabsorción ósea excesiva. Es decir, son fármacos antirresortivos. Pueden ser administrados de forma oral o intravenosa. Son efectivos en el tratamiento complementario del cáncer para patologías como la hipercalcemia maligna, la compresión medular o las fracturas patológicas asociadas a metástasis óseas en el contexto de tumores sólidos o mieloma múltiple. Aunque estos fármacos no han demostrado mejorar la supervivencia, sí que tienen un beneficio significativo en la calidad de vida de estos pacientes.

Los bifosfonatos también se utilizan como prevención de las fracturas osteoporóticas en pacientes con osteoporosis y osteopenia; de hecho, está demostrado que estos fármacos reducen significativamente el riesgo de fracturas en pacientes con osteoporosis.

Por otro lado, estos fármacos también están indicados en el tratamiento de otras enfermedades metabólicas del hueso, como la enfermedad de Paget o la osteogénesis imperfecta. No obstante, los ensayos clínicos no han demostrado su eficacia en el tratamiento de la displasia fibrosa.

Denosumab es un anticuerpo monoclonal IgG2 anti RANKL, que impide el acoplamiento del RANKL con su receptor RANK. Su mecanismo de acción produce la inhibición de la formación, función y supervivencia de los osteoclastos, lo que provoca, a su vez, una disminución de la resorción ósea. Existes dos presentaciones comerciales:

- Denosumab (Prolia): se administra por vía subcutánea cada 6 meses en pacientes con osteoporosis con alto riesgo de fractura. Reduce significativamente el riesgo de fractura vertebral, no vertebral y de cadera. También está aceptado su uso en el tratamiento de la pérdida ósea asociada con la supresión hormonal en hombres con cáncer de próstata.
- Denosumab (Xgeva): se administra mensualmente y está indicado para la prevención de eventos relacionados con el esqueleto (fractura patológica, radioterapia ósea, compresión de la médula espinal o cirugía ósea) en adultos con metástasis óseas de tumores sólidos.

A diferencia de los bifosfonatos, el denosumab no se une al hueso, por lo que sus efectos sobre la remodelación ósea disminuyen en su mayoría tras los 6 meses posteriores a la interrupción del tratamiento.

Romosozumab es un anticuerpo monoclonal humanizado nuevo también utilizado como prevención de las fracturas osteoporóticas. Se administra de forma subcutánea. Su mecanismo de acción es la unión a la esclerostina, inhibiéndola; aumenta la producción de la matriz ósea por parte de los osteoblastos y el reclutamiento de las células osteoprogenitoras, y, además, provoca cambios en la expresión de los mediadores de los osteoclastos, por lo que reduce la resorción ósea.

En la tabla 7-1 encontramos un resumen de los distintos fármacos descritos en la bibliografía que se han asociado a la ONMAM, su mecanismo de acción y su vía de administración.

Etiopatogenia

La patogénesis de la ONMAM parece ser multifactorial y no está del todo clara hoy en día. Se han propuesto muchas hipótesis para explicar la aparición de la enfermedad en esa localización única: alteración de la vascularización del hueso maxilar, debido al efecto antiangiogénico de los fármacos, alteración del remodelado óseo, toxicidad directa de los bifosfonatos para los tejidos blandos, infecciones debidas a la influencia de estos fármacos sobre las células inmunitarias, con desarrollo de osteomielitis crónica, deficiencia de vitamina D, reducción de la salivación y microtraumatismos mandibulares constantes. Parece ser que los factores genéticos también podrían desempeñar un papel en la fisiopatología de la osteonecrosis maxilar medicamentosa.

Tabla 7-1. Fármacos asociados con el desarrollo de ONMAM, mecanismo de acción y vía de administración

Bifosfonatos	Inhibidores RANKL	Inhibidores de la esclerostina	Antiangiogénicos	Inhibidores mTOR
Ácido zoledrónico (i.v.) Alendronato (v.o.) Ibandronato (v.o. o i.v.) Risedronato (v.o.) Pamidronato (i.v.) Tiludronato (v.o.) Etidronato (v.o.)	Denosumab (s.c.)	Romosozumab (s.c.)	Bevacizumab (i.v) Sunitinib (v.o.) Sorafenib (v.o.) Pazopanib (v.o.) Axitinib (v.o.)	Everolimus (v.o.) Temsirolimus (i.v.)

Definición de caso y diagnóstico

Hemos de distinguir la ONMAM de otras formas osteonecrosis mediante la historia y el examen clínico. Así, se han definido unos criterios para establecer su diagnóstico:

1. Tratamiento actual o previo mediante fármacos antirresortivos en terapia única o en combinación con fármacos inmunomoduladores o antiangiogénicos.
2. Hueso expuesto o que se puede sondar a través de una fístula intra o extraoral en la región maxilofacial durante más de 8 semanas.
3. Ausencia de antecedentes de radioterapia o enfermedad metastásica en los maxilares.

La radiografía panorámica, aunque fácil de usar por su accesibilidad, nos da escasa información en los estadios precoces de la enfermedad; esto hace que la prueba más utilizada sea la TC. Esta nos permite hacer un diagnóstico precoz, establecer los límites de la necrosis ósea y determinar el estadio clínico de la enfermedad, lo que facilitará tratarla de forma correcta. Es frecuente también solicitar cultivos microbiológicos y antibiograma.

La biopsia del hueso expuesto se hará obligatoriamente ante la sospecha de que el origen de la lesión guarde relación con la patología primaria que motivó la utilización de los antirresortivos, especialmente, si se trata de enfermos con antecedentes de mieloma múltiple o si existe sospecha de carcinoma epidermoide oral.

Epidemiología y factores de riesgo

El riesgo global de desarrollar ONMAM en pacientes con osteoporosis es unas 100 veces menor en comparación con los pacientes con cáncer.

La prevalencia de ostonecrosis química en pacientes con dosis altas de bifosfonatos intravenosos alcanza en algunas publicaciones el 0,348 %, pero, en general, se describe por debajo del 0,005 %.

El riesgo global entre los pacientes oncológicos expuestos a ácido zoledrónico (ZA) o denosumab oscila entre el 0,7 y el 6,7 %; este riesgo es 50 a 100 veces superior al de los pacientes con cáncer tratados con placebo (0 a 0,019 %). En cambio, el riesgo de desarrollar osteonecrosis química de los maxilares entre los pacientes osteoporóticos expuestos a bifosfonatos o denosumab orales o incluso parenterales es extremadamente

bajo (0,02 %, aproximadamente). Factores de riesgo que pueden contribuir a esta patología:

- Esta patología es más frecuente en la mandíbula (70 %) que en el maxilar (30 %).
- El riesgo de osteonecrosis aumenta cuanto más frecuentes y altas sean las dosis y cuanto más dure el tratamiento (aumenta el riesgo por encima de los 4 años).
- El riesgo más elevado se da en pacientes con mieloma múltiple que reciben tratamiento intravenoso con ácido zoledrónico.
- Tienen mayor riesgo los pacientes en tratamiento combinado antiangiogénico y antirresortivo. También, los pacientes en tratamiento con corticoides.
- Un factor desencadenante con exposición ósea se encuentra en la mayoría de los casos (alrededor del 60 %), pero no es un factor obligatorio para desarrollar ONMAM, de hecho, aparece de forma espontánea en el 30 % de los pacientes.
- Se han descrito casos de ONMAM tras implantes dentales o en pacientes con antiguos implantes dentales sometidos a carga funcional. Por esto, el tratamiento antirresortivo suele considerarse una contraindicación temporal para los implantes dentales.
- La vía intravenosa entraña más riesgo para el desarrollo de la enfermedad. En cuanto al tiempo medio de aparición es de 5,6 años con bisfosfonatos orales y de en torno a 1 año en los de administración i.v.
- La presencia de una mucosa adelgazada sobre alteraciones anatómicas (torus o línea milohiodea prominente) es un factor de riesgo añadido.
- Otros factores que parecen aumentar el riesgo son: edad avanzada, mala higiene oral, tabaquismo, desnutrición, diabetes y prótesis dental removible.

Prevención

Existen numerosos factores potencialmente modificables para reducir el riesgo de osteonecrosis química de los maxilares, por ejemplo, la realización de procedimientos quirúrgicos de alto riesgo antes de iniciar el tratamiento, el uso de antibióticos y enjuagues bucales antimicrobianos preoperatorios y postoperatorios, el cierre primario de las zonas de extracciones y el mantenimiento de una buena higiene bucal.

Es esencial realizar una atención odontológica coordinada y multidisciplinar para minimizar el riesgo de ONMAM.

Siempre está indicado maximizar la salud general del paciente, como dejar de fumar y optimizar el tratamiento diabético. No obstante, ninguna estrategia individual ni conjunto de estrategias elimina todos los riesgos de desarrollar esta patología.

Estrategias preventivas antes de empezar el tratamiento

En primer lugar, se debe hacer un estudio detallado de la salud bucodental del paciente, identificando posibles focos que incrementen el riesgo de ONMAM. Se debe proceder a la extracción de los dientes de pronóstico incierto, procurando que pasen 15-20 días hasta la primera administración del fármaco, de modo que nos aseguremos la correcta reepitelización del alveolo postextracción y la correcta cicatrización ósea. Del mismo modo, no se recomienda la colocación de implantes antes de la administración i.v. de bisfosfonatos, si no se espera que haya finalizado el período de osteointegración (un mínimo de 3 meses).

En pacientes portadores de prótesis completas o parciales (sobre todo, en las removibles) es importante evaluar y corregir la posible existencia de traumatismos protésicos que puedan dañar la mucosa subyacente. Se deben retirar esas anomalías anatómicas de las que ya hemos hablado, exóstosis óseas o tori, sobre todo, de la zona lingual.

Estrategias preventivas durante el tratamiento en pacientes no oncológicos

Deben realizarse revisiones odontológicas cada 6 meses por su odontólogo de referencia. En general, la cirugía dentoalveolar electiva no está contraindicada en estos pacientes. En cambio, la colocación de implantes continúa siendo motivo de estudio; no existe consenso acerca de si está contraindicada o no. Recomiendan tener en cuenta factores como la duración del tratamiento antirresortivo o el uso de corticoides y sugieren avisar al paciente de la posibilidad de periimplantitis y fracaso del implante.

Actualmente, no existe consenso claro en cuanto a la suspensión del tratamiento antirresortivo en pacientes asintomáticos que van a someterse a una intervención dentoalveolar; la mayoría de las guías recomiendan hacer una valoración del riesgo-beneficio de suspender el tratamiento y trazar una estrategia personalizada con nuestro paciente según el riesgo de padecer una fractura patológica o desarrollar osteonecrosis maxilar.

En los casos de pacientes asintomáticos en tratamiento con fármacos antirresortivos por menos de 4 años es raro que desarrollen osteonecrosis química del maxilar. Hay que tener presente también si presentan factores de riesgo adicionales, como los ya estudiados (pobre higiene oral, edad avanzada, tratamiento con corticoides, diabetes, etc.). En estos casos se puede plantear suspender el tratamiento con bifosfonatos durante 2 meses y realizar entonces la intervención.

Debe tenerse en cuenta la suspensión de Denosumab en pacientes con osteoporosis. Varios estudios han demostrado un efecto rebote en la resorción ósea tras la suspensión de este fármaco, lo que aumenta el riesgo de fracturas vertebrales. La cirugía dentoalveolar prevista puede completarse 3-4 meses después de la última dosis de Denosumab, cuando el nivel de inhibición de los osteoclastos está disminuyendo. Posteriormente, se puede reinstaurar 6-8 semanas después de la cirugía. Esta estrategia reduce al mínimo la duración de la suspensión farmacológica, al tiempo que mantiene un entorno favorable para la cicatrización ósea.

Estrategias preventivas durante el tratamiento en pacientes oncológicos

Se recomienda revisiones por el odontólogo cada 6 meses.

En la medida de lo posible, deben evitarse los procedimientos que impliquen una lesión ósea directa. Si un procedimiento quirúrgico dentoalveolar es inevitable, los pacientes deben ser informados de los riesgos asociados. El beneficio de una pausa en el tratamiento antirresortivo sigue sin demostrarse en este contexto.

Los dientes no restaurables pueden tratarse mediante la extracción de las coronas y el tratamiento endodóntico de las raíces restantes. Los dientes deberán extraerse si es necesario. La colocación de implantes dentales debe evitarse en el paciente oncológico que recibe tratamiento antirresortivo parenteral o medicación antiangiogénica.

Para los pacientes oncológicos con tratamiento con bifosfonatos o antiangiogénicos, excepto Bevacizumab, se recomienda suspender el tratamiento 1 semana antes de la intervención y reanudar tras 4-6 semanas. Los que toman Bevacizumab deben suspender el tratamiento al menos 6-7 semanas antes y reanudarlo 4-6 semanas después.

En cuanto al tratamiento con Denosumab, la estrategia es la misma del grupo anterior.

Marcadores de recambio óseo

Ha habido un cambio en el último consenso de la AAOMF (2022), que defiende que en la actualidad no existe ningún biomarcador validado para la toma de decisiones clínicas, y se requiere investigación y estudios prospectivos antes de que estos marcadores puedan considerarse eficaces para estimar el riesgo de osteonecrosis inducida por fármacos.

Estadiaje

Para establecer un correcto tratamiento, según la evolución de la osteonecrosis, la AAOMS ha desarrollado y propone una división de la enfermedad en 5 estadios:

- **PACIENTE DE RIESGO:** paciente en tratamiento con fármacos antirresortivos.
- **ESTADIO 0:** paciente **sin evidencia de necrosis o exposición ósea**, pero con síntomas o signos inespecíficos de la enfermedad. Predomina el dolor, que puede ser odontógeno, sin una causa dental que lo explique, o un dolor mandibular sordo que se irradia hacia la región temporo-

mandibular. Los signos radiológicos son inespecíficos, como reabsorción alveolar no explicada por enfermedad periodontal, engrosamiento del ligamento periodontal o estrechamiento del canal del nervio dentario inferior.

- **ESTADIO 1: exposición** de hueso necrótico, **asintomática** y sin signos de infección.
- **ESTADIO 2:** exposición de hueso necrótico, en pacientes con **dolor** y signos de **infección**. Podrían incluirse en este estadio los pacientes con proceso doloroso en los maxilares no atribuible a otra causa y con signos radiológicos de osteonecrosis.
- **ESTADIO 3.** Pacientes con exposición del hueso necrótico, con dolor y evidencia de infección con alguna **complicación** asociada: fracturas patológicas, fístulas orales, comunicación oro/nasoantral, o extensión de la necrosis, alcanzando la basal mandibular o el seno maxilar.

Tratamiento

Se debe instaurar un tratamiento, según el estadio de la enfermedad.

1. Paciente de riesgo: control de los factores de riesgo y correcta educación del paciente.
2. Estadio 0: tratamiento conservador de posibles problemas locales (caries o enfermedad periodontal), control sintomático y un control estrecho de las infecciones con tratamiento antibiótico si se precisa.
3. Estadio 1: enjuagues antimicrobianos (por ejemplo, clorhexidina al 0,12 % cada 12 h) y se debe considerar el desbridamiento quirúrgico.
4. Estadio 2: el mismo tratamiento que en el estadio 1, añadiendo antibioterapia oral de manera empírica y antiinflamatorios no esteroideos (AINE) por vía oral. Como primera indicación se debe prescribir amoxicilina/ácido clavulánico o clindamicina en pacientes alérgicos. En algunos casos refractarios, los pacientes pueden requerir la combinación de tratamiento antibiótico, mantenimiento de antibióticos a largo plazo, o incluso un curso de tratamiento con antibióticos i.v.
5. Estadio 3: tratamiento del estadio 2 más, si fuera posible, la eliminación de secuestros óseos bajo anestesia local, incluyendo la extracción de los dientes involu-

crados si lo precisa, siempre con irrigación del lecho quirúrgico con clorhexidina 0,2 % y cierre del defecto con material reabsorbible.

En los casos refractarios al tratamiento se puede plantear cirugía resectiva, siempre lo más conservadora posible con o sin reconstrucción.

Hay poca evidencia en cuanto al uso de terapias complementarias, como el oxígeno hiperbárico o la ozonoterapia. Estudios más amplios y ensayos controlados aún no han demostrado la eficacia de los tratamientos mencionados. Por lo tanto, no están recomendados actualmente.

Otros tratamientos que parecen prometedores pero que están aún por desarrollar son la vitamina E, la pentoxifilina y la teriparatida.

En la tabla 7-2 se presenta un resumen de los distintos estadios de la ONMAM y su tratamiento.

DIFERENCIAS Y SIMILITUDES ENTRE ORNM Y ONMAM

Ambas tienen una incidencia baja. Sin embargo, la incidencia de la ONMAM sigue aumentando, debido a la aplicación de nuevos fármacos, mientras que la de la ORNM disminuye lentamente, gracias a la mejora de las técnicas de radioterapia.

Los pacientes con ONMAM suelen ser significativamente mayores que los de ORNM. La extracción de un diente es el factor desencadenante más frecuente en la ONMAM.

Ambas se localizan con mayor frecuencia en la mandíbula. Sin embargo, la frecuencia de localización maxilar parece ser mayor en la ONMAM que en la ORNM.

Las fracturas patológicas parecen ser más frecuentes en la ORNM. Todos los demás síntomas, factores de riesgo y características clínicas son similares en ambas patologías.

La historia clínica es la herramienta más sensible para obtener un diagnóstico, ya que la historia de exposición a fármacos antirresortivos o radioterapia es un primer dato obligatorio. No existen criterios histológicos que puedan distinguir la ONMAM de la ORNM.

El tratamiento conservador es más frecuente en la ONMAM que en la ORNM y la resección quirúrgica es más frecuente en la ORNM. Esto coincide con los tratamientos recomendados y con el hecho de que se sabe que hay tejidos circundantes más favorables en la ONMAM.

Tabla 7-2. Resumen de los distintos estadios de la ONMAM y su tratamiento específico

Estadio	Descripción	Tratamiento
Paciente de riesgo	En tratamiento antirresortivo	Prevención Educación del paciente
Estadio 0	Sin exposición ósea franca, pero con síntomas y signos Rx inespecíficos	Control de problemas locales
Estadio 1	Exposición ósea sin síntomas sin infección	Clorhexidina oral y legrado
Estadio 2	Exposición ósea con síntomas con infección	Estadio 1 + antibioterapia v.o./i.v.
Estadio 3	Estadio 2 con alguna complicación	Antibioterapia i.v. + cirugía ± tratamiento adyuvante

PUNTOS CLAVE

- Se define la ORNM como la exposición ósea del hueso maxilar por un tiempo de al menos 3 meses en un área previamente radiada y sin evidencia de persistencia o recurrencia tumoral.
- Criterios diagnósticos de ONMAM:
- Tratamiento actual o previo mediante fármacos antirresortivos.
- Hueso expuesto o que se puede sondar a través de una fístula intra o extraoral en la región maxilofacial por persistencia superior a 8 semanas.
- Ausencia de antecedentes de radioterapia o enfermedad metastásica en los maxilares.
- Tanto la ORNM como la ONMAM afectan más frecuentemente a la mandíbula (70 % de la ONMAM y 85 % de la ORNM).
- Para realizar el diagnóstico diferencial con un proceso neoplásico es importante realizar una biopsia del hueso expuesto.
- En la mayoría de los casos, tanto de ORNM como de ONMAM, se encuentra como factor desencadenante una intervención con exposición ósea, aunque no es un factor obligatorio para desarrollarla. Es crucial evitar procedimientos invasivos en la cavidad oral en los pacientes tratados con radioterapia o antirresortivos.
- Factores que aumentan el riesgo de ONMAM: dosis altas y frecuentes; tratamientos prolongados (más de 4 años). Pacientes oncológicos o con mieloma múltiple. Diabetes, mala higiene oral, edad avanza, tratamiento asociado (antiangiogénicos o corticoides).
- Tanto a los pacientes que van a iniciar tratamiento con radioterapia como tratamiento antirresortivo se les recomienda que acudan a su odontólogo y se realicen un tratamiento odontológico preventivo y, posteriormente, un seguimiento periódico.
- Es esencial llevar a cabo un manejo multidisciplinar (odontólogo, médico de familia, cirujano maxilofacial, reumatólogo, oncólogo, radioterapeuta, etc.) para prevenir la ONM, al igual que para un tratamiento adecuado si la enfermedad ya se ha establecido.
- No existe consenso en cuanto a la suspensión del tratamiento antirresortivo en aquellos pacientes asintomáticos que van a someterse a una intervención dentoalveolar. Ha de valorarse de forma personalizada, teniendo en cuenta todos los factores de riesgo.
- El tratamiento de ambas patologías (ONMAM y ORNM) se basa en una combinación de medidas conservadoras (antibióticos, desbridamiento y mejora de la vascularización) y resección quirúrgica (secuestrectomía, ostectomía marginal o segmentaria, con o sin reconstrucción).

BIBLIOGRAFÍA

Campisi G, Mauceri R, Bertoldo F, et al. Medication-Related Osteonecrosis of Jaws (MRONJ) Prevention and Diagnosis: Italian Consensus Update 2020. Int J Environ Res Public Health. 2020 Aug 18;17(16):5998. doi: 10.3390/ijerph17165998. PMID: 32824826; PMCID: PMC7460511.

Chalem M, Medina A, Sarmiento AK, et al. Therapeutic approach and management algorithms in medication-related osteonecrosis of the jaw (MONJ): recommendations of a multidisciplinary group of experts. Arch Osteoporos. 2020 Jul 4;15(1):101. doi: 10.1007/s11657-020-00761-0. PMID: 32623599.

Foncea C, von Bischhoffshausen K, Teuber C, et al. Osteonecrosis of the jaws. Rev. méd. Chile [Internet]. 2020 July; 148(7): 983-91.

Khan AA, Morrison A, Hanley DA, Felsenberg D, McCauley LK, O'Ryan F, Reid IR, Ruggiero SL, Taguchi A, Tetradis S, Watts NB, Brandi ML, Peters E, Guise T, Eastell R, Cheung AM, Morin SN, Masri B, Cooper C, Morgan SL, Obermayer-Pietsch B, Langdahl BL, Al Dabagh R, Davison KS, Kendler DL, Sándor GK, Josse RG, Bhandari M, El Rabbany M, Pierroz DD, Sulimani R, Saunders DP, Brown JP, Compston J; International Task Force on Osteonecrosis of the Jaw. Diagnosis and management of osteonecrosis of the jaw: a systematic review and international consensus. J Bone Miner Res. 2015 Jan;30(1):3-23. doi: 10.1002/jbmr.2405. PMID: 25414052.

Kün-Darbois JD, Fauvel F. Medication-related osteonecrosis and osteoradionecrosis of the jaws: Update and current management. Morphologie. 2021 Jun;105(349):170-87. doi: 10.1016/j.morpho.2020.11.008. Epub 2020 Dec 3. PMID: 33281055.

Magremanne M, Picheca S, Reychler H. Etiologic diagnosis of jaw osteonecrosis, other than bisphosphonate and radiotherapy related osteonecrosis. Rev Stomatol Chir Maxillofac Chir Orale. 2014 Feb;115(1):45-50. doi: 10.1016/j.revsto.2013.12.012. Epub 2014 Jan 21. PMID: 24456913.

Romero-Ruiz MM, Romero-Serrano M, Serrano-González A, et al. Proposal for a preventive protocol for medication-related osteonecrosis of the jaw. Med Oral Patol Oral Cir Bucal. 2021 May 1;26(3):e314-e326. doi: 10.4317/medoral.24197. PMID: 33037798; PMCID: PMC8141321.

Ruggiero SL, Dodson TB, Aghaloo T, et al. American Association of Oral and Maxillofacial Surgeons' Position Paper on Medication-Related Osteonecrosis of the Jaws-2022 Update. J Oral Maxillofac Surg. 2022 May;80(5):920-43. doi: 10.1016/j.joms.2022.02.008. Epub 2022 Feb 21. PMID: 35300956.

Yarom N, Shapiro CL, Peterson DE, et al. Medication-Related Osteonecrosis of the Jaw: MASCC/ISOO/ASCO Clinical Practice Guideline. J Clin Oncol. 2019 Sep 1;37(25):2270-2290. doi: 10.1200/JCO.19.01186. Epub 2019 Jul 22. PMID: 31329513.

 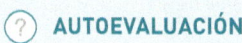 AUTOEVALUACIÓN

Fisiología e histología bucal

8

A. Faura Manresa y A. García Hernández

OBJETIVOS

- Identificar los límites y estructuras de la cavidad oral, además de la estructura histológica y fisiológica de cada uno de sus componentes.
- Conocer las bases de las funciones más complejas (salivación, gusto, masticación y habla), que integran varios sistemas y estructuras.

INTRODUCCIÓN

La cavidad oral constituye un auténtico ecosistema con diferentes componentes que se combinan para permitirnos llevar a cabo funciones complejas de relación interna, como la nutrición, a través de la ingesta del alimento, y de relación externa con otros individuos, mediante el habla. La cavidad oral se extiende desde la unión bermellón-mucosa de los labios hasta los surcos palatofaríngeos. Las estructuras que la componen son: el vestíbulo externo (interior de labios y mejillas), separadas por la cresta alveolar, que es la cavidad bucal propiamente dicha (dientes y encías), el suelo de la boca y la lengua, el paladar duro y blando (formando los repliegues palatoglosos y palatofaríngeos) y las glándulas salivales. Además de los maxilares superior e inferior, que constituyen el soporte del resto.

HISTOLOGÍA Y FISIOLOGÍA CELULAR DE LA CAVIDAD ORAL

Estructuras y funciones básicas

- Función protectora. Separa y protege los tejidos y órganos profundos del ambiente bucal. Defiende a los tejidos blandos de la agresión que supone la masticación.
- Función sensorial. La cavidad oral tiene receptores para el tacto, la temperatura, el dolor y el gusto, así como otros que sirven para iniciar el vómito, la deglución y la fonación.
- Función **secretora**: salivación.

Diente y tejidos de soporte

Diente

La histología del diente se caracteriza por presentar diferentes tipos de tejido mineralizado: la dentina, el esmalte y el cemento:

- **Dentina.** Constituye el tejido base de la estructura del diente y sobre el que se va a asentar el resto. Los **odontoblastos** se encargan de la síntesis y mineralización de la matriz extracelular basada en colágeno. A medida que se va depositando la matriz, los odontoblastos se van desplazando hasta localizarse en la periferia de la cavidad pulpar. Esta localización privilegiada les permite estar cerca del paquete vasculonervioso del diente. Los odontoblastos presentan proyecciones citoplasmáticas, y quedan rodeados por la matriz, formando lo que se conoce como **túbulos de dentina**. Este es un tejido vivo, capaz de regenerarse y responder frente a agresiones, como una caries, colapsando los túbulos de dentina y evitando el avance de esta.
- **Esmalte**. Es el tejido que rodea la dentina en la porción de la corona. Se diferencia del resto de tejidos mineralizados del diente por varios motivos:
  - Es un derivado **ectodérmico**, mientras que el resto son derivados mesenquimales.
  - Es **acelular**. Los **ameloblastos** que lo conforman desaparecen una vez que el diente erupciona. Por tanto, el esmalte **no tiene capacidad de regeneración** una vez que se daña, aunque pequeñas lesiones pueden ser **reparados** mediante la mineralización.
  - Su matriz extracelular **no contiene colágeno**.

El componente mineral es el más abundante en el esmalte. Está formado por **cristales de hidroxiapatita** en forma de hexágonos alargados organizados en cilindros o prismas. La porción orgánica formada por proteínas (principalmente, amelogenina) y agua es muy pequeña.

La **dentina** de la raíz está recubierta por el **cemento**. Las células encargadas de su síntesis son los **cementoblastos**. En la porción más cercana a la corona, los cementoblastos desaparecerán, mientras que en la zona más cercana al ápice permanecerán en forma de **odontocitos**. La función principal de este tejido es servir de anclaje para el ligamento periodontal.

Tejidos de soporte

El diente se localiza dentro del hueso alveolar, al que está sujeto por el **ligamento periodontal**. Este ligamento está formado, prácticamente, por fibras colágenas. Presenta estructuras vasculonerviosas, que permiten la vascularización del alvéolo y actuar como mecano y propioceptor, además de intervenir en la percepción del dolor.

La composición del hueso alveolar es como la de cualquier otro tipo de hueso lamelar. Está formado por la acción de deposición y mineralización de la matriz extracelular de colágeno de los **osteoblastos** y su remodelación por **osteoclastos**.

Mucosa oral

Histológicamente, la mucosa oral está formada por epitelio y tejido conjuntivo (lámina propia), entre los que se encuentra una membrana basal que forma la unión epitelio-conectivo (PAS + al microscopio óptico). Debajo de la mucosa se halla la submucosa, sin *muscularis mucosae* entre ellas, como en el resto del tubo digestivo.

La mucosa es el tejido que reviste la cavidad oral. Se extiende desde la línea de unión de mucosa seca-húmeda de los labios y el interior de las mejillas hasta el surco palatogloso y la "V" lingual.

Está formada por tres capas:

- **Epitelio escamoso estratificado avascular.** Está formado por diferentes capas de **queratinocitos**, nutridos a través de una red de capilares de la lámina propia**,** que maduran y migran hacia la superficie hasta que se desprenden de ella. Además, contiene otras **células no queratinocínicas: melanocitos** (estrato basal, contienen melanina), **células de Merkel** (ejercen una función neuroendocrina, intervienen en la percepción) y **células de Langerhans** (estrato espinoso, células presentadoras de antígenos). El epitelio está compuesto por cuatro estratos:
  - Estrato **córneo**: es la capa más externa, con células planas eosinófilas sin núcleo y tonofibrillas en su citoplasma que se van exfoliando.
  - Estrato **granuloso**: células con gránulos basófilos de queratohialina.
  - Estrato **espinoso**: desmosomas, encargados de la unión epitelial.
  - Estrato **basal**: células menos diferenciadas con capacidad de división.

  En función de la localización y la función de la mucosa, diferenciaremos tres subtipos, según el número de capas del epitelio, la queratinización o no y la presencia de un epitelio especializado:
  - **Mucosa de revestimiento o móvil.** Está formada por epitelio estratificado **no queratinizado**. Se localiza en labios y mejillas, vestíbulo y suelo de la boca, porción ventral de la lengua y paladar blando.
  - **Mucosa masticatoria o alimentaria.** Está formada por epitelio estratificado **queratinizado y compuesto**. Se localiza en zonas afectadas por el estrés de la masticación, encías y paladar duro.
  - **Mucosa especializada.** Dentro de esta categoría se incluyen las **papilas linguales,** de las que hablaremos más adelante. Como se encuentra en una zona afectada por la fricción del alimento, también actúa como **mucosa alimentaria**.

- **Lámina propia.** Es una capa de tejido conectivo (fibroblastos, macrófagos, mastocitos, células inflamatorias y fibras de proteoglicanos, ácido hialurónico y proteínas del suero) que contiene tejido vasculonervioso, como los **corpúsculos de Meissner,** y terminaciones nerviosas autónomas, que regulan la secreción de las glándulas salivales menores. Se divide en dos porciones:
  - **Papilar:** es más superficial y el tejido es laxo.
  - **Reticular**: es más profunda y densa.

- **Submucosa.** Constituida por tejido conectivo denso y contiene las **glándulas salivales menores.** Está ausente en la porción anterior y rafe del paladar, en la encía adherida alveolar. En estas zonas, la mucosa está en contacto directo con el hueso (formando el mucoperiostio). En ella se encuentran otros tejidos, como las glándulas salivales menores, y tejido linfoide.

> NOTA CLÍNICA: la presencia de glándulas sebáceas ectópicas en la submucosa labial y bucal se conoce como condición de Fordyce.

La capa más basal del epitelio se une a la **membrana basal,** que es una capa fina de separación entre el epitelio y el tejido conectivo de la lámina propia. Presenta dos capas, la lámina lúcida (unida mediante hemidesmosomas a la capa basal del epitelio) y la lámina densa (más cercana al tejido conectivo). Permite un íntimo contacto del epitelio con el tejido vasculonervioso y otras estructuras de la lámina propia.

Las **funciones** en las que interviene la mucosa son:

- Protección frente a agresiones químicas y patógenos.
- Lubricación mediante la película de secreción mucosa.
- Sensorial general y específica del sabor.

Lengua

La superficie lingual es capaz de transmitir estímulos táctiles y termoalgésicos y los que permiten el sentido del gusto. Dependiendo de la localización cada estímulo, será transmitido por diferentes vías nerviosas (**Fig. 8-1**).

La unidad básica donde se inicia el estímulo son los **botones gustativos.** Esta estructura se compone de células epiteliales modificadas para la percepción del sabor y de tipo estructural. En el polo apical, las células acaban en forma de microvellosidades (*microvilli*), que contienen en su superficie los receptores a los que se van a unir las sustancias químicas.

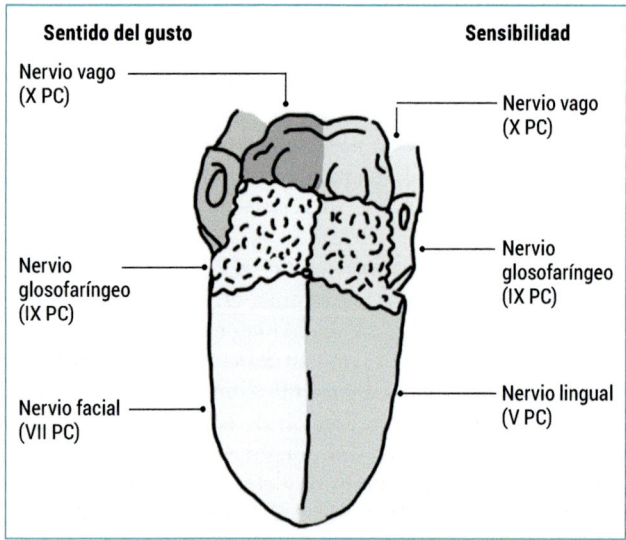

Figura 8-1. Anatomía lingual de la vía gustativa.

El estímulo va a provocar la despolarización celular, mediante la apertura directa de canales de sodio e hidrógeno o mediante segundos mensajeros. En la periferia de los cuerpos celulares se localiza el plexo nervioso encargado de transmitir el estímulo mediante vías de transmisión hasta el córtex cerebral (**Fig. 8-2**).

Los seres humanos somos capaces de percibir cinco sabores diferentes, que, en combinación, definen el sabor de cada alimento: ácido (estimulado por la concentración de H^+), salado (mediado por iones Na^+), dulce (mediado por azúcares y otras sustancias, como glicoles, alcoholes, cetonas y aldehídos), amargo (debido a sustancias de cadena larga que contienen nitrógeno y alcaloides) y *umami* (delicioso, estimulado por el L-glutamato). Cada botón se especializa en un sabor; sin embargo, a altas concentraciones pueden responder a todas las sustancias químicas y transmitir todos los sabores.

Papilas gustativas

Hay cuatro tipos de papilas en el dorso lingual y en tres de ella se localizan los botones gustativos. Este tipo de papilas se conocen como papilas gustativas y son las siguientes (**Fig. 8-3**):

- **Caliciformes (o circunvaladas).** Se localizan en la porción posterior de la lengua, formando la "V" lingual.
- **Fungiformes.** Presentes en los dos tercios anteriores de la lengua.
- **Foliadas.** Ocupan los laterales linguales.

Las papilas circunvaladas y foliadas están rodeadas por surcos sobre los que vierten su secreción las glándulas salivales menores, conocidas como **glándulas de Von Ebner**. De esta manera se retiran las sustancias químicas posadas y se da paso a un nuevo estímulo.

Las papilas **filiformes** no intervienen en el gusto, son las más abundantes, y se encuentran en toda la superficie anterior lingual. Su principal acción es mecánica, de cepillado, y la alteración de su recambio en trastornos digestivos da lugar a la formación de una película grisácea que recubre su superficie, dando lugar a una lengua «saburral».

Además de estas funciones, la lengua, gracias a la movilidad aportada por la musculatura intrínseca y extrínseca que la constituye, interviene en funciones mecánicas. Los dos tercios anteriores permiten la dicción así como la movilidad del alimento para permitir masticarlo y su retirada una vez acabada la alimentación. El tercio posterior, junto con la base lingual (ya perteneciente a la orofaringe), se encargará de la deglución del bolo alimentario.

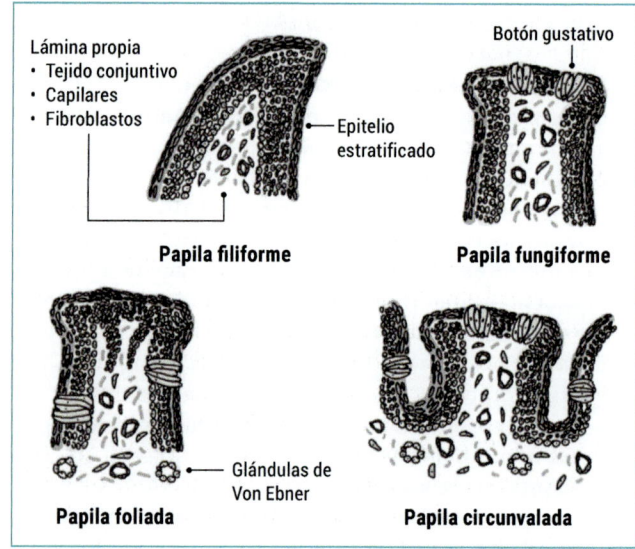

Figura 8-3. Tipos de papilas linguales.

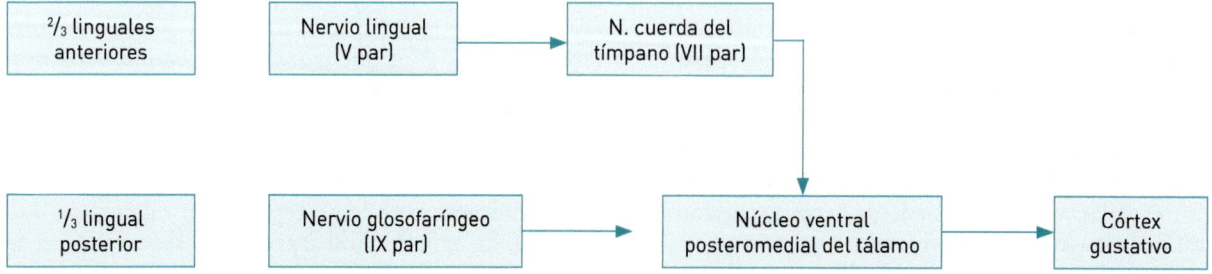

Figura 8-2. Guía gustativa esquemática.

Tejido amigdalar

Las amígdalas constituyen masas de tejido linfoide asociado a mucosa oral. En la cavidad oral entre el surco palatogloso y palatofaríngeo (pilares amigdalinos) se localizan las amígdalas palatinas. Forman parte del **anillo de Waldeyer** junto a las amígdalas linguales (porción posterior y dorsolateral de la lengua), adenoides (nasofaringe) y tejido linfoide asociado a la mucosa de la pared faríngea posterior y paladar blando. Su involución comienza a partir de los 15 años, aproximadamente. Su estructura consiste en tejido linfoide organizado en nódulos linfáticos y rodeado por epitelio mucoso estratificado que forma invaginaciones hacia el tejido linfoide, conocidas como criptas. Entre las criptas amigdalares se encuentran columnas de tejido conjuntivo asociado a células del sistema inmune (mastocitos, células plasmáticas y polimorfonucleares).

Su función es similar a la de un ganglio linfático, constituyendo una estación donde se inicia la respuesta inmune frente a microorganismos patógenos.

Glándulas salivares

Un componente clave en la homeostasis de la cavidad oral es la saliva. En un día producimos entre 1.000 y 1.500 mL de este líquido. Su componente principal es el agua (99 %); el resto lo forman iones, enzimas (ptialina lisozima, etc.), moco, glicoproteínas e inmunoglobulinas (IgA, principalmente).

A lo largo del tracto aerodigestivo encontramos hasta un millar de **glándulas salivales menores**, aunque la mayoría se concentran en la cavidad oral y orofaringe. La zona más frecuente es la unión del paladar blando con el paladar duro. Además, contamos con tres pares de glándulas salivales mayores: **glándulas parótidas, submaxilares y sublinguales**. La producción de saliva depende, principalmente, de las glándulas submaxilares (55-65 %) y parótidas (30 %).

A nivel celular podemos dividir las glándulas en dos partes, el *acino* donde se produce la secreción de la saliva y el *túbulo*, donde se vierte y se modifica la composición iónica de la misma. Los acinos de las células secretoras de **ptialina** (un tipo de α-amilasa) y de las células productoras de **moco** cumplen con dos de las principales funciones de la saliva, la digestión alimentaria y la protección de la mucosa mediante la lubricación. Las glándulas parótidas secretan prácticamente ptialina (**serosas**), mientras que las glándulas submaxilares y sublinguales secretan tanto ptialina como moco (**mixtas**).

El entramado de la vía excretora (desde el acino hasta el final del conducto) está formado por tres tipos de conductos: **intercalares** (presentan células mioepiteliales en su pared), **estriados** y **excretores**.

La saliva **primaria** secretada al túbulo tiene una composición iónica muy similar al plasma, que se irá modificando a su paso por los túbulos glandulares. Se produce una reabsorción de sodio de forma activa y mediante su intercambio con iones de potasio. La reabsorción de sodio es mayor que la secreción de potasio, generando un potencial negativo que se compensa con la reabsorción pasiva de cloro. Además, se produce secreción de bicarbonato, de forma activa y de forma pasiva, al intercambiarse con el cloro. En la saliva **secundaria,** si la comparamos con la primaria, tendremos una menor proporción de sodio y cloro, y mayor de potasio y bicarbonato.

La cavidad oral puede ser el punto de entrada de microorganismos patógenos. La saliva tiene un papel relevante en la defensa inmunológica de nuestro organismo a través de diferentes mecanismos. Es bien conocido que en la saliva hay anticuerpos (IgA). De forma adicional, el ion tiocianato tiene acción bactericida. La presencia de enzimas proteolíticas, como la lisozima y la acción física del flujo de saliva contribuyen a retirar los restos de los microorganismos destruidos.

La secreción salival se regula por varios mecanismos. Se estimula principalmente por la acción del sistema **parasimpático,** activado por el contacto directo del alimento con la mucosa y por la estimulación de las papilas gustativas. Otros estímulos reguladores son el apetito, el olfato y los reflejos originados desde el estómago y el intestino delgado. La información se transmite desde los núcleos de la salivación (superior e inferior) a través de los nervios glosofaríngeo (glándulas parótidas) y facial (glándulas submaxilar y sublingual) (**Fig. 8-4**).

El **sistema simpático**, sin embargo, es más complejo. Si es el único estímulo activo, producirá un aumento de la secreción. No obstante, si hay una salivación excesiva por la **estimulación parasimpática**, el sistema simpático actuará como un freno mediante la constricción de los vasos sanguíneos glandulares.

La propia secreción salival se retroalimenta de forma positiva mediante la secreción de **calicreína**, la cual aumenta la producción de bradicinina, que tiene efecto vasodilatador y, por tanto, aumenta la perfusión sanguínea glandular.

FUNCIONES COMPLEJAS DE LA CAVIDAD ORAL

Ingesta de alimento

En la cavidad oral es donde comienza la ingestión de alimentos, mediante dos procesos básicos (la masticación y la deglución):

- La **masticación** consiste en la combinación de movimientos de apertura, cierre y lateralización mandibular, que

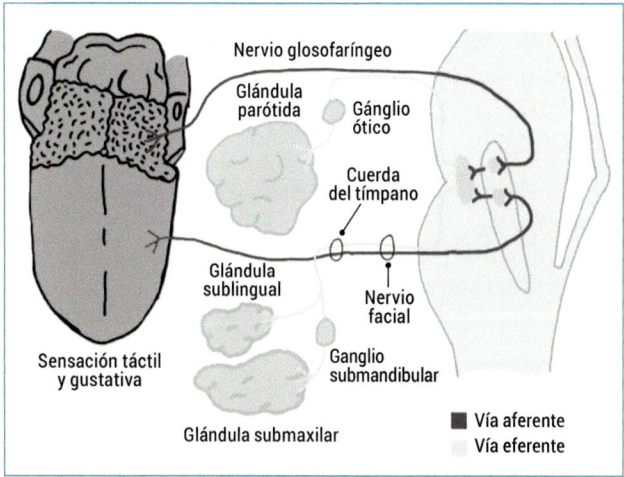

Figura 8-4. Vías de estimulación de la salivación.

permiten la fragmentación del alimento. El inicio de la masticación es un proceso que puede originarse de forma **voluntaria o involuntaria,** al percibir el olor o el sabor de los alimentos o, simplemente, por su mera evocación. Posteriormente, se sucede una combinación de movimientos voluntarios y reflejos. **El reflejo de masticación** se desencadena con la presión que ejerce el bolo alimenticio en el interior de la boca, provocando la relajación de la musculatura que eleva la mandíbula. El consiguiente descenso mandibular estimula la contracción de la musculatura elevadora, provocando, de nuevo, la presión del alimento sobre la mucosa oral y reiniciando el ciclo.

• En la cavidad oral tiene lugar la **primera fase de la deglución**, que es la única que se realiza de forma **voluntaria**. La base de la lengua empuja el bolo alimenticio hacia atrás y hacia arriba, hacia el paladar (intervienen los músculos milohioideo, estilogloso, palatofaríngeo y palatogloso). A partir de este momento, las dos siguientes fases, faríngea y esofágica, son involuntarias. En la **segunda fase (faríngea)**, el bolo pasa a la orofaringe (gracias a la contracción de los periestafilinos y pilares amigdalinos asociados a un conjunto de inhibiciones coordinadas de la respiración) y la musculatura lingual se relaja, permitiendo que descienda a través de la faringe superior, media e hipofaringe hasta llegar al esófago.

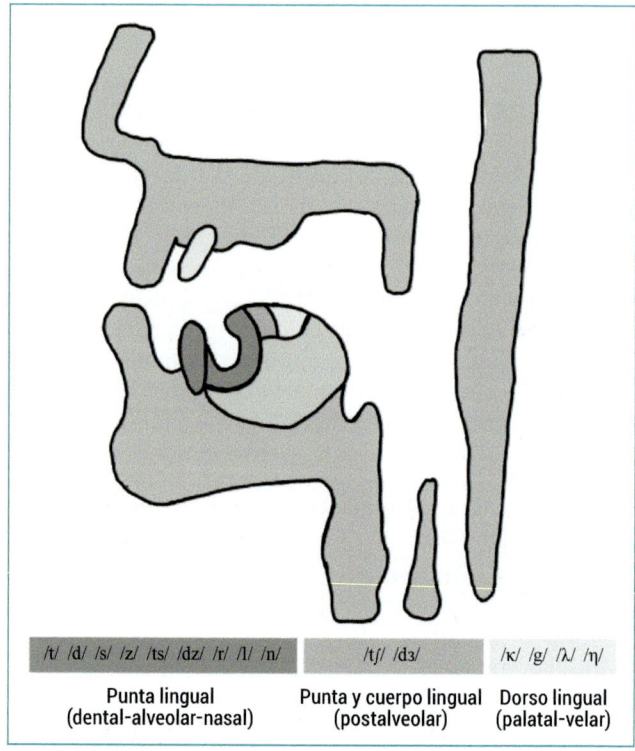

/t/ /d/ /s/ /z/ /ts/ /dz/ /r/ /l/ /n/	/tʃ/ /dʒ/	/κ/ /g/ /ʎ/ /ŋ/
Punta lingual (dental-alveolar-nasal)	**Punta y cuerpo lingual** (postalveolar)	**Dorso lingual** (palatal-velar)

Figura 8-5. Habla y emisión de fonemas en los tercios linguales.

El habla

La generación de sonidos, cuya combinación va a dar lugar al habla y que va a permitir la comunicación verbal y la relación entre diferentes individuos humanos es el producto de la interacción entre varios sistemas funcionales y anatómicos.

Al igual que un instrumento de viento, se requiere de la acción de los pulmones para generar aire en movimiento, que, al pasar por las cuerdas vocales, generará una vibración. En este punto es donde se genera el sonido, cuya frecuencia dependerá de la masa y la tensión en las cuerdas vocales, así como la diferencia de presiones entre la laringe y el sistema respiratorio.

El sonido generado se modificará al pasar el aire por diferentes elementos de resonancia (laringe, faringe, cavidad nasal y cavidad oral) y el paso por los órganos articulatorios o coarticulatorios (dos tercios anteriores linguales, labios, dientes, hueso alveolar, paladar duro, velo del paladar y faringe), generando los diferentes tipos de fonemas (**Fig. 8-5**).

 PUNTOS CLAVE
• La cavidad oral es un sistema complejo, con múltiples componentes y tejidos.
• Esto determina que la patología que asienta sobre la misma sea muy diversa y que el conocimiento de la histología y la fisiología sea la base para llegar a comprenderla.

BIBLIOGRAFÍA

Agni NA, Borle RM. Salivary Gland Pathologies. Jaypee Brothers Medical, 2013: 4-25.
Guyton AC, Hall JE. Tratado de Fisiología Médica. Madrid: Mc Graw-Hill-Interamericana, 2006: 663-7, 781-4, 794-5.
Hall JE, Hall ME. Guyton y Hall. Tratado de Fisiología Médica (12ª ed.) Elsevier, 2014: 645-648, 763-765, 773-776.

Hand AR, Frank ME. Fundamentals of oral histology and physiology (1ª ed.). John Wiley & Son, 2015: 1-5, 63-67,85-105,115-132,165-274.
López Davis A, Martín Granizo López RM. Cirugía Oral y Maxilofacial. Sociedad Española de Cirugía Oral y Maxilofacial (3ª ed.). Madrid: Editorial Médica Panamericana, 2011: 72-76.

 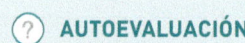

Patología no maligna de la mucosa oral y de la lengua

9

N. Vieira Sebe y F. Almeida Parra
Colaboradora: Á. Bueno de Vicente

OBJETIVOS

• Al finalizar este capítulo, el lector debe ser capaz de identificar las diferentes patologías y lesiones que afectan a la mucosa de la cavidad oral y del dorso lingual, así como de realizar un diagnóstico de presunción de dichas patologías y lesiones e indicar un tratamiento adecuado.

TRASTORNOS CONGÉNITOS Y DEL DESARROLLO

Trastornos del epitelio del dorso de la lengua

Lengua plegada, fisurada o escrotal

• Concepto: anomalía del desarrollo, que aparece en el 3-7 % de la población y se caracteriza por la formación de surcos en el dorso de la lengua.
• Clínica: surcos asintomáticos en el dorso lingual, aunque, en ocasiones, pueden dar clínica por inflamación, debido a la retención de restos alimentarios. Puede aparecer junto a la lengua geográfica o en individuos con retraso mental (47 %) y formar parte de la tríada clásica del síndrome de Melkersson-Rosenthal (macroqueilia + lengua fisurada + parálisis facial).
• Diagnóstico: clínico.
• Tratamiento: no es necesario; es suficiente con retirar los restos de alimentos del dorso.

Lengua vellosa

• Concepto: hipertrofia de las papilas filiformes. Se ha relacionado con el consumo de antibióticos, corticoides y tabaco, y con trastornos gastrointestinales y patologías que conllevan una disminución de los movimientos linguales, que, a su vez, provocan un déficit del recambio fisiológico de las papilas filiformes, pudiendo favorecer el sobrecrecimiento bacteriano.
• Clínica: coloración del dorso lingual, que puede ser blanco, amarillo o negro, dependiendo de distintos factores, como alimentos, tabaco y sobrecrecimiento bacteriano. Puede ser asintomática o causar una sensación urente y halitosis.
• Diagnóstico: clínico.
• Tratamiento: supresión de agente causal y cepillado del dorso lingual.

Hipertrofia de las papilas foliáceas

• Concepto: aumento de tamaño de los agregados de tejido linfoide y papilas foliáceas linguales. Es más frecuente en mujeres en la segunda década de la vida. Está relacionado con infecciones de vías respiratorias altas, inmunosupresión e irritantes locales.
• Clínica: asintomática o escozor.
• Diagnóstico: clínico.
• Tratamiento: no es necesario.

Lesiones maculares

Nevus esponjoso o enfermedad de Cannon

• Concepto: enfermedad autosómica dominante, caracterizada por un desarrollo anormal de la queratinización de las mucosas.
• Clínica: máculas y placas blancas, queratósicas, bilaterales y simétricas en la mucosa oral; sobre todo, en la mucosa yugal. Puede aparecer también en la mucosa genital, digestiva y de la vía aérea. Suelen ser asintomáticas.
• Diagnóstico: clínico e histopatológico.
• Tratamiento: no es necesario.

Queratosis folicular (enfermedad de Darier, enfermedad de Darier-White)

• Concepto: enfermedad autosómica dominante con afectación de piel y mucosas, que se asocia a una mutación del gen *ATP2A2* en el cromosoma 12.
• Clínica: pápulas o placas queratósicas blancas e indoloras en los casos leves y empedrado de la mucosa oral en los casos más graves. Las lesiones suelen ser asintomáticas.
• Diagnóstico: genético.

- Tratamiento: retinoides tópicos, 5-fluorouracilo tópico, inhibidores de la calcineurina, diclofenaco sódico, láser y terapia fotodinámica.

Displasia mucoepitelial hereditaria

- Concepto: enfermedad genética hereditaria asociada a alteraciones en la síntesis de colesterol y ácidos grasos. Los pacientes con esta patología presentan eritema perineal y oral, alopecia no cicatricial, queratosis folicular y queratitis recurrente.
- Clínica: a nivel intraoral se observan placas rojas brillantes en la encía y en la mucosa palatina, con queilitis angular y lengua fisurada. No hay afectación de la dentición.
- Diagnóstico: genético.
- Tratamiento: no existe ningún tratamiento eficaz.

Coristoma epidérmico (Nevus epidérmico)

- Concepto: crecimiento excesivo durante el desarrollo de anejos cutáneos, que, normalmente, no se ven en la cavidad oral.
- Clínica: placas o máculas marrones, normalmente, en la lengua.
- Diagnóstico: histológico.
- Tratamiento: extirpación.

Leucoedema

- Concepto: enfermedad benigna de la mucosa oral de etiología desconocida, caracterizada por el acúmulo intracelular de líquido en el estrato espinoso. En algunas razas (85-95 % de los afroamericanos) no se considera una enfermedad, sino una variante de la normalidad.
- Clínica: la mucosa afectada presenta una coloración blanca grisácea, que, en casos extremos, puede estar agrietada o arrugada. Afecta a la mucosa yugal de forma bilateral y, en ocasiones, a los bordes laterales de la lengua. No asocia síntomas.
- Diagnóstico: clínico.
- Tratamiento: no es necesario.

Lesiones pseudotumorales

Gránulos de Fordyce

- Concepto: presencia de glándulas sebáceas maduras en la mucosa oral. Se observan en la mucosa yugal, labial y bermellón. Al menos, el 80 % de la población adulta padece esta enfermedad.
- Clínica: máculas o pápulas amarillas de 1–3-mm.
- Diagnóstico: clínico.
- Tratamiento: no es necesario.

Coristoma óseo cartilaginoso

- Concepto: crecimiento excesivo durante el desarrollo de tejido óseo y cartilaginoso, que, normalmente, no se ve en la cavidad oral.
- Clínica: nódulo elevado, firme y desplazable, localizado con mayor frecuencia en la superficie ventral de la lengua. También se observan en el suelo de la boca, aunque son raros en otras zonas de la mucosa. A la palpación, son extremadamente duros y suelen confundirse con un sialolito de glándula salival menor.
- Diagnóstico: histológico.
- Tratamiento: extirpación.

Tumor congénito de células granulares (épulis congénito de células granulares)

- Concepto: tumor mesenquimal de origen desconocido, presente en recién nacidos y con predilección por el sexo femenino.
- Clínica: masa rosada pediculada en la mucosa de la cresta alveolar. Es más frecuente en la línea media del maxilar superior.
- Diagnóstico: histológico.
- Tratamiento: extirpación.

Fibromatosis gingival hereditaria

- Concepto: enfermedad hereditaria, caracterizada por hiperplasia gingival de la encía que aparece durante la primera década de la vida, coincidiendo con la erupción de la dentición permanente. En la forma autosómica dominante puede asociarse con hipertricosis, deformidades craneofaciales, epilepsia y retraso mental.
- Clínica: crecimiento excesivo difuso de tejido gingival denso en el maxilar inferior y/o superior, que, a menudo, impide la erupción de los dientes.
- Diagnóstico: clínico y genético.
- Tratamiento: la gingivectomía mejora la apariencia estética, pero las recidivas son frecuentes.

Tiroides lingual

- Concepto: anomalía del desarrollo, caracterizada por la presencia de tejido tiroideo ectópico.
- Clínica: masa submucosa de tejido tiroideo accesorio, situado en la parte posterior y media de la lengua (agujero ciego), que puede causar disfagia, disfonía, disnea y sensación de tirantez local. La clínica aparece en la pubertad y es más frecuente en mujeres.
- Diagnóstico: histológico. En los cortes histológicos se observa tejido tiroideo maduro.
- Tratamiento: extirpación previa determinación de una glándula tiroidea normofuncionante a nivel cervical.

Hamartoma leiomiomatoso

- Concepto: malformación del desarrollo del músculo liso.
- Clínica: masa polipoide blanda e indolora, localizada en la lengua y en la mucosa maxilar anterior/palatina, en la zona del agujero nasopalatino.
- Diagnóstico: histológico.
- Tratamiento: extirpación.

Linfangioma de la cresta alveolar en el neonato

- Concepto: lesión de etiología desconocida de estirpe linfática.
- Clínica: son vesículas llenas de linfa, de coloración azulada, de 3 a 4 mm, localizadas en la parte posterior de la cresta alveolar. Afectan a lactantes de raza negra.
- Diagnóstico: clínico.
- Tratamiento: no es necesario, ya que las vesículas regresan solas a los 6 meses de edad.

Papila retrocanina

- Concepto: tejido fibrovascular que recubre el agujero óseo de un vaso sanguíneo nutricio, análogo de la papila incisiva.
- Clínica: pápula de 2-4 mm, localizada en posición lingual respecto a los caninos del maxilar inferior y, frecuentemente, de forma bilateral.
- Diagnóstico: clínico.
- Tratamiento: no es necesario.

Quiste de la papila incisiva

- Concepto: lesión quística localizada en la papila interincisal palatina, derivada del epitelio del conducto nasopalatino.
- Clínica: lesión quística de la papila interincisal palatina < 1 cm y sin afectación del hueso adyacente.
- Diagnóstico: clínico e histopatológico.
- Tratamiento: extirpación.

Quiste linfoepitelial benigno (quiste linfoepitelial oral)

- Concepto: quiste con múltiples acúmulos de linfocitos, que se desarrolla de restos embrionarios del epitelio superficial o a partir de conductos salivales menores.
- Clínica: nódulo amarillento < 1 cm, localizado, sobre todo, en la parte posterolateral de la lengua y parte anterior del suelo de la boca. Es más común en la 4ª década de la vida y en mujeres.
- Diagnóstico: histopatológico.
- Tratamiento: escisión.

Quiste del conducto tirogloso

- Concepto: lesión derivada de restos embrionarios del conducto tirogloso. Se extiende desde el agujero ciego hasta la glándula tiroides (el 70-80 %, por debajo del hioides).

- Clínica: masa móvil e indolora, situada en la línea media cervical, próxima al hueso hioides. Generalmente, se mueve cranealmente durante la deglución o la protrusión lingual, debido a su estrecha relación anatómica con el hueso hioides.
- Diagnóstico: clínico e histológico.
- Tratamiento: extirpación quirúrgica completa, ya que recidivan. Se recomienda la extirpación de la porción central del hueso hioides y los residuos del conducto tirogloso asociados.

Quiste epidermoide y dermoide

- Concepto: forma simple de teratoma quístico, derivado del epitelio germinativo de la línea de fusión del primer y segundo arco. A diferencia del quiste epidermoide, el quiste dermoide contiene estructuras anexiales (folículos pilosos, glándulas sebáceas o estructuras ecrinas).
- Clínica: masa amarillenta, localizada en la línea media del cuello, o, más frecuentemente, en la parte anterior del suelo de la boca. Si eleva la base de la lengua, puede interferir en la alimentación y el lenguaje. Si se desarrolla por debajo del músculo milohioideo, se presenta como una tumefacción submentoniana.
- Diagnóstico: clínico e histológico.
- Tratamiento: extirpación. No suele recidivar.

Quiste gastrointestinal heterotópico en la cavidad oral

- Concepto: lesión con origen intestinal embrionario.
- Clínica: se presentan como masas localizadas en la cara ventral de la lengua y en el suelo de la boca de niños o lactantes.
- Tratamiento: extirpación.

Quiste palatino y gingival del neonato (nódulos de Bohn o perlas de Epstein, quistes de la lámina dental del recién nacido)

- Concepto: quiste gingival presente en el 10 al 70 % de los neonatos, aproximadamente. Los quistes palatinos son más frecuentes que los quistes gingivales. Los quistes gingivales son más frecuentes en la mucosa maxilar.
- Clínica: pápulas blandas y amarillentas, que aparecen en la línea media de la mucosa palatina, la unión del paladar blando y duro o la encía.
- Diagnóstico: clínico.
- Tratamiento: no es necesario, desaparecen solos.

LESIONES REACTIVAS

Hiperqueratosis

- Concepto: capa de estrato córneo excesivamente engrosada, constituida por ortoqueratina (queratina sin núcleos)

y paraqueratina (queratina con núcleos). Diversos estímulos, como una prótesis mal ajustada o el consumo de tabaco, producirán una queratinización del epitelio no queratinizado y formación adicional de queratina en el epitelio queratinizado (**Fig. 9-1**).
- Clínica: placas leucoplásicas rugosas y estriadas.
- Diagnóstico: histológico.
- Tratamiento: eliminación del agente etiológico y/o extirpación.

Queratosis benigna de la cresta alveolar

- Concepto: lesiones en la mucosa queratinizada, derivadas de la fricción crónica con alimentos y piezas dentales. No tienen potencial maligno.
- Clínica: placas rugosas localizadas en la cresta alveolar, sobre todo, en la mucosa queratinizada del trígono retromolar y, frecuentemente, bilaterales.
- Diagnóstico: clínico e histológico.
- Tratamiento: no es necesario.

Glositis migratoria benigna

- Concepto: enfermedad de la mucosa del dorso lingual, caracterizada por la aparición de placas eritematosas que cambian de forma a diario. Es de causa desconocida, aunque muchos autores creen que la irritación crónica es un factor coadyuvante.
- Clínica: placas eritematosas, múltiples, hipersensibles e irregulares en la lengua. El aspecto típico de la lesión es una zona atrófica central con pérdida de las papilas filiformes. Se observa en pacientes de todas las edades.

- Diagnóstico: clínico.
- Tratamiento: no es necesario.

Glositis romboidal media

- Concepto: enfermedad de la mucosa del dorso lingual, caracterizada por la aparición de una placa redondeada en el tercio posterior. Su etiología es desconocida. La hipótesis más aceptada es que es secundaria a una infección crónica por *Candida*, aunque también puede estar relacionada con una irritación crónica (tabaco, traumatismo, etc.).
- Clínica: placa asintomática (habitualmente), de forma redondeada o romboidea, de coloración rojiza, debido a la atrofia o ausencia de papilas filiformes y de límites definidos. Se ubica en la línea media, en la cara dorsal de la lengua, justo delante de las papilas circunvaladas (**Fig. 9-2**).
- Diagnóstico: clínico y microbiológico.
- Tratamiento: tratamiento de la infección por *Candida*, si la hubiera, y eliminación de irritantes.

Estomatitis nicotínica

- Concepto: hiperplasia epitelial de la mucosa que afecta a fumadores crónicos de pipa.
- Clínica: hiperqueratosis con múltiples nódulos en paladar duro y mucosa yugal. Es dudosa su predisposición a la malignidad.
- Diagnóstico: clínico.
- Tratamiento: se resuelve al cesar el consumo de tabaco.

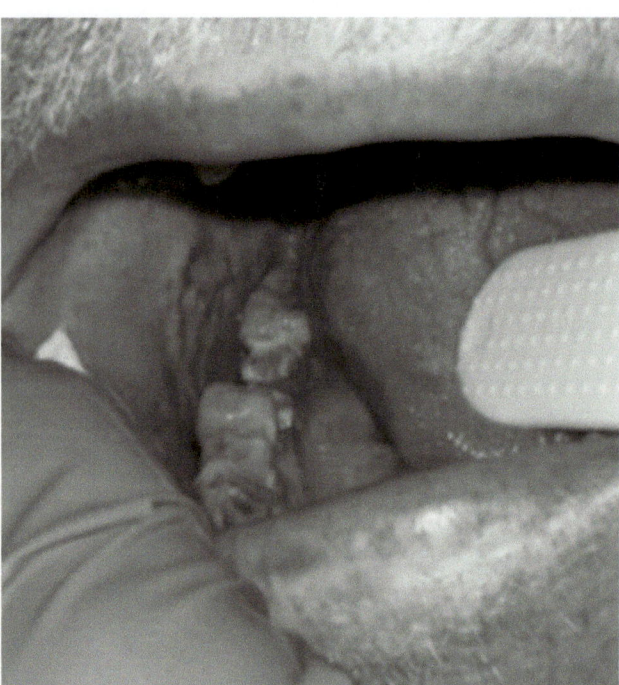

Figura 9-1. Hiperqueratosis de mucosa yugal.

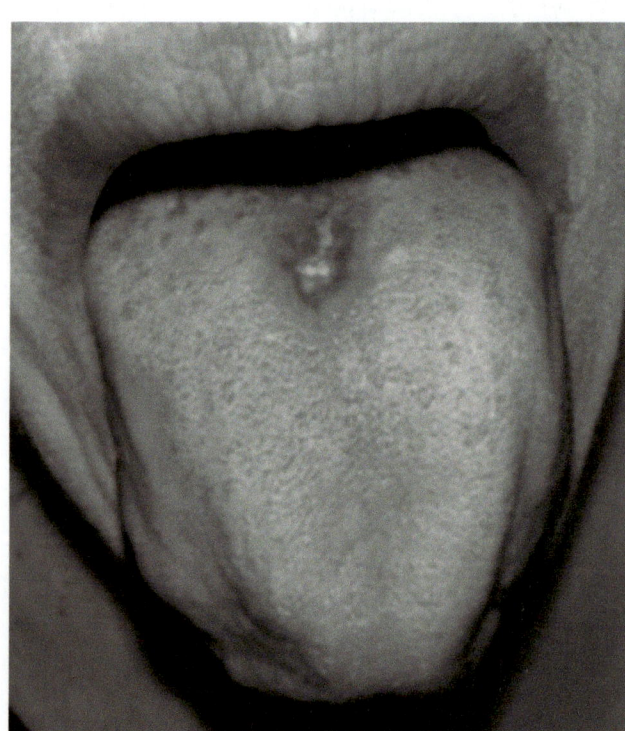

Figura 9-2. Glositis romboidal media y sobreinfección con *Candida*.

LESIONES PIGMENTADAS

Manchas melánicas

- Concepto: Pequeñas áreas fisiológicas o reactivas de las superficies mucosas, planas, de color marrón, causadas por un aumento de la producción de gránulos de melanina, pero no del número de melanocitos.
- Clínica: se presenta como una mancha melánica labial (en el bermellón del labio inferior) y como una mancha melánica oral (encía, mucosa yugal y paladar blando). Las lesiones pueden aparecer a cualquier edad, suelen ser solitarias y < 1 cm.
- Diagnóstico: en caso de que se desarrollen con rapidez, deben ser extirpadas para excluir el diagnóstico de melanoma.
- Tratamiento: no es necesario.

Melanosis del fumador

- Concepto: pigmentaciones asociadas al tabaquismo prolongado.
- Clínica: pigmentaciones maculares de la mucosa oral, parduzcas y de forma irregular. Son más visibles en la parte anterior de la encía vestibular de ambas arcadas. Otras localizaciones son la mucosa yugal, el suelo de la boca y el paladar blando.
- Diagnóstico: clínico.
- Tratamiento: eliminar el tabaco, tras lo que la lesión puede regresar.

Hipermelanosis postinflamatoria

- Concepto: pigmentación de la mucosa asociada a lesiones inflamatorias, úlceras y otros trastornos inflamatorios. Es más frecuente en razas de piel oscura.
- Clínica: pigmentación difusa de la mucosa en la zona de la lesión.
- Diagnóstico: clínico.
- Tratamiento: no es necesario.

Nevus

- Concepto: Lesión congénita o adquirida de la piel o las mucosas, benigna, exofítica y pigmentada, constituida por nidos de melanocitos. La mayoría de los nevus melanocíticos orales son adquiridos y poco frecuentes, mientras que los congénitos son extremadamente raros.
- Clínica y clasificación:
  - Nevus intramucoso: pápula o mácula en el paladar duro o en la encía, de color marrón o negro y menor de 1 cm.
  - Nevus azul: pápula o mácula plana de color azul oscuro, situada en la piel o en la mucosa. En la cavidad oral se presenta en el paladar duro.
  - Nevus de Spitz (también llamado nevus de células fusiformes y epitelioides): pequeña pápula de color rosa o

marrón rojizo. La mayoría se encuentran en la piel, aunque pueden aparecer en la mucosa oral.

- Diagnóstico: clínico e histológico.
- Tratamiento: extirpación para valoración histopatológica.

Pigmentación extrínseca (amalgama, grafito, medicamentos)

Argirosis focal (amalgama)

- Concepto: pigmentación de la mucosa tras la colocación de restauraciones de amalgama.
- Clínica: lesión localizada no dolorosa de color gris azulado de coloración uniforme. Suele aparecer en la encía adyacente a la restauración.
- Diagnóstico: clínico. En la radiografía se pueden ver partículas en la zona afectada.
- Tratamiento: no es necesario.

Grafito

- Concepto: pigmentación de la mucosa tras una traumatismo con un objeto que contenga grafito (por ejemplo, lápiz).
- Clínica: mácula o nódulo indoloro, de color gris a negro, que se encuentra en cualquier sitio de la mucosa, pero a menudo en la mucosa palatina.
- Diagnóstico: clínico.
- Tratamiento: no es necesario.

Medicamentos:

- Concepto: pigmentación de la mucosa oral, asociada a ciertos medicamentos, como tetraciclinas (incluidas minociclina y doxiciclina), antipalúdicos de quinolina (hidroxicloroquina, mepacrina y quinacrina), psicotrópicos como retigabina, clofazimina e imatinib.
- Clínica: máculas difusas, indoloras, simétricas y de color gris azulado, que aparecen en la mucosa del paladar duro.
- Diagnóstico: clínico.
- Tratamiento: no es necesario.

LESIONES PAPILARES

Papiloma plano

- Concepto: proliferación papilar exofítica benigna de epitelio plano estratificado. Muchas de estas lesiones están causadas por el virus del papiloma humano (VPH), pero existe la posibilidad de que alguna proliferación epitelial papilar sea una neoplasia primaria.
- Clínica: lesión < 1 cm de diámetro, sésil o pediculada, de color blanco o rosado. La mayoría de las lesiones son solitarias y se presentan en el paladar blando, úvula, áreas dor-

sal y ventral de la lengua, la encía y la mucosa yugal (**Fig. 9-3**).

- Diagnóstico: histológico.
- Tratamiento: extirpación quirúrgica de la lesión y de una pequeña área del tejido conjuntivo que la rodea. Las recidivas son raras.

Queratoacantoma

- Concepto: proliferación epitelial endofítica benigna, que aparece en regiones expuestas al sol (mejillas, nariz, párpados y orejas), aunque también puede verse en el labio inferior; es más frecuente en pacientes mayores de 50 años y varones.
- Clínica: nódulos bien circunscritos con un tapón o cráter central de queratina, que crecen entre 1 y 2 meses.
- Diagnóstico: histológico.
- Tratamiento: aunque involucionan espontáneamente si no se tratan, se recomienda la escisión quirúrgica antes de que alcancen un tamaño de 2-2,5 cm. Las lesiones no tratadas pueden dejar una cicatriz deprimida.

Xantoma verruciforme

- Concepto: proliferación papilar benigna de epitelio de etiología desconocida.
- Clínica: placa indolora de color rojo amarillento o del color de la mucosa, con un aspecto en empedrado y verrugoso, localizada en la mucosa queratinizada de la encía y del paladar duro, siendo la lengua y la mucosa bucal las siguientes localizaciones más frecuentes.
- Diagnóstico: histológico.
- Tratamiento: extirpación.

Hiperplasia gingival espongiótica juvenil idiopática (hiperplasia gingival espongiótica)

- Concepto: proliferación benigna del epitelio, probablemente, relacionada con un traumatismo y con la irritación local provocada por la placa dental.
- Clínica: placa indolora eritematosa, a menudo, en empedrado, que mide menos de 1 cm en la encía marginal; puede ser multifocal. Aparece, sobre todo, en la encía vestibular anterior superior.
- Diagnóstico: clínico e histológico.
- Tratamiento: extirpación; puede recidivar.

LESIONES PSEUDOTUMORALES

Hiperplasia fibrosa focal (fibroma de irritación)

- Concepto: hiperplasia de tejido conjuntivo fibroso que surge como respuesta a una irritación crónica y en la que se observa abundante elaboración de colágeno, por lo que se asemeja a tejido cicatricial. Es la lesión nodular más frecuente de la cavidad oral.
- Etiopatogenia: traumatismos crónicos, como mordisqueo e irritación de una prótesis.
- Clínica: es más frecuente en adultos y se localiza, sobre todo, en las encías, los labios y la mucosa bucal. El aspecto clínico es una masa cuculiforme con superficie lisa y coloración normal. A veces, se observa queratinización superficial, debida, probablemente, a irritación crónica del epitelio. Al eliminar la irritación, el tamaño de las lesiones suele disminuir, ya que disminuye el componente inflamatorio, aunque no regresan completamente (**Fig. 9-4**).

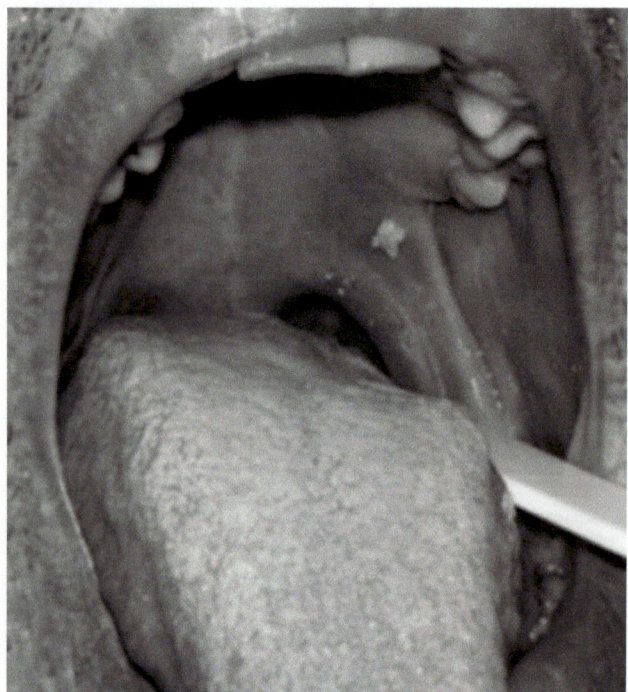

Figura 9-3. Papiloma palatino.

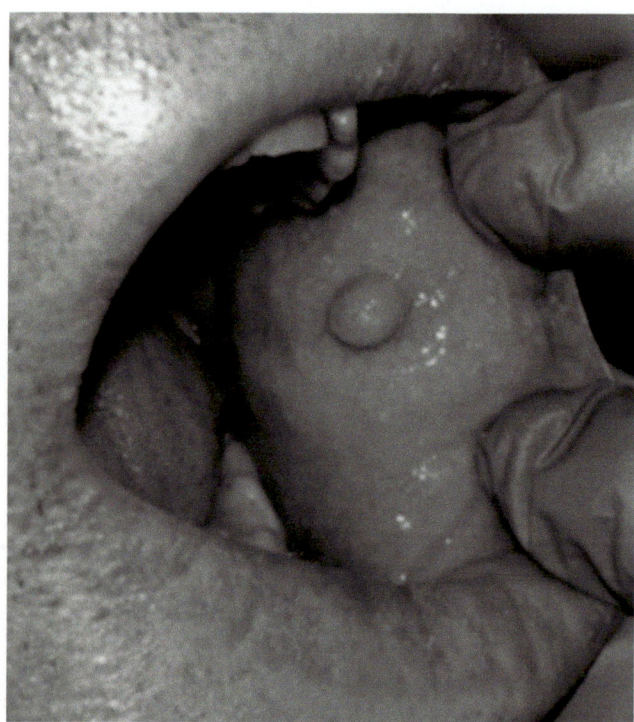

Figura 9-4. Fibroma de la mucosa yugal.

- Diagnóstico: histológico.
- Tratamiento: extirpación.

Fibroma de células gigantes

- Concepto: hiperplasia de tejido conjuntivo fibroso de etiología reactiva.
- Clínica: crecimiento indoloro, de base sésil o pediculada, que, normalmente, se confunde con otras lesiones de tipo fibroso, como los fibromas de irritación. Aproximadamente, el 60 % se produce en las tres primeras décadas de la vida, sin predilección por ningún sexo. A menudo, tiene una superficie papilar y el 90 % se localiza en la mucosa queratinizada de la encía, la lengua y la mucosa palatina.
- Diagnóstico: histológico. Se distingue de un fibroma de irritación por presentar fibroblastos estrellados con la presencia de células gigantes multinucleadas.
- Tratamiento: extirpación.

Nódulos gingivales

El término *épulis* se refiere a cualquier masa en la encía (inflamatoria, neoplásica o quística); es inespecífico, por lo que debe evitarse. La excepción es el *epulis fissuratum*.

- Concepto: proliferación de tejido conjuntivo fibroso asociado a inflamación crónica y granulomatosa dependiente del periostio del hueso o del periodonto del alvéolo. Está relacionado con factores irritativos (gingivitis crónica, obturaciones, acúmulo de sarro, prótesis mal ajustadas o enfermedad periodontal), microbianos u hormonales (granuloma gravídico).
- Tratamiento: extirpación, incluyendo la base del periostio o del periodonto. Si no se eliminan los factores irritativos, tiene tendencia a recidivar.

Fibroma gingival (hiperplasia fibrosa inflamatoria)

- Clínica: nódulo gingival de tamaño variable más común en la encía del maxilar superior y en mujeres en la quinta década de la vida. Pueden tener coloración normal o ser eritematosos.
- Diagnóstico: histológico.

Fibroma osificante periférico

- Clínica: nódulo liso de coloración normal que nace de las papilas interdentales, aunque, a veces, se ha observado que nace de la encía adherida. Puede presentar focos ulcerados. Es más frecuente en mujeres en la tercera y cuarta década de la vida.
- Diagnóstico: histológico. Presenta áreas osificadas en su interior que se pueden observar en la radiografía.

Granuloma piógeno: ver apartado "tumores vasculares"

Granuloma periférico de células gigantes

- Clínica: masa sésil o pediculada de color rojo-azulado con una superficie lisa brillante o lobulillada. Se localiza más frecuentemente en la región de premolares y molares. Es asintomática y más común en mujeres de mediana edad.
- Diagnóstico: histológico. Se observan numerosas células gigantes multinucleadas similares a osteoclastos.

Hiperplasia fibrosa inflamatoria (*epulis fissuratum*)

- Concepto: proliferación de tejido conjuntivo fibroso, que se asocia a una inflamación crónica secundaria al traumatismo de prótesis mal ajustadas con rebordes de longitud excesiva que irritan el tejido vestibular tras reabsorberse el hueso alveolar.
- Clínica: formaciones de tejido hiperplásicas y difusas localizadas en los rebordes de la prótesis. Las lesiones pueden tener una depresión alargada con una úlcera lineal (fisura) en su base. La mayoría de estas formaciones son eritematosas, debido a zonas ulceradas. Son siempre blandas y móviles.
- Tratamiento: no se resuelve completamente por sí sola, aunque se corrija o se retire la prótesis. Debe hacerse una extirpación total.

Hiperplasia papilar inflamatoria

- Concepto: proliferación de tejido conjuntivo fibroso, asociado a la inflamación crónica causada por prótesis totales mal ajustadas.
- Clínica: nódulos múltiples < 4 mm situados en la bóveda del paladar, que, raramente, progresan hacia la cresta alveolar (diagnóstico diferencial con el carcinoma verrucoso). Forman un patrón en empedrado.
- Tratamiento: extirpación mediante bisturí frío, fresado o láser.

Gingivitis hiperplásica

- Concepto: hiperplasia reactiva fibrosa local o generalizada de la encía marginal con respuesta inflamatoria asociada.
- Clínica: aumento de tamaño en las papilas interdentales con tendencia a sangrar ante la mínima agresión (el crecimiento excesivo es lo que la diferencia de la gingivitis crónica y de la enfermedad periodontal). Es más común en mujeres, sobre todo, en la pubertad y en la gestación (gingivitis puberal y gingivitis gestacional).
- Tratamiento: mantener buena higiene oral y gingivoplastia. Las recidivas están relacionadas con los cambios hormonales, por lo que la gingivitis gestacional no debe tratarse de forma definitiva hasta finalizar el embarazo.

Hiperplasia gingival inducida por fármacos

- Concepto: aumento generalizado del componente fibroso de las encías en pacientes que han consumido ciertos fármacos. Los tres agentes farmacológicos que con mayor frecuencia influyen sobre la proliferación de los fibroblastos gingivales son fenitoína, ciclosporina y nifedipino. La hiperplasia inducida por ciclosporina suele ser menos grave.
- Clínica: tienden a comenzar en la zona interdental, afectando a la papila, y aumentan progresivamente hasta tapar la corona. El crecimiento es difuso y la proliferación parece más grave en pacientes con mala higiene oral. En la mayor parte de los casos, la hiperplasia suele manifestarse en el primer año de administración del fármaco.
- Diagnóstico: clínico.
- Tratamiento: retirada del fármaco.

TUMORES NEURALES, MUSCULARES, ADIPOCÍTICOS Y VASCULARES

Tejido nervioso

Neuroma traumático o neuroma de amputación

- Concepto: proliferación nodular de fibras neuronales y tejido fibroso resultado de la degeneración walleriana tras la sección de un nervio.
- Clínica: nódulos duros y dolorosos localizados con más frecuencia a lo largo del recorrido del nervio mentoniano, especialmente, en la región circundante del agujero mentoniano.
- Diagnóstico: histológico.
- Tratamiento: al ser dolorosos, se recomienda su extirpación quirúrgica.

Neuroma en empalizada y encapsulado

- Concepto: proliferación hiperplásica benigna de los axones y las células de la vaina nerviosa. Se ha postulado que procede de las fibras de los órganos terminales del tacto (corpúsculos de Meissner) y que pueden tener un origen traumático.
- Clínica: nódulos de un diámetro de 5-10 mm, muy superficiales, que se encuentran, sobre todo, en el paladar, en los labios y en la parte superior de la lengua, zonas susceptibles de traumatismos. Pueden ser dolorosos a la palpación.
- Diagnóstico: histológico.
- Tratamiento: extirpación o enucleación.

Neurilemoma (schwannoma)

- Concepto: proliferación fibroblástica de la célula de la vaina axonal (célula de Schwann), que presenta diversos patrones característicos, conocidos como tejido de Antoni A y tejido de Antoni B.
- Clínica: nódulos lisos, firmes, elevados y móviles, que se observan en partes blandas de la cavidad oral. Son frecuen-

tes en la superficie dorsal de la lengua, aunque pueden aparecer también en los nervios dentarios inferiores, como lesiones centrales de la mandíbula. Los más grandes pueden ser multilobulados, provocando divergencia de las raíces dentales y expansión ósea.
- Diagnóstico: histológico.
- Tratamiento: extirpación. Pueden recidivar, aunque no es habitual.

Neurofibroma

- Concepto: proliferación benigna (circunscrita o difusa) de los fibroblastos perineurales, orientados al azar. Pueden ser solitarios o esporádicos o estar relacionados con mutaciones genéticas.
- Clínica: nódulos submucosos bien delimitados que afectan más frecuentemente a la lengua, seguida de la mucosa bucal y los labios. La mayoría se detectan por primera vez en adultos y no tienen predilección por sexos.
- Diagnóstico: histológico.
- Tratamiento: extirpación.

Tejido muscular

Leiomioma

- Concepto: neoplasia benigna del músculo liso, que se origina, habitualmente, en los vasos sanguíneos.
- Clínica: nódulo submucoso, firme y desplazable, localizado frecuentemente en la lengua, aunque también pueden aparecer lesiones en el paladar y los labios. Puede tener una coloración amarilla. Aparece en adultos sin preferencia de sexo. En los tejidos laxos del labio y la cavidad bucal se mueven libremente.
- Diagnóstico: histológico.
- Tratamiento: extirpación.

Tejido adiposo

Lipoma

- Concepto: neoplasia benigna de las células adiposas normales.
- Clínica: nódulos o masas bien delimitadas blandas y móviles, normalmente, de coloración amarillenta. La mayoría aparecen en adultos sin predilección por sexo.
- Diagnóstico: histológico.
- Tratamiento: extirpación.

Tejido vascular

Hemangioma capilar lobulillar (granuloma piógeno)

- Concepto: proliferación reactiva de crecimiento rápido de las células endoteliales, frecuente en las encías, usualmente, en respuesta a una irritación o traumatismo crónico. Cuando aparecen durante el embarazo (segundo y tercer trimestre) se denomina granuloma gravídico (antes, épulis del embarazo).

- Clínica: nódulos de coloración rojiza, que pueden presentar ulceración del epitelio de superficie y que, normalmente, se localizan en la papila interdental, a pesar de que pueden presentarse en cualquier lugar de la mucosa oral. Presentan un crecimiento rápido (**Fig. 9-5**).
- Tratamiento: extirpación, a pesar de que la tasa de recidiva es alta. Si la paciente está embarazada, las recidivas son relativamente frecuentes. Tras su extirpación, el tejido subyacente debe ser legrado a fondo.

Variz (lago venoso)

- Concepto: dilatación de una vénula.
- Clínica: manchas azuladas, que oscilan desde pocos milímetros hasta 1 a 2 cm y se localizan en los labios, la lengua o la mucosa bucal; palidece con la presión y pueden sangrar. Más común en adultos de mediana edad y edad avanzada. Las varices linguales bilaterales de la parte inferior de la lengua son frecuentes en los adultos suelen considerarse una variación de la normalidad en los pacientes de edad avanzada
- Diagnóstico: clínico.
- Tratamiento: no es necesario.

Malformación venosa/venular o arteriovenosa

- Concepto: alteración del desarrollo de arterias y venas.
- Clínica: masas azuladas de mayor tamaño que suelen presentarse en la población pediátrica. En la cavidad oral son poco frecuentes; se presentan en pacientes de edad avanzada y suelen ser de pequeño tamaño.
- Diagnóstico: clínico.
- Tratamiento: no es necesario.

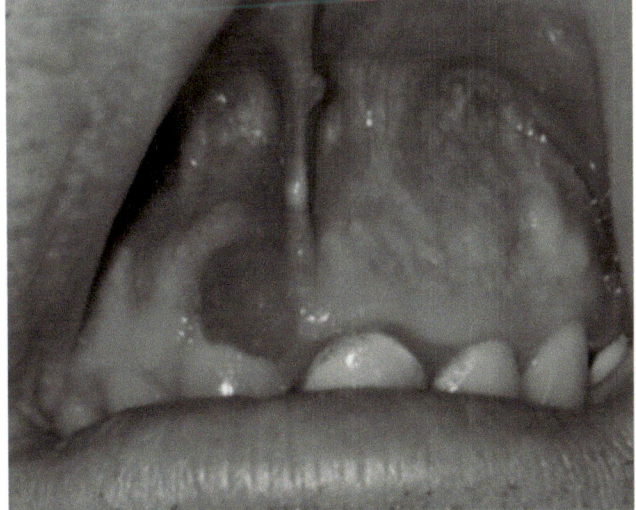

Figura 9-5. Granuloma piógeno.

Linfangioma circunscrito (linfangiectasia, malformación linfática)

- Concepto: proliferación benigna de los vasos linfáticos en la cavidad oral.
- Clínica: lesiones arracimadas, especialmente, cuando afectan al dorso de la lengua, blandas y no dolorosas. Los cúmulos tisulares pueden tener aspecto amarillento. Su localización más frecuente es la lengua seguida de los labios.
- Diagnóstico: clínico e histológico.
- Tratamiento: la extirpación o la ablación con láser son curativas para las lesiones intraorales pequeñas, aunque las lesiones más grandes y profundas que no pueden extirparse por completo recidivan.

LESIONES POR AGENTES FÍSICOS Y QUÍMICOS

Agentes físicos

Morsicatio buccarum/labium (Mucosa mordisqueada)

- Concepto: lesiones orales producidas por mordisqueo o succión reiterada de la mucosa. Es muy frecuente en pacientes jóvenes y estresados.
- Clínica: lesiones simétricas, blancas y desflecadas por pequeños desgarros epiteliales. Son asintomáticas y están situadas a nivel yugal, labial o lingual. Una forma clínica especial es la línea alba, consistente en una lesión lineal en la región yugal, a nivel de la zona oclusal.
- Diagnóstico: clínico.
- Tratamiento: cambio de hábito, psicoterapia y férulas.

Lengua dentada o indentaciones

- Concepto: improntas dentarias a nivel del borde lateral de la lengua, secundarias a macroglosia (congénita, inflamatoria, amiloidosis, etc.) o más frecuentemente en pacientes nerviosos, con hábitos anormales de compresión sobre los dientes inferiores.
- Clínica: asintomática o escozor.
- Diagnóstico: clínico.
- Tratamiento: no es necesario, salvo pulido de los bordes incisales, si fuera preciso.

Úlcera facticia crónica o recidivante

- Concepto: lesión autoinfligida por el paciente de forma consciente o inconsciente. Las más frecuentes son las causadas por cepillado de los dientes, hilo dental y palillos.
- Clínica: úlcera en cualquier lugar de la mucosa oral, bien delimitada y con fondo de granulación.
- Diagnóstico: clínico.
- Tratamiento: cambio de hábitos, evitar manipular la úlcera para su correcta cicatrización.

Quemaduras

- Concepto: se producen normalmente por líquidos, alimentos calientes y cigarrillos. Habitualmente, se localizan en el labio, paladar y punta lingual y son dolorosas. Pueden ser de grado I (eritema), II (ampolla subepitelial) y III (necrosis del epitelio y corion). Se pueden producir quemaduras por frío, pero son menos frecuentes.
- Clínica: las quemaduras leves presentan un ligero eritema durante un tiempo y desaparecen. En las más graves se desprenden las capas superficiales del epitelio, dejando al descubierto una base eritematosa e hipersensible que persiste durante un tiempo mucho más prolongado.
- Diagnóstico: clínico.
- Tratamiento: las de grado I y II no necesitan tratamiento específico; las de grado III pueden requerir desbridamiento del material necrosado, acompañado de analgesia y profilaxis antibiótica adecuada.

Lesiones eléctricas

- Concepto: lesión de la mucosa producida al morder el cable de algún aparato conectado a la red. La gravedad de la lesión depende del voltaje, la intensidad de la corriente y la duración del contacto.
- Clínica: difieren de las térmicas por presentar uno o más cráteres profundos sobre una base amarillenta pálida. Las lesiones suelen ser indoloras y no sangrantes. Las zonas afectadas con mayor frecuencia son el labio inferior y las comisuras bucales. Si no se tratan, los pacientes pueden desarrollar deformidades, como microstomía, sinequias mucoalveolares y alteraciones morfológicas de los labios. Puede verse afectado el desarrollo de gérmenes dentarios.
- Diagnóstico: clínico.
- Tratamiento: el tratamiento puede demorarse temporalmente para poder determinar la amplitud de la lesión, ya que zonas adyacentes pueden no mostrar inmediatamente signos de afectación.

Mucositis por radioterapia

- Concepto: cambios en la mucosa oral tras el inicio de radioterapia. La mucosa oral es más sensible a las radiaciones que la piel (especialmente, la del paladar blando, rinofaringe, valécula y suelo de la boca, es decir, las superficies no queratinizadas).
- Clínica: suele producirse durante la segunda semana del tratamiento radioterápico. La mucosa expuesta estará atrófica y eritematosa. Esta fase va seguida por la formación de una capa de células necróticas, que, al eliminarse, dejan una zona erosiva, eritematosa y dolorosa. En las semanas siguientes, muchos pacientes desarrollarán sobreinfecciones bacterianas y por levaduras (candidiasis del tejido necrótico). La mucositis persiste con la misma intensidad hasta 2 semanas después de la última sesión, y la regeneración completa no se produce hasta 1 mes después de finalizar el tratamiento.

- Diagnóstico: clínico.
- Tratamiento:
  - Colutorio de lidocaína al 2 % + clorhexidina al 0,12 %.
  - Colutorio de ametocaína al 1 % + hexetidina al 0,1 % + metilprednisolona, asociando también micostatina (infección candidiásica en > 60 % de los pacientes).
  - Clorhidrato de pilocarpina 5-10 mg/8 h v.o. Es un fármaco parasimpáticomimético que provoca un aumento de la secreción de las glándulas exocrinas.
  - Amifostina: la dosis es de 200 mg/m^2 por vía i.v. una vez al día, 15 a 30 minutos antes de la sesión de radioterapia. Es un fármaco radioprotector, derivado tiólico con actividad bloqueante de los radicales libres.

Agentes químicos

Ácidos y álcalis

- Concepto: lesiones de la mucosa oral tras la ingesta de estos agentes en accidentes infantiles o en intentos autolíticos de adultos.
- Clínica: la severidad del daño dependerá del tipo, concentración, tiempo de contacto y área afectada. Pueden provocar extensas áreas de necrosis y ulceración que desembocarán en pérdidas de sustancia, cicatrices y sinequias.
- Diagnóstico: clínico.
- Tratamiento: dependerá de la gravedad de la lesión.

Necrosis palatina postanestésica

- Concepto: lesión ulcerada, situada en el paladar duro, en la zona de punción anestésica realizada de forma rápida y con vasoconstrictor 8-12 horas antes.
- Clínica: úlcera, a veces profunda, cubierta de un exudado blanquecino-amarillento.
- Diagnóstico: clínico.
- Tratamiento: no es necesario, se resuelve espontáneamente en 10 días, aproximadamente.

Lesiones por quimioterapia

- Concepto: provocadas por un mecanismo directo (alteración en la reduplicación y crecimiento celular) o indirecto (depresión medular).
- Clínica: la mucositis oral ulcerativa surge alrededor de 7-10 días después de la iniciación de la quimioterapia a dosis elevadas y ocurre, aproximadamente, en el 40 % de los pacientes. Las úlceras pueden ser múltiples, profundas y necróticas, habitualmente, provocadas por metotrexato, doxorrubicina, cisplatino, 5-fluoruracilo, actinomicina D, adriamicina y bleomicina. Las lesiones pueden sobreinfectarse con hongos (*Candida*), virus (VHS, VVZ) y bacterias orales.
- Diagnóstico: clínico.
- Tratamiento: soluciones salinas al 0,9 %, de bicarbonato sódico, manzanilla, anestésicos y antisépticos locales (ver *tratamiento* en "*Mucositis por radioterapia*").

TRASTORNOS DEL SISTEMA INMUNE

Estomatitis aftosa recidivante

- Concepto: patología de etiología desconocida, caracterizada por la aparición de lesiones ulceradas en la cavidad oral. Se cree que sobre una base predisponente genética de herencia familiar actuarán factores favorecedores que causen la aparición de la lesión. Estos factores pueden ser déficit de vitaminas (vitamina B12, ácido fólico y hierro), trastornos hormonales (disminución de estrógenos en la fase premenstrual, cambios hormonales tras el parto), déficit de IgA, infección por VIH, intolerancia al gluten, traumatismos y factores psicológicos, como el estrés. Son más comunes en la segunda y tercera décadas de la vida, con una predilección por el sexo femenino de 2:1. La gravedad de las lesiones disminuye con la edad y se observa la resolución completa a los 50 años en la mayoría de los casos. Existen 4 tipos clínicos:
  - Úlceras menores (tipo Mikulicz) (> 80 %): son las más frecuentes, tienen un tamaño < 1 cm y duran de 1 a 2 semanas.
  - Úlceras mayores (tipo Sutton) (< 10 %): tienen un tamaño superior a 1 cm, duran semanas o meses y pueden dejar una cicatriz.
  - Úlcera herpetiforme (tipo Cooke): son infrecuentes y su número supera las 10 úlceras pequeñas (normalmente, de 0,1-0,5 cm) en cada episodio y duran entre 1 y 2 semanas.
  - Aftas graves/complejas: se presentan como episodios superpuestos de aftas menores continuas que se prolongan en el tiempo.
- Clínica: suele presentarse como un eritema prodrómico que a continuación pasa a ser un pequeño punto blanquecino, doloroso que crecerá hasta un límite e iniciará la curación días después, para volver a recurrir al cabo de un tiempo. Las lesiones aftosas se presentan en la mucosa no masticatoria (menos frecuente en paladar, encía y dorso lingual) como lesiones superficiales, ovaladas, con márgenes indurados, eritematosos y sobreelevados, cubierta por una pseudomembrana blanquecina. Son dolorosas. Se resuelven en 7-10 días, pudiendo aparecer semanas o meses después. No existen lesiones en otras mucosas.
- Diagnóstico: clínico.
- Tratamiento:
  - Preventivo: evitar autotraumatismos, prótesis, aristas dentarias, ciertos alimentos, medicamentos, estrés, restablecer las deficiencias de vitaminas, etcétera.
  - Terapéutica local:
    - Digluconato de clorhexidina al 0,12 % (gel o solución) cada 8-12 horas.
    - Acetónido de fluocinolona al 0,1-0,2 %, triamcinolona al 0,05-0,1 % o propionato de clobetasol al 0,025-0,05 % (orabase o solución) cada 6 horas hasta la desaparición de las lesiones.
    - Colutorio de clorhidrato de tetraciclina 2,5 mg/mL o solución al 0,25 % o colutorio de minociclina 2 mg/mL o solución al 0,2 % o 10 mg/mL o solución al 1 %, 2-4 veces al día.
    - Triamcinolona inyección perilesional 10-20 mg cada cm^2 de lesión cada 10 días.
  - Terapéutica sistémica:
    - Prednisona 0,75-1 mg/kg durante 7-10 días con reducción gradual durante 2-3 semanas o más lenta, dependiendo de la gravedad de la enfermedad.
    - Colchicina: 0,6 mg, 1-2 veces al día.
    - Pentoxifilina: 400-800 mg, 3 veces al día.
    - Micofenolato mofetilo: 500-1.500 mg, 2 veces al día.
    - Talidomida: 50-100 mg, 2-3 veces al día al principio; reducción gradual hasta la dosis de mantenimiento o suspender por completo.

Enfermedad de Behçet

- Concepto: enfermedad autoinmune de origen desconocido, caracterizada por una vasculitis autoinflamatoria, que causa una reacción citolítica mediada por anticuerpos e inmunocomplejos. Esta reacción causará la aparición de lesiones ulcerosas a nivel de la mucosa oral, región anogenital y alteraciones oculares. Con frecuencia existe afectación del sistema nervioso central (SNC) y artralgias. Se ha relacionado con ciertos antígenos de histocompatibilidad (HLA-B5) e infecciones víricas. Aparece frecuentemente en los países de la ruta de la seda (Japón y países mediterráneos), donde se asocia con dicho aloantígeno.
- Clínica: aftas orales recidivantes, similares a las objetivadas en la estomatitis aftosa menor, úlceras en región anogenital y lesiones oculares varias (vasculitis retiniana, conjuntivitis, queratitis, etc.). También cursa con afectación cutánea en el 80 % de los casos (pápulas, pústulas, eritema nodoso, etc.) y otras alteraciones, como tromboflebitis migratoria (25 %), trastornos del SNC (18 %), vasculitis con afectación renal y gastrointestinal. En el 40 % de los pacientes se puede ver el signo de patergia positivo a las 24-48 h (reacción inflamatoria ante un traumatismo menor). Es más frecuente en hombres.
- Diagnóstico: clínico; se han establecido unos criterios diagnósticos basados en un sistema de puntos para la enfermedad.
- Tratamiento: similar al usado en la estomatitis aftosa recidivante. El tratamiento con corticoides tópicos y la analgesia tópica son eficaces para tratar los episodios agudos de aftas. Las aftas mayores y las aftas graves y/o continuas suelen requerir tratamiento sistémico con prednisona, colchicina, micofenolato mofetilo, talidomida e inhibidores del factor de necrosis tumoral alfa (TNF-α).

Reacciones alérgicas

Estomatitis de contacto por hipersensibilidad

- Concepto: reacción de hipersensibilidad de tipo IV de la mucosa oral a un material.
- Clínica: placas o máculas indoloras o dolorosas, eritematosas o blancas en el lugar donde se encuentre la sustancia causante.

- Diagnóstico: clínico.
- Tratamiento: eliminación del material de contacto. Pueden administrarse corticoides tópicos si es necesario para resolver las lesiones.

Gingivitis de células plasmáticas (estomatitis de células plasmáticas, plasmocitosis de las mucosas, mucositis de células plasmáticas)

- Concepto: reacción de hipersensibilidad a alérgenos de contacto, como los aromatizantes de los chicles, caramelos, dentífricos y colutorios.
- Clínica: máculas difusas o bien delimitadas, eritematosas y brillantes, por lo general, en la encía, aunque, a veces, la lengua se ve afectada. Algunos casos se presentan como una hiperplasia gingival localizada que afecta a varios dientes y, a veces, se aplica el término granuloma de células plasmáticas. Puede causar fisuras en las comisuras e hinchazón de labios. La mucosa de las vías respiratorias superiores puede estar afectada, causando estridor y disfonía. Afecta a pacientes de todas las edades, pero es más común en pacientes a partir de los 60 años.
- Diagnóstico: histológico. Se verá un infiltrado de células plasmáticas.
- Tratamiento: identificar el alérgeno y retirarlo. Corticoides tópicos si precisa para resolver las lesiones.

Trastornos mucosos y cutáneos

Liquen plano

- Concepto: enfermedad autoinmune mucocutánea crónica, de carácter inflamatorio, etiología desconocida, en la que se produce una agresión por parte de los linfocitos T contra las células basales del epitelio de la mucosa oral. Tiene una prevalencia <1-3 % en la población y suele afectar a adultos entre 50-60 años siendo más predominante en mujeres.
- Clínica. Se distinguen tres tipos atendiendo a su presentación:
  - Reticular/queratósico (clásico): suele aparecer en la mucosa yugal en forma de estrías blancas (estrías de Wickham) con un carácter simétrico en ambas zonas y con escasos síntomas.
  - Eritematosa/erosiva/atrófica: zonas enrojecidas, sensibles y dolorosas de la mucosa, sobre todo, en la encía; esta afección se denomina gingivitis descamativa. Es habitual encontrar lesiones reticulares periféricamente a las lesiones atróficas erosivas.
  - Ulcerativa: la forma más dolorosa, con presencia de membranas de fibrina amarillas.

- La localización más importante es la mucosa yugal en casi un 90 % de los casos.
- Cursa con episodios sintomáticos, en general, asociados a factores psicosociales, como el estrés y la ansiedad:
- Diagnóstico: clínico e histológico. Comparte histología con las reacciones liquenoides, por lo que la histología por sí sola no es diagnóstica. En la capa basal se evidencia una banda de infiltración de linfocitos T subyacente al epitelio y queratinocitos en degeneración entre el epitelio y el tejido conectivo (cuerpos de Civatte). No se suelen apreciar atipias.
- Tratamiento. Requiere tratamiento si da síntomas (en general se tratan las formas erosivas):
  - **1ª línea de tratamiento:** corticoides tópicos en casos leves y corticoides sistémicos para casos más agresivos. El fármaco de primera elección para la mayoría de los autores es el acetónido de triamcinolona a concentraciones variables de 0,1 a 0,5 %. Existe la posibilidad de provocar una candidiasis yatrogénica, por lo que se suele asociar un antifúngico a las fórmulas magistrales. El corticoide sistémico de elección es la prednisona a dosis de 10-40 mg/día.
  - **2ª línea de tratamiento:** retinoides tópicos (ácido retinoico a concentraciones entre el 0,1 y el 0,025 % y el ac. 13 cis-retinoico al 0,1 %) u orales (etretinato 50-75 mg/día), sobre todo, útiles para las formas queratósicas. El inconveniente principal son sus efectos secundarios (teratogenicidad, hepatotoxicidad, etc.).
  - **3ª línea de tratamiento:** enjuagues de 5 mL (500 mg) de ciclosporina (inmunosupresor) 5 minutos al día durante 4-8 semanas. Como inconvenientes, presenta la posibilidad de una absorción sistémica con los consecuentes efectos secundarios, el alto coste, y que se desconoce si a largo plazo pudiera aumentar el riesgo de degeneración a carcinoma espinocelular.

Reacciones liquenoides

- Concepto: presencia de lesiones similares a las del liquen plano erosivo asociadas con la ingesta de algunos tipos de fármacos y la presencia de otros materiales exógenos en la cavidad oral.
- Clínica: lesiones similares al liquen plano erosivo.
- Diagnóstico: clínico e histológico. A nivel histológico es idéntico al liquen plano.
- Tratamiento: suspensión o reducción de la mediación causante y corticoides tópicos.

Pénfigo vulgar

- Concepto: trastorno autoinmune mucocutáneo de etiología desconocida, que se caracteriza por la reacción de anticuerpos contra componentes antigénicos de los desmosomas de las células intermedias, destruyéndolas y produciendo una separación epitelial por encima de la capa de células basales. Se cree que, sobre unos factores genéticos predisponentes, actuarían otros desencadenantes (fármacos, radiación ultravioleta e infrarroja, traumas, estrés...) que por un mecanismo inmunitario provocarán las lesiones. Es el pénfigo más prevalente (80 % en nuestro entorno) y el que más frecuentemente presenta lesiones orales.
- Clínica: a nivel intraoral se observan úlceras dolorosas y erosiones poco profundas, característicamente, en el paladar duro y blando; normalmente, el signo de Nikolsky es positivo. Es frecuente la gingivitis descamativa/erosiva.

- Diagnóstico: clínico, histológico e inmunohistológico.
- Tratamiento: la afectación oral se trata con corticoides tópicos combinados con tratamiento sistémico, como prednisona (inducción) y micofenolato mofetilo o rituximab, para controlar la enfermedad a largo plazo y evitar la propagación a la piel.

Penfigoide cicatricial (Penfigoide cicatricial, benigno de las mucosas, ocular, benigno ocular de Lever, dermatitis mucosinequiante de Lortat-Jacob o membrana mucosa penfigoide)

- Concepto: trastorno autoinmune mucocutáneo de etiología desconocida, caracterizado por la reacción de anticuerpos contra componentes antigénicos de hemidesmosomas de las células basales, produciendo ampollas subepiteliales.
- Clínica: a nivel intraoral se observan ampollas eritematosas, que suelen aparecer en el paladar y se desencadenan tras pequeños traumatismos, y gingivitis descamativa. Estas lesiones pueden aparecer en otras localizaciones, como conjuntiva ocular, mucosa nasal, faríngea y genital. Presentan un curso crónico con remisiones y exacerbaciones. Tiene una edad media de presentación de 60 años con predominio femenino.
- Diagnóstico: clínico, histológico e inmunohistológico.
- Tratamiento: la afectación oral se trata con corticoides tópicos combinados con tratamiento sistémico, como prednisona, dapsona, azatioprina, ciclofosfamida, sulfometoxipiridazina y tetraciclinas.

Enfermedad por depósito lineal de IgA

- Concepto: trastorno autoinmune mucocutáneo de etiología desconocida, caracterizado por la formación de autoanticuerpos IgA contra una glicoproteína de los hemidesmosomas de la membrana basal. Esto provocará la formación de depósitos de IgA a ese nivel. Se puede desencadenar de manera espontánea (más frecuente) o por fármacos, infecciones víricas y junto a trastornos autoinmunes y tumores malignos.
- Clínica: la afectación de la mucosa oral se dará en el 60-70 % de los casos en forma de vesículas y ampollas, que, al romperse, dejan erosiones y ulceraciones; y gingivitis descamativa. La conjuntiva ocular y las mucosa nasal y genital también se pueden ver afectadas.
- Diagnóstico: clínico, histológico e inmunohistológico (depósitos lineales de IgA y, a veces, IgM en la membrana basal).
- Tratamiento: corticoides tópicos para las lesiones intraorales. A nivel sistémico se tratará con dapsona, prednisona, sulfapiridina y colchicina.

Eritema multiforme

- Concepto: enfermedad inflamatoria mucocutánea aguda y autolimitada, secundaria a una reacción de hipersensibilidad, principalmente, al virus del herpes simple (al menos, en el 70 % de los casos, principalmente, al virus del herpes simple 1). Suele afectar a la mucosa oral, ocular y genital. Ya no se considera dentro del espectro de las enfermedades necrolíticas (síndrome de Stevens-Johnson y necrólisis epidérmica tóxica).
- Clínica: lesiones orales en el 25 al 70 % de los pacientes. Hay eritema difuso y doloroso y/o úlceras solitarias que afectan a la mucosa en múltiples localizaciones; las encías están generalmente respetadas. Puede haber costras hemorrágicas en el borde bermellón del labio. Las lesiones orales pueden ser la única manifestación de la enfermedad o acompañar a las típicas lesiones cutáneas en diana. Los episodios pueden ser únicos o recurrentes. Según la clínica se clasifica en:
  - *Tipo leve:* afectación de menos del 10 % de la piel y afectación mínima o inexistente de las mucosas.
  - *Tipo grave:* existe una afectación cutánea más extensa, con afectación de las mucosas.
  - *Eritema multiforme oral crónico recurrente:* afecta únicamente a la mucosa oral y no a la piel.

- Diagnóstico: clínico e histológico.
- Tratamiento: la afectación oral es autolimitada y se resuelve en unas semanas. Se pueden administrar analgésicos sistémicos o tópicos para el dolor y corticoides tópicos. Los casos más graves suelen tratarse con corticoides sistémicos u otros inmunosupresores sistémicos. El tratamiento profiláctico con aciclovir o valaciclovir previene la enfermedad recurrente y confirma el diagnóstico.

Lupus eritematoso sistémico

- Concepto: enfermedad autoinmune crónica con afectación multiorgánica, en particular, de la piel, el sistema musculoesquelético, el sistema hematológico, el sistema nervioso central y los riñones. Su etiología se desconoce, pero se cree que tiene una base genética y neuroendocrina predisponente (mujeres en edad fértil) y que hay factores favorecedores, como algunos fármacos (procainamida, hidralacina, metildopa, isoniacida, etc.), la radiación UVA y B y algunas infecciones (retrovirus y bacterias). Es la conectivopatía más frecuente.
  Existen tres formas de presentación:
  - LE discoide o crónico o cutáneo puro.
  - LE sistémico o diseminado o visceral.
  - LE subagudo: forma intermedia.

- Clínica: las lesiones discoides típicas están formadas por una tríada característica de eritema + hiperqueratosis + atrofia centrífuga y dinámica. Son crónicas y llegan a molestar si se ulceran. Se pueden presentar también lesiones atípicas, como estrías blanquecinas asintomáticas, máculas eritematosas y placas queratósicas en la mucosa palatina. A nivel labial pueden aparecer lesiones discoides típicas y atípicas, signo de la invasión cutánea (distorsión de la línea mucocutánea de Klein) y engrosamiento asimétrico. Los pacientes afectados por esta enfermedad pueden asociar síndrome seco. Existe una predilección por el sexo femenino de 2:1 y es más frecuente en la raza negra (x 3-6) y oriental.

- Diagnóstico: clínico (4 o más de los 11 criterios ARA), hallazgos de laboratorio, histológico e inmunohistológico.
- Tratamiento: la prevención de las lesiones intraorales se realiza mediante la supresión de irritantes crónicos de la mucosa. Las lesiones intraorales se pueden tratar con corticoides tópicos e infiltraciones perilesionales (ver tratamiento de la *"estomatitis aftosa recidivante"*) y de forma sistémica con corticoides sistémicos (50-120 mg/día) asociados o no a inmunosupresores (ciclofosfamida o azatioprina) y antipalúdicos (difosfato de cloroquina o hidroxicloroquina o quinacrina.

Esclerosis sistémica (esclerodermia)

- Concepto: enfermedad autoinmune de etiología desconocida caracterizada por fibrosis difusa debida al depósito anormal de colágeno en distintos tejidos. Se relaciona con factores neuroendocrinos, fármacos y autoinmunitario (humoral y celular). Es la 3ª conectivopatía más frecuente (tras la artritis reumatoide y el lupus eritematoso sistémico). Es más frecuente en mujeres en edad fértil.
- Se distinguen dos cuadros clínicos:
  - Morfea: fibrosis y atrofia a nivel cutáneo y autolimitada (duración media de 3 a 5 años). Un 20 % presenta afectación visceral leve.
  - Esclerosis sistémica progresiva: afectación multisistémica con lesiones cutáneas, trastornos digestivos, pulmonares, etc. A nivel intraoral pueden presentar microstomía con los característicos surcos radiales, mucosa oral pálida y atrófica, macroglosia y acortamiento del frenillo y xerostomía (70 %).

- Diagnóstico: clínico (criterios ARA), hallazgos de laboratorio e histológicos.
- Tratamiento: se basa en corticoides y fármacos dirigidos a los diferentes órganos afectados. Los corticoides e inmunosupresores tienen un papel muy limitado.

Dermatomiositis

- Concepto: enfermedad autoinmune de etiología desconocida, caracterizada por una miopatía inflamatoria que afecta al músculo estriado y que va acompañada de una afectación cutánea característica, el exantema heliotropo periorbitario. Es más frecuente en mujeres (2:1) en la infancia y 3ª-5ª década de la vida. Puede ser secundaria a tumores malignos.

- Clínica: se caracteriza por debilidad simétrica de cintura pélvica, escapular y musculatura de cara y cuello. A nivel intraoral pueden presentar telangiectasias y púrpura en la mucosa, lengua edematosa, poco móvil, depapilada y a veces con nódulos calcificados, úlceras superficiales palatinas, y debilidad masticatoria y disfagia.
- Diagnóstico: clínico y hallazgos de laboratorio típicos.
- Tratamiento: Basado en corticoterapia ± inmunosupresores (metotrexato, azatioprina, ciclofosfamida y clorambucil).

Pyostomatitis vegetans

- Concepto: equivalente oral del pioderma gangrenoso vegetante. De etiología desconocida, se asocia a colitis ulcerosa (aproximadamente, en un 70 %), enfermedad de Crohn (10–15 %) y enfermedad hepática (21 %). Es tres veces más común en hombres.
- Clínica: úlceras dolorosas y superficiales, erosiones, abscesos y pústulas que se fusionan para formar lesiones lineales en forma de 'rastro de caracol'. La superficie dorsal de la lengua, generalmente, no está afectada. Hay eosinofilia en sangre periférica en el 90 % de los casos.
- Diagnóstico: clínico e histológico.
- Tratamiento: corticoides tópicos y sistémicos en afectación graves, se ha descrito el uso de tacrólimus, dapsona, azatioprina, micofenolato mofetilo, ciclosporina e inmunosupresores del TNF-α.

Granulomatosis con poliangitis (granulomatosis de Wegener)

- Concepto: vasculitis necrosante de vasos pequeños (que afecta sobre todo a capilares y vénulas). Es resultado de la producción de ANCA, que son patógenos para los vasos.
- Clínica: encía hiperplásica de aspecto granuloso y eritematoso, a menudo con hemorragias puntiformes («gingivitis en fresa»). Las úlceras dolorosas y necróticas de la mucosa oral, en particular, de la mucosa del paladar duro, se engloban bajo el apelativo clínico de *enfermedad destructiva de la línea media*. La destrucción ósea provoca dolor y movilidad de los dientes.
- Diagnóstico: se deben cumplir 2 de los 4 criterios para el diagnóstico de la granulomatosis con poliangitis de 1990 del *American College of Rheumatology*.
- Tratamiento: prednisona en dosis altas, ciclofosfamida y rituximab. El metotrexato y la azatioprina son útiles para el mantenimiento, y el micofenolato mofetilo puede utilizarse en algunos casos resistentes.

PUNTOS CLAVE

- Los trastornos congénitos y del desarrollo de la mucosa oral comprenden una amplia variedad de lesiones que es preciso conocer para indicar un tratamiento adecuado.
- Las lesiones reactivas de la mucosa oral se caracterizan por derivar de la respuesta inflamatoria de un factor irritante crónico. Es necesario identificar y suspender dicho irritante para la correcta resolución de la lesión.
- La pigmentación melánica de la mucosa oral puede ser fisiológica, secundaria a hábito tabáquico o postinflamatoria. En caso de que se desarrollen de forma rápida es necesario realizar una biopsia para descartar el melanoma.

- El fibroma de irritación, o hiperplasia fibrosa focal, es la lesión nodular más frecuente de la cavidad oral. Su tratamiento es la extirpación.
- El término *épulis* se refiere a cualquier masa en la encía y es inespecífico, por lo que debe evitarse. La excepción es el *epulis fissuratum*.
- Los nódulos gingivales son una proliferación de tejido conjuntivo fibroso, asociada a inflamación crónica dependiente del periostio del hueso o del periodonto del alvéolo, por lo que, para su correcto tratamiento, debe extirparse, incluyendo la base del periostio o del periodonto.
- El hemangioma capilar lobulillar, o granuloma piógeno, es una proliferación reactiva de crecimiento rápido de las células endoteliales, frecuente en las encías, generalmente, como respuesta a una irritación crónica o a traumatismos. Tras su extirpación tiende a recidivar.
- La estomatitis aftosa recidivante es una enfermedad de etiología desconocida y base autoinmune, caracterizada por la aparición de lesiones ulceradas en la cavidad oral, sin afectación de otras mucosas. Es más común en mujeres en la segunda y tercera décadas de la vida.
- La enfermedad de Behçet es una enfermedad autoinmune de origen desconocido, caracterizada por una vasculitis autoinflamatoria que causará lesiones ulcerosas a nivel de la mucosa oral, región anogenital y alteraciones oculares. Es más común en varones y se ha relacionado con ciertos antígenos de histocompatibilidad (HLA-B5) e infecciones víricas.
- El liquen plano intraoral es una enfermedad autoinmune mucocutánea crónica, en la que se produce una agresión de por parte de los linfocitos T contra las células basales del epitelio de la mucosa oral. Es más común en mujeres de 50-60 años. Se puede presentar como estrías blanquecinas o como lesiones eritematosas dolorosas e incluso ulcerativas. Suele observarse en la mucosa yugal.
- Diversos trastornos autoinmunes presentan afectación de la mucosa oral; es necesario conocer el cuadro clínico causado por cada uno de ellos y su tratamiento.

BIBLIOGRAFÍA

Akintoye SO, Greenberg MS. Recurrent aphthous stomatitis. Dent Clin North Am. 2014 Apr;58(2):281-97. doi: 10.1016/j.cden.2013.12.002. Epub 2014 Jan 21. PMID: 24655523; PMCID: PMC3964366.

Alrashdan MS, Cirillo N, McCullough M. Oral lichen planus: a literature review and update. Arch Dermatol Res. 2016 Oct;308(8):539-51. doi: 10.1007/s00403-016-1667-2. Epub 2016 Jun 27. PMID: 27349424.

Calonje E, Brenn T, Lazar A, et al. McKee's Pathology of the Skin (5th edition). Philadelphia: Elsevier, 2019.

Fitzpatrick SG, Hirsch SA, Gordon SC. The malignant transformation of oral lichen planus and oral lichenoid lesions: a systematic review. J Am Dent Assoc. 2014 Jan;145(1):45-56. doi: 10.14219/jada.2013.10. PMID: 24379329.

García-Ríos P, Pecci-Lloret MP, Oñate-Sánchez RE. Oral Manifestations of Systemic Lupus Erythematosus: A Systematic Review. Int J Environ Res Public Health. 2022 Sep 21;19(19):11910. doi: 10.3390/ijerph191911910. PMID: 36231212; PMCID: PMC9565705.

Gheisari M, Zerehpoosh FB, Zaresharifi S. Pyodermatitis-pyostomatitis vegetans: a case report and review of literature. Dermatol Online J. 2020 May 15;26(5):13030/qt5871q750. PMID: 32621702.

Lomeli Martinez SM, Carrillo Contreras NG, Gómez Sandoval JR, et al. Oral Pyogenic Granuloma: A Narrative Review. Int J Mol Sci. 2023 Nov 28;24(23):16885. doi: 10.3390/ijms242316885. PMID: 38069207; PMCID: PMC10706684.

López Davis A. Martín Granizo, R. Cirugía Oral y Maxilofacial (3ª edición). Barcelona: Editorial Médica Panamericana, 2011.

Martín Granizo R. Manual de Cirugía Oral y Maxilofacial. Madrid: Editorial Médica Panamericana, 2004.

Román-Quesada N, González-Navarro B, Izquierdo-Gómez K, et al. An analysis of the prevalence of peripheral giant cell granuloma and pyogenic granuloma in relation to a dental implant. BMC Oral Health. 2021 Apr 23;21(1):204. doi: 10.1186/s12903-021-01566-4. PMID: 33892689; PMCID: PMC8067650.

Shadman N, Ebrahimi SF, Jafari S, et al. Peripheral giant cell granuloma: a review of 123 cases. Dent Res J (Isfahan). 2009 Spring;6(1):47-50. PMID: 21528029; PMCID: PMC3075451.

Laso Jimeno B, Haddad Riesgo A, Almeida Parra F, et al. Double thyroid ectopy: Case report. Rev Esp Cir Oral y Maxilofac. 2021;43(1):48-51. doi:10.20986/recom.2021.1160/2020.

Woo SB. Oral Pathology (3rd edition). Philadelphia: Elsevier, 2023.

AUTOEVALUACIÓN

Periodoncia y odontología conservadora

10

M. de las Fuentes Monreal, V. Escorial Hernández y J. M. Suárez Pavón

OBJETIVOS

- Identificar las estructuras anatómicas del periodonto y comprender su función en la salud dental.
- Diferenciar entre gingivitis y periodontitis, reconociendo los signos clínicos y las implicaciones de cada enfermedad.
- Conocer las técnicas quirúrgicas utilizadas en el tratamiento de la enfermedad periodontal y sus indicaciones específicas.
- Comprender la importancia del mantenimiento periodontal para la prevención de recurrencias y la conservación de la salud bucal a largo plazo.
- Valorar la necesidad de un enfoque integral en la odontología conservadora, abordando la biología dental y las terapias preventivas y curativas de manera efectiva.

PERIODONCIA

Concepto

La **enfermedad periodontal** es una enfermedad inflamatoria que afecta a los tejidos que rodean y soportan los dientes. Esta enfermedad abarca un espectro que va desde la inflamación de las encías hasta la pérdida del soporte óseo. Se caracteriza por la acumulación de placa bacteriana, que, con el tiempo, puede llevar a la formación de bolsas periodontales, pérdida de inserción y reabsorción ósea.

La **gingivitis** es la forma más temprana y menos grave de la enfermedad periodontal. Por otro lado, la **periodontitis** es una forma más avanzada y grave de enfermedad periodontal. La periodontitis implica la destrucción del tejido de soporte del diente, incluido el hueso alveolar. Esto conduce a la formación de bolsas periodontales profundas entre los dientes y las encías, así como a la pérdida de inserción tisular.

La **periodoncia** trata las enfermedades que rodean al diente (encía, ligamento, hueso y cemento radicular), siendo fundamental para el tratamiento de la enfermedad periodontal su prevención y detección y tratamiento temprano.

Características anatómicas del periodonto

El periodonto es el conjunto de tejidos que rodea y soporta los dientes en su posición dentro del hueso maxilar y mandibular. Los principales componentes del periodonto son (**Fig. 10-1**):

- **Encía (o tejido gingival):** es el tejido mucoso, formado por epitelio estratificado queratinizado, que recubre la parte externa del hueso alveolar y se extiende alrededor del cuello de los dientes. La encía actúa como una barrera protectora contra las bacterias y las lesiones. Anatómicamente distinguimos tres partes:
  - **Encía libre o marginal:** se ubica en el borde superior de la línea gingival, limitando con los dientes. Por lo general, tiene un ancho promedio de 1 milímetro y su color es discreto, presentando un tono rosa transparente.

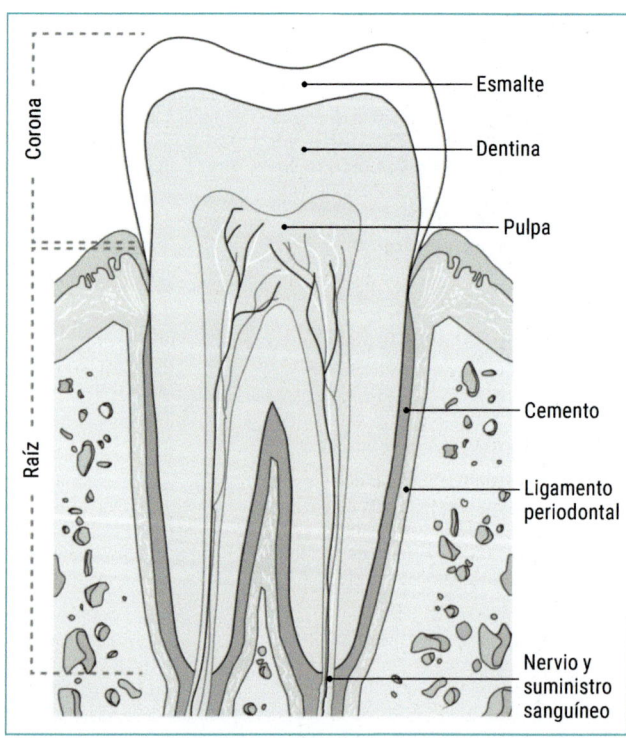

Figura 10-1. Anatomía del diente.

– *Encía insertada o adherida:* esta región está unida al periostio mediante numerosas fibras conectivas y recubre los procesos alveolares. Su anchura varía según las áreas de la cavidad bucal, siendo, generalmente, más extensa en la región de los incisivos que en la zona molar.

– *Mucosa alveolar:* es la porción laxa que se encuentra en contacto con el periostio, ubicada en el extremo de la línea mucogingival. Se destaca por su relativa movilidad y su coloración rojo oscuro.

Es importante mencionar que la unión entre las dos primeras partes conforma la **papila interdentaria**. Su función principal es prevenir que los restos de alimentos entren en contacto con la zona interproximal, reduciendo así el riesgo de infección.

• **Ligamento periodontal:** es un tejido fibroso que conecta el diente al hueso alveolar. Actúa como un amortiguador durante la masticación y proporciona estabilidad al diente. Entre sus funciones cabe destacar:

– *Amortiguación:* actúa como un amortiguador durante la masticación, absorbiendo las fuerzas ejercidas sobre los dientes y distribuyéndolas de manera uniforme al hueso alveolar.

– *Estabilidad dental:* proporciona estabilidad a los dientes, al mantenerlos firmemente unidos al hueso alveolar.

– *Nutrición del tejido periodontal:* proporciona un medio a través del cual los nutrientes y el oxígeno pueden llegar a los tejidos circundantes, incluidas las células del hueso alveolar y las fibras del ligamento periodontal.

– *Reabsorción y remodelación ósea:* el ligamento periodontal desempeña un papel importante en la reabsorción y remodelación ósea durante la erupción dental, el movimiento ortodóntico y la adaptación del hueso alveolar a las fuerzas funcionales. Esto permite que los dientes se muevan de manera controlada dentro del hueso alveolar sin comprometer su estabilidad o integridad estructural.

• **Cemento:** es el tejido mesenquimatoso calcificado que forma la capa externa de la raíz dentaria. Solo experimenta cambios por remodelación y es el lugar de inserción del ligamento periodontal. Proporciona una superficie de unión para el ligamento periodontal y protege la raíz del diente contra la abrasión y la caries.

• **Proceso alveolar:** está compuesto por la pared interna o lámina cribiforme (de hueso compacto), el hueso de sostén esponjoso, y por las tablas vestibular y palatina o lingual (también de hueso cortical). El hueso alveolar es el menos estable de los tejidos periodontales, ya que existe un equilibrio entre formación y reabsorción ósea, regulado por influencias locales y generales. La altura y espesor de las tablas corticales se ven afectadas por la enfermedad periodontal.

Etiopatogenia de las enfermedades periodontales

La enfermedad periodontal comienza con la gingivitis que es iniciada por la placa dental. Esta se trata de un biofilm microbiano que se forma en los dientes y la encía. La periodontitis crónica ocurre cuando la gingivitis no tratada progresa hacia la pérdida de encía, hueso y ligamento, lo que crea las conocidas como "bolsas" periodontales, características de la enfermedad y que eventualmente pueden conducir a la pérdida dental (**Fig. 10-2**).

Los factores que favorecen el aumento de la virulencia de los gérmenes junto con la falta de respuesta inmunológica del paciente, parecen ser los causantes de la progresión de la enfermedad. La disbiosis o la reacción inmunomediada especialmente producida por una alteración en los linfocitos Th hacia la presencia microbiana producen un estado inflamatorio que general el daño tisular presente en la enfermedad periodontal (**Fig. 10-3**).

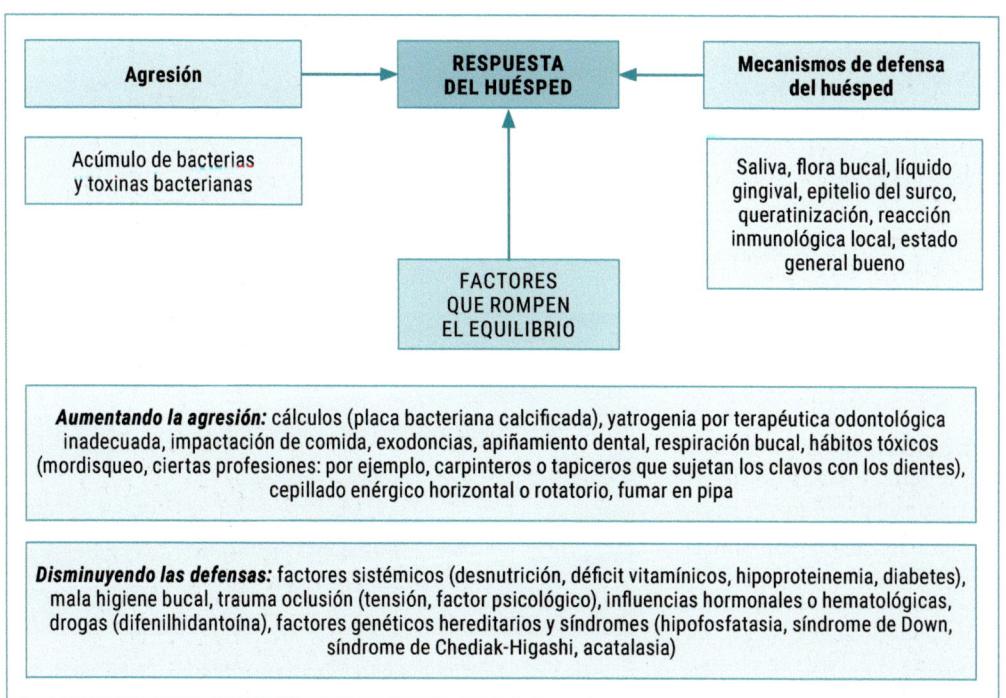

Figura 10-2. Factores etiológicos de gingivitis y periodontitis.

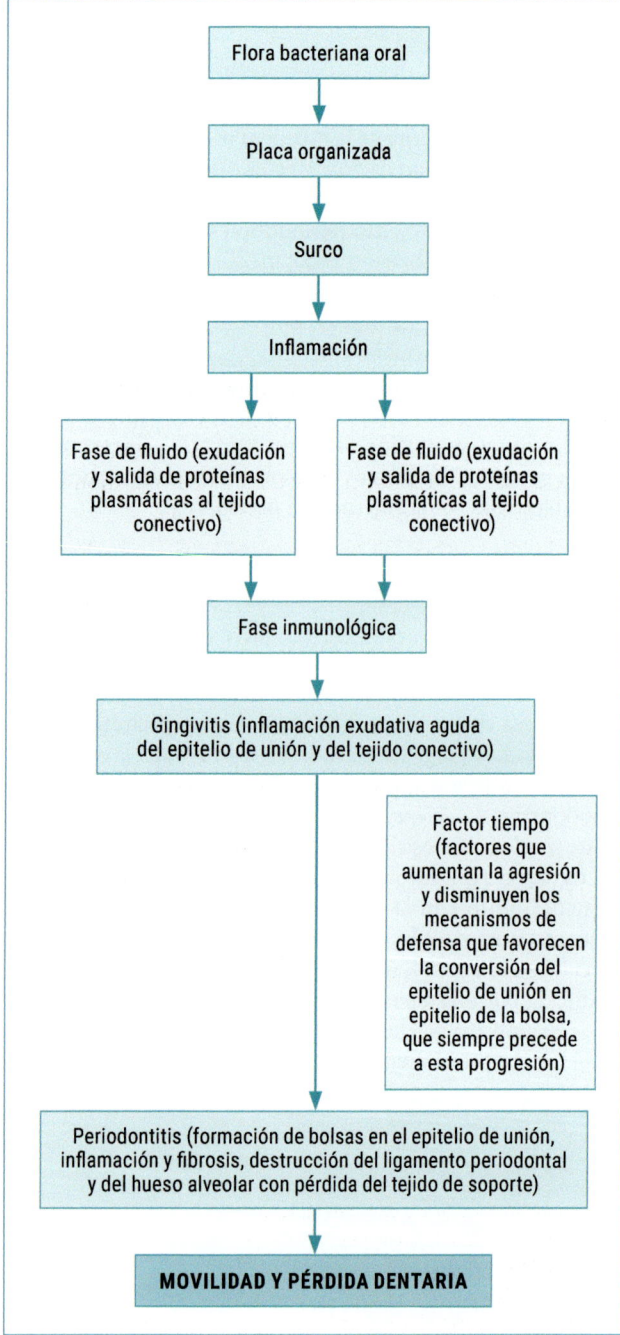

Figura 10-3. Etiopatogenia de las enfermedades periodontales.

Clínica de las enfermedades periodontales

Gingivitis

- **Gingivitis asociada a la placa bacteriana:** se manifiesta clínicamente con inflamación, eritema y sangrado de las encías, habitualmente, tras la manipulación con el cepillado, aunque en formas severas puede aparecer de forma espontánea. Es causada principalmente por la acumulación de placa bacteriana en la línea de las encías. Se trata de la más común de las enfermedades periodontales.
- **Gingivitis ulceronecrotizante aguda (GUNA):** esta forma de gingivitis es menos común, pero más grave. Se caracte-

riza por úlceras en las encías, halitosis persistente y dolor intenso. La gingivitis ulceronecrosante aguda a menudo se asocia con una infección bacteriana más profunda y puede requerir tratamiento antibiótico. Cuando no se controla puede progresar con pérdida del hueso alveolar y cicatrizal y aparición de cráteres o de úlceras de gran tamaño en tejidos blandos (**Fig. 10-4**).

- **Gingivitis inducida por fármacos:** esta forma de gingivitis se desarrolla debido a cambios en la composición de la saliva, lo que puede aumentar la susceptibilidad a la placa bacteriana, caracterizada por el agrandamiento y extrusión de las papilas interdentales. Ejemplo de fármacos que producen este tipo de gingivitis son: difenilhidantoína, ciclosporina, antagonistas del calcio (nifedipino, diltiazem, verapamilo, etc.) (**Fig. 10-5**).

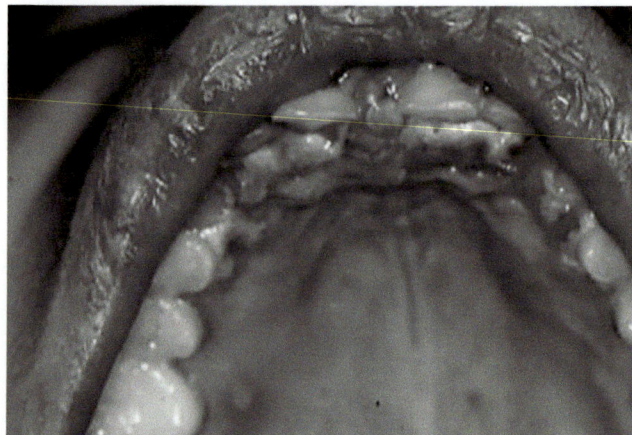

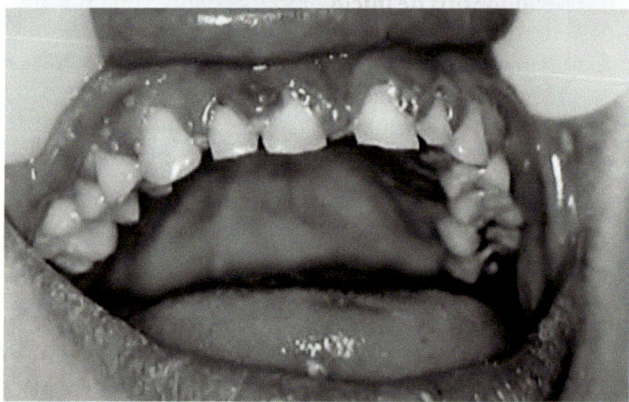

Figura 10-4. Gingivitis Ulceronecrotizante Aguda (GUNA).

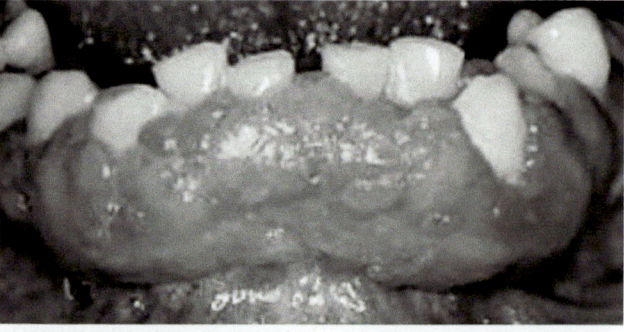

Figura 10-5. Hipertrofia gingival en paciente en tratamiento con nifedipino y ciclosporina.

- **Gingivitis asociada a enfermedades sistémicas**: enfermedades sistémicas como la diabetes y la leucemia pueden aumentar el riesgo de desarrollar gingivitis. Además, trastornos hematológicos sistémicos como el liquen plano erosivo, el pénfigo y reacciones alérgicas pueden provocar una forma más grave de gingivitis debido a la respuesta comprometida del sistema inmunológico del cuerpo.
- **Gingivitis durante el embarazo**: los cambios hormonales pueden aumentar el riesgo de desarrollar gingivitis. Los cambios hormonales producidos por la pubertad o por fármacos anticonceptivos pueden producir un cuadro similar.

Periodontitis

La periodontitis establecida puede persistir durante meses o años sin avance significativo, mostrando ciclos de cambios en el infiltrado inflamatorio. Esto puede ser resultado del aumento en productos bacterianos, introducción de especies más virulentas o disfunción en los mecanismos de defensa del huésped, lo que puede conducir a una mayor destrucción de los tejidos gingivales y extensión de la inflamación hacia tejidos profundos, con pérdida de la inserción de tejido conectivo al cemento:

- La **periodontitis crónica del adulto**, la forma más común, se caracteriza por la pérdida gradual de inserción periodontal, que comienza alrededor de los 30-35 años, con períodos de exacerbación y remisión. Los molares e incisivos son las piezas más afectadas.
- La **periodontitis de inicio precoz** se presenta en pacientes jóvenes; puede ser desencadenada por medicamentos y manifestarse como agrandamiento gingival o granuloma piógeno. Varios **fármacos** pueden causar agrandamiento y extrusión de las papilas interdentales, como la difenilhidantoína, la ciclosporina y los antagonistas del calcio.
- **Algunos trastornos hematológicos sistémicos,** como el liquen plano erosivo, el pénfigo y las reacciones alérgicas pueden asociarse a la **gingivitis descamativa**.
- La **periodontitis prepuberal**, una enfermedad rara de base genética, puede ser localizada o generalizada, con rápida destrucción del hueso alveolar en casos generalizados.
- La **periodontitis juvenil localizada**, más frecuente en la raza negra, se asocia a *Actinobacillus actinomycetemcomitans* y afecta a molares e incisivos.
- La **periodontitis rápidamente progresiva** es la más común de las periodontitis de inicio precoz y se caracteriza por una destrucción periodontal rápida y generalizada.
- La **periodontitis refractaria** continúa progresando a pesar de un tratamiento adecuado y control de placa bacteriana, asociada a concentraciones elevadas de patógenos subgingivales múltiples.
- La **periodontitis ulceronecrotizante** se desarrolla a partir de brotes recurrentes de GUNA y se caracteriza por extensa destrucción del hueso alveolar.
- Los pacientes con **defectos en la respuesta inmunitaria** pueden experimentar una **destrucción periodontal acelerada**, como en el caso de diabéticos, neutropénicos,

pacientes con VIH, leucemia, síndrome de Down, síndrome de Papillon-Lefèvre y síndrome de Chediak-Higashi, así como en ciertos trastornos del tejido conectivo (**Tabla 10-1**).

Diagnóstico

El diagnóstico de la enfermedad periodontal se realiza mediante una combinación de métodos clínicos, radiográficos y de evaluación de la historia del paciente:

Exploración: es fundamental realizar un examen visual y táctil de la boca para evaluar la presencia de signos de enfermedad periodontal, como enrojecimiento, inflamación, sangrado gingival, recesión gingival, movilidad dental y formación de bolsas periodontales. El examen de la oclusión ayuda a detectar factores que favorecen el desarrollo.

Sondaje periodontal: la sonda periodontal es una herramienta fundamental en el examen clínico periodontal, permitiendo una evaluación detallada de diversos parámetros que son cruciales para el diagnóstico y tratamiento de la enfermedad periodontal:

- En primer lugar, la sonda periodontal se utiliza para objetivar la **presencia de sangrado** al sondaje, lo cual es un indicador importante de inflamación gingival y enfermedad periodontal activa. El sangrado al sondaje es un signo de respuesta inflamatoria en los tejidos periodontales y sugiere la presencia de bacterias periodontopatógenas.
- Además, la sonda periodontal se utiliza para medir la **profundidad del surco** gingival y de la bolsa periodontal. La profundidad del sondaje proporciona información sobre

---

Tabla 10-1. Clasificación de las enfermedades periodontales

Gingivitis
- Gingivitis asociada a la placa bacteriana
- Gingivitis ulceronecrotizante aguda
- Gingivitis asociada a cambios hormonales
- Agrandamiento gingival por fármacos
- Gingivitis descamativa

Periodontitis
- Periodontitis crónica del adulto
- Periodontitis de inicio precoz
- Periodontitis refractaria:
  - Periodontitis prepuberal
  - Periodontitis juvenil localizada
  - Periodontitis rápidamente progresiva
- Periodontitis ulceronecrotizante

Enfermedad periodontal asociada a factores sistémicos
- Agrandamiento gingival
  - Asociado a cambios hormonales: embarazo, pubertad
  - Secundario a fármacos: hidantoínas, ciclosporina, nifedipino
- Destrucción periodontal acelerada
  - En enfermedades con defectos en la respuesta del huésped: diabetes, SIDA, neutropenia cíclica, leucemias
  - síndrome de Down, síndrome de Papillon-Lefèbre, síndrome de Chediak-Higashi
  - En enfermedades con defectos de tejido conectivo:
    - Nutricionales: escorbuto, Kwashiorkor
    - Genéticas: hipofosfatasia, síndrome de Ehlers-Danlosa

la cantidad de tejido gingival inflamado y la extensión de la pérdida de inserción periodontal.

- Otro aspecto importante es la medición del nivel de **inserción periodontal**. Esta medida se obtiene considerando la posición del margen gingival con respecto a la unión amelocementaria. La medición del nivel de inserción periodontal permite una evaluación más precisa de la pérdida de tejido de soporte alrededor de los dientes, lo que es fundamental para determinar la gravedad de la enfermedad periodontal y planificar el tratamiento adecuado.
- En cuanto a la **recesión gingival**, se utiliza la clasificación propuesta por **Miller (1985)**, que incluye cuatro tipos, según la extensión de la recesión y la presencia de pérdida de tejido interdental. Esta clasificación proporciona información pronóstica importante sobre la capacidad de recubrimiento radicular y ayuda en la planificación del tratamiento de recesiones gingivales:
  - **Recesión tipo I:** la recesión no excede el límite mucogingival y no hay pérdida de tejido interdental. Se puede prever un recubrimiento radicular completo del 100 % de la recesión.
  - **Recesión tipo II:** la recesión alcanza o supera el límite mucogingival, pero no hay pérdida de tejido interdental. Se puede prever un recubrimiento completo del 100 % de la recesión.
  - **Recesión tipo III:** la recesión alcanza o supera el límite mucogingival y hay pérdida de tejido interdental. La encía interdental se encuentra más baja que el límite amelocementario, pero por encima de la recesión. Es posible un recubrimiento parcial de la recesión.
  - **Recesión tipo IV:** la recesión alcanza o supera el límite mucogingival y hay pérdida de tejido interdental al mismo nivel que la recesión. Es posible un recubrimiento parcial de la recesión.

- Además de estas mediciones, la sonda periodontal también se utiliza para valorar el **contorno de las lesiones infraóseas.**
- Finalmente, la sonda periodontal es una herramienta para la **monitorización** de la respuesta al tratamiento periodontal.

Evaluación de la placa: mediante sonda periodontal o productos específicos. La ausencia de placa junto con bolsas periodontales profundas puede indicar periodontitis juvenil localizada.

Evaluación de las lesiones furcales: se detectan examinando el espacio furcal en dientes multirradiculares. La pérdida de hueso alveolar puede extender el proceso infeccioso a esta área, cambiando el pronóstico. La clasificación de afectación furcal en grados es esencial para determinar la gravedad y el tratamiento adecuado (**Fig. 10-6**):

- Clase I: destrucción tisular furcal inferior a 2 mm o un tercio de la anchura del diente.
- Clase II: destrucción tisular furcal superior a 2 mm o más de un tercio de la anchura del diente, sin que el instrumento pase libremente a través de las raíces desde vestibular a bucal (la furca no es permeable).

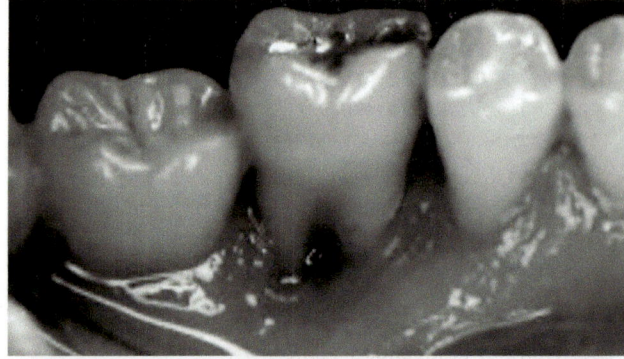
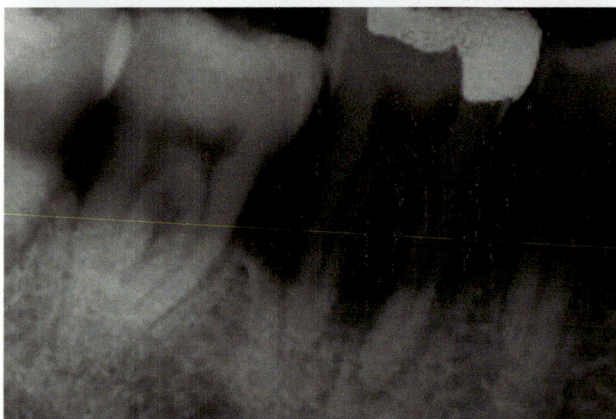

Figura 10-6. Paciente con periodontitis crónica avanzada con reabsorción de hueso alveolar grave y movilidad del primer molar con lesión furcal.

- Clase III: destrucción tisular completa que permite el paso del instrumento a través de las raíces desde vestibular a bucal (la furca es permeable).

Evaluación de la movilidad dental. Se clasifica en tres grados y se compara con los dientes adyacentes para evaluar el pronóstico:

- Grado I: movilidad en sentido vestibulobucal inferior a 1 mm.
- Grado II: movilidad en sentido vestibulobucal superior a 1 mm, pero nula en sentido oclusoapical.
- Grado III: movilidad en sentido vestibulobucal y oclusoapical.

Serie radiográfica completa. Es crucial para evaluar la altura de la cresta ósea alveolar la relación con la unión amelocementaria y la calidad del hueso alveolar, lo que contribuye al diagnóstico y pronóstico de la enfermedad periodontal.

Pronóstico y plan de tratamiento de la enfermedad periodontal

Fase inicial del tratamiento

El método de detección más útil para la susceptibilidad a la enfermedad periodontal es la detección de la gingivitis (la autodetección se basa en el sangrado de la encía al cepillarse). La **prevención de la gingivitis** es una medida preventiva primaria de la periodontitis crónica e implica retardar la formación del biofilm microbiano y/o erradicarlo a intervalos regulares. La prevención se logra con una **higiene oral autónoma diaria y la eliminación profesional del biofilm** cada seis meses, aunque datos recientes indican que, para pacientes de bajo riesgo que tienen pocos o ningún factor de riesgo, la profilaxis profesional anual puede ser adecuada.

La eliminación profesional en odontología implica un tratamiento subgingival para eliminar cálculos dentales y promover la salud periodontal. Consiste en raspado y alisado radicular, pulido y, ocasionalmente, curetaje. Este tratamiento busca eliminar patógenos y mantener una flora no patógena en la bolsa periodontal. Se ha observado que la combinación de amoxicilina y metronidazol puede ser efectiva en la periodontitis crónica y agresiva, pero siempre como complemento al tratamiento mecánico. En casos refractarios se aplica una terapia específica basada en datos microbiológicos para eliminar especies patógenas. Además, se consideran otras intervenciones como exodoncias, corrección de factores irritantes, ajustes oclusales y ferulización temporal. Es común que los pacientes experimenten hiperestesia dentinaria después del tratamiento, lo que puede requerir adhesivos dentinarios, dentífricos especiales y, en casos graves, endodoncias. En resumen, la eliminación profesional es esencial para tratar la enfermedad periodontal, con enfoque en la eliminación de cálculos y patógenos, seguido de terapias complementarias según la necesidad del paciente.

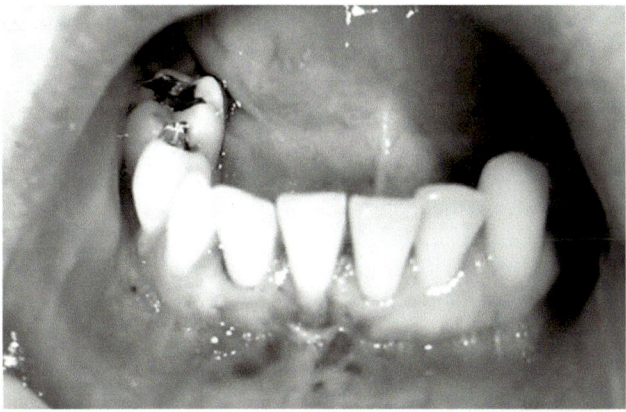

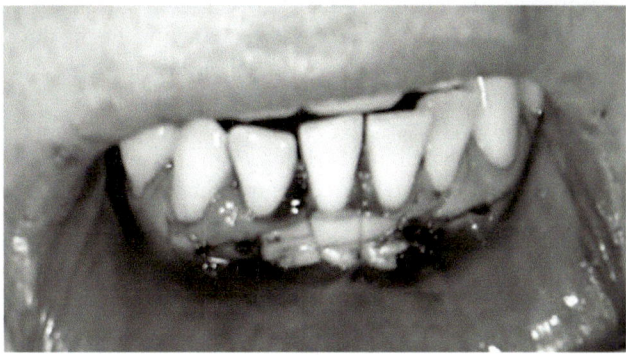

Figura 10-7. Recesión gingival grave. Tratamiento con injerto de tejido conectivo obtenido del paladar.

REVALUACIÓN DEL PACIENTE Y VALORACIÓN DEL USO DE TÉCNICAS QUIRÚRGICAS RESECTIVAS O REGENERATIVAS

Después de dos meses de tratamiento se revalúa al paciente. Si la evolución es desfavorable, y se considera necesaria la cirugía, se seleccionará el procedimiento más adecuado. En casos de invasión de furcaciones profundas o bolsas infraóseas extensas, se realizarán procedimientos quirúrgicos **regenerativos**, mientras que para reducir las bolsas periodontales se optará por cirugía **resectiva**. Este tema se abordará con mayor detalle en el capítulo 14:

- La **cirugía resectiva** abarca varios procedimientos, como la gingivectomía (**Fig. 10-7**), la gingivoplastia, así como la reposición apical de colgajos periodontales y colgajos periodontales no reposicionados. Estas técnicas se recomiendan para tratar bolsas profundas que no responden adecuadamente al raspado y alisado inicial.
- La **cirugía regenerativa** incluye la regeneración tisular guiada con el uso de membranas reabsorbibles, la regeneración ósea guiada mediante injertos óseos o biomateriales, colgajos pediculados (técnicas de aumento gingival) e injertos de encía o tejido conectivo (técnicas de recubrimiento radicular) (**Fig. 10-8**).

LANAP *(Laser-Assisted New Attachment Procedure).* Recientemente, se ha desarrollado el procedimiento de nueva "unión" o "acoplamiento" asistido por láser (LANAP) como una opción conservadora frente a la terapia quirúrgica con-

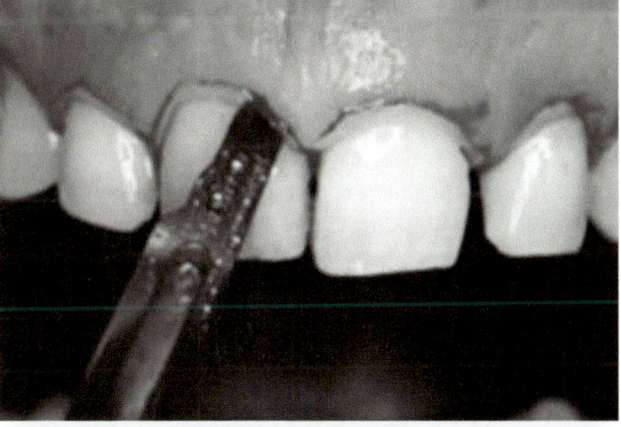

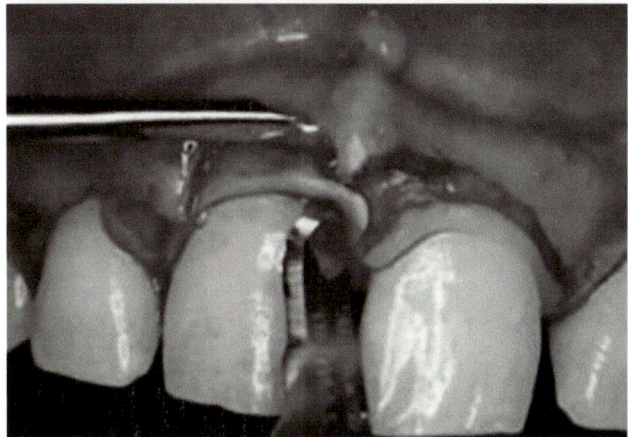

Figura 10-8. Técnica quirúrgica resectiva. Gingivectomía.

vencional. En LANAP se emplea un láser NdYAG (láser de Neodimio-Yag) para eliminar el epitelio del bolsillo inicialmente y para coagular la fibrina al final del procedimiento, en lugar de utilizar un bisturí y sutura quirúrgica. Además, este método no implica la elevación extensa del colgajo gingival que se realiza en las cirugías tradicionales. Sin embargo, se necesitan estudios controlados y aleatorizados extensos para evaluar la eficacia a largo plazo de este procedimiento en comparación con los enfoques no quirúrgicos y quirúrgicos establecidos actualmente.

El mantenimiento adecuado y la adherencia del paciente a las sesiones de mantenimiento periodontal recomendadas han sido factores clave para la estabilidad a largo plazo del tratamiento. En la mayoría de los casos, tanto en las terapias no quirúrgicas como quirúrgicas, la curación se produce mediante la formación de un nuevo tejido conectivo o la regeneración del tejido perdido en la superficie radicular. Los procedimientos quirúrgicos regenerativos tienen el potencial de restaurar no solo el hueso alveolar perdido, sino también el ligamento periodontal y el cemento radicular, lo que representa la forma más completa de curación periodontal.

El mantenimiento periodontal es esencial para mantener los resultados logrados y prevenir la recurrencia. Consiste en programar citas periódicas y mantener una buena higiene oral.

Odontología conservadora

Concepto

La odontología conservadora fue definida por el Collège National des Enseignants en Odontologie Conservatrice en 1972 como la disciplina que aborda la biología y las afecciones del esmalte, la dentina y la pulpa dental, así como sus complicaciones, se centra en terapias conservadoras, preventivas y curativas aplicables a estas condiciones.

Histología dental

Un diente es una estructura compleja formada por varios elementos que cumplen funciones específicas en la masticación, la fonación y la estética dental. Estos elementos son:

- **Esmalte dental:** es la capa más externa y dura del diente. Está compuesto principalmente por cristales de hidroxiapatita, que le confieren resistencia y dureza. Su color varía desde el blanco azulado al blanco amarillento y es translúcido. El esmalte protege el diente de la abrasión y la caries dental.
- **Dentina:** capa situada bajo el esmalte que constituye la mayor parte del diente. Está compuesta por tejido mineralizado similar al esmalte, pero menos duro. Contiene túbulos dentinarios, que son pequeños conductos que comunican la pulpa con la superficie del diente. La dentina proporciona soporte estructural al esmalte y protege la pulpa dental.

- **Pulpa dental:** es la parte central y más interna del diente. Está formada por tejido conectivo, vasos sanguíneos, nervios y células especializadas, como los odontoblastos. La pulpa dental es vital para la formación y el mantenimiento del diente, ya que suministra nutrientes y oxígeno a las células dentales y detecta estímulos como el calor, el frío y el dolor.
- **Cemento dental:** es una capa delgada de tejido mineralizado que recubre la raíz del diente y se encuentra bajo la encía. Actúa como anclaje para las fibras del ligamento periodontal y protege la dentina radicular. A diferencia del esmalte, el cemento es menos duro y susceptible a la erosión.
- **Ligamento periodontal:** es un tejido fibroso que rodea la raíz del diente y lo une al hueso alveolar. Actúa como un amortiguador durante la masticación y proporciona estabilidad al diente. Además, permite un ligero movimiento del diente en su alvéolo, lo que es importante para la distribución de las fuerzas durante la masticación.
- **Hueso alveolar:** es el hueso que rodea y sostiene las raíces de los dientes en la mandíbula y el maxilar. Proporciona un lecho sólido para la inserción de las raíces dentales y desempeña un papel importante en la estabilidad y la función del diente. El hueso alveolar se remodela constantemente en respuesta a las fuerzas aplicadas durante la masticación y a otros estímulos.

Patología dental

Los signos clínicos de la enfermedad dental son variables. En las etapas iniciales pueden pasar desapercibidos, manifestándose solo como desmineralización subsuperficial o cambios de color en el esmalte, como manchas blancas que luego se tornan pardas o negras. Por lo general, no hay síntomas perceptibles, excepto en casos avanzados donde puede haber sensibilidad al frío o a los dulces.

Cuando la enfermedad alcanza la pulpa dental, cavidad limitada que carece de circulación colateral, su capacidad de defensa disminuye y puede ser rápidamente afectada por agentes externos. La pulpa puede responder de dos formas: **inflamatoria o degenerativa.** En los casos inflamatorios, es crucial un diagnóstico preciso para determinar si la lesión es reversible o irreversible, ya que el tratamiento variará entre medidas preventivas y la necesidad de una extirpación pulpar.

Caries

La caries dental es la enfermedad más común que afecta a los dientes, siendo un proceso multifactorial que provoca la desmineralización de los tejidos duros del diente. Entre los principales factores predisponentes se incluyen la edad, la dieta, factores hereditarios, la masticación, alteraciones endocrinas e inmunológicas, enfermedades sistémicas, anomalías estructurales dentales y problemas en la saliva, como la disminución del flujo salival o cambios en el pH. La presencia de placa bacteriana y ciertos tipos de bacterias cariogénicas también contribuyen al desarrollo de la caries.

Existen tres puntos clínicamente diferentes en los que puede comenzar la caries:

- La primera zona y la más vulnerable son los puntos, surcos y fisuras.
- En segundo lugar, están determinadas áreas de las superficies lisas del esmalte.
- La tercera zona que puede atacar la caries es la superficie radicular.

Patología pulpar

La patología pulpar (pulpitis) puede surgir por diversas causas: defectos en el esmalte y la dentina, enfermedades periodontales o periapicales. Las formas más comunes de pulpitis suelen derivar de una inflamación crónica:

- **Pulpitis reversible:** se caracteriza por ser una inflamación temporal y, generalmente, no presenta síntomas o estos son provocados por un estímulo externo. El tratamiento implica eliminar la causa subyacente.
- **Pulpitis irreversible:** se observa cuando progresa una pulpitis no tratada. Puede ser asintomática o causar dolor intenso. El tratamiento, generalmente, exige una pulpectomía total. Una forma específica de pulpitis irreversible es la **pólipo-hiperplásica**, una masa carnosa de tejido conectivo que puede desarrollarse dentro de una caries.
- **Necrosis pulpar:** es la etapa final de las formas anteriores. A menudo es asintomática, pero cuando avanza hacia el área periapical, puede causar síntomas. El tratamiento endodóncico para limpiar y sellar los conductos radiculares es necesario en todos los casos de necrosis pulpar.

Patología pulpoperiapical

Puede surgir de la invasión microbiana en la pulpa, lo que puede resultar en pulpitis y, si no se trata, en necrosis pulpar. Además, esta invasión microbiana puede afectar a los tejidos periapicales, dando lugar a periodontitis y abscesos periapicales.

Patología periapical

Causas

La patología periapical puede ser causada por diversos factores, similares a los que afectan al tejido pulpar:

- Causas **infecciosas**, como caries o periodontitis marginales.
- Causas **traumáticas**, que pueden provocar necrosis, como microtraumas repetidos, traumatismos dentales o iatrogenia.
- Causas **químicas**, que incluyen sustancias utilizadas en procedimientos de endodoncia, que pueden pasar a través del foramen apical.

Tipos

Existen varios tipos de patología periapical que pueden afectar los tejidos alrededor del ápice dental. Son los siguientes:

Aguda:

- **Serosa o simple**: se manifiesta con dolor, cambio de coloración dental, sensación de diente mate y cierta movilidad dental. Los hallazgos radiográficos pueden ser negativos.
- **Purulenta:** puede manifestarse como un absceso periapical, absceso alveolar agudo u osteítis periapical. Surge primariamente por necrosis pulpar o secundariamente por exacerbación de una lesión previa. En la radiografía se observa osteólisis periapical o ausencia de cambios.

SUBAGUDA: Se caracteriza por una inflamación serosa, que puede presentarse con edema leve, dolor y sensación subjetiva de alargamiento del diente. Sin tratamiento adecuado, esta enfermedad puede evolucionar.

CRÓNICA: En esta forma de patología, el sistema inmunitario localiza y perpetúa el proceso periapical. Puede presentarse de varias maneras:

- **Condensante u osteosclerosis periapical**: es más común en jóvenes, especialmente, en la región mandibular. Los estímulos irritantes provocan la formación de hueso, lo que se observa como una imagen opaca en la radiografía.
- **Supurada (absceso periapical crónico)**: se caracteriza por la presencia de pus en la mucosa.
- **Granulomatosa**: por lo general, es asintomática, pero puede exacerbarse y convertirse en una forma supurada.
- **Quiste radicular**: es asintomático en la mayoría de los casos, pero puede causar síntomas si se agrava o crece. Se forma a partir de la proliferación de restos epiteliales de Malassez.
- La patología periapical puede manifestarse de diferentes formas:
- **Periodontitis apical**: una inflamación del tejido periodontal alrededor del ápice dental, generalmente debido a la infección bacteriana de la pulpa dental.
- **Absceso periapical**: una acumulación de pus en el tejido periapical como resultado de una infección bacteriana aguda.
- **Granuloma periapical**: una lesión crónica que se forma en respuesta a la infección crónica persistente en el ápice dental, caracterizada por la presencia de tejido inflamatorio.
- **Quiste periapical**: una lesión quística que se desarrolla en el tejido periapical como resultado de la estimulación crónica de un granuloma periapical o una infección persistente (**Tabla 10-2**).

Diagnóstico

El proceso de diagnóstico comienza con la recopilación de la **historia clínica** del paciente, detallando todos los síntomas presentes. Sin embargo, el diagnóstico puede ser com-

Tabla 10-2. Diagnóstico diferencial del dolor pulpar y periodontal

Dolor por pulpitis aguda	Dolor por absceso periodontal
El dolor no siempre está localizado	Dolor localizado
Dolor agudo, pulsátil, lancinante e intermitente	Dolor sordo y continuo
Dolor sensible a cambios de temperatura. El calor y el frío lo exacerban o lo hacen desaparecer	El dolor no se modifica con los cambios de temperatura
El diente no parece alargado	El diente parece más largo (se eleva en su alveolo)
Percusión dolorosa	El diente no es doloroso a la percusión
El diente causal puede responder normalmente o hacerlo a las pruebas de vitalidad	Respuesta normal a las pruebas de vitalidad

plicado debido a la naturaleza difusa e irradiada del dolor, lo que puede inducir errores en la identificación tanto de la patología como del diente afectado. Además de la historia clínica, el diagnóstico se fundamenta en varios métodos de **exploración**:

- *Inspección visual: es es*encial para detectar caries, cambios de coloración, cavitaciones y otras anomalías en la superficie dental. Se realiza tanto intrabucal como extraoral para evaluar la extensión y localización de posibles problemas.
- *Palpación:* permite identificar tumefacciones, crepitaciones, fluctuaciones, durezas o zonas dolorosas y para evaluar la movilidad dentaria.
- *Percusión:* se realiza sobre el diente afectado y los adyacentes para comparar la sensibilidad y determinar posibles diferencias.
- *Exploración con sonda:* busca detectar la presencia de esmalte reblandecido o cavitaciones, utilizando una sonda muy fina.
- *Pruebas de vitalidad pulpar:* se aplican frío, calor o corriente eléctrica en la superficie dental para evaluar el estado de las fibras nerviosas pulpares, aunque no garantizan la salud pulpar completa.
- *Examen radiográfico:* es una herramienta indispensable y comúnmente utilizada en el diagnóstico odontológico, aunque no todas las patologías son visibles en radiografías, especialmente, las que afectan los tejidos pulpares y óseos.

TRATAMIENTO

El tratamiento de las afecciones dentales puede variar según la patología y la etapa de desarrollo de la enfermedad.

Tratamiento preventivo: se enfoca en mantener una **buena higiene bucal** y limitar el consumo de alimentos ricos en carbohidratos. En casos de surcos y fisuras dentales profundos en niños y jóvenes sin caries se pueden aplicar tratamientos con **fluoruros o selladores** para prevenir la formación de caries.

Tratamiento restaurador: cuando ya existe caries, se requiere eliminarla mediante la excavación de una cavidad y, posteriormente, rellenarla con un material restaurador (empaste). En algunos casos, especialmente si la caries ha alcanzado una extensión considerable, puede ser necesario realizar un tratamiento endodóntico adicional.

Tratamiento endodóntico: la endodoncia implica la eliminación de tejido pulpar infectado o inflamado de los conductos radiculares y su posterior sellado hermético. Este tratamiento se realiza en casos de **necrosis pulpar o inflamación irreversible.** Sin embargo, existen limitaciones para su aplicación, como la insuficiencia del soporte periodontal, la imposibilidad de instrumentar el conducto, dientes no restaurables, reabsorción radicular extensa, dientes no esenciales (como los terceros molares) o fracturas verticales. Se puede añadir tratamiento con **láser de diodo** a la endodoncia lo que parece que aumenta su eficacia (**Fig. 10-9**).

Tratamiento quirúrgico: se considera en situaciones donde el tratamiento endodóntico convencional no ha tenido éxito o cuando se prevé que no alcanzará los resultados deseados por vía no quirúrgica. Las indicaciones para este tipo de tratamiento son:

- Posibilidad fundada de fracaso no quirúrgico: cuando se anticipa que el tratamiento convencional no será efectivo.

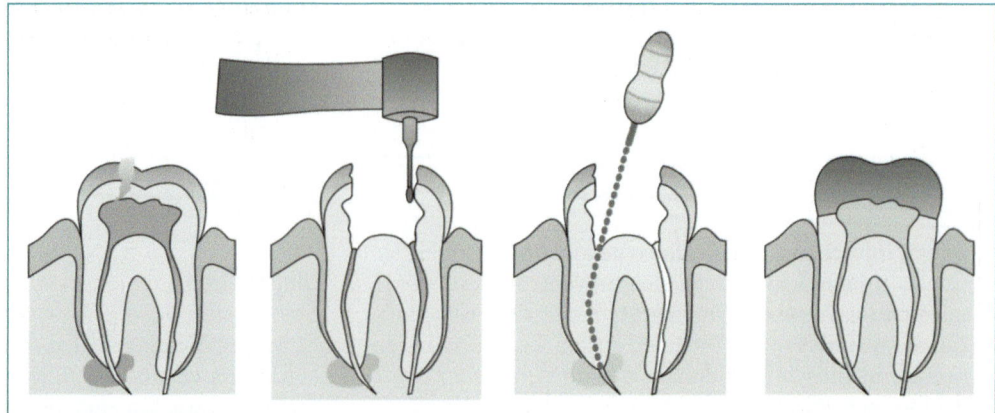

Figura 10-9. Fases del tratamiento endodóntico: pulpectomía y cierre hermético de los conductos radiculares.

- Fracaso del tratamiento de conductos: si tras un tratamiento de conductos inicial o una reendodoncia, la lesión apical persiste o solo se reduce parcialmente.
- Cuando la biopsia es necesaria.
- Complejidad anatómica: si existen irregularidades en la anatomía del ápice o las raíces del diente.
- Errores en el tratamiento endodóntico previo: como apertura, preparación u obturación incorrectas del conducto radicular.
- Obstrucción del acceso al conducto radicular: cuando el acceso está bloqueado.
- Fractura radicular: tanto horizontal como vertical.
- Cirugía exploratoria diagnóstica: cuando se necesita una evaluación más detallada.

Antes de iniciar la cirugía, se evalúa la **restaurabilidad** del diente y su **salud periodontal.** Si el diente tiene una pérdida significativa de soporte o una movilidad excesiva, la **extracción** puede ser la única opción viable. Además, ciertos factores anatómicos, como una cortical externa mandibular gruesa o el difícil acceso a los ápices radiculares, pueden dificultar la intervención quirúrgica. Es esencial realizar una evaluación completa durante la fase diagnóstica para determinar la viabilidad y el enfoque óptimo del tratamiento quirúrgico.

El tratamiento quirúrgico, como se detalla en el capítulo 16, puede abordarse de diversas maneras:

- **Cirugía periapical.** Este procedimiento incluye (**Fig. 10-10**):
  - Raspado periapical: elimina el tejido inflamatorio para acceder al ápice radicular.
  - Resección radicular apical (apicectomía): consiste en la eliminación de la porción apical del conducto radicular.
  - Preparación apical retrógrada: se limpia y prepara el conducto apical en sus 3 mm finales.
  - Obturación retrógrada: sellado del sistema de conductos apical.

- **Cirugía perirradicular correctora.** Este tipo de cirugía puede implicar:
  - Amputación radicular: eliminación de una de las raíces, en sentido vertical u horizontal.
  - Hemisección: Cortar un diente por la mitad, generalmente, de manera mesiodistal para los superiores y bucolingual para los inferiores.
  - La cirugía perirradicular correctora se realiza en **situaciones específicas**, como fracasos del tratamiento de endodoncia, fracturas radiculares, caries profundas, traumas, perforaciones patológicas o fracasos de dientes pilares de prótesis fija.

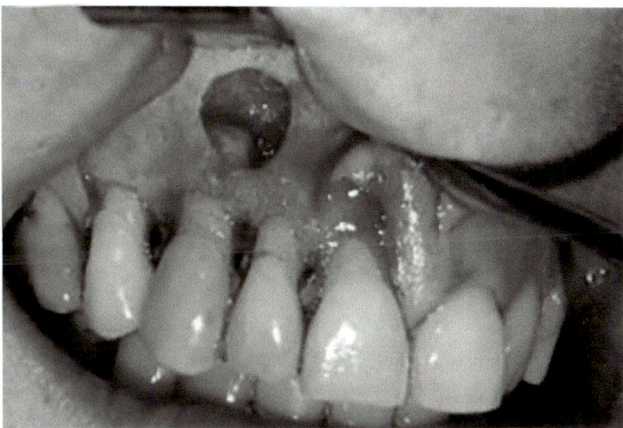

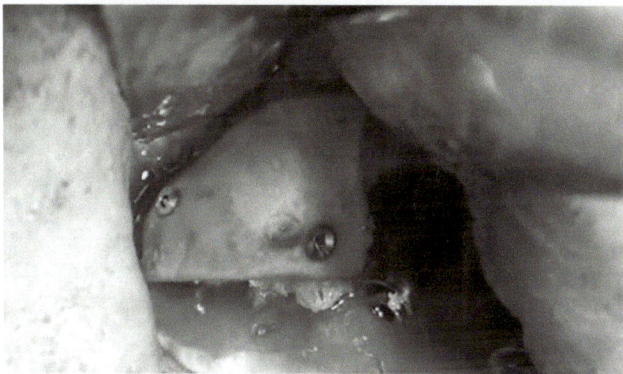

Figura 10-10. Apicectomía del segundo premolar superior tras fresado de la cortical vestibular adyacente al ápice, y colocación de hueso autógeno y membrana de colágeno fijada con dos chinchetas a la cortical vestibular.

  - Después del tratamiento quirúrgico pueden surgir complicaciones, como sangrado, infección, inflamación, dolor y decoloración de los tejidos. Es crucial que el paciente mantenga una buena higiene oral y se realice un seguimiento periódico con imágenes radiográficas para verificar la regeneración del periodonto apical y considerar técnicas de regeneración tisular guiada para mejorar la reparación en casos de pérdida ósea marginal alveolar.

La utilización de técnicas de regeneración tisular guiada como complemento de la cirugía debe tenerse en cuenta en el plan de tratamiento de la patología asociada a una pérdida ósea marginal alveolar, para evitar que la reparación se vea comprometida por una cicatrización mediante epitelio largo de inserción. Esto es especialmente importante en casos donde hay una pérdida del aparato de inserción marginal, como perforaciones radiculares, reabsorciones radiculares, patología endoperiodontal o fracturas radiculares verticales, o cuando las lesiones afectan la cortical ósea vestibular o lingual debido a su tamaño.

 PUNTOS CLAVE

- La terapia periodontal busca la curación mediante la regeneración del tejido conectivo y la restauración de los tejidos periodontales perdidos.
- El mantenimiento periodontal regular y la adherencia del paciente son cruciales para la estabilidad a largo plazo del tratamiento y la prevención de recurrencias.

- La odontología conservadora se centra en preservar la estructura dental y promover la salud bucal mediante terapias preventivas y curativas.
- La elección entre técnicas quirúrgicas resectivas y regenerativas depende de la evaluación cuidadosa de la anatomía periodontal y de la extensión de la enfermedad.
- El láser NdYAG se emplea para el tratamiento periodontal, ofreciendo una alternativa conservadora a la cirugía tradicional con beneficios potenciales como una recuperación más rápida y cómoda.

BIBLIOGRAFÍA

Armitage GC. Clinical periodontal examination. En: Genco RJ, Goldman HM, Cohen DW, eds. Contemporary periodontics. St. Louis: Mosby, 1990: 33947.

Asnaashari M, Godiny M, Azari-Marhabi S, Tabatabaei FS, Barati M. Comparison of the Antibacterial Effect of 810 nm Diode Laser and Photodynamic Therapy in Reducing the Microbial Flora of Root Canal in Endodontic Retreatment in Patients With Periradicular Lesions.

J Lasers Med Sci. 2016 Spring;7(2):99-104. doi: 10.15171/jlms.2016.17. Epub 2016 Mar 27. PMID: 27330705; PMCID: PMC4909011.

Axelsson P. New ideas and advancing technology in prevention and nonsurgical treatment of periodontal disease. Int Dent J. 1993;43:22338.

Bascones Martinez A. Etiopatogenia de las enfermedades periodontales. En: Tratado de Odontología. Tomo III (1ª ed.). Madrid: Trigo EdicionesSmithkline Beecham, 1998: 331927.

Bragd L, Wikstrom M, Slots J. Clinical and microbiological study of «Refractory»adult periodontitis. J Dent Res. 1985;64:A538.

Caton J. Periodontal diagnosis and diagnostic aids. In proceedings of the World Workshop in Periodontology. Chicago, Illinois: American Academy of Periodontology, 1989.

Ismail AI, Lewis DW. Periodic health examination, 1993 update: 3. Periodontal diseases: classification, diagnosis, risk factors and prevention. Canadian Task Force on the Periodic Health Examination. CMAJ. 1993;149(10):140922.

Joshipura KJ, Kent RL, DePaola PF. Gingival recession: intraoral distribution and associated factors. J Periodontol. 1994;65(9):86471.

Kaldahl WB, Kalkwarf KL, Patil KD, Molvar MP, Dyer JK. Long-term evaluation of periodontal therapy: II. Incidence of sites breaking down. J Periodontol. 1996 Feb;67(2):103-8. doi: 10.1902/jop.1996.67.2.103. PMID: 8667129.

Keestra JA, Grosjean I, Coucke W, Quirynen M, Teughels W. Non-surgical periodontal therapy with systemic antibiotics in patients with untreated chronic periodontitis: a systematic review and meta-analysis. J Periodontal Res. 2015 Jun;50(3):294-314. doi: 10.1111/jre.12221. Epub 2014 Aug 21. PMID: 25142259.

Khocht A, Simon G, Person P, Denepitiya JL. Gingival recession in relation to history of hard toothbrush use. J Periodontol. 1993;64(9):9005.

Mehrotra N, Singh S. Periodontitis. 2023 May 1. In: StatPearls [Internet]. Treasure Island (FL): StatPearls Publishing, 2024 Jan. PMID: 31082170.

Mendieta C. Periodontitis juvenil localizada. Periodoncia. 1992;2:2338.

Mendieta C. Clasificacion de las enfermedades periodontales. Avances en Odontoestomatología. 1995;11(Suppl B):13543.

Mendieta C. Examen y diagnóstico periodontal. En: Tratado de Odontología. Tomo III (1ª ed.). Madrid: Trigo EdicionesSmithkline Beecham, 1998: 336780.

Mendieta C, Reeve CM. Periodontal manifestation of systemic disease and management of patient with systemic disease. Current Opinion in Periodontology. 1993;1:1827.

Nazir M, Al-Ansari A, Al-Khalifa K, Alhareky M, Gaffar B, Almas K. Global Prevalence of Periodontal Disease and Lack of Its Surveillance. ScientificWorldJournal. 2020 May 28;2020:2146160. doi: 10.1155/2020/2146160. PMID: 32549797; PMCID: PMC7275199.

Yukna RA, Carr RL, Evans GH. Histologic evaluation of an Nd:YAG laser-assisted new attachment procedure in humans. Int J Periodontics Restorative Dent. 2007 Dec;27(6):577-87. PMID: 18092452.

Zabalegui Andonegui B. Cirugía endodóntica. En: Tratado de Odontología. Tomo III (1ª ed). Madrid: Trigo EdicionesSmithkline Beecham, 1998: 284760.

AUTOEVALUACIÓN

CIRUGÍA ORAL. IMPLANTOLOGÍA. PROSTODONCIA

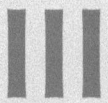

Odontogénesis. Manejo y cirugía de las inclusiones dentarias. Trasplante y reimplante

11

G. R. Mitheis y O. Estévez Cordero
Colaboradora: C. Centella Gutiérrez

 OBJETIVOS

- Adquirir conocimientos sobre la embriogénesis y desarrollo de las estructuras dentoalveolares.
- Entender la anatomía dental y los elementos relacionados con ella, los tiempos de erupción y recambio dentario.
- Comprender las técnicas de diagnóstico clínico-radiológico de la patología dentaria y periodontal.
- Dominar las técnicas de tratamiento quirúrgico de las inclusiones dentarias, el manejo de las complicaciones de estas técnicas y las opciones quirúrgicas para minimizar la aparición de complicaciones.

EMBRIOLOGÍA

La odontogénesis es un proceso complejo con numerosas interacciones mecánicas y químicas entre los tejidos mesenquimales y epiteliales.

El desarrollo dental comienza en 6ª semana fetal a partir de 2 capas germinativas del primer arco: el ectodermo y el ectomesénquima. A partir del ectodermo se formará el esmalte dental y a partir del ectomesénquima se formarán varias estructuras: el complejo dentino-pulpar, el cemento, el ligamento periodontal y el hueso alveolar.

La odontogénesis comienza con la inducción del epitelio bucal que recubre al estomodeo (boca primitiva) por el ectomesénquima; desde ese momento comienza la **histogénesis,** que corresponde al proceso de formación de los tejidos dentarios: esmalte, dentina y pulpa, y la **morfogénesis**. Así se forma la lámina vestibular (que dará lugar al surco vestibular) y la lámina dentaria, a partir de la cual se formaran los dientes deciduos (8ª semana) y los gérmenes de los dientes permanentes (5º mes).

El proceso de la embriogénesis dental requiere la interacción de ambas capas germinativas y se divide en 3 fases:

- **Fase de yema o de brote**. Es la más breve, empieza en la 8ª semana. A partir de la lámina dentaria se forman 10 yemas dentales ectodérmicas en cada arcada, en las cuales se formarán los dientes deciduos.
- **Fase de copa o casquete**. Empieza en la 9ª semana. La yema dental se invagina y queda recubierta por el **órgano del esmalte** (ectodermo), formado por el epitelio dental externo, el epitelio dental interno y el retículo estrellado entre ambos epitelios. A raíz de la invaginación del órgano del esmalte, en concreto, la lámina interna o preameloblástica, se formará la **papila dentaria** (complejo dentino-pulpar) por con-

densación del mesénquima, dando lugar al **saco dentario**. El órgano del esmalte, la papila dentaria y el saco dentario formarán el germen dental, que dará origen a los tejidos de soporte del diente (periodonto de inserción).

- **Fase de campana**. Comienza entre la semana 14 y la 18 y se determina la morfología coronaria; aparece el brote del germen dentario del diente permanente. Es la última etapa de diferenciación tanto morfológica como citológica, en la que el estrato intermedio (órgano del esmalte) participa en la amelogénesis (diferenciación de odontoblasto y ameloblasto), cuyo resultado será la formación de los tejidos duros del diente.
  En esta fase, las láminas de dentina se depositan en las cúspides y bordes incisales segregadas por las células del epitelio interno (ameloblastos-formadoras de esmalte) y odontoblastos (formadoras de dentina). El saco dentario formara el periodonto de inserción (cemento, ligamento periodontal y el hueso alveolar). La lámina dentaria desaparece y los restos se conocen como perlas de Serres.

Conforme madura el esmalte y se forma la corona por capas, se forma la vaina epitelial radicular de Hertwig, implicada en la formación de la raíz dental. Al entrar en contacto con el mesénquima se diferencian los cementoblastos y las fibras de Sharpey del ligamento periodontal. Cada diente se rodeará entonces de hueso, a excepción de la zona sobre su corona y quedará sujeto en su alvéolo dentario por el ligamento periodontal

ANATOMÍA DENTAL

Los dientes constan de corona, cuello y raíz. Estructuralmente, están formados por el esmalte, la dentina, el cemento y la pulpa dentaria, en la porción central.

La corona es visible en la cavidad oral. Presenta irregularidades morfológicas que varían en función del diente. La mayor parte del diente está constituida por dentina y recubierta con esmalte (sustancia más dura del cuerpo) en la corona. Se conecta a la raíz mediante el cuello.

La raíz es la porción mediante la cual el diente se implanta en los procesos alveolares de los maxilares; según el diente, puede llegar a tener hasta tres. La dentina de la raíz se encuentra recubierta de cemento. Entre este y el hueso alveolar se encuentra el ligamento periodontal. Sus funciones son mantener el diente en el alvéolo, facilitar que el diente soporte las presiones ejercidas sobre él y de receptor sensorial. En el ápice se encuentra el foramen apical, a través del cual, los vasos

sanguíneos, linfáticos y los nervios acceden a la pulpa dentaria (**Fig. 11-1**).

ERUPCIÓN DENTAL (FIG. 11-2)

Temporal

Consta de 20 piezas dentales: 2 incisivos, 1 canino y 2 molares por cuadrante. Esta comienza a partir del 6º mes de vida. Los dientes temporales, además de su pequeño tamaño, tienen coronas bulbosas; los molares tienen raíces muy separadas.

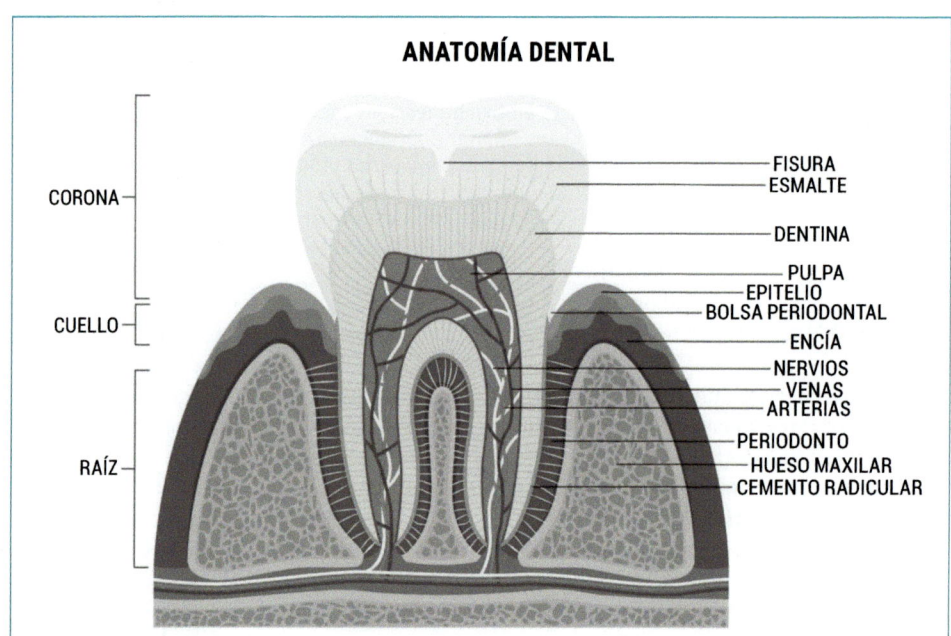

Figura 11-1. Anatomía dental.

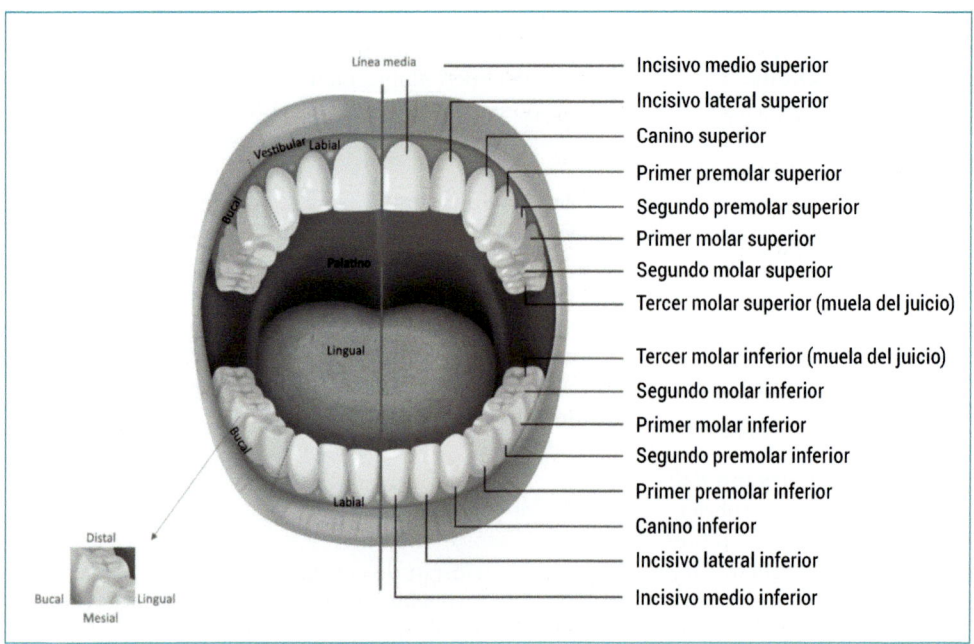

Figura 11-2. Nomenclatura de las superficies dentales.

Definitiva

Consta de 32 piezas dentales: 2 incisivos, 1 canino, 2 premolares y 3 molares por cuadrante. La erupción de las piezas comienza a partir de los 6 años, aproximadamente, esta se forma a raíz de la yema dental definitiva, Conforme va creciendo el diente permanente, la raíz del diente temporal es reabsorbida.

Cronología de la erupción

Las fechas aproximadas de la erupción dental temporal y definitiva se muestran en la **tabla 11-1**.

INCLUSIONES DENTARIAS

Como hemos comentado en apartados anteriores, la odontogénesis es un proceso complejo que da lugar no solo a las estructuras anatómicas normales, sino también a las enfermedades asociadas y/o anomalías del desarrollo (quistes, tumores, etc.).

A lo largo de este período de desarrollo, los dientes están sujetos a influencias tanto genéticas como ambientales. Un retraso en la erupción dental puede ser un proceso patológico causado por fallo en el desarrollo del diente, anomalías genéticas, condiciones patológicas o malposición de los dientes, entre otras. El reconocimiento temprano puede reducir la probabilidad de secuelas adversas permanentes. La Academia Estadounidense de Odontología Pediátrica (AAPD), la Asociación Dental Estadounidense (ADA) y la Academia Estadounidense de Pediatría (AAP) sugieren una visita al dentista infantil antes de los 12 meses.

Cuando la erupción de un diente se retrasa más de lo normal, se dice que está impactado. La literatura sugiere una amplia prevalencia de impactación, que oscila entre el 1y el 18 % en algunas poblaciones. Los dientes pueden quedarse retenidos en casi cualquier región del esqueleto facial.

Excluyendo los terceros molares, el canino superior es el diente que con mayor probabilidad se queda impactado. Le siguen los segundos premolares mandibulares, los segundos premolares mandibulares y maxilares y los incisivos centrales superiores, en ese orden.

Los dientes deciduos rara vez quedan impactados, pero cuando un diente primario no erupciona, lo más probable es que sea un molar mandibular (**Tabla 11-2**).

Etiopatogenia

Las etiologías de los dientes retenidos incluyen alteraciones sistémicas y/o locales. En algunos casos no se puede determinar una etiología específica. Tipos:

- ***Causa local***. Es la más frecuente, puede deberse a falta de espacio para la erupción (hipodesarrollo maxilar), aumento de densidad del hueso circundante, alteración en la posición del diente: vertical a mesioangular, horizontal, distoangular e, incluso, invertida; dientes primarios anquilosados, quistes o tumores.
- ***Causas sistémicas***. Enfermedades sistémicas (infecciones, alteraciones metabólicas…) y su tratamiento (radiaciones ionizantes…) o síndromes congénitos (acondroplasia, micrognatia, fisura labiopalatina…) e incluso cambios dietéticos en la civilización moderna.

Clínica

Son asintomáticas en el 80 % de los casos. En algún caso pueden dar complicaciones infecciosas:

Tabla 11-1. Cronología de la erupción dental		
Definición	**Temporal**	**Permanente**
Incisivo central inferior	6 meses	6 años
Incisivo central inferior	7 meses	7 años
Incisivo lateral inferior	7 meses	7-8 años
Incisivo lateral superior	8 meses	8 años
Canino superior	16-20 meses	11-12 años
Canino inferior	18-20 meses	10-12 años
Primer premolar	–	9-11 años
Segundo premolar	–	10-12 años
Primer molar	12-16 meses	6 años
Segundo molar	20-30 meses	11-13 años
Tercer molar	–	18-21 años

Tabla 11-2. Frecuencias de las inclusiones dentarias	
Frecuencias relativas de retención dentaria (Berten y Cieszynki)	
Tercer molar inferior	35 %
Canino superior	34 %
Tercer molar superior	9 %
Segundo premolar inferior	5 %
Canino inferior	4 %
Incisivo central superior	4 %
Segundo premolar superior	3 %
Primer premolar inferior	2 %
Incisivo lateral superior	1,5 %
Incisivo lateral inferior	0,8 %
Primer premolar superior	0,8 %
Primer molar inferior	0,5 %
Segundo molar inferior	0,5 %
Primer molar superior	0,4 %
Incisivo central inferior	0,4 %
Segundo molar superior	0,1 %

- Pericoronaritis (la más frecuente): inflamación de los tejidos blandos pericoronarios del diente en erupción (Gorlin y Goldman). Es más frecuente en la región del tercer molar inferior, sobre todo, en piezas semiincluidas en posición vertical-distoangular. Fases:
  - En una primera fase cursa como pericoronaritis aguda congestiva (mucosa roja, edematosa y dolorosa y es probable la secreción seropurulenta. El tratamiento es conservador, mediante higiene y tratamiento sintomático):
  - Esta puede evolucionar a la forma **aguda supurada** (odontalgia, odinofagia, trismo, exudado purulento a la palpación y adenopatías regionales. Debe tratarse además con antibióticos).
  - Otra forma de evolución de la forma congestiva es la **pericoronaritis crónica** (afectación de estructuras vecinas: gingivitis, faringitis crónicas, alteraciones periodontales del segundo molar, halitosis, hiperplasia amigdalina, etc.). Tras la resolución del episodio agudo, se recomienda la exodoncia y resección de la mucosa afectada.

- Gingivoestomatitis: es más frecuente en la región de los cordales inferiores. Se afecta la mucosa del diente no erupcionado correctamente, sobre todo, por la región vestibular. Clínicamente puede aparecer como gingivitis eritematosa, angina de Vincent, ulceración traumática retromolar, gingivitis y faringitis de repetición. El tratamiento consiste en higiene, antibioterapia y exodoncia diferida.
- Adenitis y periadenitis: reactivas, crónicas o abscesificadas.
- Patología inflamatoria del tejido celuloadiposo: por diseminación de la infección pericoronaria. La más frecuente es la celulitis y absceso del espacio vestibular o buccinatomaxilar. Otras entidades son las celulitis o abscesos sublingual, submaxilar, maseterino o periamigdalino.
- Patología inflamatoria ósea: osteítis y periosteítis.
- Accidentes mecánicos: caries del segundo molar por el cordal incluido (segunda complicación más frecuente tras la pericoronaritis), rizólisis del segundo molar, apiñamiento dental del grupo anterior, disfunción temporomandibular, inestabilidad protésica, úlcera traumática, fractura patológica, etcétera.
- Alteraciones nerviosas y tróficas. Se trata de fenómenos vasomotores que pueden acompañar a la erupción de los cordales, debido a las relaciones que establecen con los plexos perivasculares y los nervios alvéolodentarios ricos en fibras vegetativas: alopecia, trastornos sensitivos (hipoestesia mentoniana, algias faciales, etc.), motores oculares o palpebrales, vasomotores (sialorrea, asialia, etc.), sensoriales (hipoacusia, disminución de la agudeza visual, acúfenos, etc.).
- Complicaciones tumorales: granulomas marginales, quistes foliculares y radiculares, queratoquistes, odontomas, ameloblastomas y tumores malignos.

Diagnóstico

- *Anamnesis:* es fundamental para un diagnóstico óptimo la realización de una historia clínica completa, donde se recogerán los antecedentes personales y familiares del paciente y realizar una anamnesis completa por aparatos.

- *Exploración física:* inspección completa de la cavidad oral (apertura, tamaño, tipo de oclusión) y de la región de la pieza incluida (mucosa que la rodea, piezas adyacentes, presencia de caries, movilidad, etc.). Un diente no erupcionado o en inclusión completa es aquel que aún no ha perforado la mucosa oral. Un diente semiincluido es aquel que está cubierto parcialmente por mucosa oral. En estos casos hay mayor riesgo de pericoronaritis. La terminología es equívoca y no hay consenso entre las definiciones de retención, impactación e inclusión.
- *Exploración radiológica:* ortopantomografía o radiografía panorámica (técnica de elección), radiografía intraoral oclusal (valoración de la desviación lingual/palatina o vestibular, muy útil para completar el estudio de los caninos incluidos). Telerradiografía (radiografía lateral de cráneo). Tomografía computarizada (TC): para la valoración de la situación del nervio dentario inferior (NDI), cordales ectópicos, tumores o quistes odontogénicos. El examen radiográfico suele incluir una ortopantomografía y/o más modalidades de imágenes adicionales, cada vez está más indicado el CBCT (TC de haz cónico), ya que nos da una imagen tridimensional (3D) y esto ayuda para la planificación quirúrgica y la evaluación de estructuras adyacentes. Con el CBCT podemos demostrar la presencia o ausencia de pieza dental, el tamaño del folículo, la inclinación del eje longitudinal del diente, las posiciones relativas bucal y palatina, la cantidad de hueso que cubre el diente, proximidad 3D y reabsorción de las raíces de los dientes adyacentes.

Según diversos autores, existen varios signos radiológicos de alto riesgo asociados con una íntima relación entre el canal del NDI y los terceros molares inferiores, que aconsejan la solicitud de una TC preoperatoria:

- Imagen apical en la zona donde los ápices cruzan el canal dentario.
- Interrupción u obliteración de las corticales del canal dentario.
- Desviación del canal dentario en la zona de contacto con las raíces.
- Angulaciones de las raíces alrededor del canal.
- Borramiento de las raíces que pueden suponer una perforación o ranura en el nervio.
- Bifurcación de las raíces.
- Borramiento del canal dentario.
- Distancia de menos de 1 mm entre las raíces y la cortical superior del canal dentario.
- Superposición entre ambas estructuras.

Tratamiento y complicaciones

Para el tratamiento de las inclusiones dentarias tendremos que individualizar cada caso. Tenemos tres posibles opciones:

- Abstención terapéutica, principalmente, en pacientes asintomáticos.
- Exodoncia:

- Pericoronaritis, sobre todo, de repetición u otras complicaciones infecciosas, como flemones o abscesos.
- Sintomatología dolorosa por pericoronaritis, caries o presión en las piezas adyacentes. A veces, en pacientes con algias faciales de etiología desconocida y presencia de un diente incluido, se opta, previa explicación al paciente, por la exodoncia como opción terapéutica, por si existiera relación.
- Caries del diente incluido o daño en los dientes adyacentes (caries, rizólisis).
- Indicaciones ortodóncicas.
- Quistes y tumores odontogénicos.
- Exodoncia profiláctica de dientes impactados en pacientes oncológicos que vayan a recibir tratamiento con radioterapia en la región de cabeza y cuello.
- Indicaciones protésicas (aparición superficial por atrofia ósea de una pieza incluida) y preprotésicas (interferencia en el ajuste de la prótesis).
- Cirugía ortognática: en el caso de la osteotomía sagital mandibular, estaría indicada la exodoncia de los cordales inferiores 6-12 meses antes de la cirugía para evitar la fractura de la cortical lingual (Precious et al. indican la exodoncia en el mismo acto quirúrgico). En cuanto al maxilar superior es aconsejable la exodoncia de los cordales incluidos, aunque raramente afecta a las osteotomías de Le Fort.
- Fracturas: si el diente incluido se encuentra en el foco de fractura, por lo general, se extrae previamente a la reducción y fijación, aunque conviene dejarlo si evita el desplazamiento de los fragmentos.
- Germenectomía: está indicada su exodoncia si hay patología quística o tumoral asociada o si impide la erupción de una pieza adyacente por enclavamiento. A veces, los pacientes son derivados por los ortodoncistas y algunos autores indican su extracción profiláctica cuando se piensa que no va a erupcionar correctamente (Prados et al.).
- Edad: lo ideal sería que el paciente no superara los 30 años, ya que, a partir de esa edad, el hueso es más denso y mineralizado, lo que dificulta la exodoncia, produciéndose más complicaciones postoperatorias y disminuyendo la capacidad regenerativa tisular.
  - Contraindicaciones de la exodoncia de dientes incluidos:
    - Edades extremas, sobre todo, en pacientes mayores de 40 años con inclusiones dentarias asintomáticas y sin comunicación con la cavidad oral (por lo comentado antes en las indicaciones).
    - Enfermedades sistémicas graves: estaría contraindicada la exodoncia en pacientes asintomáticos. En los casos indicados habría que realizar un estudio y preparación preoperatorios oportunos.
    - Probable lesión intraoperatoria de estructuras adyacentes (contraindicación relativa): nervio dentario inferior, piezas adyacentes, etcétera.
    - Negativa del paciente.

- Recolocación ortodóntica de la pieza en la arcada dentaria.

TERCEROS MOLARES INCLUIDOS

Los terceros molares son los dientes que más se impactan. Los factores causantes de este fenómeno son espacio inadecuado en el arco dental para la erupción, obstrucción de la erupción del diente debido a patología (quiste, diente supernumerario u otros tumores) o la angulación del diente en erupción.

Cuando esté indicada la exodoncia de los terceros molares, tendremos dos opciones a valorar, según la disposición del cordal con respecto al NDI:

- Exodoncia: está indicada en casos favorables en los que las raíces no contacten con el NDI.
- Coronectomía: está indicada cuando el tercer molar mandibular está en contacto con el nervio alveolar inferior y cuando su extracción completa puede causar lesión al nervio. Se ha visto una menor incidencia tanto de pérdida de sensibilidad del nervio alveolar inferior como de alveolitis seca. No se observaron diferencias estadísticamente significativas en la incidencia de dolor e infección entre la coronectomía y la extirpación completa de los molares.

Técnica quirúrgica

Instrumental

Paños y gasas estériles, sistema de aspiración con terminal tipo Yankauer de cánula fina, sistema de irrigación, jeringa de tipo Carpule para la anestesia, con sus agujas y cartuchos. Para la incisión, mango y hoja de bisturí del nº 15 y tijeras de Mayo para cortar las suturas. Para la disección del colgajo, pinzas con y sin dientes, y periostótomo, separadores tipo Langenbeck, Minnesota o Farabeuf. Para la ostectomía y odontosección, micromotor y pieza de mano con fresas redondas de tungsteno o fresas de fisura, Escoplos y martillo, limas de hueso, curetas y gubias. Material específico de luxación: botadores rectos, elevadores de Winter y fórceps. Para la sutura, portaagujas tipo Mayo, material de sutura reabsorbible o no reabsorbible de 2/0 o 3/0 con aguja triangular.

Anestesia

Generalmente, es de tipo troncular. Se comienza por el nervio dentario inferior y el nervio lingual, y se espera hasta conseguir la sensación anestésica en el labio. A continuación, se procede a la anestesia del nervio bucal. En ocasiones, se precisará reforzar la anestesia del vestíbulo durante la intervención, infiltrando los tejidos perimandibulares, inervados por el nervio auricular mayor.

Incisión

Se trata de conseguir un colgajo de grosor completo (en el que el periostio se levante junto con la encía), que permita una buena visibilidad y un mínimo daño. Hay que realizarla perpendicular a la superficie y de un solo trazo. Debe ser lo más pequeña posible (lo que dependerá de la experiencia del cirujano), que permita buena visibilidad y acceso al cordal y que sea de fácil cierre. El tipo de incisión dependerá de la posición del cordal incluido y, por tanto, de la dificultad de la exodoncia. Se comienza por el borde anterior de la rama ascendente mandibular hasta el ángulo distovestibular del segundo molar y, siguiendo el surco gingival del mismo hasta su cara mesial o la del primer molar (colgajo «en sobre»). Si se necesita mayor campo quirúrgico, se puede realizar una descarga vestibular oblicua anterior con una inclinación de unos 30° desde la cara vestibular del segundo molar o incisión de Neumann (colgajo «en bayoneta») o desde su cara distal. Es importante mantener la integridad de las papilas interdentarias para que puedan utilizarse en la sutura del colgajo.

Levantamiento del colgajo mucoperióstico

Se debe ser cuidadoso para mantener su integridad y evitar complicaciones. Con el periostótomo apoyado sobre el hueso, se va despegando el colgajo desde mesial hacia distal por vestibular. Las papilas incluidas en el colgajo deben levantarse sin traumatizarlas en exceso; de esta forma aseguramos un contorno adecuado y se conserva la anatomía del área interdental.

Ostectomía

Es la eliminación con micromotor y fresa redonda del hueso circundante al cordal incluido por las caras oclusal, mesial (permite introducir el botador para la luxación) vestibular y distal (crea espacio para facilitar la salida del diente) hasta ver la unión coronorradicular. Su magnitud dependerá de la profundidad, angulación y raíces del cordal. Es preferible que sea lo más conservadora posible para evitar complicaciones.

Odontosección

Es aquí donde previamente habremos planificado el caso y tomado la decisión del mejor procedimiento según el caso. Podremos realizar coronectomía o exodoncia:

- En el caso de la **coronectomía** se realizará una odontosección coronorradicular a nivel del cuello, las raíces remanentes se deberán encontrar a 2-3 mm por debajo de la cresta. Es importante comprobar que no haya movilidad de las raíces ni restos de esmalte o dentina. Se recomienda regularizar el lecho e irrigarlo son suero salino o antiséptico.
- En el caso que realicemos **exodoncia,** el tipo de odontosección a realizar dependerá de la angulación del cordal y de la disposición de sus raíces. En la medida de lo posible es preferible la odontosección a la ostectomía para disminuir así las complicaciones derivadas de una ostectomía amplia. Los materiales necesarios son el micromotor y la fresa redonda de carburo de tungsteno del nº 8. También se puede emplear fresa de fisura o turbina, la cual es preferible puesto que precisa menor exposición del campo quirúrgico y supone un menor esfuerzo físico para el cirujano.

Existen varios tipos, dependiendo del tipo de inclusión: en las inclusiones verticales, a veces, hay que realizar una hemisección coronal para dividir la pieza en dos partes (mesial y distal) y proceder a su extracción por separado. En las inclusiones mesioanguladas (las más frecuentes) y distoanguladas (las más complejas) puede ser necesario realizar una odontosección parcelaria de la corona. En las inclusiones horizontales se realiza una odontosección coronorradicular, dividiendo al cordal por su corona y raíz y extraerlas por separado. En ocasiones puede ser necesario realizar una odontosección interradicular para la extracción individualizada de las raíces. En germenectomías, para evitar que, tras realizar la ostectomía, el germen gire en el alvéolo durante la elevación, puede que sea preciso realizar varias odontosecciones en la corona, si el germen no va a ser utilizado para trasplante.

Complicaciones

Perioperatorias

- **Hemorragias**: durante la incisión, por sección de los vasos de los tejidos blandos o tras apertura del conducto dentario inferior y lesión del paquete vasculonervioso. Se suelen cohibir tras compresión con una gasa durante 5-10 min.
- **Lesión o exodoncia accidental del segundo molar:** al apoyarnos sobre la cara distal para hacer palanca. Si se hace una fuerza excesiva o se emplea material inapropiado, podemos lesionar las restauraciones en piezas reconstruidas.
- **Fractura de una raíz** durante la exodoncia.
- **Desgarro del colgajo** mucoperióstico durante su despegamiento.
- **Quemaduras óseas y de los tejidos blandos** (labio, mucosa yugal) por mala refrigeración o protección deficitaria con los separadores; desgarros de la comisura labial por excesiva tracción.
- **Fracturas óseas**: de la cortical lingual, con la probable migración del cordal al espacio submandibular durante la luxación y/o elevación de la cortical vestibular; de la apófisis alveolar; de la tuberosidad del maxilar (en estos casos debemos retirar los fragmentos, hacer una buena hemostasia y una cuidadosa reposición y sutura del colgajo mucoperióstico) y fractura mandibular (se debe proceder a su reducción y osteosíntesis).
- **Enfisema subcutáneo** (poco frecuente) por la entrada de aire a presión, sobre todo, cuando se usa turbina, al tejido conectivo de los espacios aponeuróticos o intermusculares. Clínicamente, comienza con una tumefacción brusca de partes blandas y crepitación. Se reabsorbe en días o semanas y el tratamiento es sintomático, con analgésicos, antiinflamatorios y antibioterapia profiláctica.
- **Migración del cordal a los espacios cervicales** (sublingual, submandibular, pterigomandibular), inhalación, ingestión, migración al seno maxilar en el caso de cordales superiores.
- **Lesión del nervio dentario inferior**: durante la luxación del cordal inferior, debido a la relación de las raíces con el nervio. La clínica consiste en parestesia o anestesia del labio

inferior y del mentón y cambios en la sensibilidad de los dientes de la hemiarcada homolateral. El 75 % de los casos recuperan su función en 4-6 meses, pasando por fases de disestesias e hiperestesias antes de la recuperación definitiva de la sensibilidad.

- **Lesión del nervio lingual:** suele ser secundaria a una fractura de la cortical lingual, durante una odontosección sagital o durante la incisión del colgajo.
- **Empeoramiento de patología temporomandibular** previa o luxación de la articulación temporomandibular durante la luxación del cordal.

Postoperatorias

- **Complicaciones inflamatorias:** edema de partes blandas circundantes, que puede durar entre 5 y 7 días. Aparece, normalmente, a las pocas horas de la intervención quirúrgica. Puede presentárse de una forma más o menos aparatosa, dependiendo de diversos factores: de la técnica (cuanto más atraumática sea, habrá menor edema), de la importancia, duración y laboriosidad de la propia intervención, de la realización de osteotomías o de ostectomías, que acarrean un mayor grado de agresión operatoria y de la susceptibilidad personal de cada paciente al edema.
- **Complicaciones infecciosas,** desde celulitis a abscesos. Se deben administrar antibióticos y, si es necesario, revisión de la herida y/o drenaje de la colección.
- **Alveolitis seca:** su etiopatogenia es controvertida. Se cree que es multifactorial, entre otros motivos por la falta de coágulo en la cicatrización del alvéolo. Clínicamente, consiste en un dolor moderado-intenso en la zona de la exodoncia, 48-72 h después de la misma. Al explorar el alvéolo, se encuentra sin coágulo. Se debe tratar mediante legrado e irrigación del alvéolo con una solución diluida de peróxido de hidrógeno y realizar un tratamiento analgésico adecuado. Para prevenirla, se debe evitar el trauma quirúrgico en la medida de lo posible, abundante irrigación y una reposición del colgajo mucoperióstico que proporcione una buena irrigación del lecho quirúrgico. No existe evidencia científica que justifique la utilización rutinaria de los antibióticos sistémicos en la prevención de la alveolitis seca, tras la exodoncia de los terceros molares.
- **Hemorragias tardías.**
- **Dehiscencia de la sutura.**
- **Fractura mandibular tardía** (días o semanas después de la exodoncia): suelen ocurrir durante la masticación.
- **Trismo:** por espasmo muscular debido a la inflamación o a la infección de los espacios pterigomandibular, submaseterino o temporal o por lesión de la articulación temporomandibular

CANINOS INCLUIDOS

Los caninos incluidos ocupan el segundo (Berten-Cieszynki) o tercer (Camilleri & Scerri) lugar de las inclusiones dentarias. Tienen una etiología compleja, favorecida por factores evolutivos, anatómicos y mecánicos. Desde un punto de vista

funcional, son considerados clave en la oclusión. Dan armonía al frente anterior, la línea de la sonrisa y surco geniano. Los caninos recogen todos los problemas de espacio que puedan existir en la arcada. La peor consecuencia de las anomalías de la erupción del canino es la maloclusión que generan, ya sea por la ausencia clínica del canino o por la alteración producida en otras piezas dentarias o a los tejidos adyacentes.

La localización de los caninos incluidos es el espesor del hueso maxilar, cavidad nasal, órbita o pared anterior del seno maxilar; puede ser uni o bilateral y es más frecuente en los superiores y por palatino, por detrás de las raíces de los incisivos. Una sola etiología no es suficiente para causar la inclusión o para permitir la diferencia de localización, vestibular o palatina. Hay estudios que certifican que el 85 % de los caninos incluidos palatinamente tenían espacio en el arco para erupcionar. Un estudio reciente para determinar la posición del canino mediante CBCT mostró una distribución del 45,2 % impactado hacia vestibular, del 40,5 % impactado hacia palatino y del 14,5 % impactado en el alvéolo medio. Este hallazgo, sin embargo, puede reflejar solo la población analizada en el estudio y no es indicativo de la experiencia de la mayoría de los cirujanos. También pueden quedar incluidos en el seno maxilar o en el lado contralateral; en la mandíbula, generalmente, se localizan en la sínfisis mentoniana. Se ha visto que la incidencia de impactación en mujeres es el doble que en hombres.

Desde los 8 a 10 años empieza a palparse la prominencia del canino en el fondo del vestíbulo. Hay que sospechar una inclusión canina en dos momentos: **antes de los 10 años**, si hay antecedentes familiares y si el paciente tiene incisivos pequeños, conoides o agenesias (inclusión palatina) o **después de los 10 años**, si hay asimetría en la palpación de la eminencia canina, si no se palpan los caninos o si hay inclinación del incisivo lateral hacia distal.

El diagnóstico de una inclusión canina debe hacerse de forma temprana. El signo clínico más evidente es la ausencia del canino permanente y suele ser asintomático. Otros signos clínicos son: diastema entre el incisivo lateral y el primer premolar, persistencia del canino temporal en un niño mayor de 14 años, ausencia de abombamiento de la cortical a nivel del espacio de erupción, desplazamiento de los dientes adyacentes en forma de abanico, complicaciones infecciosas (fístulas, celulitis geniana), tinción de los dientes adyacentes por necrosis pulpar como consecuencia de la rizólisis.

La forma más sencilla de tratamiento es la observación. En la población pediátrica, la mayoría de los ortodoncistas y cirujanos coinciden en que está indicada alguna forma de intervención y prevenir la impactación del canino superior proporciona los mejores resultados a largo plazo.

- Extracción del diente impactado y retención del primario, que puede remodelarse estéticamente.
- Extracción del diente retenido y del canino temporal, seguida de cierre ortodóncico del espacio, sustituyendo el primer premolar por el canino extraído ("sustitución de bicúspide").
- Extracción del diente retenido y del canino primario con reemplazo mediante una corona implantosoportada.

- Exposición quirúrgica del canino, colocación de un medio de tracción y tratamiento ortodóncico mediante tracción.
- Autotrasplante del diente impactado en su posición anatómica.

El tratamiento depende del grado de impactación, la posición del canino en relación con el incisivo lateral y la edad del paciente en el momento del diagnóstico. Ericson y Kurol descubrieron que la extracción temprana de los caninos maxilares primarios podría dar como resultado la erupción normal de los caninos maxilares permanentes desplazados (32). Propusieron que la extracción del canino primario antes de los 11 años puede permitir la erupción del canino permanente en más del 90 % de los casos si la corona del canino es distal a la línea media de la raíz del incisivo lateral. Sin embargo, la erupción cae precipitadamente (al 64 %, aproximadamente) si la corona del canino permanente está mesial a la línea media de la raíz del incisivo lateral. La intervención temprana por parte de los profesionales puede conseguir a una posición normal de los caninos y aliviar la necesidad de futuros tratamientos quirúrgicos y de ortodoncia complejos.

El movimiento ortodóncico para crear un espacio adecuado es la primera línea de tratamiento, seguido de la exposición quirúrgica y/o erupción asistida. Es evidente la necesidad de comunicación clara e inequívoca entre especialistas para abordar las fases de planificación y quirúrgicas del tratamiento con un objetivo común. Los métodos convencionales utilizados para llevar a oclusión un canino impactado palatinamente incluyen exponer quirúrgicamente el diente y permitir que erupcione naturalmente o exponer quirúrgicamente el diente y colocar un accesorio adherido a la corona para la aplicación de tracción mediante ortodoncia, idealmente realizar en la adolescencia.

Tratamiento ortodóntico-quirúrgico

Son los procedimientos en los que se combinan la cirugía y la ortodoncia para colocar un diente en su posición normal. Es el método ideal, siempre y cuando pueda crearse el espacio necesario para la ubicación del diente incluido. Debe existir una estrecha colaboración entre el ortodoncista y el cirujano maxilofacial. Son factores favorables para el tratamiento ortodóncico los siguientes: comprensión e implicación por parte del paciente, higiene dental adecuada, ausencia de signos de anquilosis, corona y raíz del canino de aspecto normal y tamaño suficiente para permitir la tracción ortodóncica.

Técnicamente, se basa en la fenestración del diente incluido, la colocación de un medio de tracción y el tratamiento ortodóncico mediante tracción. La fenestración consiste en la eliminación adecuada de hueso y mucosa alrededor del diente, con el fin de liberar y visualizar la corona para poder cementar un botón o *bracket*. Con este medio de tracción se activa el diente, que se irá colocando en su posición correcta en la arcada con la técnica de ortodoncia pertinente.

Se realiza, normalmente, bajo anestesia locorregional. En el caso de los caninos superiores, se bloquean los nervios palatino anterior, nasopalatino e infraorbitario. En caninos inferiores se bloquean el nervio dentario inferior y lingual. En ambos casos se realiza, además, una infiltración local de la fibromucosa. Existen dos opciones para realizar la incisión mucosa: cuando la inclusión es submucosa, puede efectuarse un abordaje directo mediante dos incisiones verticales encima del canino; cuando la inclusión es más profunda y está por vestibular, se realiza un colgajo de grosor completo, siguiendo los surcos gingivales y las papilas interdentarias con una o dos descargas (colgajo triangular o trapezoidal, respectivamente). En el paladar se realiza un colgajo de grosor completo con una incisión a lo largo de la cresta gingival, festoneando los cuellos y seccionando las papilas interdentarias (colgajo envolvente). La incisión debe extenderse hasta 4 o 5 dientes del área que desea tratarse. Con un periostótomo fino se levanta un colgajo mucoperióstico hasta exponer adecuadamente la zona. A continuación, se realiza la osteotomía liberadora del hueso que cubre la corona del canino (con pieza de mano con fresa redonda de carburo de tungsteno del nº 8), siempre con irrigación permanente con suero fisiológico o agua destilada y a baja velocidad. Hay que procurar no lesionar el folículo dentario ni manipular cerca de la línea amelocementaria. Si la posición de los dientes vecinos lo permite, se recomienda hacer un surco de unos 2 mm alrededor de toda la corona.

La mayoría de los autores recomiendan la exodoncia en el mismo acto quirúrgico del canino temporal. El siguiente paso es la preparación de la ventana mucosa, mediante exéresis de mucosa o reposición del colgajo con sutura de forma adecuada para visualizar la corona del canino (colgajo de reposición apical). A continuación, se colocará el cemento quirúrgico en la ventana mucosa para evitar su cierre.

Se levanta a los 7-10 días y se coloca el medio de tracción ortodóncico elegido. Pueden utilizarse distintos medios de tracción: alambre de acero inoxidable alrededor del cuello dentario en forma de lazo (técnica del lazo); banda ortodóncica preformada; corona de acero inoxidable; clavo o *pin* roscado; ligadura metálica colocada a través de una perforación en la corona del diente incluido; botón cementado con una ligadura metálica de acero, oro o plata; pasadores de cementado directo; imán cementado al diente incluido con una resina fotopolimerizable o *bracket* ortodóncico de cementado directo.

Los medios de tracción más utilizados son el botón o el *bracket* cementados. Según Worbendau y Guyomard, la sistemática de colocación de estos medios de tracción es: preparación de la superficie del esmalte, que se limpia con alcohol antes de secar cuidadosamente la zona; en segundo lugar se realiza el grabado del esmalte con una solución de ácido ortofosfórico al 37 %, que se aspira a los 2 minutos y, a continuación, se irriga profusamente, evitando secar el campo con aire a presión. La superficie tendrá un aspecto rugoso y de color blanco mate. Seguidamente, se colocará el botón o *bracket,* fijándolo con composite fotopolimerizable. Es preferible fijar el *bracket* con la ligadura (alambre o cadena de oro) colocada previamente a la cementación, ya que así es menos probable que se despegue del diente. A los 10 minutos de cementar el *bracket* puede iniciarse la tracción ortodóncica, si así está programado. A la semana, el canino tendrá los tejidos adaptados a su corona. Cuando se haya producido la suficiente erupción vertical, se guiará el diente para alinearlo en la arcada, siguiendo la técnica ortodóncica adecuada.

Exodoncia quirúrgica

Está indicada en los casos en los que la inclusión sea motivo de patología (sobre todo, el quiste folicular asociado a la inclusión del canino, en el 10 % de los casos) y cuando el canino esté en una posición que no permita la tracción ortodóncica en la arcada dentaria.

El paciente se colocará en decúbito supino con la cabeza en hiperextensión (inclusión palatina) o semisentado y con la cabeza ligeramente inclinada hacia el cirujano (inclusión vestibular). El cirujano se situará a la derecha del paciente o en la cabecera. El instrumental será el mismo de la cirugía del tercer molar, salvo los fórceps de raíces y de bayoneta y el elevador de Barry, que se precisan para la exodoncia de los caninos. Se realizará el bloqueo anestésico de los nervios nasopalatino, palatino anterior e infraorbitario en caninos superiores y el nervio dentario inferior y lingual en caninos inferiores.

Las incisiones necesarias para la extracción quirúrgica de los caninos se exponen a continuación:

- Canino superior palatino: incisión festoneada en la mucosa palatina, siguiendo el surco gingival desde el primer molar o segundo premolar homolateral a la inclusión hasta el incisivo central o lateral contralateral. Si es bilateral, la incisión va desde primer molar a primer molar.
- Canino superior/inferior vestibular: en caso de situación alta, se puede realizar una incisión semilunar (de Partsch) paramedial, por encima de la línea mucogingival. En caso de situación baja, lo más recomendable es la incisión marginal con dos descargas, una mesial al incisivo lateral y otra lateral al primer premolar (Neumann) o solo con descarga mesial. En el caso de los caninos inferiores hay que tener especial cuidado con el paquete vasculonervioso mentoniano.
- Canino inferior lingual: debemos intentar extraerlo por vestibular.

En desdentados, la incisión se realizará sobre la cresta alveolar, con o sin descarga.

Durante el levantamiento del colgajo mucoperióstico se debe trabajar con cuidado para no lesionar los pedículos vasculonerviosos ni la mucosa. Si se precisa, se realizará ostectomía (hasta la unión coronorradicular) y/u odontosección previos a la luxación y extracción del canino.

El tratamiento del lecho quirúrgico y la reposición del colgajo serán similares a los de los cordales. Es importante la compresión durante unos minutos en los casos de colgajo palatino para evitar la formación de hematomas.

Complicaciones

Además de las mencionadas tras la exodoncia de los terceros molares, añadir:

- Luxación de los incisivos adyacentes, sobre todo en los caninos superiores en inclusión palatina.
- Perforación del seno maxilar o del suelo de la fosa nasal.
- Necrosis de la mucosa palatina por excesiva infiltración anestésica o formación de hematomas.
- Hemorragia por lesión del paquete vascular incisivo (caninos incluidos superiores) o mentoniano (caninos incluidos inferiores).

PREMOLARES INCLUIDOS

Los segundos premolares mandibulares ocupan el tercer lugar en la frecuencia de impactación. La causa más frecuente de su retención es la falta de espacio en la arcada, puesto que son los últimos en erupcionar antes que los segundos molares. La mayoría de las veces son inclusiones submucosas y casi siempre hacia palatino/lingual. La complicación más frecuente de los premolares incluidos es la formación de un quiste folicular. Según la viabilidad de la pieza y la posición respecto a la arcada dentaria, se intentará reubicar el premolar o proceder a su exodoncia. A menudo el acceso es difícil porque el diente está muy cerca del nervio mentoniano, posicionado lingualmente o bloqueado debajo del premolar y premolar adyacentes:

- Posición favorable para erupcionar: exodoncia del deciduo y marsupialización del quiste pericoronario.
- Premolar viable en posición distoangular o mesioangular: reposición quirúrgica en la arcada.
- Premolar no viable: exodoncia quirúrgica. El abordaje en cada caso se hará de la forma descrita para los caninos y la exodoncia seguirá el mismo procedimiento.

MOLARES PRIMERO Y SEGUNDO

La razón de la inclusión se debe, casi siempre, a un compromiso de espacio, producido, por ejemplo, por tratamientos ortodóncicos que ocasionan un cierre del espacio donde tienen que erupcionar, sobre todo, los segundos molares. Otra causa, sobre todo, de la inclusión de los molares superiores, es la hiperplasia de la mucosa que los recubre. En este caso, el tratamiento debe consistir en la exéresis de la mucosa hasta el borde dental. Las inclusiones de los segundos molares suelen ser debidas a posiciones anormales del tercer molar. Otra causa de la retención del primer molar es una anquilosis prematura de ligamento alveolar.

La falta de erupción de los molares primero y segundo origina secuelas oclusales y periodontales importantes, por lo que se justifica una evaluación radiográfica para determinar la etiología, ya que hay poca probabilidad de que un primer molar haga erupción espontáneamente después de los 7 años. El tratamiento debe individualizarse, dadas las múltiples causas de las inclusiones. En los casos de anquilosis, se puede luxar parcialmente y colocar un mecanismo de tracción. Varios autores han informado sobre la erupción asistida mediante ortodoncia o medios combinados de cirugía y ortodoncia, pero es más difícil en esta ubicación debido a las opciones limitadas para el anclaje ortodóncico. Si la causa es un obstáculo mecánico, se debe intentar eliminar este y poner un mecanismo de tracción si las raíces de los molares están formadas. En el caso de exodoncia de molares, se procederá de la misma forma que la de los cordales. El sacrificio del segundo molar no tiene porqué ser motivo para la exodoncia del cordal salvo que esté comprometido en su erupción.

INCISIVOS INCLUIDOS

Los incisivos impactados son poco frecuentes, pero pueden plantear problemas importantes. Los incisivos son un elemento crítico en la estética facial, Son más frecuentes en el maxilar superior, en situación vestibular y no desplazados. Entre las causas más frecuentes se encuentran el antecedente traumático de los deciduos, que podría provocar la distopia del germen, la existencia de dientes supernumerarios (*mesiodens*), alteraciones fibromucosas, hipertrofias del frenillo labial, alteraciones intrínsecas a los incisivos, tumores odontogénicos, etcétera.

En cuanto al tratamiento a seguir, se deberá tener presente la posibilidad del tratamiento quirúrgico conservador (frenectomía labial, exodoncia del supernumerario, exéresis de la hiperplasia mucosa, etc.) y/o el tratamiento ortodóncico pre y posquirúrgico que se necesite para su reposición en la arcada. Cuando el incisivo incluido no es viable, la exodoncia se realiza mediante un abordaje por vestibular preferiblemente, mediante una incisión de Neumann con una o dos descargas o una incisión semilunar tipo Partsch.

TRASPLANTE-REIMPLANTE DENTARIO

Consiste en trasladar un diente o germen dentario de un lugar a otro. Se reimplantan con mayor frecuencia los gérmenes de terceros molares y los premolares, seguidos de los caninos superiores y los incisivos laterales inferiores. Este procedimiento se realizó por primera vez hace más de 50 años, pero no ha ganado aceptación general en muchos lugares, a pesar de las altas tasas de éxito reportadas. Los dientes trasplantados pueden comportarse igual que otros dientes naturales, manteniendo el hueso alveolar y la oclusión a medida que se desarrolla el niño, lo que puede ser una alternativa atractiva a los implantes dentales en el niño en crecimiento.

Algunos autores sugieren que el momento ideal para el trasplante dentario es cuando las raíces están formadas en un 50-75 %, también se han reportado altas tasas de supervivencia con el trasplante después de la formación radicular completa. El éxito del trasplante se define como la cicatrización periapical sin cambios pulpares inflamatorios ni reabsorción progresiva radicular y desarrollo continuado del crecimiento radicular. El fracaso se manifiesta antes del año.

La técnica de trasplante varía según la ubicación de los sitios donantes y receptores, la etapa de desarrollo de la raíz y el tamaño del diente a trasplantar. Se ha demostrado que los dientes con menos del 50 % o más del 75 % de desarrollo radicular tienen tasas de reabsorción radicular más altas que los dientes con el 50-75 % de las estructuras radiculares formadas.

Cada vez más, se usa la planificación de la posición en 3D, en la cual podemos medir con exactitud y evaluar en detalle las principales estructuras anatómicas involucradas, elaborar un adecuado plan de tratamiento y diseñar diferentes modelos quirúrgicos como replicas y férulas guiadas 3D (Abella et al. 2021). Gracias a estos avances podemos obtener los mejores resultados, asumiendo menor riesgo y reduciendo los tiempos quirúrgicos. Por todo esto se ha logrado mejorar el pronóstico a largo plazo:

- **Autotrasplante o trasplante autólogo.** Movimiento quirúrgico desde su localización original de un diente permanente incluido o impactado, vital o con tratamiento endodóntico, realización de un neoalvéolo y recolocación del diente en su nueva posición oral del mismo individuo. Es el más usado.
- **Reimplante.** Colocación de un diente en su alvéolo, tras haber sufrido avulsión por un traumatismo.
- **Reubicación dental.** Movimiento quirúrgico de un diente mal posicionado con el objeto de colocarlo en una situación más idónea en la arcada dentaria.

Indicaciones del trasplante dentario

- Pérdida traumática: traumatismos maxilofaciales, fracturas dentoalveolares, luxaciones, etcétera.
- Ortopédicas: trasplante de un germen de tercer molar a la zona del primer molar y colocación en el arco de un canino incluido en el hueso.
- Terapéuticas: cuando el diente tiene una infección apical y el tratamiento endodóntico convencional es imposible, se extrae el diente, se realiza la endodoncia retrógrada y se implanta nuevamente.
- Protésicas: cuando se implanta un diente con el fin de emplearlo como pilar de prótesis.
- Pérdida prematura. Tumores. Causas yatrogénicas. Anomalías del desarrollo dentario y síndromes relacionados (paladar hendido, odontodisplasias, aplasia dental o displasia cleidocraneal).

Contraindicaciones del trasplante dentario

- Índice de caries elevado, pérdida de muchos dientes.
- Gingivitis y/o periodontitis generales.
- Afecciones sistémicas que contraindiquen la intervención.
- Retraso mental.
- Cuando el paciente no esté psicológicamente preparado para el tratamiento o no lo desee.

Técnica quirúrgica

- *Requerimientos.* Debe tener suficiente soporte en todas las dimensiones y estar cubierto de encía adecuada y queratinizada. Si el diente a trasplantar es un germen, la profundidad del alvéolo debe ser tal que las cúspides de este, una vez insertado, estén a la altura de la cresta ósea. Si el lugar del diente a trasplantar está ocupado por otro, primero se extrae este, intentando minimizar la destrucción de la cresta ósea y del hueso interradicular.

• **Extracción del diente trasplantado.** Se debe conservar el folículo y el ligamento periodontal intactos.

• **Trasplante del autoinjerto.** Se prueba el trasplante de tal manera que quede en infraoclusión. Finalmente, hay que inmovilizar mediante ferulización durante 3-6 semanas con una sutura, alambre, férulas acrílicas, *brackets,* etcétera, en general, evitando la ferulización rígida, ya que puede favorecer la anquilosis.

PUNTOS CLAVE

- Los dientes retenidos están presentes en el día a día de nuestra práctica clínica.
- Los dientes que con más prevalencia se impactan son los terceros molares mandibulares, seguidos por los terceros molares y caninos maxilares.
- El diagnóstico precoz es muy importante y se realiza principalmente por radiodiagnóstico.
- La base de unos buenos resultados es una buena planificación.

BIBLIOGRAFÍA

Ali AS, Benton JA, Yates JM. Risk of inferior alveolar nerve injury with coronectomy vs surgical extraction of mandibular third molars-A comparison of two techniques and review of the literature. J Oral Rehabil. 2018 Mar;45(3):250-7.

Allareddy V, Caplin J, Markiewicz MR, Meara DJ. Orthodontic and Surgical Considerations for Treating Impacted Teeth. Oral Maxillofac Surg Clin North Am. 2020 Feb;32(1):15-26.

American Academy of Pediatric Dentistry Web site: Guideline on periodicity of examination, preventive dental services, anticipatory guidance/counseling, and oral treatment for infants, children, and adolescents. Available at www.aapd.org/media/Policies_Guidelines/G_Periodicity.pdf Accessed April 14, 2015.

Cervera-Espert J, Pérez-Martínez S, Cervera-Ballester J, Peñarrocha-Oltra D, Peñarrocha-Diago M. Coronectomy of impacted mandibular third molars: A meta-analysis and systematic review of the literature. Med Oral Patol Oral Cir Bucal. 2016 Jul 1;21(4):e505-13.

Coulthard P, Bailey E, Esposito M, Furness S, Renton TF, Worthington HV. Surgical techniques for the removal of mandibular wisdom teeth. Cochrane Database Syst Rev 2014;7:CD004345.

Dalessandri D, Parrini S, Rubiano R, Gallone D, Migliorati M. Impacted and transmigrant mandibular canines incidence, aetiology, and treatment: A systematic review. Eur. J. Orthod. 2017;39:161–9.

Fonseca RJ. Oral and maxilofacial surgery (3rd edition). Vol 1º. Dentoalveolar surgery. Philadelphia: Saunders, 2017: 257-311.

Gomez de Ferraris. Histología, Embriología e Ingeniería Tisular Bucodental. Buenos Aires (Argentina): Editorial Médica Panamericana, 2009.

Lee NJ, Jung SY, Park KM, Choi Y, Huh J, Park W. Factors affecting root migration after coronectomy of the mandibular third molar. Medicine (Baltimore). 2021;21(20):100.

Leung YY, Cheng LK. Long-term morbidities of coronectomy on lower third molar. Oral Surg Oral Med Oral Pathol Oral Radiol. 2016;5:121.

Li K, Xu W, Zhou T, Chen J, He Y. The radiological and histological investigation of the dental follicle of asymptomatic impacted mandibular third molars. MC Oral Health. 2022 Dec 26;22(1):642.

Machado L, Nascimento RD, Ferreira D, Mattos C, Vilella O. Long-term prognosis of tooth autotransplantation: A systematic review and meta-analysis. Int J Oral Maxillofac Surg. 2016;45:610-7.

Miloro M, Larsen P, Ghali GE, Waite P. Peterson's Principles of Oral and Maxillofacial Surgery (3rd edition). Connecticut: People's Medical Publishing House, 2012: 841-61.

Nishimoto RN, Moshman AT, Dodson TB, Beirne OR. Why Is Mandibular Third Molar Coronectomy Successful Without Concurrent Root Canal Treatment? J Oral Maxillofac Surg. 2020 Nov;78(11):1886-91.

Patel V, Moore S, Sproat C. Coronectomy-oral surgery's answer to modern day conservative dentistry. Br Dent J. 2010;209(3):111–4.

Rohof ECM, Kerdijk W, Jansma J, Livas C, Ren Y. Autotransplantation of teeth with incomplete root formation: a systematic review and meta-analysis. Clin Oral Investig. 2018 May;22(4):1613-24.

Tan BL, Tong HJ, Narashimhan S, Banihani A, Nazzal H, Duggal MS. Tooth autotransplantation: An umbrella review. Dent. Traumatol. 2023;39:2–29.

Taylor SS. Dental evaluation in head and neck cancer patient. In: Kountakis SE, editor: Encyclopedia of otolaryngology, head and neck surgery, New York, 2013: Springer: 670–5.

UpToDate [Internet]. Uptodate.com. Disponible en: https://www.uptodate.com/contents/developmental-defects-of-the-teeth?search=impacted% %20theeth&topicRef=6283&source=see_link

UpToDate [Internet]. Uptodate.com. Disponible en: https://www.uptodate.com/contents/anatomy-and-development-of-the-teeth?search=impacted% %20theeth&source=search_result&selectedTitle=3% %7E150&usage_type=default&display_rank=3

Venta I, Turtola L, Ylipaavalniemi P. Radiographic follow-up of impacted third molars from age 20 to 32 years. Int J Oral Maxillofac Surg. 2001;30:54–57.

 AUTOEVALUACIÓN

Cirugía preprotésica

12

Í. Calvo Archanco y P. Montes Fernández-Micheltorena
Colaborador: R. Fernández-Valadés Gámez

OBJETIVOS

- Recordar el concepto y los tipos de injertos óseos y de tejidos blandos, así como su importancia en la cirugía preprotésica.
- Conocer las diferentes clasificaciones de la atrofia maxilomandibular.
- Valorar las indicaciones y procedimientos quirúrgicos preprotésicos y la utilización de colgajos en el periodo preprotésico.
- Sintetizar el uso de barreras en la regeneración ósea y los factores de crecimiento para mejorar la cicatrización.
- Evaluar las perspectivas futuras en cirugía maxilofacial.

INTRODUCCIÓN

Concepto de cirugía preprotésica

El concepto de cirugía preprotésica se refiere a cualquier procedimiento quirúrgico cuyo propósito es preparar la región maxilomandibular sin dientes para la adaptación de una prótesis dental. En este capítulo se explorará cómo puede variar la cirugía preprotésica desde simples procedimientos de cirugía oral, que se realizan bajo anestesia local, hasta reconstrucciones más extensas que pueden implicar un incremento significativo en la morbilidad del paciente.

DEFINICIONES

Injerto

Un injerto es una transposición tisular en la que el lugar receptor del tejido es el encargado de la vascularización de este. Dentro de los injertos podemos realizar injertos óseos, injertos de tejidos blandos o injertos mixtos.

Injertos óseos

Los injertos óseos son esenciales para la reparación y reconstrucción de defectos óseos, proporcionando un marco para el crecimiento de nuevo hueso. Los injertos óseos tienen diferentes propiedades en función de su origen.

Reacciones óseas

- Osteogénesis. Proceso por el cual las células óseas vivas establecen centros de formación y crecimiento óseo.

- Osteoinducción. Capacidad de inducir la transformación del tejido conectivo en tejido óseo encondral.
- Osteoconducción. Capacidad de establecer una matriz de soporte que guíe y favorezca el desarrollo del tejido óseo.
- Osteotrofismo. Capacidad de estimular el crecimiento óseo en presencia de células osteogénicas.
- Osteofilia. Características para que se produzca aposición de hueso.

Origen

- Autoinjerto. Trasplante de tejidos o células de una zona a otra del mismo individuo (*gold standard*).
- Aloinjerto. Trasplante de tejidos o células de un individuo a otro de la misma especie.
- Xenoinjerto. Trasplante de tejidos o células entre individuos de diferentes especies.
- Biomateriales sintéticos.

Cada injerto tiene una serie de características que podemos ver en la **tabla 12-1**. En función de qué se necesite, se elegirá un tipo de injerto óseo u otro o se realizará una combinación entre ellos.

Tabla 12-1. Propiedades de los diferentes injertos

Tipo de injerto	Osteoinducción	Osteoconducción	Osteogénesis
Autoinjerto	+	+	+
Aloinjerto	–/+	+	–/+
Xenoinjerto	–	+	–
Biomateriales sintéticos	–/+	+	–

Por último, es importante destacar que entre los injertos óseos existen diferentes tasas de reabsorción. Por ejemplo, los injertos de hidroxiapatita no presentan prácticamente reabsorción. Esto es importante porque, como se verá más adelante, se elegirá entre distintos injertos o distintas combinaciones de injertos en función de las técnicas de regeneración que se vayan a realizar.

Injertos de tejidos blandos

Estos injertos son vitales para corregir defectos de tejidos blandos, mejorar el contorno estético y funcional, y aumentar la cantidad y calidad de tejido gingival o mucosa:

- **Injerto gingival libre:** se transfiere tejido gingival desde el paladar o desde la tuberosidad hacia el sitio receptor para aumentar el grosor y la altura del tejido gingival.
- **Injerto de tejido conectivo:** se transfiere tejido conectivo subepitelial del paladar o de la tuberosidad a áreas donde se requiere mayor volumen de tejido blando o cobertura de raíces expuestas

Injertos mixtos

Estos injertos combinan tejido óseo y blando, aprovechando las ventajas de ambos tipos para restaurar la arquitectura y funcionalidad de áreas complejas. Un ejemplo es el injerto mixto de tuberosidad, que proporciona tanto epitelio como hueso de la tuberosidad maxilar, ideal para reconstrucciones que requieran la mejora simultánea del soporte óseo y de los tejidos blandos.

Colgajos

Se denomina colgajo a un tejido rotado o trasplantado que mantiene su eje vascular nativo. Podemos clasificarlos en:

Colgajo local. Se utiliza un tejido cercano al defecto para su cobertura, manteniendo la vascularización del tejido. Entre ellos podemos encontrar los siguientes:

- **Colgajos random:** se nutren por la red vascular dérmica general sin una arteria específica que los alimente. Su diseño depende de una proporción de longitud y ancho favorable para asegurar la supervivencia del tejido trasladado. Se usan en defectos cercanos a su lugar de origen.
- **Colgajos axiales:** poseen una fuente de sangre específica (una arteria y vena identificables que los alimentan), permitiendo diseñar colgajos más largos con mayor seguridad en su supervivencia.

Colgajo libre microvascularizado. Área de tejido que se libera completamente de su lugar de origen junto al pedículo encargado de su vascularización. Es tejido puede posicionarse en cualquier lugar del organismo, siempre y cuando su pedículo se anastomose microquirúrgicamente a una vena y una arteria viables en el lugar receptor.

ATROFIA ÓSEA

La pérdida dental trae consigo un lento pero continuado proceso de resorción de la cresta alveolar, que provoca atrofia maxilar grave. El mayor grado de resorción se manifiesta durante el primer año después de la exodoncia, pero la resorción continúa inexorablemente durante toda la vida. La mandíbula sufre un proceso de resorción centrípeta, mientras que el maxilar presenta una resorción centrífuga. Tras realizar la exodoncia de una pieza dental (si no realizamos ningún procedimiento de regeneración), se pierde en torno a un 30 % de la anchura vestíbulo-palatina y un 11-22 % en altura.

El déficit de cresta alveolar es el mayor condicionante en la rehabilitación protésica del paciente edéntulo, dado el papel crucial que ejerce la morfología de la cresta alveolar en la retención de prótesis mucosoportada e implantosoportada. En el caso de la prótesis mucosoportada, la paulatina pérdida de reborde alveolar causa un mal ajuste, que origina movilidad e incomodidad en el proceso de masticación. Esto obliga a revisar la prótesis continuamente. En casos extremos puede ser imposible obtener una buena retención. La cantidad de hueso, tanto en anchura como en altura, es un factor trascendental de cara a la planificación de un caso de rehabilitación implantosoportada. La progresiva aireación de los senos maxilares y orificios piriformes por pérdida de altura ósea del hueso maxilar y el acercamiento gradual del conducto del nervio dentario al proceso alveolar en la mandíbula actúan como límites físicos a la hora de la colocación de implantes dentales. La atrofia ósea grave puede dificultar e incluso impedir la colocación de implantes sin procedimientos preprotésicos previos. La atrofia puede no ser uniforme, causando regiones afiladas, punzantes o dolorosas, contornos desiguales a nivel de las apófisis *geni* y otras alteraciones. Además, en casos de atrofia maxilar grave puede perderse el hueso que conforma el suelo del seno maxilar, causando a largo plazo una comunicación oroantral, y el hueso del canal dentario puede reabsorberse hasta el punto de quedar el nervio completamente expuesto.

Clasificación de la atrofia maxilomandibular

Clasificación de Seibert (**Tabla 12-2**). Muy útil por su simplicidad.

Clasificación de Kent: considera la altura ósea (**Tabla 12-3**).
Clasificación de Cawood y Howell (**Tabla 12-4**).

Tabla 12-2. Clasificación de Seibert

Clase	Pérdida ósea	Descripción
I	Vestibulolingual	Disminución en el grosor del reborde, pero mantiene una altura normal.
II	Apicocoronal	Reducción en la altura del reborde, pero conserva su grosor.
III	Combinada	Pérdida tanto en la dimensión vestibulolingual como apicocoronal; comprometido en grosor y altura

Tabla 12-3. Clasificación de Kent	
Clase	**Descripción**
I	Cresta alveolar correcta en altura e inadecuada en anchura (altura media: 28 ± 1,2 mm)
II	Cresta deficiente en altura y anchura, con forma de filo de cuchillo (18,9 ± 0,8 mm)
III	Reabsorción completa de la cresta (16,4 ± 0,7 mm)
IV	La mandíbula solo tiene basilar (11,4 ± 0,4 mm)

Tabla 12-4. Clasificación de Cawood y Howell		
Clase	**Maxilar**	**Mandíbula**
I	Dentadura presente	Dentadura presente
II	Cresta alveolar postextracción inmediata	Cresta alveolar postextracción inmediata
III	Cresta edéntula postextracción tardía con proceso alveolar redondeado, pero con altura y espesor adecuados	Cresta edéntula postextracción tardía con proceso alveolar redondeado, pero con altura y espesor adecuados
IV	Cresta en filo de cuchillo, con altura adecuada, pero espesor insuficiente	Cresta en filo de cuchillo, con altura adecuada, pero espesor insuficiente
V	Cresta plana, altura y anchura insuficientes con pérdida subtotal o total de proceso alveolar	Cresta plana, altura y espesor no adecuados
VI		Cresta deprimida asociada con reabsorción del hueso basal, que sigue modelos de reabsorción variables y no previsibles

Efecto estético de la atrofia maxilar

La pérdida de hueso en la región maxilomandibular provoca una disminución en las dimensiones vertical y horizontal del rostro. Además, la manera en que se pierde el hueso en pacientes sin dientes tiende a ser expansiva en el maxilar y hacia el interior en la mandíbula, lo que resulta en una rotación hacia adelante de la mandíbula y da lugar a un aspecto esquelético de clase III. Esto hace que el mentón se vea más pronunciado y afilado, la nariz tiende a inclinarse hacia abajo y se acentúan los surcos nasogenianos.

Esta transformación en los rasgos faciales produce una alteración estética notable, contribuyendo, junto con otros elementos, a lo que normalmente se describe como aspecto envejecido, producido por esta "pseudo" clase III.

CIRUGÍA PARA LA COLOCACIÓN DE PRÓTESIS MUCOSOPORTADAS

Alveoloplastia

Se trata de un procedimiento quirúrgico, cuyo propósito es regularizar los contornos del proceso alveolar para faci-

litar el emplazamiento posterior de una restauración protésica.

Alveoloplastia tras exodoncia

Tras una exodoncia reglada es necesario revisar cuidadosamente el contorno del proceso alveolar. En este contexto es especialmente prevalente la presencia de irregularidades o espículas óseas que pueden dificultar la colocación posterior de una pretesis sustentada en la encía.

Tras una exodoncia debe pasarse el dedo por la región intervenida para percibir a través del tacto posibles excrecencias óseas, teniendo particular consideración en los tabiques interdentales e interradiculares, por ser estos foco frecuente de alteración susceptible de ser intervenida. El instrumental más adecuado para estos abordajes es el rotatorio. Debe hacerse una regularización de la cresta alveolar prudente, preservando la mayor cantidad de hueso posible.

Contorneado óseo de la zona edéntula

En zonas edéntulas de larga evolución pueden encontrarse irregularidades óseas de la cresta alveolar en relación con un proceso de reabsorción ósea desigual. Si hay una zona de excesiva proyección, es posible que esta dificulte la colocación de una prótesis y cause molestias durante la masticación del paciente portador de la prótesis. En estos casos debe desarrollarse un abordaje quirúrgico del hueso a través de un colgajo mucoperióstico, realizando una regularización cuidadosa del contorno anómalo.

Exéresis de exostosis

Las exostosis son lesiones generalmente benignas de origen óseo, caracterizadas por una protuberancia anormal en la mucosa oral de consistencia dura. Aunque su etiología aún no está completamente determinada, se conoce su naturaleza no maligna:

Torus palatino

Esta lesión se localiza típicamente en la región central del paladar duro. Suele presentar una forma ovalada con una superficie lisa, aunque puede exhibir múltiples excrecencias. Se caracteriza por ser radiopaca y poseer una densidad ósea uniforme. Aunque generalmente es asintomática, puede interferir en la retención de prótesis totales removibles en la arcada superior. En estos casos se recomienda su extirpación quirúrgica. El procedimiento adecuado implica realizar una incisión en la línea media palatina para evitar daño a las arterias palatinas, empleando una técnica de doble "Y" para facilitar el levantamiento adecuado del colgajo mucoperióstico. Si el torus es de tamaño manejable, se puede reducir mediante fresado hasta nivelarlo con el paladar; si es más grande, debería dividirse en varios segmentos mediante fresado y luego ser separados del paladar con un escoplo. Hoy en día, con el bisturí piezoeléctrico podemos quitar un torus palatino de una forma muy sencilla y segura.

Torus mandibular

Esta lesión suele ser bilateral y se origina en la zona lingual del cuerpo mandibular, afectando generalmente al área desde el canino hasta el primer premolar. Su apariencia clínica es similar al torus palatino y se maneja de manera similar cuando interfieren con la colocación de prótesis. El abordaje quirúrgico se realiza mediante una incisión que recorre el reborde alveolar, con posibles descargas linguales para facilitar la visualización adecuada mediante un colgajo mucoperióstico. Generalmente, el uso de una fresa es suficiente para alinear la lesión con el resto de la cortical lingual mandibular. Igual que con los torus palatinos, la utilización de un bisturí piezoeléctrico es muy recomendable y útil para la extirpación de los torus mandibulares.

Otras exostosis

Son lesiones similares a los torus y pueden aparecer en otras localizaciones intraorales, aunque son menos comunes. Las indicaciones para su tratamiento y el abordaje quirúrgico son similares a los descritos anteriormente. En el caso de exostosis múltiples, que aparecen ocasionalmente como agrupaciones en la mucosa oral de pacientes, especialmente, en aquellos con bruxismo y posible irritación periodontal crónica, generalmente, no requieren tratamiento, a menos que interfieran con la colocación de prótesis. La técnica quirúrgica empleada es análoga a la utilizada en los casos previamente mencionados.

Frenectomía

La presencia de un frenillo en la mucosa alveolar puede complicar la adecuada sujeción de una prótesis dental, lo que justifica la realización de una frenectomía. Este procedimiento quirúrgico es necesario para eliminar o modificar la inserción del frenillo y así facilitar la adaptación y funcionamiento de la prótesis.
Entre las frenectomías podremos realizar:

- Frenectomía labial superior.
- Frenectomía labial inferior.
- Frenectomía lingual (este es un procedimiento que se lleva a cabo más frecuentemente en la edad pediátrica en pacientes con frenillo corto que pueda conllevar problemas en la succión o en el habla).

Hiperplasia fibrosa

Hiperplasia gingival relacionada con la prótesis

Habitualmente se debe a un trauma crónico inducido por una prótesis mucosoportada. Esta enfermedad puede obligar al prostodoncista a diseñar una prótesis con un faldón exce-

sivamente proyectado. En estos casos es necesario realizar un remodelado quirúrgico de la encía. Este procedimiento, relativamente sencillo, consiste en la extirpación del tejido fibroso excedente y la mucosa gingival que lo recubre, operando en un plano superficial al periostio. El margen de la resección se sutura al periostio subyacente, dejando el defecto cruento para que cicatrice por segunda intención, evitando así la pérdida de vestíbulo que requeriría una intervención adicional.

Tuberosidad retromolar hiperplásica

En regiones edéntulas no es raro observar hiperplasias fibrosas vinculadas a la irritación continua, provocada por alimentos durante la masticación. Estas tumefacciones de consistencia fibroelástica e indoloras pueden ser lo suficientemente grandes como para colapsar completamente el espacio oclusal. La incisión se realiza delimitando el área a eliminar e introduciendo el bisturí oblicuo hacia el hueso tanto en el límite bucal como en la vertiente vestibular de la resección, creando una cuña de tejido con la parte estrecha hacia el hueso. Una vez eliminado el tejido excesivo, se suturan los bordes.

Fibroma gingival

Frecuentemente, la irritación crónica en una zona de la encía o del vestíbulo se manifiesta como un fibroma. Esta lesión sésil, de pequeño tamaño y comportamiento biológico benigno, puede extirparse si resulta incómoda para el paciente portador de una prótesis.

Hiperplasia papilar del paladar

Esta lesión patológica benigna e infrecuente puede originarse por la inflamación crónica inducida por una prótesis total removible en la arcada superior. Otros factores etiológicos spn irritación térmica, ciertos alimentos y el hábito tabáquico. Clínicamente, se observan lesiones fibromatosas múltiples en la región central del paladar. Si los alimentos se acumulan entre la prótesis y la mucosa, se intensifica la respuesta inflamatoria. El tratamiento quirúrgico implica la eliminación de los fibromas, manteniendo un plano supraperióstico y permitiendo que la zona cruenta granule por segunda intención.

Fibromatosis gingival

Esta entidad benigna se caracteriza por una tumefacción progresiva de la encía, que puede ser generalizada o localizada, con causas hereditarias y adquiridas. El engrosamiento de la mucosa puede superar el nivel de las piezas dentarias, cubriendo algunas de ellas por completo. La superficie de la encía aparece lobular y enrojecida, con una consistencia firme al tacto. El hueso subyacente puede estar reabsorbido, debido al ambiente inflamatorio predominante. El tratamiento quirúrgico debe realizar una escisión exhaustiva de toda la encía afectada, cuidando de no lesionar estructuras vitales cercanas, como el nervio lingual o mentoniano.

VESTIBULOPLASTIA

En casos donde el vestíbulo se ha obliterado, es crucial obtener un flanco protésico adecuado para mejorar la estabilidad y retención de la prótesis. Esta necesidad puede abordarse mediante diversas técnicas de vestibuloplastia, que buscan profundizar y estabilizar el vestíbulo oral.

Vestibuloplastia submucosa

Esta técnica es apropiada para pacientes con una apófisis alveolar pequeña y mucosa sana. Se realiza una disección supraperióstica bilateral desde la línea media y, una vez cerrada la herida, se fija una férula que mantiene la mucosa en la posición deseada para que se adhiera al hueso, contribuyendo así a la formación del nuevo vestíbulo.

Vestibuloplastia por epitelización secundaria

Consiste en una incisión en la encía libre del vestíbulo seguida de una disección supraperióstica del colgajo en dirección distal. Tras alcanzar la profundidad del vestíbulo deseada, el borde libre del colgajo movilizado se sutura al periostio, permitiendo que la zona cruenta epitelice por segunda intención.

Vestibuloplastia con injerto gingival libre de paladar

Es similar a la técnica por epitelización secundaria, pero, en lugar de dejar la zona cruenta al descubierto, se cubre con un injerto gingival libre de mucosa palatina para promover una curación más dirigida y controlada

Vestibuloplastia con descenso del suelo de la boca

Esta técnica altera la posición de los músculos del suelo de la boca, descendiendo su lugar de inserción en la mandíbula. Esto provoca un aumento de la altura ósea en sentido vertical, especialmente, en su vertiente lingual, mejorando así la base para la prótesis.

Vestibuloplastia de Kazanjian

Desarrollada hace más de un siglo por Varaztad Kazanjian, esta técnica se centra en la eliminación de la capa muscular entre la capa mucosa y el periostio en la mucosa alveolar. Originalmente, fue destinada a mejorar la estabilidad de prótesis completas que carecen de fijación, pero la técnica de Kazanjian ha encontrado nuevas aplicaciones en la era de los implantes dentales, permitiendo al mismo tiempo la colocación de implantes y la ganancia de encía adherida y profundidad vestibular.

Cada una de estas técnicas de vestibuloplastia tiene sus indicaciones específicas y debe seleccionarse en función de las necesidades anatómicas y funcionales del paciente.

PRINCIPIOS Y MATERIALES DE REGENERACIÓN ÓSEA GUIADA

Concepto de regeneración ósea guiada

El tejido óseo es notable por su alta capacidad regenerativa, capaz de reconstruirse tras un traumatismo en términos cuantitativos y cualitativos similares al tejido original. La regeneración ósea guiada representa una estrategia terapéutica dirigida a la corrección de defectos óseos alveolares, particularmente, en preparación para la colocación de implantes dentales. Esta metodología busca prevenir la invasión del tejido conjuntivo en áreas donde el hueso es deficitario, permitiendo así que el hueso nativo rellene estos espacios.

Mecanismo de acción

Durante el proceso, las células del tejido conjuntivo exhiben inhibición por contacto; es decir, al contactarse entre sí, cesan su división y crecimiento. La regeneración ósea guiada aprovecha esta propiedad utilizando barreras, mediante sus poros específicos, que facilitan esta inhibición por contacto y previenen la invasión del tejido conjuntivo en el espacio lesional. Esto favorece que el hueso nativo colonice el coágulo sanguíneo generado durante la intervención quirúrgica.

Aplicaciones clínicas

La eficacia de la regeneración ósea guiada está ampliamente respaldada por diversas investigaciones y estudios clínicos, habiéndose consolidado su uso en una variedad de contextos clínicos. Entre estos se incluyen la fenestración de implantes, la regeneración ósea de alvéolos dentarios después de extracciones y el aumento vertical o/y horizontal de la cresta alveolar.

Consideraciones biológicas de la regeneración ósea guiada

El tejido óseo muestra una notable capacidad para diferenciarse, remodelarse internamente y regenerarse completamente tras un daño. Si bien la expresión génica en las células óseas facilita estas características, es evidente que los factores ambientales desempeñan un papel crucial en el proceso.

La osteogénesis se inicia con células mesenquimales indiferenciadas, que, en un entorno favorable, se transforman en preosteoblastos, los precursores del tejido óseo. Estos preosteoblastos evolucionan a osteoblastos, células especializadas en la síntesis de componentes estructurales, como el colágeno y diversas glicoproteínas, fundamentales para la matriz ósea. En contextos clínicos, la estabilidad física es esencial; micromovimientos del lecho óseo superiores a 20 micras pueden redirigir la diferenciación de células progenitoras hacia fibroblastos en lugar de osteoblastos.

Características requeridas de las barreras en la regeneración ósea guiada

- Biocompatibilidad. Las barreras deben ser biocompatibles para evitar desencadenar reacciones inmunitarias adversas significativas, por ejemplo, respuestas inflamatorias que podrían inhibir la formación de hueso.
- Impermeabilidad celular: es crucial que las barreras impidan la infiltración de células mesenquimales desde el tejido conjuntivo circundante al lecho óseo. Sin embargo, deben presentar porosidad adecuada para permitir la integración de la barrera en el tejido circundante, aumentando así su estabilidad.
- Rigidez apropiada: las barreras deben mantener su forma y el espacio necesario para el desarrollo del tejido óseo sin colapsar, pero también deben ser suficientemente maleables para facilitar su manipulación durante la intervención quirúrgica. Es vital que estos materiales sean adecuados para el uso en situaciones clínicas habituales.

Tipos de barreras en la regeneración ósea guiada

Membranas no reabsorbibles

Estas membranas requieren dos procedimientos quirúrgicos: uno para su implantación y otro para su posterior extracción. El politetrafluoroetileno, conocido comercialmente como Gore-Tex®, fue uno de los primeros materiales utilizados en este ámbito. Tradicionalmente, ha demostrado un comportamiento biológico favorable y ha sido ampliamente usado durante muchos años. Sin embargo, su propensión a la colonización bacteriana y la subsiguiente exposición pueden producir el fracaso del proceso de regeneración ósea. Alternativamente, las mallas de titanio se emplean para incorporar y sostener sustancias que promueven la osteogénesis, como el injerto óseo autólogo particulado o el tejido óseo bovino liofilizado. Estas mallas se diseñan a medida para replicar el volumen tridimensional deseado, llenando los espacios vacíos y asegurando la estabilidad de los tejidos blandos circundantes. Generalmente, se requiere retirar la malla aproximadamente seis meses después de su colocación. También se pueden utilizar mallas de PEEK (poliéter-éter-cetona). Con las nuevas tecnologías se pueden realizar mallas tanto de titanio como PEEK hechas a medida (**Figs. 12-1 y 12-2**).

Membranas reabsorbibles

Estas membranas no necesitan ser retiradas después de su implantación, simplificando el proceso quirúrgico. Los materiales más utilizados son colágeno, ácido poliglicólico, ácido poliláctico y polímeros derivados de estos compuestos. El uso de materiales reabsorbibles se ha popularizado debido a que evitan la necesidad de una segunda intervención quirúrgica. Además, las innovaciones en su composición han mejorado significativamente su biocompatibilidad, reduciendo las reacciones tisulares adversas. Dentro de las membranas reabsorbibles hay membranas que diferente velocidad de reabsorción

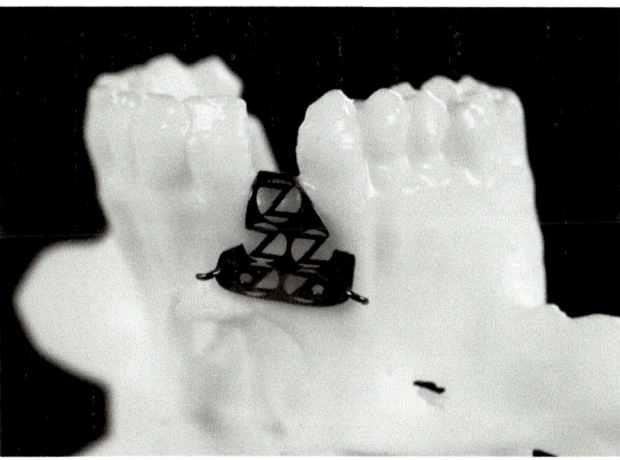

Figura 12-1. Malla de titanio hecha a medida para defecto maxilar.

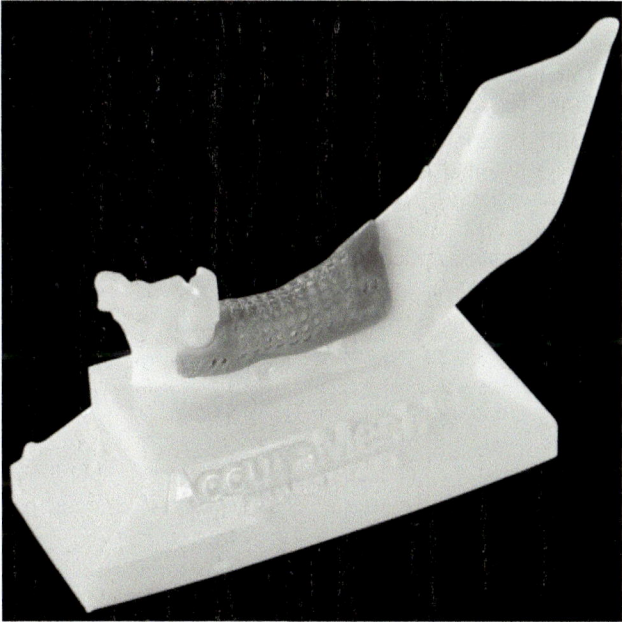

Figura 12-2. Malla de PEEF hecha a medida para regeneración mandibular.

(en función de las necesidades), así se han desarrollado las membranas reabsorbibles *cross-link,* que tienen un tiempo de degradación más lento.

Concepto de defecto crítico

Tamaño mínimo de un defecto óseo que no se regenerará por sí solo sin realizar una técnica de regeneración ósea.

Injerto de hueso autólogo: conceptos y manejo

Conceptos generales

El injerto de hueso autólogo se obtiene directamente del propio paciente. Se distingue entre hueso autólogo cortical, que es denso y compacto, y hueso autólogo esponjoso, que es más poroso y rico en células. El hueso cortical presenta una menor tasa de reabsorción, pero se revasculariza más lentamente, habitualmente, en el transcurso de varios meses, y puede coexistir con áreas necróticas durante la osteogénesis. Esto implica que la colocación de implantes dentales debe posponerse para asegurar una adecuada integración y vascularización. Por otra parte, el hueso esponjoso se revasculariza en dos semanas, aproximadamente, ofreciendo mayor viabilidad cuando el injerto es expuesto en la cavidad oral.

Manejo de injertos óseos autólogos

Durante el manejo quirúrgico es vital evitar la necrosis de las células óseas viables. Para la conservación del injerto son esenciales las siguientes prácticas:

- Evitar el sobrecalentamiento: se debe mantener la temperatura del tejido por debajo de 42°C para evitar la desnaturalización de las proteínas celulares. El uso de instrumental rotatorio debe ser moderado y siempre con adecuada irrigación.
- Conservación del Injerto: minimizar el tiempo que el injerto permanece expuesto al aire, utilizando gasas empapadas en sangre o suero salino tibio para su protección.
- Fijación del Injerto: reducir la movilidad del injerto es crucial, ya que esto puede incrementar su tasa de reabsorción. Se deben utilizar métodos de fijación rígida, como tornillos o placas de osteosíntesis.

Injertos óseos en bloque

Estos injertos, que pueden ser corticales o corticoesponjosos, se preparan para adaptarse a las dimensiones del defecto a reconstruir.

Injerto óseo particulado

Es un compuesto de hueso esponjoso o corticoesponjoso triturado y compactado. Estos injertos se colocan sobre superficies óseas que proporcionen retención, como debajo de membranas de regeneración tisular guiada o entre el hueso y la mucosa. Para obtenerlo se pueden utilizar rascadores de huesos, trefinas o triturar fragmentos óseos.

Injerto óseo no autólogo: tipos y aplicaciones

Generalidades de los injertos no autólogos

Los injertos óseos no autólogos ofrecen una alternativa terapéutica valiosa en contextos clínicos, donde la recolección de hueso autólogo podría producir morbilidad significativa o cuando se necesita una gran cantidad de hueso. Aunque estos injertos son osteoconductores efectivos, generalmente, carecen de propiedades osteoinductoras y requieren un proceso de degradación antes de que el tejido óseo vital pueda invadirlos. Existe un riesgo inherente de rechazo inmunológico, aunque este es manejable con técnicas adecuadas de preparación y manejo.

Injerto homólogo

Un injerto óseo homólogo, también conocido como aloinjerto, es un tipo de injerto que se obtiene de un donante humano distinto al receptor. Los procedimientos de preparación de estos injertos incluyen la extracción cuidadosa del hueso, su procesamiento para eliminar células y proteínas que puedan provocar rechazo inmunológico, y la esterilización para eliminar posibles agentes patógenos.

Injerto heterólogo

Es un tipo de injerto que se obtiene de una especie diferente a la del receptor. Pueden provenir de diversas especies, normalmente de cerdos o bovinos, debido a su disponibilidad y similitudes fisiológicas con los humanos.

Xenoinjertos

Los materiales sintéticos, como hidroxiapatita densa, biovidrios y fosfato tricálcico forman parte de esta categoría:

- **Hidroxiapatita densa:** este material sintético y policristalino es radiopaco y no poroso, y no se reabsorbe. Se utiliza en forma de partículas granuladas, que pueden migrar a sitios no deseados si no están adecuadamente contenidas. A menudo se combina con otros materiales, como polvo de hueso desmineralizado o colágeno fibrilar bovino para mejorar su manejabilidad y consistencia.
- **Hidroxiapatita porosa:** está diseñada para permitir que el hueso crezca dentro de sus poros. Esta forma de hidroxiapatita es ideal para rellenar defectos óseos y proporciona un soporte robusto en procedimientos de regeneración ósea guiada y elevación de seno maxilar.
- **Biovidrios:** estos materiales cerámicos vítreos sintetizados se utilizan tanto para la regeneración ósea como para la elevación del seno maxilar, debido a su capacidad para adherirse al hueso y a tejidos blandos. Requieren el uso de una barrera semipermeable y se reabsorben gradualmente mientras se integran con el tejido óseo.
- **Fosfato tricálcico:** similar en composición a la hidroxiapatita.

Estos injertos no autólogos se utilizan ampliamente debido a su disponibilidad, reducción de la morbilidad quirúrgica y eficacia en el fomento de la regeneración ósea, ajustándose a las necesidades de diversos procedimientos reconstructivos.

Factores de crecimiento en la regeneración ósea

Los factores de crecimiento son moléculas cruciales en la diferenciación y proliferación celular de tejidos y órganos, operando mediante mecanismos autocrinos o paracrinos. Estos factores son esenciales en procesos de regeneración ósea debido a su capacidad para dirigir actividades celulares específicas:

- PDGF (factor de crecimiento derivado de las plaquetas): el PDGF se libera por los gránulos alfa de las plaquetas y sus resultados en la regeneración ósea son variados; hay estudios que reportan efectos positivos o limitados.
- IGF (factor de crecimiento similar a la insulina): este factor tiene un papel local y sistémico en la promoción del crecimiento. Actúa de forma dependiente de la dosis, estimulando a los preosteoblastos y regulando la dinámica entre osteoblastos y osteoclastos durante la remodelación ósea.
- TGF-beta (factor de crecimiento transformante beta): este grupo incluye diversas proteínas, entre ellas, la BMP (proteína morfogénica ósea), que ha demostrado potencial para reconstruir hueso cortical y esponjoso en estudios con animales y promueve la quimiotaxis de los osteoblastos. Su uso no está autorizado en Europa.
- FGF (factor de crecimiento fibroblástico): Impulsa la angiogénesis y trabaja en sinergia con la BMP para facilitar la osificación.
- SGF (factor de crecimiento esquelético): este factor incrementa la formación ósea, al aumentar la cantidad y la actividad de las células óseas.
- Interleucina 1 e Interleucina 6: estas citoquinas influyen principalmente en los osteoclastos, estimulando la resorción ósea, aunque los mecanismos exactos siguen siendo objeto de investigación.

Aplicaciones clínicas y plasma rico en plaquetas (PRP)

Aunque los factores de crecimiento aún no han encontrado una aplicación clínica generalizada, el plasma rico en plaquetas (PRP) se destaca como una técnica prometedora. El PRP se obtiene mediante la centrifugación de sangre del propio paciente y contiene una alta concentración de plaquetas. Estas plaquetas albergan factores de crecimiento esenciales, como PDGF, TGF-beta, FGF, VEGF (factor de crecimiento del endotelio vascular) e IGF, que son vitales en los procesos de migración, diferenciación y proliferación celular.

Mezclar PRP con hueso particulado, además de las potenciales propiedades que aportan los factores de crecimiento, es muy útil porque genera un "moco" que facilita el transporte del injerto a la zona receptora.

La evidencia científica aún es insuficiente, y se requieren más estudios para establecer definitivamente la eficacia clínica del PRP en la regeneración ósea.

ÁREAS DONANTES DE INJERTOS

Introducción

La obtención de tejido óseo es una técnica consolidada esencial para la rehabilitación de defectos óseos maxilomandibu-lares. Sin estos injertos, muchas estructuras estarían relegadas a soluciones menos óptimas, como prótesis removibles de baja retención o incluso a dietas modificadas permanentemente. El injerto óseo ideal debe ser predecible en su aplicación, con una tasa alta de éxito y una morbilidad asociada mínima. En el caso de injertos autólogos es crucial que el área donante presente una morbilidad aceptable sin riesgos excesivos. Los injertos no autólogos, por otro lado, no deben provocar rechazo inmunológico ni transmitir enfermedades infecciosas.

Para reducir la morbilidad en injertos autólogos es mejor extraerlo de áreas cercanas al sitio de restauración. Los injertos menores pueden ser obtenidos bajo anestesia local mediante un abordaje intraoral. Sin embargo, defectos más grandes pueden requerir cirugías más complejas bajo anestesia general. Tradicionalmente, se ha utilizado instrumental rotatorio y sierras, aunque en los últimos años se ha incorporado el bisturí piezoeléctrico que permite cortes precisos, minimizando el daño de los tejidos blandos.

Áreas donantes específicas

Sínfisis mentoniana: esta área permite la obtención de injertos corticales o corticoesponjosos de tamaño pequeño a moderado. Se emplean técnicas cuidadosas para evitar daños a los nervios mentonianos y se aseguran con suturas dobles que prevengan la dehiscencia.

Rama ascendente mandibular: similar a la técnica utilizada en la extracción del tercer molar, esta área proporciona tejido predominantemente cortical con menor riesgo de complicaciones nerviosas y dehiscencia (el principal riesgo es el daño del nervio dentario).

Tuberosidad maxilar: es ideal para injertos esponjosos pequeños, adecuados para tratamientos unitarios.

Torus mandibular: es una excelente fuente de hueso cortical, abordado con técnicas ya descritas en secciones anteriores del capítulo.

Calota craneal: suministra injertos principalmente corticales con bajo riesgo de reabsorción y ventajas postoperatorias, como dolor reducido y cicatrices ocultas por el cabello. Sin embargo, la dureza del hueso puede complicar el tallado y presentar riesgos (hematomas epidurales). Es una técnica que debe realizarse, preferentemente, bajo anestesia general.

Cresta ilíaca: fuente rica de injertos corticoesponjosos, accesible desde su parte anterior o posterior. Es la principal zona donante para la realización de las alveoloplastias en pacientes pediátricos

Tuberosidad tibial: proporciona injertos corticoesponjosos.

Colgajos microvascularizados

Los colgajos microvascularizados son fundamentales para reconstrucciones a largo plazo, que buscan restablecer la funcionalidad masticatoria después de amputaciones significativas. Estos procedimientos, que incluyen el uso de peroné, cresta ilíaca, escápula microvascularizada y cóndilo femoral son esenciales en procedimientos preprotésicos avanzados.

PROCEDIMIENTOS QUIRÚRGICOS PREPROTÉSICOS

Es recomendable dejar el consumo de tabaco para promover una mejor vascularización del injerto, dado que la nicotina tiene un efecto vasoconstrictor que puede comprometer la cicatrización.

Regeneración ósea guiada

Inicialmente, se debe elevar un colgajo mucoperióstico para asegurar una exposición amplia del defecto a tratar. El siguiente paso es la limpieza meticulosa del lecho óseo, eliminando cualquier material extraño que pueda interferir con el proceso de regeneración. En casos donde el hueso afectado es cortical se recomienda realizar perforaciones para facilitar el contacto entre el tejido óseo esponjoso subyacente, rico en células, y la zona a regenerar.

Para conseguir una adecuada regeneración ósea, el injerto debe tener al menos un 50 % de hueso autólogo o aloinjerto. Algunos autores abogan por concentraciones más altas de hueso autólogo. La mezcla de un 50 % de hueso autólogo o más con un xenoinjerto no reabsorbible (se suele recomendar un 25 %) aportará beneficios para la regeneración del hueso autólogo (**Tabla 12-1**) y la estabilidad tridimensional que proporciona el xenoinjerto. Para este tipo de regeneración se recomienda utilizar xenoinjerto de partícula pequeña.

En casos de defecto en anchura (Seibert I), la regeneración con una mezcla 50/50 (autoinjerto/xenoinjerto) y una membrana reabsorbible de reabsorción lenta (6 meses), fijada con chinchetas o sutura es adecuada (es muy importante que la membrana quede correctamente fijada ("*sausage technique*") (**Fig. 12-3**). Sin embargo, si el defecto es en altura (Seibert II o III). habrá que colocar una membrana no reabsorbible reforzada con titanio (una malla de titanio o PEEK) y hacer una técnica de "*tent pole*" (se colocan tornillos en dirección vertical que son cubiertos con la membrana y el hueso para garantizar la estabilidad tridimensional) (**Fig. 12-4**).

Cuando se realiza este tipo de regeneraciones es recomendable esperar 6 meses para las regeneraciones en anchura y 9 meses para las regeneraciones verticales.

Injertos en bloque

Los injertos en bloque pueden ser autólogos o aloinjetos. Como se ha mencionado previamente en este capítulo, se tiene la opción de contar con injertos corticales o corticoesponjosos. Es recomendable realizar múltiples perforaciones en el lecho receptor para facilitar la vascularización. Los injertos en bloque deben orientarse de manera que el tejido esponjoso quede hacia la zona receptora, promoviendo así su vascularización y estabilidad. Cualquier espacio que no esté en contacto directo con el lecho receptor debe rellenarse con material autólogo esponjoso. Estos injertos suelen sufrir zonas de reabsorción, al tener un hueso muy cortical y, en ocasiones, la zona más exterior de la cortical no se revasculariza totalmente.

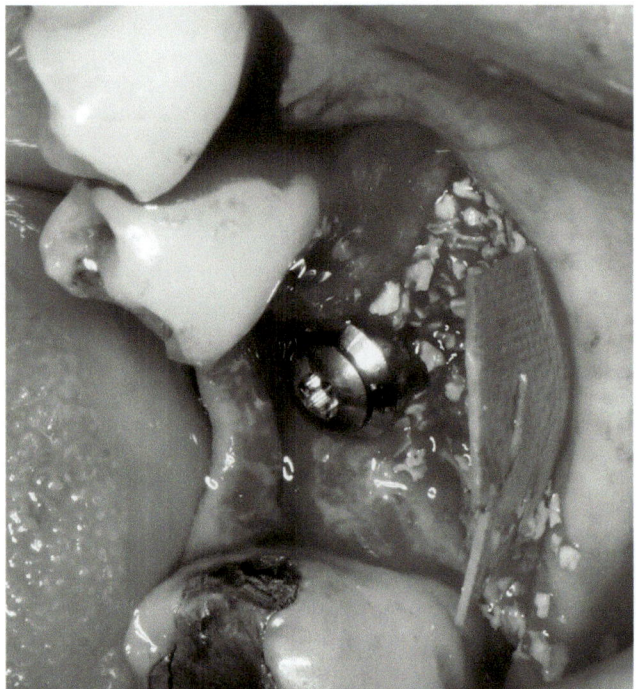

Figura 12-3. Colocación de implante con regeneración ósea guiada con hueso autólogo + hidroxiapatita por vestibular y colocación de membrana de colágeno.

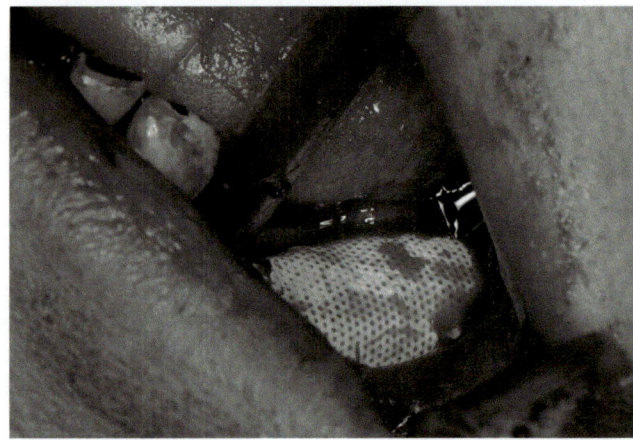

Figura 12-4. Regeneración con membrana no reabsorbible reforzada de titanio PTFE-d (cortesía del Dr. Apellániz Aguirre).

Hoy en día está la opción de realizar aloinjertos a medida para los pacientes, lo que permite ahorrar tiempo quirúrgico, aumentar la precisión y evitar zonas donantes, disminuyendo así la morbilidad (**Fig. 12-5**).

Técnica de encofrado

La técnica de encofrado, popularizada por Fouad Khoury, consiste en la obtención de un injerto cortical (suele utilizarse como zona donante la rama mandibular y después, el mentón) y *chips* óseos (estos chips pueden ser de hueso medular o de hueso cortical rascado). Una vez conseguido el injerto, se procede a su división longitudinal, obteniendo

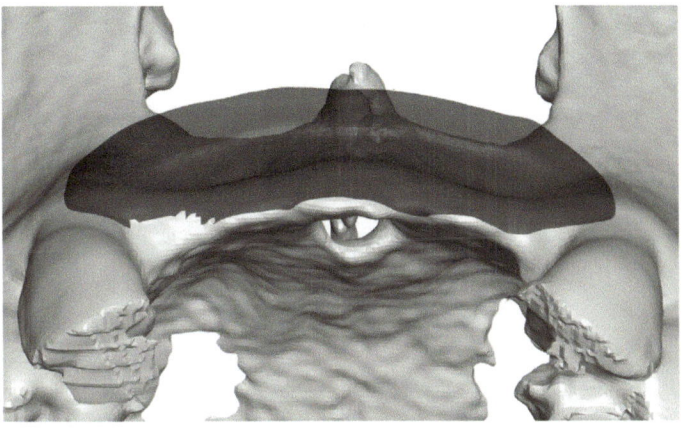 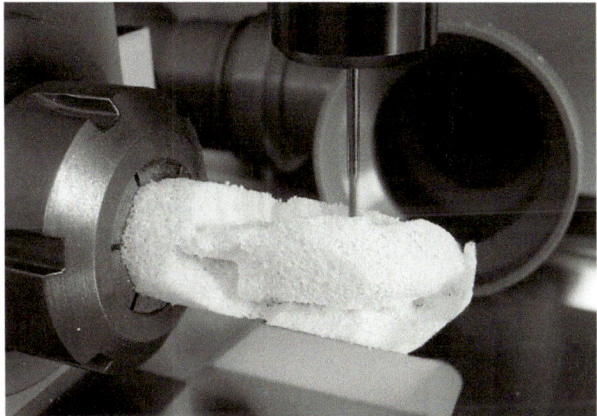

Figura 12-5. Planificación o creación de bloque de aloinjerto hecho a medida.

2 o 3 láminas de hueso cortical de un espesor de a 1-2 mm. Estas láminas se conformarán para adaptarse a la morfología de la zona receptora y se fijarán con tornillos (se recomienda utilizar tornillos de 1-1,2 mm para evitar que se fracturen las láminas corticales) en el lecho quirúrgico. El interior del espacio tridimensional creado por nuestras láminas (el encofrado) se rellenará con los chips de hueso que se habían conseguido. Una vez se tenga el encofrado, se puede cubrir con una membrana reabsorbible, aunque esto no es obligatorio.

Este tipo de regeneración nos proporciona una revascularización más rápida del hueso cortical, al haberlo adelgazado. Si se lleva a cabo únicamente con hueso autólogo, se podrá hacer la reentrada a los 4 meses de la regeneración (**Fig. 12-6**).

Elevación del seno maxilar

Indicaciones

La elevación del seno maxilar se recomienda para aumentar la cantidad de hueso disponible para la colocación de implan-

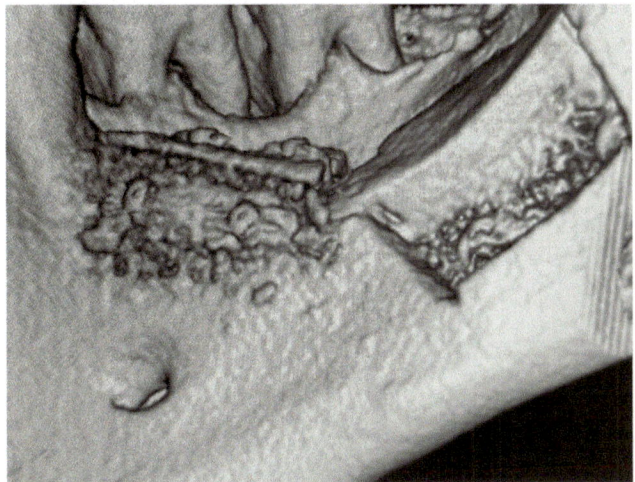

Figura 12-6. CBCT de control tras realización de técnica de encofrado (podemos observar la zona donante adyacente a la zona regenerada).

tes dentales osteointegrados en la región posterior del maxilar. Este procedimiento es particularmente relevante para pacientes edéntulos que han experimentado atrofia del proceso alveolar y neumatización progresiva del seno maxilar, lo cual limita las opciones terapéuticas. Esta condición se observa también como un proceso fisiológico en el envejecimiento. En situaciones extremas puede ocurrir que la mucosa oral y sinusal entren en contacto.

Para realizar la técnica, hay que realizar una tomografía computarizada de haz cónico (CBTC) o una tomografía computarizada (TC) previas para diagnosticar posibles enfermedades sinusales (sinusitis, mucocele), valorar la anatomía del seno y la anatomía de la arteria alveolar superior.

Técnica quirúrgica

Existen varias técnicas para la elevación del seno maxilar, aunque todas persiguen el mismo fin: separar la mucosa del suelo del seno y utilizar los principios de regeneración ósea guiada para restaurar el volumen óseo perdido. En general, se interpone un material de injerto óseo o biomateriales sintéticos entre la mucosa del seno y el hueso subyacente para mantener la mucosa elevada. Se ha visto que la utilización de un xenoinjerto (suelen utilizarse de partícula grande) es suficiente para conseguir una adecuada regeneración (no suele ser necesario mezclarlo con autoinjerto debido a las propiedades de regeneración de la membrana de Schneider):

Abordaje lateral

El procedimiento inicia elevando un colgajo mucoperióstico, exponiendo así la pared lateral del seno maxilar. Se efectúa una osteotomía mediante material rotatorio o piezoeléctrico para crear una ventana elíptica en el hueso, cuidando de preservar la integridad de la mucosa sinusal subyacente. La mucosa expuesta se despega cuidadosamente en todas direcciones y se coloca un injerto entre el hueso y la mucosa sinusal. Una variante de este procedimiento incluye la elevación simultánea del orificio piriforme mediante una técnica quirúrgica similar (**Fig. 12-7**).

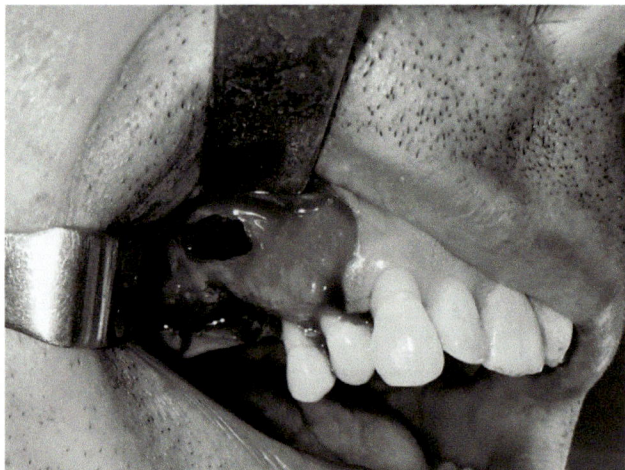

Figura 12-7. Elevación de seno con ventana lateral.

Elevación atraumática y abordaje transalveolar

Esta técnica, más conservadora, afecta únicamente al implante dental que se colocará. Consiste en inducir una fractura del suelo del seno maxilar a través de un enfoque transalveolar, aumentando su grosor, para luego insertar un implante que sostiene la elevación de la membrana sinusal y amplía la pared ósea. Se utilizan osteótomos de punta roma aplicados por impactación, adecuados para huesos de buena densidad. Esta técnica delicada se realiza sin visión directa del procedimiento, lo que añade un elemento de complejidad.

Las fresas Versah, utilizadas en procedimientos de elevación de seno, operan mediante un modo de rotación antihoraria que compacta el hueso, mejorando la estabilidad del implante y la densidad ósea. Esta técnica, conocida como oseodensificación, es particularmente efectiva en huesos de tipo III y IV, facilitando la osteointegración en áreas de volumen óseo reducido. Durante la elevación de seno atraumática, estas fresas permiten una manipulación cuidadosa y minimizan el riesgo de perforar la membrana sinusal, ofreciendo una recuperación más rápida y menos invasiva para el paciente.

La elevación de seno atraumática se suele llevar a cabo en el mismo acto de la colocación de implantes, por lo que debemos contar con hueso suficiente para poder garantizar la estabilidad primaria del implante (suele ser necesario, al menos 4 mm de altura ósea) (**Fig. 12-8**).

Complicaciones

La perforación de la mucosa sinusal es una complicación común incluso para cirujanos experimentados. Generalmente, no es necesario suspender la cirugía por esta razón; se suele colocar una membrana reabsorbible para evitar la migración del injerto (técnica de "Loma-Linda"). Es crucial tener en cuenta la presencia de tabiques dentro del seno maxilar que pueden complicar el procedimiento, así como la ubicación del orificio de drenaje del seno para evitar su obstrucción, se pueden diseñar guías de elevación de seno para evitar los tabiques (**Fig. 12-9**).

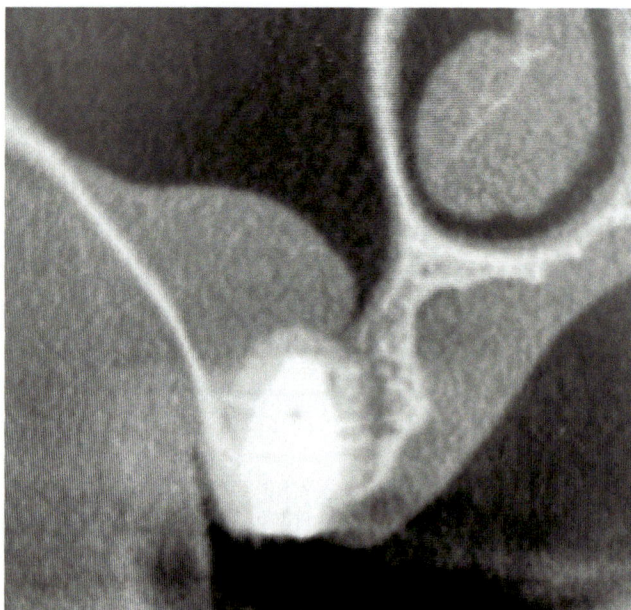

Figura 12-8. Elevación de seno atraumática con hidroxiapatita y colocación de implante inmediato.

Trasposición del nervio dentario inferior

El nervio dentario inferior, un ramal de la tercera rama del trigémino, entra en la mandíbula por la espina de Spix y viaja por un canal dentro de esta, emergiendo habitualmente entre el primer y segundo premolar como nervio mentoniano, inervando el labio inferior, la comisura labial y el mentón. Este canal constituye una limitación vertical principal en la colocación de implantes dentales en mandíbulas atróficas, ya que los implantes deben posicionarse por encima del canal. En la región entre los forámenes mentonianos, esta limitación no existe.

Una estrategia para superar esta restricción es la trasposición del nervio dentario inferior. La técnica quirúrgica comienza con un bloqueo troncular del nervio, seguido de una incisión crestal bucal. Se realizan descargas, elevando colgajos para acceder y realizar una disección subperióstica del nervio. Tras agrandar el foramen mentoniano, se procede a fresar los límites del canal y realizar una osteotomía para separar el nervio, permitiendo la colocación de

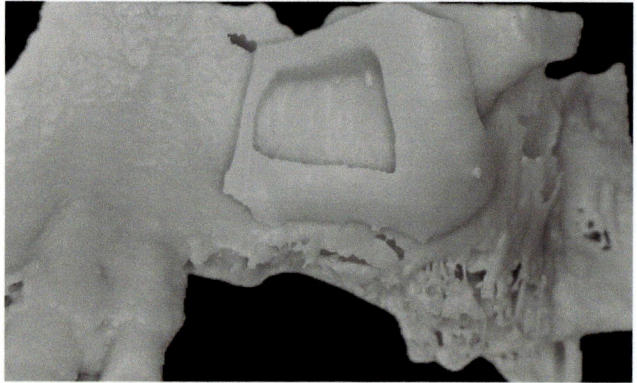

Figura 12-9. Guía para elevación de seno en paciente con tabique óseo sinusal.

implantes (es preferible realizar la técnica con un bisturí piezoeléctrico). Finalmente, el nervio se reposiciona con los implantes ya en su lugar, y se reemplaza la tapa ósea. Hay que verificar que no se produce un pinzamiento del nervio al reposicionarlo.

Split alveolar

Es una técnica que permite la expansión del reborde alveolar. La técnica es especialmente indicada para pacientes con atrofia mandibular grave donde el ancho del hueso no es suficiente para la colocación de implantes dentales. Durante el procedimiento, se realiza una osteotomía cuidadosamente planificada en el hueso mandibular, seguido de una "división" cuidadosa que crea dos segmentos óseos. Estos segmentos son luego separados gradualmente, permitiendo el crecimiento óseo en el espacio creado. El control meticuloso del movimiento y la estabilización adecuada con fijación rígida son críticos para asegurar un resultado exitoso, permitiendo una regeneración ósea adecuada y el aumento del ancho alveolar necesario para futuros tratamientos implantológicos.

Osteodistracción

La osteodistracción utiliza la plasticidad del callo de fractura para generar tejido óseo mediante la separación gradual de los fragmentos óseos tras una osteotomía, induciendo osteogénesis y elongación del hueso. Este método es eficaz, principalmente, en la región anterior de la mandíbula y del maxilar, siendo una alternativa a técnicas más invasivas que afectan la estética por periodos prolongados. La técnica es predecible, aumenta el hueso y los tejidos blandos simultáneamente y minimiza la morbilidad. Sin embargo, presenta desventajas significativas: los dispositivos utilizados (distractores) son costosos y deben ser retirados en una segunda fase del tratamiento. Mal planeados, pueden resultar en un crecimiento óseo con un vector inadecuado o comprometer la vascularización, lo que podría llevar a la reabsorción ósea. Además, el proceso completo puede durar hasta 12 semanas.

Osteotomía Le Fort I con injertos de aposición inlay

Como se menciona en la introducción de este capítulo, el edentulismo prolongado puede provocar una atrofia maxilar grave, resultando en una pérdida de la dimensión vertical y la aparición de una relación esquelética de clase III. Una solución integral para este problema es realizar una osteotomía Le Fort tipo I, complementada con la colocación de injertos de aposición inlay en la zona de la osteotomía. Este enfoque permite reposicionar el maxilar en una posición cefalométrica ideal, al mismo tiempo que se obtiene suficiente hueso para la colocación de implantes dentales.

PERSPECTIVAS DE FUTURO

El campo de la cirugía maxilofacial y de la odontología están experimentando grandes avances en regeneración ósea, destacándose, por ejemplo, la impresión 3D y 4D.

Estas tecnologías permiten crear implantes y prótesis personalizados, mejorando los resultados y acortando los tiempos de recuperación. Además, el uso de células madre y nuevos biomateriales está revolucionando las terapias regenerativas, permitiendo que los tratamientos sean más efectivos y seguros.

La biología molecular y el estudio de factores de crecimiento, como las BMP, ofrecen perspectivas de estimular el crecimiento óseo y mejorar la integración de implantes.

Estas técnicas modernas sugieren un futuro con intervenciones quirúrgicas más personalizadas, menos invasivas y con mejores resultados para los pacientes.

PUNTOS CLAVE

- **Cirugía preprotésica:** conjunto de técnicas quirúrgicas para preparar la región maxilomandibular para la adaptación de una prótesis, con procedimientos que van desde la alveoloplastia hasta la osteotomía Le Fort I.
- **Injertos:** los injertos óseos y de tejidos blandos son fundamentales para corregir defectos, mejorar la morfología de la región edéntula y ofrecer un soporte adecuado para la rehabilitación protésica.
- **Clasificación de atrofia:** entender las diferentes clasificaciones de la atrofia maxilomandibular es esencial para una adecuada planificación protésica.
- **Técnicas de regeneración:** conocer las diferentes técnicas de regeneración de las que se disponen para la futura colocación de implantes dentales.
- **Regeneración ósea guiada:** uso de barreras para prevenir la invasión del tejido conectivo y permitir una regeneración efectiva del hueso.
- **Perspectivas futuras:** la impresión 3D/4D, el uso de células madre y las nuevas terapias regenerativas están transformando las técnicas quirúrgicas para poder realizar intervenciones menos invasivas y más personalizadas.

BIBLIOGRAFÍA

Ella B, Laurentjoye M, Sedarat C, Coutant JC, Masson E, Rouas A. Mandibular ridge expansion using a horizontal bone-splitting technique and synthetic bone substitute: an alternative to bone block grafting? Int J Oral Maxillofac Implants. 2014;29(1):135-40.

Grunder U. Implants in the esthetic zone. Barcelona: Editorial Quintessence, 2018.

Hernández Alfaro F. Injertos óseos en implantología. Barcelona: Editorial Quintessence, 2006.

Khoury F. Aumento de hueso en implantología. Barcelona: Editorial Quintessence, 2021.

Pikos MA, Miron RJ. Bone augmentation in implant dentistry: a step-by-step guide to predictable alveolar ridge and sinus grafting (1ª edition). Batavia (IL): Quintessence Publishing, 2019.

Tan WL, Wong TL, Wong MC, Lang NP. A systematic review of post-extractional alveolar hard and soft tissue dimensional changes in humans. Clin Oral Implants Res. 2012;23 Suppl 5:1-21.

Trento GS, Carvalho PHA, Macedo DV, Gabrielli MAC, Monnazzi MS, Pereira-Filho VA. Titanium mesh associated with rhBMP-2 in alveolar ridge reconstruction. Int J Oral Maxillofac Surg. 2019;48(4):546-53.

Urban I. El aumento vertical y horizontal de la cresta. 1ª ed. Barcelona: Editorial Quintessence, 2018.

 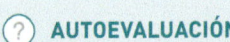

AUTOEVALUACIÓN

Implantología dental

13

L. Martín Martínez y A. Garatea Crelgo

◎ OBJETIVOS

- Entender la fisiología de la osteointegración.
- Exponer cómo se relacionan los implantes con los distintos tejidos duros y blandos.
- Entender la importancia del espacio biológico y las diferencias entre dientes e implantes.
- Comprender la macro y microestructura de los implantes y su razón de ser.
- Saber qué datos es importante recoger en la anamnesis y exploración de un paciente en una consulta de implantes.
- Ofrecer una aproximación práctica a los fundamentos quirúrgicos y protésicos del tratamiento implantológico.
- Introducir al lector en los últimos avances en implantología.

INTRODUCCIÓN A LA IMPLANTOLOGÍA

El envejecimiento de la población, el aumento de la esperanza de vida y la cada vez mayor exigencia estética y funcional de los pacientes ha propiciado un crecimiento exponencial de la implantología hasta convertirse en el tratamiento estándar para la reposición de piezas dentales.

La implantología tiene como objetivo la sustitución de los dientes perdidos con un doble fin: funcional y estético. La calidad de vida relacionada con la salud bucodental guarda una relación directa con el número de dientes, fundamentalmente, cuando nos referimos a la sustitución de sectores posteriores. Se ha demostrado que la capacidad masticatoria es uno de los factores más importantes para garantizar una dieta saludable y, por tanto, una buena salud. Además, varios estudios respaldan la superioridad de las prótesis implantosoportadas en fuerza de mordida, eficiencia de masticación y satisfacción global del paciente.

Es importante señalar que en el tratamiento implantológico se debe tener siempre en mente el objetivo último, que es la restauración de piezas dentales, y que, por tanto, la planificación del tratamiento quirúrgico debe contemplar desde el principio las condiciones de la restauración protésica. En otras palabras, el tratamiento de implantes no solo debe buscar las condiciones óseas más favorables, sino la posición más adecuada para garantizar una rehabilitación protésica favorable funcional y estéticamente hablando.

FUNDAMENTOS

Osteointegración

La implantología ha revolucionado el mundo de la odontología, ofreciendo una solución más efectiva en comparación con las restauraciones protésicas clásicas.

El éxito de un implante dental depende fundamentalmente de su estabilidad a largo plazo bajo las condiciones y características de la cavidad oral. Su estabilidad tiene un impacto directo en la función, estética y satisfacción global del paciente.

La osteointegración de un implante consiste en la formación de hueso de buena calidad en la superficie hueso-implante, fusionándose con el tejido óseo circundante. El grado de osteointegración de un implante está directamente relacionado con su estabilidad. Este fenómeno depende de factores como la densidad y calidad del hueso, el diseño del implante (macro y microestructura), la técnica quirúrgica y de factores locales y sistémicos relacionados con el paciente.

El objetivo quirúrgico es preparar de forma atraumática un lecho intraóseo en el que insertar posteriormente el implante. La estabilidad primaria es un factor crítico en el proceso de osteointegración y suele lograrse a nivel del compartimento cortical del cuello del implante.

La osteointegración es un proceso complejo que resulta en la unión firme entre el implante y el hueso circundante. Este proceso se puede dividir en cuatro fases y dura aproximadamente 3 meses. Inmediatamente y en las primeras horas postquirúrgicas se forma un coágulo en el lecho quirúrgico que atrae plaquetas y células que inician la respuesta inflamatoria. La segunda fase inflamatoria atrae macrófagos, neutrófilos, factores de crecimiento y citoquinas, que van a reparar los tejidos dañados e iniciar el proceso de cicatrización. Al cabo de una semana comienza la tercera fase o fase proliferativa. Se caracteriza por la migración y proliferación de los osteoblastos, que van a formar una matriz ósea inmadura alrededor del implante. En la cuarta fase o fase de remodelado se produce la sustitución progresiva del hueso inmaduro por un nuevo hueso más fuerte y con mejores propiedades mecánicas.

Los implantes tienen un área de superficie teórica y un área de superficie funcional. Esta distinción es importante, ya que el área de superficie funcional incluye únicamente el área que sirve activamente para disipar las cargas de compresión en la interfase hueso-implante.

El BIC o *Bone Implant Contact* hace referencia a la superficie ósea total en contacto con el implante y, por tanto, también al grado de osteointegración. Es importante destacar que el valor del BIC no es estable y varios estudios han demostrado que las cargas funcionales pueden aumentar su valor, poniendo en evidencia que el proceso de osteointegración es un proceso continuo.

La mayoría de las complicaciones de los implantes se relacionan con aspectos bacterianos y biomecánicos. El área de superficie sobre el que se aplican las fuerzas biomecánicas es inversamente proporcional al estrés observado en la interfase hueso-implante. Las complicaciones biomecánicas se producen en los primeros 18 meses posteriores a la carga inicial y se observan con más frecuencia en huesos blandos o en implantes cortos. Esto, generalmente, es la consecuencia de la presencia de micromovimientos que exceden la tolerancia del hueso durante su cicatrización y que llevan a la formación de una interfase de tejido fibroso que impide la osteointegración.

Durante el proceso de osteointegración, y una vez que el hueso ya ha cicatrizado, el remodelado óseo está controlado fundamentalmente por el ambiente mecánico local. Los tipos de hueso más frecuentemente encontrados en la interfase hueso-implante son el hueso lamelar y el hueso reticular. El hueso lamelar es un hueso maduro, muy mineralizado y resistente y, por lo tanto, es el más deseable cerca de un implante dental. Forst describió cuatro zonas de microdeformación ósea y las relacionó con la adaptación mecánica que sufría el hueso: la zona de sobrecarga patológica, la zona de sobrecarga moderada, la zona de adaptación y la zona de inactividad patológica. Misch et al. observaron que la zona de adaptación es la condición de deformación ósea ideal cerca de un implante, ya que conlleva una mayor formación de hueso lamelar. De estos estudios se deduce la importancia de controlar la cara oclusal durante la fase de mantenimiento.

La mucosa periimplantaria

La mucosa periimplantaria resulta del proceso de cicatrización de los tejidos blandos que rodean al implante y que sella su superficie impidiendo la entrada de microorganismos.

Esta mucosa periimplantaria (**Fig. 13-1**) presenta ciertas diferencias con la encía queratinizada que rodea los dientes. Histológicamente tiene más fibras de colágeno distribuidas paralelamente (y no perpendicularmente a la superficie) al cuerpo del implante y tiene menos fibroblastos y menos vasos sanguíneos debido a la falta de ligamento periodontal; por tanto, tiene menos capacidad de reparación.

En los dientes naturales, la encía se une al diente en la denominada **unión dentogingival**. Este tejido supracrestal está formado por el tejido conectivo supraalveolar y el epitelio de unión. Esta unión entre el diente y el tejido blando,

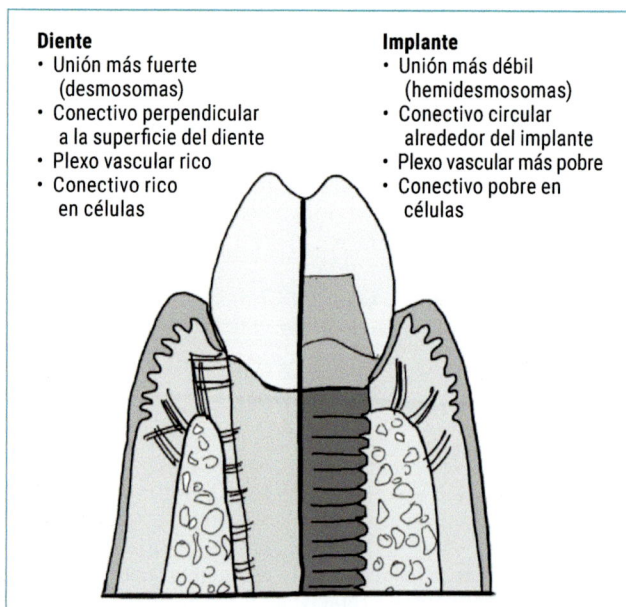

Figura 13-1. Diferencias entre diente e implante.

que comprende el espacio entre el fondo del surco gingival y la cresta alveolar, es lo que se denomina **espacio biológico** (**Fig. 13-2**). Este concepto fue descrito por primera vez por Cohen (1962) y su importancia radica en las consecuencias que se pueden derivar de su invasión.

El espacio biológico hace referencia a la anchura y altura de la unión dentogingival y está biológicamente determinado. Sus dimensiones fueron descritas por Gargiulo en 2,04 mm y deben mantenerse siempre, sea cual sea la altura de los

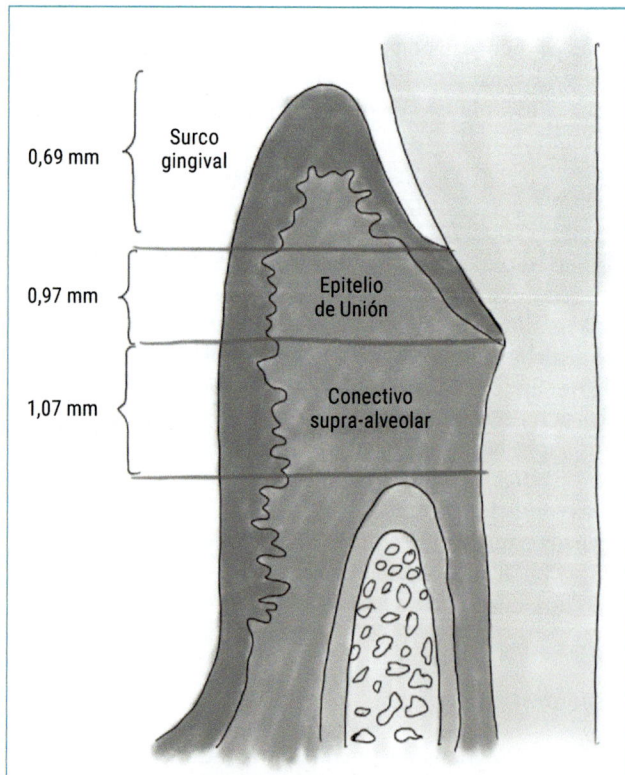

Figura 13-2. Diferencias entre diente e implante.

tejidos blandos. Su función es conseguir el correcto sellado en la unión dentogingival, impidiendo la entrada de bacterias a los tejidos periodontales.

El concepto de espacio biológico tiene una importancia clave en implantología y prostodoncia, ya que cuando el margen de una restauración protésica invade el espacio biológico, el hueso crestal retrocede para mantener su dimensión.

Forma y calidad del hueso

El volumen, la forma y la densidad del hueso son parámetros fundamentales para establecer el plan de tratamiento, ya que van a influir en la elección del procedimiento quirúrgico y en las dimensiones del implante.

La calidad del hueso en implantología es un factor clave y existen varias clasificaciones que consideran la densidad ósea. Lekholm y Zarb (1985) analizaron la densidad ósea de la región anterior de los maxilares y describieron 4 categorías (**Tabla 13-1**).

A igualdad de protocolo quirúrgico y diseño del implante, los implantes colocados en los distintos tipos de hueso presentaban una diferencia de supervivencia de más de un 15 %.

Así en 1988, Misch propuso otra clasificación basándose en las características macroscópicas del hueso medular y del hueso cortical (**Tabla 13-2**), y un plan de tratamiento específico para cada tipo de densidad ósea. Las tasas de supervivencia siguiendo este esquema fueron similares en todas las

categorías. Además, la distribución regional de cada categoría es muy consistente tanto en el maxilar como en la mandíbula. Así, la región anterior mandibular tiene fundamentalmente hueso D2, la mandíbula posterior y maxilar anterior hueso D3 y el maxilar posterior hueso D4.

La forma y volumen óseo deben ser evaluados mediante el examen clínico. El volumen óseo, la discrepancia horizontal y vertical y la distancia interoclusal son parámetros clínicos que van a orientar nuestro plan de tratamiento antes de incluso haber realizado una *Cone Beam Computed Tomography* (CBCT). Las pruebas de imagen: ortopantomografía (OPG) y CBCT son igualmente importantes en el estudio de la forma del hueso y son imprescindibles para determinar su calidad.

LOS IMPLANTES DENTALES

Uno de los principales objetivos a la hora de planificar un tratamiento con implantes es conseguir una buena estabilidad primaria y optimizar la distribución de las cargas. En este sentido, el diseño y superficie de los implantes cobra una especial relevancia.

La variedad de implantes dentales disponibles en el mercado proporciona al cirujano una gran versatilidad para adaptarse a las condiciones clínicas de cada paciente. La elección de un diseño adecuado de implantes puede compensar una mala densidad ósea o una posición y/o número de implantes lejos de lo ideal.

La macroestructura y la microestructura definen la morfología y aspecto de los implantes dentales. Ambos diseños son independientes, pero relevantes en cuanto al comportamiento clínico. Así, el diseño macroscópico es más importante durante la fijación inicial, la carga precoz y a largo plazo, mientras que el diseño microscópico participa, sobre todo, durante la fase de cicatrización y el periodo de carga inicial.

Tabla 13-1. Clasificación de la densidad ósea (Lekholm y Zarb)

Hueso tipo I	Hueso compacto homogéneo sin apenas medular
Hueso tipo II	Hueso compacto que rodea a hueso esponjoso denso
Hueso tipo III	Cortical delgada que rodea a hueso esponjoso denso
Hueso tipo IV	Cortical delgada que rodea a hueso esponjoso poco denso

Tabla 13-2. Clasificación de la densidad ósea (Misch)

Densidad ósea	Descripción	Localización anatómica
D1	Cortical densa	Mandíbula anterior
D2	Cortical porosa y medular densa	• Mandíbula anterior • Mandíbula posterior • Maxilar anterior
D3	Cortical porosa y medular fina	• Maxilar anterior • Maxilar posterior • Mandibular posterior
D4	Trabecular fina	• Maxilar posterior • Maxilar anterior
D5	Osteoide	Injerto óseo poco mineralizado

Macroestructura del implante

El implante dental es un dispositivo roscado intraóseo de titanio que consta de varias partes: el cuerpo, el módulo crestal y el ápice (**Fig. 13-3**).

En cuanto al material empleado, si bien el titanio es el material más utilizado, existen otras alternativas como el zirconio, que ofrece también una elevada biocompatibilidad.

Los implantes de zirconio ofrecen dos principales ventajas frente a los implantes de titanio. La primera, y probablemente más importante, es su diseño en monobloque, en los que implante y pilar son un "todo en uno", eliminando los problemas de estabilidad. La segunda es que son de color blanco lo que tiene importancia sobre todo en zonas estéticas.

El **cuerpo** del implante tiene como objetivo principal la distribución de las cargas oclusales a los tejidos circundantes. Por esto, su diseño cobra especial relevancia para aumentar la superficie del área hueso-implante y optimizar la distribución de cargas.

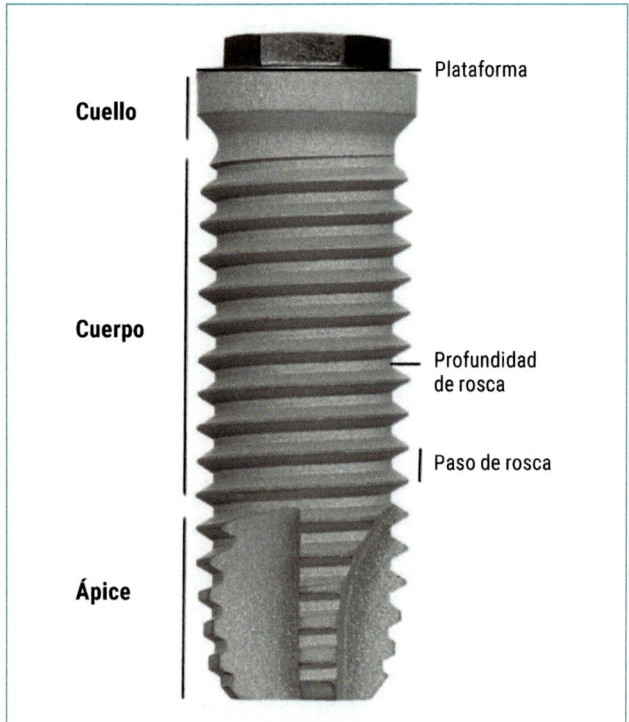

Figura 13-3. Partes de un implante.

La macroestructura del cuerpo de un implante hace referencia a la longitud, el diámetro y la forma.

La **longitud** de un implante está definida por la distancia entre la parte más apical y la parte más coronal insertada en el hueso. Esta longitud varía entre 4 y 20 mm, siendo los implantes de 10 mm los que se utilizan más frecuentemente. Se consideran implantes cortos los que miden < 8 mm y extracortos, los que miden < 5-6 mm.

El **diámetro** de un implante viene definido por la distancia entre la parte externa de las roscas a nivel del cuerpo y no tiene por qué coincidir con el diámetro del módulo crestal o plataforma. La mayoría de los sistemas de implantes ofrecen diámetros que van desde los 3 mm a los 6 mm, siendo los implantes de 3,75-4,1 mm los más utilizados. Se consideran implantes anchos los que miden > 4,1 mm y estrechos, los que miden < 3,75 mm.

La **forma** del cuerpo del implante viene definida por el diseño de la rosca, así como por la geometría de la región apical. Estas características macroscópicas desempeñan un papel muy importante en cuanto al tipo de fuerza (compresión, tensión y cizallamiento) transmitida al hueso circundante y al área de superficie funcional.

Las **roscas o espiras** están diseñadas para maximizar el contacto inicial, aumentar la superficie hueso-implante y para facilitar la distribución de cargas en la interfase. Su **geometría** depende del paso de rosca, la forma y la profundidad de esta.

El **paso de rosca** está definido por la distancia entre las espiras adyacentes. Es el parámetro que más contribuye al aumento del área de superficie y tiene especial relevancia en los implantes cortos (< 8 mm).

La **forma de la espira** puede ser cuadrada, en V, en arbotante o en arbotante invertido. El diseño de rosca cuadrada ha demostrado ser la más beneficiosa, al reducir el estrés en

la interfase, disminuir las cargas en cizalla y aumentar el porcentaje de BIC en comparación con otros diseños.

La **profundidad de la espira** es la distancia entre el diámetro mayor y menor de la rosca. Permite aumentar el área de superficie entre un 15 y un 25 % por cada milímetro de aumento en diámetro del implante.

En cuanto a la **geometría de la región apical**, los implantes pueden ser cónicos o cilíndricos. En la práctica clínica, se prefieren los implantes cónicos en huesos pobres, por su mayor torque de inserción y estabilidad primaria.

El **módulo crestal o cuello** es la parte más crestal del implante y alberga la plataforma o conexión protésica. La plataforma es la interfaz entre el cuerpo del implante y el pilar protésico. Esta conexión debe ser estable y permitir una adecuada distribución de cargas en la conexión implante-pilar. Generalmente, incluye los componentes antirrotación de la conexión implante-pilar y está siempre asegurada por el tornillo del pilar.

La zona del módulo crestal es una región de alta concentración de estrés mecánico. Por ello, su diámetro generalmente es mayor que el diámetro externo del implante, lo que permite sellar la osteotomía y aumentar el área de superficie. Desde un punto de vista clínico es importante destacar que la dimensión de la plataforma es más importante que la profundidad (o altura) del componente antirrotacional para reducir el estrés sobre tornillo del pilar.

En función de las dimensiones (altura) y de dónde se sitúe inicialmente el módulo crestal se distinguen dos tipos de implantes: aquellos en los que la plataforma se localiza a nivel óseo, infra o yuxtaóseos (implantes *bone-level*) o a nivel de tejidos blandos (implantes *tissue-level*). La superficie del módulo crestal también difiere según el diseño. En los implantes *tissue-level* el cuello es pulido para dificultar la colonización bacteriana (**Fig. 13-4**).

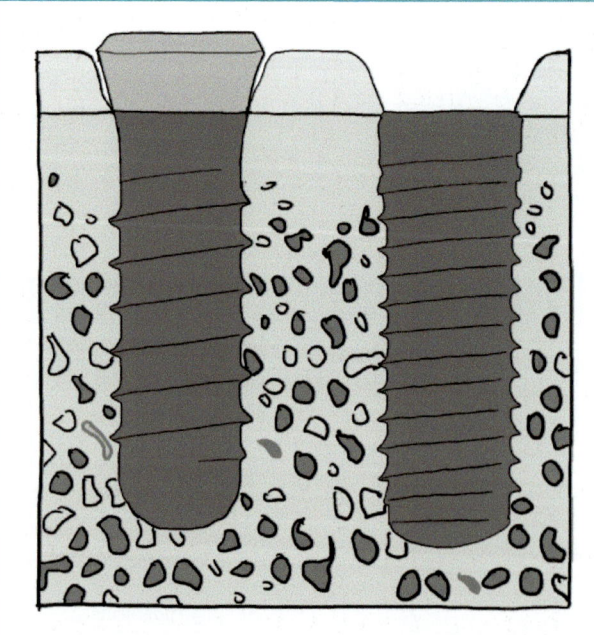

Figura 13-4. En el implante *bone-level*, el cuello queda yuxtacrestal o infracrestal, según el tipo de implante elegido. Los implantes *tissue-level* están diseñados para emerger a través de la encía.

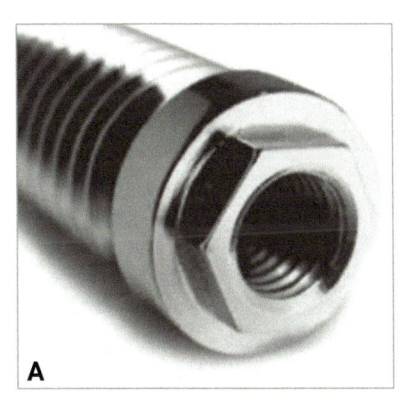 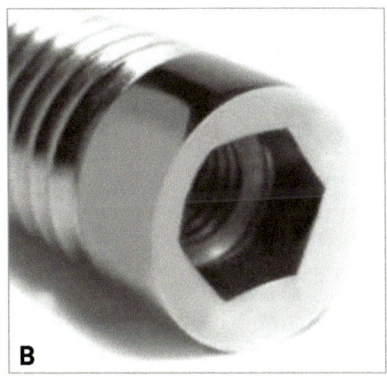 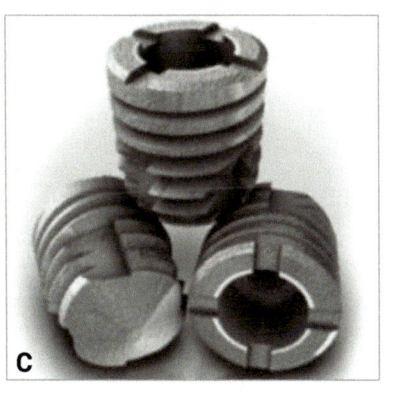

Figura 13-5. Tipos de conexiones. **A.** Conexión de hexágono externo o universal. **B.** Conexión de hexágono interno. **C.** Conexión cónica.

Para garantizar la estabilidad de la conexión implante pilar, el módulo crestal consta de dos tipos de conexiones antirrotacionales que permiten la adaptación implante-pilar (**Fig. 13-5**).

La **conexión externa** fue el primer sistema antirrotacional que se diseñó para las restauraciones de una sola pieza. Esta consiste en una estructura hexagonal que emerge del módulo crestal y que se adapta a la estructura hembra homónima del pilar de prótesis. Sin embargo, aunque la conexión de hexágono externo facilita el ajuste de la prótesis, permite una cierta movilidad de la interfase, favoreciendo la filtración de bacterias y generando inestabilidad durante la transmisión de las cargas, que serán absorbidas por el tornillo de prótesis (mayor riesgo de fracturas y aflojamiento).

Para solventar estos problemas, sobre todo, en restauraciones unitarias, se diseñó la **conexión interna.** Esta consiste en una estructura tridimensional que se introduce en el interior del cuerpo del implante. Existen tres tipos de conexiones internas, la troncocónica, el hexágono interno y la cilíndrica. La conexión cono morse (un tipo de conexión troncocónica), permite un estrecho contacto entre el implante y el pilar, solventando los problemas de micro movilidad de la conexión externa.

Microestructura del implante: superficies

La microestructura de un implante hace referencia al tratamiento en superficie del titanio. Se ha demostrado que la morfología de la superficie desempeña un papel importante en el comportamiento celular durante la osteointegración.

Las superficies fresadas, mecanizadas o lisas eran las que se utilizaban con más frecuencia en el pasado. El uso extensivo de los implantes y su empleo en situaciones clínicas cada vez más complejas hizo que se propusieran diversas modificaciones con el objetivo de mejorar la osteointegración. Estas modificaciones pueden clasificarse en tres categorías:

• **Modificaciones mecánicas:** buscan alterar las características del titanio, generando una superficie rugosa mediante diversos métodos, como el esmerilado, el pulido, el grabado ácido o el arenado. La rugosidad de la superficie puede realizarse a nivel nano, micro o macroscópico. La macrorrugosidad contribuye a la estabilidad primaria del implante. La microrrugosidad facilita la adhesión y el crecimiento de los osteoblastos, aumentando la osteointegración. La nanorrugosidad tiene un potente efecto *booster* en la osteointegración a nivel molecular, potenciando la acción de la fosfatasa alcalina de los osteoblastos que mejoran la mineralización. Además, ofrece una elevada resistencia a la adhesión bacteriana y a la formación de biofilms, disminuyendo el riesgo de periimplantitis.

• **Modificaciones físicas:** incluyen las modificaciones que no emplean reacciones químicas, como la tecnología de pulverización de plasma, la implantación de iones por inmersión en plasma, el revestimiento láser y el revestimiento de hidroxiapatita (HA). La principal desventaja de las partículas de HA es la débil unión que presentan con el titanio subyacente.

• **Modificaciones químicas:** se producen cuando el titanio se expone a un gas o medio líquido, desencadenando reacciones de luminiscencia, reacciones exotérmicas y oxidativas. La oxidación anódica es una reacción química que modifica la superficie de los metales mediante oxidación electroquímica. Este tratamiento de superficie también tiene un impacto a nivel molecular, aumentando la osteointegración del implante.

ELECCIÓN DEL SISTEMA DE IMPLANTES

Es difícil saber cuántos sistemas de implantes existen en el mercado, pero podemos afirmar que se cuentan por cientos.

En un escenario tan atomizado, decidir qué tipo de implante se debe colocar a un paciente puede ser un ejercicio abrumador y, aunque no haya una respuesta correcta, sí debe haber una decisión meditada por el profesional, que se basará en:

Consideraciones generales: el sistema de implantes elegido debe estar respaldado por estudios de alta calidad y a largo plazo como punto más importante. Además, debe ofrecer un protocolo de trabajo simple, claro y flexible, y ofrecer versatilidad en sus opciones protésicas. El coste y la rapidez en el servicio son otros factores a tener en cuenta.

Consideraciones clínicas:

- Estética: en zonas estéticas y especialmente con biotipos gingivales finos serán preferibles los implantes *bone-level*. Existen otras alternativas, como los *tissue-level,* diseñados específicamente para el manejo de casos estéticos o los implantes de zirconio. En este último caso hay que tener en cuenta que siempre serán implantes monobloque, con las implicaciones restauradoras que ello conlleva.
- Momento de la colocación del implante: si se decide colocar un implante inmediato postexodoncia, deberemos optar por implantes más largos con el fin de conseguir anclaje sobre hueso nativo. Los implantes cónicos aportan mayor estabilidad en estas situaciones.
- Dimensiones óseas de la zona edéntula: determinarán el diámetro y la longitud del implante.
- Densidad ósea: en hueso blando daremos preferencia a los implantes cónicos y con roscas agresivas por su mayor estabilidad primaria y capacidad autorroscante. En hueso duro, los implantes cilíndricos y con roscas menos agresivas facilitan la inserción, al disminuir la fricción, ya de por sí alta.

LA CONSULTA DE IMPLANTOLOGÍA

Con el fin de idear un plan de rehabilitación que sea predecible, debemos tener en cuenta una serie de factores que influyen en el éxito del tratamiento con implantes. Esta información se obtiene de la historia clínica detallada, la exploración extra e intraoral del paciente y las exploraciones radiológicas complementarias.

Historia clínica

Además de las consideraciones sistémicas que se deben tener presentes para realizar cualquier acto quirúrgico, para la colocación de implantes se prestará especial atención a:

- Edad inferior a los 18-20 años: los implantes colocados en edades precoces actúan como un diente anquilosado, lo que implican problemas estéticos en el futuro.
- Hábito tabáquico: el tabaquismo es un factor de riesgo independiente para el desarrollo de patología periimplantaria.
- Displasia ectodérmica.
- Diabetes/hiperglucemia: el riesgo de fracaso de los implantes aumenta en relación con índices glucémicos descompensados.
- Enfermedades óseas: la enfermedad de Paget, la artritis reumatoide y la osteogénesis imperfecta son factores de alto riesgo por las alteraciones en el metabolismo óseo que implican.
- Medicación relacionada con la osteonecrosis maxilar.
- Patología psiquiátrica que impida al paciente hacerse cargo de su propio tratamiento.
- Expectativas poco realistas.

- Compromiso y cumplimiento: en algunos casos, las rehabilitaciones implantológicas se dilatan en el tiempo. Por ello, es fundamental la motivación del paciente y su cooperación hasta el momento en el que se instale la prótesis.

Exploración

Parámetros generales y biomecánicos

- *Periodontitis en la dentición natural:* la enfermedad periodontal también influye en las enfermedades periimplantarias. Por esto, se debe comunicar a los pacientes con enfermedades periodontales que el seguimiento y el mantenimiento deberán ser estrictos.
- *Higiene bucal:* el control de la placa dental es un requisito indispensable para las rehabilitaciones con implantes. Una higiene deficiente tiene un impacto significativo en la periimplantitis y, por lo tanto, en el éxito a largo plazo de los tratamientos.
- *Patología mucosa:* la presencia de alteraciones mucosas puede llevar a priorizar una prótesis removible sobre una fija por sus ventajas en el control de las lesiones en las consultas sucesivas.
- *Bruxismo y parafunción:* aunque es objeto de debate, parece lógico pensar que la sobrecarga afectará negativamente a los implantes que reciben la carga. Fuera de discusión queda su impacto negativo en los tratamientos con implantes que ya presentan patología.
- *Clase dentoesquelética:* la relación sagital y transversal interarcadas es determinante en la planificación protésica y, por tanto, implantológica.

Parámetros estéticos

- *Línea de sonrisa:* una línea de sonrisa alta determina una complejidad mayor del caso cuando tratamos el sector incisal y premolar del maxilar. Debe explorarse con y sin prótesis (si la hubiera).
- *Soporte labial y del filtrum:* depende del proceso alveolar y de los dientes anterosuperiores. Debemos analizar su causa (reabsorción del proceso alveolar o relación sagital en clase III) para poder determinar su tratamiento. Ocasionalmente, la decisión será tolerar la falta de soporte o compensarla mediante un faldón de resina en la prótesis, lo que obligará a optar por una prótesis removible. Es importante que la falta de soporte labial sea advertida por el profesional y explicárselo al paciente.
- *Bioptipo/fenotipo gingival.* Los biotipos gingivales finos se asocian a un mayor riesgo de recesiones gingivales y de reabsorción ósea tras las extracciones.
- *Anchura de encía queratinizada:* se recomienda un mínimo de 2 mm de encía queratinizada alrededor del implante. Es frecuente la diminución o la pérdida de encía queratinizada en brechas edéntulas de larga evolución.

- **Implantes adyacentes**: el resultado estético es menos predecible entre dos implantes adyacentes que entre un diente y un implante o un implante y un póntico, ya que entre dos implantes es muy difícil conseguir la anatomía de la papila interdental.

Parámetros quirúrgicos

Accesibilidad de la zona a tratar:

- Apertura bucal del paciente: son necesarios 40-45 mm de distancia interarcada para permitir el acceso a las zonas posteriores con el contra-ángulo y las fresas correspondientes. Una apertura reducida puede determinar la longitud del implante escogido para poder mantener el eje ideal del implante. La apertura máxima del paciente cobra especial relevancia en la cirugía guiada, en la que, a la altura del contra-ángulo y la fresa, hay que sumar el espacio que ocupa la propia guía quirúrgica.
- La presencia de dientes adyacentes puede determinar la posición del contra-ángulo, especialmente, si estos están inclinados, algo bastante habitual en espacios edéntulos de larga duración. Esta circunstancia puede obligarnos a emplear prolongadores de fresas y, ocasionalmente, a tallar el diente inclinado de antes de la cirugía para asegurar un buen eje de implantación.

Estado de los dientes adyacentes: puede ser precario y obligar a incluirlos en el plan de tratamiento.

- *Dimensiones de la zona edéntula* (**Fig. 13-6**):
- Espacio mesiodistal: son necesarios 7 mm de espacio mesiodistal para un implante estándar, 14 mm para dos implantes de este tipo, 21 mm para tres y así sucesivamente. El espacio entre diente e implante debe ser de 1,5 mm, mientras que el espacio entre dos implantes contiguos debe ser de 3 mm.
- Anchura ósea en sentido bucolingual: se necesitan 7 mm de anchura mínima para un implante estándar, con el fin de conservar 1 mm de espesor óseo en lingual y 1,5-2 mm en vestibular.
- Espacio protésico vertical: se refiere a la distancia en sentido vertical desde la plataforma del implante hasta el plano oclusal, que supone el espacio disponible para los aditamentos protésicos y la prótesis en sí. En general, se necesitan 6 mm para una restauración fija y 9-12 mm para una rehabilitación removible.

Técnicas de imagen

En el diagnóstico

En la actualidad podemos determinar que el examen básico para la colocación de implantes es la tomografía, ya que es el examen que permite medir con mayor exactitud las dimensiones óseas y da una idea de la calidad ósea. En el ámbito dental, la tomografía de haz cónico ha superado a la computarizada en dos aspectos: radiación limitada al paciente y mayor accesibilidad de los equipos al profesional.

El estudio de la imagen implica, además de evaluar todo el volumen incluido en la prueba, estudiar la morfología ósea de la zona a tratar:

Altura y anchura de hueso a lo largo de todo el recorrido que ocupará el implante.

Particularidades anatómicas:

- Dirección de las raíces de los dientes adyacentes: debemos asegurar una distancia mínima de 1,5 mm entre implante y diente en todo su recorrido.

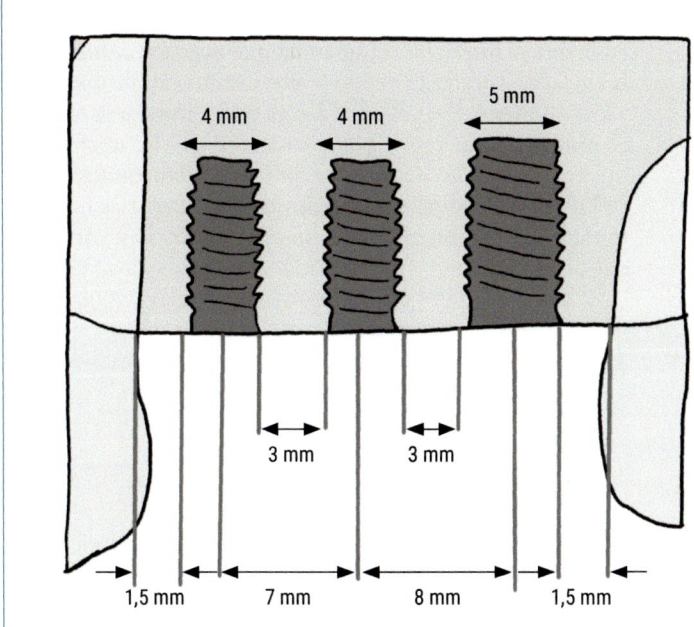
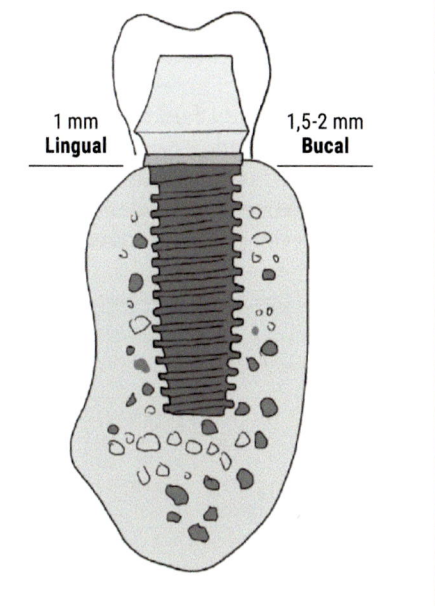

Figura 13-6. Espacios mínimos que se deben respetar en la colocación de un implante.

- En el maxilar superior: fosas nasales, seno maxilar, conducto nasopalatino, etcétera.
- En la mandíbula: trayecto del nervio dentario, salida del nervio mentoniano, disposición de la rama incisiva del nervio dentario y presencia o no de balcón mandibular.

Calidad/densidad ósea: es importante porque ejerce un impacto directo en el protocolo de fresado.

En el seguimiento

En el seguimiento de una rehabilitación con implantes debemos asegurar que no haya pérdida ósea marginal indicativa de periimplantitis. En este sentido, el estudio de elección para el seguimiento de los implantes es la radiografía periapical tomada con paralelizador. Esta técnica permite posicionar el haz de rayos X perpendicular a los implantes y consigue que las distintas imágenes obtenidas en las sucesivas visitas sean comparables entre sí.

Sobra decir que cuando un implante presenta patología que deba ser tratada, la CBCT sigue teniendo un papel importante en la planificación quirúrgica del caso.

PLANIFICACIÓN DEL TRATAMIENTO

Decisiones sobre la provisionalización

La mayor parte de los pacientes desean sustituir temporalmente los dientes perdidos durante el tiempo que transcurre desde la colocación del implante hasta su rehabilitación. La decisión sobre el tipo de prótesis provisional que se va a usar debe tomarse en la fase de planificación del tratamiento y la restauración provisional deberá cumplir una serie de requisitos:

- No debe ser traumático para los dientes adyacentes, siempre que estos vayan a ser conservados. En caso de que los dientes restantes vayan a exodonciarse, debemos tenerlos en cuenta como pilar de una prótesis provisional dentosoportada y decidir el momento exacto para su extracción.
- No debe interferir en la osteointegración. Por esto, deberemos aliviar aquellas prótesis removibles para evitar la carga sobre los implantes y modificar la oclusión de las prótesis atornilladas para evitar su función.
- Deben ser cómodas para el paciente y fáciles de limpiar.
- Deben resistir todo el periodo que dure el tratamiento.
- Deben tener un coste aceptable para el paciente.
- Existen distintos tipos de restauraciones provisionales (Tabla 13-3):
- Restauración provisional removible: es una solución sencilla, barata y de fácil manejo para el paciente. Sin embargo, su comodidad es limitada y requiere modificaciones en los momentos iniciales después de la cirugía para evitar su interferencia con la cicatrización y con la osteointegración en caso de que apoye sobre el pilar de cicatrización. Podemos distinguir dos alternativas dentro de este grupo de restauraciones:
  - Prótesis parcial/completa provisional de resina.
  - Férula termoformada: útil para la sustitución de dientes unitarios o grupos reducidos de dientes.

- Restauraciones provisionales fijas sobre dientes:
  - Puente tipo Maryland: es especialmente interesante en pacientes jóvenes (menores de 18 años), que se ven obligados a llevar una prótesis provisional durante largos periodos de tiempo hasta la reposición de una pieza.
  - Puente provisional dentosoportado: es una solución interesante para realizar sobre dientes que están dentro del plan de tratamiento y que se acabarán exodonciando. Obliga a un abordaje por etapas; se realiza un puente dentosoportado provisional durante la fase de osteointegración y, una vez integrados los implantes, se retira el puente, se exodoncian las piezas y se confecciona un provisional sobre los implantes ya osteointegrados.

Decisiones sobre el momento de carga de los implantes

El protocolo inicial de implantología usaba una primera fase en la que se insertaba el implante, que quedaba cubierto por la encía, y su posterior exposición al medio oral (segunda fase) a los 6-8 meses de su inserción para poder instalar la prótesis. El motivo de este protocolo se basaba en que los micromovimientos afectarían negativamente a la osteointegración.

Los avances en el tratamiento de las superficies han permitido reducir los tiempos de osteointegración hasta un estándar de 2-3 meses.

Tabla 13-3. Resumen de las distintas opciones de provisionalización sobre implantes con sus ventajas e inconvenientes		
Tipo de prótesis provisional	**Ventajas**	**Inconvenientes**
1. Removible	• Barata • Fácil confección • Fácil de retirar en las revisiones	• Exige modificaciones periódicas • Incómoda para el paciente
2. Fija dentosoportada	• Barato • Fácil confección • Solución fija/Cómoda para el paciente	Exige planificar una segunda prótesis provisional sobre los implantes una vez se exodoncia en los pilares
3. Fija implantosoportada	• Más cara • Cómoda para el paciente	• Difícil de retirar en las revisiones • Exige buena estabilidad primaria

En los años sesenta nació el concepto de carga inmediata, entendido como un implante que es rehabilitado y recibe carga funcional en la primera semana desde su colocación. La urgencia protésica de los pacientes con problemas estéticos y rehabilitaciones completas hizo evolucionar esta filosofía para mejorar la estética y función durante el periodo de osteointegración. De este modo, se ha visto que las cargas controladas no afectan negativamente a la osteointegración e incluso pueden beneficiarla.

En caso de decidir provisionalizar mediante carga inmediata, se deben tener en cuenta los criterios de selección del paciente y los aspectos mecánicos a respetar en la confección del provisional (**Tabla 13-4**).

Sustitución de un diente

La principal ventaja de los implantes es la conservación de los dientes sanos o con restauraciones intactas adyacentes a la brecha edéntula.

Diente maxilar anterosuperior

El sector anterosuperior supone un reto estético:

- El implante debe colocarse al menos 2 mm por encima (apical) del margen gingival para evitar la exposición del metal y conseguir al mismo tiempo una corona clínica armónica con los dientes adyacentes.
- La inclinación del implante debe permitir su emergencia por el cíngulo o, como límite anterior, por el borde incisal (**Fig. 13-7**).
- Debemos prestar especial atención a las concavidades de los procesos alveolares, especialmente frecuentes en la región de los incisivos laterales. Esto puede condicionar que debamos elegir una longitud de implante menor que la deseada, que coloquemos nuestro implante en posición más palatina o que nos veamos obligados a realizar una regeneración en la zona vestibular.
- Priorizaremos los implantes *bone level* o *tissue level* con cuello pulido estético con el fin de evitar la traslucidez de este a través de la encía.

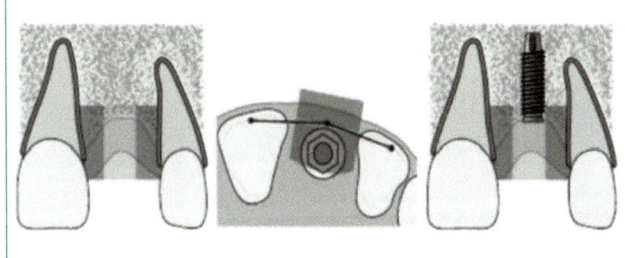

Figura 13-7. Colocación 3D del implante unitario en el sector anterior.

Diente mandibular anterior

La sustitución de un incisivo mandibular único es un reto, debido al espacio mesiodistal disponible. Un incisivo mandibular mide 5-6 mm de media en sentido mesiodistal, dejando un espacio insuficiente para un implante estándar. En estos casos está indicado el uso de implantes estrechos con el fin de preservar el milímetro de hueso necesario en todo el perímetro del implante.

Sustitución de un molar

En la sustitución de molares cobran especial importancia los aspectos biomecánicos de la restauración. Para disminuir en la medida de lo posible las exigencias mecánicas debemos:

- Intentar la axialidad con la restauración, buscando la emergencia en el centro de la cara oclusal.
- Centrar el implante en el espacio mesiodistal para evitar brazos de palanca (**Fig. 13-8**).
- Emplear implantes de diámetro estándar, como mínimo, e idealmente más anchos si la disponibilidad ósea lo permite.
  - Asegurar que la restauración esté confeccionada para disminuir el estrés oclusal.
  - La superficie oclusal en sentido bucolingual debe ser estrecha.
  - Las cúspides deben estar aplanadas para reducir la carga oclusal en sentido horizontal.
  - El esquema oclusal será idealmente una oclusión mutuamente protegida.

Tabla 13-4. Resumen de indicaciones, contraindicaciones y factores para controlar las fuerzas en la carga inmediata		
Indicaciones	**Contraindicaciones**	**Criterios para el control biomecánico**
• Higiene oral correcta • Calidad de hueso apropiada • Estabilidad primaria apropiada (torque de inserción del implante ≥ 35N/cm²) • Tratamientos en zona estética múltiples o unitarios • Deseo del paciente de mantener la estética o función del diente(s) ausente(s)	• Patologías sistémicas graves • Necesidad de injertos óseos/grandes atrofias • Falta de estabilidad primaria • Discrepancias maxilo-mandibulares severas • Bruxismo/parafunción • Enfermedad periodontal avanzada • Oclusión inestable • Grandes fumadores	• Aumentar el número de implantes • Reducir los pónticos • Evitar los cantilévers • Ferulizar los implantes • Control de las fuerzas excéntricas en unitarios • Fuerza que ejerce el antagonista: porcelana/zirconio > dentición natural > completa de resina • Dieta blanda

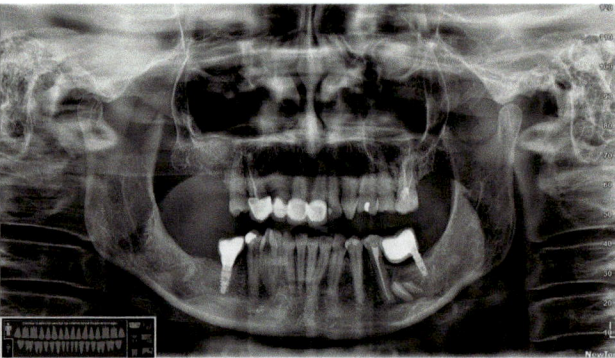

Figura 13-8. Ejemplo de un implante en posición 36 colocado en distal del espacio disponible para evitar un resto radicular y generar un cantiléver mesial biomecánicamente desfavorable.

Sustitución de varios dientes. Parcial fija sobre implantes

Indicaciones:

- Dientes adyacentes sanos o con restauraciones intactas.
- Brechas edéntulas largas.
- Extremos libres.

Número y distribución de los implantes

El número y la posición de los implantes debe planificarse con el fin de reducir la carga biomecánica del sistema y dependerán de los factores biomecánicos propios del paciente, de la densidad y disponibilidad óseas y del diseño protésico. Así, cuanto más desfavorables sean estos factores, mayor número de implantes serán necesarios. Según Misch, las reglas a seguir para determinar las posiciones de los implantes en prótesis fija son las siguientes:

- Evitar los *cantilévers* siempre que sea posible. Por lo tanto, las posiciones extremas de la prótesis siempre serán posiciones clave para la colocación de implantes.
- Se deben evitar más de tres pónticos seguidos.
- El canino y el primer molar siempre son posiciones clave, especialmente, cuando faltan los dientes adyacentes.
- La arcada dentaria se divide en cinco segmentos. Cuando el edentulismo afecta a más de un segmento, deberemos colocar, al menos, un implante en cada uno de ellos.

Confección de la prótesis

Desde un punto de vista biomecánico es recomendable la ferulización de los implantes entre sí. La ferulización será obligatoria siempre y cuando:

- Usemos implantes de diámetro estrecho en el sector posterior.
- Usemos implantes cortos.
- El paciente tenga algún tipo de parafunción.
- Nos encontremos ante un caso con mala calidad ósea.

La ferulización entre dientes e implantes debe evitarse siempre que sea posible.

Prótesis completa sobre implantes

Generalidades y particularidades del paciente edéntulo

Los pacientes edéntulos, especialmente los de larga evolución, presentan una reabsorción progresiva del proceso alveolar, más marcada si han sido portadores de prótesis removibles. Esta reabsorción ósea se lleva a cabo de forma centrípeta en el maxilar y centrífuga en la mandíbula, condicionando una alteración sagital en forma de clase III y un aumento de la dimensión interarcada.

Los objetivos de las prótesis completas sobre implantes serán restaurar la función (masticación, fonación) y sustituir las estructuras perdidas (dientes, encía y/o proceso alveolar). Aunque no sean habituales, los casos sin reabsorción ósea permitirán la sustitución exclusiva de las piezas dentales perdidas mediante la confección de una prótesis con los dientes a tope o a talón (directamente apoyados sobre la encía del paciente). Sin embargo, cuanto mayor sea la reabsorción ósea, mayor será la cantidad de encía falsa necesaria en la prótesis para conseguir los objetivos. En los casos extremos, el volumen perdido a sustituir es tal que obliga a confeccionar una prótesis necesariamente removible para poder higienizar los implantes.

Opciones fijas

Siguen los mismos criterios generales en cuanto a distribución de los implantes: evitar cantiléver, evitar más de tres pónticos adyacentes, tomar los caninos y primeros molares como posiciones clave y distribuir los implantes de forma que al menos haya uno por segmento edéntulo. El número de fijaciones a colocar ha variado a lo largo de la historia y sigue siendo motivo de debate. En los primeros tiempos de la implantología se llegó a promover la sustitución de un implante por cada pieza dental perdida. Las dificultades protésicas que comportaba esta filosofía motivaron un cambio hacia la reducción del número de implantes a favor del empleo de pónticos, redundando también en un beneficio económico para el paciente.

Opciones fijas en mandíbula

- Las prótesis fijas implantosoportadas en mandíbula exigen un mínimo de 6 implantes para rehabilitar hasta los primeros molares y de 8 para rehabilitar hasta los segundos molares, aunque esta última opción no suele ser habitual.
- En casos de atrofia en sectores posteriores con un sector anterior favorable a nivel de densidad y disponibilidad óseas es posible la colocación de 5 implantes interforaminales y una prótesis que cubra hasta el primer o segundo premolar con un cantiléver limitado. Otra alternativa a esta situación es la colocación de 4 implantes interforaminales con una angulación distal de 45° de los implantes ubicados en posiciones distales, según lo recomendado por la técnica de *all-on-four*.

Opciones fijas en maxilar

El manejo del maxilar edéntulo es más complejo que el de la mandíbula por sus implicaciones estéticas:

- Se requieren al menos seis implantes para sustituir hasta el segundo premolar incluido u ocho para sustituir hasta el primer molar incluido. En casos con reabsorciones óseas mínimas (algo infrecuente en el edéntulo completo) podremos realizar una prótesis con dientes a tope, es decir, una prótesis que solo sustituya el material dental y sin encía rosa. Quirúrgicamente, se debe tener la precaución de emerger los implantes en los cíngulos y caras oclusales de los dientes y evitar las troneras para no comprometer la estética. Así mismo, deberemos jugar con las posiciones de los pónticos en función de la disponibilidad ósea, sabiendo que el resultado estético es mejor a nivel de los pónticos que entre dos implantes adyacentes, entre los cuales se hace prácticamente imposible conseguir una papila interdental. Será de capital importancia en estos casos valorar la sonrisa del paciente, pues una sonrisa alta puede dejar al descubierto la interfaz entre la encía nativa del paciente y la prótesis, comprometiendo la estética.
- Prótesis fija sobre cuatro implantes: en casos seleccionados se puede rehabilitar el maxilar completo con cuatro implantes, según la técnica *all-on-four*. Esto evita la regeneración ósea de los sectores posteriores.

Opciones removibles. Sobredentaduras

Las sobredentaduras son restauraciones removibles que recubren la mucosa y que se apoyan en dos o cuatro implantes que aportan retención y soporte variable según el diseño protésico; a menor número de implantes, mayor soporte mucoso y menor soporte implantario, y viceversa.

La retención a los implantes se consigue mediante anclajes axiales, que mantienen los implantes independizados (*locator* es el más extendido) o por medio de barras que ferulizan los implantes entre sí (**Fig. 13-9**).

Tienen la ventaja de ser económicas y fáciles de ejecutar tanto quirúrgica como protésicamente y tienen su indicación en las siguientes situaciones:

- Pacientes portadores de prótesis completas mandibulares: la sobredentadura ha pasado a ser el tratamiento estándar de elección en mandíbulas edéntulas, por encima de la prótesis completa removible.
- Grandes reabsorciones maxilares: las modificaciones óseas descritas generan un déficit estético por la falta de soporte del labio superior y del filtrum. La sobredentadura permite compensar este déficit con un faldón de resina que sería imposible en una prótesis fija por cuestiones de higiene.
- Alteraciones dentoesqueléticas: las sobredentaduras permiten camuflar maloclusiones en aquellos pacientes que no desean una cirugía ortognática y en los que, de hacer una prótesis fija, nos obligaría a diseñarla con su maloclusión nativa.
- Limitaciones económicas del paciente para afrontar una prótesis fija implantosoportada.

Desde el punto de vista quirúrgico, las sobredentaduras tienen dos exigencias particulares:

- Si elegimos retener la prótesis mediante anclajes axiales (*locator* o bola), cobra especial importancia mantener el paralelismo entre los dos implantes, que no podrán diferir entre sí más de 20 grados.

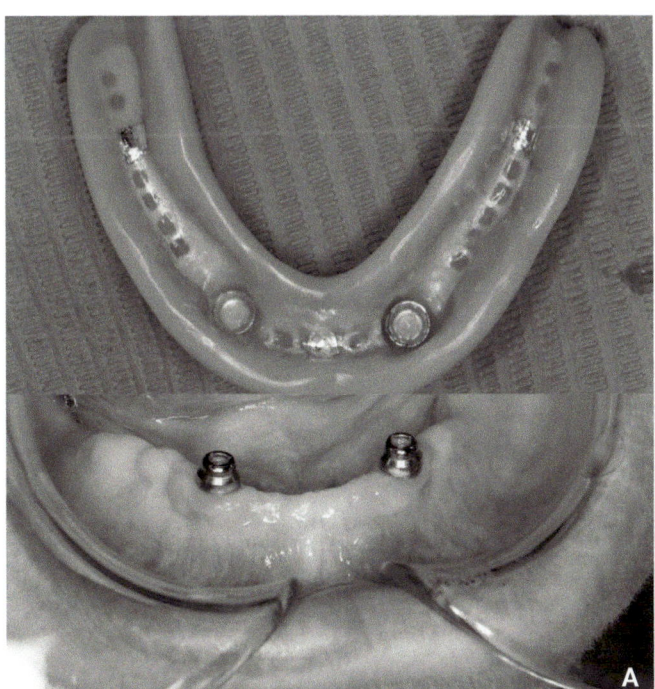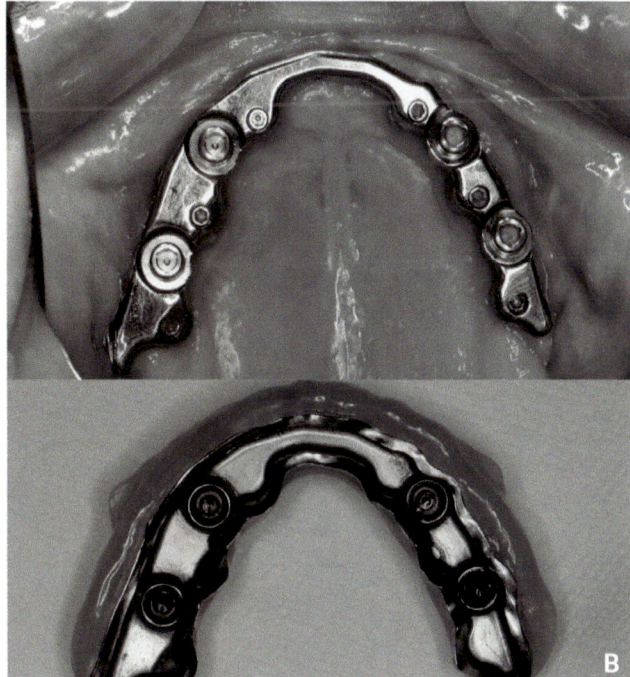

Figura 13-9. A. Sistema de retención axial (*locator*). **B.** Sistema de retención con barra fresada.

- Si decidimos usar una retención sobre barras habrá que tener la precaución de dejar el espacio suficiente para el sistema de retención (al menos 7 mm entre los dos implantes). En el caso de las barras, el paralelismo entre implantes no es determinante, aunque sí deseable.

En cuanto al número de implantes se acepta que son suficientes un mínimo de 2 implantes en mandíbula, aunque se puede aumentar a 4 si queremos dar más soporte a los implantes y menos a la mucosa oral.

En el maxilar, el estándar son 4 implantes unidos por una barra.

TÉCNICA QUIRÚRGICA

Protocolo general

Existen innumerables sistemas de implantes dentales en el mercado, cada uno con sus propias especificaciones quirúrgicas, que se deben leer y entender cuando nos iniciamos con alguno de ellos. Sin embargo, se pueden estandarizar unas pautas básicas y comunes a todos ellos que sirvan a modo de protocolo quirúrgico.

Toda caja de implantes incluye los siguientes elementos:

- Fresas para realizar las perforaciones pertinentes.
- Extensor de las fresas para usar en situaciones en las que los dientes adyacentes puedan dificultar el trabajo con el contra-ángulo.
- Avellanadoras o fresas de perfil destinadas a modificar la porción crestal del hueso.
- Terrajas o machos de rosca que permite hacer la rosca dentro del lecho óseo, especialmente indicadas para huesos tipo I.
- Destornilladores.
- Transportadores de implantes.
- Llave de carraca para aplicar torque a los propios implantes o sus aditamentos protésicos.
- Indicadores de dirección y profundidad.

La técnica empieza con la elevación de un colgajo mucoperióstico que permita localizar correctamente las tablas vestibular y lingual. La primera perforación se realiza con una fresa de 2 mm y debe ubicarse hacia la vertiente palatina en los implantes superiores y hacia la lingual en los inferiores. Las tablas palatina y lingual tienden a ser más gruesas e inconscientemente empujarán la fresa hacia una posición centrada en la cresta.

A continuación, se realiza un fresado seriado, disminuyendo la velocidad de fresado conforme aumenta el diámetro de las fresas. Debe prestarse especial atención al protocolo en función del tipo de hueso que hayamos diagnosticado en el paciente.

Los indicadores de dirección permiten asegurar la correcta posición e inclinación del lecho y, pidiendo ocluir al paciente, el indicador deberá estar orientado hacia la superficie oclusal del antagonista.

El implante se coloca con un contra-ángulo a bajas revoluciones (20 rpm) o de forma manual con un transporta-

dor incluido en la caja. Si el implante ofrece un torque excesivo a su entrada, debe retirarse y progresar en el fresado o bien utilizar el macho de rosca para poder ayudarle en su camino.

El procedimiento podrá realizarse en una sola fase (se deja el implante descubierto desde el día de la cirugía) o en dos (se realiza un segundo acto quirúrgico para exponer el implante a la cavidad oral).

Implante inmediato postexodoncia

Un caso particular es el de los implantes colocados en sitios postextracción, que permiten acortar el tiempo de tratamiento.

Para realizar este procedimiento es de relevancia capital realizar una exodoncia meticulosa y atraumática para preservar las paredes del alvéolo.

En los alvéolos de dientes monorradiculares, el fresado se realiza en palatino o lingual del alvéolo, mientras que en los multirradiculares deberemos colocar el implante en el septo interradicular siempre que sea posible.

Es habitual tener que optar por implantes más largos de lo habitual (13-14 mm) para poder anclarlos en apical del alvéolo, donde el hueso está intacto.

Las paredes alveolares siempre sufren un proceso de reabsorción tras la exodoncia, cuya magnitud depende de cada paciente, el biotipo y la técnica quirúrgica y es especialmente marcada en la tabla vestibular. Así, es fácil entender que el implante deberá estar sumergido lo suficiente en previsión de la reabsorción alveolar sospechada (4-5 mm subgingival).

Una vez colocado el implante, se puede rellenar el espacio restante con algún material regenerativo o derivados del plasma sanguíneo. Esto está especialmente indicado cuando el *gap* entre implante cortical supera los 2 mm.

COMPLICACIONES

Durante la cirugía

- Falta de estabilidad primaria: ocasionalmente, el implante insertado presenta movilidad en sentido horizontal, bien por mala calidad ósea o bien por un sobrefresado o por estar trabajando en un lecho postexodoncia. Esta falta de estabilidad primaria compromete el éxito del tratamiento y obliga a tomar una decisión:
  - Retirar el implante y colocarlo tras la curación del lecho labrado.
  - En los casos de implantes múltiples puede ser viable elegir una posición alternativa para colocarlo.
  - Si la disponibilidad de hueso es suficiente en el sitio labrado, podremos optar por un implante de mayor diámetro o longitud con el fin de conseguir la estabilidad buscada.

- Dehiscencias y fenestraciones:
  - Debido a una escasa disponibilidad de hueso: estas situaciones suelen estar previstas en la planificación y se

resuelven mediante una regeneración ósea convencional. Si el defecto es pequeño, no suele comprometer la viabilidad del implante. Sin embargo, debemos ser especialmente cuidadosos cuando el biotipo es fino, por el riesgo de recesión y exposición del implante.

– Debido a una mala posición del implante: en estos casos, lo ideal es reinsertar el implante en la posición correcta siempre que la calidad del hueso lo permita.

- Invasión del seno maxilar o cavidad nasal: normalmente, no es una situación problemática y los tejidos curan sin dar problemas al paciente.
- Aspiración o ingesta del instrumental: se debe realizar una radiografía de tórax para descartar la aspiración del instrumental.
- Hemorragia: es especialmente frecuente en la región interforaminal por lesión de ramas intraóseas dependientes de las arterias submental y sublingual. Si el sangrado es intraóseo, suele ceder con la propia colocación del implante, que hace de taponamiento. En la zona posterior mandibular, una hemorragia de tipo arteriolar durante el fresado puede advertir de la proximidad del conducto dentario, ya que en él viajan, de superficial a profundo, la arteria, la vena y el nervio dentario.
- Fractura del material rotatorio.
- Desplazamiento del implante a estructuras anatómicas cercanas (canal dentario o seno maxilar).

En el postoperatorio

- Dehiscencia de la herida: la medida fundamental es la prevención mediante el diseño de colgajos sin tensión. Una vez aparece, es fundamental instruir al paciente sobre las medidas de higiene pertinentes y la aplicación de algún antiséptico tópico, como clorhexidina en gel al 0,2 %.
- Alteraciones neurosensoriales: lo más habitual es la alteración de la sensibilidad en el territorio del nervio dentario. En estos casos es imprescindible descartar la invasión del conducto dentario por el implante en una imagen postoperatoria, lo que obligaría a la retirada o reubicación del implante. En casos en los que se haya trabajado en sectores mandibulares posteriores puede alterarse también la sensibilidad en el territorio del nervio lingual.
- Dolor del tercer día: se produce un cuadro clínico similar a la alveolitis seca tras una extracción. El paciente refiere dolor de alta intensidad y mala respuesta a analgésicos que empieza a las 48-72 h y dura 3 semanas. Se produce por un sobrecalentamiento del hueso durante la cirugía. El tratamiento consiste en la retirada del implante que, de no hacerse, dará lugar a una integración fibrosa.

IMPLANTES PARA SITUACIONES ESPECIALES

Implantes cigomáticos

El tratamiento del maxilar extremadamente atrófico se ha realizado clásicamente mediante reconstrucción ósea, con las implicaciones que ello conlleva: morbilidad de la zona receptora y zona donante, tiempos dilatados de tratamiento hasta la instalación de la prótesis e imposibilidad de confeccionar una prótesis provisional fija sobre los implantes.

Como alternativa a la reconstrucción ósea, se proponen los implantes inclinados (*all-on-four* o los implantes pterigoideos). Los implantes cigomáticos, siguiendo esta filosofía, buscan el anclaje y la estabilidad en el hueso cigomático. Ideados inicialmente para dar respuesta a la rehabilitación de pacientes que habían sufrido una maxilectomía, se extendieron posteriormente para el tratamiento del paciente edéntulo maxilar, por las ventajas que ofrece frente a la reconstrucción ósea: menor tiempo de tratamiento e inmediatez de la rehabilitación.

Los implantes cigomáticos tienen como objetivo el anclaje sobre el hueso malar y no necesariamente sobre el hueso alveolar, aunque este será deseable siempre que haya posibilidad. Será suficiente la colocación de 4 implantes cigomáticos para rehabilitar un maxilar completo.

Mallas subperiósticas

Los implantes subperiósticos, a diferencia de los intraóseos, son mallas que cubren la superficie del hueso, en contacto directo con él y que se sujetan con tornillos de osteosíntesis. De esta estructura emergen unos pivotes axiales que incluyen la conexión donde luego se asentará la prótesis.

Tras sus inicios en los años cuarenta, su uso se abandonó por la dificultad de adaptarlos manualmente a la superficie ósea y la necesidad de dos tiempos quirúrgicos: el primero para la toma de impresiones sobre el hueso y la segunda para la instalación del dispositivo.

El desarrollo de la tecnología CAD-CAM ha permitido reducir el procedimiento a un solo acto quirúrgico y conseguir una adaptación prácticamente perfecta a la anatomía del paciente. Por este motivo, los implantes subperiósticos se plantean como una buena alternativa en aquellos casos con grandes atrofias maxilares y/o mandibulares.

TECNOLOGÍA E IMPLANTOLOGÍA

El desarrollo tecnológico de las últimas décadas ha impulsado también la mejora de la implantología. El desarrollo y perfeccionamiento de las imágenes CBCT y los *softwares* de planificación han perseguido controlar la exactitud en el posicionamiento tridimensional de los implantes y disminuir la morbilidad durante la cirugía. Por otro lado, los softwares de diseño de la prótesis y los avances en los sistemas de producción (sintetizadoras, fresadoras e impresoras) han permitido ofrecer inmediatez al paciente, que puede contar con una prótesis fija provisional en el mismo momento de la cirugía.

El principio básico consiste en generar una imagen virtual de los maxilares gracias a la tomografía y un software de reconstrucción 3D que permiten la simulación de la cirugía con la prótesis.

Conceptos

- Cirugía estática guiada: consiste en la planificación virtual sobre el escáner de un paciente y el diseño de una plantilla quirúrgica. El inconveniente principal de esta modalidad es que no permite modificaciones intraoperatorias de la posición del implante. Las guías podrán diseñarse con apoyo dental, mucoso u óseo y presentan dos modalidades:
  - Totalmente guiada: la guía recoge toda la información y permite colocar el implante a través de ella. La planificación puede ser utilizada por el laboratorio dental para confeccionar una prótesis provisional atornillada que se colocará al terminar la cirugía.
  - Parcialmente guiada o pilotada: la guía recoge la información de la fresa piloto pero el resto del fresado y la inserción del implante se realizan a mano alzada.

- Cirugía guiada dinámica o cirugía navegada: la navegación permite el seguimiento de la fresa en la anatomía del paciente, mostrándolo sobre su CBCT a tiempo real. A la planificación virtual se suma la ventaja de la flexibilidad intraoperatoria que no dan las guías quirúrgicas.

PUNTOS CLAVE

- La implantología mejora la calidad de vida del paciente, logrando sustituir de forma más efectiva las piezas dentales perdidas y devolviendo al paciente una función masticatoria y estética óptimas.
- La osteointegración es un proceso continuo y debe tenerse en cuenta en todas las fases del tratamiento.
- La macro y microestructura del implante son dos factores independientes pero relevantes en el comportamiento clínico del implante.
- El espacio biológico mide 2 mm (1 mm de epitelio y 1 mm de tejido conectivo) y debe respetarse también en la mucosa peri-implantaria, a pesar de las diferencias histológicas que guarda con la encía de los dientes naturales.
- Los factores estéticos, biomecánicos y la forma y calidad óseas son determinantes en la planificación del tratamiento con implantes.
- El fin último de los implantes es actuar como anclaje de una prótesis dental que restaure la estética y la función; el plan protésico y el quirúrgico deben ir de la mano durante el proceso de toma de decisión si se quiere lograr el éxito en la rehabilitación.
- Un implante estándar requiere 7 mm de espacio mesiodistal, 10 mm de altura ósea, 7 mm de anchura ósea y 6 mm de espacio protésico.
- La estabilidad primaria es el factor más importante en el éxito inicial del implante y es obligatoria en casos de carga inmediata.

BIBLIOGRAFÍA

Abu Alfaraj T, Al-Madani S, Alqahtani NS, Almohammadi AA, Alqahtani AM, AlQabbani HS, et al. Optimizing osseointegration in dental implantology: A cross-disciplinary review of current and emerging strategies. Cureus. 2023 Oct 30;15(10):e47943.

Aghaloo T, Hadaya D, Schoenbaum TR, Pratt L, Favagehi M. Guided and navigation implant surgery: a systematic review. In J Oral Maxillofacial Implants. 2023 May-Jun;38(suppl):7-15.

Al-Johany SS, Al Amri MD, Alsaeed S, Alalola B. Dental implant length and diameter: a proposed classification scheme. J Prosthodont. 2017 Apr;26(3):252-60.

Aparicio C, Manresa C, Francisco K, Claros P, Alández J, González-Martín O, et al. Zygomatic Implants: indications, techniques and outcomes, and the zygomatic success code. Periodontology 2000. 2014;66:41-58.

Bert M, Leclercq P. Dépose et remplacement d'un implant (1ª edición). Francia: edp sciences, 2012.

Cebrián Carretero JL, Del Castillo Pardo de Vera JL, Montesdeoca García N, Garrido Martínez P, Pampín Martínez MM, Aragón Niño I, Navarro Cuéllar I, et al. Virtual Surgical Planning and Customized Subperiosteal Titanium Maxillary Implant (CSTMI) for Three Dimensional Reconstruction and Dental Implants of Maxillary Defects After Oncological Resection: Case Series. J Clin Med. 2022 Ago;11(15):4594.

Corral Pazos de Provens I. Implantología basada en la "calidad total" (1ª edición). Madrid: AV Ediciones Avances, 2002.

Delgado Pichel A, Inarejos Montesinos P, Herrero Climent M. Espacio biológico: Parte I: La inserción diente-encía. Avances en periodoncia e implantología oral. 2001:13(2):101–8.

Engelman MJ. Osteointegración-Diagnóstico clínico y alternativas restauradoras (1ª edición). Quintessence, 1998.

González Lagunas J, Hueto JA. Manual básico de Implantología (1ª edición). España: Editorial Ripano, 2009.

López Cedrún JL. Atlas de procedimientos y técnicas quirúrgicas (1ª edición). Madrid: Editorial Médica Panamericana, 2018.

Malet J, Mora F, Bouchard P. Implantología de un vistazo (2ª edición). Pamplona (España): Lisermed Editorial SL, 2022.

Mallat Callis E. Sobredentaduras sobre implantes (1ª edición). Valencia: Lisermed, 2020.

Fombellida F. La elongación coronaria para el práctico general (1ª edición). Instituto Lácer de Salud Buco-Dental: Lácer, SA, 1999.

Martín Granizo R, López Davis A. Cirugía Oral y Maxilofacial (3ª edición). Madrid: Editorial Médica Panamericana, 2011.

Papaspyridakos P, Chen CJ, Singh M, Weber HP, Gallucci GO. Success criteria in implant dentistry: a systematic review. J Dent Res. 2012 Mar;91(3):242-8.

Peñarrocha-Diago M, Covani U, Cuadrado L. Atlas of immediate dental implant loading (1ª edición). Suiza: Springer, 2019.

Resnik RR. Misch's Contemporary implant dentistry (4ª edición). Elsevier, 2021.

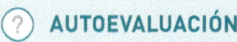

AUTOEVALUACIÓN

Periodoncia quirúrgica

14

R. G. Lewko y A. Morla
Colaborador: X. Anmella Díaz

 OBJETIVOS

- Conocer la anatomía e histología gingival.
- Conocer las técnicas quirúrgicas de cirugía periodontal.
- Ser capaz de elegir y aplicar la técnica adecuada a cada caso.
- Reconocer en el paciente los factores de riesgo de presentar patología periodontal y cuantificar el riesgo.
- Conocer los cuidados preoperatorios y postoperatorios básicos.
- Reconocer al paciente que requiere de técnicas de reducción gingival y elegir la adecuada.
- Conocer los principales colgajos de cirugía periodontal y su técnica quirúrgica.
- Ser capaz de obtener un injerto palatino epitelial y de tejido conectivo.
- Conocer los materiales que podemos emplear en regeneración guiada.

CONTEXTO HISTÓRICO

Los primeros indicios de la enfermedad periodontal se encuentran ya en la civilización mesopotámica. La medicina china, en el 2500 a.C. habla sobre los procesos inflamatorios gingivales y su necesidad de tratamiento con diversas pastas o ungüentos, pero no es hasta Hipócrates (460377 a.C.) cuando se describe su etiología como un acúmulo de cálculo o «pituita». En el siglo XX encontramos dos escuelas importantes en Europa. La primera de ellas, la de Viena, en que se prima el estudio histopatológico y donde destaca por sus trabajos Bernhard Gottieb (1885-1950). La segunda escuela es la berlinesa, que, bajo las figuras de Oskar Weski y Robert Neumman, se centra en el tratamiento quirúrgico, publicando en 1912 la primera descripción de colgajos de abordaje.

ANATOMÍA PERIODONTAL

Según su función, el periodonto se divide en:

- Periodonto de protección. Comprende dos regiones: la encía, que forma un collar o rodete alrededor del cuello del diente, y la unión dentogingival, que une la encía a la pieza dentaria. El periodoncio de protección aísla así la porción coronaria expuesta y protege a las estructuras de sostén.
- Periodonto de inserción. Está constituido por el cemento radicular, el ligamento periodontal y el hueso alveolar. El

ligamento asegura la inserción de la porción radicular de los dientes en los alvéolos óseos de los maxilares, por medio de haces de fibras colágenas que constituyen una verdadera articulación del tipo de las gonfosis, denominada articulación alveolodentaria.

Encía

La unión entre la mucosa y la pieza dental (unión dentogingival) es una estructura especialmente sensible a los irritantes, cuya peculiaridad es ser la única estructura de unión entre un tejido blando y uno calcificado expuesta al medio ambiente en todo el organismo. Debido a esta agresión constante posee un recambio celular elevado que permite una regeneración rápida de esta unión. Anatómicamente se divide en tres zonas, según un corte transversal: epitelio oral (proximal a la pieza dental), epitelio crevicular y epitelio de unión (más distal a la pieza dental). El aspecto de una encía sana (dejando de lado rasgos étnicos o pigmentaciones no patológicas) es rosado, firme, con bordes bien definidos y correcta adaptación al contorno dental.

Podemos dividirla en diferentes partes (**Fig. 14-1**):

- Margen gingival.
- Surco gingival libre.
- Encía adherida o encía funcional.
- Mucosa alveolar.
- Zona interdental.
- Unión mucogingival.

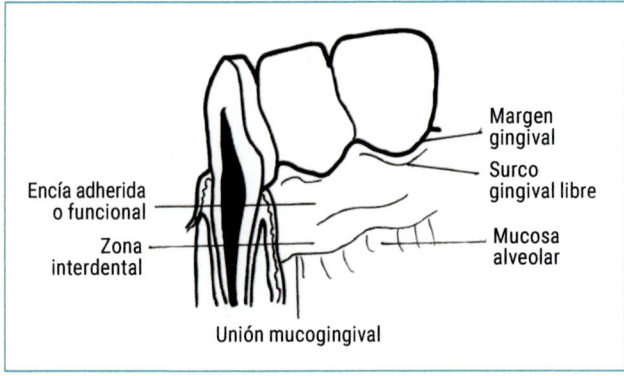

Figura 14-1. Esquema de las diferentes estructuras anatómicas de la encía.

Ligamento gingival

En el tejido conectivo de la zona correspondiente a la conexión de las encías adherida y marginal se encuentran gruesos haces de fibras colágenas que se entremezclan con los procedentes del periostio y del ligamento periodontal, que se disponen en una especie de anillo. A esto se le denomina ligamento gingival o supracrestal. Las fibras se ordenan en los siguientes grupos (**Fig. 14-2**):

- Grupo gingivo-dental: haces de fibras de colágeno que se extienden desde la encía hasta el cemento dentario.
- Grupo gingivo-alveolar: haces de fibras de colágeno que se extienden desde la encía al periostio de la cresta alveolar.
- Grupo circular: haces de fibras de colágeno que forman una banda o anillo alrededor del cuello del diente con disposición perpendicular a las anteriores.
- Grupo periostio-dental: haces de fibras de colágeno que se dirigen desde el periostio vestibular de la cresta alveolar hacia el cemento.

Ligamento periodontal

El ligamento periodontal está formado por tejido conectivo y sus funciones son:

- Unión entre la pieza dental y el hueso alveolar, proporcionando la resistencia necesaria para soportar las fuerzas oclusales.
- Soporte en el proceso de erupción dental.
- Mantenimiento del cemento y del hueso.
- Mecanorreceptor en la masticación. Su grosor es de 0,30-1 mm, siendo fundamentales para su mantenimiento las fuerzas de tracción funcionales. Está formado por una matriz extracelular compuesta de colágeno tipo I en su mayoría.

Cemento

El cemento es el tejido conectivo calcificado, avascular y sin inervación, que forma la cubierta exterior de la dentina a nivel radicular, pudiéndose considerar como la única estructura den-

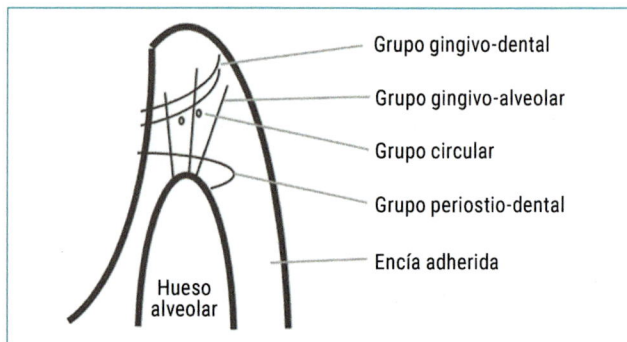

Figura 14-2. Ordenamiento de las fibras por grupos.

tal de los tejidos periodontales. Se caracteriza por tener un color amarillo pálido. Podemos diferenciar dos tipos de cemento:

- Cemento acelular. Es el primero en formarse. En espesor cubre un tercio del cuello dental y la mitad de la raíz. Su grosor oscila entre 16 y 200 μm (alcanza sus valores más altos a nivel del ápex y de la furca). Está formado básicamente por fibras de Sharpey (colágeno tipo I), que realizan una función de soporte y penetran mayoritariamente en un ángulo de 90°. El término acelular no sería del todo correcto, ya que en su superficie se localizan los cementoblastos, que son funcional y morfológicamente idénticos a los osteoblastos.
- Cemento celular. Contiene los cementocitos en lagunas (espacios individuales) comunicadas por canalículos.

El precemento o cementoide es la matriz no calcificada, de la cual siempre encontramos una fina capa en la superficie. Durante el proceso de calcificación, los cristales de hidroxiapatita se depositan en la superficie de las fibras de colágeno de forma paralela y, posteriormente, a nivel de toda la matriz. De este modo, los cementoblastos quedan atrapados por la nueva matriz calcificada, pasando a ser cementocitos.

Hueso alveolar

Da soporte a las piezas dentales, siendo imprescindibles las mismas para su formación y mantenimiento (**Fig. 14-3**). Anatómicamente, no existen diferencias entre el hueso alveolar y el resto

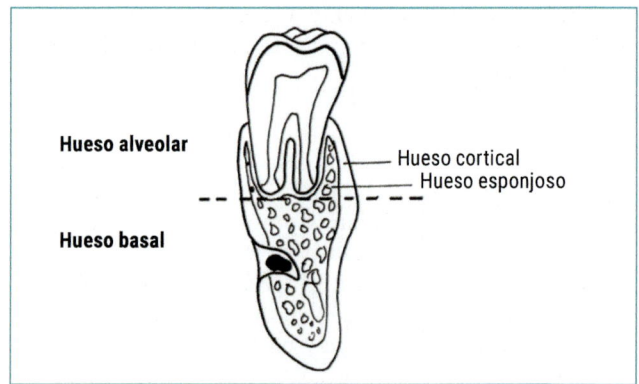

Figura 14-3. Sección transversal mandibular en que se muestran las diferentes estructuras óseas.

de hueso de la mandíbula y el maxilar superior. Podemos dividirlo en dos partes: hueso alveolar verdadero o hueso cribiforme (es la fina lámina ósea que recubre la raíz dental, dando soporte al ligamento periodontal) y hueso de soporte (formado por dos corticales óseas -y hueso esponjoso en su zona central-, que es el verdadero soporte dental).

CLASIFICACIÓN DE LAS ENFERMEDADES PERIODONTALES

En 2017 se realizó una nueva clasificación de la enfermedad periodontal que ha sustituido a la de 1999.

Ahora podemos dividir las enfermedades periodontales y periimplantarias en 4 grupos:

* Salud periodontal. Se distinguen tres grupos:
  – Salud gingival y periodontal.
  – Gingivitis: inducida por biofilm. Puede estar producida de manera pura por el biofilm o tener otros cofactores asociados, como factores endocrinos (menstruación, embarazo, diabetes), discrasias sanguíneas (leucemias), medicamentos (anticonceptivos orales), drogas, anticonceptivos orales y deficiencia de ácido ascórbico.
  – Enfermedad gingival: no inducida por biofilm. En este grupo podemos encontrar las de origen bacteriano (*Neisseria gonorrhoeae, Treponema pallidum, Streptococcus*), vírico (Herpes, Epstein Barr), fúngico (*Candida*, eritema gingival lineal, histoplasmosis), genético (fibromatosis gingival hereditaria), manifestaciones gingivales del estado sistémico (liquen plano, pénfigo, eritema multiforme y lupus eritematoso), reacciones alérgicas (materiales de restauración, pasta dental, chicles), lesiones traumáticas (agentes químicos, físicos o térmicos) o lesiones por cuerpos extraños.

* Periodontitis. Es una pérdida de soporte de los tejidos periodontales debida a inflamación: habitualmente se utiliza como umbral una pérdida de inserción clínica interproximal ≥ 2 o 3 mm en dos o más dientes no adyacentes:
  – Enfermedades periodontales necrotizantes: gingivitis, periodontitis y estomatitis necrotizante.
  – Periodontitis propiamente dicha.
  – Periodontitis como manifestación de una enfermedad sistémica.

* Otras afecciones del periodonto:
  – Enfermedades sistémicas que afectan a las estructuras periodontales de soporte: enfermedades raras, como trastornos genéticos, inmunodeficiencia adquirida, enfermedades inflamatorias, diabetes mellitus o factores de riesgo principales (tabaquismo y obesidad).
  – Abscesos periodontales.
  – Deformidades mucogingivales: recesión gingival.
  – Trauma por fuerza oclusal: tanto por bruxismo como por fuerzas ortodóncicas excesivas
  – Factores relacionados con prótesis dentales y dientes.

* Patologías y enfermedades periimplantarias:
  – Salud periimplantaria: incluye la ausencia de inflamación, sangrado, supuración, aumento de la profundidad de sondaje y pérdida de altura ósea.
  – Mucositis periimplantaria: implica inflamación y supuración periimplantaria con altura ósea conservada.
  – Periimplantitis: incluye los factores mencionados en la salud periimplantaria.
  – Deficiencia de tejidos duros o blandos.

Análisis del riesgo de presentar patología periodontal

Riesgo del paciente

Debe evaluarse el riesgo de cada paciente, teniendo en cuenta una serie de parámetros clínicos que hemos de analizar conjuntamente, sin dar más importancia a uno u otro:

* Porcentaje de localizaciones con sangrado al sondaje: el sangrado al sondaje refleja cuál es el estado de inflamación de los tejidos periodontales y cuál es el grado de higiene oral del paciente.
* Prevalencia de bolsas residuales > 4 mm: están asociadas con un mayor riesgo de desarrollo de pérdida de inserción adicional, puesto que son nichos más fácilmente recolonizables por las bacterias.
* Pérdida de la dentición.
* Pérdida de inserción en función de la edad.
* Diabetes mellitus: está asociada con un mayor riesgo y gravedad de la enfermedad periodontal, además de peor respuesta al tratamiento.
* Tabaco.

Riesgo del diente

Determina el pronóstico y la función del diente a nivel individual:

* Posición en la arcada: parece claro que al apiñamiento dental aumenta el riesgo de acúmulo de placa y, con ello, la aparición de gingivitis.
* Afectación de la furca.
* Factores iatrogénicos: los márgenes de coronas mal adaptados y las restauraciones desbordantes son factores que favorecen el acúmulo de placa.
* Movilidad.

Riesgo de la localización

* Sangrado o supuración al sondaje: su principal valor reside en su alto valor predictivo negativo, lo que indica que la ausencia de sangrado es un indicador fiable de estabilidad periodontal.
* Profundidad de sondaje y pérdida de inserción.

Clasificación de las recesiones gingivales

La clasificación más utilizada es la de Miller, que tiene en cuenta la recesión de tejido marginal y la pérdida del hueso interdentario (Tabla 14-1).

PLANIFICACIÓN DEL TRATAMIENTO

Una vez que hemos diagnosticado la patología periodontal de nuestro paciente y/o estadificado su riesgo de padecerla, debemos decidir el tratamiento. Existen técnicas no quirúrgicas y recomendaciones de las cuales también se puede beneficiar nuestro paciente. Es importante dar instrucciones sobre el proceso de la enfermedad, factores contribuyentes, perpetuantes y desencadenantes, higiene oral y tratamientos odontológicos previos si fuera necesario. Se debe valorar si nuestro paciente precisa:

- Raspado supra y subgingival y alisado radicular.
- Extracción atraumática de dientes inviables y con conservación de reborde.
- Tratamiento antibiótico local y sistémico.

Los factores que permiten decidir un tratamiento quirúrgico son:

- Periodontitis con bolsas > 5 mm de profundidad con inflamación aguda que no han respondido a un tratamiento inicial conservador.
- Bolsas y defectos intraalveolares.
- Implantes con hueso o sustancias sustitutivas del hueso en bolsas intraalveolares.
- Regeneración tisular guiada.
- Engrosamientos óseos marginales acentuados.
- Hemisección y resección de raíces aisladas.
- Extracciones y revisión de los periodontos vecinos remanentes.
- Alargamiento de corona clínica por motivos protésicos.
- Estética dental.

Para ello debemos considerar la idoneidad de las técnicas utilizadas según la situación patológica. Además, influye la experiencia del cirujano en la realización de las diferentes técnicas. La cirugía periodontal que necesitaremos aplicar dependerá del tipo de lesión ante la que nos encontremos, pudiendo diferenciar:

- Lesión simple o supraósea: la lesión se localiza en el tejido blando y no se encuentra complicada por problemas mucogingivales.
- Lesión intraósea: la lesión se encuentra limitada al menos en una de sus paredes por estructura ósea.
- Lesiones complicadas con procesos mucogingivales: son las intraóseas asociadas a problemas mucogingivales y afectación furcal.

Después de la finalización de la terapia periodontal, un paciente con periodontitis estable se define por una salud gingival en un periodonto reducido (sangrado al sondaje en < 10 % de los sitios; profundidades de sondaje pequeñas (4 mm o menos) y ningún sitio de 4 mm con sangrado al sondaje).

Tabla 14-1. Clasificación de las recesiones gingivales de Miller

Tipo de recesión gingival	Nivel de la recesión con respecto a la línea mucogingival	
I	Clase I: la recesión de tejido marginal no se extiende más allá de la línea mucogingival. No hay pérdida de hueso ni tejido blando interdentario	
II	Clase II: recesión del tejido marginal que se extiende hasta la línea mucogingival o la sobrepasa. No hay pérdida de hueso ni tejido blando interdentario	
III	Clase III: recesión del tejido marginal que se extiende hasta la línea mucogingival o más allá. La pérdida de hueso interdentario es apical al límite amelocementario pero coronal a la extensión apical de la recesión de tejido marginal	
IV	Clase IV: recesión de tejido marginal que se extiende más allá de la unión mucogingival. La pérdida de hueso interdentario se extiende a un nivel apical a la extensión de la recesión del tejido marginal	

Cuidado prequirúrgico y postquirúrgico

A continuación, se sintetizan los cuidados prequirúrgicos básicos:

- Ansiedad: se puede administrar al paciente una dosis única de diazepam 5 mg o lorazepam 1 mg. Es importante que tenga información sobre el procedimiento y se sienta en un ambiente seguro.
- Antibioticoterapia: no está claro su uso obligatorio. Si no hay alergias medicamentosas, debe realizarse con amoxicilina (2 g por vía oral) y si existe alergia a las penicilinas, clindamicina (600 mg por vía oral). Debe prestarse especial atención a pacientes con patología de base que precisen antibioticoterapia profiláctica: valvulopatías, endocarditis previas y malformaciones cardíacas, requiriendo en estos casos individualización.
- Antiinflamatorios no esteroideos (AINE): parece haber un mejor control del dolor postoperatorio con la administración una hora antes de una dosis de AINE por vía oral.
- Tabaco: debe recomendarse al paciente el deje de fumar como mínimo 1-2 semanas antes del tratamiento y 3-4 semanas después.
- Higiene: correcto cepillado previo y enjuague con clorhexidina. El ayuno previo no es necesario.

Cuidados postquirúrgicos básicos. Es importante que expliquemos al paciente cómo será el postoperatorio, la sintomatología que puede tener, la evolución considerada dentro de la normalidad y los signos de alarma.

En el alta indicaremos:

- Analgesia por vía oral: se debe pautar analgesia basal y un analgésico de rescate. Entre las diferentes opciones barajamos paracetamol, metamizol, AINE y opiáceos débiles como primeras opciones. Debemos adaptar la medicación al procedimiento realizado, el umbral del dolor del paciente y la duración estimada del tratamiento.
- Antibioticoterapia: es un punto en discusión. Puede obviarse su administración en los procedimientos en que no se cree una disrupción de los tejidos mucogingivales y siempre que el paciente no presente patología de base inmunodepresora. Si no presenta alergias, se recomienda amoxicilina/ácido clavulánico a dosis de 500 a 875 mg (dependiendo del peso) cada 8 h, un máximo de 5-7 días si no aparece infección clínica. En caso de alergia a las penicilinas se administra clindamicina (300 mg cada 6 h).
- Higiene oral: cada 12 h a partir de 24 h postintervención con cepillo quirúrgico y posterior enjuague con clorhexidina 0,12-0,2 % 1 min cada 8-12 h durante 2-4 semanas. Si hay alto riesgo de sangrado, podemos diferir el cepillado local.
- Si los puntos no son reabsorbibles se retirarán en 7-10 días. Los puntos reabsorbibles tienen un periodo de dilución variable, desde 1-2 semanas hasta incluso 2 meses.
- Apósitos y cementos periodontales: se aplican al cuello de los dientes y al tejido adyacente para cubrir y proteger las heridas quirúrgicas.
- Otros cuidados: uso de apósitos hemostáticos en pacientes con riesgo de sangrado, flúor en pacientes con sensibilidad dental aumentada, etcétera.

TÉCNICAS QUIRÚRGICAS

Sea cual sea la técnica quirúrgica elegida, debemos tener en cuenta unas características comunes a todo abordaje realizado correctamente:

- Diseño del colgajo: debe asegurarnos una buena exposición del campo de trabajo, y debe ser levantado, pensando en el buen cierre posterior.
- La línea de incisión debe realizarse en un único trazo. Si incidimos el periostio o contactamos con el hueso, debemos valorar el cambio de hoja de bisturí para una nueva incisión.
- Respetar la trayectoria de los vasos nutricios.
- La anchura de la base del colgajo debe ser mayor que su vértice para garantizar el buen aporte sanguíneo.
- El despegamiento del colgajo debe ser firme y limpio.

Técnicas de reducción de tejidos blandos

Curetaje

Definimos curetaje como el raspado de la pared gingival de una bolsa periodontal, logrando la desaparición del tejido

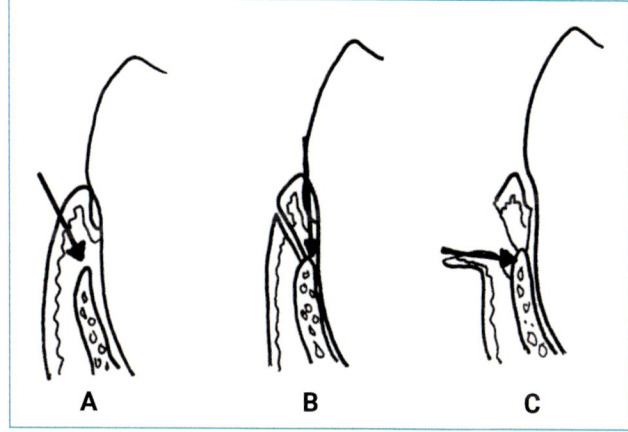

Figura 14-4. A. Incisión en bisel a 45° en dirección apical. **B.** Incisión a nivel de la línea crevicular. **C.** Incisión interdental.

inflamatorio. Debemos diferenciar entre curetaje gingival y subgingival (**Fig. 14-4**). Mientras que el primero consiste en la retirada del tejido localizado en la pared lateral de la bolsa, el segundo se lleva a cabo apical a la inserción epitelial, logrando la eliminación del tejido conectivo hasta su inserción con la cresta ósea. A menudo, el curetaje subgingival consta de tres componentes separados: desbridamiento subgingival, escalamiento subgingival y alisado radicular. El objetivo del desbridamiento subgingival es la eliminación o la interrupción del biofilm subgingival. El escalamiento subgingival está dirigido a eliminar el cálculo subgingival. El alisado radicular se refiere a la eliminación del cemento contaminado. Existe cierto grado de superposición. Utilizaremos el curetaje en caso de tratamiento de bolsas de 4-6 mm de profundidad en zonas accesibles como terapia puente previa a tratamientos más agresivos, o en caso de no poder aplicarlos, o como tratamiento de mantenimiento en pacientes tratados.

La frecuencia del curetaje suele realizarse cada 3 meses, individualizando cada caso.

Curetaje manual

Es físicamente más difícil para el clínico y más lento que el uso de instrumentos sónicos y ultrasónicos. Sin embargo, se considera el tratamiento de elección porque permite una buena sensación táctil y control sobre el instrumento:

- Técnica básica (**Fig. 14-5**). Requiere anestesia local. Se inserta la cureta hasta el interior de la pared lateral de la bolsa con un movimiento horizontal para eliminar el tejido inflamatorio. El tejido debe adaptarse suavemente a la superficie dental con presión digital. En algunos casos necesitaremos suturar la papila o aplicar apósitos periodontales.
- ENAP (*Excisional New Attachment Procedure*). Consiste en un curetaje subgingival con una incisión biselada desde el margen superior gingival hasta la zona más inferior de la bolsa. Dicha incisión se realiza con el bisturí. Una vez liberado todo el tejido, se retira con cureta; se procede al alisado radicular en todo el cemento expuesto para lograr una consistencia suave y dura. Es importante preservar todas las

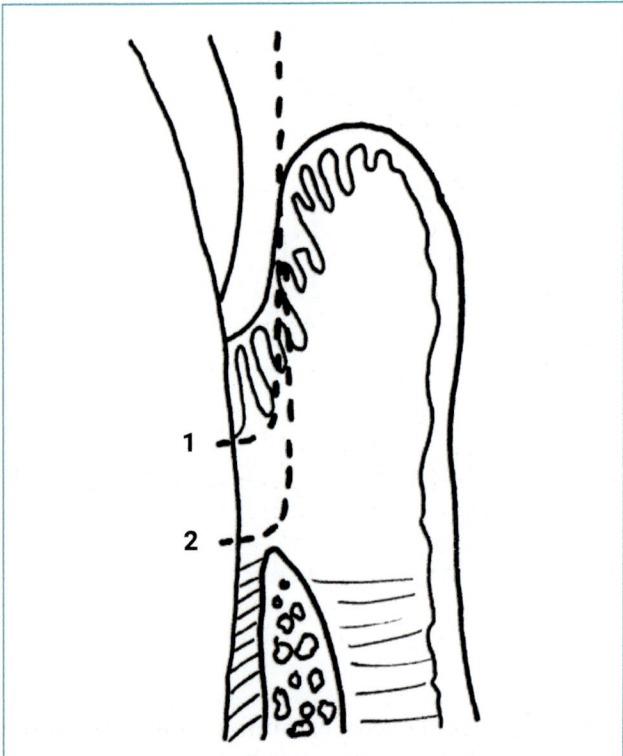

Figura 14-5. Profundidad de un curetaje gingival **(1)** y de un curetaje subgingival **(2)**.

fibras posibles del tejido conectivo de la superficie de la raíz y conseguir una buena adaptación gingival.

Curetaje con ultrasonido

Alrededor de 1960 se crearon los primeros instrumentos sónicos y luego ultrasónicos. Exigen enfriamiento con agua, que se pasa sobre la punta para reducir el calentamiento por fricción. La vibración también puede generar cavitación dentro del agua, lo que podría ayudar en el proceso de limpieza. Hay tres tipos de instrumentos ultrasónicos: escaladores magnetostrictivos, escaladores piezoeléctricos y el sistema Vector.

Curetaje con láser

Se introdujo a principios de la década de 1990. Tiene efectos bactericidas y de desintoxicación y es capaz de eliminar biofilms. Los láseres de CO_2 parecen ser menos efectivos para el desbridamiento radicular, y se ha reportado el posible daño térmico en el bolsillo periodontal y los tejidos circundantes. Actualmente, estos láseres no pueden usarse como sustitutos de los instrumentos mecánicos.

Aeropulidores

Los dispositivos aeropulidores de bicarbonato de sodio se han utilizado desde la década de 1980 en la terapia periodontal.

Se ha demostrado que son seguros y eficientes para eliminar la placa supragingival. No son adecuados para su uso subgingival, por eliminar una cantidad significativa de sustancia radicular y provocar daño durante la aplicación.

Gingivectomía

Consiste en la eliminación quirúrgica de la pared blanda del saco, con raspado y pulido radiculares para eliminar irritantes locales. Su finalidad es eliminar la pared blanda de la bolsa para disminuir su profundidad, proporcionar la visibilidad y el acceso necesarios, y restituir el contorno de los tejidos. Evitaremos hacer la gingivectomía en sectores estéticos. Es muy importante dejar una buena altura de encía adherida.

Indicaciones:

- Bolsas supraalveolares, independientemente de su profundidad.
- Eliminación de hiperplasia gingival fibrosa.
- Eliminación de falsos sacos.
- Eliminación de abscesos periodontales supraóseos.

Gingivectomía quirúrgica

Procederemos en primer lugar a la exploración y marcaje de la profundidad de las bolsas mediante una pinza de Crane-Kaplan. De este modo, obtendremos una línea sobre la superficie gingival. La incisión se realiza con un bisturí, iniciándose en la marca realizada y con una angulación de 45°, pudiendo distinguir entre incisiones en bisel externo e interno. Las de bisel externo tienen una orientación en dirección al cuello dental (**Fig. 14-6**) y las de bisel interno, hacia el ápice. Se retira el tejido escindido y se realiza curetaje y pulido radiculares. Se recomienda colocar cemento o apósito quirúrgico durante 1-2 semanas.

Otras opciones son realizar la gingivectomía con bisturí eléctrico con punta de Colorado y con láser diodo. El láser ha demostrado una menor tasa de sangrado durante el procedimiento y, además, reduce el tiempo de cicatrización y el dolor postoperatorio.

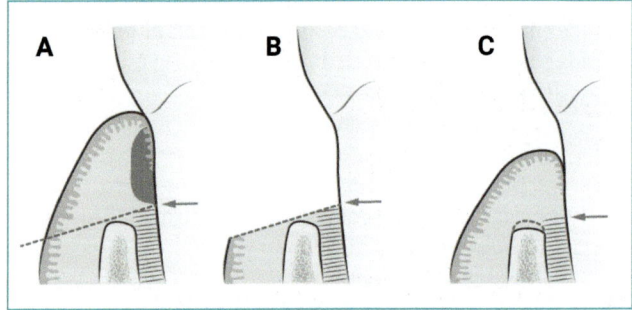

Figura 14-6. Esquema de la gingivectomía. **A.** Incisión de bisel externo a 45°. **B.** Eliminación del revestimiento de la bolsa y corrección de irregularidades con cureta o tijeras de encía. **C.** Epitelización de la herida completa tras 7-10 días de la cirugía y formación de una nueva unidad dentogingival en las semanas siguientes.

Técnicas mucogingivales o de colgajo

El uso de técnicas con colgajo tiene como objetivo permitir un mayor acceso radicular y al hueso para permitir el uso de acondicionadores radiculares y la preparación de los tejidos para técnicas regenerativas posteriores. Ninguna técnica es capaz de satisfacer todos estos objetivos. Las situaciones clínicas o indicaciones de la cirugía mucogingival de colgajo son la presencia de sacos > 5 mm que no responden a tratamiento conservador, acceso al tejido óseo y su regeneración, tratamiento de furcación II o III y la necesidad de técnicas de cirugía mucogingival. Aunque hay un gran número de colgajos descritos, hoy día siguen siendo los más usados el colgajo Widman modificado por Ramfjord y el colgajo de reposición apical de Friedman.

La técnica de acceso mucogingival permite una disminución del trauma postquirúrgico, ya que aporta un cierre primario de la herida. Y, a su vez, un abordaje de posibles lesiones óseas.

Colgajo de Widman modificado por Ramfjord

Actualmente, es la técnica más utilizada, pudiendo utilizarse en bolsas periodontales de cualquier localización. Permite, además, el pulido de las raíces dentales mediante una visión directa. Su principal característica es que permite eliminar solamente la pared contaminada (interna) de la bolsa periodontal, con mejor adaptación del colgajo a la morfología dental. Podemos combinarlo con otros tratamientos quirúrgicos simultáneos. Una compilación es posible pérdida de las papilas, quedando una arquitectura gingival plana. La técnica quirúrgica consiste en (**Fig. 14-7**):

- Incisión en bisel interno, festoneada, a 0,5-1 mm del borde gingival. No suelen ser necesarias las descargas verticales.

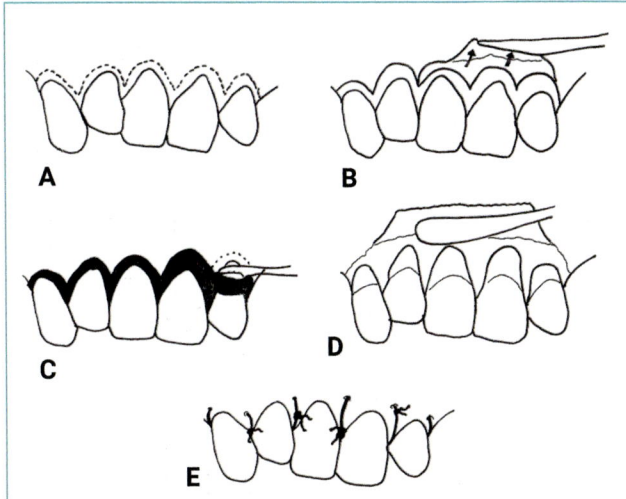

Figura 14-7. Esquema de levantamiento del colgajo modificado de Widman. **A.** Incisión estoneada apical. **B.** Levantamiento del colgajo mucoperióstico. **C.** Retirada de tejido inflamatorio. **D.** Aspecto después de retirar el tejido y alisar las raíces. **E.** Imagen del colgajo ya suturado mediante puntos simples.

- Se realiza una segunda incisión intracrevicular que se dirige a la cresta ósea alveolar.
- Se realiza una tercera incisión horizontal liberadora, pudiendo ser retirado el collar gingival.
- Una vez retirado el tejido de granulación, se revisan y cepillan las superficies radiculares sin retirar las fibras periodontales restantes.
- No se debe realizar una remodelación ósea, a no ser que no pueda lograrse una correcta adaptación a los cuellos dentales.
- Reposicionamiento y sutura del colgajo.

Colgajo de reposición apical de Friedman

Se describió en 1962. Está indicado en la eliminación de bolsas periodontales que sobrepasan la unión mucogingival para lograr un aumento de la zona de encía adherida. Se suele combinar con remodelado óseo. Se basa en la eliminación de las bolsas con un movimiento de deslizamiento del colgajo en dirección apical. La técnica consiste en (**Fig. 14-8**):

- Incisión de bisel interno festoneada, creando un colgajo fino, adaptando la altura al tamaño de la bolsa. A nivel del cuello dental, la incisión debe realizarse en dos pasos, uno superficial y otro más profundo, para permitir una reflexión de la papila con el colgajo. A nivel de sector posterior lingual mandibular debe tenerse en cuenta el paso del nervio lingual y su posible lesión.
- Levantamiento del colgajo mucoperióstico cuidadosamente, evitando desgarrar la mucosa.
- Resección del tejido de granulación con cureta o bisturí interproximal.
- Revisión y cepillado de las superficies radiculares sin retirar las fibras periodontales restantes.
- Reposición del colgajo apicalmente con cobertura del hueso alveolar. A nivel palatino, no podremos reposicionar el colgajo, por lo que únicamente se adelgaza y elimina el exceso de encía.
- Sutura interdental y de las descargas verticales.

Colgajos para cirugía reconstructiva

En los procedimientos reconstructivos precisamos colgajos que preserven la mayor cantidad de encía y papila para lograr una buena cobertura. Disponemos de dos técnicas para estas situaciones, el colgajo de preservación de papila y el convencional. El colgajo de preservación de papila requiere un espacio interdental adecuado; si carecemos de dicho espacio, deberemos realizar un colgajo convencional. La técnica empleada en el colgajo de preservación de papila se inicia con una incisión a nivel crevicular, rodeando cada pieza dental sin atravesar la papila interdental. Podemos diseñar el colgajo con reflexión papilar hacia vestibular o lingual/palatino, siendo mejor la primera opción. Realizaremos incisiones semilunares a 5 mm de la cresta papilar en el lado contrario a la elevación del colgajo. En este

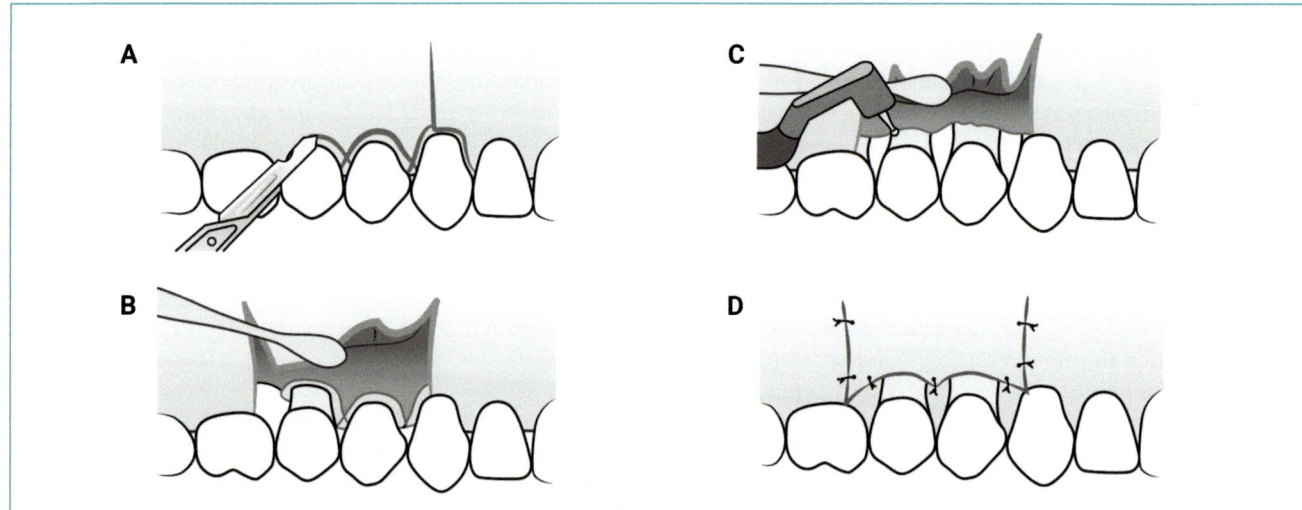

Figura 14-8. Colgajo de reposición apical de Friedman. **A.** Incisión vertical liberadora con bisel invertido a través de la encía y del periostio para separar el colgajo del tejido inflamado adyacente al diente. **B.** Levantamiento de un colgajo mucoperióstico, que incluye el epitelio de la bolsa y del tejido conectivo inflamado, que se elimina con una cureta. **C.** Procedimiento quirúrgico con fresa rotatoria en el hueso, regularizando para recuperar un contorno fisiológico del hueso alveolar. **D.** Reubicación de los colgajos en dirección apical, hasta el nivel de la cresta ósea alveolar recontorneada, y sutura para mantenerlos en esa posición.

punto, con la ayuda de un bisturí de Orban realizaremos la elevación del colgajo desde el extremo libre de la papila (**Fig. 14-9**). El colgajo convencional se limita a la elevación de un colgajo mucoperióstico con incisión festoneada a nivel crevicular.

Cirugía periodontal de molar distal

El acceso a la superficie distal de los últimos molares suele ser dificultoso. Suelen asociarse procesos inflamatorios en este nivel, con aumento de este componente fibroso.

A nivel del maxilar superior, el tratamiento es más sencillo, debido a que la tuberosidad presenta más cantidad de encía adherida que la región retromolar mandibular. Deben realizarse dos incisiones paralelas a los límites del tejido a resecar. Cuando no es posible conocer la profundidad y amplitud de la bolsa distal, es preferible la realización de un colgajo de tamaño conservador y, posteriormente, ampliarlo, asegurando el cierre primario en todo momento. Se realiza una incisión transversal a nivel distal de ambas incisiones, siendo resecado el rectángulo de tejido remanente entre ellas (**Fig. 14-10**).

Técnicas de regeneración de tejidos blandos

Se emplean principalmente para el tratamiento de la recesión gingival (que valoraremos mediante la clasificación de Miller previamente descrita). Podemos observar una forma localizada, normalmente asociada a un defecto óseo subyacente, principalmente, a nivel vestibular, en regiones con la cortical ósea delgada. Esta situación es típica de los incisivos inferiores, caninos, premolares y molares superiores.

Las técnicas de regeneración podemos dividirlas en 4 grupos: colgajos pediculados, injertos libres, regeneración tisular guiada y proteínas del esmalte.

Colgajos pediculados

En este grupo encontraremos los colgajos de reposición coronal, de reposición lateral y el colgajo papilar doble. Entre sus ventajas encontramos menor exigencia de medios para poder realizarlos, una única herida (la zona donante y receptora se encuentran en continuidad) y la vascularización propia. Los inconvenientes que presentan son que no producen un aumento de la encía queratinizada local, que son dependientes de la calidad de la encía local que no siempre es satisfactoria, y que requieren una planificación meticulosa para asegurar el aporte tisular suficiente sin repercutir negativamente en la profundidad del vestíbulo labial.

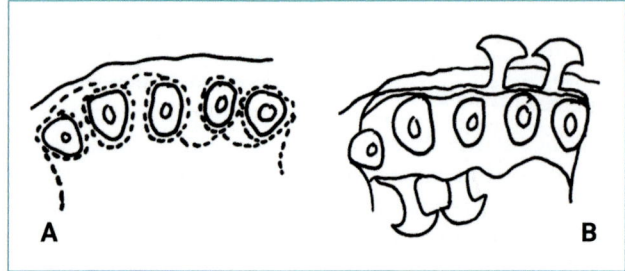

Figura 14-9. Colgajo de preservación papilar. **A.** Diseño del colgajo. **B.** Elevación del colgajo.

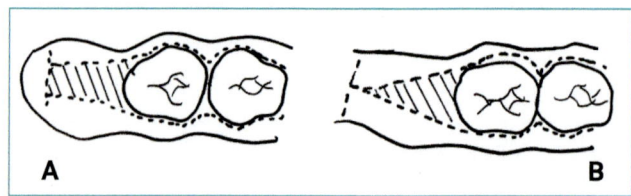

Figura 14-10. Incisión a nivel de maxilar superior **A** y de mandíbula **B.** Se marca en sombreado el tejido a resecar.

Colgajo de reposición coronal

Fue descrito por Harvey en 1965. Puede realizarse solo o combinado con otros procedimientos, especialmente, con injertos libres, para aumentar la cantidad de encía queratinizada. De este modo, el injerto de encía libre es transportado primero para aumentar la encía queratinizada y tras una correcta cicatrización se procede a la elevación del colgajo. En un colgajo mucoperióstico, con desperiostización hasta el fondo vestibular. Posteriormente, se realiza un deslizamiento coronal del mismo hasta la cobertura deseada y se reposiciona con puntos interdentales y un apósito periodontal.

Colgajo de reposición lateral

Está especialmente indicado en defectos aislados con tejidos adyacentes con buena altura ósea interdental y encía queratinizada adyacente. La ventaja es esta técnica se desarrolla en un solo tiempo.

Se realiza una incisión en "V", con el vértice en dirección apical y se reseca todo el tejido afectado. A continuación, realizaremos el colgajo lateral, empezando por una incisión festoneada a nivel crevicular y finalizando con una descarga lateral. El colgajo debe tener unas dimensiones de dos veces el ancho del defecto (aunque se puede adaptar y realizarlo de papila a papila). La elevación del colgajo puede realizarse en dos planos: comenzamos con un colgajo de espesor total (mucoperióstico), que será el que cubra nuestro defecto radicular, y una parte epitelial, que sirva de cobertura a la zona donante (**Fig. 14-11**). El posicionamiento y sutura del colgajo debe realizarse sin tensión, siendo mejor usar hilo de 4/0 y 5/0 tanto a nivel del borde como del punto interdental. También se recomienda el uso de un apósito periodontal para adaptar mejor el colgajo o, en su defecto, realizar una sutura que vaya desde mesial a distal del colgajo y colapse al mismo.

Existen numerosas variaciones sobre este colgajo. Una de ellas es la introducida por Pennel. Se diferencia en que el colgajo es diseñado sobre la encía adherida adyacente, respetando la zona interdental de las papilas. Esta variación se ve limitada a un uso en localizaciones con una encía adherida amplia. Las incisiones para eliminar el tejido de los bordes del defecto se realizan formando un defecto cuadrangular. El colgajo se diseñará lateralmente, respetando la zona papilar,

como hemos dicho anteriormente, y se procederá a su elevación siempre en espesor parcial. El manejo posterior del posicionamiento no difiere del colgajo estándar (véase la **Fig. 14-11**).

Colgajo papilar doble

Se encuentra limitado por el tamaño papilar: si poseemos una papila estrecha, el tabique interdental también lo será y el riesgo de fracaso se verá aumentado con el añadido de una posible lesión papilar y ósea. Estaría especialmente indicado en defectos localizados en piezas con papila distal y mesial gruesas. Se realiza una incisión en "V" a nivel papilar con el vértice en dirección apical, dejando expuesto el tejido conectivo subyacente y dos incisiones verticales en dirección vestibular. El levantamiento del colgajo debe realizarse cuidadosamente y se procede a su reposición, coincidiendo la unión de los colgajos con el margen distal del defecto (**Fig. 14-12**). Es recomendable realizar la sutura con puntos sueltos y con material reabsorbible de 5/0. Para una correcta fijación, los puntos apicales se anclan al periostio. Valoraremos la colocación de un apósito periodontal.

Injertos libres

Los injertos libres no tienen vascularización propia. Tendrán que nutrirse de los tejidos adyacentes, de ahí la importancia de su correcta vascularización. Distinguiremos los injertos de espesor total, que contienen todas las capas de la fibromucosa y los de espesor parcial, que tendrán solo algunas de ellas. Aquí cabe destacar la importancia de los principios descubiertos por Karry et al. que demostraron que, al realizar un injerto de tejido conectivo de espesor parcial, de una zona con epitelio queratinizado a una zona donde no lo hay, le induciremos las mismas características, lo que se conoce como inducción epitelio-mesenquimal. Esto permitió el desarrollo de las técnicas

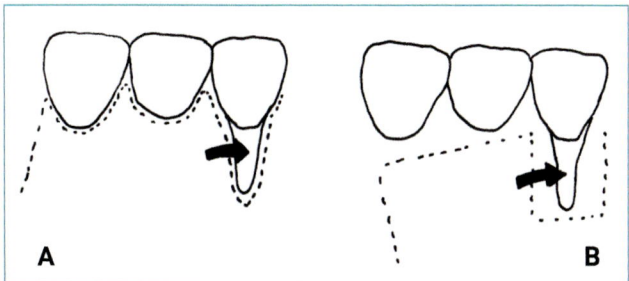

Figura 14-11. Colgajo de reposición lateral **A** y variante del mismo **B**.

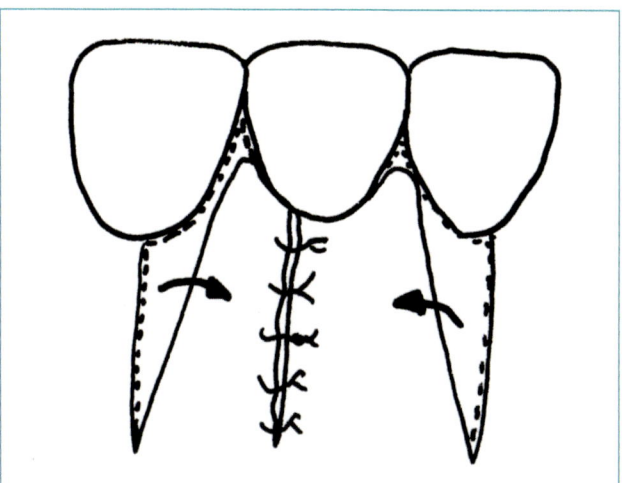

Figura 14-12. Esquema del colgajo papilar doble.

bilaminares, que combinan un injerto de espesor parcial con un colgajo pediculado y que son ampliamente utilizadas hoy en día.

Factores que deben tenerse en cuenta:

- Es necesario un espesor mínimo de 4 mm de la fibromucosa palatina, con un espesor mínimo de los colgajos de tejido conectivo de 1,5 mm.
- A nivel de las raíces palatinas de los molares, el espesor disminuye.
- En caso de presentar tejido graso, debemos eliminarlo.
- Buscaremos un lecho con la máxima vascularización posible. Hay que cuidar la hemostasia para evitar el hematoma local con el riesgo de pérdida del injerto.

La mejor zona donante oral para la mayoría de los defectos será la mucosa palatina. Permite obtener injertos de grandes tamaños, con cicatrización posterior por segunda intención. Al diseñar el injerto debemos considerar que sufrirá cierta retracción, por lo que se recomienda que el tamaño obtenido sea un 20-30 % superior al defecto a cubrir.

Técnica trap door

Fue introducida por Edel en 1974. Permite obtener un colgajo de tejido conectivo palatino. La técnica consiste en:

- Realizar una incisión palatina a 1,5-2 mm del margen gingival hasta alcanzar la superficie ósea.

- Realizar una incisión vertical a cada lado (quedando un rectángulo incompleto con 3 caras), sin que estas alcancen el hueso en profundidad.
- Levantar un colgajo de espesor parcial, elevando la porción epitelial, que queda pediculada.
- Terminar las incisiones del tejido conectivo en profundidad, extrayendo el colgajo.
- Reposicionar el colgajo epitelial y suturarlo.

Se puede realizar la misma técnica sin las incisiones verticales, lo que deja una herida lineal más cómoda para el paciente durante el postoperatorio (**Fig 14-13**).

Técnica de incisiones paralelas

Esta técnica permite la obtención de un injerto de tejido conectivo con un ribete de tejido epitelial. Hay que tener en cuenta que, dada la poca elasticidad de la mucosa palatina, quedará una zona cruenta que cicatrizará por segunda intención, cuyo tamaño corresponde a la del tejido epitelial obtenido.

La técnica consiste en:

- Incisión palatina a 1,5-2 mm del margen gingival hasta alcanzar la superficie ósea.
- Incisión paralela a la primera hacia la línea media palatina. La distancia entre ambas incisiones corresponde a la anchura del rodete epitelial.
- Desde la segunda incisión disecamos tejidos submucoso del tamaño del colgajo deseado.

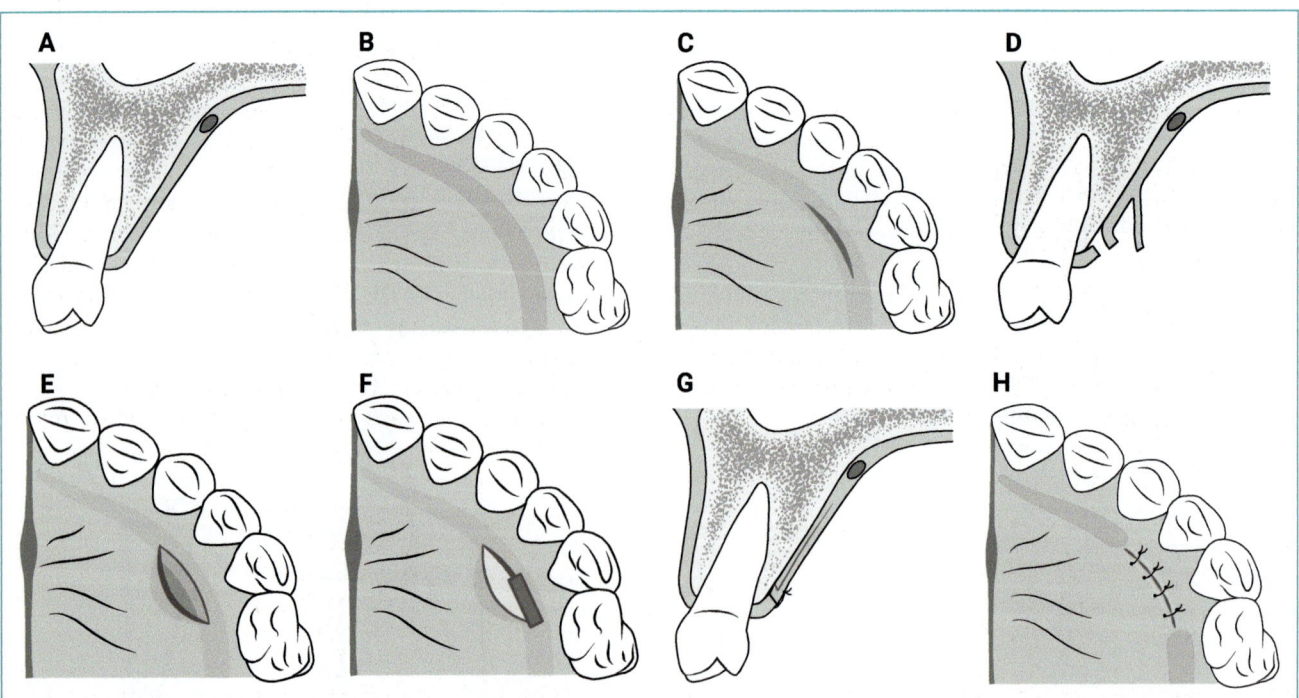

Figura 14-13. Esquema de la técnica de incisión única horizontal para la obtención del injerto de tejido conectivo. **A** y **B**. Estado preoperatorio: visiones sagital y palatina. **C**. Visión palatina de la incision horizontal perpendicular a la superficie del tejido palatino. **D** y **E**. Diseccion de 1,5 mm de espesor profundizando hacia la línea media. **F** y **G**. Separación del tejido y correcta visualización del tejido conectivo subyacente para su obtención. **H**. Sutura de herida quirúgica que permite cierre directo.

- Desdc la primera incisión despegamos el tejido del paladar.
- Reposicionamos el colgajo epitelial y lo suturamos.

Técnica en sobre supraperióstico

Se utiliza para el tratamiento de la superficie radicular. Con un bisturí frío disecamos en sentido apical con cuidado de no perforar la encía. Disecamos un área 3 veces mayor que la superficie radicular para asegurar su vascularización. En el bolsillo creado introducimos nuestro injerto y lo fijamos con puntos simples comenzando por los puntos apicales, quedando aproximadamente dos tercios en el interior del bolsillo (véase la **Fig. 14-1**).

Obtención de injertos epiteliales

Cuando tenemos la zona receptora preparada, marcaremos el injerto necesario en la zona donante. La zona predilecta es el paladar; realizaremos una incisión de 2-3 mm de profundidad, obteniendo un injerto de espesor parcial. La superficie cruenta del injerto debe ser de tejido conectivo. El posicionamiento del injerto debe realizarse rápidamente para evitar la pérdida de vitalidad. Una vez fijado, debemos proceder a la colocación de un apósito periodontal para una correcta coaptación del tejido. La zona donante debe revisarse y realizar una correcta hemostasia, siendo necesario en ocasiones la utilización de apósitos hemostáticos.

REGENERACIÓN TISULAR GUIADA

Inicialmente, la RTG despertó un gran interés y expectativas, pero el tiempo ha hecho que su impacto se redujera. Las causas que lo justifican son: complejidad técnica (curva de aprendizaje larga), coste elevado, resultados dependientes del paciente (tabaco, control de placa dental) y literatura científica no concluyente respecto a sus ventajas frente a técnicas convencionales.

Cuando se planifica un caso de RTG, es preciso, al igual que en el resto de las técnicas regenerativas, que los tejidos periodontales estén libres de infección e inflamación. El diseño del colgajo para RTG incluye una combinación de un colgajo de acceso y un colgajo apical:

- Se realiza una incisión intracrevicular que abarque al menos la mitad de la pieza dental mesial y distal a la tratada y se completa con dos incisiones de descarga.
- Levantamiento del colgajo mucoperióstico dejando expuesta la zona a tratar.
- Desbridamiento del tejido de granulación, placa, cálculo y alisamiento de la superficie radicular expuesta.
- Se procede a la elección de la membrana más adecuada. Se recorta dando la forma de la lesión con un borde que supere en 2 mm al del defecto. Debe valorarse la interposición de biomateriales para evitar el colapso de la membrana al cerrar.

- Se debe lograr una perfecta adaptación de la «cintura» de la membrana al cuello dental, mientras que el «faldón» debe desbordar los límites del defecto.
- Se procede al cierre del defecto por primera intención.

Membranas

Gracias a la ingeniería tisular, se ha desarrollado un concepto de membranas de 3ª generación, con potencial bioactivo. Combinan las funciones de las membranas actuales (efecto barrera) con compuestos específicos (antibióticos, factores de crecimiento o factores de adhesión):

- Membranas con actividad antimicrobiana. Liberan antibiótico localmente para reducir la carga bacteriana y prevenir la infección.
- Membranas con fosfato cálcico. Están constituidas de 3 capas: hidroxiapatita nano-carbonatada, colágeno y ácido poliláctico. Un lado poroso permite el crecimiento celular. El otro lado no es poroso: dificulta la adhesión celular.
- Membranas con liberación de factores de crecimiento. Regulan la actividad celular. Generan estímulos para que las células se diferencien y produzcan una matriz hacia el tejido en desarrollo.

Materiales

- Derivados de la matriz del esmalte: material en forma de gel, compuestos, principalmente, por amelogeninas y otras enzimas. Estas, al aplicarlas en la superficie de raíces denudadas, precipitan, formando una matriz extracelular con potencial para inducir las interacciones con las células de los tejidos adyacentes, imita la odontogénesis e inicia la regeneración periodontal. Debido a su baja consistencia, no están indicados en defectos no contenidos y suelen combinarse con materiales de injerto para evitar el colapso del colgajo.
- Factores de crecimiento: tienen capacidad para promover diversas funciones celulares que se asocian con la cicatrización, como la migración, proliferación y diferenciación. Entre ellos se incluyen el factor de crecimiento epidérmico, el factor de crecimiento de fibroblastos, el factor de crecimiento similar a la insulina, el factor de crecimiento derivado de plaquetas y las proteínas morfogenéticas.
- Plasma rico en plaquetas: *in vivo* ha demostrado disminuir la inflamación local. *In vitro* ha demostrado, además, mejorar la angiogénesis y la regeneración ósea local. Sus cualidades se deben a la presencia de gránulos α en las plaquetas. Estas macromoléculas son el depósito de proteínas importantes en diversas etapas de la curación de heridas: PDGF, factor transformador del crecimiento (TGF-β) y factor de crecimiento similar a la insulina. El PDGF junto con el TGF-β promueve la síntesis de proteínas en los tejidos óseos. El TGF-β tiene un efecto quimiotáctico sobre las células osteoblásticas y endoteliales, y efectos inhibitorios sobre los osteoclastos. El IGF-1 estimula la proliferación de osteoblastos. Podemos emplear el plasma rico en plaquetas para rellenar defectos; se puede gelificar e incluso

formar membranas con él. La técnica para realizar gel de plaquetas consiste en:

1. De manera paralela procesaremos 2 muestras de sangre periférica del paciente.
2. Muestra 1. Extraemos 16,2 mL en 6 tubos de 2,7 mL, usando como anticoagulante citrato de sodio al 3,8 %, y lo centrifugamos a 1.200 rpm durante 10 minutos.
3. Muestra 2. Extraemos 6 mL de sangre a los que se añaden 1,5 mL de gluconato cálcico al 10 % y lo dejamos

reposar 10 min. Después lo agitamos vigorosamente y centrifugamos 3 min a 3.000 rpm.
4. El tercio superior transparente de la muestra 1 corresponde a la fracción plasmática. Pipeteamos con cuidado el tercio inferior de esta fracción plasmática y lo colocamos en una placa de Petri.
5. Pipeteamos el tercio superior de la porción plasmática de la muestra 2, correspondiente a la trombina autógena, y lo vertemos en la placa de Petri previa, en una proporción de 4:1 a favor de la muestra 1. Tras la mezcla, se produce la gelificación en 1-2 min.

PUNTOS CLAVE

- La enfermedad periodontal es una infección de los tejidos que sostienen los dientes.
- Por lo general se presenta por malos hábitos de higiene oral.
- Según la OMS, la enfermedad periodontal grave afecta alrededor del 10 % de la población mundial.
- Para realizar su tratamiento, es básico conocer la anatomía, la histología gingival, así como las técnicas quirúrgicas que han ido evolucionando con los años y la aparición de nuevos materiales e instrumentales.
- Reconocer los pacientes con factores de riesgo e insistir en la prevención seguirán siendo los pilares para reducir la enfermedad periodontal.

BIBLIOGRAFÍA

Benza-Bedoya R, Pareja-Vásquez M. Diagnóstico y tratamiento de la periodontitis agresiva. Odontoestomatología [Internet]. 2017;19(30):29–39. Disponible en: http://dx.doi.org/10.22592/ode2017n30a4

Caton JG, Armitage G, Berglundh T, et al. A new classification scheme for periodontal and peri-implant diseases and conditions –Introduction and key changes from the 1999 classification. J Clin Periodontol [Internet]. 2018;45(S20). Disponible en: http://dx.doi.org/10.1111/jcpe.12935

Gómez AJC. Análisis morfométrico de la unidad dentogingival y su importancia en implantología dental. Universidad de Valencia, 2016.

Laleman I, Cortellini S, De Winter S, et al. Subgingival debridement: end point, methods and how often? Periodontol 2000 [Internet]. 2017;75(1):189–204. Disponible en: http://dx.doi.org/10.1111/prd.12204

López Cedrún JL. Cirugía oral y maxilofacial. Atlas de procedimientos y técnicas quirúrgicas. Madrid (España): Editorial Médica Panamericana, 2018.

Markou N, Pepelassi E, Vavouraki H, et al. Treatment of periodontal endosseous defects with platelet-rich plasma alone or in combination with demineralized freeze-dried bone allograft: A comparative clinical trial. J Periodontol [Internet]. 2009;80(12):1911–9. Disponible en: http://dx.doi.org/10.1902/jop.2009.090216

Mohan S, Jaishangar N, Devy S, et al. Platelet-rich plasma and platelet-rich fibrin in periodontal regeneration: A review. J Pharm Bioallied Sci [Internet]. 2019;11(6):126. Disponible en: http://dx.doi.org/10.4103/jpbs.jpbs_41_19

Needleman I, Worthington HV, Giedrys-Leeper E, et al. Guided tissue regeneration for periodontal infra-bony defects. Cochrane Libr [Internet]. 2006; Disponible en: http://dx.doi.org/10.1002/14651858.cd001724.pub2

Quincho-Rosales DA, Evaristo-Chiyong T, Portocarrero-Gallardo MG, et al. Efecto del plasma rico en plaquetas en la regeneración ósea posexodoncia del tercer molar impactado evaluado a través de tomografía computarizada Cone Beam. diagnostico [Internet]. 2021 [citado el 29 de abril de 2024];60(2):71–8. Disponible en: http://142.44.242.51/index.php/diagnostico/article/view/283

Wu S-Y, Chen Y-T, Chen C-W, et al. Comparison of clinical outcomes following guided tissue regeneration treatment with a polylactic acid barrier or a collagen membrane. Int J Periodontics Restorative Dent. 2010;30(2):173–9.

 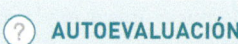 **AUTOEVALUACIÓN**

Oclusión y prótesis dental

15

N. Rodríguez Torres y T. Rodríguez Santamarta

OBJETIVOS

- Concepto de oclusión estable.
- Repaso de prótesis convencionales.
- Introducción a la tecnología CAD-CAM y fabricación aditiva.

OCLUSIÓN

La oclusión puede ser entendida como la relación entre los dientes superiores e inferiores, respecto al contacto funcional y estático, durante los movimientos mandibulares. En el planteamiento de cualquier rehabilitación oral protésica o restauradora es esencial comprender qué es la oclusión ideal, qué es una oclusión normal mantenida y fisiológica, y qué es una oclusión patológica, puesto que, en este tipo de rehabilitaciones, la oclusión aporta el principal componente funcional.

Por lo tanto, en odontología restauradora y prostodoncia, el principal objetivo será la búsqueda de una armonía entre todos los componentes del sistema masticatorio, que se alcanzará a través de un esquema oclusal que distribuya las cargas de manera adecuada.

POSICIONES Y MOVIMIENTOS MANDIBULARES DE INTERÉS PROTÉSICO

Posiciones

Relación céntrica

Se define como la posición mandibular, en la que los cóndilos se encuentran en una posición lo más superior, posterior y medial posible con respecto a la cavidad glenoidea del hueso temporal, articulando con la porción avascular más delgada del menisco articular. Es una posición fisiológica y reproducible, por lo que es el punto de partida para el diagnóstico y tratamiento de cualquier rehabilitación dental.

Otras características de la relación céntrica son las siguientes:

- La musculatura está en reposo.
- Es la posición que aporta más estabilidad a la prótesis completa.
- Es la posición del inicio y fin de los movimientos mandibulares (posición límite).
- Desde ella se pueden realizar pequeñas modificaciones en la dimensión vertical.

Máxima intercuspidación

Posición mandibular en la cual se produce el mayor número de contactos dentarios. Es la posición en la que se concentra toda la masticación. En la mayoría de las ocasiones no coincide con la relación céntrica.

Se produce a partir de pequeños desplazamientos mandibulares a partir de la relación céntrica, con la finalidad de obtener el mayor número de contactos dentarios y evitar deslizamientos y prematuridades, por lo que puede ser interpretada como una posición de acomodación.

Relación de oclusión céntrica

Se trata de la situación en la que la máxima intercuspidación y la relación céntrica coinciden, es decir, cuando el mayor número de contactos dentarios coincide con la situación más posterior, superior y medial de los cóndilos mandibulares. Es la oclusión idónea, ya que no hay ningún tipo de desplazamiento o contacto prematuro, permitiendo la posición ideal de los cóndilos y obteniendo una masticación más eficiente, con un mejor direccionamiento de las cargas oclusales y un funcionamiento correcto de la musculatura masticatoria.

Esta situación es poco habitual en la clínica, puesto que la mayoría de las personas presentan algún tipo de prematuridad o de deslizamiento.

Movimientos

Lateralidad

Distinguimos entre lado de trabajo y lado de balance:

Lado de trabajo

El lado de trabajo es aquel hacia el que se desplaza la mandíbula. Las relaciones existentes en el lado de trabajo, tanto en la dentición natural como en la prótesis fija, son las siguientes:

- Función de grupo:
  Desplazamientos laterales mandibulares, en los que un grupo de dientes mandibulares posteriores entra en contacto por medio de sus caras vestibulares con los dientes posteriores superiores homolaterales en las vertientes internas de las cúspides vestibulares y realiza la disoclusión del resto de los dientes.
  Caninos, premolares e incluso la cúspide mesiovestibular del primer molar son los dientes más frecuentemente implicados en realizar la función de grupo.

- Guía canina:
  Recibe esta denominación la disoclusión del resto de dientes en los movimientos de lateralidad cuando se realiza en exclusiva por el canino del lado de trabajo. Debido al hueso compacto que rodea a los caninos, estos toleran mejor las fuerzas que los dientes posteriores. Este tipo de disoclusión es más sencilla de obtener que la función de grupo, ya que disminuye la actividad muscular al liberar a los dientes posteriores de contacto.

Lado de no trabajo o de balance

Es el lado contrario hacia el que se desplaza la mandíbula.

En dentición natural y en la prótesis fija es muy importante que no existan contactos dentales en el lado de balance, pues se incrementa la actividad muscular regional.

En cambio, en la prótesis completa y en algunas prótesis parciales removibles es necesario que existan contactos en el lado de balance con la finalidad de aportar más retención, soporte y estabilidad a la prótesis. Este patrón recibe el nombre de oclusión balanceada bilateral.

Protrusión/guía anterior

La guía anterior es la disoclusión de los sectores posteriores producida cuando los bordes de los incisivos inferiores contactan con la concavidad palatina de los superiores. Durante este movimiento de protrusión mandibular no debe existir contacto en los dientes posteriores, los cuales disipan peor que los dientes anteriores las fuerzas producidas por los movimientos horizontales.

Oclusión mutuamente protegida

También se denomina oclusión orgánica o funcional. Es un concepto oclusal próximo al ideal, basado en que los grupos dentales anteriores y posteriores tienen diferentes funciones durante los movimientos mandibulares, de manera que, al actuar en grupos especializados, cada uno de ellos soportará un tipo de cargas oclusales diferentes y protegerá al resto de las fuerzas desfavorables. Está basada en los siguientes principios:

- Coincidencia entre la relación céntrica y la máxima intercuspidación.
- Existencia de contactos bilaterales más intensos en los dientes posteriores y más leves en los dientes anteriores.
- Relación oclusal tipo cúspide-fosa.
- Direccionamiento axial de la carga oclusal, según el eje longitudinal de los dientes posteriores.
- Concavidad palatina de los incisivos superiores adecuada para permitir una guía anterior eficaz.
- En el lado de trabajo, la disoclusión se lleva a cabo a expensas de los caninos, que liberan de contactos a los dientes posteriores.

PRÓTESIS DENTAL

Prótesis completa

Es un dispositivo artificial e inerte, confeccionado a medida, que está diseñado con la finalidad de reponer la función y la estética de los dientes y de los tejidos de soporte del paciente edéntulo, y que puede ser insertado y extraído por el propio paciente.

Entre sus objetivos destacan conseguir la funcionalidad adecuada, facilitar la pronunciación correcta, conseguir una estética adecuada y aportar sensación de confort oral.

Las contraindicaciones para este tipo de prótesis son rechazo psicológico hacia ellas o condiciones anatómicas muy desfavorables.

Las condiciones anatómicas óptimas de los maxilares para el tratamiento con una prótesis completa se recogen en la **Tabla 15-1**.

Esquema oclusal en prótesis completa

Idealmente, una prótesis completa debe seguir los principios de la oclusión balanceada bilateral, que es aquella en la que existe un contacto simultáneo de los dientes superiores e inferiores en ambos lados, y en las zonas oclusales anteriores y posteriores, tanto en relación céntrica como en posición excéntrica. Debe cumplir los siguientes objetivos:

Tabla 15-1. Condiciones anatómicas óptimas de los maxilares para el tratamiento con una prótesis completa

Maxilar	Mandíbula
Reborde alveolar cuadrado y mucosa sana	Reborde alveolar cuadrado y mucosa sana
Tuberosidades bien definidas	Espacio sublingual anterior ancho
Ausencia de torus	Ausencia de torus
Vestíbulo bien definido	Encía adherida ≥ 8 mm
Paladar blando horizontal	Trígono retromolar firme
Inserciones musculares altas	Inserciones musculares bajas

- En la relación céntrica debe existir el máximo posible de contactos posteriores.
- La fuerza oclusal debe ser perpendicular a la base de soporte.
- Debe existir relación cúspide-fosa.
- La guía incisal, la inclinación cuspídea y la guía condílea deben estar coordinadas para conseguir que no haya interferencias.

Prótesis inmediata provisional

Es una prótesis completa realizada en pacientes en los que se va a realizar la exodoncia de todos los dientes remanentes y que desean la sustitución inmediata por una prótesis. Por lo tanto, la secuencia temporal de esta modalidad de tratamiento incluirá la fabricación de la prótesis, las exodoncias y la colocación de la prótesis inmediata.

Entre sus ventajas destacan mejor cicatrización, protección frente a traumatismos, que impide el colapso labial y el ensanchamiento lingual, y que mantiene la dimensión vertical y las condiciones fisiológicas de las articulaciones temporomandibulares. Además, facilita la fonación y la adaptación del paciente a la prótesis dental. Como desventajas hay que reseñar el coste económico y que la adaptación puede ser deficiente en casos de cirugía preprotésica alveolar.

Prótesis parcial removible (PPR)

Esta prótesis repone los dientes ausentes de un paciente parcialmente edéntulo. Restituye y mantiene la función y la estética del paciente, y preserva el resto de los componentes del sistema estomatognático, siendo posible su retirada por el propio paciente.

Clasificación del edentulismo parcial. Clasificación de Kennedy-Applegate

- **Clase I.** Áreas edéntulas bilaterales posteriores.
- **Clase II.** Área edéntula unilateral posterior.
- **Clase III.** Área edéntula unilateral con dientes anterio-

res y posteriores a ella, inadecuados para el soporte de la prótesis.
- **Clase IV.** Área edéntula bilateral y anterior a los dientes remanentes. Debe comprender ambos lados de la línea media.
- **Clase V.** Área edéntula limitada por dientes anteriores y posteriores, donde el diente anterior no es adecuado para ser usado como pilar.
- **Clase VI.** Área edéntula limitada por dientes anteriores y posteriores capaces de asumir el soporte total de la prótesis.

Clasificación de las PPR

Se clasifican en función del tipo de soporte en:

- **PPR mucosoportada.** Se trata de una PPR de soporte exclusivamente mucoso y, generalmente, de base acrílica. Habitualmente, se corresponde con una brecha edéntula extensa y pocos dientes remanentes (clases I y II extensas). Su indicación principal es como prótesis provisional.
- **PPR dentosoportada.** Se trata de una PPR de soporte exclusivamente dental. Habitualmente, se emplea en las clases III y IV.
- **PPR mucodentosoportada**. PPR de soporte mixto.

Las prótesis dentosoportadas y mucodentosoportadas son las denominadas de estructura metálica. Constan de un chasis metálico sobre el cual se posiciona el material acrílico de los diferentes componentes de las PPR.

Componentes de las PPR

Además de los dientes que sustituyen a los ausentes, forman parte de una PPR los conectores, las bases o sillas y los retenedores.

Conectores

Son los encargados de unir entre sí los diferentes elementos de la PPR. A esta función debemos añadir la capacidad de amortiguar y distribuir equitativamente la fuerza oclusal sobre el terreno de soporte, evitando sobrecargas localizadas. También contribuyen a la estabilización global de la prótesis, proporcionando retención, soporte y estabilidad (tríada de equilibrio de Housset).

Se distinguen dos tipos:

- **Conectores mayores.** Barras o planchas metálicas que unen las bases entre sí. Entre las características necesarias para su diseño destacan las siguientes:
  - Deben ser rígidos para evitar torsiones de los dientes.
  - No se deben ubicar en zonas retentivas para evitar dañar dientes o encías.
  - Los contactos dentales deben realizarse en la zona cingular.

– No deben interferir en los tejidos móviles.
– No deben disponerse sobre tejidos duros, por ejemplo, *torus*.

- **Conectores menores:** elementos rígidos encargados de unir los retenedores al resto de los componentes de la PPR. Su principal función es la de proporcionar estabilidad, soporte y ser un transmisor de fuerzas. Su localización habitual son los espacios interdentales.

Bases o sillas

Son elementos de la PPR, que, unidos a los conectores mayores, recubren los rebordes alveolares de los espacios edéntulos y retienen los dientes artificiales.

- **Funciones de las bases:**
  – Soporte de los dientes artificiales.
  – Restauración y remodelación del proceso alveolar.
  – Soporte de las fuerzas masticatorias y distribución de las fuerzas oclusales en la arcada de forma uniforme.
  – Ferulización de la arcada.
  – Estabilización de la prótesis.
  – Retención por adhesión.
  – Estética en los sectores anteriores.

- **Características para el diseño de una base:**
  – Su adaptación a los rebordes alveolares debe ser precisa.
  – Deben tener un acabado óptimo para no lesionar los tejidos.
  – Deben ser ligeras y sencillas.
  – Deben ser resistentes a deformaciones y fracturas.
  – Deben permitir ajustes y rebases.

- **Clasificación de las bases según su composición:**
  – **Acrílicas.** Permiten una buena adaptación. Son porosas, por lo que acumulan placa. Tienen mala conductividad térmica. Su resistencia es menor que la de las metálicas.
  – **Metálicas.** Tienen buena conductividad térmica, volumen reducido y adecuada estabilidad dimensional. Permiten una higiene buena. Sin embargo, su ajuste es difícil y su peso es mayor que el de las acrílicas.
  – **Mixtas (acrílico y metal).** Tienen un peso menor con respecto a las metálicas. El modelado de superficies vestibular y lingual es mejor que en las metálicas.

Retenedores

Los retenedores son los componentes de la PPR que impiden o se oponen al deslizamiento de la prótesis por la acción de fuerzas extrusivas, sean funcionales o no. Se distinguen dos tipos de retenedores: directos e indirectos.

Retenedores directos

Están anclados a los dientes que dan soporte a la PPR. Se definen como los elementos que mantienen y retienen la PPR

en la boca y evitan que esta se separe de los dientes y de la mucosa durante la masticación. Están formados por un componente flexible situado apicalmente a la línea de máximo contorno del diente, que es la zona más retentiva.

Los componentes habituales de un retenedor directo son los *brazos del retenedor* (retentivo y recíproco)*, **el tope oclusal**, **el cuerpo del retenedor** (donde se sitúan los brazos y el tope oclusal) y el **conector menor** (que lo unirá al conector mayor).

Retenedores indirectos

Son los encargados de estabilizar la PPR, evitando su desplazamiento, especialmente, en las dentomucosoportadas, en las que la acción de palanca sobre la línea de fulcro es elevada.

Esquema oclusal en las PPR

A pesar de que existen muchos factores, el principal y que motivará el diseño del esquema oclusal de la PPR es el soporte. También es importante el patrón oclusal presente en el momento en que se fabrica la prótesis, ya que dictará su oclusión.

En la PPR mucosoportada se siguen los principios oclusales de las prótesis completas, la oclusión balanceada bilateral.

Por el contrario, en las dentosoportadas se siguen los patrones oclusales de los pacientes dentados y de las prótesis fijas, es decir, con guías anteriores, caninas o de grupo.

Prótesis mixta

Está constituida por una PPR que se encuentra unida a una prótesis fija por medio de un sistema de anclaje denominado *atache*. Se considera como un tratamiento más adecuado que la PPR en pacientes parcialmente edéntulos.

Se trata de una alternativa para mantener la función del sistema estomatognático, preservando sus estructuras y proporcionando una estética agradable (al eliminar los retenedores de la PPR que pueden ser visibles) y comodidad en su uso.

Además, destaca por una mayor retención que la que proporciona la PPR convencional.

Atache

Es un retenedor compuesto por un macho o *patrix* y una hembra o *matrix*. Su acoplamiento permite la retención de la parte removible sobre la parte fija de la prótesis mixta, estando la separación entre ambas restringida por fricción, retención mecánica, retención magnética o atornillamiento, dependiendo del tipo de encaje.

La principal contraindicación para los ataches son dientes muy estrechos o con muy poca altura. En los *ataches rígidos* no existe movimiento entre los componentes y se utilizan, habitualmente, en prótesis dentosoportadas, por lo que las fuerzas de la masticación son siempre transmitidas al diente pilar, que debe proporcionar un buen soporte.

Los *ataches resilientes* permiten un cierto movimiento de la prótesis removible y la fuerza es transmitida a la mucosa, por lo que inducen una mayor reabsorción alveolar. Son de elección en PPR a extremos libres y cuando se necesita una mayor resiliencia en los extremos posteriores.

Prótesis fija

Restauración en el paciente edéntulo parcial con aparatos denominados coronas o puentes, que no pueden ser retirados a voluntad del paciente.

En la secuencia habitual para el tratamiento de pacientes con edentulismo parcial con prótesis fijas, el odontólogo talla los dientes que servirán como soporte, denominándose dientes pilares, sobre los cuales se cementarán las prótesis fijas minuciosamente ajustadas.

Conceptos generales para el tratamiento con prótesis fija dentosoportada

Dientes pilares

- El diente seleccionado como pilar idealmente debe ser vital.
- No deben presentar movilidad.
- Los tejidos de sostén adyacentes deben estar sanos. Un diente periodontal no es un buen candidato para utilizarse como pilar.
- Los dientes pilares deberán soportar las fuerzas dirigidas al diente ausente, además de las dirigidas a ellos mismos.
- La proporción corona- raíz idealmente debe ser 2:3, siendo el mínimo 1:1.
- Las raíces más favorables son aquellas más anchas mesio-distalmente que vestibulolingualmente, no redondas, divergentes y con curvaturas.

Características del tallado

Conservador. Las preparaciones dentarias se deben realizar con el menor gasto posible de estructura dentaria, evitando sacrificar zonas sanas. La cantidad de tallado vendrá determinada por el retenedor elegido, que deberá ser aquel que permita una mayor preservación dental.

Retención, soporte y estabilidad. El **soporte,** entendido como la capacidad de la prótesis para oponerse a las fuerzas intrusivas, viene determinado por el contacto del retenedor con la superficie oclusal y el margen de la preparación, siendo necesaria una adecuada adaptación entre ambos.

La **retención** es la capacidad de la restauración protésica para oponerse a las fuerzas extrusivas, que tiende a desplazarlas de su ubicación original. Viene determinada por la fricción o contacto entre las paredes axiales de la preparación y la cara interna del retenedor. La fricción será mayor cuanto mayor sea la superficie de contacto y mejor la adaptación de las superficies.

Por **estabilidad** se entiende la capacidad que tiene la restauración protésica para oponerse al resto de fuerzas (horizontales y oblicuas), que tienden a inducir desplazamientos a través de los tres ejes del espacio.

SOLIDEZ ESTRUCTURAL

Significa que la reducción dentaria debe ser suficientemente precisa como para permitir que el grosor de la restauración sea capaz de soportar las fuerzas que actúan sobre ella para evitar deformaciones y fracturas, a la vez que permite el diseño de una morfología adecuada sin sobrecontorneados o subcontorneados.

Márgenes perfectos

El margen ideal debe localizarse en el esmalte dental (evitando el tallado del cemento). Esta localización permite aumentar la precisión del profesional que lo talla y la fidelidad al protésico. También facilita la higiene del paciente. Además, no debe causar daños periodontales ni generar trastornos estéticos, a la vez que debe contribuir a conservar la mayor altura posible de la preparación. Los márgenes más frecuentes son en filo de cuchillo, en escalón, en hombro y en chaflán.

Integridad periodontal

El tallado se debe extender lo mínimo bajo el surco gingival.

Tipos de prótesis fijas

Coronas

Se trata de una restauración cementada que reconstruye la morfología, función y contorno de la porción coronal dañada de un diente. En función de la superficie de recubrimiento de la corona distinguimos dos tipos: coronas de recubrimiento parcial y total.

Restauraciones de coronas con recubrimiento parcial

Extracoronales

Recubren parte de la estructura del diente, respetando el resto de las estructuras dentales. Las más conocidas son las coronas 3/4, la 7/8 y la media corona, aunque han caído en desuso.

En los dientes del sector anterior es frecuente el empleo de **carillas o frentes laminados,** que son prótesis parciales fijas adhesivas que recubren la cara vestibular de un diente anterior, con el objetivo de modificar el color, la forma, volumen y/o

Tabla 15-2. Características de las carillas o frentes laminados	
Ventajas	• No invasivas y conservadoras (4 veces menos tallado que para la corona completa) • Tolerancia pulpar y periodontal (márgenes supragingivales) • Estética adecuada • Rápida preparación clínica
Desventajas	• Muy sensibles a la técnica • Frágiles • Riesgo de descementado • Riesgos en pacientes con parafunciones

función, conservando la mayor cantidad de estructura posible. Se unen al esmalte del diente tallado por medio de resinas compuestas de unión (**Tabla 15-2**).

Intracoronales

Una incrustación es una restauración intracoronal que recubre total o parcialmente la cara oclusal de un diente posterior. Pueden ser de metal o de cerámica. Se distinguen tres tipos (*Inlay*, *Onlay* y *Overlay*).

Restauraciones de coronas con recubrimiento total

Son restauraciones que recubren la totalidad de las paredes axiales y la superficie oclusal del diente. En función del material distinguimos:

- **Coronas metálicas coladas:**
  Son restauraciones de recubrimiento total y de estructura metálica confeccionadas a medida. Sus principales indicaciones son dientes con destrucción coronal extensa, prótesis fijas de corona clínica corta y preparaciones para sostener una PPR. En los pacientes en los que deben restaurarse dientes posteriores muy dañados, deberían considerarse las coronas metálicas coladas por su longevidad. Están contraindicadas en zonas de alto impacto estético.

- **Coronas Jacket cerámicas:**
  Son restauraciones unitarias constituidas exclusivamente por varias capas de porcelana. Entre sus ventajas destacan estética excelente, ausencia de conductividad térmica, biocompatibilidad y gran resistencia a los agentes químicos. Sin embargo, tienen menor resistencia que las metálicas, exigen un tallado más agresivo, las preparaciones deben ser muy precisas, la fase de laboratorio es compleja y su coste es elevado.
  Las **indicaciones** de las coronas Jacket son las siguientes:
  – Alteraciones del color, forma y posición.
  – Diastemas.
  – Restauraciones conservadoras sin resultado estético aceptable.
  – Fracturas dentales.
  – Alteraciones oclusales.

- **Coronas Venner**
  Son restauraciones metálicas coladas de recubrimiento total que llevan un frente estético de resina en su superficie vestibular. Es una alternativa estética de bajo coste, de fácil fabricación y reparación y que no genera abrasiones en los dientes antagonistas.
  Entre sus inconvenientes se encuentran el diferente coeficiente de expansión térmica entre metal y resina, y que la adhesión entre resina y metal no es perfecta.

- **Coronas metal-porcelana**
  Son restauraciones constituidas por un fino colado metálico o cofia sobre el que se colocan varias capas de porcelana, combinando la resistencia y ajuste de los colados metálicos con la estética de la porcelana. En comparación con la preparación de una corona colada, una preparación adecuada para una corona de metal-porcelana requiere una reducción dental adicional considerable en las zonas en las que el metal se va a cubrir con porcelana, lo que hace que la preparación de coronas de metal-porcelana sea uno de los métodos menos conservadores para la estructura dental. Sus indicaciones son similares a las de las coronas metálicas, con la adición de un mejor resultado estético, por lo que se pueden usar en dientes anteriores: destrucción dental extensa, imposibilidad para el uso de una restauración más conservadora, y necesidad de retención y resistencia elevados.

Puentes

Prótesis fija que sustituye un edentulismo de uno o más dientes mediante el apoyo permanente en dientes remanentes o en implantes, y que no puede ser retirada por el paciente.

Componentes de un puente

- **Diente pilar:** diente o dientes sobre los que va cementado el retenedor del puente.
- **Retenedor:** parte del puente que va cementada sobre el diente pilar. Se clasifican en:
  – **Radiculares o intrarradiculares.** También son conocidos como espigas, postes o perno-muñón. Son elementos que se ubican en el interior radicular. Su función es mejorar la retención de la restauración que se va a realizar, y reforzar la raíz y corona dental, disminuyendo la probabilidad de fractura por las fuerzas de oclusión.
  Para emplearlos es preciso realizar un tratamiento de conductos previo en el diente pilar. La raíz debe estar en buen estado, con una longitud, grosor y resistencia suficientes; la reabsorción ósea debe ser escasa o nula y el tejido periodontal debe estar sano. La longitud de estos retenedores debe ser, como mínimo, igual a la de la corona clínica que queramos restaurar, siendo lo más recomendable 2/3 de la longitud radicular. Además, deben preservarse, al menos, 3 mm de gutapercha en el ápice radicular.
  – **Coronales:**
    ▪ Intracoronales. Incrustaciones (*inlays y onlays*).
    ▪ Extracoronales, de recubrimiento total o parcial.

- **Póntico.** Es la parte de un puente que reemplaza, repone y ocupa el lugar de un diente ausente, a la vez que restaura la función y la estética, manteniendo la salud de la mucosa y de los componentes del sistema estomatognático.
- **Conector.** Es un elemento de unión de los retenedores con el póntico o de los pónticos entre sí. Son los encargados de trasmitir las fuerzas oclusales a los pilares y, por lo tanto, son la parte de mayor riesgo de fractura de los puentes. Se clasifican en:
  - Rígidos. Son los más usados, habitualmente, de forma ovoide.
  - No rígidos. Las principales indicaciones son la existencia de dientes intermedios, puentes que interesan al sector anterior y posterior simultáneamente, puentes largos o cuando los pilares no están paralelos.

Factores de los que depende la resistencia y duración de un puente

- Características y disposición de los dientes pilares.
- Ley de Ante. "El área de la superficie de las raíces de los dientes pilares deber ser igual o superior que el área de la superficie radicular de los dientes que van a ser reemplazados por pónticos".
- Longitud, grosor y forma del puente. Los puentes largos son menos rígidos que los cortos.
- Materiales del puente.
- Ajuste oclusal.

Tipos de puentes

- **Fijo-fijo.** Está compuesto por un póntico conectado rígidamente a uno o más retenedores en cada uno de sus extremos.
- **Cantiléver o en extensión.** El póntico está unido con un conector solamente en uno de los extremos, a uno o más retenedores, extendiéndose en voladizo hacia mesial o distal. Requiere una valoración favorable del pilar, pues presenta como desventaja el establecimiento de un brazo de palanca sobre el pilar.
- **Maryland.** Está formado por un póntico y dos pequeñas aletas metálicas cementadas a las caras lingual/palatina de los dientes adyacentes. Entre sus ventajas destaca que precisa de un tallado mínimo y que no altera la estética del paciente. Por el contrario, se recomienda únicamente para la restitución de un solo diente, y su empleo en los sectores posteriores es controvertido.

Prótesis implantosoportada

Se trata de una prótesis dental diseñada para ser retenida y/o soportada por implantes osteointegrados mediante elementos intermedios que relacionan la prótesis con la fijación implantada. Pueden ser fijas, removibles o mixtas.

Entre las ventajas generales de las prótesis implantosoportadas destacan las siguientes:

- No precisa dientes remanentes.
- Todos los componentes son prefabricados, por lo que el engranaje es perfecto y la retención de placa es menor.
- La aceptación psicológica del paciente es mayor, pues aporta un buen resultado estético y una buena fonética.
- Mejoran o restablecen la propiocepción oral (percepción oclusal).
- Disminuye la reabsorción ósea (20 veces con respecto a la PPR).
- Disminuye los trastornos craneomandibulares.

Por el contrario, su uso está limitado en determinadas patologías óseas, y la cantidad de hueso remanente constituye el factor limitante en la cirugía de implantes y, a veces, son necesarios injertos óseos, distractores o elevaciones de seno. Además, aunque es infrecuente, los implantes se pueden fracturar si sufren sobrecarga oclusal.

Clasificación

- *Prótesis fija sobre implantes.* Restauración protésica que el paciente no puede remover. Estas prótesis pueden ir cementadas o atornilladas al implante. Se dividen, a su vez, en prótesis implantosoportada unitaria fija y prótesis implantosoportada tipo puente.
- *Prótesis removible sobre implantes.* Permite su remoción y facilita la higiene por parte del paciente. Se dividen en sobredentadura y prótesis híbrida o fija-removible.

La clasificación de las restauraciones implantosoportadas según Misch se describe en la **Tabla 15-3**.

Tabla 15-3. Clasificación de Misch de las restauraciones implantosoportadas

Tipo	Características
PF-1	• Prótesis fija • Solo reemplaza la corona • Parece un diente natural
PF-2	• Prótesis fija • Reemplaza la corona y una porción de la raíz • El contorno de la corona parece natural en la mitad oclusiva, pero está elongada o hipercontorneada en la mitad gingival
PF-3	• Prótesis fija • Reemplaza las coronas perdidas y la porción y color gingival del sitio edéntulo • La prótesis suele usar con frecuencia dientes de dentadura y encía acrílica, pero puede ser de metal o porcelana
PR-4	• Prótesis removible • Sobredentadura soportada completamente por implantes
PR-5	• Prótesis removible • Sobredentadura soportada por tejidos blandos e implantes

Prótesis implantosoportada unitaria fija

Prótesis dental sobre un implante creada con la finalidad de restaurar la estética y función de un diente que se ha perdido previamente. La corona protésica se coloca directamente o, más frecuentemente, a través de un pilar de prótesis sobre un implante osteointegrado.

En el tratamiento de los pacientes parcialmente edéntulos con prótesis implantosoportadas fijas en sectores anteriores prima la estética. En cambio, en los sectores posteriores se deben tener en cuenta tanto los aspectos estéticos como la funcionalidad. En los sectores posteriores, la predictibilidad de los implantes es menor que en los anteriores, debido a las mayores cargas y a la peor calidad ósea.

Como consideraciones al diseño de las prótesis unitarias sobre implantes destacan que el pilar siempre deberá llevar un sistema antirrotacional, que nunca deben usarse como guías únicas en movimientos excéntricos, y que los contactos oclusales deben ser ligeramente más suaves que en el resto de los dientes, por la ausencia del ligamento periodontal.

Diferencias entre la prótesis atornillada y la cementada

Las **prótesis atornilladas** presentan como principal ventaja la fácil remoción. Además, permiten una mejor corrección de la ausencia de paralelismo de los pilares. Estarían indicadas cuando la altura oclusal es menor de 5 mm y cuando la plataforma del implante está más de 3 mm submucosa. Sin embargo, el tornillo es el punto de mayor tensión de las cargas oclusales, por lo que presentará riesgo de fracturarse.

Por otro lado, en las **prótesis cementadas**, el cemento tiene un cierto efecto amortiguador, que compensa los pequeños desajustes pasivos, y se consigue una mejor distribución de la carga oclusal. También la estética es mejor y son la única posibilidad en caso de emergencia inadecuada en los dientes del sector anterior. El principal inconveniente de la prótesis cementada es la posibilidad de que queden restos de cemento a nivel subgingival; el motivo radica en el riesgo que conlleva desarrollar periimplantitis.

Pilares de prótesis

Se trata de aditamentos presentes en la mayoría de los sistemas de implantes, que se atornillan al implante y sobre los cuales se asienta la prótesis. En función del tipo de implante empleado tendrán diferentes componentes, aunque en todos los sistemas existen diferentes tipos: para atornillar, para cementar, angulados, con sistema antirrotacional, cerámicos, etc. En los casos de prótesis cementada se emplearán pilares individualizados para garantizar que los márgenes estén en la superficie y que la retirada de los excesos de cemento sea predecible. Si se está en el sector anterior, la única posibilidad de dejar el margen de un pilar yuxtagingival o supragingival sin perjudicar la estética es que sea ceramizado. Los pilares de titanio individualizados son ideales para la mayoría de los casos unitarios en el sector posterior, son altamente biocompatibles y fuertes.

Prótesis implantosoportada tipo puente

Se trata de una prótesis fija implantosoportada que repone más de un diente. Están indicadas en pacientes con edentulismo reciente, con poca reabsorción ósea y con la línea de sonrisa baja.

Las ventajas e inconvenientes son prácticamente las mismas que las de la prótesis unitaria implantosoportada, añadiendo el éxito predecible de los puentes implantosoportados en la región mandibular anterior. En casos de reabsorción ósea intensa, también puede ser factible la simulación de encía perdida mediante la adición de acrílico o porcelana rosa en el puente.

Características de los puentes implantosoportados

- Las coronas se deben ferulizar siempre que se pueda.
- La distancia mínima entre el punto central de dos implantes es de 7 mm.
- La distancia mínima entre un implante y el diente adyacente es de 1,5 mm.
- La anchura recomendada del reborde alveolar debe ser de 6 mm.
- Los implantes múltiples se colocan escalonados o en trípode.
- Los pilares, en el caso de los puentes, no precisan un sistema antirrotacional.

Sobredentadura

Prótesis removible, generalmente completa, que porta mecanismos adicionales de retención, que posibilitan su fijación en implantes para mejorar su función. Este sistema proporciona retención, puesto que las fuerzas de la masticación van a seguir incidiendo sobre la encía.

Se encuentran indicadas en edéntulos totales con dificultades para la retención de sus prótesis convencionales, y siempre que no sea posible realizar prótesis sobre implantes.

Tipos de sobredentaduras

Clasificadas según el número de implantes y su soporte:

- Sobredentaduras mucosoportadas e implantorretenidas: sobre 2-4 implantes.
- Sobredentaduras mucoimplantosoportadas o mixtas: sobre 5-6 implantes.
- Sobredentaduras implantosoportadas: sobre 8-12 implantes.

Sistemas de retención

Elementos protésicos que anclan la prótesis al implante. Se dividen en barras, bolas o ataches e imanes.

- **Barra**. Estructura fijada sobre los implantes, sobre la que se acopla un clip de retención, que a su vez va insertado en la prótesis. Las barras proporcionan una retención mayor que otros sistemas y, además, permiten mayores disparalelismos de los implantes. Entre las desventajas de las barras figuran un coste añadido, procedimientos clínicos y de laboratorio más complejos y una higiene más dificultosa, con frecuentes mucositis.

- **Bolas o ataches.** Se colocan de forma independiente sobre cada implante y constan de un macho o bola, y una hembra o anillo de retención. Está indicado cuando la calidad ósea es buena y en implantes largos.
- **Imanes o retenedores magnéticos.** Se componen de un mantenedor que se atornilla a los implantes y un imán que se ancla a la prótesis. Es el sistema de retención menos empleado.

Prótesis híbrida o fija-removible de metal-resina

Prótesis fija de metal-resina atornillada sobre 5 o 6 implantes anteriores, y que se extiende posteriormente a los implantes más distales. La estructura metálica asienta sobre los pilares protésicos de los implantes y sobre ella se coloca la parte acrílica, que reproduce la encía y los dientes. No reponen el tejido óseo perdido, por lo que queda un espacio entre la prótesis y el reborde alveolar. Se usan preferentemente en la mandíbula.

Las ventajas de ambos sistemas se resumen en la **Tabla 15-4**.

Oclusión en prótesis implantosoportada

Una oclusión estable influye en la longevidad de los implantes, ya que la causa principal de pérdida de implante es la reabsorción ósea por sobrecarga oclusal.

Las fuerzas oclusales que soporta un implante pueden ser verticales o axiales, soportables por el sistema; y horizontales u oblicuas. Estas últimas crearán tensión en la zona de la cresta alveolar y producirán reabsorción ósea, dado que los implantes carecen de ligamento periodontal y, por tanto, de movilidad fisiológica.

Modificaciones en los principios de "oclusión mutuamente protegida" para adaptarlos al comportamiento biomecánico de los implantes

Se basan fundamentalmente en variaciones de la anatomía de las restauraciones. La inclinación cuspídea es uno de los factores más importante en la distribución de las fuerzas oclusales.

Tabla 15-4. Rehabilitación de arcadas completas

Ventajas sobredentadura	Ventajas prótesis fija
Menor coste económico	Comportamiento biomecánico similar al de los dientes naturales
No requiere técnicas de regeneración	Alta estética y confort
Proporciona soporte labial	Buena capacidad masticatoria
Mantenimiento sencillo por parte del paciente	Menor mantenimiento y buen envejecimiento de la prótesis
Posibilidad de quitar la prótesis por la noche, en caso de parafunciones	Menor atrapamiento de comida

A medida que se aumenta la inclinación de las cúspides, se produce una fuerza resultante más distante del implante, lo que origina un par de fuerzas más exagerado. Las restauraciones con cúspides planas transmiten menos fuerza a los implantes, por tanto, los contactos oclusales en las coronas sobre implantes deben ser realizados idealmente sobre una superficie plana perpendicular al cuerpo del implante. A nivel anterior, esta situación se logra modificando la superficie palatina del incisivo superior para que sirva de tope lingual al incisivo inferior. A nivel posterior, se debe aumentar la anchura del surco central hasta obtener una fosa horizontal (1,5 mm) y remodelar la cúspide antagonista. De esta manera, la fuerza resultante incide directamente sobre la fosa central, justo encima del cuerpo del implante, lográndose así una distribución axial de la carga.

Otro factor que debemos modificar es el tamaño de la superficie oclusal. Se recomienda una reducción de la superficie oclusal respecto a los dientes adyacentes de un 30-35 %, ya que no conviene que supere en exceso al diámetro del implante. Cualquier dimensión mayor que la anchura del implante genera un efecto *cantilever* y una distribución de fuerzas inadecuada. Además, con una superficie oclusal reducida se facilita la higiene oral y se reduce el riesgo de fractura de la restauración.

En las rehabilitaciones de sector maxilar posterior es mejor realizar una mordida cruzada para evitar el cantilever vestibular.

Otro factor que debemos controlar es el equilibrado de las fuerzas oclusales entre los implantes y los dientes. Cuando colocamos una restauración implantosoportada en una arcada parcialmente desdentada, se deben eliminar los contactos prematuros hasta que la prótesis sobre implantes tenga un contacto suave y los dientes adyacentes tengan unos contactos más marcados, ya que las fuerzas oclusales hacen que los dientes se intruyan gracias el ligamento periodontal y se sitúen al mismo nivel oclusal que las restauraciones.

Cuando el antagonista es dentición natural, debemos usar la oclusión mutuamente protegida. En estos casos es fundamental que la máxima intercuspidación coincida con la relación céntrica. Además, es fundamental que haya «libertad en céntrica», es decir, que esta posición admita un pequeño deslizamiento mandibular (1-1,5 mm) sin perder los contactos oclusales. Para ello, se debe modelar una anatomía coronaria poco pronunciada mediante cúspides bajas y fosas amplias. De esta manera, además de evitar prematuridades, se logra una distribución axial de las cargas oclusales. La guía incisal debe ser lo más plana posible, siempre y cuando permita la disclusión de los dientes posteriores. Cuando la mandíbula realiza un movimiento de lateralidad, deben existir contactos en el lado de trabajo para descluir inmediatamente el lado de no trabajo. La guía más deseable en este tipo de rehabilitaciones es la función de grupo.

En las sobredentaduras, el modelo oclusal más adecuado es la oclusión balanceada bilateral.

CAD/CAM Y FABRICACIÓN ADITIVA

El CAD/CAM es una tecnología que permite realizar prótesis mediante un soporte informático que ayuda a diseñar la estructura, y un sistema posterior de mecanizado, sinterizado,

sinterizado-fresado e impresión 3D, que trabaja a las órdenes de un diseño generado en ordenador. Para la incorporación a la prótesis sobre implantes es necesaria una tecnología que identifique la posición del implante, su conexión en la boca del paciente y que pueda ser replicada en el ordenador. Estos elementos, denominados "*scan bodies*" permiten la realización de un modelo de trabajo virtual y pueden ser incorporados al mismo desde un escaneado intraoral del implante.

El sistema de trabajo en un laboratorio de CAD/CAM utiliza técnicas de fresado o sinterizado-fresado, así como la impresión 3D para los modelos. Se pueden fabricar prótesis en una amplia gama de materiales: Cr-Co, titanio, zirconio, disilicato de litio y en diferentes materiales para provisionales (PMMA, Composites). Este flujo de trabajo proporciona gran versatilidad en los acabados de las prótesis mejora el ajuste y la rapidez de realización de los trabajos, y garantiza un ajuste pasivo y precisión en las estructuras. Las restauraciones que podemos conseguir con este tipo de tecnología van desde coronas unitarias hasta rehabilitaciones completas cementadas o atornilladas. Pueden también realizarse barras y supraestructuras para prótesis híbridas, así como personalización de anclajes específicos para sobredentaduras.

La impresión 3D es una parte emergente de este tipo de procedimientos que está permitiendo la realización de prótesis provisionales, fundamentalmente, de resina, y prótesis transicionales o de carga inmediata. En cuanto a la elaboración de las prótesis definitivas, el sistema de sinterización presenta más ventajas, como menor coste y mayor productividad, que el fresado. El fresado presenta mejores características de reproductibilidad precisión y calidad.

 PUNTOS CLAVE

- La oclusión ideal **(Relación de oclusión céntrica)** sería la situación en la que la máxima intercuspidación y la relación céntrica coinciden; es decir, cuando el mayor número de contactos dentarios coincide con la situación más posterior, superior y medial de los cóndilos mandibulares.
- La **oclusión mutuamente protegida** es la ideal en dientes naturales y prótesis fijas; en este esquema se produce disoclusión posterior, al hacer movimientos de protrusión mandibular y disoclusión lateral en el lado de balance, al hacer movimiento de lateralidad hacia el lado de trabajo.
- En la prótesis completa se deben seguir los principios de la **oclusión balanceada bilateral**, que es aquella en la que existe un contacto simultáneo de los dientes superiores e inferiores en ambos lados, y en las zonas oclusales anteriores y posteriores, tanto en relación céntrica como en posición excéntrica.
- Los objetivos de la oclusión en implantoprótesis son mantener la carga oclusal dentro de unos límites fisiológicos. Para esto es fundamental incrementar el área de soporte, mejorar la dirección de las fuerzas y reducir su magnitud. Los **procedimientos quirúrgicos y protésicos deben estar basados en principios biomecánicos**.

BIBLIOGRAFÍA

Carr AB, Brown DT. McCracken's Removable Partial Prosthodontics (13ª ed.). Mosby, 2015.

Lang LA, Garcia LT. Prosthodontics, An Issue of Dental Clinics of North America (The Clinics: Dentistry Book 63).

McGarry TJ, Nimmo A, Skiba JF, et al. Classification system for partial edentulism. J Prosthodont. 2002;11:181-93.

Misch CE. Prótesis Dental Sobre Implantes. Elsevier España, 2015.

Okeson JP. Tratamiento de Oclusión y Afecciones Temporomandibulares (8ª edición). Elsevier, 2019.

Rosenstiel SF, Land MF, Fujimoto J. Prótesis fija contemporánea (5ª edición). Elsevier, 2016.

 AUTOEVALUACIÓN

Quistes maxilares. Técnicas de apicectomía. Quistectomías

16

J. Forigua Duque y F. Falahat Noushzady

OBJETIVOS

• Abordar el conocimiento de la patología quística maxilofacial.
• Incidir en el diagnóstico clínico y diferencial.
• Proporcionar guías para el tratamiento.

INTRODUCCIÓN

Los quistes maxilares son una patología significativa en el campo de la cirugía maxilofacial, debido a su frecuencia de aparición y a las implicaciones clínicas y anatómicas que presentan. Estos quistes, estructuralmente, son cavidades patológicas en el tejido óseo maxilar, delimitadas por una pared externa de tejido conectivo y un revestimiento interno de epitelio. Dicho epitelio puede presentar variaciones en su tipo, afectando a la forma en que el quiste se comporta y se presenta en un contexto clínico. El contenido de la cavidad quística suele ser un líquido de tipo acuoso, semisólido o coloidal, que es resultado de un proceso de secreción anómala de las células epiteliales involucradas.

El crecimiento de estos quistes es, en general, de ritmo lento. Esto se debe, en parte, a la combinación de una presión osmótica interna constante y a la liberación de diversos factores de crecimiento y prostaglandinas, los cuales contribuyen a la resorción ósea alrededor del quiste. A medida que la cavidad crece, se produce una expansión progresiva, que, con el tiempo, puede llegar a alterar tanto la estructura como la función de la región afectada.

La génesis de los quistes maxilares se asocia, principalmente, a restos de tejido epitelial odontogénico, que quedan atrapados dentro del hueso durante los procesos de formación y desarrollo dental (odontogénesis). Estas formaciones patológicas pueden surgir tanto en el maxilar superior como en la mandíbula y, debido a su crecimiento lento, suelen ser asintomáticas en las primeras etapas de su desarrollo, lo que dificulta la detección temprana en ausencia de estudios de imagen de rutina.

Con el paso del tiempo, y a medida que los quistes crecen, pueden comenzar a manifestarse con síntomas específicos, entre los que se incluyen:

• Dolor o molestias localizadas, particularmente, en caso de infección.
• Dificultad en la masticación y deglución, debido a la presencia y ubicación del quiste.
• Deformidad, asimetría facial e hinchazón, en casos de quistes de gran tamaño que afectan a la estética y a la funcionalidad facial.
• Pérdida de sensibilidad o acorchamiento en la región afectada, como resultado de la compresión de estructuras nerviosas adyacentes.
• Desplazamiento y aflojamiento de piezas dentales cercanas, con efectos sobre la integridad dental y la alineación oclusal.

En etapas avanzadas, los efectos de la reabsorción ósea pueden provocar, incluso, la exposición de las raíces dentales, comprometiendo su estabilidad y predisponiendo a fracturas patológicas del hueso maxilar.

El diagnóstico de los quistes maxilares es, con frecuencia, incidental, debido a exploraciones radiográficas de rutina. Para confirmar el diagnóstico y evaluar la extensión del quiste y su relación con las estructuras circundantes, es necesario realizar una serie de procedimientos diagnósticos, entre los que se destacan:

• Historial médico y dental completo del paciente, complementado por un examen físico exhaustivo de la zona maxilofacial.
• Pruebas de imagen, como, por ejemplo, radiografías panorámicas, periapicales y tomografías computarizadas (TC), que permiten una visualización detallada de la estructura y ubicación del quiste.
• Resonancia magnética (RM), que se utiliza en casos complejos o cuando se sospecha una posible afectación de estructuras adyacentes o nobles.

- Biopsia, que se reserva para casos en los que es necesario confirmar la naturaleza histológica del quiste, debido a que ciertos tumores benignos o malignos pueden simular la apariencia de un quiste maxilar en las imágenes radiográficas. El análisis histopatológico es, por tanto, un componente esencial para asegurar un diagnóstico certero y definitivo.

CLASIFICACIÓN

La primera descripción documentada de quistes en la región maxilar la realizó Scultet en el año 1657. Posteriormente, Fauchard estableció la relación entre estos quistes y el sistema dental. No obstante, hasta 1839 no se publicaron los primeros estudios detallados sobre quistes y neoplasias odontogénicas, en una época en la que se creía que los quistes eran la causa directa de la necrosis dental, en lugar de una consecuencia.

En 1972, la Organización Mundial de la Salud (OMS), bajo la dirección de Pindborg y Kramer, publicó una clasificación histológica de tumores odontogénicos, que estableció las bases para la identificación y el estudio de los quistes maxilares. Esta clasificación fue mantenida durante más de una década, aunque sufrió revisiones significativas en 1985 gracias a la experiencia de Main, y aportes adicionales de Jacoway y Krolls en el mismo año.

Desde entonces, diversos autores, como Gorlin y Bhaskar, han contribuido a perfeccionar esta clasificación, adaptándola a los avances en el conocimiento de la patología maxilofacial.

En la clasificación de 2017, los quistes maxilares fueron divididos en dos categorías principales: los quistes odontogénicos de origen inflamatorio y los quistes odontogénicos de desarrollo. Esta clasificación establece una distinción importante, basada en el origen del proceso patológico, facilitando la identificación y el manejo clínico de los distintos tipos de quistes.

En la revisión de 2022, la OMS consolidó el término general de "quistes maxilares", sin subdivisiones adicionales. No obstante, para mejorar la comprensión y manejo de estas patologías, se mantiene la subdivisión entre quistes odontogénicos inflamatorios y de desarrollo, así como otros quistes maxilares. Esta clasificación permite enfatizar los aspectos relacionados con el origen patológico de cada tipo de quiste y facilita su diferenciación tanto en el diagnóstico como en el tratamiento. Con fines didácticos se describirá también este esquema que agrupa a los quistes maxilares en función de si están recubiertos o no por epitelio, abarcando así a los llamados pseudoquistes. Dentro de este subgrupo se diferencian aquellas lesiones que tienen su origen en procesos inflamatorios y aquellas que se deben a causas de desarrollo. Además, hemos incluido entidades, que, aunque en clasificaciones previas fueron excluidas o agrupadas bajo categorías generales, en esta clasificación reciben atención individualizada, debido a su importancia en la literatura y su relevancia clínica.

Los quistes inflamatorios son los que surgen a partir de la proliferación epitelial odontogénica, influenciada por procesos inflamatorios crónicos. Este grupo incluye quistes como el quiste radicular o periapical, que es el tipo de quiste odontogénico más frecuente, representando alrededor del 65 % de los casos. Su patogenia se relaciona con la inflamación crónica derivada de caries profundas o traumas dentales y su crecimiento es lento, pero sostenido.

Los quistes de desarrollo odontogénicos son aquellos relacionados con estructuras dentales o paradentales en formación. Ejemplos clave son el quiste dentígero, que se forma alrededor de la corona de un diente no erupcionado, y el queratoquiste odontogénico, caracterizado por una alta tasa de recurrencia y comportamiento clínico más agresivo.

El grupo de quistes del desarrollo no odontogénicos engloba a los quistes formados a partir de tejido ectodérmico atrapado en procesos de embriogénesis y se incluyen aquí entidades que se desarrollan en estructuras no directamente asociadas con el proceso odontogénico, como el quiste del conducto nasopalatino y el quiste nasolabial.

Los pseudoquistes carecen de revestimiento epitelial y presentan características patológicas que los diferencian de los quistes verdaderos. Entre ellos se encuentra el quiste óseo aneurismático, el cual, aunque tiene un aspecto radiológico similar al de otros quistes, no cuenta con un revestimiento epitelial auténtico, sino que está constituido por cavidades llenas de sangre rodeadas de tejido conectivo.

Las **tablas 16-1 y 16-2** ilustran las clasificaciones de 2017 y 2022, respectivamente, detallando los distintos tipos de quistes maxilares y proporcionando un marco de referencia para su estudio y diagnóstico.

La **tabla 16-3** destaca los criterios de diagnóstico esenciales, junto con la edad, el sexo y la preferencia de localización de la mayoría de los quistes maxilares descritos.

Tabla 16-1. Clasificación de quistes odontogénicos OMS 2017

Quistes inflamatorios
- Quiste radicular
- Quistes infamatorios colaterales

Quistes del desarrollo
- Quiste gingival
- Quiste dentígero
- Quiste odontogénico ortoqueratinizado
- Quiste Lateral periodontal, y quiste odontogénico botroide
- Quiste odontogénico calcificante
- Quiste odontogénico glandular
- Queratoquiste

Tabla 16-2. Clasificación de quistes odontogénicos OMS 2022

- Quiste radicular
- Quistes infamatorios colaterales
- Quiste ciliado postquirúrgico
- Quiste nasopalatino
- Quiste gingival
- Quiste dentígero
- Quiste odontogénico ortoqueratinizado
- Quiste Lateral periodontal, y quiste odontogénico botroide
- Quiste odontogénico calcificante
- Quiste odontogénico glandular
- Queratoquiste

Tabla 16-3. Destaca los criterios de diagnóstico esenciales junto con la edad, el sexo y la localización de la mayoría de los quistes maxilares descritos; incluyendo el quiste ciliado quirúrgico y el quiste del conducto nasopalatino.

Tipo de quiste	Edad, Sexo, localización	Criterios diagnósticos esenciales
Quiste radicular	4ta-5ta década Hombres Maxilar anterior	Dientes desvitalizados Zonas edéntulas (para el quiste residual) Epitelio escamoso estratificado no queratinizado
Quiste inflamatorio colateral paradental (PC)	4ta-5ta década Hombres Terceros molares mandibulares	Asociado con erupción parcial de pieza dental vital. Epitelio quístico escamoso estratificado no queratinizado
Quiste gingival	5ta-6ta década adultos Neonatos o infantes No predilección por sexo Región gingival premolar en adultos Cualquier localización para el tipo infantil	Adultos, en encía adherida Epitelio de revestimiento delgado. Infantil, zona alveolar, menores de 3 meses de edad.
Quiste dentígero	2da-3era década Hombres Terceros molares	Lesión radiolúcida bien definida en relación con la corona o diente no erupcionado. Epitelio escamoso estratificado no queratinizado con células basales en empalizada.
Quiste odontogénico ortoqueratinizante	3ra-4ta décadas Hombres Mandíbula, (ángulo, rama)	Epitelio de revestimiento con orto-queratinización Zonas dentulas.
Quiste Botroide	5ta-7ma décadas Hombres Región premoral, canina de la mandíbula.	Lesión multilocular/multiquística Placas epiteliales características.
Quiste odontogénico calcificante	2da-3era décadas No predilección por sexo Mandíbula y maxilar (levemente más frecuente en premaxila.)	Numerosas células fantasmas
Quiste odontogénico glandular	5ta-7ma décadas. No predilección por sexo Región anterior mandibular	Epitelio plano, con espesor uniforme, placas epiteliales focales, microquistes, proyecciones papilares
Queratoquiste odontogénico	3era-4ta décadas Hombres Rama y zona posterior mandibular	Epitelio para queratinizado Células basales hipercromáticas en empalizada.
Quiste ciliado postquirúrgico	5ta-6ta décadas No predilección por sexo Maxilar posterior	Historia previa de intervención, cirugía local. Quiste radiolúcido bien definido Epitelio de recubrimiento respiratorio
Quiste del conducto nasopalatino	4ta-6ta décadas Hombres Línea medida anterior de paladar duro	Epitelio no queratinizado, escamoso, o respiratorio.

QUISTES INFLAMATORIOS

Los quistes inflamatorios comprenden un grupo de lesiones que tienen su origen en la proliferación de epitelio odontogénico, estimulado por procesos inflamatorios crónicos. Dentro de este grupo se encuentran varios tipos de quistes, que se diferencian en su etiología, características clínicas y frecuencia de aparición. Según la revisión de Shear de 1983, los quistes inflamatorios más comunes son los radiculares, representando alrededor del 55 % de los casos, seguidos de los dentígeros (17 %), nasopalatinos (12 %) y primordiales (11 %). Otros tipos de quistes inflamatorios son los periodontales laterales, globulomaxilares, simples, de erupción, nasolabiales, gingivales del adulto y aneurismáticos.

QUISTE RADICULAR O PERIAPICAL

Patogenia

El quiste radicular, también conocido como quiste periodontal, es el quiste odontogénico más frecuente, y se observa, aproximadamente, en el 65 % de los pacientes con quistes inflamatorios. Su origen se atribuye a procesos inflamatorios crónicos, siendo generalmente, resultado de una caries extensa o de un traumatismo que provoca inflamación en los restos epiteliales de Malassez. Estos restos se derivan de la vaina epitelial de Hertwig, la cual proviene de la unión entre los epitelios internos y externos del órgano del esmalte dental.

El desarrollo del quiste radicular inicia con una periodontitis periapical, que provoca la necrosis de la pulpa dental. El quiste crece de manera progresiva, y debido a que las células epiteliales obtienen nutrientes por difusión desde el tejido conectivo circundante, las células situadas en la parte interna del quiste pueden perder acceso a estos nutrientes, causando necrosis en la zona central del quiste y formando así una cavidad.

Epidemiología

Los quistes radiculares son poco comunes en dientes deciduos (0,5 % de los casos) y suelen localizarse, principalmente, en la región anterior del maxilar superior, afectando, sobre todo, a los incisivos centrales. Dependiendo de la pieza dental comprometida, el quiste puede manifestarse con un abombamiento hacia el vestíbulo, la fosa nasal, el paladar o incluso hacia el seno maxilar.

Clínica

Por lo general, se asocian a dientes vitales, son asintomáticos y se descubren incidentalmente en radiografías periapicales. El diagnóstico diferencial con granulomas apicales puede ser difícil, ya que ambos presentan un ensanchamiento del espacio periodontal y una zona radiolúcida redondeada. No obstante, los quistes radiculares con frecuencia fistulizan a la mucosa, pueden formar cristales de colesterol y degenerar en colesteatoma.

Radiología

Aparecen como imágenes radiolúcidas de márgenes poco definidos, que se observan alrededor del ápice del diente. Pueden mostrar una fina capa cortical, que puede engrosarse en caso de infección.

Anatomía patológica

Los quistes radiculares tienen un revestimiento de epitelio escamoso estratificado no queratinizado, rodeado de una cápsula externa de tejido conectivo con colágeno, fibroblastos y vasos pequeños. Pueden contener cuerpos hialinos de Rushton y depósitos de colesterol.

Complicaciones y tratamiento

Si no se tratan, pueden crecer y expandirse lentamente. El tratamiento inicial es el tratamiento endodóntico del diente involucrado; tras un periodo de observación variable, se evalúa la necesidad de quistectomía o apicectomía.

QUISTE RESIDUAL

El quiste residual se forma en el lugar donde previamente existió un quiste radicular y se extrajo el diente, pero no se eliminó completamente el tejido quístico. En esencia, es similar al quiste radicular, pero su tratamiento y características clínicas pueden variar debido a la falta de la pieza dental.

Etiología y características

Puede aparecer debido a una quistectomía incompleta o a un granuloma que fue pasado por alto durante la extracción dental. Los quistes residuales tienden a alcanzar un tamaño mayor que los radiculares y pueden provocar desplazamiento de las estructuras vecinas.

Tratamiento

La quistectomía es el tratamiento preferido para evitar recurrencias.

QUISTE RADICULAR LATERAL

El quiste radicular lateral es una forma rara de quiste radicular que se sitúa a un lado de la raíz dental, en lugar de en el ápice.

Etiología

Su origen no está del todo claro, pero se han propuesto varias teorías, como infección en el ligamento periodontal, canales aberrantes, fracturas radiculares o perforaciones yatrogénicas.

Tratamiento

El tratamiento es similar al del quiste radicular, es decir, quistectomía para eliminar el tejido afectado.

QUISTES COLATERALES INFLAMATORIOS

QUISTE PARADENTAL INFLAMATORIO DE CRAIG

El quiste paradental inflamatorio, también llamado quiste colateral inflamatorio, fue descrito inicialmente por Main en 1970. Su origen es incierto, aunque se proponen tres hipótesis principales:

- Expansión folicular secundaria: según Craig (1976), la inflamación crónica destruye el periodonto y el hueso alveolar, causando la expansión del folículo dental.
- Proliferación del epitelio de Malassez: se ha sugerido que los restos epiteliales de Malassez pueden proliferar en respuesta a la inflamación.
- Continuidad con el epitelio de erupción dental: la erupción dental provoca una destrucción del periodonto, formando bolsas alrededor del diente.

Epidemiología

Los quistes paradentales suelen aparecer en la región distal de los terceros molares inferiores y son más comunes en varones.

Clínica y anatomía patológica

Suelen ser similares a los casos de pericoronaritis y presentan un epitelio escamoso no queratinizado, con infiltración de células inflamatorias.

Complicaciones y tratamiento

Pueden relacionarse con infecciones periodontales y se tratan mediante exodoncia del diente afectado y quistectomía. El pronóstico es generalmente favorable tras la extracción.

QUISTES DEL DESARROLLO ODONTOGÉNICOS

Los quistes del desarrollo odontogénicos están relacionados con los tejidos dentales o paradentales en fases embrionarias o en etapas previas a la erupción. Su origen tiene relación con:

- Restos de Malassez: estas células provienen de la vaina epitelial de Hertwig y permanecen en el ligamento periodontal incluso después de completarse la formación radicular.
- Epitelio del esmalte: rodea la corona dental una vez que el proceso de formación del esmalte ha finalizado.
- Restos de la lámina dental: conocidos como restos de Serres; estos fragmentos de tejido epitelial persisten en la región dentaria.

Estos quistes representan aproximadamente el 90 % de todos los quistes maxilares. A medida que crecen, pueden generar un incremento en la presión intraquística, lo que facilita la reabsorción del hueso adyacente y permite su expansión a tamaños significativos (**Fig. 16-1**).

En la clasificación de la OMS de 2022, los quistes gingivales (tanto en adultos como en niños), el quiste dentígero, el quiste odontogénico ortoqueratinizado, el quiste periodontal lateral y el quiste odontogénico botrioide permanecen sin cambios significativos respecto a ediciones previas.

QUISTE DENTÍGERO O FOLICULAR

El quiste dentígero, también llamado quiste folicular, se desarrolla a partir del epitelio que envuelve la corona de un diente no erupcionado, tanto normal como supernumerario. Su origen se debe a una acumulación de líquido entre el diente y el epitelio del esmalte, fenómeno que puede suceder en cualquier etapa previa a la erupción. Una característica distintiva del quiste dentígero es su relación con el folículo dentario, lo que explica su clasificación dentro de los quistes foliculares. De acuerdo con Staffner, cuando el espacio entre la corona dental y el área pericoronal es superior a 2,5 mm,

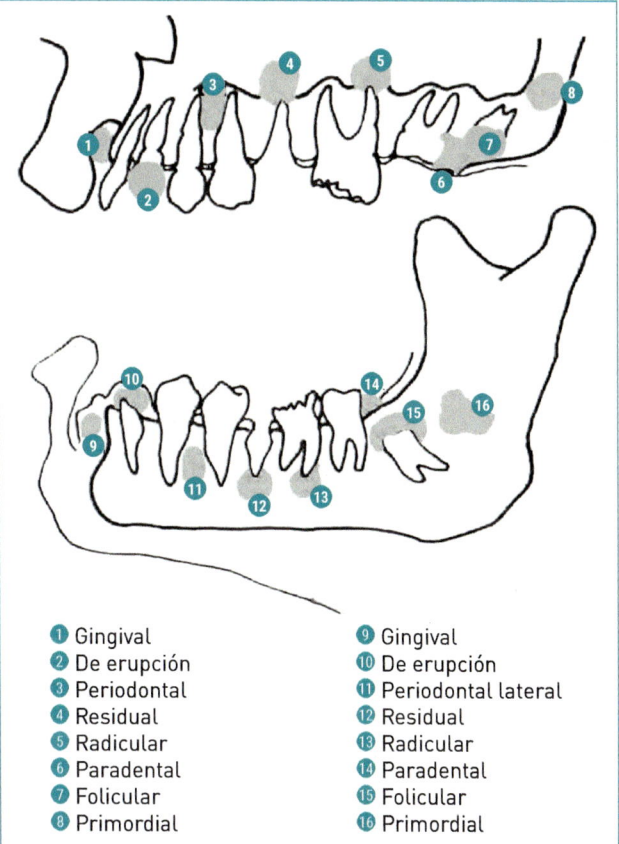

Gingival
De erupción
Periodontal
Residual
Radicular
Paradental
Folicular
Primordial

Gingival
De erupción
Periodontal lateral
Residual
Radicular
Paradental
Folicular
Primordial

Figura 16-1. Quistes odontogénicos. Localización habitual en el maxilar y la mandíbula.

se considera patológico. En situaciones donde hay dientes retenidos, incluso un espacio menor puede indicar patología (**Fig. 16-2**).

Etiología

La patogenia del quiste dentígero es el órgano del esmalte. Main sugirió que el aumento de presión en el folículo puede bloquear el retorno venoso, lo que conduce a un aumento de permeabilidad capilar y permite el paso de líquido rico en proteínas hacia el espacio pericoronal, lo cual explica su expansión.

Epidemiología

Aparece con mayor frecuencia en la mandíbula (75 % de los casos), principalmente, en el tercer molar inferior, seguido de los caninos superiores, el tercer molar superior y el segundo premolar inferior. En menor medida se presenta en premolares superiores e incisivos centrales superiores. La edad de aparición más común es durante la adolescencia y, en general, es una lesión solitaria. En casos específicos, como en el *síndrome de Gorlin-Goltz, la disostosis cleidocraneal y algunos tipos de amelogénesis imperfecta*, puede presentarse de forma múltiple o bilateral. Se han descrito quistes bilaterales en pacientes tratados con inmunosupresores, como ciclosporina A o bloqueantes de los canales de calcio.

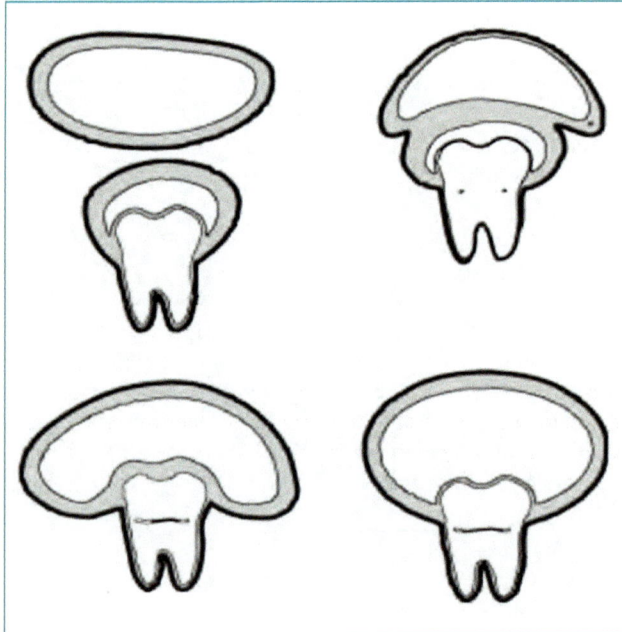

Figura 16-2. Tipos de quistes foliculares (coronario, lateral, periapical y cervical).

Manifestaciones clínicas

Habitualmente asintomático, el quiste dentígero puede ocasionar tumefacción y dolor si alcanza un tamaño considerable o se inflama. Al formarse alrededor de un diente incluido, se observa ausencia clínica de la pieza afectada en el arco dental. En casos raros puede causar desplazamiento de los dientes adyacentes o, incluso, perforación de la cortical ósea.

Radiología

Aparece en radiografías como una imagen radiolúcida unilocular, bien definida, rodeando la corona del diente no erupcionado y, habitualmente, presenta un borde esclerótico.

Anatomía patológica

El quiste dentígero tiene una cápsula delgada y fibrosa, derivada del folículo dental, que contiene fibroblastos jóvenes en un estroma con abundantes mucopolisacáridos. El epitelio es, generalmente, plano, con dos a cuatro capas de células no queratinizadas. Ocasionalmente, pueden hallarse células mucinosas, cuerpos hialinos o células ciliadas. La transformación maligna es rara; Yasuoka identificó únicamente 50 casos de carcinoma originado en quistes odontogénicos, incluidos los quistes dentígeros.

Complicaciones

El epitelio del quiste dentígero puede contener células con potencial ameloblástico. Ocasionalmente, pueden desarrollar neoplasias, como ameloblastomas, carcinoma epidermoide y carcinoma de células planas, con una incidencia del 5 % según la OMS, pudiendo llegar hasta el 17 %. La inflamación crónica podría ser un factor predisponente.

Tratamiento

El tratamiento de elección es la enucleación quirúrgica, siendo poco frecuente que haya recidivas. Si el quiste está asociado con un tercer molar o diente no erupcionado, es recomendable la extracción del diente junto con la cápsula quística. En pacientes jóvenes, si el diente tiene un desarrollo adecuado y posición favorable, puede realizarse una quistectomía conservadora, preservando el diente para su futura erupción. Si es necesario, puede emplearse tracción ortodóncica en casos de erupción retardada.

Pronóstico

Los quistes dentígeros suelen tener un excelente pronóstico con un tratamiento adecuado. La tasa de recurrencia es baja; sin embargo, puede ocurrir si no se realiza una enucleación o curetaje completo en el momento de la cirugía inicial.

QUISTE DE ERUPCIÓN

Patogenia

El quiste de erupción es una variante del quiste dentígero, que se forma en el tejido blando que rodea la corona de un diente en erupción. Suele aparecer como una tumefacción sobre la cresta alveolar. Este tipo de quiste tiene tendencia a resolverse espontáneamente, a medida que el diente erupciona y, en algunos casos, ni siquiera requiere intervención.

Epidemiología

Es más frecuente en niños, especialmente en el sexo femenino. La prevalencia en niños se estima entre el 0,8 y el 11 %, dependiendo del estudio. Según Aguiló et al., es más común en dientes permanentes maxilares.

Manifestaciones clínicas

Se observa como una tumefacción gingival blanda y fluctuante sobre la cresta alveolar. En ocasiones, la masticación puede provocar sangrado en el quiste, dando lugar a un hematoma de erupción.

Anatomía patológica

Al examinarse, el quiste de erupción está revestido por epitelio escamoso estratificado no queratinizado, similar al del quiste dentígero.

Tratamiento

Por lo general, no requiere tratamiento y se resuelve por sí mismo. En algunos casos, si el quiste impide la erupción dental, puede considerarse una pequeña incisión para facilitar el proceso.

QUISTE GINGIVAL

QUISTE GINGIVAL EN EL NIÑO

Origen y patogenia

El quiste gingival en los niños se origina a partir de restos de la lámina dental durante el desarrollo odontogénico temprano. Este quiste suele aparecer alrededor de los tres meses de vida. Aunque generalmente son lesiones pequeñas y asintomáticas, su evolución es limitada y tienden a resolverse por sí mismos o a abrirse espontáneamente a la superficie gingival sin necesidad de intervención.

Anatomía patológica

El epitelio del quiste gingival en niños es de tipo escamoso estratificado y puede contener calcificaciones distróficas y cuerpos hialinos. Algunas veces, se observan capas concéntricas de queratina en su interior.

Localización y clasificación

Los quistes gingivales en los niños suelen localizarse sobre la cresta alveolar. La clasificación propuesta por Fromm en 1967 es la más utilizada, dividiéndolos en tres categorías:

- **Perlas de Epstein:** Ubicadas en la cresta alveolar, formadas a partir de restos epiteliales embrionarios.
- **Nódulos de Bohn:** Aparecen a lo largo de la línea media del paladar.
- **Quistes gingivales:** Se localizan en el reborde alveolar tanto en el maxilar superior como en el inferior y tienen un origen odontogénico.

QUISTE GINGIVAL EN EL ADULTO

Etiología y características

En adultos, el quiste gingival proviene de residuos de la lámina dental en la encía y, ocasionalmente, se desarrolla en la reflexión del saco gingivodentario. A diferencia del quiste periodontal lateral, el quiste gingival en el adulto no está relacionado con el ligamento periodontal. Shafer et al. han propuesto, además, que el origen de estos quistes puede deberse a la implantación traumática del epitelio oral.

Manifestaciones clínicas

Se presenta típicamente como una pequeña lesión submucosa, de crecimiento lento, rellena de líquido y de color azulado o similar al de la encía circundante. Su tamaño es menor de 1 cm, y es de textura blanda y fluctuante al tacto.

Anatomía patológica

El revestimiento epitelial es escamoso, delgado y no queratinizado, con un espesor de dos a cinco capas celulares. Una rara variante de este quiste presenta epitelio queratinizado; Chehade y otros autores han propuesto denominarlo queratoquiste odontogénico periférico.

Radiografía y tratamiento

Generalmente, los quistes gingivales en adultos no muestran cambios radiográficos. Sin embargo, en algunos casos se observa una mínima erosión de la cresta alveolar. El tratamiento consiste en la extirpación quirúrgica y las recidivas son infrecuentes.

QUISTE PERIODONTAL LATERAL

Etiología y patogenia

El quiste periodontal lateral se origina por la proliferación de restos de la lámina dental, aunque existen otras teorías que sugieren que podría desarrollarse a partir de quistes primordiales de dientes supernumerarios, restos de Malassez o quistes dentígeros desplazados.

Epidemiología

La mayoría de los casos se presentan en personas de mediana edad, alrededor de los 50 años. Es una lesión relativamente poco frecuente.

Manifestaciones clínicas

Este quiste, generalmente, es asintomático y se encuentra en la zona periodontal de dientes vitales. Los dientes afectados pueden mostrar cierto grado de movilidad y, en algunos casos, el quiste se presenta como una masa gingival sobre el alveolo o en la cara lingual. Debido a su naturaleza asintomática, se suele descubrir de forma incidental en exámenes radiográficos de rutina.

Radiología

En las radiografías, el quiste periodontal lateral aparece como una lesión radiolúcida bien circunscrita y de pequeño tamaño, ubicada entre las raíces de dientes vitales. Su localización más frecuente es la región de los premolares mandibulares.

Anatomía patológica

El revestimiento del quiste es epitelio no queratinizado de una a tres capas de células de espesor y, ocasionalmente, se observan células claras que contienen glucógeno.

Complicaciones y tratamiento

Una vez extirpado, este tipo de quiste, generalmente, no presenta complicaciones. El tratamiento de elección es la quistectomía y la tasa de recurrencia es baja.

Pronóstico

El pronóstico es excelente tras la extirpación, con un bajo índice de recidiva.

QUISTE BOTRIOIDE ODONTOGÉNICO

Etiología y patogenia

El quiste botrioide odontogénico se considera una variante del quiste periodontal lateral, con una diferencia clave en su tendencia a formar compartimentos multiquísticos o multiloculares. Su desarrollo está asociado al crecimiento de islotes epiteliales dentro del hueso alveolar. Aunque su origen exacto es incierto, algunos especialistas sugieren que representa una forma expansiva del quiste periodontal lateral, dada su frecuencia en la región de los premolares.

Epidemiología

Es una entidad rara, con una mayor incidencia en adultos de 50 a 80 años. Existe una ligera preferencia por el área de los caninos y premolares, especialmente, en la mandíbula.

Manifestaciones clínicas

Generalmente, el quiste botrioide es asintomático, aunque en algunos casos puede producir inflamación local, dolor o, incluso, parestesia, si afecta a estructuras nerviosas adyacentes.

Radiología

Aparece en estudios radiográficos como una lesión multilocular radiolúcida, con límites bien definidos. Su tamaño varía, pudiendo oscilar de 0,5 a 4,5 cm y, aunque es comúnmente multiquística, también puede presentarse de forma unilocular en algunos casos.

Anatomía patológica

Histológicamente, el quiste botrioide presenta características similares al quiste periodontal lateral, pero con un diseño de compartimentos múltiples. El epitelio es delgado y no queratinizado, con un espesor de una a tres capas celulares.

Tratamiento y pronóstico

La quistectomía es el tratamiento de elección para este tipo de quiste. Dado su carácter multiquístico, es importante realizar una extirpación completa para minimizar el riesgo de recurrencia. Sin embargo, se han reportado recidivas en algunos casos (Phelan et al., Heikinheim et al. y Ramery Valauri), por lo que requiere un seguimiento cuidadoso tras el tratamiento quirúrgico.

QUERATOQUISTE ODONTOGÉNICO O QUISTE PRIMORDIAL

El queratoquiste odontogénico es uno de los quistes más ampliamente investigados, debido a su alta tasa de recurrencia y a su comportamiento clínico agresivo. Esta lesión también destaca por su relación con el síndrome de carcinoma nevoide de células basales.

Patogenia

Este tipo de quiste se clasifica dentro de los llamados quistes "foliculares" y se origina a partir de estructuras odontogénicas, como restos de la lámina dental, epitelio del esmalte, restos de Malassez o, incluso, extensiones de la capa basal de la mucosa oral. El término "queratoquiste odontogénico" fue acuñado por Philipsen en 1956, aunque cabe mencionar que la queratinización no es exclusiva de estos quistes, ya que también puede observarse en otros tipos, como los dentígeros, periodontales, apicales y fisurales. El crecimiento del queratoquiste se explica por múltiples procesos, entre ellos, proliferación de la pared quística y aumento de líquido intraquístico, favorecido por factores de osmolaridad y resorción ósea. El papel del exudado inflamatorio en estos quistes es menor, debido a la baja permeabilidad de la pared quística, en comparación con otros quistes odontogénicos. En el líquido intraquístico predominan glucosaminoglicanos, como el ácido hialurónico y el condroitín-4-sulfato, que se liberarían tras una reacción proteolítica de los tejidos conectivo y epitelial. Las prostaglandinas también desempeñan un papel relevante en su actividad osteoclástica; en particular, la PGE2 y la IL-1α son marcadores de dicha actividad (Oka et al., 2005) (**Fig. 16-3**).

Bases moleculares

Las investigaciones moleculares han identificado mutaciones clave que influyen en el desarrollo y comportamiento del queratoquiste. Entre ellas destacan:

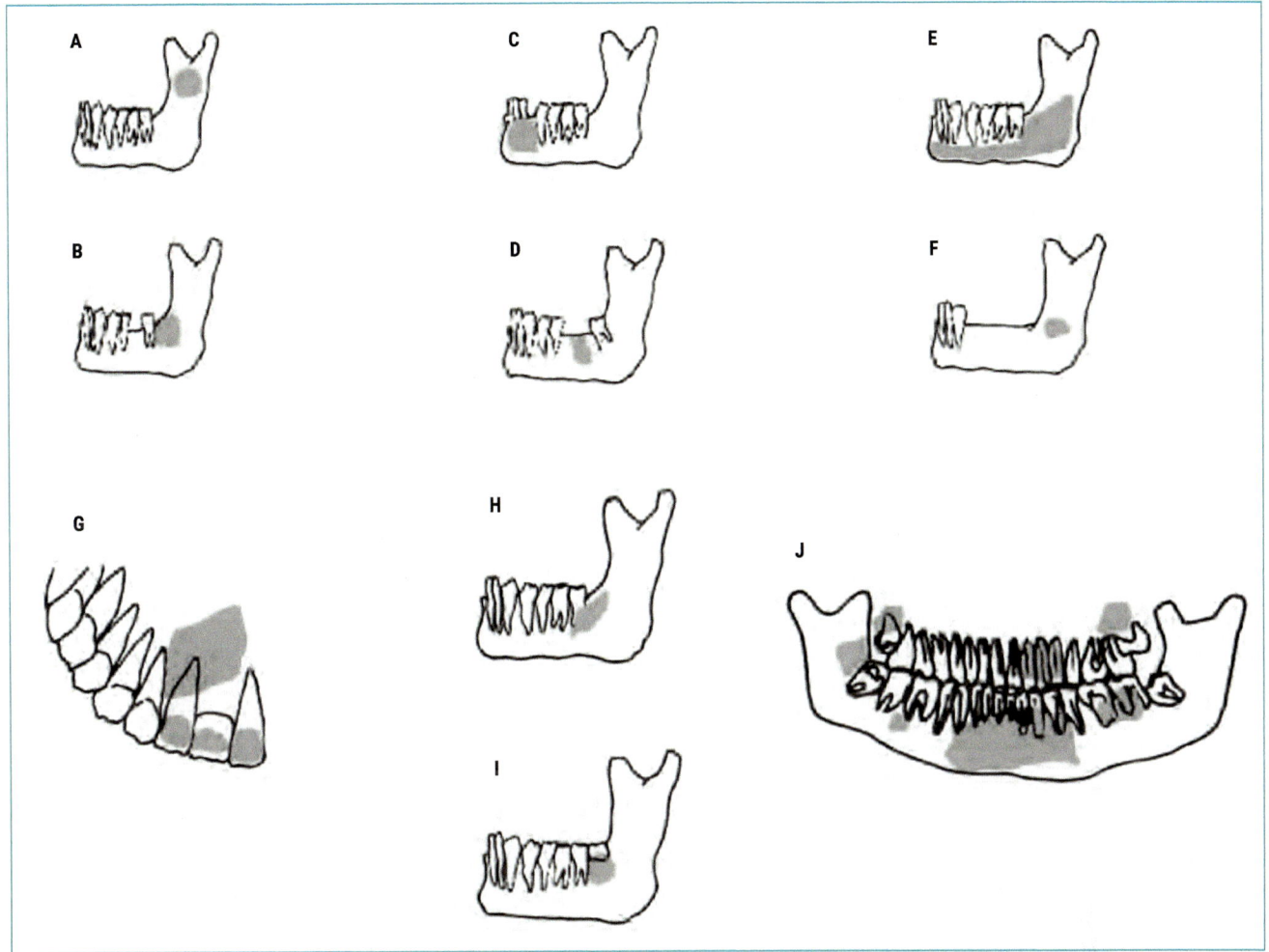

Figura 16-3. Clasificación de los queratoquistes. **A.** En rama ascendente. **B.** Folicular. **C.** Periodontal lateral. **D.** Residual. **E.** Queratoquiste lesión primaria. **F.** Lesión recurrente del queratoquiste. **G.** Radicular. **H.** Subtipo primordial. **I.** Subtipo extrafolicular. **J.** Subtipo múltiple, asociado a síndrome névico basocelular.

- Mutaciones en el gen *PTCH1*. Este es el gen que muta con mayor frecuencia, estando presente, aproximadamente, en el 80 % de los casos. *PTCH1* codifica la proteína Patched, que participa en la vía de señalización Hedgehog (Hh), crucial para el control del crecimiento celular y la apoptosis. Las mutaciones en esta vía desregulan la activación, promoviendo una proliferación celular incontrolada.
- Mutaciones en el gen *SMO*. Este gen codifica a la proteína Smoothened y, aunque es menos común, su mutación también activa de manera desregulada la vía Hh, produciendo efectos similares a los observados en las alteraciones de *PTCH1*.
- Se han identificado otras mutaciones en los genes *TP53* y *CDKN2A* en ciertos casos, pero su rol en la génesis del queratoquiste aún está en estudio. La comprensión de estas alteraciones moleculares ofrece información clave para el pronóstico y futuras estrategias terapéuticas.

Epidemiología

Este quiste es más frecuente entre los 20 y 30 años, con una leve predominancia en hombres. Algunos autores describen que su distribución es bimodal, con un segundo pico en la quinta década de vida. En cuanto a su localización, la mandíbula es el sitio más afectado, particularmente, en la región del tercer molar y la rama ascendente. Representa, aproximadamente, el 8 % de todos los quistes maxilares.

Clínica

Generalmente, los queratoquistes odontogénicos son asintomáticos y se descubren en estudios radiológicos de rutina, salvo cuando hay sobreinfección. Los síntomas pueden incluir parestesia en el labio inferior, inflamación local, abscesos, trismo y, en casos avanzados, fracturas óseas. Estos quistes pueden perforar la cortical ósea y extenderse hacia los tejidos blandos.

Radiología

En estudios radiográficos, el queratoquiste aparece como una imagen radiolúcida bien definida y con margen esclerótico. Puede ser uni o multilocular, generalmente, con un patrón festoneado en el borde, sin afectar a dientes adyacentes y con una expansión hacia la cortical lingual en la mandíbula.

Anatomía patológica

El contenido del quiste es denso y de color grisáceo. La cápsula es generalmente frágil, a menos que esté engrosada por un proceso inflamatorio. El epitelio de revestimiento es paraqueratinizado, con un grosor de 6 a 10 células, y presenta una capa basal en empalizada. La luz quística contiene paraqueratina descamada y no suele haber respuesta inflamatoria en la cápsula.

Diagnóstico

El diagnóstico inicial se basa en los hallazgos clínicos y radiológicos. La confirmación se realiza mediante biopsia o aspiración con aguja fina (PAAF), observándose la presencia de queratina y concentraciones bajas de proteínas en el líquido quístico. El diagnóstico diferencial debe incluir quistes foliculares, residuales y otras entidades, como ameloblastomas.

Tratamiento

El tratamiento del queratoquiste odontogénico sigue siendo una tarea difícil, debido a su tendencia a la recurrencia. Las opciones son técnicas conservadoras, como la enucleación y la marsupialización, o abordajes más agresivos, como la resección en bloque. La elección del tratamiento depende de varios factores, como el tamaño y la localización del quiste, la proximidad a estructuras anatómicas críticas y el perfil de recurrencia de cada caso. A continuación, se describen las modalidades terapéuticas más utilizadas:

- **Enucleación.** La enucleación completa, o quistectomía, es una de las técnicas más empleadas en el manejo del queratoquiste. Este procedimiento consiste en la eliminación completa del quiste junto con su cápsula. Aunque es un tratamiento relativamente sencillo, su éxito depende de la capacidad para extirpar el quiste en su totalidad sin fragmentación, ya que cualquier remanente puede causar recidiva. La enucleación puede combinarse con otros métodos, como el uso de solución de Carnoy para reducir el riesgo de recurrencia.
- **Uso de solución de Carnoy.** La solución de Carnoy es una solución fijadora que se aplica en la cavidad tras la enucleación del quiste. Su composición incluye alcohol, ácido acético glacial, cloroformo y cloruro férrico, y actúa destruyendo cualquier remanente epitelial en las paredes de la cavidad ósea. Este tratamiento adyuvante se deja actuar durante cinco minutos y luego se retira mediante irrigación. La solución de Carnoy reduce la tasa de recurrencia y es especialmente útil en el caso de queratoquistes con estructuras quísticas complejas. Su uso debe ser cauteloso

en áreas cercanas a estructuras vasculares y nerviosas, debido a sus propiedades cáusticas.
- **Protocolo de Voorsmit.** Protocolo preventivo, que incluye el uso de solución de Carnoy en los defectos óseos, con una reducción significativa de recidivas en estudios a largo plazo. Este incluye la enucleación o quistectomía, con extirpación de cualquier área de adherencia a la mucosa en bloque junto con la lesión, y el uso de la solución de Carnoy en la cavidad para destruir remanentes epiteliales. En casos de quistes multiloculares o con extensión a zonas críticas, como la rama mandibular, se recomienda la quistectomía con transiluminación de las áreas óseas, usando una fibra óptica para asegurar la eliminación completa de las posibles lesiones residuales.
  - Quiste unilocular. Se realiza la enucleación, aplicando solución de Carnoy en el defecto óseo y preservando la vitalidad dental si es posible.
  - Quiste en área de seno. Se emplea la técnica de Caldwell-Luc y se utiliza solución de Carnoy de forma selectiva.
  - Quiste multilocular. Se recomienda enucleación completa con solución de Carnoy en la cavidad, resección de la mucosa adherida y uso de fibra óptica para visualizar posibles áreas residuales.
  - Quiste en rama ascendente mandibular. Quistectomía y uso de solución de Carnoy en tejidos blandos y óseos adyacentes para minimizar la recidiva.
- **Crioterapia**
  La crioterapia es otra opción adyuvante que implica el uso de nitrógeno líquido para congelar los remanentes celulares en la cavidad ósea, destruyendo así cualquier célula epitelial residual. Esta técnica puede emplearse junto con la enucleación en queratoquistes de gran tamaño o en zonas de difícil acceso. La crioterapia es efectiva en reducir la recurrencia, aunque puede causar daño en el hueso circundante y retardar la cicatrización.
- **Marsupialización y descompresión**
  Estas técnicas conservadoras buscan crear una comunicación entre el quiste y la cavidad oral para reducir la presión intraquística y disminuir el tamaño de la lesión. La marsupialización consiste en abrir el quiste y mantener esta apertura mediante suturas, mientras que la descompresión se realiza mediante dispositivos, como sondas o tubos, que se dejan en la cavidad para facilitar el drenaje. Estos métodos son especialmente útiles en quistes de gran tamaño o en pacientes que no deben someterse a un abordaje quirúrgico extenso. En el contexto de los queratoquistes, la marsupialización puede facilitar una enucleación posterior, al permitir que la cápsula quística se engrose y sea más fácil de remover.
- **Resección en bloque**
  La resección es un abordaje agresivo reservado para queratoquistes con alto riesgo de recurrencia o lesiones muy extensas que comprometen la estabilidad ósea. Consiste en la eliminación completa del quiste junto con una porción del hueso circundante, lo cual minimiza el riesgo de recidiva, con tasas de recurrencia próximas al 0 %. La resección se emplea, generalmente, en quistes multiloculares o en los que han recurrido tras tratamientos conservadores.

- **Abordajes combinados**

La combinación de técnicas, como la descompresión seguida de enucleación con uso de solución de Carnoy o crioterapia, ha mostrado ser efectiva para reducir la tasa de recidivas. Diversos estudios recientes destacan la efectividad de estas combinaciones, especialmente, en queratoquistes complejos o en pacientes con síndrome de Gorlin-Goltz. La descompresión inicial permite reducir el tamaño de la lesión y facilita una enucleación completa en un segundo tiempo quirúrgico.

Seguimiento y pronóstico

Dado el potencial de recurrencia, en el manejo de queratoquistes odontogénicos, el seguimiento es crucial. Se recomienda un control radiográfico y clínico regular durante un mínimo de cinco años. La elección del tratamiento influye en el pronóstico, presentando los abordajes conservadores tasas de recurrencia del 20 al 62 %, mientras que las técnicas agresivas, como la resección con abordajes agresivos, muestran tasas significativamente menores. La combinación de técnicas adyuvantes, como la solución de Carnoy o la crioterapia, ha demostrado ser eficaz para reducir la recurrencia y mejorar los resultados a largo plazo. Este enfoque exhaustivo permite adaptar el tratamiento a las características específicas de cada caso, optimizando los resultados y minimizando la morbilidad asociada.

ASOCIACIÓN CON EL SÍNDROME DE GORLIN-GOLTZ

El queratoquiste tiene una relación bien documentada con el síndrome de carcinoma nevoide de células basales o síndrome de Gorlin-Goltz, de herencia autosómica dominante. Este síndrome presenta una alta variabilidad en su expresión y una mayor frecuencia en mujeres, apareciendo a edades tempranas. Existen controversias sobre si los queratoquistes en pacientes con este síndrome son recurrentes o si se trata de nuevas formaciones.

Criterios diagnósticos

- Criterios mayores: presencia de queratoquistes maxilares confirmados histológicamente, múltiples carcinomas basocelulares o uno en un paciente menor de 20 años, tres o más hoyuelos palmares y plantares, calcificación de la hoz del cerebro y anomalías óseas (costillas bífidas), familiares de 1er grado con diagnóstico de síndrome de Gorlin y mutación del *PTHC1*.
- Criterios menores: macrocefalia, deformidades esqueléticas (deformación de Sprengel, deformación pectoral y sindactilia marcadas), malformaciones congénitas (fisura labial o palatina, prominencia frontal, facies anchas, hipertelorismo moderado a severo), anomalías radiológicas (radiolúcidas en forma de llamas en las manos o pies; translucidez en el cráneo puente en la silla turca, hemivértebras y fusión o elongación de cuerpos vertebrales) y fibroma de ovario o meduloblastoma.

QUISTE ODONTOGÉNICO ORTOQUERATINIZADO

Descripción y clasificación

El quiste odontogénico ortoqueratinizado fue descrito en 1981 y, originalmente, se consideró una subcategoría del queratoquiste odontogénico. Sin embargo, a partir de la clasificación de 2017 se reconoció como una entidad independiente, debido a sus características clínicas e histológicas particulares. Este tipo de quiste odontogénico del desarrollo está predominantemente cubierto por epitelio escamoso estratificado ortoqueratinizado, lo cual le distingue de otros quistes odontogénicos.

Patogenia

Frecuentemente asociado a piezas dentales no erupcionadas, el quiste odontogénico ortoqueratinizado no debe ser confundido con el queratoquiste, ya que presenta un comportamiento y características histológicas diferentes. Este quiste no tiene vínculo con síndromes y exhibe una baja tasa de recurrencia, además de un comportamiento clínico no agresivo, lo cual reduce los riesgos asociados a su manejo.

Manifestaciones clínicas

Los pacientes pueden presentar retardo en la erupción dental en el área donde el quiste se ha desarrollado. Es recomendable realizar estudios radiográficos para evaluar adecuadamente las piezas dentales afectadas y planificar el tratamiento.

Radiología

En las radiografías, el quiste ortoqueratinizado se observa como una lesión radiolúcida unilocular bien definida, generalmente, localizada en la zona posterior de la mandíbula. Su apariencia y localización facilitan su diferenciación de otros tipos de quistes odontogénicos.

Anatomía patológica

Histológicamente, el revestimiento epitelial de este quiste tiene un grosor variable y está compuesto por epitelio escamoso ortoqueratinizado. A diferencia del queratoquiste, carece de la característica capa basal empalizada e hipercromática que se observa en aquel.

Complicaciones

Este tipo de quiste presenta una tasa de recurrencia baja y, una vez resecado completamente, rara vez se asocia a complicaciones significativas.

Tratamiento

El tratamiento habitual es la resección quirúrgica completa, que consigue una resolución completa y con un mínimo riesgo de recurrencia.

Pronóstico

El pronóstico es favorable, con una tasa de recurrencia inferior al 2%, lo que refuerza la efectividad del tratamiento quirúrgico en estos casos.

QUISTE ODONTOGÉNICO GLANDULAR

Descripción y etiología

El quiste odontogénico glandular es un quiste de desarrollo con características epiteliales que emulan la estructura de las glándulas salivales. Su origen es incierto, aunque se cree que surge de restos de la lámina dental. Este quiste fue mencionado por primera vez en 1987, cuando Paydache lo describió como una lesión que combinaba elementos de quiste botroide y de tumor mucoepidermoide. Posteriormente, Gardner et al. (1988) propusieron que su comportamiento y características histológicas justificaban su consideración como una entidad patológica distinta.

Epidemiología

Es una patología rara, representando menos del 0,2% de todos los quistes odontogénicos. La incidencia de este quiste parece incrementarse en personas de 60 años en adelante (Koppang et al.), aunque no se observan diferencias significativas entre sexos.

Manifestaciones clínicas

En términos clínicos, el quiste odontogénico glandular puede producir inflamación y, en ocasiones, dolor o parestesia. Sin embargo, su presentación más común es como una masa de crecimiento lento, frecuentemente, en la región anterior de la mandíbula. El tamaño del quiste varía y en algunos casos puede afectar a un número significativo de dientes adyacentes (más de cinco piezas dentarias).

Radiología

Radiográficamente, el quiste se observa como una lesión radiolúcida que puede ser uni o multilocular. En ciertos casos puede presentar calcificaciones en la pared y desplazamiento o rizólisis de dientes vecinos. A medida que se expande en la mandíbula, puede cruzar la línea media, alcanzando tamaños importantes.

Anatomía patológica

El quiste presenta una pared delgada revestida por epitelio plano y puede tener espesor variable o áreas focales de placas epiteliales. Adicionalmente, se encuentran microquistes en su interior.

Para el diagnóstico histopatológico, se recomienda que se cumplan con al menos 7 de los siguientes criterios:

- Epitelio de grosor variable, de 2-3 capas de células escamosas o cuboidales a epitelio estratificado más grueso.
- Capa luminal de células columnares, ocasionalmente, denominadas "células *hobnail*".
- Microcistos intraepiteliales.
- Metaplasia apocrina en las células luminales.
- Células claras en capas basales y parabasales.
- Proyecciones papilares en la luz quística.
- Células mucosas.
- Esferas epiteliales similares a las del quiste periodontal lateral.
- Presencia ocasional de cilios.
- Compartimentos multiquísticos.

Complicaciones

El quiste odontogénico glandular posee una tasa de recurrencia relativamente alta, del 20 al 30%, lo que implica la necesidad de un seguimiento clínico y radiográfico prolongado.

Tratamiento

El tratamiento principal es la enucleación quirúrgica, junto con legrado del lecho óseo. La recurrencia es común en quistes de gran tamaño y aquellos con compartimentos múltiples, lo cual podría deberse a resecciones incompletas.

Pronóstico

A pesar de su riesgo de recidiva, el pronóstico es favorable. Debido a sus características histológicas, estos quistes pueden tener semejanzas con el carcinoma mucoepidermoide central (MEC), por lo que se recomienda cautela en la interpretación de las biopsias incisionales. La identificación de reordenamientos en el gen *MAML2* es clave para el diagnóstico diferencial del MEC intraóseo.

QUISTE ODONTOGÉNICO QUERATINIZANTE Y CALCIFICANTE

Descripción y clasificación

El quiste odontogénico queratinizante y calcificante fue descrito por primera vez por Gorlin en 1962, quien identificó su similitud con el epitelioma calcificado de Malherbe. La Organización Mundial de la Salud (OMS) lo clasifica como un tumor odontogénico benigno, ubicándolo entre un quiste y una neoplasia, debido a sus características morfológicas.

Este quiste representa menos del 1 % de todos los quistes odontogénicos y se caracteriza histológicamente por la presencia de células epiteliales "fantasma", que suelen presentar calcificaciones. Se ha implicado la mutación en el gen *CTNNB1*, que codifica a la β-catenina, en su patogenia, lo cual influye en la proliferación celular y calcificación de las células fantasma.

Epidemiología

Este quiste no muestra una predilección específica por sexo ni por edad, lo que lo diferencia de otros tipos de quistes odontogénicos. La localización más común es la región mandibular posterior, especialmente, la zona del tercer molar, donde se presenta en el 70 % de los casos, aproximadamente. La mayoría de las lesiones son intraóseas, aunque en algunos casos pueden manifestarse en forma periférica, con posibilidad de causar erosión superficial del hueso.

Manifestaciones clínicas

Por lo general, estos quistes son asintomáticos y se descubren en exámenes radiográficos de rutina. Sin embargo, si tienen gran tamaño, pueden causar desplazamiento de dientes adyacentes.

Radiología

En estudios de imagen, el quiste aparece como una lesión radiolúcida que puede ser unilocular o multilocular, con calcificaciones irregulares radioopacas distribuidas en un patrón de "grano fino". Esta disposición de las calcificaciones es un hallazgo distintivo de este quiste. Su crecimiento puede provocar reabsorción radicular en dientes adyacentes y, en casos de expansión, llegar a perforar la cortical ósea. Las lesiones extraóseas pueden erosionar la cortical ósea externa, y la divergencia radicular es otro hallazgo frecuente en estos casos.

Anatomía patológica

Histológicamente, el quiste presenta una capa basal de células cuboides o cilíndricas dispuestas en empalizada, que tienden a teñirse intensamente. Encima de esta capa basal se encuentran agregados de células epiteliales, entre las que se observan las denominadas células "fantasma", caracterizadas por una queratinización aberrante y, en algunos casos, calcificación. Colmenero et al. han descrito dos variantes del quiste: una con epitelio odontogénico infiltrativo y células fantasma, que muestra un comportamiento localmente agresivo, y otra con características malignas y riesgo de diseminación (carcinoma odontogénico de células fantasmas, descrito por Grodjest et al. en 1987). Además, este quiste puede estar acompañado de tumores como odontomas o fibrodontomas ameloblásticos. Existe también una forma melanótica de este quiste, que ha sido descrita únicamente en individuos de raza negra.

Tratamiento

El tratamiento de elección es la quistectomía meticulosa, que intenta extirpar completamente la lesión y minimizar el riesgo de recurrencia.

Pronóstico

El pronóstico es generalmente favorable, ya que la recurrencia es infrecuente y se ha descrito en menos del 5 % de los casos. Con una resección adecuada, el riesgo de recidiva es bajo, lo que subraya la importancia de un tratamiento quirúrgico completo y cuidadoso.

QUISTE ODONTOGÉNICO POLIMORFO

Descripción y clasificación

El término "quiste odontogénico polimorfo" fue propuesto por High para clasificar a un grupo de quistes odontogénicos de desarrollo, que presentan características morfológicas y comportamientos clínicos variables y que no se ajustan completamente a ninguna de las clasificaciones ya establecidas para quistes odontogénicos. Debido a su variabilidad en presentación, estos quistes pueden comportarse de forma diferente y requieren una evaluación individualizada.

Tendencia a la recidiva

Una característica importante de este tipo de quiste es su tendencia a recidivar después de tratamientos conservadores, lo cual implica que el seguimiento clínico y radiográfico debe ser exhaustivo y de larga duración para monitorizar posibles recurrencias.

QUISTES DEL DESARROLLO NO ODONTOGÉNICOS

Los quistes del desarrollo no odontogénicos, también conocidos como quistes fisurarios, son formaciones quísticas que derivan de la degeneración y acumulación de restos epiteliales embrionarios, localizados en distintas áreas del maxilar y la región facial (**Fig. 16-4**). A diferencia de los quistes odontogénicos, su origen no está relacionado con los tejidos dentarios o paradentarios, sino con estructuras embrionarias específicas, que quedan atrapadas en las fisuras de los procesos de fusión facial durante el desarrollo fetal.

Estos quistes pueden aparecer en diversas localizaciones y presentan patrones de crecimiento lento, habitualmente, asintomáticos, aunque en algunos casos alcanzan un tamaño

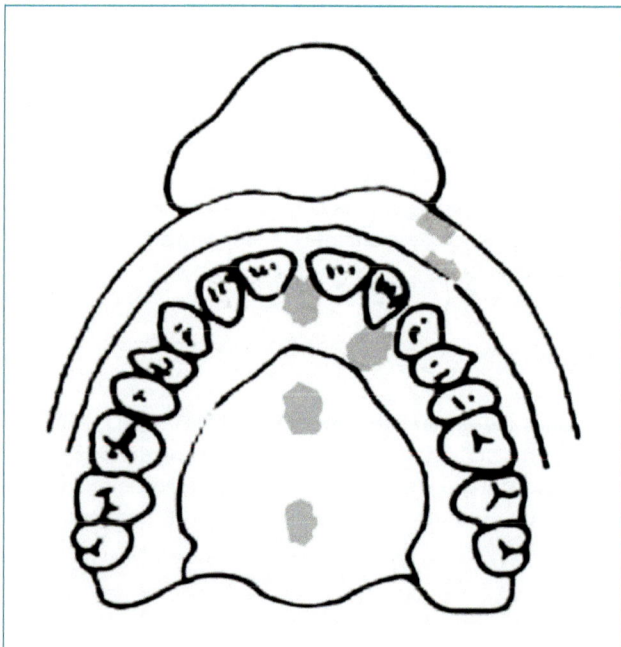

Figura 16-4. Quistes fisuarios.

suficiente para causar deformidad o desplazamiento de estructuras adyacentes. Su diagnóstico es fundamentalmente radiológico y, en la mayoría de los casos, son hallazgos incidentales durante exámenes por imagen. Las técnicas de imagen ayudan a definir el tipo de quiste y su relación con estructuras anatómicas cercanas, lo que es crucial para planificar el tratamiento quirúrgico adecuado. Cada tipo de quiste fisurario presenta características clínicas y patológicas propias que guían su manejo.

Entre los más comunes se encuentran el quiste globulomaxilar y el quiste nasolabial (también llamado quiste de Klestadt), cada uno con su propia distribución anatómica, presentación clínica y protocolo de tratamiento.

QUISTE GLOBULOMAXILAR

Descripción y patogenia

El quiste globulomaxilar, también llamado quiste premaxilar (**Fig. 16-5**), es una lesión cuya patogenia ha sido objeto de debate. Tradicionalmente, se pensaba que derivaba de restos embrionarios atrapados tras la fusión del proceso globular y el proceso maxilar. Sin embargo, estudios recientes sugieren que podría corresponder a un quiste dentígero lateral del canino superior o a un quiste primordial relacionado con un diente supernumerario.

Epidemiología

Este quiste tiene una incidencia baja, oscilando entre el 1 y el 3 % de los casos. Se localiza típicamente en el espacio entre el incisivo lateral superior y el canino, separando gradualmente las raíces de ambos dientes a medida que crece.

Manifestaciones clínicas

El quiste globulomaxilar es, normalmente, asintomático, pero cuando alcanza un tamaño considerable, puede causar abultamiento de la cortical vestibular y desplazar las raíces del canino e incisivo afectados. Este quiste no altera la vitalidad de los dientes involucrados. No obstante, si se observa ausencia de dichas piezas dentarias, se debe considerar la posibilidad de un quiste radicular residual como primera hipótesis.

Radiología

Radiográficamente, este quiste se presenta como una imagen radiolúcida en forma de "pera invertida" entre el canino e incisivo lateral superiores, que desplaza las raíces de ambos dientes.

Anatomía patológica

El quiste está recubierto por epitelio escamoso estratificado o cúbico ciliado y se encuentra rodeado por tejido conectivo fibroso con infiltrado inflamatorio ocasional.

Tratamiento

El tratamiento de elección es la quistectomía, con la cual se elimina completamente la lesión.

QUISTE NASOLABIAL (NASOALVEOLAR)

Descripción y patogenia

El quiste nasolabial, también denominado quiste de Klestadt (**Fig. 16-5**), se desarrolla en los tejidos blandos de la región vestibular del maxilar superior. Su origen está relacionado con el atrapamiento de restos epiteliales en la unión de los procesos nasolaterales y maxilares durante el desarrollo embrionario.

Epidemiología

Este quiste es más común en adultos de la quinta a sexta década de vida y se sitúa en la región lateral del maxilar superior, entre la base del ala nasal y el proceso alveolar, sin comprometer el hueso subyacente.

Manifestaciones clínicas

El quiste nasolabial se presenta típicamente como una tumefacción indolora y puede ser uni o bilateral. En caso de infección secundaria, puede producirse un aplanamiento del surco nasolabial debido a la inflamación. Su crecimiento es lento y progresivo, pero tiende a acelerarse si hay sobreinfección, lo cual puede causar molestias adicionales.

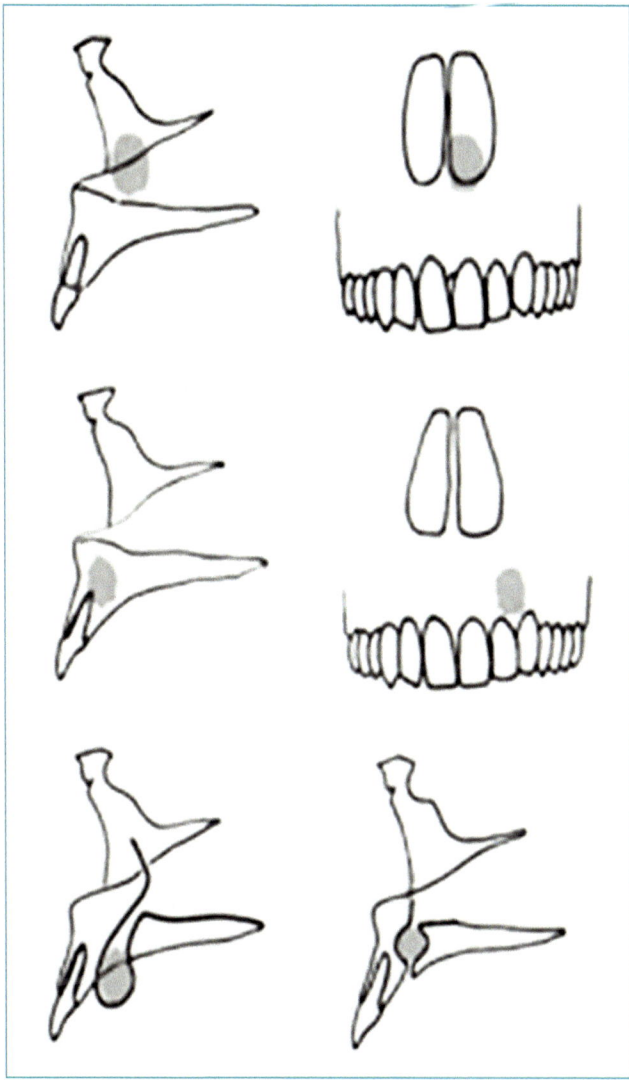

Figura 16-5. Quiste nasoalveolar y globulomaxilar.

Radiología

Dado que este quiste se localiza íntegramente en el tejido blando, su visualización radiográfica puede requerir una inyección de contraste intraluminal (lipiodol), lo que permite definir la extensión de la cavidad quística.

Anatomía patológica

Histológicamente, el quiste está revestido por epitelio cilíndrico seudoestratificado o cuboidal de tipo ductal, con abundancia de células caliciformes. En muchos casos presenta pliegues internos y no se observan signos de infiltrado inflamatorio. El contenido quístico suele ser de naturaleza mucosa.

Tratamiento

La quistectomía se realiza mediante un abordaje vestibular, lo cual permite la resección completa del quiste.

OTROS QUISTES DEL DESARROLLO

Además de los quistes odontogénicos y los quistes fisurarios ya mencionados, existen otros tipos de quistes del desarrollo no odontogénicos menos frecuentes, pero de relevancia clínica. Estos quistes se originan típicamente de restos de tejido epitelial atrapado o implantado en distintas etapas del desarrollo embriológico o como consecuencia de intervenciones quirúrgicas previas. Aunque comparten algunas características, como la localización en estructuras óseas y su comportamiento de crecimiento lento, cada tipo presenta particularidades en cuanto a su patogenia, presentación clínica y tratamiento, lo que exige una evaluación cuidadosa para un manejo adecuado.

Entre estos quistes destacan el quiste medio mandibular (de posible origen embrionario), el quiste mediano del paladar y alveolar mediano (en la línea media del maxilar), el quiste del conducto nasopalatino (el quiste no odontogénico más común) y el quiste ciliado quirúrgico, relacionado con la implantación de epitelio respiratorio tras procedimientos quirúrgicos. Si bien en su mayoría son asintomáticos y se detectan incidentalmente en estudios radiográficos, algunos pueden expandirse hasta causar deformidad o desplazar estructuras dentales.

Cada uno de estos quistes presenta una histología característica y unas particularidades que influyen en la planificación quirúrgica y en el pronóstico del tratamiento, por lo que es fundamental una identificación precisa para evitar diagnósticos erróneos y recidivas posteriores.

QUISTE MEDIO MANDIBULAR

Descripción y patogenia

El quiste medio mandibular es una entidad cuyo origen sigue siendo objeto de debate. Según la teoría clásica, este quiste se desarrollaría a partir de inclusiones epiteliales atrapadas durante la fusión de los dos mamelones mandibulares. Sin embargo, Gardner argumenta que el desarrollo de la mandíbula se da a partir de un único arco branquial (el primero), que contiene dos centros de proliferación mesenquimales unidos, sin espacio para atrapamientos epiteliales. Esto sugiere que estos quistes son probablemente de origen odontogénico. La localización característica es la zona central y anterior de la mandíbula, cerca de los ápices de los incisivos centrales.

Clínica

Suelen ser asintomáticos y no comprometen la vitalidad de los dientes adyacentes.

Radiología

En radiografías, el quiste aparece como una lesión radiolúcida, con forma redondeada o irregular y bordes bien definidos. En algunos casos puede ser multilocular.

Anatomía patológica

Histológicamente, está revestido por epitelio escamoso estratificado y puede alternar con células cilíndricas ciliadas. La cápsula presenta numerosos pliegues y expansiones del tejido conectivo circundante.

Tratamiento

El tratamiento recomendado es la quistectomía para la resección completa de la lesión.

QUISTE MEDIANO DEL PALADAR Y ALVEOLAR MEDIANO

Descripción y patogenia

Estos quistes se ubican en la línea media del maxilar superior. Algunos autores cuestionan su existencia como entidades separadas, ya que se desarrollan a partir de restos epiteliales situados sobre la sutura media, entre las apófisis palatinas de los maxilares, pero detrás de la papila palatina. El quiste alveolar mediano puede confundirse con el quiste del conducto incisivo, aunque algunos especialistas lo consideran una variante de este, sin relación directa con el ducto nasopalatino.

Clínica

Generalmente, son asintomáticos, aunque pueden llegar a expandirse y provocar una leve elevación de la mucosa. Son característicamente quistes submucosos.

Radiología

Radiográficamente, presentan una imagen nítida y bien delimitada localizada entre el canino y el primer premolar.

Anatomía patológica

Están revestidos por epitelio cilíndrico o cuboidal, rodeado de tejido conectivo con infiltrado inflamatorio ocasional.

Tratamiento

La resección se realiza mediante quistectomía por vía palatina.

QUISTE DEL CONDUCTO NASOPALATINO

Descripción y patogenia

El quiste del conducto nasopalatino, también conocido como quiste maxilar anterior mediano, es el quiste no odon-togénico más común (aproximadamente, el 80 % de los casos) (**Fig. 16-6**). Embriológicamente, el conducto incisivo conecta las cavidades nasal y bucal, formándose durante la fusión de los procesos palatinos maxilares laterales con el premaxilar, dejando una vía de comunicación separada por el tabique nasal. Los conductos nasopalatinos contienen restos epiteliales, ramas arteriales y nerviosas y glándulas salivales menores, todos los cuales pueden contribuir a la formación de este quiste. La causa exacta de su desarrollo no se conoce; se han propuesto factores traumáticos, infecciosos, obstrucción glandular o incluso un origen espontáneo. Se distinguen dos subtipos:

- Quiste del conducto incisivo: res una cavidad intraósea recubierta por epitelio del conducto incisivo.
- Quiste de la papila palatina: excavación ósea tapizada por epitelio, localizada justo debajo del agujero incisivo.

Epidemiología

El quiste del conducto nasopalatino suele aparecer en personas entre los 40 y 60 años, sin predilección por sexos. La incidencia varía entre un 2 y un 12 %, según diversos estudios.

Clínica

La mayoría de los casos son asintomáticos y se descubren en exámenes de rutina. En casos sintomáticos, la inflamación es el síntoma más frecuente y en caso de infección puede presentarse dolor y molestias al respirar. Su crecimiento es lento, pero la infección puede acelerar su expansión.

Radiología

Es importante diferenciar entre una fosa incisal amplia y un verdadero quiste nasopalatino. Generalmente, un diámetro mayor de 6 mm en la fosa incisal sugiere la presencia de un quiste. Radiográficamente, aparece como una imagen radiolúcida redondeada, bien delimitada, en la línea media palatina y sobre las raíces de los incisivos superiores. Stafne describe su forma como similar a un *"corazón de carta de póquer"*, debido a la configuración que le da la espina nasal.

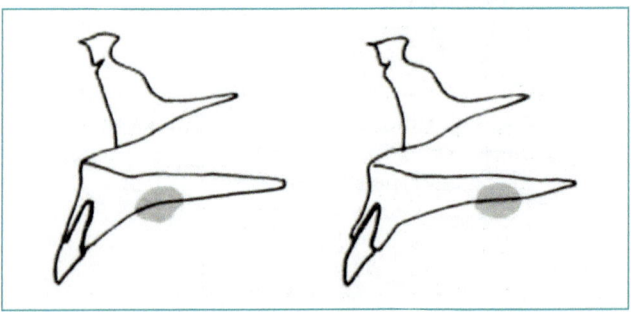

Figura 16-6. Quiste nasopalatino de la papila palatina y del conducto incisivo respectivamente.

Anatomía patológica

El epitelio de revestimiento puede variar según la proximidad a las cavidades vecinas: en zonas cercanas a las fosas nasales puede adoptar características respiratorias, mientras que en las cercanas a la cavidad oral tiende a ser escamoso estratificado. La cápsula puede estar ocasionalmente hialinizada, posiblemente, debido a la presión de la membrana sobre el quiste.

Tratamiento

El tratamiento consiste en la quistectomía por vía vestibular, preservando los dientes implicados. En ausencia de dientes adyacentes, se recomienda un abordaje palatino. Las recidivas son raras.

QUISTE CILIADO QUIRÚRGICO

Descripción y patogenia

Entidad añadida recientemente en la clasificación de la OMS de 2022, que se conoce también como quiste maxilar postoperatorio o quiste de implantación (respiratorio). Es relativamente poco frecuente; surge por la implantación traumática de epitelio sinusal o nasal en el tejido subyacente, lo que lo distingue de otros quistes no odontogénicos. Es común en el maxilar posterior, especialmente, después de procedimientos quirúrgicos en la cavidad oral. La implantación de tejido epitelial puede producirse al utilizar instrumentos contaminados o durante la colocación de injertos de hueso o cartílago provenientes de áreas con epitelio respiratorio, como por ejemplo en ciertas técnicas de genioplastia.

Epidemiología

Este quiste afecta principalmente a personas en la quinta y sexta década de vida, sin predilección por géneros.

Clínica

Un antecedente de cirugía oral previa es un criterio diagnóstico importante para este quiste, ya que la lesión suele desarrollarse en el sitio de la intervención.

Radiología

Aparece como una imagen radiolúcida de bordes bien definidos en la región afectada.

Anatomía patológica

Histológicamente, este quiste está revestido por epitelio columnar pseudoestratificado ciliado, con abundantes células mucosas, lo cual es característico de su origen respiratorio.

Tratamiento

El tratamiento recomendado es la enucleación simple, con un bajo riesgo de recurrencia tras una resección completa.

PSEUDOQUISTES

Los pseudoquistes son lesiones intraóseas de aspecto quístico, que carecen de un revestimiento epitelial típico, lo que las diferencia de los quistes verdaderos (**Fig. 16-7**). Estas formaciones suelen simular quistes radiográficamente, pero su estructura histológica se caracteriza por la ausencia de una pared epitelial y, en algunos casos, por contener espacios hemáticos, tejido conectivo fibroso o inclusiones glandulares. Entre los pseudoquistes que afectan a la región maxilofacial se incluyen el quiste aneurismático, el quiste óseo solitario y la cavidad de Stafne.

QUISTE ANEURISMÁTICO

Patogenia

El quiste aneurismático es una lesión poco frecuente que afecta, principalmente, a los huesos largos y las vértebras. Fue descrito por primera vez en 1942 por Jaffe y Liechtenstein y en el área craneofacial, su primer caso fue informado por Bhaskar et al. en 1959. Su origen exacto sigue siendo incierto, aunque se sospecha de una disfunción vascular local que produce áreas de osteólisis y expansión ósea.

Epidemiología

Aparece, habitualmente, durante las tres primeras décadas de la vida, con un pico de incidencia en la segunda década, según los estudios de Struthers y Shear. Los casos en el área maxilofacial representan solo el 2 % de los quistes aneurismáticos, siendo la mandíbula la localización más común, especialmente, la región molar (65 %), seguida del ángulo y la rama

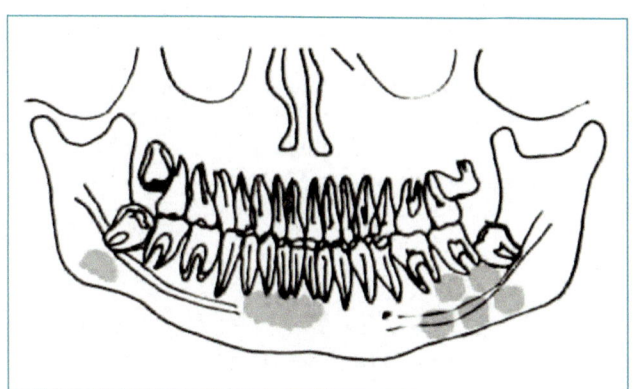

Figura 16-7. Pseudoquistes.

ascendente mandibular. También puede encontrarse en el cóndilo mandibular, el suelo de la órbita y el arco cigomático, sin diferencias significativas entre sexos.

Manifestaciones clínicas

Esta lesión puede causar dolor y tumefacción, con una consistencia variable que puede ser dura, elástica o firme, pero nunca pulsátil. A medida que crece, se pueden observar síntomas, como maloclusión, trismo por afectación de la cápsula articular, reabsorción radicular y desplazamiento de dientes con vitalidad conservada. En algunos casos, el pseudoquiste puede perforar la cortical ósea. Su diagnóstico diferencial clínico incluye quistes odontogénicos, tumores de células gigantes, hemangiomas óseos, sarcomas osteogénicos y metástasis.

Radiología

Aparece como una imagen radiolúcida uni o multilocular, de bordes bien definidos, con tabiques óseos finos que le dan una apariencia de "panal" o "burbujas de jabón". En algunas lesiones se observan áreas radioopacas, debidas a calcificación progresiva. Buraczeki y Dabska describen tres etapas de crecimiento:

- Fase inicial: predominio de la osteólisis.
- Fase de crecimiento: desarrollo de una cubierta ósea.
- Fase de estabilización: definición de las características radiológicas típicas.

Anatomía patológica

La estructura histológica se asemeja al granuloma de células gigantes, con espacios hemáticos de diferentes tamaños, revestidos por células plasmáticas y fusiformes, sin endotelio. Estos espacios cavernosos son considerados patognomónicos. Se observan fibras musculares lisas, células gigantes multinucleadas y un tejido conectivo rico en fibroblastos, aunque sin epitelio de revestimiento.

Tratamiento

El tratamiento principal es el curetaje o legrado, que puede complementarse con electrocauterización. Otros abordajes son crioterapia, resección localizada y, en casos raros, radioterapia (aunque esta última está, generalmente, contraindicada debido al riesgo de desarrollar sarcomas).

Pronóstico

La tasa de recurrencia se sitúa entre el 21 y el 44 %, lo que puede atribuirse a la dificultad de extirpar completamente la lesión.

QUISTE ÓSEO SOLITARIO (HEMORRÁGICO)

Patogenia

El quiste óseo solitario es una lesión pseudoquística intraósea, que fue descrita por primera vez en el área maxilar por Luca en 1929. Su patogenia no está completamente esclarecida, pero la teoría más aceptada es la propuesta por Howe, quien sugiere que en el proceso etiopatogénico estaría implicada una hemorragia intramedular traumática. Esto iría seguido por una inconveniente organización del coágulo, lo que provocaría una actividad osteolítica enzimática que destruiría y formaría una cavidad pseudoquística en el hueso. Sin embargo, en muchos casos no se puede identificar fehacientemente un antecedente traumático, lo que cuestionaría esta presunción. Se han descrito asociaciones con osteosarcomas, osteoclastomas, quistes dentígeros, fibromas osificantes y fibromas cementizantes.

Epidemiología

Es una lesión relativamente poco común, que aparece, principalmente, en jóvenes de entre 20 y 30 años, aunque puede afectar a personas de hasta 75 años. No tiene preferencia de sexo y, generalmente, es una lesión solitaria en la mandíbula.

Manifestaciones clínicas

Por lo general, es asintomático y se descubre incidentalmente en estudios de imagen. En algunos casos puede provocar tumefacción, dolor (en el 10 % de los casos) y parestesia del labio. La mayoría de los pacientes refiere antecedentes de traumatismo en la zona afectada. Este tipo de quiste rara vez provoca desplazamiento dental o movilidad de dientes, y los dientes afectados mantienen su vitalidad.

Radiología

Se presenta como una imagen radiolúcida unilocular de bordes irregulares o festoneados, con buena delimitación. Suele localizarse en áreas dentales y en algunos casos afecta la lámina dentaria, lo que puede causar su desaparición en el 62 % de los casos, según algunos autores.

Anatomía patológica

No tiene epitelio de revestimiento, aunque puede observarse una fina capa de tejido conjuntivo con escaso contenido líquido. En algunos casos contiene células gigantes multinucleadas o depósitos de hemosiderina.

Tratamiento

El tratamiento habitual implica el legrado o curetaje simple, lo cual también permite obtener una muestra para el diagnóstico. Es importante realizar el curetaje con cuidado para evitar dañar el nervio dentario o las raíces dentales. Las recidivas son poco frecuentes.

CAVIDAD DE STAFNE

Patogenia

La cavidad de Stafne, también conocida como quiste óseo latente, quiste óseo estático, cavidad ósea idiopática de Stafne o defecto cortical lingual mandibular, no es en realidad un quiste, aunque radiográficamente simula esta lesión. La teoría más aceptada sobre su origen es el resultado del atrapamiento de glándulas salivales, particularmente, del lóbulo superior de la glándula submaxilar, durante el desarrollo embrionario.

Epidemiología

La incidencia de la cavidad de Stafne es baja, menor del 0,5 %. Se localiza, típicamente, en la región anterior del ángulo mandibular, aunque también puede encontrarse en la región de los caninos y premolares (en relación con la glándula sublingual) o en el área condílea (en asociación con la glándula parótida). Es más común en hombres, con una edad promedio de aparición de 57 años, y no necesariamente es de origen congénito.

Manifestaciones clínicas

Es una lesión asintomática que permanece estable a lo largo del tiempo y no produce expansión de la cortical. En ocasiones puede palparse como una ligera concavidad en el borde inferior mandibular, aunque raramente se detecta en un examen físico. El diagnóstico diferencial debe realizarse, considerando otros quistes o lesiones como el quiste radicular, el quiste residual, el quiste lateral periodontal, el queratoquiste, el ameloblastoma y posibles metástasis óseas.

Radiología

Aparece como una imagen radiolúcida única, de 1 a 3 cm de diámetro, circunscrita, con forma ovalada o circular y bordes escleróticos. Suele encontrarse por debajo del canal del nervio dentario inferior, en la altura donde la arteria facial produce una indentación, lo cual la distingue del quiste óseo traumático, que se encuentra en la mayoría de los casos por encima del canal dentario.

Anatomía patológica

La cavidad de Stafne contiene tejido glandular salival normal, junto a tejido conectivo, muscular, linfático y vascular. Puede estar vacía o en conexión directa con la glándula salival adyacente.

Tratamiento

No requiere tratamiento, dado su carácter benigno y la ausencia de síntomas o crecimiento progresivo.

TÉCNICAS QUIRÚRGICAS EN EL TRATAMIENTO DE QUISTES MAXILARES

La actuación quirúrgica para el manejo de quistes maxilares fue originalmente desarrollada por Partsch a principios del siglo XX y comprende dos técnicas principales:

MARSUPIALIZACIÓN O QUISTOTOMÍA

Esta técnica implica abrir el quiste de forma amplia y exponer su contenido a la cavidad oral. Los bordes del quiste se suturan a la mucosa para posteriormente rellenar temporalmente la cavidad avocada con gasas. Como resultado, el epitelio quístico sufrirá una metaplasia y se transformará en epitelio del tipo oral; esta intervención se traduce en reducción de la presión dentro del quiste a más de facilitar la regeneración osteológica.

Las indicaciones para esta técnica son restrictivas y se reservan para quistes maxilares de gran tamaño con riesgo de fractura patológica, daño a estructuras vasculares o nerviosas, o en pacientes edéntulos, donde la cavidad quística puede servir como punto de sujeción o referencia, para la rehabilitación oral.

QUISTECTOMÍA O MÉTODO DE AXHAUSEN

Esta técnica consiste en la enucleación y extirpación completa del quiste, seguida del cierre primario borde a borde de la mucosa. En caso de quistes radiculares se recomienda combinar la quistectomía con la apicectomía en dientes previamente sometidos a endodoncia, para aislar la pulpa necrótica de la pared ósea.

INCISIONES MUCOSAS

Las incisiones mucosas o colgajos son porciones de tejido que se separan de su lecho para lograr mejor visibilidad o para cubrir un defecto. Se mantienen conectadas al tejido circundante mediante un pedículo, lo que asegura su irrigación y viabilidad (**Fig. 16-8**).

Existen diversos tipos de colgajos según su composición y posición:

- Según su grosor:
  - Parcial: incluyen solo la mucosa.
  - Total: incluyen mucosa y periostio.
  - Óseos pediculados: incluyen mucosa, periostio y la tabla ósea externa.
- Según su posición:
  - Marginal: incisión horizontal que sigue el margen gingival.
  - Submarginal: se realiza sobre la encía adherida.
  - Vestibular: la incisión se realiza en la mucosa vestibular.

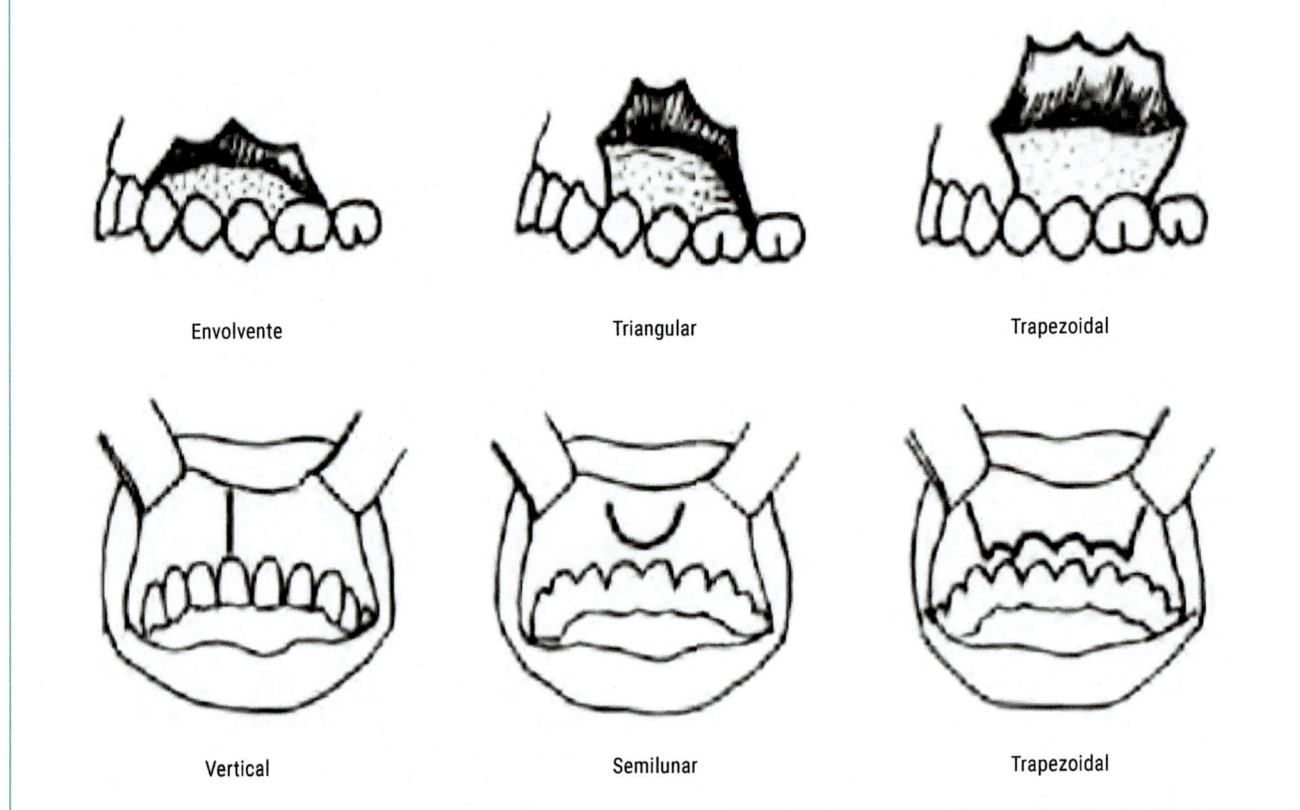

Figura 16-8. Colgajos en margen gingival. Colgajos en encía adherida.

Tipos de incisiones

Las incisiones pueden adoptar diferentes configuraciones en función de las exigencias quirúrgicas:

- **Colgajo gingival:** consiste en una incisión horizontal ampliada, sin descargas perpendiculares, que incluye de 4 a 5 piezas dentales a cada lado de la zona intervenida. Es eficaz en el paladar; se caracteriza por su fácil reposición, debido a las referencias anatómicas. Por el contrario, presenta limitada visibilidad y difícil acceso a los ápices dentales; con riesgo de desgarro gingival y de formación de bolsas periodontales.
- **Colgajo trapezoidal:** corte festoneado con dos descargas verticales a uno o dos dientes de distancia de la lesión. La base del colgajo debe ser más ancha que el borde libre; debemos destacar que permite una amplia visibilidad del campo. Aunque el abordaje subperióstico minimiza el sangrado, puede comprometer la irrigación del pedículo, y presentar riesgo de bolsas periodontales y retracciones gingivales.
- **Colgajo triangular:** es una variante del colgajo trapezoidal, con una única descarga vertical, a destacar la buena irrigación del colgajo. Dadas sus características puede provocar tensión al cierre; por esto estaría indicado solo para dientes con raíces cortas.
- **Incisión en encía adherida:** se realiza a 1-2 mm del margen gingival, puede ser lineal o ligeramente ondulada, y se pueden añadir una o dos descargas verticales. Reduce el riesgo de desgarro; está indicado para prótesis fijas. No se recomienda en pacientes con enfermedad periodontal.

- **Incisión semilunar:** curva con la convexidad hacia la encía, realizada en el pliegue mucogingival. Está indicada para tratar ápices únicos, campo con visibilidad limitada y riesgo de retracción cicatricial.
- **Incisión semilunar modificada (Luebke-Ochsenbein):** incisión trapezoidal con borde inferior a 3-4 mm del margen gingival, indicada para sectores anteriores. Esta técnica, aunque es complicada y con secuelas cicatrízales, protege de la retracción gingival y problemas periodontales.

APICECTOMÍA

La apicectomía implica la resección de la porción apical de la raíz para asegurar un buen sellado del conducto a esa altura (**Fig. 16-9**).
Los objetivos son:

- Eliminar conductos radiculares accesorios.
- Facilitar el acceso a la superficie radicular lingual o palatina para un curetaje completo.
- Seccionar porciones radiculares sin obturación y preparar la raíz para obturación retrógrada.
- La sección debe realizarse en bisel anterior, con moderación (aproximadamente, 2 mm), para prevenir la introducción de bacterias y evitar exceder un tercio de la longitud de la raíz. La apicectomía se realiza con fresas redondas o de fisura.

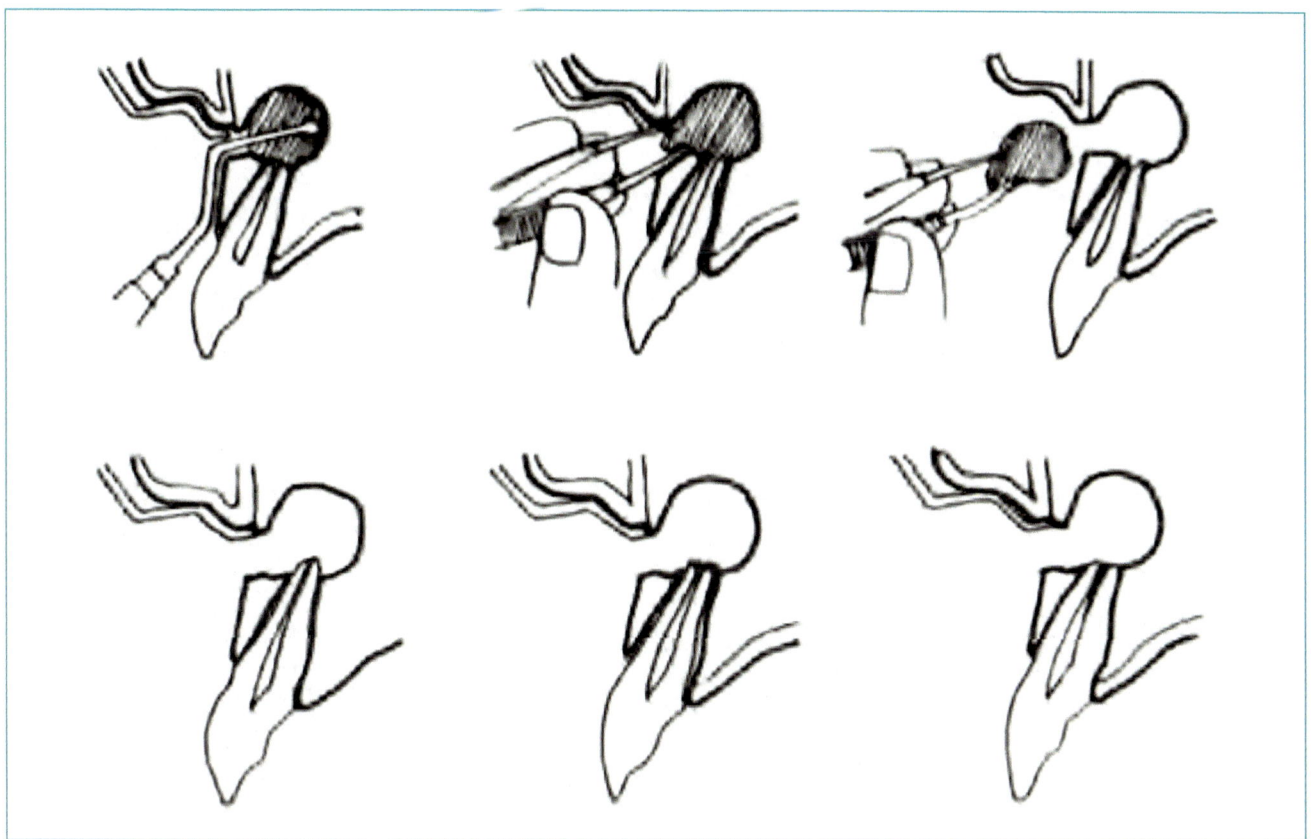

Figura 16-9. Procedimientos a realizar en el ápice. Curetaje del tejido apical dejando el ápice intacto. Apicectomía hasta llegar al nivel en el que la obturación este íntegra.

OBTURACIÓN ORTÓGRADA Y RETRÓGRADA

Indicada para sitiar la pulpa necrótica del hueso, se emplean dos técnicas de obturación:

- Obturación ortógrada: se realiza antes de la cirugía. Se perfora el esmalte y la dentina, se expone el canal radicular y se realiza la endodoncia, ensanchando y sellando el conducto. La apicectomía permite sellar la raíz con gutapercha cauterizada.
- Obturación retrógrada: durante la cirugía, se realiza una preparación temporal del conducto y se procede a la apicectomía. Se prepara la cavidad con fresas adecuadas y se sella el conducto con material de obturación para prevenir filtraciones.

CICATRIZ APICAL

Imagen radiolúcida en la región apical de un diente endodonciado y asintomático, que representa tejido conectivo fibroso en lugar de hueso maduro. Corresponde, aproximadamente, al 3 % de las imágenes periapicales, siendo más frecuente en dientes del sector anterior del maxilar superior. En ausencia de síntomas, se recomienda seguimiento anual.

FACTORES QUE INFLUYEN EN LA REGENERACIÓN ÓSEA

Según Hirch, los factores que afectan la regeneración ósea son:

- Edad del paciente.
- Diámetro y tipo de lesión.
- Estado del hueso adyacente.
- Calidad de la endodoncia.

CRITERIOS RADIOLÓGICOS DE CURACIÓN

Según Rud, los signos de curación son:

- Neoformación de lámina dura.
- Anchura del espacio periodontal no mayor del doble de lo normal.
- Hueso en proceso de relleno con distinta densidad y estructura.

PUNTOS CLAVE

- Mecanismos de formación de quistes inflamatorios: los quistes inflamatorios, como el quiste radicular, se desarrollan principalmente debido a la proliferación de restos epiteliales de Malassez en respuesta a una inflamación crónica. Estos quistes son comunes en dientes no vitales y suelen ser asintomáticos en sus etapas iniciales, lo que facilita su detección incidental.

- Clasificación y características de los quistes odontogénicos: los quistes odontogénicos de desarrollo incluyen entidades como el queratoquiste, el quiste dentígero y el quiste odontogénico glandular, cada uno con características clínicas, radiográficas y pronósticos únicos. Estos quistes varían en su comportamiento, ya que algunos tipos muestran una mayor tendencia a la recurrencia o, en raros casos, potencial de transformación neoplásica.

- Diagnóstico radiológico: la radiografía panorámica y la tomografía computarizada son herramientas cruciales para el diagnóstico y evaluación de quistes maxilares, permitiendo una visualización detallada de la localización, tamaño y características internas de los quistes, como márgenes definidos o un aspecto multilocular.

- Particularidades del queratoquiste odontogénico: con un alto índice de recurrencia y su potencial asociación con el síndrome de Gorlin-Goltz, el queratoquiste odontogénico requiere un enfoque quirúrgico especializado, debido a su comportamiento clínico agresivo y a su capacidad de expansión en los tejidos maxilares.

- Importancia del análisis histopatológico: la histopatología es fundamental en el diagnóstico diferencial de los quistes maxilares, ya que permite distinguirlos de tumores benignos o malignos, proporcionando una guía precisa para el manejo clínico. Este análisis también ayuda a diferenciar entre quistes y granulomas periapicales, lo que orienta directamente el plan de tratamiento.

- Principales técnicas quirúrgicas para quistes maxilares: las técnicas de enucleación, quistectomía y apicectomía son los procedimientos quirúrgicos estándar para el tratamiento de los quistes maxilares. Estas intervenciones buscan extirpar completamente la cápsula del quiste y el tejido afectado, minimizando así el riesgo de recurrencia.

- Tratamiento conservador en quistes dentígeros: los quistes dentígeros rodean típicamente la corona de dientes no erupcionados y, si el diente está en posición adecuada, pueden tratarse mediante quistectomía conservadora, permitiendo la preservación del diente para un posible tratamiento ortodóntico o protésico posterior.

- Consideraciones para los pseudoquistes maxilares: algunas lesiones, como el quiste óseo aneurismático, que carecen de revestimiento epitelial, presentan características radiológicas y clínicas que pueden simular otras patologías óseas. Debido a su apariencia similar a otras lesiones, es fundamental realizar un diagnóstico diferencial exhaustivo para evitar confusiones con entidades malignas o de comportamiento agresivo.

- Pronóstico y factores de recurrencia: la mayoría de los quistes maxilares presentan un pronóstico favorable con un tratamiento adecuado. No obstante, algunos quistes, como el queratoquiste odontogénico, presentan tasas de recurrencia relativamente altas, lo que exige un seguimiento clínico riguroso. El pronóstico final depende de distintos factores, como el tipo de quiste, su tamaño y localización, y la técnica quirúrgica aplicada.

BIBLIOGRAFÍA

Arenas de Frutos G, Navarro Cuéllar C, Ochandiano Caicoya S, et al. Manejo terapéutico del queratoquiste: Revisión y presentación de un caso. Rev Mex Cir Bucal Maxilofac. 2014;10(3):101-7.

Chirapathomsakul D, Sastravaha P, Jansisyanont P. A review of odontogenic keratocysts and the behavior of recurrences. Oral Surg Oral Med Oral Pathol Oral Radiol Endod. 2006;101(1):5-9.

Colmenero J, Martínez A. Quiste odontogénico queratinizante y calcificante: Características clínicas y hallazgos radiológicos. Rev Esp Cir Oral Maxilofac. 2022;24(2):123-30.

De Castro M, Caixeta C, De Carli M, et al. Conservative surgical treatments for nonsyndromic odontogenic keratocysts: a systematic review and meta-analysis. Clin Oral Investig. 2018;22(5):2089-101.

Dias G, Marques T, Coelho P. Treatment options for keratocyst odontogenic tumour (KCOT) a systematic review. Oral Surg. 2016;1:1-17.

Fauchard P. Observaciones sobre la relación de los quistes maxilares con el sistema dental. J Odontol Hist. 1839;5(1):45-58.

Forteza-López A. Tratamiento del tumor odontogénico queratoquístico. Revisión sistemática. Med Paliat. 2018;41(1):26-32.

Gomes C, Guimarães L, Diniz M, et al. Molecular alterations in odontogenic keratocysts as potential therapeutic targets. J Oral Pathol Med. 2017;46(10):877-82.

Gorlin RJ, Pindborg JJ. Clasificación de los tumores odontogénicos y quistes maxilares: bases para su diagnóstico y manejo. World Health Organization Histological Classification of Tumors. 1972;1(3):75-85.

Jacoway JR, Krolls SO. Desarrollo y revisión de la clasificación de quistes maxilares en odontología. Oral Surg Oral Med Oral Pathol. 1985;4(2):203-10.

Jaffe HL, Lichtenstein L. Descripción y primera aproximación al diagnóstico del quiste óseo aneurismático en el área maxilofacial. Am J Pathol. 1959;35(3):215-21.

Ochoa Moreira JA, Reinoso Quezada SJ, Molina-Barahona M. Técnicas para el tratamiento del queratoquiste, revisión de la literatura y presentación de un caso. Rev Cient Odontol Lima. 2023;11(2): e159.

Scultet J. Primeras descripciones documentadas de quistes en la región maxilar. J Oral Maxillofac Surg. 1657;11(1):29-35.

Shear M. Revisión y análisis de la clasificación de los quistes maxilares inflamatorios. Int J Oral Maxillofac Surg. 1983;12(5):275-81.

Staffner P. Evaluación del quiste dentígero en relación con el espacio pericoronal. J Dent Radiol. 1962;17(4):198-205.

Titinchi F. Protocol for management of odontogenic keratocysts considering recurrence according to treatment methods. J Korean Assoc Oral Maxillofac Surg. 2020; 46:358-60.

Titinchi F, Nortje C. Keratocystic odontogenic tumor: a recurrence analysis of clinical and radiographic parameters. Oral Surg Oral Med Oral Pathol Oral Radiol. 2012; 114:136-42.

Vered M, Wright JM. Update from the 5th Edition of the World Health Organization Classification of Head and Neck Tumors Odontogenic and Maxillofacial Bone Tumours. Head Neck Pathol. 2022;16(1):63-75.

World Health Organization. Head and Neck Tumours, WHO Classification of Tumours (5th edition). International Agency for Research on Cancer; 2022.

AUTOEVALUACIÓN

Tumores odontogénicos

17

B. Zarauza Santos y C. García Sierra
Colaboradora: S. García Martín

OBJETIVOS

- Entender los cambios de la 5ª edición de la clasificación de los tumores odontogénicos de la OMS.
- Conocer los diferentes tumores odontogénicos y comprender su origen embrionario.
- Disponer de una visión general completa de los tumores odontogénicos, comprender su origen embrionario y conocer las características clínicas y radiológicas distintivas de cada tumor con el fin de poder establecer su diagnóstico y diferenciación.
- Reconocer los aspectos histopatológicos y moleculares más relevantes de cada tumor.
- Recordar conceptos básicos de tratamiento de cada una de las entidades descritas.

INTRODUCCIÓN

Los tumores odontogénicos constituyen un grupo heterogéneo de neoplasias localizadas en los maxilares y en los tejidos blandos circundantes. El 4 % del total de los tumores de cabeza y cuello son de este tipo. Las manifestaciones clínicas y los signos radiológicos no revelan datos patognomónicos, lo que hace necesario un análisis anatomopatológico de la lesión. Sin embargo, los tumores odontogénicos presentan una histología compleja y específica, por lo que en este capítulo tan solo se señalarán los rasgos más destacables de la misma.

Recuerdo embriológico

Las células de la cresta neural constituyen la mayoría del mesénquima o tejido conjuntivo de la cabeza y el cuello.

Originalmente, estas células derivan de la capa germinal del ectodermo, que forma el sistema nervioso, por esta razón también se las denomina ectomesénquima o neuroectodermo. Constituye el origen embrionario de la papila y folículo dental, así como del ligamento periodontal. El epitelio de la cavidad oral deriva del ectodermo y en las zonas donde se formará el proceso alveolar, el epitelio prolifera, formando la lámina dental, lo que da lugar al órgano del esmalte (**Figura 17-1**).

CLASIFICACIÓN DE LOS TUMORES ODONTOGÉNICOS

La OMS, en 2022, publicó la última actualización de la clasificación de los tumores de cabeza y cuello, dentro de la cual se encuentra la correspondiente a los tumores odontogénicos (**Tabla 17-1**). Esta 5ª edición no ha sufrido cambios

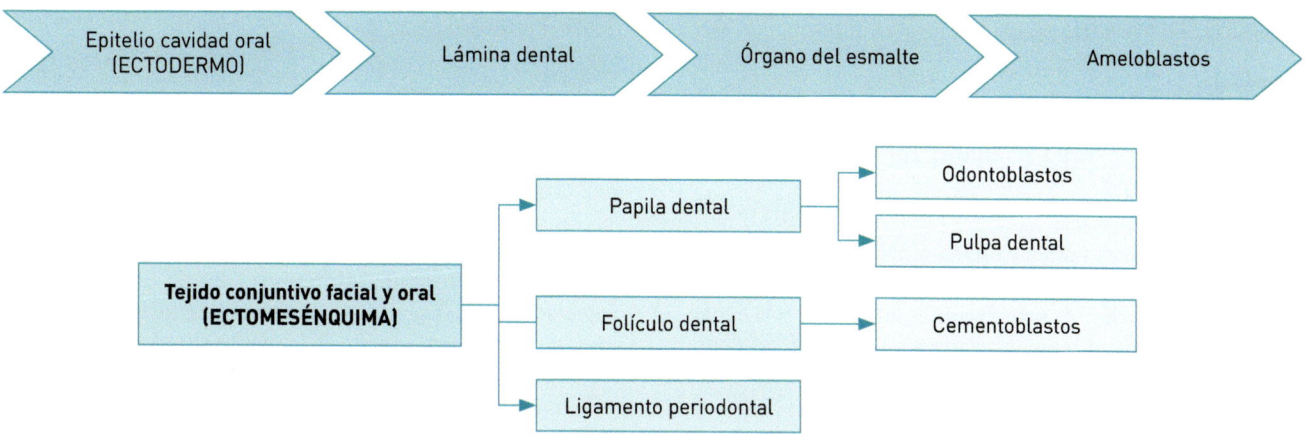

Figura 17-1. Recuerdo embriológico.

Tabla 17-1. Clasificación de los tumores odontogénicos de la 5ª edición de la Organización Mundial de la Salud (OMS)

Tumores odontogénicos benignos epiteliales	Tumores odontogénicos benignos mixtos epiteliales y mesenquimales	Tumores odontogénicos benignos mesenquimales	Tumores odontogénicos malignos	Quistes
• Tumor odontogénico adenomatoide • Tumor odontogénico escamoso • Tumor odontogénico epitelial calcificante • Ameloblastoma uniquístico • Ameloblastoma extraóseo o periférico • Ameloblastoma convencional • Ameloblastoma adenoideo • Adenoblastoma metastásico	• Odontoma • Tumor odontogénico primordial • Fibroma ameloblástico • Tumor dentinogénico de células fantasma	• Fibroma odontogénico • Cementoblastoma • Fibroma cementoosificante • Mixoma odontogénico	• Carcinoma odontogénico esclerosante • Carcinoma ameloblástico • Carcinoma odontogénico de células claras • Carcinoma odontogénico de células fantasma • Carcinoma primario intraóseo • Carcinosarcoma odontogénico • Sarcoma odontogénico	• Quiste radicular • Quiste inflamatorio colateral • Qusite ciliado • Quiste del conducto nasopalatino • Quiste gingival • Quiste dentinogénico • Quiste odontogénico ortoqueratinizado • Quiste periodontal lateral y quiste odontogénico botroide • Quiste odontogénico calcificante • Quiste odontogénico glandular • Queratoquiste odontogénico

importantes respecto a la anterior edición publicada en 2017. La única nueva entidad incorporada en 2022 es el ameloblastoma adenoide dentro de los tumores epiteliales benignos. Siguiendo el esquema de las ediciones previas, la OMS clasifica los tumores odontogénicos, atendiendo a su comportamiento y a criterios histológicos de benignidad o malignidad. Al igual que en las ediciones precedentes, los tumores odontogénicos benignos seguirán siendo clasificados de acuerdo con su origen embrionario en epiteliales, mesenquimales y mixtos. Como novedad, esta edición se presenta en formato digital y, por primera vez, incluye una imagen histológica de cada una de las entidades descritas. Además, incorpora una sección de criterios diagnósticos con el fin de facilitar la identificación de cada tumor odontogénico. Sin embargo, algunos aspectos desafiantes de la edición de 2017 siguen siendo inciertos, como la clasificación del ameloblastoma mestastásico o del fibroondotoma/dentinoma ameloblástico, así como el tipo mural del ameloblastoma uniquístico. Por otro lado, la clasificación de los quistes odontogénicos incoporada en la 4ª edición de 2017 continúa en esta nueva edición.

CLÍNICA Y RADIOLOGÍA GENERAL DE LOS TUMORES ODONTOGÉNICOS

Clínicamente, estas lesiones suelen tener síntomas inespecíficos e incluso ser completamente asintomáticas. Entre las manifestaciones clínicas más comunes se encuentra la expansión maxilar o mandibular asociada o no a movilidad dentaria. Existen determinados signos y síntomas, como dolor, alteraciones de la sensibilidad (parestesias en las ramas del nervio trigémino) o ulceraciones mucosas, que deben hacernos sospechar un proceso agresivo.

Aunque la caracterización de las imágenes suele ser difícil, debido a la ausencia de signos radiológicos patognomónicos, la radiología es útil para orientar un diagnóstico de sospecha a la vez que permite una planificación de tratamiento. Radiológicamente, las lesiones pueden ser radiolúcidas, radiopacas o de densidad mixta. Los criterios adicionales incluyen los límites de la lesión, la morfología, la penetración cortical, la reacción perióstica, la afectación de las piezas dentarias y los cambios en los tejidos blandos adyacentes. Las características anteriormente descritas no van a permitir realizar un diagnóstico diferencial; sin embargo, pueden orientar el mismo hacia la benignidad o malignidad. Así pues, bordes bien definidos, expansión de corticales, rizólisis y desplazamiento dentario son características radiológicas propias de las lesiones benignas, generalmente, de crecimiento lento y progresivo. Por el contrario, los bordes mal definidos, la rotura de corticales con expansión hacia los tejidos blandos y los dientes englobados en la tumoración suelen corresponder a lesiones malignas.

TUMORES ODONTOGÉNICOS BENIGNOS

Tumor epitelial

Tumor odontogénico adenomatoide (TOA)

Representa menos del 10 % de los tumores odontogénicos y afecta principalmente a mujeres. El 80 % de los casos se diagnostican en la segunda y tercera décadas de la vida. Tiende a asentarse preferentemente en la región anterior de los maxilares, con el doble de frecuencia en el maxilar superior que en la mandíbula.

Se han descrito tres variedades en función de la clínica y la radiología:

- *Folicular:* es el subtipo más común y se asocia con un diente permanente no erupcionado, generalmente el canino superior, causando expansión del folículo.
- *Extrafolicular:* no está asociado a la corona de un diente retenido.
- *Periférico o extraóseo:* se observa exclusivamente a nivel de la encía anterior del maxilar superior.

La presentación clínica, en la mayoría de los casos, suele ser una tumoración asintomática en la zona de un diente no erupcionado. Puede ocasionar desplazamiento radicular de los dientes adyacentes. Los periféricos o extraóseos aparecen como pequeños nódulos gingivales.

En la radiología se observará una lesión unilocular, radiolúcida y bien definida alrededor de la corona de un diente no erupcionado, pudiéndose extender hasta la raíz de dicho diente. En dos tercios de los casos se aprecian focos radiopacos discretos en forma de "copos de nieve" alrededor de la corona. Las lesiones extraóseas pueden causar erosión superficial del hueso alveolar subyacente. Histológicamente, se encuentran encapsulados y contienen nódulos de tamaño variable de células odontogénicas, en cuyo interior hay estructuras en forma de rosetas o conductos que producen una apariencia adenomatoide o de glándula. Aproximadamente, el 70 % muestran una mutación en el gen *KRAS*.

La enucleación y el legrado son el tratamiento definitivo dada su benignidad y encapsulación. En ocasiones, requiere la extracción del diente asociado. Las recidivas son poco frecuentes

Tumor odontogénico escamoso

Se trata de un tumor odontogénico epitelial benigno con diferenciación escamosa, localmente infiltrativo. Es infrecuente y se presenta, principalmente, entre la 3ª y 4ª décadas de la vida, sin predilección por sexos.

Suelen presentarse como lesiones solitarias en las raíces de los dientes vitales permanentes erupcionados. Suelen localizarse en el maxilar anterior y en la mandíbula posterior.

Suelen cursar de manera asintomática o asociar dolor, sensibilidad, movilidad de los dientes o expansión ósea. Radiológicamente, se observa radiolucidez unilocular con bordes bien definidos a lo largo de una o más raíces dentales. El desplazamiento radicular es común, pero la reabsorción radicular es rara. La perforación del hueso cortical se observa en lesiones multiloculares y agresivas, las cuales son menos comunes.

El tratamiento consiste en la enucleación. Las recidivas son raras, siendo más frecuentes cuando las lesiones asientan en el maxilar superior. Las lesiones multiloculadas, multifocales o las recidivas requerirán resección con márgenes óseos y seguimiento a largo plazo.

Tumor odontogénico epitelial calcificante (tumor de Pindborg)

Es un tumor odontogénico epitelial benigno que puede presentar material amiloide calcificado, siendo localmente agresivo.

Representa menos del 1 % de los tumores odontogénicos, con una edad de presentación más frecuente entre la 4ª y 5ª décadas de la vida, sin preferencia por sexos. El 90 % son intraóseos, con un 5 % de casos extraóseos y un 5 % en combinación con el tumor odontogénico adenomatoide. Hasta un 70 % se asientan en la mandíbula.

La mayoría de los casos son asintomáticos, aunque pueden causar inflamación y movilidad dental. Radiológicamente, el 75 % tienen radiodensidad mixta, aumentando la calcificación con la edad. Alrededor del 30 % son multiloculares y pueden perforar la cortical. Cerca de la mitad están asociados con un diente no erupcionado. Se caracteriza por depósitos amiloides que se tiñen con rojo Congo y se disponen en anillos concéntricos (anillos de Liesegang) entre las capas de células epiteliares. Existe un subtipo de células claras que se asemeja a un tumor epitelial calcificante de células claras claras, que afecta con mayor frecuencia a mujeres de edades más avanzadas.

Estos casos requieren realizar un diagnóstico diferencial con el carcinoma de células claras, metástasis de carcinoma renal y carcinoma de glándulas salivares.

El tratamiento de elección es la resección completa con márgenes amplios. Hay recurrencia en el 10-15 %, siendo más común en la variedad de células claras. La transformación maligna es poco común.

Ameloblastoma uniquístico

Se trata de un ameloblastoma intraóseo con una sola cavidad quística. Representa el 15 % de los ameloblastomas. Tienden a aparecer entre la 2ª y 3ª décadas de la vida con ligera prevalencia en hombres.

La mayoría se desarrollan en la parte posterior del cuerpo mandibular y en la rama de la mandíbula y hasta el 80 % de los casos se relaciona a un diente incluido. No suele dar clínica y, si aparece, lo común es que sea por tumefacción mandibular.

La mayoría de los ameloblastomas uniquísticos presentan radiolucidez unilocular y bien delimitada, a menudo acompañada de dientes no erupcionados (frecuentemente, terceros molares mandibulares). Es frecuente la reabsorción radicular y perforación de la cortical. Según la histología, existen tres subtipos según la distribución de la proliferación del epitelio ameloblastomatoso: luminal, intraluminal y mural. La mutación más frecuentemente asociada a todos los tipos es la mutación *BRAF p.V600E*.

Existe consenso sobre tratar las variantes luminal e intraluminal de manera conservadora; sin embargo, el tipo mural deberá considerarse la posibilidad de realizar un tratamiento más agresivo.

Hasta el 30 % de los ameloblastomas uniquísticos pueden recurrir después de la enucleación, lo cual exige un seguimiento a largo plazo.

Las mutaciones BRAF p.V600E reducen el riesgo de recurrencia.

Los últimos datos sugieren que la terapia dirigida a BRAF es eficaz en pacientes con mutación positiva.

Ameloblastoma extraóseo/periférico

El ameloblastoma extraóseo es la contrapartida del ameloblastoma intraóseo.

Representa hasta el 10 % de todos los ameloblastomas. La mayoría se presentan entre la 5ª y 7ª décadas de la vida, con una mayor predilección por el sexo masculino.

Asienta con mayor frecuencia en los tejidos blandos que recubren áreas con dientes o crestas edéntulas de las regiones de premolares mandibulares y molares superiores.

Se presenta como una masa gingival (épulis) exofítica, móvil, de colocación normal y superficie lisa, asintomática y de crecimiento lento. No suele observarse afectación radiológica, salvo posible erosión superficial del hueso subyacente debido a la presión tumoral. Histológicamente, es similar al ameloblastoma intraóseo convencional pero delimitado a los tejidos blandos de la encía.

Presenta un crecimiento más indolente que el ameloblastoma convencional, con unas tasas de recurrencias bajas, por lo que se recomienda tratamiento conservador y seguimiento a largo plazo. La transformación maligna es muy rara.

Ameloblastoma convencional

También denominado sólido o multiquístico, es una neoplasia odontogénica epitelial benigna, pero localmente infiltrativa, compuesta por células similares a ameloblastos.

Se considera la neoplasia odontogénica más frecuente, según la última clasificación de la OMS y no existe predilección por sexo. La incidencia máxima de diagnóstico se produce en la 4ª y 5ª décadas de la vida, a diferencia de los uniquísticos, que se presentan en edades más tempranas.

Hasta el 80 % asientan en la mandíbula, predominantemente, en el área del molar posterior. Los ameloblastomas que asientan en los maxilares suelen situarse en posición posterior a excepción del subtipo en posición posterior a exs mferencia de los unique la encnto ma pared qun diente incluido. desmoplásico, que asienta con similar frecuencia en el maxilar que en la mandíbula y presenta predilección por las regiones anteriores.

Clínicamente, suele presentarse como una masa indolora y de crecimiento lento, que puede alcanzar un gran tamaño, desplazando y movilizando los dientes, y llegando a perforar la cortical y causar parestesias. Radiológicamente, suele presentarse como una lesión radiolúcida multilocular que muestra un patrón de "burbuja de jabón" o de "panal de abeja" (72 %) con márgenes bien definidos (50 %). Hasta un 20 % puede asociarse a dientes incluidos y es frecuente observar la reabsorción radicular en las piezas adyacentes. La variante desmoplástica se asocia con la formación de hueso, pudiendo presentarse como una imagen radiolúcida con opacidades en su interior y márgenes mal delimitados. Histológicamente, pueden presentarse varios patrones: folicular, plexiforme, acantomatosa, de células granulares, de células basales y desmoplásico.

En el subtipo histológico más común es el folicular que muestra islas de epitelio odontogénico junto a un retículo estrellado en un estroma fibroso con células parecidas a los ameloblastos.

El segundo subtipo más común es el subtipo plexiforme.

En el subtipo desmoplásico predomina el estroma sobre el componente epitelial y se encuentra altamente colagenizado (desmoplasia). No presenta encapsulación.

El tratamiento de elección consiste en la escisión completa con márgenes amplios, independientemente del subtipo histopatológico. Esto requiere ampliar el margen hasta al menos 10 mm más allá del margen radiográfico para garantizar la eliminación del tumor que invade el hueso medular, generalmente, mediante resección segmentaria, mandibulectomía o maxilectomía, según el tamaño. La cirugía más conservadora tiene una alta tasa de recurrencia (60–80 %) y es obligatorio un seguimiento prolongado. Los tumores que asientan en la mandíbula tienen más probabilidades de albergar mutaciones BRAF p.V600E, asociándose con una recurrencia más tardía.

Se ha propuesto el tratamiento con inhibidores de BRAF, solos o en combinación con inhibidores de MEK, mostrándose eficaces en casos seleccionados.

Ameloblastoma adenoide

Se define como una neoplasia odontogénica epitelial, caracterizada por presentar estructuras similares a conductos, a menudo, con dentinoide (estructura similar a la dentina).

Es más frecuente en la 4ª década de la vida, con una ligera predilección por los hombres y, clínicamente, suele presentarse como una inflamación indolora.

La mayoría son radiolúcidos y uniloculares con límites bien definidos, pero pueden producirse multilocularidad, mineralización interna, perforación cortical, reabsorción radicular y afectación de los senos paranasales. En cuando a la inmunohistoquímica, el índice de proliferación de Ki-67 suele ser alto, lo que podría explicar el comportamiento localmente agresivo y la alta tasa de recurrencia (70 %). No se han encontrado mutaciones *BRAF p.V600E* en este tipo de ameloblastomas.

Se trata de una tumoración localmente infiltrativa, con una alta tasa de recurrencia, por lo que el tratamiento de elección deberá ser la exéresis amplia con márgenes.

Ameloblastoma metastásico

Se define como un ameloblastoma que ha metastatizado a pesar de su aspecto histopatológico benigno tanto en el foco primario como en el metastásico.

La edad media de diagnóstico suele ser a los 45 años y presenta un ligero predominio masculino. El tumor primario se desarrolla con más frecuencia en la mandíbula. Los sitios más comunes de metástasis son los pulmones, seguidos de los ganglios linfáticos cervicales.

Los síntomas varían según la localización de las metástasis, siendo algunos pacientes asintomáticos. Las metástasis se pueden diagnosticar al mismo tiempo que el tumor primario o después de un período de latencia variable. Estas metástasis conservan el patrón de crecimiento benigno del ameloblastoma.

El ameloblastoma metastásico exhibe características histopatológicas idénticas al ameloblastoma convencional, sin datos específicos que predigan metástasis. El patrón histológico plexiforme es el más común.

Las metástasis pueden deberse a una diseminación hematógena durante el tratamiento quirúrgico del tumor primario o estar impulsadas por alteraciones genéticas sin cambios histopatológicos, pero no se ha identificado ningún marcador molecular que prediga el comportamiento metastásico.

Los factores de riesgo de metástasis son tamaño grande, rápido crecimiento, curso clínico prolongado, extirpación inadecuada y múltiples recurrencias en la localización del tumor primario. Presenta mutaciones en el gen *BRAF p.V600E* similares a las del ameloblastoma convencional.

La cirugía es la base del tratamiento; la radioterapia y la quimioterapia no tienen ningún beneficio comprobado. La recurrencia está presente en aproximadamente una cuarta parte de los casos y se asocia con una mayor mortalidad. El tiempo medio de supervivencia de estos tumores es de 5 años.

TUMORES ODONTOGÉNICOS EPITELIALES Y MESENQUIMALES

Odontoma

Los odontomas actualmente se consideran una lesión odontogénica hamartomatosa mixta. Presenta dos subtipos: compuestos y complejos.

Ocurre con más frecuencia entre la 2ª y 3ª décadas de la vida sin predilección por el sexo.

El subtipo complejo se desarrolla, principalmente, en el cuerpo posterior de la mandíbula, mientras que el subtipo compuesto lo hace con mayor frecuencia en el maxilar anterior.

Los odontomas son lesiones asintomáticas, de crecimiento lento, a menudo asociadas con dientes no erupcionados. Los de mayor tamaño pueden expandir la cortical, desplazar y reabsorber los dientes adyacentes incluso evitar su erupción. Pueden existir múltiples odontomas compuestos como ocurre en el síndrome de Gardner. Radiográficamente, los odontomas compuestos consisten en estructuras semejantes a los dientes de distintos tamaños y formas mientras que los complejos se desarrollan como masas irregulares, desorganizadas de material calcificado con una radiopacidad amorfa, sin reconocerse forma de dientes. También puede haber patrones mixtos. Ambos tipos conservan un halo radiolúcido periférico similar a una cápsula con un contorno bien definido. El estudio histológico revela esmalte, dentina, cemento y pulpa. Cuando estos elementos se muestran de forma organizada con una arquitectura normal constituyen el odontoma compuesto, mientras que una organización desordenada conformará el odontoma complejo.

La enucleación constituye el tratamiento de elección siendo raras las recidivas cuando la enucleación es completa.

Tumor odontogénico primordial

Es una nueva entidad, incluida en la última clasificación, extremadamente rara. Ocurre frecuentemente antes de los 20 años y presenta ligera predilección por el sexo masculino. En el 90 % de los casos se presenta en la mandíbula.

Radiográficamente, se muestra como una lesión radiolúcida bien delimitada, generalmente, unilocular (70 %), en ocasiones, con márgenes festoneados asociados con la corona de un diente impactado (generalmente, los terceros molares inferiores). Puede presentar desplazamiento de los dientes adyacentes con rizólisis. Histológicamente, está compuesto por un tejido fibroso y áreas con apariencia de mesénquima odontogénico similar a la papila dental, rodeadas de una pequeña cantidad de epitelio que se asemeja al epitelio interno del órgano del esmalte encerrado por una fina cápsula fibrosa.

El tratamiento de elección es la enucleación.

Fibroma ameloblástico

El fibroma ameloblástico es un tumor odontogénico mixto, benigno y poco común, que comprende tejido mesenquimatoso semejante a la papila dental y un componente epitelial que se asemeja al órgano del esmalte en desarrollo, sin tejido duro ni matriz dental.

En la última clasificación se excluyó de este grupo al fibroodontoma ameloblástico (contiene dentina y esmalte en desarrollo) y al fibrodentinoma ameloblástico (contiene solo dentina), por considerarse en su mayoría lesiones intermedias entre odontomas en desarrollo y fibromas amelobásticos.

Representa hasta el 2 % de todos los tumores odontogénicos. En el 80 % de los casos aparecen antes de los 20 años y muestra una ligera predilección por el sexo masculino.

Generalmente, asientan en la región posterior de la mandíbula. Cuando asientan en el maxilar también lo harán en regiones posteriores (el fibroodontoma tiende a localizarse en regiones anteriores).

La mayoría de los fibromas amelobásticos crecen lentamente de manera asintomática. En ocasiones, puede relacionarse con la ausencia de erupción de piezas dentales. Se suelen presentar como una lesión radiolúcida uni o multilocular, de bordes bien definidos, a menudo, asociado a un diente incluido (75 %), siendo raras la rizólisis y la perforación de la cortical. El 46 % de los casos presentan mutaciones de *BRAF p.V600E*.

La enucleación constituye el tratamiento de elección, siendo raras las recurrencias. Los casos de tumores extensos, destructivos y recurrentes requieren un tratamiento más agresivo. Se recomienda seguimiento a largo plazo. La transformación sarcomatosa es rara, pero el 24 % de los fibrosarcomas ameloblásticos surgen de un fibroma ameloblástico benigno o recurrente. Su transformación a carcinosarcoma es aún más rara.

Tumor dentinogénico de células fantasma

Se trata de una neoplasia sólida y benigna, pero localmente infiltrativa, que se caracteriza por la presencia de epitelio ameloblastomatoso con abundantes células fantasma y depósito de dentinoide. Puede aparecer a cualquier edad, haciéndolo más frecuentemente en edades avanzadas y mostrando un predominio por sexo masculino.

Surge casi con la misma prevalencia en la mandíbula y en el maxilar con predilección por la región posterior de ambos maxilares.

Hasta el 25 % son extraóseos, ubicados en la encía o en la mucosa de la cresta alveolar.

Su presentación clínica varía desde una tumoración asintomática con expansión ósea hasta una masa dolorosa, ulcerada, incluyendo la apariencia de un alvéolo postextracción que no cura. Las variantes extraóseas se presentan como un nódulo gingival. Se muestra radiológicamente como una lesión mixta, radiolucente con focos radiopacos, de bordes bien definidos en su mayoría. El desplazamiento dentario y la reabsorción radicular son frecuentes, sobre todo, en los de mayor tamaño. Histológicamente, se caracteriza por presentar un epitelio ameloblastomatoso con abundantes células fantasma frecuentemente queratinizadas y depósito de dentina displásica (dentinoide).

Suele presentar una evolución agresiva con una tasa de recurrencia de hasta el 73 % tras cirugía conservadora (enucleación o legrado) y del 33 % tras una cirugía radical (resección marginal o segmentaria), pudiendo ocurrir entre 1 y 20 años después del tratamiento, por lo que el tratamiento recomendado es la resección con márgenes amplios y seguimiento a largo plazo. Pueden producir metástasis a distancia y transformación maligna a carcinoma.

Los extraóseos presentan un comportamiento mucho más indolente y rara vez recurren tras una escisión conservadora.

TUMORES MESENQUIMALES

Fibroma odontogénico

Es una neoplasia muy infrecuente. Presentan una ligera predilección por el sexo femenino y la edad media de presentación es de 34 años.

Existen resultados contradictorios en cuanto a su localización más frecuente. Según algunos autores, el maxilar parece afectarse con mayor frecuencia sin que exista uniformidad en cuando a la localización exacta.

En la última clasificación se han descrito varios subtipos: subtipo amiloide, subtipo de células granulares, subtipo osificante y subtipo de fibroma odontogénico híbrido con granuloma central de células gigantes.

Es una lesión asintomática de crecimiento lento que puede llegar a producir expansión y perforación de la cortical. Cuando se localizan en el maxilar anterior, a menudo, producen una depresión característica en lugar de expansión de la cortical. Radiológicamente, suelen presentarse con un patrón radiolúcido bien definido, estrechamente relacionado con las raíces de los dientes erupcionados. Puede verse desplazamiento de los dientes adyacentes y reabsorción de las raíces. Histológicamente, se caracteriza por presentar cantidades variables de epitelio odontogénico en un tejido conectivo fibroso maduro. Se han descrito varios subtipos, todos

infrecuentes: subtipo amiloide, subtipo de células granulares, subtipo osificante, subtipo de fibroma odontogénico híbrido con granuloma central de células gigantes. El subtipo amiloide es el más frecuente.

Dado que se trata de lesiones benignas, el tratamiento de elección consistirá en la enucleación y curetaje local, siendo, en la mayoría de los casos, curativo.

Cementoblastoma

Es una neoplasia odontogénica benigna poco frecuente, caracterizada por la formación de cemento adyacente con la raíz dentaria. Tiene su origen en los cementoblastos.

Su mayor incidencia se observa en la segunda y tercera décadas de la vida sin predilección por el sexo.

Se localiza, habitualmente, en la región apical de la raíz de un diente de la mandíbula (es más habitual en la región posterior). Hasta el 50 % se relacionan con el 1er molar inferior permanente.

Suelen ser lesiones asintomáticas que pueden causar dolor intermitente leve y expansión de la cortical. El diente asociado es vital en aproximadamente el 80 % de los casos. La reabsorción radicular es frecuente. La perforación de la cortical y el desplazamiento de los dientes son infrecuentes. Radiográficamente, se objetiva una lesión bien definida, circunscrita, radiopaca o de densidad mixta que se expande desde la raíz del diente adyacente. Suelen presentar un borde radiolúcido característico que se continúa con el ligamento periodontal.

El tratamiento consiste en la exéresis quirúrgica y extracción del diente afectado. Las recurrencias son habituales cuando no se extrae la pieza dentaria.

Fibroma cementoosificante

Se trata de una neoplasia fibroósea odontogénica benigna que surge en los maxilares y se caracteriza por la producción de calcificaciones óseas.

Se presenta entre la 3ª y 4ª década de la vida y muestra predilección por el sexo femenino. Aparece, principalmente, en la mandíbula con mucha más frecuencia que en el maxilar y, sobre todo, en la región de los premolares y molares inferiores.

Clínicamente, suele provocar una expansión de la cortical asintomática de crecimiento lento.

Radiológicamente se muestra como una lesión radiolúcida, bien definida en las primeras etapas. Posteriormente, desarrolla diferentes grados de opacificación, pudiendo volverse densamente escleróticos, pero conservando un halo periférico no mineralizado. Puede existir adelgazamiento de la cortical, desplazamiento dentario y reabsorción radicular y alguna vez se observa curvatura del borde inferior de la mandíbula. Histológicamente, se trata de una neoplasia odontogénica que surge de las células madre mesenquimales con diferenciación hacia estructuras periodontales, que producen un depósito de hueso y material similar al cemento, rodeadas de una cápsula fibrosa delgada.

El tratamiento de elección suele ser la enucleación y el legrado.

Mixoma odontogénico

El mixoma odontogénico es una neoplasia benigna, aunque localmente agresiva, derivada de porciones mesenquimales del gérmen dentario, como la papila dental, el folículo o el ligamento periodontal. Se conoce también como fibromixoma odontogénico.

Es el 3er tumor odontogénico más común, afectando principalmente a adultos jóvenes entre la 2ª y 3ª décadas de la vida, sin predilección por sexos. Presenta un mayor incidencia en la mandíbula. Cuando se localiza en el maxilar es característica la obliteración de los senos maxilares.

Clínicamente, es una lesión de crecimiento lento, indolora, que expande el hueso y puede causar destrucción cortical, movilidad dental e infiltración del tejido blando. Radiológicamente, se presenta como una lesión radiolúcida, a menudo, multilocular, con un patrón en "panal de abejas" o "burbujas de jabón". Las lesiones uniloculares son más frecuentes en niños y en la región anterior de la mandíbula. Son habituales el desplazamiento radicular y la expansión cortical. Puede haber reabsorción de las raíces, pero como signo tardío. Histológicamente, está compuesto por tejido conectivo mixomatoide relativamente acelular, otorgándole una consistencia elástica. El tumor, generalmente, no está encapsulado y presenta diseminación en el hueso medular. Cuando contiene gran cantidad de colágeno en su estroma se denomina fibromixomas odontogénicos.

En su patogénesis se ha descubierto que suelen mostrar activación de la vía MAPK/ERK.

La exéresis quirúrgica en bloque es el tratamiento de elección, debido a la falta de encapsulación y la diseminación por el hueso medular. Aunque tiende a recurrir, el pronóstico es favorable. Se investigan terapias dirigidas a la vía MAPK/ERK para reducir el crecimiento tumoral, siendo la transformación maligna muy rara.

TUMORES ODONTOGÉNICOS MALIGNOS

Los tumores odontogénicos malignos son entidades poco frecuentes y suelen afectar a personas de edad avanzada. La presencia de metástasis y características citológicas de malignidad van a conferir a estos tumores su potencial maligno. Suelen presentarse como lesiones de límites mal definidos, con rotura de corticales y afectación de tejidos blandos adyacentes. Puede provocar alteraciones sensitivas y metástasis a distancia.

Carcinoma odontogénico esclerosante

El carcinoma odontogénico esclerosante es un carcinoma escamoso intraóseo primario, caracterizado por un estroma esclerótico e infiltración local, pero sin potencial mestastásico.

Tiene una discreta predilección por el sexo femenino, suele presentarse entre la 3ª y la 7ª décadas de la vida con afinidad por el sector posterior mandibular; si aparece en el maxilar, suele localizarse en el sector anterior.

En cuanto a la clínica, suele manifestarse como una tumefacción mandibular de crecimiento rápido, en escasas ocasiones, asocia parestesias del nervio alveolar inferior, así como movilidad dentaria. Se presenta como una lesión radiolúcida que asocia destrucción cortical, pudiendo afectar a los tejidos blandos circundantes. Histológicamente, se caracteriza por un estroma esclerótico en el que se identifican células epiteliales malignas formando un único cordón en ausencia de cápsula, lo que justifica su carácter infiltrativo. La infiltración perineural e intraneural es frecuente, al contrario que la linfovascular.

Su tratamiento consiste en resección con márgenes asociada o no a tratamiento adyuvante.

Carcinoma ameloblástico

Es un carcinoma odontogénico primario, que, histológicamente, se asemeja a un ameloblastoma.

Es una entidad poco frecuente, representando menos del 2 % de los tumores odontogénicos. La mayoría corresponden a carcinomas *de novo*, aunque está descrita su aparición sobre un ameloblastoma preexistente.

Presenta predilección por el sexo masculino y la edad media de aparición son los 49 años. Suele presentarse en la mandíbula, generalmente, en el sector posterior.

Clínicamente, se presenta como una tumefacción mandibular, que asocia dolor, parestesias y movilidad dentaria con extensión a la mucosa oral y trismus en etapas más avanzadas. Se manifiesta como una lesión mal definida en las pruebas de imagen, con destrucción cortical y medular. Histológicamente, suele mostrar atipia celular y aumento de la actividad mitótica con una arquitectura celular similar al ameloblastoma. La invasión perineural no es frecuente, en contraste con otras neoplasias de origen odontogénico.

El tratamiento de elección se basa en una resección radical. La radioterapia constituye un tratamiento a emplear en pacientes no candidatos a cirugía, lesiones recurrentes o metastásicas y cuando los márgenes quirúrgicos sean positivos. A pesar de ello, la tasa de recurrencia es elevada y el 13 % de los pacientes presentan metástasis ganglionares cervicales. Las metástasis a distancia aparecen hasta un tercio de los casos, principalmente, en pulmón, seguidas de cerebro, hígado y hueso.

Carcinoma odontogénico de células claras

El carcinoma odontogénico de células claras es un carcinoma intraóseo, caracterizado por láminas, nidos o cordones de células claras ricas en glucógeno, en un estroma fibrocelular o hialinizado. Hasta en el 80 % de los casos se ha descrito un reordenamiento del gen *EWSR1,* que codifica una proteína multifuncional cuya alteración está involucrada en el desarrollo del múltiples tumores, como el sarcoma de Ewing.

Es un tumor poco frecuente, con predilección por el sexo femenino y una edad media de aparición de 53 años. Suele localizarse en los sectores posteriores mandibulares y en la región inferior de la rama ascendente.

Se presenta como una tumefacción mandibular de comportamiento agresivo con destrucción ósea e invasión de tejidos blandos circundantes, lo que puede ocasionar dolor, parestesias, movilidad dentaria e incluso ulceración mucosa en etapas avanzadas. El 19 % de los pacientes pueden asociar adenopatías cervicales y el 11 %, metástasis a distancia, sobre todo, pulmonares. Es una lesión radiolúcida, de bordes mal definidos, que puede asociar reabsorción radicular.

Debe plantearse el diagnóstico diferencial con otras neoplasias ricas en células claras, como el tumor odontógeno epitelial calcificante de células claras, tumores de glándulas salivales, como el carcinoma mucoepidermoide intraóseo y metástasis del carcinoma de células renales.

El tratamiento inicial se basa en una resección completa con márgenes amplios, debido a su comportamiento infiltrativo, asociado, generalmente, a vaciamiento ganglionar cervical.

Carcinoma odontogénico de células fantasma

Se trata de un carcinoma primario intraóseo, cuyo origen puede ser de *novo* o surgir a partir de un quiste odontogénico calcificante o un tumor de células fantasma preexistente.

Es un tumor muy raro, más frecuente en varones asiáticos de 30 a 60 años. En cuanto a su localización, la presentación en el maxilar superior es el doble que en la mandíbula.

Clínicamente, se comporta como una neoplasia maligna que provoca dolor, inflamación local, ulceración mucosa, movilidad dentaria, parestesias e infiltración de los tejidos blandos adyacentes. Típicamente, se presenta como una lesión radiolúcida, de límites mal definidos y con mineralización interna hasta en el 50 % de los casos. Así mismo, suele presentar reabsorción y desplazamiento radicular. Histológicamente, se caracteriza por exhibir un epitelio odontogénico, que se asemeja al propio del ameloblastoma. Las células fantasma pueden mineralizarse y disponerse de forma dispersa, aisladas o en grupos.

Debido a su alta tasa de recidivas, se recomienda la resección amplia con márgenes de seguridad.

Carcinoma intraóseo primario

El carcinoma intraóseo primario es un carcinoma central de la mandíbula que no puede catalogarse como ningún otro tipo de carcinoma y deriva de quistes odontogénicos, restos de epitelio odontogénico, epitelio reducido del esmalte que rodea los dientes impactados u otros precursores benignos, por lo tanto, sin conexión con la mucosa oral.

Es una entidad poco frecuente, con predilección por el sexo masculino y con una edad media al diagnóstico de 55 años. Suele localizarse en la región posterior mandibular y de forma menos habitual en el sector anterior del maxilar superior.

La presentación clínica más frecuente es una tumefacción dolorosa con expansión de corticales. En otras ocasiones se puede presentar como un alvéolo que no cicatriza tras una extracción dentaria, asociar disestesias faciales o provocar fracturas patológicas. En el 40 % de los casos existen metástasis ganglionares cervicales en el momento del diagnóstico. La radiología muestra una imagen osteolítica y mal definida, que asocia reabsorción radicular y erosión de corticales. En ocasiones, puede existir historia de una lesión precursora benigna. La histología muestra nidos de células epiteliales atípicas con escasa queratinización. En cuanto a la inmunohistoquímica suele presentar positividad a CK19, lo cual respalda un origen epitelial, pero no es específico de esta entidad.

El pronóstico suele ser malo, con una supervivencia a los 5 años del 45 %. Se recomienda un tratamiento agresivo que consiste en una resección amplia con márgenes junto con una disección ganglionar cervical seguidos de tratamiento adyuvante. La recurrencia es frecuente, mientras que las metástasis a distancia son raras, en cuyo caso, suelen ser pulmonares.

Carcinosarcoma odontogénico

El carcinosarcoma odontogénico es una neoplasia maligna poco frecuente de etiología desconocida, aunque en la mayoría de los casos descritos se asocia a una neoplasia de origen odontogénico previa, como el fibroma o el fibrosarcoma ameloblástico. Tiene predilección por el sexo masculino con una edad de aparición más tardía en hombres que en mujeres. Suelen presentarse en la región posterior de la mandíbula.

Suele manifestarse como una tumoración dolorosa que asocia alteraciones sensitivas del nervio alveolar inferior. La radiografía muestra una lesión radiolúcida, de bordes mal definidos, destructiva, con perforación de la cortical. Su histología muestra un componente epitelial y otro mesenquimal con un índice de proliferación Ki67 elevado.

Presenta alta tasa de recurrencias, por lo que se recomienda un tratamiento quirúrgico radical con márgenes de seguridad unido a tratamiento adyuvante, ya que hasta el 40 % de los pacientes presentan metástasis, típicamente pulmonares, en el momento del diagnóstico.

Sarcomas odontogénicos

Son un grupo de neoplasias malignas, en las que el componente ectomesenquimal presenta características microscópicas de malignidad. Su origen es incierto, pero más de la mitad aparecen sobre neoplasias benignas como por ejemplo un fibroma ameloblástico previo.

Subtipos: fibrosarcoma ameloblástico, fibrodentinoma ameloblástico y fibroodontosarcoma ameloblástico.

Son entidades poco frecuentes, con discreta mayor predilección por el sexo masculino en la tercera década de la vida. Suelen presentarse en la región posterior mandibular.

Se comportan como lesiones agresivas, de crecimiento rápido y agresivo con extensión extraósea. Se caracterizan por ser entidades radiolúcidas, de bordes mal definidos con destrucción cortical. Histológicamente presenta un componente epitelial benigno junto con un componente ectomesenquimal, con atipia y aumento de la actividad mitótica.

Son tumores agresivos, con alta tasa de recurrencia y una mortalidad asociada del 21 %. Las metástasis son raras. Se recomienda realizar una resección radical con márgenes.

A continuación, se muestra una tabla resumen de los tumores odontogénicos desarrollados con anterioridad, incluyendo los principales criterios diagnósticos (Tabla 17-2).

Tabla 17-2. Tumores odontogénicos. Aspectos esenciales

Tumor odontogénico	Edad/sexo/localización	Criterios diagnósticos esenciales
Tumor odontogénico adenomatoide	• 20-30 años • Femenino • Maxilar anterior • Pericoronal	• Proceso alveolar de la mandíbula • Estructura epitelial nodular • Rosetas desde células en huso a células de epitelio columnar • Estructuras tipo conducto • Estroma mínimo
Tumor odontogénico escamoso	• 35 años • No se observa predilección por sexo • Maxilar anterior y posterior de la mandíbula	• Zonas dentadas de la mandíbula • Islas muy compactas de epitelio citológicamente blando • Diferenciación escamosa uniforme sin queratinización significativa • Sin empalizada periférica ni retículo estrellado
Tumor odontogénico epitelial calcificante	• 40 años • No se observa predilección por sexo • Cuerpo mandibular	• Zonas dentadas de la mandíbula • Células poliédricas con bordes celulares distintos • Pocas o ninguna mitosis • Amiloide presente
Ameloblastoma uniquístico	• 20 años • Ligeramente masculino • Mandibular posterior	• Quiste único • Alineación epitelial típica de ameloblastoma
Ameloblastoma extraóseo	• 50-70 años • Ligeramente masculino • Tejido blando de regiones molar y premolar mandibulares	• Encía o mucosa edentula alveolar • No componente intraóseo • Histopatológicamente se comporta como un ameloblastoma
Ameloblastoma convencional	• 40-50 años • No predilección por sexo • Zona molar posterior de la mandíbula	• Islas/hebras de epitelio odontogénico delimitadas por células cúbicas/columnares con núcleos hipercromáticos en empalizada • Polaridad inversa • Epitelio central suelto que simula el retículo estrellado
Ameloblastoma adenoide	• 40 años • Ligeramente masculino	• Tipo ameloblastoma • Mórulas • Arquitectura cribiforme
Ameloblastoma metastásico	• Edad media 45 años • Ligeramente masculino • Tumor primario: mandíbula • Metástasis: pulmón	• Tanto en el tumor primario como en el metastásico: ameloblastoma benigno convencional, no atipia celular o signos de malignidad
Odontoma complejo	• 20-30 años • No se observa predilección por sexo • Mandibular posterior	Masa conglomerada de esmalte y dentina
Odontoma compuesto	• 20-30 años • No se observa predilección por sexo • Maxilar anterior	Múltiples estructuras pequeñas parecidas a dientes
Tumor odontogénico primordial	• 10-20 años • Ligeramente masculino • Mandíbula posterior	• Masa de tejido mixoide similar a una papila dental • Toda la periferia está cubierta por epitelio del esmalte columnar o cúbico
Fibroma ameloblástico	• 10-20 años • Ligeramente masculino • Mandibular posterior	• Radiolucencia bien definida y cortical • Mesénquima blando, hipercelular, parecido a una papila dental • Hebras bilaminares dispersas de epitelio odontogénico cuboideo o columnar
Tumor dentinogénico de células fantasma	• 30-50 años • Masculino • Maxilar y mandíbula ambos posteriores	• Tumor sólido • Tipo ameloblastoma • Células fantasma • Dentina
Fibroma odontogénico	• 35 años • Femenino • Maxilar (anterior al primer molar)	• Zonas dentadas de la mandíbula • Lesión bien definida radiológicamente • Tejido conectivo fibroso blando • Epitelio odontogénico

Tabla 17-2. Tumores odontogénicos. Aspectos esenciales *(Continuación)*

Tumor odontogénico	Edad/sexo/localización	Criterios diagnósticos esenciales
Cementoblastoma	• 20-30 años • No se observa predilección por sexo • Mandíbula posterior (zona periapical del tercer molar)	• Masa fusionada a raíz dental • Densidad mineral • Matriz periférica radiada • Cementoblastos aumentados de tamaño • No posee componente fibro-óseo
Fibroma cemento-osificante	• 30-40 años • Femenino • Mandíbula premolar y molar	• Zonas dentadas de la mandíbula • Histología benigna fibro-ósea • Bien demarcado
Mixoma odontogénico	• 20-30 años • Femenino • Mandíbula región premolar y molar	• Estroma mixoide con contenido variable de colágeno • Células dispersas, estrelladas o fusiformes
Carcinoma odontogénico esclerosante	• 5ª-7ª décadas • Ligeramente femenino • Mandibular posterior	• Radiolucidez bordes mal definidos • Cordones epiteliales finos • Estroma esclerótico de fibrocolágeno
Carcinoma ameloblástico	• 50 años • Masculino • Mandibular posterior	• Bordes mal definidos en radiología • Histología de ameloblastoma con atipia
Carcinoma odontogénico de células claras	• 50 años • Femenino • Mandibular posterior	• Radiolucidez mal definida • Células claras • Márgenes infiltrativos
Carcinoma odontogénico de células fantasma	• 3ª-6ª décadas • Masculino • Maxilar superior	• Bordes mal definidos en radiología • Epitelio tipo ameloblastoma • Células fantasma
Carcinosarcoma odontogénico	• No se observa predilección por edad • Masculino • Mandibular posterior	• Bordes mal definidos en radiología • Componente carcinoma + sarcoma • Atipia celular ambos componentes
Carcinoma intraóseo primario	• 55-60 años • Masculino • Mandibular posterior	• Lesión central destructiva • Ausencia de comunicación mucosa • Exclusión de origen metastásico
Sarcomas odontogénicos	• 3ª década • Masculino • Mandibular posterior	• Sector dentario mandibular • Componente epitelial benigno • Componente ectomesenquimal maligno

PUNTOS CLAVE

• Los tumores odontogénicos son un grupo heterogéneo de entidades clasificadas de acuerdo a su origen embrionario, así como a criterios de benignidad o malignidad asociados.
• La edad de presentación, la localización anatómica y el comportamiento radiológico ayudan al diagnóstico diferencial de los tumores odontogénicos.
• El tratamiento de cada tipo histológico va a depender del potencial maligno y de recurrencias.

BIBLIOGRAFÍA

Ledesma-Montes C, Gorlin RJ, Shear M, et al. International collaborative study on ghost cell odontogenic tumours: calcifying cystic odontogenic tumour, dentinogenic ghost cell tumour and ghost cell odontogenic carcinoma. J Oral Pathol Med. 2008;37(05):302–8.

Morais EF, Carlan LM, de Farias Morais HG, et al. Primary intraosseous squamous cell carcinoma involving the jaw bones: A systematic review and update. Head Neck Pathol. 2021;15:608-16.

Niu Z, Li Y, Chen W, et al. Study on clinical and biological characteristics of ameloblastic carcinoma. Orphanet J Rare Dis. 2020;15:316.

Siozopoulou V, Vanhoenacker FM. World Health Organization Classification of Odontogenic Tumors and Imaging Approach of Jaw Lesions. Semin Musculoskelet Radiol. 2020;24:535–48.

Slootweg PJ, Odell EW, Baumhoer D, et al. Data set for the reporting of malignant odontogenic tumors: Explanations and recommendations of the guidelines from the International Collaboration on Cancer Reporting. Arch Pathol Lab Med. 2019;143:587-92.

Soluk-Tekkesin M, Vered M. Ameloblastic fibro-odontoma: At the crossroad between "developing odontoma" and true odontogenic tumour. Head Neck Pathol. 2021;15:1202-11.

WHO Classification of Tumours Editorial Board. Head and neck tumours. Lyon (France): International Agency for Research on Cancer, 2023 (WHO classification of tumours series, 5th ed.; vol. 9). https://publications.iarc.who.int/629.

 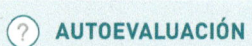

AUTOEVALUACIÓN

TRAUMATOLOGÍA MAXILOFACIAL

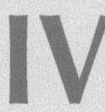

Asistencia al traumatizado y manejo del traumatismo facial de partes blandas en el Servicio de Urgencias

18

L. Jiménez León y E. Olmos Juárez

OBJETIVOS

- Conocer la existencia de la guía ATLS.
- Manejar el traumatismo facial de partes blandas en el Servicio de Urgencias.

INTRODUCCIÓN

Una de las urgencias más frecuentes en la especialidad consiste en manejo de lesiones en partes blandas, aisladas o asociadas a fracturas. El traumatismo facial representa un 10-25 % de la patología traumatológica de urgencia. Las características epidemiológicas más frecuentes son accidentes de tráfico, sexo masculino, 25 ± 10 años, la época estival y localización en el área "T" (**Fig. 18-1**).

Las lesiones orocervicofaciales a corto, medio y largo plazo pueden afectar a la capacidad del paciente para comer, hablar e interactuar con otros, y tienen graves consecuencias psicológicas y sociales. El tratamiento de las lesiones faciales debe centrarse primero en las amenazas a la vida, pero en segundo lugar hay que atender a consideraciones funcionales y estéticas.

PRINCIPIOS GENERALES

Las lesiones orocervicofaciales merecen en todos los tratados un apartado especial. Al igual que la mano, es un área anatómica compleja y necesita tratamientos muy específicos.

Cuando nos encontramos a un paciente con una lesión facial, debemos tener claro el procedimiento a seguir, dependiendo del mismo. No debemos olvidar que es frecuente que se presenten combinaciones (**Fig. 18-2**).

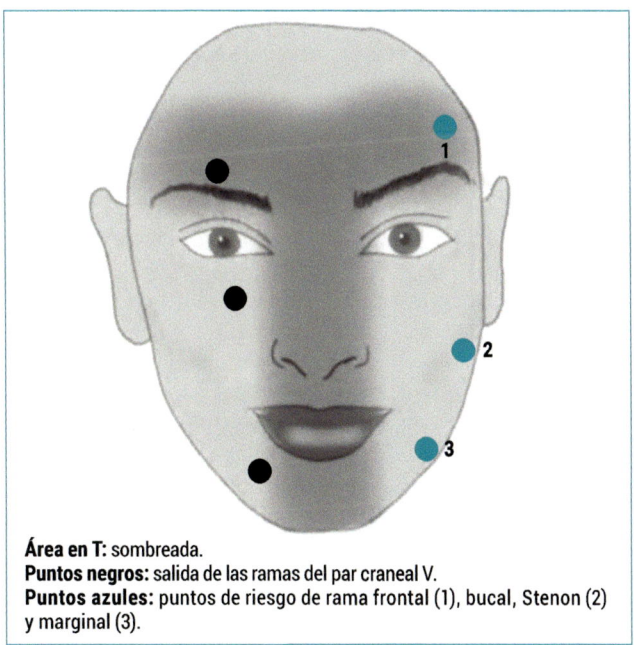

Área en T: sombreada.
Puntos negros: salida de las ramas del par craneal V.
Puntos azules: puntos de riesgo de rama frontal (1), bucal, Stenon (2) y marginal (3).

Figura 18-1. Imagen donde se aprecia la mayor frecuencia de lesiones a nivel medial formando una «T».

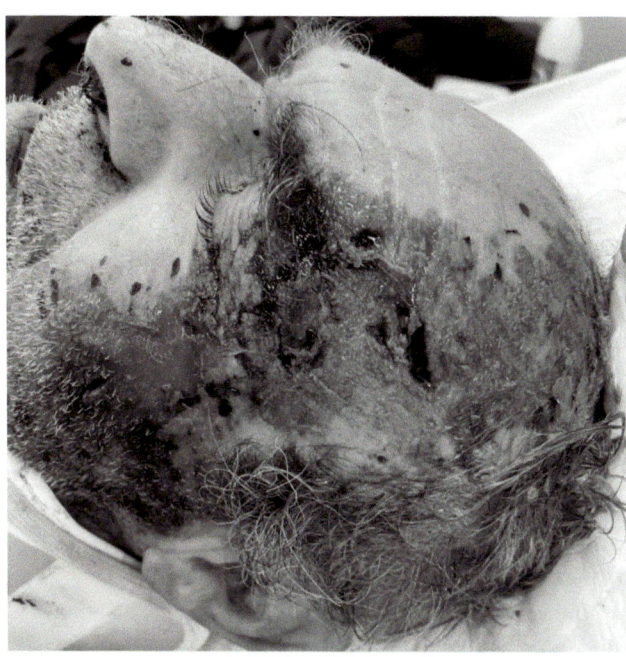

Figura 18-2. Abrasión combinada con laceración. Herida penetrante con lesión de rama frontal del par craneal VII.

En ocasiones, es preciso una actuación combinada con otras especialidades, siendo las más habituales oftalmología y neurocirugía.

EVALUACIÓN INICIAL

General

Los pacientes con trauma facial deben ser evaluados de forma sistemática para evitar pasar por alto alguna lesión. Las lesiones faciales graves y desfigurantes pueden distraer la atención. . Sin embargo, la evaluación debe centrarse primero en los conceptos básicos de la atención traumatológica, siguiendo el sistema de atención *Advanced Trauma Life Support* (ATLS). Todas las guías basadas en el ABCD (*Airway, Breathing, Circulation and Disability*) surgieron de la necesidad de sistematizar la atención al paciente politraumatizado y "salvar vidas", minimizando también las secuelas. Por tanto, desde el inicio de la atención hasta el final, debemos ser metódicos y seguir protocolos de actuación basados en la evidencia científica.

Específica

Para el adecuado manejo de estos pacientes, una vez estabilizados, es importante realizar una anamnesis dirigida específica para nuestra actuación: alergias (anestésicos y antibióticos) y arteriopatías por uso de vasoconstrictores y anticoagulantes (DM [diabetes mellitus], ACV [accidentes cerebrovasculares], cardiopatías y estado de gravidez).

Mecanismo de acción: buscar lesiones asociadas, como fracturas subyacentes o lesiones de la vía aérea o neurovasculares y cuerpos extraños.

Realizar siempre de forma sistemática para no pasar por alto ningún aspecto relevante, ya que, aproximadamente, el 25 % de estos casos terminan en el juzgado de una forma u otra. Incluso se debe completar con material fotográfico si es posible.

Inspección-palpación

Proponemos realizarla de craneal a caudal, atendiendo a proyecciones óseas, deformidades, asimetrías, pares craneales, diplopía y maloclusión; piezas dentales, región cervical, pabellones auriculares y cuero cabelludo [heridas penetrantes y perforantes que pueden pasar desapercibidas (**Fig. 18-3**)]. Las lesiones intraoculares tienen prioridad sobre las heridas del párpado y deben ser evaluadas de manera urgente por un oftalmólogo. No debemos olvidar que no es infrecuente que los pacientes tengan un bajo nivel de conciencia o no sean colaboradores e, incluso, pueden estar inconscientes.

Nuestra obligación es buscar, aunque no sean evidentes, las lesiones que puedan existir. En este aspecto, necesitan esencial mención requieren las lesiones en la zona de la mejilla, ya que el conducto de Stenon discurre en el plano

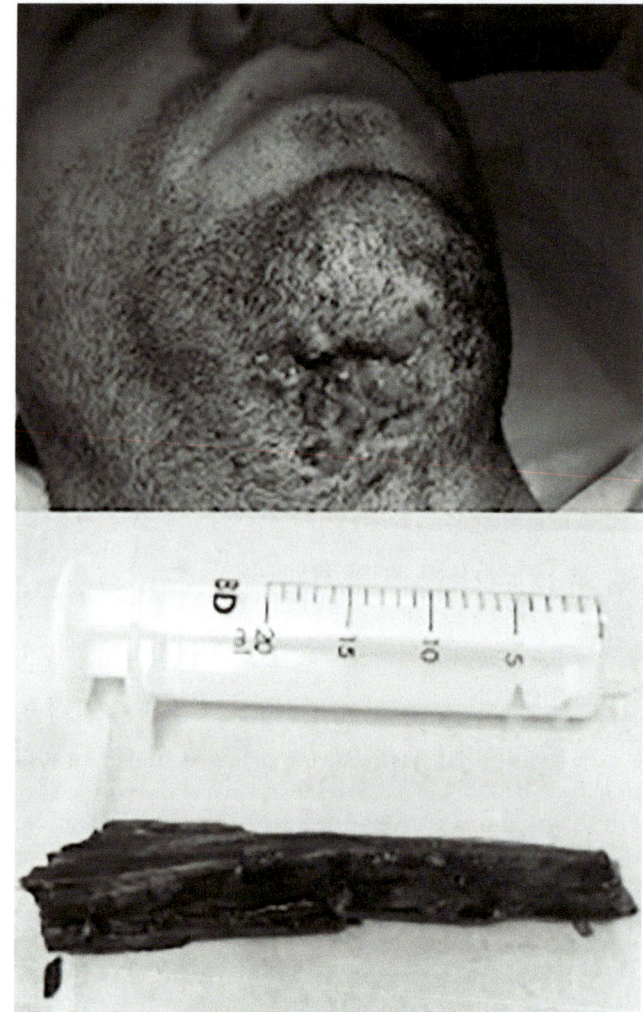

Figura 18-3. Cuerpo extraño de origen orgánico cervical.

horizontal (véase **Fig. 18-1**), paralelo a la rama bucal del nervio facial y superficial al músculo masetero y se introduce a nivel del segundo molar superior, desembocando en la mucosa yugal. por lo que se pueden lesionar tanto el Stenon como la rama bucal.

En las quemaduras debemos descartar la afectación de la función respiratoria (carboxihemoglobina).

En las heridas debemos explorar su profundidad siempre (**Figs. 18-3** y **18-4**).

En las mordeduras y picaduras (**Fig. 18-5**) debe determinarse el origen (perro, gato o humana).

En ocasiones, la inestabilidad hemodinámica o respiratoria del paciente es consecuencia directa del trauma orocervicofacial, por lo que constituye en sí mismo una emergencia quirúrgica y hay que actuar con premura, retrasando algunos pasos menos relevantes en la exploración.

La disfonía, el edema de la orofaringe o el estridor sugieren un posible compromiso de la vía respiratoria. Los pacientes con traumatismos en decúbito supino con sangrado abundante o restos intraorales por lesiones faciales corren el riesgo de sufrir aspiración. Es mejor asegurar la vía aérea de manera temprana con intubación traqueal, si se considera que existe riesgo de obstrucción.

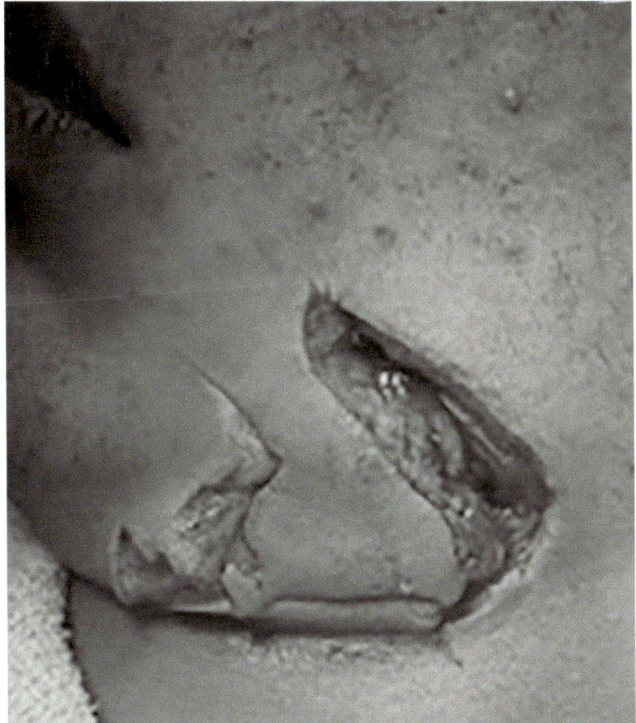

Figura 18-4. Herida transfixiante con lesión de rama marginal del VII p.c. y nervio mentoniano (V p.c.).

Pruebas complementarias (PC)

Laboratorio

Hemograma, bioquímica básica y coagulación, dependiendo de los antecedentes (anticoagulantes), sospecha de sangrado importante con afectación hemodinámica, estudio preoperatorio si requiere anestesia general o si el paciente va a ser ingresado.

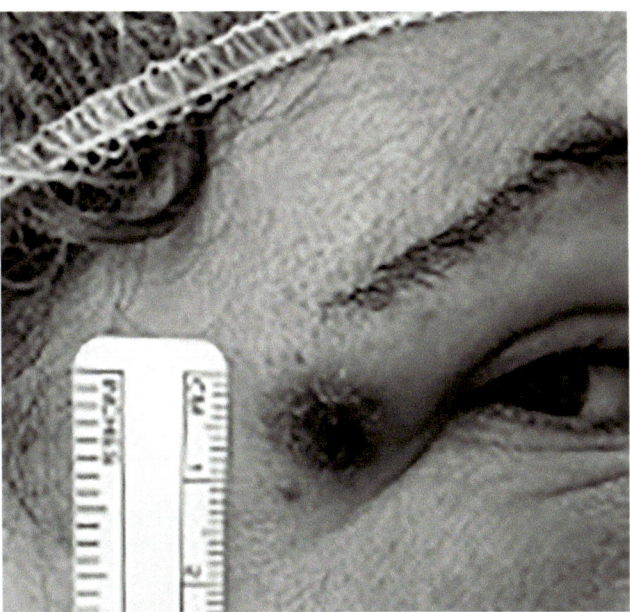

Figura 18-5. Picadura de araña con necrosis asociada. Cierre por segunda intención.

Estudios por imagen

Habitualmente, cuando nos avisan para valorar al paciente, ya suele tener una batería de PC, incluida una tomografía computarizada (TC). En otras ocasiones, debido a la inestabilidad del paciente, no se puede realizan ninguna prueba y debe realizarse una actuación quirúrgica emergente.

Las pruebas de imagen más habituales y que más información nos proporcionan son la ortopantomografía (OPG) y la TC. Sirven para descartar fracturas o para localizar cuerpos extraños.

TRATAMIENTO

Anestesia

Valorar si el paciente precisa anestesia general o local.

En general, la mayoría de los casos se pueden tratar con anestesia local. Habitualmente, se usa lidocaína con un vasoconstrictor. Remitimos al capítulo correspondiente para más información acerca del tipo de anestésico y técnicas de infiltración.

Se recomienda anestesiar con bloqueo nervioso previo (véase **Fig. 18-1**) a la limpieza y exploración exhaustiva de la herida para mayor *confort* del paciente. Se debe realizar la exploración de pares craneales antes de la infiltración para no interferir en la recogida de datos.

En heridas complejas y en edad pediátrica, a veces, es necesario realizar el procedimiento con anestesia general.

LIMPIEZA DE LA HERIDA

Irrigación: es el medio más importante para disminuir la incidencia de infección de heridas. El volumen de irrigación para laceraciones faciales se basa en el tamaño de la herida y el grado de contaminación. Las laceraciones de 2,5-5,0 cm de longitud con contaminación mínima se pueden irrigar con 100 a 150 mL, mientras que las heridas contaminadas o mayores de 5 cm de longitud se pueden irrigar con 200 mL o más.

En general, se usa solución salina isotónica. Para heridas limpias, el agua corriente del grifo es una alternativa aceptable en regiones donde el suministro de agua local es sanitario. Debemos evitar la solución de peróxido de hidrógeno por potencial de irritación dermatológica y propiedades en la coloración del cabello. Además, se debe evitar la solución de clorhexidina alcohólica cerca de la mucosa oral y periocular. Es más recomendable povidona yodada rebajada con suero fisiológico o clorhexidina acuosa.

Arrastre mecánico con solución jabonosa antiséptica y extracción de cuerpos extraños. Especial mención a este apartado, en el trauma orocervicofacial no es extraño que existan cuerpos extraños y hay que buscarlos meticulosamente. Fragmentos de piezas dentales, cristales, componentes de gravilla, residuos orgánicos (madera) inorgánicos (plástico, metralla). En el caso de metralla o residuos inorgánicos alojados en tejidos blandos o hueso, asíntomáticos y de difícil acceso, esta indicada la no extracción, siempre comunicándole al paciente el hecho. En el caso de traumas contra el asfalto hay que limpiar vigorosamente la zona para evitar el tatuaje de la piel (véase **Fig. 18-2**).

Desbridamiento: se debe eliminar todo el tejido desvitalizado. Puede ser deseable una modificación de la herida para mejorar los resultados cosméticos (**Fig. 18-6**).

Depilación: no es necesario eliminar el vello, a menos que interfiera con el cierre de la herida o la formación de nudos, simplemente, cortarlo con tijeras es suficiente. Afeitar aumenta el riesgo de infección y puede dejar pequeñas partículas en la herida. Las cejas no deben recortarse ni afeitarse porque pueden volver a crecer de forma irregular.

Hemostasia

El sangrado, generalmente, se controla con compresión directa junto con infiltración de anestésico y vasoconstrictor, y sutura simple de la herida. Si esto falla, se puede lograr mediante electrobisturí a baja potencia o ligadura del vaso correspondiente. La isquemia tisular es muy improbable. Debido a las extensas anastomosis entre las arterias faciales, es poco probable que la ligadura de las ramas principales cause isquemia. La arteria facial, rama de la carótida externa, constituye el principal aporte sanguíneo de esta área anatómica. Se debe tener cuidado de no pinzar ni ligar estructuras a ciegas porque se pueden producir lesiones en nervios u otras estructuras subyacentes.

Sutura

Materiales de sutura (**Tabla 18-1**) y técnicas. Se remite al lector al capítulo específico.

Habitualmente, suelen ser de 6-0 en niños y de 5-0 a 6-0 en adultos. Las suturas en piel y mucosas requieren una aguja

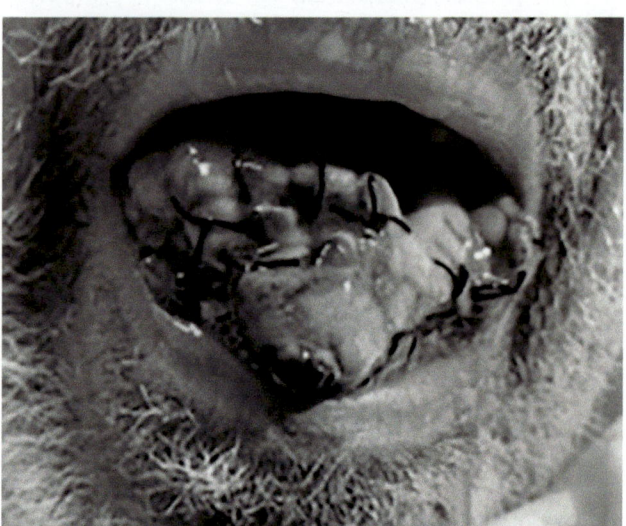

Figura 18-6. Mordedura humana, autolesión. Se realiza cierre primario para mantener la anatomía, pero en la práctica es un cierre terciario porque precisó varios desbridamientos antes del cierre definitivo.

Tabla 18-1. Tipos de sutura

	Monofilamento	Trenzado
Absorbible	Muscular 3-4-5/0	Mucosas y tejido subcutáneo 3-4-5/0
No absorbible	Piel 4-5-6/0	Mucosas, labio, párpados 4-5-6/0

triangular. Un material de sutura sintético no absorbible es una excelente opción para la piel, debido a su alta resistencia a la tracción y su mínima respuesta inflamatoria. La sutura trenzada absorbible (4-0 o 5-0) se usa para el cierre de laceraciones de la mucosa oral y planos subdérmicos porque no hay que retirarla y es más confortable.

Hay que atender a las líneas de tensión cutánea relajada, que no son las líneas de Langerhans y a estas últimas, buscando resultados más cosméticos y que la cicatrización sea más favorable.

El sistema músculo-aponeurótico superficial (SMAS) es un plano de seguridad que nos orienta sobre la localización del VII par craneal, que discurre por debajo de este plano fascial.

Tipos de cierre

La decisión de realizar un cierre primario, permitir que una herida sane por segunda intención o realizar un cierre terciario (primario diferido) depende de varios factores. Los más importantes son si la herida es limpia, sucia o está infectada, el mecanismo de acción (mordedura) y el tiempo transcurrido. En la región orocervicofacial, habitualmente, la sutura es la norma.

Al contrario que en otras áreas anatómicas, el periodo de reparación de una herida puede ser superior a 6 horas (límite en otras áreas anatómicas), siendo las heridas limpias susceptibles de ser suturadas dentro de 24-48 horas incluso debido a la gran vascularización de la zona.

Cierre primario

Es la norma habitual. Dependiendo de la localización, se realizará por planos con el material de sutura adecuado y atendiendo a las unidades estéticas para mantener proporciones y simetrías. A veces, es necesario la realización de colgajos locales e, incluso, injertos.

En la región orocervicofacial encontramos diferentes tipos de tejido (piel, mucosa y cartílago), por lo que hay que conocer cuál es la sutura más adecuada para cada plano.

Tipos de cierre para localizaciones especiales

Cuero cabelludo: no presenta tejido celular subcutáneo (TCS). En ocasiones es necesario aproximar los bordes para eliminar tensión y dejar alojado un drenaje. Los agrafes son de elección en esta zona por rapidez, hemostasia e higiene, aunque se pude usar la sutura deseada habitual de cada hospital. Mantener línea de nacimiento del pelo.

Cejas: nunca depilar. Mantener la línea pilosa.

Párpado: se clasifica como herida simple si la laceración no alcanza el borde libre y compleja cuando alcanza el mismo. Se debe iniciar la sutura en el borde libre, en la línea de pestañas. La conjuntiva no es necesario suturarla. Se debe valorar el riesgo-beneficio. Si se decidiese suturar, no hay que olvidar dar los puntos invertidos para evitar lesiones en la córnea. Si la laceración se sitúa en el tercio medial, se debe explorar la integridad del conducto lagrimal, habitualmente, por parte del equipo de oftalmología. Si existe pérdida de tejido, habrá que valorar realizar colgajos locales, tema que se escapa del objetivo de este capítulo.

Nariz: no realizar desbridamientos muy agresivos, valorar taponamiento 24-48 h. Tener en cuenta colgajos locales para cierre.

Labios: siempre se debe empezar la sutura por la línea roja y afrontar el orbicular. Si existe pérdida de tejido, habrá que realizar técnicas complejas con colgajos locales. Nuevamente, entrar en profundidad en este tema se escapa del objetivo de este capítulo.

Laceraciones orales: las laceraciones completas de la boca deben cerrarse por planos, comenzando con la mucosa oral y avanzando hacia la piel. Después del cierre mucoso, debe realizarse una irrigación abundante de la herida externa para eliminar residuos y bacterias. La mayoría de las laceraciones de la mucosa oral y gingival cicatrizan rápidamente sin reparación y no está justificado su cierre primario. Las laceraciones intraorales deben aproximarse cuando las lesiones miden más de 2 cm, se consideran suficientemente grandes como para retener partículas de comida u otros desechos extraños o quedan atrapadas con la masticación.

Lengua: en la mayoría de los casos, los resultados de las laceraciones en la lengua no mejoran con el cierre de la herida. Las laceraciones que se deben considerar para reparación son:

- Laceraciones grandes (> 1 cm de longitud) que se extienden hacia las capas musculares o atraviesan completamente la lengua.
- Laceraciones profundas en el borde lateral de la lengua (**Fig. 18-7**).
- Grandes colgajos o espacios en la lengua.
- Laceraciones con hemorragia importante.
- Laceraciones que pueden causar disfunción si se produce una curación inadecuada (véase **Fig. 18-6**).

Las laceraciones que no necesitan reparación son:

- Laceraciones < 1 cm de longitud.
- Laceraciones no abiertas.
- Laceraciones evaluadas como menores a juicio clínico del examinador.

Pabellón auricular: por planos, los hematomas hay que drenarlos.

Cervicales: siempre se debe explorar la profundidad y el trayecto. Atender al estado hemodinámico del paciente, las heridas punzantes pueden producir lesiones de pares craneales o grandes vasos y de la vía aérea. Debemos apoyarnos en TC con contraste (véase **Fig. 18-3**).

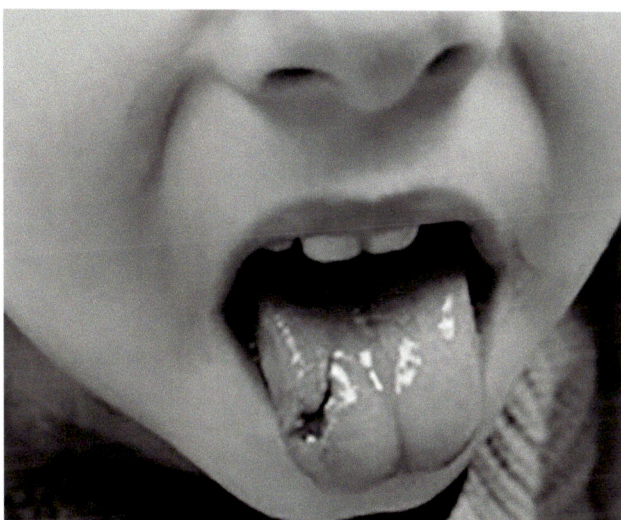

Figura 18-7. Borde libre de la lengua. Cierre primario. Edad pediátrica, precisó anestesia general.

Cierre por segunda intención

No existe un momento definido. En general, la decisión debe basarse en el tiempo transcurrido, en factores del paciente que aumentan el riesgo de infección (insuficiencia vascular) y factores de la herida (contaminación, presencia de cuerpo extraño o radioterapia previa). Debido al gran flujo sanguíneo de la cara, las infecciones de las heridas son poco comunes, incluso después de la reparación de heridas contaminadas o mordeduras y picaduras (véase **Fig. 18-7**).

Cierre por tercera intención

Puede estar justificado retrasar el cierre primario, es decir, limpieza y desbridamiento en el momento de la presentación inicial con cierre definitivo de la herida realizado de forma electiva unos días después (véase **Fig. 18-6**) para heridas que se presentan después de 24-48 horas y tienen mayor riesgo de infección. Ejemplos de estas heridas incluyen:

- Mordeduras de animales y humanos.
- Heridas que no fueron adecuadamente desbridadas o descontaminadas.
- Heridas que se presentan en situaciones de pacientes con factores de riesgo para una adecuada vascularización

Cuidados y recomendaciones generales

Curas

Dependiendo del tipo de herida, las curas serán domiciliarias, supervisadas en Atención Primaria o por nuestro Servicio.

Analgesia

Atendiendo a las alergias del paciente y siguiendo la guía analgésica de la OMS.

Antibiótico

No se requieren antibióticos para heridas faciales simples. Excepciones:

- Heridas con alguna evidencia de pérdida de vascularización.
- Heridas que penetran la mucosa bucal y lesiones totales del labio.
- Heridas que involucran al cartílago expuesto de la oreja o la nariz.
- Heridas muy contaminadas que requieren cierre.

- Heridas asociadas a fracturas abiertas.
- Pacientes con diabetes mellitus y factores de riesgo cardio-vascular.
- Mordeduras de animales y mordeduras de humanos. Cobertura correcta:
  - Amoxicilina/clavulánico de elección. En alérgicos, terapia combinada (levofloxacino con metronidazol o clindamicina).
  - Vacunación correcta del tétanos y valorar la vacuna contra la rabia.
  - Retirada de la sutura a los 7-10 días.

PUNTOS CLAVE

- Tratar al paciente traumatizado basándonos en guías de actuación estructuradas en el "ABCD".
- Limpiar las heridas y eliminar cuerpos extraños.
- Valorar pruebas complementarias para descartar lesiones subyacentes.
- Un alto porcentaje de traumas terminan en los juzgados, ser sistemáticos y apoyar la asistencia con material fotográfico.
- Las heridas orocervicofaciales se pueden suturar entre 24-48h realizando un desbridamiento adecuado y prescribiendo cobertura antibiótica.

BIBLIOGRAFÍA

Chen Y, Weber A, Chen C. Medicina basada en evidencia para la reparación de fracturas faciales medias/órbitas/superiores. Cirugía Plástica Facial. 2023;39:253.

Grunebaum LD, Smith JE, Hoosien GE. Lip and perioral trauma. Facial Plast Surg. 2010;26:433.

Katsetos SL, Nagurka R, Caffrey J, et al. Antibiotic prophylaxis for oral lacerations: our emergency department's experience. Int J Emerg Med. 2016;9:24.

Lammers RL, Aldy KN. Principios del tratamiento de heridas. En: Procedimientos clínicos de Roberts y Hedges en medicina de emergencia y cuidados intensivos (7ª edición). Roberts JR, Custalow CB, Thomsen TW (editors). Filadelfia: Elsevier, 2019: 621.

Lammers RL, Scrimshaw LE. Métodos de cierre de heridas. En: Procedimientos clínicos en medicina de emergencia (7ª edición). Roberts JR, Custalow CB, Thomsen TW (editores), Filadelfia: Elsevier, 2019: 655.

Mankowitz SL. Laceration Management. J Emerg Med. 2017;53:369.

McCarty JC, Herrera-Escobar JP, Gadkaree SK, et al. Resultados funcionales a largo plazo de pacientes traumatizados con lesiones faciales. J Craniofac Surg. 2021;32:2584.

Musgo AL. Revisión de las reparaciones de laceraciones faciales. Am J Emerg Med. 2005;23:420.

Wusiman P, Maimaitituerxun B, Guli, Saimaiti A, Moming A. Epidemiology and Pattern of Oral and Maxillofacial Trauma. J Craniofac Surg. 2020;31(5):e517-e520.

Quinn JV, Polevoi SK, Kohn MA. Traumatic lacerations: what are the risks for infection and has the 'golden period' of laceration care disappeared? Emerg Med J. 2014;31:96.

Özden R, Davut S, Doğramacı Y, Kalacı A, Duman İG, Uruç V. Treatment of secondary hip arthritis from shell fragment and gunshot injury in the Syrian civil war. J Orthop Surg Res. 2020 Oct 8;15(1):464.

Saini S, Singhal S, Prakash S. Manejo de las vías respiratorias en trauma maxilofacial. J Anestesiol Clin Pharmacol. 2021;37:319.

Salinas CA, Morris JM, Sharaf BA. Trauma craneomaxilofacial: pasado, presente y futuro. J Craniofac Surg. 2023;34:1427.

Shuker, Sabri T. Emergency Management of High-Energy Shell Fragment Mid-face Complex Injuries. Journal of craniofacial surgery. 2016;27(5):1308-11.

Sorg H, Tilkorn DJ, Hager S, et al. Curación de heridas cutáneas: una actualización de los conocimientos y conceptos actuales. Eur Surg Res. 2017;58:81.

Truong TA. Valoración Inicial y Evaluación de Lesiones Traumáticas Faciales. Semin Plast Surg. 2017;31:69.

Yari A, Fasih P, Bagheri A, Aryanezhad SS, Sani MK. Prevalence and pattern of maxillofacial injuries associated with domestic violence: A retrospective study at a major trauma center.

Dent Traumatol. 2024;40 Suppl 2:61. Epub 2023 Nov 2.

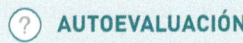

AUTOEVALUACIÓN

Fracturas dentoalveolares

19

C. Camacho Sánchez-Mora y C. Hernández Vila

OBJETIVOS

- Diagnosticar los traumatismos dentoalveolares.
- Conocer las opciones de tratamiento y repasar los diversos escenarios clínicos que se pueden dar en la práctica diaria y su apropiado manejo.
- Definir el papel del odontólogo en el tratamiento y seguimiento de estos traumatismos.
- Conocer las posibles complicaciones derivadas de estos traumatismos.

INTRODUCCIÓN

Los traumatismos dentoalveolares constituyen una de las causas más frecuentes de traumatismos en niños y adultos jóvenes. El término se utiliza para describir un grupo de traumatismos que afectan a los dientes y al hueso alveolar maxilar o mandibular, así como a los tejidos de soporte adyacentes. Incluye, de forma individual o combinada, desde traumatismos dentales menores hasta fracturas dentoalveolares complejas. El objetivo de este capítulo es exponer los diferentes escenarios clínicos a los que nos podemos enfrentar en nuestra práctica diaria cuando hablamos de traumatismos dentoalveolares, así como su manejo diagnóstico y terapéutico. "La finalidad del tratamiento será preservar siempre que sea posible la viabilidad y funcionalidad de la o las piezas involucradas" para lo cual es necesario un correcto diagnóstico y un manejo terapéutico precoz.

CLASIFICACIÓN DE LOS TRAUMATISMOS DENTOALVEOLARES

La clasificación de Andreasen es la adoptada por la Organización Mundial de la Salud (OMS) y puede ser utilizada tanto para la dentición temporal como para la permanente. En la **tabla 19-1** se expone e ilustra dicha clasificación y se define cada tipo de fractura y/o lesión, que incluye lesiones dentales, de las estructuras de soporte y de los tejidos blandos.

ETIOLOGÍA, EPIDEMIOLOGÍA Y GENERALIDADES

Las causas más frecuentes de lesiones dentoalveolares de origen traumático en la dentición permanente (más frecuentes en el sexo masculino) son: caídas accidentales, accidentes de tráfico,

agresiones, accidentes deportivos y procedimientos médicos. En relación con la dentición temporal, las causas relacionadas con el juego infantil figuran en primer lugar, siendo la prevalencia por sexos muy similar. En orden de frecuencia, por ser los dientes más expuestos, los incisivos centrales superiores son los más frecuentemente afectados (80 %), seguidos de los incisivos laterales superiores y, en tercer lugar, por los incisivos inferiores. El pico de incidencia para niños es entre los 9 y los 12 años. Globalmente, las lesiones dentales más frecuentes son las subluxaciones, que junto con las luxaciones son más frecuentes en niños. Les siguen por orden de frecuencia las fracturas coronarias (más frecuentes en adultos), las avulsiones y las fracturas de raíz. La frecuencia de traumatismos dentoalveolares asociada a fracturas faciales varía según las series, se estima entre un 16-47 % de los casos, siendo más infrecuente en la edad pediátrica.

DIAGNÓSTICO

Historia clínica y exploración. La historia clínica y la exploración (clínica y radiológica) desempeñan un papel crucial en el diagnóstico. Se debe recoger la siguiente información en la historia clínica:

- Antecedentes personales. Enfermedades previas, tratamientos, alergias medicamentosas y calendario vacunal.
- Antecedentes dentoalveolares.
- Tiempo transcurrido desde el traumatismo. Influye significativamente en el pronóstico de los dientes avulsionados (además del medio de transporte), luxados, en las fracturas de corona y en las fracturas alveolares. Tratamientos realizados previamente (en pacientes derivados de otro centro es importante anotar qué tratamientos ha recibido en aquel).

Tabla 19-1. Clasificación de Andreasen de los traumatismos dentoalveolares

A. LESIÓN DE TEJIDOS DUROS DENTARIOS Y PULPA	**1. Infracción:** Fractura incompleta del esmalte sin pérdida de sustancia dental. **2. Fractura coronaria.** Fractura del esmalte o del esmalte y la dentina, con pérdida de la estructura dental. <u>No complicada</u>: sin exposición pulpar. <u>Complicada</u>: fractura de esmalte y dentina con exposición pulpar. **3. Fractura coronorradicular:** fractura que involucra esmalte, dentina y cemento y típicamente se extiende mas allá del margen gingnival. <u>No complicada</u>: no presenta exposición pulpar. <u>Complicada</u>: fractura que involucra esmalte, dentina cemento y pulpa. **4. Fractura radicular:** fractura de la raíz que involucra dentina pulpa y cemento.

B. LESIÓN DE TEJIDOS PERIODONTALES	**1. Concusión:** lesión de las estructuras de soporte sin movilidad ni desplazamiento anormal del diente, pero con evidente reacción a la percusión.
	2. Subluxación: . Lesión de las estructuras de soporte del diente que ocasiona un debilitamiento de las mismas, lo que se traduce en discreta movilidad sin desplazamiento del diente.
	3. Luxación: tras el traumatismo, el diente sufre un desplazamiento anómalo ocasionando un malposicionamiento respecto a su posición alveolar inicial.
	  • Luxación intrusiva (dislocación central). Desplazamiento del diente hacia el interior del hueso alveolar. Se acompaña en la mayoría de las ocasiones de una fractura o conminución de la porción apical del hueso alveolar.
	  • Luxación extrusiva (avulsión parcial). Desplazamiento incompleto del diente hacia fuera de su alveolo en dirección oclusal o incisal. Se observa radiológicamente el hueco o "vacío" en el alveolo.
	  • Luxación lateral. Desplazamiento del diente en dirección diferente a la axial. Es necesaria una radiografía oclusal como mínimo. El diente aparece desplazado, con la parte apical o lateral del alveolo vacía.
	4. Avulsión: Salida completa del diente fuera del alveolo.

C. LESIÓN EN EL HUESO DE SOPORTE	1. Fractura conminuta de la cavidad alveolar. 2. Fractura de la pared alveolar vestibular o lingual. 3. Fractura de la apófisis alveolar con o sin afectación del alveolo. 4. Fractura de mandíbula o maxilar con o sin afectación del alveolo
D.LESIÓN DE LOS TEJIDOS BLANDOS	**1. Laceración:** herida superficial o profunda que penetra en el tejido blando, generalmente producida por un objeto punzante . **2. Contusión:** Hematoma sin rotura de la piel o de las mucosas. Hemorragia subcutánea o submucosa en el tejido. **3. Abrasión:** Herida superficial producida por roce o raspado de la piel o mucosa que deja una superficie sangrante. **4. Avulsión:** Las lesiones por avulsión (pérdida de tejido) son raras, pero se observan con las lesiones por mordedura o como resultado de una abrasión muy profunda y extendida.

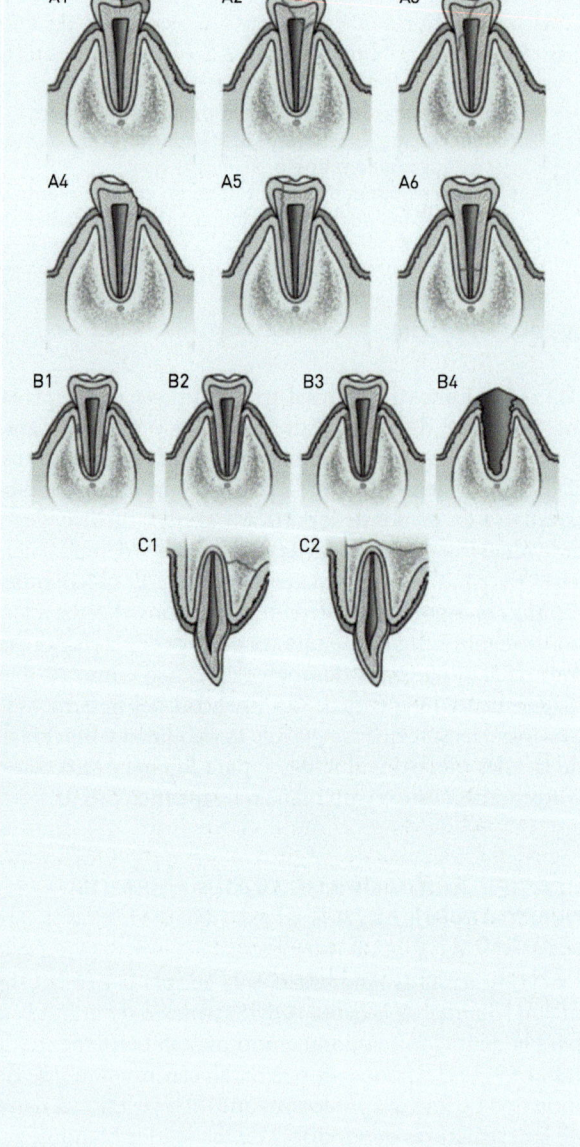

- Naturaleza del traumatismo.
- Directo o indirecto. Cuando existen inconsistencias entre las heridas observadas en un niño y la historia proporcionada por los padres o retraso en la búsqueda de atención médica, debemos sospechar maltrato infantil y solicitar la asistencia de otras especialidades médicas.
- Lugar del accidente y grado de contaminación en la zona afectada.

El examen clínico comienza desde la periferia hacia el interior, es decir, se inicia con la inspección y palpación de los tejidos blandos extraorales y el hueso subyacente. Se debe realizar una higiene facial y oral minuciosa, exponiendo todas las heridas y evaluando la extensión y envergadura de estas; prestando atención a aquellas que puedan estar ocultas. Se deben eliminar cuerpos extraños e investigar la presencia de dientes perdidos o fragmentos alojados en tejidos blandos, cavidades o, incluso, ingeridos o aspirados. Se llevará a cabo un examen clínico de los tejidos blandos y óseos, la oclusión (cambios en la misma pueden indicar fracturas subyacentes), la salud dental, la utilización de prótesis y la afectación de la dentición temporal o permanente. Se evaluará la movilidad de los dientes afectados y, siempre que sea factible, se deberá realizar un test de sensibilidad pulpar, el cual es más fiable en la dentición permanente. Posteriormente, se realiza una evaluación de los tejidos dentales duros en busca de fracturas, infracciones, etcétera, debiendo quedar todo debidamente registrado.

Pruebas de imagen. En el contexto hospitalario, las pruebas más utilizadas son la ortopantomografía y la CBCT (*Cone Beam Computed Tomography*) o la TC (tomografía computarizada), que resulta de gran ayuda para la valoración de traumatismos dentoalveolares combinados y consigue una mejor visualización de la extensión y trayectoria de las fracturas dentales y del proceso alveolar, especialmente, la reconstrucción mediante imágenes en 3D. Son también de gran utilidad las proyecciones dentales (periapicales y oclusales) para evaluar lesiones más localizadas, sobre todo, en sectores anteriores. Se utilizan en el contexto odontológico y son de especial utilidad en la detección de luxaciones, fracturas radiculares y alveolares.

Documentación fotográfica. El uso de documentación fotográfica está muy recomendado desde el inicio y de cara al seguimiento, así como por motivos médico-legales.

Test de sensibilidad. Está diseñado para determinar la condición pulpar. La pérdida temporal de sensibilidad es frecuente durante la cicatrización pulpar postraumática, especialmente tras luxaciones.

Test de percusión. La sensibilidad a la percusión indicará daños en el ligamento periodontal. Un tono alto, metálico, implica que el diente lesionado está impactado en el hueso (como en la luxación lateral o la intrusión). En las pruebas de seguimiento, este tono indica anquilosis.

Test de movilidad. La prueba de movilidad se puede emplear en dientes individuales o en grupos de dientes (indica fractura alveolar). El grado de movilidad se registra en una escala del 0 al 3 (0 = sin movilidad, 1 = movilidad horizontal ≤ 1 mm, 2 = movilidad horizontal ≥ 1 mm, 3 = movilidad axial), lo que proporciona información importante para el pronóstico y el plan de tratamiento.

TRATAMIENTO

Generalidades del tratamiento

Prioridad en el manejo

La prioridad de tratamiento agudo se daría a aquellas lesiones que se beneficiarían de un tratamiento en pocas horas. Estas

son: avulsión, fractura alveolar, extrusión, luxación lateral y fractura radicular. La prioridad de tratamiento subagudo se daría a aquellas lesiones en las que no es probable que un retraso del tratamiento de hasta 24 horas afecte a los resultados de cicatrización, como intrusión, concusión, subluxación y la fractura coronaria con exposición pulpar. La prioridad de tratamiento diferido se daría a aquellas lesiones para las que sería aceptable un retraso del tratamiento de más de 24 horas. Las fracturas de corona sin exposición pulpar y los dientes primarios pueden tratarse, probablemente, con una estrategia diferida (a menos que la interferencia oclusal debida al desplazamiento del diente indique un abordaje agudo para aliviar los síntomas). En general, el tratamiento intraoral es difícil si primero se suturan los labios. Por este motivo, la sutura de las lesiones labiales debe realizarse una vez finalizado el tratamiento intraoral.

Antibioterapia

Existe evidencia limitada sobre el uso de antibioterapia sistémica en el manejo de los traumatismos dentoalveolares. Generalmente, se empleará antibioterapia siempre que exista exposición pulpar y en caso de avulsión. Aunque el valor de la administración sistémica de antibióticos es cuestionable, algunos expertos postulan que estaría justificado su uso, debido a que el ligamento periodontal de un diente avulsionado se contamina con bacterias de la cavidad oral, previniendo teóricamente complicaciones relacionadas con la infección. La amoxicilina o amoxicilina-ácido clavulánico es el fármaco de elección. En pacientes alérgicos a penicilinas, la guías recomiendan el uso de tetraciclinas, en concreto, doxiciclina, aunque esta está contraindicada en pacientes menores de 12 años (producen decoloración dental en la dentición definitiva). El efecto de los antibióticos tópicos colocados en la superficie radicular antes de la reimplantación sigue siendo controvertido.

Estabilización mediante ferulización

La evidencia actual aboga por una ferulización pasiva flexible para dientes luxados, avulsionados y fracturas radiculares, así como para la inmovilización del segmento óseo en fracturas de hueso alveolar. Se puede utilizar composite y alambre (0,4 mm de diámetro). Es crítico mantener los composites y pegamentos lejos de la encía para evitar retención de placa bacteriana e infección secundaria. El tiempo de ferulización depende del tipo de traumatismo dentoalveolar. Se recomienda mantener la ferulización 2 semanas para casos de subluxación, luxación extrusiva y avulsión, y 4 semanas en casos de luxación lateral, fractura radicular y fractura alveolar. Cuando existe fractura cervical radicular, el tiempo recomendado es de 4 meses.

Técnica de ferulización

La aplicación de una férula está indicada en todos los casos en los que se haya realizado un reposicionamiento tras una lesión por luxación o avulsión. Se deben seguir los siguientes pasos (**Fig. 19-1**):

1. El tercio incisal de la cara labial del esmalte de los dientes lesionados y adyacentes se graba (30 segundos) con gel de ácido fosfórico.
2. El grabador se elimina con un chorro de agua durante 20 segundos y el esmalte se seca con una corriente de aire comprimido; el esmalte grabado tiene un aspecto mate y calcáreo. Los dientes se aíslan con esponjas de gasa por labial y palatino.
3. Se aplica adhesivo. Se deja actuar durante 15 segundos. Se aplica aire y se fotopolimeriza durante 20 segundos.
4. Se aplican el alambre y el material de ferulización en una capa fina, creando una férula semirrígida. Durante la polimerización del material de la férula, el paciente puede ocluir para asegurar el correcto reposicionamiento del diente. Mantenga la férula alejada de la encía para permitir una higiene bucal óptima. Se fotopolimeriza durante 30 segundos (por diente ferulizado). También se pueden utilizar *brackets* de ortodoncia (**Fig. 19-2**). Esta forma de ferulización tiene la ventaja de que se pueden respetar los distintos períodos de ferulización sin retirar la férula en las lesiones de múltiples dientes.
5. Finalmente, se comprueba la correcta reducción y ferulización.

A continuación, se exponen las recomendaciones basadas en las guías clínicas publicadas por la IADT (*International Association of Dental Traumatology*) en 2020 para el tratamiento de los traumatismos dentoalveolares en dentición permanente y temporal.

Tratamiento de fracturas dentoalveolares en dentición permanente

Lesiones de tejidos duros dentarios y pulpa

Incluye aquellas lesiones que afectan a los tejidos duros dentarios (cemento, esmalte, dentina) y que pueden asociar exposición o afectación pulpar. Son las siguientes: infracción, fractura coronaria (complicada o no), fractura coronorradicular (complicada o no) y fractura radicular. En la **tabla 19-2** se resume el diagnóstico y tratamiento de este tipo de traumatismos.

Lesiones de tejidos periodontales

Suponen una alteración en los tejidos de soporte dentario, pudiendo ocasionar movilidad y/o desplazamiento anormal de las piezas dentales. Como se ilustra en la **tabla 19-1**, son: concusión, subluxación, luxación (intrusiva, extensiva y lateral) y avulsión:

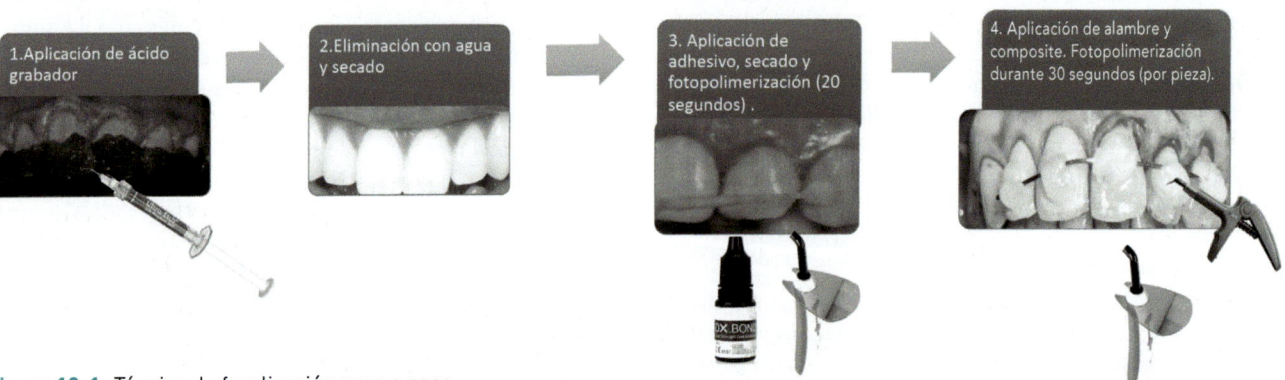

1. Aplicación de ácido grabador
2. Eliminación con agua y secado
3. Aplicación de adhesivo, secado y fotopolimerización (20 segundos).
4. Aplicación de alambre y composite. Fotopolimerización durante 30 segundos (por pieza).

Figura 19-1. Técnica de ferulización paso a paso.

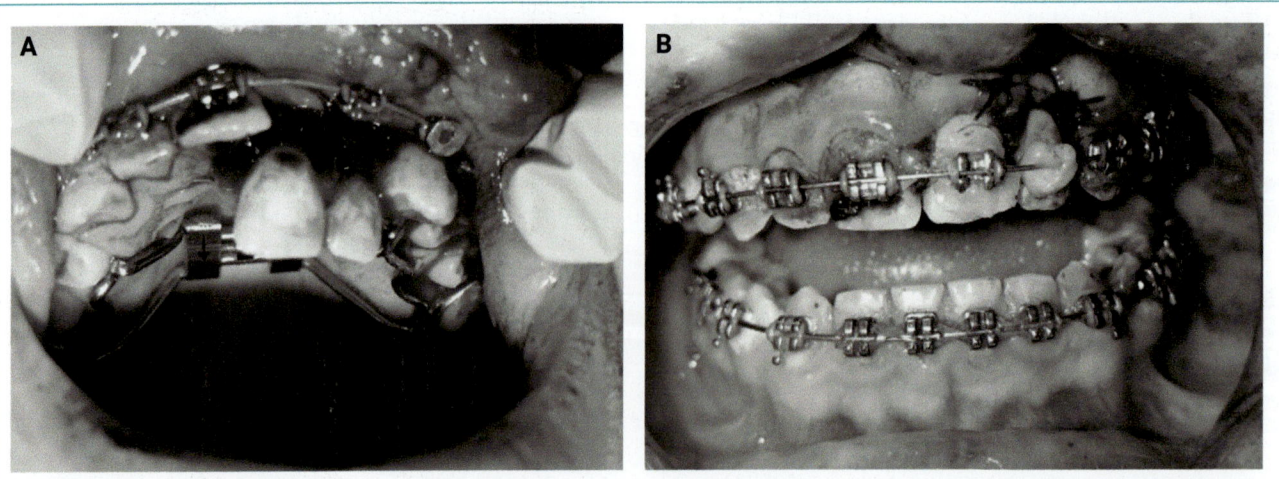

Figura 19-2. A. Luxación extrusiva con fractura de apófisis alveolar (palatina) de piezas 21 y 22. **B.** Ferulización con braquets.

• **Concusión** y **subluxación.** No precisan tratamiento. Se recomienda llevar una dieta blanda una semana, control de la vitalidad pulpar y seguimiento por el odontólogo.

• **Intrusión (luxación intrusiva).** El tratamiento en dientes permanentes depende del grado de desarrollo del ápice (ápices maduros/inmaduros). En la **tabla 19-3** se resume

Tabla 19-2. Lesiones de tejidos duros dentarios y pulpa

	Hallazgos clínicos	Hallazgos radiológicos	Tratamiento	Pronóstico
Infracción coronaria (infracción del esmalte)	• No presenta sensibilidad a la percusión o palpación. • Es importante evaluar la posibilidad de lesiones asociadas (luxaciones, fractura radicular...). • No existe movilidad dental. • Sensibilidad pulpar positiva.	• No alteraciones radiográficas. • Con una radiografía periapical es suficiente. • Se realizarán proyecciones adicionales si existe sospecha de otras lesiones asociadas.	• Restauración del esmalte por parte de su odontólogo, si precisa. • Al no existir afectación pulpar no será necesario tratamiento por parte del endodoncista. • No precisa antibioterapia ni seguimiento.	Suele ser favorable. En infracciones importantes con contaminación bacteriana se puede producir necrosis pulpar, infección, periodontitis apical, déficit de desarrollo pulpar en piezas inmaduras...
Fractura coronaria no complicada (fractura del esmalte, fractura del esmalte y la dentina)	• Pérdida del esmalte o esmalte y dentina. • Movilidad y sensibilidad normales.	• Se puede observar la fractura radiológicamente. • Se debe realizar una radiografía periapical como mínimo.	• <u>Odontológico.</u> (Restauración con composite, pulido del diente, cobertura de la dentina...) • Reposición del fragmento dental si está disponible (buscar fragmentos ausentes en los tejidos adyacentes).	• Suele ser favorable. Posibles complicaciones: fractura de la restauración dental, infección, dolor, necrosis pulpar, periodontitis apical, déficit de desarrollo pulpar en piezas inmaduras. • **Seguimiento:** a las 6, 8 semanas y al año. Si existen otras lesiones asociadas, prevalece el seguimiento de la lesión más grave.
Fractura coronaria complicada	Movilidad normal, no sensibilidad a la percusión ni palpación. La pulpa expuesta presenta sensibilidad a estímulos (calor, frío dulce).	La pérdida de sustancia dental es evidente y en ocasiones se observan otras lesiones asociadas. Radiografía periapical mínimo. Adicionales si sospecha de otros traumatismo asociados.	<u>Odontológico.</u> Buscar fragmentos ausentes en los tejidos adyacentes. En pacientes con raíces inmaduras y ápices abiertos, es muy importante preservar la pulpa. Se recomienda la pulpotomía parcial o el recubrimiento pulpar (en exposiciones pequeñas) para promover el desarrollo radicular y posterior tratamiento de conductos tras completar cierre radicular. El tratamiento conservador de la pulpa (por ejemplo, pulpotomía parcial) también es el tratamiento preferido en dientes con desarrollo radicular completo. Los cementos de hidróxido de calcio son materiales adecuados para colocar sobre la herida pulpar. Si existe una gran exposición pulpar, o la fractura tiene un tiempo de evolución prolongado >24h, el tratamiento indicado es la endodoncia. Si se dispone del fragmento de diente, se puede volver a pegar al diente después de rehidratarlo y tratar la pulpa expuesta. En caso de ausencia del fragmento, se realizará cobertura de la dentina expuesta. **Seguimiento:** odontológico: 6,8 semanas, 3 meses, 6 meses y al año .	Suele ser favorable. En caso de ser desfavorable se puede producir: fractura de la restauración dental, infección, dolor, necrosis pulpar, infección periodonntitis apical, déficit de desarrollo pulpar en piezas inmaduras y decoloración.

Tabla 19-2. Lesiones de tejidos duros dentarios y pulpa *(Continuación)*

	Hallazgos clínicos	Hallazgos radiológicos	Tratamiento	Pronóstico
Fractura coronorradicular no complicada	• Test de sensibilidad pulpar positivo. • Sensibilidad a la percusión. • El fragmento coronal con frecuencia se encuentra móvil. • Es importante evaluar la extensión de la fractura (supra o subalveolar) . La extensión apical de la fractura no suele ser visible.	• Las fracturas proximales son visibles aunque algunas pueden pasar desapercibidas. • Se debe realizar radiografía periapical y dos radiografías adicionales en diferentes angulaciones. • Se recomienda CBCT para una mejor visualización del trayecto de fractura y valorar fracturas asociadas.	Tratamiento odontológico. Hasta que se finalice un plan de tratamiento, debe intentarse la estabilización temporal del fragmento suelto al diente o dientes adyacentes o al fragmento no móvil. Si la pulpa no está expuesta, debe considerarse la extracción del fragmento coronal o móvil y la posterior restauración. Si la fractura se ha producido por debajo del tercio radicular cervical se recomienda la exodoncia. Si se ha producido por encima del tercio radicular cervical: exodoncia del fragmento coronal y se realizará extrusión ortodónica y reconstrucción coronaria además del tratamiento pulpar.	Posibles complicaciones son: pérdida ósea marginal, déficit / fractura de la restauración , periodontitis apical , deficit de maduración dental, decoloración , necrosis pulpar... **Seguimiento** radiográfico y clínico para seguimiento y controles de vitalidad pulpar a la semana, a las 6- 8 semanas, a los 3 meses, a los 6 meses y al año. Posteriormente una vez al año durante 5 años.
Fracturas coronorradiculares complicadas	• Test de sensibilidad pulpar positivo. • Sensibilidad a la percusión. • Suele existir un fragmento coronal, mesial o distal móvil. Es importante evaluar la extensión de la fractura.	Similares a las fracturas no complicadas, considerar el CBCT para una mejor visualización del trazo de fractura.	•Tratamiento odontológico. •Estabilización temporal del fragmento a los dientes vecinos hasta tratamiento definitivo. •Como norma general, al existir exposición pulpar se empleará antibioterapia. •En pacientes jóvenes con dentición completamente desarrollada o con dentición definitiva inmadura o en fase de desarrollo, el tratamiento de elección es la preservación de la vitalidad pulpar mediante obturación del canal o pulpotomía parcial. Tanto el hidróxido de calcio como el MTA son materiales de elección para llevar a cabo dichos procedimientos. •En pacientes de más edad, el tratamiento anteriormente citado puede ser una opción válida, sin embargo, el tratamiento de elección pasa por la endodoncia. En caso de necrosis pulpar secundaria a un margen de tiempo excesivo entre el traumatismo y la evaluación por el especialista, la endodoncia será la primera opción. Posteriormente, en cualquier caso, se realizará la restauración supragingival de la corona.	Posibles pronósticos desfavorables son: la pérdida ósea marginal, déficit /fractura de la restauración, periodontitis apical, deficit maduración dental, decoloración y necrosis pulpar. **Seguimiento:** seguimiento clínico y radiográfico por su odontólogo: a la semana, 6- 8 semanas,3 meses, al año y una vez al año durante 5 años.

Tabla 19-2. Lesiones de tejidos duros dentarios y pulpa *(Continuación)*

	Hallazgos clínicos	Hallazgos radiológicos	Tratamiento	Pronóstico
Fracturas radiculares	• El segmento coronario puede encontrarse móvil y desplazado. • Puede existir sensibilidad a la percusión y sangrado a través del surco gingival. • El test de sensibilidad pulpar puede ser negativo al inicio, indicando daño neural transitorio o permanente.	• Las líneas radiotransparentes separan la raíz en dos o más fragmentos. Debe tenerse en cuenta que en los casos en los que existe una luxación mínima (es decir, concusión, subluxación) del fragmento coronal, la fractura radicular puede no ser evidente hasta un examen radiográfico posterior. • Se recomiendan radiografías periapicales, oclusales o bien ortopantomografía y/o CBCT.	• Si se encuentra desplazado el fragmento coronal debe ser posicionado lo antes posible y se realizará posterior comprobación radiográfica del correcto posicionamiento. • Estabilizar el fragmento coronal con férula flexible durante 4 semanas. Si la fractura es cervical hasta 4 meses. • Se recomienda no retirar el fragmento coronal y no comenzar tratamiento endodóncico en la primera consulta. • En los dientes inmaduros en los que la línea de fractura cervical está situada por encima de la cresta alveolar y el fragmento coronal es muy móvil, es probable que se requiera la extracción del fragmento coronal, seguida del tratamiento del conducto radicular y la restauración con una corona. Otros procedimientos adicionales, como la extrusión ortodóncica del segmento apical, la cirugía de alargamiento de la corona, la extrusión quirúrgica o incluso la extracción, pueden ser necesarios como opciones de tratamiento futuras.	Se debe monitorizar la consolidación de la fractura y estado pulpar durante al menos un año. El régimen de **seguimiento** será: al mes, a los 2 meses, a los 4 meses, 6 meses y al año durante 5 años. Posibles complicaciones son: extrusión, movilidad excesiva del fragmento coronal, fallo de consolidación, necrosis pulpar...

la elección del tratamiento en la luxación intrusiva en dentición permanente, en función del grado de intrusión y madurez dental.

Pautas que se deben seguir en dientes con formación radicular incompleta (dientes inmaduros)

Se debe permitir la reerupción sin intervención (reposicionamiento espontáneo) de todos los dientes intruidos independientemente del grado de intrusión. Si no hay reerupción en 4 semanas, está indicado iniciar el reposicionamiento ortodóncico. Es importante controlar el estado de la pulpa en dientes con formación radicular incompleta, ya que puede producirse una revascularización pulpar espontánea. Si se observa que la pulpa se necrosa e infecta o que hay signos de reabsorción externa inflamatoria durante el seguimiento, está indicado el tratamiento de conductos y debe iniciarse lo antes posible cuando la posición del diente lo permita. Deben utilizarse procedimientos endodónticos adecuados para dientes inmaduros.

Pautas que se deben seguir en dientes con formación radicular completa (dientes maduros)

Se debe permitir la reerupción sin intervención si el diente está intruido menos de 3 mm. Si no se produce la reerupción en 8 semanas, reposicionar quirúrgicamente y ferulizar durante 4 semanas con una férula pasiva y flexible. Alternativamente, se puede reposicionar ortodóncicamente antes de que se desarrolle la anquilosis. Si el diente está intruido 3-7 mm, se debe reposicionar quirúrgicamente (preferiblemente) u ortodóncicamente. En caso de que el diente esté intruido más de 7 mm, se recomienda reposicionar quirúrgicamente. En casos de formación radicular completa, la pulpa casi siempre se necrosa. El tratamiento del conducto radicular debe iniciarse a las 2 semanas o tan pronto como lo permita la posición del diente. El objetivo de este tratamiento es prevenir el desarrollo de complicaciones, como la reabsorción externa inflamatoria:

• **Luxación lateral.** Se reposiciona el diente digitalmente bajo anestesia local. Posteriormente, se estabiliza el diente

Tabla 19-3. Elección del tratamiento en la luxación intrusiva en dentición permanente, en función del grado de intrusión y madurez dental

RAÍZ	INTRUSIÓN	REPOSICIÓN		
		ESPONTÁNEA	ORTODONCIA	CIRUGÍA
ÁPICE ABIERTO	Hasta 7 mm			
	> 7 mm			
ÁPICE CERRADO	Hasta 3 mm			
	3-7 mm			
	> 7 mm			

durante 4 semanas, utilizando una férula pasiva y flexible. En caso de rotura/fractura ósea o de la pared alveolar, puede ser necesaria una estabilización adicional. El odontólogo deberá realizar un seguimiento del estado pulpar y, si se produce necrosis pulpar (muy probable en dientes con formación radicular completa), se debe realizar endodoncia. En dientes con formación radicular incompleta, si no se produce revascularización espontánea y la pulpa se necrosa, el tratamiento de conductos debe iniciarse lo antes posible.

- **Luxación extrusiva.** Se limpia la superficie radicular y reposiciona el diente, empujándolo suavemente hacia la cavidad dental bajo anestesia local. Posteriormente, hay que estabilizar el diente durante 2 semanas, utilizando una férula pasiva y flexible (**Fig. 19-2**). En caso de rotura/fractura ósea marginal, se debe colocar osteosíntesis o férula de Erich durante 4 semanas más. Si la pulpa se necrosa o infecta, es necesario el tratamiento endodóntico apropiado para el estado de desarrollo radicular del diente. Se debe controlar el estado de la pulpa con pruebas de sensibilidad pulpar. Se observan fenómenos de necrosis pulpar y reabsorción radicular en un 26 % de las ocasiones.
- Se recomienda dieta blanda posterior durante dos semanas como mínimo en todos los casos.

La combinación de varios tipos de traumatismos tiene un efecto negativo sinérgico. Las fracturas concurrentes aumentan significativamente el riesgo de necrosis pulpar e infección, especialmente, en dientes con luxaciones laterales. Dado que las complicaciones dentales (necrosis pulpar, infecciones, reabsorción radicular y perdida dental) se manifiestan a largo plazo, tiene un papel importante el odontólogo, quien realizará el seguimiento. En dentición permanente inmadura es importante intentar preservar la pulpa para garantizar un adecuado desarrollo pulpar. Estas piezas tienen una considerable capacidad de curación tras exposiciones pulpares traumáticas, luxaciones o fracturas radiculares.

Tratamiento de la avulsión de piezas permanentes

El 0,5-16 % de los traumatismos dentales son de este tipo. Es uno de los traumatismos dentales más graves y supone una emergencia odontológica, ya que el pronóstico de la pieza dependerá de las acciones llevadas a cabo inmediatamente después del accidente. La reimplantación inmediata del diente avulsionado es el mejor tratamiento. Si, por alguna razón, no puede llevarse a cabo, existen alternativas como el uso de medios de transporte (**Fig. 19-3**). También hay situaciones individuales en las que la reimplantación no está indicada (por ejemplo, caries o enfermedad periodontal grave, falta de cooperación del paciente, deterioro cognitivo grave que requiere sedación, afecciones médicas graves, etcétera) que deben tratarse individualmente. En pacientes parcialmente edéntulos, cuando no existen dientes adyacentes para realizar la ferulización, se puede intentar la ferulización con alambre y composite a las piezas más cercanas o colocar una férula elástica.

Recomendaciones generales: (1) Coger la pieza por la corona y nunca por la raíz. Intentar el reimplante inmediatamennte. (2) Si la pieza esta sucia, lavado con leche, suero salino o saliva y reimplantar. (3) Si no es posible el reimplante, guardar la pieza en un medio de transporte. Esto debe ser realizado en un corto período de tiempo para impedir la dehisdratación de la raíz dental, que comienza en pocos minutos tras la avulsión. En orden descendente se deben usar los siguientes medios: leche, HBSS (*solución salina balanceada de Hanks*), saliva y suero salino. Aunque el agua es un medio pobre, es preferible a mantener la pieza al aire.

La elección del tratamiento está relacionada con la madurez de la raíz (ápice abierto o cerrado) y el estado del ligamento periodontal (PDL). El estado de las células del PDL depende del tiempo fuera de la boca y del medio de almacenamiento en el que se haya conservado el diente avulsionado. Desde un punto de vista clínico, existen tres supuestos que deben tenerse en cuenta de cara al tratamiento: 1. Lo más probable es que las células PDL sean viables: el diente ha sido reimplantado inmediatamente o en muy poco tiempo (unos 15 minutos) en el lugar del accidente. 2. Las células PDL pueden ser viables, pero estar comprometidas: el diente se ha mantenido en un medio de almacenamiento (por ejemplo, leche, HBSS, saliva o solución salina) y el tiempo total de secado extraoral ha sido < 60 minutos. 3. Es probable que las células PDL no sean viables, cuando el tiempo total de secado extraoral ha sido superior a 60 minutos, independientemente de que el diente se haya almacenado o no en un medio. En la **tabla 19-4** se resume el tratamiento de la avulsión de piezas permanentes según la madurez dental y el tiempo transcurrido hasta el reimplante.

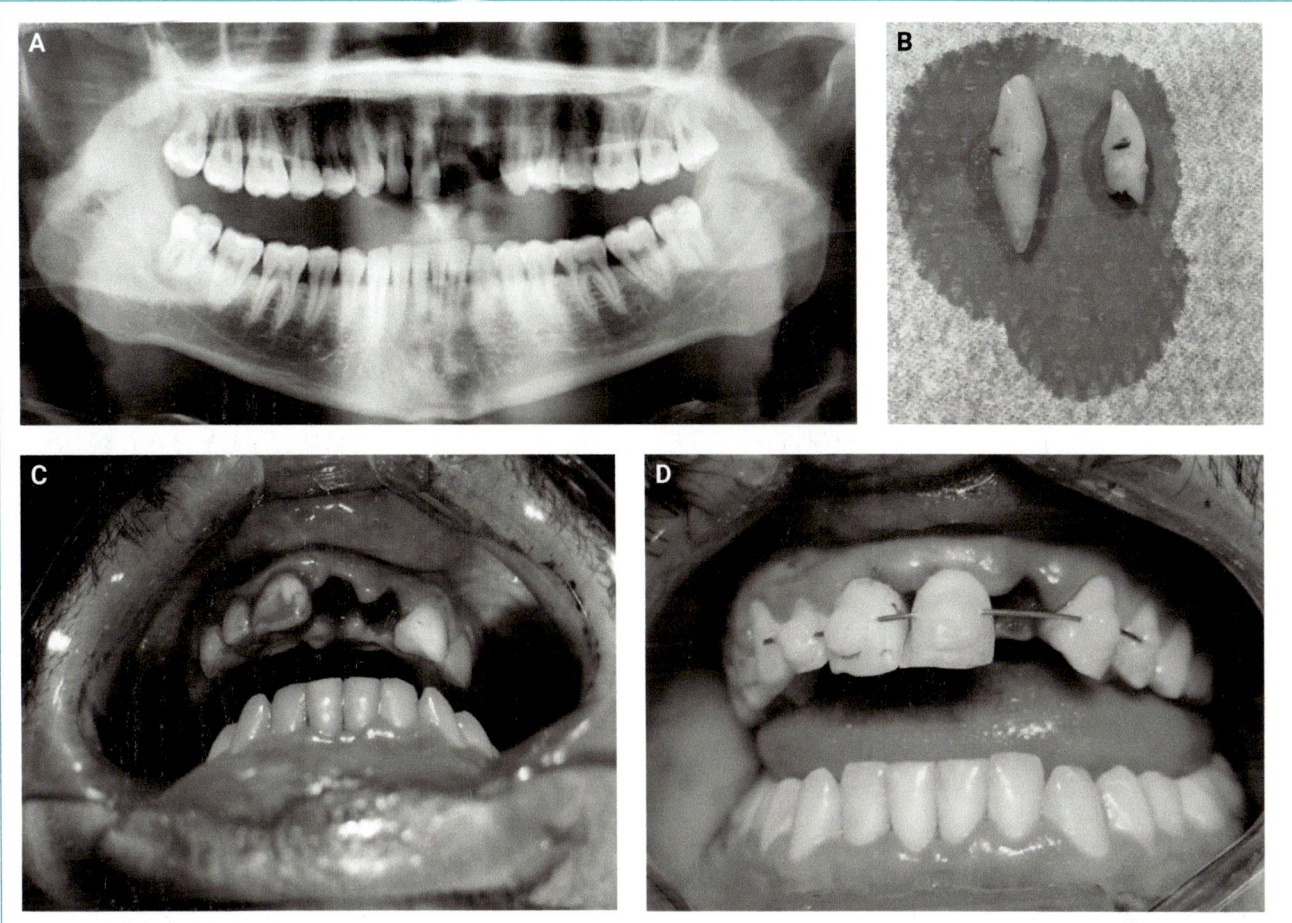

Figura 19-3. Avulsión de 21 y fractura radicular de tercio cervical con avulsión de fragmento coronario 22. **A)** Ortopantomografía. **B)** Pieza avulsionada y 22 fracturado. (Fueron introducidos en leche por parte del personal de enfermería.) **C)** Se aprecia resto radicular en el alveolo de 22 (también en Ortopantomografía). **D)** Se realizó limpieza del alveolo del 21 con suero fisiológico, reimplante de la pieza en su alveolo y ferulización semirrígida con alambre y composite a 11-12 y 23-24 . No es posible el reimplante del 22 (fractura radicular en tercio cervical). Se entregó fragmento coronario 22 para usarse como provisional por su odontólogo.

Tratamiento de fracturas dentoalveolares en dentición temporal

Es importante tener presente la estrecha relación que existe entre el ápice del diente traumatizado deciduo y el germen de la pieza permanente subyacente. Tras algunos traumatismos dentoalveolares se pueden producir complicaciones en la dentición permanente como complicaciones dentales y problemas de erupción dental. Por ello, el manejo de fracturas dentoalveolares en dentición temporal presenta particularidades y diferencias respecto a la permanente. El tratamiento en estos casos pretende ser lo menos invasivo posible para evitar dañar el germen de la pieza permanente. Se expone a continuación el tratamiento en cada caso:

En los casos de **infracción** o **fractura coronaria** no complicada, se recomienda la reconstrucción. El tratamiento de las **fracturas coronarias complicadas** es la pulpotomía por parte de su odontólogo. En **fracturas coronorradiculares**, en la mayoría de los casos el tratamiento más apropiado es referir al odontopediatra de manera preferente. Este extraerá el fragmento móvil y determinará si existe posibilidad de restauración de la corona y realizará pulpotomía o tratamiento de conductos según el caso. Si no es posible, se realizará exodoncia de fragmentos o de la pieza completa, teniendo especial cuidado en no dañar el germen de la pieza definitiva.

En cuanto al tratamiento de las fracturas **radiculares en dentición temporal**, el tratamiento indicado es no hacer nada si no existe desplazamiento, o extracción de la corona en caso de desplazamiento, de manera que el resto apical sufra un proceso espontáneo de reabsorción; ya que la alta morbilidad sobre la dentición permanente a la hora de intentar extraer dicho resto radicular remanente desaconseja esta actuación. Cuando el fragmento coronal esté desplazado y no excesivamente móvil, lo adecuado es dejar el fragmento coronal o reposicionar y ferulizar a las piezas adyacentes.

En cuanto a las lesiones de tejidos periodontales, los casos de **concusión** y **subluxación** no precisan intervención por nuestra parte; es suficiente el control clínico y radiológico del diente por el odontopediatra.

Luxación. Las intrusiones y avulsiones son los traumatismos que con mayor frecuencia se asocian a anomalías en la dentición permanente. En el caso de las luxaciones intrusivas y laterales, las guías de la IADT previas (2012) recomendaban la exodoncia si la raíz del germen deciduo estaba desplazada en dirección al germen de la pieza permanente. Las guías más recientes de 2020 recomiendan dejar erupcionar la pieza, ya

Tabla 19-4. Tratamiento de la avulsión de piezas permanentes según madurez dental y tiempo transcurrido hasta el reimplante

Escenarios	ÁPICE CERRADO	ÁPICE ABIERTO
Diente reimplantado en el momento del traumatismo 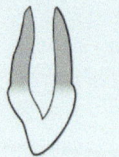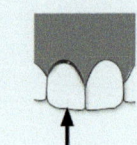	• Limpieza de la zona con agua, suero salino o clorhexidina. • Verificación clínica y radiográfica de la correcta posición del diente. • **No** extraer la pieza (salvo mal posición). Si se ha reimplantado en la localización incorrecta, valorar reposición hasta 48 h tras el traumatismo. • Administrar anestesia local en caso necesario (preferiblemente sin vasoconstrictor). • Férula flexible durante 2* semanas. Se podría utilizar una ferulización flexible con nylon *y composite* de manera alternativa. • Si existen fracturas asociadas: ferulización rígida durante 4 semanas. • **Antibioterapia**: 1º elección: Amoxicilina. 2ºelección: doxiciclina (contraindicada en menores de 12 años)	
	• Endodoncia durante las 2 primeras semanas tras la reimplantación.	• *Los dientes inmaduros pueden requerir mayor tiempo de ferulización. • Seguimiento por su endodoncista que valorará si ha habido revascularización pulpar o es preciso realizar endodoncia. • *En los dientes inmaduros con ápices abiertos, existe la posibilidad de que se produzca una cicatrización espontánea. Esto permite el desarrollo y la maduración continuos de la raíz. Por lo tanto, el tratamiento endodóntico no debe iniciarse a menos que existan signos definitivos de necrosis pulpar e infección del sistema de conductos durante el seguimiento.*
Diente conservado en medio de transporte adecuado* y tiempo extra oral menor de 60 min 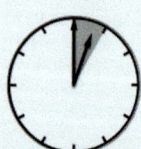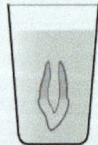 *Los medios de almacenamiento fisiológicos incluyen los medios de cultivo de tejidos y los medios de transporte celular. Ejemplos de medios de osmolalidad balanceada son la leche y la solución salina balanceada de Hanks (HBSS).*	• Limpieza de la pieza y del lecho alveolar. • Administrar anestesia local (preferiblemente sin vasoconstrictor). • Lavado del alveolo y eliminación del coágulo alveolar (por ejemplo con suero salino). • En caso de fractura alveolar, reposición de los fragmentos. • Reposición manual de la pieza ejerciendo presión digital suave. • Verificación de posición correcta. • Férula flexible durante 2 semanas. Se podría utilizar una ferulización flexible con nylon *y composite* de manera alternativa. • Si existen fracturas asociadas: ferulización rígida durante 4 semanas. • Sutura de heridas gingivales. • **Antibioterapia**: 1º elección: Amoxicilina. 2º elección: doxiciclina (contraindicada en menores de 12 años)	
	• Endodoncia durante las 2 primeras semanas tras la reimplantación.	• Seguimiento por su endodoncista que valorará si ha habido revascularización pulpar o es preciso realizar endodoncia. • La revascularización del espacio pulpar, que puede conducir a un mayor desarrollo radicular, es el objetivo cuando se reimplantan dientes inmaduros en niños. El riesgo de reabsorción radicular (inflamatoria) relacionada con una infección externa debe sopesarse frente a las posibilidades de revascularización. Esta reabsorción es muy rápida en los niños. Si no se produce la revascularización espontánea, debe iniciarse el tratamiento pulpar apropiado tan pronto como se identifique la necrosis pulpar y la infección.

Tabla 19-4. Tratamiento de la avulsión de piezas permanentes según madurez dental y tiempo transcurrido hasta el reimplante   *(Continuación)*

Tiempo extraoral mayor de 60 min (con independencia del medio de transporte) 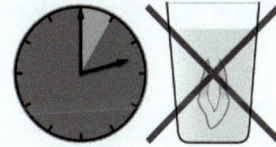	• Compruebe el diente avulsionado y elimine los restos de su superficie agitándolo suavemente en el medio de almacenamiento. Alternativamente, puede utilizarse un chorro de solución salina para enjuagar su superficie. • Colocar o dejar el diente en un medio de almacenamiento mientras se realizala anamnesis, se examina al paciente clínica y radiográficamente y se prepara al paciente para la reimplantación. • Administrar anestesia local, preferiblemente sin vasoconstrictor. • Irrigar el alveolo y eliminación del coágulo alveolar con solución salina estéril. • Examinar la cavidad alveolar. Si hay fractura de la pared del alveolo, reposicione el segmento fracturado con un instrumento adecuado. • Reimplante el diente lentamente con una ligera presión digital. • Verifique la posición correcta del diente reimplantado tanto clínicamente como radiográficamente. • Férula flexible (mantener durante 2-3 semanas). Se podría utilizar una ferulización flexible con nylon *y composite* de manera alternativa. • Si existen fracturas asociadas: ferulización rígida durante 4 semanas.. • Sutura heridas gingivales • Antibioterapia: 1º elección: Amoxicilina. 2º elección: doxiciclina (contraindicada en menores de 12 años)
• Endodoncia durante las 2 primeras semanas tras la reimplantación • Mal pronóstioco a largo plazo debido a aparición de anquilosis y reabsorción radicular • *El ligamento periodontal se necrosa y no se espera que se regenere. El resultado esperado es la reabsorción rediicular asociada a la anquilosis . El objetivo de la reimplantación en estos casos es restaurar, al menos temporalmente, la estética y la función, manteniendo el contorno, la anchura y la altura del hueso alveolar.* **Por lo tanto, la decisión de reimplantar un diente permanente es casi siempre la correcta.** *El reimplante mantendrá abiertas futuras opciones de tratamiento. El diente siempre puede extraerse, si es necesario, y en el momento adecuado tras una rápida evaluación interdisciplinar. La tasa de anquilosis y reabsorción varía considerablemente y puede ser impredecible.*	• Seguimiento por su endodoncista que valorará si ha habido revascularización pulpar o es preciso realizar endodoncia. • La revascularización del espacio pulpar, que puede conducir a un mayor desarrollo radicular, es el objetivo cuando se reimplantan dientes inmaduros en niños. El riesgo de reabsorción radicular (inflamatoria) relacionada con una infección externa debe sopesarse frente a las posibilidades de revascularización. Esta reabsorción es muy rápida en los niños. Si no se produce la revascularización espontánea, debe iniciarse el tratamiento del conducto radicular tan pronto como se identifique la necrosis pulpar y la infección.

En todos los casos, si el diente se ha contaminado (tierra, suciedad, etc.) será preciso un recuerdo de la vacuna antitetánica.

Imágenes obtenidas de: *Traumatic dental injuries, a manual* . 3rd edition. Wiley-Blackwell, 2011. J. O. Andreasen, L. K. Bakland, M. T. Flores, F. M. Andreasen, L. Andersson .Se ruega adaptación de las mismas

que existe evidencia de erupción espontánea; sin embargo, no se puede descartar el daño del germen permanente durante la extracción. En caso de **luxación extrusiva**, se debe permitir la erupción espontánea (si no interfiere con la oclusión). Si existe excesiva movilidad o desplazamiento mayor de 3 mm, se debe exodonciar. También en los casos de **luxación lateral,** si no existe interferencia oclusal o es mínima, se deja la pieza para permitir reubicación espontánea, que suele ocurrir durante los 6 primeros meses. Si el desplazamiento es severo existen dos opciones: si existe riesgo de aspiración/ingestión se puede extraer o suavemente reposicionar y ferulizar durante 4 semanas. En casos con interferencia oclusal leve está indicado realizar un ajuste oclusal con tallado selectivo suave. En la l**uxación intrusiva** se debe permitir que la pieza erupcione espontáneamente, independientemente de la dirección del desplazamiento. Esto sucede normalmente entre los seis primeros meses y el año. En casos de **avulsión** está contraindicado el reimplante en la dentición temporal. En todos los casos se recomienda dieta blanda, higiene y control por el odontopediatra.

Tratamiento de las lesiones del hueso soporte

Se asocian a veces al desplazamiento de una o más piezas dentales. En ocasiones es suficiente con la reducción cerrada y ferulización dental con composite o colocación de una férula de Erich (**Fig. 19-4**), que tiene como ventaja que evita la desperiostización ósea y daño de las raíces. Cuando existe gran conminución o fracturas asociadas, es necesaria

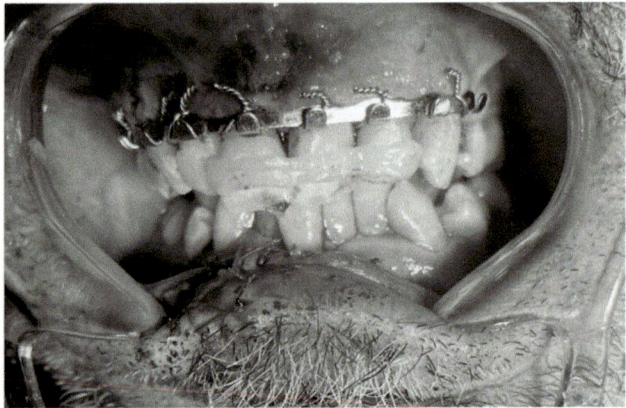

Figura 19-4. Fractura de los procesos alveolares 11,12, 21 con luxación de los mismos. Se realizó reducción cerrada y ferulización con composite y férula de Erich.

la reducción abierta y la colocación de placas de osteosíntesis. El pronóstico dental tras un traumatismo dentoalveolar complejo está íntimamente relacionado con el estado del alveolo y la posibilidad de ferulización. La fractura de ambas corticales ensombrece considerablemente el pronóstico dental.

Tratamiento de las lesiones de tejidos blandos

Afectan a estructuras blandas adyacentes al tejido óseo y dental. Los tipos más frecuentes de lesión se definen en la tabla 19-1 y son las siguientes: abrasión, contusión (puede ser aislada del tejido blando, pero también puede indicar una fractura ósea subyacente), laceración y avulsión (**Fig. 19-5**). Por orden de frecuencia afectan a: encía, mucosa oral, labios y lengua. Normalmente, se debe realizar el tratamiento dental antes de la sutura de labios y mucosas.

SEGUIMIENTO

Para diagnosticar las complicaciones es indispensable un adecuado plan de seguimiento. A continuación se resume el calendario de seguimiento recomendando y los posibles hallazgos/complicaciones que se pueden diagnosticar en cada momento:

- 1-2 semanas: recomendado para monitorizar casos de avulsión y retirada de ferulización en algunos casos. A veces, la ferulización debe ser más prolongada (4 semanas).
- 3-4 semanas: el examen radiográfico puede mostrar radiolucencias periapicales y, en algunos casos, reabsorción inflamatoria.
- 6-8 semanas: un examen radiográfico y clínico puede demostrar la mayoría de los casos de necrosis pulpar, así como reabsorción radicular inflamatoria.
- 2-6 meses: opcional. Para casos de curación dudosa.
- 1 año: un examen clínico y radiográfico puede proporcionar información para el pronóstico a largo plazo. Las fracturas radiculares, intrusiones y dientes reimplantados pueden requerir períodos de observación más largos.

COMPLICACIONES

Entre las complicaciones que pueden surgir en los dientes que han experimentado un traumatismo previo, se incluyen las siguientes: hiperemia, hemorragia y necrosis pulpar, obliteración del conducto pulpar, reabsorción radicular, anquilosis dental (especialmente, en piezas reimplantadas tras una avulsión) y, por supuesto, pérdida dental a medio y largo plazo. Las secuelas de los traumatismos en los gérmenes de los dientes permanentes, pueden incluir diversos trastornos, como alteraciones de la corona, la raíz y la erupción del diente y formación de granulomas y quistes periapicales.

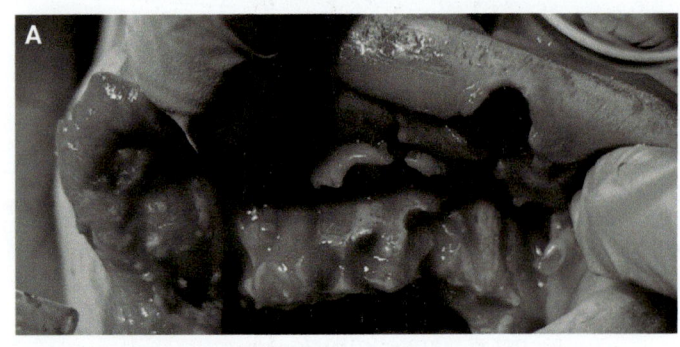
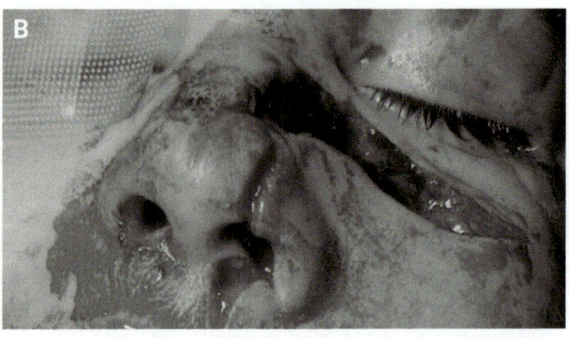

Figura 19-5. A) (Asociada a pregunta de autoevaluación N°4). Fractura del proceso alveolar del maxilar, con extensión al maxilar y avulsión de piezas en sector anterior y *"degloving"* de la mucosa oral. Producidas por mordedura de perro en un paciente pediátrico. **B)** Laceraciones faciales en este mismo paciente.

PUNTOS CLAVE

- Los traumatismos dentoalveolares son frecuentes y se manifiestan como lesiones únicas o en combinación, pudiendo acarrear repercusiones significativas a largo plazo para el paciente tanto a nivel estético como funcional, con las implicaciones médico-legales que esto conlleva.
- Además de la edad y el desarrollo dental del individuo, un factor determinante en el pronóstico de estas lesiones es el diagnóstico y tratamiento precoz.
- Para conseguir un resultado satisfactorio, también es imprescindible un seguimiento longitudinal adecuado, para lo cual es fundamental el papel del odontólogo.

BIBLIOGRAFÍA

Andreasen JO. Textbook and Colour Atlas of traumatic injuries to the teeth (5th edition). Wiley-Blackwell, 2019.

Andreasen, JO, Bakland LK, Flores MT, et al. Traumatic dental injuries, a manual (3rd edition). Wiley-Blackwell, 2011.

Fernández-Ferro M, Fernández-Sanromán J, Costas-López A, et al. Complex Dentoalveolar Fractures: Main Clinical Variables Description and Analysis. J Craniofac Surg. 2020 Nov/Dec;31(8):e761-e765. doi: 10.1097/SCS.0000000000006711. PMID: 33136904.

International Association of Dental Traumatology guidelines for the management of traumatic dental injuries: General Introduction. doi:10/1111/EDT.12574

International Association of Dental Traumatology guidelines for the management of traumatic dental injuries: 1. Fractures and luxations. doi:10/1111/EDT.12578

International Association of Dental Traumatology guidelines for the management of traumatic dental injuries: 2. Avulsion of permanent teeth doi:10/1111/EDT.12573

International Association of Dental Traumatology guidelines for the management of traumatic dental injuries: 3. Injuries in the primary dentition. doi:10/1111/EDT.12576

Lopez Cedrún JL. Cirugía Oral, Atlas de Procedimientos y Técnicas Quirúrgicas. Madrid: Editorial Médica Panamericana, 2019.

Ogle OE. Controversies in Dental Traumatology. Dent Clin North Am. 2024 Jan;68(1):151-65. doi: 10.1016/j.cden.2023.07.011. Epub 2023 Aug 30. PMID: 37951631.

Susarla HK, Sheller B. Dental and Dentoalveolar Injuries in the Pediatric Patient. Oral Maxillofac Surg Clin North Am. 2023 Nov;35(4):543-54. doi: 10.1016/j.coms.2023.06.002. Epub 2023 Aug 26. PMID: 37640587.

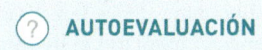

AUTOEVALUACIÓN

Fracturas de mandíbula

20

I. Zubiate Illarramendi y C. Hernández Vila

OBJETIVOS

- El objetivo de este capítulo es sintetizar los diferentes tipos de fracturas mandibulares y sus diferentes formas de tratamiento, además de exponer las posibles complicaciones y secuelas que pueden producirse.

ANATOMÍA

La mandíbula es un hueso impar, plano, simétrico y con forma de herradura, que está compuesto por un cuerpo horizontal y dos ramas ascendentes verticales, una a cada lado del cuerpo. En el segmento horizontal podemos diferenciar una zona central, denominada sínfisis mandibular. A cada lado del cuerpo mandibular podemos encontrar un ángulo de 15° en la zona denominada ángulo mandibular, que continúa con la rama ascendente. En su zona más superior, cada rama presenta dos procesos: uno anterior, denominado apófisis coronoides, y otro posterior, denominado cóndilo mandibular. La apófisis coronoides sirve de inserción para el músculo temporal y el cóndilo mandibular articula con el cráneo en la fosa glenoidea, formando la articulación temporomandibular. En el borde superior del cuerpo horizontal mandibular, también llamado borde alveolar, se encuentran los alveolos dentarios, en los cuales articulan las raíces de las piezas dentarias. El borde inferior romo se denomina base mandibular. En la línea media presenta dos pequeñas depresiones para la inserción de los vientres anteriores del músculo digástrico. En el extremo posterior del borde inferior mandibular se encuentra la escotadura facial o escotadura antegoniaca, localizable por la actividad pulsátil de la arteria facial, zona por donde abandona el cuello para llegar al territorio de la cara.

La mandíbula es el único hueso facial móvil y desempeña funciones esenciales para la masticación, deglución y respiración. Su situación prominente la convierte en un auténtico "paragolpes" del macizo facial.

Desde el punto de vista embriológico, es un hueso membranoso de origen ectodérmico. El cuerpo de la mandíbula está compuesto por una zona cortical densa, provista de una pequeña porción de hueso esponjoso (a través de la cual corren vasos sanguíneos y linfáticos, y nervios), siendo en conjunto una zona sólida. A pesar de caracterizarse por ser un hueso fuerte, podemos encontrar varias zonas de debilidad: el agujero mentoniano, por el que salen el nervio y los vasos men-

tonianos, las raíces de los dientes caninos (que son las más largas), la zona del ángulo mandibular, por ser una zona de hueso más delgado, siendo más débil cuando presenta terceros molares incluidos, y el cuello del cóndilo mandibular.

La mandíbula durante la edad pediátrica se considera un hueso elástico e inmaduro, que está en constante crecimiento. La erupción de los dientes deciduos comienza a los 8-10 meses con los incisivos centrales. Posteriormente, se produce la erupción de los demás dientes deciduos a lo largo de los primeros años de vida. La erupción de los dientes permanentes se produce en torno a los 6 años, con la erupción de los primeros molares. Los gérmenes de las piezas dentarias definitivas se encuentran en el cuerpo mandibular. Durante la edad pediátrica, las fracturas mandibulares presentan gran capacidad de regeneración ósea, con osificación y formación de callos de fractura más rápidos que en la edad adulta. Es importante tener en cuenta los gérmenes de las piezas definitivas, al colocar las placas de osteosíntesis, ya que hay que evitar dañarlos, por lo que deberán ser colocadas lo más basales posibles.

Con el paso de los años, sobre todo, con la pérdida de piezas dentarias en los ancianos, la mandíbula cada vez es más frágil con menor capacidad de regeneración ósea. El hueso alveolar presenta una remodelación constante por las fuerzas oclusales. Al reducirse las fuerzas oclusales, el hueso alveolar es reabsorbido, disminuyendo la altura y grosor de las trabéculas, y produciéndose un adelgazamiento de la cortical con incremento de la porosidad y mayor riesgo de fractura.

ETIOLOGÍA

La etiología de las fracturas mandibulares viene determinada por impactos en el tercio inferior de la cara y son más frecuentes en varones. A pesar de la mejoría de la seguridad vial y de la seguridad de los vehículos de motor, estos últimos siguen siendo la causa más frecuente de las fracturas mandibulares (60 %), haciendo especial mención al incremento de las causadas por accidentes con patinetes eléctricos. Las agresiones físicas, caídas o accidentes domésticos, las heridas por armas de fuego y los traumatismos en el deporte son otras causas de este tipo de fracturas.

Las fracturas pueden producirse por un mecanismo directo (fractura en el lugar del traumatismo) y de forma indirecta (por transmisión de la energía del golpe), como pueden ser las fracturas condíleas tras un traumatismo en la zona mentoniana.

La magnitud de las fuerzas causantes de la fractura puede influir en la localización y el grado de desplazamiento. Así, la fuerza lateral directa, aplicada en la zona de los dientes premolares, puede producir una fractura mandibular en el mismo lado y otra en el cóndilo opuesto. Además, los traumatismos aplicados sobre la cara anterior de la mandíbula condicionan fracturas en la zona sinfisiaria y parasinfisiaria, junto con las fracturas condíleas, pudiendo ser estas últimas uni o bilaterales. Además, se han descrito casos de impactación del cóndilo en la fosa media craneal.

CLÍNICA

Es muy importante recoger en la historia clínica del paciente los síntomas que presenta cuando es valorado, anotando desde un primer momento determinados signos, como la anestesia de nervio dentario inferior o las alteraciones oclusales causadas por la fractura. La maloclusión o disoclusión es el signo clínico típico que nos lleva a sospechar la presencia de una fractura de mandíbula en los pacientes dentados. A pesar de que las dislocaciones sean pequeñas, los dientes no van a encajar entre ellos de forma adecuada. El dolor en la zona fracturada es otro signo típico de este tipo de fracturas. Además de la maloclusión y el dolor, podemos encontrar los siguientes signos y síntomas clínicos:

- **Parestesia, disestesia o anestesia del nervio dentario inferior:** produce anestesia del labio en el lado de la fractura.
- **Impotencia funcional:** imposibilidad de abrir o cerrar completamente la boca o llevar los dientes a una oclusión apropiada.
- **Alteración funcional:** laterodesviación con la apertura oral hacia el lado del cóndilo fracturado, mordida abierta contralateral al cóndilo fracturado o un hiato o diferencias de nivel del arco dentario.
- **Deformidad física:** dislocación de los segmentos fracturados. Se puede palpar un escalón en el reborde inferior o verse una desviación mandibular hacia un lado u otro con alteraciones oclusales.
- **Crepitación:** se produce por la fricción de los segmentos fracturados.
- **Edema y equimosis:** indican el lugar de la fractura. La tumefacción en el lecho de la fractura suele deberse a una hemorragia, pero también puede ser consecuencia de contaminación e infección.
- **Mal aliento o *fetor oris*:** es consecuencia de falta de higiene oral. Se produce acumulación de restos en la herida bucal, junto con la sangre, coágulos y trozos de tejido desvitalizado por la putrefacción bacteriana.

- **Sialorrea:** se debe a la irritación local y a la incontinencia bucal.
- **Otorragia:** se observa en fracturas donde los cóndilos han sido forzados contra el conducto auditivo externo, ya que puede producirse fractura del tímpano y evidenciarse sangrado a través de él.

DIAGNÓSTICO

Diagnóstico clínico

La exploración física en estos pacientes es el proceso más importante para el diagnóstico de una fractura, siendo las pruebas de imagen radiológicas un medio fundamental para confirmar nuestra sospecha clínica. Durante la exploración física, se deben realizar maniobras adicionales, que confirmen la sospecha. Es importante mencionar que en los niños que presenten un golpe o herida en el mentón debemos sospechar una posible fractura de mandíbula y solicitar pruebas de imagen.

En las fracturas de cuerpo y sínfisis, la manipulación produce movilidad anormal en el lugar de la fractura, apreciándose frecuentemente sangrado en la encía en la zona fracturada, que produce una separación interpapilar. Una mano debe estabilizar la rama ascendente y con la otra se debe movilizar la zona del cuerpo o sínfisis mandibular, apreciándose movilidad interpapilar en la zona fracturada.

En las fracturas del cóndilo mandibular debemos colocar un dedo en la zona anterior al conducto auditivo externo y movilizar la mandíbula hacia adelante con la otra mano. La movilidad anormal o crepitación a ese nivel indican fractura condílea o subcondílea.

Diagnóstico radiológico

Ante la sospecha de una fractura mandibular, el diagnóstico será confirmado por una prueba de imagen. Un estudio radiológico adecuado ayuda a confirmar la sospecha diagnóstica, además de servir como apoyo para evaluar el resultado postoperatorio de la fractura con mayor eficacia, comparando las imágenes postoperatorias con las previas.

Las pruebas de imagen solicitadas para el diagnóstico de las fracturas mandibulares son la ortopantomografía y la tomografía computarizada (TC). Hay casos en los que la ortopantomografía es suficiente, como pueden ser las fracturas simples de sínfisis o cuerpo mandibular. No obstante, en la mayoría de ocasiones, la TC de cara sin contraste es la prueba de elección para el correcto diagnóstico y planificación del tratamiento de las fracturas mandibulares. En la TC podemos obtener proyecciones en las 3 dimensiones, ayudando a medir el grado de desplazamiento de las fracturas, la conminución y posibles fracturas en tallo verde o incompletas.

CLASIFICACIÓN

La clasificación de las fracturas mandibulares se puede realizar en función de múltiples criterios: la dirección del trazo de fractura, su localización, la oclusión dentaria, la presencia de traumatismos complejos de la piel o de las mucosas y las características del tipo de fractura. Además, también se describe la clasificación FLOSA, que combina múltiples criterios para definir los grados de intensidad.

Clasificación según la dirección de la fractura y el principio de "favorabilidad" del tratamiento

La clasificación de las fracturas de mandíbula en "favorables" y "desfavorables", en función del trazo de fractura, fue desarrollada en la época que la reducción cerrada era el tratamiento principal para las fracturas mandibulares.

La dirección y magnitud del desplazamiento de los fragmentos depende de la localización, oblicuidad y trayectoria del trazo de fractura, de la existencia o no de dientes en los fragmentos, y de la orientación e intensidad de la fuerza de tracción ejercida por los músculos masticatorios. Estos últimos influyen en el grado de desplazamiento/estabilidad de los fragmentos tras la reducción.

Kelsey Fry relacionaron el concepto de «favorabilidad» de las fracturas con la dirección y el bisel del trazo de fractura. Si las fuerzas musculares ejercidas en los fragmentos son contrarias a la dirección y bisel producido por la fractura hablaremos de una fractura favorable para la curación, mientras que se considerarán desfavorables cuando las fuerzas musculares ocasionen desplazamiento de dichos fragmentos:

- **Dirección del trazo de fractura.** Las fracturas que se dirigen hacia abajo y adelante se clasifican como horizontales favorables, debido a que los grupos musculares posteriores y anteriores, que actúan de forma antagonista, favorecen la estabilidad de los fragmentos en el foco de fractura. Por el contrario, las fracturas que cursan desde arriba hacia abajo y atrás se consideran como horizontales desfavorables, ya que las fuerzas musculares desplazarían los fragmentos de su lugar.
- **Bisel del trazo de fractura.** El tipo de bisel de la fractura también puede influir en el desplazamiento interno. Se consideran fracturas verticales desfavorables las que se dirigen desde atrás hacia delante y hacia dentro, sufriendo un desplazamiento en dirección interna, debido a la tracción desarrollada por los músculos de la masticación. Las fracturas que corren desde la superficie externa de la mandíbula hacia atrás y adentro se consideran verticales favorables por la acción de los músculos que tienden a evitar el desplazamiento.

Clasificación según la localización

Dingman y Natvig clasificaron las fracturas de mandíbula según su localización anatómica:

- **Sinfisiarias y parasinfisiarias:** localizadas entre la salida de ambos nervios mentonianos.
- **Caninas:** a nivel de los caninos, por delante de los agujeros mentonianos.

- **Cuerpo mandibular:** entre los caninos y el ángulo mandibular.
- **Ángulo mandibular:** detrás del segundo molar.
- **Rama mandibular**: entre el ángulo mandibular y la escotadura sigmoidea.
- **Apófisis coronoides.**
- **Zona subcondílea:** por debajo del cuello anatómico del cóndilo.
- **Condíleas:** a nivel del cóndilo.
- **Alveolares.**

Clasificación en función de las características intrínsecas de la fractura

Se pueden clasificar como:

- **Fracturas en tallo verde.** La tabla externa se encuentra fracturada y la otra, plegada o doblada. En estas fracturas puede existir una apreciable deformidad sin pérdida de la continuidad ósea. Son típicas en la edad pediátrica.
- **Fracturas simples.** La fractura es lineal y con poco desplazamiento. Las lesiones de los tejidos blandos no comprometen el foco de fractura, por lo que no existe comunicación con el medio externo.
- **Fracturas compuestas.** Son aquellas donde sí existe comunicación con el medio externo.
- **Fracturas complejas.** Suelen estar producidas por traumatismos graves. En ellas se producen líneas de fractura que corren en diferentes direcciones, encontrándose, por tanto, múltiples fragmentos. Es típico que haya una fractura lineal con un triángulo basal.
- **Fracturas conminutas.** Son fracturas donde se producen numerosos fragmentos pequeños, algunos de los cuales pueden estar necrosados.
- **Fracturas impactadas.** En esta clase de fracturas, los fragmentos óseos se encuentran encajados unos con otros y mantienen la posición.

Clasificación en función de la presencia o ausencia de dientes en los fragmentos de fractura

Kazanjian y Converse propusieron una clasificación basada en la existencia o no de dientes adyacentes a cada lado del foco de fractura. Esta clasificación guarda relación con el tratamiento:

Clase I. En este tipo de fractura existen dientes a ambos lados de la línea de fractura. Los dientes pueden ser utilizados como guía para conseguir una reducción anatómica y como soporte para la colocación de alambres o de elementos que sirvan para mantener los fragmentos en una posición correcta durante la fase de consolidación. Pueden ser suficientes uno o más dientes de cada lado del foco, aun cuando no dispongamos de dientes en la arcada superior que nos permitan una fijación intermaxilar.

Clase II. Los dientes están presentes únicamente en un lado de la fractura, pero existen dientes superiores que permiten una fijación intermaxilar. En algunos casos es recomendable utilizar férulas, prótesis dentales o reducciones abiertas con el fin de conseguir una correcta estabilización de los segmentos desdentados y asegurar una adecuada oclusión con el maxilar superior.

Clase III. En este tipo encontramos los fragmentos óseos sin dientes, bien porque han sido avulsionados, fracturados durante el traumatismo o porque han sido exodonciados con anterioridad. Estas fracturas deben ser tratadas con férulas, fijación interna o con una combinación de ambos métodos.

Lesión de los tejidos blandos a nivel del foco de fractura

Las fracturas pueden asociar desgarros de los tejidos que envuelven el foco de fractura. Pueden producirse a nivel de la mucosa bucal, de la mucosa lingual o de la piel. Por el contrario, también pueden permanecer con el tejido circundante intacto y sin comunicación con el medio exterior. En función de esto podemos clasificarlas como fracturas abiertas (o compuestas), donde existe desgarro de los tejidos y solución de continuidad con el exterior (existe una contaminación bacteriana aumentada) y cerradas (o simples), donde el tejido está íntegro.

Dentro de este apartado se debe hacer mención a la importancia que tienen los tejidos blandos en la estabilización del foco de fractura. La conservación de la mayor cantidad de tejido blando alrededor del foco de fractura, y la sutura cuidadosa y precisa del mismo puede aportar cierto grado de estabilidad al foco de fractura.

Clasificación FLOSA

Esta clasificación fue propuesta por la AO-ASIF (Asociación para la Osteosíntesis y Asociación Suiza para el Estudio de la Fijación Interna) y elaborada a partir de los datos recogidos de un estudio piloto realizado por Gratz et al. en varios hospitales europeos. Es una clasificación donde se encuentran integradas otras clasificaciones y es de fácil aplicación. Se basa en datos obtenidos de la exploración clínica y radiológica básica y aporta unas repercusiones prácticas y de orientación terapéutica inmediatas de gran importancia. Utiliza cinco iniciales que se combinan con una numeración (**Tabla 20-1**):

Esta clasificación genera y permite combinaciones entre las diferentes categorías para definir diversos grados de severidad y objetivar los datos clínicos, comparar distintos métodos de tratamiento e individualizar los tratamientos.

TRATAMIENTO

La reducción y fijación son los componentes básicos del tratamiento de las fracturas mandibulares. El desarrollo de técnicas para el tratamiento de dichas fracturas se produjo a finales del siglo XX. Hasta entonces, el tratamiento de las fracturas mandibulares se realizaba mediante cerclajes con alambres para la inmovilización de los fragmentos o utilizando las clásicas férulas de Erich para bloquear la oclusión del paciente. Los avances más destacables fueron el uso de las

Tabla 20-1. Clasificación FLOSA	
F. Número de fragmentos	F0: incompleta F1: simple F2: múltiple F3: conminuta F4: pérdida ósea
L. Localización de la fractura	L1: precanino L2: canino L3: poscanino L4: angular L5: supraangular L6: condílea L7: coronoides L8: alveolar
O. Grado de desplazamiento	O0: no hay maloclusión O1: maloclusión O2: edéntulos
S. Afectación de tejidos blandos	S0: cerrada S1: abierta intraoral S2: abierta extraoral S3: abierta intra y extraoral S4: pérdida de tejidos blandos
A. Fracturas asociadas	A0: no A1: fractura y/o avulsión dental A2: fractura nasal A3: fractura cigomática A4: Le fort I A5: Le fort II A6: Le fort III

miniplacas de osteosíntesis para la fijación interna rígida o semirrígida gracias a las investigaciones de la AO. Estas técnicas permiten una reducción de las complicaciones, con un resultado funcional óptimo cercano a la normalidad o dentro de ella (oclusión y funcionalidad idénticas a las existentes previas al traumatismo).

La reducción y tratamiento de las fracturas mandibulares puede ser cerrada o abierta, rígida o semirrígida, y va a depender del tipo de fractura y de la zona en la que se produzca.

Reducción cerrada o abierta

Reducción cerrada

Hay casos en los que, a pesar de la presencia de una fractura de mandíbula, no es preciso realizar la fijación de los fragmentos, procediendo a una reducción cerrada. Esto sucede cuando la mandíbula está estable, presenta un patrón favorable, no hay desplazamiento de los fragmentos, no hay alteraciones en la oclusión y el paciente es colaborador. Cuando se cumplen estos criterios puede aplicarse dieta líquida, reposo mandibular relativo e higiene oral meticulosa como tratamiento. No obstante, ante la más mínima sospecha de desplazamiento de fragmentos, alteración oclusal, infección o falta de colaboración del paciente, el plan de tratamiento debe ir dirigido hacia una reducción abierta.

El bloqueo intermaxilar es esencial para conseguir la oclusión correcta del paciente, con el objetivo de evitar la movilidad de los fragmentos de cada lado de la fractura y de conseguir una correcta reducción cerrada. Los tornillos de bloqueo intermaxilares (IMF) son un método sencillo y rápido para conseguir el bloqueo intermaxilar. Las asas de Ivy son una alternativa al bloqueo intermaxilar. En pacientes desdentados total o parcialmente pueden ser necesario el uso de férulas oclusales para mantener la dimensión vertical (estas férulas oclusales serán fijadas a la mandíbula mediante tornillos o alambres circunmandibulares). La fijación externa prácticamente está en desuso, gracias a la fijación rígida (placas de reconstrucción), si bien su indicación única sería en fracturas de mandíbula con conminución masiva y pérdida significativa de tejidos blandos, donde está comprometida la cobertura.

Indicaciones

- Fracturas estables y no desplazadas.
- Fracturas de gran conminución, con gran número de microfragmentos, donde la desperiostización de los mismos en un abordaje abierto puede originar déficit de vascularización y la consiguiente necrosis.
- Fracturas pediátricas. El principal objetivo es la estabilización de la fractura con la técnica menos invasiva posible.
- Determinadas fracturas del cóndilo.
- Asociado al tratamiento mediante técnica de fijación interna como paso previo para mantener una correcta oclusión e inmovilización de fragmentos.

Reducción abierta

El desarrollo de las miniplacas y tornillos han favorecido la popularidad de reducción abierta en la traumatología facial. Mediante esta técnica, habitualmente, realizada con un abordaje intraoral, conseguimos disecar los tejidos y la exposición de los focos de fractura, facilitando una correcta reducción. El abordaje intraoral nos permite realizar el abordaje a las fracturas situadas en sínfisis, parasínfisis, cuerpo y ángulo mandibular. En el caso de las fracturas del cóndilo que precisan de reducción abierta, el abordaje puede realizarse de forma preauricular, retromandibular y perimandibular. Además, en los últimos años se ha popularizado el uso de abordaje intraoral mediante sistema endoscópico.

Una vez expuesto el foco de fractura, y conseguida la reducción de esta, de la forma más anatómica posible, y manteniendo la oclusión del paciente, los focos deben ser fijados con una o varias placas de osteosíntesis con tornillos. Esta fijación pude ser rígida o semirrígida.

Fijación rígida o semirrígida

Fijación rígida

La fijación rígida fue desarrollada por la *Association for the Study of Internal Fixation* (ASIF). Esta fijación busca una inmovilización total del foco de fractura, a través del uso de placas y tornillos que realizan una función doble: fijación y compresión. El objetivo es conseguir una función óptima

inmediatamente después del tratamiento, gracias a que la placa de osteosíntesis sostiene toda la fuerza para dar estabilidad a la fractura, liberando las cargas sobre el hueso. Para esta filosofía, la fijación semirrígida no garantiza una inmovilización absoluta de la fractura durante los movimientos mandibulares, teniendo en cuenta la plasticidad mandibular. Conseguir una oclusión habitual correcta es esencial en estos casos, ya que este tipo de placas de osteosíntesis no permite la modificación de la oclusión mediante elásticos. Como inconveniente de este tipo de tratamiento, tenemos la necesidad de grandes abordajes con grandes desperiostizaciones y riesgo de necrosis de fragmentos.

Las principales indicaciones para este tipo de fijación son fracturas grandes y conminutas, fracturas con pérdida de fragmentos, pacientes edéntulos, fracturas abiertas y/o infectadas y pacientes poco colaboradores. Junto al uso de las placas de osteosíntesis, a veces, recurrimos al uso de tornillos, de forma aislada (sin placas) de mayor longitud, con técnica bicortical y compresiva, para fragmentos aislados. Esta técnica, conocida como «*lag screw*» es muy útil en fracturas de mandíbula a nivel mentoniano con trazo único.

Fijación semirrígida

La fijación semirrígida fue desarrollada por Michelet y Champy, y también se conoce como fijación mediante miniplacas de osteosíntesis. Esta filosofía parte del estudio biomecánico de la mandíbula, a partir del cual definen las líneas ideales de osteosíntesis mandibular:

- A nivel intercanino se trata de dos líneas paralelas, una en la región subapical y otra, en el borde inferior mandibular.
- A nivel del canino hacia atrás se usaría una sola línea subapical, siguiendo la línea oblicua externa hasta el trígono retromolar.

En la zona retrocanina se colocaría una sola placa a nivel de esa línea, incluyendo el foco de fractura, y en la zona intercanina se colocarían dos miniplacas, poniendo en primer lugar la más inferior, con un mínimo de dos tornillos a cada lado de la fractura. Este tipo de fijación utiliza placas con capacidad de ser modeladas, de menor perfil y que permiten adaptación al hueso. La vía de colocación es intraoral, incluso en fracturas de rama ascendente, donde, junto al abordaje intraoral, utilizamos instrumentales percutáneos que permiten una correcta colocación de material de osteosíntesis, además de poder utilizar el contraángulo en caso de dominar la técnica. Cada miniplaca debe ser fijada, al menos, con dos tornillos a cada lado del foco de fractura.

El uso de esta técnica es bastante amplio, si bien existe una serie de situaciones donde claramente no se aconsejan:

- Fracturas pediátricas, por el riesgo de lesión de los gérmenes y la necesidad de retirar posteriormente (si se utilizan, se colocarán lo más basal posible y sin seguir criterios de Champy).
- Fracturas conminutas.
- Mandíbulas atróficas.
- Fracturas infectadas.

Independientemente de estas dos filosofías, cada sistema de fijación ha ido avanzando progresivamente en el diseño de los dispositivos (tanto placas como tornillos), surgiendo en el mercado sistemas de perfil más bajo, tornillos autorroscantes, placas que permiten el bloqueo del tornillo en la propia placa, etc. Se han desarrollado dispositivos de osteosíntesis fabricados con material reabsorbible, aunque su uso está principalmente extendido a nivel del tercio medio y del tercio superior, aunque tienen una clara indicación en fracturas pediátricas.

Tratamiento por localización

Sínfisis/parasínfisis

Las fracturas de sínfisis y parasínfisis suelen estar relacionadas con los traumatismos en la zona mentoniana. Pueden ser únicas, pero, muchas veces, suelen estar acompañadas de fracturas del cóndilo o del ángulo mandibular. El trazo de fractura suele ser vertical y suele estar relacionado con la localización de la salida del nervio mentoniano, debido a la debilidad que presenta en la zona el foramen mentoniano. Las fracturas de sínfisis mandibular son las que se presentan entre ambos incisivos laterales, y las fracturas de parasínfisis son las que se presentan entre el incisivo lateral y el foramen mentoniano.

La causa más frecuente de este tipo de fracturas son los traumatismos en la zona mentoniana, como puede ser caída (típico de síncopes vasovagales), traumatismo por accidente de vehículo de motor o agresión.

Es esencial una correcta anamnesis y exploración física para el diagnóstico, debido a que el traumatismo en la zona mentoniana con dolor nos puede orientar a este tipo de fractura. Además, el diastema interpapilar de los dientes mandibulares con pequeño hematoma o sangrado en la zona, asociado a una maloclusión del paciente ayuda a confirmar la sospecha diagnóstica.

El diagnóstico de imagen de las fracturas de sínfisis mandibular puede realizarse mediante ortopantomografía o TC. Con la TC, el diagnóstico será más preciso y en casos de fracturas complejas o conminutas es esencial el estudio de imagen en 3 dimensiones para valorar el desplazamiento de los diferentes fragmentos. Además, existen casos en los que en la ortopantomografía se aprecia una línea de fractura, pero esta puede que solo sea de la tabla lingual, por lo que la realización de una TC ayuda a realizar un diagnóstico más preciso.

En este tipo de fracturas es importante descartar un hematoma del suelo de la boca, debido a que puede ser una complicación con compromiso vital para el paciente, por lo que es esencial la exploración del suelo de la boca. En caso de sospecharlo y diagnosticarlo, se debe colocar un alambre interdental, bloqueando el foco de fractura, y pasar al paciente de forma urgente al quirófano para realizar el drenaje del hematoma de suelo de la boca.

Reducción cerrada o abierta

La mayoría de este tipo de fracturas debe ser tratada con una reducción abierta y fijación interna. Debido a la fuerza de la musculatura facial (músculos maseteros), las fracturas de sín-fisis y parasínfisis mandibular tienen tendencia a abrirse en la zona de la basal mandibular, dificultando así la consolidación del foco de fractura.

Las diferentes opciones de fijación de este tipo de fractura son:

- Fijación interna rígida: garantiza una rigidez máxima, buscando la inmovilización completa del foco de la fractura mediante la utilización de una placa de perfil elevado con tornillos bicorticales, una placa de perfil elevado junto a una miniplaca o dos miniplacas.
- Fijación interna semirrígida: miniplacas y tornillos monocorticales, siguiendo la filosofía descrita por Michelet y Champy. Debe colocarse una miniplaca en la zona basal mandibular y otra en la zona subapical. En caso de que el trazo de fractura pase por el foramen mentoniano, debe ser colocada una placa por debajo del foramen y otra por encima.
- Tornillos de compresión: la cabeza del tornillo aplica fuerzas de compresión a lo largo de la longitud axial de este. Los tornillos deben colocarse perpendiculares a la línea de fractura. El diámetro del tornillo puede variar (2,3-3,5 mm) y, dependiendo de la región de la fijación, las longitudes pueden ser > 40 mm. Estos tornillos se utilizan idealmente en la región anterior en una línea de fractura que proporciona yuxtaposición estable. En esta se recomiendan dos tornillos paralelos entre sí y perpendiculares a la línea de fractura para evitar la rotación por las fuerzas de torsión. La ventaja del empleo es su rentabilidad en comparación con placas y tornillos. Son un medio fiable de fijación (**Fig. 20-1**).

Ángulo mandibular

Las fracturas del ángulo mandibular se consideran uno de los traumatismos maxilofaciales de mayor incidencia. Están localizadas detrás del segundo molar. Las fracturas del ángulo mandibular pueden ser completas o incompletas, simples o conminutas, abiertas (complejas) o cerradas, desplazadas o no desplazadas y móviles o no móviles.

La región del ángulo mandibular está rodeada por la musculatura elevadora y depresora de la mandíbula. Estos músculos generan una serie de fuerzas que son responsables de los desplazamientos de los fragmentos del foco de fractura. Los músculos elevadores desplazan el fragmento proximal (rama mandibular) hacia arriba y hacia delante; por el contrario, los músculos depresores desplazan el fragmento distal hacia abajo y hacia posterior. Debido a ello, las fracturas del ángulo requieren una fijación del foco de fractura que contrarreste estas fuerzas.

Tras investigaciones clínicas y biomecánicas, se ha comprobado que las fuerzas de tensión se localizan a nivel de la línea oblicua externa y las fuerzas de compresión, a nivel de la base mandibular. A su vez, se ha demostrado que, en las fracturas del ángulo mandibular, los fragmentos superiores (zona de tensión) tienden a desplazarse o separarse debido a las fuerzas ejercidas por los músculos elevadores; por el contrario, los fragmentos inferiores (zona de compresión) tienden a comprimirse uno sobre el otro. Por lo tanto, la fijación de los fragmentos debe localizarse en el área donde estos tienden

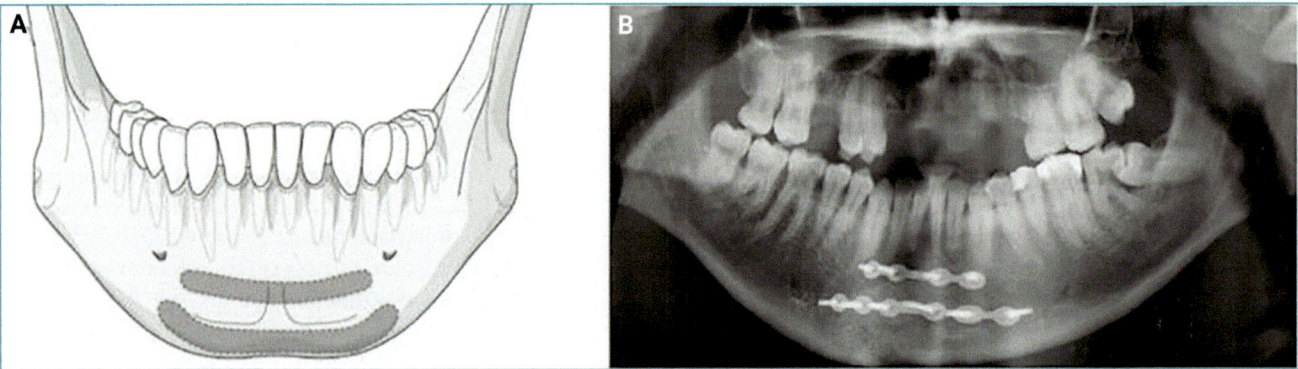

Figura 20-1. A. Líneas ideales según Champy para la colocación de las placas de osteosíntesis en las fracturas de sínfisis. Primero se coloca la placa más basal y, posteriormente, la de la zona apical o superior. **B.** Ejemplo en ortopantomografía de fractura tratada.

a separarse debido a las fuerzas musculares, es decir, en el borde superior de la mandíbula (**Fig. 20-2**).

El tratamiento sobre el tercer molar incluido en el foco de fractura del ángulo mandibular ha sido controvertido durante los últimos años. Se aconseja la exodoncia cuando el tercer molar esté luxado, fracturado, infectado, cariado o cuando impida una reducción adecuada de la fractura. Muchos autores están de acuerdo en que la presencia del tercer molar, asociado a una fractura del ángulo mandibular, aumenta el riesgo de infección u otras complicaciones, indistintamente, si el molar está erupcionado o no erupcionado, o si se realiza o no la exodoncia del mismo, por lo que se podría decir que la existencia del tercer molar incluido en la línea de fractura del ángulo mandibular y su exodoncia en determinados casos seleccionados no modificaría la tasa de complicaciones menores y mayores de dichas fracturas. Debido a la falta de claridad y de consenso en el manejo del tercer molar incluido en el foco de fractura del ángulo mandibular, la decisión terapéutica quedaría a juicio del cirujano en función del caso que le ocupe.

El diagnóstico deberá realizarse mediante una correcta anamnesis con exploración física intraoral. La ortopantomo-grafía es la prueba de imagen más realizada para el diagnóstico, siendo suficiente para el tratamiento en los casos de fractura simple. En caso de fractura conminuta, con gran desplazamiento o la asociación a otro tipo de fracturas mandibulares, la realización de una TC es esencial para conseguir un diagnóstico y tratamiento correctos.

Reducción cerrada o abierta

La mayoría de las fracturas del ángulo mandibular deben ser tratadas mediante reducción abierta y fijación interna para evitar el desplazamiento de los fragmentos causado por la fuerza ejercida por la musculatura elevadora de la mandíbula. Incluso en las fracturas simples, donde no existe desplazamiento de los fragmentos de fractura, se aconseja realizar una fijación interna, evitando así la posibilidad de desplazamiento de la fractura y la colocación de bloqueo intermaxilar postoperatorio.

Mediante reducción cerrada y bloqueo intermaxilar, no suele controlarse este desplazamiento, y secundariamente puede existir una mala consolidación de la fractura.

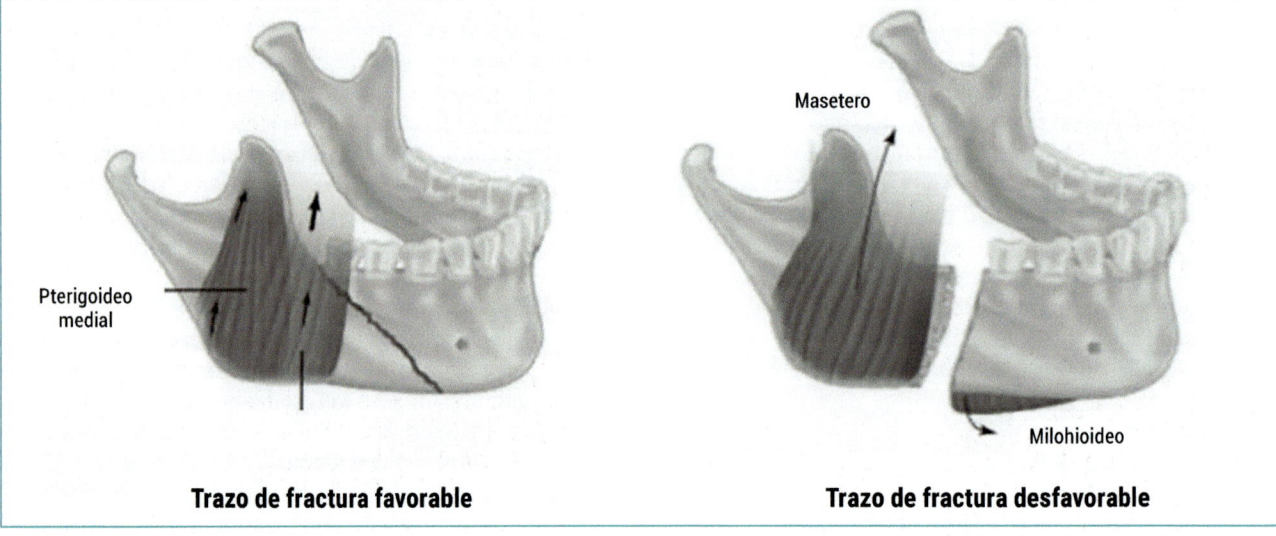

Trazo de fractura favorable   **Trazo de fractura desfavorable**

Figura 20-2. Trazo de fractura favorable (izquierda) y trazo de fractura desfavorable (derecha). Se aprecia la tracción y dirección de fuerza que ejercen los músculos masetero, pterigoideo medial y milohioideo.

Fijación interna

Actualmente, existen dos filosofías diferentes en cuanto a la fijación interna:

- Fijación interna rígida: garantiza una rigidez máxima, buscando la inmovilización completa del foco de la fractura mediante la utilización de una placa de perfil elevado con tornillos bicorticales, una placa de perfil elevado junto a una miniplaca o dos miniplacas.
- Fijación interna semirrígida: se utiliza el sistema de miniplacas, fácilmente moldeables, sin producir compresión y con tornillos monocorticales. Garantiza la reducción de la fractura sin compresión ni bloqueo intermaxilar. Esta filosofía fue desarrollada por Michelet y Champy. Se puede colocar una miniplaca con tornillos monocorticales en la línea oblicua externa mandibular (línea ideal de Champy) mediante abordaje intraoral, o se pueden colocar dos placas de osteosíntesis en el ángulo mandibular mediante el sistema de contraángulo o el abordaje transbucal, colocando una superior y otra más inferior hacia la zona basal.

Existen dos situaciones donde una única miniplaca no aporta la suficiente estabilidad al foco de fractura y se necesitaría un grado mayor de fijación: fracturas conminutas y cuando existe un segundo foco de fractura mandibular asociado.

En determinadas ocasiones, en la radiografía de control se puede observar un *gap* de 2-4 mm en el borde inferior de la mandíbula. Normalmente, este gap desaparece en unas semanas, debido a la biomecánica de la musculatura mandibular, y sin necesidad de realizar bloqueo intermaxilar. Cuando existe maloclusión, suele ser una ligera mordida abierta posterior que se resuelve en la mayoría de las ocasiones con gomas (**Fig. 20-3**).

Cóndilo mandibular

Las fracturas del cóndilo mandibular son muy controvertidas en cuanto a clasificación, diagnóstico y manejo terapéutico. Esto ha generado numerosas discusiones y publicaciones durante los últimos años y sigue siendo tema de debate en los foros de cirugía maxilofacial. El mecanismo de producción es un traumatismo indirecto en la mayoría de los casos, como, por ejemplo, un traumatismo en la zona mentoniana. Los arbotantes o líneas de soporte mandibulares, que parten del cuello del cóndilo hacia el cuerpo mandibular, se encargan de absorber y transmitir las fuerzas de tensión, de manera que un traumatismo directo en el mentón se transmitirá hacia el cóndilo mandibular, produciéndose la fractura a nivel de la zona de menor resistencia, que es la cara interna del cuello del cóndilo. Las fracturas que con más frecuencia se asocian a las de cóndilo son las de sínfisis o región parasinfisaria, así como las de cóndilo contralateral. Por ello, el traumatismo directo aplicado sobre la mandíbula siempre debe hacer sospechar una posible fractura condílea, sobre todo, en niños.

Clínica

En la mayoría de los casos, los síntomas clínicos que nos hacen sospechar en este tipo de fracturas son:

- Dolor. El paciente refiere dolor espontáneo en la zona preauricular afecta y con la presión.
- Limitación de apertura bucal debido al dolor y/o dificultad mecánica.
- Laterodesviación con la apertura oral.
- Maloclusión debida al desplazamiento condíleo, mordida abierta contralateral al cóndilo fracturado o mordida abierta anterior en fracturas del cóndilo bilaterales.

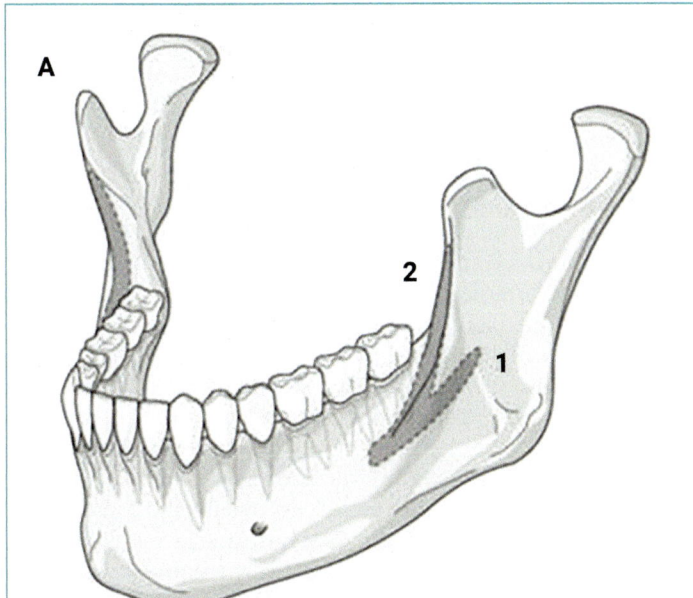
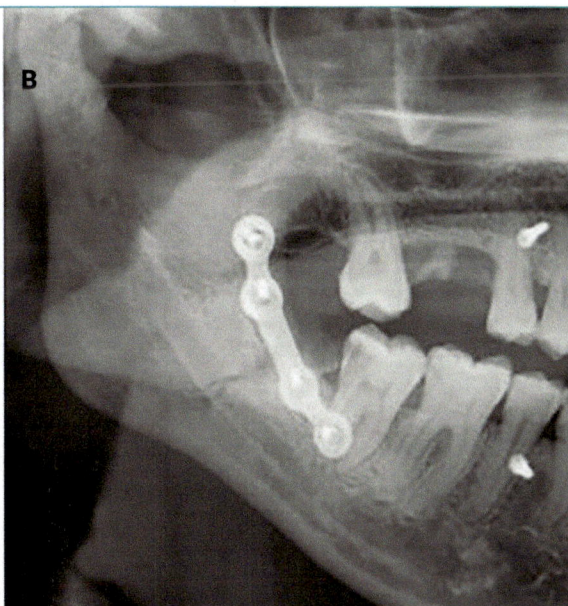

Figura 20-3. A.1. Línea ideal lateral de Champy (**2**) y línea ideal medial de Champy para la colocación de las placas de osteosíntesis en las fracturas del ángulo mandibular. Para la colocación de las placas en la línea A puede ser precisa la utilización de contraángulo o abordaje transbucal. **B.** Ejemplo en ortopantomografía de fractura tratada.

En estos casos debemos buscar los siguientes signos: presencia intrabucal o extrabucal de evidencias de traumatismo en la zona sinfisaria o parasinfisaria; molestias o edema localizado en la zona preauricular; limitación o desviación de la apertura bucal; interferencia oclusal, mordida abierta y presencia o ausencia de dientes posteriores; presencia de sangre o tumefacción en el conducto auditivo externo; existencia de dolor o de un escalón en el sitio de la fractura condílea (descubiertos por la palpación) y ausencia de movimientos palpables en la zona condílea durante la apertura bucal.

Diagnóstico

La sospecha de la fractura se hará primero con una correcta anamnesis, en la que el paciente debe describir el lugar donde ha sufrido el traumatismo, la localización del dolor (preauricular) y las alteraciones oclusales que presenta.

Las pruebas de imagen son esenciales para el correcto diagnóstico de la fractura. La ortopantomografía es la primera opción para el diagnóstico de todas las fracturas mandibulares. La TC debe ser solicitada en las fracturas condilares para la visualización en las tres dimensiones del grado de desplazamiento de la fractura y la posición que presenta el cóndilo en la fosa glenoidea. Estas fracturas tienen tendencia a ocasionar complicaciones tardías, como problemas discales y anquilosis; por ello, cuando existen dudas, la TC se convierte en la mejor fuente de información.

Clasificación

Según la localización:

- Intracapsulares. Consisten en pequeños fragmentos de la cabeza del cóndilo con poco desplazamiento.
- Extracapsulares:
  – Cervicales: entre la cabeza y la escotadura sigmoidea.
  – Subcondíleas: por debajo de la horizontal de la escotadura sigmoidea.

Según el desplazamiento de las extracapsulares:

- Sin desplazamiento.
- Fractura-subluxación con poco desplazamiento: existe contacto entre la superficie articular del cóndilo y la cavidad glenoidea.
- Fractura luxación: la cabeza del cóndilo queda fuera de la cavidad glenoidea y no existe contacto entre las superficies articulares.

Spiessl las clasifica combinando la localización y el grado de desplazamiento:

- **Tipo I.** No desplazada.
- **Tipo II.** Subcondílea con desplazamiento.
- **Tipo III.** Condílea con desplazamiento.
- **Tipo IV.** Subcondílea con dislocación.
- **Tipo V.** Condílea con dislocación.
- **Tipo VI.** Intracapsular.

Tratamiento

El tratamiento de las fracturas del cóndilo mandibular es uno de los temas más debatidos y lleno de controversias en traumatología facial.

El objetivo principal es la recuperación funcional de la mandíbula: apertura normal (> 40 mm), movimientos mandibulares normales, ausencia de dolor, mantener la oclusión previa y conservar la simetría facial y mandibular.

Podemos diferenciar, en función de la vía de acceso el tipo de fijación, los siguientes tratamientos:

- Tratamiento conservador: bloqueo intermaxilar, dieta triturada o líquida y ejercicios de fisioterapia.
- Tratamiento quirúrgico: reducción cerrada y fijación indirecta, reducción abierta y fijación activa, reducción por vía endoscópica.

Tratamiento conservador

Consiste en el tratamiento con uso de gomas de tracción como guías de la oclusión, ayudando a una rehabilitación precoz mediante fisioterapia activa, intensa y controlada. Su ventaja se basa en restablecer la oclusión y la función, evitando los inconvenientes de los métodos quirúrgicos. Su principal inconveniente es el difícil cumplimiento, control y seguimiento por parte de los pacientes, ya que es esencial la colaboración total de estos.

Las indicaciones fundamentales son fracturas en niños, y las fracturas en adultos sin desplazamiento y sin maloclusión, como las intracapsulares, siempre que los pacientes sean muy colaboradores. En pacientes edéntulos también podemos optar por un tratamiento conservador, debido a que la oclusión pasa a un segundo plano, y si el paciente es portador de prótesis removible, esta puede ser modificada.

Tratamiento quirúrgico

Reducción cerrada y fijación indirecta

Consiste en reducir la fractura mediante movimientos de tracción mandibulares, llevar la mandíbula a su oclusión habitual previa a la fractura e inmovilizarla mediante tornillos de bloqueo intermaxilar y elásticos. Su ventaja es que es un método sencillo, con mínimo riesgo para el paciente y de bajo coste.

En cuanto al tiempo de inmovilización, se tiende a que cada vez sea menor: fractura unilateral y fractura aislada, 2 semanas; fractura bilateral y fractura asociada a otro tipo de fracturas, 3-4 semanas. Tras la inmovilización es necesaria una fase de fisioterapia activa semejante a la del tratamiento conservador.

Está indicada en la mayoría de las fracturas condíleas donde exista maloclusión con desplazamiento mínimo.

Hay que tener mucha precaución en los niños, pues una fractura condílea alta puede ocasionar la formación de un hematoma y desarrollar una anquilosis. Esta es la razón para no prolongar los bloqueos intermaxilares en los niños.

La pequeña morbilidad de este procedimiento, por debajo del 15 %, hace que sea para muchos especialistas el tratamiento de elección por delante del quirúrgico, que tiene más dificultad y potenciales complicaciones (lesión del nervio facial).

Reducción abierta y fijación activa

El método de reducción abierta de las fracturas del cóndilo debe ser restrictivo y en casos muy seleccionados, a pesar de que con el paso de los años se están publicando más casos de abordaje abierto y fijación activa.

En cuanto al método de fijación de los fragmentos, las placas de osteosíntesis más utilizadas son las placas "delta" o en "Y", con resultados satisfactorios (**Fig. 20-4**).

Debemos señalar la importancia de la edad en el tratamiento de estas fracturas. Por debajo de los 10-12 años se considera que la capacidad de regeneración morfológica y funcional del cóndilo va a favor del tratamiento funcional, más aun si añadimos la dificultad técnica del abordaje y reducción en estos pacientes. Por encima de los 12 años, el tratamiento puede enfocarse de manera similar al del adulto.

Con respecto a la vía de abordaje existen varias alternativas. Ante una fractura subcondílea baja podemos acceder mediante un abordaje submandibular de Risdon o incluso intraoral. Ante una fractura más alta optaremos por el abordaje preauricular de Al Kayat y Bramley, el retromandibular de Ellis o incluso el de parótida, con los que podemos trabajar en cualquier segmento del cóndilo. La combinación de distintos abordajes en ocasiones puede ser necesaria. En los últimos años, algunos autores han descrito también el tratamiento endoscópico de estas fracturas con buenos resultados mediante abordaje intraoral. De esta forma se consigue un abordaje mínimamente invasivo. No obstante, es una técnica difícil que requiere una gran curva de aprendizaje.

Indicaciones

Las indicaciones de la técnica de reducción abierta fueron expuestas y clasificadas por F. Zide en indicaciones absolutas y relativas:

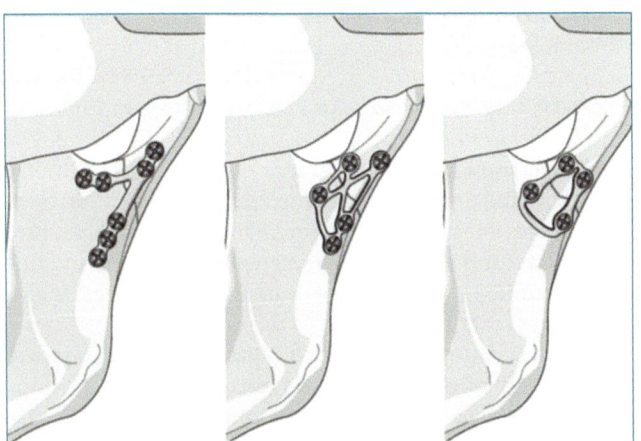

Figura 20-4. Diferentes tipos de miniplacas de osteosíntesis para el tratamiento de las fracturas del cóndilo mandibular.

- Indicaciones absolutas:
  - Desplazamiento del fragmento condíleo hacia la fosa craneal media o fosa temporal (**Fig. 20-5**).
  - Fractura-luxación completa con fosa glenoidea vacía.
  - Desviación-angulación rama > 30° y acortamiento de rama > 5 mm.
  - En subcondíleas (niveles II-IV) con desviación-angulación rama > 30°.
  - Pérdida de altura de rama > 8 mm.
  - Fractura-luxación externa.
  - Fractura con cuerpo extraño intraarticular con interposición de fragmento.
  - Fractura abierta.
  - Pacientes en los que está contraindicada la fijación intermaxilar (pacientes psiquiátricos y pacientes no colaboradores).

- Indicaciones relativas:
  - Tratamiento de fracturas diferidas debido a la coexistencia de otros traumatismos (craneal, torácico, abdominal, etc.).
  - Mandíbula posterior edéntula, con colapso posterior de mordida, donde las férulas o prótesis causan molestias o la fisioterapia es dificultosa.
  - Fractura bilateral en pacientes con problemas periodontales, donde la oclusión es dudosa o inestable.
  - Fractura bicondílea junto a fractura de tercio medio con impactación, donde es necesario alguna referencia estable para restablecer y mantener la dimensión vertical, la proyección anteroposterior y lateral.
  - Fractura bicondílea con fractura de sínfisis conminuta.

Contraindicaciones

Las contraindicaciones son:

Fracturas intracapsulares. El tratamiento de este tipo de fracturas debe ser mediante fisioterapia lo antes posible o después de un bloqueo intermaxilar antiálgico no superior a los diez días.

Fracturas de cuello en las que no existe espacio para una fijación rígida adecuada por el mayor riesgo de pseudoartrosis e infección.

Fracturas múltiples y conminutas de mandíbula

Este tipo de fractura está relacionado con los traumatismos de alta energía o con accidentes con arma de fuego y son fracturas de alta complejidad.

La etiología más frecuente son los traumatismos con alta energía en vehículos de motor. Engloban el 5 %, aproximadamente, de las fracturas de mandíbula. Suelen ser fracturas abiertas y el hueso suele estar expuesto por boca o por piel. Estos traumatismos tan complejos tienen un manejo terapéutico muy dificultoso y una alta tasa de complicaciones. Antes del tratamiento de la fractura debe llevarse a cabo el control de la vía aérea, estabilización hemodinámica y diagnóstico de una posible lesión intracraneal, mediante las correspondientes pruebas de imagen.

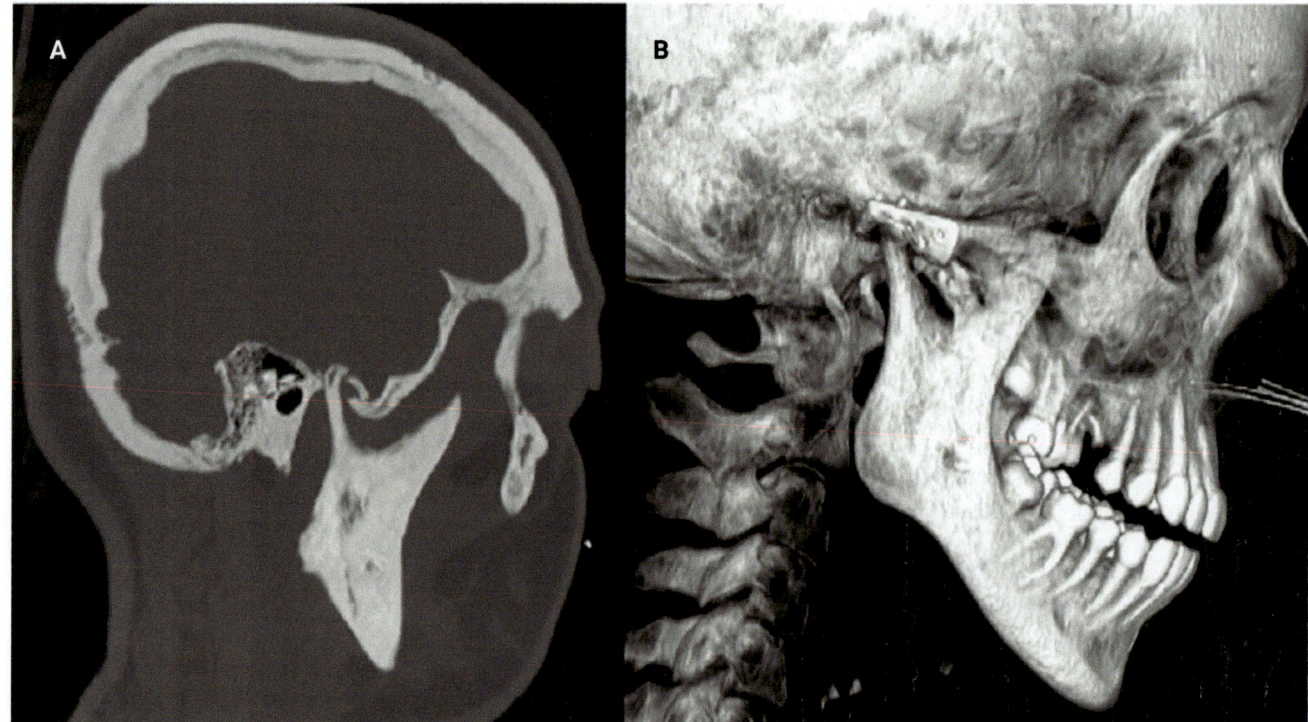

Figura 20-5. A. Impactación del cóndilo mandibular derecho a la fosa media craneal; imagen en reconstrucción 3D. **B.** Tratamiento de la fractura con desimpactación y la colocación de prótesis de fosa glenoidea.

Tradicionalmente, el manejo de las fracturas conminutas de la mandíbula se realizaba mediante un tratamiento conservador que consistía en un bloqueo maxilomandibular y colocación de distintos dispositivos extraorales a modo de fijadores externos para el control de los segmentos distal y proximal. Actualmente, el tratamiento de elección es la osteosíntesis mandibular mediante fijación interna rígida. Las ventajas conseguidas con respecto al tratamiento conservador son disminución del tiempo terapéutico, eliminación de la fijación maxilomandibular postoperatoria, recuperación de la función de manera precoz y menor formación de secuestros. Todo ello hace que los resultados obtenidos mediante este tratamiento mejoren a los obtenidos mediante el tratamiento conservador.

El material de osteosíntesis utilizado debe ser una placa de reconstrucción de perfil elevado para soportar las fuerzas musculares del área mandibular. En casos de presentarse varios fragmentos, la placa de reconstrucción puede ir acompañada con miniplacas de osteosíntesis para ayudar a fijar pequeños fragmentos. Gracias al sistema de funcionamiento de estas placas de reconstrucción, se evita las fuerzas de carga y compresión sobre los segmentos óseos involucrados en la fractura.

Técnica quirúrgica

El tratamiento debe comenzar con el bloqueo intermaxilar para lograr una correcta oclusión del paciente en caso de que sea paciente dentado. Esto puede lograrse con los tornillos IMF o la férula de Erich en caso de inestabilidad dental por la complejidad de la fractura. En la mayoría de las ocasiones

es necesario un abordaje cervical para acceder al foco de fractura. Los pequeños fragmentos pueden fijarse mediante miniplacas o tornillos, simplificando así la fractura. Posteriormente, se coloca una placa de reconstrucción que puentee el foco de fractura, colocándose, al menos, 3 o 4 tornillos en cada lado de la fractura. Las placas de reconstrucción utilizadas suelen ser de alto perfil (2,7 o 2,4 mm) con el sistema *locking* o de bloqueo, aunque cada vez está obteniendo más popularidad la colocación de placas de 2,0 mm. Existen ocasiones en las que por pérdida de tejido óseo es preciso injertar hueso autólogo. Este hueso suele obtenerse de la cresta iliaca anterior.

En pacientes con patología intracraneal y gran deterioro del nivel de conciencia, el manejo conservador de la fractura es una opción aceptable.

Fracturas en pacientes edéntulos y con mandíbulas atróficas

Debido al aumento de la esperanza de vida en estas últimas décadas es cada vez más frecuente encontrarse con fracturas de pacientes añosos edéntulos con mandíbulas atróficas. Este tipo de fracturas van a producirse en el fragmento mandibular más atrófico y débil y no precisan de traumatismos de alto impacto para ser fracturadas.

El tratamiento de estas fracturas pasa fundamentalmente por valorar el número de focos de fractura, la conminución, que sea abierta o cerrada y la funcionalidad previa. El tratamiento más común es la utilización de reducción abierta con fijación interna con miniplacas de osteosíntesis o placas de mayor perfil en mandíbulas muy atróficas con fracturas con conminución. Cabe mencionar que en mandíbulas muy atróficas es preciso realizar abordajes cervicales para la colocación de placas de mayor perfil (**Fig. 20-6**). Estos abordajes cervicales precisan extensas desperiostizaciones, siendo un factor de riesgo para la adecuada consolidación. En caso de optar por abordajes intraorales hay que tener especial cuidado con el nervio mentoniano, debido a que por la atrofia mandibular suele encontrarse más superficial y superior.

Fracturas patológicas

Las fracturas mandibulares patológicas son menos del 2 % de las fracturas de mandíbula y se producen a través de una lesión o una porción ósea debilitada, más frecuentemente en pacientes mayores de 65 años.

Las etiologías más frecuentes de estas fracturas patológicas son la osteorradionecrosis (35 %), osteomielitis (22 %), osteonecrosis asociada a medicamentos (18 %), carcinoma de células escamosas (10 %), quistes (6 %), tumores benignos (5 %) y metástasis (4 %).

El tratamiento de estas fracturas es de alta complejidad debido a que, además de tratarse la fractura, es necesario también el tratamiento de la lesión asociada. Las fracturas deben ser tratadas con reducción abierta y fijación con placas de osteosíntesis de perfil alto en la gran mayoría de los casos. Cabe destacar que las complicaciones asociadas al tratamiento de este tipo de fracturas se dan en torno al 40 % de los pacientes. Las complicaciones más frecuentes son: exposición de la placa de osteosíntesis, fracaso de la osteosíntesis, infección de la osteosíntesis y fístula orocervical.

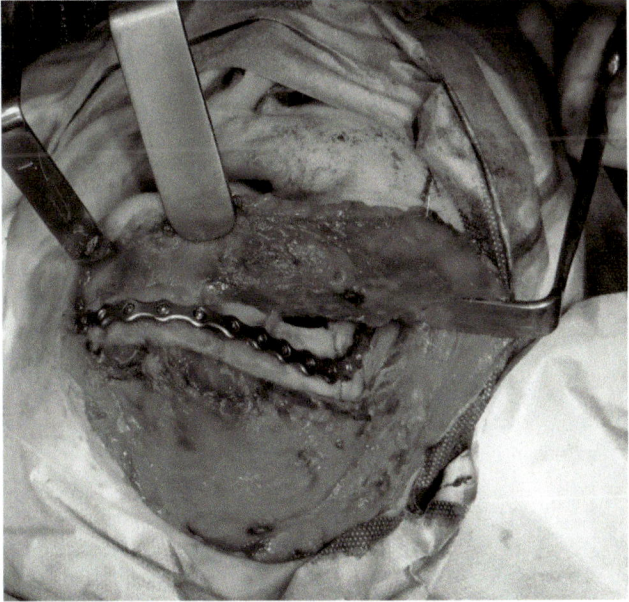

Figura 20-6. Abordaje cervical abierto para la colocación de placa de reconstrucción de perfil alto en el tratamiento de una fractura de ángulo mandibular en una paciente edéntulo con mandíbula atrófica. Se precisa de grandes desperiostizaciones para la colocación de la placa de reconstrucción.

Fracturas pediátricas

El tratamiento de las fracturas pediátricas es un ámbito controvertido que ha ido progresando a lo largo de los años, gracias al uso de las miniplacas de osteosíntesis y las placas reabsorbibles.

Una de las características de las fracturas pediátricas es la gran capacidad de cicatrización y reparación, en periodos de tiempo cortos, debido a que el hueso inmaduro presenta excelente capacidad de crecimiento y remodelación.

El diagnóstico de imagen puede verse dificultado por la escasa colaboración del paciente y en edades muy precoces se precisará realizar de pruebas de imagen bajo sedación. La ortopantomografía y la TC son las pruebas de elección para el diagnóstico de estas fracturas, teniendo esta última especial importancia en el diagnóstico de fracturas del cóndilo. Además, estas pruebas de imagen serán indispensables para evitar lesionar los gérmenes de las piezas dentales definitivas.

Los objetivos del tratamiento que se pretenden conseguir son:

- **Restauración funcional y anatómica completa** mediante una adecuada reducción de focos y consolidación ósea.
- **Garantizar una oclusión estable** igual a la previa al traumatismo y permitir un adecuado desarrollo y crecimiento óseo, evitando la aparición de fenómenos que puedan alterar dicho desarrollo. Una importante diferencia con el tratamiento de las fracturas mandibulares en adultos es la alta capacidad de crecimiento y regeneración mandibular, puede corregir defectos leves en la alineación de los fragmentos, así como en las maloclusiones posquirúrgicas leves.

La mayoría de los pacientes pediátricos precisan anestesia general para el manejo terapéutico y la elección del tratamiento está condicionada en muchas ocasiones por algunos factores, como la edad del paciente, la complejidad de las fracturas, las lesiones asociadas y la propia experiencia del especialista. Continúa generando controversia la elección del tipo de material de fijación, encontrando pros y contras tanto en la elección de osteosíntesis titánica como reabsorbible. A la hora de colocación de las placas de osteosíntesis, es importante tener en cuenta los gérmenes de los dientes definitivos para no lesionarlos, por lo que las placas deben colocarse en la zona más basal posible.

En numerosas ocasiones, la necesidad de retirar el material de osteosíntesis con titanio unido a los riesgos de migración de dicho material puede inclinar la balanza hacia el empleo de fijación con material reabsorbible. El uso de material reabsorbible está siendo cada vez más utilizado para el tratamiento de fracturas mandibulares, pero los estudios publicados recientemente no dan resultados estadísticamente significativos en comparación con las miniplacas de osteosíntesis de titanio.

Las fracturas del cóndilo mandibular en pacientes pediátricos siguen siendo un tema controvertido. Se recomienda tratamiento conservador con bloqueo intermaxilar durante 7-10 días y rehabilitación precoz para evitar fenómenos de anquilosis a medio y largo plazo. La reducción abierta queda reservada exclusivamente para casos de desplazamiento medial del fragmento condíleo o cuando existe una interposición ósea que limite la movilidad y la apertura oral.

El seguimiento de los pacientes tratados por facturas mandibulares (tanto de forma conservadora como mediante intervención quirúrgica) debe ser con revisiones constantes y a largo plazo, debido a que el crecimiento mandibular puede verse alterado y las secuelas producidas por crecimiento anómalos (sobre todo, anquilosis condíleas) suponen un gran problema para la correcta alimentación y crecimiento mandibular del paciente. Este seguimiento debe ser tanto, por parte, del cirujano como por parte del ortodoncista.

POSTOPERATORIO

- Colocación de gomas para bloqueo intermaxilar solo en los casos donde se aprecie maloclusión tras la intervención quirúrgica.
- No existe evidencia del beneficio de mantener antibióticos tras la cirugía. Se recomienda una dosis de antibioterapia de forma intraoperatoria, pero no está recomendado mantener la antibioterapia durante el ingreso ni en el postoperatorio. En caso de fracturas abiertas con contaminación del foco por materiales extraños, se recomienda antibioterapia hasta una semana tras la intervención quirúrgica.
- Higiene oral adecuada con enjuagues de clorhexidina y con cepillado dental tras cada comida.
- Los pacientes deberán seguir una dieta líquida o triturada durante 10-15 días, avanzando posteriormente a dieta blanda e ir progresando según la tolerancia a partir de los 25-30 días.
- Se recomienda realizar ejercicios de fisioterapia, sobre todo, en las fracturas del cóndilo mandibular para evitar así la limitación de apertura oral o la anquilosis de la articulación temporomandibular.

COMPLICACIONES

Durante y después del tratamiento de las fracturas de mandíbula podemos encontrarnos con diferentes tipos de complicaciones:

- Infecciones postoperatorias. La ausencia de consolidación del foco de fractura, por no haber conseguido una correcta fijación de fragmentos, está en relación con las posibles infecciones y supuraciones de lecho quirúrgico. Cuando en el foco de fractura existe una pieza dental (fundamentalmente, los terceros molares en fracturas del ángulo mandibular), no se retira, si observamos una estabilidad completa. Además, los pacientes con patología periodontal, ausencia de higiene, zonas de radioterapia o tejido de granulación tienen muchas probabilidades de desarrollar esta complicación. Cuando la infección ya se ha desarrollado es preciso instaurar tratamiento antibiótico y una valoración con nuevas pruebas de imagen de la estabilidad de la fijación, debido a que si presenta una ausencia de consolidación por movilidad de los fragmentos es preciso realizar una reintervención quirúrgica.
- Fístula orocervical. Esta complicación suele estar relacionada con los casos de abordaje cervical para fracturas completas, conminutas o en mandíbulas atróficas, y con una mala consolidación del foco de fractura por movilidad.

- Anquilosis de la articulación temporomandibular. Ocurre en mayor medida en fracturas condíleas intracapsulares. Se debe a la reacción fibrótica que se produce entre la zona fracturada y la cavidad glenoidea, provocando la unión de la cabeza el cóndilo a la fosa glenoidea o arco cigomático. Es preciso realizar una reintervención para retirar la estructura fibrótica y realizar una reconstrucción.
- Necrosis avascular ósea. Provocada por un déficit de irrigación de un fragmento óseo (vía medular y perióstica), transformándose en un fragmento que puede desencadenar osteítis y progresar a osteomielitis. Para evitar esto es fundamental conseguir un buen recubrimiento de los fragmentos óseos con tejido vascularizado, así como desperiostizar lo menos posible los focos de fractura.
- Consolidación en forma anómala. En caso de no conseguir una correcta reducción anatómica o presentar movilidad de los fragmentos, tras realizar la fijación de las placas de osteosíntesis, se produce una consolidación anómala. Esto conlleva la necesidad de refracturar o realizar osteotomías para corregir la deformidad postraumática originada.
- Pseudoartrosis ósea. La interposición de tejidos blandos o fragmentos de hueso necróticos (secuestros óseos), la movilización de los fragmentos óseos por fijación insuficiente o los estados carenciales nutricionales en el paciente pueden originar una falta de unión entre los focos de fractura. Clínicamente, apreciamos movilidad de fragmentos. En estos casos se precisa un abordaje de la zona no consolidada, fijación adecuada y, a veces, la interposición de injertos óseos como puede ser el injerto de cresta iliaca anterior.
- Complicaciones derivadas del material de osteosíntesis. Entre ellas se presenta la exposición de placa de osteosíntesis con fístulas intraorales o fístulas orocervicales. A veces, es preciso retirar material de osteosíntesis expuesto una vez la fractura haya sido consolidada. En caso de utilizar placas reabsorbibles, se han descrito episodios de gran inflamación durante el proceso de la reabsorción con posibilidad de infección en lecho quirúrgico.

SECUELAS

Debido a las fracturas de mandíbula podemos encontrar diferentes tipos de secuela en el postoperatorio de estos pacientes. Estas suelen estar relacionadas con la afectación de piezas dentales, maloclusión y la limitación de la apertura oral:

- Secuelas **dentarias.** Las fracturas dentarias (coronales y coronorradiculares) y la pérdida de piezas dentarias por avulsión suelen ser frecuentes en las fracturas de mandíbula. En caso de avulsiones dentarias es preciso realizar la ferulización de la pieza cuanto antes, debido a que la viabilidad baja de forma exponencial con el paso de las horas.
- Secuelas **oclusales.** Uno de los objetivos principales del tratamiento de las fracturas de mandíbula es restablecer la oclusión previa a la cirugía. En caso de fracturas con gran desplazamiento, fracturas complejas y fracturas conminutas puede ser que la oclusión se vea alterada. Esto puede apreciarse en la mordida abierta contralateral al lado de la

fractura de cóndilo, mordida abierta anterior en fracturas del cóndilo bilaterales y contactos precoces tras la reducción y fijación de la fractura.

- **Limitación de la apertura oral.** Puede estar relacionada con la fractura de cóndilo con desviación del fragmento proximal o con pérdida de altura.

PUNTOS CLAVE

- La ortopantomografía y la TC son las pruebas de imagen necesarias para el diagnóstico y tratamiento de las fracturas mandibulares.
- El principal objetivo del tratamiento de las fracturas mandibulares es restablecer la oclusión previa de la fractura.
- Debemos sospechar una fractura de cóndilo ante cualquier traumatismo directo sobre el mentón, especialmente en la edad pediátrica.
- Las fracturas de sínfisis mandibular pueden producir un hematoma de suelo de la boca, comprometiendo la vía aérea.
- El tratamiento de las fracturas del cóndilo sigue siendo controvertido, por lo que existen dudas sobre realizar reducción cerrada o abierta. No obstante, existen indicaciones absolutas para reducción abierta.
- La elección del material de osteosíntesis más adecuado en cada tipo de fractura es crucial para garantizar un buen resultado y evitar complicaciones.
- En las fracturas del cóndilo en pacientes jóvenes es precisa la fisioterapia precoz para evitar la anquilosis de la articulación temporomandibular y la limitación de la apertura oral.

BIBLIOGRAFÍA

Brown JS, Khan A, Wareing S, Schache AG. A new classification of mandibular fractures. Int J Oral Maxillofac Surg. 2022;51(1):78-90.

Champy M, Lodde JH, Must D, et al. Mandibular osteosynthesis by miniature screwed plates via buccal approach. J Maxillofac Surg. 1978;6:14-9.

Cleveland CN, Kelly A, DeGiovanni J, et al. Maxillofacial trauma in children: Association between age and mandibular fracture site. Am J Otolaryngol. 2021;42(2):102874.

Hajibandeh J, Peacock ZS. Pediatric Mandible Fractures. Oral Maxillofac Surg Clin North Am. 2023;35(4):555-62.

Hatcher DC. Anatomy of the Mandible, Temporomandibular Joint, and Dentition. Neuroimaging Clin N Am. 2022;32(4):749-61.

Khan TU, Rahat S, Khan ZA, et al. Etiology and pattern of maxillofacial trauma. PLoS One. 2022;17(9):e0275515.

Kidwai SM, Lu GN. Mandibular Body Fractures. Facial Plast Surg Clin North Am. 2022;30(1):99-108.

McLeod NM, Keenan M. Towards a consensus for classification of mandibular condyle fractures. J Craniomaxillofac Surg. 2021;49(4):251-5.

Michelet FX, Deymes I, Dessus B, et al. Osteosynthesis with miniaturized plates in maxillofacial surgery. J Maxillofac Surg. 1973;1:79-84.

Mooney S, Gulati RD, Yusupov S, et al. Mandibular Condylar Fractures. Facial Plast Surg Clin North Am. 2022;30(1):85-98.

Perez D, Ellis E 3rd. Complications of Mandibular Fracture Repair and Secondary Reconstruction. Semin Plast Surg. 2020;34(4):225-31.

Stanford-Moore G, Murr AH. Mandibular Angle Fractures. Facial Plast Surg Clin North Am. 2022;30(1):109-16.

AUTOEVALUACIÓN

Fracturas orbitomalares

21

B. García Carballo y L. Margallo Itza
Colaboradoras: E. Ortiz de Zárate Román y M. Melero Luque

OBJETIVOS

- Recordar las características anatómicas del hueso cigomático (o malar) y la órbita, enmarcados en el tercio medio facial.
- Valorar el mecanismo de fractura, clínica, técnicas diagnósticas disponibles e indicación de tratamiento quirúrgico.
- Aplicar los conceptos anatómicos y biomecánicos para la correcta reducción y fijación de las fracturas orbitomalares.
- Conocer la clasificación y los abordajes para su tratamiento.
- Considerar la repercusión clínica de un tratamiento inadecuado, complicaciones y secuelas.

FRACTURAS ORBITOMALARES

La cara es de vital importancia para la apariencia humana y su función. A pesar de que las fracturas orbitomalares raramente ponen en peligro la vida, pueden estar asociadas a lesiones intracraneales y oculares que requieran un tratamiento de emergencia. Las lesiones faciales desfigurantes, además de alterar funciones, como el habla, la masticación y la visión, entre otras, pueden ocasionar consecuencias sociales y psicológicas graves. Su tratamiento debe centrarse en salvar la vida y secundariamente en restablecer la función y la estética. Para su estudio, en este capítulo se separan en fracturas del complejo cigomático o malares y fracturas orbitarias.

FRACTURAS DEL COMPLEJO CIGOMÁTICO O MALAR

Las fracturas del complejo cigomático o malar constituyen la segunda fractura facial en frecuencia tras las fracturas de huesos propios de la nariz y el 40 % de las fracturas del tercio medio; además, se suelen asociar a fracturas orbitarias. Las causas más frecuentes son las agresiones o los accidentes y derivan en un patrón de fractura en tetrápode por afectación de las cuatro suturas del malar (cigomaticofrontal, cigomaticotemporal, cigomaticomaxilar y cigomaticoesfenoidal). El arco cigomático puede fracturarse de forma aislada o como parte de la fractura del complejo cigomático.

Anatomía quirúrgica

El hueso cigomático o malar forma la eminencia malar y define la proyección estética del pómulo y la posición orto-
tópica del ojo, ya que conforma las paredes lateral e inferior de la órbita y sirve de anclaje del ligamento cantal lateral.

Articula el viscerocráneo con el neurocráneo, a través de la apófisis frontal del hueso malar. Constituye la mitad externa del suelo orbitario y la pared lateral de la órbita, articulándose con el ala mayor del esfenoides, limitada por la fisura orbitaria inferior. Inferiormente, se articula con la apófisis piramidal del maxilar, conformando la pared antero y posterolateral del seno maxilar. A través de la apófisis cigomática, se articula posterolateralmente con la apófisis cigomática de la porción escamosa del hueso temporal, definiendo el arco cigomático (**Fig. 21-1**).

El nervio sensitivo asociado al cigoma es la segunda división del nervio trigémino (V2): ramas cigomaticoorbitaria, cigomaticofacial y cigomaticotemporal. El nervio infraorbitario atraviesa el suelo de la órbita y sale por el agujero infraor-

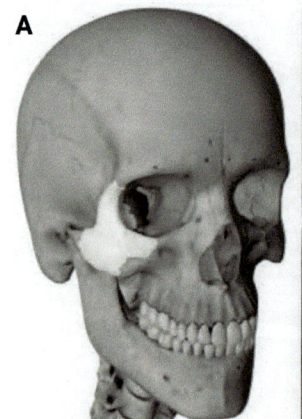
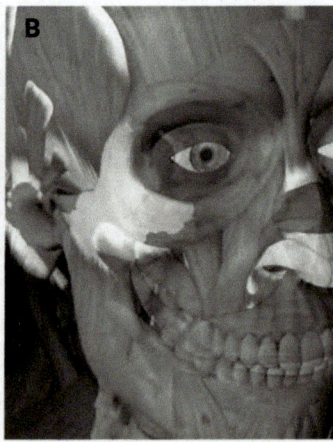

Figura 21-1. A. Hueso malar en el esqueleto craneofacial. **B.** Relaciones del hueso malar con la musculatura periorbitaria.

bitario, proporcionando sensibilidad a las regiones anterior de la mejilla, lateral de la nariz, labio superior y piezas dentarias maxilares anteriores.

Los músculos de la mímica facial con origen en el hueso cigomático son el cigomático mayor y menor, el elevador del labio superior, el masetero y el temporal.

La posición del globo ocular en el eje horizontal se mantiene gracias al ligamento suspensorio de Lockwood, que está unido medialmente al receso posterior del hueso lagrimal y lateralmente al tubérculo de Whitnall (localizado 1 cm debajo de la sutura cigomaticofrontal y sirve de inserción al tendón cantal lateral); esto explica la deformidad de la hendidura palpebral de forma antimongoloide en las fracturas de este complejo.

Diagnóstico

El diagnóstico de las fracturas del complejo cigomático se establece mediante la historia clínica y la exploración física. La tomografía computarizada (TC) con cortes axiales y coronales es una técnica estándar para todos los pacientes con sospecha de fracturas a este nivel, desplazando las radiografías simples que sirven de ayuda para el diagnóstico si no se dispone de TC.

Anamnesis y exploración física

La evaluación inicial del paciente con una fractura cigomática incluye la valoración del hueso dañado, junto a la de los tejidos blandos circundantes y la exploración de los pares craneales II a VI, así como una exploración oftalmológica completa.

Se deben determinar la naturaleza, la dirección y la energía de la fuerza aplicada. Las fuerzas laterales directas producen fracturas aisladas del arco cigomático y las fuerzas frontales favorecen un desplazamiento posterior e inferior de todo el complejo cigomático.

La palpación ósea debe incluir todo el reborde orbitario, la sutura frontocigomática, el arco cigomático y la sutura cigomaticomaxilar intraoralmente.

La exploración neurológica debe incluir los pares craneales II, III, IV, V y VI.

Los signos y síntomas más frecuentes son los siguientes:

- Dolor local.
- Deformidad facial por hundimiento del arco ("signo del hachazo") o por impactación del cuerpo malar con déficit de la proyección de la mejilla (**Fig. 21-2**).
- Hematoma periocular y periorbitario, hiposfagma o equimosis conjuntival y edema presentes en gran parte de las lesiones cigomáticas.
- Parestesias de las ramas dependientes del nervio infraorbitario o cigomaticofacial.
- Epistaxis autolimitada por hemoseno maxilar asociado, debido a la interrupción del techo y paredes laterales del seno maxilar, que, frecuentemente, desgarran la mucosa sinusal, produciéndose su ocupación.

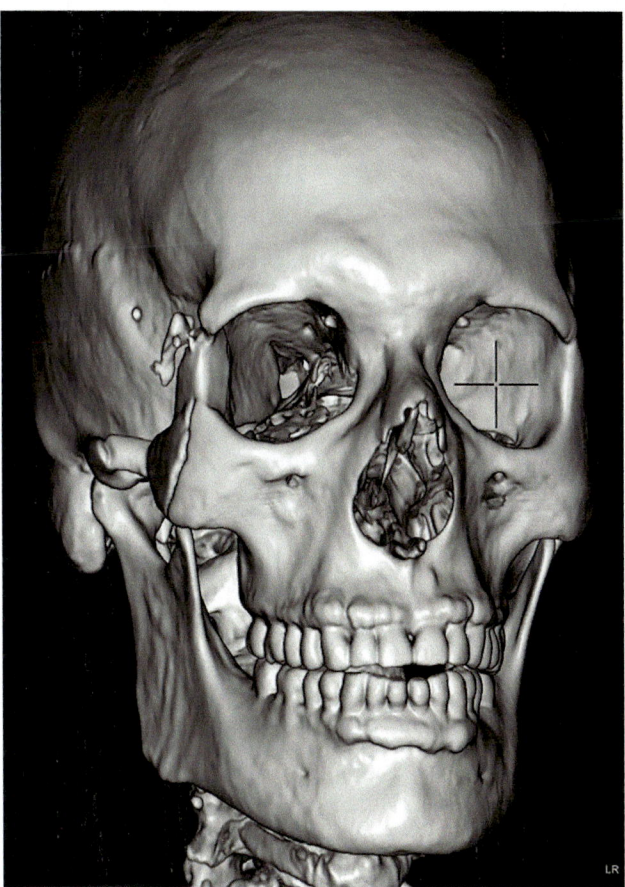

Figura 21-2. TC axial. Líneas de fractura cigomático-temporal, cigomático-frontal y arco cigomático.

- Diplopía por distopia ocular o atrapamiento de partes blandas periorbitarias y enoftalmos secundarios a la herniación del contenido orbitario. Es importante evaluar la diplopía y las alteraciones en los movimientos de los músculos extraoculares. Cuando la rotación ocular voluntaria está limitada y la prueba de ducción forzada es completamente libre, sugiere una paresia de un músculo extraocular.
- Alteración de la posición del canto externo, debido al desplazamiento de la pared lateral de la órbita que arrastra al tendón cantal lateral, insertado en el tubérculo de Whitnall. Por lo tanto, se observa una desviación antimongoloide de la hendidura palpebral. Además, el desplazamiento inferior del tabique orbitario insertado en el reborde infraorbitario da lugar a una eversión del párpado inferior.
- Escalones óseos en los rebordes orbitarios.
- Alteración de la agudeza visual por afectación directa ocular, de los nervios ciliares y, excepcionalmente, del nervio óptico.
- Limitación de la motilidad mandibular con trismo o deformidad, sobre todo, en las fracturas aisladas del arco cigomático. Generalmente, es una limitación dolorosa por hematoma en el músculo temporal o tejidos blandos, aunque en caso de hundimiento del arco fracturado, este puede bloquear la rotación de la apófisis coronoides y limitar la apertura oral.
- Hematoma en vestíbulo maxilar o fosa canina, debido a una fractura de la sutura cigomaticomaxilar, palpable intraoralmente.

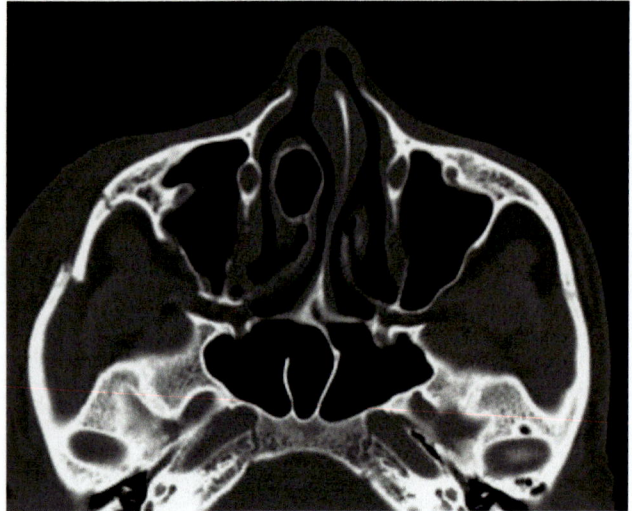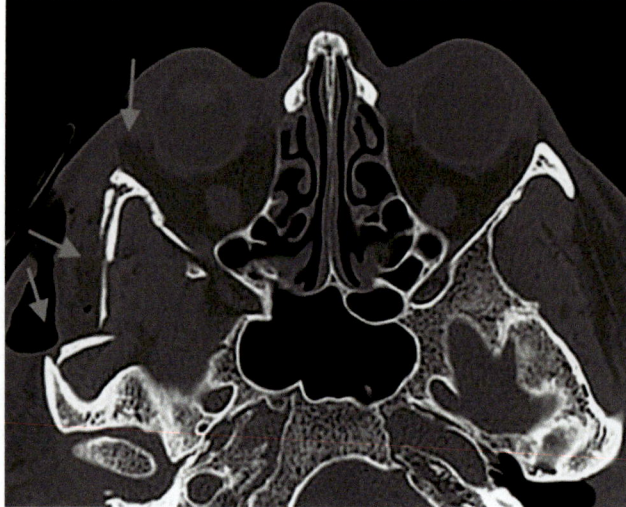

Figura 21-3. Reconstrucción 3D de fractura malar. Se visualizan líneas de fractura del tetrápode cigomático y hundimiento de la proyección malar.

Pruebas de imagen

La radiografía simple en proyección de Waters, clásicamente, indicada en el diagnóstico de este tipo de fracturas, está actualmente en desuso. La tomografía computarizada (TC) es la técnica de elección para el estudio de fracturas cigomáticas (**Fig. 21-3**). Esta define el patrón de fractura, el grado de conminución y el desplazamiento, y permite evaluar los tejidos blandos orbitarios. Los cortes coronales son de particular ayuda en la evaluación de fracturas del suelo de la órbita, valoración de los músculos extraoculares y de la herniación de contenido orbitario. Las reconstrucciones volumétricas a partir de las imágenes DICOM son muy útiles para la visualización 3D y planificación quirúrgica, especialmente, en las fracturas conminutas.

Clasificación

Existen diferentes clasificaciones de las fracturas malares. En 1990 surge de la mano de Manson y colaboradores la clasificación más usada en la actualidad, basada en el grado de segmentación y desplazamiento del malar según la TC y en la relación con la magnitud de la energía necesaria para producir la fractura:

- Fracturas de baja energía: poco o ningún desplazamiento; cierta disrupción frontomalar sin repercusión estética ni funcional. No suelen requerir corrección quirúrgica.
- Fracturas de media a moderada energía: fractura de arbotantes frontomalares, maxilomalares y rebordes o paredes orbitarias (**Fig. 21-4**).
- Fracturas de alta energía: asociadas a otras fracturas panfaciales o tipo Le Fort, con conminución y gran desplazamiento de los fragmentos. Típicamente, se objetiva aumento de la anchura facial, pérdida de proyección y aumento del volumen orbitario.

Otra clasificación menos usada es la de Zinng et al. (1992):

- Tipo A: fracturas incompletas de baja energía con fractura de un pilar (arco cigomático, pared lateral de la órbita o reborde infraorbitario).
- Tipo B o monofragmentadas: fractura y desplazamiento de todas las articulaciones.
- Tipo C o multifragmentadas: incluyen la fragmentación del cuerpo cigomático.

Tratamiento

El manejo de las fracturas del complejo cigomático y del arco cigomático depende del grado de desplazamiento y de los déficits funcionales y estéticos. El tratamiento puede variar desde la simple observación hasta la reducción abierta y fijación interna. Si la estabilidad hemodinámica del paciente lo permite, la cirugía de las fracturas faciales puede realizarse pronto, junto con otros procedimientos quirúrgicos, ya que los resultados estéticos y funcionales son mejores con la cirugía precoz. Este tipo de fracturas se debería intervenir durante las primeras dos semanas después del traumatismo (en la primera semana si es un caso pediátrico), asegurando la correcta reducción y fijación de los fragmentos. Transcurrido este tiempo es probable que el foco de fractura haya consolidado en una posición indeseada y que fuera necesario realizar nuevas osteotomías o incluso injertos óseos o aloimplantes para su corrección definitiva.

En referencia a la profilaxis antibiótica, no existe consenso frente a la necesidad de esta medida; sin embargo, se recomienda en fracturas orbitarias que afecten al seno maxilar o cavidad oral, bien por el mecanismo de la fractura o por la vía de abordaje para su reparación, por considerarse una cirugía limpia-contaminada. Se deberá de administrar antes de la incisión quirúrgica la dosis de profilaxis correspondiente (grado de evidencia 2C). Los antibióticos de elección son amoxicilina-clavulánico y clindamicina ± gentamicina en alérgicos a penicilinas. También se recomienda que la mayoría de los pacientes con fracturas orbitarias que tengan limitación de los movimientos extraoculares reciban corticosteroides para reducir la inflamación (grado de evidencia 2B).

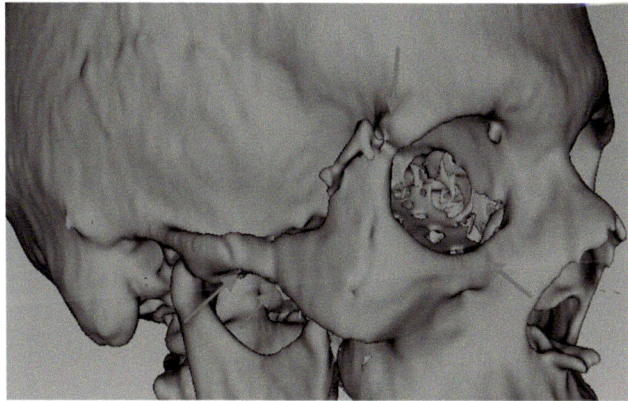

Figura 21-4. Reconstrucción 3D de fractura de media-moderada energía.

Fracturas aisladas del arco cigomático

Las fracturas no desplazadas o con mínimo desplazamiento, que no producen déficits funcionales, no requieren corrección quirúrgica y la simple observación se considera suficiente. La reducción es necesaria cuando condiciona un defecto estético o limita la apertura oral por interferencia con la apófisis coronoides. La reducción abierta y fijación interna rara vez son necesarias para fracturas aisladas del arco cigomático; generalmente, suelen requerirse como parte del tratamiento en fracturas conminutas de alta energía o cuando las fracturas siguen siendo inestables, a pesar de la reducción cerrada.

Abordajes quirúrgicos del arco cigomático (Fig. 21-5)

- Abordaje temporal para reducción indirecta tipo Gillies (1927): es la técnica prínceps para el tratamiento de fracturas del arco cigomático. Se realiza una incisión en la fosa temporal de 2 cm de longitud, posterior a la línea del cuero cabelludo. Se diseca hasta llegar a la fascia temporal profunda, justo encima del músculo temporal. Se efectúa una incisión horizontal sobre la fascia para exponer el músculo temporal y se introduce un elevador de Rowe o Gillies. El arco se reduce, elevándolo hacia fuera y hacia delante sin sobrecargar la fuerza en el hueso temporal y, al mismo tiempo, se palpa el arco para guiar la reducción.
- Reducción percutánea cerrada mediante gancho curvo de Ginestet o tornillo en T de Carroll-Girard: se realiza tracción lateral controlada mediante palpación de los focos de fractura.
- Abordaje vestibular maxilar o de Keen: se realiza una incisión mucoperióstica de 1 cm a la altura del primer/segundo molar a nivel del arbotante maxilomalar a 5 mm de la unión mucogingival y se introduce subperiósticamente un objeto romo paralelo a los alveolos posteriores maxilares hasta la fosa infratemporal; se eleva el cigoma y se controla la reducción por palpación.

Fracturas del complejo cigomático

En estas fracturas estará indicado el tratamiento quirúrgico cuando se presenta distopia ocular funcional, atrapamiento

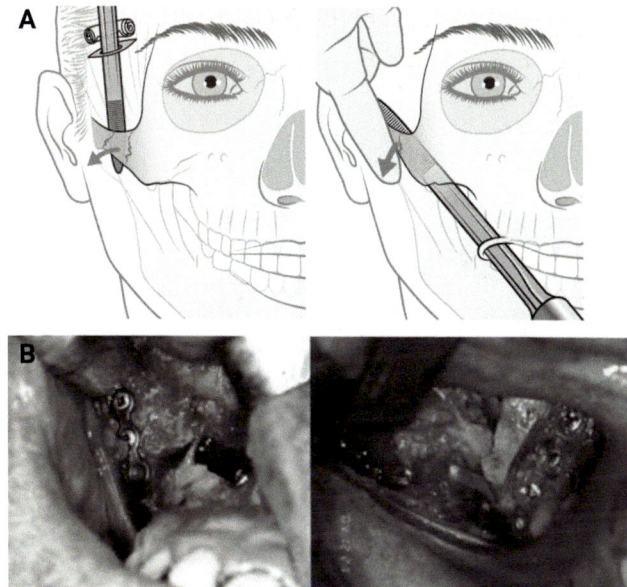

Figura 21-5. A. Abordaje temporal de Gillies (izquierda) y abordaje intraoral de Keen (derecha). Principales maniobras para reducción de fracturas de arco cigomático. **B.** Abordaje intraoral de fondo vestibular para osteosíntesis de arbotante maxilomalar con miniplacas de titanio o con placas reabsorbibles.

del contenido orbitario, limitación de la apertura oral o defectos estéticos.

Las fracturas de baja energía no suelen requerir tratamiento quirúrgico, dado que no comprometen ni la funcionalidad ni la estética. Excepcionalmente, se realizará seguimiento para controlar la disfunción de los músculos extraoculares, si la hubiera, y el enoftalmos tras la resolución de la inflamación.

Las fracturas de media energía requieren control y reducción de los focos de fractura y fijación interna en dos de ellos, al menos: cigomaticomaxilar, cigomaticofrontal y reborde infraorbitario.

Las fracturas de alta energía suelen requerir abordajes amplios ya que incluyen reconstrucción orbitaria.

Abordajes quirúrgicos

- Abordaje intraoral. Se utiliza para el control de la reducción y/o fijación interna del foco de fractura de la unión cigomaticomaxilar. Se realiza una incisión en la mucosa vestibular del maxilar superior, que se extiende desde el canino hasta el primer o segundo molar.
- Blefaroplastia superior. Se realiza una incisión en un pliegue palpebral superior paralelo al surco palpebral, que se puede extender hasta la comisura externa y, mediante disección roma, se separan las fibras musculares del *orbicularis oculi* y se accede al reborde orbitario lateral y al foco de fractura en la unión cigomaticofrontal.
- Cola de ceja. Se realiza a través de una incisión de unos 2 cm en el extremo distal de la ceja para acceder al arbotante cigomaticomaxilar.
- Abordaje subtarsal o mediopalpebral. Se realiza una incisión a 5-7 mm del borde libre del párpado inferior, dise-

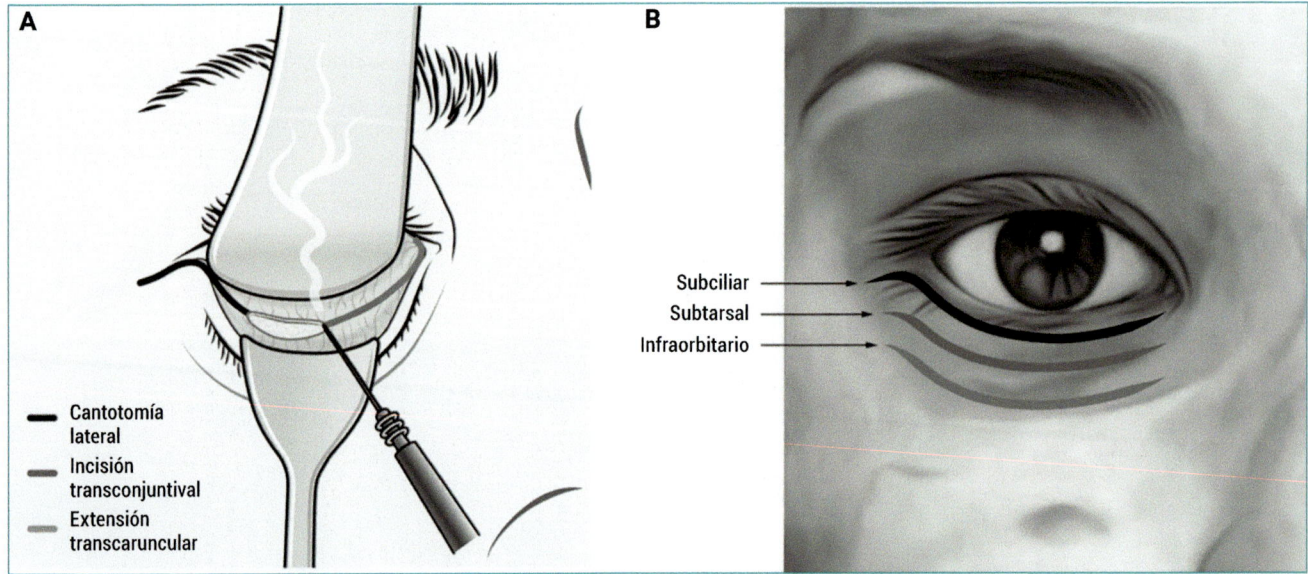

Figura 21-6. A. Abordaje orbitario I: transconjuntival. **B.** Abordaje orbitario II: transcutáneo.

cando de forma roma el músculo orbicular en la dirección de las fibras, pocos milímetros por debajo de la incisión cutánea para evitar inversión de la cicatriz, y se alcanza el reborde infraorbitario en un plano preseptal. Se incide el periostio en la superficie anterior del reborde infraorbitario, alejado del tabique orbitario para prevenir acortamiento del párpado inferior (**Fig. 21-6**).
- Abordaje subciliar. Se realiza una incisión cutánea en el párpado inferior a 2 mm del borde libre y paralela a este, desde el punto medio hasta llegar 15 mm más allá del canto lateral. Se diseca el músculo orbicular hasta el reborde infraorbitario de forma preseptal o a través de disección mixta escalonada (subcutáneo 4-6 mm hasta el borde inferior del tarso y, después, bajo el músculo orbicular). La disección preseptal del suelo de la órbita previene la herniación de las bolsas adiposas. La disección mixta previene la inversión de los bordes de la herida, el ectropión y la exposición escleral. Debido a sus complicaciones está cayendo en desuso (**Fig. 21-6**).
- Abordaje transconjuntival (Bourquet, 1924 y Tessier, 1973). Previa protección ocular, se accede a través de una incisión en la mucosa palpebral del fórnix inferior, atravesando la conjuntiva 1-2 mm por debajo del borde inferior del tarso. La disección se extiende preseptal o postseptal hasta exponer el reborde infraorbitario. Permite el acceso al suelo de la órbita, dos tercios inferiores de la pared medial y parte de la pared lateral. Se puede combinar con una cantotomía lateral. Este abordaje tiene la ventaja, frente a los abordajes cutáneos, de que la cicatriz queda oculta y presenta menor tasa de ectropión y exposición escleral. Como posibles complicaciones hay que tener en cuenta las laceraciones del saco lagrimal, la dehiscencia cantal, la retracción palpebral o el entropión cicatricial, abrasiones corneales con queratitis o conjuntivitis secundarias (**Fig. 21-6**).
- Abordaje transcaruncular: facilita la exposición de la pared medial y la reparación del ligamento cantal interno y la vía lagrimal. Consigue exposición hasta el ápex orbitario y el seno esfenoidal, aunque no permite acceder más allá de la

pared medial. Puede asociarse a un abordaje transconjuntival (**ver Fig. 21-6**).
- Abordaje hemicoronal: proporciona una exposición de la pared lateral y del techo orbitario, cuerpo del malar y arco cigomático. Se realiza una incisión en el cuero cabelludo curvilínea o en zigzag desde la raíz del hélix hasta la inserción anterosuperior del temporal hasta a un plano subgaleal, superficial al pericráneo.

Cuando tras reducir los arbotantes no se obtenga estabilidad suficiente, debería considerarse la opción de abordar la sutura esfenocigomática como referencia para guiar el posicionamiento del complejo cigomático-malar.

Materiales

Las miniplacas y los tornillos de titanio son el material de elección. El perfil de las placas variará en función del foco a fijar. Si existen defectos óseos en los arbotantes, estos deben ser reconstruidos mediante injertos autólogos, siendo el de calota craneal el más empleado.

En caso de correcciones secundarias, el uso de materiales aloplásticos suele ser de utilidad para restituir la proyección perdida del malar. En caso de fracturas conminutas o secuelas complejas se dispone hoy en día de tecnología PSI (*pacient specific implant*) para el diseño de material customizado a medida.

Secuelas

- Las alteraciones sensitivas son la complicación o secuela más frecuente y se suelen recuperar en 6-12 meses.
- Asimetría por inadecuada reducción o estabilización.
- Anquilosis fibroósea, caracterizada por la limitación de la apertura oral. Se diagnostica mediante TC y suele ser necesaria la realización de una coronoidectomía intraoral para resolverla.

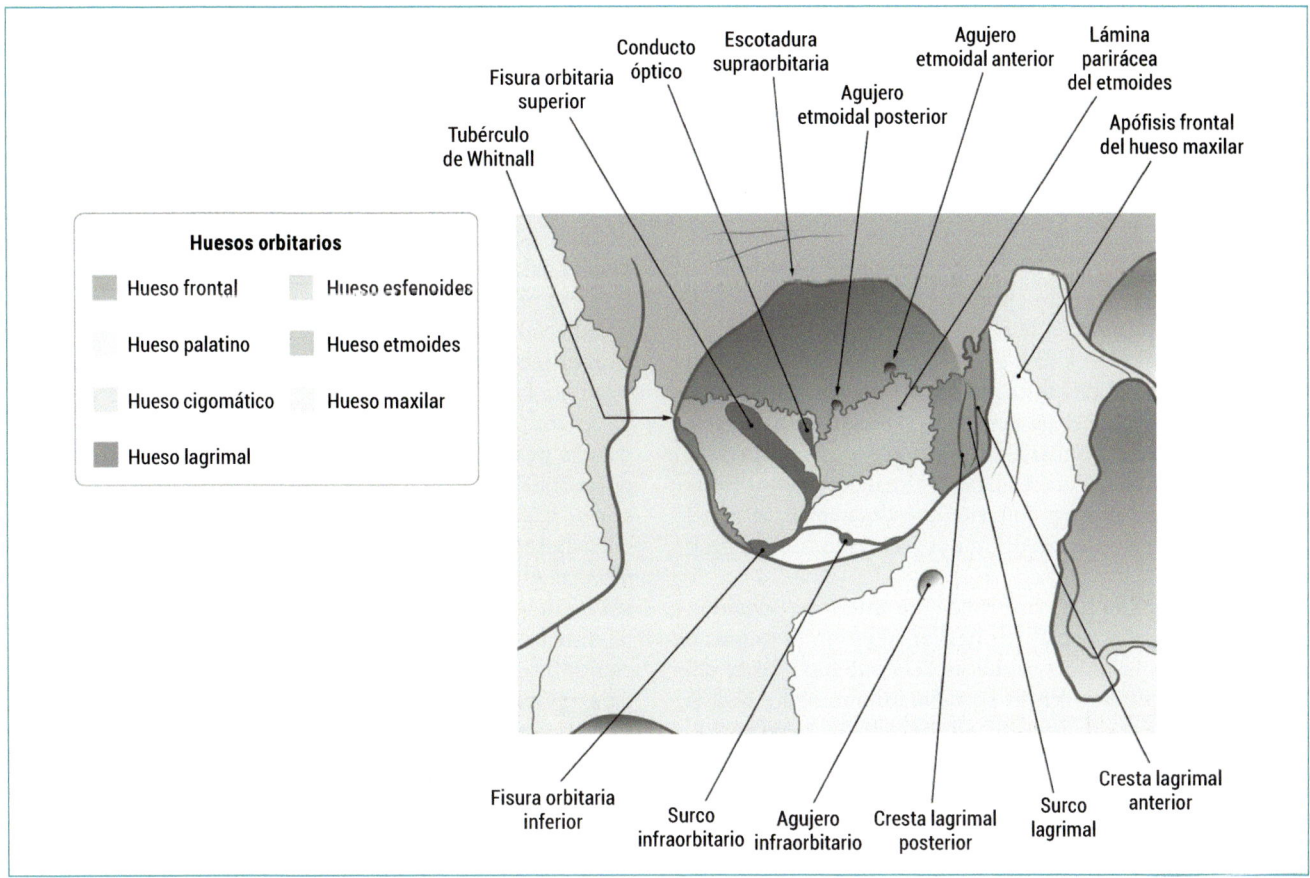

Figura 21-7. Anatomía ósea de la órbita.

- Infección: rara y debida a la comunicación directa con el seno maxilar, fosa nasal o seno etmoidal.
- Intolerancia al material de osteosíntesis.

FRACTURAS ORBITARIAS

La mayoría de las fracturas de las paredes orbitarias se asocian a fracturas del complejo cigomático y a fracturas nasoorbitoetmoidales (NOE), aunque también se presentan de forma aislada y pueden pasar inadvertidas. Se han descrito típicamente tres patrones de fracturas orbitarias internas: lineales, por estallido o *blow-out* y complejas. Las fracturas orbitarias se asocian frecuentemente a lesiones oculares. Es necesaria una evaluación oftalmológica exhaustiva en la mayoría de los casos. Cuando existe compromiso visual, la planificación del tratamiento debe incluir a un oftalmólogo.

La causa más frecuente son agresiones y accidentes de tráfico. Son más frecuentes en varones de edades entre 11 y 50 años con un pico de máxima incidencia entre los 21 y 30 años y, predominantemente, izquierdas.

Anatomía quirúrgica

La órbita es una pirámide de base cuadrangular con el vértice en su extremo posterior, representado por la hendidura esfenoidal y la base dirigida hacia delante, en la abertura facial de la órbita. No obstante, es una pirámide asimétrica, que en la base tiene forma ovalada. Después es cuadrangular y, a medida que avanza hacia el vértice, adquiere una configuración triangular (**Fig. 21-7**).

Tiene las dimensiones medias siguientes: anchura de 40 mm, altura de 35 mm y profundidad de 45 mm, y el volumen orbitario medio en un adulto es de 30 cm³.

Se pueden distinguir tres segmentos en la órbita:

- Anterior, formado por los rebordes orbitarios, que constituyen los pilares de la órbita.
- Medio, formado por las paredes orbitarias, donde son más frecuentes las fracturas.
- Posterior, donde se sitúan la hendidura esfenoidal y esfenomaxilar.

Paredes de la órbita

La órbita está formada por siete huesos: maxilar, ala menor del esfenoides, ala mayor del esfenoides, hueso palatino, etmoidal, hueso lagrimal, hueso frontal y hueso cigomático.

La **pared superior o techo orbitario** está constituida por la lámina horizontal del frontal, en su parte anterior, y el ala menor del esfenoides, en su parte posterior.

La **pared inferior, suelo de la órbita**, es una pared ósea delgada que separa el seno maxilar del contenido orbitario y está formada por la apófisis orbitaria del malar en su porción anteroexterna, la apófisis piramidal del maxilar superior en su porción anterointerna y la cara superior de la apófisis orbitaria del palatino en su vértice posterior. El canal infraorbitario se inicia en su extremo posterior y avanza hacia anterior para transformarse en un conducto que desemboca en el agujero infraorbitario, 5 mm por debajo del reborde. La hendidura orbitaria inferior o esfenomaxilar limita el suelo con la pared lateral de la órbita y comunica esta con la fosa pterigomaxilar por detrás y con la fosa temporal y cigomática por delante. Sirve de paso a ramas maxilares del trigémino, la arteria suborbitaria, el nervio malar y algunas ramas del nervio esfenopalatino y de los vasos oftálmicos.

La **pared lateral** está formada por la apófisis orbitaria del malar y del frontal, y el ala mayor del esfenoides en su parte posterior. En la cara orbitaria del malar existe una prominencia ósea, denominada tubérculo de Whitnall, donde se inserta el ligamento del mismo nombre, que desarrolla un papel fundamental en la sujeción del músculo elevador del párpado superior.

La **pared medial** está constituida, de anterior a posterior, por la apófisis ascendente del maxilar superior, el unguis o hueso lagrimal, la lámina papirácea del etmoides y parte del cuerpo del esfenoides. En su porción anterior se localiza la fosa lagrimal, entre la apófisis ascendente del maxilar y el unguis, que se continúa inferiormente con el conducto nasolagrimal del maxilar superior y desemboca en el meato nasal inferior. Asimismo, cabe destacar dos orificios importantes, los etmoidales anteriores y posteriores, por donde pasan las arterias etmoidales anteriores y posteriores, respectivamente, y las ramas nerviosas nasociliares. El orificio etmoidal posterior sirve de referencia en la disección de la pared medial, ya que la distancia de este al foramen óptico se encuentra a 8-10 mm en dirección posterior.

En el **vértice** de la órbita confluyen todas las paredes y está ocupado por dos orificios. El agujero óptico comunica la cavidad orbitaria con la fosa craneal media y sirve de paso para el nervio óptico y la arteria oftálmica. Por la hendidura esfenoidal atraviesan los pares craneales III, IV, V-1 y VI y las venas oftálmicas.

Los músculos extrínsecos del globo ocular son siete músculos estriados, que se hallan en el interior de la cavidad orbitaria: elevador del párpado superior, recto superior, recto inferior, recto interno, recto externo, oblicuo mayor y oblicuo menor.

Aparato lagrimal

El aparato lagrimal incluye la glándula y las vías lagrimales. La glándula se compone de dos porciones, una principal, situada en la parte anterior y superoexterna de la cavidad orbitaria, y otra, la accesoria o palpebral, en la porción interna del párpado superior. Los canalículos lagrimales se abren en los puntos lagrimales, situados en la porción más interna de los bordes libres palpebrales superior e inferior. Los canalículos superior e inferior siguen inicialmente un trayecto vertical, cada uno en dirección opuesta al otro, se acodan 90° y se dirigen oblicuamente hacia abajo y adentro hasta alcanzar el saco lagrimal y el conducto nasolagrimal.

Diagnóstico

Historia clínica y exploración física

La historia clínica reflejará el mecanismo de la lesión y los antecedentes de cirugías oftalmológicas (dichas cirugías conllevan mayor riesgo de perforación ocular). La evaluación oftalmológica inicial debe incluir: examen periorbitario, agudeza visual, motilidad ocular, respuesta pupilar, campos visuales y examen de fondo de ojo.

Se llevará a cabo una exploración sistemática con la palpación de rebordes óseos, buscando escalones, movilidad o crepitación. Hay que explorar la sensibilidad de los nervios infra y supraorbitarios y deben evaluarse los movimientos extraoculares para descartar atrapamiento muscular, paresia y la existencia de diplopía. Si se sospecha atrapamiento mecánico, se realizará una prueba de ducción forzada para determinar si la diplopía se debe a una restricción muscular o a una paresia. Ambos globos oculares deben evaluarse, buscando enoftalmos, exoftalmos o distopía ocular.

Ante la presencia de heridas palpebrales que atraviesan la conjuntiva palpebral, debería consultarse con un oftalmólogo para valorar una posible perforación del globo. Cuando la laceración afecta al canto interno puede existir lesión canalicular que requiera anastomosis y colocación de un tubo de silicona en el conducto nasolagrimal para prevenir la obstrucción y consiguiente epífora.

Pruebas de imagen

La TC sin contraste con reconstrucción axial/coronal y de cortes finos (< 1-0,5 mm) es la técnica de elección en el diagnóstico de estos traumatismos.

La RM no se realizará en la valoración inicial de urgencias, pero es una prueba más útil que la TC para valorar los tejidos blandos: hemorragias vítreas, ruptura de globo ocular, hemorragias retrobulbares o avulsión del nervio óptico.

Tipos de fractura orbitaria

Las fracturas de los rebordes orbitarios se presentan aisladas o junto a otras fracturas del tercio medio, como fracturas de huesos propios de la nariz, nasoorbitoetmoidales, fracturas del complejo cigomático o fracturas tipo Le Fort.

Generalmente, la órbita se fractura por los puntos anatómicos más débiles. Los orificios de los nervios crean una línea vertical y las suturas, una horizontal. Así, la órbita se divide en cuatro cuadrantes. Lo más frecuente en una fractura es el desplazamiento de los dos cuadrantes inferiores, que puede dar lugar a asimetría y diplopía como consecuencia del desplazamiento del ligamento cantal y el hueso. Una fractura con afectación de tres cuadrantes indica un trauma más grave y puede incluir daño ocular, desplazamiento cantal, fístula de líquido cefalorraquídeo, obstrucción del aparato lagrimal y alteraciones de la motilidad ocular. El desplazamiento de todos los cuadrantes puede acarrear múltiples problemas, incluyendo ceguera.

Clásicamente se han descrito tres patrones de fracturas internas:

- *Lineales:* son aquellas en las que los fragmentos óseos y las paredes quedan intactas, aunque, dependiendo de la angulación y superposición, pueden alterar o disminuir el volumen orbitario.
- *En estallido:* son las más frecuentes. Afectan a una única pared, generalmente, del suelo o pared medial tras un impacto directo que eleva la presión intraorbitaria hasta el punto de romper el hueso y empujar el contenido orbitario hacia el seno maxilar o etmoidal. Al disminuir la presión intraorbitaria, los tejidos orbitarios retroceden y quedan atrapados en el lugar de la fractura, causando un estrabismo restrictivo. El enoftalmos, originado por expansión orbitaria, se observa en las fracturas mayores de la pared medial y suelo. El síntoma más común de estas fracturas es la diplopía, sobre todo, en la mirada hacia arriba. Otros síntomas son hipoestesia del nervio infraorbitario, epistaxis y enfisema subcutáneo. Los rebordes orbitarios están intactos en las fracturas por estallido. Suelen ser menores de 2 cm.
- *Complejas:* afectan a dos o más paredes, son mayores de 2 cm de diámetro o son conminutas con fragmentos desplazados; generalmente, se asocian a fracturas más extensas, como Le Fort II, III o a las de senos frontales.

Si distinguimos las fracturas orbitarias por paredes afectas:

- Las *fracturas de la pared lateral* generalmente se desplazan hacia abajo y hacia adentro, como ocurre en las fracturas del complejo cigomático. Al desplazarse la pared y el ligamento de Lockwood, puede ocurrir una ptosis del globo ocular y una distopía cantal externa.
- Las *fracturas de suelo de órbita* pueden acompañar a otras fracturas, como la asociada a la fractura del complejo cigomático. En estos casos, como se ha explicado anteriormente en este capítulo, el mecanismo de fractura es diferente y los síntomas y signos también, y deben distinguirse de las verdaderas fracturas por estallido.
- Las *fracturas de la pared medial* se asocian comúnmente a fracturas nasoetmoidales. Cuando ocurren en la región posterior a través de la lámina papirácea, sin fractura del reborde, son tipo *blow-out*. Cuando se producen cerca del reborde, pueden asociarse lesiones del sistema nasolagrimal. En estos casos pueden encontrarse cambios en el canto interno y epífora.
- Las *fracturas del techo orbitario* se asocian a lesiones frontales o del seno frontal. Se trata de traumatismos craneoencefálicos y pueden requerir consulta neuroquirúrgica. El desplazamiento del techo puede disminuir el volumen orbitario y puede observarse enoftalmos y asimetría ocular en el mismo momento o tras la resolución del edema.

Tratamiento

Los objetivos son reconstruir el defecto óseo y corregir los déficits funcionales para obtener una restauración anatómica y funcional. En este sentido, la demora de la cirugía es clave para minimizar los efectos negativos del edema y del hematoma agudo sobre los resultados, así como la necesidad de planificar y customizar en algunos casos la reconstrucción.

Indicaciones

Las indicaciones quirúrgicas son controvertidas y podrían dividirse en dos categorías: funcionales y estéticas. La selección de los casos quirúrgicos debe distinguir:

- Necesidad de tratamiento urgente: pérdida parcial o completa de la visión por afectación traumática del nervio óptico, incremento grave de la presión intraocular, hematoma retrobulbar o hemorragia nasal u oral intensa.
- Necesidad de cirugía precoz: si se confirma la restricción mecánica de la mirada con test de ducción forzada positivo y atrapamiento o incarceración muscular diagnosticada por TC (más típico en niños por la elasticidad ósea y fractura en tallo verde, mecanismo "en trampilla" o *trapdoor*). Según la mayoría de los autores, la extrusión conal de la grasa requiere reconstrucción quirúrgica cuando el enoftalmos es perceptible (> 2 mm). Lo mismo ocurre con defectos del suelo mayores al 50 %, que condicionan una distopia vertical.
- Observación: ante pacientes con restricción de la mirada menos llamativa y sin clara evidencia de atrapamiento muscular en la TC, es razonable mantener un período de observación durante dos o tres semanas con corticoterapia y ejercicios de movimiento ocular. Si la diplopía persiste, serían susceptibles de exploración quirúrgica. Asimismo, en defectos menores al 50 % y sin atrapamiento muscular o herniación es conveniente mantener un período observacional.

Nuestra decisión quirúrgica se deberá tomar en un periodo de 2 o 3 semanas, ya que la demora superior a este tiempo puede conllevar la aparición de secuelas.

Abordajes quirúrgicos

Abordaje inferior y lateral de la órbita

Existen tres incisiones básicas para acceder al suelo de la órbita: subtarsal, subciliar y transconjuntival. Estos abordajes se han explicado previamente en el apartado "Tratamiento" de las fracturas de complejo cigomático (**Fig. 21-6**).

Abordaje superior y medial de la órbita

Se puede acceder por diferentes vías:

- Abordaje en cola de ceja: tiene buenos resultados estéticos y es uno de los accesos más comunes a esta región anatómica.
- Abordaje de blefaroplastia superior.

- Abordaje coronal: permite un acceso excelente a todo el reborde supraorbitario y al techo de la órbita y, generalmente, se emplea en casos de fracturas extensas asociadas a otras localizaciones.
- Abordaje transcaruncular: para explorar fracturas aisladas de pared medial y para reconstruir el tendón cantal medio en las fracturas NOE y le Fort III. Además de en fracturas orbitarias también se emplea para descompresión orbitaria, drenaje de abscesos etmoidales, reparación de vía lagrimal, biopsia de tumores del ápex orbitario y otras. Se colocan primero dos puntos de sutura lateral a los puntos lagrimales superior e inferior para traccionar y ganar campo quirúrgico. La incisión de unos 12 mm se realiza entre la plica semilunar y la caruncular. Se diseca en dirección medial hasta la cresta lagrimal posterior entre el músculo de Horner y el tabique orbitario, que se rechaza lateralmente. Se atraviesa el periostio y se diseca por vía subperióstica por la pared medial. Los vasos etmoidales anteriores se cauterizan aquí, teniendo especial cuidado de no acceder más arriba por el riesgo de entrar en la fosa craneal anterior. El músculo oblicuo inferior marca el límite inferior de la disección y debe desinsertarse cuando se emplean conjuntamente los abordajes transconjuntival y transcaruncular. La fijación del material de reconstrucción se recomienda en la región más anterior. Se cierra la incisión con material reabsorbible en la periórbita y no se sutura la conjuntiva. Las complicaciones pueden ser lesión del aparato lagrimal, del músculo recto medial y oblicuo inferior, edema caruncular e, incluso, simbléfaron.

Abordaje por la vía endoscópica transantral

Se ha descrito como alternativa a otros abordajes clásicos para acceder principalmente al suelo de la órbita. La principal ventaja es que permite la correcta visualización de todo el suelo de la órbita y se evitan las complicaciones palpebrales de los accesos subciliar, subtarsal y transconjuntival.

Materiales: injertos e implantes

Una vez definido el defecto, existen varias opciones para su reconstrucción: injertos óseos, mallas de titanio, implantes de polietileno o implantes reabsorbibles de ácido poliglicólico.

Los **injertos óseos**, sobre todo, de calota, aportan la ventaja de presentar menor incidencia de infección que los materiales aloplásticos y la desventaja de añadir morbilidad al paciente y la posibilidad de reabsorción de estos.

Las **mallas de titanio estándar** presentan el inconveniente de tener tamaños y contornos que no se ajustan correctamente al defecto, lo cual puede dificultar su correcta colocación. Como desventaja presentan la posibilidad de migración y consiguiente lesión de estructuras adyacentes, como el nervio óptico.

Las **prótesis de polietileno** son ventajosas porque se pueden cortar y amoldar al tamaño deseado de forma precisa. También existen mallas de titanio mezcladas con polietileno, que combinan las ventajas de ambos materiales. Como inconveniente principal, el polietileno poroso puede albergar una colonización bacteriana crónica que obligue a su explantación por infecciones de repetición.

Los **implantes reabsorbibles** tienen más uso en defectos pequeños y en niños. Se suelen reabsorber al cabo de un año. Tienen la desventaja de poder generar una respuesta inmune frente a cuerpo extraño, con la consiguiente formación de fibrosis y encapsulación del material.

Actualmente, la disponibilidad de **mallas de titanio preformadas y material PSI** (*patient specific implant*) facilita la adaptación del material de titanio a los defectos orbitarios en el momento de la cirugía. Las mallas preformadas permiten escoger la lateralidad y el tamaño; además se pueden recortar para ajustar sobre modelos estereolitográficos e incluso incorporar sus archivos "*.stl*" a los programas de planificación y navegación quirúrgica (**Fig. 21-8**). El material PSI, personalizado y diseñado a medida de la anatomía del defecto, tiene la desventaja del coste, mucho mayor, pero permite una solución excelente en caso de defectos complejos de varias paredes o en reintervenciones, como se expone más adelante (**Fig. 21-9**). Este tipo de material también permite la navegación intraoperatoria para asegurar su correcta colocación, ya que dispone de vectores de dirección grabados en su superficie.

Como norma general, todos los implantes deberían ser fijados al reborde orbitario, con uno o dos tornillos (de 1,0 mm a 1,5 mm), pero dependerá de su tamaño, posición y accesibilidad para la misma.

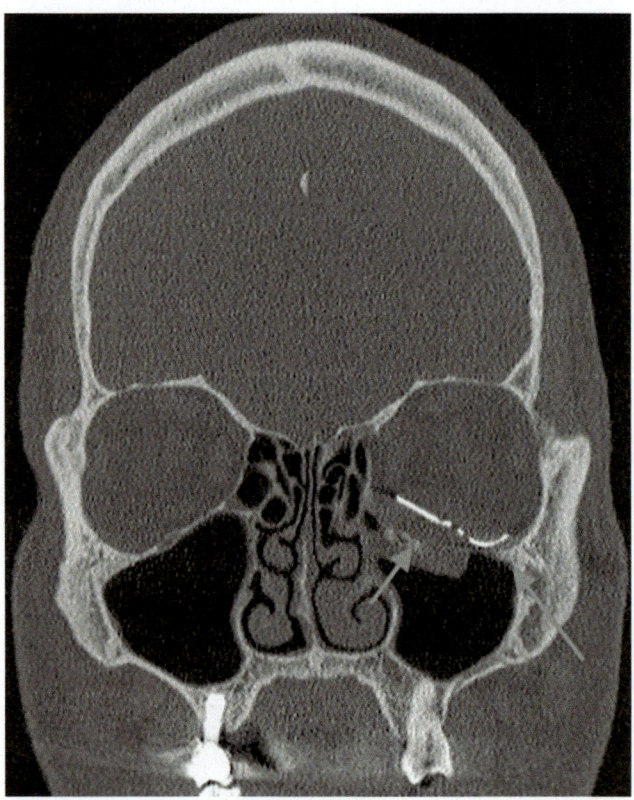

Figura 21-8. Reconstrucción del suelo de órbita con una malla de titanio preformada correctamente adaptada.

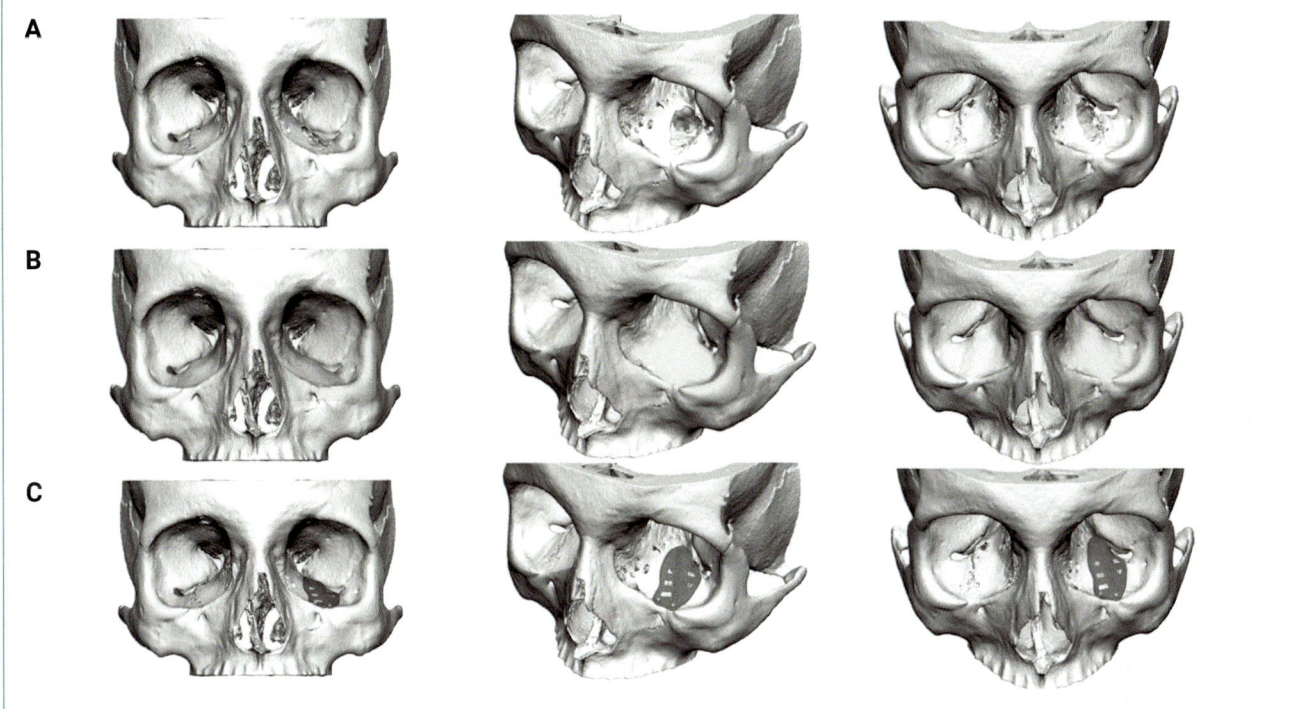

Figura 21-9. Secuencia de reconstrucción de fractura de suelo de órbita con PSI. **A.** Fractura de suelo de órbita izquierdo. **B.** Imagen especular de la órbita derecha (sana) sobre el lado izquierdo (fracturado). **C.** Implante de titanio PSI sobre el defecto.

Enoftalmos postraumático: etiopatogenia y abordaje terapéutico

Las complicaciones o secuelas de las fracturas orbitarias se comparten en parte con las comentadas en el apartado de fracturas del complejo cigomático-malar. El enoftalmos es la complicación más específica de las fracturas aisladas de órbita; puede presentarse como una secuela estética sin implicaciones funcionales o, al contrario, cuando es mayor a 5 mm, asociada a alteraciones funcionales como diplopía o disminución de la agudeza visual.

Se consideran como causas de enoftalmos el prolapso del contenido orbitario a los senos, la atrofia grasa de la periórbita, la pérdida de soporte óseo orbitario y el incremento de volumen orbitario.

Actualmente, se considera que la principal causa de enoftalmos tras la cirugía de reconstrucción orbitaria se debe a una corrección no anatómica o inadecuada del defecto, especialmente, cuando el incremento de volumen se ha producido por fractura a nivel de la zona más posterior del suelo de la órbita o en la zona de transición entre la zona posteromedial del suelo de la órbita y la propia pared medial, en la llamada «área clave», donde pequeños defectos a este nivel suponen una repercusión volumétrica más grave, comparada con la producida en otras localizaciones.

La mayoría de los autores coinciden en que debemos indicar la reconstrucción quirúrgica para evitar este enoftalmos, ante un defecto de pared superior a 2 cm^2, un incremento de volumen orbitario superior a 1,62 cm^3 o incrementos de volumen orbitario superiores al 10-15 %.

El tratamiento estético secundario de este enoftalmos y de sus problemas funcionales requiere abordajes muchas veces más extensos y, actualmente, si se tiene disponibilidad, se recomienda el uso de materiales PSI junto con la navegación intraoperatoria para asegurar el posicionamiento tridimensional del material de reconstrucción. No debemos olvidar el manejo de tejidos blandos, ya que puede ser necesaria la restitución del volumen de parte blanda atrofiado o el manejo de la fibrosis cicatricial.

PUNTOS CLAVE

- Las fracturas malares pueden ser desde simples e irrelevantes a complejas, con gran repercusión para la función ocular y la estética facial, por lo que su indicación quirúrgica deberá ser establecida y planificada individualmente, una vez descartadas otras lesiones que requieran atención preferente, como son las secundarias a un politraumatismo o lesiones oculares.
- La TC es la prueba de elección para el diagnóstico de las fracturas orbitomalares y sirve como herramienta en la planificación del tratamiento para el diseño del material de reconstrucción.

- Las fracturas malares de media energía requieren reducción y fijación interna en, dos focos al menos, mientras que las fracturas de alta energía suelen requerir abordajes amplios enfocados en la reconstrucción orbitaria.
- En las fracturas orbitarias, el objetivo es reconstruir el defecto óseo y corregir los déficits funcionales para obtener una restauración anatómica y funcional. En la medida de lo posible es preferible diferir la intervención quirúrgica para control de la inflamación y previsión del material de reconstrucción adecuado.

BIBLIOGRAFÍA

Bidaguren A, Barbier L. Fracturas orbitomalares. En: Cirugía Oral y Maxilofacial. Editorial Médica Panamericana, 2012: 238–50.

Cole P, Boyd V, Banerji S, Hollier LH. Comprehensive management of orbital fractures. Plast Reconstr Surg 2007; 120(Suppl 2): 57S-63S.

Costa J, Canals J, Patau JM, et al. Anatomía topográfica de la órbita. En: Pérez Moreiras JV, Prada Sánchez MC, eds. Patología orbitaria (Tomo 1) (2ª edición). Barcelona: Edika Med, 2000.

Ellstrom CL, Evans GRD. Evidence-based medicine: Zygoma fractures. Plast Reconstr Surg. 2013;132(6):1649-57.

Fernández Ferro M. Fracturas orbitomalares. En: Martín-Granizo R, De Pedro M, Gallana S, eds. Manual de cirugía oral y maxilofacial (2ª edición). Madrid: GlaxoSmithKline, 2004.

Hollier LH, Thornton J, Pazmino P, et al. The management of orbitozygomatic fractures. Plast Reconstr Surg. 2003;111:2386.

López Davis A M-GR. Cirugía Oral y Maxilofacial. Editorial Médica Parameramericana (3ª edición), 2012: 439-55.

Manson PN, Clark N, Robertson B, et al. Subunit principles in midface fractures: the importance of sagital buttresses, soft-tissue reductions, and sequencing treatment of segmental fractures. Plast Reconstr Surg, 1999;103:1287.

Martin B, Ghosh A. Antibiotics in orbital floor fractures. Emergí Med J. 2003;20:66. McCarthy J. Cirugía Plástica. La cara. (Tomo I) (1ª edición) Buenos Aires: Editorial Médica Panamericana, 1994.

Ridgway EB, Chen Chen, Lee BT. Acquired entropion associated with the transconjuntival incision for facial fracture management. J Craniofac Surg. 2009;20(5): 1412-5.

Rohrich RJ, Janis JE, Adams WP. Subciliary versus subtarsal approaches to orbitozygomatic fractures. Plast Reconstr Surg. 2003;111(5):1708-14.

Swift JQ. Isolated zygoma fractures. En: Haug RH, ed. Atlas of the Oral and Maxillofacial Surgery Clinics of North America. Midfacial Trauma I. Volume 1. Number 2. (1ª edición) Philadelphia: WB Saunders, 1993.

Zingg M, Laedrach K, Chen J, et al. Classification and treatment of zygomatic fractures: a review of 1025 cases. J Oral Maxillofac Surg. 1992;50:778.

Fracturas nasoorbitoetmoidales

22

E. Martínez Carapeto y S. Gallana Álvarez

OBJETIVOS

- Conocer la anatomía orbitaria y del retináculo medial y su relevancia en el tratamiento de las fracturas NOE.
- Repasar la clasificación actual de las fracturas NOE.
- Dominar las principales vías de abordaje y secuencia quirúrgica de estas fracturas.

INTRODUCCIÓN

Las fracturas nasoorbitoetmoidales (NOE) son un conjunto de fracturas localizadas en la parte central del tercio medio facial, zona compleja con una amplia repercusión estética y funcional. A menudo se encuentran asociadas a otras fracturas faciales y en el contexto de politraumatismos sistémicos. Pueden afectar a la dimensión vertical y anteroposterior facial, a la visión binocular y a la vía lacrimal, sin olvidar las secuelas estéticas faciales y deformidades secundarias a la falta de manejo adecuado y precoz.

ANATOMÍA

La región NOE se sitúa en la zona central del tercio medio facial, y está conformada por la unión de las regiones nasal, de senos paranasales, craneal (que constituye su límite superior) y orbitaria medial (que constituye su límite lateral). Los huesos que la componen conforman una especie de pirámide, y son el hueso frontal, los huesos propios nasales, el hueso lacrimal, el proceso frontal del hueso maxilar, y el hueso etmoides (**Fig. 22-1**).

La región NOE tiene una baja resistencia a las fuerzas frontales, por lo que, como resultado de un traumatismo de alta energía, los delgados huesos nasales no soportan la fuerza y la transmiten posteriormente, produciendo una impactación posterior con conminución del hueso lacrimal y del etmoides.

En cuanto a las partes blandas, el canto medial está soportado por varias estructuras, con una disposición tridimensional compleja. Aunque el tendón cantal medial ocupa gran parte de esta área, se incluyen como estructuras de soporte las siguientes entidades: músculo de Horner, fascia capsulopalpebral del músculo recto medial, porción medial de la aponeurosis del elevador, porción medial del ligamento de soporte, porción medial de los retractores del párpado inferior y porción preseptal del músculo orbicular, tres variantes del

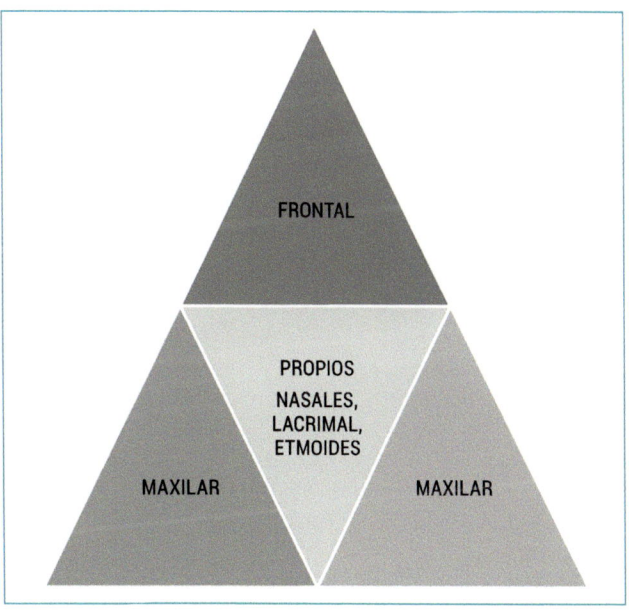

Figura 22-1. Componentes óseos de la región nasoorbitoetmoidal.

ligamento de Lockwood. Podemos llamar a todo este conjunto el retináculo medial (**Figs. 22-2** y **22-3**).

El tendón cantal medial (TCM) contiene 2 divisiones:

- División anterior (es más fuerte que la posterior): está situada por delante del saco lacrimal, que conecta la cresta lacrimal anterior y la cara medial de la placa tarsal. Se divide a su vez en:
  - Lamela anterior: tendón de la porción pretarsal del músculo orbicular del ojo, que se continúa con la porción muscular pretarsal del músculo orbicular sin insertarse en la placa tarsal.
  - Lamela posterior: unión musculotendinosa de las porciones preseptal y orbitaria del músculo orbicular.

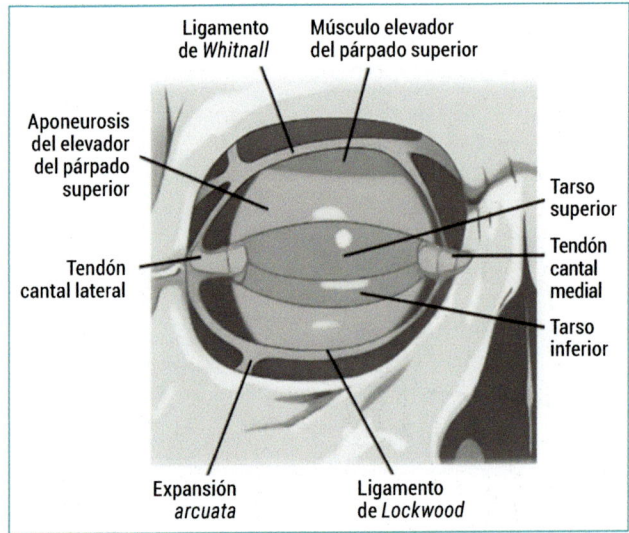

Figura 22-2. Anatomía de las estructuras de soporte del canto medial.

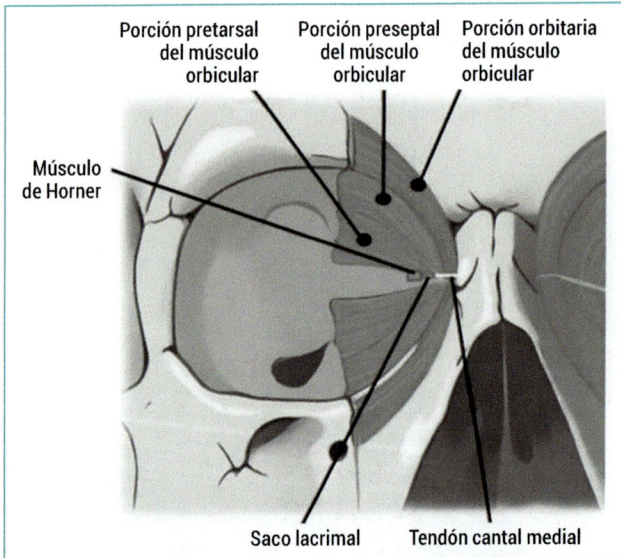

Figura 22-3. Anatomía de las estructuras musculares.

- División posterior: está formada por el diafragma lacrimal, también llamada fascia común entre el saco lacrimal y el músculo de Horner. El músculo de Horner se origina en la cresta lacrimal posterior, y conecta esta con la placa tarsal.

Entre ambas divisiones se localiza la fosa lacrimal, con la glándula lacrimal. La lágrima es recogida por los puntos lacrimales del borde libre de los párpados, y conducidaa través del canalículo hacia el saco lacrimal. Este la drena, siguiendo el conducto nasolacrimal en el meato inferior. El músculo de Horner posee una fascia en común con la mitad superior del saco lacrimal y está en íntima relación con la porción lateral del canalículo lacrimal, por lo que desempeña un papel importante en el sistema de drenaje lacrimal.

Tanto el músculo de Horner como la fascia capsulopalpebral del músculo recto medial desempeñan un papel vital en la fijación del tendón cantal medial y del aspecto medial de la placa tarsal (**Fig. 22-4**).

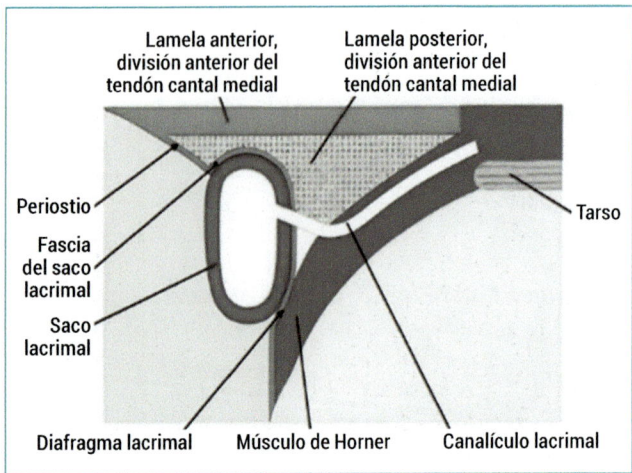

Figura 22-4. Estructuras del tendón cantal medial.

ETIOLOGÍA

Las fracturas NOE son comunes en traumatismos directos sobre la región centrofacial, como los accidentes de tráfico (especialmente, de motocicletas) o las agresiones físicas. Si son secundarios a impactos de alta energía, normalmente, se encuentran asociadas a otras fracturas faciales (aproximadamente, el 60 % de las fracturas NOE se asocian con fracturas orbitarias, y el 20 % se diagnostican en el contexto de fracturas panfaciales). Las fracturas NOE aisladas solo constituyen el 5 % de todas las fracturas faciales en adultos y el 16 % en la población pediátrica.

DIAGNÓSTICO

En el contexto de un paciente politraumatizado, el manejo inicial consiste en la atención del esquema "ABC" (*"airways-breathing-circulation"*). Una vez estabilizado el paciente de lesiones potencialmente vitales, son fundamentales también una exploración neurológica y oftálmica completas.

Clínico

El diagnóstico comienza con la exploración clínica. En la inspección general podemos encontrar signos como edema facial, aplanamiento de la región malar y pérdida del soporte nasal, telecanto traumático (la distancia intercantal media en la población caucásica es de 33-34 mm en varones, y de 32-34 mm en mujeres; una distancia intercantal mayor de 35 mm es sugestiva de fractura NOE, mientras que si es de 40 mm o más, es diagnóstica). Puede haber enoftalmos y disminución de la fisura palpebral, diplopía, epistaxis, epífora (hasta en un 50 % de las fracturas NOE), fístula de LCR o rinorrea.

Tras la inspección general, se realiza una palpación bimanual. Con el 1º y 2º dedos se palpa el puente nasal para objetivar la crepitación y movilidad de fragmentos. Se puede colocar una pinza de Kelly intranasal sobre la apófisis ascendente del maxilar (en la zona de inserción del canto interno) y a la vez colocar el segundo dedo sobre la inserción del tendón cantal medial, para poner de manifiesto la inestabilidad del fragmento que incluye la inserción del tendón, al ejercer presión con la pinza sobre el hueso. También se puede realizar el test de "*bowstring*", que consiste en palpar la raíz nasal mientras se retrae el párpado inferior inferolateralmente. Si el tendón cantal medial está desinsertado, habrá una gran laxitud del párpado y se palpará un segmento óseo móvil de la fractura.

Existen controversias sobre la exploración y el estudio rutinario de la vía lacrimal; algunos autores solo la recomiendan si existe un daño evidente y objetivado.

Radiológico

La prueba de imagen de elección es la tomografía computarizada (TC), con cortes finos de 1 o 1,5 mm, en proyección axial con reconstrucciones coronales, así como 3D (**Fig. 22-5**).

CLASIFICACIÓN

Aunque ha habido múltiples clasificaciones a lo largo de los años, la más usada actualmente es la de Markowitz (1991). Divide las fracturas en 3 tipos, según el grado de conminución del fragmento central, y la inserción al mismo del tendón cantal medial.

Fractura tipo I. Tiene un solo fragmento óseo central que mantiene unido el ligamento cantal medial. Puede ser uni o bilateral. Si es bilateral, la región NOE queda aislada por completo del resto del tercio medio. Esto es conocido como fractura en monobloque, y, como característica, no presenta telecanto traumático (**Fig. 22-6**).

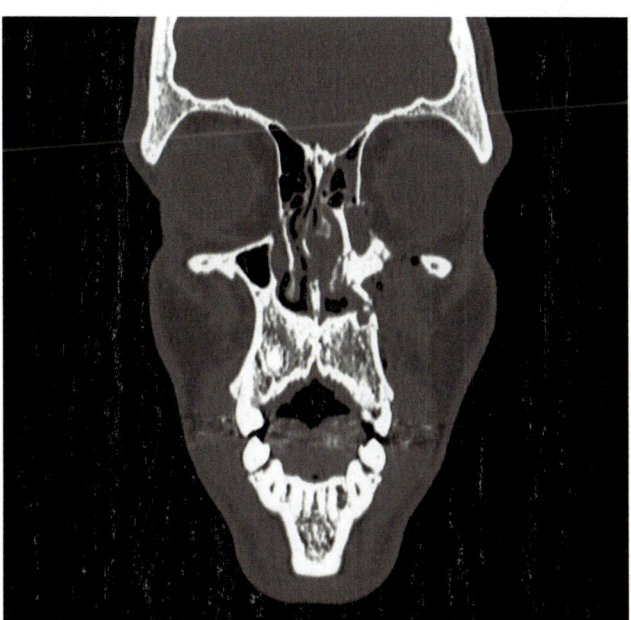

Figura 22-5. Fractura NOE izquierda.

Fractura tipo II. Existe cierta conminución en el fragmento central, aunque sin afectar a la inserción del ligamento cantal medial (**Fig. 22-7**).

Fractura tipo III. Extensa conminución del fragmento central con avulsión del tendón cantal medial (**Fig. 22-8**).

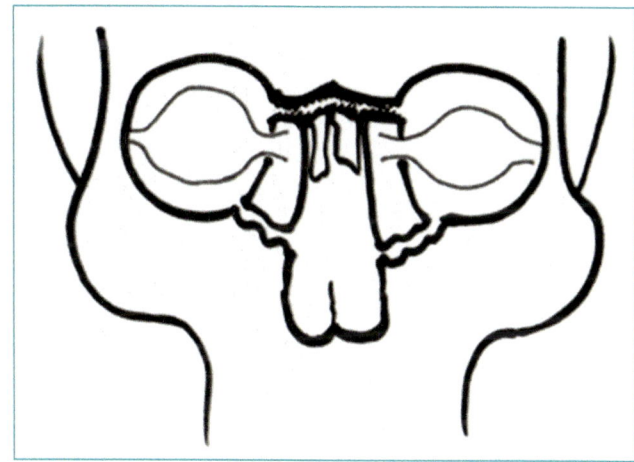

Figura 22-6. Fractura NOE tipo I.

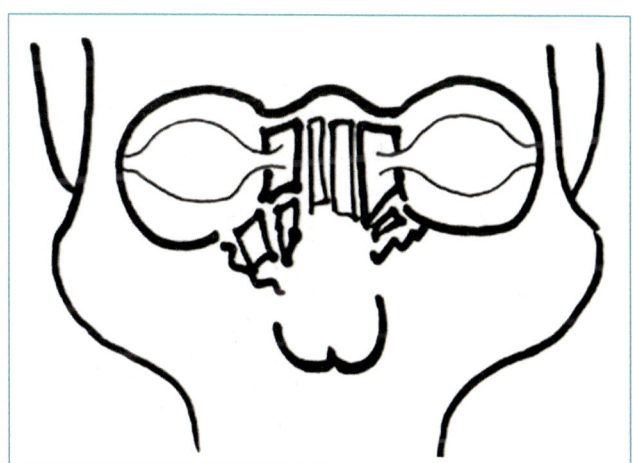

Figura 22-7. Fractura NOE tipo II.

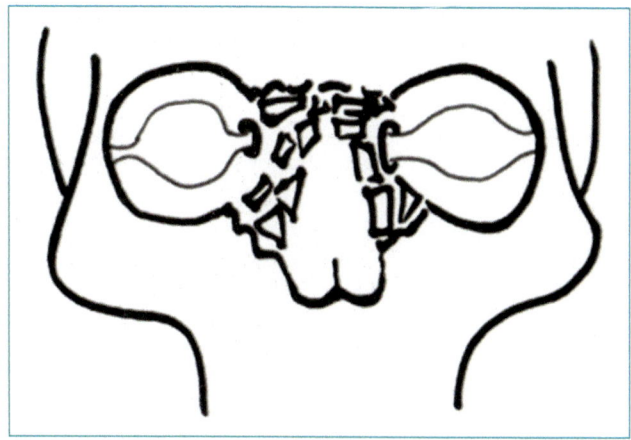

Figura 22-8. Fractura NOE tipo III.

TRATAMIENTO

¿Cuándo debe realizarse?

Existen controversias sobre el momento idóneo de la cirugía. Debido a que muchas veces se asocian lesiones sistémicas que requieren atención prioritaria, no siempre es posible el tratamiento en estadíos iniciales. Incluso si se pudiera establecer un tratamiento en el momento inicial del traumatismo, existe la dificultad de un abordaje de la fractura mediante incisiones en tejidos inflamados con edema, con el consiguiente riesgo de lesiones nerviosas o cicatrices inestéticas. Si se retrasa mucho la cirugía, está la posibilidad de tener que realizar osteotomías para una reducción correcta, sumado a la dificultad añadida del manejo del ligamento cantal medial en un tejido fibrótico en plena cicatrización. Por tanto, existe consenso en que la intervención debe realizarse lo antes posible, una vez que el edema inicial se haya resuelto y el paciente esté preparado para soportar la intervención (no debiendo ser superior el tiempo de espera a los 10-14 días).

Vías de abordaje

Actualmente, se usan técnicas abiertas con reducción y fijación interna con miniplacas o tornillos, si hay desplazamiento significativo de fragmentos, desinserción del tendón cantal medial (TCM), pérdida de altura del dorso nasal o aumento del volumen orbitario.

Existe controversia sobre el uso de heridas o laceraciones faciales como vías de abordaje. Algunos autores, como Papadopoulos et al. no recomiendan su uso, por la frecuente necesidad de tener que ampliarlas para obtener un acceso adecuado.

Se han descrito diferentes vías de abordaje para el tratamiento de las fracturas NOE, que, a pesar de todos los avances médicos y científicos, no han variado mucho a lo largo de los años. Actualmente, el *gold standard* es el abordaje coronal, combinado con abordajes de párpado inferior (subciliar o transconjuntival ± cantotomía externa) y con el abordaje del vestíbulo del maxilar superior:

- **Abordaje coronal**. Permite una amplia exposición de la región frontal, nasoetmoidal, orbitaria superior y lateral, y la obtención de injertos óseos de calota. Se levanta en un plano subgaleal hasta unos 2,5 cm por encima del reborde supraorbitario y en este punto se incide y eleva el periostio para exponer el hueso frontal, los huesos propios y el reborde orbitario medial. Hay que respetar el pedículo neurovascular supraorbitario y supratroclear, así como la rama frontal del nervio facial.
- **Abordaje de párpado inferior**: permite el acceso al reborde infraorbitario y suelo de la órbita.
- **Abordaje de vestíbulo de maxilar superior**: expone desde la pared anterior del seno maxilar hasta el reborde infraorbitario, siempre respetando el nervio infraorbitario.
- **Abordaje transcaruncular:** se usa para acceder a la sutura nasofrontal. Tiene limitaciones por la posibilidad de daño a las estructuras orbitarias (como la división posterior del TCM). Consiste en un abordaje preseptal entre el septo orbitario y el músculo de Horner, a través de la carúncula, que se retrae medialmente, y el contenido orbitario se retrae lateralmente.
- **Otros abordajes más infrecuentes**: *degloving* mediofacial, abordaje de Weber Ferguson; abordaje de línea media nasal o en forma de alas de gaviota y abordaje endoscópico.

Secuencia del tratamiento quirúrgico

1. Identificación del TCM y del fragmento óseo donde está insertado, con disección roma cuidadosa.
2. Reconstrucción del reborde orbitario medial y de la órbita interna: desde los fragmentos más estables a los más inestables.
3. Resuspensión del TCM: asegurando que los vectores posterior y superior repliquen el vector de fuerza posterior que ejerce la banda posterior del TCM (se explicará más adelante).
4. Reducción del septo nasal.
5. Reconstrucción del dorso nasal e injertos óseos, si se precisan.
6. Manejo y readaptación de los tejidos blandos.

Manejo quirúrgico

Puede realizarse una fijación rígida con miniplacas y tornillos en 1, 2 o 3 puntos, dependiendo del nivel de conminución. El orden de fijación no está claramente establecido y depende mucho de cada cirujano.

Según la clasificación de Markowitz:

Tipo I. Se pueden tratar mediante un abordaje vestibular superior y de párpado inferior. La reducción y osteosíntesis se lleva a cabo con miniplacas y tornillos en arbotante nasomaxilar y reborde infraorbitario, si existe desplazamiento. Otros autores recomiendan 3 puntos de estabilización, añadiendo el reborde piriforme.

Tipo II. Requieren un abordaje coronal, combinado con el de párpado inferior (subciliar o transconjuntival) y de vestíbulo superior. En estos casos es importante localizar el TCM y evitar desinsertarlo del fragmento óseo, a pesar de la conminución. La reducción del fragmento central se realiza mediante alambrado transnasal o miniplaca fijada al pilar nasofrontal, y osteosíntesis en reborde infraorbitario y arbotante nasomaxilar.

Tipo III. Los abordajes son similares a los del tipo II. Hay que identificar y reconstruir el segmento de pared medial orbitaria donde se insertará el TCM. Se utilizarán injertos óseos y se llevará a cabo una reducción de fragmentos, una estabilización adecuada y osteosíntesis con miniplacas. También se puede usar el alambre transnasal para estabilizarlos y fijar el TCM (**Fig 22-9**).

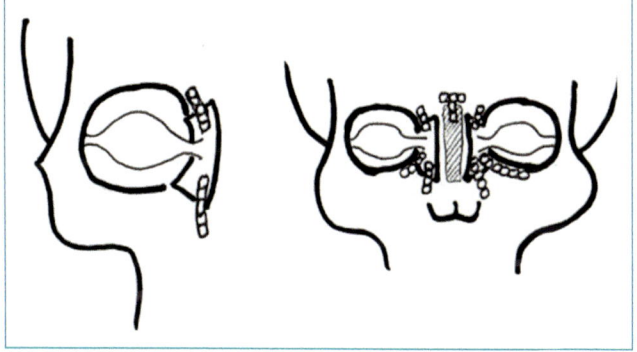

Figura 22-9. Osteosíntesis en fracturas NOE tipo I y II-III.

Técnicas de cantopexia transnasal

Está recomendada en las fracturas NOE tipo II o III de Markowitz. Se realizan transnasalmente orificios de entrada y salida en la pared orbitaria medial, pasando a través de ellos una sutura o alambre, que también atraviesa el TCM, para fijarlo al lado contralateral. Los puntos de fijación de los alambres se dirigirán posterior y superiormente a la cresta lacrimal posterior. El alambre o sutura se pasa a través de la pared orbitaria medial, el septo nasal superior o la lámina perpendicular del etmoides, y se tensa y fija a una miniplaca o tornillo en el pilar nasofrontal contralateral. En casos de fractura bilateral, también puede anudarse al alambre contralateral. Es importante no situar los orificios muy anteriores a la cresta lacrimal, ya que se puede producir una separación posterior de los fragmentos al tensado. Si existe conminución de la pared medial orbitaria y del reborde, la técnica de cantopexia deberá posponerse a la reconstrucción de la zona con injertos. Otra técnica más novedosa (Engelstad et al.) consiste en usar un alambre con un ancla en su extremo distal, que se introduce a través de la carúncula, hacia medial y posterior, atravesando el TCM y usando una miniplaca colocada en la pared interna orbitaria para suspender el alambre, quedando el ancla fijada en el TCM.

Técnica de reducción abierta y suturas de suspensión

Se usan suturas de prolene transcutáneas, que rodean o atraviesan los fragmentos óseos por orificios hechos con una broca, para, mediante la tensión aplicada, levantar, realinear, y reducir los fragmentos, mientras se controlan estos movimientos mediante los abordajes realizados. Estas suturas se suspenden en piel primero a una espuma o *foam* no adhesiva y luego a una férula nasal termoplástica durante 2 días.

Injertos óseos

Están indicados si existe conminución importante (fracturas tipo II y III). Se toman preferentemente de la calota craneal, por su acceso rápido a través del abordaje coronal. Se usan, principalmente, para la restauración nasal (dorso y proyección nasal), en el reborde orbitario medial y en la pared medial orbitaria conminuta. Otras zonas donantes serían la mandíbula, la costilla y la cresta ilíaca.

Manejo de los tejidos blandos

Es un punto crítico a la hora de restablecer la apariencia del paciente previa al traumatismo, siendo, para algunos autores, igual de relevante que el tratamiento de la parte ósea. El área más compleja es la zona de inserción del TCM y del valle nasoorbitario. Si no se prevé la cicatrización de esta área en el momento de establecer el plan de tratamiento, se puede producir un exceso de tensión en el TCM, con ensanchamiento del puente nasal asociado a telecanto, a pesar de una buena fijación ósea. Algunas técnicas descritas para este fin son:

- Puntos intradérmicos para mantener la piel curvada sobre el hueso: 2 ó 3 puntos situados unos 10 mm anterior a la inserción del tendón, siguiendo una línea curva.
- Almohadillas, botones de acrílico o placas acolchadas situadas sobre los cantos internos, que favorecen la unión de la piel al hueso y que son fijadas mediante alambre transnasal. Se deben mantener durante 7-10 días, y el efecto es similar a la férula nasal. Sargent describe esta técnica como una de las más efectivas para mantener el contorno del área NOE.

COMPLICACIONES

Están relacionadas con los defectos de osteosíntesis, una mala cicatrización ósea y de tejidos blandos (retracciones por fibrosis), asimetría nasal residual (deformidad en silla de montar), distancia o posición intercantal inadecuada, lesiones de la vía lagrimal, distopia orbitaria, enoftalmos o complicaciones intracraneales (fístulas de LCR, desgarros de duramadre, etcétera).

 PUNTOS CLAVE

- Recordar que es difícil alcanzar unos resultados estéticamente perfectos.
- Evitar el pseudotelecanto, que ocurre cuando no se trata el telecanto a tiempo, y la piel y los tejidos blandos se acomodan y cicatrizan en una posición ensanchada más abierta de lo normal, que puede no revertir, aunque se realice una buena reducción ósea y una reaproximación del TCM. Se trata sobrecorrigiendo la reaproximación de los tejidos blandos, ya que puede haber una recaída postquirúrgica.

BIBLIOGRAFÍA

Chu YY, Lim E, Liao HT. Ipsilateral transnasal medial canthopexy to correct secondary telecanthus after naso-orbito-ethmoid fracture. J Plast Reconstr Aesthet Surg. 2020 May; 73(5):934-941.

Ellis E 3rd. Sequencing treatment for naso-orbito-ethmoid fractures. J Oral Maxillofac Surg. 1993 May;51(5):543-58.

Herford AS, Ying T, Brown B. Outcomes of severely comminuted (type III) nasoorbitoethmoid fractures. J Oral Maxillofac Surg. 2005 Sep;63(9):1266-77.

Kang H, Takahashi Y, Nakano T, Asamoto K, Ikeda H, Kakizaki H. Medial canthal support structures: the medial retinaculum: a review. Ann Plast Surg. 2015 Apr;74(4):508-14.

Leader P, Gal TJ. Naso-Orbital-Ethmoid Fracture Repair Techniques: A Systematic Review. J Oral Maxillofac Surg. 2024 Apr;82(4):461-7.

Leipziger LS, Manson PN. Nasoethmoid orbital fractures. Current concepts and management principles. Clin Plast Surg. 1992 Jan;19(1):167-93.

Manson PN, Markowitz B, Mirvis S, Dunham M, Yaremchuk M. Toward CT-based facial fracture treatment. Plast Reconstr Surg. 1990 Feb; 85(2):202-12; discussion 213-4.

Markowitz BL, Manson PN, Sargent L, Vander Kolk CA, Yaremchuk M, Glassman D, Crawley WA. Management of the medial canthal tendon in nasoethmoid orbital fractures: the importance of the central fragment in classification and treatment. Plast Reconstr Surg. 1991 May;87(5):843-53.

Na Y, Seo C, Kwon Y, Kim J, Choi H, Shin D, Lee M. Treatment of a naso-orbito-ethmoid fracture using open reduction and suspension sutures: a case report. Arch Craniofac Surg. 2022 Dec;23(6):269-73.

Papadopoulos H, Salib NK. Management of naso-orbital-ethmoidal fractures. Oral Maxillofac Surg Clin North Am. 2009 May;21(2):221-5, vi.

Paskert JP, Manson PN, Iliff NT. Nasoethmoidal and orbital fractures. Clin Plast Surg. 1988 Apr; 15(2):209-23.

Paskert JP, Manson PN. The bimanual examination for assessing instability in naso-orbitoethmoidal injuries. Plast Reconstr Surg. 1989 Jan; 83(1):165-7.

Pisano J, Tiwana PS. Management of Panfacial, Naso-Orbital-Ethmoid and Frontal Sinus Fractures. Atlas Oral Maxillofac Surg Clin North Am. 2019 Sep;27(2):83-92.

Sargent LA. Nasoethmoid orbital fractures: diagnosis and treatment. Plast Reconstr Surg. 2007 Dec;120(7 Suppl 2):16S-31S.

 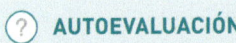 AUTOEVALUACIÓN

Fracturas frontosinusales

23

J. Rodríguez Cobo y G. Herrera Calvo
Colaborador: P. Criado Villalón

OBJETIVOS

- Describir las peculiaridades anatómicas del seno frontal y su implicación en la patología traumatológica.
- Clasificar las fracturas del seno frontal.
- Indicar las pruebas de imagen necesarias para conseguir una adecuada evaluación radiológica de este tipo de fracturas.
- Exponer los diferentes tipos de actuación, en función de la clasificación de las fracturas del seno frontal, así como las diferentes técnicas quirúrgicas.
- Sintetizar las principales complicaciones que pueden aparecer tras producirse una fractura del seno frontal.

INTRODUCCIÓN Y ASPECTOS ANATÓMICOS

Las fracturas frontosinusales engloban el 5-15 % de todas las fracturas del macizo craneofacial. El hueso frontal es el más duro de todo el esqueleto facial, admite presiones de hasta 1.000 Kg sin fracturarse. Esta característica explica que las fracturas aisladas frontosinusales sean excepcionales y lo más habitual sea encontrarlas asociadas a fracturas faciales múltiples, ya que los huesos circundantes tienen menos resistencia.

Típicamente, se producirán en traumatismos de alta energía, en la mayoría de los casos, asociados a accidentes de tráfico. Con la llegada del cinturón de seguridad y los *airbags* se han reducido notablemente. Históricamente, los accidentes de tráfico suponían el 70 % de las fracturas de seno frontal; en la actualidad siguen siendo la causa más habitual, pero han disminuido los números totales este tipo de fracturas.

Un tercio de las fracturas serán limitadas a la tabla anterior, que es la que recibe el impacto directamente, y dos tercios serán una combinación de diferentes tipos de fracturas: tabla anterior, posterior, conducto nasofrontal y receso frontal. Las lesiones aisladas de la tabla posterior son una excepción.

El seno frontal es el último de los senos paranasales en desarrollarse. Comienza a formarse a los 2 años como una cavidad rudimentaria; radiológicamente, puede comenzar a visualizase a los 8 años y alcanza un tamaño similar al del adulto a los 12 años. Se considera que el tamaño final lo alcanza al final de la adolescencia.

En el 15 % de la población encontramos aplasia sinusal unilateral y en el 5 %, la aplasia será bilateral. Otro 4 % adicional posee unas burbujas aéreas supraorbitarias con forma rudimentaria.

El seno frontal tiene dos lados (derecho e Izquierdo), que se desarrollan de forma independiente y están separados por el tabique intersinusal, que es una prolongación de la *crista galli*. El tamaño medio es de 24 mm de alto y 30 mm de largo. El techo orbitario y el conducto nasofrontal forman la pared inferior del seno frontal. Aunque el conducto nasofrontal solo es un verdadero conducto en un 15 % de la población, es una estructura clave en el tratamiento de las fracturas frontosinusales por las implicaciones de su lesión y su asociación con las celdillas etmoidales.

La mucosa sinusal está formada por epitelio mucoso pseudoestraificado ciliado columnar con células de Goblet en la zona caudal, que serán las encargadas de la producción de moco.

Especial importancia anatómica presenta la forámina de Breschet, que es el lugar de drenaje venoso de la mucosa del seno y puede ser una ruta de diseminación de la infección a nivel intracraneal.

Los objetivos del tratamiento serán restablecer la forma y dimensiones de la frente e intentar recuperar la funcionalidad sinusal cuando sea posible, proteger las estructuras intracaneales y evitar las posibles secuelas.

CLASIFICACIÓN

Siempre ha existido gran controversia a la hora de clasificar las fracturas frontosinusales (FFS). La mayoría de las clasificaciones utilizadas se fundamentan en la localización mediante métodos radiológicos (en su mayoría TC) del trazo de fractura. Sin embargo, la baja casuística de este tipo de fracturas hace que existan numerosas clasificaciones, todas ellas válidas para una correcta evaluación y tratamiento de dicha patología. En líneas generales, todas las clasificaciones pivotan en torno a tres estructuras que catalogan las FFS de más leves a más graves: la pared anterior del seno frontal, la pared posterior y el conducto nasofrontal.

Anteriormente, la clasificación más utilizada era la descrita en el año 1997 por Gonty et al., que dividía las FFS en 4 tipos diferentes. Posteriormente, en el año 2014, Torre et al. describieron una clasificación relacionada con el desplazamiento que sufren las diversas estructuras del seno frontal respecto a su posición inicial. La clasificación establecida por Manolidis, además de incluir las premisas descritas anteriormente, es bastante intuitiva y clasifica las FFS en 5 tipos:

- Tipo I: fracturas de la pared anterior lineales o mínimamente desplazadas.
- Tipo II: fracturas con hundimiento o conminutas de la pared anterior.
- Tipo III: fracturas conminutas que incluyen la pared anterior y la posterior.
- Tipo IV: fracturas conminutas de la pared anterior y posterior que asocian lesiones durales y posibles pérdidas de líquido cefalorraquídeo (LCR).
- Tipo V: fracturas conminutas de la pared anterior y posterior que asocian lesiones durales y posibles pérdidas de LCR con pérdida ósea o de tejidos blandos.

EXAMEN RADIOLÓGICO Y EVALUACIÓN

Es indispensable un buen diagnóstico clínico y radiológico, evaluando de forma íntegra al paciente. Para ello serán de utilidad los protocolos ATLS (*Advanced Trauma Life Support*) e identificar las lesiones coexistentes que requieren un tratamiento inmediato.

La exploración inicial requerirá la palpación de los rebordes orbitarios, la región frontal y la glabela, intentando delimitar la extensión de la lesión. Debemos prestar especial atención, en la exploración de la región naso-orbito-etmoidal, al complejo cigomático-maxilar, que suele presentar fracturas asociadas.

En los tejidos blandos encontraremos edema, hematoma y heridas de diferente calibre en la piel.

En los casos en los que objetivemos salida de LCR o en las fracturas abiertas se deberá comenzar con tratamiento AB inmediatamente; no debemos retrasarlo más de 2-3 días.

La exploración en los niños será más complicada y tendrán un mayor peso en el diagnóstico las pruebas de imagen. Como norma general, las fracturas de seno frontal en los niños serán tratadas como fracturas craneales.

El *gold standard* para el diagnóstico de las fracturas frontosinusales es la tomografía computarizada (TC) sin contraste de alta resolución, idealmente con cortes inferiores a 1 mm que permitan definir con claridad las características de la lesión (dimensiones, localización, etcétera).

Son de gran utilidad los renderizados en 3D en las fracturas muy conminutas o con fragmentos muy desplazados, porque la visualización completa de la fractura en 3 dimensiones nos ayuda y orienta de cara a la planificación de la cirugía.

Los cortes axiales y sagitales son útiles para valorar las fracturas de ambas tablas y el desplazamiento de estas. Para eva-

luar el conducto nasofrontal son eficaces los cortes sagitales y coronales: se buscan obstrucciones del seno, fracturas complejas de las celdillas etmoidales anteriores o fractura directa en la salida del conducto a la altura de la pared inferior del seno frontal.

Para los casos en los que se sospeche pérdida de LCR se puede hacer el test de la beta-2-transferrina que tiene una sensibilidad del 99 % y una especificidad del 97 %, pero su principal inconveniente es que tarda varios días en procesarse.

MANEJO DE LAS FRACTURAS FRONTOSINUSALES

El tratamiento de las FFS suele ser diferido (48-72 horas tras el mecanismo de producción), si bien, en ocasiones será necesaria una actuación emergente. Es el caso de aquellos pacientes con lesiones neurológicas que puedan requerir descompresión o fracturas abiertas tipo IV-V. Así mismo, otras indicaciones para realizar una intervención urgente serían hemorragias incontrolables, pérdida de tejidos blandos u óseos que requieran corrección quirúrgica inmediata o afectación de pares craneales. A continuación, se describirán las principales actuaciones respecto a cada tipo de fractura, resumido además en un algoritmo terapéutico (**Fig. 23-1**).

Observación

El tratamiento conservador se puede plantear cuando las fracturas no se encuentran desplazadas o cuando el desplazamiento es mínimo (fracturas tipo I) y no se produce afectación del conducto nasofrontal (CNF). Las fracturas con desplazamiento óseos por debajo de 2 mm no requerirán tratamiento quirúrgico, mientras que cuando sobrepasen los 5 mm de distancia interósea se optará por la reparación quirúrgica. En los casos de fracturas de 2-5 mm de desplazamiento se debe observar inicialmente y realizar un seguimiento estrecho, considerándose el tratamiento conservador como el estándar óptimo. En todos estos casos se deberán evitar procesos que puedan contribuir a empeorar o desplazar el estado de la fractura, como pueden ser maniobras de Valsalva o incrementos de la presión intracraneal, recomendándose evitar sonarse la nariz, estornudar y realizar esfuerzos o cargar pesos. El lavado con suero salino nasal puede favorecer a la limpieza de los senos.

Reducción y osteosíntesis

Las fracturas más complejas, que puedan presentar conminución de la pared anterior (tipo II) o posterior (tipo III) del seno frontal, deberán ser exploradas cuidadosamente para determinar si hay daños a nivel del CNF. Cuando la afectación implica a la pared posterior del seno frontal, se deberá realizar una obliteración de este, pudiendo ser necesaria también una osteosíntesis de la fractura.

Sin embargo, cuando la fractura no afecta a la pared posterior (PP) del seno, ni se aprecia lesión del CNF, el tratamiento ideal es la reducción y osteosíntesis de la fractura. Esta

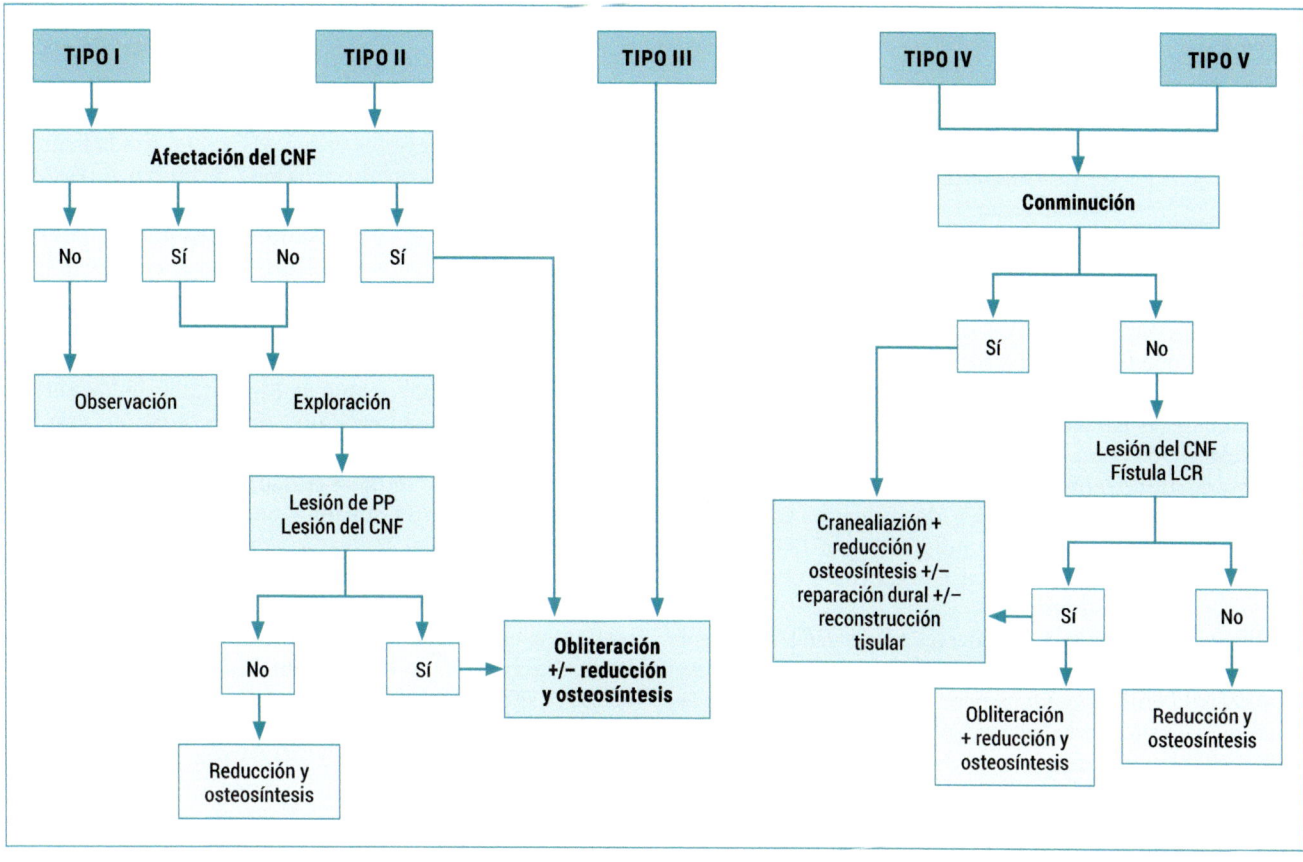

Figura 23-1. Algoritmo terapéutico de las fracturas frontosinusales. CNF: conducto nasofrontal. LCR: líquido cefalorraquídeo. PP: pared posterior.

se puede realizar de manera cerrada (manejo endoscópico) o abierta. La decisión entre un manejo u otro viene marcada por el tamaño de la fractura, el grado de conminución, la afectación de tejidos blandos y la habilidad quirúrgica del cirujano en el manejo endoscópico, pues es un procedimiento con una curva de aprendizaje grande.

En líneas generales, las fracturas de pared anterior sin afectación grande de tejidos blandos, con apenas conminución y trazos favorables se optará por un manejo endoscópico, que permitirá una adecuada reducción y osteosíntesis, disminuyendo las cicatrices faciales.

Las dos incisiones quirúrgicas (una será el puerto de trabajo y otra el puerto del endoscopio rígido) se posicionan 3 cm detrás de la línea de inserción capilar, con una separación aproximada de 3-4 cm entre una y otra. Se realizará un despegamiento a nivel subperióstico hasta el nivel del defecto, con disección roma y palpación bimanual para controlar y asegurar una adecuada exposición de la zona quirúrgica. Se utilizará un endoscopio rígido con una lente de 4 mm y preferiblemente 30° de angulación para facilitar la visualización de la fractura. Así mismo, una vez creado el "túnel" de trabajo, se recomienda utilizar una seda para traccionar de los tejidos hacia fuera, creando una "tienda de campaña" que agrande el campo de trabajo, facilitando la visión.

En este momento se debe decidir si realizar la osteosíntesis con miniplacas de titanio o mediante un implante de polietileno o materiales similares. El implante debe ser ligeramente más grande que el defecto para asegurar la adecuada repara-

ción de este. Una vez se posiciona adecuadamente y se comprueba que el resultado es adecuado, no apreciándose sobreelevaciones en los tejidos blandos de la zona intervenida, se procede a realizar una pequeña incisión en los tejidos blandos, que nos permita introducir el material de osteosíntesis necesario para la fijación del implante. Se realizará la fijación con tornillos autoperforantes, siendo necesarios, al menos, dos en la parte superior e inferior del implante para asegurar una adecuada estabilidad de este.

La reducción abierta se puede realizar mediante un abordaje coronal bilateral o, si se ha producido un defecto de tejidos blandos, se puede utilizar la propia herida como abordaje. También puede ser de utilidad el uso del endoscopio rígido como asistencia para facilitar el procedimiento quirúrgico. Si es necesario, se puede retirar la pared anterior para tener un mejor acceso a las fracturas posteriores. Posteriormente a la reducción y reparación de las fracturas, se colocará de nuevo la tabla anterior del seno frontal, fijándose, al menos, con dos miniplacas (1,0-1,3 mm de grosor) para no producir alteraciones estéticas.

Obliteración del seno frontal

Las fracturas en las que se produce afectación de la pared posterior, que afectan al CNF y que pueden asociar fístulas de LCR requieren obliteración del seno frontal. Para tener un adecuado acceso al seno frontal se realizará un abordaje bicoronal o una aproximación a través de un defecto cutáneo, si lo hubiera.

Este procedimiento consiste en ocupar la cavidad del área sinusal, respetando las paredes óseas del seno. Por tanto, se eliminará la mucosa sinusal, y haciendo que el SF pierda su función, pasará a ser un compartimento estanco. El relleno se puede realizar con diferentes materiales, que pueden ser hueso o grasa autóloga, músculo o material sintético.

Para evitar la producción de mucoceles a medio o largo plazo, se debe asegurar una eliminación completa de la mucosa del seno frontal. En ocasiones, la asistencia mediante endoscopia puede ayudar a identificar restos de mucosa que pueden pasar inadvertidos. Algunas veses puede ser necesario el fresado de las paredes y los límites del seno para asegurar una eliminación completa de la mucosa.

Se ha discutido mucho sobre el material óptimo para rellenar el seno frontal y no se ha llegado a ninguna conclusión estadísticamente significativa a propósito, por lo que cualquiera de las opciones propuestas previamente puede conseguir unos resultados óptimos.

Una vez conseguida una obliteración adecuada, se deberá proceder a la reducción y osteosíntesis de la fractura como se ha explicado en el epígrafe previo. Si la conminución de la fractura es de alto grado, se pueden utilizar mallas de titanio para conseguir una mejor estabilidad.

Cranealización del seno frontal

En FFS complejas con afectación de la pared posterior del seno frontal y posible afectación dural o fístula de LCR (tipos IV-V) puede ser necesaria la eliminación de la pared posterior del seno frontal junto con su mucosa y la obturación del conducto nasofrontal. Esta intervención permite la expansión cerebral hacia anterior, disminuyendo la presión intracraneal y permitiendo descomprimir el tejido cerebral edematizado.

El abordaje es similar al descrito previamente, pudiendo ser necesaria la colaboración entre cirujanos maxilofaciales y neurocirujanos para asegurar una adecuada reparación dural. Al disecar la región dural, se debe tener especial cuidado con el repliegue dural a nivel del seno sagital, así como a nivel inferior en torno a la crista galli para evitar acceder a la lámina cribiforme del etmoides. Un colgajo de galea pericráneo facilitará la correcta cobertura de los posibles daños durales, realizándose a continuación la retirada de los fragmentos óseos de la pared posterior. Como se describió anteriormente respecto a la obliteración del seno frontal, se debe retirar toda la mucosa para evitar la posible aparición de mucoceles. Además, se deben fresar los bordes de la pared posterior hasta que queden alineados con la pared lateral y del suelo del seno frontal.

Finalmente, se realizará un reposicionamiento de la tabla externa ósea con una adecuada osteosíntesis con miniplacas, evitando la estrangulación del colgajo de galea, si se utiliza. Si se produce pérdida ósea a consecuencia de la energía del traumatismo, puede ser necesaria la utilización de injertos óseos, prefiriéndose los de calota, ya que serán accesibles, debido a la realización del abordaje bicoronal.

COMPLICACIONES

Podemos dividir las complicaciones en dos grupos: a largo plazo y a corto plazo. Las complicaciones a corto plazo son las que se producen en los primeros 6 meses tras la fractura. Las complicaciones a largo plazo se producen a partir de los 6 meses y pueden aparecer hasta 25 años después de la fractura. Por esto es conveniente realizar un seguimiento prolongado. Habitualmente, estas últimas son más graves. Entre ellas podemos destacar el mucopiocele, la trombosis del seno frontal o los abscesos cerebrales.

Son frecuentes determinadas complicaciones nerviosas derivadas del trauma, como la hipoestesia de los nervios supraorbitarios y supratrocleares. Ambas se recuperarán con el paso de las semanas, salvo que se haya producido una lesión completa del nervio durante el traumatismo.

Mayor importancia funcional puede aparecer de la lesión de la rama frontal del nervio facial, produciendo una asimetría evidente en los movimientos de la mímica.

En caso de que la lesión llegue a la lámina cribiforme del etmoides, el paciente presentará lesiones del primer par craneal, el nervio olfatorio, presentando anosmia. En determinadas ocasiones, la pérdida de sensibilidad olfatoria es temporal, ya que es relativamente frecuente la inflamación de este nervio, recuperándose una correcta funcionalidad tras el proceso inflamatorio.

Recientes investigaciones sugieren que el tratamiento quirúrgico no se debe demorar más de 48 horas, ya que se incrementa de forma importante el riesgo de infecciones graves. Las fracturas que no se han tratado correctamente pueden provocar un variado abanico de patologías en función de las estructuras lesionadas: sinusitis crónica, mucocele o mucopiocele, deformidad frontal, pérdida de LCR o meningitis y abscesos cerebrales. Estas infecciones a nivel central deben sospecharse cuando el paciente presente síntomas de compromiso de espacio a nivel cerebral o visión doble, eritema o fístulas cutáneas.

El mucocele puede invadir el espacio orbitario o el espacio intracraneal con un curso lento e insidioso al cabo de los años, y comienza a dar síntomas cuando ya ha invadido estructuras craneales u orbitarias.

El tratamiento quirúrgico abierto de la lesión no elimina el riesgo de mucocele por la dificultad que conlleva la resección completa de toda la mucosa del seno. Los ratios de complicación después de la cranealización o la obliteración varían entre el 10 y el 17 % e incluyen infecciones, mucocele, pérdida de LCR o dolor de cabeza. La pérdida de LCR se debe a la rotura de la placa cribiforme o de otra de las estructuras de la base del cráneo y se resuelve en 10 días con tratamiento conservador. Por eso es interesante esperar 1 semana a la resolución espontánea y, en caso de persistir, plantear el tratamiento quirúrgico.

Sospecharemos una meningitis cuando el paciente presente fiebre, hipotensión, rigidez cervical o cambios en la consciencia. El riesgo de meningitis disminuye del 30 al 4 % tras la adecuada reposición ósea quirúrgica y el riesgo a 10 años disminuye desde el 85 % antes de la reparación hasta el 7 %, después. Sakas et al. identificaron algunos factores predictivos de aparición de meningitis a largo plazo: proximidad de la fractura a la lámina cribiforme, desplazamientos de la fractura mayores de 1 cm o rinorrea mayor de 8 días.

Los injertos de metilmetacrilato se deben evitar, al presentar una tasa de complicación más elevada que las otras alternativas para la reconstrucción, siendo la tasa de complicaciones del 6 %. Es posible que, debido a la infección crónica del material, se presente osteomielitis ósea y sea necesaria una segunda cirugía para eliminar el hueso afecto.

PUNTOS CLAVE

- Las fracturas frontales se producen por traumatismos de alta energía, por lo que suelen presentar otras fracturas asociadas. El tratamiento varía en función del tipo de fractura.
- La evaluación inicial debe ser integral y el diagnóstico definitivo nos lo dará la TC.
- La clasificación de Manolidis divide las FFS en 5 tipos según su complejidad, dependiendo de la afectación de pared anterior, pared posterior o CNF.
- Las fracturas lineales y no desplazadas, sin afectación de CNF, pueden tratarse de forma conservadora, si bien en algunas ocasiones puede ser necesario realizar osteosíntesis para asegurar su estabilidad.
- A la hora de realizar la reducción y osteosíntesis se pueden utilizar abordajes cerrados (endoscópicos) o abiertos (utilizándose defectos tisulares producidos durante el traumatismo o mediante un abordaje coronal bilateral).
- La afectación del CNF es un criterio de gravedad en las FFS y puede precisar obliteración (en fracturas tipo III o tipo IV-V no conminutas) o cranealización (fracturas tipo IV-V conminutas y con afectación de la pared posterior).
- Las complicaciones varían desde deformidades óseas a lesiones a nivel del sistema nervioso central, pudiéndose presentar incluso varios años después del traumatismo, por lo que requieren seguimiento a largo plazo.

BIBLIOGRAFÍA

Alon EE, Glikson E, Shoshani Y, et al. Repair of frontal sinus fractures: clinical and radiological long-term outcomes. J Laryngol Otol. 2021;135(5):448-51.

Dedhia RD, Morisada MV, Tollefson TT, et al. Contemporary management of frontal sinus fractures. Curr Opin Otolaryngol Head Neck Surg. 2019;27(4):253-60.

Hoshal SG, Dedhia RD, Strong EB. Frontal Sinus Fractures: A Contemporary approach in the endoscopic era. Facial Plast Surg Clin North Am. 2022;30(1):71-83.

Jing XL, Luce E. Frontal Sinus Fractures: Management and Complications. Craniomaxillofac Trauma Reconstr. 2019;12(3):241-8.

Manolidis S, Hollier LH Jr. Management of frontal sinus fractures. Plast Reconstr Surg. 2007;120(2):32.

Podolsky DJ, Moe KS. Frontal Sinus Fractures. Semin Plast Surg. 2021;35(4):274-83.

Vincent A, Wang Q, Shokri T, et al. Management of frontal sinus fractures. Facial Plast Surg. 2019;35 (6):645-50.

 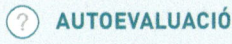 **AUTOEVALUACIÓN**

Fracturas panfaciales

24

M. Rodríguez Talero y E. Torres Carranza
Colaborador: J. F. Montes Carmona

OBJETIVOS

- Comprender la anatomía y estructura tridimensional del esqueleto facial.
- Identificar los tipos y conocer las clasificaciones de las fracturas panfaciales.
- Evaluar la epidemiología y etiopatogenia de las fracturas panfaciales.
- Describir la clínica y presentación de los pacientes con fracturas panfaciales.
- Aplicar los criterios para el diagnóstico adecuado de las fracturas panfaciales.
- Establecer un plan de tratamiento apropiado, incluyendo opciones quirúrgicas.
- Distinguir entre el tratamiento precoz y diferido, y sus indicaciones.
- Secuenciar correctamente la reconstrucción quirúrgica en casos de fracturas panfaciales.
- Implementar técnicas quirúrgicas complementarias al tratamiento principal.
- Administrar cuidados apropiados en el manejo perioperatorio.
- Reconocer y manejar complicaciones tempranas y tardías asociadas a las fracturas panfaciales.
- Evaluar los resultados postoperatorios y realizar ajustes en el tratamiento cuando sea necesario.
- Integrar conocimientos interdisciplinares en la atención de pacientes con fracturas panfaciales.

INTRODUCCIÓN

Las **fracturas panfaciales** son las que afectan a las tres áreas o tercios principales de la cara (superior, medio e inferior), aunque en la práctica clínica también se utiliza este término para fracturas de tercio medio con cierto grado de conminución que asocian lesiones óseas a nivel de otras subunidades faciales y/o que afectan a la región oclusal.

Estas fracturas se caracterizan por una alteración significativa en la arquitectura facial y pueden comprometer no solo la estética, sino también la funcionalidad, generando desafíos tanto en la cirugía como en la rehabilitación. Su tratamiento requiere un enfoque multidisciplinario.

Trauma facial en el paciente politraumatizado

Las fracturas panfaciales se presentan con relativa frecuencia en pacientes politraumatizados, con compromiso multisistémico asociado.

Es fundamental realizar una evaluación precisa y un tratamiento inmediato, de forma secuencial y estandarizada, para asegurar la estabilidad del paciente y minimizar las secuelas a largo plazo.

Cuando la violencia del traumatismo afecta de manera prioritaria a otros sistemas u órganos, el traumatismo facial pasa a ocupar un lugar secundario en la escala de prioridades, y se tratan después de resolver las lesiones que suponen un riesgo vital para el paciente. Así, mantener la permeabilidad de la vía aérea y control de la hemorragia son aspectos prioritarios sobre cualquier otra lesión.

HISTORIA Y AVANCES

Desde sus inicios, la cirugía maxilofacial ha evolucionado significativamente en el manejo de las fracturas panfaciales.

Los primeros enfoques quirúrgicos eran rudimentarios y se basaban en métodos de reducción y estabilización simples.

A finales del siglo XX, el enfoque terapéutico de las fracturas faciales complejas cambió de manera radical. Pasamos de tiempos en los que la restauración de la funcionalidad era el objetivo principal, a la actualidad, donde la deformidad estética y las demás secuelas se tratan de minimizar al máximo.

Sin embargo, en las últimas décadas, los avances en tecnología de imagen, como la tomografía computarizada (TC), han permitido una mejor evaluación de las fracturas y una planificación quirúrgica más precisa.

Además, el desarrollo de materiales de fijación más sofisticados, como las placas de titanio y los sistemas de fijación interna, ha revolucionado la forma en que se abordan estas lesiones, mejorando tanto la recuperación funcional como la estética de los pacientes.

Hoy en día, los conocimientos anatómicos y las técnicas de cirugía reconstructiva continúan refinándose, con mejores resultados clínicos y menor morbilidad.

Por último, hay que destacar el papel atribuido últimamente al cuidado y tratamiento de las lesiones de las partes blandas. Como veremos, estas son responsables en gran medida de la deformidad estética de los pacientes, ya que los tejidos tienden a adaptarse a los huesos subyacentes deformados. Por esto, el tratamiento precoz es primordial, siempre que, como señalamos anteriormente, no lo contraindiquen las lesiones sistémicas asociadas.

EPIDEMIOLOGÍA Y ETIOPATOGENIA

Epidemiología

Las fracturas panfaciales son unas de las lesiones más prevalentes en el campo de la cirugía maxilofacial, especialmente, en pacientes politraumatizados. Diversos estudios han demostrado que representan entre el 10 y el 30 % de todas las fracturas faciales. En el 50 % de los casos son pacientes politraumatizados presentan lesiones asociadas (oftalmológicas, neurológicas, ortopédicas, pulmonares, etc.).

La población más afectada por fracturas panfaciales son los jóvenes (adultos entre 20 y 40 años), con un predominio en hombres, dado que suelen estar más expuestos a situaciones de riesgo, como deportes de contacto y accidentes automovilísticos. Un factor relevante en la epidemiología de estas fracturas es la correlación entre el consumo de alcohol y el aumento en la incidencia de traumas faciales, lo cual es respaldado por múltiples estudios.

Etiopatogenia

La etiopatogenia de las fracturas panfaciales está intrínsecamente relacionada con la magnitud y el mecanismo del traumatismo. Estas fracturas pueden resultar de diferentes tipos de lesiones:

- Trauma por alta energía. Este tipo es el más común, siendo el mecanismo más frecuente los accidentes de tráfico, donde fuerzas significativas afectan no solo a los huesos faciales, sino también a las estructuras adyacentes.
- Lesiones por baja energía. Aunque menos frecuentes, estas lesiones surgen en el contexto de caídas o agresiones físicas. A menudo, afectan a los ancianos, debido a la fragilidad ósea asociada con el envejecimiento.
- Trauma penetrante. En situaciones de violencia interpersonal o accidentes de arma blanca, las fracturas panfaciales también pueden resultar del impacto directo en múltiples regiones faciales, afectando a su arquitectura.

El estudio de la etiopatogenia también considera factores predisponentes, como anomalías congénitas o situaciones que debilitan la estructura ósea, que pueden influir en la susceptibilidad a fracturas.

ANATOMÍA

La comprensión de la anatomía del esqueleto facial y de las partes blandas es esencial para el adecuado diagnóstico y tratamiento de las fracturas panfaciales. Estas lesiones complejas pueden comprometer varias regiones del rostro, lo que requiere un profundo conocimiento para realizar una evaluación precisa y una intervención quirúrgica efectiva.

Debemos considerar la cara como una unidad compuesta, a su vez, de dos subunidades interrelacionadas entre sí: una compuesta de tejidos blandos y otra, ósea. Por esta razón es fundamental el conocimiento anatómico y quirúrgico de ambas partes para llevar a cabo un correcto tratamiento de las fracturas panfaciales y lograr un buen resultado estético y funcional.

Estructura tridimensional del esqueleto facial

El esqueleto facial humano forma una estructura tridimensional compleja. Esta arquitectura no solo proporciona soporte y forma a la cara, sino que también protege las estructuras vitales.

Esta disposición tridimensional (anchura, altura y proyección) permite que el esqueleto facial actúe como un sistema interconectado.

La **anchura facial** se puede dividir en dos áreas: un área central, delimitada por el complejo nasoorbitoetmoidal superiormente, paladar duro y arcada dentoalveolar maxilar en su porción medial, y cuerpos mandibulares inferiormente; y una porción lateral, delimitada por la barra frontal, eminencia malar, arcos cigomáticos y ángulos mandibulares. La **altura facial** es determinada por los arbotantes verticales del tercio medio facial y hueso frontal, así como por las ramas y cóndilos mandibulares. La **proyección** la establecen la porción mandibular desde ángulo hasta la sínfisis, los arcos cigomáticos desde su raíz hasta la apófisis cigomática del malar, los arbotantes frontonasomaxilares y la barra frontal.

Los **arbotantes faciales** (**Figura 24-1**) son zonas de hueso de mayor grosor, situadas, por lo general, rodeando áreas neumatizadas y que actúan a modo de pilar de carga, contribuyendo al mantenimiento de la estructura tridimensional del esqueleto facial. Podemos encontrarlos tanto en la dimensión vertical como en la horizontal.

A mediados de la década de 1980, Gruss y McKinnon describieron los **"pilares de soporte" verticales** del tercio medio facial, lo que supuso un avance conceptual significativo. Estos arbotantes son los dos arbotantes maxilares frontonasales en la parte anteromedial, los arbotantes cigomaticomaxilares en la zona lateral y las apófisis pterigoides en la parte posterior.

Más tarde se han añadido a este esquema los **arbotantes faciales horizontales**, que incluyen: en la parte superior, la barra frontoorbitaria de la subunidad facial superior; en la zona inferior, el arbotante horizontal, que componen la apófisis alveolar y palatina del hueso maxilar, y parte de la lámina horizontal del hueso palatino; y en la zona media, los arcos cigomáticos, el cuerpo de los huesos cigomáticos y el borde infraorbitario. Estos elementos de soporte de orientación transversal conectan las apófisis cigomaticomaxilar y nasomaxilar. La unidad de este modelo conceptual se debe a que marca unas líneas verticales y horizontales significativas de osteosíntesis electiva para la reparación del esqueleto facial.

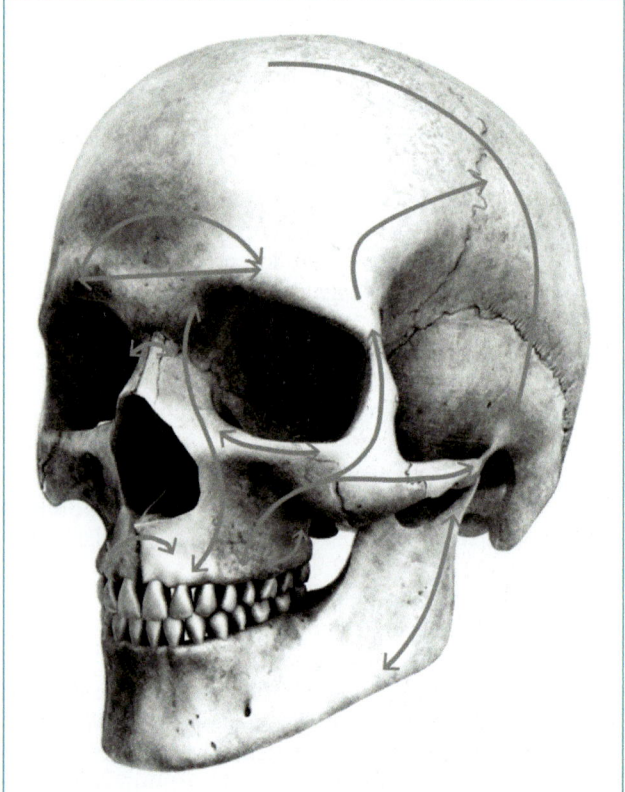

Figura 24-1. Arbotantes verticales y horizontales de esqueleto facial.

Desde un punto de vista conceptual, la cara puede dividirse en tres tercios o subunidades faciales con objetivos diferentes:

- **Tercio superior:** está formado por el hueso frontal.
- **Tercio medio:** requiere una atención específica si se quiere conseguir una reparación satisfactoria, debido a que una lesión grave sobre esta parte de la cara suele provocar el colapso de la parte central del tercio medio facial. Manson justifica esta debilidad por la ausencia notable de un pilar sagital de soporte robusto en la zona central de la cara que se extienda desde la parte posterior a la anterior, todo ello asociado a un complejo septovomeriano débil y a la escasa integridad estructural de la pared nasal lateral entre las láminas perpendiculares del hueso palatino y las apófisis nasomaxilares.
- **Tercio inferior:** está compuesto por la mandíbula. La mandíbula cumple una excelente función como arbotante en las tres dimensiones. El problema específico que presentan las fracturas mandibulares asociadas a lesiones del tercio medio facial reside en su dificultad para el restablecimiento de la anchura facial correcta. Las fracturas mandibulares sinfisarias y/o parasinfisarias asociadas con fracturas de uno o los dos cóndilos, pueden generar un desplazamiento posterior de la mandíbula al fracturarse, con ensanchamiento de los ángulos mandibulares mantenido por la inserción en la región sinfisaria de la musculatura suprahioidea, que también ejerce fuerzas de torsión sobre los segmentos de la fractura.

A efectos de la secuenciación para el tratamiento de las fracturas panfaciales, podemos considerar otro punto de vista más funcional, que divide en subunidades los componentes óseos faciales. Así, la cara queda dividida en **dos mitades**, superior e inferior, **a nivel de la línea de Le Fort I**. Basándonos en esa mayor fragilidad del tercio medio central, lo consideramos una unidad "dependiente" de las otras dos, interrelacionado con estas a nivel de la línea de Le Fort I.

Cada mitad facial puede dividirse en dos subunidades:

- En la **mitad facial inferior,** estas unidades son la subunidad oclusal (dientes, paladar duro y crestas dentoalveolares del maxilar) y la subunidad mandibular, formada por una componente horizontal (porción anterior del ángulo mandibular, cuerpo y sínfisis) y otro vertical (porción posterior del ángulo mandibular, rama y cóndilo, y su relación a través de estos con la base del cráneo).
- La **mitad facial superior** se compone de la subunidad frontal (abarca el techo orbitario y los rebordes supraorbitarios, el seno frontal y los huesos frontal y temporal –en su porción más anterior–) y la subunidad mediofacial superior, que está formada por el complejo nasoorbitoetmoidal medialmente, rebordes infraorbitarios, paredes laterales de las órbitas (sin olvidar la importancia de la sutura esfenocigomática como punto de referencia para la fijación de las fracturas orbitomalares de media y alta energía) y en su porción más lateral, por ambos arcos cigomáticos. Cada una de estas subunidades debe ser considerada individualmente como una composición tridimensional con divisiones centrales y laterales, horizontales (sagitales y axiales) y verticales.

Anatomía quirúrgica de las partes blandas

Moss et al. han señalado que existen auténticos ligamentos en la parte medial del tercio medio facial (ligamentos cigomático y maseterino), así como en el tercio inferior de la cara (ligamento mandibular). Más que ligamentos verdaderos, estas inserciones adoptan la forma de tabiques y adherencias de tejido fibroso. Se trata de condensaciones de tejido conjuntivo con una inserción fibrosa originada en la fascia profunda o en el periostio y que, a continuación, cruzan el plano inferior al SMAS (sistema musculoaponeurótico superficial) hasta llegar a la cara inferior del mismo, desde donde se van a dividir en numerosas ramas, que, mediante un sistema de fascias, se insertarán en la dermis a modo de entramado subcutáneo. A un nivel más cefálico, periorbitario y temporal fundamentalmente, las inserciones son diferentes; se sujetan solo al plano del SMAS, permitiendo, de ese modo, que el plano cutáneo tenga una movilidad considerable.

Los tejidos blandos lacerados por el traumatismo van a sufrir un proceso de fibrosis, con la característica de desarrollar memoria, la cual se hace más patente cuanto más tiempo de latencia transcurre hasta el tratamiento definitivo. Esto puede interferir negativamente en los resultados posquirúrgicos, a pesar del excelente reposicionamiento óseo.

En el tratamiento de las fracturas panfaciales, la necesidad de la exposición de los diferentes focos de fractura a través de diversos abordajes, asociado a las posibles laceraciones debido al traumatismo *per se*, provoca una interrupción a diferentes niveles de la unidad del tejido blando que rodea la estructura ósea.

Al reconocer las importantes consecuencias estéticas de las inserciones de los tejidos blandos de la mímica facial, se hace evidente que una reposición perióstica exacta es parte fundamental del tratamiento de las fracturas panfaciales. Es necesario restablecer la continuidad del periostio en zonas como la sutura frontocigomática, reborde infraorbitario, fascia temporal profunda y en las incisiones musculares generadas en los abordajes al maxilar superior y la mandíbula; o bien su resuspensión a nivel de la eminencia malar, reborde infraorbitario, fascia temporal sobre el arco, cantos medial y lateral, y mentón. Así conseguimos limitar la migración y alargamiento del tejido blando, siempre procurando un correcto cierre por planos de todos los elementos involucrados (periostio, músculo, tejido subcutáneo y epidermis).

CLASIFICACIÓN

La clasificación de estas fracturas es esencial para su diagnóstico adecuado y tratamiento quirúrgico.

Se han hecho numerosos estudios y clasificaciones para tratar de establecer unos criterios en el manejo diagnóstico-terapéutico de las fracturas panfaciales. La clasificación de Le Fort de 1901, que describe patrones experimentales de fractura a nivel del tercio medio facial, ha perdurado durante un siglo y aún sigue teniendo utilidad.

El tratado de **Le Fort** de 1901 sigue siendo útil, aunque presenta ciertas limitaciones. La clasificación de Le Fort fracasa a la hora de valorar adecuadamente las fracturas que se producen a muchos niveles, las que tienen patrones asimétricos, la separación de fragmentos grandes, la conminución de áreas vulnerables, así como las fracturas simultáneas de la fosa craneal anterior y mandibulares:

- Le Fort I: Fractura transversa inferior al nivel del maxilar.
- Le Fort II: Fractura piramidal, que incluye el maxilar, el hueso nasal y el cigomático.
- Le Fort III: Fractura craneofacial, que afecta a la base del cráneo y a las estructuras faciales.

Guerrissi elaboró un sistema de puntuación de los traumatismos faciales con el propósito de identificar lesiones traumáticas en el territorio maxilofacial que podían suponer un compromiso vital para el paciente, lo que permitía hacer una selección adecuada de la gravedad de las lesiones faciales para estratificarlas según su impacto funcional y estético.

Cooter y David desarrollaron un sistema alfanumérico de puntuación, que expresa el grado de destrucción facial como un porcentaje, ofrece un análisis detallado del patrón de fractura y representa con exactitud la gravedad de las lesiones óseas.

En relación con la subunidad oclusal, debemos señalar la clasificación de **Hendrickson y Manson**, basada en hallazgos radiológicos (TC) e intraoperatorios. Estos autores describen

la asociación frecuente de las fracturas de esta región al trauma facial grave, lo que constituye un pilar fundamental inicial en su algoritmo reconstructivo. De esta manera clasifican las fracturas de paladar en seis tipos:

- Tipo I: alveolar anterior y posterolateral.
- Tipo II: sagital.
- Tipo III: parasagital.
- Tipo IV: paraalveolar.
- Tipo V: compleja.
- Tipo VI: transversa.

Estos autores también proponen una aproximación sistemática a las lesiones de partes blandas, basada en la localización, profundidad, ramificación de los trazos de las lesiones, dirección en relación con las líneas de tensión faciales, y tamaño y presencia de defectos de tejido, tratando de simplificar otras sistematizaciones previas.

CLÍNICA

Las fracturas panfaciales son lesiones complejas que requieren un análisis clínico exhaustivo para su adecuada identificación y tratamiento. La presentación clínica puede variar ampliamente, dependiendo de la extensión, el mecanismo del trauma y las estructuras implicadas.

Evaluación inicial

La evaluación de un paciente con sospecha de fractura panfacial debe comenzar con un examen clínico completo, seguido de una obtención de la historia médica detallada. Es esencial considerar el contexto del trauma, la posible presencia de lesiones asociadas y la salud general del paciente. Se debe aplicar el enfoque **ABCDE** (Aire, Respiración, Circulación, Discapacidad y Exposición) para asegurar que las necesidades prioritarias del paciente sean atendidas.

La frecuencia de aparición de **hemorragia grave** es menor del 1 %; suele proceder de las fosas nasales y, menos frecuentemente, de la base craneal, los senos paranasales o la nasofaringe. Las hemorragias masivas del territorio maxilofacial pueden producir cifras tensionales muy bajas e incluso desencadenar una situación de shock hipovolémico, teniendo que realizar entonces taponamientos anteriores y/o taponamientos posteriores u orofaríngeos.

La **obstrucción de la vía aérea** puede ser originada por la alteración del nivel de consciencia, traumatismo cervical o facial, cuerpos extraños, hemorragia, vómito o edema laríngeo u orofaríngeo. Ante esta situación debe propulsarse hacia delante el mentón inmediatamente (lo que a su vez dirige la lengua en sentido anterior), succionar la cavidad oral, faringe e hipofaringe y, si es necesario, retirar los cuerpos extraños que encontremos (mediante succión, digitalmente o con pinzas de McGill). Una vez expedita la vía aérea, se debe proceder al mantenimiento de la misma mediante un tubo orofaríngeo (paciente inconsciente) o nasofaríngeo (reflejo nauseoso intacto). Si se precisa intubación, en pacientes apneicos o con traumatismo mediofacial grave se prefiere la vía oral, mientras que la vía nasal se emplea ante la existencia de fracturas cervicales o sospecha de estas. En caso de edema, fracturas laríngeas o hemorragia grave que hagan inaccesible la vía endotraqueal, procederemos a asegurar una vía respiratoria quirúrgica mediante punción transtraqueal (temporal, no más de 45 min), cricotiroidotomía (no limita la aplicación de collarín cervical) o traqueostomía.

Signos y síntomas

Los pacientes con fracturas panfaciales pueden presentar una variedad de signos y síntomas, que incluyen:

- **Deformidad facial**. Desplazamiento de los huesos faciales que puede ser evidente. La asimetría facial puede indicar lesiones más graves.
- **Edema y hematomas**. La inflamación de las áreas afectadas es común, y se pueden notar hematomas periorbitarios ("ojos de mapache") o en la región malar.
- **Alteraciones en la sensibilidad**. Pueden presentarse parestesias o pérdida de sensibilidad en la distribución de los nervios faciales, lo que indica posible afectación nerviosa.
- **Alteraciones oculares**. La afectación de la órbita puede provocar diplopía, enrojecimiento, disminución de la agudeza visual o, incluso, proptosis.
- **Dificultades para la masticación**. En casos de fracturas mandibulares es posible que el paciente tenga una oclusión disfuncional y dolor durante la masticación.
- **Rinorrea o hemorragia nasal**. Las fracturas que comprometen la nariz o el piso de la órbita podrían generar secreciones nasales o sangrado.

Clínica asociada

La mayor energía requerida para producir una fractura panfacial implica una mayor probabilidad de que exista una lesión asociada, sobre todo, cerebral y de la columna cervical. Con frecuencia, las fracturas faciales se asocian a traumatismos craneoencefálicos de intensidad variable.

Frecuentemente, los traumatismos panfaciales incorporan también lesiones de partes blandas.

En pocas ocasiones se producen fracturas que afecten al vértice de la órbita, con una posible implicación del agujero óptico. Cuando una **neuropatía óptica** traumática acompaña a estas lesiones, se recomienda administrar dosis altas de esteroides y valorar la necesidad de realizar una descompresión del nervio óptico.

Por estos motivos hay que considerar no solo la necesidad, sino también la urgencia de cooperar con otras especialidades, como neurocirugía, oftalmología, cirugía vascular, radiología intervencionista y ortopedia, basándonos en una valoración oportuna, detallada y repetida del paciente. La colaboración precoz de los equipos implicados, y la adecuada comunicación entre estos, conlleva minimizar los retrasos y optimizar el tratamiento.

DIAGNÓSTICO

El diagnóstico de las fracturas panfaciales es un proceso que requiere un enfoque multidisciplinario, considerando la historia clínica del paciente, la evaluación física y el uso de técnicas de imagen avanzadas. Este diagnóstico es crucial para determinar la extensión de las lesiones y guiar el tratamiento adecuado. A continuación, se describen los componentes fundamentales para el diagnóstico de fracturas panfaciales.

Historia clínica

La historia clínica es esencial para identificar el mecanismo del trauma, que puede ayudar a anticipar el tipo y la gravedad de las fracturas. Los elementos que se deben considerar son los siguientes:

- Tipo de trauma: accidente automovilístico, agresión, caídas, etcétera.
- Pérdida de conciencia: puede ser indicativa de lesión cerebral asociada.
- Síntomas asociados: dolor, alteraciones en la visión, dificultad respiratoria y edema facial.
- Antecedentes médicos: enfermedades preexistentes, que puedan complicar la intervención, como enfermedades sistémicas o problemas de coagulación.

Exploración física

La exploración física debe ser exhaustiva y sistemática. A veces es difícil por la gran inflamación existente, pero aun así, es importante realizar una exploración craneofacial detallada en busca de deformidades, crepitación, sangrado, escalones óseos, diferencias de simetría, proyección malar, atrapamiento de músculos oculares, trismo, diastemas dentarios, movilidad dental o maxilar, etcétera. Mediante minuciosa inspección hemos de identificar laceraciones, heridas incisas, abrasiones y contusiones, estructuras subyacentes que puedan estar dañadas (sobre todo, el nervio facial); la palpación de los contornos óseos permitirá identificar escalones y la movilidad de los focos fracturarios, considerando siempre la posible fístula de líquido cefalorraquídeo. Por último, no debemos pasar por alto la exploración del fondo de ojo y del oído (perforaciones del tímpano, desgarros del CAE).

Diagnóstico por imagen

Las imágenes son fundamentales para el diagnóstico y la planificación del tratamiento.

Los métodos más utilizados son:

- **Radiografías**: aunque son básicas, pueden ayudar a identificar fracturas significativas, especialmente, en casos simples.
- **Tomografía computarizada**: se considera el "estándar de oro" para evaluar fracturas panfaciales, proporcionando imágenes en múltiples planos. La TC permite visualizar

mejor la complejidad de las fracturas y cualquier posible daño a los tejidos blandos adyacentes.

- **Resonancia magnética (RM)**: en casos donde se sospechen lesiones de tejidos blandos, objetiva permite evaluar el estado de los nervios y músculos faciales.

Se debe realizar una evaluación dental completa, de forma clínica y con el uso de modelos dentales, que permiten planificar la oclusión, así como construir a medida barras de arcada y una férula acrílica interoclusal.

Evaluación multidisciplinaria

Dado que las fracturas panfaciales pueden afectar a múltiples especialidades, es crucial contar con la colaboración de oftalmólogos, otorrinolaringólogos y neurólogos para obtener un diagnóstico integral que abarque todas las posibles complicaciones asociadas.

TRATAMIENTO

El tratamiento de las fracturas panfaciales es un proceso complejo que exige un enfoque sistemático, multidisciplinario y personalizado. Estas fracturas afectan a múltiples estructuras óseas y blandas, lo que hace que el manejo sea muy difícil.

La práctica totalidad de las fracturas panfaciales precisan tratamiento, ya que, además de provocar graves alteraciones estéticas y funcionales, pueden asociar pérdida de tejidos blandos, cuerpos extraños susceptibles de producir infección, etc. Estará indicada la intervención quirúrgica siempre que el enfermo se encuentre estabilizado de las lesiones que le suponen un riesgo vital.

La asociación a otros traumatismos y el estado general del paciente pueden retrasar el tratamiento de incluso semanas. Esto va a cambiar la planificación quirúrgica, pues pueden haberse consolidado los focos fracturarios y podría precisar cirugía de las secuelas.

Objetivos del tratamiento

Los objetivos fundamentales en el tratamiento de las fracturas panfaciales son:

- **Restauración de la función**: rehabilitar la masticación, la respiración, la visión y la expresión facial.
- **Corrección estética**: optimizar la apariencia facial, restableciendo la simetría y el contorno.
- **Prevención de complicaciones**: identificar y gestionar posibles complicaciones, como infecciones y lesiones nerviosas.

Manejo inicial

- **Estabilidad del paciente**: antes de cualquier intervención quirúrgica es crucial asegurar que el paciente esté hemo-

dinámicamente estable. Esto incluye manejo del dolor y tratamiento de heridas abiertas.
- **Antibioticoterapia preventiva**: se recomienda iniciar antibióticos en caso de fracturas expuestas, así como profilaxis en pacientes con alto riesgo de infecciones.

Intervenciones quirúrgicas

Las fracturas panfaciales, generalmente, requieren abordajes quirúrgicos, que pueden variar según la clasificación y extensión de las lesiones.

Reducción y fijación

- **Reducción abierta y fijación interna (RAFI):** este es el método preferido para la mayoría de las fracturas panfaciales complejas. Se emplean placas y tornillos de titanio para estabilizar los huesos desplazados. Es fundamental realizar una reducción anatómica para asegurar la alineación adecuada.
- **Reducción cerrada:** en casos de fracturas no desplazadas o con poca movilidad se puede realizar una reducción cerrada con el uso de férulas o alambres.

Abordajes quirúrgicos

- **Incisiones intraorales**: suele utilizarse para las fracturas mandibulares y maxilares, minimizando la formación de cicatrices visibles.
- **Incisiones exteriores**: según la localización de la fractura, pueden ser necesarias incisiones en áreas como la temporal, para encontrar y reparar fracturas orbitarias o cigomáticas.

Manejo de lesiones asociadas

Dado que las fracturas panfaciales a menudo se asocian con lesiones en otras áreas, es crucial que el tratamiento sea multidisciplinario. Esto puede incluir:

- Oftalmología: para tratar lesiones oculares, como daño en el nervio óptico o fracturas orbitarias.
- Otorrinolaringología: para atender problemas en las vías respiratorias o lesiones en la cavidad nasal.
- Neurología: en caso de sospecha de lesiones cerebrales o daño en nervios faciales.

Tratamiento postoperatorio

- Seguimiento y cuidado de la herida: evaluación constante para detectar signos de infección o complicaciones.
- Rehabilitación funcional: puede incluir terapia física y terapia ocupacional para restaurar la función mandibular y facial.

- Manejo del dolor y medicamentos: analgésicos y antiinflamatorios para controlar el malestar del paciente.

Evaluación de resultados

Después de la intervención es fundamental realizar seguimientos clínicos y radiográficos para evaluar la correcta recuperación y la alineación ósea. Esto garantiza que se logren las metas funcionales y estéticas esperadas.

Tratamiento precoz frente a tratamiento diferido en fracturas panfaciales

Hay dos enfoques principales: el **tratamiento precoz**, realizado inmediatamente después de la estabilización del paciente, y el **tratamiento diferido**, que se lleva a cabo en un momento posterior. A continuación, se presentan las consideraciones de cada enfoque.

El momento óptimo de tratamiento son las primeras horas tras el impacto, antes del desarrollo del edema masivo postraumático. En la práctica diaria, la reconstrucción se realiza entre los 5-7 días posteriores al traumatismo, siendo difícil la corrección de las lesiones pasadas dos semanas. Los tejidos blandos tienden a adaptarse con rapidez a los huesos subyacentes deformados, por lo que el tratamiento precoz resulta primordial, siempre que, como señalamos anteriormente, no lo contraindiquen las lesiones sistémicas asociadas. El límite del tratamiento precoz lo va a determinar la vascularización de los fragmentos. Una fractura panfacial con múltiples fragmentos (sobre todo, en mandíbula), pérdida de tejidos blandos y óseos puede contraindicar las medidas iniciales agresivas, pues puede producirse necrosis, osteomielitis e incluso sepsis, debido a la falta de aporte sanguíneo en estas áreas y al edema tisular progresivo en muchos de estos casos. Puede estar, por tanto, contraindicado en lesiones muy sucias y complejas, como en heridas por arma de fuego, en las que nos limitaremos a una alineación y fijación lo más sencilla posible y una cobertura con tejidos blandos sin producir tensión, para llevar a cabo después un tratamiento definitivo que puede precisar diversas intervenciones quirúrgicas.

El tratamiento puede retrasarse hasta dos semanas sin comprometer el resultado de forma sustancial, aunque dependerá de la edad del paciente.

Tratamiento precoz

El tratamiento precoz, definido como la intervención quirúrgica que se realiza dentro de las **primeras 24-72 horas** postrauma, tiene varias ventajas significativas:

- Estabilización inmediata: permite la restauración de la anatomía facial y la función rápidamente, reduciendo el riesgo de complicaciones posteriores.
- Prevención de complicaciones: la intervención temprana ayuda a disminuir el riesgo de infección y de otras com-

plicaciones, como la maloclusión o la deformidad facial, que pueden surgir de un tratamiento tardío.
- Mejoría de los resultados funcionales: los estudios han demostrado que el tratamiento quirúrgico inmediato puede mejorar los resultados estéticos y funcionales a largo plazo, restaurando la movilidad mandibular y la oclusión dental más eficazmente.
- Facilitación de la evaluación de lesiones asociadas: en el pacientes politraumatizados, la intervención temprana puede facilitar la evaluación y tratamiento de lesiones asociadas a través de un enfoque multidisciplinario.

Tratamiento diferido

El tratamiento diferido, que implica esperar **varios días o incluso semanas** para realizar la intervención, también se utiliza en ciertas circunstancias:

- Condiciones del paciente: en situaciones en las que el paciente presenta inestabilidad hemodinámica, lesiones graves en otras partes del cuerpo o enfermedades que contraindican la cirugía inmediata (por ejemplo, coagulopatías graves), puede ser mejor el tratamiento diferido.
- Control del edema: permitir un período de tiempo para disminuir el edema en la zona facial puede facilitar una visualización y manejo más óptimos durante la cirugía, lo que permite una mejor reducción y fijación de las fracturas.
- Prevención de complicaciones postoperatorias: retrasar la intervención puede ser beneficioso para minimizar el riesgo de complicaciones en pacientes con enfermedades subyacentes que podrían comprometer la recuperación.
- Planificación quirúrgica: un enfoque diferido permite realizar una planificación quirúrgica más meticulosa y, en algunos casos, el uso de imágenes avanzadas para una mejor comprensión de las fracturas y las estructuras afectadas.

Secuencia reconstructiva

Con respecto al orden exacto del tratamiento se han descrito múltiples patrones; cualquiera de ellos es satisfactorio, si uno entiende la anatomía, los procedimientos y los objetivos quirúrgicos. En el pasado prevalecían las filosofías «desde dentro hacia fuera», «desde arriba hacia abajo» o «desde abajo hacia arriba», todas ellas fuertemente defendidas por sus autores. Posteriormente, prevaleció un esquema de manejo para el tercio medio facial «desde fuera hacia dentro», enfatizando el papel de los arcos cigomáticos. Hoy día parece tener menos importancia dicha estructura, adjudicándosele una moderada estabilidad inherente dentro del complejo tercio medio. La debilidad estructural del tercio medio facial hace que sea abordado, considerándolo una estructura dependiente, dividiéndolo en secciones a nivel de la línea Le Fort I, y relacionando la porción superior con el hueso frontal y la base craneal, y la porción inferior con la mandíbula. Dicha debilidad favorece la tendencia a crear proyecciones inadecuadas, especialmente, en casos de fracturas nasoorbitoetmoidales asociadas.

Al reparar las fracturas panfaciales, debemos recordar que la restauración vertical nos proporciona «estructura» y la horizontal «estética».

Hay dos escuelas que establecen el esquema organizativo de reparación de los traumatismos panfaciales:

1. Gruss y Philips clasifican las fracturas craneofaciales en centrales, laterales o una combinación de ambas:
   - Los impactos sobre la región frontonasal crean fracturas centrales, en las que las líneas de fractura afectan al complejo frontonasomaxilar medial y, posiblemente, frontoetmoidovomeriano, extendiéndose hacia el seno frontal y complejo etmoidal. Es frecuente la extensión intracraneal.
   - Los vectores de impacto sobre el área frontocigomática originarían fracturas craneofaciales laterales, que afectan al complejo frontocigomaticomaxilar lateral y se extienden hacia el ala mayor del esfenoides. En las fracturas laterales suele producirse conminución y desplazamiento del seno frontal y reborde orbitario superolateral.

   La reconstrucción, según estos autores, debe progresar desde fuera hacia dentro, esto es, desde estable a inestable. Esencialmente, supone la fijación rígida de las fracturas mandibulares para proporcionar una fijación estable adecuada, siendo especialmente interesante la reducción abierta de las fracturas subcondíleas, en particular, si son bilaterales, para asegurar la adecuada restitución de la dimensión vertical. La reparación del tercio medio comienza con fijación de fracturas craneales seguidas de las de arco cigomático y malar. Este último paso permite la restauración de la proyección facial y de la dimensión horizontal de la porción mediofacial superior. A continuación, se repara la región nasoetmoidal y el marco orbitario inferior y, finalmente, el nivel de Le Fort I (generalmente precisará injerto óseo primario en el arbotante maxilomalar).

2. Markowitz y Manson insisten en la corrección de la dimensión horizontal esquelética facial. Para ello dividen el esqueleto facial en 3 zonas, central y laterales, en sentido vertical, con ejes de división en pared orbitaria medial y en arbotantes cigomáticos, quedando incluidas las regiones oclusales maxilomandibulares en la zona central. Propugnan comenzar por la reparación de la dimensión horizontal de la zona central, con tratamiento de fracturas mandibulares, sagitales de tercio medio y nasoetmoidales, seguido del tratamiento de las zonas laterales (fractura de arco y rama horizontal). En último lugar se repararían las fracturas de nivel Le Fort I para el ajuste oclusal.

Actualmente, se acepta que la secuencia operatoria puede ser:

1. **Reconstrucción caudocefálica**. Indicada en traumas panfaciales sin afectación craneal o con trauma craneal y avulsión ósea:
   - Primero se reducen y fijan las fracturas dentoalveolares. La reducción y fijación de fracturas mandibulares restaura la anatomía tridimensional, si es necesario, mediante reducción abierta y fijación de fracturas condíleas. A continuación, se hace la reducción y fijación de las facturas del maxilar superior a la mandíbula intervenida, corrigiéndose la dimensión anteroposterior.
   - Las fracturas mediofaciales se reducen y fijan desde lateral a medial; frecuentemente, precisaremos reducción abierta y fijación rígida ante fracturas conminutas para restablecer la dimensión vertical, así como el empleo de injertos óseos primarios.
2. **Reconstrucción cefalocaudal**. Está indicada en fracturas frontobasales y en fracturas de marco supraorbitario sin avulsión ósea, y en situaciones en que coexisten un trauma mediofacial con fracturas mandibulares graves y conminutas:
   - Se comienza con abordajes neuroquirúrgicos que incluirán el tratamiento de las fracturas de la base craneal. El abordaje a fracturas mediofaciales supone la reducción y fijación a la base craneal reconstruida, generalmente, desde lateral a medial.
   - Se tratan las fracturas mandibulares y, a continuación, se reduce y se fija el maxilar superior a la mandíbula. Si la mandíbula está gravemente conminuta, se reduce y fija el maxilar superior directamente al cigoma y a los arbotantes piriformes, fijando, posteriormente, la mandíbula al complejo craneomaxilar reconstruido.

Técnicas quirúrgicas complementarias

El tratamiento de las fracturas panfaciales requiere también el uso de técnicas complementarias que optimicen los resultados funcionales y estéticos. A continuación, se presentan algunas de las técnicas quirúrgicas complementarias más relevantes en el manejo de estas fracturas:

Traqueostomía. Es un método de preservación de la vía aérea, intra- y postoperatoriamente, sin olvidar la intubación submental como alternativa en periodos cortos de soporte ventilatorio.

Osteotomías. Se realizan para corregir deformidades faciales residuales causadas por fracturas o maloclusiones. Estas técnicas pueden ser útiles en:

- Osteotomías de avance mandibular o retrógrada: se utilizan para realinear la mandíbula y mejorar la oclusión dentaria tras la consolidación de las fracturas maxilares o mandibulares.
- Osteotomías de Lefort: en lesiones maxilofaciales complejas, estas intervenciones pueden facilitar la corrección de desalineaciones faciales significativas, al igual que la restauración de la movilidad mandibular.

Injertos óseos. El uso de injertos óseos puede ser fundamental cuando las fracturas sean extensas o se produzcan pérdidas óseas significativas. Los injertos pueden ser tomados del propio paciente (injertos autólogos) o de fuentes externas:

- Injertos autólogos: se obtienen comúnmente de la cresta ilíaca; proporcionan una biocompatibilidad óptima y estimulan la regeneración ósea.
- Injertos de banco de hueso. Se utilizan cuando no es posible utilizar el hueso del paciente, aunque presentan un riesgo mayor de complicaciones.

Técnicas de rehabilitación de tejidos blandos. Además de la reconstrucción ósea, el manejo de los tejidos blandos es vital:

- Colgajos de movimiento: se pueden realizar colgajos localizados o libres para cubrir áreas expuestas o deficientes de piel tras la reducción de fracturas, mejorando la cicatrización cutánea y reduciendo las cicatrices visibles.
- Cirugía de revisión estética: a menudo, es necesaria para corregir resultados estéticos que no cumplen con las expectativas del paciente tras la consolidación inicial de las fracturas.

Manejo Integrado de lesiones asociadas. Es común que las fracturas panfaciales se asocien con lesiones en otras estructuras:

- Cirugía orbitaria: el tratamiento de fracturas orbitarias puede requerir técnicas (como la reconstrucción de los huesos orbitarios con mallas de titanio o suturas) que facilitan la restauración de la anatomía y previenen complicaciones (diplopía).
- Intervenciones nasales: si hay lesiones en la cavidad o en el septo nasal, se pueden realizar septoplastias o rinoplastias para restaurar la funcionalidad y la estética de la zona.

Técnicas endoscópicas. La cirugía endoscópica ha ganado terreno en la reducción y tratamiento de algunas fracturas faciales. Esta técnica permite:

- Visualización directa: facilita la identificación y corrección de pequeñas fracturas en áreas de difícil acceso.
- Reducir el trauma quirúrgico: disminuye los tiempos quirúrgicos y la morbilidad asociada.

Otras: Si se desinsertaron los ligamentos cantales mediales, deben ser reinsertados. La reinserción del ligamento palpebral medial se realiza después de haber reconstruido la pared orbitaria, y el objetivo será restaurar la inserción en la cresta lagrimal anterior. El ángulo medial del ojo se puede exponer con facilidad mediante una corta incisión horizontal de 4-5 mm que empiece de 2-3 mm medial a la comisura medial de la fisura palpebral. En situaciones de conminución de la apófisis frontal del hueso maxilar está indicado realizar una cantopexia transnasal. Cada ángulo del ojo se trata de manera independiente de su homólogo. Existen dos errores frecuentes, al reubicar el ángulo del ojo. En primer lugar, la infracorrección de la anchura, que se corrige con la exposición directa del ligamento palpebral y mediante fijación con alambre. El otro error habitual es la fijación del ángulo del ojo en una posición demasiado anterior, lo que provoca un aspecto poco natural del ángulo medial. Es esencial localizar el ángulo del ojo por detrás de la parte más anterior del globo ocular, dentro del reborde orbitario.

Con respecto al tratamiento de las heridas faciales existen diferentes posibilidades terapéuticas: cierre primario, cierre por segunda intención, injertos cutáneos y colgajos locorregionales o a distancia. Los colgajos locales ofrecen muy buenos resultados por su proximidad a la zona receptora (con textura y color similares), su buena vascularización y su gran versatilidad. Se emplean frecuentemente el colgajo coronal, el colgajo frontal, los colgajos nasolabial y de mejilla, el colgajo de Karapandzic, el colgajo de Abbe-Estlander, etc. Si existe una pérdida cutánea o de mucosa, debe tratarse con injertos o, en ocasiones, con una transferencia de tejido libre en la fase del tratamiento primario. En el caso de pérdidas titulares compuestas puede estar indicado un injerto libre compuesto como reparación primaria. El principio fundamental consistirá en restaurar manteniendo al mismo tiempo las relaciones espaciales.

Manejo perioperatorio

El manejo perioperatorio en pacientes con fracturas panfaciales es fundamental para optimizar los resultados quirúrgicos y minimizar las complicaciones. Este proceso incluye varias etapas, desde la anestesia y la medicación perioperatoria hasta la hospitalización, el bloqueo intermaxilar y los cuidados postoperatorios. A continuación, se describen estos aspectos esenciales:

Anestesia

- Evaluación preanestésica: antes de la intervención se realiza una evaluación completa del estado médico del paciente, antecedentes quirúrgicos y comorbilidades. Esto ayuda a determinar el tipo de anestesia más adecuado.
- Anestesia general: la mayoría de las cirugías de fracturas panfaciales se realizan bajo anestesia general, lo cual permite un mejor control del dolor y la relajación muscular durante el procedimiento quirúrgico.
- Cuidados intraoperatorios: es crucial monitorizar continuamente los signos vitales, es decir, la presión arterial, la frecuencia cardíaca y la oxigenación para asegurar la estabilidad del paciente durante la cirugía.

Medicación perioperatoria

- Analgésicos: se pueden administrar analgésicos antes, durante y después de la cirugía para el control del dolor. Pueden usarse opioides suaves, como el tramadol, y antiinflamatorios no esteroideos (AINE), por ejemplo, ibuprofeno.
- Antibióticos preventivos: la profilaxis con antibióticos se recomienda para prevenir infecciones postoperatorias, especialmente, en fracturas abiertas o en campos quirúrgicos contaminados. Se suelen usar amoxicilina-clavulánico o cefalosporinas de primera generación.
- Antieméticos: para prevenir náuseas y vómitos relacionados con la anestesia, se pueden utilizar agentes antieméticos, por ejemplo, ondansetrón.

Hospitalización

- Duración de la hospitalización: la estancia hospitalaria depende de la gravedad de las fracturas y de las condiciones del paciente. Generalmente, los pacientes son hospitalizados de 1 a 3 días después de la cirugía.
- Monitorización postoperatoria: durante la hospitalización, se debe realizar un control estrecho para detectar signos de complicaciones, como hemorragias, infecciones y problemas respiratorios.

Bloqueo intermaxilar

- Indicación: el bloqueo intermaxilar se utiliza para estabilizar las fracturas mandibulares y maxilares, proporcionando un soporte adicional a la fijación interna.
- Técnica: esta técnica se puede realizar utilizando cintas de elastómero o un sistema de alambre. Normalmente, se mantiene durante 4-6 semanas, aproximadamente, dependiendo de la recuperación clínica y radiográfica del paciente.
- Consideraciones: se debe monitorizar a los pacientes con bloqueo intermaxilar para evitar complicaciones, como dificultad para respirar, problemas de alimentación y riesgo de aspiración.

Cuidados postoperatorios

- Control del dolor: es fundamental implementar un protocolo de manejo del dolor postoperatorio que combine analgésicos de diferentes grupos. Esto puede incluir la administración de AINE y opioides según sea necesario.
- Higiene oral: instruir a los pacientes sobre los cuidados de higiene oral adecuados es crucial para la prevención de infecciones. Se recomienda el uso de enjuagues bucales con clorhexidina y, en algunos casos, un cepillado suave.
- Seguimiento clínico: programar citas de seguimiento para evaluar la cicatrización ósea, la función mandibular y la resolución de cualquier complicación es esencial. Esto incluye realizar radiografías periódicas para verificar la consolidación de las fracturas.

Complicaciones

El manejo de las fracturas panfaciales, aunque, generalmente, es exitoso, puede dar lugar a diversas complicaciones. Estas se pueden clasificar en complicaciones tempranas y tardías, y su identificación y tratamiento son cruciales para el éxito global del procedimiento quirúrgico. A continuación, se detallan algunas:

Complicaciones Tempranas

Las complicaciones tempranas suelen manifestarse en el período postoperatorio inmediato, generalmente, dentro de las primeras 72 horas:

Infecciones quirúrgicas

- Descripción: las fracturas expuestas son particularmente susceptibles a infecciones, que pueden comprometer la cicatrización y la salud general del paciente.
- Manejo: la administración de antibióticos profilácticos es fundamental. En caso de infección, se debe realizar un manejo agresivo, que incluye antibióticos adecuados y posible desbridamiento.

Hemorragias

- Descripción: pueden ocurrir tanto durante la cirugía como en el período postoperatorio inmediato, resultando en hematomas que pueden aumentar la presión sobre las estructuras faciales.
- Manejo: controlar el sangrado durante la cirugía es esencial. Si se presenta hemorragia postoperatoria, podría ser necesaria una reintervención.

Complicaciones anestésicas

- Descripción: los pacientes pueden experimentar reacciones adversas a la anestesia general, que pueden ser náuseas, vómitos o complicaciones más graves, como depresión respiratoria.
- Manejo: monitorizar los signos vitales y administrar cuidados paliativos para manejar los efectos.

Lesiones nerviosas

- Descripción: las fracturas que afectan a la mandíbula o a las estructuras cercanas pueden dañar algunos nervios, provocando parestesias o pérdida de función en la zona afectada.
- Manejo: generalmente, las neuropraxias son reversibles, pero se debe hacer un seguimiento para evaluar la recuperación.

Complicaciones tardías

Las complicaciones tardías pueden aparecer varias semanas o meses después de la cirugía, a menudo, como resultado de una cicatrización inadecuada o de la evolución de problemas no detectados en el postoperatorio inmediato:

Maloclusión

- Descripción: es el resultado de una reducción inadecuada o un manejo insuficiente de las fracturas mandibulares o maxilares, lo que lleva a una mala alineación dental.
- Manejo: puede requerir tratamiento ortodóntico o cirugía ortognática correctiva.

Deformidades faciales

- Descripción: las alteraciones en la simetría facial son comunes y pueden resultar de la cicatrización incorrecta o de la falta de alineación adecuada de los fragmentos óseos.
- Manejo: en algunos casos se realizan cirugías de revisión estética para corregir estas deformidades.

Cicatrización ósea deficiente

- Descripción: puede provocar pseudoartrosis o retraso en la curación, especialmente, en casos con atención postoperatoria inadecuada.
- Manejo: debe realizarse control radiográfico regular y, potencialmente, usar injertos óseos o factores de crecimiento.

Complicaciones oculares

- Descripción: las fracturas que afectan a la región orbitaria pueden provocar problemas visuales, diplopía o proptosis que se desarrollan con el tiempo.
- Manejo: se requiere evaluación oftalmológica regular y, en algunos casos, puede ser necesaria cirugía reparadora.

Fibrosis postoperatoria

- Descripción: puede ocurrir en los tejidos blandos de alrededor de la zona afectada, restringiendo el movimiento y afectando la función.
- Manejo: se pueden implementar tratamientos de fisioterapia y, en casos graves, realizar intervenciones quirúrgicas para liberar la fibrosis.

PUNTOS CLAVE

- **Definición.** Las fracturas panfaciales son lesiones complejas que afectan múltiples áreas de la cara.
- **Epidemiología.** Afectan principalmente a adultos jóvenes varones, con alta incidencia en traumatismos de alta energía (accidentes de tráfico, agresiones, etc.).
- **Clasificación:**
  - Por extensión: unilaterales, bilaterales y simultáneas.
  - Por mecanismo de trauma: alta energía y baja energía.
  - Por localización: maxilares, mandibulares, orbitarias, nasales y cigomáticas.
- **Presentación Clínica:** asimetría facial, edema, hematomas, alteraciones de sensibilidad, y problemas oculares.
- **Diagnóstico:** utilización de la tomografía computarizada como estándar de oro y evaluación clínica detallada.
- **Tratamiento:** reducción precisa y fijación, preferiblemente utilizando placas de titanio y abordajes intra y extraorales.
- **Secuencia reconstructiva:** abordar primero las estructuras superiores (frontal y orbitarias), seguidas del maxilar y finalmente la mandíbula.
- **Complicaciones:**
  - Tempranas: infecciones, hemorragias, lesiones nerviosas.
  - Tardías: maloclusión, deformidades faciales, cicatrización deficiente.
- **Manejo perioperatorio:**
  - Evaluación preanestésica, anestesia general como estándar, uso de antibióticos y analgésicos.
- **Técnicas quirúrgicas complementarias:** osteotomías, injertos óseos, manejo de tejidos blandos, y técnicas endoscópicas.
- **Cuidados postoperatorios:** Control del dolor, higiene oral, monitorización de la cicatrización y seguimiento clínico.
- **Importancia de un enfoque multidisciplinario:** colaboración con oftalmología, otorrinolaringología y otros especialistas para una atención integral.

BIBLIOGRAFÍA

Baker SR, Choi MH. Facial trauma and reconstructive surgery: insights and innovations. Oral Surg Oral Med Oral Pathol Oral Radiol. 2019;128(5):454-60.

Cohen SR, Heller M. The role of computed tomography in the surgical management of facial trauma. Facial Plast Surg. 2019;35(4):343-48.

Gill MR, Lewis DH. A review of panfacial fractures: diagnosis and management. J Craniofac Surg. 2018;29(7):1841-48.

Hoffman B, Leppaniemi A. Rehabilitation following facial trauma: strategies for recovery. J Trauma Nurs. 2021;28(1):14-20.

Kahn JF, Alvi AA, Zennadi S. Current concepts in the treatment of mandibular and panfacial fractures. J Trauma Acute Care Surg. 2021;90(4):735-43.

Malekzadeh S, Hatzipantelis P. Fractures of the facial skeleton: a multidisciplinary approach to management. Br J Oral Maxillofac Surg. 2021;59(8):897-902.

Maniglia JJ, Wright TL. Panfacial fractures: diagnosis and management. Oral Maxillofac Surg Clin North Am. 2020;32(1):1-21.

Maxwell W, Yilmaz M. Advances in the management of facial fractures: a review of current literature. Curr Opin Otolaryngol Head Neck Surg. 2023;31(1):82-88.

Mills M, Frey K. Innovations in surgical techniques for complex maxillofacial fractures. Int J Oral Maxillofac Surg. 2022;51(6):758-65.

Ransom ER, Hohman ZP. Evaluation and management of panfacial fractures: importance of a multidisciplinary approach. J Oral Maxillofac Surg. 2020;78(2):258-67.

 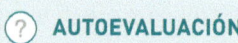 **AUTOEVALUACIÓN**

DOLOR OROFACIAL Y ARTICULACIÓN TEMPOROMANDIBULAR

V

Dolor orofacial

25

N. Rodríguez Torres y T. Rodríguez Santamarta

OBJETIVOS

- Recordar la inervación sensitiva facial.
- Repasar los principales síndromes de dolor orofacial y sus tratamientos.

RECUERDO ANATÓMICO

Inervación sensitiva facial

En la inervación de la región facial intervienen los siguientes nervios:

- Pares craneales:
  - V par craneal (nervio trigémino): es el que se ocupa de la mayor parte del territorio facial.
  - VII par craneal y X par craneal: intervienen en la inervación del conducto auditivo externo.
  - IX par craneal: inerva el tercio posterior de la lengua.

- Nervios espinales cervicales (fundamentalmente, las ramas de C2, C3, C4 y C5).

Anatomía del nervio trigémino

El nervio trigémino se origina en el tronco del encéfalo, concretamente, en la superficie anterolateral de la protuberancia, donde encontramos dos raíces:

- Raíz sensitiva: es la más voluminosa. Está formada por filetes nerviosos que se dirigen al ganglio de Gasser.
- Raíz motora: está situada por debajo de la raíz sensitiva y tiene menor calibre.
  Se trata, por tanto, de un nervio mixto. Proporciona sensibilidad a los dos tercios anteriores de la cara, incluidas las órbitas, las fosas nasales y la cavidad oral. Inerva los músculos masticatorios, el tensor del tímpano, el tensor del velo del paladar, los músculos milohioideos y el vientre anterior del músculo digástrico. Por último, posee un componente parasimpático con funciones tróficas y secretoras.

El ganglio de Gasser se localiza en una depresión situada en la superficie anterior de la porción petrosa del hueso temporal, y de él parten tres ramas terminales: nervio oftálmico de Willis (V1), nervio maxilar superior (V2) y nervio maxilar inferior o mandibular (V3).

Nervio oftálmico de Willis

Es la rama superior del V par craneal, exclusivamente sensitiva. Discurre por la pared lateral del seno cavernoso, emitiendo tres ramas principales (los nervios lagrimal, frontal y nasociliar) y, posteriormente, penetra en la órbita a través de la hendidura esfenoidal o fisura orbitaria superior:

Nervio lagrimal. Discurre a lo largo de la pared lateral de la órbita, en el borde superior del músculo recto lateral; pasa a través de la glándula lagrimal e inerva la conjuntiva y la piel de la región lateral del párpado superior.

Nervio frontal. Discurre hacia el reborde orbitario superior sobre el músculo elevador del párpado superior y da lugar a dos ramas terminales, el nervio supraorbitario y el nervio supratroclear:

- Nervio supraorbitario: emerge a través del agujero supraorbitario. Inerva la mucosa del seno frontal, la conjuntiva, la piel del párpado superior y la piel de la región frontal.
- Nervio supratroclear: inerva la conjuntiva, la piel del párpado superior y la piel de la región frontal inferior cerca de la línea media.

Nervio nasal o nasociliar. Discurre hacia la pared orbitaria medial, donde da lugar a sus dos ramas terminales, el nervio etmoidal anterior (inerva el techo de las fosas nasales, parte del tabique nasal y la piel de la nariz por debajo de los huesos nasales) y el nervio etmoidal posterior (inerva los senos etmoidal y esfenoidal).

Nervio maxilar superior

Es la rama media del V par craneal, exclusivamente sensitiva. Sale del cráneo por el agujero redondo mayor; atraviesa la fosa pterigomaxilar (donde da ramas que pasan por el ganglio pterigopalatino sin hacer sinapsis) y, por la hendidura esfenomaxilar o fisura orbitaria inferior, penetra en la órbita, recorriendo el canal infraorbitario hasta emerger por el agujero infraorbitario como nervio infraorbitario.

Ramas:

1. Rama meníngea media: inerva la duramadre. Se anastomosa con una rama homóloga del nervio maxilar inferior.
2. Rama orbitaria: inerva el periostio orbitario, los senos esfenoidal y etmoidal y la glándula lagrimal.
3. Nervio cigomático: a su vez, se divide en nervio cigomático-temporal y cigomaticofacial, que inerva la piel de la región temporal y región lateral frontal.
4. Nervio pterigopalatino o esfenopalatino: se origina en la fosa pterigomaxilar y se divide en varias ramas.

Ramas orbitarias: inervan el seno esfenoidal y las celdillas etmoidales posteriores.

- Nervio nasal superior posterior: Inervan la pared lateral de las fosas nasales, el cornete superior y medio, y la parte superior del septum.
- Ramo faríngeo de Block o pterigopalatino: inerva el orificio de la trompa de Eustaquio, el techo de la faringe y el seno esfenoidal.
- Nervio nasopalatino de Scarpa: penetra en las fosas nasales a través del agujero esfenopalatino, se adosa al tabique nasal junto con la arteria nasopalatina, y atraviesa el conducto palatino anterior. Inerva la mucosa de la región incisiva y se anastomosa con el nervio palatino anterior.
- Nervios palatinos:
  - Nervio palatino anterior: atraviesa el conducto y orificio palatino posterior junto con la arteria palatina descendente para inervar la mucosa del paladar duro.
  - Nervio palatino medio: emerge a través de los orificios palatinos menores. Inerva la mucosa del velo del paladar, la úvula, la encía de la región molar y la faringe.
  - Nervio palatino posterior: es inconstante e inerva el velo del paladar, el pilar anterior y la región supraamigdalar.
- Nervios alveolares superiores
  - Nervio alveolar superior anterior: surge del conducto infraorbitario y recorre el conducto dentario anterior. Inerva los incisivos y caninos, así como la mucosa del suelo nasal.
  - Nervio alveolar superior medio: Es inconstante. Surge del trayecto del infraorbitario e inerva los premolares, la raíz mesial del primer molar y la mucosa sinusal.
  - Nervio alveolar superior posterior: surge del infraorbitario y desciende por la tuberosidad del maxilar superior. Inerva los molares. Está en íntima relación con la mucosa sinusal, lo que explica las frecuentes odontalgias de las sinusitis.
  Los nervios alveolares superiores se anastomosan entre sí, formando un plexo nervioso situado por encima de las raíces de los dientes de la arcada superior.

5. Ramas terminales
   Están formadas por los nervios infraorbitarios, que emergen a través del agujero del mismo nombre, para inervar el párpado inferior, la conjuntiva, el ala nasal, la mejilla, el labio superior y el surco gingivolabial.
   Se dividen en:

- Ramas conjuntivopalpebrales.
- Ramas nasales.
- Ramas yugolabiales.

Nervio maxilar inferior o mandibular

Es la más voluminosa de las tres ramas del nervio trigémino. Se trata de un nervio mixto, sensitivo y motor. Las ramas motoras inervan los músculos de la masticación, el tensor del velo del paladar, el tensor del tímpano, el vientre anterior del digástrico y el milohiodeo.

Sale del cráneo por el agujero oval, donde se relaciona con el plexo venoso pterigoideo. Se divide en sus ramas temporales en la fosa infratemporal.

Tronco anterior

Es fundamentalmente motor. Se divide a su vez en tres ramas:

1. Nervio temporobucal. Emite una rama colateral que inerva el músculo pterigoideo externo. Se divide en dos ramas:

- Nervio temporal profundo anterior (motor).
- Nervio bucal (sensitivo). Se divide en *ramos cutáneos*, que inervan la región geniana y la comisura, y *ramos mucosos*, que inervan la mucosa yugal y la encía vestibular de la región molar.

2. Nervio temporal profundo medio (motor).
3. Nervio temporomaseterino (motor).

Tronco posterior

Es fundamentalmente sensitivo y da lugar a cuatro ramas:

1. **Tronco común.** Se trata de una rama motora y se divide en tres ramas terminales (rama para el músculo periestafilino externo, rama para el músculo pterigoideo interno y rama para el músculo del martillo).
2. **Nervio auriculotemporal.** Atraviesa el ojal retrocondíleo de Juvara, al llegar al borde posterior mandibular, donde se acompaña de la arteria y la vena maxilar interna, y penetra en la glándula parótida. Inerva el lóbulo de la oreja, el trago, la articulación temporomandibular, la parótida y la piel de la región temporal, parietal, frontal, maseterina y supraorbitaria.
3. **Nervio dentario inferior.** Es la más voluminosa de las ramas terminales. Penetra en el espacio pterigomandibular, entre la rama ascendente mandibular y el músculo pterigoideo

interno, introduciéndose en el conducto dentario a través de la espina de Spix junto con los vasos dentarios inferiores. Antes de su entrada en el conducto da ramas colaterales que inervan el músculo milohioideo y vientre anterior del digástrico. Dentro del conducto, la disposición es muy variable, dando ramos dentarios para los molares y los premolares. Al llegar al agujero mentoniano se divide en sus dos ramas terminales: el *nervio mentoniano*, que inerva la piel y las mucosas de la región mentoniana; y el *nervio incisivo*, que da ramos para el canino y los incisivos, anastomosándose con su homónimo contralateral.

4. **Nervio lingual.** Está constituido por fibras sensitivas, sensoriales y secretoras. Se une al nervio de la cuerda del tímpano, procedente del nervio facial, para inervar las glándulas submaxilar y sublingual. Posteriormente, penetra en la región pterigomandibular para pasar por debajo de la mucosa del suelo oral. En este punto se sitúa entre el surco gingivolingual, lateralmente; la glándula submaxilar, por debajo, y la lengua, medialmente. Inerva la mucosa del surco gingivolingual posterior, el suelo de la boca y el borde lingual en sus dos tercios anteriores.

CUADROS CLÍNICOS ETIOLÓGICOS

Neuralgias

Neuralgia del trigémino. El 90 % de las algias faciales son de este tipo. Es más frecuente en las mujeres (1:1,5-1,7). En el 81 % de los casos es unilateral y, habitualmente, afecta a pacientes mayores de 50 años. La mayoría de los casos son causados por compresión neurovascular de la raíz del nervio trigémino.

Se caracteriza por paroxismos espontáneos de dolor, descritos habitualmente como punzantes o similares a una descarga eléctrica, en la distribución de una o más ramas del nervio trigémino (habitualmente, V2 y/o V3). Por lo general, dura unos pocos segundos, pero puede repetirse más de 50 veces al día. Es común un periodo refractario durante el cual no se puede producir un nuevo paroxismo. La neuralgia del trigémino, habitualmente, no despierta a los pacientes por la noche, a diferencia de otros síndromes de dolor facial.

La mayoría de los pacientes presentan dolor desencadenado por puntos gatillo, por lo que el contacto con estas zonas provoca un ataque. Otros desencadenantes son masticar, hablar, cepillarse los dientes y/o sonreír.

Los criterios diagnósticos, según *la International Classification of Headache Disorders (ICHD-3)*, son los siguientes:

1. Paroxismos recurrentes de dolor facial unilateral en la distribución de una o más divisiones del nervio trigémino y que cumplan los criterios B y C.
2. El dolor tiene todas las siguientes particularidades:

- Dura desde una fracción de segundo hasta dos minutos.
- Intensidad severa.
- Características similares a una descarga eléctrica.

3. Precipitado por estímulos inocuos.
4. No se explica mejor por otro diagnóstico de ICHD-3.

Si el cuadro se presenta en pacientes con edad inferior a los 40 años se debe descartar etiología orgánica: esclerosis múltiple, malformaciones vasculares o tumores en el ángulo pontocerebeloso.

Tratamiento médico

- Carbamazepina. Se considera como tratamiento de primera línea. La dosis inicial es de 100-200 mg dos veces al día. Esta dosis se puede ir incrementando semanalmente en dosis de 200 mg, según la tolerancia, hasta que se alcance un control adecuado del dolor. La dosis habitual de mantenimiento es de 300-400 mg dos veces al día. Este tratamiento se acompaña con frecuencia de efectos secundarios (náuseas, vómitos, visión borrosa, etc.), habitualmente, autolimitados en el plazo de dos semanas.
- Oxcarbamacepina. Algunos expertos la prefieren a la carbamacepina, debido a su mejor tolerabilidad y menor riesgo de interacciones medicamentosas. La dosis inicial es de 600 mg c/24 h, que se puede incrementar cada tres días, según la tolerancia, hasta alcanzar una dosis máxima de 1.200-1.800 mg c/24 h.
- Tratamientos de segunda línea: Gabapentina, Lamotrigina, Baclofeno.
- Otros fármacos han mostrado cierta evidencia de eficacia, como lidocaína, fenitoína y sumatriptan o la inyección de toxina botulínica.

Tratamiento quirúrgico

Se reserva para los casos refractarios al tratamiento médico y con confirmación radiológica de compresión neurovascular. Existen diferentes técnicas quirúrgicas (descompresión microvascular, lesión ganglionar percutánea o radiocirugía estereotáctica).

Neuralgia postherpética. Se define como el dolor persistente más allá de tres meses tras una infección aguda por herpes zóster (VVZ). Es producida por la migración del virus, que permanece acantonado en el ganglio de Gasser. Afecta más frecuentemente a la primera rama del nervio trigémino.

Los principales factores de riesgo son: edad > 60 años, dolor grave o incapacitante durante la infección aguda y *rash* severo durante la infección aguda.

La clínica se caracteriza por dolor lancinante, constante o intermitente. Más del 90 % de los pacientes refieren alodinia. Pueden existir déficits sensitivos en al área afectada.

La gabapentina, la pregabalina y los antidepresivos tricíclicos han demostrado ser efectivos y generalmente bien tolerados para el tratamiento de esta entidad. Para pacientes con dolor leve y localizado se pueden emplear capsaicina o lidocaína tópicas.

Neuralgia glosofaríngea. Es una neuralgia craneal poco común, caracterizada por un dolor paroxístico, intenso y punzante, que afecta al oído, la fosa amigdalina y la base de la lengua. Habitualmente, se desencadena con la deglución o la masticación. El tratamiento médico es igual que el recomendado para la neuralgia del trigémino.

Neuralgia del nervio intermedio o neuralgia de Hunt. Se trata de un cuadro poco frecuente que se caracteriza por breves paroxismos de dolor localizados en el conducto auditivo. La etiología no está clara; podría originarse a consecuencia de una compresión vascular del nervio o debido a una infección por VVZ que provocaría inflamación en el ganglio geniculado.

Síndrome de Raeder o neuralgia paratrigeminal. Se caracteriza por la asociación de dolor facial unilateral urente acompañada de una cefalea en racimos (cefalea unilateral periorbitaria o temporal y síntomas autonómicos -ptosis, miosis, lagrimeo, etcétera).

El tratamiento consiste en una combinación del tratamiento de ambas patologías implicadas. Este cuadro puede deberse a un aneurisma de la arteria carótida interna o a tumores de la fosa craneal media, por lo que en este caso el tratamiento se dirige a la causa.

Síndrome esfenopalatino o de Sluder. Se caracteriza por dolor facial unilateral con sensación de dolor retroocular de varios días de duración, acompañado de congestión nasal, otalgia y acúfenos. A diferencia de la neuralgia trigeminal y la neuralgia glosofaríngea, no se acompaña de puntos gatillo. Es más frecuente en mujeres y se cree que se relaciona con la irritación del ganglio esfenopalatino por traumatismos o infecciones previas. El tratamiento consiste en el bloqueo del ganglio esfenopalatino, pero ha tenido escaso éxito hasta la fecha.

Neuralgia nasociliar o de Charlin. Se caracteriza por dolor unilateral en la cara externa de la nariz, la órbita y la región frontal. Habitualmente, asocia rinorrea, estornudos e hiperemia conjuntival. Puede deberse a sinusitis o a desviaciones importantes del septo nasal.

Neuralgia occipital o de Arnold. Se describe como un dolor punzante paroxístico en la distribución del nervio occipital mayor y/o menor. Habitualmente, es unilateral, pero puede ser bilateral. Los ataques pueden iniciarse espontáneamente o desencadenarse por determinadas maniobras, como cepillarse el pelo, mover el cuello o exponerse al frío. El tratamiento inicial de elección es el bloqueo del nervio occipital.

Dolor facial odontógeno

La etiología más habitual es la infecciosa. Las entidades más frecuentes son las siguientes: periodontitis aguda/crónica, pericoronaritis, adenitis/adenoflemón, celulitis aguda (serosa, supurada circunscrita y difusa) y celulitis crónica (**Tabla 25-1**).

Síndrome de dolor disfunción temporomandibular y síndrome miofascial

El síndrome de dolor disfunción temporomandibular y el síndrome miofascial engloban un amplio abanico clínico que va desde leves molestias preauriculares que se irradian a los músculos implicados en la masticación, a episodios de bloqueo articular e incluso degeneración de la articulación temporomandibular.

El síndrome de dolor disfunción temporomandibular se define como una alteración a nivel de las estructuras articulares de la ATM, en el que existe una relación anormal entre disco, cóndilo, fosa glenoidea y eminencia articular. El dolor es el síntoma más frecuente; usualmente, se localiza en la región preauricular y no se irradia. Además, se puede acompañar de una disminución del rango de movimiento mandibular, chasquidos articulares o desviación mandibular hacia el lado afectado. Pueden existir episodios recurrentes de bloqueo articular.

El síndrome miofascial se caracteriza por la presencia de dolor facial, fatiga y limitación de la función de los músculos de la masticación. El dolor, normalmente, es más intenso por las mañanas y difuso, siendo frecuente su irradiación a la región temporal y cervical. La localización más frecuente es el músculo masetero, seguido del temporal.

Cefaleas faríngeas

Síndrome de Eagle. Es secundario a una elongación excesiva de la apófisis estiloides o a una calcificación del ligamento estilohioideo sobre las terminaciones nerviosas del nervio glosofaríngeo.

El dolor es agudo y lancinante, y se caracteriza por su inicio en el ángulo mandibular e irradiación hacia la fosa amigdalina, a la base de la lengua e, incluso, a la articulación temporomandibular. También son frecuentes los síntomas faríngeos, como la odinofagia, la disfagia o la sensación de cuerpo extraño.

La inyección de anestésicos locales en el ligamento estilohioideo o en su inserción en la apófisis estiloides puede ser útil en el diagnóstico y el tratamiento de esta entidad. El tratamiento definitivo es la resección de la apófisis estiloides.

Síndrome de Gotfredsen. Es secundario a la presencia de tumores nasofaríngeos, que compriman el XII par craneal. Los síntomas incluyen la presencia de oftalmoplejía secundaria a la afectación del VI par craneal, parálisis lingual homolateral y anestesia/neuralgia en el territorio del V par craneal. El tratamiento es la resección de la masa tumoral.

Cefaleas vasomotoras

Migraña. La migraña es un trastorno episódico, cuyo síntoma central es la cefalea intensa y generalmente acompañada de náuseas y sensibilidad a la luz y/o al sonido. El conocimiento actual sugiere que una disfunción neuronal primaria conduce a una secuencia de cambios intracraneales y extracraneales que explican la migraña.

Esta entidad afecta a un 12-15 % de la población, siendo más frecuente en mujeres y en intervalo de edad de 30-39 años. El tipo más frecuente (75 % de los casos) es la migraña sin aura.

Tabla 25-1. Diagnóstico clínico y diferencial del dolor facial odontógeno

Entidad patógena	Diagnóstico clínico	Diagnóstico diferencial
Periodontitis apical	**Periodontitis aguda** • Dolor intenso • Aumento del dolor con el calor • Cambio de coloración del diente • Pruebas de vitalidad dental – • Percusión + • Movilidad dental **Periodontitis crónica** • Clínica silente • Posibilidad de reagudizaciones • Cambio de coloración del diente • Pruebas de vitalidad dental –	**Pulpitis** • Dolor espontáneo • Aumento del dolor con el frío • Coloración dental normal • Vitalidad dental +
Pericoronaritis	• Dolor espontáneo, irradiado • Mucosa enrojecida • Secreción/supuración • Adenopatías submandibulares • Odinofagia • Posible trismo • Faringitis unilateral • Halitosis	**Gingivitis** **Úlceras retromolares** **Faringitis** **Amigdalitis**
Adenitis/adenoflemón	**Adenitis** • Aumento de volumen ganglionar • Dolor espontáneo y provocado • Movilidad • Síntomas generales **Adenoflemón** • Tumefacción mal delimitada • Dolor importante • Trismo • Infiltración de la piel • Síntomas generales	
Celulitis	**Aguda serosa** • Dolor • Tumefacción que aumenta con decúbito y borra surcos • Cambio de coloración en el diente causal **Aguda supurada (absceso)** • Mayor intensidad que la serosa • Signos de periodontitis • Dolor intenso • Tumefacción que aumenta con el decúbito • Fluctuación • Trismo • Mal estado general **Aguda difusa** • Inicio brusco • Síndrome tóxico general • Dolor intenso • Fiebre • Supuración prolongada • Puede afectar a cualquier espacio cervicofacial **Crónica** • Sin signos/síntomas generales • Evolución lenta e insidiosa • Nódulo • Fístula	**Angioedema** **Erisipela** **Estomatitis** **Dacriocistitis aguda** **Adenoflemón** **Submaxilitis aguda** **Parotiditis aguda** **Patología neoplásica** **Adenopatías** **Quiste dermoide** **Ránula cervical** **Quiste tirogloso** **Lipoma** **Tumor de glándula salival** **Linfoma**

La migraña es un trastorno de ataques recurrentes, que progresan típicamente a través de cuatro fases:

1. Pródromo: Los síntomas aparecen 24-48 horas antes del inicio del dolor de cabeza. Los más frecuentes son: bostezos, euforia, irritabilidad, antojos de comida, estreñimiento y rigidez de cuello.
2. Aura: Las auras típicas de la migraña se caracterizan por un desarrollo gradual, una duración ≤ 1 hora y una reversibilidad completa. Existen diferentes tipos de síntomas.

  – Aura visual: Típicamente comienza como una pequeña área de pérdida visual, a menudo justo lateral al punto de fijación visual. Durante los siguientes minutos, la alteración se expande hasta alcanzar un cuadrante o un hemicampo visual.
  – Aura sensitiva: Habitualmente aparece tras el aura visual, aunque también puede ocurrir sin la primera. Suele comenzar con un hormigueo en una extremidad o en un lado de la cara.
  – Aura del lenguaje: Menos frecuente que las anteriores. Puede abarcar desde dificultades leves de redacción hasta disfasia franca.
  – Aura motora: Es la más infrecuente y cursa con debilidad de las extremidades o un lado del cuerpo.

3. Cefalea migrañosa: El dolor de cabeza suele ser unilateral y de tipo pulsátil. Muchos pacientes experimentan también náuseas, vómitos, fotofobia y/o fonofobia. La duración sin tratamiento puede ser desde cuatro horas hasta varios días.
4. Postdromo: En esta fase, los pacientes suelen sentirse agotados y referir dolor con el movimiento cefálico en el punto de la cefalea previa.

El tratamiento es fundamentalmente preventivo, con el objetivo de reducir la frecuencia, intensidad y duración de los ataques. Los fármacos empleados en la prevención son antihipertensivos (betabloqueantes, bloqueantes de los canales de calcio, IECA), antidepresivos (amitriptilina, venlafaxina), anticonvulsivantes (topiramato, valproato). El tratamiento sintomático abarca desde el uso de analgésicos simples, como los AINE o el paracetamol, hasta triptanes, antieméticos o dihidroergotamina.

Cefaleas autonómicas del trigémino. Se trata de un grupo de trastornos caracterizados por cefalea unilateral acompañada de síntomas autonómicos craneales ipsilaterales. En este grupo se incluye la cefalea en racimos, la hemicránea paroxística, la hemicránea continua y los ataques de cefalea neuralgiforme unilateral de corta duración.

  – *Cefalea en racimos o síndrome de Horton:* Se caracteriza por la aparición de cefalea unilateral de tipo punzante en la región periorbitaria, de entre 15 minutos y 3 horas de duración, acompañada de síntomas autonómicos ipsilaterales (ptosis, miosis, lagrimeo, inyección conjuntival, rinorrea y/o congestión nasal). Los ataques pueden ocurrir desde una vez cada dos días hasta ocho veces al día.

El tratamiento consiste en la administración de oxígeno a ≥ 12 l/min durante 15 minutos y, si esto no fuese suficiente, asociar un triptan. Otros tratamientos descritos son la lidocaína intranasal, ergotamina y octreótido.

Existen tratamientos preventivos para los casos de cefalea crónica, entre los que se incluyen el verapamilo, los cortioides, el litio o los anticonvulsivantes.

  – *Hemicránea paroxística:* La clínica no varía con respecto a la cefalea en racimos. Sin embargo, los ataques son más cortos (de 2 a 30 minutos de duración) y más frecuentes (a menudo más de 10 veces al día). La resolución con indometacina sirve como diagnóstico y tratamiento de este cuadro.
  – *Hemicránea continua:* Se caracteriza por la presencia de cefalea unilateral continua con ataques recurrentes superpuestos de dolor más intenso y síntomas autonómicos asociados.
  – Los síntomas mejoran con la administración de indometacina.
  – *Cefalea neuralgiforme unilateral de corta duración:* Entidad poco frecuente que se caracteriza por la cefalea unilateral de corta duración (segundos a minutos), que ocurre al menos una vez al día y generalmente se asocia a enrojecimiento y lagrimeo intenso del ojo ipsilateral.

Cefaleas sinusales

Son ocasionadas por la obstrucción del ostium de drenaje de los senos paranasales, y que ocasionan la acumulación de secreciones y un déficit de ventilación.

El dolor es opresivo, sordo, y más intenso en los cuadros agudos que en los crónicos.

La localización del dolor depende del seno paranasal afectado:

• Sinusitis frontal: Dolor localizado en la frente y habitualmente bilateral. Se puede irradiar al vértex.
• Sinusitis maxilar: Dolor en región geniana y en dientes de la arcada superior. Se puede irradiar a la región frontal.
• Sinusitis etmoidal: Dolor en raíz nasal y retroorbitario.
• Sinusitis esfenoidal: Dolor occipital, en vértex y en región temporal.

Los movimientos bruscos de la cabeza, los esfuerzos, la masticación, la ingesta de alcohol y los cambios en la presión atmosférica pueden desencadenar estos síntomas.

Otros

• *Síndrome de boca ardiente-* El síndrome de boca ardiente se caracteriza por una sensación de ardor intraoral para la que no se puede encontrar ninguna causa médica o dental. El dolor puede limitarse únicamente a la lengua, o puede estar asociado a disestesias, alteraciones en el gusto y/o sensación de sequedad oral.

Está entidad afecta fundamentalmente a mujeres de más de 50 años, y en el 30-50 % de los casos los pacientes mejoran espontáneamente. Se ha sugerido un papel etiológico de factores psicológicos, como la depresión y la ansiedad.

Los criterios diagnósticos son los siguientes:

– Dolor oral.
– Dolor recurrente durante más de dos horas al día, desde hace más de tres meses.
– El dolor debe tener las siguientes características:
  ▪ De tipo urente
  ▪ Superficial en la mucosa oral
– La exploración de la mucosa oral es normal.

Antes de realizar el diagnóstico se deben descartar otras causas de dolor oral, como el herpes simple, la estomatitis aftosa, la xerostomía o las deficiencias nutricionales.

Para el tratamiento farmacológico de esta entidad, que se dirige fundamentalmente al control de los síntomas, se pueden emplear la gabapentina, la pregabalina, la amitriptilina, el clonazepam o la capsaicina tópica.

• *Carotidina* - Se denomina así al dolor de cabeza atribuido a lesiones no inflamatorias que afectan a las arterias carótidas. Se incluye el dolor por disección arterial, la cefalea postendarderectomía y la cefalea atribuida a angioplastia carotídea. Se caracteriza por el dolor a la palpación sobre la carótida, acompañado de una masa cervical pulsátil. El dolor puede estar agravado por los movimientos cervicales, la deglución o la tos. La patogenia se relaciona con la distensión de un segmento de la arteria. En RMN podemos ver un engrosamiento circunferencial de la pared del vaso, sin disminución de la luz del mismo. La sintomatología se resuelve típicamente en días o semanas con tratamiento analgésico.

• *Síndrome de Plummer-Vinson* - Este síndrome es secundario al déficit de hierro y es más frecuente en mujeres entre la 5ª y la 6ª década de la vida. La tríada característica consta de: disfagia, glositis y déficit de hierro.
Los síntomas más frecuentes son: disfagia con odinofagia debido a la presencia de bandas esofágicas, debilidad importante, glositis atrófica (presentan un dorso lingual liso y eritematoso) y estomatitis angular. Se ha descrito una mayor incidencia de carcinoma de células escamosas de faringe y esófago proximal en estos pacientes. La causa de este síndrome es desconocida, pero se ha relacionado con factores genéticos, déficits nutricionales y autoinmunidad. El tratamiento primario se dirige a la corrección del déficit de hierro. Las bandas esofágicas se resolverían mediante dilatación endoscópica para permitir la deglución correcta.

• *Síndrome de arteritis de la temporal, arteritis de células gigantes o enfermedad de Horton* - La arteritis de células gigantes es una forma de vasculitis que afecta a los vasos del cráneo, siendo la arteria temporal superficial la más comúnmente afectada. Esta enfermedad aparece habitualmente en pacientes mayores de 50 años, con un aumento importante de la incidencia en la 8ª y 9ª décadas de la vida. Es más frecuente en mujeres con una ratio de 3:1 con respecto a los hombres. Los síntomas más frecuentes son: febrícula, fatiga, pérdida de peso, cefalea, sensibilidad en el territorio de la arteria temporal superficial, claudicación mandibular, visión borrosa y diplopía.
Puede aparecer una neuropatía óptica isquémica, que provocaría ceguera por la afectación de la arteria oftálmica.
Las pruebas de laboratorio muestran una velocidad de sedimentación globular (VSG) invariablemente aumentada. Es frecuente también la elevación de la proteína C reactiva (PCR).
El diagnóstico se obtiene a partir de una biopsia de la arteria temporal superficial. Se recomienda obtener una longitud de al menos un 1cm debido a la afectación irregular. El examen histológico muestra un infiltrado inflamatorio transmural compuesto por linfocitos, macrófagos y, en 75 % de los casos, células gigantes. Se observa una banda inflamatoria más gruesa que rodea la lámina elástica externa y una banda más delgada a lo largo de la lámina elástica interna.
El tratamiento consiste en la administración de glucocorticoides a dosis altas (prednisona oral en dosis de 1 mg/kg/día, hasta una dosis máxima de 100 mg), con el objetivo de aliviar los síntomas y prevenir la pérdida de visión.

PUNTOS CLAVE

• La **neuralgia del trigémino** se caracteriza por paroxismos espontáneos de dolor punzante en el territorio de V2 y/o V3. El tratamiento de primera línea es farmacológico (carbamacepina, oxcarbamacepina, gabapentina).
• La **migraña** se caracteriza por la presencia de cefalea, generalmente acompañada de fotofobia y/o sonofobia. Presenta un curso en fases (pródromo, aura, cefalea migrañosa y postdromo). El tratamiento es eminentemente preventivo (antihipertensivos, antidepresivos o anticonvulsivantes)
• El **síndrome de boca ardiente** se caracteriza por una sensación de ardor intraoral para la que no se puede encontrar ninguna causa médica o dental. Afecta a mujeres por encima de los 50 años y hasta en el 50 % de los casos puede remitir espontáneamente.

BIBLIOGRAFÍA

Allam, Anthony K et al. "Trigeminal Neuralgia: Diagnosis and Treatment." Neurologic clinics vol. 41,1 (2023): 107-121.

Badhey, Arvind et al. "Eagle syndrome: A comprehensive review." Clinical neurology and neurosurgery vol. 159 (2017): 34-38.

Bender, Steven D. "Burning Mouth Syndrome." Dental clinics of North America vol. 62,4 (2018): 585-596.

Headache Classification Committee of the International Headache Society (IHS) The International Classification of Headache Disorders, 3rd edition. Cephalalgia 2018; 38:1.

Ling, Melvin Lh et al. "The diagnosis and management of temporal arteritis." Clinical & experimental optometry vol. 103,5 (2020): 572-582.

May, Arne et al. "Cluster headache." Nature reviews. Disease primers vol. 4 18006. 1 Mar. 2018.

Peck, C C et al. "Expanding the taxonomy of the diagnostic criteria for temporomandibular disorders." Journal of oral rehabilitation vol. 41,1 (2014): 2-23. doi:10.1111/joor.12132

Peters, Golden L. "Migraine overview and summary of current and emerging treatment options." The American journal of managed care vol. 25,2 Suppl (2019): S23-S34.

Saguil, Aaron et al. "Herpes Zoster and Postherpetic Neuralgia: Prevention and Management." American family physician vol. 96,10 (2017): 656-663.

Susan Standring MBE, PhD, DSc, FKC, Hon FAS, Hon FRCS. (2021). The anatomy of the peripheral nervous system. Susan Standring MBE, PhD, DSc, FKC, Hon FAS, Hon FRCS (Ed.), Gray's Anatomy. Elsevier.

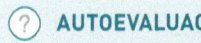

AUTOEVALUACIÓN

Patología y tratamiento de la articulación temporomandibular

26

P. Martínez Artal y L. Villanueva Alcojol

OBJETIVOS

- Conseguir una comprensión exhaustiva de la anatomía y fisiología de la articulación temporomandibular (ATM).
- Dar una base sólida para poder realizar una adecuada exploración clínica y elegir las pruebas radiológicas necesarias para identificar y diagnosticar las patologías de la ATM.
- Explicar detalladamente los principios y manejo del síndrome de disfunción temporomandibular y del síndrome de dolor miofascial, además de desarrollar las diferentes opciones de tratamiento conservador y quirúrgico, incluyendo las técnicas mínimamente invasivas y la cirugía abierta y/o recambio articular con prótesis.
- Comentar las deformidades dentofaciales y otras complicaciones graves, como necrosis avascular, condromatosis sinovial, enfermedades reumatológicas, osteoartrosis, anquilosis y tumores de la ATM.

INTRODUCCIÓN

La articulación temporomandibular (ATM) es una estructura compleja en cuanto a sus características morfológicas. Representa un componente esencial de la anatomía orofacial, al desempeñar un papel crucial en funciones básicas, como la masticación, el habla y la deglución. Este capítulo aborda la patología y el tratamiento de la ATM, un área de interés creciente, debido a la prevalencia y complejidad de los trastornos asociados. La disfunción de la ATM engloba un conjunto heterogéneo de entidades clínicas que afectan a esta, a los músculos masticatorios y a las estructuras adyacentes. Esta disfunción tiene una naturaleza compleja y multifactorial, cuya etiología y etiopatogenia aún no se conocen completamente.

La naturaleza multifactorial de estos trastornos exige un enfoque interdisciplinario para su diagnóstico y manejo. Esta disfunción tiene implicaciones significativas en la calidad de vida de los afectados, y su tratamiento representa un desafío debido a la variabilidad de los síntomas y a la falta de consenso en las estrategias de tratamiento eficaces y estandarizadas. A continuación, se revisan las patologías más comunes de la ATM, destacando su etiología, sintomatología y las modalidades diagnósticas y terapéuticas actuales.

ANATOMÍA Y FISIOLOGÍA DE LA ARTICULACIÓN TEMPOROMANDIBULAR

Anatomía

La ATM tiene dos componentes principales: una estructura fija, la superficie articular temporal, y un componente móvil, el cóndilo mandibular (**Fig. 26-1**).

La superficie articular temporal se compone de tres partes: la de mayor tamaño es la fosa articular, glenoidea o mandibular, una estructura cóncava que se extiende desde la porción posterior de la eminencia hasta el proceso postglenoideo. La segunda porción es la eminencia articular, una prominencia ósea gruesa, que se sitúa en la región anterior a la fosa, y y desempeña un importante papel en la función articular. La tercera porción de la superficie articular temporal es el área preglenoidea, una región aplanada anterior a la eminencia.

El cóndilo tiene forma elíptica, con su eje longitudinal orientado mediolateralmente. Mide, aproximadamente,

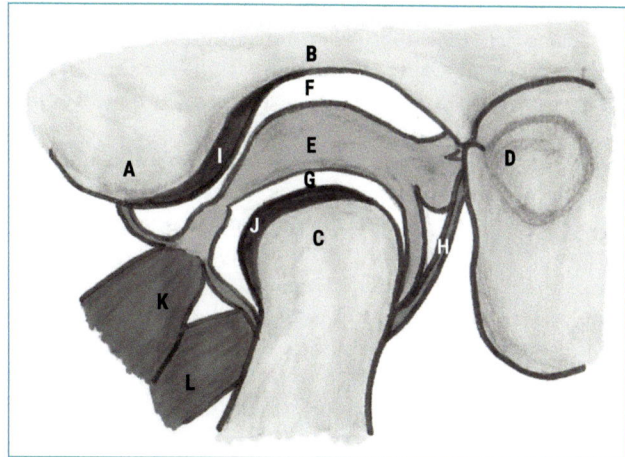

Figura 26-1. Anatomía de la ATM. **A.** Eminencia articular. **B.** Fosa glenoidea. **C.** Cabeza del cóndilo. **D.** Conducto auditivo. **E.** Disco articular. **F.** Espacio articular superior. **G.** Espacio articular inferior. **H.** Ligamento capsular. **I** y **J.** Superficies articulares funcionales. **K** y **L.** Porciones superior e inferior de músculo pterigoideo externo.

15-20 mm en anchura y 8-10 mm en su dimensión antero-posterior. La superficie articular del cóndilo está revestida anteriormente y en la cresta por un tejido fibrocartilaginoso (principalmente, colágeno y algunos condrocitos), y en su cara posterior, por periostio. En la cara medial del cóndilo se observa la fóvea pterigoidea, donde se inserta el músculo pterigoideo lateral.

La estructura ósea de la articulación está recubierta por una cápsula articular, que actúa como el principal estabilizador de la ATM. Esta se extiende desde la base del cráneo hasta el cuello del cóndilo, cubriendo completamente la articulación, y está reforzada por dos ligamentos propios, uno lateral y otro medial, y unas estructuras ligamentosas insertadas más distalmente, que estabilizan la mandíbula: el ligamento esfenomandibular, el ligamento estilomandibular y el ligamento pterigomandibular. El ligamento lateral se extiende desde el tubérculo cigomático hasta la parte posterolateral del cuello del cóndilo. En la cara medial articular está situado el ligamento interno de Morris, que se inserta sobre el contorno medial de la cavidad glenoidea y se dirige hacia abajo y hacia dentro para insertarse sobre la parte posteromedial del cóndilo. Los ligamentos accesorios son importantes para la estabilidad de la articulación. El ligamento esfenomandibular se extiende desde la parte externa de la espina del esfenoides y de la fisura petrotimpánica de Gasser hasta la mandíbula a nivel de la espina de Spix. El ligamento estilomandibular se extiende desde la apófisis estiloides hasta el margen posterior de la mandíbula por encima del ángulo mandibular. El ligamento pterigomandibular se inserta en el ala medial del proceso pterigoideo del esfenoides y el extremo posterior del margen alveolar mandibular. La inervación principal de la cápsula articular, responsable de su propiocepción, proviene de los nervios auriculotemporal y maseterino.

En el interior de la cápsula articular, situado entre la superficie glenoidea del hueso temporal y la cabeza del cóndilo, se halla un disco interarticular de morfología elíptica. Su disposición entre ambas superficies óseas previene el daño articular y divide a la articulación en dos cavidades articulares herméticas: el espacio articular superior (temporal) y el espacio articular inferior (condilar). El disco articular es una estructura bicóncava y fibrocartilaginosa. Presenta dos caras: una superior, que se asemeja a la superficie articular temporal, y es cóncava en su parte anterior y convexa en su posterior; y una inferior, que se relaciona con el cóndilo. El margen posterior del disco es más grueso (3-4 mm) que el anterior (1-2 mm). Cuenta con una zona llamada bilaminar o retrodiscal, compuesta por tejido conectivo, lóbulos adiposos y fibras nerviosas, derivadas del nervio auriculotemporal. La parte superior del disco se adhiere al hueso temporal, con fibras que se extienden hacia la cavidad timpánica y la parte inferior del disco se relaciona con el músculo pterigoideo lateral y el cóndilo mandibular. En la región lateral, las fibras se adhieren a la pared lateral del cóndilo. La mayor parte del tendón del músculo pterigoideo lateral se inserta sobre la banda anterior del disco articular y directamente sobre el cóndilo.

La ATM posee dos cavidades articulares, ambas revestidas por membranas sinoviales propias, excepto el carílago articu-lar y el disco. La membrana sinovial, de origen mesenquimal, se encarga de la síntesis del líquido sinovial para lubricar y nutrir los componentes avasculares de las superficies articulares y reducir la fricción entre los componentes óseos durante el movimiento mandibular.

El aporte vascular de la ATM proviene, principalmente, de ramas de la arteria temporal superficial, de la maxilar interna, posteriormente, y de la arteria maseterina, anteriormente. Existe un rico plexo venoso en la zona retrodiscal. La inervación proviene predominantemente de ramas del nervio auriculotemporal y del nervio maseterino.

Es esencial conocer la influencia de los músculos masticatorios en la función articular. Estos se componen de cuatro pares principales, que facilitan los movimientos del aparato estomatognático: masetero, temporal, pterigoideo medial y pterigoideo lateral. Además, otros músculos, como los supra e infrahioideos, el digástrico y los cervicales laterales y de la nuca desempeñan papeles secundarios en la dinámica mandibular.

El músculo masetero es el más potente elevador de la mandíbula y permite apretar los dientes, especialmente, a nivel de la región molar. El músculo temporal también eleva y cierra la mandíbula, además de retraerla y desviarla ipsilateralmente. El pterigoideo lateral protruye y deprime la mandíbula bilateralmente, y la lateraliza, unilateralmente. El pterigoideo medial eleva y protruye la mandíbula contralateralmente. El grupo submandibular, que incluye los músculos suprahioideos e infrahioideos, deprime la mandíbula y estabiliza el hioides durante estos movimientos.

Relaciones anatómicas de la articulación temporomandibular

El tronco principal del nervio facial sale del cráneo a través del foramen estilomastoideo, situado cerca de la unión de las porciones timpánica y mastoidea del hueso temporal, específicamente, unos 6-8 mm por debajo y por delante de esta sutura. Habitualmente, la bifurcación de las ramas temporofacial y cervicofacial se produce, aproximadamente, entre 1 y 1,5 cm desde la salida del nervio facial, estando la bifurcación ubicada a una distancia de 1,5-2,8 cm desde el punto más bajo del conducto auditivo externo. La distancia desde el tubérculo postglenoideo hasta la bifurcación varía entre 2,4 y 3,5 cm.

La rama mandibular del nervio facial puede situarse hasta 1 cm por debajo del borde inferior de la mandíbula en ciertos casos. Por ello, se recomienda que cualquier incisión cerca del ángulo mandibular se realice al menos 2 cm por debajo y detrás de este punto para evitar dañar la rama mandibular.

El nervio auriculotemporal, la primera rama de la tercera división del nervio trigémino, emerge a través del foramen oval y discurre de medial a lateral detrás del cuello del cóndilo mandibular. Este nervio suministra sensibilidad a la piel de la región temporal y preauricular, al meato externo anterior y a la membrana timpánica, además de inervar a la cápsula de la ATM, particularmente, en la región retrodiscal. A pesar de que puede dañarse durante la cirugía abierta de la ATM, generalmente, no conlleva ninguna repercusión clínica.

La arteria temporal superficial, una de las ramas terminales de la arteria carótida externa, transcurre junto con su plexo venoso correspondiente, posterior al cuello del cóndilo mandibular, sube para cruzar la parte posterior del arco cigomático hasta la fosa temporal, y se divide en las ramas frontal y parietal. Para evitar dañar al tronco principal o a sus ramas durante los procedimientos quirúrgicos es prudente realizar incisiones cerca del conducto auditivo externo.

Por otro lado, la arteria maxilar interna, la otra rama terminal de la arteria carótida externa, se origina de manera profunda y posterior a la mandíbula, y se desplaza en ángulo recto hacia delante y superiormente, pasando por un plano medial al cuello condilar. Esta arteria puede encontrarse lateral o medial al músculo pterigoideo lateral, variando su posición en la mitad de los casos, aproximadamente.

Fisiología

La ATM es una articulación ginglimoartrodial, es decir, que permite realizar movimientos de rotación o bisagra (ginglimoide) y movimientos de deslizamiento o traslación (artrodial). Se distingue de otras articulaciones del cuerpo en que sus movimientos se realizan de manera bilateral y combinada y en que las superficies articulares están revestidas por fibrocartílago en lugar de cartílago hialino.

El sistema cóndilo-discal se encarga exclusivamente de la rotación del disco sobre el cóndilo mandibular. Al ser mantenido por los ligamentos discales interno y externo permite el movimiento de bisagra o rotación horizontal en la ATM, que es el único movimiento de rotación pura en esta articulación. Por otro lado, los movimientos de rotación en los planos frontal y sagital siempre implican algún grado de traslación condílea. El sistema cóndilo-disco-fosa articular posibilita el movimiento de traslación mediante el deslizamiento del complejo disco-cóndilo sobre la fosa articular glenoidea. Durante la mayoría de los movimientos mandibulares se producen traslación y rotación simultáneamente, provocando movimientos combinados y complejos, como apertura y cierre oral, antepulsión, retropulsión y diducción (lateralidad), que son esenciales para funciones como la masticación, la deglución y la fonación. El movimiento de apertura bucal se realiza en dos fases: en la primera, los primeros 20 mm de apertura se deben a una rotación del cóndilo sobre la cara inferior del disco articular, influenciada por la acción de los músculos suprahioideos y el vientre anterior del digástrico; en la segunda fase, la contracción del pterigoideo lateral provoca la antepulsión del disco y el cóndilo mandibular, deslizándose sobre la eminencia articular, con el cóndilo posicionándose bajo el tubérculo cigomático anterior para completar la apertura.

DIAGNÓSTICO: EXPLORACIÓN CLÍNICA Y RADIOLÓGICA

Exploración clínica

La historia clínica es fundamental en la valoración del paciente para poder orientar el diagnóstico.

Anamnesis

La anamnesis en los pacientes con posibles trastornos de la articulación temporomandibular es fundamental y debe ser exhaustiva. El proceso comienza con un interrogatorio minucioso para recopilar información sobre el motivo de consulta, antecedentes médicos personales y familiares, evolución temporal de la enfermedad y tratamientos previos. Es esencial prestar atención a los síntomas descritos por el paciente, como la naturaleza y la cronología del dolor, que se manifieste principalmente por la noche o por la mañana y la existencia de sonidos articulares anormales, como chasquidos o ruidos, y si estos se asocian con dolor.

Además, se debe indagar sobre la presencia de limitaciones en la apertura bucal, restricciones dietéticas derivadas del dolor o dificultad de apertura, episodios de bloqueo articular o luxaciones y posible presencia de bruxismo, hábitos parafuncionales o cambios en la oclusión. También es importante determinar si el paciente ha experimentado algún traumatismo facial anterior.

Inspección

Para una evaluación eficaz de un paciente con sospecha de patología de la ATM, es esencial comenzar con una observación detallada. Se debe prestar atención a posibles asimetrías y alteraciones en la oclusión dental, que pueden indicar un trastorno del crecimiento o una deformidad dentofacial. Luego, el examen físico se enfocará en la región preauricular, la ATM y las áreas circundantes. No se debe omitir el examen de la piel. La presencia de determinados signos, como eritema, rash cutáneo o cambios atróficos, es fundamental, ya que pueden indicar enfermedades del tejido conectivo adyacente. La exploración de la región submental también es importante. Es útil buscar cicatrices que puedan ser indicativas de accidentes previos, que el paciente podría no recordar o no considerar relevantes.

Una exploración intraoral meticulosa es crucial antes de proceder a la palpación. Es importante registrar signos de bruxismo, como desgastes y atriciones dentales. Además, se debe evaluar la máxima intercuspidación estable o no e identificar espacios edéntulos, sobremordida, resalte, desviación de la línea media dental, mordida cruzada o abierta, inclusiones dentarias y el tipo de oclusión de Angle.

Palpación

El paciente debe estar sentado, con la espalda recta y la cabeza en posición neutra. Se comienza palpando la ATM, aproximadamente, 10 mm por delante del trago, solicitando al paciente que abra y cierre la boca. Durante este proceso se evalúa la existencia de chasquidos, ya sean de inicio o tardíos, crepitación, irregularidades o desviación mandibular durante la apertura.

A continuación, se procede con la palpación muscular para identificar áreas de tensión, bandas musculares dolorosas típicas, así como puntos dolorosos y puntos gatillo. La exploración de los músculos de la masticación también es fundamental. El masetero se palpa en la mejilla, el temporal en la zona correspondiente y los pterigoideos, al palpar la parte inferior interna de la mandíbula. Es importante preguntar al paciente si ha sentido dolor durante la palpación y pedirle que gradúe su intensidad, utilizando una escala visual analógica del dolor (EVA).

Exploración funcional

Es importante anotar el rango de movimientos en milímetros de la apertura, lateralidades y protrusión, que se medirán con una regla. Durante la apertura máxima debemos realizar tres mediciones: apertura sin dolor, máxima apertura libre con dolor y máxima apertura forzada. Los rangos considerados normales son 35-45 mm para la máxima apertura oral (MAO) indolora, 5-10 mm en laterodesviaciones y 5-10 mm en protrusión. Es interesante observar si se produce desviación de la línea media con la apertura oral y protrusión.

Pruebas de imagen

La indicación de estudios de imagen en la articulación temporomandibular (ATM) debe estar alineada con la influencia que puedan tener los resultados en la elección de un tratamiento adecuado. Tales estudios tienen por objetivo no solo confirmar y determinar la gravedad de las lesiones, sino también supervisar el avance de la enfermedad y el efecto del tratamiento. Cabe destacar que estas pruebas son complementarias al diagnóstico clínico y que no siempre muestran una correlación directa con la sintomatología del paciente. Esto se respalda en investigaciones recientes que han identificado casos de desplazamiento anterior del disco en resonancias magnéticas (RM) de individuos asintomáticos. Las indicaciones clave son:

- Evaluación de posibles tumores o fracturas en la ATM.
- Cambios estructurales articulares significativos que pueden afectar al tratamiento y al pronóstico.
- Posibles implicaciones de enfermedades sistémicas en la ATM, por ejemplo, artritis reumatoide.
- Sospecha de alteraciones del disco o enfermedades susceptibles de intervención quirúrgica.
- Revaluación diagnóstica si el paciente no evoluciona favorablemente con el tratamiento establecido.

Radiografía panorámica u ortopantomografía

La radiografía panorámica, o ortopantomografía (OPG) es una técnica indicada para el estudio inicial de la estructura ósea mandibular, ofreciendo una visión global de las ATM, maxilar, mandíbula y dientes a bajo costo y con mínima radiación. Permite detectar alteraciones moderadas o graves, como fracturas, erosiones, osteofitos y esclerosis, pero no cambios leves en las superficies articulares. Permite visualizar principalmente el aspecto lateral y la porción central de las articulaciones, pero no es adecuada para diagnosticar la mayoría de

las alteraciones, debido a la superposición de estructuras del cráneo y arco cigomático. Los criterios de calidad incluyen la curvatura de la arcada dentaria y el paralelismo y grosor uniforme de las líneas corticales de las ramas mandibulares. Los documentos que no cumplan estos criterios no son válidos para valoración.

Tomografía computarizada y tomografía computarizada de haz cónico

La tomografía computarizada (TC) comprende un conjunto de imágenes obtenidas mediante una técnica sofisticada y de alta precisión, en comparación con las radiografías planas. Recientemente, se está utilizando la tomografía computarizada de haz cónico (CBCT) para el diagnóstico dental, debido a su aplicación específica para la región maxilofacial. Su principal ventaja es la observación de estructuras óseas articulares en los planos sagital, coronal y axial, además de la manipulación de imagen a diferentes profundidades y la reconstrucción tridimensional a través de un *software* específico. El tiempo de examen varía entre 10 y 70 segundos y la dosis de radiación es mucho menor que con la técnica helicoidal.

Las principales indicaciones de la CBCT son la evaluación estructural de los componentes óseos de la ATM, determinando con precisión la ubicación y extensión de alteraciones óseas: fracturas, neoplasias y anquilosis; alteraciones degenerativas erosivas, pseudoquísticas y osteofíticas; presencia de remodelación ósea asintomática; evaluación de enfermedades postquirúrgicas; hiperplasia de los procesos condilar, coronoides y estiloides; foramen persistente de Huschke y calcificación intraarticular derivada de condromatosis sinovial o artritis metabólica. Los tejidos duros, dientes y huesos se y miden bien en su condición morfológica real, con mínimo ruido y artefactos. Sin embargo, se proporcionan pocos detalles sobre el tejido blando y no es posible evaluar el disco articular.

Las desventajas significativas son el coste del examen y la exposición a niveles significativos de radiación en comparación con las técnicas radiográficas convencionales.

Resonancia magnética

La resonancia magnética (RM) es el método preferente para estudiar los procesos patológicos que afectan a los tejidos blandos de la ATM, como el disco articular, el contenido sinovial intracapsular, los músculos masticatorios adyacentes, y la integridad cortical y medular de los componentes óseos. Esta técnica permite un análisis tridimensional en los planos axial, coronal y sagital y se considera el *gold standard* para la evaluación de la posición del disco, además de ser muy sensible para detectar alteraciones degenerativas intraarticulares.

Los protocolos de RM para la ATM incluyen secuencias ponderadas en T1, T2 y densidad de protones en posiciones de apertura máxima interincisiva y máxima apertura bucal. Las imágenes en T1 proporcionan detalles anatómicos precisos, mientras que las de densidad de protones son útiles para evaluar lesiones en el disco articular y su desplazamiento. Las imágenes en T2 detectan líquido en la articulación y edema óseo, con la ventaja de no exponer al paciente a radiación ionizante.

Las RM está indicada en pacientes que presenten síntomas persistentes de dolor articular o preauricular, ruidos de chasquido y crepitación, alteraciones funcionales, como lateralización mandibular durante la apertura oral, subluxaciones y luxaciones frecuentes, apertura limitada de la boca, sospecha de procesos neoplásicos y síntomas de osteoartritis, entre otros.

Sus desventajas están relacionadas con el elevado coste y la necesidad de instalaciones sofisticadas. Está contraindicada en pacientes claustrofóbicos, con marcapasos y válvulas cardíacas metálicas, cuerpos extraños ferromagnéticos y mujeres embarazadas.

Otras pruebas radiológicas

Gammagrafía ósea

Permite detectar alteraciones en el metabolismo óseo. Emplea un radiofármaco por vía endovenosa. El más utilizado es el tecnecio 99 metaestable (^{99m}Tc). Es muy útil para el diagnóstico de la hiperplasia de cóndilo mandibular. Otra técnica utilizada para obtención de imágenes con medicina nuclear es la SPECT, que proporciona cortes contiguos para construir imágenes multiplanares del área de estudio. Esta técnica es más sensible para detectar aumento en la actividad metabólica de estructuras anatómicas pequeñas, como la ATM. Su principal desventaja es la inespecificidad.

Ecografía

Esta técnica es menos costosa, utiliza ultrasonidos y no radiación ionizante. Como inconveniente, hay que destacar que depende del operador. Es un método aceptable para valorar la morfología global del cóndilo mandibular y sus anomalías macroscópicas, tanto en el plano sagital como en el transverso. Esta prueba, aunque no es exacta para el diagnóstico morfológico del disco articular y cortical, puede identificar efusión en pacientes con enfermedades inflamatorias. Otra indicación de la evaluación por ultrasonidos es la localización correcta de los espacios articulares para realizar terapias infiltrativas, artrocentesis y viscosuplementación.

SÍNDROME DE DISFUNCIÓN DE LA ARTICULACIÓN TEMPOROMANDIBULAR. SÍNDROME DE DOLOR MIOFASCIAL

El término trastornos temporomandibulares abarca un amplio espectro de patologías que afectan a la ATM, musculatura masticatoria y otras estructuras asociadas; estas alteraciones están caracterizadas, generalmente, por síntomas comunes, como el dolor y la limitación de la apertura oral.

Diferentes estudios informan de que, aproximadamente, el 75 % de la población general presenta, al menos, un signo de disfunción temporomandibular y que el 33 % tiene, al menos, un síntoma. Sin embargo, se estima que solo el 5-7 % precisan tratamiento quirúrgico. Suelen ser las mujeres entre la segunda y cuarta década de la vida (con un ratio 4:1 respecto a los hombres) las principales demandantes de tratamiento para el manejo de esta patología.

Dentro de los trastornos incluidos bajo este término, los cuadros más comunes son los trastornos internos articulares (síndrome de disfunción temporomandibular) y el síndrome de dolor miofascial.

SÍNDROME DE DISFUNCIÓN TEMPOROMANDIBULAR

Definición y clasificación

El síndrome de disfunción temporomandibular (SDTM) es una alteración de las estructuras articulares de la ATM, en la que existe una relación anormal entre el disco, el cóndilo, la fosa y la eminencia articular. Esto va a provocar una interferencia mecánica (chasquido) en la cinética articular y una restricción en el rango normal de actividad mandibular (limitación de la apertura oral) o, incluso, una hipermovilidad (que puede provocar una luxación mandibular). En general, estos trastornos pueden dividirse en:

Desplazamiento discal anterior (Fig. 26-2)

- Con reducción (DDAcR):
  Esta entidad se define cuando el disco está desplazado anteriormente en relación con el cóndilo en posición de boca cerrada y el disco se recaptura con la apertura oral. Además, el disco puede desplazarse lateral o medialmente. El chasquido articular o ruido articular puede ocurrir con la reducción del disco en boca abierta.

- Sin reducción (DDAsR):
  Es un trastorno intracapsular y biomecánico que afecta al complejo cóndilo-discal. En boca cerrada, el disco está en una posición anterior en relación con la cabeza del cóndilo mandibular y no se reduce con la apertura de la boca. El paciente suele referir limitación para la apertura oral completa, produciéndose dolor y desviación mandibular hacia el lado afectado durante esta.

- Entidades con hipomovilidad distintas a los problemas discales:
  - Adherencias: se caracterizan por una severa restricción del movimiento condilar, aunque no suele asociarse a la presencia de dolor. Pueden aparecer como resultado de inflamación articular debido a trauma directo o condiciones sistémicas como la poliartritis.
  - Anquilosis

- Entidades con hipermovilidad:
  - Subluxación o luxación parcial.
  - Luxación.

El origen de esta patología es multifactorial. Se ha relacionado con factores que lesionan el complejo articular de forma

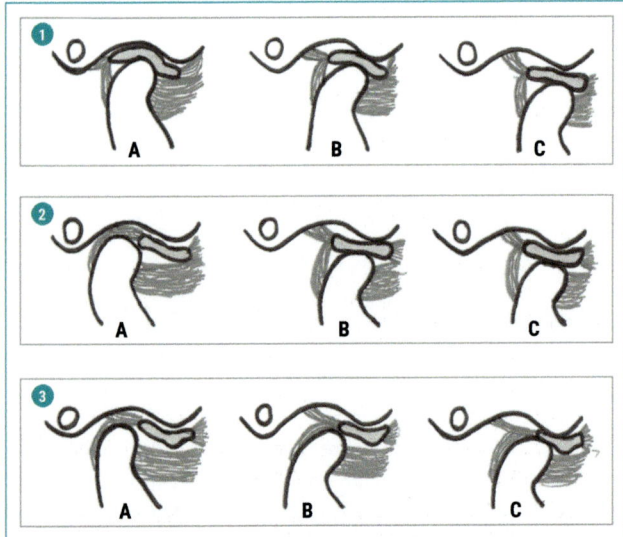

Figura 26-2. ❶ Relación normal entre el disco y el cóndilo. **A**. Boca cerrada: el disco se interpone entre la fosa y el cóndilo. **B**. Boca semiabierta: cuando el cóndilo se desplaza hacia delante, el disco se mantiene en relación estable con él. **C**. Boca abierta: el disco permanece interponiéndose entre fosa y cóndilo en posición de apertura máxima. ❷ Desplazamiento discal con reducción. **A**. Boca cerrada: el disco se sitúa anterior a la superficie articular del cóndilo. **B**. Boca semiabierta: cuando el cóndilo se desplaza hacia delante, pasa sobre la banda posterior del disco y da lugar a un chasquido. Posteriormente, el disco mantiene una relación con el cóndilo durante el resto del ciclo de apertura. **C**. Boca abierta: posición normal disco-cóndilo. Cuando el cóndilo se desplaza de nuevo a la zona posterior del disco al cerrar la boca, puede percibirse de nuevo un chasquido (clic recíproco). ❸ Desplazamiento discal sin reducción. **A**. Boca cerrada: disco adelantado con respecto a la posición del cóndilo. **B** y **C**. Boca semiabierta y abierta: cuando el cóndilo se desplaza hacia delante, el disco se mantiene por delante de la superficie articular del cóndilo y no llega a interponerse entre la fosa y el cóndilo en ningún momento. Esta situación limita la distancia de traslación hacia delante.

aguda o crónica. Estos pueden englobarse en: macrotrauma agudo (traumatismos mandibulares, apertura oral prolongada durante procedimientos dentales o intubación, etc.), microtrauma crónico (bruxismo u otros hábitos parafuncionales, hipermovilidad) o defectos del desarrollo o adquiridos. El papel de la oclusión en la etiología de estos trastornos es controvertido.

Síntomas

Dolor. Es el síntoma más frecuente y el más difícil de evaluar, debido a la gran variabilidad interindividual de tolerancia al dolor. Debe estudiarse cuidadosamente en cuanto a inicio, naturaleza, intensidad, localización, duración, factores que lo agravan o alivian y, especialmente, cómo se relaciona con otros síntomas, como el ruido articular y las restricciones en los movimientos mandibulares. Para evaluarlo se utilizan una serie de escalas de medida; la más empleada es la escala visual analógica (EVA), con un rango de valores entre 0 (no dolor) y 10 (máximo dolor imaginable). Habitualmente, el dolor articular pone en evidencia algún proceso de desplazamiento discal, degeneración de la superficie articular, artritis, etc. Pero un dolor preauricular también puede indicar una alteración muscular o miofascial. Distinguir entre ambos tipos de dolor será, en muchas ocasiones, el primer objetivo al que se enfrenta el clínico.

Chasquidos articulares. La presencia de ruidos en la articulación, principalmente, al abrir la boca y masticar, es una queja común del paciente con disfunción articular. Ocurre también con frecuencia en pacientes asintomáticos, sin dolor o disfunción articular. En general, se debe a una alteración morfológica o posicional del complejo cóndilo-disco. Estos ruidos articulares pueden presentarse de dos formas: chasquidos y crepitación. Los chasquidos o clics suelen asociarse a alteraciones de la posición meniscal, y la crepitación, generalmente, representa artropatía degenerativa.

Restricción funcional. La restricción en la apertura mandibular o en los movimientos laterales es un síntoma habitual en trastornos temporomandibulares. Un rango de apertura normal se considera entre 35 y 45 mm, medido desde los bordes incisales de los dientes inferiores hasta los superiores. Los movimientos laterales y de protrusión normales varían de 5 a 10 mm. La limitación o asimetría en estos movimientos sugiere una restricción en una o ambas articulaciones temporomandibulares. La hipomovilidad mandibular puede ser también consecuencia de espasmos o contracturas musculares; a diferencia de un bloqueo mecánico, la apertura oral puede incrementarse ligeramente bajo fuerza aplicada.

Bloqueo articular. Se clasifica, según su cronología, en agudo (menos de un mes), subagudo (1-3 meses) y crónico (más de 3 meses de evolución). El diagnóstico se realizará mediante una adecuada historia clínica y pruebas radiológicas (OPG, tomografías, RM, etc.).

En cuanto a su estadiaje, Wilkes estableció en 1989 una clasificación en función de los signos clínicos, radiológicos y los hallazgos quirúrgicos que describen la progresión de los trastornos internos de la ATM. Estableció 5 estadios con el fin de clasificar a los pacientes y determinar el plan de tratamiento, así como valorar el pronóstico. Posteriormente, Merrill y Bronstein completaron esta clasificación, añadiendo los hallazgos artroscópicos como otra categoría diagnóstica (**Tabla 26-1**).

Tratamiento

El abordaje terapéutico será multidisciplinar y en el participarán odontólogos, fisioterapeutas y cirujanos orales y maxilofaciales. Como norma general, una vez establecido el diagnóstico, se instaurará un tratamiento conservador, pasando a terapias más agresivas si este no es eficaz (cirugía mínimamente invasiva y cirugía abierta).

Síndrome de dolor miofascial

Definición

El síndrome de dolor miofascial (SDMF) es un trastorno común que afecta a los músculos masticatorios y se caracteriza

Tabla 26-1. Estadíos de Wilkes-Merrill-Bronstein				
Estadio	**Clínica**	**RMN**	**Cirugía**	**Artroscopia**
I	Chasquido recíproco (Inicial en la apertura y tardío en el cierre), indoloro.	DDAcR	Anatomía normal. DDAcR con chasquido demostrable.	R: 80-100%. Elongación incipiente de la zona bilaminar.
II	Chasquido más intenso y tardío en la apertura. Algias y bloqueos transitorios	DDAcR. Engrosamiento de la banda posterior.	Similar a I, pero con deformidad discal temprana.	R: 50-100%. Elongación de la zona bilaminar. Sinovitis.
III	Dolor más intenso y frecuente. Disminución marcada de la AO y mayor nº de episodios de bloqueo	DDAc/sR. Deformidad articular evidente.	Marcada deformidad con desplazamiento. Adherencias variables.	R: 5-15%. Gran elongación posterior "en acordeón". Sinovitis prominente. Condromalacia grados I-II.
IV	Dolor crónico, variable, cefaleas. Limitación de la AO en fases irregulares	Cambios óseos degenerativos leves-moderados.	Cambios degenerativos, osteofitos, múltiples adherencias	Condromalacia grados III-IV. Hialinización o metaplasia de la banda posterior.
V	Crepitantes. Empeoramiento de la función.	Perforación. Gran deformidad anatómica del disco y ósea.	Grandes cambios degenerativos, perforación, múltiples adherencias	Condromalacia grado IV. Fibrilación o perforación discal. Sinovitis avanzada. Adherencias fibrosas generalizadas y pseudoparedes.

AO: apertura oral, DDcR: desplazamiento discal con reducción, DDsR: Desplazamiento discal sin reducción, R: Roofing (cantidad de cóndilo cubierta por el disco. El primer porcentaje indica el roofing en boca cerrada y el segundo en boca abierta).

por dolor y disfunción. Este síndrome responde mal a los tratamientos conservadores, lo que supone un desafío terapéutico significativo. Se caracteriza por la presencia de puntos dolorosos o puntos gatillo. El término de «punto gatillo» (PG) se refiere a aquellos puntos dentro de las bandas tensionales, que con la compresión producen mayor dolor y un patrón determinado de irradiación de dolor. Los criterios para identificar un PG son:

• Banda tensa palpable (si el músculo es accesible).
• Dolor a la palpación de un nódulo en una banda tensa.
• Reconocimiento por parte del paciente que la sensación dolorosa es semejante a la producida por la estimulación mecánica del PG.
• Limitación dolorosa de la amplitud de la movilidad al estiramiento.

El SDMF puede manifestarse de manera local o global y, al ser un tipo específico del trastorno temporomandibular (TTM), se presenta con dolor de origen muscular que puede extenderse más allá de los músculos masticadores o masticatorios, limitando el movimiento mandibular. Los puntos gatillo miofasciales son áreas hiperirritables en los músculos y tejidos conectivos, que provocan dolor al ser presionados o estirados y, a menudo, se asocian con un patrón de dolor referido. Su presencia afecta significativamente la movilidad y calidad de vida de los pacientes.

Síntomas

En general, el SDMF se caracteriza por la presencia de trismo, dolor facial, fatiga y limitación de la función en los músculos maseteros (79-84 %) y temporales (56-65 %), además de los pterigoideos internos, externos y los digástricos. También puede afectar a los músculos ester-nocleidomastoideo, esplenio, trapecio, periorales y frontal. La localización preferente en los maseteros se caracteriza por la presencia de un punto gatillo, localizado en la región media del músculo, que es especialmente, dolorosa a la palpación. El dolor es generalmente difuso con irradiación a áreas adyacentes, principalmente, a regiones temporal y cervical. La limitación de la apertura oral se caracteriza habitualmente por tener un tope elástico, con aumento de la MAO forzada. Depresión, ansiedad, fatiga y trastornos del sueño acompañan con frecuencia al dolor y caracterizan también al SDMF.

Según la bibliografía actual sobre dolor crónico, se considera que en el SDMF concurren mecanismos centrales y periféricos del sistema neuromuscular, comunes a los del dolor miofascial del tronco y las extremidades, aunque su naturaleza exacta sigue siendo una incógnita. Diversas teorías apuntan a un exceso de actividad muscular con liberación final de metabolitos tóxicos. Los factores predisponentes incluirían posturas inadecuadas, sedentarismo, desequilibrios, hábitos orales parafuncionales, trastornos del sueño y alteraciones articulares.

El diagnóstico es exclusivamente clínico. No hay pruebas de laboratorio, estudios de imagen o criterios diagnósticos estandarizados que permitan realizar el diagnóstico.

Tratamiento

Tradicionalmente, el tratamiento del SDMF ha incluido el uso prolongado de AINE, férulas oclusales, fármacos miorrelajantes, antidepresivos, terapia física y técnicas de relajación. Entre los tratamientos locales destaca la infiltración de diversos fármacos, siendo la más empleada la toxina botulínica. A diferencia del SDTM, la cirugía (tanto abierta como mínimamente invasiva) no está indicada, ya que no se trata de una patología articular, sino muscular.

Diagnóstico diferencial

Como se ha mencionado anteriormente, el término **trastornos temporomandibulares** abarca un amplio espectro de problemas clínicos articulares y musculares en el territorio orofacial. Gran parte de la dificultad encontrada para su tratamiento se basa en la complejidad de su diagnóstico, debido a la similitud de signos y síntomas que presentan. Además, existe una gran variedad de patologías, no relacionadas con la ATM ni con el sistema masticatorio, que ocurren en regiones adyacentes y pueden producir síntomas similares; estas enfermedades, por tanto, deben ser también consideradas en el diagnóstico diferencial. Generalmente, los problemas de diagnóstico diferencial pueden dividirse en tres grandes grupos:

1. Patología de estructuras de cabeza y cuello que pueden producir síntomas y signos que simulan patología articular:
   - **Patología otorrinolaringológica:** debido a su proximidad anatómica, la patología ótica debe ser considerada en el diagnóstico diferencial del paciente con dolor en esta región.
   - **Patología de las glándulas salivales:** procesos inflamatorios, obstructivos y neoplásicos, especialmente, en la fase más precoz.
   - **Neuralgia del trigémino.**
   - **Patología dental:** la patología odontológica y sus secuelas asociadas son, probablemente, las causas más frecuentes de dolor orofacial.

2. Alteraciones o problemas en relación con la ATM en términos generales: trastornos de la musculatura masticatoria o alteraciones articulares propiamente dichas (desplazamientos discales, artritis, etc.) (Tabla 26-2).
   En ocasiones, tras la realización de un examen clínico muscular y articular completo en un paciente que consulta por un cuadro de dolor articular, no está claro si el cuadro clínico es de origen muscular, articular o doble. Para ayudar a esta diferenciación existe una serie de pruebas clínicas de fácil y rápida aplicación, entre las que destacamos las siguientes:
   - **Test con *spray* de cloruro de etilo o fluorometano.** Tras proteger los ojos del paciente, se aplica el gel refrigerante sobre la piel a nivel de los músculos masetero y temporal, midiendo la MAO antes y después de la maniobra. La mejoría funcional indica un componente de espasmo muscular.
   - **Prueba de Krogh Paulsen.** Al morder un objeto duro (un depresor, por ejemplo) con los molares en el lado afectado, el dolor suele agravarse en casos musculares y disminuir en articulares, o bien desencadenarse en el lado contralateral si existe un problema articular.
   - **Prueba de lateralidad forzada.** La aparición de dolor en la ATM del lado hacia el que se realiza la lateralidad forzada mantenida por presión del operador sobre el mentón, sugiere un trastorno articular si el dolor se sitúa en la parte más posterior de la articulación (retrodiscitis), y un problema muscular, si la localización del dolor es más anterior (espasmo del músculo pterigoideo externo).

3. **Combinación de varios procesos** de diferente origen que se superponen.

TRATAMIENTO DE LA PATOLOGÍA DE LA ARTICULACIÓN TEMPOROMANDIBULAR

Los objetivos principales del tratamiento de los trastornos temporomandibulares son reducir o eliminar el dolor y/o los ruidos articulares y restaurar la función mandibular normal. Estos se logran de manera más efectiva cuando se abordan y se integran al plan de tratamiento otros factores contribuyentes, como el estrés, la depresión y los hábitos parafuncionales orales, por ejemplo, el bruxismo. Es crucial para el clínico determinar si el problema subyacente es físico o psicogénico, ya que esto orientará el tratamiento. Los trastornos principalmente psicogénicos, que se encuentran en el grupo de dolor miofascial y disfunción de los trastornos temporomandibulares, podrían requerir el uso de medicación psicotrópica y psicoterapia.

CONSERVADOR

El tratamiento conservador sigue siendo la manera más efectiva de manejar a más del 90 % de los pacientes con trastornos temporomandibulares, así que debe ser la terapia inicial. Existen diversas modalidades de tratamiento no quirúrgico que exigen la colaboración de distintos especialistas clínicos dentro de un equipo multidisciplinario. Aunque cada modalidad de tratamiento puede ser abordada de forma individual,

Tabla 26-2. Diagnóstico Diferencial SDTM- SDMF

Características	SDTM	SDMF
Dolor	Localizado preauricular, a punta de dedo	Difuso, irradiado a región temporal-cervical.
Limitación de la apertura oral	Bloqueo mecánico. No aumento con la apertura forzada	Bloqueo elástico. Aumenta la apertura al forzarla.
Diagnóstico Radiológico	Hallazgos patológicos radiológicos (Desplazamiento discal, derrame,...)	No hallazgos radiológicos
Tratamiento	Conservador +/- Cirugía Mínimamente Invasiva +/- Cirugía Abierta	Tratamiento conservador

en la práctica clínica suelen combinarse para lograr el mayor éxito posible, adaptándose a las necesidades específicas del paciente.

Es necesario, en primer lugar, educar al paciente y hacerle saber cuáles son los factores que predisponen y agravan la patología, además de que la eliminación de los síntomas en ocasiones no será total. En general, los pacientes pueden ser aleccionados para limitar la función mandibular, modificar sus hábitos, evitar el estrés y empezar un programa de ejercicios domiciliario. El chasquido articular es bastante común tanto en ATM sanas como patológicas. Es difícil de eliminar y a menudo reaparece; además, no existe evidencia de que constituya un problema para el paciente. En general, está establecido que la presencia de sonidos articulares, si no va acompañada de dolor o disfunción, no debe ser tratada.

Una vez establecido el diagnóstico de síndrome de disfunción temporomandibular y su terapia, es necesario realizar un seguimiento para evaluar si existe mejoría. La impresión inicial puede requerir modificación tras varias semanas de tratamiento no efectivo, y es necesario descartar anomalías de tipo vascular, neurológico, neoplásico, psicológico y otorrinolaringológico.

Educación del paciente

La educación y el autocuidado del paciente son fundamentales para el tratamiento de los trastornos temporomandibulares. Se recomienda crear una rutina de cuidado personal que incluya limitación de las funciones mandibulares, consciencia y modificación de hábitos, programa de ejercicios en casa y reducción del estrés.

Se debe recomendar al paciente realizar una dieta blanda para prevenir la sobrecarga de la ATM y evitar alimentos que requieran una masticación excesiva.

Es beneficioso promover el descanso de las estructuras musculares y articulares, evitando actividades, como masticación y habla excesivas, masticar chicle o bostezar ampliamente. También se aconseja masajes en los músculos afectados y la aplicación de calor húmedo para promover la relajación muscular.

Farmacoterapia

La farmacoterapia se emplea para el manejo de los síntomas. Los fármacos empleados con más frecuencia en el SDTM son analgésicos, antiinflamatorios, ansiolíticos, antidepresivos, relajantes musculares y anestésicos locales.

Cabe destacar que siempre existe el riesgo de dependencia o abuso de los fármacos, particularmente, con los narcóticos y tranquilizantes. Debido a la periodicidad de la sintomatología, existe la tendencia de prescribir esta medicación a demanda. Esto puede proporcionar períodos de alivio sintomático, pero frecuentemente va perdiendo efectividad y el paciente acaba abusando del fármaco. La recomendación general es que se haga la prescripción a intervalos regulares durante un período específico de tiempo.

Terapia oclusal

La terapia con férula oclusal de descarga es un tratamiento común para los trastornos temporomandibulares. Su propósito es proteger los dientes de cargas anormales en pacientes con hábito bruxista, especialmente, durante la noche, reduciendo así la carga máxima en la ATM y evitando la contracción máxima de los músculos masticatorios, lo que teóricamente disminuye el dolor muscular. Aunque se ha demostrado clínicamente que alivia los síntomas en más del 70 % de los pacientes, la base fisiológica de la respuesta al tratamiento no se conoce completamente. Se usan fundamentalmente dos tipos de dispositivos:

- ***Férula plana de estabilización.*** Es la más utilizada y está indicada para relajar los músculos masticatorios, estabilizar la articulación y prevenir el bruxismo. También se usa para mialgia, inflamación y retrodiscitis por traumatismo. Se coloca generalmente en la arcada maxilar, debe estar fija y permitir contactos posteriores bilaterales simétricos, con una guía canina para excursiones laterales y protrusión. La férula debe ajustarse a medida que mejoran los síntomas y puede usarse a tiempo completo o parcial. La efectividad se evalúa en 4-6 meses.
- ***Férula plana de reposicionamiento anterior.*** Permite a la mandíbula una posición más anterior, alterando la relación cóndilo-disco-fosa para reducir la carga articular. Está indicada para trastornos primarios del disco. Se usa menos frecuentemente debido a posibles cambios oclusales, como mordida abierta posterior, con su uso prolongado.

Terapia física

Los síntomas leves y/o agudos pueden ser tratados inicialmente mediante dieta blanda, reposo articular, frío/calor y ejercicios posturales de la lengua y la mandíbula, movimientos laterales y ejercicios pasivos. Otros tratamientos, como ultrasonidos, estimulación eléctrica transcutánea (TENS), manipulación de tejidos blandos, inyecciones en los puntos gatillo y acupuntura también son útiles en el SDTM y en el SDMF. No obstante, estos aún no han sido aceptados dentro de la práctica habitual dada la falta de evidencia en la efectividad de estos tratamientos.

Inyecciones musculares en puntos gatillo

El uso de la toxina botulínica se está empezando a considerar como una opción de tratamiento prometedora para casos refractarios. Este componente relaja el músculo estriado, inhibiendo la liberación de acetilcolina de las terminales nerviosas presinápticas, lo que bloquea la unión neuromuscular. También tiene un efecto antinociceptivo en las terminaciones nerviosas sensoriales, debido a que la toxina botulínica y la acetilcolina son transportadas axonalmente al sistema nervioso central. Diversos estudios recientes destacan que la toxina botulínica es significativamente efectiva para reducir el dolor en pacientes con miopatía localizada, aunque su eficacia en miopatía referida es limitada. Las dosis recomendadas son 10-25 unidades en el músculo temporal, 25-50 unidades en el músculo masetero y 7,5-10 unidades en el músculo pterigoideo lateral. Los efectos de las inyecciones de toxina botulínica comienzan a manifestarse entre los 3 y 4 días posteriores a la aplicación; el efecto máximo se alcanza entre la tercera y cuarta semana, y generalmente es necesario administrar una nueva dosis a los 3 a 4 meses. Sin embargo, aún no existe consenso sobre los beneficios terapéuticos de las inyecciones de toxina botulínica para el manejo de trastornos temporomandibulares y/o síndrome miofascial, y se requieren estudios de alta evidencia para su confirmación.

Agentes termales

La terapia con calor parece reducir el dolor muscular, al aumentar la velocidad de conducción nerviosa y la vasodilatación local. Lo más empleado son toallas humedecidas en agua caliente que se colocan sobre el punto doloroso durante 15-20 min, lo que ocasiona un aumento transitorio de la temperatura cutánea y constituye una modalidad efectiva de tratamiento del dolor miofascial asociado con SDTM.

CIRUGÍA MÍNIMAMENTE INVASIVA: ARTROCENTESIS Y ARTROSCOPIA

Aunque muchos pacientes con síndrome de disfunción temporomandibular (SDTM) responden bien al tratamiento conservador, la literatura indica que el 5-10 % de los pacientes pueden necesitar cirugía para mejorar su función masticatoria y reducir el dolor. Las técnicas de cirugía mínimamente invasiva son actualmente reconocidas como la opción quirúrgica inicial, debido a su relación favorable entre beneficio y riesgo.

Artrocentesis

Generalidades

El desarrollo de la artrocentesis para la ATM surge como consecuencia de los beneficios observados durante el lavado y lisis artroscópicos para el tratamiento de pacientes con movimientos mandibulares limitados. El término fue introducido por vez primera por Nitzan y se define como lavado articular y clásicamente se realiza sin visión de la articulación. Consiste en entrar en el espacio articular superior mediante una punción, lavado con un fluido y manipulación manual de la articulación. Es un procedimiento simple, no invasivo, barato y con baja morbilidad. Los objetivos de este procedimiento son mejorar la movilidad del disco, suprimir la resistencia a la traslación condílea y eliminar la inflamación articular y el dolor.

Se ha publicado un índice global de éxito del 82 %. La hipótesis que se sostiene para explicar este elevado porcentaje es que, debido al lavado, los mediadores del dolor, como la prostaglandina E2 y el leucotrieno B, son eliminados, reduciendo la inflamación y el dolor. Por otra parte, parece ser que la movilidad del disco podría estar limitada por un aumento en la viscosidad del líquido sinovial o por un efecto de vacío creado entre el disco y la fosa; el fluido inyectado mediante artrocentesis permite distender el espacio articular y devolver al disco su movilidad.

Indicaciones

- Bloqueo discal agudo-subagudo (1-3 meses) que no responda al tratamiento conservador.
- Síndrome de disco adherido *(anchored disc phenomenon)* diagnosticado mediante RM.
- Traumatismos de la ATM con dolor crónico persistente y capsulitis procedentes del síndrome del latigazo cervical *(whyplash)*.
- Algunos casos de osteoartrosis que no responden al tratamiento conservador.
- Artropatías inflamatorias o metabólicas con clínica dolorosa.
- Pacientes que pueden rechazar la artroscopia o que no pueden ser sometidos a un procedimiento con anestesia general.

Contraindicaciones

Absolutas

- Anquilosis.
- Patología infecciosa regional.
- Patología tumoral regional.

Relativas

- Patología psiquiátrica.
- Situaciones médicas y psicológicas individuales de cada paciente (obesidad, embarazo, etcétera).

Técnica quirúrgica (Fig. 26-3)

El paciente debe colocarse inclinado a 45 grados, con la cabeza girada hacia el lado sano para permitir el acceso a la articulación afectada. Después de la preparación y colocación de campos quirúrgicos apropiados, se marcan las referencias anatómicas y quirúrgicas para definir los puntos de inserción de la aguja sobre la piel, siguiendo la línea de Holmlund-Hellsing. Se dibuja una línea desde el medio del trago hasta el canto externo. Luego se trazan dos puntos para indicar la ubicación de la fosa articular y la eminencia de la ATM: el punto posterior señala la fosa glenoidea y se ubica a 10 mm del trago medio y 2 mm por debajo de la línea. El punto anterior indica la eminencia articular y se encuentra a 20 mm a lo largo de la línea y 7 mm por debajo de ella. Además del trazado, se debe palpar la articulación y la fosa, mientras el paciente mueve la mandíbula en todas las direcciones, incluyendo la apertura bucal y el movimiento contralateral, lo cual dará la información principal sobre la anatomía de la articulación del paciente.

Seguidamente, se infiltra anestesia local preauricular y subcutánea en la trayectoria de la inserción de la aguja. Se reco-

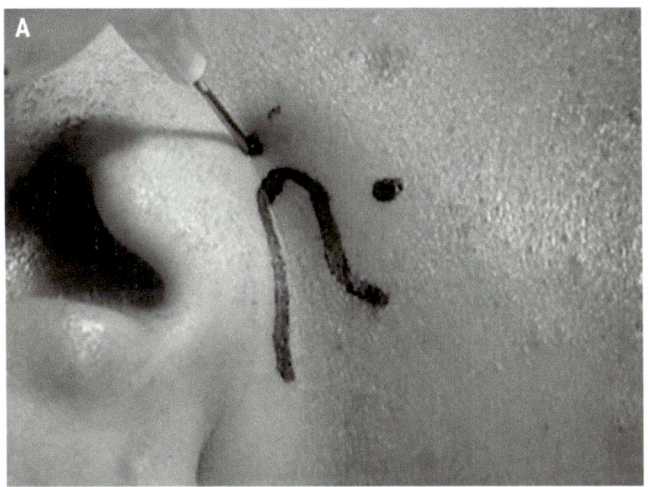
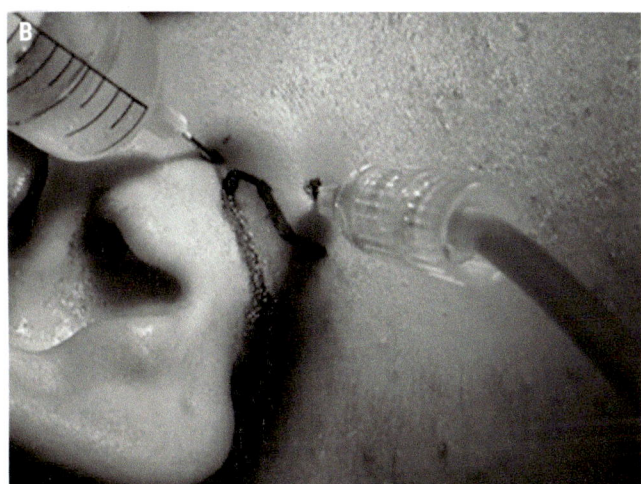

Figura 26-3. Artrocentesis de la ATM. **A.** Puntos de referencia (vías anterior y posterior) y punción por la vía posterior. **B.** Colocación de sistema de suero en la vía anterior para la salida del líquido introducido a través de la vía posterior. Monje Gil F. Diagnóstico y tratamiento de la patología de la articulación temporomandibular (1ª edición). Madrid: Ripano, 2009. Con permiso del autor.

mienda no infiltrar más de 1 mL para evitar la paresia del ramus frontal del nervio facial. Posteriormente, se introduce una aguja de calibre 19, unida a una jeringa de 1 mL con solución de Ringer lactato, en el compartimento superior-posterior de la fosa articular (punto posterior). La solución se inyecta y se aspira de inmediato. Habitualmente, el líquido es absorbido hacia el espacio articular, debido a la leve presión negativa existente en la articulación, indicando la correcta ubicación de la aguja. A continuación, se inyectan 2-3 mL de bupivacaína al 0,5 % para distender el espacio articular superior y anestesiar los tejidos adyacentes. La aguja se dirige en un ángulo de 45o de atrás adelante y de abajo arriba con suaves movimientos rotatorios hasta palpar con la aguja o con el *abbocath* el reborde de la fosa articular. Este puede encontrarse a unos 15 mm de la piel. Nunca debe introducirse un instrumento en la articulación sin visión directa a más profundidad de 25 mm. A continuación, una segunda aguja de calibre 19 se inserta en el compartimento distendido en la zona de la eminencia articular, permitiendo que la solución de Ringer lactato fluya libremente a través del compartimento superior.

Numerosos estudios debaten sobre la cantidad de solución que debe utilizarse, recomendándose entre 100 mL y 400 mL

para que las proteínas y la bradiquinina no sean detectables. Existen variantes de esta técnica, como el método de cánula de aguja simple, descrito por Guarda-Nardini y el método de doble aguja. Tras el procedimiento, se retira una aguja y se pueden inyectar otros medicamentos (esteroides, opioides o ácido hialurónico) en el espacio articular a través de la aguja restante.

Artroscopia (Fig. 26-4)

Generalizades

Desde que Ohnishi introdujo la artroscopia en la ATM en 1975, esta técnica ha demostrado ser de gran valor diagnóstico y terapéutico del síndrome de disfunción de la ATM. Ha permitido profundizar la comprensión fisiopatológica de la articulación y ha transformado su tratamiento. La técnica implica la colocación de una cánula en el espacio articular superior y la inserción de un artroscopio para la visualización directa de la fosa glenoidea y el disco.

Las ventajas que ofrece la artroscopia son su baja invasividad, con trauma quirúrgico poco severo y cicatrización

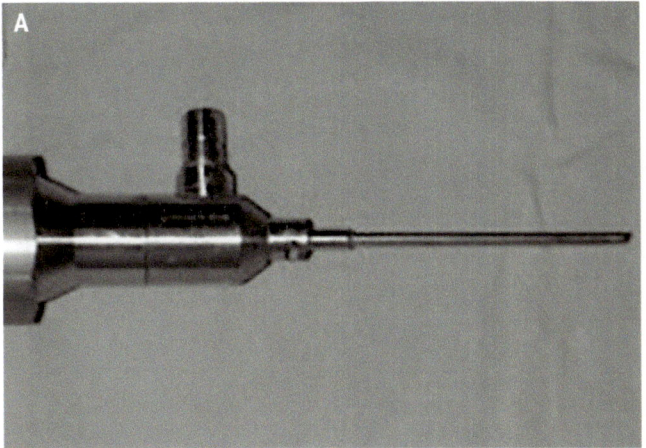
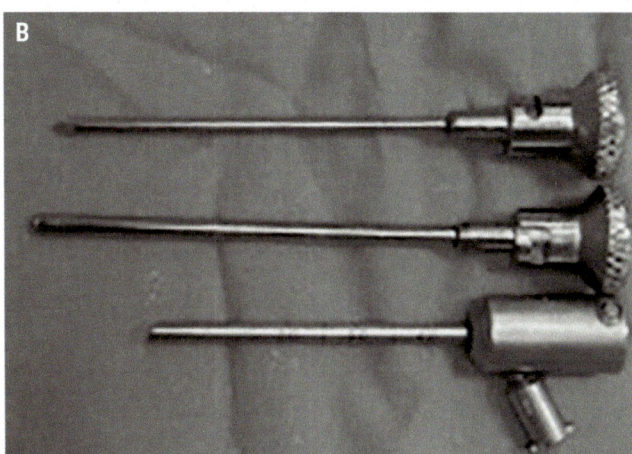

Figura 26-4. A. Artroscopio. **B.** Cánula y trócares empleados en la artroscopia de la ATM.

rápida, inmediata recuperación del paciente y baja morbilidad. El paciente sometido a este tratamiento debe comenzar la fisioterapia desde el primer momento después de la intervención.

Indicaciones

La *American Association of Oral and Maxillofacial Surgery (AAOMS)* ha establecido cinco indicaciones principales:

1. Síndrome de dolor-disfunción o lesión interna articular. Fundamentalmente, los estadios II, III y IV de Wilkes o de Bronstein (en general, ante fracaso de la artrocentesis o bloqueo de más de 3-6 meses de duración).
2. Enfermedad articular degenerativa (osteoartritis).
3. Sinovitis.
4. Hipermovilidad dolorosa o casos de luxación recidivante mandibular de etiología discal.
5. Hipomovilidad como consecuencia de adherencias intraarticulares.

En la mayoría de los estudios, la elección de un tratamiento artroscópico se basa en la clínica. La indicación más común es la existencia de un dolor moderado-intenso con disfunción que interfiere en la rutina diaria del paciente y que es refractario a un período razonable de tratamiento no quirúrgico.

Contraindicaciones

Las *contraindicaciones* principales serían:

- Infección ótica, cutánea o articular.
- Tumor con riesgo de extensión.
- Anquilosis severa fibrosa u ósea.

Técnica quirúrgica (**Figs. 26-5 y 26-6**)

Para la preparación del campo quirúrgico, generalmente, se necesita eliminar el cabello de la zona preauricular y aislar las regiones pilosas del campo quirúrgico. Un trozo de algodón o gasa colocado en el conducto auditivo externo servi-

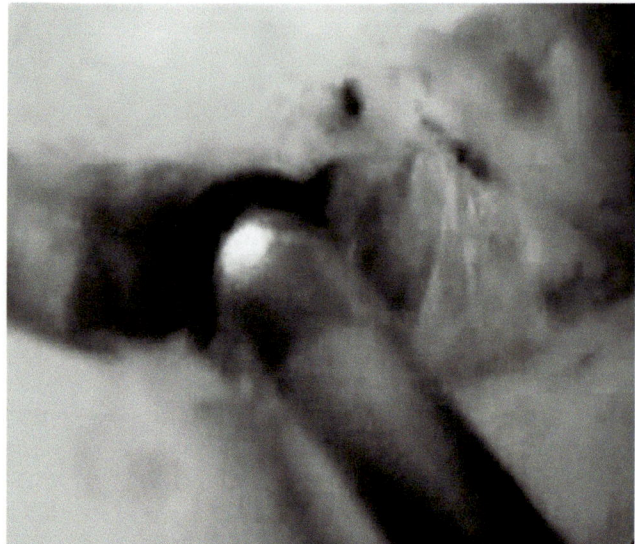

Figura 26-6. Imagen artroscópica: miotomía del músculo pterigoideo lateral.

rá para prevenir la formación de coágulos hemáticos a este nivel. A continuación, se aplica el antiséptico y se colocan los paños, dejando al descubierto las comisuras oral y palpebral.

La técnica se realiza, habitualmente, bajo anestesia general. Se marcan las referencias anatómicas y quirúrgicas (del mismo modo que en la artrocentesis). El ayudante tracciona de los molares ipsilaterales mandibulares hacia abajo y adelante, marcándose una depresión importante como consecuencia del desplazamiento inferior del cóndilo. Se punciona con una aguja intramuscular en dirección medial, de atrás hacia delante y de abajo hacia arriba, inyectando intraarticularmente anestésico para distender la articulación. Un retroceso en el émbolo de la jeringa o la recuperación del líquido inyectado es el signo de entrada en la cavidad articular. La aguja debe ser retirada de forma suave.

A continuación, se introduce la cánula y el trócar puntiagudo en la misma dirección que la aguja, mediante movimientos rotatorios hasta que contacta con la pared externa de la fosa temporal, en su punto más alto. En este punto se cambia la orientación del trócar, haciéndola más perpendicular a la piel, hasta introducirse en el espacio articular superior. Es el momento de cambiar el trócar puntiagudo por el

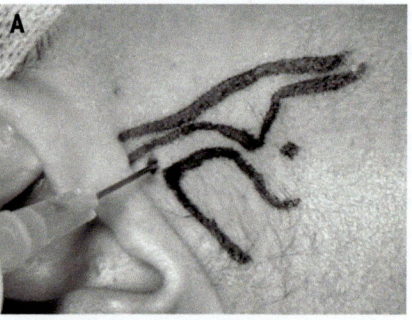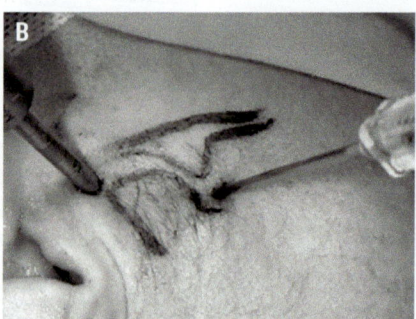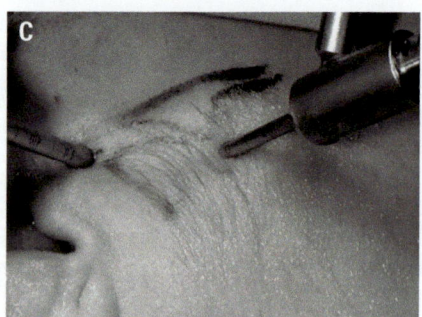

Figura 26-5. Artroscopia de la ATM. **A.** Puntos de referencia y punción del espacio articular superior a través del punto posterior. **B.** Introducción del artroscopio a través de cánula colocada en vía posterior y abbocath en vía anterior para evacuación del líquido. **C.** Introducción de segunda cánula. Monje Gil F. Diagnóstico y tratamiento de la patología de la articulación temporomandibular (1ª edition). Madrid: Ripano, 2009. Con permiso del autor.

romo para no dañar las superficies articulares. Se lava y se introduce el artroscopio. Es muy importante la irrigación continua de la ATM con Ringer lactato para mantener nítido el campo de visión y distender la articulación, de tan reducidas dimensiones. Por ello, es necesario colocar una vía de drenaje mediante un *abbocath* por delante y por debajo de la punción de la fosa temporal. La longitud óptima de la cánula introducida se considera de 20-25 mm, aunque varía de un paciente a otro.

En general, los movimientos que pueden realizarse con la cánula dentro de la articulación pueden ser mediolaterales o lateromediales *(pistoning)*, anteroposteriores *(swiveling)* o de rotación *(rotating)*. Ya puede realizarse un recorrido intraarticular para proceder a la artroscopia diagnóstica de la ATM. Como regla general, debe inspeccionarse la articulación de dentro afuera y de atrás adelante.

Sin embargo, para realizar cualquier maniobra terapéutica se necesita la introducción de una segunda cánula en la articulación, lo que se conoce como triangulación. Debe moverse el artroscopio hasta el receso anterior. Siguiendo esta dirección anterior del artroscopio, se localiza un punto a una distancia igual a la longitud de la cánula introducida y se introduce la segunda cánula (bajo visión artroscópica directa). A veces, puede ser necesario utilizar una tercera vía. En este caso se puede usar el área correspondiente al vértice de la eminencia articular (20 mm por delante del trago y 10 mm por debajo) o bien, la vía endoaural.

Las técnicas que se emplean en Artroscopia Terapéutica de la ATM pueden clasificarse en:

- Lisis, lavado y manipulación: es la técnica más frecuentemente realizada en la artroscopia.
- Técnicas de reposicionamiento del disco: electrocoagulación de tejidos retrodiscales, miotomía pterigoidea y sutura discal.
- Infiltración o instilación intraarticular de sustancias (corticoides, sustancias viscoelásticas, plasma rico en factores de crecimiento).
- Artroplastia: remodelación o modificación de superficies articulares.

CIRUGÍA ABIERTA DE LA ARTICULACIÓN TEMPOROMANDIBULAR

La cirugía abierta de la ATM es una técnica bien estudiada y documentada desde hace años para el tratamiento de la disfunción temporomandibular de origen articular. En este sentido, se han descrito diversas técnicas quirúrgicas con resultados similares. Según la literatura, el 80 % de los pacientes obtienen una mejoría del 80 %.

Indicaciones

- Síndrome de disfunción de la ATM que no haya respondido al tratamiento conservador u otros procedimientos mínimamente invasivos (artrocentesis o artroscopia). Suele tratarse de estadios de Wilkes grado IV o V.

- Algunos casos de enfermedad articular degenerativa dolorosa (osteoartrosis) que no responden al tratamiento conservador.
- Artropatías inflamatorias o metabólicas con clínica dolorosa.
- Anquilosis de la ATM de tipo fibroso u óseo.
- Retirada de material colocado previamente.
- Tumores de la articulación temporomandibular.
- Reconstrucción articular.
- Pacientes que rechazan la artroscopia.

Contraindicaciones

Absolutas

- Patología infecciosa regional.
- Enfermedad psicógena.

Relativas

- Posibilidad de solucionar sintomatología mediante técnicas mínimamente invasivas.
- Otras situaciones médicas y psicológicas individuales para cada paciente (radioquimioterapia, inmunodepresión, etc.).

Abordajes

La elección de una incisión o abordaje para llegar a la ATM depende fundamentalmente de cinco factores:

- Accesibilidad a la articulación.
- Evitar dañar estructuras neurovasculares importantes.
- Estética en cuanto a la visibilidad de cicatrices postoperatorias.
- Experiencia del cirujano en cuanto a la técnica
- En caso de discectomía, hay que valorar el material o injerto a utilizar si está indicado.

Tipos de abordaje

- Preauricular. Esta incisión se inicia dentro de la línea del pelo y discurre en una dirección inferior hasta la altura del lóbulo. Dependiendo de la patología a tratar, puede ser interesante realizar una extensión temporal para proporcionar mejor acceso y reducir la posibilidad de daño del nervio facial (debido a la retracción del colgajo). Las variaciones de Rowe, Obwegeser y Al-Kayat pueden ser muy útiles.
- Endoaural. Este tipo de incisión es una modificación cosmética de la incisión preauricular clásica. Sitúa su porción media en la prominencia del trago; de ahí la necesidad de conservar y no dañar el cartílago tragal, con el fin de evitar una pericondritis postoperatoria.
- Retroauricular. La incisión se sitúa 3-4 mm posterior al pliegue auricular. Este abordaje se utiliza con menor frecuencia, ya que puede tener efectos secundarios y secuelas en relación con el conducto auditivo externo, el cual debe seccionarse.

- Retromandibular. Se distinguen principalmente dos técnicas: la clásica, que se enfoca en un área ligeramente alejada de la ATM y puede implicar disección del platisma y la fascia cervical; y la variante transmaseterina, que revela el músculo masetero a través de una disecación cuidadosa. Ambos métodos requieren una técnica meticulosa para evitar daños en estructuras adyacentes y asegurar el cierre adecuado que prevenga complicaciones, por ejemplo, fístulas salivares.
- Submandibular: permite el acceso quirúrgico a la ATM para reconstrucciones autólogas o aloplásticas. Se realiza una incisión curva cerca del ángulo mandibular, con especial cuidado de evitar la rama mandibular del nervio facial y la vena retromandibular.

Estos dos últimos abordajes se emplean como acceso adicional para la reducción abierta de fracturas, reconstrucción protésica o mediante injertos autólogos, etcétera.

Técnicas

Discopexia o reposicionamiento del disco articular

El reposicionamiento del disco articular (RDA) en pacientes que padecen una disfunción de la articulación temporomandibular (DTM) es un procedimiento bien conocido y establecido. Las principales indicaciones son los trastornos internos con desplazamiento anterior del disco con o sin reducción (bloqueo cerrado) con limitaciones graves de la apertura oral en pacientes que no han respondido al tratamiento conservador o a la cirugía mínimamente invasiva (artrocentesis o artroscopia). Para poder realizar la discopexia debe existir una anatomía articular adecuada y una movilidad del disco con daño o perforación mínimos.

En la literatura se han descrito múltiples técnicas quirúrgicas para el reposicionamiento del disco articular mediante cirugía abierta, que se pueden clasificar en líneas generales en:

- Discopexia con suturas.
- Discopexia con el uso de minitornillos de anclaje óseo, siendo los más utilizados los de tipo "Mitek" (técnica descrita por Mehra y Wolford) y, más recientemente, también los minitornillos ortodóncicos.
  En ocasiones, este procedimiento se combina con una eminoplastia (descrita por Weinberg y Cousens) para aumentar el espacio articular y así incrementar la movilidad mandibular.

Discectomía

Consiste en la extirpación completa del disco articular. Se planteará esta técnica cuando no se hayan obtenido resultados satisfactorios tras el tratamiento conservador o las técnicas mínimamente invasivas. Parece que cuanto más avanzado esté el proceso degenerativo articular, peores son los resultados esperables de las cirugías abiertas. El éxito de la técnica no parece que supere el 70 % en la mayoría de los estudios.

Tras la discectomía, el contacto constante entre las superficies óseas podría interferir en la difusión de nutrientes del líquido sinovial, dando como resultado el remodelado de las superficies óseas articulares. Existe controversia sobre si debe emplearse algún material para sustituir al disco, ya que no parece haber diferencias en los resultados entre discectomía con o sin interposición de materiales.

El material de interposición utilizado debe ser seguro, predecible, estar disponible en cantidad y volumen adecuado o ser fácil de producir, en su caso. Además, debe adaptarse a la articulación temporomandibular, proporcionando una adecuada funcionalidad, previniendo el remodelado articular, la osificación heterotópica y la anquilosis, si es posible.

Estos materiales de reemplazo pueden ser:

- Aloplásticos: la silicona y el proplast teflón. Están en desuso por el elevado porcentaje de complicaciones asociadas.
- Autólogos: injerto de grasa (es el más utilizado y el que da mejores resultados), colgajo de músculo temporal e injerto concha auricular.
- Aloinjertos: membrana amniótica criopreservada, entre otros.
- Ingeniería tisular: es necesario dar con las células madre adecuadas, con el mejor "*scaffold*" o andamio, y con los factores de crecimiento precisos que nos aseguren un entorno adecuado para la viabilidad a largo plazo

Artroplastia

La discopexia y discectomía pueden combinarse con técnicas para mejorar la movilidad del complejo cóndilo-discal, como el fresado de la eminencia articular o eminoplastia y la eliminación de osteofitos o eminectomía. La discopexia aislada busca reposicionar el disco, mientras que los procedimientos como la eminectomía se centran en incrementar el espacio articular sin cambiar la posición del disco. La condiloplastia remueve irregularidades óseas y se practica con precaución debido a riesgos de degeneración articular. Estos procedimientos buscan optimizar la función articular y reducir la sobrecarga, pero requieren precisión para evitar complicaciones.

Recambio articular (**Fig. 26-7**)

El recambio articular debe ser considerado como la última opción terapéutica cuando los tratamientos conservadores, la cirugía mínimamente invasiva o la cirugía abierta hayan fracasado. Entre las técnicas de reemplazo articular contamos con la distracción osteogénica, los injertos autólogos y las prótesis. La mayoría de los estudios sobre calidad de vida y estabilidad a largo plazo apuntan al recambio aloplástico como la técnica elegida para la reconstrucción de la ATM. Para ello se pueden emplear prótesis mandibulares de stock o customizadas.

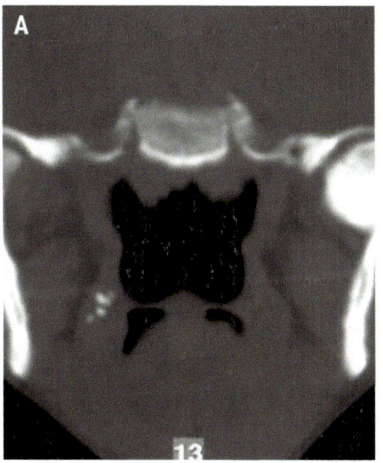
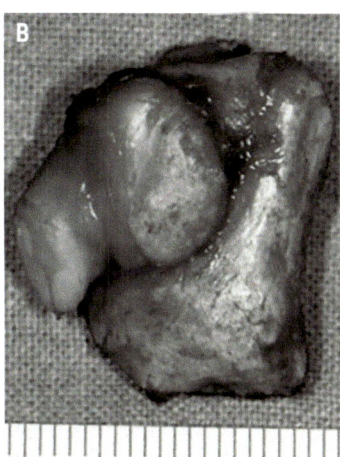
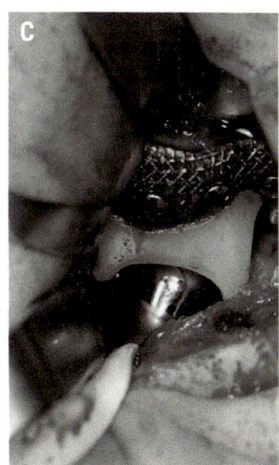
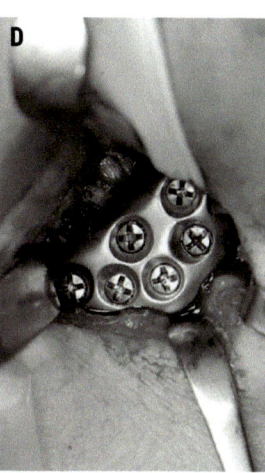

Figura 26-7. Reconstrucción articular mediante prótesis a medida. **A.** TC donde se evidencia una tumoración en cóndilo izquierdo (osteocondroma). **B.** Tumoración resecada. **C.** Prótesis a través de incisión preauricular. **D.** Componente mandibular de la prótesis a través de incisión subángulo mandibular.

FISIOTERAPIA TRAS CIRUGÍA DE LA ARTICULACIÓN TEMPOROMANDIBULAR

La movilización articular tras una intervención quirúrgica es beneficiosa para prevenir la formación de contracturas y adherencias, lo que reduce el dolor. La rehabilitación posoperatoria busca restaurar la movilidad funcional mandibular, incluyendo una apertura oral mínima de dos dedos, movimientos laterales adecuados y protrusión sin desvíos. Los métodos empleados son descarga articular (dieta blanda, férula y medicación), movilización pasiva por un fisioterapeuta o dispositivos (como el Therabite) y ejercicios activos realizados por el paciente.

La fisioterapia debe comenzar temprano y progresar gradualmente, evitando movimientos bruscos y dolorosos. Los pacientes deben seguir una dieta blanda durante 1-2 meses, evitar abrir la boca excesivamente y usar una férula oclusal si tienen hábitos parafuncionales. El tratamiento médico inmediato tras la cirugía incluye antibióticos, antiinflamatorios y analgésicos. La rehabilitación se divide en tres fases, adaptándose según el tipo de cirugía y evolución del paciente (**Tabla 26-3**). En casos de hipomovilidad

Tabla 26-3. Plan de tratamiento fisioterápico postquirúrgico

Fases	Objetivos	Duración	Fisioterapeuta	Ejercicios paciente
FASE I	• Cierto grado de movilidad articular. • Mantener la función muscular. • Reducir inflamación y dolor.	5-7 días	• Ultrasonidos • Electroestimulación • Técnicas de relajación • Entrenamiento postural • Movilizaciones pasivas suaves y de poco rango • Crioterapia 8 veces/día durante unos minutos	• Ejercicios de apertura y cierre con la lengua en el paladar • Ejercicios de movilidad lateral: Con la boca cerrada y en reposo, mover la mandíbula hacia la derecha sin forzar, y luego hacia la izquierda. • Ejercicios de movilidad protusiva, intentando llegar a una mordida borde a borde • Ejercicios isométricos: Con la boca ligeramente abierta, colocar la mano en la barbilla y tirar hacia abajo, mientras se hace fuerza con la mandíbula hacia arriba para que ésta no se mueva. (Estos ejercicios se realizarán 15-20 veces, 3 veces/día)
FASE II	• Recuperar movilidad funcional (rotación + traslación) • Seguir reduciendo inflamación y dolor	Un mes aprox.	• Ultrasonidos • Electroestimulación • Calor suave 3-4 veces al día durante 10-20 minutos. • Manipulaciones sobre los tejidos blandos. • Manipulaciones articulares	• Ejercicio de apertura forzada y controlada de la boca: Con la boca abierta, se irá aumentando la apertura con la ayuda de algún aparato mecánico (Therabite) o con los dedos. • Ejercicios de lateralidad guiada: Mover la mandíbula a cada lado y al final forzar un poco empujándola con la mano. • Ejercicio de protusión mandibular guiada. (Estos ejercicios se realizarán 5 veces cada uno, 10 veces/día)
FASE III	• Mejorar la función articular, consiguiendo un movimiento suave y simétrico. • Fortalecer la musculatura masticatoria.	Varios meses (según evolución)	• Técnicas de facilitación neuromuscular propioceptiva. Ejercicios contra resistencia. • Modificación de hábitos posturales. • Técnicas de relajación.	• Continuar con la apertura forzada de boca. • Ejercicios de apertura de boca contra resistencia: Con la boca discretamente abierta, se colocará la mano bajo la barbilla y se hará fuerza para intentar abrir la boca. La mano debe impedir que la mandíbula se mueva de su posición. • Ejercicios de lateralidad y protusión contra resistencia. Estos ejercicios se realizarán 5 veces cada uno, 3 veces/día. Empezar a realizar una dieta más normal paulatinamente

dolorosa por anquilosis o adherencias importantes se empieza directamente con la fase II. Cualquier complicación debe ser evaluada por el médico para ajustar el tratamiento.

Complicaciones de la cirugía de la articulación temporomandibular

Podemos hablar de dos grandes grupos de técnicas quirúrgicas. La cirugía mínimamente invasiva (artrocentesis y artroscopia) y la cirugía abierta, con todas su variantes.

Complicaciones de la cirugía mínimamente invasiva

La artroscopia de la ATM ha sido considerada tradicionalmente como un procedimiento seguro y mínimamente invasivo para el tratamiento del síndrome de disfunción de la ATM. Sin embargo, esta técnica no está exenta de complicaciones. Se han referido de modo aislado algunos casos de complicaciones de la cirugía mínimamente invasiva de la ATM, pero existen pocas series amplias en la literatura. En total ocurren en el 4,4 % de los casos, aproximadamente, y lo más frecuente es, en general, el daño a las estructuras en el interior de la articulación. La incidencia del número y gravedad de las complicaciones es inversamente proporcional a la experiencia del cirujano y directamente proporcional a la sofisticación del proceso:

- Daño a estructuras intraarticulares. Es la complicación más común, generalmente, causada por traumatismo o manipulación poco cuidadosa.
- Extravasación de líquido de irrigación articular. Es posible la extravasación de líquido de irrigación en la región temporal, parotídea y maseterina. Lo normal es la resolución espontánea en 24-48 h. También puede ocurrir a través de la pared medial de la cápsula articular, por punción inadvertida de la misma, provocando edema y distensión del espacio masticador medial y del espacio lateral parafaríngeo, y secundariamente un compromiso de la vía aérea. Es necesario que se explore la región orofaríngea antes de extubar al paciente.
- Complicaciones neurológicas. La incidencia de complicaciones referida en la bibliografía oscila entre el 0,75 y el 3,9 %. Se pueden provocar daños en el sistema nervioso central y periférico: con mayor frecuencia se afecta alguna rama del nervio facial, tanto por el anestésico como por lesión directa, debido al exceso de instrumentación, repetidas punciones o uso del bisturí eléctrico. Otra posible complicación es la parálisis del *nervio maseterino* con posible daño permanente y atrofia muscular definitiva.
- Complicaciones vasculares. Pueden presentarse alteraciones vasculares, como hemorragia o hematoma, debidas a la lesión de los vasos temporales superficiales o hemorragia de estructuras intraarticulares, como la zona bilaminar.
- Complicaciones inflamatorias. Se deben en la mayoría de los casos a la instrumentación excesiva dentro de la articulación o a repetidas punciones y pueden provocar una capsulitis lateral.
- Complicaciones otológicas. La complicación más frecuente es el depósito inadvertido de un coágulo sanguíneo en el conducto auditivo externo (CAE), que puede provocar una otitis externa. Así mismo, se puede provocar la perforación de la membrana timpánica y otitis media.
- Complicaciones infecciosas. Poco frecuentes. Las tasas de infección son del 0-1 %.
- Complicaciones cardiológicas. Se ha descrito la aparición de arritmias cardíacas en relación con la realización de la artroscopia, debida a la utilización de anestésicos o al aumento de presión en la articulación.
- Alteraciones oclusales. En general, mordida abierta posterior secundaria a edema. Suele resolverse en unas pocas semanas.
- Complicaciones secundarias a daño térmico intraarticular. Provocadas por el uso de láser o terminales de bisturí eléctrico.
- Complicaciones cutáneas. Aunque no están descritas, hemos podido observar alguna lesión eccematosa inmediatamente después de una artroscopia de la ATM, posiblemente, por algún tipo de alergia a algún componente del Ringer lactato o, incluso, a algún desinfectante utilizado en quirófano.
- Rotura de instrumental. Los instrumentos utilizados en la cirugía artroscópica de la ATM son extremadamente finos y delicados. Por ello, siempre está presente el riesgo potencial de fractura de estos.

Complicaciones de la cirugía abierta

Las complicaciones que pueden surgir al realizar una artrotomía de la ATM son, en muchos casos, superponibles a las ya mencionadas en la cirugía mínimamente invasiva. Lógicamente, es una técnica más agresiva, que se emplea solo en casos seleccionados y en la que, por lo tanto, la frecuencia de complicaciones es mayor. Todo ello vendrá además determinado por el tipo concreto de técnica quirúrgica a realizar:

- Cicatrices.
- Alteraciones de tipo oclusal. Limitación en la apertura, cambios en la mordida, etc., que vendrán condicionados por la manipulación articular y el proceso inflamatorio a dicho nivel.
- Síndrome de Frey.
- Complicaciones otológicas.
- Hemorragia.
- Infección. No es una complicación frecuente, la incidencia descrita en la literatura oscila entre el 1-2 %.
- Alteraciones neurológicas. Con más frecuencia paresia o parálisis del nervio facial.
- Fístula parotídea y/o sialocele. Es posible el daño al lóbulo superficial de la parótida debido a la proximidad a la ATM. Es muy importante aproximar y cerrar bien la cápsula parotídea previamente al cierre del tejido subcutáneo y piel. Se recomienda un vendaje compresivo durante 24-48 h.

- Cambios morfológicos óseos. Anquilosis articular: se pueden deber a fenómenos remodeladores, isquémicos, hemartros o, incluso, a lisis condílea idiopática. Para evitar la aparición de anquilosis es vital la rehabilitación postoperatoria.
- Complicaciones derivadas del uso de prótesis articulares: malposición, reacción inflamatoria de células gigantes a cuerpo extraño, osificación heterotópica, etcétera.

DEFORMIDADES DENTOFACIALES Y ARTICULACIÓN TEMPOROMANDIBULAR

El papel de la oclusión en la disfunción temporomandibular (DTM) sigue siendo un tema de debate, con estudios que demuestran tanto una relación positiva como una ausencia o mínimo impacto de esta. Aunque no se ha identificado un factor oclusal único responsable, ciertas maloclusiones (mordida abierta anterior, clases II y mordida cruzada posterior) podrían ser factores de riesgo. La prevalencia de patologías articulares en deformidades dentoesqueléticas varía entre el 17 y el 73 %, siendo mayor en pacientes con hipoplasia mandibular o clase II y ángulos mandibulares bajos.

La cirugía ortognática puede influir en la posición del cóndilo mandibular, con síntomas de DTM postoperatorios en el 16-44 % de los casos, aunque el 66 % mejora su situación articular previa. Factores como la posición del paciente, el uso de relajantes musculares, el tipo de osteotomía y los cambios en el plano oclusal pueden influir en estos cambios. El desplazamiento anteroinferior del cóndilo, o *sag* (hundimiento) condilar, protege la articulación, pero puede causar una recidiva o maloclusión postoperatoria.

El manejo de los pacientes con deformidad dentofacial y patología articular varía. Algunos expertos, como Wolford, sugieren tratar ambas alteraciones en un solo procedimiento quirúrgico, especialmente, en casos de desplazamiento discal, hiperplasia condilar, deformidades congénitas o recambio protésico simultáneo; otros recomiendan abordajes separados. Se requiere un enfoque individualizado basado en el diagnóstico y la gravedad de la patología articular. En clases II se recomienda estabilizar la patología articular antes de la cirugía ortognática. En clases III, con disfunción leve a moderada, las osteotomías subcondíleas sin fijación rígida pueden ser adecuadas. El protocolo para la disfunción de la ATM postcirugía ortognática es similar al preoperatorio, evitando la cirugía abierta de la ATM, que podría alterar los resultados de la cirugía ortognática.

Alteraciones del crecimiento condíleo: hiperplasia, hipoplasia y agenesia del cóndilo mandibular

Debido al importante papel del cóndilo en el crecimiento mandibular, patologías como la ausencia condílea congénita, la hipoplasia o la hiperplasia condílea pueden producir una deformidad dentofacial grave. Por ello es importante conocer estas entidades y su tratamiento:

Hiperplasia de cóndilo mandibular

La hiperplasia del cóndilo mandibular o condilomandibular (HC) es una patología poco común. Fue descrita por primera vez por Adams en 1836 como una alteración que produce un sobrecrecimiento mandibular del que pueden derivarse problemas estéticos y funcionales. El fracaso en su reconocimiento puede tener como consecuencia un resultado desfavorable funcional y estético en el tratamiento de las diferentes deformidades dentoesqueléticas. El crecimiento unilateral excesivo del cóndilo mandibular puede producir asimetría facial, alteración oclusal y disfunción articular. Se trata de una anomalía del crecimiento que es habitualmente unilateral, y que se observa entre los 10 y los 30 años de edad. Los datos epidemiológicos sugieren que existe una incidencia mayor en mujeres y que es similar entre los diferentes grupos étnicos. Algunos pacientes también pueden presentar sintomatología a nivel de la articulación temporomandibular, fundamentalmente, dolor, chasquidos y limitación de la apertura oral, aunque no es muy frecuente.

La etiología y patogénesis de esta enfermedad no son bien conocidas. Diversos autores han sometido a debate diferentes factores intrínsecos y extrínsecos que podrían intervenir en la regulación del crecimiento del cóndilo. Entre las teorías sugeridas se incluyen el traumatismo, la infección, la influencia hormonal, la artrosis y una posible implicación genética.

En la HC se produce un crecimiento excesivo que puede ocurrir en dos vectores básicos de crecimiento: horizontal y/o vertical. Según esto, Obwegeser y Makek clasificaron la asimetría asociada con la hiperplasia condílea en tres categorías (**Fig. 26-8**):

- Tipo I: elongación hemimandibular. Causa asimetría en el plano transversal, con desviación del mentón y línea media dental hacia el lado contralateral, sin asimetría vertical. Suele haber mordida cruzada posterior en el lado contralateral. El cóndilo presenta un aumento en la longitud de la cabeza, cuello y cuerpo mandibular, sin desplazamiento caudal del canal dentario en la OPG.
- Tipo II: hiperplasia hemimandibular. Produce asimetría en el plano vertical, con aumento tridimensional de un lado de la mandíbula, que termina a nivel de la sínfisis en el lado afectado. Intraoralmente se observa mordida abierta ipsilateral o aumento de la altura del hueso alveolar maxilar, con descenso del plano oclusal en el lado afectado. La mordida abierta posterolateral está relacionada con la velocidad de desarrollo de la HC y la capacidad de adaptación del maxilar. En la OPG se aprecia un desplazamiento caudal del canal dentario en el lado afectado, a diferencia del tipo I.
- Tipo III: una combinación de las dos entidades.

Por otro lado, Wolford identificó la hiperplasia condilar como una entidad nosológica que incluye diversas patologías caracterizadas por un crecimiento excesivo y una ampliación del cóndilo mandibular. Desarrolló una clasificación fundamentada en criterios histológicos, manifestaciones clínicas,

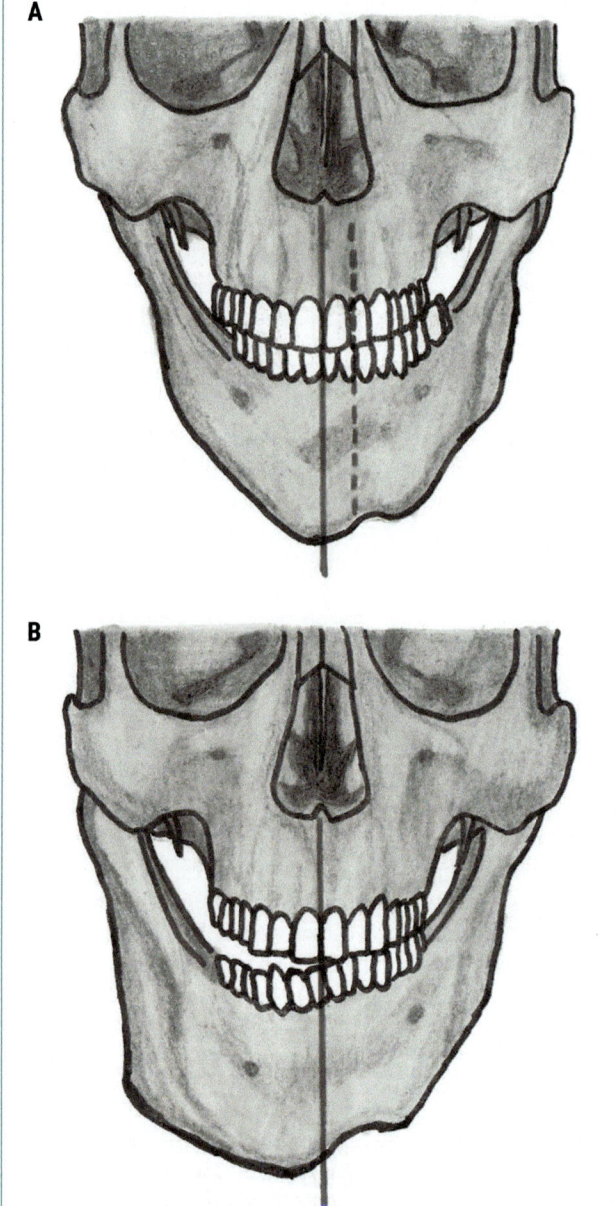

Figura 26-8. Hiperplasia de cóndilo mandibular. **A.** Hiperplasia de cóndilo derecho tipo 1: puede apreciarse la desviación del mentón y línea media dental hacia el lado contralateral. Se observa una mordida cruzada posterior contralateral. **B.** Hiperplasia de cóndilo derecho tipo 2: en este caso existe un aumento tridimensional de la hemimandíbula afecta, sobre todo, a expensas de un crecimiento vertical. La línea media dental no está desviada y existe una mordida abierta ipsilateral (en otros casos, si el maxilar es capaz de compensar el crecimiento mandibular, encontraremos un canteo del plano oclusal). Una característica diferenciadora del tipo 1 es que en este tipo se produce un desplazamiento caudal del canal dentario en el lado afecto.

evidencia radiológica, repercusiones en el maxilar y estructuras faciales adyacentes, así como la frecuencia de presentación, distinguiéndose cuatro tipos. El tipo 1 es el más frecuente y el tipo 4, el menos habitual:

- HC tipo 1: se inicia en la pubertad, debido a un crecimiento anómalo del cóndilo, lo que prolonga la mandí-

bula (prognatismo). El 60 % de los casos corresponden a mujeres. Este crecimiento tiene un carácter autolimitado y suele concluir entre los 20 y 25 años. Puede ser bilateral (HC 1A) o unilateral (HC 1B).
- HC tipo 2: se observa un crecimiento unilateral del cóndilo, originado por un osteocondroma, pudiendo aparecer a cualquier edad. Un 68 % de los casos se inicia en la segunda década de vida. Predomina en el género femenino (76 %), con un sobrecrecimiento vertical de la mandíbula. El vector de crecimiento induce el alargamiento y el engrosamiento vertical de la cabeza y cuello del cóndilo (HC tipo 2A). En la variante 2B se observa crecimiento exofítico horizontal derivado de un tumor en el cóndilo.
- HC tipo 3: abarca otras neoplasias benignas causantes de HC.
- HC tipo 4: son neoplasias malignas originadas en el cóndilo.

El diagnóstico de la HC puede realizarse habitualmente con una combinación de hallazgos clínicos y radiológicos. Se han utilizado diferentes métodos, que incluyen estudios radiológicos, SPECT (tomografía computarizada por emisión fotón único) osteomandibular y análisis histológico.

La SPECT osteomandibular es una herramienta fundamental para objetivar la hiperactividad del cóndilo. Permite evaluar la actividad metabólica del esqueleto mediante la utilización de un radiofármaco. El isótopo radioactivo empleado es tecnecio 99 metileno difosfonato. Un aumento en la captación del radionúclido por el cóndilo hiperplásico con una diiferencia ≥ 10 % puede ser un indicador de crecimiento continuado anómalo. La SPECT ósea permite obtener una idea más sensible y precisa de la actividad condílea, lo que va a ser muy útil a la hora de planificar el tratamiento.

Histopatológicamente, la HC se va a caracterizar por una mayor presencia de restos cartilaginosos en el hueso trabecular, rasgo indicador de la actividad proliferativa del cóndilo. Slootweg y Müller propusieron una clasificación basada en criterios histológicos y dividen la HC en cuatro tipos diferentes, en función de la disposición y morfología de la capas tisulares del cóndilo.

El tratamiento de la HC es fundamentalmente quirúrgico, existiendo gran disparidad de opiniones con respecto a la técnica a utilizar (cirugía ortognática, condilectomía o combinación de ambas). Habitualmente, también se requiere ortodoncia anterior y/o posterior a la cirugía. Además, existe controversia con respecto a la edad a la que se debe realizar la cirugía. Algunos autores esperan hasta el final del crecimiento y tratan entonces, y otros recomiendan una actuación lo más precoz posible. Para el tratamiento de la HC activa existen varias opciones:

- Cirugía correctora diferida hasta que se frena el crecimiento condíleo.
- Cirugía ortognática durante el crecimiento activo de la HC, realizando una sobrecorrección de la mandíbula.
- Cirugía ortognática y condilectomía simultáneas.
- Condilectomía y seguimiento posterior para valorar evolución y necesidad de tratamiento quirúrgico secundario para corregir deformidad residual (**Fig. 26-9**).

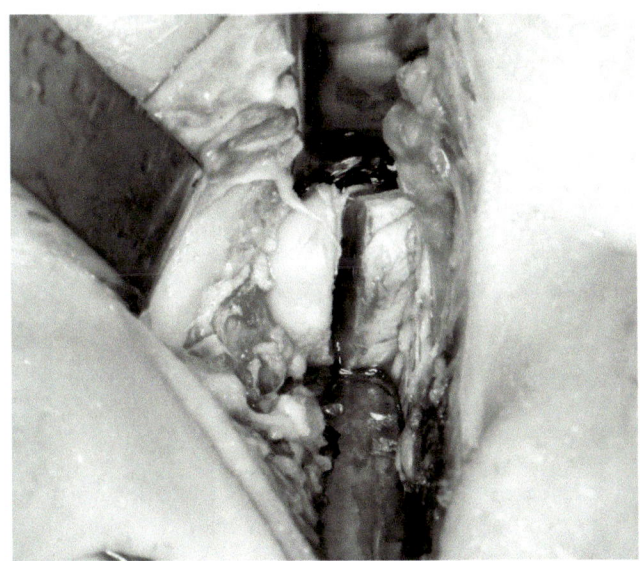

Figura 26-9. Imagen intraoperatoria de condilectomía mandibular.

Previamente, se efectuaba una condilectomía alta con el objetivo de minimizar el riesgo de recidiva del crecimiento condilar en contraste con el *shave* condilar. No obstante, desde hace algunos años, los autores han modificado su protocolo de tratamiento y han implementado una condilectomía proporcional para abordar tanto la hiperactividad como la hiperplasia condilares. Como Fariña et al. detallan, se determina la longitud de la rama mandibular, midiendo la distancia (en milímetros) desde el punto más alto del cóndilo hasta el gonion. Dichas mediciones se pueden realizar tanto en la radiografía panorámica como en la tomografía computarizada.

En la literatura reciente se han documentado variaciones en la técnica de condilectomía, que emplean un enfoque intraoral mínimamente invasivo. Este método intenta prevenir las complicaciones asociadas con el acceso preauricular, como el riesgo de lesión del nervio facial, la formación de fístulas salivales y la cicatrización antiestética.

Hipoplasia condílea

La hipoplasia condílea se caracteriza por un crecimiento reducido del cóndilo mandibular, causando asimetría facial y maloclusión dental. En casos unilaterales, el mentón se desvía hacia el lado afectado y la cara se aplana en el lado opuesto. En casos bilaterales se observa hipoplasia mandibular simétrica, maloclusión de clase II y, comúnmente, mordida abierta esquelética con posterior rotación mandibular, siendo la artritis reumatoide juvenil responsable del 90 % de estos casos.

La etiología puede ser congénita o adquirida. Las causas adquiridas son trauma, infección, radioterapia, infecciones sistémicas, agentes tóxicos y enfermedades, como la artritis reumatoide. Las causas congénitas son varios síndromes, como disostosis otomandibular, disostosis mandibulofacial, síndrome de Pierre Robin y síndrome de Goldenhar. Estos causan una lesión en el cartílago de crecimiento condíleo, que provoca deformidades progresivas, asimetría facial y posible anquilosis fibrosa de la ATM.

El diagnóstico se realiza mediante evaluación clínica y estudios radiológicos (ortopantomografías o tomografías computarizadas) para observar la anatomía ósea y determinar el grado de hipoplasia. En algunos casos pueden ser necesarias pruebas genéticas para identificar síndromes asociados.

El tratamiento varía según la edad del paciente, la gravedad de la hipoplasia y las alteraciones asociadas. En niños y adolescentes se puede utilizar ortodoncia para guiar el crecimiento mandibular. En casos graves o en adultos, la cirugía ortognática o la distracción ósea pueden ser necesarias para corregir la posición de la mandíbula y mejorar la función y estética facial. Un enfoque multidisciplinario es crucial para asegurar un tratamiento integral y efectivo.

Agenesia del cóndilo mandibular

La agenesia del cóndilo mandibular es una anomalía congénita rara que produce ausencia parcial o total del cóndilo, afectando a la función masticatoria, la estética facial y el desarrollo del habla. Está frecuentemente asociada con síndromes que afectan el desarrollo de los arcos branquiales, como el síndrome otocefálico congénito (o microsomía craneofacial). Puede presentarse de manera unilateral o bilateral y usualmente se acompaña de hipoplasia de otras estructuras mandibulares y anomalías en el oído, hueso temporal, glándula parótida, musculatura masticatoria y nervio facial.

En casos unilaterales, la agenesia provoca asimetría facial debido a la falta de crecimiento en el lado afectado. En casos bilaterales produce retrognatia. Las anomalías mandibulares se asocian con alteraciones del oído externo y medio, especialmente, en condiciones como microsomía hemifacial y síndrome de Treacher-Collins.

La clasificación de Pruzansky modificada por Kaban se usa para determinar la gravedad de la microsomía craneofacial, basándose en la morfología de la ATM:

- Tipo I: todos los componentes mandibulares y la ATM están presentes, pero son hipoplásicos.
- Tipo IIa: la rama mandibular, el cóndilo y la ATM son hipoplásicos y anormales, pero funcionales.
- Tipo IIb: similar a la anterior, pero con seudoarticulación y ATM desplazada medialmente.
- Tipo III: rama, cóndilo y ATM ausentes, con posibles atrofias musculares, microtia, macrostomía y/o lesiones vertebrales.

El tratamiento es principalmente quirúrgico, recomendándose una intervención temprana a partir de los 3 años para restablecer el crecimiento condíleo, la simetría facial y reparar deformidades. En los tipos IIa y IIb, la distracción osteogénica ha demostrado buenos resultados. En el tipo III se usan injertos autólogos, como los costocondrales y esternoclaviculares para la reconstrucción del cóndilo.

LUXACIÓN MANDIBULAR

La luxación de la ATM no es infrecuente. El 3 % de todas las luxaciones articulares es de este tipo y puede ocurrir en cualquier grupo de edad. Sucede cuando el cóndilo se desplaza fuera de la cavidad glenoidea, causando una hiperextensión de la cápsula articular. que impide el retorno espontáneo del cóndilo a su posición. Cuando el paciente es capaz de recolocar por sí mismo el cóndilo dentro de la fosa glenoidea, se denomina subluxación de la ATM. En cambio, si esta reducción requiere determinadas técnicas para recolocar los componentes articulares, se habla de luxación de la ATM. Distinguimos, principalmente, dos tipos: aguda y recidivante.

Luxación aguda

El trauma es la causa principal en el 6-60 % de los casos, siendo más común en mujeres y personas asténicas. La luxación anterior es la más frecuente, siendo provocada, a menudo, por traumas menores, bostezos o risas, mientras que las dislocaciones posterior, superior y lateral son raras y se deben a traumas más intensos. Los síntomas son incapacidad para cerrar la boca, dolor, hipersalivación y alteraciones en el habla y la deglución. Si la luxación es unilateral, se producirá una desviación mandibular hacia el lado sano y mordida cruzada. En los casos bilaterales, el desplazamiento del mentón será anterior pero no lateral, con pérdida de la relación oclusal normal.

Para su reducción se emplean maniobras como la de Nelaton; el éxito de la reducción se traduce por el cierre de la cavidad oral. Puede ser útil la administración de fármacos miorrelajantes de forma previa. En casos de luxaciones de larga evolución, puede ser necesario realizarla bajo anestesia general.

Luxación recidivante

Cuando la subluxación o luxación se repite de forma habitual, se conoce como luxación o subluxación recidivante de la ATM y puede alterar de forma significativa la calidad de vida del paciente. Es más frecuente en mujeres jóvenes y en personas con síndromes, como el de Ehlers-Danlos y el de Marfan, pero puede encontrarse también en pacientes sin enfermedades sistémicas.

Tratamiento conservador

Se han empleado tratamientos como la inmovilización intermaxilar durante 2 o 3 semanas, la inyección intraarticular de agentes esclerosantes o la terapia oclusal, con resultados limitados debido al daño articular avanzado.

La inyección de toxina botulínica A a nivel del músculo pterigoideo lateral sigue siendo un uso no oficial del fármaco. Si es posible, se realizará bajo control electromiográfico, necesitando repetición trimestral hasta 18 meses y mostrando una tasa de éxito del 90 % al cabo de 8 meses postratamiento.

Se ha descrito también la infiltración intraarticular y periarticular mediante sangre autóloga, con el fin de provocar una fibrosis articular y así restringir la capacidad de movimiento articular. A continuación, se realiza un vendaje compresivo durante 24 h, dieta blanda e inmovilización temporal durante la semana siguiente, seguida de fisioterapia activa.

Tratamiento quirúrgico

Las técnicas quirúrgicas más reconocidas actualmente se centran en la eminencia articular, con procedimientos que la eliminan para permitir la movilidad del cóndilo o que añaden un obstáculo para restringir su movimiento excesivo:

- Técnicas de reducción en altura de la eminencia articular:
  - *Eminectomía.* Consiste en la remoción de la eminencia y el tubérculo articular.

- Técnicas de aumento en altura de la eminencia articular:
  - *Osteotomía del arco cigomático.* También denominada operación de Dautrey. Es un procedimiento que permite aumentar longitudinalmente la eminencia.
  - *Implantación de materiales,* como Silastic®, prótesis o *pins* metálicos, o un injerto en cuña de hidroxiapatita en la eminencia temporal. No obstante, la introducción de cuerpos extraños en la articulación aumenta el riesgo de infecciones o problemas de rechazo, entre otros.
  - *Osteotomía glenotemporal con injerto óseo* (**Fig. 26-10**). Norman sugiere la osteotomía glenotemporal en cuña e introducción de un injerto óseo autólogo en el espacio creado por la osteotomía.
  - *Artroscopia.* En esta indicación se centra en la escarificación de los tejidos retrodiscales del compartimento superior. También es posible realizar la ostectomía de la eminencia articular por vía artroscópica.
  - *Escarificación del tendón del músculo temporal mediante abordaje intraoral.* Es también una técnica interesante que persigue la restricción de la apertura oral en pacientes con luxaciones recidivantes.

NECROSIS AVASCULAR DE LA DE LA ARTICULACIÓN TEMPOROMANDIBULAR. LISIS CONDILAR IDIOPÁTICA

Necrosis avascular

La necrosis avascular (NA) de la ATM, también conocida como necrosis isquémica o aséptica, se define como la muerte ósea debida a la disminución del aporte vascular sin infección. Aunque históricamente ha sido poco reconocida, hoy en día existe controversia sobre su existencia. No se ha encontrado relación con enfermedades sistémicas, a diferencia la de otras articulaciones.

La NA se diferencia clínica y radiológicamente de la reabsorción condílea idiopática (RCI) y de la reabsorción condílea progresiva (RCP).

Existen dos factores que apoyan la existencia de NA por causa vascular: en primer lugar, la relación con la ingesta de

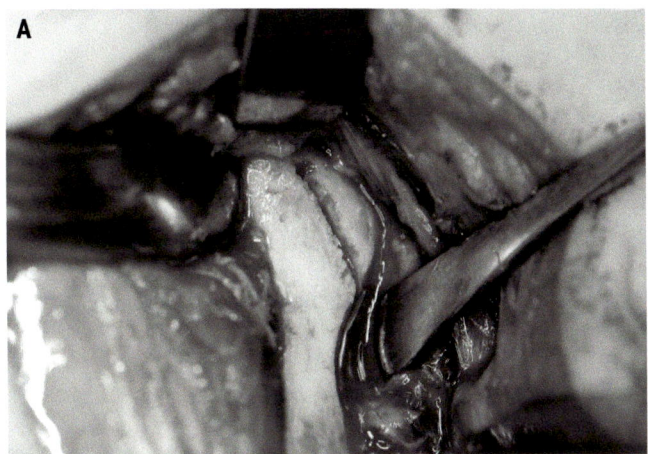 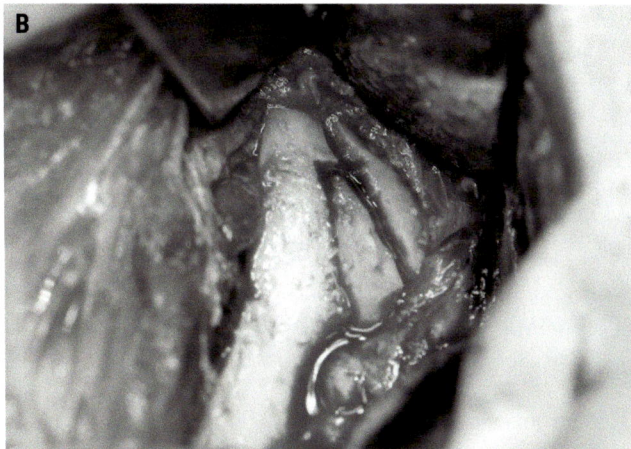

Figura 26-10. A. Osteotomía glenotemporal. **B.** Interposición de injerto óseo. Monje Gil F. Diagnóstico y tratamiento de la patología de la articulación temporomandibular (1ª edición). Madrid: Ripano, 2009. Con permiso del autor.

corticoides; en segundo lugar, la relación con pacientes jóvenes (segunda a tercera década de vida) con pérdida de altura condílea. Sin embargo, existen otros datos que cuestionan su origen vascular, debido a la abundante vascularización de la ATM, especialmente, en la región posterior.

La fisiopatología sugiere que el desplazamiento discal anterior es una causa común de NA, donde la alteración en la posición del disco podría comprimir la vascularización. Los hábitos parafuncionales también podrían aumentar la carga sobre la articulación, dificultando el flujo sanguíneo. Otros factores implicados son fracturas condíleas, tratamiento ortodóncico, cirugía ortognática, osteocondritis disecante, uso de implantes alogénicos y discectomía con injerto dérmico autólogo.

Clínicamente, la NA se caracteriza por dolor refractario al tratamiento, chasquidos o crepitación y problemas oclusales secundarios a la pérdida de altura del cóndilo, como mordida abierta contralateral, retrognatia, mordida abierta anterior (en casos bilaterales), pérdida de la dimensión vertical y maloclusión inestable.

En los últimos años se ha creado cierta confusión en el diagnóstico diferencial de NA y RCI. No hay evidencias concluyentes de que la RCI se base en una verdadera NA.

Reabsorción condílea idiopática

La reabsorción condílea idiopática (RCI) es una alteración específica que afecta la ATM, predominantemente en mujeres adolescentes (conocida como síndrome de las *cheerleaders*). Generalmente, es bilateral y causa una pérdida progresiva de la altura condílea hasta la escotadura sigmoidea. Aunque se ha relacionado con cambios típicos de la NA, algunos sugieren que el aumento de receptores estrogénicos en adolescentes podría mediar cambios bioquímicos en la ATM, facilitando el proceso reabsortivo.

El diagnóstico de la RCI se basa en hallazgos clínicos y radiológicos. Los cambios típicos observados en OPG o cefalometrías son: disminución de la altura condílea, aplanamiento y afinamiento del cóndilo, pérdida de la altura facial posterior, posicionamiento posterior mandibular, tendencia a la clase II dentoesquelética y estrechamiento de la vía aérea orofaríngea.

En la TC se observan depresiones en la superficie articular, esclerosis condílea y cambios en el tamaño del espacio articular. La RM es más específica para el diagnóstico, mostrando edema medular en fases tempranas y esclerosis en fases avanzadas de la RCI.

Reabsorción condílea progresiva

Hay que hacer una diferenciación del concepto de reabsorción condílea progresiva (RCP), que incluiría una serie de alteraciones de etiología conocida, fundamentalmente, poscirugía ortognática, que se caracterizan por una pérdida llamativa de altura del proceso condíleo.

Ciertos pacientes sometidos a tratamiento ortodóncico o mediante cirugía ortognática pueden presentar a medio-largo plazo una maloclusión clase II de Angle. Se produce un aplanamiento condíleo, especialmente, en pacientes que presentan prequirúrgicamente una clase II de Angle, lo que da lugar en el seguimiento a un aplanamiento condíleo con recidiva de la retrognatia mandibular y aparición progresiva de mordida abierta y disfunción grave de la ATM.

Se han considerado varios factores que aumentan la susceptibilidad para la RCP:

- Sexo femenino (9:1).
- Edad entre 10 y 40 años, predominando en la época de crecimiento. Según Hoppenreijs, el pico se sitúa entre los 20 y 30 años.
- Ángulo del plano oclusal elevado.
- Clase II esquelética con o sin mordida abierta.

Tratamiento de la NA-RCI-RCP

Antes de plantear alguna ppción quirúrgica, lo más recomendable es posponer el tratamiento hasta que la reabsorción condílea se encuentre en fase inactiva. Se han propuesto numerosas terapias:

- Tratamiento conservador: férula de descarga para disminuir la carga articular, dieta blanda, etcétera.

- Artroscopia: lisis-lavado y artroscopia operativa.
- Discopexia con el fin de normalizar la posición discal y así evitar la progresión de la NA.
- Discectomía.
- Reemplazo articular (autólogo o aloplástico) en fases tardías. Este tratamiento, a menudo, se combina con cirugía ortognática para corregir la maloclusión clase II-mordida abierta.

CONDROMATOSIS SINOVIAL DE LA ARTICULACIÓN TEMPOROMANDIBULAR

La condromatosis sinovial (CS) de la ATM, también conocida como condrometaplasia sinovial u osteocondromatosis, es una patología benigna poco frecuente, que suele ser monoarticular. Se caracteriza por la formación metaplásica de nódulos cartilaginosos y osteocartilaginosos en la membrana sinovial, algunos de los cuales pueden desprenderse y formar cuerpos libres en el espacio articular. La CS puede afectar cualquier articulación diartrodial, siendo más comunes las de la rodilla, cadera y codo, y menos frecuente la de ATM. En la gran mayoría de los casos, la presencia de neoformaciones cartilaginosas ocurre exclusivamente en el compartimento articular superior. Solo en muy pocos casos está afectado el compartimento articular inferior.

Desde el punto de vista etiopatogénico, la CS se clasifica en dos formas: primaria (de etiología desconocida, suele estar afectada la membrana sinovial y/o el disco) y secundaria (a múltiples agentes traumáticos, destacando la presencia de cuerpos libres). Generalmente, afecta a adultos de mediana edad, predominantemente, mujeres, y suele ser unilateral. El paciente puede permanecer asintomático o presentar signos de patología articular. Por orden de frecuencia es posible encontrar dolor, tumefacción preauricular, limitación de movimientos mandibulares, crepitación articular, dificultad para cerrar la boca, vértigos y acúfenos.

El diagnóstico se basa en pruebas radiológicas y confirmación histopatológica. Las técnicas radiológicas convencionales tienen baja sensibilidad (un 50 % de falsos negativos), siendo la RM la prueba de elección para delimitar la extensión y confirmar el origen sinovial. La presencia de cuerpos libres intraarticulares requiere un diagnóstico diferencial con otras patologías articulares degenerativas.

El tratamiento es quirúrgico, consistiendo en la remoción de cuerpos libres intraarticulares y, en casos de CS primaria, sinovectomía. La artroscopia es el método terapéutico menos invasivo para eliminar cuerpos libres pequeños, mientras que la artrotomía es preferible para cuerpos de mayor tamaño. Deben preservarse todas las estructuras funcionales articulares posibles (sobre todo el disco y la zona bilaminar).

La CS de la ATM es una patología crónica, benigna y progresiva, con un pronóstico que depende de la etiología y del grado de compromiso de las estructuras articulares. Aunque rara vez se resuelve espontáneamente, el riesgo de transformación maligna es del 5 %. Se recomienda un seguimiento conservador tras la cirugía para monitorizar posibles nódulos residuales.

ENFERMEDADES REUMATOLÓGICAS Y ARTICULACIÓN TEMPOROMANDIBULAR

Las enfermedades reumatológicas, conocidas por su afectación articular local y sistémica, también afectan a la ATM. Por ello, el manejo de estas afecciones debe ser parte de un abordaje integral de la enfermedad sistémica, ya que esta última puede influir en el pronóstico de la ATM. Clínicamente, estas patologías progresan de manera similar a la osteoartritis degenerativa, manifestándose con dolor articular, limitación de movimientos mandibulares y crepitación articular, y pueden llevar a anquilosis y maloclusión en etapas avanzadas.

Radiológicamente, las características asociadas a la ATM en estas enfermedades son similares y no presentan signos específicos patognomónicos. El tratamiento se enfoca mayoritariamente en el control de los síntomas para aliviar el dolor y restaurar la funcionalidad. La intervención quirúrgica se considera una opción en casos avanzados con destrucción significativa de la articulación.

Artritis reumatoide

Esta enfermedad tiene una prevalencia del 0,8 % en la población, mostrando una marcada predominancia en mujeres con una proporción de 3 a 1. Se define como una poliartritis simétrica crónica, cuya etiología es desconocida, pero se asocia con factores autoinmunes y genéticos. La frecuencia con la que afecta a la ATM oscila entre el 47 %, según Ragan (1949) y el 86 %, de acuerdo con Friez y LeGoc (1982). Se observa una degeneración progresiva tanto de la superficie articular como del hueso subcondilar. Los síntomas característicos son dolor y rigidez en la mañana que limitan la apertura oral, aunque tienden a disminuir a lo largo del día con el movimiento y tienen una naturaleza episódica. Habitualmente, la gravedad de la disfunción de la ATM se correlaciona con la etapa de la enfermedad. Es común detectar chasquidos durante la apertura y cierre en etapas iniciales, mientras que la crepitación se asocia con la destrucción articular en la artritis reumatoide ya establecida, la cual puede resultar en laterognatia en casos unilaterales y mordida abierta anterior cuando es bilateral. La RM con gadolinio es la técnica preferida para el diagnóstico radiológico, ya que muestra signos de sinovitis y derrame sinovial en etapas tempranas y erosiones articulares, osteofitos, quistes óseos y desplazamiento discal en etapas avanzadas. En la fase terminal se aprecia destrucción de la superficie condílea, reabsorción ósea, cuerpos libres intraarticulares, disminución del espacio articular y fibrosis extensa, que puede progresar a anquilosis. Los estudios señalan una prevalencia de alteraciones radiológicas evidentes del 50-80 % en pacientes con artritis reumatoide. El tratamiento se orienta más a mejorar la calidad de vida que a la curación. Además de la terapia médica, que incluye AINE, corticoides, antirreumáticos e inmunosupresores, las infiltraciones intraarticulares con corticoides son muy eficaces para controlar los síntomas en las fases agudas, evitando los efectos secundarios de la medicación esteroidea sistémica. Las férulas de descarga y la fisioterapia desempeñan un papel significativo para mejorar la función mandibular y aliviar el dolor muscular. La artroscopia es beneficiosa tanto para la irrigación articular, que elimina mediadores inflamatorios del líquido sinovial, como para la reposición del disco y tratamiento de la sinovitis mediante radiofrecuencia. En adultos con destrucción articular significativa y síntomas graves, la sustitución articular completa con prótesis es el tratamiento de elección.

Artritis crónica juvenil

La artritis crónica juvenil es la enfermedad reumática más común en la infancia, definida como una artritis crónica diagnosticada antes de los 16 años y con una duración superior a tres meses. Afecta a 60-80 casos por cada 100.000 habitantes, predominando en el sexo femenino. Su etiología no está clara, pero se considera que la herencia es un factor de riesgo significativo y que las infecciones pueden precipitar la enfermedad. Se clasifica en tres tipos: pauciarticular, poliarticular y sistémica (enfermedad de Still). La ATM se afecta en un 38-72 % de los casos, sobre todo, en aquellos con inicio temprano, larga evolución y curso poliarticular.

Clínicamente, los pacientes experimentan disminución de la apertura oral, concretamente, en fases agudas, reducción en la fuerza masticatoria y dolor. La destrucción condílea puede alterar el crecimiento mandibular, provocando maloclusión, asimetría (afectación unilateral) o retrognatia (afectación bilateral). Sin embargo, menos del 25 % de los niños afectados presentan síntomas a pesar de los cambios radiológicos y morfológicos en la articulación.

Para el diagnóstico, la OPG es útil, pero la RM es el *gold standard*. El tratamiento incluye inyecciones intraarticulares de corticoides, que han demostrado ser efectivas. La cirugía abierta se reserva para casos de asimetrías faciales y micrognatia, utilizando injertos costocondrales para restablecer el crecimiento mandibular y recuperar la dimensión vertical. Las férulas de Herbst y la distracción osteogénica se utilizan para tratar el síndrome de apnea del sueño concomitante.

Artritis psoriásica

La artritis psoriásica es una forma artrítica que se desarrolla en un 5-7 % de los pacientes con psoriasis, una enfermedad dermatológica autoinmune que afecta al 0,02-0,1 % de la población. No se ha encontrado una clara predominancia de esta afección en cuanto al sexo. La afectación de la ATM en la artritis psoriásica es elevada, pudiendo llegar al 50 %. Clínicamente, los síntomas iniciales son chasquidos articulares, dolor y rigidez matutina. Con el tiempo, pueden aparecer crepitación, fibrosis y anquilosis. Los cambios radiológicos en la ATM son similares a los observados en la artritis reumatoide o en la espondilitis anquilosante.

El tratamiento depende de la evolución de la enfermedad. En las fases iniciales se emplea un tratamiento conservador para disminuir la sintomatología. En casos de destrucción articular con anquilosis, se prefiere la sustitución protésica a la reparación con injertos óseos, debido al alto riesgo de reanquilosis.

Espondilitis anquilosante

La espondilitis anquilosante es una enfermedad inflamatoria crónica de etiología desconocida y curso progresivo, caracterizada por la inflamación de las articulaciones intervertebrales y de las estructuras adyacentes. La afectación de la ATM se presenta en el 10-40 % de los pacientes, manifestándose con dolor y rigidez muscular que se agravan con el uso, provocando una disminución de la apertura oral. Radiológicamente, el 25-35 % de los pacientes muestran alteraciones en la ATM, como aplanamiento y esclerosis de las superficies articulares y reducción del espacio articular. El tratamiento incluye el uso de anti-TNF (infliximab) con buenos resultados. Inicialmente, se emplea un enfoque conservador, recurriendo a la cirugía en etapas avanzadas.

Lupus eritematoso sistémico

El lupus eritematoso sistémico (LES) es una enfermedad autoinmune más frecuente en mujeres, con una prevalencia de 10-50 casos por cada 100.000 habitantes. Un tercio de los pacientes presenta problemas en la ATM, como dolor, bloqueo y luxación. Radiológicamente, se observa aplanamiento condíleo, osteoartrosis, osteonecrosis, osteofitos, erosiones y esclerosis. El tratamiento incluye manejo sistémico del LES, inyecciones intraarticulares de corticoides y férulas miorrelajantes para aliviar los síntomas durante las exacerbaciones.

Gota

Es una afectación tisular resultado del depósito de cristales de urato monosódico por un metabolismo incorrecto de las purinas. Presenta una prevalencia del 0,3 % y predominio masculino. A nivel de la ATM, en la fase aguda aparece dolor e impotencia funcional, acompañados, en ocasiones, de eritema e inflamación de la región preauricular. En las fases evolucionadas habrá una limitación de la apertura oral, debido a que la afectación tofácea provoca la destrucción de estructuras articulares. Las pruebas radiológicas convencionales y la TC revelan esclerosis, quistes óseos subcondrales, osteofitos y disminución del espacio articular. Los tofos aparecen como calcificaciones radiodensas de tamaño variable. El diagnóstico definitivo requiere el estudio del líquido sinovial y la demostración de la presencia de cristales de urato monosódico. El tratamiento es médico, encaminado a disminuir las concentraciones de ácido úrico.

ARTROPATÍA DEGENERATIVA: OSTEOARTROSIS

La osteoartrosis es la enfermedad degenerativa no inflamatoria más común en las articulaciones, caracterizada por la degradación del cartílago y cambios óseos, como osteofitos y quistes subcondrales, junto con sinovitis secundaria. Aunque, tradicionalmente, no se consideraba inflamatoria, varios estudios recientes han demostrado la presencia de inflamación molecular. Los factores implicados en la osteoartrosis son edad avanzada, sobrecarga articular, alteraciones intrínsecas de la ATM, como el desplazamiento discal sin reducción, y los macrotraumatismos.

La osteoartrosis de la ATM surge del desequilibrio entre la carga mecánica y la capacidad reparadora de los tejidos articulares, manifestándose tanto de manera aislada como en el contexto de una artrosis generalizada o como culminación de otras patologías, como el síndrome de disfunción temporomandibular. Esta enfermedad se asocia con una disminución en la lubricación y protección del cartílago.

Predomina en mujeres mayores de 50 años y suele desarrollarse de forma progresiva. Clínicamente, se presenta con dolor, restricción de movimientos mandibulares y crepitación. Radiológicamente, se observan signos, como reducción del espacio articular, erosión, esclerosis, aplanamiento de las superficies articulares, formación de osteofitos y presencia de quistes subcondrales. Clark et al. sugieren que la evaluación de la posición dinámica del disco es crucial para que el diagnóstico sea concluyente.

El abordaje terapéutico incluye agentes condroprotectores o modificadores de la enfermedad, como condroitín sulfato, ácido hialurónico y sulfato de glucosamina, que a largo plazo ofrecen beneficios con un perfil de seguridad alto. Frente a la falta de respuesta al tratamiento conservador, se consideran opciones quirúrgicas, desde procedimientos mínimamente invasivos hasta la artrotomía.

ANQUILOSIS DE LA ARTICULACIÓN TEMPOROMANDIBULAR

La ATM se define como la inmovilidad crónica de dicha articulación, resultante de la fusión de las superficies articulares por interposición de tejido. Esta alteración puede clasificarse, según el tipo de tejido predominante, en anquilosis fibrosa o fibroósea y, atendiendo a la localización del tejido, puede ser intraarticular, yuxtaarticular o extraarticular.

Sawhney desarrolló una clasificación que categoriza la anquilosis temporomandibular en cuatro tipos, basándose en la gravedad de la fusión fibroósea:

- Tipo I. Presencia de la cabeza condílea, aunque deformada, con adhesiones fibrosas que limitan la movilidad.
- Tipo II. Fusión ósea parcial entre la cabeza condílea deformada y la cavidad glenoidea, particularmente, en las porciones anterior, lateral y posterior, con el área medial sin cambios significativos.
- Tipo III. Bloque óseo entre la rama mandibular y el arco cigomático, con la cabeza condílea atrófica y desplazada medialmente, mientras que el menisco puede estar intacto en su porción más profunda.
- Tipo IV. Fusión ósea completa de la arquitectura de la ATM, incluyendo el cóndilo, la apófisis coronoides y la escotadura sigmoidea con la fosa glenoidea del hueso temporal.

La etiología de la anquilosis de la ATM es variada; el trauma se identifica como la causa más frecuente, seguido de infecciones en áreas adyacentes a la articulación (odontogénicas, otitis media y mastoiditis). Asimismo, enfermedades sistémicas inflamatorias reumatológicas, como la espondilitis anquilosante y la artritis reumatoide se han asociado a esta enfermedad. En la infancia, los traumatismos y la sepsis neonatal son causas prevalentes.

Desde el punto de vista clínico, los pacientes con anquilosis fibrosa u ósea presentan movilidad mandibular restringida, ausencia de dolor y limitación de la laterotrusión hacia el lado contralateral. Dependiendo de la etiología y la edad del paciente, puede haber anomalías en el tamaño y forma mandibular. En casos unilaterales se observa desviación del mentón hacia el lado afectado y una serie de cambios anatómicos, como rama mandibular homolateral corta y escotadura antegonial pronunciada. En los casos bilaterales hay incapacidad para abrir la boca, mala higiene oral, múltiples focos infecciosos y malposiciones dentarias, junto con hipertrofia y acortamiento de los músculos masticatorios.

El diagnóstico se fundamenta en el examen clínico y en pruebas radiológicas. La OPG es la primera prueba indicativa, mientras que la TC con cortes axiales, coronales y sagitales y reconstrucción tridimensional es esencial para definir la extensión de la anquilosis y su relación con estructuras anatómicas importantes (**Fig. 26-11**). La RM es útil para evaluar la fibrosis anquilosa, aunque la TC es más efectiva para demostrar la patología ósea.

El objetivo principal del tratamiento es la restauración funcional y estructural de la ATM, facilitando la masticación, la oclusión y la simetría facial, así como prevenir la progresión de la enfermedad. Para la anquilosis fibrosa, el tratamiento consiste en la lisis de los tractos fibrosos mediante artroscopia o artrotomía. En la anquilosis ósea se realiza una artroplastia con resección de la región anquilótica y reconstrucción mediante autoinjertos o prótesis articulares (**Fig. 26-12**).

TUMORES DE LA ARTICULACIÓN TEMPOROMANDIBULAR

Los tumores de la ATM son poco comunes y pueden ser primarios (originados en los tejidos articulares), secundarios (por extensión de neoplasias adyacentes) o metastásicos (de neoplasias distantes). Dada su baja incidencia, su frecuencia es difícil de precisar.

Los tumores primarios de la ATM se clasifican según su histología y pueden presentarse como una masa dura y asintomática en la región preauricular, un crecimiento anómalo

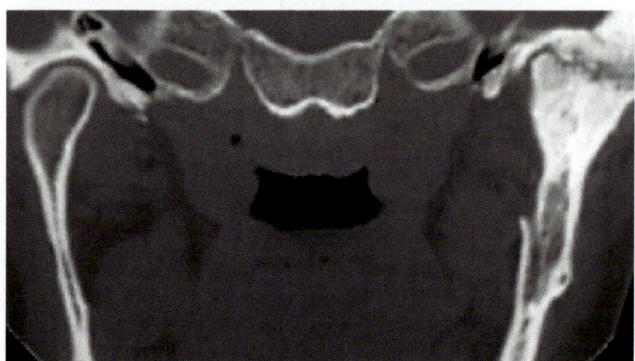

Figura 26-11. Imagen de TC donde se observa anquilosis de la ATM izquierda.

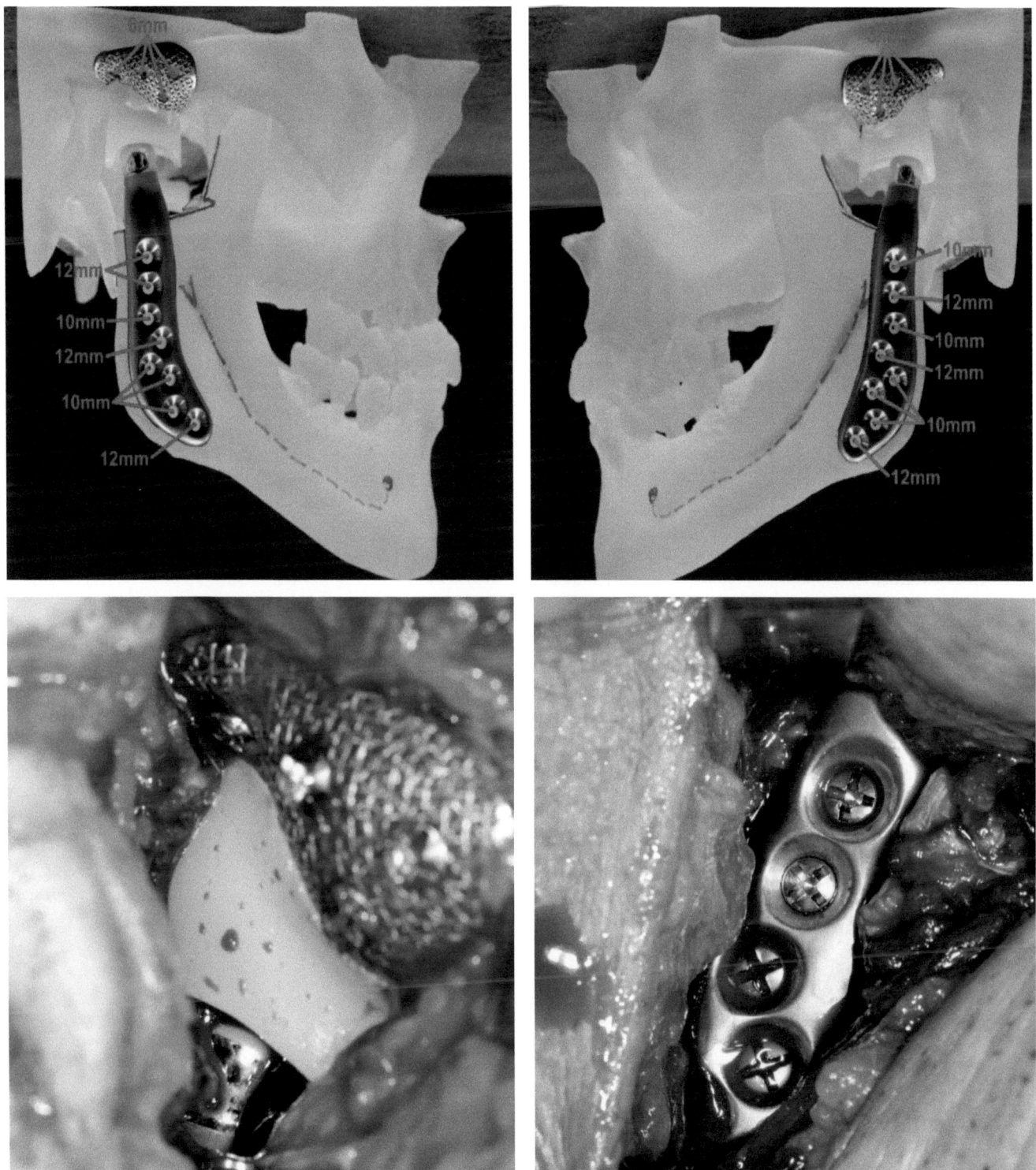

Figura 26-12. Reemplazo articular con prótesis de ATM customizada en paciente con anquilosis bilateral de la articulación temporomandibular.

de una hemimandíbula, que causa asimetría facial, o síntomas de disfunción temporomandibular, como dolor y limitación en la apertura oral. También pueden aparecer síntomas secundarios a la compresión o invasión del conducto auditivo externo o estructuras nerviosas.

El diagnóstico inicial suele basarse en estudios radiológicos, con la OPG como herramienta preliminar, y la TC y la RM

para detalles más específicos. El diagnóstico definitivo se obtiene mediante análisis histológico, preferiblemente a través de biopsia, aunque también se puede utilizar la punción-aspiración con aguja fina (PAAF), aunque esta última es más debatida.

El tratamiento es predominantemente quirúrgico. Los tumores benignos asintomáticos pueden ser vigilados periódicamente, si se confirma su benignidad. En caso de incertidumbre diagnóstica o crecimiento, se requiere intervención quirúrgica. Para tumores malignos, el tratamiento incluye cirugía y puede combinarse con radioterapia o quimioterapia, dependiendo del tipo específico de tumor.

Tumores benignos

Los más frecuentes son el osteocondroma, el osteoma y el condroma.

Osteocondroma

El osteocondroma es el tumor óseo benigno más común de la ATM, predominando en mujeres (2:1) y a partir de los 40 años. Su localización típica es el polo anteromedial del cóndilo y la apófisis coronoides. Se manifiesta principalmente por asimetría facial y disfunción temporomandibular, aunque algunos casos son descubiertos incidentalmente. Otros síntomas son hipoacusia e inflamación periauricular. Radiológicamente, se presenta como una lesión bien delimitada y densa, en continuidad con el hueso subyacente. Se recomienda una TC y una RM para evaluar la envuelta cartilaginosa y el componente óseo. El tratamiento preferido es la condilectomía, con o sin reconstrucción, debido a la complejidad técnica de una tumorectomía aislada en lesiones profundas. La recidiva y malignización son raras (< 1 %). Es importante diferenciarlo de la hiperplasia condílea, ya que, aunque radiológicamente son similares, el osteocondroma suele ser más grande y presentar exostosis (**Fig. 26-13**. Histológicamente, se distingue por la presencia de islas cartilaginosas en el hueso medular. El tratamiento, generalmente, se basa en condilectomía total y reconstrucción del cóndilo.

Osteoma

Es el segundo en frecuencia dentro de los tumores benignos de la ATM. Se puede dividir en 3 tipos, según su origen:

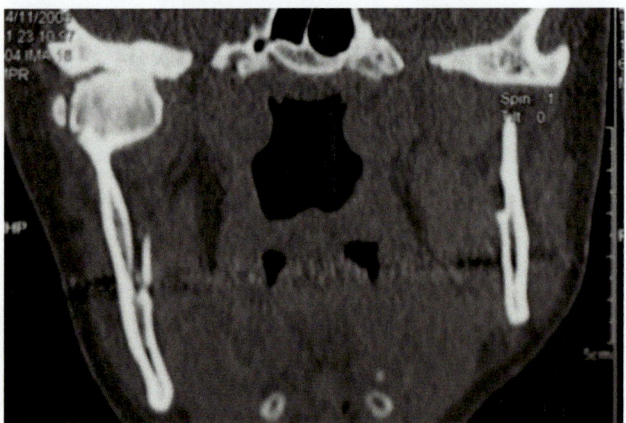

Figura 26-13. Imagen de TC donde se observa osteocondroma de cóndilo mandibular derecho.

central, periférico y extraesquelético. Radiológicamente, aparece como una formación bien delimitada (aunque puede ser irregular), radiopaca, con densidad similar al resto del hueso y que puede simular una esclerosis ósea reactiva. El osteoma osteoide es una variante que se caracteriza por la presencia de dolor, sobre todo, nocturno, y a nivel radiológico encontramos nidus, lesiones radiopacas rodeadas por un halo radiotransparente. El tratamiento de elección es la escisión sin márgenes; el pronóstico es favorable.

Condroma

Tumor benigno formador de cartílago hialino, poco frecuente en la ATM. Se distinguen dos tipos en función de su crecimiento: condroma yuxtaarticular y encondroma, donde el tumor crece hacia el interior del hueso. Es asintomático y de crecimiento lento, y radiológicamente aparece como una lesión radiotransparente bien definida con alguna calcificación. Su tratamiento es quirúrgico si se convierte en una lesión sintomática.

Osteoblastoma

Su incidencia es escasa en la ATM. Los síntomas más frecuentes son el dolor y la presencia de tumoración. Radiológicamente es muy variable, dependiendo del grado de calcificación de la lesión, aunque, habitualmente, aparece como una lesión radiotransparente con moteado radiopaco de bordes bien definidos. El tratamiento de elección es la cirugía, mediante resección conservadora y curetaje del lecho residual. Se han descrito casos de desaparición espontánea en la edad infantil y cuando existe un componente traumático en su etiología. La recurrencia está en torno a un 10 % y su causa parece ser un tratamiento inicial incompleto. Son neoplasias benignas, aunque se han descrito casos de comportamiento agresivo local y rara vez malignización.

Condroblastoma

Tumor benigno formador de cartílago, que suele aparecer entre la tercera y cuarta décadas de la vida, sin predilección por sexos. Su síntoma inicial más frecuente lo constituyen la limitación de la apertura oral y la tumefacción preauricular. Radiológicamente, aparece como una lesión osteolítica semejante a una reabsorción condílea, rodeada de una fina capa de hueso cortical. Se recomienda extirpación en bloque, debido al riesgo de metástasis.

Fibroma condromixoide

Lesión benigna multilobulada de escasa frecuencia. Predomina en mujeres entre la segunda y la cuarta décadas de la vida. Se presenta inicialmente como una tumoración preauricular no dolorosa. Su tratamiento es la extirpación con márgenes de seguridad para evitar recidivas.

Sinovitis villonodular pigmentada

También se denomina tumor de células gigantes de la vaina tendinosa o tenosinovitis villonodular. Es un tumor benigno derivado de la cápsula sinovial. Se presenta con más frecuencia en mujeres y entre los 30 y 50 años. La inflamación y el dolor son los síntomas más comunes. Aunque no es un proceso maligno, es localmente agresivo, y para su tratamiento se recomienda la extirpación completa para prevenir la recidiva.

Quiste sinovial o ganglión

Son lesiones quísticas que se desarrollan cerca de las articulaciones, de escasa frecuencia en la ATM. Se presentan con mayor frecuencia en mujeres, con edad de presentación muy variable (22-64 años). Los síntomas principales son tumefacción y dolor, a veces, acompañados de limitación en la apertura oral. Para confirmar el diagnóstico es imprescindible la realización de una RM. El tratamiento de elección lo constituye la resección del quiste, ya que la punción tiene altos índices de recidiva.

Hemangioma intraóseo

Solo se han descrito 5 casos de localización en la ATM, apareciendo en la segunda década de la vida y con predilección por el sexo femenino. Generalmente, es asintomático y su hallazgo es casual. Ante la sospecha de esta lesión, puede ser útil la arteriografía y embolización.

Quiste óseo solitario

Habitualmente, son asintomáticos y el diagnóstico es casual. La exploración quirúrgica y el curetaje son curativos.

Quiste óseo aneurismático

Son infrecuentes en la ATM y no existe consenso en cuanto a su origen. Aparece en jóvenes, sin predilección por el sexo, y en la mayoría de los casos la lesión crece lentamente, provocando una asimetría facial. Radiológicamente, se aprecia una lesión quística uni o multilocular, rápidamente expansiva. El tratamiento es la exéresis con márgenes, por la posibilidad de recidiva.

Granuloma eosinófilo

Se incluye dentro del grupo de histiocitosis X o histiocitosis de Langerhans en su variante de lesión solitaria. Se caracteriza por dolor, que puede acompañarse por limitación de la apertura oral y tumefacción preauricular. En un tercio de los casos aparece como una fractura patológica del cóndilo. Radiológicamente, es una lesión osteolítica irregular en sacabocados.

El diagnóstico se realiza mediante biopsia. El tratamiento es quirúrgico.

Granuloma central de células gigantes

Lesión intraósea formada por tejido fibroso con focos hemorrágicos, células gigantes multinucleadas y trabéculas de hueso maduro. Es poco frecuente en la ATM y se presenta como una lesión multiloculada radiotransparente. El tratamiento empleado en lesiones condíleas es el curetaje de la lesión. En otras localizaciones se está empleando la inyección intralesional de corticoides. Tiene una tasa de recidiva alta.

Displasia fibrosa

Lesión fibroósea benigna y progresiva, que en la ATM ocurre principalmente por la afectación del hueso temporal y raramente por afectación del cóndilo. Existen dos formas clínicas, la monostótica y la poliostótica, que es más grave. Presenta un patrón radiolúcido con focos de calcificación. El tratamiento es controvertido. Se propone la cirugía resectiva, pero también se está empleando el tratamiento con bisfosfonatos.

Tumores malignos

Osteosarcoma

El osteosarcoma es un tumor óseo primario de alta malignidad. Es el segundo tumor óseo maligno más común después del mieloma múltiple, aunque solo el 5-6 % de los casos surgen en la mandíbula y son raros en el cóndilo. Predomina en hombres y se presenta habitualmente en la tercera década de vida. Clínicamente, se manifiesta como una masa preauricular, a menudo con dolor e hipomovilidad articular. Su crecimiento es rápido y puede afectar a las estructuras adyacentes. Radiológicamente, se observan patrones osteolíticos y osteoblásticos, a veces, mixtos. El tratamiento preferido es la cirugía con márgenes amplios, siendo el factor pronóstico más importante. La radioterapia se usa para control local o en casos inoperables, mientras que la quimioterapia, aunque puede mejorar el pronóstico, carece de un protocolo establecido. Aunque estos tumores tienen menor capacidad de metastatización que los esqueléticos, presentan recidivas locales frecuentes, lo que constituye la principal causa de mortalidad.

Condrosarcoma

Es una neoplasia maligna cartilaginosa. Puede derivar de tejido condroide o restos embriológicos cartilaginosos (primarios), o de lesiones benignas previas, como los condromas (secundarios). Se han descrito una veintena de casos en la ATM. Aparecen con mayor frecuencia entre los 40 y 60 años, sin predilección por sexos. Generalmente, se presenta como una tumoración preauricular. Radiológicamente, aparece una zona radiolúcida con zonas mixtas radiopacas. El tratamiento de elección es la cirugía con

márgenes amplios de resección en combinación con radio y quimioterapia postoperatorias. El pronóstico es malo, con recidiva a
los 5 años en más de la mitad de los casos y riesgo de metástasis.

Sarcoma de Ewing

Tumor de alta agresividad, con crecimiento rápido y alto
riesgo de metástasis. Se presenta entre la primera y tercera
décadas de la vida, con mayor frecuencia en hombres caucásicos. En la ATM, generalmente, comienza como una tumoración preauricular de rápido crecimiento. Es frecuente la
presencia de fiebre y leucocitosis, que hace pensar que se trata
de una infección. Radiológicamente, se caracteriza por la
imagen de «sol naciente», aunque este signo aparece con
menor frecuencia a nivel mandibular, siendo más frecuente
una imagen osteolítica. Está indicada la realización de una
RM para estadiaje y valoración de respuesta al tratamiento.
Para el control local de la enfermedad se emplean la cirugía
y radioterapia. La quimioterapia es útil para el control de las
metástasis. La supervivencia a los 5 años es de un 60 %.

Sarcoma sinovial

De escasa frecuencia en la ATM, se trata de un tumor maligno
de partes blandas a nivel de inserciones tendinosas, bursa
sinovial y cápsulas sinoviales de las articulaciones. Presenta
predilección por hombres jóvenes y a menudo se manifiesta
como una tumoración preauricular de crecimiento lento. La
RM es necesaria para valorar su extensión. El diagnóstico de
confirmación es histológico, siendo necesarios estudios complementarios de inmunohistoquímica y marcadores moleculares. El tratamiento consiste en la extirpación con márgenes
amplios, seguida de radioterapia y quimioterapia adyuvante.
Roth et al. recomiendan la linfadenectomía electiva en estos
tumores, ya que metastatizan en un 30 % de los casos.

Histiocitoma fibroso maligno

Se presenta excepcionalmente en la ATM. Su síntoma
principal es la tumoración inflamatoria acompañada de
dolor. Radiológicamente es similar al resto de lesiones
malignas. El tratamiento de elección es la cirugía con
amplios márgenes, seguida de radioterapia y quimioterapia.

Mieloma múltiple

Neoplasia maligna de células plasmáticas que constituye el
tumor óseo maligno más frecuente después de las metástasis
óseas de los carcinomas. Suele aparecer en varones de edad
avanzada, con un pico máximo a los 64 años. En el cóndilo
mandibular es infrecuente. Se manifiesta como dolor óseo
de predominio nocturno, pudiendo aparecer fracturas patológicas. Se acompaña, generalmente, de hipercalcemia, insuficiencia renal y anemia. Radiológicamente, son lesiones
radiotransparentes en sacabocados, sin reacción perilesional.
Las lesiones mandibulares se suelen tratar con radioterapia.
El pronóstico es nefasto, con una supervivencia a los 5 años
de 10-20 %.

Metástasis

Son los tumores malignos más habituales. El tumor que más
frecuentemente metastatiza en la mandíbula es el carcinoma
de mama, aunque también están descritos de pulmón, colon,
tiroides, próstata o riñón.

El síntoma más común es el dolor, similar al de una disfunción temporomandibular. También pueden aparecer
fracturas patológicas. Radiológicamente, aparecen como
lesiones osteolíticas irregulares. El tratamiento generalmente
es paliativo.

PUNTOS CLAVE

- El síndrome de disfunción temporomandibular (TMD) es prevalente y requiere un diagnóstico diferencial amplio, principalmente con el síndrome miofascial. La mayoría de los casos responden bien a tratamientos conservadores, con solo el
5-7% necesitando intervención quirúrgica.
- Conocer las indicaciones y contraindicaciones de los procedimientos en la ATM es crucial. Se deben priorizar los tratamientos menos invasivos como la artrocentesis y la artroscopia debido a su menor comorbilidad, reservando la cirugía
abierta y el recambio articular para casos refractarios.
- La Resonancia Magnética (RM) es la prueba *gold standard* para el estudio interno de la ATM, permitiendo una evaluación
detallada de las estructuras articulares y ayudando en la planificación del tratamiento.
- Es esencial identificar las diferentes patologías que pueden derivar en trastornos de la ATM, como las deformidades
dentofaciales, la hiperplasia de cóndilo, la reabsorción condilar, la anquilosis y los tumores, para un manejo adecuado y
personalizado de cada paciente.

BIBLIOGRAFÍA

Al-Moraissi EA, Wolford LM, Ellis E 3rd, Neff A. The hierarchy of different
    treatments for arthrogenous 770 temporomandibular disorders: A network
    meta-analysis of randomized clinical trials. J Craniomaxillofac Surg. 2020 771
    Jan;48(1):9-23.

Dimitroulis G. Management of temporomandibular joint disorders: A surgeon's
    perspective. Aust Dent J. 2018;63(Suppl 1):S79-S90.
Dolwick MF. Temporomandibular joint surgery for internal derangement. Dent
    Clin North Am. 2007;51(1):195.

Guarda-Nardini L, Tito R, Staffieri A, et al. Treatment of patients with arthrosis of the temporomandibular joint by infiltration of sodium hyaluronate: a preliminary study. Eur Arch Otorhinolaryngol. 2002;259(5):279-84.

Haas Junior OL, Fariña R, Hernández-Alfaro F, de Oliveira RB. Minimally invasive intraoral proportional condylectomy with a three-dimensionally printed cutting guide. Int J Oral Maxillofac Surg. 2020;49(11):1435-38.

Helenius MJ, Hallikainen D, Helenius I, et al. Clinical and radiographic findings of the temporomandibular joint in patients with various rheumatic diseases. A case-control study. Oral Surg Oral Med Oral Pathol Oral Radiol Endod. 2005;99:455.

Hernández-Alfaro F, Méndez-Manjón I, Valls-Ontañón A, Guijarro-Martínez R. Minimally invasive intraoral condylectomy: proof of concept report. Int J Oral Maxillofac Surg. 2016;45(9):1108-14.

Higginson JA, Bartram AC, Banks RJ, Keith DJW. Condylar hyperplasia: current thinking. Br J Oral Maxillofac Surg. 2018;56(8):655-62.

Hoffman D, Puig L. Complications of TMJ surgery. Oral Maxillofac Surg Clin N Am. 2015;27:109.

Hossameldin RH, McCain JP. Prophylactic embolisation of the internal maxillary artery in patients with ankylosis of the temporomandibular joint. Br J Oral Maxillofac Surg. 2017;55:584.

Hupp JR, Ellis III E, Tucker MR. Contemporary Oral and Maxillofacial Surgery (5th edition). St. Louis: Mosby, 2008.

Kaplan AS, Assael LA. Temporomandibular Disorders. Diagnosis and treatment. Philadelphia: WB Saunders; 1991.

Laskin DM, Greene CS, Hylander WL. Temporomandibular Disorders: An Evidence-Based Approach to Diagnosis and Treatment (1st edition). Chicago: Quintessence Publishing, 2006.

Lewis EL, Dolwick MF, Abramowicz S, Reeder SL. Contemporary Imaging of the tem- poromandibular Joint. Dent Clin North Am. 2008;52(4):875.

Mehra P, Wolford LM. The Mitek mini anchor for TMJ disc repositioning: surgical technique and results. Int J Oral Maxillofac Surg. 2001;30(6):497-503.

Monje Gil F. Surgical management of temporomandibular joint (Vol 1). Arthroscopy. e-book, 2014.

Monje Gil F. Surgical management of temporomandibular joint (Vol 2). Open Joint surgery. e-book, 2014.

Monje Gil F. Diagnóstico y tratamiento de la patología de la articulación temporomandibular (1ª edicion). Madrid: Ripano, 2009.

Neff A, McLeod N, Spijkervet F, et al. The ESTMJS (European Society of Temporomandibular Joint Surgeons) Consensus and Evidence-Based Recommendations on Management of Condylar Dislocation. J. Clin. Med. 2021;10:5068.

Nitzan DW, Naaman HL. Athrocentesis: What, When, and Why? Atlas Oral Maxillofac Surg Clin North Am. 2022 Sep;30(2):137-45.

Norman JE. Glenotemporal osteotomy as a definitive treatment for recurrent dislocation of the jaw. J Craniomaxillofac Surg. 1997;25(2):103.

Obwegeser H, Makek M. Hemimandibular Hyperplasia–Hemimandibular Elongation. J Maxillofac Surg. 1986;14:183.

Okeson JP. Tratamiento de oclusión y afecciones temporomandibulares (6ª edición). Elsevier España, 2008.

Senturk MF, Cambazoglu M. A new classification for the temporomandibular joint arthrocentesis techniques. Int J Oral Maxillofac Surg. 2015;44(3): 417-8.

Sidebottom AJ. Open Temporomandibular Joint Surgery: Discectomy with or Without Interpositional Reconstruction? At- 848 las Oral Maxillofac Surg Clin North Am. 2022 Sep;30(2):199-204.

Wolford LM, Karras S, Mehra P. Concomitant temporomandibular joint and orthognathic surgery. J Oral Maxillofac Surg. 2003;61:1198.

Wolford LM, Mehra P, Reiche-Fischel, et al. Efficacy of high condilectomy for management of condylar hyperplasia. Am J Orthod Dentofacial Orthop. 2002;121:136.

Wrigth EF. Manual of temporomandibular disorders (2nd edition). Ames (Iowa): Wiley Blackwell, 2009.

 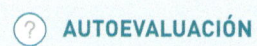

AUTOEVALUACIÓN

TUMORES Y PATOLOGÍA CERVICOFACIAL

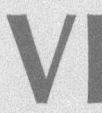

Precáncer y cáncer en el área maxilofacial: generalidades. Ganglio centinela

27

J. A. Monserrat Barbudo y C. Centella Gutiérrez
Colaborador: O. Estévez Cordero

OBJETIVOS

- Definir qué es el cáncer y qué factores de riesgo están implicados en su patogénesis.
- Resumir las características esenciales de lesiones orales que requerirán un seguimiento estrecho o tratamiento por riesgo de malignización.
- Conocer el procedimiento diagnóstico-terapéutico más adecuado en función del estadiaje.
- Saber cuáles son los últimos avances en este campo y qué líneas de investigación se están siguiendo.

INTRODUCCIÓN

Definición

El cáncer de cabeza y cuello (CCC) engloba un conjunto de neoplasias localizadas en nasofaringe, senos paranasales y cavidad nasal, orofaringe (amígdala, paladar blando y base de la lengua), hipofaringe, laringe (glotis, subglotis y supraglotis), cavidad oral (mucosa oral, encía, paladar duro, lengua móvil y suelo de la boca), labio y glándulas salivales.

El 80 % de los casos de CCC son de estirpe epidermoide.

Epidemiología

Las tasas de incidencia y mortalidad del CCC varían ampliamente según la región geográfica y las características demográficas. En todo el mundo es más común en hombres (H) que en mujeres (M), con una proporción H:M de 2:1, aproximadamente.

El *Global Cancer Observatory* estima que el CCC fue el 6º en incidencia en todo el mundo en 2022 (947.000 casos nuevos) después del de pulmón, mama, colorrectal, próstata y estómago. Las zonas más frecuentemente afectadas son: labio y cavidad oral (389.846), laringe (189.191) y nasofaringe (120.434). En Europa es el 5º tipo de cáncer más frecuente en varones y el 9º en mujeres. En regiones como Asia Central representa la 1ª causa de cáncer. En España es el 6º en frecuencia, siendo un 3,6 % del total de tumores y siendo la 9ª causa de muerte por cáncer en nuestro país. Se observa, además, una tendencia al alza en la incidencia global, previéndose un aumento promedio de un 48 %, fundamentalmente, por cambios en el estilo de vida y por la infección crónica por el virus del papiloma

humano (VPH). La edad media de diagnóstico es de 60 años, siendo más baja en tumores de nasofaringe y glándulas salivales. Se está observando una tendencia al diagnóstico en edades más tempranas, debido al aumento de la infección por el VPH.

Carcinogénesis

El CCC se origina cuando un carcinógeno (compuesto químico, proceso físico o microorganismo) produce cambios en el material genético de las células epiteliales de la mucosa que recubre la cavidad oral, faringe, laringe y el tracto sinonasal. Histológicamente, la transformación de una mucosa sana en un CCC invasivo sigue un modelo de progresión molecular que comienza con hiperplasia de células epiteliales, seguida de displasia (leve, moderada y grave), carcinoma *in situ* y, finalmente, carcinoma invasivo. Tras el estudio detallado del proceso, se han podido describir mutaciones implicadas en el paso de un estadio al siguiente: la pérdida de material genético de la región 21 del brazo corto del cromosoma 9 (9p21) y la inactivación de p16 se producen durante la transformación de la mucosa sana en hiperplásica. La progresión a displasia se caracteriza por la pérdida de 3p21 y 17p13 asociada a inactivación de TP53. La transición de displasia a carcinoma *in situ* implica la pérdida de 11q13, 13q21 y 14q32, mientras que la pérdida de 6p, 8p, 4q27 y 10q23 produce un carcinoma invasivo. En conjunto, estos estudios de anomalías cromosómicas revelan que pueden ser necesarias múltiples alteraciones genéticas para una transformación completa en carcinoma invasivo. Por otro lado, sigue sin resolverse si la progresión del CCC depende estrictamente de la secuencia temporal de estas alteraciones o, por el contrario, de su acumulación colectiva, ya que la mayoría de los pacientes no tienen antecedentes de una lesión premaligna (**Fig. 27-1**). A diferencia de la mayoría de los cánceres, en los que las mutaciones oncogénicas suelen producir la tumorigénesis, la formación de CCC generalmente implica la inactivación de genes supresores de tumores, como *CDKN2A* (22 % de los tumores) y *TP53* (72 % de los tumores). Pueden encontrarse además ciertas diferencias entre tumores VPH+ y VPH-. Mientras en los VPH+ se observa frecuentemente mutación en *TRAF3* y amplificación de *E2F1*, en los tumores VPH-, las alteraciones típicas son de *CDKN2A*, *TP53* y amplificación focal de los genes que codifican los receptores de tirosinaquinasa *EGFR* y *HER2*. Las mutaciones en los genes que codifican NRF2 y KEAP, reguladores del estrés oxidativo, también son comunes y ocurren en CCC VPH-.

En el desarrollo tumoral, además de las mutaciones genéticas inducidas por el carcinógeno, es importante la presencia de un microambiente tumoral y la evasión inmunitaria.

El microambiente tumoral es una mezcla compleja y heterogénea de células tumorales y células estromales (células endoteliales, fibroblastos asociados al cáncer (FAC) y células inmunes). Tanto las células tumorales como los FAC producen factores de crecimiento, como el VEGF, que reclutan células endoteliales, estimulando la neovascularización y el suministro de oxígeno y nutrientes al tumor. A su vez, las células endoteliales segregan factores que apoyan la supervivencia y la autorrenovación de las células cancerígenas. Los FAC tienen un papel clave en la progresión del CCC y se distinguen de los fibroblastos normales por un estado persistente de activación y expresión de α-actina del músculo liso. Los FAC también secretan citoquinas (IL-6) y quimioquinas, que promueven el crecimiento de células tumorales, la angiogénesis y el reclutamiento de células inmunes inmunosupresoras. Por otro lado, los FAC son la fuente principal en el microambiente tumoral de las metaloproteinasas de la matriz extracelular (MMP), que participan en la degradación y remodelación de la matriz extracelular, dando lugar a la liberación y activación de los factores de crecimiento incluidos en la matriz (factor de crecimiento de fibroblastos [FGF], factor de crecimiento endotelial vascular (VEGF) y factor de crecimiento transformante β (TGFβ), lo que estimula aún más la proliferación de células tumorales, la angiogénesis y la inmunosu-

presión. El microambiente tumoral también incluye neuronas adrenérgicas derivadas del sistema nervioso periférico, que estimulan el crecimiento tumoral. La pérdida de TP53 parece desempeñar un papel importante en la reprogramación de las neuronas sensoriales para dar un fenotipo adrenérgico promotor de tumores (**Fig. 27-2**).

Los tumores evaden la vigilancia inmune mediante varios mecanismos. Por un lado, el microambiente es rico en IL-10 y TGFβ (que promueve la polarización de los macrófagos al fenotipo inmunosupresor M2) y en factores de crecimiento inmunosupresores, que dan lugar al reclutamiento o activación de células T reguladoras y macrófagos M2, al tiempo que inhiben los efectos antitumorales de las células de T efectoras y las células NK (natural killers).

Por otro lado, las alteraciones genéticas y epigenéticas presentes en la célula dan como resultado una disminución de las concentraciones de antígeno leucocitario humano (HLA) y a defectos en el procesamiento del antígeno, lo que disminuye el reconocimiento y reduce la citólisis de las células tumorales. En el caso específico del CCC VPH+, las proteínas virales E5, E6 y E7 promueven la evasión inmune por efectos sobre la expresión de genes y proteínas celulares en células tumorales.

En general, los tumores de cabeza y cuello están altamente infiltrados por células inmunes, aunque la extensión y composición del infiltrado de células inmunes varía según el subsitio anatómico y el agente etiológico. Una mayor infiltración se correlaciona con mejor pronóstico, pero hay que atender también a la composición de este, ya que la presencia de linfocitos T reguladores, neutrófilos o macrófagos se asocia con un peor pronóstico y la presencia de linfocitos T CD8+ y, NK con buen pronóstico. Los carcinomas VPH+ suelen tener una mayor infiltración que los VPH- y cuando tienen un infiltrado menor presentan una supervivencia similar a los VPH.

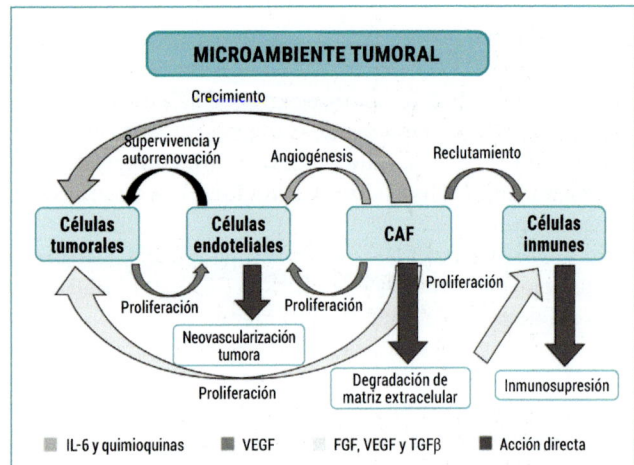

Figura 27-2. Esquema de interacciones entre los componentes principales del microambiente tumoral. Las células inmunes reclutadas son reguladoras con actividad inmunosupresora.
FAC: fibroblastos asociados al cáncer. FGF: factor de crecimiento de fibroblastos. IL-6: interleucina 6. TGFβ: factor de crecimiento transformante β. VEGF: factor de crecimiento endotelial vascular.

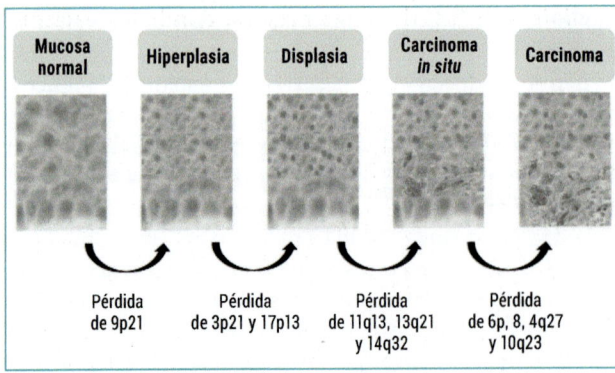

Figura 27-1. Alteraciones genéticas observadas en el proceso de transformación epitelial.

Etiología

El estudio clínico y de la historia natural de este tipo de cáncer ha permitido la identificación de una serie de factores de riesgo (FR) relacionados con el desarrollo de CCC (**Tabla 27-1**). Los más importantes son:

Tabaco

Es el principal factor de riesgo (FR), pero hay controversia sobre el porcentaje de pacientes con CCC debido al mismo. Se estimaba que el tabaco representaba aproximadamente el 90 % de la patogenia del CCC. Sin embargo, en los últimos años, en la bibliografía, este porcentaje se ha reducido hasta aproximadamente el 75 % en Europa, siendo menor aún en Asia. Este descenso relativo podría deberse a la disminución del hábito tabáquico y al aumento del peso de otros FR, como la infección por el VPH. En comparación con los no fumadores, el tabaco incrementa por 4-5 el riesgo de cáncer de cavidad oral, orofaringe e hipofaringe y por 10, el riesgo de carcinoma de laringe. Esta asociación es dependiente de la dosis, y de los años y de la cantidad de consumo. El mayor riesgo se da al quemar el tabaco (OR = 2). Sin embargo, presentaciones sin humo como el tabaco de mascar también han demostrado potencial carcinogénico sobre la mucosa oral, faríngea o laríngea (OR = 1,2). Para los exfumadores, el riesgo se reduce, pero sigue siendo mayor que para alguien que nunca haya fumado. El tiempo necesario de abstinencia para tener un riesgo similar a un no fumador no está claro, aunque varios estudios apuntan a que tendría una disminución a partir de los 11 años. El efecto de los cigarrillos electrónicos sobre el riesgo de CCC sigue siendo desconocido y solo será evidente en las próximas décadas.

Alcohol

El albohol aumenta de manera independiente el riesgo de CCC, representando el 1-4 % de la patogenia. Se ha encontrado una asociación clara entre el consumo crónico de alcohol y la aparición de al menos 7 tipos de cáncer, siendo los que tienen una correlación mayor los de cavidad oral, faringe, laringe y esófago. El incremento se observa fundamentalmente en tumores de hipofaringe. Tiene un papel carcinogénico por sí mismo, pero también actúa de manera sinérgica con el tabaco, multiplicando conjuntamente el riesgo por 35. Tanto el etanol de forma directa como sus productos metabólicos tienen capacidad carcinogénica. Se ha visto que su consumo aumenta el estrés oxidativo intracelular y la exposición de las células epiteliales a carcinógenos, provocando mutaciones epigenéticas, daño y reparación imprecisa del ADN. Dependiendo del área geográfica se establecen distintos criterios para establecer una dosis concreta, como consumo estándar de alcohol (medido en g de etanol puro), por lo que es difícil establecer qué es normal y qué es excesivo. En lo que sí coinciden los distintos artículos publicados es en que existe una correlación lineal entre la cantidad de alcohol consumida y la aparición de cáncer oral. Por ello, en teoría, cualquier consumo podría aumentar el riesgo sin existir un umbral bajo el cual sea segura la exposición. Un estudio en India asocia 3 veces más riesgo de cáncer a partir de los 40 g de etanol diarios, lo cual va en línea con lo encontrado por Moreno López et. al en nuestro medio, donde la toma de 50 g aumenta la OR a 5,04. Por otro lado, aunque parece clara la asociación dependiente de la dosis, aún hay que dilucidar el papel del tiempo de exposición.

Infecciones víricas

Son FR independientes de CCC:

- VPH: la infección por VPH aumenta el riesgo de cáncer de orofaringe. En las últimas dos décadas se ha producido un aumento de casos debidos a este FR, pasando la detección del VPH en muestras de tumores del 16 al 73 %. Se estima que actualmente en USA y UE, entre el 70 y el 80 % de los cánceres de orofaringe se atribuyen al VPH, representando el genotipo 16 el 90 % de los casos. En USA, además, la orofaringe ya ha superado al cuello uterino como la localización más común del cáncer relacionado con el VPH. La persistencia de infección en los queratinocitos basales sería el precursor de mutaciones, que darían lugar a atipias celulares y, finalmente, cáncer. Desde la infección por el VPH hasta el desarrollo de un carcinoma invasivo deben pasar al menos 10 años, aumentando el riesgo en función del número de parejas sexuales, inicio precoz de las relaciones, sexo oral del hombre a la mujer, sexo anal e inmunodeficiencia. Se aprecian dos cohortes clínicas claramente diferenciadas, donde los pacientes VPH+ son más jóvenes, con una edad media en el momento del diagnóstico de 54 años. El ratio H:M es de 4:1, aunque esta predominancia no se comprende completamente, puede deberse en gran medida a una mayor prevalencia de infecciones orales por VPH-16 en hombres, menor tasa de seroconversión respecto a las mujeres y mayor riesgo asociado al sexo oral. Suelen tener menos exposición al tabaco y al alcohol y tienen un nivel socioeconómico mayor. Esta cohorte, además, tiene mejor pronóstico, reduciéndose el riesgo de muerte en un 64 % en comparación con el CCC VPH-, debido a la mayor infiltración de células B en el microambiente tumoral, menos mutaciones genéticas y una respuesta apoptótica intacta.

Tabla 27-1. Factores e indicadores de riesgo del cáncer del área maxilofacial

- Tabaco
- Alcohol
- Infecciones víricas (PVH, VEB)
- Betel, opio
- Inmunodeficiencias
- Radiación natural (radiación solar, radón, etc.)
- Radiación ionizante artificial
- Exposición a sustancias tóxicas (nitrato de plata)
- Lesiones potencialmente malignas
- Herencia genética
- Envejecimiento
- Falta de higiene
- Dieta baja en fruta y verdura

• VEB: la infección por el virus de Epstein-Barr (VEB) aumenta también el riesgo de CCC de localización nasofaríngea y senos paranasales. Estos tumores son muy frecuentes en regiones donde la infección por VEB es endémica, como en el sur de China y el norte de África (incidencia en China y sudeste asiático del 3 por 100.000 respecto al 0,4 por 100.000 en países occidentales). Parece que en estas regiones las infecciones por VEB ocurren en los primeros años de vida, mientras que en las poblaciones con baja incidencia (caucásicos), las infecciones por VEB aparecen en la adolescencia.

Betel

En Asia, este FR se correlaciona con el 50 % de los carcinomas de cabeza y cuello. La nuez de betel o *Areca catechu* es la semilla de la planta del betel, muy frecuente en el sudeste asiático, siendo mascado por un tercio de la población en Sri Lanka y hasta por un 70 % en las Islas Salomón. En estas zonas se usa como ritual o con intención recreativa, ya que proporciona sensación de euforia y tiene efectos estimulantes sobre el sistema nervioso central, al inhibir el receptor GABA. Se puede mezclar con la hoja de betel, con cal apagada o con tabaco, lo que puede ser un factor de confusión en el cálculo de riesgo. Un estudio de la India encontró un riesgo 3 veces mayor al masticar areca sin tabaco y un riesgo 8 veces mayor con el tabaco, mientras que un estudio de Taiwán encontró un riesgo 10 veces mayor sin tabaco. Ambos estudios informaron curvas dosis-respuesta positivas.

Opio

Sustancia derivada de la planta de amapola rica en alcaloides. Según la Agencia Internacional para la Investigación del Cáncer, el opio se clasifica como cancerígeno para los seres humanos cuando se fuma o se consume en diversas formas, incluido el opio crudo o savia. Según hallazgos del Estudio de Cohorte de Goldestán, que examinó a 50.045 pacientes en Irán, su uso se ha relacionado con un riesgo elevado de cáncer de laringe dependiente de la dosis.

Inmunodeficiencias

Los pacientes VIH+ tienen un riesgo doble de padecer un carcinoma de cabeza y cuello que los seronegativos. Los pacientes sometidos a un trasplante de órgano sólido o de médula, también presentan mayor probabilidad de padecerlo, siendo más frecuente en la cavidad oral.

Radiación natural

- Radiación ultravioleta solar: es el principal FR de carcinoma epidermoide cutáneo cervicofacial y de labio (especialmente inferior) y se asocia a exposiciones de larga duración.
- Radiación mineral.
- Otras radiaciones ambientales.

Radiación ionizante artificial: unidades de diagnóstico, generadores de energía nuclear.

Exposición a sustancias: existe un incremento del riesgo de cáncer de senos paranasales en los trabajadores de la metalurgia, madera, industria textil y del cuero.

Lesiones potencialmente malignas: leucoplasia, eritroplasia, liquen plano, fibrosis oral submucosa y queilitis actínica.

Herencia genética: diversas enfermedades hereditarias se han relacionado con un riesgo mayor de desarrollar cáncer oral: síndrome de cáncer colorrectal no polipósico, anemia de Fanconi, síndrome de Li-Fraumeni o ataxia-telangiectasia.

Envejecimiento.
Falta de higiene.
Dieta pobre en fruta y verdura.

LESIONES PRECANCEROSAS

La lesión precancerosa es un tejido morfológicamente alterado donde el cáncer puede aparecer más fácilmente que sobre un tejido de apariencia normal. Este concepto es independiente de las características histológicas, es reversible y no implica el desarrollo definitivo de una neoplasia. Por otro lado, una condición precancerosa es una enfermedad o hábito que se asocia con mayor riesgo de desarrollar una lesión precancerosa o un cáncer. No implica alteraciones clínicas. Algunos ejemplos serían el xeroderma pigmentoso, la epidermólisis bullosa, la disfagia sideropénica o el lupus eritematoso discoide.

La importancia de este apartado radica en la oportunidad que nos ofrecen estos estados precancerosos de realizar una prevención secundaria, evitando una progresión maligna. La cavidad oral y la piel son las regiones a las que podemos acceder más fácilmente para hacer un examen clínico. Es ahí donde entra en juego esta prevención, identificando, tratando y siguiendo de forma estrecha estas lesiones premalignas.

Las alteraciones más importantes son:

Leucoplasia

Es un diagnóstico clínico de exclusión, es decir, no se relaciona con hallazgos anatomopatológicos patognomónicos y solo podemos llegar a dicho diagnóstico si ni clínica ni histológicamente se identifica otra entidad. Se define como una mancha blanca en la mucosa oral (más frecuente en región alveolar y mucosa yugal) (**Fig. 27-3**). Habitualmente, se presenta en varias zonas al mismo tiempo.

Se calcula que tiene una prevalencia del 1 al 3 % de la población, siendo más frecuente en varones, con un pico de incidencia entre la 5ª y 7ª décadas de la vida. Es más frecuente en fumadores y en bebedores. Es la lesión premaligna más frecuente que afecta a la mucosa orofaríngea, constituyendo el 85 % de dichas lesiones (el 90 % se localizan en la mucosa yugal, lengua, bermellón y suelo de boca). La tasa de transformación maligna de la leucoplasia es de 1-3 % por año, dependiendo de la bibliografía consultada. En

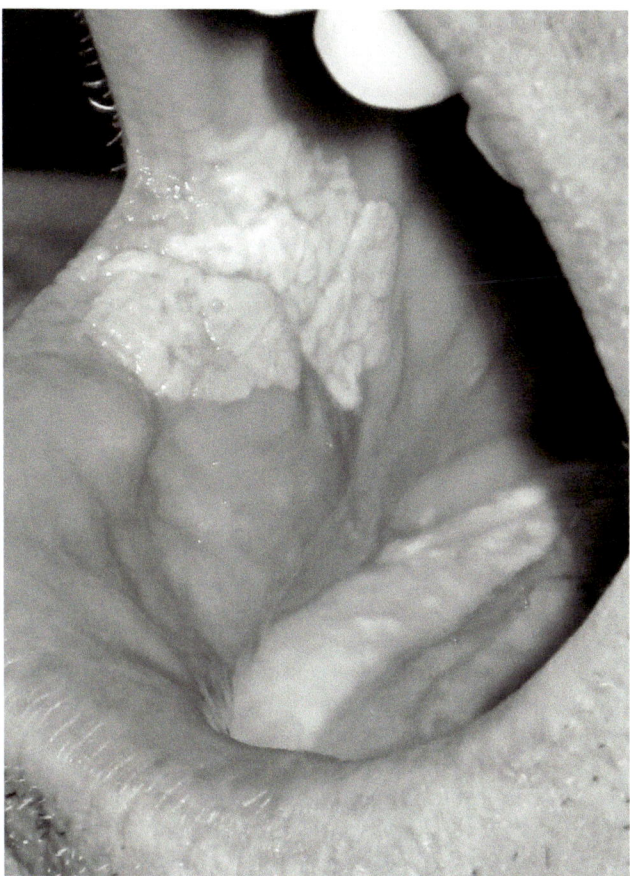

Figura 27-3. Leucoplasia retrocomisural.

pacientes que presentan estas lesiones, la transformación maligna también puede ocurrir en otras áreas de la cavidad bucal y tracto aerodigestivo superior y no solo en el sitio de la lesión. La leucoplasia, por tanto, no es solo una lesión premaligna, sino también un marcador de mayor riesgo de cáncer de la mucosa oral.

En 2019, Chatuberdi publicó el mayor estudio de leucoplasia oral, donde el riesgo promedio de transformación maligna en 5 años es del 3,3 %. Existe una clasificación clínica que diferencia entre leucoplasia homogénea y no homogénea. La homogénea es habitualmente un parche plano, uniforme o con algunas grietas, mientras que la leucoplasia no homogénea puede ser moteada, verrucosa, con eritroplasia o con erosión. Estas diferencias tienen importancia pronóstica, ya que el tipo no homogéneo tiene mayor riesgo de malignización que el homogéneo con una tasa de transformación parecida a la eritroplasia.

El manejo de esta patología es, en un primer momento, la biopsia diagnóstica. Tras descartar otras patologías, puede realizarse seguimiento o escisión completa de la lesión, ya sea con criocirugía, láser o bisturí frío. En casos de displasia moderada y grave se recomienda escisión para estudio histológico y no vaporización.

Las entidades que pueden dar lugar a placas blancas y con las que debemos realizar un diagnóstico diferencial son:

- Herida traumática: es importante descartar agresiones externas, que pueden ser químicas, físicas o traumáticas.

- Treponema pallidum: produce glositis y leucoplasia extensa en el dorso de la lengua, junto con lengua rígida en estadios avanzados.
- *Candida albicans*: se presenta como una capa gruesa y granulosa con leucoplasia y eritroplasia. No está claro si este hongo produce displasia o simplemente coloniza la mucosa con displasia. El tratamiento antifúngico mejora las lesiones.
- Leucoplasia oral vellosa: es una lesión que afecta a la mucosa yugal y bordes de la lengua, que parece estar en relación con el VEB. Clínicamente se aprecian líneas blancas gruesas en los bordes de la lengua que pueden extenderse a toda ella. Suele asociarse a estados de inmunodeficiencia (VIH). Histológicamente se presenta como hiperqueratosis e hiperplasia epitelial sin displasia, con coilocitosis. No es una lesión premaligna y no suele requerir tratamiento.

Leucoplasia verrugosa proliferativa (LVP)

Es un tipo de leucoplasia multifocal, poco frecuente y que debe ser comentada como entidad aparte por su alto riesgo de malignización. Afecta principalmente a mujeres en la sexta década de la vida sin antecedentes de consumo de tabaco o alcohol. La LVP se presenta como pequeñas manchas o placas blancas no homogéneas que evolucionan hasta volverse progresivamente verrugosas y exofíticas. Las áreas más comúnmente afectadas son encía, paladar y lengua. Se ha informado de que la tasa de transformación maligna podría del 60-100 %, con una tasa alta de recurrencia después de la escisión quirúrgica. Debido a su alta probabilidad de transformación maligna, es de suma importancia reconocerlo rápidamente a través de criterios diagnósticos específicos, entre los que se incluyen lesiones presentes en más de dos zonas (más frecuentemente en encía/reborde alveolar o paladar), aspecto verrucoso, diseminación o crecimiento de las lesiones durante el seguimiento, recurrencia tras escisión y exclusión de carcinoma en biopsia.

Eritroplasia

Es una lesión menos frecuente que la leucoplasia, siendo su prevalencia de 0,02-0,2 % en la población general, pero con mayor riesgo de malignización, ya que hasta el 90 % presenta una displasia epitelial, un carcinoma *in situ* o un carcinoma epidermoide invasivo en la primera biopsia. Clínicamente, se aprecian placas rojizas sobre la mucosa oral que no pueden ser clínica ni histológicamente catalogadas como otra patología. Se presenta como una mácula eritematosa, habitualmente, única, de bordes bien delimitados y superficie aterciopelada al tacto. Casi siempre es asintomática, aunque, en ocasiones, los pacientes pueden referir ardor o dolor asociado a eritroleucoplasia, más que a una eritroplasia pura. Las localizaciones más frecuentes son el paladar blando, seguido de la cara ventral de la lengua, el suelo de boca y los pilares amigdalinos.

La biopsia es fundamental para el diagnóstico, dado que diversas enfermedades, como candidiasis, lesiones vasculares, lupus o simplemente mucositis inespecíficas, pueden mostrar un aspecto similar. Histológicamente, se caracteriza por epitelio atrófico con escasa queratinización, lo que clínicamente confiere el color rojo, al transparentar la vascularización subyacente. En vista de la frecuencia de displasias y carcinomas *in situ* se recomienda tratamiento quirúrgico y seguimiento estrecho.

Liquen plano oral (LPO)

Enfermedad inflamatoria crónica de origen inmunológico que se presenta en pacientes de mediana edad, especialmente, en mujeres de 30 a 60 años. Suele afectar a la piel, pero también a las mucosas. En la cavidad oral afecta más a la mucosa yugal, seguida de encía y lengua. Los pacientes suelen mostrar múltiples lesiones bilaterales.

Puede manifestarse de diferentes formas y los subtipos pueden clasificarse en:

- Papular.
- En placas, que puede confundirse con una leucoplasia, subrayando la importancia de la biopsia.
- Reticular, es el tipo más común, caracterizado por estrías de Wickham y placas o pápulas hiperqueratósicas.
- Atrófico, junto al tipo erosivo es el más sintomático, con dolor que puede interferir en el habla y la deglución.
- Erosivo: se presenta con áreas de ulceración asociadas a estrías blancas.
- Ampolloso: da lugar a úlceras si se rompen.

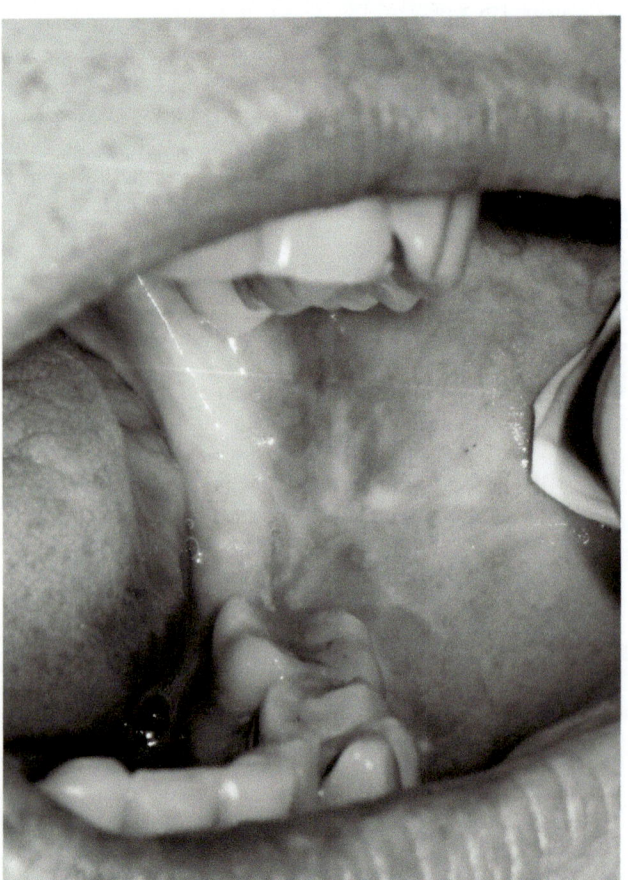

Figura 27-4. Liquen plano oral en mucosa yugal.

Existe incertidumbre con respecto al riesgo de transformación maligna del LPO, con estimaciones entre 0,1 y el 1 %, En el metanálisis de González-Moles (2019) de 78 estudios con 25.848 pacientes se informa una tasa de transformación maligna del 1,14 %, resultados similares a los de Fitzpatrick en 2014 (1,09 %), Giuliani en 2019 (1,37 %) y Locca en 2020 (1,4 %). Tampoco está claro si existe una correlación entre hallazgos clínicos y transformación maligna, aunque parece que el subtipo erosivo sea el de mayor riesgo de malignización, seguido del atrófico, mientras que el tipo reticular conllevaría el riesgo más bajo (**Fig. 27-4**).

Fibrosis oral submucosa

Es una lesión fibrótica crónica de la mucosa oral. Probablemente, sea la expresión de una herida que cicatriza excesivamente, en respuesta a agresiones continuadas sobre la mucosa. Se presenta como bandas fibrosas palpables más frecuentes en mucosa yugal y lengua. El paciente puede ver reducida la movilidad de la lengua o la apertura oral debido a la pérdida de fibroelasticidad. Se han encontrado como factores etiológicos implicados: capsaicina, déficit de hierro, zinc y vitaminas. También está relacionada con el consumo de betel, por lo que es típica del sudeste asiático. La lesión no mejora al interrumpir el hábito de mascar betel. La tasa de transformación maligna no está clara, pero hay estudios que la sitúan hasta en un 9 % de los casos.

Inflamación crónica

Puede dar lugar a mutaciones en el ADN celular, debido al aumento del estrés oxidativo producido por la liberación de citoquinas propio de un ambiente proinflamatorio. Además de dar lugar a nuevas lesiones, también puede agravar las ya existentes. Las áreas de la mucosa oral en contacto con los dientes o implantes dentales son las que suelen verse afectadas, siendo el borde lateral de la lengua el sitio más común de neoplasias malignas relacionadas con la inflamación crónica:

Bacterias

Siempre se ha visto escasa higiene oral en muchos pacientes con carcinoma de la cavidad oral. Actualmente, se ha visto además una fuerte asociación entre bacterias propias de biofilms en la cavidad oral (*Fusobacterium nucleatum* y *Porphyromonas gingivalis*) y carcinogénesis.

Los mecanismos propuestos para explicar el potencial oncogénico son: interferencia de las bacterias en la producción y utilización de E-cadherina y adhesinas, subversión de los mecanismos inmunodefensivos, efecto de los microorganismos sobre las metaloproteinasas de la matriz del huésped y supresión de la apoptosis y la estimulación de la proliferación.

Queilitis actínica

Lesión premaligna asociada a exposición crónica a la luz UV. Afecta principalmente al labio inferior de varones mayores de 50 años. Características clínicas: sequedad, atrofia, descamación, eritema, ulceración y borde mal delimitado. Histológicamente, van desde la hiperqueratosis con displasia epitelial hasta estadios precoces de carcinoma epidermoide (**Tabla 27-2**). La tasa de transformación maligna varía entre el 10 y el 30 %, mientras que el 95 % de los carcinomas epidermoides en el labio se producen sobre queilitis preexistentes.

El tratamiento con láser solo o combinado con terapia fotodinámica parece ofrecer los mejores resultados clínicos, mientras que el 5-fluoruracilo, imiquimod al 5 % solos o combinados, tienen un perfil terapéutico satisfactorio, pero presentan peor adherencia (**Fig. 27-5**).

Tabla 27-2. Fenómeno de transformación maligna del epitelio escamoso

Hiperplasia epitelial	Arquitectura normal del epitelio sin atipias. Puede ser acantosis (hiperplasia de células espinosas) o hiperplasia de células basales.
Displasia leve	Alteración de la arquitectura del epitelio en el tercio basal acompañado de atipia.
Displasia moderada	Alteración hasta la mitad del epitelio con atipia.
Displasia severa	Alteración de más de dos tercios del epitelio con atipia
Carcinoma *in situ*	Alteración de todo el espesor del epitelio con una pronunciada atipia celular.

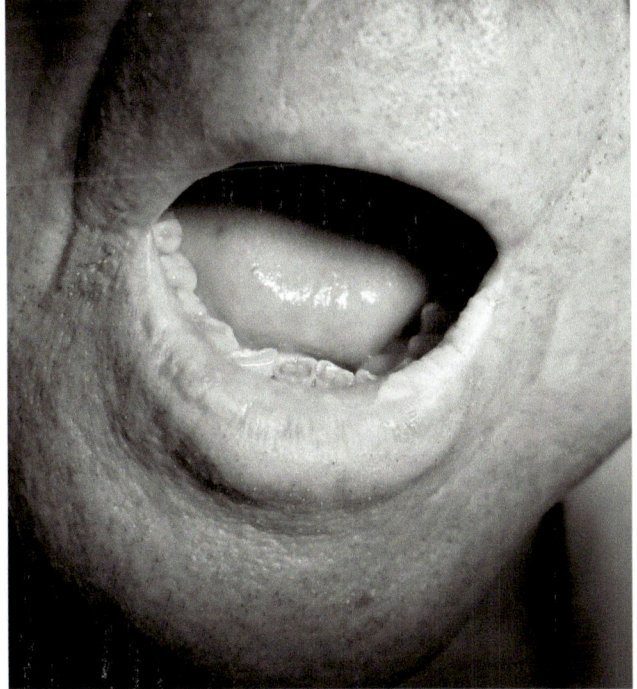

Figura 27-5. Queilitis actínica.

CÁNCER

El 80 % de los casos de CCC son de estirpe epidermoide. Entre los tumores de nasofaringe es frecuente la extirpe linfoepitelial (linfoepitelioma o carcinoma indiferenciado) y menos frecuentes, los linfomas. El crecimiento de estos tumores suele iniciarse en la mucosa como infiltración local. La invasión ósea y nerviosa es tardía, mientras que el músculo puede afectarse de forma más precoz. La diseminación a distancia comienza en los ganglios linfáticos. Los tumores de nasofaringe producen una invasión linfática muy precoz. La diseminación hematógena suele ser tardía (10-12 %). Es más frecuente si hay afectación ganglionar y en tumores de gran tamaño. El órgano más afectado es el pulmón, seguido del hueso e hígado.

Diagnóstico

Dependiendo del asiento anatómico de la lesión, los síntomas van desde disfonía, disfagia, tumoraciones excrecentes palpables, odinofagia, obstrucción nasal bilateral, rinorrea, alteraciones de los pares craneales, otalgia refleja en los tumores de nasofaringe a masas cervicales de reciente aparición. El diagnóstico debe basarse, en primer lugar, en una historia y examen físico completo. El estudio anatomopatológico es obligado en todos los casos mediante biopsia incisional de la lesión primaria.

Para lograr una evaluación completa de la enfermedad primaria y de cualquier enfermedad ganglionar, la tomografía computarizada (TC) o la resonancia magnética (RM) con contraste deben visualizar la anatomía desde la base del cráneo hasta la entrada torácica. La RM se utiliza en casos de artefactos dentales que dificultan la TC o en la sospecha de diseminación perineural o cánceres nasosinusales y de glándulas salivales.

La ortopantomografía se recomienda para los cánceres de la cavidad oral que requieren mandibulectomía y como parte de una evaluación dental integral, previa a la radiación, para evaluar la salud de la dentición afectada y tratarla previamente a la radioterapia.

El uso de la tomografía por emisión de positrones-tomografía computarizada (TEP-TC) es de referencia en casos de dudas sobre la diseminación a distancia (cáncer locorregionalmente avanzado, T3-T4 o N+). Sin embargo, la TEP-TC con fluorodesoxiglucosa (FDG) no puede descartar metástasis cerebrales, y para los cánceres como el melanoma de las mucosas o los carcinomas/adenocarcinomas neuroendocrinos de alto grado, se debe obtener adicionalmente una RM con contraste. En caso de no poder realizarse TEP-TC con FDG, se debe realizar una TC de tórax para evaluar la presencia de metástasis pulmonares, así como la afectación de los ganglios linfáticos mediastínicos.

El sistema TNM para el estadio de tumores malignos permite clasificarlos en función del tamaño (T), presencia de ganglios linfáticos (N) y metástasis a distancia (M).

El sistema de estadificación utilizado para los CCC es el del *American Joint Committee on Cancer (AJCC)*, última actualización (8ª edición) en enero de 2018.

La 8ª edición del manual de la AJCC de los tumores de cabeza y cuello incluye cambios significativos respecto a la 7ª edición.

Principales cambios:

- Nueva clasificación del TNM para los tumores de orofaringe relacionados con VPH+.
- Modificaciones en la categoría T y N:
  – Nuevo criterio de profundidad de invasión/*depth of invasión* (DOI) en la categoría T de los tumores de cavidad oral.
  – Nuevo criterio de extensión extranodal (ENE) en la categoría N de los tumores de orofaringe p16-, hipofaringe, laringe y cavidad oral. Queda definido como N3b independientemente del tamaño.

- Nasofaringe: descripción anatómica más detallada para el estadiaje. En la categoría N, las adenopatías se clasifican en función de su localización respecto al borde inferior del cartílago cricoides.

Profundidad de invasión/*depth of Invasion* (DOI). Muchos autores utilizan como sinónimos grosor tumoral y DOI. Grosor tumoral se refiere al grosor del tumor o masa mientras que DOI se refiere al crecimiento en profundidad del tumor desde una superficie epitelial. DOI ha demostrado ser mejor parámetro predictivo que el tamaño tumoral. Refleja la proximidad de la lesión a los vasos sanguíneos y linfáticos y predice el riesgo de diseminación hematógena y linfática.

En cuanto al pronóstico del CCC, no existen diferencias de pronóstico, dependiendo del sexo o la raza. La edad avanzada es un factor de mal pronóstico. La localización tumoral es un factor pronóstico importante, siendo peor para orofaringe e hipofaringe. Los tumores bien diferenciados se asocian con un mejor pronóstico, por una menor afectación ganglionar y menores recidivas locales. Mutaciones en TP53 confieren mayores tasas de recidivas con más radiorresistencia. Los CCC de orofaringe con infección por VPH son una entidad clínica diferente con mejor pronóstico.

La afectación de los ganglios regionales en el momento de la presentación es evidente en el 30 % de los pacientes, aproximadamente. El riesgo está relacionado con la ubicación, el tamaño y el grado del tumor primario, siendo de menor riesgo la cresta alveolar y el paladar duro, mientras que las metástasis cervicales ocultas son comunes (50 a 60 %) en pacientes con cánceres de lengua anterior. En el cáncer de la mucosa del labio es < 10 %, siendo mayor en T3-T4 y cuando afecta a la comisura.

Tratamiento y seguimiento

Se desarrollará con más detalle en los próximos capítulos.

La cirugía y la radioterapia (RT) son los únicos tratamientos curativos para los CCC. La quimioterapia (QT) por sí sola no es curativa, sin embargo, es necesaria junto al tratamiento con RT en CCC estadio III y IV.

Radioterapia

La RT se emplea sobre el tumor primario y las cadenas de drenaje linfático. Las modalidades de tratamiento que se pueden distinguir en función del objetivo perseguido son:

- RT complementaria: tras la exéresis quirúrgica del tumor, generalmente, en lesiones localmente avanzadas (estadio III-IV) con el fin de evitar enfermedad residual a nivel locorregional y mejorar el control local.
- RT radical: se empleaba, generalmente, en los estadios I y II como tratamiento único, o complementado con QT en los estadios III-IV, en ambos casos con objetivo curativo.
- RT paliativa: para control de síntomas, sin objetivo curativo.

Quimioterapia

Quimioterapia y RT concomitante: para aquellos CCC resecables como un sistema alternativo de tratamiento a la cirugía del tumor primario o para tumores irresecables. El empleo de la QT asociada a la RT aumenta la eficacia de esta última a expensas de un aumento de la toxicidad. Muestra un aumento del control local y de la supervivencia global (SG) en un 8 % a los 5 años. También es el estándar de tratamiento complementario de pacientes con alto riesgo tras la cirugía (borde quirúrgico afecto o ENE+).

Estadio localizado (I y II)

Aproximadamente, el 30-40 % de los CCC se diagnostican en estadio I o II.

Estos pacientes pueden tratarse tanto con RT como con cirugía. Los pacientes con carcinomas *in situ* suelen tratarse como si fueran estadio I. La RT y la cirugía tienen tasas de control local y de supervivencia similar, exceptuando los tumores de cavidad oral, en los que las tasas de curación y toxicidad son favorables a la cirugía. Cuando la opción elegida es la cirugía, la RT complementaria está indicada en pacientes de alto riesgo de recaída (márgenes próximos, invasión perineural y/o linfovascular).

Tumores localmente avanzados resecables (estadios III, IVA y IVB)

Alrededor de 50 % de los pacientes con CCC se presentan con enfermedad avanzada local o regional. En general, en casos de tumores resecables se suele recomendar la cirugía frente a la RT. La combinación posterior con RT posoperatoria es fundamental para pacientes en estadio III-IV en donde se opte por la cirugía.

Tumores localmente avanzados irresecables (estadios III, IVA y IVB)

Para este subtipo de pacientes existen dos posibilidades basadas en el tratamiento de RT concomitante con QT o QT de inducción seguida de QT/RT concurrente.

El seguimiento de los pacientes debe realizarse con exámenes clínicos, analíticos y con pruebas de imagen:

- Exploración física cada 1-3 meses el primer año; cada 2-6 meses el segundo año; cada 4 a 8 meses, los años 4 y 5 postratamiento. A partir de este momento se recomienda el seguimiento anual.
- Tras radiación cervical, evaluación de TSH y tras radiación en base de cráneo, además, ACTH, testosterona, LH y FSH cada 6 meses 1 año.
- Seguimiento por imagen:
  I. Realizar TC y/o RM en los 3-4 meses posteriores al tratamiento quirúrgico para pacientes con enfermedad locorregional avanzada o con anatomía alterada, con el fin de establecer una nueva línea de base para comparaciones futuras. A partir de entonces, realizar una TC al año.
  II. La FDG-TEP/TC debe realizarse dentro de los 3 a 6 meses posteriores a la RT definitiva o QT/RT para evaluar la respuesta al tratamiento e identificar cualquier tumor residual. Las exploraciones tempranas con FDG-TEP/CT antes de las 12 semanas se asocian con tasas significativas de falsos positivos y deben evitarse en ausencia de signos de recurrencia o progresión.

Variaciones en otras localizaciones respecto al tratamiento

- Hipofaringe: los estadios tempranos suelen tratarse mediante microcirugía transoral con láser, si es técnicamente posible. Cuando no es posible, se tratan con cirugía abierta (faringolaringectomía parcial) o RTQT. En estadios avanzados se prefiere tratamiento no quirúrgico, excepto en tumores muy avanzados.
- Nasofaringe: suelen tratarse con RT y/o QT. La cirugía se realiza en casos de tumores no epiteliales, cirugía de rescate para tumores resistentes al tratamiento no quirúrgico o tumores recidivantes.
- Laringe: los estadios precoces de tumores supraglóticos o glóticos pueden tratarse con cirugía (microcirugía transoral con láser) o radioterapia indistintamente. El ensayo clínico VA Larynx Preservation Trial ha revolucionado el modo de tratamiento del cáncer laríngeo avanzado, convirtiendo la quimiorradioterapia en el tratamiento de elección. La cirugía se reserva para casos muy avanzados o como tratamiento de rescate.
- Cáncer de cavidad nasal, senos paranasales y base de cráneo: la cirugía es el tratamiento de elección en la mayor parte de los casos, pudiendo abordarse por cirugía endonasal endoscópica.

Ganglio centinela

Se considera que la diseminación tumoral se produce de forma escalonada, a través de los vasos linfáticos hasta los ganglios del primer escalón. Estos ganglios pueden albergar metástasis ocultas y se denominan ganglios centinela (sentinel lymph node o SLN). La biopsia por escisión y la evaluación patológica de estos ganglios linfáticos permite predecir el estado de los ganglios linfáticos cervicales restantes, evitando la necesidad de una disección del cuello en caso de un resultado negativo. Los SLN no tienen por qué ser necesariamente los más cercanos al tumor primario, y puede haber múltiples SLN. En teoría, la TEP con 18F-FDG podría ser un método para identificar estos depósitos tempranos, pero los pacientes con ganglios negativos a menudo contienen micrometástasis linfáticas (< 2 mm), sin una red vascular estructurada, lo que dificulta la identificación de la lesión. El concepto SLN ha sido ampliamente estudiado y validado para pacientes con melanoma cutáneo y cáncer de mama, y los estudios hasta la fecha han indicado un alto nivel de precisión en pacientes con carcinoma de cabeza y cuello, describiendo los metanálisis y estudios multicéntricos una sensibilidad entre el 82,5 y el 88 %.

Para localizar el primer escalón se utiliza un compuesto que será inyectado localmente alrededor de la lesión, utilizando este las vías linfáticas del tumor y llegando hasta los primeros ganglios de drenaje. El compuesto debe poder detectarse fácilmente tras haber sido inyectado, existiendo distintas posibilidades, como compuestos con radiación, tinta o compuestos fluorescentes.

El protocolo más común en Europa incluye el uso de radiotrazadores, siendo el más utilizado el compuesto de nanocoloides marcados con ^{99m}Tc. La actividad total inyectada varía en función del protocolo, pero se recomienda de 40 a 50 MBq, lo que da como resultado suficiente actividad restante para la detección intraoperatoria mediante trazado gamma/imágenes.

El radiotrazador debe administrarse con dos a cuatro inyecciones superficiales (submucosas), dependiendo del tamaño y localización del tumor, en los puntos cardinales alrededor del cáncer a las 3, 6, 9 y 12 horas.

Inmediatamente después de la inyección, el paciente debe enjuagarse la cavidad bucal sin tragar, para reducir la absorción oral del radiotrazador no inyectado y evitar la contaminación de la saliva.

Otra opción que está siendo estudiada en los últimos años es la inyección de verde indocianina peritumoral, un compuesto fluorescente al ser excitado con longitudes de onda cercanas al infrarrojo. Con la iluminación y la cámara adecuadas, los tejidos bañados por dicha molécula destacan del resto. El modo de inyección aun no está establecido y depende del centro, siendo lo habitual la inyección de 1 mL a concentraciones de 2,5-5 mg/mL, en 4 puntos cardinales y esperando entre 5 y 10 min para detectar los ganglios (**Fig. 27-6**).

También se están desarrollando compuestos híbridos entre radiotrazador y verde indocianina que facilitarían el procedimiento.

La sensibilidad de detección por este método, sin radiotrazador, se encontraría en torno al 87 %, por lo que en los estudios publicados hasta el momento parece un método fiable.

Su uso puede ser útil a la hora de detectar ganglios en nivel I, en los que puede haber interferencias de señal del tumor de la cavidad oral o para discernir el ganglio centinela en casos donde hay varios ganglios próximos dando interferencias de señal.

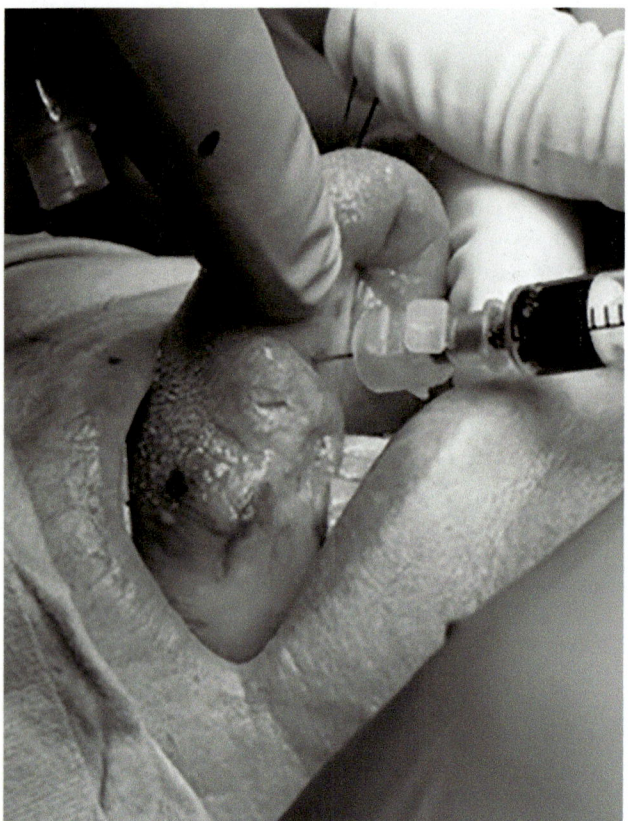

Figura 27-6. Inyección intraoperatoria peritumoral de verde indocianina.

En general, la biopsia selectiva del ganglio centinela está indicada para pacientes con carcinoma de cabeza y cuello comprobado por biopsia T1/T2 con cuello N0 clínica y radiológicamente. Los sitios más comunes son el borde lateral de la lengua y el suelo de la boca.

Otros carcinomas de cabeza y cuello

Tumores de glándulas salivales: constituyen un grupo heterogéneo de neoplasias que varían en cuanto a su lugar de origen, histología y comportamiento biológico. La glándula parótida es el lugar más frecuente de aparición de neoplasias (80-85 %). El 25 % de ellas son malignas. Con menor frecuencia se originan en las salivales submaxilares, sublinguales y menores. El 40 % de los tumores originados en las submaxilares, el 70-90 % de los sublinguales y el 50-75 % de los de las glándulas salivales menores son malignos. Los más frecuentes son el mucoepidermoide y el adenoide quístico.

En la glándula parótida, el tratamiento de elección es la cirugía, prefiriéndose resección suprafacial en casos de tumores de bajo grado y resección total en caso de afectarse el lóbulo profundo o ser de alto grado. La resección profiláctica del nervio facial no ha demostrado mejoría pronóstica y sí alta morbilidad, por lo que se reserva su exéresis cuando existe afectación clínica o cuando su relación con el tumor hace imposible la disección y preservación. Se recomienda disección cervical si N+. Cuando no existen

adenopatías afectas en pruebas de imagen existe mayor controversia. Las metástasis ganglionares se pueden encontrar en todos los niveles: el 28 % nivel I, 59 % nivel II, 52 % nivel III, 38 % nivel IV y 42 % nivel V, pudiendo existir afectación exclusiva del nivel V. Se reserva la RT adyuvante para pacientes que presenten factores de mal pronóstico: tumores de alto grado e indiferenciado, carcinoma adenoide quístico, estadio T3 y T4, afectación clínica del nervio facial, implicación del lóbulo profundo, márgenes positivos o cercanos, metástasis ganglionares e infiltración perineural, vascular o linfática.

Cáncer cutáneo no melanoma: el carcinoma basocelular y epidermoide cutáneo se encuentra entre los tumores más frecuentes del organismo. Afortunadamente, también es el que posee mejor pronóstico en general.

Cáncer de tiroides: existen cuatro tipos en función de su histología: papilar, folicular, medular y anaplásico. El tipo papilar es el más frecuente, bien diferenciado y de lento crecimiento.

Linfoma: es el tumor maligno más frecuente de cabeza y cuello en la edad pediátrica. Se desarrolla en los ganglios linfáticos cervicales y en otras localizaciones de la cabeza y el cuello, como el anillo linfático de Waldeyer, las glándulas salivales, tiroides y fosas nasales.

Melanoma de cabeza y cuello: representa el 5 % de los tumores malignos de la piel, pero es responsable del 75 % de las muertes por cáncer cutáneo.

Sarcomas (< 1 % de CCC en adultos). En edad pediátrica son el segundo grupo más frecuente después de los linfomas.

Tumores malignos de cavidad nasal, senos paranasales y base de cráneo: (10 % del CCC). La mayoría se desarrolla en la cavidad nasal. El manejo quirúrgico de estos tumores es complejo por el difícil acceso y por las estructuras nobles que hay alrededor.

Otros: Tumores orbitarios, tumores del hueso temporal y oído, odontogénicos, etcétera.

ÚLTIMOS AVANCES, ¿HACIA DÓNDE NOS DIRIGIMOS?

Estamos en un momento de avances constantes en nuestra especialidad, intentando aplicar las nuevas tecnologías al acto médico para mejorar el manejo integral de nuestros pacientes.

El desarrollo de las técnicas reconstructivas ha permitido el tratamiento quirúrgico de tumores avanzados que hace años no hubiesen tenido opción terapéutica. Sin embargo, esto no es suficiente para dar una asistencia sanitaria óptima, siendo necesario buscar nuevas dianas terapéuticas o diagnósticas. Un diagnóstico precoz con un estadio menor en la primera consulta mejoraría la supervivencia y disminuiría la agresividad del tratamiento quirúrgico. Existen varias líneas de investigación para buscar marcadores que nos permitan esta detección precoz:

Genómica: busca cambios en la expresión genética. El principal escollo para su desarrollo es la complejidad de la carcinogénesis, lo que hace que un solo biomarcador sea insuficiente para diagnosticar el cáncer de cabeza y cuello y se recomiende un panel de biomarcadores de genes. Una de las propuestas es la detección de ADN viral y de los anticuerpos contra el VPH, que se pueden detectar tanto en plasma como en saliva. Wang et al. demostraron que el ADN del VPH podía detectarse en el plasma del 86 % de los pacientes, en comparación con solo el 40 % de la saliva de estos mismos pacientes, lo que indica que el plasma sería más informativo para diagnosticar tumores asociados al VPH.

Proteómica: está basada en el estudio de alteraciones en proteínas celulares. El CEA, la alfafetoproteína o el CA125 son un ejemplo de ello. En el carcinoma de células escamosas de cabeza y cuello se han estudiado el NFκB-p50, IκB y el factor de crecimiento midkine mediante muestreo de sangre o saliva. También se emplea la detección de citoquinas en la saliva, por ejemplo, IL-6 en la leucoplasia oral o IL-1, IL-6, IL-8, VEGF y factor de necrosis tumoral alfa (TNF-α) en el carcinoma de células escamosas de la lengua.

Existen varios problemas que limitan su utilidad clínica: heterogeneidad en la expresión de biomarcadores. Algunas proteínas también se expresan en otras situaciones patológicas (enfermedades inflamatorias) o puede haber diferencias entre los protocolos experimentales, que podrían explicar la discrepancia entre los biomarcadores identificados.

Glicómica: este enfoque se centra en las modificaciones de glicoconjugados (glicolípidos o glicoproteínas) relacionados con el cáncer. Se han encontrado concentraciones significativamente elevadas de ácido siálico, α-l-fucosidasa y proteína total en pacientes con cáncer oral y también existe un vínculo con la progresión del cáncer oral. Sin embargo, es necesario realizar más investigaciones para determinar el papel de estos biomarcadores en el desarrollo del cáncer oral.

Volatómica: surgió recientemente como un nuevo campo de investigación para el diagnóstico temprano de enfermedades. Estudia concentraciones nanomolares a picomolares de compuestos orgánicos volátiles (COV), que son los productos finales gaseosos de los cambios metabólicos endógenos, la digestión, el microbioma, la inflamación y el estrés oxidativo. Los COV se pueden detectar en el aliento, la orina, las heces, la sangre, la saliva, la piel y el sudor. Ya han demostrado potencial clínico como biomarcadores del cáncer de pulmón, gástrico, mama, próstata y mesotelioma. También podrían tener valor como biomarcadores de diagnóstico en CCC.

Por otro lado, el estudio de la carcinogénesis en cabeza y cuello ha permitido el desarrollo de terapias dirigidas a dianas biológicas específicas. La **inmunoterapia** se ha convertido en un tema de gran interés y ha logrado avances sustanciales en los últimos cinco años. Nivolumab (aprobado en 2016) y pembrolizumab (aprobado en 2017) para el carcinoma de cabeza y cuello avanzado, metastásico o recidivante han demostrado mejorar la supervivencia cuando se usan conjuntamente con quimioterapia frente al uso exclusivo de quimioterapia. Actualmente, se están desarrollando estudios en fases tempranas de investigación (I/II) de nuevas terapias con menos toxicidad, como cetuximab y avelumab o durvalumab en tratamiento conjunto con radioterapia.

PUNTOS CLAVE

- El CCC es una entidad heterogénea, que abarca distintos tipos histológicos y localizaciones anatómicas. El carcinoma epidermoide es el tipo histológico más frecuente (90 % de los casos).
- Los factores de riesgo más importantes en nuestro medio son: tabaco, alcohol y VPH.
- Tanto las células cancerosas como las del microambiente tumoral participan en la neoangiogénesis y en la inhibición inmune.
- El cáncer puede aparecer sobre tejido clínicamente sano, pero es importante conocer estados y lesiones precancerosas, siendo las más frecuentes leucoplasia, eritroplasia y liquen plano.
- El tratamiento de elección habitualmente es la cirugía, necesitando tratamiento adyuvante radioterápico en situaciones de mal pronóstico.
- En cT1-T2 cN0 está indicada la técnica del ganglio centinela.
- El diagnóstico precoz, el tratamiento sistémico hacia dianas específicas y las tecnologías dirigidas a trasladar el plan preparatorio a quirófano son las líneas de investigación actuales.

BIBLIOGRAFÍA

Abati S, Bramati C, Bondi S, Lissoni A, et al. Oral Cancer and Precancer: A Narrative Review on the Relevance of Early Diagnosis. Int J Environ Res Public Health. 2020 Dec;17(24):9160. Published online 2020 Dec 8.

Bakirtzi K, Papadimitriou I, Andreadis D, et al. Treatment Options and Post-Treatment Malignant Transformation Rate of Actinic Cheilitis: A Systematic Review. Cancers (Basel). 2021 Jul;13(13):3354. Published online 2021 Jul 4.

Barsouk A, Aluru JS, Rawla P, et al. Epidemiology, Risk Factors, and Prevention of Head and Neck Squamous Cell Carcinoma. 1 Med Sci (Basel). 2023 Jun;11(2):42. Published online 2023 Jun 13.

Berman TA, Schiller JT. Human papillomavirus in cervical cancer and oropharyngeal cancer: One cause, two diseases. American Cancer Society. First published: 27 March 2017.

de Bree R, de Keizer B, Civantos FJ, et al. What is the role of sentinel lymph node biopsy in the management of oral cancer in 2020? Eur Arch Otorhinolaryngol. 2021; 278(9):3181–91. Published online 2020 Dec 28.

Ferraguti G, Terracina S, Petrella C, et al. Alcohol and Head and Neck Cancer: Updates on the Role of Oxidative Stress, Genetic, Epigenetics, Oral Microbiota, Antioxidants, and Alkylating Agents.Antioxidants (Basel) 2022 Jan 11;11(1):145.

Freedman ND, Park Y, Subar AF, et al. Fruit and vegetable intake and head and neck cancer risk in a large United States prospective cohort study. Int J Cancer. 2008 May 15;122(10):2330-6.

Gislon LC, Curado MP, López RVM, et al. Risk factors associated with head and neck cancer in former smokers: a Brazilian multicentric study. Cancer Epidemiol. 2022

Hoes L, Dok R, Verstrepen KJ, et al. Ethanol-Induced Cell Damage Can Result in the Development of Oral Tumors. Cancers (Basel). 2021 Aug; 13(15):3846. Published online 2021 Jul 30.

Jiang Z, Wu C, Zhao Y, Zhan Q, et al. Global research trends in immunotherapy for head and neck neoplasms: A scientometric study. Heliyon. 2023 Apr;9(4):e15309. Published online 2023 Apr 13.

Johnson DE, Burtness B, Leemans CR, et al. Head and neck squamous cell carcinoma. Nat Rev Dis Primers. 2020 Nov 26;6(1):92. doi: 10.1038/s41572-020-00224-3. Published online 2020 Nov 26.

Konings H, Stappers S, Geens M, et al. A Literature Review of the Potential Diagnostic Biomarkers of Head and Neck Neoplasms. Front Oncol. 2020;10:1020. Published online 2020 Jun 26.

Nam IC, Park JO, Kim CS, et al. Association of smoking status, duration and amount with the risk of head and neck cancer subtypes: a national population-based study. Am J Cancer Res. 2022;12(10):4815–24. Published online 2022 Oct 15.

Pisani P, Airoldi M, Allais A, et al. Metastatic disease in head & neck oncology. Acta Otorhinolaryngol Ital. 2020 Apr;40(Suppl 1):S1–S86

Sandhu S, Klein BA, Al-Hadlaq M, et al. Oral lichen planus: comparative efficacy and treatment costs—a systematic review, BMC Oral Health. 2022;22:161. Published online 2022 May 6.

Walsh T, Macey R, Kerr AR, et al. Diagnostic tests for oral cancer and potentially malignant disorders in patients presenting with clinically evident lesions. Cochrane Oral Health Group. Cochrane Database Syst Rev. 2021; 2021(7): CD010276. Published online 2021 Jul 20.

? **AUTOEVALUACIÓN**

Tumores de fosas y senos paranasales (I)

28

H. Piñas Hormeño y M. Sánchez Sánchez

OBJETIVOS

- Sintetizar el estado actual del conocimiento sobre los tumores de fosas y senos paranasales.
- Conocer la epidemiología y la incidencia de estos tumores.
- Reconocer la clínica que nos haga sospechar un posible tumor de fosas y senos paranasales.
- Recordar la clasificación e histología de estos tumores.
- Desarrollar las pruebas complementarias necesarias para su diagnóstico y manejo.

INTRODUCCIÓN

Los senos paranasales son cavidades neumatizadas bilaterales en íntima relación con las fosas nasales. Se encuentran localizados en el espesor de los huesos de la cara (frontal, esfenoides, etmoides, temporal y maxilar superior), componiendo parte del armazón de los tercios superior y medio faciales.

Los tumores de la cavidad nasal y de los senos paranasales son tumores raros (0,2-0,8 % de los tumores). Presentan una incidencia de 0,5-1,0 casos por cada 100.000 habitantes/año, suponiendo aproximadamente el 3-5 % de todos los tumores del aparato aerodigestivo superior. Son más frecuentes en varones de raza blanca, con una proporción 2:1, y aparecen generalmente entre la 5ª y 6ª década de la vida.

Habitualmente, son unilaterales y su localización más frecuente son las fosas nasales, seguidas del seno maxilar y el etmoides. Se localizan en el seno frontal y el esfenoides en menos del 1 %. La distribución exacta es difícil de definir, dado que la mayoría afectan a más de una localización al diagnóstico.

Aunque, en la mayoría de los casos, la etiología es desconocida, existen algunos factores epidemiológicos relacionados con una mayor incidencia de los mismos, como los hábitos tóxicos (alcohol y tabaco), el virus del papiloma humano (VPH), las exposiciones ambientales (níquel, madera, cuero, formaldehído, cromo) y la sinusitis crónica.

Los tumores de fosas y senos paranasales presentan una gran diversidad histológica, lo que hace que sea difícil tanto su estudio como su clasificación. El diagnóstico suele hacerse en fases avanzadas de la enfermedad, ya que acostumbran a ser asintomáticos en estadios iniciales. Debido a la rareza de estos tumores, la similitud en los síntomas de presentación con otras patologías de carácter benigno (sinusitis, pólipos

nasales) y la capacidad de propagarse con facilidad hacia estructuras vecinas hacen que estos tumores presenten bajas tasas de supervivencia.

ANATOMIA E HISTOLOGÍA

Los senos paranasales son cuatro: maxilar, etmoidal, frontal y esfenoidal. La gran diversidad celular que compone las fosas y senos paranasales puede dar lugar a una gran variedad de tumores primarios (**Tabla 28-1**).

CLÍNICA

En estadios iniciales no suelen dar síntomas, ocasionando generalmente sintomatología inespecífica que simula un proceso inflamatorio, como obstrucción nasal, epistaxis, dolor facial o rinorrea persistente. En estadios avanzados, cuando alcanzan dimensiones significativas o afectan a estructuras próximas aparece una clínica más elocuente.

CLASIFICACIÓN

Son muchos los tipos de tumores que pueden aparecer en la cavidad nasal y en los senos paranasales, correspondiendo a la gran diversidad celular de la mucosa. Por otro lado, estas cavidades pueden ser asiento de tumores extendidos desde regiones colindantes o de metástasis a distancia, provenientes de otros primarios.

En cuanto a su clasificación, la más reciente ha sido llevada a cabo por la OMS en 2022 (5ª edición), tomando en consideración aspectos histológicos, marcadores moleculares y

Tabla 28-1. Histología de la fosa nasal y de los senos paranasales

FOSA NASAL	VESTÍBULO NASAL	Epitelio estratificado escamoso queratinizado (incluye glándulas sudoríparas, folículos pilosos y glándulas sebáceas). Hacia la *lámina nasi* se convierte en epitelio columnar ciliado poliestratificado no queratinizado, también llamado epitelio de Schneider.
	REGIÓN RESPIRATORIA	Epitelio pseudoestratificado cilíndrico ciliado con numerosas células caliciformes, membrana basal y lámina propia.
	REGIÓN OLFATORIA	Epitelio pseudoestratificado cilíndrico ciliado con células neuronales olfatorias, células sustentaculares y de soporte.
SENOS PARANASALES (Maxilar, etmoidal, frontal, esfenoidal)		Mucosa más fina que la cavidad nasal, compuesta por un epitelio pseudoestratificado cilíndrico ciliado con células caliciformes y con menos glándulas seromucosas.

genéticos. Sin embargo, para hacerlo más didáctico mostramos en las **tablas 28-2** y **28-3** la clasificación de las diferentes variedades tumorales benignas y malignas en función de su origen.

Tabla 28-2. Clasificación de tumores benignos de fosas y senos paranasales

TUMORES INFLAMATORIOS	Poliposis. Pólipo antrocoanal Quiste de retención Granuloma Mucocele Micetoma/aspergiloma
TUMORES EPITELIALES	Papiloma escamoso Papiloma nasosinusal: • Invertido • Oncocítico • Exofítico Tumores odontogénicos Quistes maxilares Adenoma pleomorfo Ameloblastoma sinonasal Hamartoma adenomatoide epitelial respiratorio (REAH)
TUMORES NEUROECTODÉRMICOS	Schwannoma Neurofibroma Meningioma Cordoma Glioma Meningocele Encefalocele
TUMORES DE PARTES BLANDAS	Hemangioma Hamartoma seromucinoso Linfangioma Angiofibroma juvenil Lipoma Condroma Exóstosis Osteoma Osteoma osteoide Fibroma Displasia fibrosa Fibroma osificante Fibroma desmoplásico Fibroma condromixoide Tumores odontogénicos mesodérmicos
OTROS	Teratoma

Tumores benignos

Tumores inflamatorios

Mucoceles: son formaciones pseudoquísticas y expansivas de los senos paranasales. Su pared externa está constituida por mucosa más o menos modificada de la cavidad sinusal, mientras que su contenido consiste en un líquido aséptico de consistencia viscosa. Crecen por acumulación de la secreción mucosa y epitelio descamado, cuando se obstruye el *ostium* de salida de los senos paranasales. Lo más frecuente es que se produzcan debido a inflamación crónica de la mucosa sinusal (rinitis o sinusitis), aunque también puede deberse a la presencia de pólipos, traumatismos, ciertas particularidades anatómicas, cirugía previa de senos paranasales, tumoraciones sinusales y fibrosis quística.

La distribución es similar en ambos sexos, siendo la edad de aparición en torno a la cuarta o quinta década de la vida. Son excepcionales antes de los 20 años, salvo antecedente de traumatismo. La localización más frecuente es la frontoetmoidal, seguida de la esfenoidal, maxilar e, incluso, extrasinusal. La clínica dependerá de la localización, tamaño y tiempo de evolución del mucocele, cursando de manera asintomática o con síntomas leves o pudiendo debutar con alguna complicación. El tratamiento de elección es quirúrgico, preferiblemente, por vía endoscópica.

Pólipos: se trata de formaciones blanquecinas, lisas, brillantes, en la mayoría de los casos, bilaterales, que suelen aparecer en las fosas nasales, como consecuencia de procesos inflamatorios crónicos, como rinitis alérgicas. Radiológicamente, es difícil distinguir entre pólipos y quistes mucosos de retención. Tienen tendencia a la recidiva y responden en la mayoría de las ocasiones al tratamiento con corticoides, precisando cirugía en los casos que limitan excesivamente la respiración nasal.

Papiloma escamoso: tiene su origen en una hiperplasia del epitelio escamoso de la mucosa nasal. Puede crecer de forma excrecente, pediculada o sésil. Suponen el 4 % de los tumores nasosinusales y su localización más frecuente es el vestíbulo nasal y el área alar.

Clínicamente, aparece como una masa dolorosa y friable, de superficie irregular, lo que nos permite diferenciarlos de los pólipos nasales.

El tratamiento es quirúrgico, mediante escisión. Puede haber una recidiva local hasta en el 50 % de los casos, es rara la malignización.

Papiloma nasosinusal: hiperplasia epitelial de la mucosa del epitelio respiratorio de coloración rojo-vinosa, con crecimiento endofítico al estroma subyacente del epitelio neoplá-sico. A pesar de la benignidad histológica, presenta gran agresividad local. Corresponde al 1-4 % de los tumores naso-sinusales y asientan más frecuentemente en la pared lateral de las fosas nasales, invadiendo las cavidades adyacentes. Es más frecuente en el sexo masculino en la 5ª década de la vida y se ha relacionado con el virus del papiloma humano (sero-tipos 6, 11, 18 y 33). Podemos destacar tres tipos:

Tabla 28-3. Clasificación de tumores malignos de fosas y senos paranasales

TUMORES EPITELIALES	Carcinoma de células escamosas queratinizante (KSCC): • Diferenciado • Escamoso basaloide • Adenoescamoso Carcinoma de células escamosas no queratinizante (NKSCC) Carcinoma de nuez (NUT) Carcinoma nasosinusal con deficiencia del complejo SWI/SNF: • Con deficiencia de SMARCB1(INI1) • Con deficiencia de SMARCA4 Carcinoma linfoepitelial sinonasal (LEC) Carcinoma indiferenciado sinonasal Teratocarcinosarcoma Carcinoma sinonasal multifenotípico relacionado con el VPH Adenocarcinoma: • Tipo intestinal (ITAC) • Tipo no intestinal (NITAC) Carcinoma adenoide quístico Carcinoma mucoepidermoide Carcinoma neuroendocrino Carcinoma de glándulas salivares menores Melanoma Tumores odontogénicos malignos
TUMORES NEUROECTODÉRMICOS	Neuroestesioblastoma olfatorio Melanoma de mucosas Neurofibrosarcoma Schwannoma maligno Cordoma Glomangiopericitoma sinonasal
TUMORES HEMATOLINFOIDES O LINFOPROLIFERATIVOS	Linfomas: • Linfoma difuso de células B grandes • Linfoma de Burkitt • Linfoma de células del manto • Linfoma folicular Plasmocitoma (Kappa o Lambda) Histiocitoma maligno Reticulosis pleomorfa Granuloma de células gigantes
TUMORES DE TEJIDOS BLANDOS	Angiosarcoma Sarcoma sinonasal bifenotípico Ameloblastoma sinonasal Hemangiopericitoma Fibrosarcoma Condrosarcoma Sarcoma de Ewing Sarcoma osteogénico Rabdomiosarcoma: • Alveolar • Embrionario Fibrohistiocitoma maligno
METASTÁSICOS	Carcinoma renal de células claras Carcinoma epidermoide de mama Carcinoma broncógenico Carcinomas de abdomen (glándulas suprarrenales, páncreas, tubo digestivo, próstata, testículo) Carcinomas de piel Carcinoma papilar de tiroides

- Papiloma septal (50 %): también llamado fungoide o exofítico. Histológicamente, se asemeja a la verruga vulgar o papiloma escamoso. Aparece, principalmente, en varones de edad media.
- Papiloma invertido (47 %): el epitelio invade el estroma subyacente. Aparece más frecuentemente como una masa rojo-grisáceo en la pared nasal lateral, en varones entre la 5ª y 6ª década de la vida. Muestra agresividad local y tendencia a la recidiva tras su exéresis e, incluso, puede malignizar. En el 5-27 % de los casos hay un carcinoma de células escamosas subyacente o coexistente (**Figura 28-1**).
- Papiloma cilíndrico (3 %): también denominado oncocítico. Es más frecuente en varones entre 40 y 70 años.

En la tomografía computarizada (TC) se observan con frecuencia lesiones óseas líticas por su importante poder erosivo local y en la resonancia magnética (RM) es muy eficaz para valorar la extensión tumoral.

El tratamiento consiste en la exéresis del tumor. En los papilomas invertidos, la resección debe tener márgenes amplios, debido a su tendencia a recidivar y a su probabilidad de malignizar o de coexistir con lesiones malignas.

Osteomas: son los tumores más frecuentes de los senos paranasales. Se trata de un tumor benigno óseo, que parece tener un origen perióstico o yuxtacortical. Es más frecuente en el seno frontal (95 %), siendo menos frecuente en seno etmoidal y más raro en seno maxilar. Se da más a menudo en varones entre la 2ª y 5ª década de la vida. Su etiología es desconocida, aunque existen tres teorías aceptadas: traumática, infecciosa y del desarrollo. Presentan un lento crecimiento y en los casos múltiples, sobre todo, en adolescentes, hay que descartar un síndrome de Gardner. Pueden ocasionar cefalea, diplopía, deformidad facial, sinusitis y mareos. En los casos que dificultan la ventilación y drenaje del seno pueden dar lugar a rinosinusitis o incluso mucoceles. La escisión quirúrgica estaría indicada cuando el osteoma da clínica, tiene un gran tamaño o presenta crecimiento en los controles por imagen. Las recidivas son raras (**Figura 28-2**).

Displasia fibrosa: se caracteriza por la sustitución de tejido óseo normal por tejido fibroso isomórfico con capacidad de extensión, que contiene colágeno, fibroblastos y un grado variable de sustancia osteoide.

Afecta con mayor frecuencia al maxilar superior y al frontal, siendo menos frecuente el temporal, mandíbula, parietal y occipital. Ocurre en niños y adultos jóvenes, generalmente, antes de los 30 años. Su etiología es desconocida, aunque se ha relacionado con los estrógenos, ya que la gestación y la toma de anticonceptivos acelera su evolución.

Existen tres tipos de displasia fibrosa:

- Monostótica (75 %): se llama así porque solo afecta a un hueso. Solo un 20 % de las displasias fibrosas monostóticas tienen lugar en la cabeza.
- Poliostótica (20%): Afecta a múltiples huesos, todos ellos ipsilaterales. Es el tipo que más frecuentemente afecta a los huesos del cráneo.
- Diseminada (3-5%): se conoce como síndrome de Albright. La afectación ósea es múltiple y se asocia a pubertad precoz, pigmentación de la piel en manchas café con leche y maduración temprana del esqueleto. Ocurre en mujeres.
- El tratamiento es conservador con vigilancia en la mayor parte de los casos. La exéresis quirúrgica estaría indicada cuando existe compromiso de nervios o vasos por compresión o en los casos que precisa de un remodelado óseo debido a la gran deformidad.

Fibroma osificante: es un tumor fibroóseo localizado principalmente en la mandíbula y el maxilar superior, aunque

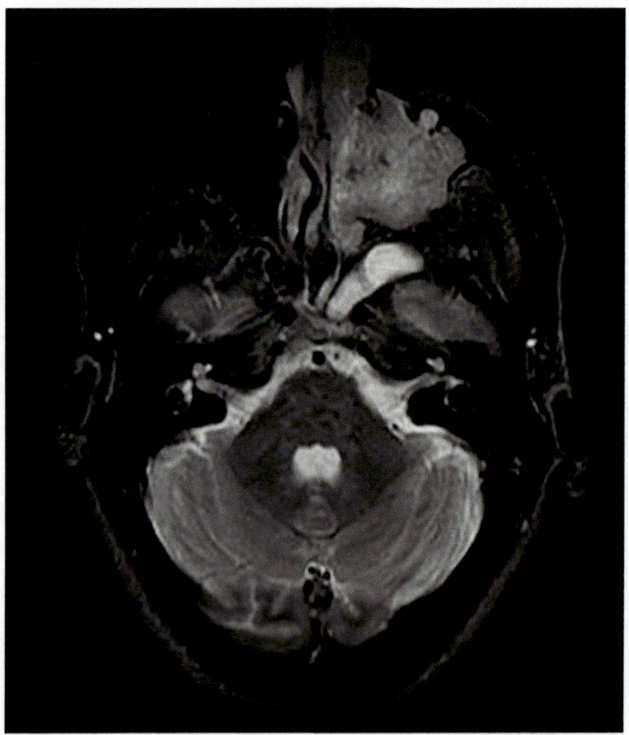

Figura 28-1. Resonancia magnética: papiloma invertido en seno maxilar izquierdo.

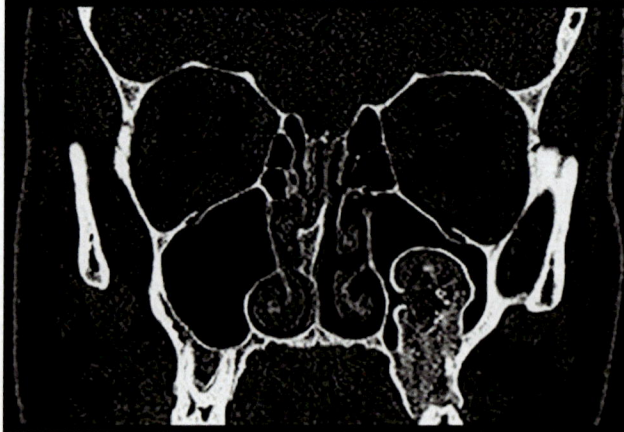

Figura 28-2. Tomografía computarizada: osteoma en seno maxilar izquierdo.

también se puede encontrar en órbita y en senos paranasales. Generalmente, es monostótico, siendo en ocasiones bilateral. Se da con mayor frecuencia en la 2ª-4ª década de la vida. Aunque se ha relacionado con traumatismos previos, su etiología, generalmente, es desconocida. En la TC se puede apreciar una masa expansible con densidad en cristal esmerilado y calcificaciones moteadas alternando con hueso esclerótico y engrosado.

Existe una variante, más frecuente en niños menores de 2 años, llamada fibroma osificante juvenil, que suele localizarse en los senos paranasales. Su crecimiento es más rápido, con mayor número de recidivas, por lo que tienen peor pronóstico. El tratamiento consiste en la exéresis quirúrgica. No tiene tendencia a la malignización pero sí puede presentar extensión intracraneal (**Figura 28-3**).

Tumores de glándula salivar: el más frecuente es el adenoma pleomorfo (AP). Es un tumor mixto que tiene su origen en las glándulas seromucosas y salivares accesorias presentes en la mucosa nasal. Suele manifestarse como una masa exofítica, polipoide, de bordes irregulares y de coloración grisácea, que se encuentra en la fosa nasal, generalmente, en el *septum* desde donde secundariamente invade los senos paranasales. El síntoma más frecuente es la obstrucción nasal unilateral. Alrededor del 80 % surgen en la submucosa del tabique nasal sin destrucción del tejido circundante, y pueden producirse epistaxis y sinusitis secundarias a la extensión al seno maxilar. Se ha descrito una transformación maligna del 2,4-10 %. Puede contener focos de adenocarcinoma en su interior. Son más frecuentes entre la 3ª y 6ª década de la vida, con ligera predilección por las mujeres. El tratamiento consiste en la resección quirúrgica de forma precoz. Las recidivas son hasta del 10 % y pueden llegar a ser muy tardías.

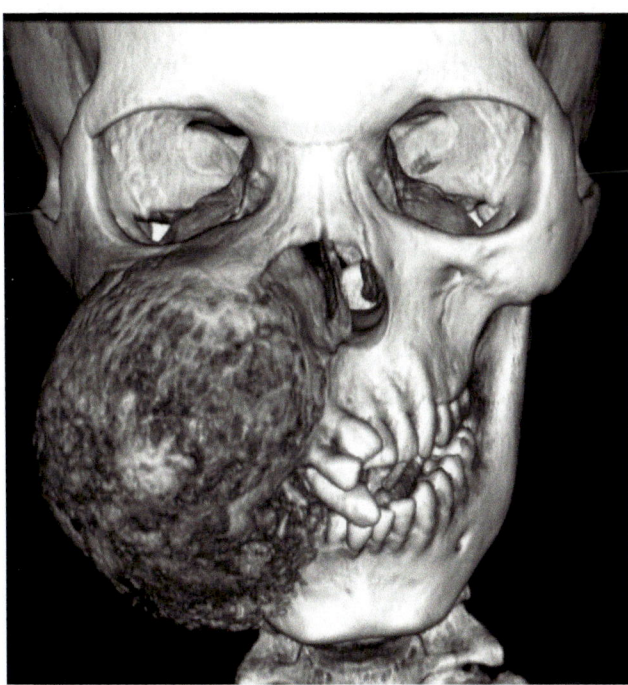

Figura 28-3. Tomografía computarizada con reconstrucción: fibroma osificante en seno maxilar derecho.

Angiofibroma nasofaríngeo juvenil: se trata de una neoplasia poco frecuente, benigna y localmente agresiva, debido a su potencial de invasión, y de carácter vascular y fibroso. Se desarrolla casi exclusivamente en adolescentes y varones jóvenes, mostrando un crecimiento asociado a la pubertad, debido a su frecuente expresión de un receptor androgénico. Los pacientes presentan la tríada clásica de obstrucción nasal, epistaxis de repetición y masa nasofaríngea. La mayoría surgen de la fosa pterigopalatina y la pared posterolateral de la cavidad nasal. Su etiología es desconocida, aunque parece tener su origen en nidos hamartomatosos de tejido vascular del área del agujero esfenopalatino, que serían estimulados por la testosterona endógena durante la pubertad. La biopsia esta contraindicada por el riesgo de sangrado abundante.

El tratamiento consiste en la embolización preoperatoria y la resección quirúrgica 48-72 horas después, siendo la mayoría de las lesiones extirpables mediante endoscopia. La radioterapia se puede utilizar cuando la resección ha sido incompleta o cuando existe compromiso de la cavidad craneal.

Hemangiomas: son neoplasias benignas vasculares; son raros en las fosas nasales. Existen tres tipos: cavernosos, capilares y mixtos. El hemangioma capilar es mucho más frecuente que el hemangioma cavernoso en la región nasosinusal, mientras que el hemangioma cavernoso tiende a ser más grande que el hemangioma capilar. Aunque los hemangiomas capilares aparecen en todas las edades (mediana: en la quinta década de la vida), hay picos en niños y adolescentes varones, mujeres en edad reproductiva, y luego una distribución igual por sexos más allá de la quinta década de la vida.

Los hemangiomas cavernosos se componen de múltiples espacios grandes, quísticos, de paredes finas y llenos de sangre, revestidos por células endoteliales y separados por un escaso estroma de tejido conectivo. Los hemangiomas cavernosos suelen aparecer en varones, principalmente, a partir de la quinta década de vida.

Tumores nerviosos: son poco frecuentes y de crecimiento lento. Suponen el 5 % de los tumores benignos de tejidos blandos. Derivan de las células de Schwann de los nervios periféricos ubicados en las estructuras nasosinusales, generalmente, de la rama oftálmica y maxilar del trigémino y del sistema nervioso autónomo. Se localizan, principalmente, en la fosa nasal y en el seno maxilar. Pueden estar asociados a la enfermedad de Von Recklinghausen tipo II. Los más frecuentes son los neurinomas o Schwannomas, seguidos de los neurofibromas. El tratamiento es quirúrgico, mediante resección local conservadora, aunque es posible la recidiva si no se resecan por completo. La transformación maligna es rara.

Quistes de retención: se deben a la obstrucción de una glándula mucosa o salival menor, frecuentemente en el seno maxilar. Habitualmente, son asintomáticos; son hallazgos radiológicos frecuentes. No precisan tratamiento quirúrgico, salvo que produzcan sintomatología.

Hamartomas: se han descrito cuatro entidades de hamartomas en el tracto nasosinusal: hamartoma adenomatoide epitelial respiratorio (REAH), hamartoma seromucinoso

(SMH), hamartoma condro-óseo y respiratorio (CORE) y hamartoma condromesenquimatoso nasal (NCH). El REAH y el SMH son los más frecuentes. Se caracterizan por ser una proliferación de tejidos normales que deben extirparse quirúrgicamente. Carecen de capacidad de invasión local o transformación maligna. El tratamiento consiste en aliviar los síntomas del paciente.

Tumores malignos

Carcinoma de células escamosas (CCE): es la neoplasia más común del interior del tracto nasosinusal (60 %), siendo la segunda más frecuente en el etmoides después del adenocarcinoma. Se trata de un tumor epitelial que crece a partir del epitelio superficial hacia la luz de los senos y fosas nasales.
Se ha observado que la exposición ocupacional a varios compuestos industriales, como polvo de madera, cuero, pegamento, cromo, níquel, formaldehido y arsénico, entre otros, aumenta el riesgo de padecer este tumor. También se ha relacionado con el consumo de tabaco y con el VPH.

La localización más frecuente es el seno maxilar (60 %), seguido de la cavidad nasal (25 %) y el complejo etmoidal (15 %). Dada la inespecificidad de los síntomas que produce, el diagnóstico suele realizarse en estadios avanzados.

La mayoría de los tumores se clasifican como queratinizantes o no queratinizantes, una distinción de posible relevancia debido al hecho de que el CCE no queratinizante (también denominado carcinoma de Schneider, carcinoma de células transicionales o carcinoma de células cilíndricas) en esta localización tiene muchas más probabilidades que el CCE queratinizante de ser secundario a una infección por VPH. El subtipo queratinizante puede estar precedido de un papiloma invertido.

Es más frecuente en varones entre la 5ª y 6ª década de la vida. Su pronóstico varía en función del estadio en el diagnóstico, con peores resultados en varones, mayor edad, estadios avanzados y márgenes positivos. Su tratamiento combina cirugía, radio y quimioterapia, según el estadio. El manejo del cuello negativo sigue siendo controvertido, con una tasa de metástasis ocultas del 12,7 %, aproximadamente. La supervivencia global a los 5 años es del 50 %, debido a su alta tasa de recurrencias, con mejor pronóstico en los localizados en las fosas nasales (**Figura 28-4**).

Adenocarcinoma: ocupa el segundo lugar en frecuencia, siendo de este tipo el 27 % de las neoplasias malignas nasosinusales. Surge comúnmente en los senos etmoidales (siendo el tumor maligno más frecuente en esta localización), seguido de la cavidad nasal. Afecta con mayor frecuencia a varones en la sexta década de la vida. Se clasifican con la distinción más importante entre el tipo salival y no salival. Este último a su vez se divide en intestinal y no intestinal (de bajo y alto grado). El de tipo intestinal presenta una fuerte asociación con la madera, cuero y otras exposiciones al polvo. Sin embargo, el no intestinal representa un grupo heterogéneo de tumores; destaca en este grupo el adenocarcinoma similar a células renales que imita al carcinoma de células renales. El no intestinal de bajo grado no tiene relación conocida con la exposición ambiental.

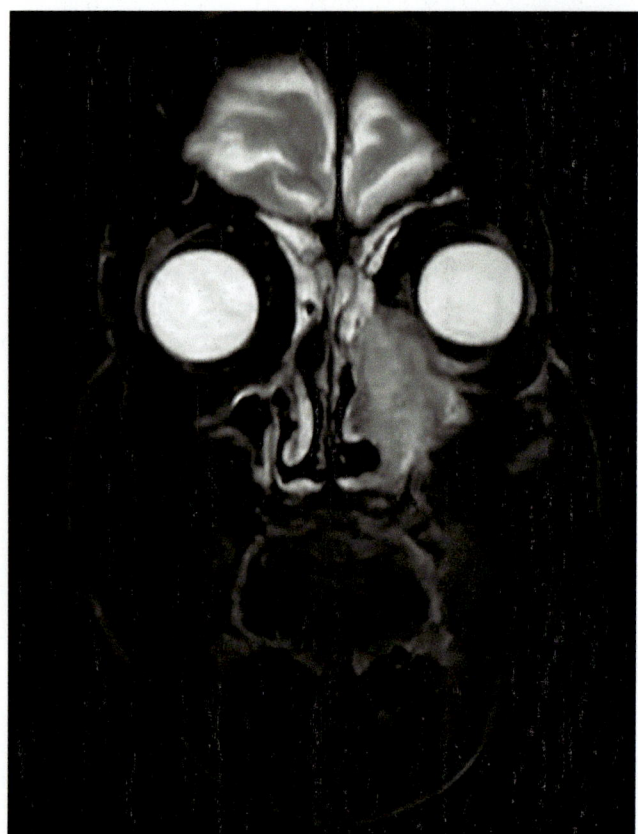

Figura 28-4. Resonancia magnética: carcinoma escamocelular en seno maxilar izquierdo.

La diseminación ganglionar y las metástasis a distancia son infrecuentes y ocurren en el 8 y el 13 % de los pacientes, respectivamente. La extensión a estructuras cercanas es común, pero la diseminación intracraneal es muy rara. La base del tratamiento es la resección quirúrgica con intención curativa, asociado a radio y/o quimioterapia. Presentan una tasa de supervivencia a 5 años del 59 al 80 % (**Figura 28-5**).

Carcinoma adenoide quístico: es una neoplasia que se origina en glándulas salivales accesorias. Es poco frecuente en esta localización y afecta principalmente al seno maxilar y etmoides. De similar incidencia en ambos sexos, más prevalente entre los 40 y 60 años. Su evolución es lenta, con tendencia a la infiltración perineural por su característico neurotropismo y diseminación hematógena que puede dar lugar a metástasis a distancia, fundamentalmente en pulmón y hueso. Se caracteriza también por una alta tasa de recurrencia local. El tratamiento se basa en la combinación de cirugía, quimioterapia y radioterapia según estadios. La supervivencia global a los 5 años es de un 60%.

Carcinoma mucoepidermoide: poco frecuente. El seno maxilar es el más afectado seguido por las fosas nasales y etmoides.

Neuroestesioblastoma olfatorio: tumor neuroectodérmico infrecuente, que surge del epitelio olfatorio, en la capa basal neuronal del bulbo olfatorio (I par craneal). Tiene una distribución bimodal, presentándose más frecuentemente en ado-

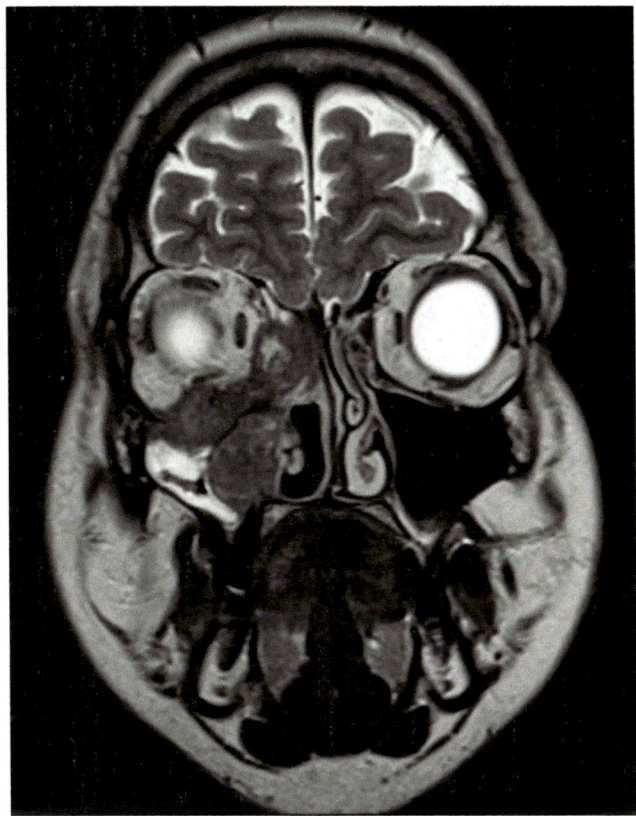

Figura 28-5. Resonancia magnética: adenocarcinoma en seno maxilar derecho.

lescentes y personas de edad avanzada, con similar incidencia de sexos. Su crecimiento es lento, invadiendo localmente estructuras vecinas y ganglios regionales lo que hace que sea un tumor maligno y agresivo. Su aparición se ha relacionado con la exposición a nitrosaminas. La traslocación 11:2, típica de tumores neuroectodérmicos primitivos, aparece en ocasiones.

Según su extensión se divide en cuatro estadios según la clasificación de Kadish et al. que posteriormente fue modificada por Morita et al. (**Tabla 28-4**). Otra clasificación utilizada es la de Dulguerov et al. basada en el sistema TNM (**Tabla 28-5**).

La supervivencia general a 5 años es superior a otras histologías sinonasales, próxima al 80 %.

Tabla 28-4. Clasificación de Kadish et al. modificada por Morita et al.

Estadio	Localización
A	Tumor confinado a la cavidad nasal
B	Tumor confinado a la cavidad nasal y senos paranasales
C	Tumor confinado más allá de la cavidad nasal y senos paranasales, incluyendo la afectación de la lámina cribiforme, base del cráneo, órbita o región intracraneal
D	Tumor con afectación metastásica linfática o a distancia

Tabla 28-5. Clasificación de Dulguerov et al.

T1	El tumor afecta a la fosa nasal y/o a los senos paranasales
T2	El tumor afecta a la cavidad nasal y/o a los senos paranasales, incluyendo esfenoides con extensión o erosión de la lámina cribiforme
T3	El tumor se extiende o protruye hacia la fosa craneal anterior sin invasión dural
T4	Tumor con afectación cerebral
N0	No hay afectación ganglionar cervical
N1	Cualquier afectación cervical ganglionar
M0	No hay metástasis
M1	Evidencia de metástasis a distancia

El análisis histopatológico de los neuroblastomas olfatorios se basa en la clasificación de Hyams, que agrupa las muestras histológicas en bajo grado (Grado I y II) y en alto grado (Grado III y IV) (**Tabla 28-6**).

El riesgo de metástasis ganglionares es del 20 % y puede generar metástasis a distancia fundamentalmente en pulmón, cerebro y hueso. El tratamiento debe ser multidisciplinar, siendo la cirugía junto a radioterapia la mejor opción de tratamiento.

Carcinoma neuroendocrino: son extremadamente raros.

Carcinoma indiferenciado: el diagnóstico es de exclusión. Predominan en el etmoides y presentan mal pronóstico.

Linfomas: Suelen ser de tipo no Hodgkin, originados de las series linfocíticas B. Son los tumores malignos no epiteliales más frecuentes localizados en la cavidad nasal y senos paranasales.

Dentro de este grupo, el subtipo que afecta preferentemente a esta zona es el linfoma extranodal de células T/NK (*"natural killer"*) de tipo nasal. Se relaciona con el virus de Epstein-Barr. La presentación más común es en individuos en la quinta década, más prevalente en sexo masculino, con síntomas como obstrucción nasal por rinosinusitis crónica y lesiones centrofaciales que cursan con necrosis y destrucción local. La mayoría de los pacientes presentan enfermedad localizada (estadio I/II de Ann Arbor), con raros casos de enfermedad diseminada, y la mayoría carece de síntomas B. El tratamiento se basa en radioterapia localizada habitualmente combinada con quimioterapia.

Sarcomas: representan alrededor del 1% de todas las neoplasias malignas y un 15-20 % se localizan en la cabeza y el cuello, aunque solo un 7 % afecta a los senos paranasales. Son más frecuentes en los senos que en la cavidad nasal. Pueden relacionarse con la radiación o con la exposición a elementos ambientales, mientras que otros pueden tener un componente genético. No se ha demostrado que el consumo de alcohol o tabaco aumente el riesgo. Pueden aparecer como osteosarcoma, sarcoma osteogénico, condrosarcoma, rabdomiosarcoma, fibrosarcoma y angiosarcoma.

Tabla 28-6. Grados de Hyams						
Grado	Preservación de la arquitectura lobular	Índice mitótico	Polimorfismo nuclear	Matriz fibrilar	Rosetas	Necrosis
I	+	0	No	Prominente	+	No
II	+	Bajo	Bajo	Presente	++	No
III	±	Moderado	Moderado	Baja	+++	Raras
IV	±	Alto	Alto	Ausente	No	Frecuentes

El **condrosarcoma** es un tumor de crecimiento lento, que suele afectar a adultos mayores con preferencia por el hueso maxilar, el septum y el clivus. El subtipo mesenquimal afecta a mujeres jóvenes. Tienen una alta tasa de recidiva local. Por lo general, son relativamente radiorresistentes y cuando no es posible la cirugía, el tratamiento más eficaz es la RT y, en el subtipo mesenquimal, la QT.

El **rabdomiosarcoma nasosinusal** es el sarcoma de cabeza y cuello más frecuente; se observa, especialmente, en menores de 15 años y varones. El 40 % surgen en cabeza y cuello, y el 20-25 % de los extraorbitarios surgen en senos paranasales. La variante embrionaria es la más frecuente y de mejor pronóstico, seguida de la alveolar. Puede formar parte de diversos síndromes genéticos, como Li-Fraumeni, Beckwith-Wiedemann, neurofibromatosis tipo 1, Costello, Noonan o Gorlin. El tratamiento es multidisciplinar, incluyendo cirugía, QT y RT. Se recomienda QT neoadyuvante, seguida de cirugía, cuando hay posibilidad quirúrgica y si no hay invasión intracraneal, asociando habitualmente RT ± QT postoperatoria. La supervivencia a los 2 años del 30-70 %.

El **fibrosarcoma** tiene mejor pronóstico que otros, si se extirpa con márgenes suficientes.

El **osteosarcoma** o **sarcoma osteogénico** suele aparecer en adultos jóvenes. Puede surgir por evolución de una displasia fibrosa, radiación previa, predisposición genética, etcétera. El tratamiento es quirúrgico asociado a QT para evitar las frecuentes metástasis pulmonares.

El **sarcoma sinonasal bifenotípico** es un tumor poco común con menos de 50 casos reportados. Suelen ser tumores de gran tamaño y pueden ser localmente agresivos, con extensión intraorbitaria en el 25 % de los casos. Aunque casi la mitad de los pacientes experimentan recurrencias locales, las metástasis son muy infrecuentes.

Melanoma mucoso primario: es poco frecuente. Solo el 1,3 % del total de melanomas se origina en las mucosas. El tratamiento se basa en la resección radical. Son excepcionales las metástasis, aunque suelen presentar un rápido crecimiento y extensión locorregional, lo que explica su mal pronóstico.

Otros tumores malignos

Carcinoma NUT o Carcinoma de nuez, de línea media o carcinoma t: es raro, con menos de 100 casos descritos. Es más común en niños y adultos jóvenes con un ligero predominio femenino. Aproximadamente, la mitad de los casos

tienen metástasis en el momento de la presentación, lo que conlleva muy mal pronóstico.

Carcinoma sinonasal deficiente en SWI/SNF: se caracteriza por la inactivación de uno de los genes del complejo SWI/SNF. El subtipo más frecuente es el relacionado con el gen supresor de tumores *SMARCB1* (*INI-1*), ubicado en el cromosoma 22q11. Son neoplasias muy agresivas. Más del 50 % de los pacientes fallecen a los 2 años del diagnóstico.

Tumores odontogénicos malignos: son poco frecuentes. Se producen tras la degeneración maligna de los tejidos involucrados en la odontogénesis, y pueden llegar a invadir el seno maxilar y las fosas nasales.

Metástasis de otros tumores primarios: el más frecuente es el carcinoma renal de células claras, con una incidencia de metástasis en cabeza y cuello del 8 %. Puede producir diseminación hematógena o linfática. Se han descrito dos posibles mecanismos de diseminación hematógena a la región de cabeza y cuello, uno a través de la vena cava inferior y el sistema arterial carotídeo. Una segunda posibilidad es por el plexo venoso de Batson, que permite la siembra de células en regiones inusuales procedentes del filtro capilar pulmonar.

La localización más frecuente es el seno maxilar, seguida del etmoides, cavidad nasal, frontal, esfenoides y mandíbula. Los signos y síntomas son inespecíficos e incluyen epistaxis como síntoma más frecuente por la gran vascularización tumoral, obstrucción nasal, dolor facial, proptosis y diplopía, entre otros.

Otros menos frecuentes pueden ser tumores de mama, pulmón, próstata, testículo, tracto digestivo y tiroides.

DIAGNÓSTICO

Pruebas generales

Se debe hacer una **anamnesis** exhaustiva del paciente sobre sus antecedentes personales y familiares, sobre todo, antecedentes oncológicos, y preguntar por los hábitos tóxicos y factores ocupacionales del paciente.

Se debe hacer una **exploración física general**, donde se incluyan movimientos oculares, aparición de proptosis, distopia, diplopía, edema orbitario o alteraciones sensitivas en la zona. La afectación de la vía lagrimal puede mostrarse con epífora o dacriocistitis. Las alteraciones olfatorias, como la disosmia, cacosmia o anosmia, pueden indicar la afectación de la lámina cribosa y la extensión intracraneal del tumor. Por lo tanto, se deben explorar los pares craneales I, II, III, IV, V, VI y VII de manera bilateral, así como los reflejos corneal y oculomotor (directo y consensuado).

Se debe realizar una **rinoscopia** y una **nasofibroscopia** orientada a la exploración y la toma de muestras para estudio anatomopatológico. Es importante realizar una exploración de la cavidad oral, valorando la presencia de tumoraciones, úlceras, infecciones crónicas, fístulas, movilidad dental y un examen minucioso del paladar.

Pruebas complementarias

- **Radiografía simple (Rx) y ortopantomografía (OPG):** Rx de senos paranasales y OPG para valorar las estructuras dentales. La Rx de tórax se usa para descartar posibles metástasis.
- **Tomografía computarizada de haz cónico (CBCT):** es popular para obtener imágenes de senos paranasales con una dosis sustancialmente reducida en comparación con la TC multidetectora, pero con peor calidad de la imagen.
- **Tomografía computarizada:** debe realizarse con contraste si la situación del paciente lo permite. Suele ser la primera prueba de imagen a realizar por tener menor coste y mayor disponibilidad que la RM.
  La TC proporciona información sobre extensión, presencia de líquido, grado de engrosamiento mucoso, y mejor evaluación de una posible afectación ósea expansiva o destructora.
  El plano coronal es generalmente la orientación preferida para valorar el complejo osteomeatal, base del cráneo, láminas orbitarias y suelo de órbita, mientras que el plano axial aporta información más detallada de las paredes anterior y posterior de los senos, orificios del esfenoides y relaciones anatómicas de los senos etmoidales y esfenoidales. La posibilidad de reconstrucción 3D con esta prueba de imagen permite la planificación quirúrgica y la navegación intraoperatoria.
  Existen algunos criterios que se asocian a **mal pronóstico**:
  - Presencia de calcificaciones intratumorales: se asocian a los adenocarcinomas o estesioneuroblastomas.
  - Realce tras la inyección de contraste.
  - Afectación de la lámina cribosa, afectación orbitaria, a través de la lámina papirácea o suelo de órbita, y afectación del paladar óseo. El carcinoma epidermoide suele producir una erosión ósea agresiva.

- **Resonancia magnética:** sigue siendo una prueba de imagen útil, complementaria para la enfermedad sinonasal. Valora la extensión tumoral y la afectación de tejidos vecinos con más exactitud de los límites y puede valorar la afectación intracraneal (duramadre y parénquima cerebral) y la posible diseminación perineural. Además, permite diferenciar entre retención sinusal y afectación tisular.
  Los protocolos deben incluir secuencias obtenidas antes y después de la administración de medios de contraste intravenoso que contengan gadolinio. La RM en secuencia T2 es más eficaz que la TC para el análisis de extensión extra-sinusal. En secuencia T1 sin contraste, la señal suele ser intermedia para las lesiones tanto benignas como malignas. En secuencia T2, las lesiones inflamatorias aparecen en hiperseñal y las lesiones tumorales tienen una señal diferente, más hipointensa, que aumenta por la inyección de gadolinio. Los tumores malignos suelen ser hipointensos en T2, lo que refleja hipercelularidad y relativa falta de líquidos dentro de estos tumores. El coeficiente de difusión (ADC) en tumores malignos es significativamente menor que en tumores benignos o lesiones inflamatorias.
  El adenocarcinoma no se diferencia del carcinoma escamocelular en la RM. En cambio, el papiloma invertido tiene una imagen característica en la RM con una apariencia "*cerebriforme*", lobulada, en las imágenes ponderadas en T2 y potenciadas en T1.
- **TC de tórax con o sin contraste y PET-TC:** podrían ser útiles para estudios de extensión en estadios avanzados III/IV.
- **Angiografía:** está indicada en tumores vasculares, no solo para establecer la extensión tumoral, sino que también permite la embolización selectiva del tumor, lo cual reduce el sangrado intraoperatorio, facilitando la resección quirúrgica.
- **Estudio genético/perfil molecular:** se usan para detectar mutaciones genéticas en tumores de senos paranasales. En el papiloma invertido y en el carcinoma de células escamosas portan frecuentes mutaciones (30-90 %) en el exón 20 del gen *EGFR*.
  Los adenocarcinomas nasosinusales de tipo intestinal tienen un 40-50 % de mutaciones del gen TP53, que pueden estar asociadas con la exposición al polvo de madera.
  Se ha demostrado que las mutaciones en IDH1 e IDH2 puedan estar relacionadas con el carcinoma indiferenciado nasosinusal, teniendo estos un comportamiento menos agresivo y mejor supervivencia libre de enfermedad. Los tumores sinonasales con mutación en IDH2 representan el 20-88 % de los tumores indiferenciados nasosinusales, el 11-83 % de los carcinomas neuroendocrinos de células grandes, el 13-38 % de los carcinomas pobremente diferenciados y el 50 % de los adenocarcinomas de alto grado. Las mutaciones del gen *K-RAS* son poco habituales, pero se observan con más frecuencia en los adenocarcinomas.

DIAGNÓSTICO HISTOPATOLÓGICO

Citología. Se obtienen muestras mediante PAAF (punción con aguja fina) preferiblemente por vía transnasal con endoscopia.

Biopsia. Para obtener un diagnóstico histopatológico, preferiblemente, después de realizar pruebas de imágenes para evaluar la vascularidad y descartar encefaloceles. Lo ideal es realizarla mediante abordaje transnasal con nasofibroscopia o acceso directo transcutáneo o transmucoso con *punch* o bisturí frío. Debe evitarse el abordaje Caldwell-Luc, debido a la posibilidad de siembra de tumor en el sitio.

Panel inmunohistoquímico: debido al comportamiento agresivo de los tumores sinonasales, se necesitan biomarcadores en la práctica clínica para nuevos enfoques de diagnóstico y tratamiento. Hasta ahora se conocen los siguientes:

- Carcinoma escamocelular: positividad para pancitoqueratinas, CK5/6, p63, p40 y EMA. TrkB y pS6 son biomarcadores de pronóstico negativo.

- Adenocarcinoma de tipo intestinal: positividad para pancitoqueratinas, CK20 y CDX2.
- Carcinoma adenoide quístico: positividad para CD117 y p63.

PUNTOS CLAVE

- Los tumores de fosas y senos paranasales son neoplasias poco frecuentes y con una baja tasa de supervivencia debido a su diagnóstico tardío.
- Los signos clínicos son inespecíficos, por lo que la historia clínica y el examen físico deben complementarse con una fibroscopia nasal.
- El diagnóstico y tratamiento de estos tumores plantea diversos desafíos, debido a su escasa incidencia, su diversidad histológica, la producción de sintomatología inespecífica en los estadios precoces y su pronóstico variable en función de su histología, lugar de origen y estadificación.
- Las pruebas de imagen más frecuentes son la TC y la RM, cuando se sospecha invasión intracraneal u orbitaria.
- El análisis genético-molecular nos ayudará a comprender la patogénesis de estos tumores y permitirá establecer marcadores pronósticos e identificar potenciales dianas terapéuticas.
- El tratamiento fundamentalmente consta de cirugía, radio y quimioterapia. El seguimiento debe ser estrecho y prolongado, ya que las recidivas son frecuentes y pueden ser tardías.

BIBLIOGRAFÍA

Ali EH, Mengesha MW. Sinonasal adenocarcinoma presented as a giant anterior cranial fossa mass: a case report and review of the literature. J Med Case Rep. 2024;18(1).

Garg D, Mathur K. Clinico-pathological study of space occupying lesions of nasal cavity, paranasal sinuses and nasopharynx. J Clin Diagn Res [Internet]. 2014;8(11):FC04-7. Disponible en: http://dx.doi.org/10.7860/JCDR/2014/10662.5150

Gomes P, Gomes A, Salvador P, et al. Clinical assessment, diagnosis and management of patients with unilateral sinonasal disease. Acta Otorrinolaringológica Española [Internet]. 2020;71(1):16-25. Disponible en: http://dx.doi.org/10.1016/j.otorri.2018.11.002

López Cedrún JL. Cirugia oral y maxilofacial. Atlas de procedimientos y técnicas quirúrgicas. Bogota DC, Colombia: Panamericana Editorial Ltda, 2019.

López F, Grau JJ, Medina JA, Alobid I. Consenso español para el tratamiento de los tumores nasosinusales. Acta Otorrinolaringol Esp [Internet]. 2017;68(4):226-34. Disponible en: http://dx.doi.org/10.1016/j.otorri.2016.07.001

Nassrallah S, Neagoș CM, Mocan SL, Neagoș A. Evaluation of the incidence of inflammatory and tumor pathology of nose and nasal sinus region. Rom J Morphol Embryol [Internet]. 2020;61(4):1295–300. Disponible en: http://dx.doi.org/10.47162/RJME.61.4.30

Papargyriou GE, Oostra A, Georgalas C. Benign bony lesions of paranasal sinuses and skull base: from osteoma to fibrous dysplasia. Curr Opin Otolaryngol Head Neck Surg [Internet]. 2023; Disponible en: http://dx.doi.org/10.1097/MOO.0000000000000955

Riobello C, López-Hernández A, Cabal VN, et al. IDH2 mutation analysis in undifferentiated and poorly differentiated sinonasal carcinomas for diagnosis and clinical management. Am J Surg Pathol [Internet]. 2020;44(3):396–405. Disponible en: http://dx.doi.org/10.1097/pas.0000000000001420.

Sociedad Española de Cirugía Oral y Maxilofacial (SECOM). Cirugía oral y maxilofacial (3ª edición). Capítulo 28. Tumores de fosas y senos paranasales. Madrid: Editorial Médica Panamericana, 2012.

Waseem Z, Mushtaq S, Hassan U, Hussain M, Loya A, Hussain R, et al. Application of new WHO classification on malignancies of sinonasal tract: Correlation with epidemiology and survival in Pakistani population. J Pak Med Assoc [Internet]. 2023;73(8):1603–9. Disponible en: http://dx.doi.org/10.47391/JPMA.7060.

 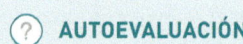

Estadiaje y tratamiento de los tumores de fosas nasales y senos paranasales (II)

29

P. Fernández de Córdoba Botia y M. Contreras Morillo

OBJETIVOS

- Manejo de la estadificación actualizada de los tumores de fosas nasales y senos paranasales basado en las guías oncológicas de la 8ª edición del *American Joint Committee on Cancer* (AJCC).
- Conocer el protocolo de tratamiento de los tumores de senos paranasales según la NCCN (*National Comprehensive Cancer Network*).
- Descripción del tratamiento quirúrgico (abordajes, clasificación de técnicas e indicaciones), reconstrucción, así como indicaciones del tratamiento de radioterapia y de la terapia sistémica en estos tumores.

ESTADIAJE DE LOS TUMORES DE FOSAS NASALES Y SENOS PARANASALES

El sistema de clasificación TNM para tumores paranasales se basa en el manual de estadificación del cáncer del AJCC (8ª edición). Esta última edición incluye como novedad la extensión extranodal (ENE) (**Tabla 29-1**).

TRATAMIENTO

El tratamiento de los tumores de los senos paranasales depende de la localización, estadio e histopatología. El tratamiento que se describe a continuación hace referencia al carcinoma de células escamosas, carcinoma adenoide quístico, adenocarcinoma y los carcinomas indiferenciados. Existen pautas específicas para el tratamiento del melanoma, sarcoma, linfoma y los tumores de glándulas salivales menores, que se discutirán en los capítulos correspondientes.

Protocolo de tratamiento: *Clinical Practice Guidelines in Oncology* (NCCN). El protocolo de tratamiento de los tumores de fosas nasales y senos etmoidales se detalla en la **tabla 29-2** y el protocolo de tratamiento de los tumores del seno maxilar en la **tabla 29-3**.

TRATAMIENTO QUIRÚRGICO

Es el tratamiento de elección para la mayoría de los tumores de los senos paranasales, excepto para los estadios avanzados con criterios de irresecabilidad. En general, para los cuellos N0: debido a la posible afectación de ganglios retrofaríngeos, la disección cervical no se realiza en casos de tumores de seno maxilar, a menos que sea necesaria la disección de vasos para anastomosis vascular en casos de reconstrucción microquirúrgica.

Abordajes quirúrgicos (Figura 29-1)

Abordajes intraorales

Abordaje sublabial de Rouge-Denker: permite acceder a las cavidades nasosinusales, las coanas, la fosa pterigomaxilar y al *cavum*. Consiste en incisión vestibular superior y despegamiento subperióstico para exponer la cara anterior del seno maxilar. Sus límites son el nervio infraorbitario, superiormente, y el orificio piriforme más espina nasal, anteriormente.

Bivestibular y transnasal o *degloving* facial: permite acceder al seno maxilar, a los senos etmoidales, al tabique nasal, a las fosas nasales, al seno esfenoidal, al cavum y al *clivus*. Consiste en una incisión sublabial desde una tuberosidad maxilar a la otra y despegamiento mucoperióstico hacia los rebordes orbitarios, preservando los nervios infraorbitarios. Después, se realiza una incisión circular en los vestíbulos de ambas fosas nasales y disección de los tejidos blandos para permitir la exposición de la parte anterior de ambos maxilares y del esqueleto nasal. Su realización ha ido en descenso en los últimos años, a favor del abordaje endoscópico.

Abordajes transfaciales

Incisión paralateronasal de Moure y Sébileau o rinotomía lateral: permite acceder a la fosa nasal, rinofaringe, seno maxilar y etmoides. Consiste en una incisión en el ángulo supe-

Tabla 29-1. Estadificación TNM de tumores de fosas nasales y senos paranasales (AJCC, 8ª edición)

Tumores de cavidad nasal y seno etmoidal

Tx	El tumor primario no se puede evaluar
T0	No hay evidencia de tumor primario
Tis	Carcinoma *in situ*
T1	El tumor está confinado a un subsitio (fosa nasal o seno etmoidal), con o sin erosión ósea
T2	El tumor invade dos subsitios o se extiende hasta afectar una región adyacente dentro del complejo nasoetmoidal, con o sin invasión ósea
T3	El tumor invade la pared medial o el suelo de la órbita, el seno maxilar, el paladar o la lámina cribiforme
T4a	El tumor invade el contenido orbitario anterior, la piel de la nariz o la mejilla, extensión mínima a la fosa craneal anterior e invasión del seno esfenoidal, frontal o láminas pterigoideas
T4b	El tumor invade el ápex orbitario, la duramadre, el cerebro, la base del cráneo (*clivus* o fosa craneal media), la nasofaringe o cualquier nervio craneal distinto de la rama maxilar del nervio trigémino

Tumores de seno maxilar

Tx	El tumor primario no se puede evaluar
T0	No hay evidencia de tumor primario
Tis	Carcinoma *in situ*
T1	El tumor está confinado a la mucosa del seno maxilar sin erosión del hueso
T2	El tumor ha causado erosión ósea con extensión al paladar duro y al meato medio
T3	El tumor invade el hueso de la pared posterior del seno maxilar, los tejidos subcutáneos, el suelo o pared medial de la órbita, la fosa pterigoidea y/o los senos etmoidales
T4a	El tumor invade el contenido orbitario anterior, la piel de la nariz o de la mejilla, el seno esfenoidal o frontal, la fosa infratemporal, la lámina cribiforme o las láminas pterigoideas
T4b	El tumor invade el ápex orbitario

Clasificación clínica de los ganglios linfáticos regionales (cN)

N0	No hay metástasis en ganglios linfáticos regionales
N1	Metástasis en un solo ganglio linfático del mismo lado del tumor que no supere los 3 cm en su dimensión mayor, sin extensión extraganglionar
N2a	Metástasis en un solo ganglio linfático del mismo lado que el tumor que mide más de 3 cm y no más de 6 cm, sin extensión extraganglionar
N2b	Metástasis en más de un ganglio linfático del mismo lado del tumor, ninguna de las cuales mide más de 6 cm, sin extensión extraganglionar
N2c	Metástasis en ganglios linfáticos de más de 6 cm sin extensión extraganglionar
N3a	Metástasis en ganglios linfáticos de más de 6 cm sin extensión extraganglionar
N3b	Cualquier ganglio linfático con extensión extraganglionar clínica

Clasificación patológica de los ganglios linfáticos regionales (pN)

N0	No hay metástasis en ganglios linfáticos regionales
N1	Metástasis en un solo ganglio linfático del mismo lado del tumor que no supere los 3 cm en su dimensión mayor, sin extensión extraganglionar
N2a	Metástasis en un solo ganglio linfático del mismo lado que el tumor que mide más de 3 cm, pero no más de 6 cm, sin extensión extraganglionar
N2b	Metástasis en más de un ganglio linfático del mismo lado del tumor, ninguna de las cuales mide más de 6 cm, sin extensión extraganglionar
N2c	Metástasis en ganglios linfáticos que se ha diseminado al cuello contralateral sin extensión extraganglionar
N3a	Metástasis en ganglios linfáticos de más de 6 cm sin extensión extraganglionar
N3b	Cualquier ganglio linfático mayor de 3 cm con extensión extraganglionar

Tabla 29-1. Estadificación TNM de tumores de fosas nasales y senos paranasales (AJCC, 8ª edición) *(Continuación)*

Metástasis a distancia (M)	
M0	Sin metástasis a distancia
M1	Con metástasis a distancia

Estadios de los tumores paranasales	
Estadio 0	Tis, N0, M0
Estadio I	T1, N0, M0
Estadio II	T2, N0, M0
Estadio III	T3, N0, M0
	T1,T2,T3, N1, M0
Estadio IVA	T4a, N0,N1, M0
	T1,T2,T3,T4a, N2, M0
Estadio IVB	Cualquier T, N3 M0
	T4b, cualquier N, M0
Estadio IVC	Cualquier T, cualquier N, M1

Tabla 29-2. Protocolo de tratamiento de los tumores de fosas nasales y senos etmoidales (NCCN. *Clinical Practice Guidelines in Oncology*)

Tumores de fosas nasales y senos etmoidales	Tratamiento primario	Tratamiento adyuvante
T1-T2	Resección quirúrgica completa (de elección) o radioterapia definitiva	Observación (solo T1) RT QT/RT (si se observan características adversas)
T3-T4a	Resección quirúrgica o QT de inducción o QT/RT	RT QT/RT (si se observan características adversas) Si se trata con QT de inducción y se observa: • Respuesta completa: QT/RT o RT • Respuesta incompleta: resección quirúrgica + RT o QT/RT
T4b o si el paciente rechaza la cirugía	RT o QT/RT	
Diagnóstico tras resección quirúrgica incompleta o enfermedad residual	Cirugía (de elección) o RT o QT/RT RT o QT/RT	
Diagnóstico tras resección quirúrgica incompleta y sin signos clínicos, radiológicos o endoscópicos de enfermedad	RT o Cirugía (si es factible)	RT o Observación (solo en casos T1) o QT/RT (si hay características adversas)

**Características adversas: márgenes positivos, invasión intracraneal o intraorbitaria, histología desfavorable, invasión linfovascular o perineural, pared medial de la órbita y lámina cribosa.

Tabla 29-3. Protocolo de tratamiento de tumores del seno maxilar (NCCN. *Clinical Practice Guidelines in Oncology*)

Tumores del seno maxilar	Tratamiento primario	Tratamiento adyuvante
T1-T2, N0 Cualquier histología, excepto el carcinoma adenoide quístico	Resección quirúrgica	Márgenes negativos: seguimiento Invasión vascular/linfática/perineural: RT o QT/RT Márgenes insuficientes o márgenes positivos: cirugía con ampliación de márgenes: • Márgenes negativos: plantear RT • Márgenes positivos: RT o QT/RT
T1-T2, N0 Carcinoma adenoide quístico	Resección quirúrgica	RT (de elección) o Observación si tiene márgenes negativos y sin invasión perineural
T3-T4a, N0	Resección quirúrgica completa	Características adversas: RT o QT/RT (al primario y cuello) Sin características adversas (márgenes libres): RT al primario y cuello
T1-T4a, N+	Resección quirúrgica completa del tumor + disección cervical	Características adversas: RT o QT/RT (al primario y cuello) Sin características adversas (márgenes libres): RT al primario y cuello
T4b, N0-N3	RT o QT/RT	

** Características adversas: márgenes positivos y/o extensión extraganglionar.
** Para los adenoides quísticos, el tratamiento a considerar también es la resección quirúrgica seguida de tratamiento adyuvante con radioterapia. Se puede valorar seguimiento para los casos de carcinoma adenoide quístico T1-T2, N0 sin afectación perineural y márgenes postquirúrgicos negativos.

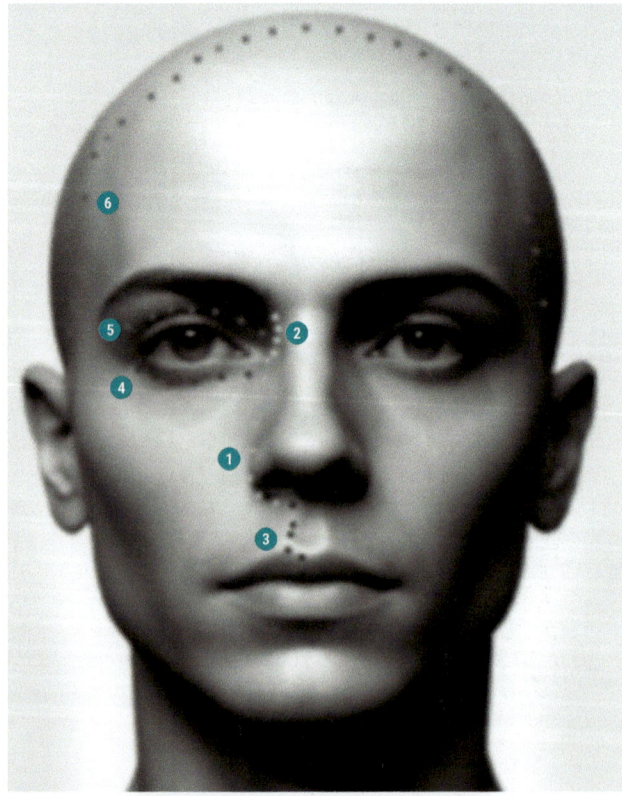

Figura 29-1. Abordajes transfaciales. Línea 1. Rinotomía lateral. Línea 2. Extensión de Lynch. Línea 3. Extensión a *filtrum* de labio superior. Línea 4. Extensión subciliar. Línea 5. Extensión supraciliar. Línea 6. Abordaje bicoronal.
*Figura creada por inteligencia artificial por la empresa de imágenes Freepik (https://www.freepik.com) y editada por los autores de este capítulo.

romedial del ojo para descender en dirección al surco nasogeniano, terminando a nivel del orificio nasal, tras haber contorneado la nariz. Tras ello, el colgajo nasal se despega hasta el plano subperióstico y el colgajo lateral se despega, rechazándolo hacia la fosa canina, saco lagrimal, ángulo medial del ojo, pared medial de la órbita, lámina papirácea y reborde orbitario inferior, preservando o no el nervio infraorbitario, según la actitud oncológica.

Incisión de Weber-Ferguson: permite el acceso a la región etmoidomaxilar, órbita y base craneal anterior.

Este abordaje combina una incisión de rinotomía lateral, que asocia una prolongación inferior en sentido paramedial al *filtrum* labial y secciona el labio superior de forma directa o en escalón. Esta incisión se continúa por el surco vestibular superior, lo que da lugar a un gran colgajo con charnela lateral. Además, se puede modificar para acceder a las diferentes zonas descritas: Weber Ferguson con extensión de Lynch, con extensión supraciliar o con extensión subciliar y supraciliar.

Abordajes craneofaciales

En caso de tumores que se extienden a la base craneal anterior, se realizan abordajes transfaciales y transcraneales en el mismo procedimiento quirúrgico. La cirugía comienza con un abordaje de Weber Ferguson, para realizar la exposición maxilar, etmoidal y/o esfenoidal. Por otra parte, se realiza un abordaje bicoronal seguido de una craneotomía bifrontal. La craneotomía frontal puede ser sustituida por una subfrontal cuando la invasión tumoral es muy limitada.

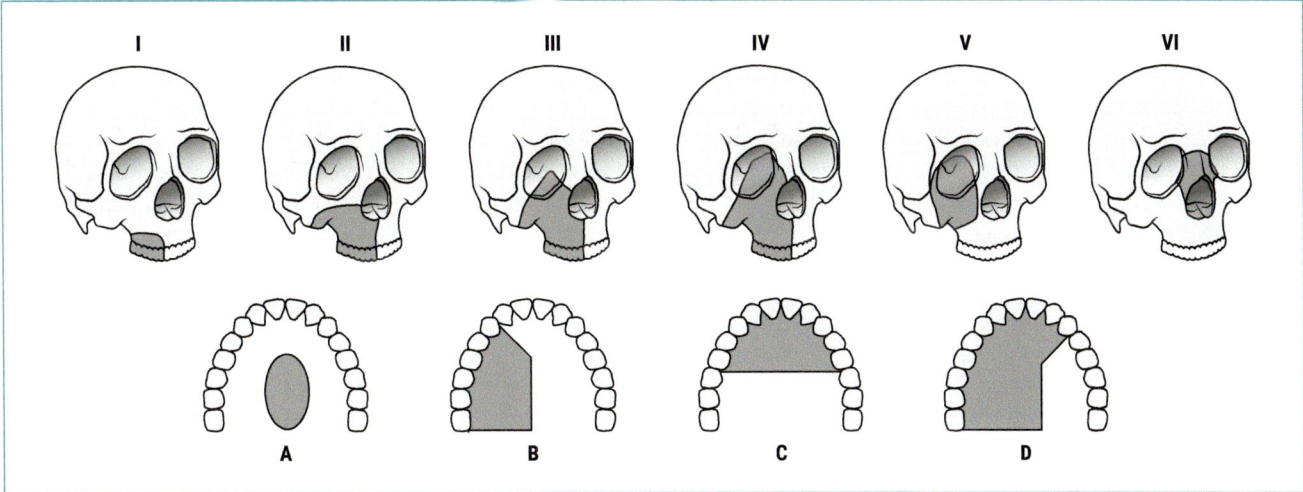

Figura 29-2. Clasificación de maxilectomía de Brown (2010).

Abordaje endoscópico

La microcirugía y la cirugía endoscópica nasal desempeñan un papel importante para realizar abordajes mínimamente invasivos. Permiten adquirir muestras de tejido para biopsiar, realizar la resección completa de tumores y realizar resecciones tumorales con intención paliativa.

Técnicas quirúrgicas

La maxilectomía consiste en la resección de parte o de todo el maxilar. Esta definición es muy amplia y no define la resección de forma tridimensional, no incluye el defecto dental ni describe la resección de otras estructuras. Es difícil desarrollar un algoritmo para defectos de maxilectomía con un solo sistema de clasificación, ya que hay que tener en cuenta que para cada individuo puede variar la cirugía realizada, los factores prostodóncicos así como características propias de cada paciente.

La clasificación de Brown et al. del 2010 es la más completa, ya que tiene en cuenta por el defecto en la dimensión vertical del maxilar, el área centrofacial y el defecto horizontal de paladar.

Clasificación de Brown

Clasificación según los defectos verticales

I. Maxilectomía baja que no causa fístula oronasal. Está indicada en los tumores del maxilar inferior de tamaño limitado que afectan al suelo del seno maxilar o al reborde alveolar superior.

II. Maxilectomía (subtotal) más alta que la previa que no incluye órbita. Está indicada en tumores del maxilar superior que dejan claramente libre el suelo de la órbita.

III. Maxilectomía que incluye el suelo de la órbita sin incluir contenido orbitario. Está indicada cuando la situación oncológica aconseja una resección completa del maxilar, ante la posibilidad de afectación tumoral de la pared superior del seno.

IV. Maxilectomía que incluye órbita más enucleación o exenteración[1]. Está indicada cuando existe una invasión amplia de las paredes y el contenido orbitario.

V. Defecto orbitomaxilar. Está indicada en tumores de la parte alta del maxilar e invade la órbita, pero no afecta la infraestructura.

VI. Defecto nasomaxilar. Está indicada en los procesos tumorales que asientan en el área centrofacial.

Clasificación según los defectos horizontales[2]

A. Solo existe un defecto de paladar sin incluir el proceso alveolar.

B. El tamaño del defecto es ≤ medio maxilar.

C. El tamaño del defecto es ≤ medio bilateral del paladar (defecto transverso anterior).

D. El tamaño del defecto es > de medio maxilar.

Etmoidectomías

- Etmoidectomía transnasal endoscópica. Se usa para tumores de grado bajo o intermedio de malignidad, siempre que no invadan la duramadre o la órbita en profundidad. Se puede asociar a técnicas de resección craneofacial.

- Etmoidectomía por vías transfaciales. Está indicada para la resección de tumores malignos etmoidales y etmoido-maxilares, donde es preciso tener la seguridad de que la extirpación es amplia y completa. Es también la vía más segura para el acceso al seno esfenoidal y al cavum, disminuye los riesgos de complicaciones y permite la exéresis completa de las lesiones.

---

[1] La exenteración con o sin preservación de párpados va a depender de la invasión de éstos por el tumor.

[2] Las letras se refieren a un incremento en la complejidad de los defectos dentoalveolares y de paladar (**Fig. 29-2**).

Reconstrucción quirúrgica

La resección de tumores de los senos paranasales y de las fosas nasales puede suponer el sacrificio de estructuras implicadas en la fonación, deglución, masticación y visión, lo que conlleva defectos funcionales y estéticos, algunos de ellos irrecuperables, como la visión, provocando una gran carga emocional para el paciente.

Para el tratamiento de estas secuelas se puede optar por la cirugía reconstructiva (mediante colgajos pediculados o libres) y prótesis (obturadores y epítesis).

Cirugía reconstructiva mediante colgajos

Es la mejor opción para grandes defectos maxilares y centrofaciales, ya que proporciona mejor cobertura y consigue mejores resultados funcionales de masticación y deglución, además de la posibilidad de aportar soporte óseo para la colocación de implantes y posterior prótesis (en casos de colgajos óseos).

Colgajos disponibles para la reconstrucción de los defectos maxilares

- Pediculados:
  - Pericraneal: restaura la separación de la cavidad craneal de las vías aerodigestivas superiores.
  - Temporal y temporo-parietal: se pueden utilizar para reforzar el colgajo pericraneal o para cerrar comunicaciones oroantrales en caso de defectos maxilares.
  - Bola adiposa de Bichat: se usa en defectos parcelarios pequeños o con una pequeña comunicación orosinusal.
- Libres: si se precisa mayor aporte de tejidos blandos o bien se necesita reconstruir el soporte óseo podemos optar por los siguientes colgajos:

  - **Colgajos de tejidos blandos**
    - Antebraquial radial
    - Anterolateral de muslo
    - Recto abdominal
    - Dorsal ancho
  - **Colgajos óseos**
    - Antebraquial radial que incluya hueso
    - Osteocutáneo de peroné
    - Cresta ilíaca
    - Escapular

Prótesis: obturadores palatinos y epítesis

Obturador palatino. Es una prótesis parcial removible, fija o, incluso, sobredentadura, que tiene una parte que penetra en los bordes del defecto, sellándolo y consiguiendo separar la cavidad oral de senos y fosas nasales, además de proporcionar una rehabilitación dental. Está indicado cuando se necesita una estructura de soporte sobre la que conformar los tejidos, cuando una cirugía de reconstrucción esté contraindicada, cuando el paciente tiene riesgo elevado de recidiva y cuando se precise rapidez en la rehabilitación.

El proceso de fabricación es rápido y sencillo y permite la vigilancia oncológica de la zona intervenida. Como inconvenientes destacan la dificultad para su colocación y retención en casos de retracción de tejidos tras la radioterapia, posibilidad de tener que rehacer nueva prótesis en caso de nuevas cirugías y que es una solución menos eficaz a la hora de restaurar la función de la masticación y deglución en comparación con la rehabilitación tras la cirugía de reconstrucción.

Epítesis. Son prótesis estéticas de silicona que se realizan a pacientes que tienen ausencia de estructuras faciales que pueden ser adhesivas o sobre implantes. Permiten restaurar la función y estética con apariencia natural y con resultados inmediatos.

El uso de implantes como parte de la rehabilitación de pacientes con resecciones maxilofaciales es esencial para mejorar los resultados de estabilidad, soporte y retención de defectos faciales,

A pesar de la controversia de la rehabilitación con implantes tras la radioterapia, es una opción viable, además de ser la única posibilidad de rehabilitación en pacientes con defectos faciales extensos. Se pueden utilizar implantes tradicionales si hay soporte óseo suficiente tras la maxilectomía, placas subperiósticas e implantes cigomáticos.

A modo de resumen, para los defectos de la clasificación de Brown, se puede utilizar el siguiente esquema de reconstrucción:

- Defecto horizontal A: se pueden utilizar colgajos pediculados, colgajos libres pequeños, como radial, e, incluso, obturadores palatinos si no se opta por la cirugía.
- Defectos B y D: pueden reconstruirse con implantes cigomáticos (si la continuidad vertical no se reconstruye), valorando la colocación de implantes tradicionales en el maxilar remanente. El cierre de las partes blandas es siempre obligado (no se aconsejan obturadores como primera elección), incluso, si solo se utilizan implantes cigomáticos.
- Defecto C: exige una reconstrucción con colgajos óseos.

TRATAMIENTO DE RADIOTERAPIA Y TERAPIA SISTÉMICA PARA TUMORES DE FOSAS Y SENOS PARANASALES

Se recomienda la radioterapia postoperatoria para todos los tumores, excepto T1 (con alguna excepción histológica), con márgenes libres y factores anatomopatológicos favorables, ya que se ha demostrado su utilidad en el control de las recurrencias locales:

Radioterapia con intención radical. Se aplica en la zona del tumor y en los ganglios linfáticos afectados, en dosis de 66-70,2 Gy (1,8-2 Gy/fracción), diariamente, de lunes a viernes durante 6-7 semanas.

Radioterapia como tratamiento adyuvante. Se aplica dentro de las 6 semanas del postoperatorio. En las zonas de alto riesgo, 60-66 Gy y en la enfermedad subclínica, 44-50 Gy. Por otra parte, la radioterapia de intensidad modulada (IMRT) se recomienda para minimizar la radiación en estructuras como la órbita, nervio óptico, lóbulo frontal y otras estructuras neurovasculares. La protonterapia tiene un papel prometedor para tumores de la base del cráneo.

Quimioterapia concomitante. Se administra de forma concurrente con la radioterapia con el fin de potenciar el efecto de la radiación. Se indica en pacientes con criterios adversos y pacientes que rechacen la cirugía. Generalmente, se administran 3 ciclos: al principio, a la mitad y al final del tratamiento radioterápico. Son de elección dosis altas de cisplatino o carboplatino/5 FU, aunque se puede considerar el cisplatino a dosis baja o el cetuximab en casos de que no se tolere por toxicidad:

- Quimioterapia en inducción. Puede tener un papel en determinados tumores en estadios avanzados (alto grado, pobremente diferenciados e irresecables al diagnóstico). La respuesta a la quimioterapia de inducción parece tener un papel predictivo en el resultado.
- Quimioterapia paliativa. Se administra en tumores que no se vayan a intervenir quirúrgicamente por existir metástasis a distancia, progresión de la enfermedad locorregional y cuando la finalidad del tratamiento no sea curativa.

SEGUIMIENTO

Se realiza mediante el examen clínico directo y con nasofibroscopio. Se aconseja una prueba de imagen de base en los primeros 6 meses después del tratamiento y, a partir de ahí, solicitarlos en función de los síntomas y signos del paciente. Se puede solicitar TC, RM o PET, aunque la RM ha demostrado tener alta sensibilidad y especificidad para detectar recurrencias.

PRONÓSTICO

Las tasas de supervivencia a los 5 años, según los tipos histológicos son: neuroblastoma: 72 %, adenocarcinoma: 63 %, carcinoma neuroendocrino de células grandes: 50-60 %, carcinoma de células escamosas: 53 % y carcinoma adenoide quístico: 25-50 %. Los factores asociados a mal pronóstico son: afectación de la base del cráneo, erosión de las paredes de la órbita y lámina cribosa e invasión linfovascular y/o perineural. El pronóstico, en general, es desfavorable, habiéndose descrito recidivas desde los 2 a los 10 años después del tratamiento inicial.

PUNTOS CLAVE

- Una adecuada clasificación de la maxilectomía permite la comunicación multidisciplinar y administrar el mejor tratamiento oncológico y reconstructivo.
- La pieza clave en el tratamiento de los tumores de senos paranasales es la cirugía.
- Es fundamental conocer el papel de la radioterapia y de la quimioterapia sistémica.

BIBLIOGRAFÍA

Alfenas E, Silva I, Oliveira D, et al. Intraoral and facial rehabilitation retained with zygomatic implants and magnets after complete resection of the maxilla, lip and nose: A clinical report. J Clin Exp Dent [Internet]. 2023;e695–9. Disponible en: http://dx.doi.org/10.4317/jced.60659.

Alqarni H, Alfaifi M, Ahmed WM, et al. Classification of maxillectomy in edentulous arch defects, algorithm, concept, and proposal classifications: A review. Clin Exp Dent Res [Internet]. 2023;9(1):45–54. Disponible en: http://dx.doi.org/10.1002/cre2.708.

Bidra AS, Jacob RF, Taylor TD. Classification of maxillectomy defects: A systematic review and criteria necessary for a universal description. J Prosthet Dent [Internet]. 2012;107(4):261–70. Disponible en: http://dx.doi.org/10.1016/s0022-3913(12)60071-7.

Gaur V, Perumal SM, Rahmaan F, Pałka Ł. A practical approach to orofacial rehabilitation in a patient after inferior maxillectomy and rhinectomy with mono framework construction supported on a zygomatic implant placed in the glabella: a case report. Maxillofac Plast Reconstr Surg [Internet]. 2021;43(1). Disponible en: http://dx.doi.org/10.1186/s40902-021-00312-8.

NCCN. Guidelines detail [Internet]. Disponible en: https://www.nccn.org/guidelines/guidelines.

Stelow EB, Bishop JA. Update from the 4th edition of the World Health Organization classification of head and neck tumours: Tumors of the nasal cavity, paranasal sinuses and skull base. Head Neck Pathol [Internet]. 2017;11(1):3–15. Disponible en: http://dx.doi.org/10.1007/s12105-017-0791-4.

Zanoni DK, Patel SG, Shah JP. Changes in the 8th edition of the American Joint Committee on Cancer (AJCC) staging of head and neck cancer: Rationale and implications. Curr Oncol Rep [Internet]. 2019;21(6). Disponible en: http://dx.doi.org/10.1007/s11912-019-0799-x.

 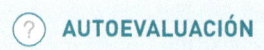 **AUTOEVALUACIÓN**

Patología tumoral y técnicas reconstructivas del labio

30

A. González Jiménez y A. Haddad Riesgo
Colaborador: J. A. Núñez Paredes

OBJETIVOS

- En este capítulo profundizaremos en el estudio de esta región anatómica por su complejidad y características especiales. Abordaremos conceptualmente el diagnóstico del cáncer de labio y analizaremos con detalle las diferentes opciones y técnicas de reparación de los defectos que podemos encontrar.

INTRODUCCIÓN

El cáncer de la cavidad oral y de los labios son los tumores malignos no melanomas más frecuentes en la región de la cabeza y el cuello. Se estima una incidencia de 350.000 casos nuevos cada año, siendo más frecuente en varones, con una relación 2:1, y más habitual entre los 65 y 84 años. Aproximadamente, el 90 % de los casos son carcinomas de células escamosas. La supervivencia a los 5 años del carcinoma escamoso cutáneo de labio se sitúa en torno al 95 %, lo que lo convierte en uno de los carcinomas con mejor supervivencia del territorio maxilofacial. En el caso de la mucosa labial, la supervivencia a los 5 años oscila entre un 40 y un 95 % según el estadiaje.

RECUERDO ANATÓMICO

Desarrollo embriológico de los labios

Se origina de la unión de los dos procesos maxilares lateralmente, los dos procesos mandibulares, desde su porción caudal, y del proceso frontonasal en la porción superior alrededor de la cuarta semana. En torno a la séptima semana el labio superior adquiere forma a partir de los dos procesos maxilares (subunidades laterales) y los dos procesos nasales internos (segmento central), mientras que el labio inferior se constituye a partir de los dos procesos mandibulares que se unen en la línea media.

Anatomía externa del labio

Las subunidades labiales se extienden verticalmente entre los pliegues subnasal y mentoniano, y, horizontalmente, entre los surcos nasogenianos y mentolabiales. Debemos tener en cuenta que, desde el punto de vista estético, el labio inferior se comporta como una única subunidad, mientras que el labio superior, más prominente, se divide en dos subunidades laterales y un segmento central, que se corresponde con el filtrum, donde podemos encontrar el tubérculo. Superficialmente, el labio se compone de láminas mucosas y láminas cutáneas que podemos dividir en dos zonas:

- Labio blanco: se trata de tejido cutáneo propio de la piel con los anejos cutáneos característicos de esta (folículos pilosos, glándulas sudoríparas y glándulas sebáceas). La transición con el labio rojo es el borde del bermellón.
- Labio rojo: a su vez, se subdivide en una porción seca, conocida como bermellón, y una porción húmeda. El bermellón es una capa mucosa especializada, adaptada a la exposición externa, con un contenido menor de glándulas salivales menores y un alto flujo vascular que le otorga su característico color rojo. La porción húmeda está formada por mucosa, que se continúa con el resto de la cavidad oral, con un mayor contenido de glándulas salivales menores en la línea media, donde podemos evidenciar los frenillos labiales superior e inferior.

La unión del labio superior e inferior se produce en la comisura labial o modiolo. Esta estructura es única y fundamental, al estar sustentada por un tejido conectivo fibroelástico, que incluye las inserciones de los músculos orbicular de los labios, buccinador, cigomáticos mayor y menor, elevador y depresor del ángulo de la boca, elevador del labio superior y el platisma, esenciales para la mímica facial.

Musculatura labial

La musculatura de la región perioral está compuesta por un complejo sistema muscular que se dispone formando un plano profundo y uno superficial. El sistema de músculos profundos está constituido por la porción profunda del músculo orbicular de los labios y el músculo buccinador, actuando de forma coordinada como esfínter oral. El resto de los músculos periorales constituyen el sistema superficial y están implicados en los movimientos de la expresión bucal.

El músculo principal y más voluminoso es el músculo orbicular de los labios, constituido por dos componentes concéntricos definidos, una porción periférica y una porción marginal. Al contrario que en el labio inferior, donde el músculo orbicular es claramente predominante, el labio superior está integrado por un sistema de músculos adicionales, que, coordinados, desempeñan las funciones de este.

Para simplificar, podemos dividir los músculos del plano superficial en un grupo inferior y un grupo superior. El grupo inferior está constituido por los músculos depresor del ángulo de la boca, depresor del labio inferior y borla del mentón, mientras que el grupo superior está conformado por los músculos risorio, elevador del labio superior y ala nasal, cigomático mayor y menor, elevador del labio superior y elevador del ángulo de la boca.

A continuación, describimos las acciones de cada uno de ellos:

- Músculo buccinador: comprime la mejilla contra los dientes y forma el esfínter oral.
- Músculo orbicular de los labios: cierra y comprime ambos labios y forma el esfínter oral.
- Músculo elevador del labio superior y ala nasal: eleva el labio superior y abre la fosa nasal.
- Músculo elevador del labio superior: tracciona del labio superior arriba y lateralmente.
- Músculo depresor del labio inferior: tracciona del labio inferior abajo y lateralmente.
- Músculo elevador del ángulo de la boca: tracciona el ángulo de la boca y lo eleva.
- Músculo depresor del ángulo de la boca: tracciona el ángulo de la boca y lo desciende.
- Músculo cigomático mayor: desplaza la comisura labial hacia arriba y lateralmente.
- Músculo cigomático menor: eleva el labio superior y tracciona del surco nasolabial.
- Músculo risorio: retrae lateralmente la comisura labial.
- Músculo borla del mentón: eleva el labio inferior y lo protruye.

Inervación

La percepción sensitiva se transmite a través del nervio trigémino, en concreto, a través de sus ramas maxilar (V2) y mandibular (V3). La rama V2 recopila la información sensitiva del labio superior por el nervio infraorbitario, mientras que la rama V3 conduce la sensibilidad del labio inferior a través de las ramas terminales del nervio mentoniano, rama del nervio dentario inferior.

La inervación motora de la musculatura de los labios está vehiculizada exclusivamente a través del nervio facial. Se debe tener en cuenta que las ramas del nervio facial y del nervio infraorbitario se anastomosan en el labio superior, formando el plexo infraorbitario. La distribución del nervio facial en sus ramas terminales logra suministrar la información motora a la musculatura perioral. Así, a través de las ramas bucales profundas superiores, se inervan los músculos cigomático mayor, cigomático menor, elevador del labio superior, elevador del ángulo de la boca y los músculos nasales. Los músculos orbicular de los labios y buccinador quedan inervados por las ramas bucales profundas inferiores. Finalmente, los músculos del labio inferior están inervados por la rama marginal.

Irrigación arterial

Se basa en las arterias labiales superiores e inferiores, que se originan de la arteria facial correspondiente a cada lado de la cara. Se debe tener en cuenta que estas arterias tienen procesos de anastomosis a nivel de la línea media de ambos lados, por lo que el flujo arterial de cada región del labio es bilateral:

- Labio superior: se encuentra vascularizado por la arteria labial superior, rama de la arteria facial, que discurre horizontalmente en el plano submucoso del labio, por encima del músculo orbicular, aproximadamente, a nivel de la línea anterior del bermellón. Esta arteria en su camino puede irse verticalizando, a medida que cruza el labio en dirección medial, e incluso tener un recorrido tortuoso. Una vez alcanza la región medial aporta varias ramas septales y alares para vascularizar dichas zonas.
- Labio inferior: su vascularización se debe a la arteria labial inferior, que al igual que la superior se origina de la arteria facial, y de forma similar discurre entre el plano mucoso y muscular siguiendo la línea anterior del bermellón. Su trayecto es más constante; sin embargo, es frecuente encontrar una o más ramas verticales que comunican la vascularización del labio inferior con la del mentón, formando las ramas mentolabiales, con múltiples ramas verticales y horizontales que se anastomosan entre sí.

Drenaje venoso

La vascularización venosa no se encuentra tan definida como la arterial, siendo esta muy variable. Los estudios anatómicos indican que el drenaje venoso discurre en gran medida a través de venas comitantes, aunque se han descrito las venas labiales superior e inferior, que desembocan en la vena facial correspondiente a cada lado de la cara. En el caso del labio inferior, el drenaje discurre en gran medida verticalmente hasta desembocar en las venas yugulares anteriores. Como curiosidad, en estudios realizados en cadáveres por Park et al. se describe un sistema venoso profundo en el labio superior, que se considera independiente del sistema arterial.

Drenaje linfático

Es importante conocer el drenaje linfático de los labios de cara al planteamiento quirúrgico de la patología tumoral:

- Labio superior: se distribuye el drenaje superficialmente hacia los ganglios de la región preparotídea. Continúa su drenaje en dirección caudal hacia los ganglios submandibulares superficiales a la glándula submaxilar. Finalmente, drena a nivel de la cadena yugular interna.
- Labio inferior: la porción central drena, inicialmente, a nivel superficial, en los ganglios submentales, por debajo del mentón, mientras que las regiones más laterales, que siguen el curso de la arteria facial, drenan en dirección a los ganglios submandibulares. Al igual que el labio superior, finaliza su drenaje en las cadenas yugulares internas. Debemos tener en cuenta, en relación con la diseminación tumoral, que, en la línea media del labio inferior, el drenaje habitualmente es bilateral.

PATOLOGÍA TUMORAL MALIGNA: CARCINOMA DE LABIO

Generalidades. En este apartado analizaremos los aspectos más relevantes del cáncer de labio. Como hemos mencionado previamente, aproximadamente, el 90 % de los cánceres de cavidad oral son carcinomas de células escamosas, pudiendo presentar diversos grados de diferenciación y metástasis ganglionares.

Debemos tener en cuenta que el labio presenta una porción mucosa y una cutánea, y, por lo tanto, deben ser analizados por separado, ya que su fisiopatología y pronóstico son diferentes. A continuación, describiremos las características del carcinoma de labio mucoso, que corresponde a la porción interna o húmeda.

Epidemiología. El carcinoma escamoso de labio supone alrededor del 10-20 % de los cánceres de cavidad oral. Se estima que el 90 % de los carcinomas escamosos se localizan en el labio inferior, mientras que entre el 8 y el 9 % se pueden encontrar en el labio superior, y solo un 1-2 % se localizan en la comisura labial. Como ya hemos indicado, este diagnóstico es más frecuente en varones entre los 65 y 84 años. Es más habitual encontrar este cáncer en países como India, Taiwan, Sri Lanka, Pakistán y Bangladesh, seguidos de Europa y América del norte.

Etiología. Característicamente, el cáncer de labio, al igual que el cáncer de cavidad oral, está intrínsecamente ligado al consumo de tabaco (tabaco convencional, sin humo, masticable), mascar nuez de betel, la nuez de areca, el consumo de bebidas alcohólicas, la exposición solar excesiva (radiación ultravioleta) y los procesos infecciosos/inflamatorios crónicos (virus de Epstein-Barr, hepatitis C, herpes simple). En las últimas décadas se ha visto un incremento del número de cánceres asociados a virus del papiloma humano (VPH). La microbiota oral, el traumatismo crónico (mordeduras, prótesis, …) y los procesos inflamatorios cobran un papel cada vez más importante.

Prevención. Las principales medidas preventivas se basan en evitar los factores de riesgo, como la exposición solar excesiva, controlar el consumo de tabaco y alcohol, así como una buena higiene de la cavidad oral, mediante la concienciación de la sociedad. Se han asociado factores antioxidantes, como la vitamina E, N-acetilcisteína, B-carotenos, retinoides, interleuquina-8 y el té verde con la prevención del cáncer de cavidad oral. También se han propuesto diferentes técnicas de cribado para establecer un diagnóstico precoz de lesiones premalignas y malignas. Se cree que, eliminando los factores de riesgo, el cáncer de cavidad oral se reduciría en un 75 %.

Manifestaciones clínicas. La presentación clínica del cáncer de labio es muy variable. Habitualmente, se presenta como lesiones ulcerativas, denominadas queilitis actínica, que no se resuelven en un plazo de dos o tres semanas, aunque también podemos encontrar formas exofíticas y verrucosas. Algunas otras manifestaciones son la presencia de dientes móviles, sangrado, dolor entumecimiento local. Dada su localización, su diagnóstico suele ser temprano, al tratarse de una zona visible.

Debemos tener en cuenta la diversidad de lesiones que podemos encontrar, como liquen plano, queratosis, verrugas y fibromas, entre otras, con las que hacer un diagnóstico diferencial. Las lesiones de aspecto leucoplásico o eritematoso deben despertar sospechas, ya que pueden presentarse como lesiones premalignas o malignas, con diferentes grados de displasia y/o invasión. Casi el 50 % de las biopsias de lesiones eritroplásicas son positivas para carcinoma *in situ* o invasivo.

Diagnóstico y estudio de extensión. Debe comenzar por la historia clínica, recogiendo los antecedentes personales y factores de riesgo, e ir seguido de una exploración para determinar el origen del tumor primario y su extensión, así como la búsqueda de adenopatías cervicales regionales. Finalmente, la toma de una biopsia de las lesiones nos aportará un diagnóstico más preciso. Además, es preciso realizar técnicas de punción-aspiración con aguja fina (PAAF) ante la presencia de adenopatías clínica y/o radiológicamente positivas.

El estudio debe completarse con pruebas de imagen, como la tomografía computarizada (TC) y resonancia magnética (RM), requiriendo ambas la utilización de contrastes intravenosos para localizar y definir la extensión tumoral. Recordemos que mediante las reconstrucciones de imágenes digitales es posible obtener una ortopantomografía a partir de una TC, eliminando las imágenes de solapamiento y con mayor resolución. La TC permite obtener imágenes de alta resolución de la anatomía del hueso, pero la RM es superior para caracterizar las partes blandas, la invasión perineural, la extensión local y la afectación de la médula ósea. El estudio de imagen se debe completar mediante una TC de tórax para descartar metástasis a nivel perihiliar, pulmonar y mediastínico. La PET-TC puede aportar una alta sensibilidad para la detección del tumor primario y de la presencia de metástasis regionales y a distancia.

Clasificación TNM y estadiaje. Actualmente, el cáncer de cavidad oral sigue el estadiaje de la 8ª edición de la AJCC (2017), que aporta criterios más uniformes sobre los cánceres de cabeza y cuello, con importantes cambios respecto al cáncer de cavidad oral, en el que se incluye el cáncer de labio mucoso, al incluir la invasión en profundidad (DOI) en el estadiaje tumoral (T).

Debemos tener en cuenta que en la actualización de la 8ª edición de la AJCC (2017) se distingue entre el cáncer de labio de cavidad oral, donde se incluye el cáncer de labio mucoso, y el cáncer cutáneo de cabeza y cuello, donde se incluye el cáncer de labio cutáneo. Es importante diferenciarlos, ya que existen variantes en su categoría T de la TNM (Tablas 30-1 y 30-2) y en el estadiaje (Tablas 30-3 y 30-4), mientras que la categoría N y M se mantienen similares en ambos (Tablas 30-5, 30-6 y 30-7).

Tratamiento. El tratamiento es esencialmente quirúrgico, dadas las altas probabilidades de curación, sobre todo, en estadios precoces. Se recomienda la resección del tumor con márgenes sanos adecuados, estableciéndose, por norma general, un margen de 1 cm para el carcinoma escamoso, definido como un margen de 1 cm de tejido con aspecto visible y palpable normal a nivel macroscópico, y, al menos, 5 mm de márgenes limpios de células tumorales a nivel histopatológico. Un margen próximo implica la presencia de células tumorales invasivas dentro de los 5 mm de margen a nivel microscópico, mientras que un margen positivo implica la existencia de células tumorales en contacto con el margen de resección. Se debe tener en cuenta la presencia de factores de riesgo o mal pronóstico una vez realizado el estudio histopatológico, como son: ENE +, pT3, pT4, pN2, pN3, metástasis ganglionares en niveles cervicales IV y/o V, invasión perineural e invasión linfovascular.

El tratamiento varía en función del estadiaje tumoral y la presencia de factores de riesgo o mal pronóstico. Además, debemos distinguir el tratamiento en función de que el tumor se origine en la porción cutánea o mucosa del labio, como trataremos a continuación según las guías NCCN (2024).

Carcinoma de labio mucoso

Tratamiento del tumor primario y del cuello

- *Estadios I y II:*
  - El tratamiento de elección es la resección quirúrgica con márgenes de 1 cm, sin embargo, el tratamiento local con radioterapia (RT) es una opción a tener en cuenta.

Tabla 30-1. Categoría T del cáncer de cavidad oral

Tx	Tumor primario no valorable
Tis	Carcinoma *in situ*
T1	Tumor ≤ 2 cm, DOI ≤ 5 mm
T2	Tumor > 2 cm y ≤ 4 cm con DOI ≤ 10 mm Tumor ≤ 2 cm con DOI > 5 mm y ≤ 10 mm
T3	Tumor > 4 cm o cualquier tamaño con DOI > 10 mm
T4a	Tumor localmente avanzado Invade estructuras adyacentes (hueso cortical de la mandíbula o del maxilar, seno maxilar, piel de la cara) o tumor con extensión bilateral en la lengua y/o DOI > 20 mm
T4b	Tumor localmente muy avanzado Invade el espacio masticador, las pterigoides, la base del cráneo y/o la arteria carótida interna

Tabla 30-2. Categoría T del cáncer cutáneo de cabeza y cuello

Tx	Tumor primario no valorable
Tis	Carcinoma *in situ*
T1	Tumor ≤ 2 cm
T2	Tumor > 2 cm y ≤ 4 cm
T3	Tumor > 4 cm o erosión ósea o invasión perineural o invasión del tejido subcutáneo o > 6 mm
T4a	Tumor con invasión de hueso cortical/médula ósea
T4b	Tumor con invasión de la base del cráneo y/o implicación del foramen

- El tratamiento del cuello es opcional, manteniendo una actitud expectante, o se puede plantear la disección cervical funcional (DCF), atendiendo a las características del tumor, según su localización, profundidad y las pruebas de imagen. La DCF debe ser ipsilateral en tumores laterales, mientras que en tumores de la línea media o cercanos a ella debe plantearse su realización de forma bilateral. En los últimos años se ha introducido una alternativa a la DCF, la biopsia selectiva de ganglio centinela (BSGC). Esta técnica es útil para identificar metástasis cervicales ocultas, y puede utilizarse en centros donde el procedimiento esté validado.

- *Estadios III y IV:*
  - La resección quirúrgica se debe tomar como preferencia a la hora del tratamiento, ya que la alternativa en casos seleccionados con enfermedad muy avanzada, inoperables o irresecables, consiste en incluir al paciente en ensayos clínicos o valorar tratamientos con intención paliativa.
  - El tratamiento del cuello es necesario, mediante la DCF ipsilateral a la lesión en pacientes con categoría N0, N1, N2a, N2b y N3, y bilateral en pacientes con categoría N2c o tumores que afectan a la línea media o cercanos esta y que puedan presentar diseminación bilateral.

Tabla 30-3. Estadiaje del cáncer de cavidad oral

Estadio	T	N	M
Estadio I	T1	N0	M0
Estadio II	T2	N0	M0
Estadio III	**T3** T1, T2	N0, N1 **N1**	M0 M0
Estadio IV A	**T4a** T1, T2, T3	N0, N1, N2 **N2**	M0 M0
Estadio IV B	**T4b** T1, T2, T3, T4a	N1, N2, N3 **N3**	M0 M0
Estadio IV C	T1, T2, T3, T4a, T4b	N1, N2, N3	**M1**

Tabla 30-4. Estadiaje del cáncer cutáneo de cabeza y cuello

Estadio	T	N	M
Estadio I	T1	N0	M0
Estadio II	T2	N0	M0
Estadio III	T3	N0, N1	M0
	T1, T2	**N1**	M0
Estadio IV	**T4**	N0, N1, **N2, N3**	M0
	T1, T2, T3	**N2, N3**	M0
	T1, T2, T3, T4	N0, N1, **N2, N3**	**M1**

Tratamiento adyuvante

- *Estadio I y Estadio II:*
  - En pacientes con metástasis ganglionar positiva (N1), sin factores de mal pronóstico, se recomienda valorar el tratamiento adyuvante con RT.
  - Por el contrario, ante la presencia de factores de mal pronóstico se pueden plantear diferentes opciones de adyuvancia, individualizando en cada caso lo siguiente:

    - Si hay márgenes afectos, valorar ampliación si es posible y asociar RT si los márgenes son negativos tras la ampliación.
    - En el caso de extensión extraganglionar (ENE) + se debe valorar terapia sistémica y RT.
    - Ante la presencia de otros factores de riesgo se debe considerar la RT o la terapia sistémica asociada a la RT.

- *Estadio III y Estadio IV:*
  - Si no se detectan factores de riesgo ni mal pronóstico, se debe considerar la RT.
  - Sin embargo, ante la presencia de factores de riesgo debemos valorar complementar el tratamiento de la siguiente manera:

Tabla 30-5. Categoría clínica N del cáncer de cavidad oral y cutáneo de cabeza y cuello

Nx	Los ganglios linfáticos regionales no pueden ser valorados
N0	No hay presencia de ganglios linfáticos con metástasis
N1	Metástasis en un solo ganglio ipsilateral al tumor, ≤ 3 cm, ENE (–)
N2a	Metástasis en un solo ganglio ipsilateral al tumor, > 3 cm y ≤ 6 cm, ENE (–)
N2b	Metástasis en múltiples ganglios ipsilaterales al tumor, ≤ 6 cm, ENE (–)
N2c	Metástasis bilaterales o contralaterales, ≤ 6 cm, ENE (–)
N3a	Metástasis en un ganglio > 6 cm, ENE (–)
N3b	Metástasis en un ganglio ENE (+)

Tabla 30-6. Categoría patológica N del cáncer de cavidad oral y cutáneo de cabeza y cuello

Nx	Los ganglios linfáticos regionales no pueden ser valorados
N0	No hay ganglios linfáticos con metástasis
N1	Metástasis en un solo ganglio ipsilateral al tumor, ≤ 3 cm, ENE (–)
N2a	Metástasis en un solo ganglio ipsilateral al tumor, > 3 cm y ≤ 6 cm, ENE (–). Metástasis en un solo ganglio ipsilateral al tumor, ≤ 3 cm, ENE (+)
N2b	Metástasis en múltiples ganglios ipsilaterales al tumor, ≤ 6 cm, ENE (–)
N2c	Metástasis bilaterales o contralaterales, ≤ 6 cm, ENE (–)
N3a	Metástasis en un ganglio > 6 cm, ENE (–)
N3b	Metástasis en un solo ganglio, de cualquier dimensión, ENE (+). Metástasis en un solo ganglio ipsilateral al tumor, > 3 cm, ENE (+). Metástasis en múltiples ganglios ipsilaterales, bilaterales o contralaterales, ENE (+)

- Ante la presencia de márgenes afectos se debe valorar el tratamiento sistémico y RT, o bien, ampliar los márgenes y asociar RT si los márgenes se negativizan.
- Si presenta ENE + se debe asociar terapia sistémica junto a RT.
- Y ante la presencia de otros factores de riesgo se debe contemplar la RT adyuvante o el tratamiento sistémico y RT.

Carcinoma de labio cutáneo

El carcinoma escamoso de piel es el carcinoma más frecuente en el labio cutáneo. Debido a la localización en cabeza y cuello se considera de riesgo alto, es decir, presenta un riesgo elevado de recurrencias a nivel local y metástasis linfáticas. Así, el planteamiento terapéutico debe ajustarse a estas características.

Tratamiento del tumor primario y del cuello

- El tratamiento de elección es la resección quirúrgica, que puede realizarse de la manera convencional, mediante resección con márgenes de 1 cm, al menos, o mediante cirugía de Mohs u otras técnicas (*Peripheral and Deep En*

Tabla 30-7. Categoría M del cáncer de cavidad oral y cutáneo de cabeza y cuello

cM0	Ausencia de metástasis a distancia
cM1	Presencia de metástasis a distancia
pM1	Confirmación microscópica de metástasis a distancia

Face Margin Assessment o PDEMA). En pacientes no candidatos a cirugía se puede plantear el tratamiento con RT.
- Respecto al tratamiento del cuello, se recomienda la BSGC, especialmente, en casos recurrentes o con factores de riesgo. Si hay ganglios linfáticos regionales palpables o radiológicamente sospechosos se deben confirmar histológicamente mediante una biopsia o PAAF y, si el resultado es negativo, considerar una actitud expectante. Si el resultado es positivo, se debe realizar DCF ipsilateral cuando la afectación ganglionar cervical sea ipsilateral, mientras que si la afectación cervical es bilateral debe realizarse la DCF de manera bilateral. Se debe tener en cuenta que si hay ganglios metastásicos a nivel de la glándula parótida, se debe realizar la resección de esta, al menos, del lóbulo superficial, y DCF ipsilateral.

Tratamiento adyuvante

- Tras la resección se debe realizar una valoración de los márgenes. Ante la presencia de márgenes negativos, se puede valorar el tratamiento adyuvante con RT ante la presencia de factores de riesgo, como la extensión perineural, linfovascular, etc. Si no hay presencia de factores de mal pronóstico, se recomienda actitud expectante y realizar un seguimiento. Cuando los márgenes sean positivos se debe valorar la ampliación de estos o la RT adyuvante.
- La RT adyuvante a nivel cervical se contempla para casos con dos o más ganglios positivos, un solo ganglio mayor de 3 cm, ENE + o disección cervical incompleta, considerando en los dos últimos casos asociar tratamiento sistémico. Si hay presencia de un único ganglio positivo ≤ 3 cm, ENE −, se puede realizar observación y seguimiento o plantear RT.

Seguimiento

Se recomienda una evaluación periódica con examen físico y pruebas de imagen, y debemos recordar a los pacientes evitar la exposición a los factores de riesgo. Este seguimiento debe ser individualizado en función de las necesidades de cada paciente.

En el carcinoma de labio mucoso durante el primer año se recomienda una revisión cada uno a tres meses. Durante el segundo año, cada dos a seis meses, y entre el tercer y quinto año, cada cuatro a ocho meses. Pasados los primeros cinco años, se debe hacer una revisión de forma anual.

En el carcinoma de labio cutáneo se recomienda una revisión cada tres a seis meses durante los dos primeros años, seguido de revisiones cada seis a doce meses durante los tres años siguientes, y posteriormente una revisión anual de por vida.

Pronóstico

El carcinoma escamoso de labio cutáneo presenta una supervivencia global del 95 % a los cinco años, lo que lo convierte en uno de los cánceres de cabeza y cuello con mejor supervivencia. El riesgo de metástasis se encuentra entre el 2 y el 5 %,

lo que explicaría su alta tasa global de supervivencia. Por el contrario, el carcinoma escamoso de labio mucoso tiene una tasa de supervivencia global a cinco años del 85 al 95 % para los estadios I y II, y entre el 40 y el 70 % para los estadios III y IV, con una tasa de metástasis ganglionares en torno al 10-20 %. Estos datos sitúan al carcinoma escamoso de labio mucoso con una tasa de supervivencia que se encuentra a mitad de camino entre el carcinoma escamoso de labio cutáneo y el de cavidad oral.

PRINCIPIOS DE EXTIRPACIÓN TUMORAL Y RECONSTRUCCIÓN LABIAL

Referencia histórica

Los labios superior e inferior forman una estructura anatómica característica del tercio facial inferior, desempeñando una gran importancia estética y funcional. Esto puede suponer un reto para el cirujano maxilofacial, que busca unos resultados óptimos para preservar la estética facial y la funcionalidad de estas estructuras.

Se tiene conocimiento de las primeras técnicas descritas de reconstrucción labial desde el año 2000 a. C. en libros provenientes de la India (Sushruta-Samhita), mientras que en la literatura occidental se tiene constancia desde el siglo I d. C. Como curiosidad, una de las técnicas básicas, como la resección en V y cierre directo fue publicada por Louis en 1768, aunque esta técnica se realizaba desde siglos antes. Fue en el siglo XIX donde surgió una amplia literatura de las técnicas de reconstrucción labial, como las descripciones de Abbé (1899), Estlander (1872), von Bruns (1859) y Karapandzic (1874), entre otros. En la actualidad, la mayoría de los procedimientos que se realizan están basados en estas técnicas.

Conceptos clave y consideraciones importantes

A la hora de realizar la resección tumoral del labio y su reconstrucción, se deben tener en cuenta los aspectos funcionales y estéticos resultantes, teniendo presentes las subunidades que componían los labios y su desarrollo embrionario. Para conseguir una adecuada función es clave lograr preservar las estructuras de soporte y la musculatura, además de realizar un adecuado afrontamiento de la línea anterior del bermellón, principalmente, en las reconstrucciones del labio superior, donde los defectos estéticos de la transición entre el bermellón y la piel son más visibles.

Es importante realizar una adecuada planificación previa a la cirugía para garantizar la extirpación de los carcinomas de labio con márgenes adecuados, que en el caso del carcinoma escamoso debe ser mínimo de 1 cm visual y palpable. En otros tumores, los márgenes son variables y, actualmente, en tumoraciones cutáneas se recomienda la cirugía de Mohs, que permite una resección con márgenes libres, preservando la mayor cantidad de tejido sano posible.

Otros factores a tener en cuenta son la edad del paciente, la laxitud de los tejidos, la dentición y necesidad de prótesis dentales y si el paciente ha recibido tratamientos previos, como RT.

Opciones para la reconstrucción perioral

En la actualidad existen múltiples opciones de tratamiento reconstructivo, que se deben seleccionar en función de las características descritas previamente e individualizar en cada caso para cada paciente. Entre las distintas opciones podemos encontrar: cierre directo, cierre por segunda intención, injertos libres, colgajos pediculados (locales y regionales), colgajos libres microvascularizados, técnicas de expansión tisular y prótesis de labio.

El cierre directo se debe emplear siempre que se puedan aproximar los bordes del defecto sin tensión, mientras que el cierre por segunda intención es poco recomendable por las tensiones a las que se ven sometidos los tejidos que impiden una adecuada cicatrización. Los colgajos pediculados, en especial, los locales, son una buena opción, al aportar un tejido con su propia vascularización muy similar al del defecto, siendo técnicamente más sencillos que los colgajos libres microvascularizados, aunque estos últimos permiten aportar mayor diversidad de tejidos (músculo, piel y hueso).

Técnicas reconstructivas

Defectos menores

- *Cierre directo en V, W o M* (**Fig. 30-1**): consiste en el diseño de diferentes patrones de resección con la finalidad de lograr un cierre directo. Es útil para pequeños defectos del espesor total del labio, recordando que el cierre debe realizarse por planos (mucosa, músculo, subcutáneo y piel). Este tipo de reconstrucción es estéticamente más aceptable en el labio inferior, ya que el labio superior, por su particular división, es más susceptible, visualmente, a los defectos estéticos. Se pueden diseñar diferentes patrones, en V, M o W, entre otros.
- *Colgajo de avance en isla triangular (VY plastia):* es un colgajo de avance pediculado de tejido mucoso que se utiliza para defectos de espesor total y parcial, sobre todo, del bermellón. Para su tallado se debe tener en cuenta que el ancho del colgajo debe ser igual a la altura del defecto y la longitud de las incisiones, el doble de la anchura del defecto. Es importante dejar al menos un tercio de la superficie central del colgajo adherida al tejido profundo sub-

yacente para garantizar la viabilidad. Se deben realizar dos incisiones que confluyen formando una V, cuyo vértice se posiciona hacia el surco gingivolabial. De esta manera, se produce un avance del colgajo que cubre el defecto y se termina de cerrar la zona donante de forma directa, quedando una Y o en forma de cometa. El principal inconveniente de este colgajo es la deformación de los tejidos que puede ocasionar el cierre en Y.
- *Colgajo de avance de mucosa oral:* técnica ideal para reparar defectos del bermellón, mediante un avance de la mucosa que recubre el labio en su porción intraoral superficial al músculo orbicular de los labios. Se realiza un avance sobre el margen libre del labio. Estéticamente, el resultado es satisfactorio, ya que el tejido aportado es muy similar al bermellón. El principal inconveniente es la retracción cicatricial del labio.
- *Colgajo de mucosa labial (mucosal cross-lip flaps):* técnica de transposición de tejido de la mucosa labial del bermellón junto con el tejido subyacente. Se debe obtener una lámina de mucosa del bermellón, por encima del plano muscular, con una anchura similar al defecto que se quiere cubrir en el labio opuesto. La zona donante se sutura para un cierre directo, mientras que el colgajo se sutura en la zona del defecto, quedando unidos ambos labios por el pedículo del colgajo. Pasadas dos o tres semanas se corta el pedículo en una segunda intervención.
- *Colgajo elástico de bermellón* (**Fig. 30-1**): si el defecto afecta a menos de un tercio del bermellón, puede repararse mediante un colgajo de avance del bermellón restante, gracias a su elasticidad. Se debe realizar una incisión del espesor total del bermellón, que incluya la porción correspondiente del músculo orbicular de los labios, por debajo de la arteria labial para preservarla. Una vez realizada la disección del bermellón restante, se desplaza hasta alcanzar la porción contralateral, realizando el cierre. Es preciso un cierre meticuloso para minimizar las cicatrices.
- *Colgajo de lengua:* se puede utilizar la mucosa de la porción anterior de la lengua para transferirla al labio, lo que permite la reconstrucción del bermellón con una mucosa de aspecto rojo con buenos resultados estéticos. El principal inconveniente es que debe mantenerse unido a la lengua a través del pedículo durante tres semanas, aproximadamente, lo que genera tracciones. La herida resultante en la lengua puede cerrarse de manera directa o dejar que granule.

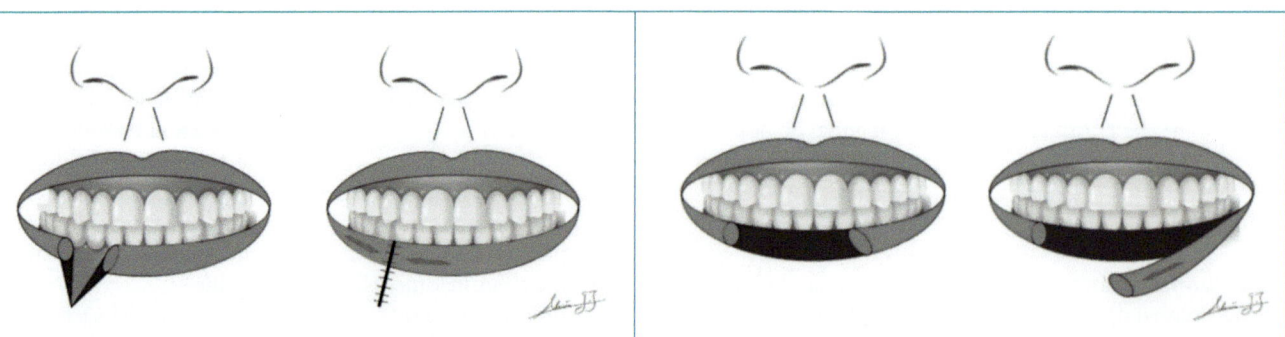

Figura 30-1. Cierre directo en V. 2- Colgajo elástico de bermellón.

Defectos intermedios

- *Colgajo de Abbé-Estlander* (**Fig. 30-2**): es ideal para la reconstrucción del 30-60 % de los defectos labiales, aportando piel, mucosa y músculo, lo que permite una reconstrucción de la totalidad del espesor del labio y mantener la funcionalidad con un buen resultado estético:

  - Se trata de un colgajo triangular de espesor completo que realiza un giro de casi 180º sobre su pedículo para ser insertado en el defecto del labio opuesto. El colgajo de Abbé, descrito en 1899, se utiliza para defectos mediales del labio superior, que afectan a la columela, región perialar y premaxilar. El colgajo de Estlander, descrito en 1872, se utiliza para defectos laterales del labio inferior, que afectan a la comisura. En ambos casos es fundamental la preservación de la arteria y vena labial para el pedículo.
  - El principal inconveniente del colgajo de Abbé es que requiere dos etapas, ya que el pedículo debe permanecer anclado entre dos y tres semanas antes de ser cortado, mientras que el colgajo de Estlander mantiene el pedículo a través de la nueva comisura labial y no requiere un segundo procedimiento. La principal desventaja del colgajo de Estlander se produce al desplazar el modiolo, conservando la inervación motora, lo que implica que esta transposición de tejido de un labio al otro precisa

de un proceso de aprendizaje para lograr una adecuada función. Se debe informar a los pacientes de que este tipo de colgajos, generalmente, requieren reintervenciones, por el riesgo de microstomía, alteración de la continuidad del bermellón y adherencia labial, requiriendo comisuroplastias, sobre todo, en el colgajo de Estlander.

- *Colgajo de Burrow:* técnica utilizada para defectos pequeños y medianos del labio superior, consistente en un colgajo de avance en VY. Se realizan incisiones divergentes en V alrededor del defecto para avanzar los tejidos y realizar el cierre en Y. Permite minimizar la distorsión de los tejidos del labio con un buen resultado funcional y estético.
- *Colgajo de Guilles y modificación de McGregor* (**Fig. 30-3**): fue Ganzer en 1917 quien describió una técnica de reconstrucción del labio inferior mediante un colgajo de rotación del labio superior con incisiones bilaterales en el surco nasolabial. Guilles en 1957 modificó esta técnica para dar lugar al colgajo en abanico o *fan flap*, un colgajo de avance rotacional muy útil para defectos, tanto centrales como laterales, que no afecten a la comisura. Su pedículo se basa en la arteria labial superior, logrando una redistribución del tejido labial restante para mantener la continuidad del músculo orbicular del labio. Se deben realizar las incisiones desde el borde inferior del defecto en dirección superolateral hacia el surco nasogeniano, y continuar la incisión

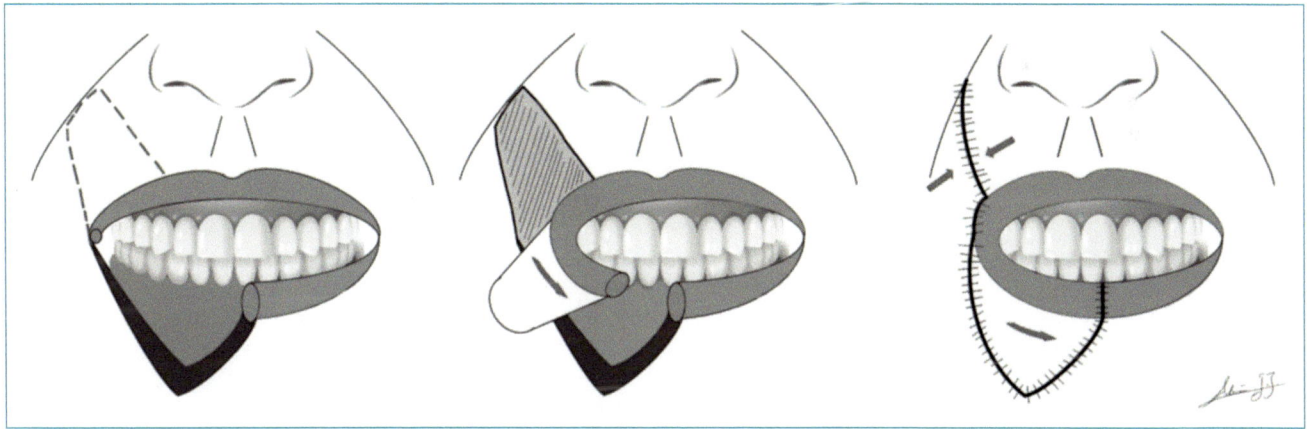

Figura 30-2. Colgajo tipo Abbé-Estlander para cierre de defecto de labio inferior.

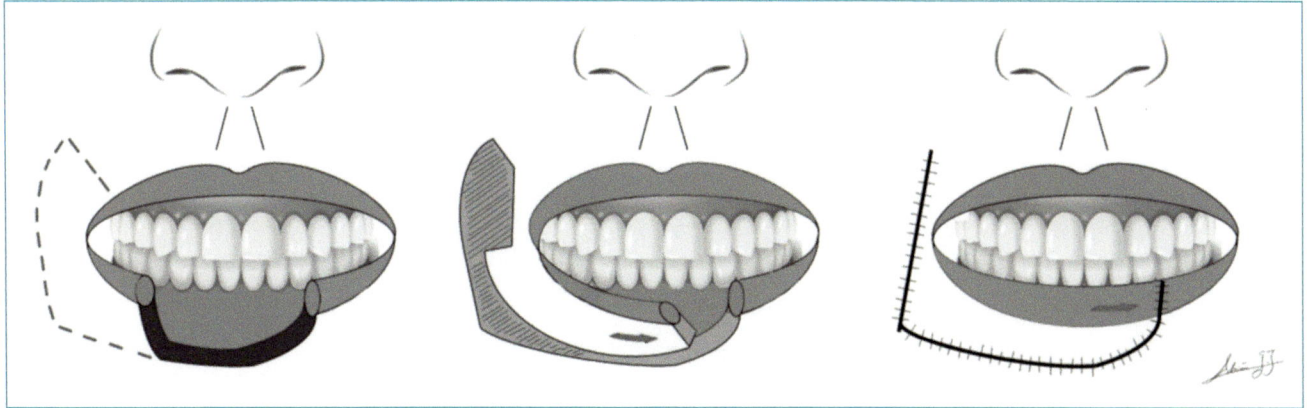

Figura 30-3. Colgajo tipo Guilles para cierre de defecto de labio inferior.

en dirección al bermellón del labio superior, pudiendo realizarse de manera unilateral o bilateral. Las principales desventajas de este colgajo son la microstomía potencial, al desplazar el modiolo, similar al colgajo de Estlander, y la deficiencia del bermellón, al prescindir de la inervación, aunque temporal por la reinervación parcial posterior.

– McGregor describió una modificación del colgajo de Guilles, que implica la transferencia de tejido desde la región nasogeniana al labio superior. Esta modificación logra aportar tejido adicional al defecto, pero no logra la restauración de esfínter muscular de forma completa y no permite reconstruir el bermellón, salvo que la capa mucosa sea preservada tras la resección.

– *Colgajo de Karapandzic* (**Fig. 30-4**): al igual que el colgajo de Guilles deriva de la técnica propuesta por Ganzer en 1917. Descrito en 1974, como un colgajo miocutáneo neuro-vascularizado de avance, se trata de una técnica que permite la reconstrucción de defectos pequeños y medianos del labio inferior, aunque puede ser utilizado de forma invertida para la reparación de defectos del labio superior, aunque con peores resultados. Este colgajo permite preservar el músculo orbicular de los labios de forma íntegra, mediante incisiones curvas que van desde el borde inferior del defecto, de forma bilateral y simétrica, en dirección superolateral hacia el surco nasogeniano. De igual forma se debe realizar una disección de la mucosa y submucosa a nivel intraoral. Es importante ser meticulosos en la disección por encima del plano muscular para preservar la inervación y vascularización, que incluye ramas bucales del nervio facial y

ramas de la arteria labial superior e inferior. Una vez realizada la disección completa se realiza el avance y cierre por planos. Como ventaja permite mantener una buena función del esfínter oral al preservar la inervación y la musculatura, sin embargo, el principal inconveniente es la microstomía resultante y las comisuras romas.

• *Colgajo en escalera de Johanson* (**Fig. 30-5**): técnica defendida por Isalsson y Johanson, que emplea un diseño escalonado para reparar defectos del labio inferior. Se realiza una resección de la lesión en forma rectangular y se diseñan incisiones de la piel y tejido subcutáneo en dirección descendente y bilateral, con una disposición escalonada, cercanas a los límites laterales del mentón. La principal ventaja es que se trata de un método funcional, ya que minimiza las retracciones generadas por la cicatrización. El principal inconveniente es que la cicatriz resultante tiene una estética poco natural dado su forma escalonada.

• *Colgajo lateral en isla (Colmenero):* su diseño se basa en un colgajo rectangular de espesor completo que se talla adyacente al defecto a cubrir. Se realiza una incisión horizontal en la comisura labial proporcional a la longitud del defecto, con una segunda incisión en dirección caudal, que se origina en el extremo lateral de la primera incisión, y, finalmente, se diseña una plastia en Z en el extremo inferior de esta última incisión, que permite una mejor movilización de los tejidos sin generar tensión. Su vascularización se basa en la arteria labial inferior y en las ramas submentonianas. Se genera una rotación de la base hacia la línea media con la finalidad de realizar el cierre del defecto, suturando todas las heridas por planos.

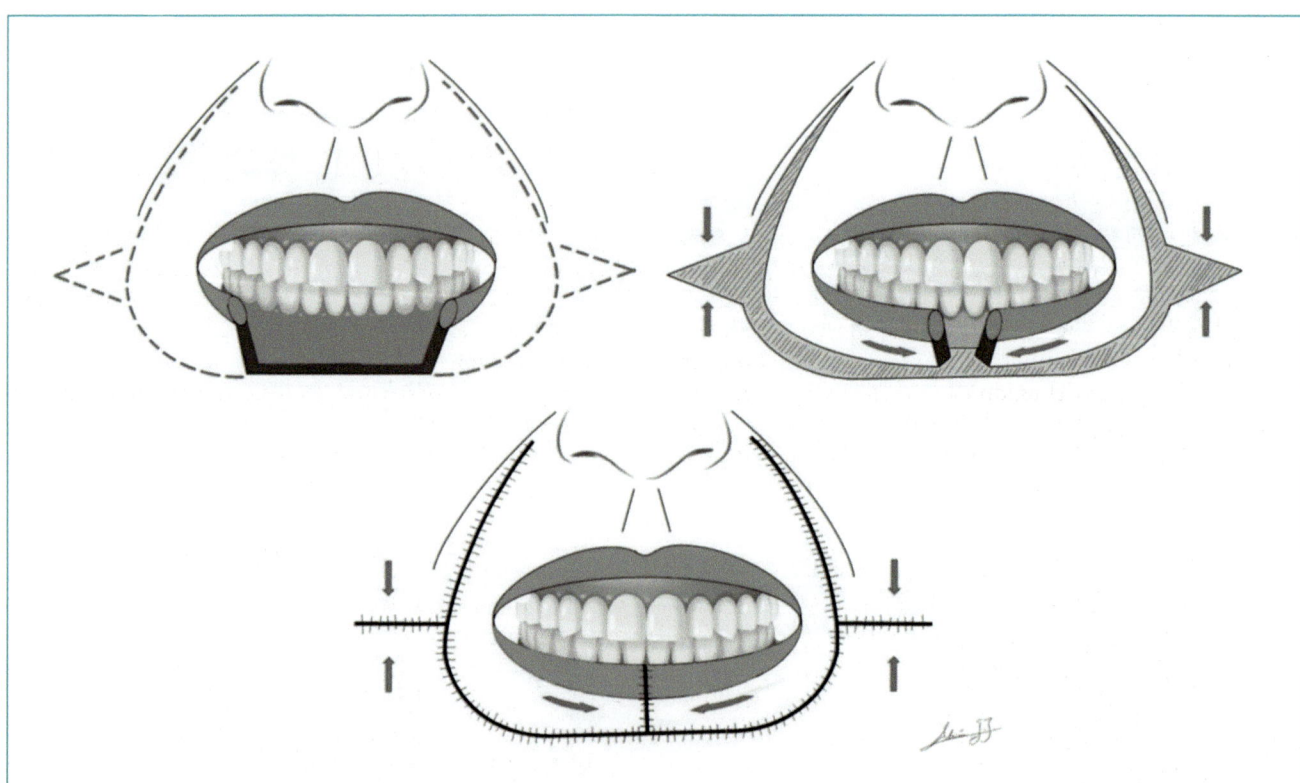

Figura 30-4. Colgajo tipo Karapandzic bilateral con descargas laterales.

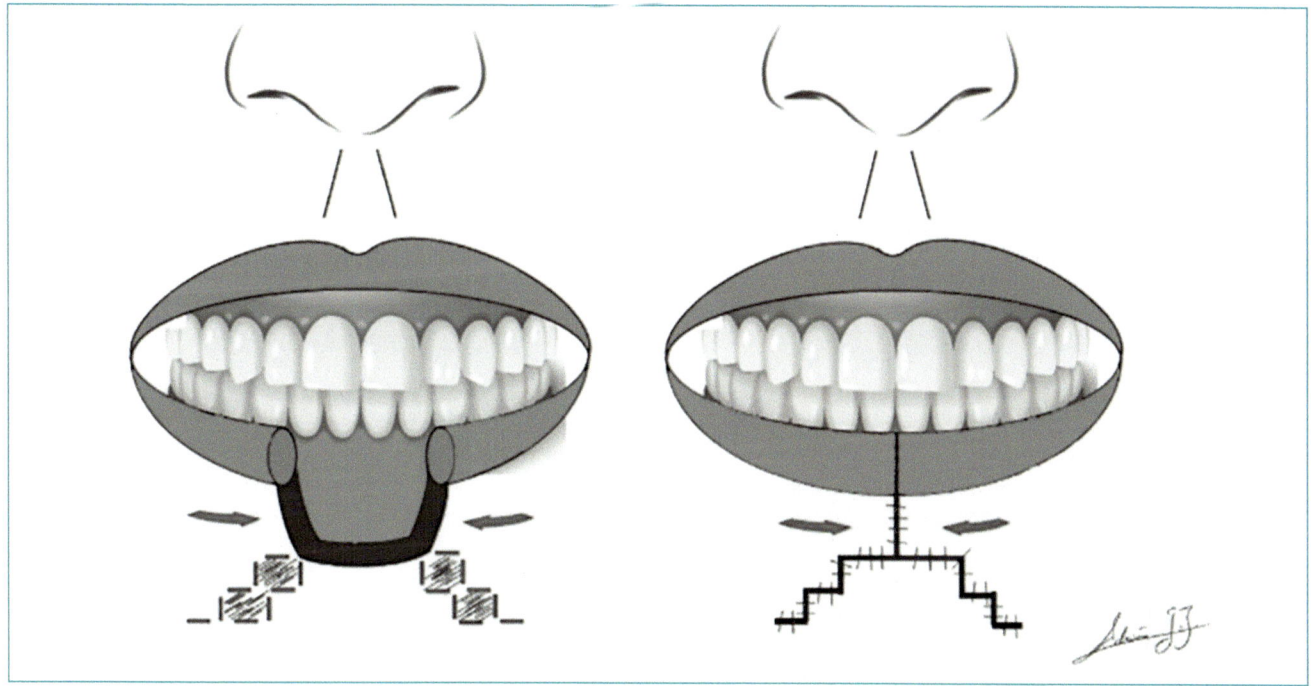

Figura 30-5. Colgajo en escalera de Johanson.

- *Colgajo de rotación-avance (Yu):* se basa en una combinación del colgajo de rotación y del colgajo de avance. Los defectos laterales de hasta la mitad del labio inferior se pueden reparar con un colgajo unilateral, mientras que los defectos centrales o aquellos de hasta dos tercios del labio deben ser separados con colgajos bilaterales. Primero se debe realizar la disección de la arteria submental y se diseña el colgajo adaptado a las necesidades del defecto. Se rota el colgajo, conservando el pedículo y se sutura para cerrar el defecto.

Defectos mayores y totales

- *Colgajo de Bernard-Burrow y modificación de Webster* (**Fig. 30-6**): fue descrito por Bernard en 1852 y Burrow en 1853 y 1855. Este colgajo permite la reconstrucción de defectos totales o casi totales del labio superior o inferior, permitiendo preservar las comisuras labiales, utilizando un colgajo de avance del tejido de la mejilla y del labio restante hacia la línea media, habitualmente, de forma bilateral, realizando un triángulo de Burrow (de espesor cutáneo y subcutáneo) a cada lado, que se extirpan para facilitar el avance del tejido:

  - Si el defecto se encuentra en el labio inferior y afecta al espesor total, la resección debe ser un triángulo que se extiende verticalmente hacia el mentón según sea necesario, y, además, se debe trazar un triángulo de piel a cada lado por encima de las comisuras que se eliminan. En contraposición, si el defecto de espesor total se localiza en el labio superior, se realizan cuatro triángulos, dos a nivel de los surcos alares y otros dos, a nivel de las mejillas por debajo y laterales a las comisuras labiales.

- Webster propuso en 1960 una modificación para la reconstrucción del labio inferior que lleva las incisiones a los surcos nasogenianos y al surco mentolabial, lo que mejora el resultado estético, al seguir las incisiones los pliegues de manera más natural.
- Los principales inconvenientes de esta técnica son, por un lado, que, cuando se aplica en el labio inferior, este queda a tensión y el labio superior, voluminoso y redundante, y, por otro lado, se tiene que extirpar una gran cantidad de tejido sano, al quitar los triángulos de Burrow. Se ha descrito recientemente una técnica, en la que, en lugar de realizar una extirpación de los triángulos, Estos se cierran mediante una sutura en VY.

- *Colgajo nasolabial en isla:* consiste en una transposición de tejido con un diseño triangular o lineal, quedando el borde medial del colgajo en el surco nasogeniano, y siendo ligeramente más ancho que el defecto. El pedículo puede ser superior o inferior, dependiendo de si el defecto a reparar está en la porción central del labio superior o más lateral, respectivamente.
- *Colgajo fasciocutáneo antebraquial:* nos encontramos ante un colgajo libre radial, que se obtiene junto al tendón del músculo palmar largo, descrito por primera vez en 1989. Se utiliza para la reconstrucción de defectos de gran tamaño, sobre todo, cuando se ve afectado el labio inferior junto a regiones del mentón. Permite el aporte de una gran superficie de tejido y la porción tendinosa obtenida permite recrear la función del labio inferior, logrando cierta competencia labial. Las innovaciones de este colgajo se han centrado en asociarlo a transferencias musculares de músculo masetero, temporal o depresor del ángulo de la boca para mejorar la función y la naturalidad de los movimientos del neolabio. El principal inconveniente es que la técnica es más laboriosa.

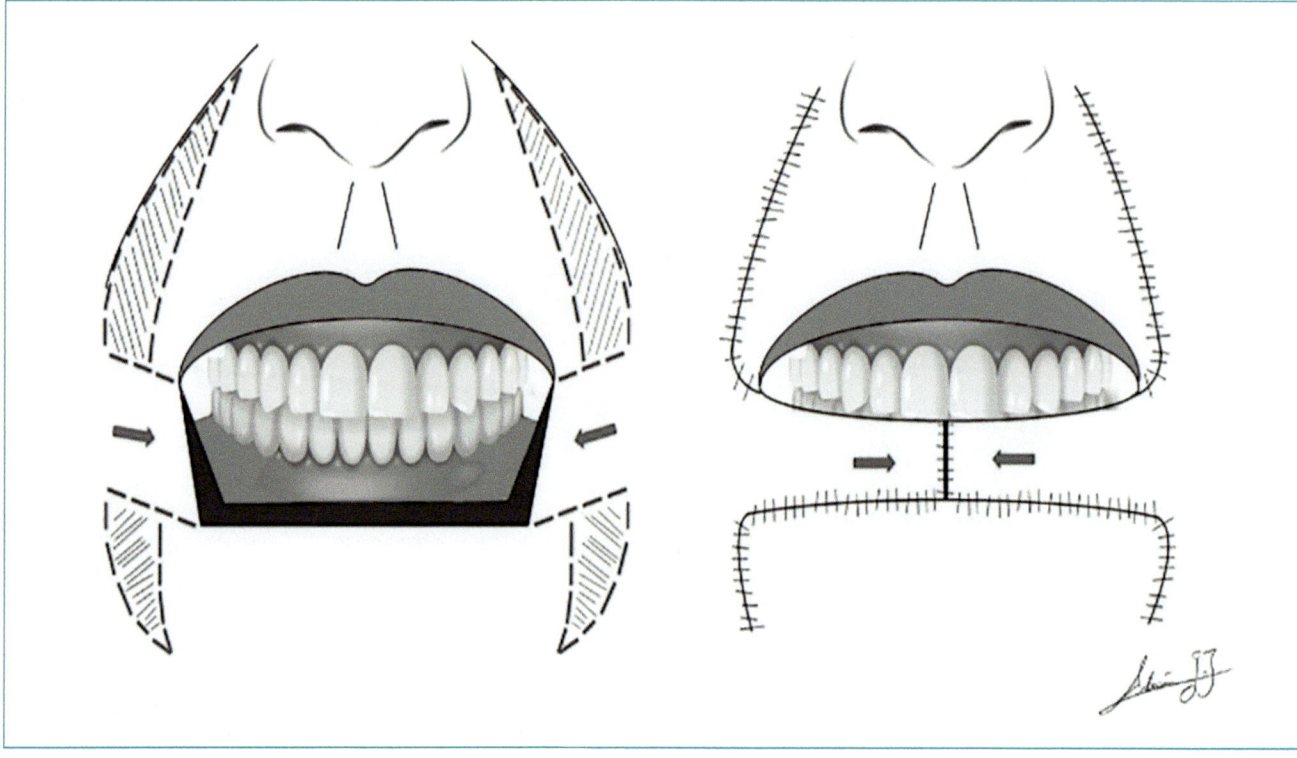

Figura 30-6. Colgajo de Bernard-Burrow.

- *Colgajo gracillis:* permite una reconstrucción dinámica del labio, al preservar la inervación del colgajo, coaptando su nervio motor (nervio obturador) con la rama marginal mandibular o la rama bucal del nervio facial. Requiere cubrir el colgajo mediante un colgajo o injerto cutáneo o mucoso para darle cobertura. Esta técnica permite la reconstrucción funcional del músculo orbicular.
- *Colgajo en visera (visor flap):* se trata de un colgajo bilateral de cuero cabelludo, basado en las arterias temporales superficiales. El colgajo se eleva como la visera de un casco, realizando un giro del pedículo para posicionarlo en la zona del defecto. Esta técnica se ha descrito para reconstrucciones de defectos grandes o totales del labio superior e inferior. Es un procedimiento más laborioso, que retrasa el resultado final, pero permite aportar grandes áreas de tejido. El pedículo debe ser cortado entre dos y tres semanas después.
- *Colgajo submental:* se trata de un colgajo utilizado para la reconstrucción de partes blandas de las regiones faciales media e inferior, incluyendo el labio inferior. Puede ser cutáneo, musculocutáneo, fasciocutáneo o compuesto. Se nutre a través de la arteria submentoniana, rama de la arteria facial y su drenaje lo realiza a través de la vena submentoniana, que desemboca en la vena facial. El Doppler puede ser utilizado durante la planificación, siendo diseñado en el arco de la mandíbula por debajo del mentón. Las principales ventajas es la versatilidad del colgajo y la posibilidad de ocultar la cicatriz de la zona donante gracias a los pliegues cervicales y a laxitud de la piel de esta localización.
- *Colgajo libre de vasto lateral:* se trata de una técnica, descrita recientemente por Lelala, para la reconstrucción de grandes defectos del labio inferior mediante este colgajo libre. Se requiere tan solo una porción pequeña del músculo, lo que reduce la morbilidad de la zona donante. A través de la rama marginal mandibular se consigue cierta reinervación del músculo.
- *Colgajo libre de latissimus dorsi:* fue descrito por Ozkan y es un colgajo libre basado en una porción del músculo dorsal ancho. Se toma un fragmento cutáneo para dar cobertura al músculo. A pesar de no ajustar ninguna inervación, al contrario que en otros colgajos, hay evidencia de reinervación confirmada mediante electromiograma, lo que permite una movilidad voluntaria del labio reconstruido.
- *Colgajos bilaterales (Yu, abanico, Colmenero, Bernard-Burrow, etc.):* se trata de las técnicas ya descritas realizadas de manera bilateral, lo que permite realizar la reconstrucción de defectos de mayor tamaño al movilizar mayor cantidad de tejido.

PUNTOS CLAVE

- Los labios son dos estructuras constituidas por tejido muscular y mucoso. Mientras que el labio inferior contiene una sola unidad, el superior se divide en tres porciones (una central y dos laterales). El labio superior e inferior se unen en el modiolo, una estructura fibroelástica única, esencial para los movimientos de la mímica facial. Su vascularización viene dada por las arterias labiales, ramas de la arteria facial, mientras que su drenaje venoso no está bien definido.

- Debemos recordar que el carcinoma epidermoide de labio es más frecuente en el labio inferior y está íntimamente ligado al consumo de tabaco. Se debe diferenciar entre labio mucoso y labio cutáneo, debido a las novedades introducidas en la clasificación TNM respecto al DOI en el caso del labio mucoso, que implica cambios en el pronóstico y tratamiento. Su tratamiento es esencialmente quirúrgico, siempre que sea posible, asociando o no en cada caso tratamientos como la RT o la QT. La supervivencia global a los cinco años está en torno al 85-95 %, lo que lo convierte en uno de los cánceres de cabeza y cuello con mayor supervivencia.
- Las técnicas de reconstrucción de los defectos del labio son diversas, pudiendo encontrar desde técnicas simples, como el cierre directo, pasando por los colgajos pediculados y libres hasta las técnicas de expansión tisular y las prótesis de labio. Las técnicas de reconstrucción mediante colgajos pediculados son una buena opción, por su simplicidad, fiabilidad y buen resultado estético y funcional. Algunos de los colgajos más habituales que debemos tener en mente son el colgajo de Abbé-Estlander, Burrow, Guilles y Karapandzic. El conocimiento de las diversas técnicas basadas en la anatomía de los labios y perioral aportan al cirujano oral y maxilofacial un amplio abanico de opciones reconstructivas, que pueden extrapolarse para otros defectos del territorio maxilofacial.

BIBLIOGRAFÍA

Abati S, Bramati C, Bondi S, et al. Oral cancer and precancer: A narrative review on the relevance of early diagnosis. Int J Environ Res Public Health [Internet]. 2020;17(24):9160. Disponible en: http://dx.doi.org/10.3390/ijerph17249160

Amin MB, Edge SB, Greene FL, et al. Organization of the AJCC cancer staging manual. En: AJCC Cancer Staging Manual. Cham: Springer International Publishing, 2017: 31–7.

Baker SR. Local flaps in facial reconstruction (4th edition). Philadelphia (USA): Elsevier-Health Sciences Division, 2021.

Boson AL, Boukovalas S, Hays JP, et al. Upper lip anatomy, mechanics of local flaps, and considerations for reconstruction. Cutis [Internet]. 2021;107(3):144–8. Disponible en: http://dx.doi.org/10.12788/cutis.0205

Chellappan B, Obanigba G, Hoyer P, et al. Lip reconstruction after Mohs micrographic surgery: A guide on flaps. Cutis [Internet]. 2023;111(4):205–9. Disponible en: http://dx.doi.org/10.12788/cutis.0743

Comini LV, Spinelli G, Mannelli G. Algorithm for the treatment of oral and peri-oral defects through local flaps. J Craniomaxillofac Surg [Internet]. 2018;46(12):2127–37. Disponible en: http://dx.doi.org/10.1016/j.jcms.2018.09.023

Costa-Gonzalez J-M, Sumarroca A, Aguilera-Saez J, et al. Reconstruction of the lower lip after broad oncologic resection by Colmenero flap: a reliable option. Acta Otorhinolaryngol Ital [Internet]. 2021;41(6):507–13. Disponible en: http://dx.doi.org/10.14639/0392-100X-N1458

D'souza S, Addepalli V. Preventive measures in oral cancer: An overview. Biomed Pharmacother [Internet]. 2018;107:72–80. Disponible en: http://dx.doi.org/10.1016/j.biopha.2018.07.114

Drake RL, Vogl AW, Mitchell A (editors). Gray's anatomy for students (5th edition). Philadelphia: Elsevier - Health Sciences Division, 2023.

Geelan-Hansen K, Clark JM, Shockley WW. Reconstruction of defects involving the lip and chin. Facial Plast Surg Clin North Am [Internet]. 2019;27(1):67–83. Disponible en: http://dx.doi.org/10.1016/j.fsc.2018.08.008

Howard A, Agrawal N, Gooi Z. Lip and oral cavity squamous cell carcinoma. Hematol Oncol Clin North Am [Internet]. 2021;35(5):895–911. Disponible en: http://dx.doi.org/10.1016/j.hoc.2021.05.003

Mücke T, Hölzle F. The submental flap: a review of 40 cases and their complications. Journal of Oral and Maxillofacial Surgery. 2011;69(5):1196–201.

Park C, Lineaweaver WC, Buncke HJ. New perioral arterial flaps: anatomic study in clinical application. Plast Reconstr Surg. 1994;94(2):268-76.

Pepper J-P, Baker SR. Local flaps: cheek and lip reconstruction. JAMA Facial Plast Surg [Internet]. 2013;15(5):374–82. Disponible en: http://dx.doi.org/10.1001/jamafacial.2013.1608

Pfister DG, Spencer S, Adkins D, et al. Head and Neck Cancers, version 4.2024, NCCN clinical practice Guidelines in oncology. J Natl Compr Canc Netw [Internet]. 2024; Disponible en: https://www.nccn.org/guidelines/guidelines-detail?category=1&id=1437

Sarode G, Maniyar N, Sarode SC, et al. Epidemiologic aspects of oral cancer. Dis Mon [Internet]. 2020;66(12):100988. Disponible en: http://dx.doi.org/10.1016/j.disamonth.2020.100988

Schmults CD, Blitzblau R, Aasi SZ, et al. Squamous cell skin cancer, version 1.2024, NCCN Clinical Practice Guidelines in Oncology. J Natl Compr Canc Netw [Internet]. 2024; Disponible en: https://www.nccn.org/guidelines/guidelines-detail?category=1&id=1465

Sevitt S. The Abbé-Estlander Flap for Lip Reconstruction: An Analysis of Functional and Aesthetic Outcomes. Annals of Plastic Surgery. 2019;82(2):173–7.

Shah JP, Montero PH. New AJCC/UICC staging system for head and neck, and thyroid cancer. Rev médica Clín Las Condes [Internet]. 2018;29(4):397–404. Disponible en: http://dx.doi.org/10.1016/j.rmclc.2018.07.002

Shukla A, Loy K, Lu GN. Total lower lip reconstruction: a review of recent advances. Curr Opin Otolaryngol Head Neck Surg [Internet]. 2023;31(6):441–51. Disponible en: http://dx.doi.org/10.1097/MOO.0000000000000926

Tong CCL, Vandegriend ZP, Lee YH, et al. Anatomical basis for lip reconstruction: The role of the Modiolus. Ann Plast Surg [Internet]. 2019;82(5):565–9. Disponible en: http://dx.doi.org/10.1097/SAP.0000000000001642

Upadhyaya J, Moirangthem A. Recent advances in lip reconstruction using Bernard-Burow and Webster's modification techniques. Journal of Oral and Maxillofacial Surgery. 2022;80(4):749–57.

Vanison C, Beckmann N, Smith A. Recent advances in lip reconstruction. Curr Opin Otolaryngol Head Neck Surg [Internet]. 2019;27(3):219–26. Disponible en: http://dx.doi.org/10.1097/MOO.0000000000000531

Suzuki R, Kimura N. Lower lip reconstruction using the Karapandzic flap technique. Cureus [Internet]. 2023; Disponible en: http://dx.doi.org/10.7759/cureus.50929

Cáncer oral

31

Á. Sada Urmeneta e I. Navarro Cuéllar
Colaborador: H. B. Aranibar Meléndez

OBJETIVOS

- Descripción del concepto de carcinoma epidermoide de cavidad oral.
- Descripción de la sintomatología inicial, las pruebas complementarias diagnósticas y las distintas opciones terapéuticas en función del estadio tumoral.
- Proporcionar un esquema de seguimiento una vez tratado el paciente.
- Manejo de los tumores denominados "segundos primarios" y de las recidivas.

INTRODUCCIÓN

El carcinoma oral es un tumor maligno que afecta a cualquier estructura que forme parte de la cavidad bucal. Son múltiples los tipos de células que componen los diferentes tejidos de la cavidad oral, existiendo, por tanto, distintos tipos de neoplasias malignas que pueden asentar en esta localización anatómica. El más frecuente, y en el que se va a centrar este capítulo, es el carcinoma epidermoide siendo un tumor maligno que deriva de la alteración de las células epiteliales de las estructuras intraorales.

Anatomía de la cavidad oral

La cavidad oral es la región anatómica que conforma el principio del tubo digestivo, estando constituida por diferentes estructuras, como la mucosa labial superior e inferior, el vestíbulo bucal, el paladar duro, la encía y alveolos dentarios del maxilar superior y de la mandíbula, las arcadas dentarias, la mucosa yugal, el suelo de boca y los dos tercios anteriores de la lengua (**Fig. 31-1**). Es importante distinguir la cavidad oral de la denominada orofaringe, la cual está constituida por el tercio posterior de la lengua, los pilares amigdalinos, las amígdalas, el paladar blando y la pared posterior de la faringe.

La cavidad oral tiene funciones muy importantes en la vida de las personas, como, por ejemplo, el manejo del bolo alimenticio, la masticación, la respiración y la fonación, entre otras.

Epidemiología

El cáncer de cabeza y cuello es el sexto tumor más frecuente a nivel mundial en incidencia y mortalidad, siendo las neo-

plasias epiteliales el 90 % de todos ellos, aproximadamente. La incidencia varía en función del área geográfica, ya que depende del desarrollo socioeconómico y de la tasa de exposición a los diferentes factores de riesgo.

El cáncer oral es una neoplasia con una incidencia y prevalencia en aumento, constituyendo el decimosexto tumor

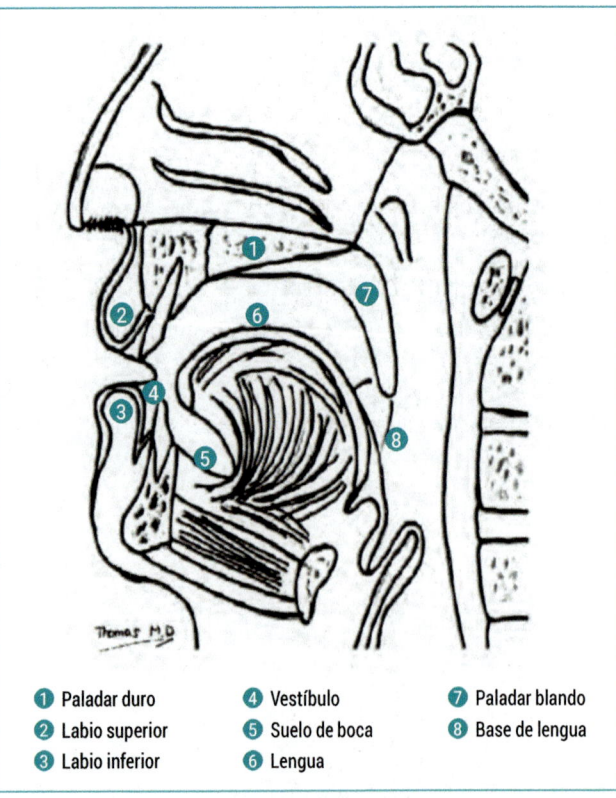

❶ Paladar duro	❹ Vestíbulo	❼ Paladar blando
❷ Labio superior	❺ Suelo de boca	❽ Base de lengua
❸ Labio inferior	❻ Lengua	

Figura 31-1. Anatomía de la cavidad oral.

maligno más frecuente del organismo, según la *International Agency for Research on Cancer* (IARC/GLOBOCAN). El cáncer de cavidad oral, según los últimos datos publicados por esta agencia, tiene una incidencia ajustada por edad a nivel global y a nivel europeo de 4,0 y 4,2 por cada 100.000 habitantes, respectivamente. Si atendemos a los datos nacionales, en España, en el año 2022 se diagnosticaron 3.362 nuevos casos de esta enfermedad con una incidencia ajustada por edad de 3,6 por cada 100.000 habitantes, siendo más del doble en varones (5,1) que en mujeres (2,1).

A pesar de los avances terapéuticos y tecnológicos desarrollados en el diagnóstico y tratamiento de esta patología, la mortalidad del cáncer de cavidad oral sigue siendo alta, constituyendo el decimoquinto tumor maligno más mortal en todo el mundo, con unas tasas de mortalidad por cada 100.000 habitantes, ajustada por edad en todo el mundo, en Europa y en España de 1,9, 1,6 y 0,99, respectivamente.

En relación con la edad de presentación de la enfermedad, el 90 % de los carcinomas epidermoides de cavidad oral (CECO) se diagnostican en pacientes mayores de 40 años y más del 50 % en individuos de más de 65 años. En las últimas décadas se ha observado una incidencia creciente en pacientes jóvenes sin que exista una relación sólida con los factores de riesgo clásicos.

Factores de riesgo

El tabaco y el alcohol son los factores de riesgo más estudiados y conocidos del CECO. Una persona fumadora tiene tres veces más riesgo de padecer esta enfermedad que un no fumador; en exfumadores el riesgo disminuye, igualándose al de los no fumadores a los 20 años de haber suprimido el hábito tóxico. Por otro lado, un paciente con consumo crónico de alcohol tiene 3,5 veces más riesgo de ser diagnosticado de un CECO que un consumidor moderado y hasta 5 veces más riesgo que las personas que consumen alcohol de forma leve. El sinergismo entre ambos factores hace que el riesgo relativo sea 16 veces mayor.

Otros factores de riesgo relacionados con el desarrollo del CECO son la ingesta de la nuez de areca (con la hoja de betel), más consumida en países del sudeste asiático y la infección por determinados serotipos del virus del papiloma humano (VPH), estando este microorganismo más relacionado con el carcinoma epidermoide de orofaringe. Otros factores relacionados, pero con menor evidencia científica, son otros agentes infecciosos (*Candida* o el virus de Epstein Barr); estados de inmunosupresión del paciente; déficits nutricionales (déficit de hierro o vitamina A), mala higiene oral que pueda alterar el microbioma y los traumatismos locales repetidos.

El CECO tiene mayor incidencia en poblaciones socioeconómicamente menos desarrolladas, probablemente, por la mayor exposición a factores de riesgo, como el tabaco, el alcohol, déficits nutricionales por malos hábitos dietéticos o una higiene oral deficitaria.

Fisiopatología e historia natural

La exposición a los diversos factores de riesgo desencadena mecanismos de daño celular que conducen a la transforma-

ción de un epitelio normal en un epitelio hiperplásico, lo que conlleva un aumento en el número de células normales. La displasia es el fenómeno biológico caracterizado por un trastorno de la maduración epitelial y una alteración de la proliferación celular. La displasia, lesión precancerosa, se clasifica según epitelio afectado en leve (tercio basal), moderada (2/3 basales) o grave (> 2/3 basales del epitelio). Se ha propuesto el estudio inmunohistoquímico de la expresión de p53 con el objetivo de reconocer aquellas lesiones con mayor potencial de malignización. A pesar de necesitarse mayor evidencia, se ha observado que a mayor expresión de p53 en lesiones displásicas, mayor riesgo de transformación maligna.

Se diagnostica un carcinoma cuando esta alteración del orden epitelial y proliferación celular afecta al espesor completo del epitelio (carcinoma *in situ*). Si este proceso sobrepasa la membrana basal con una profundidad menor de un milímetro, la lesión se convierte en un tumor microinfiltrante, mientras que si el frente de invasión tumoral es mayor de ese milímetro, el carcinoma se denomina infiltrante.

Una vez establecido el carcinoma infiltrante, este tiende a diseminarse mediante invasión local, vía linfática (ganglios cervicales) y/o diseminación hematógena (metástasis). La localización del tumor primario y la forma de presentación son claves en la forma y probabilidad de la diseminación tumoral. En general:

- Los carcinomas que asientan en **paladar duro y encía maxilar superior** tienen un bajo riesgo de diseminación linfática, pero mayor infiltración local ósea maxilar.
- Los carcinomas localizados en **la lengua, el suelo de la boca y en la encía mandibular** tienen mayor riesgo de diseminación linfática y de invasión ósea.
- Los carcinomas en la **encía mandibular** tienen mayor riesgo de infiltración del nervio dentario inferior, pudiendo llegar a producir diseminación perineural intracraneal.
- Los carcinomas situados cercanos a la **línea media** pueden presentar drenaje linfático cruzado, con lo que el riesgo de metástasis cervicales bilaterales aumenta.

CLÍNICA

La forma más frecuente de presentación clínica de un CECO es una lesión ulcerada de bordes sobreelevados, friable y dolorosa. En función de su localización y tamaño, puede asociar movilidad de piezas dentales, trismus, anquiloglosia, disfagia, odinofagia, alteraciones sensitivas o incluso infiltración cutánea.

En el momento del diagnóstico, aproximadamente, el 40-50 % de los CECO pueden presentar afectación ganglionar cervical, siendo este el factor pronóstico independiente más importante de la enfermedad. En general, los niveles ganglionares cervicales más frecuentemente afectados son el I, II y III.

El 5-10 % de los CECO se diagnostican en estadios avanzados, con metástasis a distancia, siendo su localización más frecuente el pulmón, el hígado y los huesos.

Formas de presentación de la enfermedad

- **Forma ulcerativa:** es la más frecuente. Suele ser una úlcera de tamaño variable, friable y con bordes sobreelevados e indurados. Tiende a la invasión local en profundidad.
- **Forma proliferativa**: se trata de una masa con crecimiento excéntrico, de forma y tamaño variable. Su consistencia es blanda excepto en la base, que suele estar indurada. Las lesiones pequeñas tienen menos riesgo de infiltración local.
- **Forma infiltrativa:** se origina en capas profundas de la mucosa, con crecimiento en profundidad. El diagnóstico suele ser más tardío. Se suelen diagnosticar como masas de consistencia dura con la mucosa superficial sin alteraciones.

Diseminación ganglionar cervical

Los ganglios linfáticos cervicales se subdividen en 6 niveles principales, que son los siguientes (**Fig. 31-2**):

- **Nivel I:** ganglios submandibulares y submentonianos.
- **Nivel II:** ganglios yugulares altos.
- **Nivel III:** ganglios yugulares medios.
- **Nivel IV** ganglios yugulares bajos.
- **Nivel V:** ganglios de triángulo posteroinferior del cuello.
- **Nivel VI:** ganglios de la zona central cervical.

Las localizaciones específicas de las metástasis en los diferentes niveles ganglionares cervicales dependen de la localización primaria del tumor, según el origen embriológico de las diferentes estructuras anatómicas. En el CECO, los niveles I, II y III son los más frecuentemente afectados; la afectación del nivel IV, sin que exista afectación de los niveles superiores, es poco habitual y la afectación del nivel V suele ocurrir en caso de tumores de cavidad oral muy avanzados o en tumores posteriores. De forma esquemática, en función de la ubicación de la lesión primaria, la diseminación ganglionar cervical suele ser:

- Labio superior (niveles II y III)
- Labio inferior (nivel I)
- Encía maxilar (nivel I)
- Paladar duro (nivel II)
- Lengua y trígono retromolar (niveles I-III)
- Suelo de boca, encía mandibular y mucosa yugal (niveles I y II)

En el diagnóstico por imagen, las estructuras nerviosas cervicales no son fácilmente diferenciables en la tomografía computarizada (TC) o en la resonancia magnética (RM), por lo que la subdivisión del nivel II radiológico varía de la clasificación anatómica. Así, no se tiene en consideración el nervio espinal (no se identifica en la TC) para establecer los subgrupos IIa y IIb y sí la vena yugular interna, de manera que el subnivel IIA correspondería a los ganglios localizados anteriores, mediales o laterales a la vena yugular interna y el IIB, a aquellos situados por detrás de esta estructura vascular. Esto pone de manifiesto la relevancia e importancia de una buena comunicación entre cirujanos y neurorradiólogos.

DIAGNÓSTICO

Diagnóstico precoz

El diagnóstico precoz consiste en la detección temprana de la enfermedad con el objetivo de aumentar las posibilidades de éxito del tratamiento y la supervivencia de los pacientes. En el CECO no existen, en la actualidad, programas bien desarrollados de detección precoz, por lo que es importante una buena exploración física de toda la cavidad oral en las revisiones dentales/atención primaria periódicas. Se han descrito técnicas que pueden ayudar a un diagnóstico temprano de esta patología, aunque su uso no está bien implementado. Algunas de ellas son las siguientes:

- **Azul de toluidina:** esta sustancia se une a los ácidos nucleicos, aumentados en lesiones displásicas o cancerosas. La sensibilidad no es muy alta, pero nos puede orientar sobre la zona en la que realizar la biopsia en el caso de lesión intraoral.
- **Fluorescencia:** este método se basa en la diferente capacidad de absorción de luz de fluorescencia del tejido normal (absorción total) con respecto al tejido anómalo (absorción parcial).
- **Biopsia líquida:** es un método cuyo fin es detectar células tumorales, ADN o exosomas de células cancerosas circulantes en muestras de fluidos corporales (sangre, saliva, orina, etc.). Es mínimamente invasiva y reproducible. Podría ser una herramienta útil no solamente para la detección precoz, sino también en el seguimiento. Aunque es una técnica prometedora y de creciente interés, aún no es

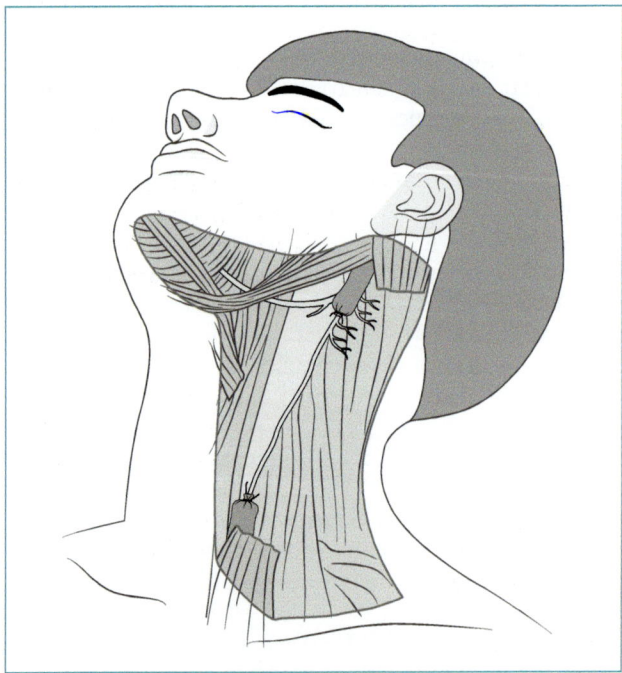

Figura 31-2. Niveles ganglionares cervicales.

un método diagnóstico ni de *screening* bien establecido en el CECO.

Historia clínica y exploración física

La anamnesis continúa siendo la piedra angular del diagnóstico. La exploración física completa de la región cérvico-facial e intraoral es fundamental. En general, ante lesiones de nueva aparición y que no curen en quince días, se debe plantear una biopsia tisular para el diagnóstico anatomopatológico. La exploración de física de los ganglios linfáticos cervicales, en ausencia de patología intraoral, puede ser compleja. Sin embargo, si se aprecian ganglios mayores de 1-1,5 cm con consistencia pétrea o adheridos a planos profundos, se debe sospechar la existencia de posibles neoplasias.

Una vez confirmado el diagnóstico inicial mediante biopsia (se debe tomar parte de la lesión y parte del tejido circundante), es obligatorio pedir pruebas complementarias, tanto de visualización directa de la orofaringe/laringe (fibrolaringoscopia) como de imagen. A continuación, se describen las pruebas más utilizadas en el manejo del CECO.

Pruebas complementarias

Ortopantomografía: permite valorar el estado dental del paciente y la presencia de una posible erosión ósea. Nunca puede sustituir a otras pruebas, como la TC o la RM.

Tomografía computarizada: permite valorar la lesión primaria, la afectación ganglionar cervical, la infiltración ósea y la afectación a distancia (TC toraco-abdómino-pélvica). Suele ser la prueba de imagen de elección inicial por su buen rendimiento diagnóstico y la celeridad en poder realizarse.

Resonancia magnética: valora los tejidos blandos con alta sensibilidad y especificidad, permite definir la denominada profundidad de invasión radiológica, la posible infiltración perineural o la afectación ósea mandibular en estadios precoces. En la evaluación del cuello N0 tiene alta especificidad. La duración de los estudios de RM hace que su realización de forma rápida no sea sencilla.

Ecografía con o sin punción con aguja fina: técnica empleada en la valoración de la posible afectación cervical y del espesor tumoral, así como en el seguimiento de los pacientes. Es muy dependiente del operador y nunca debe sustituir a la TC o a la RM. La punción con aguja fina (PAAF) puede ser útil para el diagnóstico anatomopatológico ante sospecha de metástasis cervicales o recidivas regionales.

Fibroscopia: consiste en la introducción de un fibroscopio con luz directa que permita visualizar la orofaringe/laringe y, por ende, valorar la extensión de los CECO a dichas regiones anatómicas. Está principalmente indicada ante sospecha de lesiones posteriores o en pacientes cuya exploración de la cavidad oral sea difícil (por ejemplo, enfermos con trismus). Se debería solicitar por protocolo en cualquier enfermo diagnosticado de CECO para descartar la existencia de tumores sincrónicos.

Tomografía por emisión de positrones (**PET**). **PET-TC/PET-RM**: son técnicas de medicina nuclear que permiten analizar la captación y retención de diferentes radiofármacos por las células, proporcionando información metabólica del tumor. Mejoran la detección, respecto a la TC y la RM, de la infiltración tumoral en los ganglios y de las metástasis a distancia. La combinación con la TC o la RM permite una mejor localización espacial de las lesiones hipermetabólicas. Se emplean tanto en el diagnóstico/estadiaje inicial como en la evaluación de la respuesta al tratamiento y en la detección de la recidiva. Son buenos estudios, pero no están disponibles en todos los centros hospitalarios y su realización puede demorar el diagnóstico/tratamiento.

Linfogammagrafía + **SPECT-TC**: son pruebas diagnósticas utilizadas para la realización de la biopsia selectiva de ganglio centinela (BSCG).

Estadificación

La correcta estadificación clínico-radiológica inicial y anatomopatológica posterior permite orientar la toma decisiones terapéuticas. Existen diferentes protocolos/guías de tratamiento del CECO. La *American Joint Committee on Cancer* (AJCC) estadifica los tumores en función de la clasificación TNM, la cual hace referencia a tres aspectos clínicos de las neoplasias: la categoría "T" se refiere a las características del tumor primario; la categoría "N", al estado de afectación ganglionar y la categoría "M", a la presencia/ausencia de metástasis. En la octava edición de la AJCC, publicada en el año 2017 (**Tablas 31-1** y **31-2**), se introducen dos variables clínicas e histológicas que cambian las estadificaciones previas, que son:

- **DOI** (*Depth of invasion*) **o profundidad de invasión tumoral**: modifica la categoría "T". Se define como la distancia existente (medida en mm) entre el punto de la membrana basal de mucosa sana más cercana al tumor y el punto más profundo de invasión del carcinoma. Es importante diferenciarlo del espesor tumoral, definido como la distancia existente (medida en mm) entre el punto más externo del tumor y el punto más profundo de invasión.
- **ENE** (*extranodal extension*) **o extensión extranodal/extracapsular de los ganglios linfáticos**: modifica la categoría "N". Se define como la extensión de células neoplásicas a través de la cápsula del ganglio linfático.

PRONÓSTICO

La supervivencia global a 5 años del CECO en estadios precoces (I y II) está en torno al 85 %, disminuyendo hasta el 70 % en caso de existir metástasis cervicales e inferior al 40 % si el paciente presenta metástasis a distancia. A pesar de los avances diagnósticos y terapéuticos de las últimas décadas, no se ha conseguido una mejora sustancial en la supervivencia. La búsqueda de nuevos factores pronósticos que permitan realizar terapias dirigidas y el conocimiento de las bases moleculares de la carcinogénesis tumoral es un objetivo continuo de estudio de esta patología.

Tabla 31-1. Estadificación de la 8ª edición del AJCC

			Clínicorradiológica	Patológica
Tx			No se puede evaluar	No se puede evaluar
Tis			Carcinoma *in situ*	Carcinoma *in situ*
T1			Tumor ⩽ 2 cm en diámetro mayor y DOI ⩽ 5 mm	Tumor ⩽ 2 cm en diámetro mayor y DOI ⩽ 5 mm
T2			Tumor ⩽ 2 cm y DOI > 5 y < 10 mm; o tumor 2-4 cm y DOI ⩽ 10 mm	Tumor ⩽ 2 cm y DOI > 5 y < 10 mm; o tumor 2-4 cm y DOI ⩽ 10 mm
T3			Tumor 2-4 cm con DOI >10 mm o tumor > 4 cm con DOI ⩽ 10 mm	Tumor 2-4 cm con DOI > 10 mm o tumor > 4 cm con DOI ⩽ 10 mm
T4	T4a		*Enfermedad local moderadamente avanzada.* Tumor > 4 cm con DOI > 10 mm o que afecta al hueso mandibular/maxilar (NO hay erosión superficial), seno maxilar o piel	*Enfermedad local moderadamente avanzada.* Tumor > 4 cm con DOI >10 mm o que afecta al hueso mandibular/maxilar (NO hay erosión superficial), seno maxilar o piel
	T4b		*Enfermedad local muy avanzada.* Invade el espacio masticador, la apófisis pterigoides, la base del cráneo o la arteria carótida interna	*Enfermedad local muy avanzada.* Invade el espacio masticador, la apófisis pterigoides, la base del cráneo o la arteria carótida interna
Nx			Datos insuficientes para valorar los ganglios linfáticos cervicales	Datos insuficientes para valorar los ganglios linfáticos cervicales
N0			No existe afectación ganglionar linfática cervical	No existe afectación ganglionar linfática cervical
N1			Metástasis en un único ganglio ipsilateral al tumor ⩽ 3 cm y sin ENE	Metástasis en un único ganglio ipsilateral al tumor ⩽ 3 cm y sin ENE
N2	N2a		Metástasis en un único ganglio ipsilateral al tumor de 3-6 cm y sin ENE	Metástasis en un único ganglio ipsilateral al tumor de 3-6 cm y sin ENE o metástasis en un único ganglio ipsilateral < 3 cm con ENE+
	N2b		Metástasis en múltiples ganglios ipsilaterales al tumor, todas < 6 cm y sin ENE	Metástasis en múltiples ganglios ipsilaterales al tumor, todas < 6 cm y sin ENE
	N2c		Metástasis en ganglios bilaterales o contralaterales al tumor, todas < 6 cm y sin ENE	Metástasis en ganglios bilaterales o contralaterales al tumor, todas < 6cm y sin ENE
N3	N3a		Metástasis ganglionar > 6 cm sin ENE	Metástasis ganglionar > 6 cm sin ENE
	N3b		Metástasis ganglionar con sospecha clínica de ENE +	Metástasis ganglionar única ipsilateral > 3 cm con ENE+, metástasis ganglionar única contralateral de cualquier tamaño con ENE+ o múltiples adenopatías positivas, teniendo una de ellas ENE+
M0			No existe afectación a distancia	No existe afectación a distancia
M1			Afectación metastásica a distancia	Afectación metastásica a distancia

DOI: depth of invasión (profundidad de la invasión). ENE: extranodal extension (extensión extranodal/extracapsular de los ganglios linfáticos).

Tabla 31-2. Tabla 31-2. Estadiaje de tumores de la cavidad oral

ESTADIO 0	Tis N0 M0
ESTADIO I	T1 N0 M0
ESTADIO II	T2 N0 M0
ESTADIO III	T3 N0 M0; T1-T3 N1 M0
ESTADIO IV	**IVa**: T4a N0 M0; T4a N1 M0; T1-T4a N2 M0
	IVb: T4b, cualquier N, M0; cualquier T, N3 M0
	IVc: cualquier T, cualquier N, M1*

Factores pronósticos

Dependientes del paciente

Se ha observado peor pronóstico en pacientes varones, así como una tendencia a menor supervivencia en pacientes de mayor edad, aunque este último dato no está claramente demostrado. Otros factores relacionados con un empeoramiento del pronóstico son las alteraciones en la inmunidad, transfusiones sanguíneas y el estado nutricional del paciente (déficits nutricionales o sarcopenia). Por el contrario, los carcinomas relacionados con VPH (mayor incidencia en mujeres y jóvenes) presentan mejor comportamiento tras en tratamiento.

Dependientes del tumor

- Grado de diferenciación tumoral: los carcinomas se clasifican en bien, moderadamente o poco diferenciados. Los más indiferenciados presentan peor supervivencia.
- Tamaño del tumor: a mayor tamaño, mayor estadiaje y disminución de la supervivencia.
- Localización del tumor: las estructuras anatómicas con mayor presencia de tejido linfoide con mayor tasa de diseminación linfática (lengua o suelo de boca) tienen mayor riesgo de diseminación linfática y pueden presentar peor pronóstico.
- DOI: la profundidad tumoral se relaciona de manera inversa con la supervivencia.
- Invasión perineural: si está presente, disminuye la supervivencia.
- Invasión linfovascular: está relacionada negativamente con la supervivencia
- Patrón de invasión tumoral/WPOI (*Worst Pattern Of Invasion*): se clasifica en 5 tipos según la morfología del frente de invasión y la existencia de células aisladas o grupos celulares a distancia de la masa tumoral principal. Los patrones IV y V, los menos cohesivos, presentan peores tasas de supervivencia.
- Tumor *budding*: presencia de nidos celulares oncológicos en el estroma peritumoral (por delante del frente de invasión); si es alto, empeora el pronóstico.
- Respuesta linfocítica peritumoral: las respuestas linfocíticas débiles en torno al tumor se relacionan con peor pronóstico.
- Afectación metastásica a distancia: su presencia condiciona muy negativamente la supervivencia.
- Tiempo hasta la recidiva: se relaciona de manera inversa con la supervivencia.

Dependientes de la afectación ganglionar

- Presencia de metástasis ganglionares: la presencia de adenopatías cervicales patológicas en el momento del diagnóstico es el factor pronóstico independiente más importante, junto a la existencia de metástasis a distancia, de esta enfermedad.
- Extensión extranodal: empeora el pronóstico, debido a que las células tumorales han traspasado la cápsula de los ganglios e invadido el tejido circundante.

Dependientes del tratamiento

Márgenes patológicos: la presencia de márgenes afectos (< 1-2 mm) afecta de forma negativa a la supervivencia. En cuanto a los márgenes próximos (2-5 mm), pueden empobrecer el pronóstico, aunque no existe un consenso claro sobre su papel en la mortalidad de esta enfermedad.

Moleculares

Las bases moleculares y genéticas del cáncer han sido ampliamente estudiadas. Aquellos procesos que activen los oncogenes o que supriman los genes supresores de tumores, el aumento de la inestabilidad de microsatélites o la sobreexpresión de determinadas proteínas pueden desencadenar o promover un proceso neoplásico. La sobreexpresión de determinados factores, como el factor de crecimiento endotelial (VEGF) o el receptor del factor de crecimiento endotelial (EGFR), se han relacionado de forma negativa con la supervivencia global y la supervivencia libre de enfermedad en el cáncer de cabeza y cuello. La inactivación de genes supresores de tumores (p53, p16, etc.) o la sobreexpresión de determinados oncogenes (BCL-2, c-erb-2, KLF13, NF-kB, SLP-2, CCND1, etc.) y algunas enzimas (transcriptasa inversa de la telomerasa) podrían estar relacionadas con la carcinogénesis.

Es importante poder identificar estas alteraciones moleculares con el fin de desarrollar nuevos tratamientos que tengan como diana inhibir estos marcadores moleculares o las rutas de señalización que activan.

Índices/*scores* pronósticos del CECO

Con el fin de estratificar y comprender mejor el riesgo y la supervivencia de los pacientes con CECO, se han propuesto diferentes índices/scores pronósticos basados en sistemas de puntuación. Estos combinan el riesgo estimado de varios factores pronósticos, clínicos y patológicos y/o moleculares, que podrían servir de apoyo a la hora de seleccionar e individualizar el tratamiento. Aunque son prometedores, por el momento, no existe ningún índice de riesgo incluido en las guías clínicas. Algunos ejemplos de estos scores de estratificación del riesgo oncológico son los descritos por Brandwein-Gensler, Yu, o Almangush, entre otros.

Nuevos factores pronósticos

Con el objetivo de poder seleccionar mejor a los pacientes que podrían beneficiarse del tratamiento adyuvante, se han propuesto nuevos factores pronósticos, que, aunque no se encuentran incluidos en los protocolos internacionales, es posible que lo hagan próximamente. La densidad patológica de ganglios (proporción de ganglios positivos entre el total de ganglios obtenidos en la disección cervical), el logaritmo de *odds* de ganglios linfáticos positivos (ratio entre la probabilidad de que un ganglio sea positivo entre la de que un ganglio sea negativo cuando se analiza histológicamente) o la respuesta inmune del organismo frente al tumor (como el aumento de las ratios neutrófilo-linfocito y plaqueta-linfocito o la disminución de la ratio linfocito-monocito) son algunos de ellos.

TRATAMIENTO

El tratamiento del CECO debe abordarse de una manera multidisciplinar en los denominados "comités de tumores", con un equipo formado por cirujanos, oncólogos médicos y radioterapeutas, médicos nucleares, neurorradiólogos, patólogos, nutricionistas, foniatras, médicos rehabilitadores, logopedas y psicooncólogos. Las guías internacionales recomiendan que las decisiones fundamentales se tomen de manera conjunta, individualizando el tratamiento. Es fundamental explicar a los pacientes todas las opciones terapéuticas, así como sus posibles secuelas. Deben estar informados de la intervención quirúrgica, el postoperatorio, el tratamiento adyuvante y del efecto en su calidad de vida.

El objetivo principal de un tratamiento oncológico debe ser erradicar la enfermedad, preservando o restaurando la morfología y función del órgano perdido y minimizando las secuelas funcionales y estéticas.

La elección del tratamiento depende, no solo del paciente y del estadio al diagnóstico, sino también del equipo y de la experiencia de los profesionales.

Los factores que condicionan los tratamientos a aplicar son, entre otros, los siguientes:

- **Factores relacionados con el tumor**: la localización y el tamaño de la neoplasia, la proximidad y afectación de estructuras contiguas, el estado de los ganglios cervicales, la existencia de metástasis a distancia, los tratamientos previos y la histología tumoral.
- **Factores relacionados con el paciente**: la edad, las comorbilidades, la tolerancia al tratamiento, la profesión, el estilo de vida, los hábitos tóxicos y el estado nutricional.

- **Factores relacionados con el equipo/hospital**: la experiencia profesional, los medios diagnósticos y terapéuticos, la posibilidad de ensayos clínicos, etcétera.

Según los protocolos internacionales, el esquema de tratamiento depende del estadio tumoral en el momento del diagnóstico. Uno de los más empleados es el que propone la NCCN (*National Comprehensive Cancer Network*) americana (**Fig. 31-3**).

Tratamiento del tumor en estadio primario (I o II). Enfermedad precoz

La cirugía o la radioterapia (RT) se pueden emplear con intención curativa, con unas tasas de éxito del 90 % en el estadio I, y del 70 % en el estadio II. En general, existe un amplio consenso en que el tratamiento debe ser quirúrgico mediante la exéresis tumoral con márgenes de seguridad (1-1,5 cm, si la localización lo permite).

El manejo del cuello N0 sigue siendo controvertido, teniendo como opciones válidas la vigilancia (*wait and see*), el estadiaje cervical mediante la biopsia selectiva de ganglio centinela (BSGC), la radioterapia profiláctica y la disección

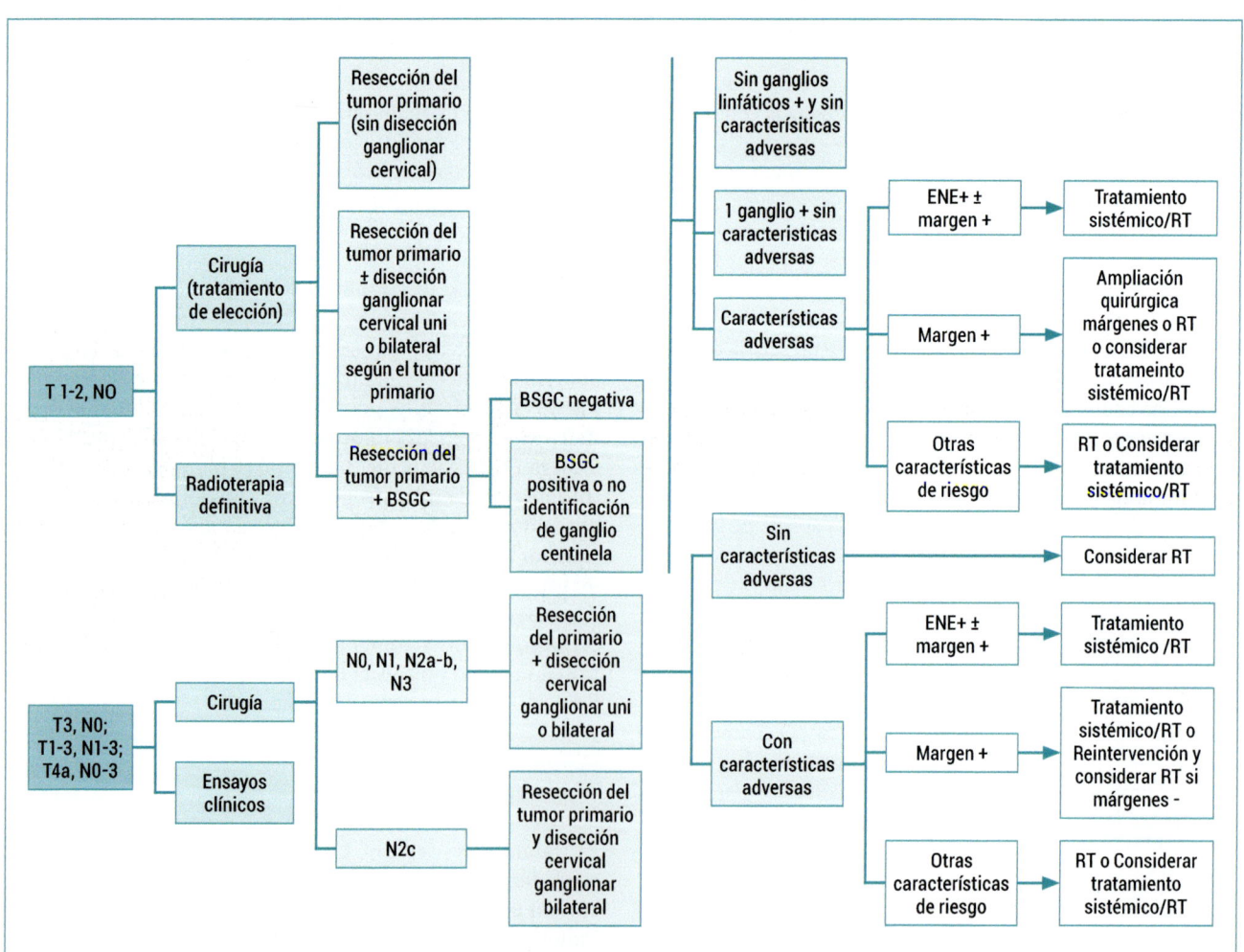

Figura 31-3. Manejo de la enfermedad recidivante o persistente en las guías NCCN.

cervical electiva (niveles I-III). Las opciones quirúrgicas son, en general, las preferidas.

TRATAMIENTO DEL TUMOR EN ESTADIOS AVANZADOS (III O IV). ENFERMEDAD LOCORREGIONAL AVANZADA

El tratamiento quirúrgico es el recomendado, siempre y cuando no existan criterios de irresecabilidad y el paciente pueda tolerar la intervención quirúrgica.

Los **criterios de irresecabilidad** tumoral en cabeza y cuello son los siguientes:

- Invasión de la fosa pterigomaxilar con afectación de nervios craneales.
- Infiltración de la musculatura pterigoidea, particularmente, si asocia trismus o afectación de la fosa pterigopalatina.
- Extensión a la base del cráneo (pterigoides, hueso esfenoide.
- Infiltración de la nasofaringe superior.
- Invasión de la arteria carótida interna en más de 270º.
- Extensión directa de la enfermedad del cuello que afecte la capa externa de la piel, aunque en determinados casos podría ser resecable. Metástasis subdérmicas.
- Extensión directa hacia el mediastino, fascia prevertebral o vértebras cervicales.

La intervención quirúrgica debe consistir en una adecuada extirpación tumoral con los márgenes de seguridad más amplios posibles, vaciamientos cervicales (en función de la localización del tumor primario y del estado del cuello) y en una reconstrucción inmediata.

La adyuvancia terapéutica con radioterapia es muy frecuente en los pacientes con enfermedad locorregional avanzada. El uso de quimioterapia en adyuvancia dependerá, principalmente, de los márgenes quirúrgicos, así como de la presencia de extensión extranodal.

En pacientes que sean considerados "no quirúrgicos", pero sí se pueda intentar la curación, el tratamiento que se debe valorar es la radioterapia asociada a quimioterapia con intención radical.

Abordajes quirúrgicos

El objetivo príncpes de la intervención quirúrgica es, siempre, conseguir una adecuada resección oncológica. Para ello, los abordajes elegidos deben ser aquellos que permitan una buena visualización del tumor con un amplio campo quirúrgico y que asocie la menor morbilidad posible.

El abordaje intraoral debe ser de elección (**Fig. 31-4**). En el caso de que no se pueda asegurar una correcta resección con márgenes, como, por ejemplo, en casos de trismus o lesiones posteriores, hay que pensar en otras alternativas, como las que se describen a continuación:

- Labio-mandibulotomía: tumores posteriores o cercanos a la fosa pterigomaxilar (**Fig. 31-5**).

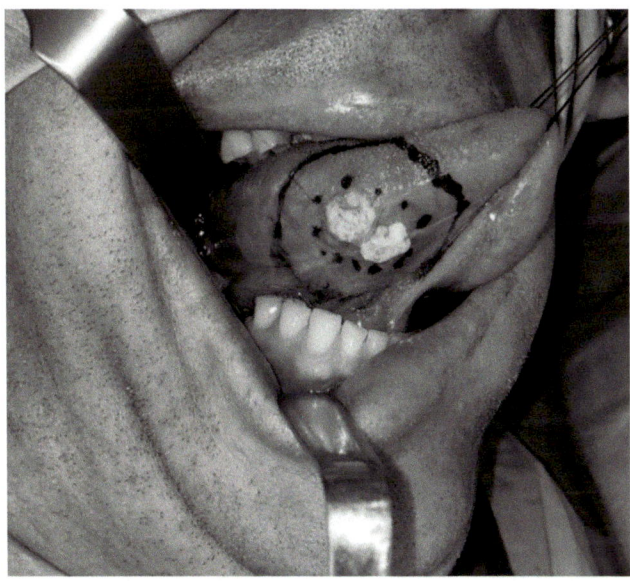

Figura 31-4. Carcinoma lingual. Los puntos marcan la lesión. La línea marca la resección con márgenes con un abordaje intraoral.

- Colgajo mejilla superior y abordaje Weber-Ferguson (con posible extensión de Lynch): tumores maxilares que requieran maxilectomías extensas (**Figs. 31-6** y **31-7**).
- Abordaje *pull-through*: tumores posteriores linguales.
- Colgajo en visera en caso de tumores mandibulares extensos (**Fig. 31-8**).

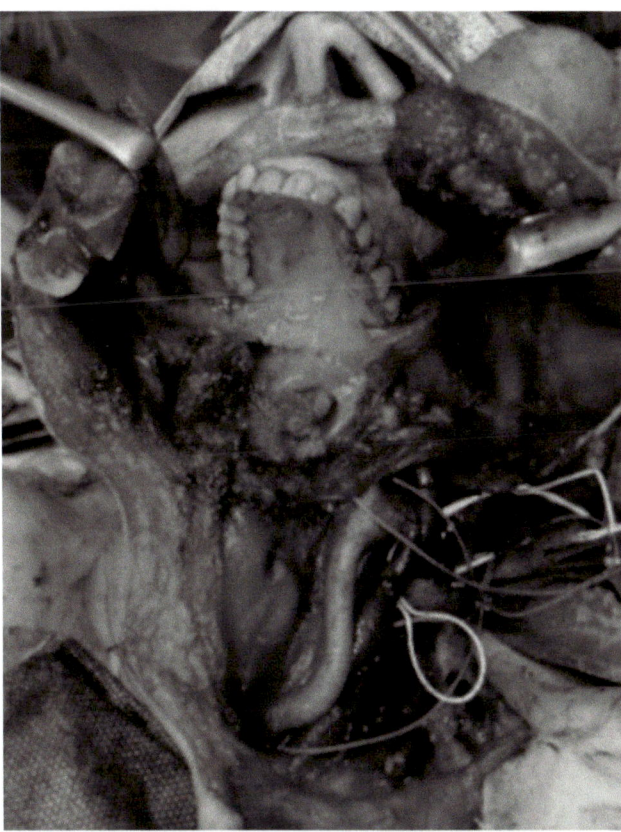

Figura 31-5. Exposición del campo quirúrgico tras abordaje tipo labio-mandibulotomía y *swing* mandibular.

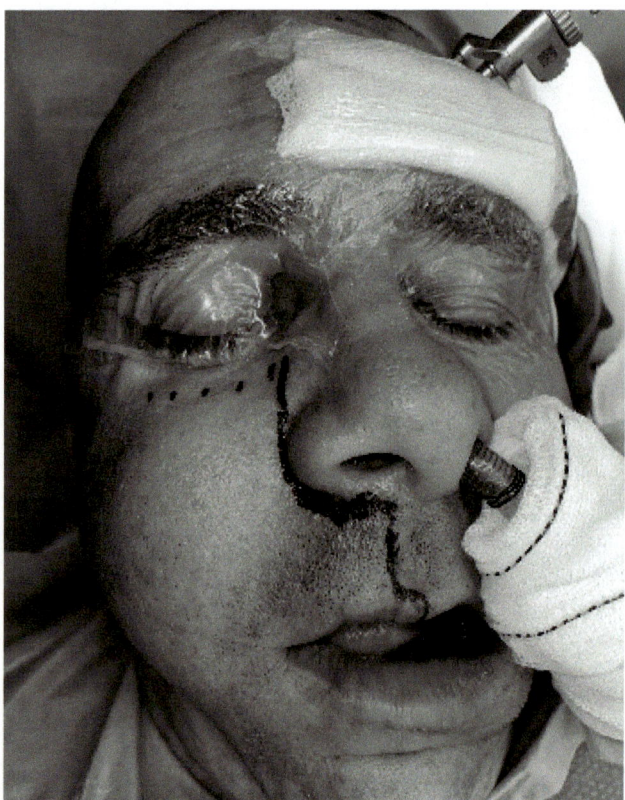

Figura 31-6. Tumoración maxilar. Abordaje Weber-Ferguson con extensión medio-palpebral.

- *Degloving* mediofacial: tumores maxilares que requieran maxilectomías extensas.
- Colgajo de la mejilla inferior (**Fig. 31-9**).
- Abordajes apoyados en nuevas tecnologías, cada vez más empleadas, como la cirugía robótica transoral (TORS) o la cirugía endoscópica transoral ultrasónica (TOUSS).

Resección tumoral

La resección clásica se realiza con bisturí frío/eléctrico. Una posible alternativa es el uso del láser CO_2, el cual permite

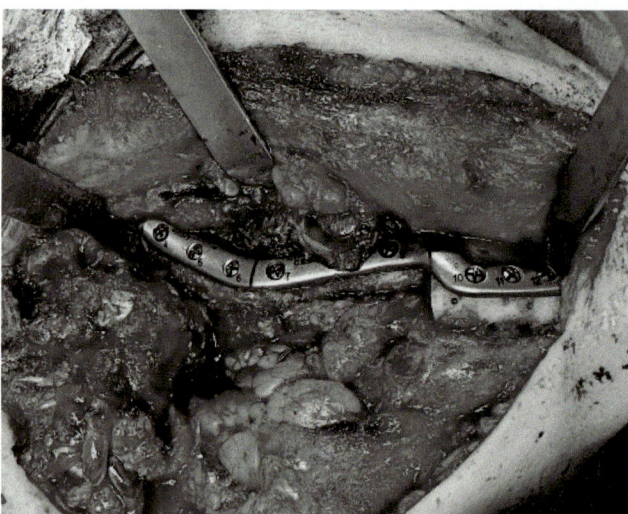

Figura 31-8. Abordaje mediante colgajo en visera para mandibulectomía y reconstrucción mandibular con colgajo de peroné y PSI.

cortar y coagular al mismo tiempo, disminuyendo el daño del tejido peritumoral y la inflamación local. Se emplea, sobre todo, en lesiones intraorales pequeñas (T1), mediante un abordaje intraoral.

A continuación, se detallan algunas de las características de las resecciones según la localización del tumor, excluyendo las lesiones labiales.

Lengua

Es la localización más frecuente donde asientan los tumores malignos de la cavidad oral, localizándose la mayoría en el borde lateral o en la cara ventral. La glosectomía se puede clasificar en parcial, hemiglosectomía, subtotal o total. En aquellos casos donde se plantee la opción de una glosectomía total/subtotal, se puede optar por tratamientos no quirúrgicos con el fin de conseguir la denominada órgano-preservación de la lengua y disminuir la morbilidad.

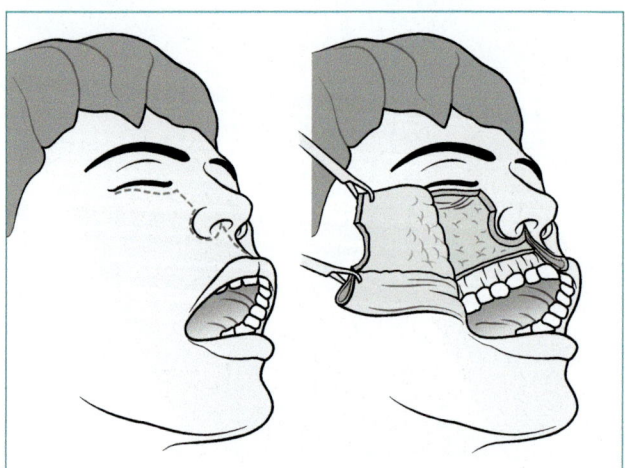

Figura 31-7. Colgajo de la mejilla superior.

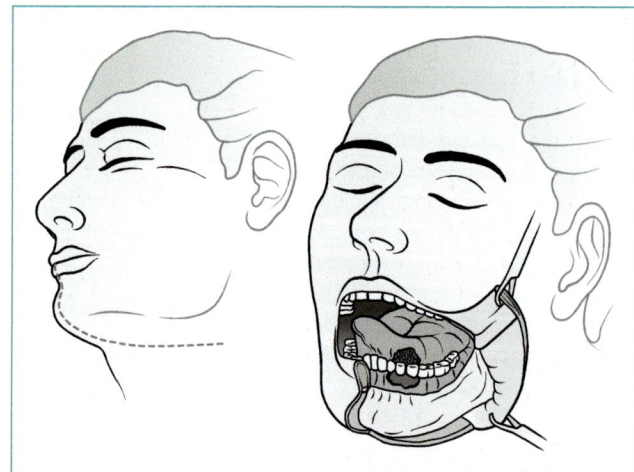

Figura 31-9. Colgajo de la mejilla inferior.

Suelo de la boca

Es la segunda localización más frecuente. Las lesiones de suelo de boca muy avanzadas tienen tendencia a la invasión de estructuras cercanas, como la mandíbula, la musculatura extrínseca/cara ventral de la lengua y las glándulas sublingual/submaxilar. Las resecciones pueden llegar a ser muy amplias si asocian glosectomías y/o mandibulectomías.

Mandíbula

Cuando se plantea una resección mandibular, hay que tener en cuenta determinados factores:

- En el caso de pacientes de edad avanzada o edéntulos, el hueso mandibular tiende a una reabsorción fisiológica, teniendo menos altura y anchura ósea.
- Si la mandíbula ha sido previamente irradiada, la vascularización local probablemente, esté comprometida.
- Las lesiones cercanas al canal del nervio alveolar inferior (NAI) pueden asociar infiltración perineural.
- En lesiones que infiltran por la cara lingual mandibular puede ser difícil asegurar una buena resección tumoral sin realizar una mandibulectomía segmentaria.

En general, aquellos CECO que se originan en la encía mandibular, sobre todo, los de forma ulcerativa, tienden a la invasión ósea.

La resección parcial mandibular, conocida como mandibulectomía marginal, se emplea en aquellos casos donde no exista una afectación ósea o esta sea mínima. Si, por el contrario, el hueso está infiltrado por el tumor, existe poca altura ósea mandibular (menos de 10 mm), el NAI está cercano o la mandíbula ha sido previamente tratada, se debe valorar una resección segmentaria (**Figs. 31-10** y **31-11**).

Maxilar

En esta localización, el riesgo de infiltración ósea es mayor, pero la tendencia a la diseminación linfática es más baja. Sus implicaciones anatómicas son muy complejas por la relación del maxilar superior con la fosa nasal, el seno maxilar y el globo ocular.

Según la afectación del tumor, se han descrito diferentes clasificaciones de las maxilectomías. Brown et al. las dividen en función de su localización, así como de su extensión horizontal y vertical (**Fig. 31-12**).

Se debe tener en cuenta que, a diferencia del resto de localizaciones, donde el diagnóstico maligno más frecuente son los carcinomas epidermoides (90 % de los casos), los tumores malignos que más frecuentemente afectan al paladar duro son los derivados de las glándulas salivales menores. Así mismo, no hay que olvidar que las lesiones intraorales pueden tener su origen en la fosa nasal o en el seno maxilar, cuyo estadiaje y pronóstico es diferente.

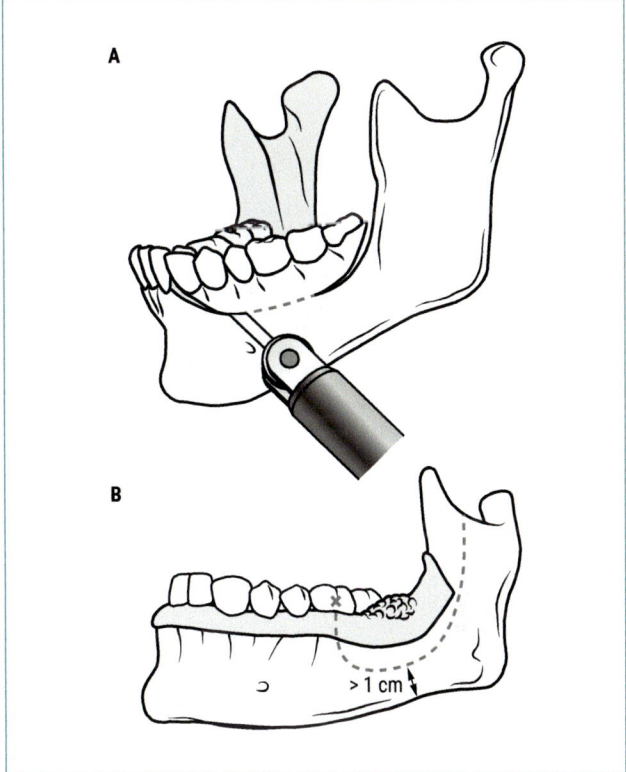

Figura 31-10. Mandibulectomía marginal.

Mucosa yugal

Las lesiones que asientan en esta localización presentan tendencia a la invasión del espacio peribucal y la musculatura masticatoria, provocando dolor y trismus. La piel puede verse afectada, sobre todo, en tumores cercanos a la comisura. Si el CECO está cercano al hueso, puede ser necesario realizar una maxilectomía posterior o una mandibulectomía marginal.

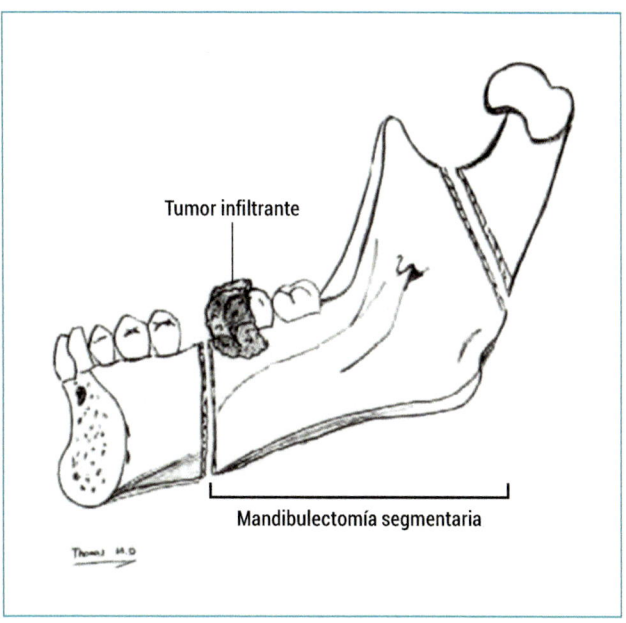

Figura 31-11. Esquema de mandibulectomía segmentaria.

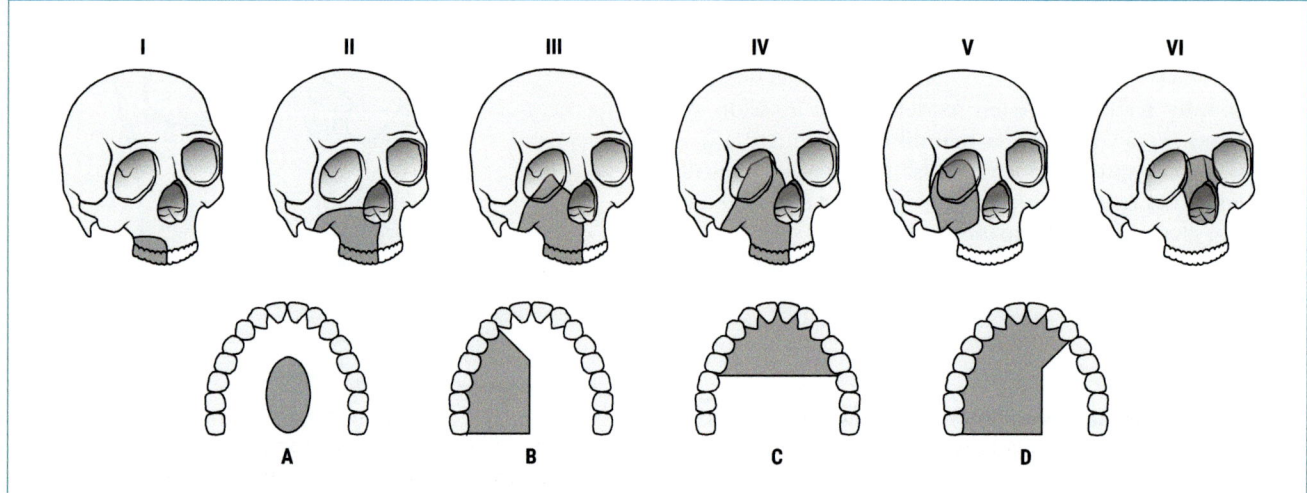

Figura 31-12. Clasificación de las maxilectomías (Brown et al.). Defecto vertical: **I.** Maxilectomía que no causa fístula oronasal. **II.** No afecta a la órbita. **III.** Afecta a los anejos orbitarios con retención orbitaria. **IV.** Combina con exenteración o enucleación orbitaria. **V.** Defecto orbitomaxilar. **VI.** Defecto nasomaxilar. Defecto horizontal: **A.** Sin afectar al alvéolo dental. **B.** Defecto ≤ hemimaxilar unilateral. **C.** Defecto ≤ mitad transversa anterior. **D.** > hemimaxilar.

La preservación del conducto de Stenon no debe, en general, condicionar la resección oncológica.

Trígono retromolar (TRM)

Son lesiones posteriores con tendencia elevada a diseminación linfática cervical y que pueden invadir la musculatura masticatoria, el suelo de la boca, la lengua, el hueso mandibular o el maxilar. Debido a su cercanía al ángulo, cuerpo y rama mandibulares, las resecciones de tumores en esta localización suelen requerir mandibulectomías asociadas e, incluso, maxilectomías posteriores (tuberosidad).

Manejo del cuello en el carcinoma epidermoide de cavidad oral

El manejo cervical en los pacientes con CECO depende mucho del estado del cuello en el momento del diagnóstico. En general, si el cuello es positivo clínica o radiológicamente, el vaciamiento cervical debe ser más extenso ("*comprehensive*"), radicalizando la disección cervical cuando haya sospecha de afectación ganglionar extracapsular (N3), afectación del nivel II can afectación del XI par craneal y en recidivas tras tratamiento cervical previo. Si el cuello es N0, existe más controversia, siendo las alternativas terapéuticas las siguientes:

- Vigilancia estrecha y posterior cirugía cervical de rescate si recidiva: los resultados de supervivencia son peores. Se debe realizar en pacientes muy seleccionados. El seguimiento debe ser con ecografía y TC. Ante lesiones sospechosas, puede ser necesaria una punción aspirativa con aguja fina (PAAF).
- Radioterapia electiva a las cadenas ganglionares de drenaje tumoral: en general, no se contempla, por no permitir un correcto estadiaje de la enfermedad y porque el tratamiento quirúrgico de una posible recidiva cervical es más complejo desde un punto de vista técnico.
- Biopsia selectiva de ganglio centinela: es una técnica de estadiaje. Está indicada en pacientes con estadios precoces (T1 y T2), en los que el radiofármaco pueda ser inyectado alrededor del tumor de una forma adecuada (técnica 360°). Su uso permite localizar los ganglios centinela, que se definen como los primeros ganglios de drenaje desde la zona del CECO. La técnica quirúrgica se puede complementar con la utilización de otro tipo de sustancias colorantes que generan fluorescencia, como el verde de indocianina. Si tras el análisis histopatológico de los ganglios, el cuello fuese positivo, el vaciamiento cervical debe realizarse lo antes posible.
- Disección cervical electiva: en pacientes con CECO, el vaciamiento cervical debe ser selectivo, incluyendo los niveles I-III. La bilateralidad de la linfadenectomía dependerá de la localización del tumor, la proximidad a la línea media y de si su extirpación sobrepasa dicha línea media.

VACIAMIENTOS CERVICALES

Los vaciamientos cervicales clásicos se han dividido en radicales o selectivos. El concepto de radicalidad supone no solo realizar una linfadenectomía completa de los ganglios cervicales de los niveles I-V, sino también asociar algunas estructuras cervicales, como el nervio espinal (XI par craneal), el músculo esternocleidomastoideo y/o la vena yugular interna. Por otro lado, existen distintos tipos de disecciones ganglionares selectivas en función de los niveles cervicales tratados (supraomohioideo, lateral, posterolateral…). Con tanta nomenclatura, el hecho de referirnos a los mismos procedimientos puede ser complicado. Por ello, Medina et al. y, posteriormente, Ferlito et al. propusieron un sistema de clasificación basado en los niveles cervicales extirpados y en las estructuras preservadas. Pensamos que esta clasificación es más correcta y no da lugar a la confusión.

Reconstrucción

La reconstrucción de los defectos oncológicos tras la resección del CECO, idealmente, debe hacerse de forma primaria, mediante las diferentes técnicas disponibles, por el equipo profesional que trate al paciente. El uso de un cierre directo, colgajos locales, regionales o microquirúrgicos dependerá de la individualización de cada caso. Los objetivos principales de la reconstrucción de un CECO son los siguientes:

- Sellar espacios muertos, evitando fístulas orocervicales u orofaciales.
- Mantener la mejor funcionalidad lingual posible, permitiendo manejar el bolo alimenticio, hablar y deglutir.
- Mantener una continuidad ósea que distorsione lo menos posible la armonía facial.
- Mantener una buena competencia labial.
- Colocación de implantes osteointegrados en los colgajos óseos con el fin de restituir la oclusión y la masticación.

Nuevas tecnologías

En los últimos años, gracias al desarrollo tecnológico, las resecciones tumorales y las reconstrucciones son más predecibles. La utilización de los nuevos softwares, sobre unas buenas pruebas de imagen diagnósticas, permite elaborar biomodelos, guías de corte e implantes específicos de pacientes que hacen las extirpaciones y reconstrucciones más precisas. La cirugía guiada presenta las ventajas de disminuir el tiempo quirúrgico, una adaptación casi perfecta a la planificación previa, abordajes más conservadores y una recuperación postoperatoria más rápida, disminuyendo el tiempo de ingreso. La navegación intraoperatoria también puede ser de utilidad en grandes resecciones tumorales.

Con el advenimiento de la inteligencia artificial puede ser que en un futuro podamos predecir, mediante modelos de riesgo basados en las características histológicas de los tumores, su comportamiento, determinar qué pacientes se beneficiarían más de tratamientos adyuvantes y cuáles tienen mayor riesgo de recaída.

TRATAMIENTO ADYUVANTE

Radioterapia

Esta modalidad terapéutica se usa con intención radical o como tratamiento adyuvante. Se basa en el uso de radiaciones ionizantes sobre las células tumorales con el fin de causar la apoptosis celular. Los efectos de la radioterapia sobre los tejidos sanos (toxicidad) dependen tanto de la dosis total administrada como del fraccionamiento de esta. Existen dos modos principales de administración:

- *Radioterapia externa:* se administra con una fuente externa de radiación sobre el tumor/lecho tumoral ± las cadenas ganglionares. De forma general, las dosis y fraccionamientos más empleados son:

  - RT con intención radical: en general, 66-72 Gy (fracciones de 2-2,2 Gy) en 30-35 sesiones.
  - RT adyuvante: la dosis es un total de 60-66 Gy (fracciones de 2Gy) en 30-33 sesiones.
- *Braquiterapia:* se administra de forma local mediante fuentes radioactivas encapsuladas. Solo debe administrarse en centros especializados y, hoy en día, se emplea menos, debido a la mejora en los esquemas de radioterapia externa.

En general, las indicaciones del tratamiento radioterápico son:

- **Radioterapia definitiva (radical):** se utiliza en pacientes inoperables, tumores irresecables o en enfermos que no aceptan el tratamiento quirúrgico.
- **Radioterapia adyuvante:** se utiliza en los casos que asocien factores de riesgo histológicos tras la cirugía: extensión extranodal, márgenes positivos o cercanos, tumor primario pT3 o pT4, enfermedad ganglionar pN2 o pN3, enfermedad ganglionar en niveles IV o V, invasión perineural, invasión vascular o invasión linfática.

La principal limitación para el uso de la radioterapia postoperatoria son las comorbilidades y la toxicidad por el daño de los tejidos sanos peritumorales. Dicha toxicidad puede ser dolorosa e incapacitante hasta el punto de que algunos pacientes no son capaces de concluir sus tratamientos. A continuación, se describen algunos de los efectos secundarios de este tipo de tratamientos:

- **Toxicidad aguda:** mucositis y radiodermitis, alteraciones del gusto o ageusia, xerostomía.
- **Toxicidad crónica:** xerostomía, trismus, fibrosis, osteorradionecrosis, neoplasias radioinducidas, linfedema, retraso en la cicatrización, hipoacusia, síndrome de L´Hermitte, mielitis transversa, etcétera.

Los nuevos esquemas terapéuticos de radioterapia consiguen disminuir la toxicidad local, focalizando el tratamiento sobre el tejido tumoral o el lecho quirúrgico y limitando la radiación en el tejido sano.

En caso de que un paciente ya irradiado presente una recidiva o un segundo tumor primario, se puede plantear la reirradiación. Para ello, hay que seleccionar muy bien el caso y deben haber pasado, al menos, 6 meses desde la última dosis de RT. Así, en general, pueden recibir dosis adicionales de hasta 60 Gy, teniendo en cuenta la toxicidad adicional, el intervalo de tiempo desde la radioterapia original y la esperanza de vida.

Quimioterapia

Se basa en el empleo de citostáticos enfocados a diferentes dianas celulares con el objetivo de causar la apoptosis de las células tumorales. La elección del tratamiento sistémico debe hacerse de forma individualizada, teniendo en cuenta la histología del tumor, su agresividad y las características del paciente.

En el caso del CECO, la quimioterapia (QT) puede emplearse junto con la radioterapia como tratamiento primario del tumor, como tratamiento de inducción o como tratamiento adyuvante a la cirugía (en asociación a la radioterapia). Las indicaciones son:

- **Tratamiento de inducción**: el posible esquema es el TPF (docetaxel, cisplatino y 5-fluoracilo).
- **Tratamiento radical** (junto con RT): se indica en pacientes inoperables, en tumores irresecables de cavidad oral o en aquellos enfermos que rechazan la intervención quirúrgica.
- **Tratamiento adyuvante a cirugía y en asociación con RT**: indicado, principalmente, en casos de extensión extranodal y/o márgenes positivos (**Tabla 31-3**).

El citostático más empleado en cabeza y cuello sigue siendo el cisplatino, aunque es muy tóxico (produce nefrotoxicidad, ototoxicidad, alteraciones digestivas y genitourinarias). Idealmente, se emplea cisplatino a altas dosis cada 3 semanas ($100 \ mg/m^2$); y en caso de contraindicación para altas dosis, se emplea cisplatino semanal. El carboplatino tiene menos toxicidad, pero, al mismo tiempo, es menos eficaz. Otro citostático que ha demostrado aumentar la supervivencia en determinados casos es cetuximab, anticuerpo monoclonal que bloquea al EGFR (receptor de factor de crecimiento endotelial).

Quimioterapia intraarterial

Se basa en la inyección de citostáticos directamente en la arteria nutricia del tumor y, simultáneamente, inocular en el sistema venoso un antagonista de la droga antitumoral. Con ello conseguimos administrar una dosis 250 veces mayor que la convencional, directamente, sobre la neoplasia sin un aumento proporcional de la toxicidad. Suele emplearse cisplatino y sulfato sódico. Se están consiguiendo unos resultados muy esperanzadores, aunque continúa siendo un tratamiento no estandarizado y no incluido en las guías.

Protonterapia

Se uso de basa en el daño celular específico de las células tumorales causado por un haz de partículas aceleradas (protones) de alta energía.

Es una técnica que está cada vez más extendida, aunque, en general, se reserva para casos en los que la radioterapia no se considera beneficiosa o segura. Puede tener indicación en tumores con invasión orbitaria, de la base del cráneo o del seno cavernoso y en lesiones con extensión intracraneal o con extensa invasión perineural.

Inmunoterapia

Esta modalidad terapéutica está basada en el uso de fármacos que actúan contra dianas específicas de las células tumorales. En el caso de los CECO, los más empleados son pembrolizumab y nivolumab. Ambos tienen como diana la PD-1, proteína de los linfocitos T del sistema inmunitario. El abanico de indicaciones en el carcinoma de cabeza y cuello es cada vez es mayor, pero suele indicarse en los casos recurrentes o metastásicos con alta expresión de PD-1 (CPS ≥ 1).

SEGUIMIENTO

Una vez concluido el tratamiento de los pacientes diagnosticados de CECO es fundamental realizar un seguimiento correcto con el fin de detectar de forma precoz posibles recidivas locorregionales, enfermedad a distancia o los denominados tumores "segundos primarios". En general, el riesgo de recidiva es mayor durante el primer año, ocurriendo el 75 % de ellas en este periodo. Es recomendable establecer un seguimiento protocolizado. Un ejemplo basado en las guías NCCN sería:

- Primer año: revisiones mensuales (1-3 meses).
- Segundo año: revisiones trimestrales (2-4 meses).
- Tercer-cuarto año: revisiones semestrales (4-8 meses).
- Quinto año y en adelante: revisiones anuales.

Además de la exhaustiva exploración física, se recomienda un seguimiento con pruebas de imagen a nivel locorregional y a distancia. Una propuesta, también basada en las guías NCCN es la siguiente:

- TC/RM locorregional y radiografía simple de tórax (o TC toraco-abdómino-pélvico) a los 3-4 meses tras tratamiento, y posterior semestral el primer año
- TC/RM locorregional y radiografía simple de tórax (o TC toraco-abdómino-pélvico) anual a partir del segundo año.
- PET-TC a los 3-6 meses de finalizar la RT adyuvante.

SEGUNDO PRIMARIO Y RECIDIVA

La frecuencia de aparición de segundos tumores primarios en cabeza y cuello está en torno al 20-27 %. El hecho de ser diagnosticado de un "segundo primario" tiene un efecto negativo en el pronóstico global de estos pacientes, ya que el tratamiento se ve condicionado por el recibido previamente. Se considera un segundo tumor primario cuando el origen anatómico es independiente de la localización del tumor primario. Su apa-

Tabla 31-3. Indicaciones de tratamiento adyuvante	
RADIOTERAPIA	**QUIMIOTERAPIA**
Extensión extranodal	Extensión extranodal
Márgenes positivos o cercanos	Márgenes positivos
pT3 o pT4	
pN2 o pN3	
Enfermedad ganglionar en niveles IV o V	
Invasión perineural	
Invasión vascular	
Invasión linfática	

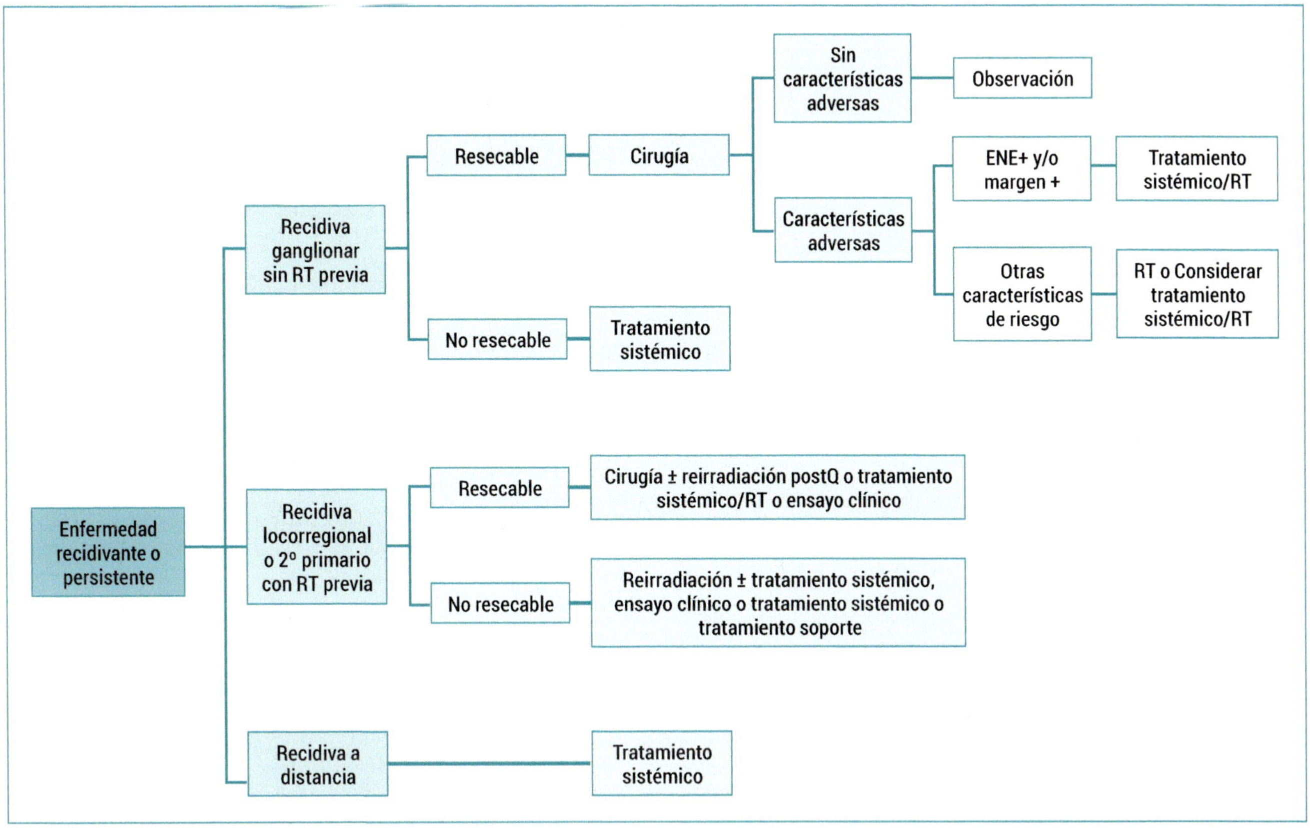

Figura 31-13. Algoritmo terapéutico de las guías NCCN. BSGC: biopsia selectiva del ganglio centinela. RT: radioterapia. Características adversas: extensión extranodal, márgenes cercanos, pT3 o pT4, pN2 o pN3, enfermedad ganglionar en niveles IV o V, invasión perineural, invasión vascular o invasión linfática.

rición se ha relacionado tanto con la exposición a factores de riesgo como con las alteraciones moleculares o celulares presentes en la región peritumoral. En general, el tratamiento debe realizarse de la misma forma que el de un tumor primario, teniendo en cuenta los tratamientos previos recibidos.

La tasa de recidivas del CECO se estima que está en menos del 20 % en el caso de los tumores diagnosticados en estadios iniciales (I o II) y en el 50 % en los pacientes con estadios avanzados. Es importante diferenciar un segundo tumor primario de una recurrencia, la cual comparte localización y/o características histológicas con el tumor primario. El diagnóstico se basa igualmente en la biopsia y en las pruebas de imagen.

La recidiva tumoral puede clasificarse en función del momento en el que se diagnostique. Así, puede considerarse temprana (diagnosticada antes de los dos primeros años) o tardía (más de dos años después del tratamiento del tumor primario).

El tratamiento de las recidivas se realiza en función de la localización y extensión, y puede ser quirúrgico (cirugía de rescate), RT/reirradiación o tratamiento sistémico (**Fig. 31-13**).

CUIDADOS PALIATIVOS

Cuando todas las líneas de tratamiento han fracasado, cuando el tumor está en un estadio tan avanzado que no es posible un tratamiento con intención curativa o cuando las características del paciente no lo permiten, no se debe renunciar a proporcionar el mayor confort posible, objetivo principal de los cuidados paliativos. Es fundamental una valoración global del paciente, tratando los síntomas principales, como dolor, náuseas, sangrado, dificultad respiratoria o desnutrición.

PUNTOS CLAVE

- El tumor maligno más frecuente de la cavidad oral es el carcinoma epidermoide, con una incidencia y prevalencia en aumento.
- El diagnóstico se basa en una exhaustiva historia clínica y exploración física, tanto intraoral como cervical, en la toma de una biopsia y en la obtención de pruebas de imagen.
- El tratamiento, basado en el estadiaje clínico-radiológico, requiere un abordaje multidisciplinar, basado, principalmente, en la cirugía mediante la resección del tumor, un correcto manejo del cuello y posibles tratamientos adyuvantes como la radioterapia y la quimioterapia.
- Es necesario tener un protocolo de seguimiento para poder detectar recidivas o segundos tumores primarios de forma precoz.

BIBLIOGRAFÍA

Almangush A, Leivo I, Siponen M, et al. Evaluation of the budding and depth of invasion (BD) model in oral tongue cancer biopsies. Virchows Arch Int J Pathol. 2018;472(2):231-6.

Álvarez Marcos CA, Fernández Espina H, Llorente Pendás JL, et al. Segundos tumores primarios en el cáncer escamoso de cabeza y cuello. Acta Otorrinolaringológica Española. 2006;57(10):462-6. ISSN 0001-6519.

Amin MB, Greene FL, Edge SB, et al. The Eighth Edition AJCC Cancer Staging Manual: Continuing to build a bridge from a population-based to a more "personalized" approach to cancer staging. CA Cancer J Clin. 2017;67(2):93-9.

Barbany JR. Cáncer oral: Métodos de diagnóstico (screening) rápido en la consulta odontológica. Av Odontoestomatol. 2008; 24(1):123-8.

Brandwein-Gensler M, Smith RV, Wang B, et al. Validation of the histologic risk model in a new cohort of patients with head and neck squamous cell carcinoma. Am J Surg Pathol. 2010;34(5):676-88.

Bray F, Ferlay J, Soerjomataram I, et al. Global cancer statistics 2022: GLOBOCAN estimates of incidence and mortality worldwide for 36 cancers in 185 countries. CA Cancer J Clin. 2024;74(3):229-63.

Cardona AF, Pino L, Cantor E. Biología de sistemas y computacional en cáncer: de lo básico a la próxima frontera. Medicina. 2022;43(4):631–51.

Chen F, Cao Y, Huang J, et al. A novel prognostic index for oral squamous cell carcinoma patients with surgically treated. Oncotarget. 2017 Jan 26;8(33):55525-33.

Christianto S, Li KY, Huang TH, et al. The Prognostic Value of Human Papilloma Virus Infection in Oral Cavity Squamous Cell Carcinoma: A Meta-Analysis. Laryngoscope. 2022 Sep;132(9):1760-70.

Ferlito A, Robbins KT, Shah JP, et al. A. Proposal for a rational classification of neck dissections. Head Neck. 2011 Mar;33(3):445-50. doi: 10.1002/hed.21614. Epub 2010 Nov 17. PMID: 21319256

Giammarile F, Schilling C, Gnanasegaran G, et al. The EANM practical guidelines for sentinel lymph node localisation in oral cavity squamous cell carcinoma. Eur J Nucl Med Mol Imaging. 2019 Mar;46(3):623-37.

González-Moles MÁ, Moya-González E, García-Ferrera A, et al. Prognostic and Clinicopathological Significance of Telomerase Reverse Transcriptase Upregulation in Oral Cancer: A Systematic Review and Meta-Analysis. Cancers (Basel). 2022 Jul 28;14(15):3673.

Khunteta N, Makkar A, Badwal JS, et al. Patterns of Neck Nodal Metastasis from Oral Cavity Carcinoma. South Asian J Cancer. 2023 Feb 6;11(4):326-31.

Kowalski LP, Medina JE. Nodal metastases: predictive factors. Otolaryngol Clin North Am. 1998;31(4):621-37.

Lakshminarayana S, Augustine D, Rao RS, et al. Molecular pathways of oral cancer that predict prognosis and survival: A systematic review. J Carcinog. 2018 Dec 31;17:7.

Medina JE. A rational classification of neck dissections. Otolaryngol Head Neck Surg. 1989;100(3):169-76.

Meng Y, Yang P, Ma L. Prognostic and clinical implications of c-erbB-2 expression in patients with oral cancer: A meta-analysis. Medicine (Baltimore). 2020 Jun 5;99(23):e20575.

Moore KL, Agur AMR. Fundamentos de anatomía con orientación clínica. Madrid: Editorial Médica Panamericana, 2003: 561-4.

Moret de González Yuli, López Labady Jeaneth, García Toro Marlin, et al. Displasia Epitelial Bucal. Acta Odontol Venez. 2008;46(1):106.

Navarro Cuéllar I. Importancia y relevancia clínico-patológica de la profundidad de invasión tumoral en los estadios clínicos iniciales del carcinoma epidermoide lingual [Tesis doctoral]. Madrid: UCM; 2021. Recuperado a partir de: http://docta.ucm.es

NCCN Clinical Practice Guidelines in Oncology. Head and Neck Cancers. V4, 2024. Disponible en https://www.nccn.org/professionals/physician_gls/pdf/head-and-neck.pdf

Pillai J, Chincholkar T, Dixit R, et al. A systematic review of proteomic biomarkers in oral squamous cell cancer. World J Surg Oncol. 2021 Oct 28;19(1):315.

Rokhshad R, Mohammad-Rahimi H, Price JB, et al. Artificial intelligence for classification and detection of oral mucosa lesions on photographs: a systematic review and meta-analysis. Clin Oral Investig. 2024 Jan 13;28(1):88. doi: 10.1007/s00784-023-05475-4. PMID: 38217733.

Santosh AB, Jones T, Harvey J. A review on oral cancer biomarkers: Understanding the past and learning from the present. J Cancer Res Ther. 2016 Apr-Jun;12(2):486-92.

Suresh GM, Koppad R, Prakash BV, et al. Prognostic Indicators of Oral Squamous Cell Carcinoma. Ann Maxillofac Surg. 2019 Jul-Dec;9(2):364-70.

Vincent Lam, Owen O'Brien, Omed Amin, et al. Oral cavity cancer and its pre-treatment radiological evaluation: A pictorial overview. European Journal of Radiology. 2024: 111494. ISSN 0720-048X, https://doi.org/10.1016/j.ejrad.2024.111494.

Yu P, Wang W, Zhuang Z, et al. A novel prognostic model for tongue squamous cell carcinoma based on the characteristics of tumour and its microenvironment: iBD score. Histopathology. 2019;74(5):766-79.

Zhou J, Li H, Cheng B, Cao R, Zou F, Yang D et al. Derivation and Validation of a Prognostic Scoring Model Based on Clinical and Pathological Features for Risk Stratification in Oral Squamous Cell Carcinoma Patients: A Retrospective Multicenter Study. Front Oncol. 2021 May 28;11:652553.

AUTOEVALUACIÓN

Patología de la amígdala y faringe

32

M. Reyes Raya y F. Merino Domingo
Colaboradora: A. Mur Til

OBJETIVOS

- Conocimiento de la anatomía y función de la faringe.
- Desarrollo de los principales cánceres a ese nivel, así como de su diagnóstico y tratamiento.
- Evaluación de la patología benigna y tratamiento de esta.

INTRODUCCIÓN

Anatomía

La faringe es un órgano con forma de embudo irregular: está ensanchada por arriba, en comunicación con las fosas nasales posteriores, un poco ensanchada nuevamente en su parte media a nivel del hueso hioides, y se estrecha por abajo a nivel de la sexta vértebra cervical. En reposo mide aproximadamente 15 cm. Se divide en tres regiones: superior, rinofaringe o nasofaringe *(cavum)* en relación con las coanas; media: bucofaringe u orofaringe, entre paladar blando e hioides, en comunicación con la cavidad oral; inferior: hipofaringe o laringofaringe, que llega hasta el borde inferior del cartílago cricoides (**Fig. 32-1**). La porción nasal está separada de la oral mediante un tabique musculomembranoso, el velo del paladar.

Fisiología

Se comporta como un vestíbulo que comunica la cavidad oral con el esófago y las fosas nasales con la laringe. Tiene múltiples funciones, según el segmento que consideremos. La nasofaringe es un conducto por el que pasa el aire respirado, drena la parte posterior de la nariz, actúa como caja de resonancia para la fonación y, a través de las trompas de Eustaquio, ventila el oído medio. La orofaringe y la hipofaringe, además de permitir el paso del aire para la respiración, desempeñan un importante papel, pues es allí donde se realiza el acto de la deglución y el paso del bolo alimenticio al esófago.

Existe, además, un anillo linfático cervical o de Waldeyer: una zona anular rica en tejido linfoide constituido por las amígdalas faríngeas, tubáricas, palatinas y linguales, y por los folículos cerrados diseminados entre las amígdalas, que tienen una función protectora, participando en la respuesta inmune.

La faringe posee un rico drenaje linfático a través de los ganglios cervicales: cadena yugular, submaxilares, submentales, retrofaríngeos, espinales accesorios y cadena cervical transversa. Según la localización, en ocasiones, tiene un drenaje bilateral.

Histología

En la pared faríngea se distinguen cuatro capas, que de la cavidad faríngea a su superficie exterior son: mucosa, aponeurosis intrafaríngea, capa muscular y aponeurosis perifaríngea.

La rinofaringe está recubierta por epitelio columnar ciliado seudoestratificado.

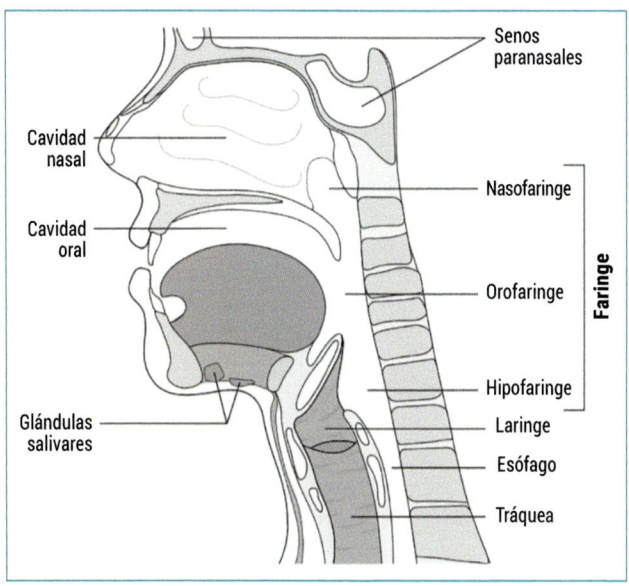

Figura 32-1. Anatomía de la faringe.

La orofaringe está recubierta por epitelio escamoso estratificado.

La hipofaringe se caracteriza por tener epitelio columnar ciliado seudoestratificado, excepto en la superficie laríngea de la epiglotis, la superficie anterior de los aritenoides, y los bordes libres de las cuerdas vocales verdaderas, donde el epitelio es escamoso estratificado.

CARCINOMA DE NASOFARINGE

Epidemiología

En Europa, la incidencia del carcinoma de nasofaringe (CNF) es inferior a 1/100.000, por lo que se considera una zona de bajo riesgo. Existen otras zonas del mundo que son de alto riesgo (incidencia superior a 15 casos/100.000 habitantes/año), que incluye China y Sudeste Asiático.

La edad media de presentación de esos tumores es más temprana en zonas de alto riesgo, en torno a la cuarta década de la vida, y más tardía en regiones de bajo riesgo, en torno a la sexta década. En cuanto a la distribución por sexos, existe una predominancia por el sexo *masculino* con una relación 2-3:1.

Etiología

La distribución geográfica típica del CNF sugiere una etiología multifactorial. En Estados Unidos y Europa, el carcinoma nasofaríngeo se asocia más comúnmente con el consumo de alcohol y tabaco, que son factores de riesgo clásicos para otros tumores de cabeza y cuello:

Virus de Epstein-Barr (VEB)

La infección latente por el VEB es uno de los factores etiológicos más importantes y firmemente establecido. Los títulos positivos de anticuerpos y/o ADN del VEB en plasma se encuentran significativamente más elevados en pacientes con CNF que en la población general.

Virus del papiloma humano (VPH)

Parece haber una relación entre la infección por el VPH y el CNF. A diferencia del VEB, que implica mejor pronóstico, el VPH no muestra variación en la supervivencia.

Factores genéticos

Se habla de una predisposición genética debida a la observación de casos de agregación familiar. Se han descrito múltiples alteraciones genéticas en pacientes con CNF, como deleciones en regiones del cromosoma 3p, 9p, 11q, 13q, y 14q. Además, se han mostrado asociaciones con el HLA del paciente, siendo HLA-A*2 y HLA-B*46:01 factores de riesgo y HLA-A*11:01 y HLA-B*13:01, factores protectores de la enfermedad.

Factores ambientales

Varios estudios epidemiológicos han observado la implicación del consumo en exceso de nitrosaminas presentes en conservas de pescados, carnes secas y ahumados en la aparición de estos tumores; también parece ser un factor de riesgo la exposición laboral a formaldehído o polvo de madera.

Histología

Aunque pueden aparecer tumores derivados de glándulas salivales menores, sarcomas, melanomas o linfomas a nivel de la nasofaringe, la histología más frecuente en esta localización es el **carcinoma**, derivado del epitelio mucoso.

Tradicionalmente, la OMS clasifica estos carcinomas en subtipos histológicos, que varían en cuanto a comportamiento y pronóstico:

- **Carcinoma escamoso queratinizante (OMS tipo I [25 %]):** es más frecuente en países occidentales y presenta características similares a los carcinomas epidermoides del tracto aéreo-digestivo superior. Presenta mayor riesgo de infiltración local y peor pronóstico.
- **Carcinoma escamoso NO queratinizante:**
  - Carcinoma epidermoide no queratinizante diferenciado (OMS tipo II [12 %]).
  - Carcinoma indiferenciado (OMS tipo III [63 %]): es el más frecuente en las zonas endémicas; está fuertemente asociado al VEB y su pronóstico es más favorable.

- **Carcinoma escamoso basaloide:** se añadió a la clasificación de la OMS de tumores de cabeza y cuello en 2005. Hay pocos casos notificados, pero se destacan por un curso clínico agresivo y una supervivencia escasa.

Clínica

La mayoría de estos tumores suelen tener un origen en la pared lateral del *cavum*, fundamentalmente, en la fosita de Rosenmüller. Dado que se trata de un lugar clínicamente oculto, estos pacientes permanecen **asintomáticos** durante mucho tiempo (promedio: 5-6 meses) y consultan cuando aparecen síntomas muy evidentes de la evolución de la enfermedad, como adenopatías cervicales, síntomas otológicos y/o nasales:

- **Adenopatía cervical:** es el principal motivo de consulta. Está presente en el 75-90 % de los casos en el diagnóstico y son bilaterales en más del 50 %. Se debe a la importante red de vasos linfáticos que se comunican en la línea media de la rinofaringe.
- **Hipoacusia de transmisión unilateral:** está presente en el 40-60 % de los casos. Generalmente, se debe a la obstrucción tubárica y acaba derivando en otitis seromucosa.

- **Síntomas nasales:** fundamentalmente, obstrucción nasal cuando son tumores voluminosos y epistaxis.
- **Otros síntomas:** es común la erosión en la base del cráneo con o sin afectación de los nervios craneales. Los pares craneales III, IV, V y VI son los más comúnmente afectados debido a la invasión tumoral del seno paracavernoso. Pueden provocar síntomas como parálisis de motilidad ocular, diplopía, cefaleas, dolor hemifacial, etcétera.

Hay metástasis a distancia en el momento del diagnóstico en el 5-11 % de los pacientes. Los sitios más frecuentes de metástasis a distancia son hueso (75 %), pulmón, hígado y ganglios a distancia.

Diagnóstico

Historia clínica

Exploración física

- Exploración de boca y orofaringe, y rinoscopia anterior y posterior.
- Fibroscopia (permite explorar fosas nasales, cavum, faringe y laringe): aporta descripción del tumor (infiltrante, exofítico, ulcerado), localización y extensión. En un 10 % de los casos puede tratarse de un carcinoma submucoso y no ser visible.
- Palpación cervical en busca de posibles adenopatías.

Exploraciones complementarias

- Para la evaluación diagnóstica inicial del CNF es necesaria una **biopsia** guiada endoscópicamente del tumor primario y una resonancia magnética (**RM)** de nasofaringe, base del cráneo y cuello para evaluar la extensión de la enfermedad locorregional.
- **Estudios de extensión:** para pacientes con estadio ganglionar avanzado (N3) o evidencia clínica/bioquímica de metástasis a distancia es de elección la realización de tomografía por emisión de positrones (TEP) o imágenes de TEP/tomografía computarizada (TC) integradas, si están disponibles. De lo contrario, se puede obtener una gammagrafía ósea y/o una TC toracoabdominal.
- **Prueba de ADN del EBV en plasma antes del tratamiento:** se sugiere obtener las concentraciones de ADN del EBV en plasma antes del tratamiento para determinar su importancia pronóstica. Hay evidencia emergente que respalda la medición seriada de las concentraciones plasmáticas de ADN del VEB para evaluar la respuesta al tratamiento o monitorizar la recurrencia.

Estadiaje

En nuestro medio, el sistema TNM, estadificación de la NCCN (*National Comprehensive Cancer Network*) *Guidelines Version 3.2024 Head and Neck Cancers* (basada en el *American Joint Committee on Cancer (AJCC) TNM Staging*

System for Nasopharynx [8th edition, 2017]) es el sistema más comúnmente utilizado para definir la extensión de la enfermedad, determinar el pronóstico y guiar el manejo terapéutico (**Tablas 32-1** a **32-4**).

Tabla 32-1. Estadificación TNM carcinoma de nasofaringe, tumor primario (T). AJCC (8th ed., 2017)

T0	Sin tumor identificable, pero VEB positivo en nódulo (s) cervicales
Tis	Carcinoma *in situ.*
T1	Tumor confinado en nasofaringe o extensión a orofaringe y/o cavidad nasal sin afectación parafaríngea.
T2	Tumor con extensión a espacio parafaríngeo y/o afectación de tejidos blandos adyacentes (pterigoideo medial, pterigoideo lateral y músculos prevertebrales).
T3	Tumor con infiltración de estructuras óseas de la base del cráneo, vértebra cervical, estructuras pterigoideas y/o senos paranasales.
T4	Tumor con extensión intracraneal, afectación de nervios craneales, hipofaringe, órbita, glándula parótida y/o infiltración extensa de tejidos blandos más allá de la superficie lateral del músculo pterigoideo lateral.

Tabla 32-2. Estadificación TNM carcinoma de nasofaringe, nódulos linfáticos regionales (N). AJCC (8th ed., 2017)

N0	No hay metástasis regionales ganglionares
N1	Metástasis unilateral en ganglio(s) cervical(es) regional(es) y/o metástasis unilateral o bilateral en ganglio(s) linfático(s) retrofaríngeo(s) ≤ 6 cm de diámetro mayor, por encima del borde caudal del cartílago cricoides
N2	Metástasis bilaterales cervicales ≤ 6 cm de diámetro mayor, por encima del borde caudal del cartílago cricoides
N3	Metástasis unilaterales o bilaterales cervicales, > 6 cm de diámetro mayor y/o extensión por debajo del borde caudal del cartílago cricoides

Tabla 32-3. Estadificación TNM carcinoma de nasofaringe, metástasis a distancia (M). AJCC (8th ed., 2017)

M0	No hay metástasis a distancia
M1	Metástasis a distancia

Tabla 32-4. Estadificación carcinoma de nasofaringe. AJCC (8th ed., 2017)

Estadios	N0	N1	N2	N3	M1
T0		II	III	IVA	IVB
T1	I	II	III	IVA	IVB
T2	II	II	III	IVA	IVB
T3	III	III	III	IVA	IVB
T4	IVA	IVA	IVA	IVA	IVB

Tratamiento

Radioterapia para el tratamiento del CNF precoz (I-II)

La radioterapia definitiva aislada continúa siendo el tratamiento de elección para el carcinoma nasofaríngeo en estadio I y pudiendo asociarse a QT concomitante en los estadios II, debido a la radiosensibilidad mostrada por estos tumores. Incluye en los campos de radiación tanto el tumor primario como las zonas ganglionares relacionadas. La radioterapia consigue un control local mayor del 75 %, llegando a más del 90 % en estadios localizados.

Quimiorradioterapia concomitante para CNF localmente avanzados (III-IV)

Por su relativo mal pronóstico, se han tratado hasta ahora con quimiorradioterapia (QRT) concomitante, pudiendo ser tratados, o no, con quimioterapia (QT) de inducción, según los factores de mal pronóstico asociados.

Quimioterapia paliativa

En los estadios IVb (con metástasis a distancia) en el diagnóstico o en recaídas se utiliza quimioterapia paliativa basada en platino si los pacientes presentan una calidad de vida aceptable.

Cirugía sobre tumor primario

La cirugía tiene un papel limitado en el manejo de los pacientes con CNF. Tradicionalmente, la nasofaringe y los ganglios retrofaríngeos por su disposición anatómica han sido considerados zonas de difícil acceso e irresecables. En los últimos años, y gracias al desarrollo de la cirugía endoscópica de la base del cráneo, han sido publicados en la literatura algunos protocolos y vías de abordaje para la exéresis de estas lesiones limitando el número de complicaciones. En estos momentos, la principal indicación de la cirugía (nasofaringectomía endoscópica) del tumor primario es, en el caso de recurrencias resecables, la vía endoscópica (**Fig. 32-2**). También está indicada la cirugía en la solución de secuelas y trastornos asociados: drenajes transtimpánicos, estenosis cicatricial de coanas, etcétera.

Cirugía sobre ganglios cervicales

Se realiza vaciamiento ganglionar cervical en casos de persistencia de enfermedad ganglionar con desaparición del tumor primario tras radioterapia y en casos de recidiva ganglionar regional tras un periodo de desaparición de la enfermedad.

Enfermedad persistente y recurrente

Ante una enfermedad recurrente hay que plantear, si es posible, un tratamiento radical, como el rescate quirúrgico (por

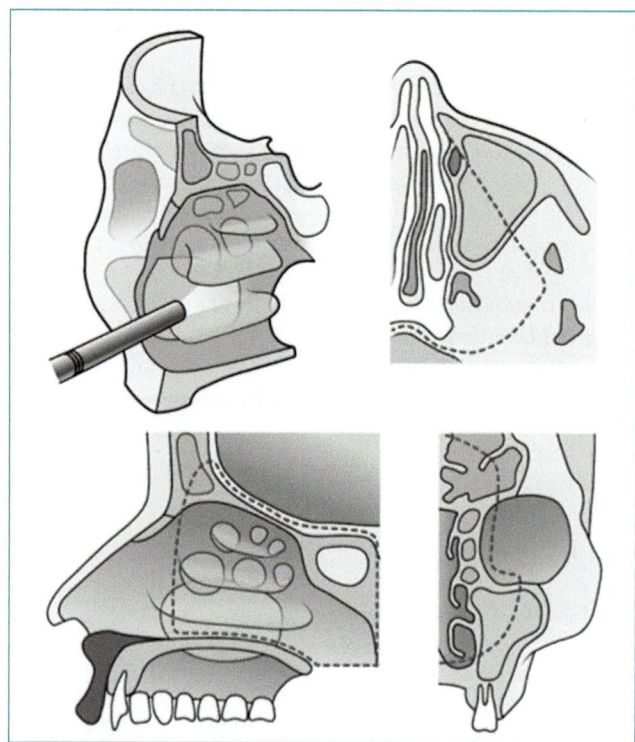

Figura 32-2. Regiones accesibles mediante abordaje endoscópico (CENS).

ejemplo, la recaída ganglionar única) o reirradiación, si la intención es curativa. Si no es posible, la opción del tratamiento será paliativa.

CARCINOMA DE OROFARINGE

Introducción

El carcinoma de orofaringe engloba el 1 % de los tumores del organismo, constituyendo el 10 % de los tumores de cabeza y cuello. Existen dos grupos de edad con incidencia aumentada, entre los 40 y 55 años (relacionado con el VPH) y entre los 50 y 70 años. La incidencia es 3-5 veces mayor en hombres que en mujeres en ambos grupos. En España, el cáncer de orofaringe causó 2.410 muertes en el año 2018. En Estados Unidos se producen unos 55.000 casos y 12.000 muertes anualmente, siendo la supervivencia a los 5 años del 68 %, aproximadamente.

Factores de riesgo

Los principales factores de riesgo son la combinación de alcohol y tabaco. Existen otros riesgos, como:

- Presencia de lesiones leucoplásicas y eritroplásicas.
- Una dieta escasa en frutas y vegetales.
- El consumo de mate, bebida estimulante de consumo común en América del Sur.
- El consumo de areca masticada, preparación estimulante de uso común en algunas zonas de Asia.

- El factor de riesgo que ha cobrado mayor relevancia en las últimas décadas es la infección por el VPH. La disminución del consumo de tabaco ha producido una disminución de la tasa global de cáncer de cabeza y cuello. Sin embargo, la incidencia de cáncer de orofaringe ha aumentado de forma constante a nivel mundial desde la década de los 2000, debido al aumento de casos relacionados con VPH. Los carcinomas secundarios a esta infección han pasado del 40,5 al 72 %.

Debido a las importantes diferencias etiopatogénicas de los tumores de orofaringe secundarios a VPH frente a los debidos a tabaco y alcohol, la *American Joint Commitee on Cancer* los considera patologías diferentes.

Clínica

La clínica de los tumores orofaríngeos es variable según su localización. Desde el punto de vista clínico son insidiosos, siendo, habitualmente, asintomáticos en estadios iniciales. Estos cánceres pueden crecer según un patrón infiltrante o exofítico.

Los síntomas pueden ser:

- Dolor.
- Disfagia.
- Pérdida de peso.
- Otalgia refleja secundaria a la complicación del nervio craneal.
- Sangrado.
- Trismo secundario a afectación del músculo pterigoideo.
- Fijación de la lengua debido a infiltración profunda de la musculatura.
- Adenopatías cervicales.

La afectación metastásica regional en los ganglios linfáticos es común debido al abundante drenaje linfático. Alrededor del 70 % de los pacientes presentan afectación cervical ipsilateral al diagnóstico; el 30 % de los pacientes presentan afectación cervical bilateral. Los ganglios linfáticos cervicales que suelen verse afectados son los de los niveles II y III.

Diagnóstico

El diagnóstico inicial es clínico, apoyado en la anamnesis y exploración física. Hay que confirmar la presencia del tumor mediante histología. Con el objetivo de realizar una correcta estadificación es necesario realizar la determinación del marcador subrogado p16 en el estudio anatomopatológico. El estudio de extensión será similar al desarrollado en el carcinoma de nasofaringe (**Fig. 32-3**).

Estadiaje

El estadiaje de la 8ª edición del *American Joint Committe on Cancer* (AJCC) diferencia el estadiaje entre carcinomas de orofaringe p16 positivos y negativos (**Tablas 32-5** a **32-9**).

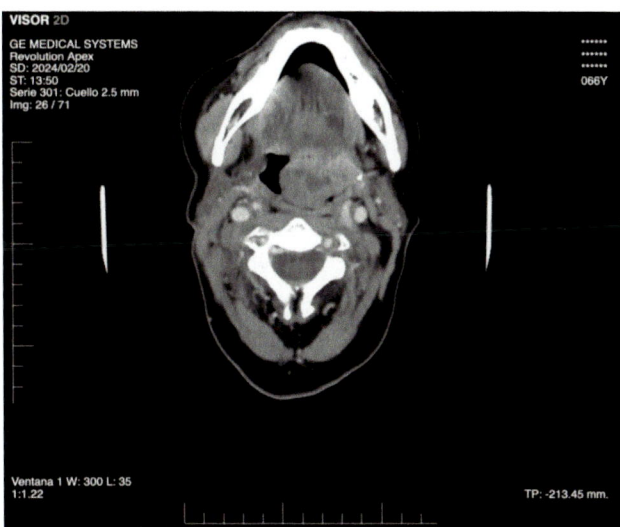

Figura 32-3. Imagen de TC con masa en localización orofaríngea.

Tratamiento

Con algunas excepciones, el algoritmo de tratamiento para los pacientes con p16 positivo y p16 negativo son idénticos.

Estadios iniciales: el tratamiento de los estadios iniciales (T1-2, N0-1 para p16 negativo; T1-2 N0 o un solo ganglio ≤ 3 cm para p16 positivo) puede basarse en una terapia unimodal con cirugía o radioterapia, realizando tratamiento cervical si es necesario, consiguiéndose unas cifras de supervivencia de hasta el 85 %. Los tumores que se aproximan a la línea media se encuentran en riesgo de metástasis contralateral por lo que precisan tratamiento bilateral.

En los pacientes VPH+, la tendencia en la actualidad va hacia la desescalada de tratamiento, sobre todo, en pacientes de bajo riesgo, pues se está comprobando que mantiene la eficacia del tratamiento, evitando parte de la toxicidad.

La toxicidad, las secuelas y las expectativas de cada paciente serán las que nos ayudarán a decidir de manera multidisciplinar el mejor tratamiento de manera individualizada de cada paciente. Se puede optar por el tratamiento quirúrgico, que deberá asociarse al tratamiento de los niveles cervicales II, III y IV de manera profiláctica en función de la localización del tumor; ipsilateral o bilateral si el tumor se encuentra en línea media o base de lengua. En el caso de optar por tratamiento quirúrgico, hay que tener en cuenta la necesidad de realizar tratamiento adyuvante en los pacientes con factores de mal pronóstico. En caso de afectación de márgenes, la mejor opción es siempre la ampliación de estos y, si no fuera posible, se planteará la opción de adyuvancia con quimiorradioterapia.

El abordaje quirúrgico de estos tumores se puede realizar por faringotomía lateral, vía faringotomía anterior (suprahioidea o transhioidea), desde la vía cervical, mediante *pull-through*, labiomandibulotomía media o paramediana, linguolabiomandibulotomía media o abordaje de Trotter (**Figs. 32-4** y **32-5**), bucofaringectomía

Tabla 32-5. Estadificación TNM carcinoma de orofaringe, tumor primario (T) y afectación ganglionar clínica (N). AJCC (8th ed., 2017)

Carcinoma de orofaringe	VPH positivo (p16+)	VPH negativo (p16-)
Tamaño (T)	• T0: no puede identificarse tumor. • T1: tumor ≤ 2 cm de extensión máxima. • T2: tumor entre 2 y 4 cm. • T3: tumor > 4 cm o con extensión a epiglotis. • T4: invasión tumoral de laringe, musculatura de la lengua, musculatura masticatoria, paladar o mandíbula.	• TX: tumor primario desconocido. • Tis: Carcinoma in situ. • T1: tumor ≤2cm de extensión máxima. • T2: tumor entre 2 y 4 cm. • T3: tumor > 4cm o invasión de epiglotis. • T4a: Invasión tumoral de laringe, musculatura de la lengua, musculatura masticatoria, paladar o mandíbula. • T4b: invasión tumoral de músculo y hueso de la cavidad oral, nasofaringe o inclusión de la carótida.
Afectación ganglionar (N)	**Clínica** • Nx: no se pueden valorar metástasis ganglionares. • N0: no hay evidencia de metástasis ganglionares. • N1: > 1 metástasis ipsilateral ≤ 6 cm. • N2: >1 metástasis ipsilateral o contralateral ≤ 6 cm. • N3: metástasis ganglionar < 6 cm.	**Clínica** • NX: no se pueden valorar los ganglios linfáticos. • N0 (N plus zero): no hay evidencia de metástasis ganglionares. • N1: 1 metástasis ganglionar ipsilateral menos de 3 cm sin extensión extranodal. • N2a: 1 metástasis ganglionar ipsilateral entre 3 y 6 cm sin extensión extracapsular. • N2b: > 1 metástasis ganglionar ipsilateral < 6 cm sin extensión extranodal. • N2c: > 1 metástasis ganglionar > 6 cm sin extensión extranodal. • N3a: 1 metástasis ganglionar > 6 cm sin extensión extranodal. • N3b: metástasis ganglionar con extensión extranodal.

Tabla 32-6. Estadificación TNM carcinoma de orofaringe, afectación ganglionar patológica (pN) y metástasis a distancia (M). AJCC (8th ed., 2017)

Carcinoma de orofaringe	VPH positivo (p16+)	VPH negativo (p16-)
Afectación ganglionar (N)	**Patológico** • NX: No se pueden valorar metástasis ganglionares. • N0: no hay evidencia de metástasis ganglionares. • N1: < 4 metástasis ganglionares. • N2: > 4 metástasis ganglionares.	**Patológico** • NX: no se pueden valorar los ganglios linfáticos. • N0: no hay evidencia de metástasis ganglionares. • N1: 1 metástasis ganglionar ipsilateral ≤ 3 cm sin extensión extranodal. • N2a: metástasis ipsilateral ≤ 3cm con extensión extranodal o metástasis ganglionar ipsilateral > 3 y ≤ 6 cm sin extensión extracapsular. • N2b: > 1 metástasis ganglionar ipsilateral ≤ 6 cm sin extensión extranodal. • N2c: > 1 metástasis ganglionar bilateral o contralateral ≤ 6 cm sin extensión extranodal. • N3a: 1 metástasis ganglionar > 6 cm sin extensión extranodal. • N3b: 1 metástasis ganglionar > 3 cm con extensión extranodal o múltiples metástasis ipsilaterales, contralaterales o bilaterales, alguna con extensión extranodal o metástasis única contralateral ≤ 3cm con extensión extranodal.
Metástasis a distancia (M)	• M0: no hay evidencia de metástasis a distancia. • M1: hay evidencia de metástasis a distancia.	• M0: no hay evidencia de metástasis a distancia. • M1: hay evidencia de metástasis a distancia.

Tabla 32-7. Estadificación carcinoma de orofaringe p16. AJCC (8th ed., 2017)

Estadios	N0	N1	N2	N3	M1
T0	0	III	IV A	IV B	IV C
T1	I	III	IV A	IV B	IV C
T2	II	III	IV A	IV B	IV C
T3	III	III	IV A	IV B	IV C
T4 a	IV A	IV A	IV A	IV B	IV C
T4 b	IV B	IV B	IV B	IV B	IV C

Tabla 32-8. Estadificación carcinoma de orofaringe p16 +, estadíos clínicos. AJCC (8th ed., 2017)

Estadios clínicos p16 +	N0	N1	N2	N3	M1
T0	I	I	II	III	IV
T1	I	I	II	III	IV
T2	I	I	II	III	IV
T3	II	II	II	III	IV
T4 a	III	III	III	III	IV

Tabla 32-9. Estadificación carcinoma de orofaringe p16 +, estadíos patológicos. AJCC (8th ed., 2017)

Estadios patológicos p16 +	N0	N1	N2	M1
T0	I	I	II	IV
T1	I	I	II	IV
T2	I	I	II	IV
T3	II	II	III	IV
T4	II	II	III	IV

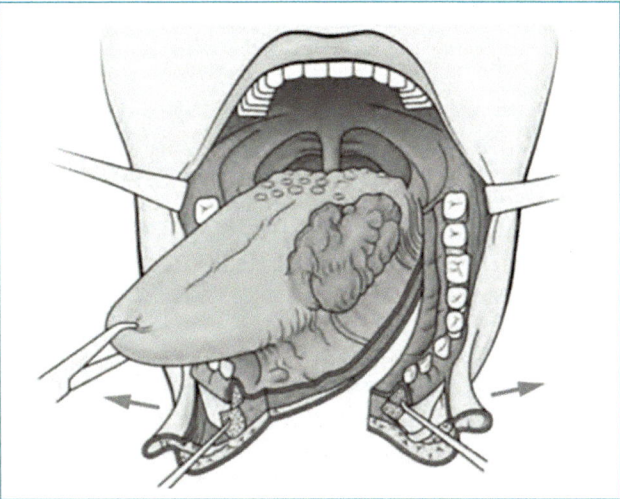

Figura 32-4. Labiomandibulotomía media de abordaje.

transmaxilar (resección en bloque con mandibulectomía segmentaria). Opciones mínimamente invasivas, como la cirugía robótica transoral (TORS en su acrónimo inglés), pueden lograr resecciones adecuadas en casos tempranos bien seleccionados.

Estadios avanzados: en los estadios localmente avanzados resecables (T3-4, N0-1 o N2-3 para p16 negativos; T0-2, cN1 [un único nódulo > 3 cm o 2 o más nódulos ipsilaterales ≤ 6 cm] o N2, T3, N0-3, T4 para p16 positivo) se puede observar una disminución de la supervivencia. Se pueden plantear esquemas de tratamiento de quimiorradioterapia (QTRT) radical, siendo este una buena alternativa al quirúrgico, que precisa la resección de órganos sanos adyacentes, lo que puede provocar un déficit funcional del paciente. Los pacientes VPH+ en estadios avanzados tienen un claro beneficio del tratamiento multimodal con QTRT, con mejor tasa de respuesta y en definitiva de supervivencia que sus equivalentes VPH -.

La quimioterapia de inducción (seguida de RT o QTRT) es una opción terapéutica para pacientes con enfermedades avanzadas resecables, independientemente de que sean p16 positivos o negativos. En caso de recurrencias debemos individualizar el tratamiento en función de las características particulares de cada paciente.

En pacientes que no hayan recibido un tratamiento de radioterapia previa a la recidiva tumoral se realizará un tratamiento acorde a lo establecido previamente, siguiendo los criterios del estadiaje tumoral, tamaño, afectación ganglionar y metástasis a distancia.

En pacientes que sí han recibido un tratamiento previo de radioterapia, si la recidiva tumoral cumple criterios de resecabilidad, se deberá realizar una cirugía de rescate.

En pacientes que han recibido un tratamiento radiante previo y se trata de una recidiva irresecable se planteara tratamiento de quimioterapia con intención paliativa basada en la combinación de platino y cetuximab. Se valorará reirradiación de forma individualizada en función de varios factores, como el tiempo transcurrido desde el tratamiento anterior, localización de la recurrencia, afectación de la pared de los vasos y estado general del paciente.

CARCINOMA DE HIPOFARINGE

Introducción

El carcinoma de hipofaringe es aquel que, en cualquiera de sus variedades histopatológicas, asienta en una o varias subregiones de la faringe en un tracto comprendido entre un plano

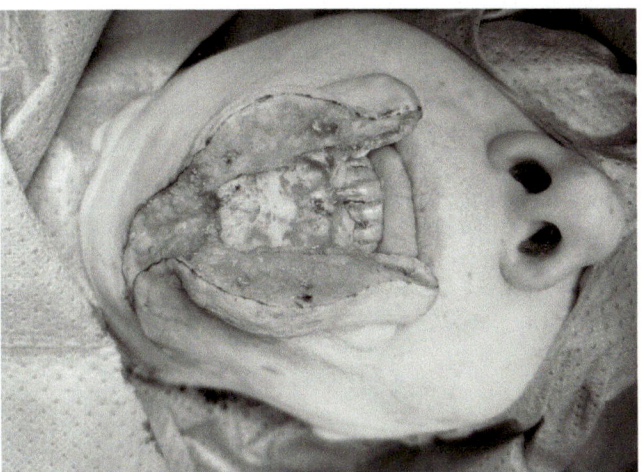

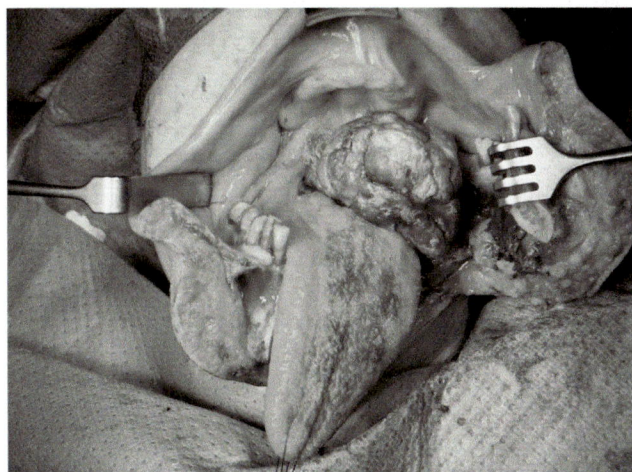

Figura 32-5. Abordaje labiotomía. Abordaje mandibulotomía con exposición de tumor en orofaringe.

horizontal que pasa por el hioides y otro que lo hace por el esfínter esofágico superior. Las diferentes localizaciones pueden ser:

Tumores del seno piriforme: el 65-85 % del total son de este tipo. Asientan en un territorio que se extiende desde el pliegue faringoepiglótico hasta el fondo del seno, que corresponde a un nivel que pasa aproximadamente por la mitad de la altura del ala tiroidea del lado correspondiente. Medialmente, en su crecimiento, pueden alcanzar el repliegue aritenoepiglótico, los cartílagos aritenoides y el cricoides. Lateralmente, pueden llegar a la pared lateral hipofaríngea.

Tumores de la pared posterior hipofaríngea: abarcan el 10-20 % de los casos. Comprendida entre dos planos horizontales que pasan respectivamente por el borde superior del hueso hioides y por el borde inferior del cricoides, quedando esta área delimitada anteriormente por los ápex de los dos senos piriformes.

Tumores de la unión faringoesofágica (área retrocricoidea): solo el 5-15 % del total. Se extiende desde el nivel inferior de los cartílagos aritenoides hasta el borde inferior del cartílago cricoides.

Epidemiología

El cáncer de la hipofaringe es poco común. Se calcula que en España la incidencia global del cáncer de hipofaringe es de 1 por cada 100.000 habitantes, lo que corresponde al 8-10 % de los cánceres de vías aerodigestivas superiores, y el 9 % de los carcinomas de cabeza y cuello. Su incidencia es mayor en varones (95 %).

Histología

La gran mayoría de los tumores de hipofaringe son carcinomas epidermoides. Hay otros tipos tumorales mucho menos frecuentes, como el carcinoma sarcomatoide o epitelioma de células fusiformes o epiteliosarcoma y carcinoma verrucoso. Otros, como el carcinoma indiferenciado de tipo rinofaríngeo (linfoepitelioma), originado en alguno de los folículos linfoides de localización hipofaríngea, son excepcionales.

Etiología

Los principales factores de riesgo del carcinoma de hipofaringe son el tabaco y el alcohol. Junto a ellos se han descrito otras causas, como la dieta, exposiciones laborales y factores genéticos. Ciertas enfermedades autosómicas recesivas se asocian a fragilidad cromosómica, por lo que pueden predisponer a cánceres: anemia ferropénica, anemia de Fanconi, síndrome de Lynch y síndrome de Li-Fraumeni. En el síndrome de Plummer-Winson o de Kelly Patterson se asocian discinesia faringoesofágica y anemia ferropénica y está implicado en la génesis de los cánceres retrocricoideos que aparecen en los países anglosajones. El reflujo gastroesofágico y las concentraciones elevadas de pepsina también pueden favorecer la aparición de tumores a nivel de la hipofaringe. Algunos estudios han encontrado asociación entre el virus de la Hepatitis C (VHC) y los carcinomas escamosos de cabeza y cuello, entre ellos, el de hipofaringe. Resaltan la importancia de realizar una vigilancia activa de la vía aerodigestiva superior en pacientes con infección crónica por VHC, así como la búsqueda de infección por VHC en pacientes con carcinomas de cabeza y cuello.

Clínica

Se diagnostica en estadios avanzados, ya que la clínica es insidiosa.

Más del 50 % de los pacientes con cáncer de la hipofaringe presentan nódulos cervicales clínicamente positivos en el momento del diagnóstico, siendo el motivo de consulta incluso en la mitad de los casos.

Otros síntomas son: disfagia, odinofagia, cambios en la voz y otalgia.

Diagnóstico

El diagnóstico inicial se basa en la laringoscopia indirecta y/o fibrolaringoscopia (realizando maniobra de Valsalva y rotación del cuello al lado contrario del seno explorado para conseguir su apertura), con inspección y palpación cervical, y pruebas complementarias, como laringoscopia directa con esofagoscopia. Para el estudio de extensión se realizan pruebas de imagen, como TC, resonancia magnética (RM) o TEP-TC. El diagnóstico se confirma histológicamente mediante una toma de biopsia.

Estadiaje

Según la Clasificación TNM (*NCCN Guidelines* Versión 3.2024) (**Tablas 32-10, 32-11, 32-12** y **32-13**).

Tratamiento

Las principales opciones de tratamiento en los pacientes que presentan tumores de hipofaringe son tres: cirugía, quimioterapia y radioterapia. El uso de una u otra, o bien la combinación de estas, dependerá del estadio tumoral del paciente y de otras variables, como edad, estado general del paciente y enfermedades previas del mismo, posibles efectos secundarios, preferencias del paciente, etcétera.

Cirugía

Tumores de la región alta de la hipofaringe: región de confluencia del borde lateral de la epiglotis con el repliegue faringoepiglótico y el repliegue aritenoepiglótico y/o afectación del muro faringolaríngeo. También para se usan para aquellos

Tabla 32-10. Estadificación carcinoma de hipofaringe, tumor primario (T). AJCC (8th ed., 2017)

T1	Tumor limitado a una sublocalización de la hipofaringe y/o de diámetro máximo ≤ 2 cm.
T2	Tumor que invade más de una sublocalización de la hipofaringe o un lugar adyacente, o de diámetro máximo > 2 cm y < 4 cm, sin fijación de la hemilaringe.
T3	Tumor de diámetro máximo > 4 cm, o con fijación de la hemilaringe, o con extensión a la mucosa esofágica.
T4	• **T4a: enfermedad moderamente avanzada localmente.** Tumor que invade cualquiera de los siguientes elementos: cartílago tiroideo/cricoideo, hueso hioides, glándula tiroides, musculatura esofágica y compartimento central de tejidos blandos (incluye músculos prelaríngeos y grasa subcutánea). • **T4b: enfermedad muy avanzada localmente.** Tumor que invade fascia prevertebral, carótida o mediastino.

Tabla 32-11. Estadificación carcinoma de hipofaringe, nódulos linfáticos (N). AJCC (8th ed., 2017)

N0	No existen metástasis en los ganglios linfáticos regionales.
N1	Metástasis en un solo ganglio ipsilateral no > 3 cm, sin afectación extranodal (ENE-).
N2	• **N2a:** metástasis en un solo ganglio ipsilateral > 3 cm y < 6 cm, sin afectación extranodal (ENE-). • **N2b:** metástasis en varios ganglios ipsilaterales, ninguno mayor de 6 cm, sin afectación extranodal (ENE-). • **N2c:** metástasis en ganglios linfáticos bilaterales o contralaterales, ninguno > 6 cm, sin afectación extranodal (ENE-).
N3	• **N3a:** metástasis en un solo ganglio > 6 cm, sin afectación extranodal (ENE-). • **N3b:** metástasis en cualquier ganglio CON afectación extranodal (ENE+).

Tabla 32-12. Estadificación carcinoma de hipofaringe, metástasis a distancia (M). AJCC (8th ed., 2017)

M0	No existen metástasis a distancia.
M1	Existen metástasis a distancia.

Tabla 32-13. Estadificación carcinoma de hipofaringe, AJCC (8th ed., 2017)

Estadio I	T1 N0 M0
Estadio II	T2 N0 M0
Estadio III	• T3 N0 M0 • T1-T2-T3 N1 M0
Estadio IV	• **IVa:** T4a N0-N1 M0 o T1-T2-T3-T4a N2 M0 • **IVb:** T4b o cualquier N M0 o cualquier T N3 M0 • **IVc:** Cualquier T o cualquier N M1

que afectan a la vallécula, el repliegue faringoepiglótico y los situados en la región lateral y alta de la pared hipofaringe:

- Cirugía endoscópica mediante láser CO_2, microelectrodos de tungsteno o cirugía robótica transoral (TORS) (**Fig. 32-6**).
- Faringotomía lateral: transhioidea (que permite abordar la región alta de la hipofaringe y alcanzar la orofaringe) o transtiroidea.
- Subglosofaringectomía lateral (en tumores que afectan a una vallécula, la región lateral de la cara lingual de la epiglotis y/o la pared lateral de la faringe).

***Tumores de la región media y baja de la hipofaringe*:**

- Cirugía endoscópica láser o con tungsteno, o cirugía robótica transoral (TORS).
- Faringectomía parcial lateral.

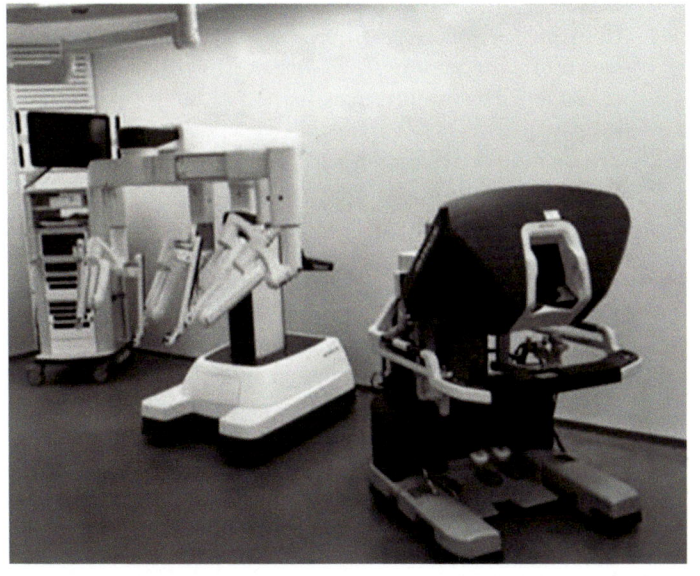
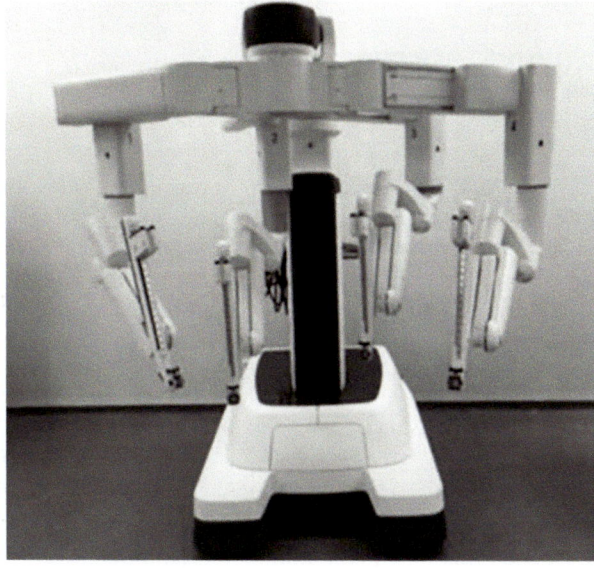

Figura 32-6. Robot Da Vinci para realización de TORS.

- Hemilaringofaringectomía: tumores que afectan el muro faringolaríngeo y el aritenoides con extensión hacia el ángulo anterior de la hipofaringe.
- Faringectomía parcial con laringectomía total.
- Faringolaringectomía total circular.

Vaciamiento ganglionar cervical: se utiliza para el tratamiento de las metástasis ganglionares regionales. Puede ser de tres tipos, funcional suprahomoioideo, funcional completo o radical.

Quimiorradioterapia concomitante posteoperatoria: si factores de mal pronóstico.

Radioterapia sola indicada cuando:

- Múltiples ganglios positivos del cuello (sin extensión extracapsular).
- Invasión perineural, invasión vascular, invasión linfático, pT3 o pT4 primaria, cavidad oral u orofaríngea, niveles IV o V positivos.
- Factores de riesgo, pero paciente frágil.

Quimiorradioterapia concomitante: si afectación linfática extracapsular y/o márgenes afectados.

Quimiorradioterapia como modalidad única.
Indicada en:

- Pacientes con estadio III que requerirían cirugía mutilante con intención de preservación de órgano.
- Algunos pacientes estadio IV:
  – HPV+.
  – Frágiles con riesgos asociados a QT de inducción.

Quimioterapia de inducción seguida de QT+RT concomitante.
Indicaciones:

- Preservación de órgano en CECC especialmente en laringe-hipofaringe en estadios IV.
- Tumores irresecables (todas las localizaciones)

PATOLOGÍA BENIGNA

Introducción

El anillo linfático de Waldeyer está constituido por las amígdalas palatinas o amígdalas, las amígdalas faríngeas o adenoides, las amígdalas peritubáricas, las amígdalas linguales y el resto de tejido linfático, que se encuentra en la faringe. La función de las amígdalas, actualmente, debido a la localización de linfocitos en el tejido superficial de las amígdalas, se ha planteado un papel inmunológico, con actividad linfocitaria de defensa.

Adenoides

Su patología se puede dividir en infecciosa o hipertrófica, existiendo una hiperplasia inmunológica, hiperplasia infecciosa y una hiperplasia idiopática benigna.

Se estudia de varias formas: mediante palpación, que es traumática (excepto durante la anestesia general); mediante rinoscopia posterior, difícil en niños para un buen diagnóstico, y estudio radiográfico de *cavum*, que es más inocuo y barato.

Se suele ver en estos niños la «facies adenoidea», que muestra protrusión de la premaxila, boca abierta, hipotonía de labios y paladar ojival. La patología infecciosa de los adenoides en su mayor frecuencia es viral. Los virus más frecuentes son adenovirus, virus respiratorio sincitial, influenza y parainfluenza. Entre las infecciones bacterianas, los gérmenes más frecuentes son *Streptococcus pneumoniae*, *Streptococcus pyogenes*, *Haemophilus influenzae*, *Staphylococcus aureus* y *Moraxella catarrhalis*.

Indicaciones para intervenir

Las indicaciones pueden ser absolutas y relativas. La indicación absoluta es en el caso de obstrucción respiratoria grave, con cuadros de apnea del sueño de tipo obstructiva, que analizaremos más en detalle junto con la patología amigdalina.

En estos casos no se espera que el niño tenga la edad límite ideal para operarlo (después de los 3 años); lo importante aquí es aliviar la obstrucción respiratoria del niño. En los casos en que se opera a niños pequeños existe la posibilidad de recidiva de las adenoides. Las indicaciones relativas se plantean en los casos de otitis media aguda de repetición e infecciones respiratorias altas de repetición (rinitis, sinusitis).

Patología amigdalina

También se pueden dividir en hiperplásicas e infecciosas. Las hiperplasias se relacionan con reacciones inmunológicas, infecciones o pueden ser de origen desconocido, hiperplasia idiopática benigna. En las infecciosas son muchos los gérmenes que pueden estar implicados. Entre las bacterias más frecuentes se encuentran *Streptococcus* beta-hemolítico grupo AB (o *Streptococcus pyogenes*), *Haemophilus influenzae*, *Moraxella catarrhalis* y *Staphylococcus aureus*. Los virus más frecuentes son adenovirus, influenza, herpes, respiratorio sincitial y de Epstein-Barr. Hasta los dos años era poco frecuente observar a un niño con infecciones bacterianas amigdalinas, debido a la protección de la IgG materna que poseen, lo más probable es que si un niño presenta a esta edad un cuadro de amigdalitis aguda esta sea viral.

El tratamiento de elección frente a una amigdalitis aguda es penicilina, amoxicilina o eritromicina y si no hay respuesta con el tratamiento habitual, se debe plantear tratamiento con antibióticos que cubran a microorganismos productores de betalactamasa, como celafosporinas de segunda generación o amoxicilina-ácido clavulánico:

- **Indicaciones de amigdalectomía:** la indicación absoluta más clara es la obstrucción respiratoria por hiperplasia amigdalina grave.
- Entre las indicaciones relativas destacan las siguientes:

- **Amigdalitis de repetición.** Las indicaciones en relación con la frecuencia de los cuadros infecciosos son muchas. Existe la regla de 5-7 cuadros en 1 año o cuatro cuadros de amigdalitis en 2 años seguidos, o 3 en 3 años, etcétera, pero esto sirve solo como referencia y no puede adoptarse como un criterio rígido. Debe evaluarse en cada paciente y las consecuencias que para cada uno tiene el cuadro infeccioso.

- **Flemón o absceso periamigdaliano.** Generalmente, son pacientes con historia de amigdalitis a repetición y que en uno de los cuadros presenta estas características más graves con gran compromiso del estado general, dolor de garganta mayor hacia un lado, trismo, fiebre y voz empastada. Al paciente con flemón o absceso periamigdaliano se le debe hospitalizar e iniciar tratamiento antibiótico endovenoso; en caso de absceso debe ser drenado. Hay algunos cirujanos que promueven en este momento la amigdalectomía.

- Se ha planteado la extirpación de las amígdalas para eliminarlas como causa de **foco de infección a distancia**, situación poco frecuente en nuestra práctica diaria, pero que en otros países es más habitual. Al parecer, se trataría de un fenómeno inmunológico de tipo autoanticuerpos.

- **Halitosis.** En las criptas profundas de las amígdalas se suele depositar material de aspecto caseoso que es el resultado de restos celulares epiteliales, leucocitos o restos de comida. Esto puede producir mal olor en el aliento. Cuando es tan intenso que altera la vida social de la persona (adolescente o niño) se puede indicar la amigdalectomía. Por supuesto, deben descartarse antes otras causas de halitosis.

- **Convulsiones febriles.** En niños con historia de amigdalitis frecuentes y que suelen presentar convulsiones febriles, se plantea la amigdalectomía por ser en ellos una causa frecuente de síntoma febril.

 PUNTOS CLAVE

- El carcinoma de faringe es un tumor infrecuente en nuestro medio, pero de suma importancia a conocer por tratarse de una patología muy silente hasta estadios avanzados.
- El diagnóstico definitivo se obtiene mediante biopsia. Las pruebas de imagen de elección son la RM a nivel locorregional y el PET-TC para detectar metástasis a distancia.
- La correlación del carcinoma de nasofaringe con el VEB está ampliamente demostrada como factor etiológico, pero también cobra importancia como factor pronóstico e incluso como monitorización de respuesta al tratamiento.
- En el manejo del carcinoma de orofaringe, la radioterapia locorregional es el tratamiento de primera línea en estadios precoces, asociado a quimioterapia concomitante en estadios más avanzados. La cirugía tiene un papel limitado en el manejo de estos pacientes.
- Los casos de cáncer de orofaringe asociados a VPH han aumento significativamente, su tratamiento no difiere en la mayoría de las ocasiones de los VPH negativo, pero su pronóstico es mejor.

BIBLIOGRAFÍA

Amin MB, Edge S, Greene F, et al (eds.). AJCC Cancer Staging Manual (8th edition). Springer International Publishing, 2017.

Borsetto D, Fussey J, Fabris L, et al. HCV infection and the risk of head and neck cancer: A meta-analysis. Oral Oncol. 2020 Jun 26;109:104869.

Chen YP, Chan ATC, Le QT, et al. Nasopharyngeal carcinoma. Lancet.2019;394:64.

Choi M, Refaat T, Lester MS, Bacchus I, Rademaker AW, Mittal BB. Development of a standardized method for contouring the larynx and its substructures. Radiat Oncol. 2014 Dec 11;9:285.

De Virgilio A, Iocca O, Malvezzi L, et al. The Emerging Role of Robotic Surgery among Minimally Invasive Surgical Approaches in the Treatment of Hypopharyngeal Carcinoma: Systematic Review and Meta-Analysis. J Clin Med. 2019 Feb 18;8(2):256.

Kelly EA, Samuels TL, Johnston N. Chronic pepsin exposure promotes anchorage-independent growth and migration of a hypopharyngeal squamous cell line. Otolaryngol Head Neck Surg. 2014 Apr;150(4):618-24.

Koyfman SA, Ismaila N, Crook D, et al. Management of the Neck in Squamous Cell Carcinoma of the Oral Cavity and Oropharynx: ASCO Clinical Practice Guideline. J Clin Oncol. 2019;37:1753.

Kuo CL, Chen YT, Shiao AS, et al. Acid reflux and head and neck cancer risk: A nationwide registry over 13 years. Auris Nasus Larynx. 2015 Oct;42(5):401-5.

National Comprehensive Cancer Network. NCCN Clinical Practice Guidelines in Oncology. Head and neck cancer. Version 3.2024.

Nguyen AT, Luu M, Mallen-St Calir J, et al. Comparison of Survival After Transoral Robotic Surgery vs Nonrobotic Surgery in Patients With Early-Stage Oropharyngeal Squamous Cell Carcinoma. JAMA Oncol 2020;6:1555.

O'Sullivan B, Lydiatt WM, Haughey BH, et al. HPV-mediated (p16+) oropharyngeal cancer. In: AJCC Cancer Staging Manual (8th edition). Amin MB (editor). New York: Springer, 2017: 11.3.

Shah BA, Qureshi MM, Jalisi S, Grillone G, Salama A, Cooley T, et al. Analysis of decision making at a multidisciplinary head and neck tumor board incorporating evidence-based National Cancer Comprehensive Network (NCCN) guidelines. Pract Radiat Oncol. 2016 Jul-Aug;6(4):248-54.

Siegel RL, Miller KD, Wagle NS, Jemal A. Cancer statistics, 2023. CA Cancer J Clin. 2023;73:17.

Yu MC, Yuan JM. Epidemiology of nasopharyngeal carcinoma. Semin Cancer Biol. 2002; 12:421.

Zhang W, Chen Y, Chen L, et al. The clinical utility of plasma Epstein-Barr virus DNA assays in nasopharyngeal carcinoma: the dawn of a new era?: a systematic review and meta-analysis of 7836 cases. Medicine (Baltimore). 2015;94:e845.

 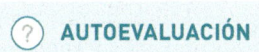 **AUTOEVALUACIÓN**

Síndrome de apneas e hipopneas del sueño

33

A. Báguena Pérez-Castro y P. Mazón Sánchez

OBJETIVOS

- Revisar y actualizar la definición de la enfermedad y los aspectos relacionados con su prevalencia y relevancia como problema de salud pública global en base a las últimas guías de práctica clínica y documentos de consenso nacional e internacional
- Recordar la fisiopatología de esta enfermedad, comorbilidades asociadas y principales signos y síntomas relacionados.
- Actualizar los algoritmos diagnósticos y terapéuticos de esta enfermedad con las últimas actualizaciones y evidencia científica publicada.

INTRODUCCIÓN

Definición y concepto

El síndrome de apneas-hipopneas del sueño (SAHS) se caracteriza por sueño no reparador y presenta como principal síntoma la hipersomnia diurna. Además, pueden asociarse disminución de memoria y rendimiento, irritabilidad, cefaleas matutinas e impotencia. Se trata de una patología que puede ir acompañada de otros trastornos neuropsiquiátricos, respiratorios, cardíacos, metabólicos o inflamatorios, debidos a episodios recurrentes de limitación del paso de aire durante el sueño como consecuencia de una alteración anatómico-funcional de la vía aérea superior (VAS) que provoca su colapso, lo que da lugar al descenso de la saturación de oxígeno y micro despertares.

Tradicionalmente, se ha hecho referencia a esta patología como SAOS (Síndrome de Apnea Obstructiva del Sueño) u OSA (*Obstructive Sleep Apnea Syndrome*) en la bibliografía anglosajona. También se denomina SAS (Síndrome de Apnea del Sueño). No obstante, en marzo de 2022, la SEPAR (Sociedad Española de Neumología y Cirugía Torácica) ha elaborado un Documento de Consenso Internacional sobre Apnea Obstructiva del Sueño con una nueva nomenclatura, una nueva definición y algoritmos diagnósticos. En ella se establece que este trastorno del sueño se va a denominar a partir de ahora Apnea Obstructiva del Sueño (AOS) en vez de síndrome de apnea obstructiva del sueño, nombre que recibía hasta ahora. Según esta nueva definición, se considera AOS aquella enfermedad del sueño que cumple uno de estos dos criterios: uno de ellos es la presencia de un índice de apnea-hipopnea (IAH) ≥ 15 por hora, de predominio obstructivo y el otro es tener un IAH entre 5 y 15 acompañado por uno o más factores que se asocian a esta, como la somnolencia diurna excesiva, sueño no reparador, cansancio excesivo y/o alteración de la calidad de vida relacionada con el sueño, que no puede explicarse por otras causas.

Magnitud del problema y prevalencia

La AOS es uno de los trastornos del sueño más prevalentes, y un problema de salud pública asociado con el deterioro de la calidad de vida, enfermedades cardiovasculares, accidentes de tráfico y exceso de mortalidad. Hasta ahora, los estudios epidemiológicos han variado notablemente en cuanto a su metodología, criterios de inclusión de series poblacionales, criterios diagnósticos y de gravedad, lo que ha implicado una gran variabilidad en los datos. Un estudio reciente ha calculado que la carga de esta enfermedad se sitúa entre el 4 y el 30 %. No obstante, en promedio se puede considerar que esta enfermedad afecta a alrededor del 10-15 % de los adultos de edad media, más a varones que a mujeres, en las que es menos frecuente. Además, la prevalencia de esta enfermedad aumenta claramente con la edad. El síndrome predomina en varones y los síntomas se inician entre las décadas cuarta y sexta, precedidos en muchos casos por un aumento de peso.

Consecuencias de la AOS e impacto en la calidad de vida

La AOS se caracteriza por una obstrucción total o parcial de la VAS durante el sueño, lo que causa pausas respiratorias, falta de oxígeno y descargas adrenérgicas que producen la fragmentación del sueño. Esto provoca somnolencia y cansancio diurno en los pacientes. Como consecuencia, la AOS puede tener importantes repercusiones para la salud, como mayor riesgo de sufrir accidentes de tráfico o laborales, un impacto en la salud cardiovascular, favorecer la hiperglucemia e hipertensión arterial mal controladas o resistentes, así como la cardiopatía isquémica, el cáncer o el infarto cerebral. El uso de la máquina de presión positiva continua en la vía respiratoria (CPAP) se traduce en un mayor control de estos problemas y en laa reducción de los accidentes de tráfico de estos pacientes.

Definición de conceptos relacionados con la enfermedad

Existen una serie de conceptos relacionados con la fisiopatología de esta enfermedad que se recogen en el Documento Internacional de Consenso (DIC) publicado en 2022. Entre ellos encontramos:

- **Apnea obstructiva:** es la ausencia o reducción > 90 % de la señal respiratoria de más de 10 segundos de duración en presencia de esfuerzo respiratorio detectado por las bandas toracoabdominales.
- **Apnea central:** consiste en la ausencia o reducción > 90 % de la señal respiratoria de más de 10 segundos de duración en ausencia de esfuerzo respiratorio detectado por las bandas toracoabdominales.
- **Apnea mixta:** ausencia o reducción ≥ 90 % de la señal respiratoria ≥ 10 segundos que comienza con ausencia de esfuerzo respiratorio y se reanuda en la segunda parte del episodio. Habitualmente, comienza con un componente central y termina en un componente obstructivo.
- **Hipopnea:** es una reducción discernible (> 30 % y < 90 %) de la amplitud de la señal respiratoria de más de 10 segundos de duración que se acompaña de una desaturación ≥ 3 %) y/o un microdespertar en el electroencefalograma (*arousal*). Se considera que es una hipopnea obstructiva si cumple alguno de los siguientes criterios:
  – Aparece ronquido durante el episodio.
  – Hay un movimiento paradójico toracoabdominal durante el episodio y no previamente.
  – Existe un aplanamiento inspiratorio de la onda de presión respecto a la respiración basal.

Se considera hipopnea central cuando existe una reducción proporcional del flujo inspiratorio y la amplitud del movimiento toracoabdominal sin cumplir los criterios de hipopnea obstructiva. Las apneas y las hipopneas, normalmente, comienzan siendo centrales y terminan de forma obstructiva, pero cabe destacar que la clasificación de una hipopnea como obstructiva o central solo se puede realizar midiendo la presión esofágica.

- Hace años se describió un documento internacional de consenso (DIC) complementario, que se denominó **esfuerzos respiratorios asociados a microdespertares** (ERAM), que consistía en períodos ≥ 10 segundos sin reducción marcada de la amplitud del flujo y que terminaban con un microdespertar, sin cumplir con los criterios de hipopnea. Este concepto como entidad aparte es discutido por algunos autores, ya que para muchos es hipopnea. Actualmente, con los sensores disponibles, la mayoría de estos episodios se pueden clasificar como hipopneas con despertar. Este DIC recomienda codificar estos de episodios como hipopneas y no como ERAM.
- *Arousal* o **microdespertar:** aparición de ritmos alfa o theta o ritmos superiores a 16 Hz (no incluye husos de sueño o *spindles*) en cualquier fase de sueño, ≥ 3 segundos y precedida por 10 segundos, al menos, de sueño estable. En la fase REM del sueño tiene que ir acompañada de aumento del tono muscular en el electromiograma mentoniano durante, al menos, 1 segundo.
- **Índice de apnea-hipopnea (IAH):** es el número de apneas más hipopneas divididas por las horas de sueño.
- **Índice de alteración respiratoria (IAR):** consiste en la suma del IAH y los esfuerzos respiratorios asociados a microdespertares (ERAM).

FISIOPATOLOGÍA

Patogenia de la enfermedad

La vía aérea superior (VAS) de los pacientes con apneas obstructivas tiende a colapsarse durante el sueño, resultando en la oclusión total o parcial de la misma. El cese de la respiración ocurre hasta que se produce un microdespertar, que reactiva la musculatura, logrando su reapertura. El episodio apneico aparece cuando estos factores que tienden a cerrar la luz de la vía aérea no pueden contrarrestarse con la capacidad de los músculos dilatadores de la faringe y/o de los centros respiratorios que la mantienen abierta. La obstrucción de la VAS es consecuencia de un desequilibrio entre las fuerzas que tienden a mantenerla abierta (actividad de su musculatura) frente a aquellas que tienden a cerrarla (factores anatómicos). Este desequilibrio da lugar a un aumento de la colapsabilidad de la VAS, produciéndose el episodio respiratorio (apnea o hipopnea). Básicamente, el paciente con AOS tiene, en mayor o menor medida, un defecto anatómico o funcional en la VAS, agravado por un grado variable de obesidad.

Enfermedades asociadas al AOS

Existe toda una serie de trastornos asociados al AOS, como las malformaciones de la vía aérea superior, debidas a un tamaño o posición anómalos de la mandíbula o el síndrome de Arnold-Chiari. Algunas enfermedades endocrinas, como el hipotiroidismo o la acromegalia, y de otra índole, como la insuficiencia renal, el síndrome de Down o la enfermedad pulmonar obstructiva crónica (EPOC) se relacionan también con trastornos de la respiración durante la noche. En los casos de AOS de larga duración, la acumulación de períodos de apnea sin oxigenación puede derivar en problemas cardiorrespiratorios, como hipertensión pulmonar y arterial o arritmias cardíacas.

Tabla 33-1. Factores anatómicos y neuromusculares que pueden predisponer el desarrollo de AOS

Factores anatómicos

- Cambios morfológicos del macizo craneofacial (micrognatia, retrognatia, síndrome de Pierre Robin, síndrome de Klippel-Feil, síndrome de Prader Willi, acondroplasia, etc.)
- Obesidad (aumenta estructuras del paladar blando
- Cuello corto y grueso
- Edema de cuerdas vocales, de aritenoides y repliegues, parálisis de cuerdas vocales
- Macroglosia, amígdalas hipertróficas, paladar fláccido, úvula hipertrófica, etc.
- Obstrucción de las fosas nasales (desviación y dismorfias septales, pólipos, hipertrofia de cornetes, rinitis, estenosis vestibulares, etc.)

Factores neuromusculares

- Amiloidosis (por depósito en tejido muscular), enfermedades por depósito
- Distrofia miotónica, enfermedades de la motoneurona
- Depresores del SNC (benzodiazepinas, barbitúricos, alcohol)

AOS: apnea obstructiva del sueño.

Tabla 33-2. Signos y síntomas de la AOS

Síntomas diurnos

- Excesiva somnolencia diurna
- Sensación de sueño no reparador
- Cansancio crónico
- Cefalea matutina
- Irritabilidad
- Apatía
- Depresión
- Dificultades de concentración
- Pérdida de memoria
- Disminución de la líbido, impotencia

Síntomas nocturnos

- Ronquidos
- Apneas observadas
- Episodios asfícticos
- Movimientos anormales
- Diaforesis
- Despertares frecuentes
- Nicturia (adultos) y enuresis (niños)
- Pesadillas
- Sueño agitado Insomnio
- Reflujo gastroesofágico

Signos

- Obesidad
- Hipoplasia mandibular/maxilar
- Orofaringe limitada
- Amígdalas o lengua de gran tamaño
- Obstrucción nasal y nasofaríngea

CLÍNICA

Signos y síntomas

El cuadro clínico de la AOS puede ser muy sugestivo, aunque en algunos casos puede ser más inespecífico, y hoy en día conocemos fenotipos clínicos diferentes al clásico (**Tabla 33-1**). El diagnóstico siempre deberá confirmarse con un estudio de sueño, ya que no hay ningún síntoma clínico ni signo que sea patognomónico. El cuadro clásico de presentación es un varón de edad media, con sobrepeso u obesidad, que se ha incrementado en los años previos, y/o una facies birretrusa o al menos que acepta un avance bimaxilar y/o expansión maxilar, y que manifiesta ronquido intenso, con apneas observadas, somnolencia diurna y que puede presentar, además, consecuencias cardiovasculares y metabólicas, como hipertensión arterial (HTA). La obesidad no es un factor determinante, aunque tanto el consumo de fármacos, como el alcohol, tabaco y dormir en decúbito supino pueden empeorar el AOS.

En cuanto a los síntomas asociados a esta enfermedad los podemos dividir fundamentalmente en diurnos y nocturnos (**Tabla 33-2**). La tríada típica consiste en ronquido, apneas observadas e hipersomnolencia diurna.

La somnolencia diurna es el principal síntoma diurno que puede evaluarse subjetivamente mediante la Escala de Somnolencia de Epworth, que consta de 8 preguntas y se puntúa del 0 al 24. En España se considera normal una puntuación de hasta 12 (**Tabla 33-3**). La somnolencia se produce como consecuencia de fragmentación del sueño y la consiguiente reducción en las fases de sueño profundo y REM. Es importante tener en cuenta que no solo el AOS puede causar somnolencia excesiva, sino que existen varias causas que deben ser consideradas en el diagnóstico diferencial, como el síndrome de sueño insuficiente, trabajo por turnos, el abuso de medicamentos o sustancias sedantes, trastornos del sueño primarios (narcolepsia, hipersomnia diurna idiopática, síndrome de piernas inquietas) y enfermedades del sistema nervioso central, entre otros.

El ronquido está prácticamente siempre presente, pero no es un síntoma específico, ya que muchos hombres a partir de los 40 años y mujeres posmenopáusicas roncan sin padecer AOS. Las apneas observadas por el compañero/a de habitación son mucho más específicas, aunque lo que no predicen es la gravedad del cuadro.

Criterios de gravedad

Clásicamente, la *American Academy of Sleep Medicine* (AASM) clasificaba la AOS en función del número de IAH. Se definía como leve si el paciente presentaba ≥ 5 y < 15 episodios/hora, moderada ≥ 15 y < 30 episodios/hora y grave, si presentaba ≥ 30 episodios/hora.

Aunque hay una clara evidencia de que un IAH > 30 está asociado a un deterioro del estado de salud, un índice > 30 no siempre supone tener una AOS grave, ya que dependerá de otros factores. Por tanto, se considera que la clasificación de la AASM basada únicamente en el IAH es muy limitada, dado que el IAH depende en gran medida de la identificación de los *arousals* y, por tanto, en la monitorización del sueño no tiene en cuenta medidas tan importantes y que han demostrado ser factores predictores de enfermedad cardiovascular como las desaturaciones y tampoco sus consecuencias a largo plazo. Este DIC considera limitada la clasificación de gravedad basada únicamente en el IAH, ya que no refleja la heterogeneidad de la enfermedad. Dado que no existe a día de hoy una escala validada, y aunque no están claramente establecidos los factores ni puntos de corte que conducen a la condición de gravedad, este DIC recomienda tener en cuenta lo siguiente: el IAH; el tiempo acumulado con saturación de oxihemoglobina por debajo del 90 % (CT 90 %), como reflejo de la hipoxemia; la somnolencia diurna; el grado de obesidad medido por el índice de masa corporal (IMC) y

Tabla 33-3. Escala de somnolencia de Epworth

	Nunca se adormilaría	Pocas posibilidades de que se adormilase	Es posible que se adormilase	Grandes posibilidades de que se adormilase
Sentado leyendo	0	1	2	3
Viendo la televisión	0	1	2	3
Sentado, inactivo, en un lugar público o una reunión	0	1	2	3
Como pasajero en un coche durante 1 h seguida	0	1	2	3
Descansando echado por la tarde cuando las circunstancias lo permiten	0	1	2	3
Sentado hablando con alguien	0	1	2	3
Sentado tranquilamente después de una comida sin alcohol	0	1	2	3
En un coche, al pararse unos minutos en el tráfico	0	1	2	3

Señale la respuesta que se asemeja más a su situación actual.

comorbilidades que se han relacionado con la AOS (HTA, especialmente si es resistente al tratamiento o tiene un patrón *non-dipper*; diabetes tipo 2; dislipidemia; enfermedad coronaria; ictus; insuficiencia cardíaca o fibrilación auricular).

DIAGNÓSTICO

Exploración física

En la exploración física no hay ningún signo patognomónico. Sin embargo, además de una exploración física general, se recomienda realizar una exploración otorrinolaringológica y maxilofacial completa, ya que existen algunos aspectos que van a sugerir la presencia de una AOS. Asimismo, es importante tomar la tensión arterial.

Es fundamental medir la talla y el peso, y calcular el índice de masa corporal (IMC). La mayoría de los pacientes son obesos, sobre todo, de predominio central, con aumento del perímetro abdominal (> 102 cm hombres y > 88 cm mujeres) y también del perímetro cervical. Un perímetro cervical de más de 40 cm se asocia a AOS. Además, es importante tener en cuenta la morfología del paciente, ya que suelen tener una VAS más estrecha, pueden presentar macroglosia y también, en ocasiones, hipertrofia amigdalar, paladar ojival, obstrucción nasal y alteraciones craneofaciales, como retrognatia o micrognatia, que predisponen al estrechamiento de la VAS y, por tanto, a padecer AOS, al condicionar un desplazamiento posterior de la base de la lengua. La exploración de la VAS es fundamental y debe incluirse en toda valoración de un paciente con sospecha de AOS. La exploración mínima por el especialista no ORL debería incluir un examen de las fosas nasales y de la orofaringe. Se deben evaluar las fosas nasales mediante una rinoscopia directa para descartar poliposis, desviaciones septales, etc.; y, si es posible, realizar una endoscopia que nos permita ver de forma completa las fosas nasales y la faringe en busca de tumoraciones, malformaciones, hipertrofia adenoidea, etc. Se recomienda una valoración orofaríngea completa que incluya la oclusión, la valoración del tamaño de las amígdalas mediante la clasificación de Friedman del tamaño amigdalar, el tamaño y volumen de la lengua y el tamaño y movilidad del paladar blando. La valoración recomendada para la orofaringe se hace siguiendo la clasificación de Friedman (Friedman tongue position) o Mallampati modificado (**Tabla 33-4, Fig. 33-1**).

Exploraciones complementarias

Para realizar un correcto diagnóstico en pacientes con sospecha de AOS es fundamental llevar a cabo una serie de pruebas complementarias para valorar las posibles consecuencias de la enfermedad y las comorbilidades que puedan agravar las mismas. El diagnóstico se realizará gracias a la colaboración de unidades multidisciplinares integradas por otorrinolaringólogos, cirujanos maxilofaciales, neumólogos,

Tabla 33-4. Clasificación de Mallampati

Paciente en posición semisentada, con la boca en máxima apertura	
Clase I	Observamos el paladar blando, la úvula, el istmo de las fauces y los pilares amigdalinos
Clase II	Pueden verse el paladar blando, la úvula y las fauces parcialmente. La úvula está en contacto con la base de la lengua
Clase III	Observamos el paladar blando y la base de la úvula
Clase IV	Se observa el paladar blando

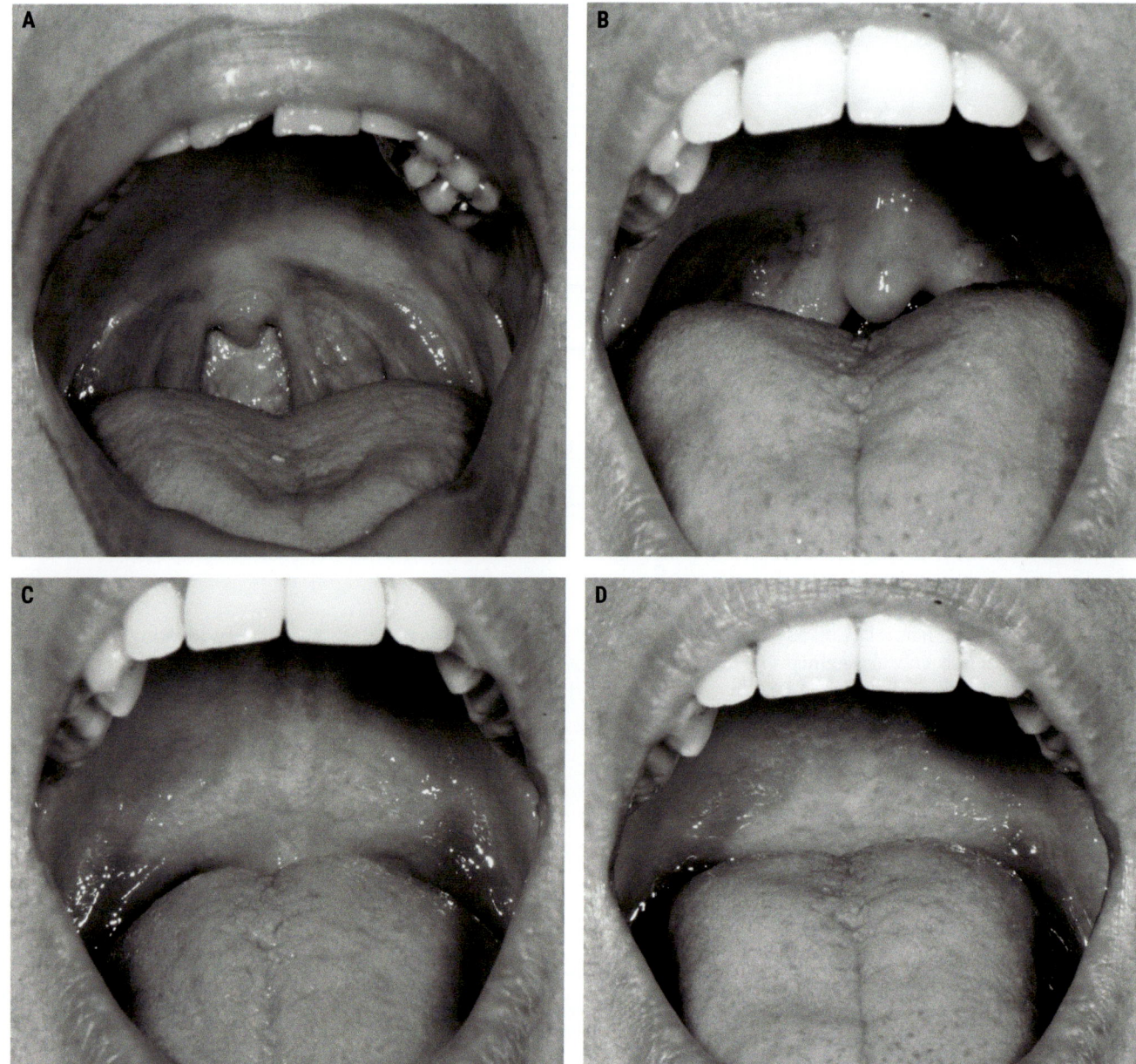

Figura 33-1. Clasificación de Mallampati.

neurólogos, radiólogos y odontólogos, entre otros. Algunas de ellas son:

- **Fibrolaringoscopia.**
- **Videofibrosomnoscopia:** consiste en la realización de una endoscopia de VAS en un paciente sedado de forma superficial, con el fin de visualizar las estructuras anatómicas responsables de las apneas, lo que permite indicar con más exactitud un determinado tratamiento quirúrgico.
- **Rinomanometría y rinometría acústica:** permite hacer una evaluación anatómica y funcional de la nariz.
- **Telerradiografía:** estudio cefalométrico, en el que se puede valorar la VAS y la relación entre tejidos blandos y duros.
- **Tomografía computadorizada (TC)** con estudios 3D y cinéticos: se utiliza para medir el calibre de la VAS y su comportamiento en la inspiración y espiración.

- **Resonancia magnética (RM):** permite tomar imágenes 3D; consiguiendo una mejor valoración de los tejidos blandos e incluso realizar estudios durante el sueño para valorar la obstrucción retropalatal y retrolingual.
- **Espirometría:** se recomienda a pacientes con sospecha de enfermedad respiratoria, disnea o tos crónica, fumadores o exfumadores, obesos mórbidos (IMC > 40) y pacientes con comorbilidad importante.
- **Saturación de oxígeno, pulsioximetría:** se debe realizar siempre.
- **Gasometría:** se debe realizar si el bicarbonato es > 27 mmol/L, hay alta sospecha clínica de síndrome de hipoventilación obesidad (SHO) o porcentaje de tiempo de registro con una saturación de oxígeno menor del 90 % (CT90) elevado no justificable por los episodios respiratorios.

- **Analítica**: hemograma, bioquímica general con perfil lipídico y HbA1c: se debe realizar siempre. Se debe solicitar la TSH ante sospecha clínica de enfermedad tiroidea o en pacientes en tratamiento por esta enfermedad sin un control reciente. El bicarbonato sérico se debe solicitar si el IMC > 30 kg/m².
- En pacientes con sospecha de enfermedad cardiaca o respiratoria se debe realizar una **radiografía de tórax y un electrocardiograma**. Ante situaciones de insuficiencia cardiaca o sospecha de hipertensión pulmonar (HTP) se debería realizar una **ecocardiografía**.
- **Polisomnografía convencional (PSG)**: es el *gold standard* para diagnosticar AOS. La PSG permite diagnosticar otros trastornos del sueño que pueden ser la causa de los síntomas o coexistir con la AOS. La PSG convencional abarca el registro de variables cardiorrespiratorias y neurofisiológicas, lo cual permite analizar el tiempo y la estructura del sueño, la presencia de diferentes episodios respiratorios y sus repercusiones. Las señales habitualmente recogidas en el registro son: electroencefalograma (EEG), electrooculograma, electromiograma submentoniano y/o tibial anterior, flujo, movimientos respiratorios torácico y abdominal, saturación de oxígeno, posición y electrocardiograma. Pueden añadirse otras variables adicionales, como el registro transcutáneo de CO_2, presión esofágica, tiempo de tránsito de pulso o imágenes de vídeo. Deberá realizarse de noche, con un registro de 6,5 horas, al menos, y 180 min de sueño, por lo menos. Esto nos permitirá identificar los diferentes eventos respiratorios y su repercusión cardiorrespiratoria y neurofisiológica. Todas estas señales ayudan no solo a cuantificar los episodios respiratorios obstructivos o centrales, sino también a diagnosticar y establecer la gravedad de otros trastornos respiratorios durante el sueño y a reconocer o sugerir la presencia de otros diagnósticos alternativos, como el síndrome de las piernas inquietas o el movimiento periódico de las piernas, parasomnias, narcolepsia o alteraciones del ritmo circadiano.
- **Poligrafía respiratoria (PR)**: es una alternativa a la polisomnografía (PSG) para el diagnóstico de la apnea obstructiva del sueño (AOS), ya que es más fácil de realizar y puede hacerse en el domicilio. La poligrafía respiratoria (PR), que es un tipo de monitor portátil de nivel 3, registra el flujo del aire, el esfuerzo respiratorio, la saturación de oxígeno y la frecuencia cardíaca. Además, puede incluir registros de la posición y del ronquido. Sin embargo, la PR no registra todas las señales necesarias para identificar las fases del sueño y puede subestimar el IAH. Tampoco puede detectar las hipopneas asociadas a microdespertares. Por lo tanto, se recomienda utilizar la PR en casos de sospecha moderada a alta de AOS. Los pacientes con baja sospecha de AOS o sospecha de otros trastornos del sueño o enfermedades cardiopulmonares significativas deben ser evaluados con PSG.
- **Estudios domiciliarios**: han surgido debido a la alta demanda para el diagnóstico de trastornos del sueño. Consisten en dispositivos PSG/PR portátiles con capacidad de almacenar la información. Tienen como desventaja mayor consumo de material desechable y mayor probabilidad de avería en los aparatos. Además, existe una gran variabilidad en los equipos diagnósticos y los resultados de las pruebas no siempre son extrapolables ni fiables.

Al ser una enfermedad de alta prevalencia, la AOS debería ser manejada por los diferentes niveles asistenciales del sistema sanitario para poder satisfacer la demanda que genera. Por este motivo, se proponen en el DIC dos algoritmos diagnósticos. En el entorno especializado (**Fig. 33-2**), los pacientes con enfermedad respiratoria crónica moderada-grave, afección cardiovascular inestable, sospecha de otros trastornos del sueño que puedan ser la causa de síntomas o coexistir con la AOS, o algunos pacientes con trastorno ansioso-depresivo o insomnio son candidatos a estudio de PSG. Los pacientes con baja probabilidad, según la valoración experta, pueden ser subsidiarios de seguimiento y corrección de otros factores influyentes o puede decidirse efectuar una PSG o poligrafía respiratoria. Aquellos con probabilidad intermedia a alta pueden ser evaluados mediante poligrafía respiratoria. Se propone un segundo algoritmo diagnóstico en atención primaria en el que los pacientes con alta probabilidad por hipersomnolencia (Epworth ≥ 12) puedan ser evaluados mediante estudios simplificados, utilizando dispositivos de 1 o 2 canales basados en oximetría y/o presión nasal. Es fundamental destacar que este tipo de evaluación debe ser realizada en coordinación con el laboratorio del sueño de referencia.

TRATAMIENTO

Los objetivos del tratamiento de la AOS son: resolver los signos y síntomas de la enfermedad, restaurar la calidad del sueño, normalizar el IAH, mejorar en lo posible la saturación de oxihemoglobina, reducir el riesgo de complicaciones y disminuir los costes de la enfermedad. El tratamiento es multidisciplinario y debe individualizarse para darle la mejor opción terapéutica posible a cada paciente.

Medidas generales

- **Medidas higiénico-dietéticas o higiene de sueño.** Mantener un horario regular, dormir en un ambiente adecuado, evitar el descanso innecesario y en horas previas al ejercicio físico intenso o ingesta alimenticia abundante y calórica. Evitar actividades en la cama, como ver la televisión, dispositivos electrónicos, etc. No prolongar excesivamente el tiempo en cama. Individualizar las siestas. Evitar el decúbito supino.
- **Obesidad.** Es recomendable que los pacientes con AOS realicen ejercicio físico de manera regular durante el día. El ejercicio tiene un efecto beneficioso sobre el IAH y la excesiva somnolencia diurna (ESD). Se recomienda el tratamiento del sobrepeso u obesidad en todos los pacientes con AOS, puesto que disminuye el IAH, mejora la oxigenación nocturna, la arquitectura del sueño y la somnolencia diurna, pudiendo revertir por completo el trastorno de pacientes con AOS leves-moderadas. En enfermos que utilizan CPAP, el tratamiento de la obesidad potencia su efecto sobre la presión arterial, las concentraciones séricas de triglicéridos y la sensibilidad a la insulina.
- **Alcohol.** Favorece el edema de la VAS y es un depresor del tono de la musculatura faríngea, lo que provoca un aumento del número y la duración de las apneas, además de provocar desaturaciones más graves y fragmentación

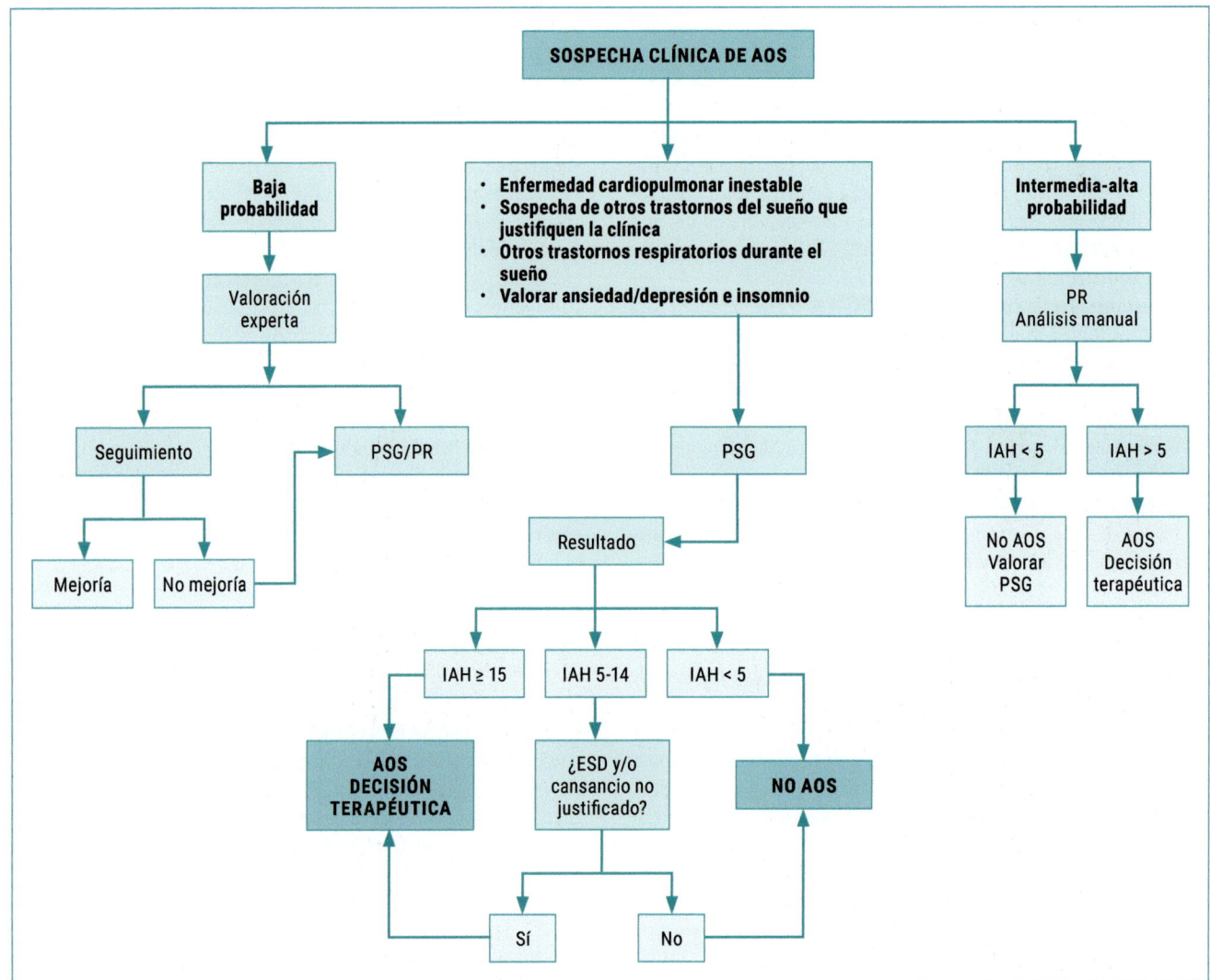

Figura 33-2. Algoritmo diagnóstico de AOS según Documento Internacional de Consenso 2022. AOS: apnea obstructiva del sueño. ESD: excesiva somnolencia diurna. IAH: índice apnea hipopnea. PR: poligrafía respiratoria. PSG: polisomnografía.

del sueño. En todos los pacientes con AOS debe evitarse su consumo 6 horas antes de acostarse.

- **Tabaco.** Es un factor proinflamatorio de la mucosa de la VAS y está más relacionado con la roncopatía y la AOS.
- **Fármacos.** Las benzodiacepinas y sus derivados pueden empeorar la AOS, al aumentar la colapsabilidad de la VAS y deprimir la respuesta ventilatoria a la hipoxia e hipercapnia. Si es necesario utilizar inductores del sueño es recomendable que sean hipnóticos no benzodiacepínicos (zolpidem o zopiclona) o antihistamínicos de cuarta generación.
- **Hipotiroidismo.** Se debe sospechar y estudiar mediante la determinación de las hormonas tiroideas. El tratamiento sustitutivo mejora el IAH en pacientes con AOS e hipotiroidismo.

Estimulación del nervio hipogloso

En 1978, Remers y su equipo fueron los primeros en descubrir que la falta de activación del músculo geniogloso durante el sueño estaba relacionada con la estrechez de la VAS en

pacientes con apnea del sueño. A lo largo de los años, se han desarrollado diversos proyectos para estimular de forma crónica el nervio hipogloso con el objetivo de mejorar esta enfermedad. En la última década, el interés por esta técnica ha crecido gracias a los avances tecnológicos y a la selección cuidadosa de los pacientes basada en la endoscopia del sueño.

La intervención quirúrgica consiste en implantar un dispositivo similar a un marcapaso con un generador y un cable de detección, que estimula los músculos genioglloso y genihioideo. Los pacientes activan el dispositivo con un mando a distancia antes de dormir y lo apagan al despertar, con un retraso que permite quedarse dormido antes de la estimulación. Una vez detectado el patrón de respiración, el dispositivo estimula el nervio hipogloso para abrir la vía aérea superior mediante la protrusión de la lengua.

CPAP

La CPAP (*Continuous Positive Airway Pressure*) consiste en el uso de la presión positiva continua sobre la vía respiratoria.

Su objetivo es producir un flujo de aire que aumente la presión interna mediante una turbina o compresor, a través de una mascarilla (normalmente, nasal) que se fija a la cara del enfermo con un arnés.

Continúa siendo el tratamiento de elección en muchos pacientes con AOS y su indicación debe estar fundamentada en un estudio diagnóstico objetivo. Sus objetivos son la corrección de los episodios respiratorios, la mejoría de la sintomatología clínica y el control de las comorbilidades relacionadas. Aunque se dispone de amplia evidencia científica sobre el impacto positivo de la CPAP, todavía se mantienen áreas de incertidumbre, especialmente, relacionadas con su efecto sobre la comorbilidad cardiovascular y metabólica. Por tanto, las siguientes recomendaciones están basadas en la evidencia actual de calidad contrastada. Este DIC recomienda tratamiento con CPAP a:

- Pacientes con AOS moderada-grave (IAH ≥ 15/h) que presenten ESD (Epworth > 10), alteraciones de la calidad de vida relacionada con el sueño (ronquido intenso, episodios de asfixia nocturna, insomnio, cefalea matutina, nicturia, deterioro del rendimiento laboral o académico, repercusión social y/o cansancio durante el día) y/o HTA (especialmente, si es resistente o refractaria).
- En pacientes sin indicación de CPAP por un IAH ≥ 15/h sin los criterios previamente mencionados, IAH entre 5 y 15/h o que teniendo indicación rechazan el tratamiento, se deben valorar tratamientos alternativos de forma individualizada (dispositivos de avance mandibular [DAM], tratamiento posicional, cirugía, etcétera).
- No se dispone de suficiente evidencia para recomendar de forma sistemática el uso de CPAP en adultos que no cumplan los tres criterios mencionados con el fin de reducir el riesgo de mortalidad o episodios cardiovasculares o cerebrovasculares. Se propone a estos pacientes un tratamiento conservador, con monitorización de síntomas, o una valoración individualizada para realizar una prueba terapéutica con CPAP (siempre con revaluación a corto plazo de la continuidad del tratamiento en función de la eficacia y tolerancia).
- De igual modo, en pacientes con AOS que presenten un IAH < 15/h, pero muy sintomáticos o que tengan una elevada carga de morbilidad cardiovascular, cerebrovascular o metabólica, se puede considerar de forma excepcional acordar con el paciente la posibilidad de realizar un tratamiento de prueba con CPAP. En este sentido, la evidencia actual apunta a que la CPAP podría desempeñar un papel más importante en la prevención de eventos cerebrovasculares que cardiovasculares.
- Siempre que fracase la prueba terapéutica deben plantearse tratamientos alternativos de forma individualizada.

El control de los pacientes que inician el tratamiento es fundamental para que cumplan con el mismo; es imprescindible que los pacientes comprendan que no es un tratamiento curativo y que solo funciona si se utiliza. Los efectos secundarios pueden ser múltiples, pero, normalmente, son leves. La única contraindicación absoluta es la fístula de líquido cefalorraquídeo.

Este DIC considera buena adhesión la utilización del dispositivo durante al menos 4 h/noche durante el 70 % de las noches. La CPAP debe adaptarse a cada paciente y es muy importante que el paciente esté familiarizado con el aparato antes de realizar el ajuste del nivel de presión de la CPAP para conseguir suprimir las apneas, las hipopneas, los microdespertares, las desaturaciones y los ronquidos.

Dispositivos de avance mandibular

La *American Sleep Disorders Association* (ASDA) define los dispositivos de avance mandibular (DAM) como aparatos intraorales que modifican la posición de la mandíbula y la lengua para tratar el ronquido y/o el SAHS. Estos dispositivos pueden ser fijos o ajustables y ayudan a aumentar el área de la faringe, al mover la mandíbula en sentido anteroinferior. Algunos efectos secundarios incluyen cambios en la oclusión, reducción del resalte y movimiento mesial de los molares inferiores. Además, pueden provocar molestias en las articulaciones y músculos, sensibilidad dental y sequedad en las mucosas. No se recomienda su uso en pacientes con enfermedad periodontal no tratada, trastornos de la articulación temporomandibular, pacientes edéntulos o con una dentadura insuficiente para sostener el aparato. Es fundamental la evaluación previa de idoneidad y el seguimiento posterior de un odontólogo certificado.

Tratamiento quirúrgico

La intervención quirúrgica en los pacientes con AOS trata de reducir la colapsabilidad de la VAS durante el sueño, mitigando la hipoxemia, los episodios respiratorios y normalizando la arquitectura del sueño. El éxito de la cirugía va a depender de la correcta selección del paciente, basándonos en la exploración física y en los estudios diagnósticos. Una vez establecido el diagnóstico de la AOS, y evaluada su gravedad clínica y polisomnográfica, es posible realizar diferentes tratamientos quirúrgicos, cuya indicación dependerá de la localización topográfica del colapso, evidenciada durante la exploración en consultas, e idealmente confirmada mediante DISE (endoscopia mediante sedación inducida). La indicación quirúrgica nunca excluye definitivamente otros tratamientos y viceversa. Según la localización y la causa de la obstrucción, se usan diferentes técnicas quirúrgicas:

Traqueostomía

Fue la primera técnica quirúrgica descrita para pacientes con SAHS grave, estando actualmente indicada en pacientes con SAHS graves e invalidantes que no acepten o toleren la CPAP, ya que presenta un índice de curación del 100 %.

Cirugía de la obstrucción nasal

Aunque la cirugía nasal (septoplastia, turbinoplastia y/o cirugía valvular) no consigue solucionar como tratamiento aislado la AOS, debe considerarse su indicación cuando se evidencie en la exploración clínica una obstrucción nasal significativa o tras intolerancia a la CPAP, ya que hay evidencias de que mejora la tolerancia y adaptación a la misma. Además, se ha visto que es eficaz para reducir la somnolencia, pero no para disminuir el IAH.

Cirugía amigdalar

Cuando en el examen físico de un paciente con AOS se detecta una hipertrofia amigdalar, clasificado como grado 3-5 según la escala de Friedman, diversos estudios sugieren que la cirugía para extirpar las amígdalas se debe considerar como tratamiento antes de probar la terapia con CPAP. Actualmente, se plantea la opción de realizar una amigdalectomía completa o una amigdalotomía parcial como tratamiento para la AOS causada por hipertrofia amigdalar.

Cirugía palatofaríngea

Cuando fracasa el uso de la CPAP, si en la exploración física del paciente con AOS se evidencia un colapso en el paladar, en la exploración en la consulta o en la DISE, se le podrá ofrecer cirugía palatofaríngea. Existen diferentes técnicas, cuya finalidad será la reducción del tamaño del paladar, siendo la más empleada la uvulopalatofaringoplastia (UPPP), descrita por Fujita, y actualmente modificada, empleando el láser con un fin similar. Es posible emplear ondas de radiofrecuencia a nivel submucoso para disminuir el tamaño y aumentar la rigidez del paladar.

La complicación más frecuente es la insuficiencia temporal velopalatina de resolución espontánea y la más grave será la estenosis velopalatina, de muy difícil tratamiento. Posteriormente, han surgido modernas cirugías palatofaríngeas, como la palatoplastia anterior, la faringoplastia de expansión, la faringoplastia lateral o la faringoplastia barbada. Estas técnicas obtienen resultados satisfactorios con reducciones del IAH del 50 % en más del 75 % de los casos, como se ha publicado en varias revisiones y metaanálisis.

No debería realizarse este tratamiento en pacientes subsidiarios de avance bimaxilar, puesto que se provocaría una insuficiencia velofaríngea.

Cirugía de la base de la lengua y la epiglotis

La cirugía de la base de la lengua en la AOS es una parte común del tratamiento multidisciplinario de esta enfermedad. Se recomienda cuando se observan características anatómicas favorables, como colapso retrolingual, durante la exploración clínica o la endoscopia del sueño, en pacientes que no responden al tratamiento con CPAP o dispositivos de avance mandibular y no presentan deformidades óseas que requieran cirugía.

Entre las opciones encontramos: glosectomía parcial de la base lingual, de la línea media con láser de CO_2 o bis turí armónico, disminución del volumen lingual mediante radio-

frecuencia, suspensión lingual y supensión hioidea. También puede realizarse amigdalectomía lingual con Coblator, cirugía robótica transoral (TORS) y epiglotoplastia (supraglotoplastia).

Procedimientos geniogloso y mentoniano

En el avance geniogloso se adelanta el tubérculo geniano en unión con los músculos genioglosos y la base de la lengua mediante una osteotomía rectangular en la parte anterior del mentón. Las indicaciones para esta cirugía son pacientes con obstrucción de la vía aérea a nivel orofaríngeo o hipofaríngeo, que pueden o no asociar retrusión de la base de la lengua y tener o no repercusión estética facial, retrognatia mandibular con clase I de Angle y AOS leve a moderada (IAH 5-30). Esta técnica se desaconseja en casos de apnea grave; en casos de IAH > 30 se recomienda realizar en combinación con otros procedimientos (dentro del marco de la cirugía multinivel), así como en pacientes con IMC > 30.

Expansión maxilar mediante distracción ostoegénica (DOME)

La DOME es un procedimiento emergente en la cirugía de la AOS, que se realiza en pacientes con obstrucción nasal persistente y maxilar superior estrecho y profundo, sin desviación septal, hipertrofia de cornetes o colapso valvular nasal, o en aquellos en los que la cirugía nasal previa no ha tenido éxito. Consiste en osteotomías de LeFort I bilaterales y de la sutura media palatina, seguidas de la colocación de un expansor maxilar para la distracción ósea. Esta técnica está indicada en casos de AOS grave con hipoplasia esqueletal transversal y mordida cruzada o con AOS moderada con obstrucción nasal persistente y paladar estrecho y ojival. Aunque es un procedimiento controvertido, es importante seleccionar correctamente al paciente y realizar el procedimiento quirúrgico más beneficioso para él, considerando la efectividad del resultado en relación con la comorbilidad y las características anatómicas y oclusales del paciente.

Cirugía ortognática

La cirugía ortognática permite realizar cambios en las estructuras óseas con el fin de aumentar el espacio de la VAS. Inicialmente, solo se realizaban avances mandibulares, pero, actualmente, la técnica más empleada es el avance maxilomandibular.

Avance maxilomandibular

Tradicionalmente, el avance maxilomandibular ha sido considerado como la última opción en el tratamiento quirúrgico de la apnea del sueño. Esta técnica implica la realización de osteotomías en los huesos maxilares (Lefort I) y mandibulares sagitales (Obwegesser) para reposicionarlos en los tres planos del espacio. Se utiliza osteosíntesis con placas y tornillos para mantener la nueva posición. El avance se logra mediante un movimiento de rotación antihorario del complejo óseo, lo que aumenta considerablemente la vía aérea posterior.

Se recomienda un avance mínimo de 8-12 mm para obtener resultados óptimos y normalizar el plano oclusal mandibular. Por lo general, se requiere tratamiento ortodóncico antes y después de la cirugía para garantizar una oclusión adecuada y una estética facial favorable. Con el uso de herramientas de diagnóstico y planificación quirúrgica avanzadas, como la TC en 3D, los cirujanos maxilofaciales pueden lograr excelentes resultados estéticos y funcionales.

Esta técnica se considera muy efectiva, con tasas de éxito superiores al 95 %. Además, se ha demostrado que es estable a largo plazo, independientemente del sexo, la edad, el tiempo de seguimiento o la cantidad de avance. Las indicaciones clásicas para esta intervención son AOS grave (IAH > 40), obesidad mórbida con desarrollo craneofacial normal, retrognatia mandibular grave (SNB < 74) y falta de respuesta a otras terapias. Los criterios del protocolo actual posicionan al avance maxilomandibular como primer escalón quirúrgico terapéutico de la AOS en pacientes cuyo perfil facial acepte un avance.

En los últimos años se han publicado varios metaanálisis con muy buenos resultados de esta técnica. Todos coinciden en que es un tratamiento muy efectivo, con clara mejoría de los parámetros oximétricos (IAH, RDI [*Respiratory Disturbance Index*], LSAT [Simulador de Auscultación Pulmonar]), la calidad de vida y sintomatología del paciente (ESD), siendo todos los datos estadísticamente significativos. Por otra parte, presenta una baja tasa de complicaciones. En la **figura 33-3** podemos observar los resultados de la cirugía.

Distracción osteogénica

La distracción osteogénica mandibular es una alternativa a la cirugía ortognática tradicional, especialmente efectiva en el tratamiento de AOS en niños con enfermedades sindrómicas. En pediatría puede ser la mejor opción para evitar la traqueotomía en niños con disarmonías craneofaciales. En adultos se

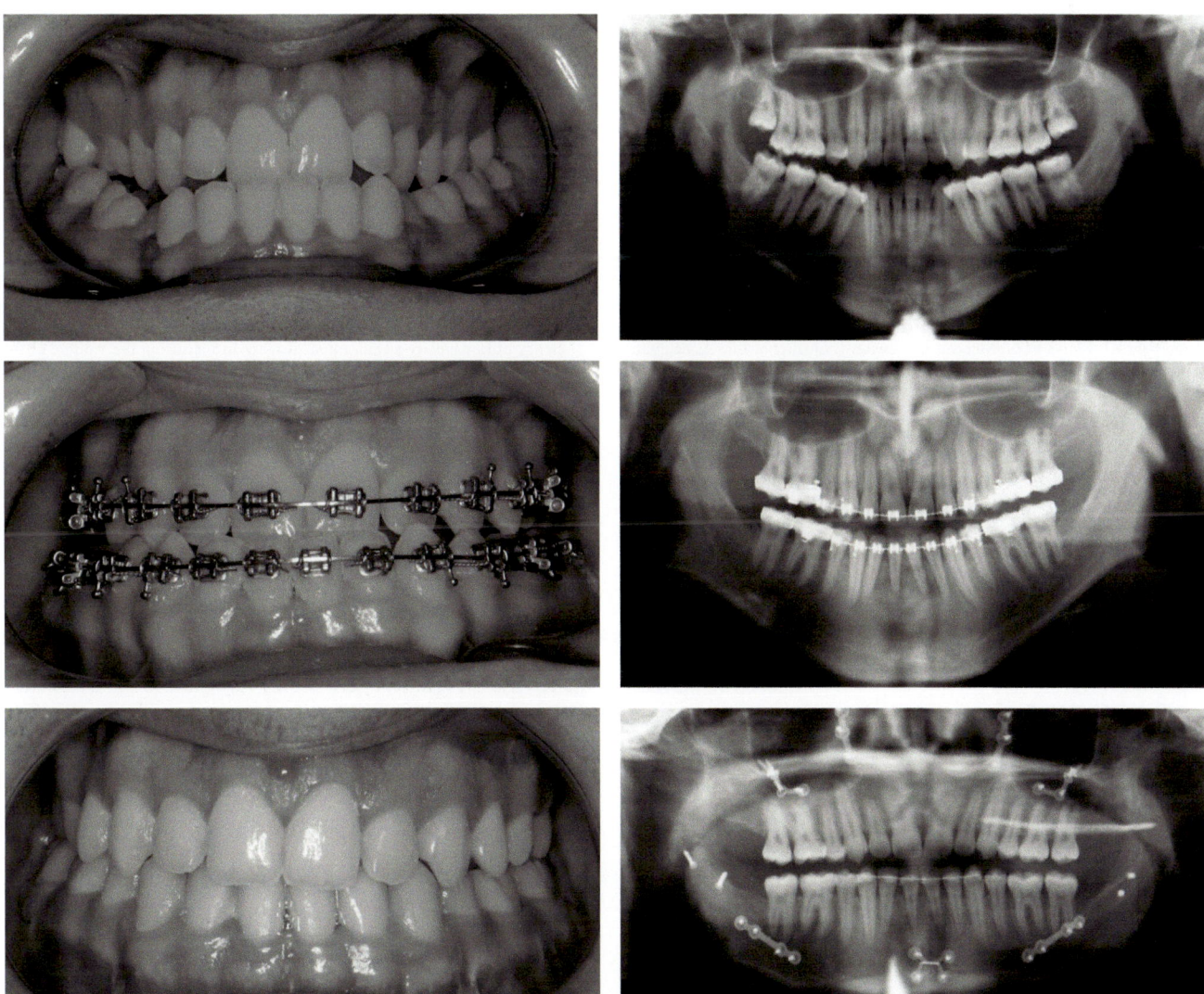

Figura 33-3. Resultados de la cirugía ortognática (avance maxilomandibular).

utiliza en casos seleccionados de AOS grave o anquilosis de la articulación temporo-mandibular (ATM). Aunque no hay estudios a largo plazo, se ha observado que los resultados son estables y las complicaciones, moderadas. Aún no existen metaanálisis ni ensayos clínicos que respalden su eficacia.

AOS EN NIÑOS

El trastorno de la apnea obstructiva del sueño (AOS) en niños es más común entre los 2 y 6 años, con una prevalencia del 0,7-3 % y sin diferencia entre sexos. La principal causa es la hipertrofia adenoamigdalar y el síntoma principal es el ron-quido. No está asociado con obesidad ni causa somnolencia diurna excesiva. Diversos factores anatómicos y funcionales pueden contribuir al desarrollo del trastorno. Durante el día, los niños con AOS pueden presentar bajo rendimiento escolar, hiperactividad y agitación. La hipoxia nocturna puede tener efectos negativos en el crecimiento, en el desarrollo neuropsicológico y en la salud cardiovascular. El diagnóstico se realiza mediante historia clínica, y pruebas clínicas y radiográficas, siendo la polisomnografía nocturna el método de diagnóstico más preciso. El tratamiento principal es la adenotonsilectomía seguida de CPAP nasal, aunque también se pueden considerar otras opciones, como la pérdida de peso y la cirugía, según la causa del AOS.

PUNTOS CLAVE

- La AOS es una enfermedad muy prevalente y con consecuencias relevantes, causada por una obstrucción de la VAS durante el sueño por causas anatómico-funcionales.
- Su manejo diagnóstico y terapéutico requiere un tratamiento multidisciplinario y afecta a todos los niveles asistenciales.
- Es importante identificar posibles causas reversibles y considerar todas las opciones de tratamiento para lograr un manejo integral del paciente.
- La valoración por el cirujano maxilofacial es fundamental, ya que existe una clara evidencia científica que avala técnicas quirúrgicas tales como el avance maxilomandibular, con tasas de éxito superiores al 95 % y mínimas complicaciones asociadas.

BIBLIOGRAFÍA

Abdullatif J, Certal V, Zaghi S, Song SA, Chang ET, Gillespie MB, et al. Maxillary expansion and maxillomandibular expansion for adult OSA: A systematic review and meta-analysis. Journal of Cranio-Maxillofacial Surgery. 2016;44(5):574-8.

Butterfield KJ, Marks PLG, McLean L, Newton J. Linear and Volumetric Airway Changes After Maxillomandibular Advancement for Obstructive Sleep Apnea. J Oral Maxillofac Surg. 2015;73(6):1133-42.

Butterfield KJ, Marks PLG, McLean L, Newton J. Quality of Life Assessment After Maxillomandibular Advancement Surgery for Obstructive Sleep Apnea. J Oral Maxillofac Surg. 2016;74(6):1228-37.

Cammaroto G, Montevecchi F, D'Agostino G, et al. Tongue reduction for OSAHS: TORSs vs coblations, technologies vs techniques, apples vs oranges. Eur Arch Otorhinolaryngol. 2017;274(2):637-45.

Knudsen TB, Laulund AS, Ingerslev J, Homøe P, Pinholt EM. Improved Apnea-Hypopnea Index and Lowest Oxygen Saturation After Maxillomandibular Advancement With or Without Counterclockwise Rotation in Patients With Obstructive Sleep Apnea: A Meta-Analysis. J Oral Maxillofac Surg. 2015;73(4):719-26.

Makovey I, Shelgikar AV, Stanley JJ, Robinson A, Aronovich S. Maxillomandibular Advancement Surgery for Patients Who Are Refractory to Continuous Positive Airway Pressure: Are There Predictors of Success? J Oral Maxillofac Surg. 2017;75(2):363-70

Mediano O, González Mangado N, Montserrat JM, et al. Documento internacional de consenso sobre apnea obstructiva del sueño. Archivos de Bronconeumología. 2022;58(1):52-68.

Rosário HD, Oliveira GMS, Freires IA, de Souza Matos F, Paranhos LR. Efficiency of bimaxillary advancement surgery in increasing the volume of the upper airways: a systematic review of observational studies and meta-analysis. Eur Arch Otorhinolaryngol. 2017;274(1):35-44.

Song SA, Chang ET, Certal V, Del Do M, Zaghi S, Liu SY, et al. Genial tubercle advancement and genioplasty for obstructive sleep apnea: A systematic review and meta-analysis. The Laryngoscope. 2017;127(4):984-92.

Tsui WK, Yang Y, Cheung LK, Leung YY. Distraction osteogenesis as a treatment of obstructive sleep apnea syndrome. Medicine (Baltimore). 2016;95(36):e4674.

Vigneron A, Tamisier R, Orset E, Pepin JL, Bettega G. Maxillomandibular advancement for obstructive sleep apnea syndrome treatment: Long-term results. J Oral Maxillofac Surg. 2017;45(2):183-91.

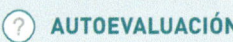

AUTOEVALUACIÓN

Senos paranasales. Cirugía endoscópica nasosinusal

34

J. Suazo Díaz-Recio y C. Alfonso Carrillo
Colaboradora: B. Mateos Serrano

 OBJETIVOS

- Analizar las indicaciones de las técnicas endoscópicas en la cirugía de las fosas nasales y senos paranasales.
- Describir las principales técnicas de la cirugía endoscópica básica.
- Describir las principales técnicas quirúrgicas de la cirugía endoscópica avanzada.

INTRODUCCIÓN

La cirugía endoscópica nasosinusal (CENS) ha revolucionado el tratamiento de las enfermedades sinusales. Este enfoque mínimamente invasivo permite una visualización precisa de la anatomía nasal y sinusal, facilitando la extirpación de tejido patológico y la restauración de la función sinusal con menos morbilidad que las técnicas tradicionales.

PATOLOGÍA E INDICACIONES MÁS FRECUENTES DE LA CIRUGÍA ENDOSCÓPICA

Aunque, en un principio, la CENS fue desarrollada para el tratamiento de la patología inflamatoria, el avance constante de la tecnología en sistemas de visión y en instrumental quirúrgico, así como la mayor experiencia de los cirujanos, ha permitido una ampliación de las indicaciones a otras patologías nasosinusales, de la vía lagrimal y de la base del cráneo.

Patología inflamatoria e infecciosa

La rinosinusitis o inflamación de la mucosa nasal y de los senos paranasales es muy frecuente. Se considera aguda cuando dura menos de 12 semanas y crónica, si dura 12 semanas o más.

La causa más frecuente de rinosinusitis aguda es de origen viral y, en mucha menor medida, bacteriana. La crónica suele producirse por causa multifactorial con una respuesta inflamatoria inapropiada del organismo. El tratamiento primario suele ser médico y, si este fracasa, estaría indicada la cirugía.

Sinusitis odontógena

La sinusitis odontógena es un tipo de patología de los senos muy diferente a otros tipos de rinosinusitis. Difiere en la fisiopatología, microbiología y manejo de las sinusitis de otros orígenes, ya que requiere un tratamiento dental específico en muchas ocasiones para evitar su recurrencia.

La sinusitis odontógena es causa del 10-12 % de los casos de sinusitis maxilar y hace referencia a aquellas sinusitis maxilares bacterianas, con o sin extensión a otros senos paranasales, secundarias a la patología infecciosa dental del maxilar o a lesiones iatrogénicas de procedimientos dentales. Se observa mayor tasa de infección sinusal por microorganismos anaerobios, dada la colonización por microbiota de la cavidad oral.

Existen diferentes causas que pueden producir esta patología, siendo la más común la fístula oroantral u orosinusal, que puede ser secundaria o no a una extracción dental. La segunda causa más común es la periodontitis apical crónica. Otras causas pueden ser los dientes incluidos o retenidos, o los cuerpos extraños en la mucosa del seno maxilar como consecuencia de la implantología dental.

Las opciones de tratamiento incluyen manejo médico, cirugía dental, cirugía de los senos o la combinación de estos. Cuando se abordan ambas patologías se espera la resolución en el 90-100 % de los casos.

Patología tumoral nasal

Las tumoraciones nasosinusales tanto benignas como malignas tienen una prevalencia baja. El manejo dependerá de la naturaleza y extensión de la enfermedad, pero muchas de ellas serán tratables con los mismos resultados que con los abordajes tradicionales.

Fístulas de líquido cefalorraquídeo

La localización más frecuente es la lámina cribosa del etmoides, seguida del etmoides anterior. La localización se realiza mediante exploración endoscópica y con tomografía computarizada (TC). El tratamiento de elección de las fístulas no traumáticas, y de las traumáticas que no cierran con medidas conservadoras, es quirúrgico, y la vía endoscópica se ha posicionado como la de elección en la mayoría de los casos y localizaciones.

Patología de la vía lagrimal

El tratamiento de la obstrucción de la vía lagrimal suele ser quirúrgico, pudiéndose realizar una dacriocistorrinostomía (DCR) endoscópica, una DCR transcanalicular láser o abordajes externos. Las vías endoscópicas y externas son las que obtienen mejores resultados y, además, son comparables entre sí.

Patología orbitaria

El abordaje endoscópico más frecuente realizado sobre la órbita es la descompresión de la pared medial orbitaria y el drenaje de abscesos subperiósticos. Con menos frecuencia, se usa para la biopsia y tratamiento de tumores intraconales seleccionados, descompresiones del nervio óptico o como vía de abordaje a algunas lesiones de la base del cráneo.

Patología de la base del cráneo

La vía endoscópica suele utilizarse para el abordaje de tumoraciones de la base del cráneo anterior, media y posterior. El más frecuente es el abordaje para patología hipofisaria.

Epistaxis

Las epistaxis suelen controlarse con cauterizaciones locales o mediante taponamiento. En caso de persistencia del sangrado, la ligadura endoscópica de la arteria esfenopalatina y/o de las arterias etmoidales es una de las alternativas de tratamiento más eficaces.

EXPLORACIÓN Y PRUEBAS COMPLEMENTARIAS

Antes de realizar la indicación quirúrgica, se debe estudiar correctamente a cada paciente. Este estudio tiene tres pilares fundamentales: la historia clínica, la exploración endoscópica del paciente y el estudio radiológico mediante TC.

Endoscopia nasal

La endoscopia nasal es una de las exploraciones esenciales en el diagnóstico de la patología nasosinusal. Puede realizarse con una óptica rígida o con una nasofibroscopio flexible.

Deberá realizarse una exploración completa de ambas fosas, con el fin de revisar la anatomía y patología y valorar su estado.

Pruebas de imagen

La tomogafía computarizada (TC) es la prueba de imagen de elección. Es imprescindible para la indicación quirúrgica y aún más para el desarrollo de la intervención. Siempre es recomendable la realización de una TC con reconstrucción multiplanar.

Se debe valorar la ocupación y los límites óseos de todos los senos paranasales, la anchura del etmoides, la línea de inserción superior del cornete medio y de la apófisis unciforme (AU), el estado y posición de la lámina papirácea y la profundidad del surco olfatorio (grado de Keros) (**Fig. 34-1**), la línea ósea de la fóvea etmoidal y las relaciones con las estructuras óseas de las arterias etmoidales, las carótidas internas y los nervios ópticos. Según la profundidad del surco olfatorio, clasificada por los grados I al III de Keros, el riesgo quirúrgico de causar una fístula de líquido cefalorraquídeo es menor o mayor. En el seno maxilar evaluaremos su neumatización, la existencia de celdas etmoidales orbitarias que comprometan su drenaje y ventilación. El receso frontal es el que presenta mayor dificultad para su abordaje y la TC nos informa sobre su relación con la inserción de la AU, las celdas que rodean el receso frontal, así como la presencia de celdas etmoidales supraorbitarias. Respecto al seno esfenoidal habrá que conocer la existencia de tabiques, la relación con estructuras cercanas (nervio óptico o carótidas) o la presencia de celdas de Onodi. La resonancia magnética (RM) es muy útil para valorar la patología tumoral y mucoceles, para diferenciar lo que son secreciones y lo que es tumor, para valorar la invasión perineural, dural o de la periórbita.

MATERIAL QUIRÚRGICO

Es imprescindible disponer de un adecuado y variado instrumental que permita una correcta visualización de las cavidades nasosinusales, y una manipulación correcta de todas las estructuras sobre las que habrá que actuar. Esto incluye mate-

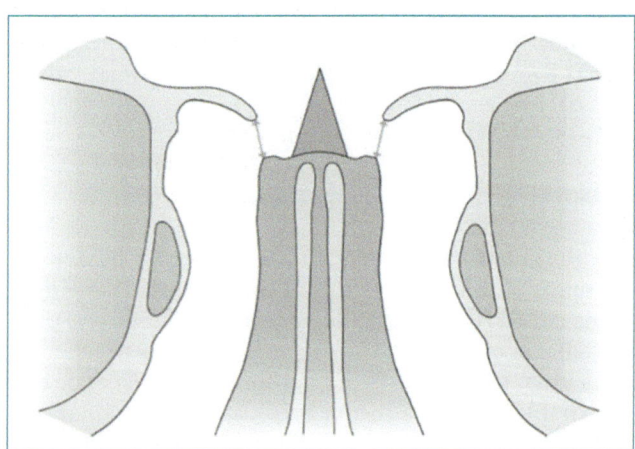

Figura 34-1. Lámina cribosa. Grados de Keros según la longitud de la porción vertical del techo del etmoides. Tipo I: 1-3 mm; Tipo II: 4-7 mm; Tipo III: 8-16 mm.

rial especialmente diseñado para la endoscopia y para cada uno de los senos paransales, endoscopios rígidos de distintas angulaciones, microdebridadores, fresas diseñadas para la CENS y sistemas de coagulación mono y bipolar. Son de gran utilidad los sistemas de navegación intraoperatoria.

CIRUGÍA ENDOSCÓPICA NASAL BÁSICA (CENS BÁSICA)

La denominada cirugía endoscópica nasosinusal (CENS) es una técnica quirúrgica en la que se realizan diferentes procedimientos mediante endoscopia a través de los orificios nasales. Abarca desde una sencilla polipectomía, en la que simplemente se retira el tejido inflamatorio sin abrir los senos paranasales, hasta cirugías más complejas, en las que se realizan corredores quirúrgicos a través de las fosas nasales para llegar a la base del cráneo.

En la literatura se habla de FESS (*Functional Endoscopic Sinus Surgery*) para denominar la cirugía, indicada, principalmente, para la patología inflamatoria, en la que se realiza una apertura limitada de los senos paranasales para restablecer su ventilación y drenaje, respetando lo máximo posible el sistema de drenaje inicial y el aclaramiento mucociliar. Sin embargo, en los últimos años, y avalados por mejores resultados a largo plazo, se aboga por tratar la patología inflamatoria de forma más agresiva, realizando procedimientos en los que se abren completamente los senos paranasales, se retiran los tabiques intersinusales e, incluso, se quita la mucosa patológica.

Se van a explicar los diferentes procedimientos realizados en las fosas nasales y para acceder a cada uno de los senos paranasales. La elección de cada paso y la extensión final de la cirugía dependerá de la de la localización de la patología y del cuadro clínico del paciente (**Fig. 34-2**).

Turbinoplastia inferior

Normalmente, se usa para el tratamiento de la hipertrofia de cornetes inferiores. Si hay hipertrofia mucosa, se puede realizar una reducción del tejido submucoso mediante un terminal de radiofrecuencia o un microdebridador. Se construyen uno o dos túneles submucosos a lo largo del cornete, por los que pasan los terminales y reducen el tejido. En caso de hipertrofia ósea se retira la porción lateral e inferior del hueso y mucosa a lo largo del cornete.

Turbinoplastia media

Se lleva a cabo cuando el cornete medio es muy grande o está neumatizado (concha bullosa) y compromete el espacio en la fosa nasal, o existe compromiso de ventilación del complejo osteomeatal o si, en caso de rinosinusitis crónica con pólipos, está muy degenerado.

Cuando se quiere corregir la concha bullosa, se realiza la exéresis de la cara lateral del cornete medio. Sin embargo, se puede realizar una turbinectomía media en caso de degeneración polipoidea o en algunos abordajes expandidos a la base del cráneo. En caso de turbinectomía se recomienda, si es posible, dejar la axila como referencia anatómica. La axila del cornete medio es la inserción anterior del mismo a la pared lateral nasal.

Unciformectomía y antrostomía maxilar

Una de las principales áreas anatómicas rinosinusales es el **complejo ostiomeatal**, ubicado anatómicamente en el meato medio y constituido por la apófisis unciforme (AU), el *ostium* del seno maxilar, el hiato semilunar, el infundíbulo etmoidal y la bulla etmoidal. La **AU** es un hueso fino en forma de hoz recubierto de mucosa. Se ancla superiormente a la lámina papirácea, cornete medio o base del cráneo, e inferiormente en la pared lateral nasal. Cubre medialmente el **infundíbulo etmoidal**, que es el área funcional donde drenan el seno maxilar, etmoides anterior y seno frontal. La pared lateral del infundíbulo es la lámina papirácea y el unguis y la pared posterior la bulla etmoidal (**Fig. 34-3**).

La exéresis de la AU (**unciformectomía**) se puede realizar de dos formas:

- *Abordaje posteroanterior:* se localiza, en primer lugar, el borde posterior de la AU. La pequeña área comprendida entre este borde y la bulla etmoidal se conoce como hiato semilunar. Una vez localizado, se introduce un palpador del ostium maxilar para medializar la AU. Con una pinza retró-

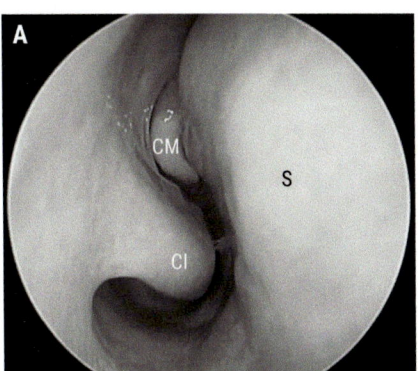
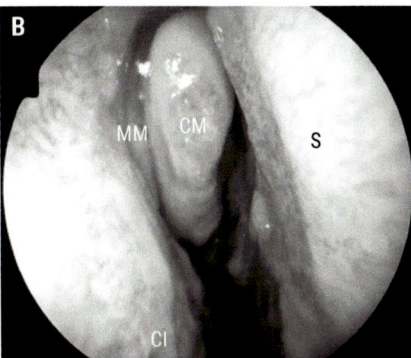
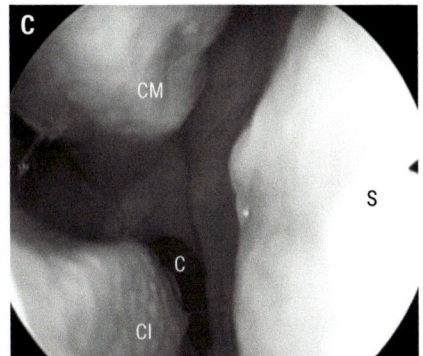

Figura 34-2. Diferentes vistas de la fosa nasal en la visión endoscópica. CI: cornete inferior, S: septum nasal, CM: cornete medio, MM: meato medio, C: coana.

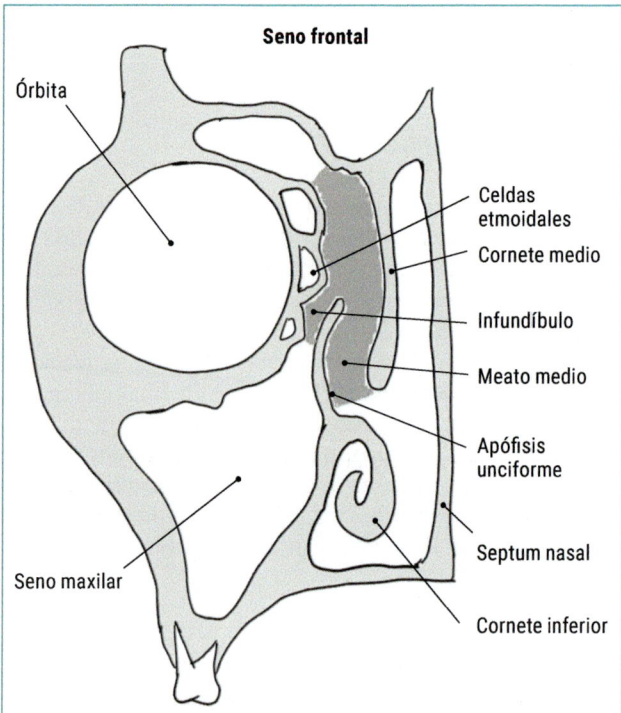

Figura 34-3. Complejo osteomeatal (área gris oscura).

debe extremar la precaución con las AU muy cercanas a la lámina papirácea, ya que se puede abrir la órbita accidentalmente.

La clave para realizar una antrostomía, o meatotomía media adecuada es localizar el ostium maxilar natural y agrandarlo. El ostium natural normalmente está situado inmediatamente superior a la línea situada entre el tercio inferior y los dos tercios superiores de la AU, a lo largo de la línea maxilar (**Fig. 34-5**). Cuando no existen referencias anatómicas, o la inflamación es importante y no ha permitido visualizar el antro maxilar, es necesario localizar la zona de la fon-

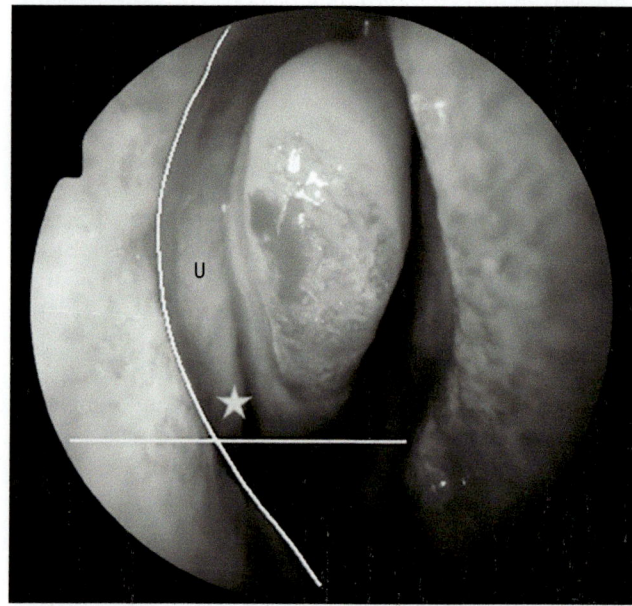

Figura 34-5. La entrada al ostium natural (estrella) se encuentra inmediatamente superior al cruce de la línea maxilar (línea vertical) y una recta situada entre el tercio inferior y medio de la apófisis unciforme (U).

grada de *rostrum* se va retirando la AU hasta llegar a su inserción anterior con el hueso lagrimal. No se debe ir más allá, ya que se puede dañar el conducto nasolagrimal. Es importante retirar también la inserción superior (**Fig. 34-4A**).
- ***Abordaje anteroposterior:*** se localiza la porción anteroinferior de la AU y se procede a su incisión con espátula de Freer, siguiendo un movimiento caudocraneal a lo largo de la línea maxilar (unión entre la apófisis unciforme y el hueso maxilar). Se avanza de anterior a posterior para abrir en un solo tiempo el infundíbulo etmoidal y el ostium del maxilar. Seguidamente se retira la AU (**Fig. 34-4B**). Se

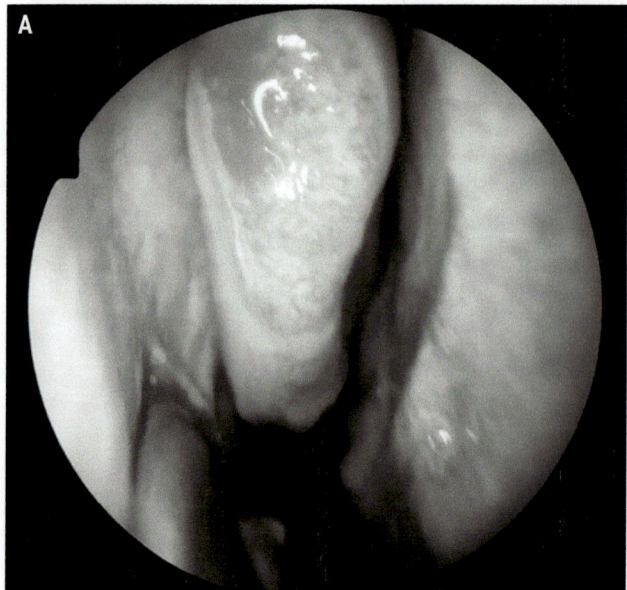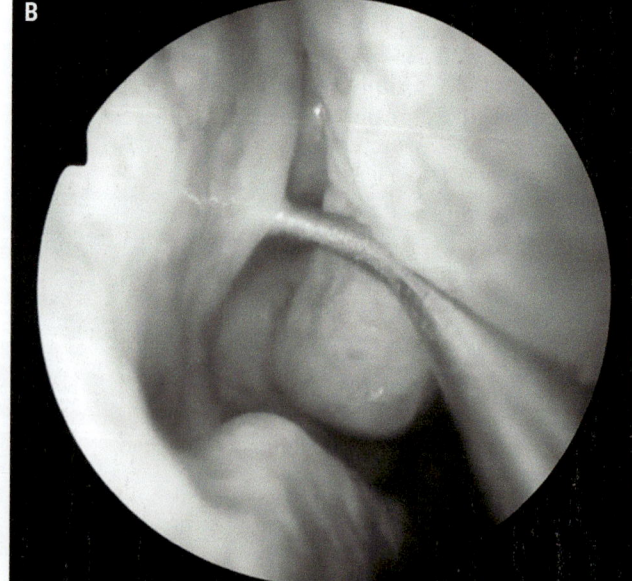

Figura 34-4. A. Unciformectomía anteroposterior. **B.** Unciformectomía posteroanterior.

tanela posterior. Para ello se utiliza un palpador de ostium maxilar o el propio aspirador curvo. Deslizándolo por encima del cornete inferior, se llegará a la zona de la fontanela, donde, con una ligera presión, el aspirador entrará en el seno maxilar. Una vez localizado el seno maxilar, se amplía su apertura en dirección anterior, hasta el hueso lagrimal; en dirección posterior, para unir el ostium natural y el área de la fontanela posterior; en dirección superior, hasta el reborde orbitario inferior e, inferior, hasta el borde superior del cornete inferior.

Es importante intentar evitar la formación de sinequias entre el cornete medio y la pared lateral nasal, ya que pueden dar lugar al cierre del seno maxilar en el postoperatorio. Para prevenirlas hay que intentar no dañar la pared lateral del cornete medio y no desestabilizarlo. También se puede medializar el cornete mediante una sutura, cicatrización controlada al tabique o colocación de taponamiento reabsorbible en el meato medio para estabilizarlo. Otra opción es realizar una turbinectomía parcial anterior.

Etmoidectomía anterior y posterior

Las masas laterales del etmoides están comprendidas entre la cavidad orbitaria, lateralmente; las fosas nasales, medialmente; el hueso frontal, superiormente; el esfenoides, posteriormente; el hueso frontal, la apófisis frontal del hueso maxilar y el unguis, anteriormente, y el cornete inferior y la pared medial del maxilar, inferiormente.

El etmoides está dividido en múltiples celdillas, gracias a unos tabiques que se dirigen de lateral, desde la lámina papirácea, a medial: las raíces tabicantes o lamelas. Corresponden a las siguientes estructuras (**Fig. 34-6**): 1ª raíz tabicante: apófisis unciforme; 2ª raíz tabicante: bulla etmoidal; 3ª raíz tabicante también conocida como lamela o lámina basal del **cornete medio:** unión del cornete medio a la órbita; 4ª raíz tabicante: cornete superior.; 5ª raíz tabicante: cornete supremo (muy inconstante); y 6ª raíz tabicante: rostrum esfenoidal. La tercera raíz tabicante o lamela basal del cornete medio divide el **etmoides en anterior** y **posterior.**

La organización del etmoides varía poco entre los distintos individuos, aunque sí lo hace el tamaño de cada celda. La celda etmoidal anterior más anterior y más constante es el *agger nasi,* que está presente en más del 90 % de la población. Se encuentra inmediatamente anterior al drenaje del seno frontal, en lo que se conoce como receso frontal. Superior a

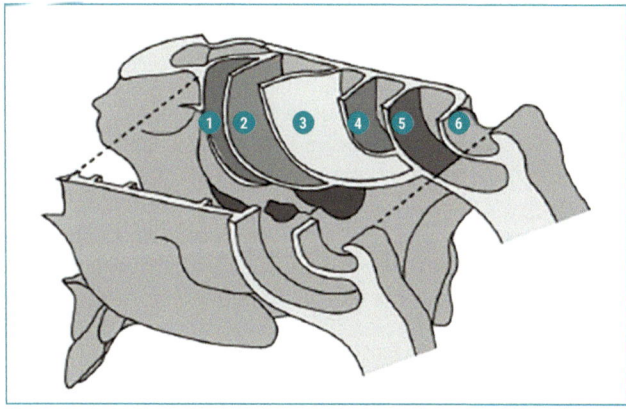

Figura 34-6. Representación esquemática de las raíces tabicantes del etmoides, en orden desde anterior a posterior. ❶ Apófisis unciforme. ❷ Bulla etmoidal. ❸ Cornete medio. ❹ Cornete superior. ❺ Cornete supremo. ❻ Por último, se puede observar el rostrum esfenoidal.
Tomada de Otorrinolaringología y cirugía de cabeza y cuello. Lassaletta et al. Panamericana 2023.

esta celdilla pueden aparecer una o más celdillas *supra agger*. Tras la AU se encuentra la **bulla etmoidal**, una celda muy estable en la población y, en general, muy neumatizada. Su pared posterior constituye, generalmente, la lamela basal del cornete medio, pero, en ocasiones, hay celdas retrobullares o un receso retrobullar. El techo de la bulla etmoidal puede ser directamente la base del cráneo, pero también pueden existir celdas suprabullares o un receso suprabullar.

El **etmoides posterior** se sitúa inmediatamente posterior a la lámina basal del cornete medio. Se encuentra delimitado medialmente por el cornete superior, mientras que el límite lateral está constituido por la lámina papirácea. El número de celdas es variable, entre 1 y 5.

Puede ocurrir que haya celdas etmoidales muy neumatizadas y que se introduzcan en otros senos paranasales, dando lugar a variaciones anatómicas (**Fig. 34-7**): **celdas etmoidomaxilares o celdas de Haller, celdas etmoidoesfenoidales o celdas de Onodi,** que pueden limitar directamente con el nervio óptico, aumentando su riesgo de lesión durante la cirugía, y **celdas etmoidofrontales o de Kuhn.**

Una vez retirada la AU, se localiza la bulla etmoidal en el meato medio. La región inferomedial de esta celdilla es la más segura para comenzar la etmoidectomía anterior, ya

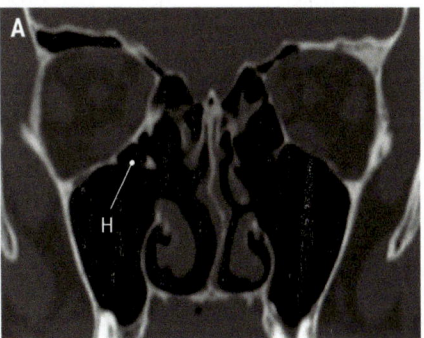 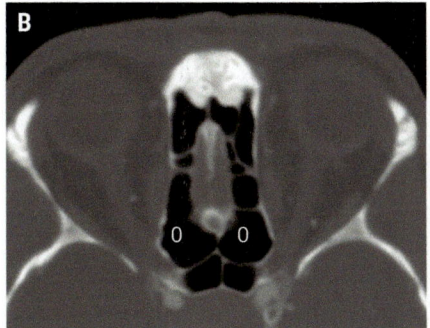 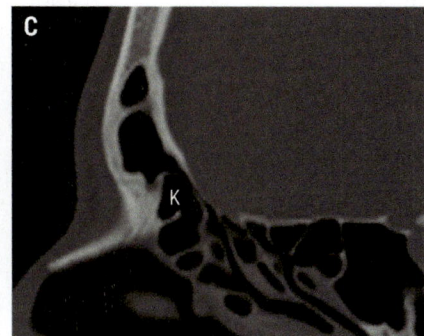

Figura 34-7. Marcadas con su inicial correspondiente. **A.** Celda de Haller. **B.** Celdas de Onodi. **C.** Celda de Khun.

que es la más alejada de la órbita y de la base del cráneo. Una vez abierta, se pueden retirar todos los fragmentos laterales y superiores que queden. Una vez descubierta la lámina basal del cornete medio, tras la bulla etmoidal, podemos entrar en el etmoides posterior. Para penetrar en el etmoides posterior sin riesgo podemos perforar la lamela basal en su porción inferomedial, tomando como referencia la altura del techo del seno maxilar. Se retiran las celdillas posteriores hasta alcanzar el rostrum esfenoidal. En este punto se debe localizar la base del cráneo superiormente y completar la disección etmoidal de posterior hacia anterior, retirando los tabiques de la base del cráneo y de la lámina papirácea. Localizada la base del cráneo, es útil la utilización de ópticas anguladas de 30° para poder visualizar los tabiques anclados en ella. Hay que prestar atención a la localización de la arteria etmoidal anterior y su distancia respecto a la base de cráneo para no lesionarla. En esta zona es más seguro utilizar pinzas de corte para resecar los tabiques óseos, ya que, en caso de arrancamiento, la arteria se puede replegar hacia la órbita y producir un hematoma orbitario que comprometa la visión en pocos minutos.

Esfenoidotomía

El ostium esfenoidal se localiza superior al arco coanal y, normalmente, medial a la cola del cornete superior. Esta altura también coincide con el borde medial del suelo orbitario. Hay que tener en cuenta que la rama septal de la arteria esfenopalatina transita horizontalmente entre el arco coanal y el ostium natural del esfenoides. Existe la posibilidad de que exista una celda de Onodi, por lo que no se debe confundir la pared posterior de esta celda con la cara anterior del esfenoides. La esfenoidotomía se puede realizar mediante abordaje transnasal y transetmoidal. En caso de **abordaje transnasal,** se extirpa la cola del cornete superior. Esto permite localizar el ostium natural para poder ampliar su apertura. Para realizar un **abordaje transetmoidal,** en primer lugar, hay que realizar una etmoidectomía posterior. A través del etmoides posterior se localiza igualmente el cornete superior y se extirpa su cola para localizar el ostium natural. Si no se localiza, o no es posible acceder al seno por el ostium natural, se debe entrar en la parte más inferomedial de la etmoidectomía posterior. La posible presencia de una celdilla de Onodi hace que esta maniobra sea mucho más arriesgada (**Fig. 34-8**).

Abordaje del seno frontal

El drenaje del seno frontal se realiza a través de su porción inferior. Desemboca en el meato medio, en el infundíbulo etmoidal. Se pueden diferenciar varias estructuras que forman el trayecto de drenaje: el infundíbulo frontal, que se encuentra dentro del seno; el ostium frontal, la zona más estrecha, y el receso frontal, que es la apertura hacia la fosa nasal, proporcionando la clásica configuración en reloj de arena. El límite lateral es la lámina papirácea; medialmente, el cornete medio y, superiormente, la lámina cribosa. Su pared posterior es la bulla etmoidal y las diferentes celdas suprabullares, si las hay. Anteriormente, se encuentra la celda de agger nasi y, si están presentes, varias celdas etmoidofrontales. Como se puede intuir, la anatomía del receso frontal es muy variable y de ella depende la neumatización de las celdas vecinas (**Fig. 34-9**).

El abordaje endoscópico del seno frontal es el más complejo, debido a la variabilidad anatómica y a su posición anterior. La clasificación más extendida para intentar sistematizar estos abordajes según su extensión es la descrita por Draf (**Tabla 34-1** y **Fig. 34-10**). Para comenzar el abordaje al seno frontal se debe extirpar la AU completamente. Seguidamente, se localiza el ostium del frontal, siguiendo superiormente la pared anterior de la bulla etmoidal, sin abrirla. Una vez identificado, se utilizan las pinzas anguladas de Kerrison o de Blakeskey para eliminar los tabiques de las celdas adyacentes. Desde este punto, si fuera necesario, se

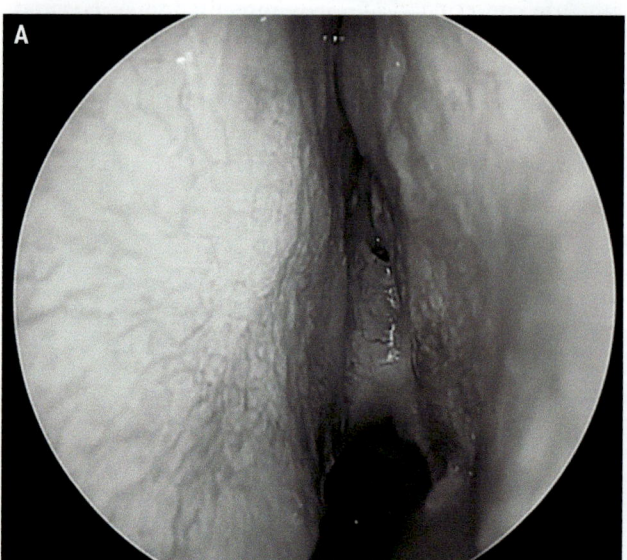
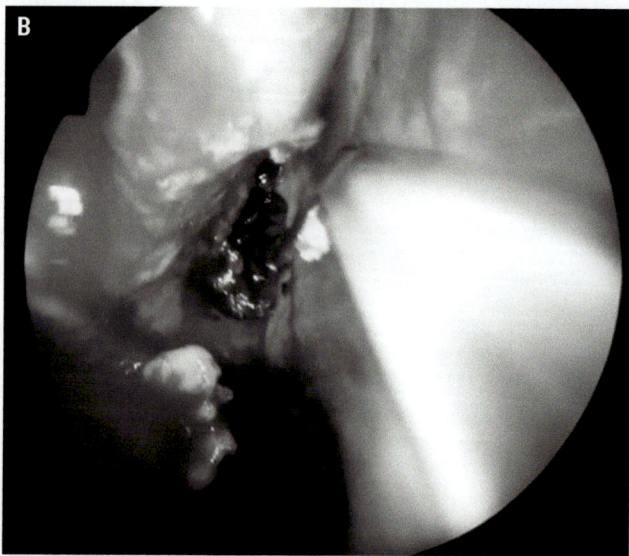

Figura 34-8. A. Ostium natural del esfenoides. **B.** Esfenoidotomía con pinza de Kerrison.

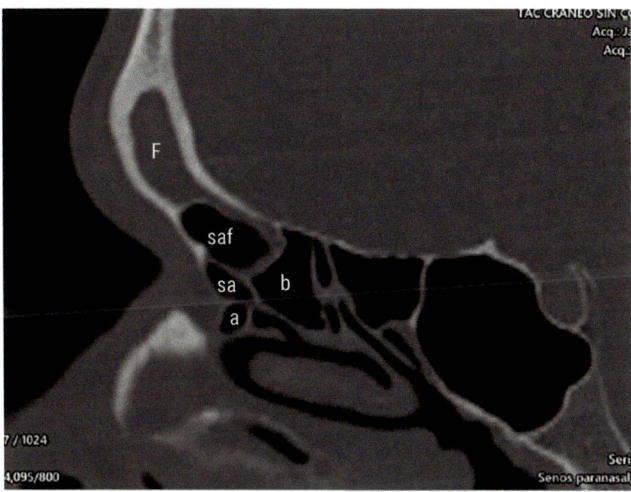

Figura 34-9. Receso frontal (flecha). Se observa seno frontal (F) ocupado por edema de un receso frontal estrecho. asf: Celda supraagger frontal. as: Celda supraagger. a: Agger nasi. b: bulla etmoidal.

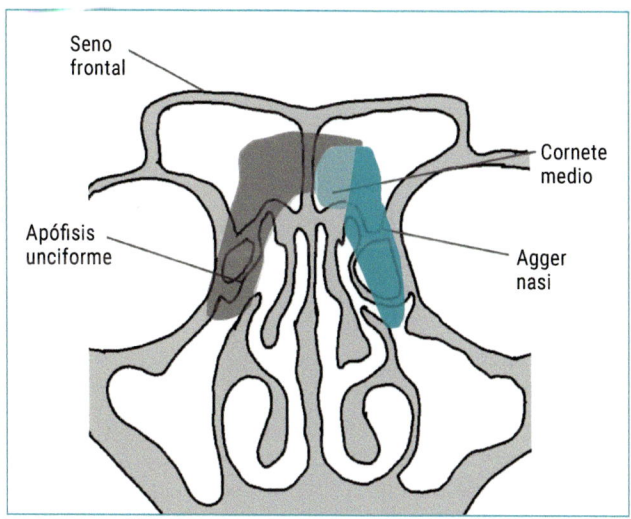

Figura 34-10. Diferentes extensiones de disección según Draf. Gris oscuro: Draf I. Azulados: Draf IIa. Azules claro y oscuro: Draf IIb. Toda el área pintada: Draf III.

Tabla 34-1. Clasificación de Draf

Clasificación de Draf	Correlación anatómica
Draf tipo I	Resección de las celdillas etmoidales inferiores al ostium frontal. Se realiza una etmoidectomía, incluyendo la retirada de septos en el receso frontal, para dejar libre el ostium natural.
Draf tipo IIa	Resección de las celdas frontoetmoidales a la altura o superior al ostium frontal. Se reseca el suelo del suelo frontal entre la lámina papirácea y el cornete medio.
Draf tipo IIb	Resección del *beak* frontal de forma unilateral, es decir, resección del suelo del seno frontal entre la lámina papirácea y el septum.
Draf tipo III/ Lothrop modificado	Resección del *beak* frontal de forma bilateral, es decir, resección del suelo de los dos frontales entre ambas láminas papiráceas incluyendo la resección de la porción superior del septo nasal y de septum intersinusal.

pueden seguir resecando otras estructuras hasta completar las resecciones de Draf II o III. Para retirar la zona anterior del suelo frontal, correspondiente al *beak* frontal, es necesario utilizar fresas.

Dacriocistorrinostomía (DCR) endoscópica

En condiciones normales, la vía lagrimal drena en el meato inferior a través del conducto nasolagrimal. Sin embargo, es frecuente la obstrucción de este conducto a su nivel distal. La DCR consiste en la creación de una comunicación desde el saco lagrimal hasta la nariz. Para su realización se realiza un colgajo mucoso anterior a la línea maxilar y a la altura de la inserción de la cabeza del cornete medio. Con pinzas de Kerrison o mediante fresado se elimina el hueso que recubre el saco

lagrimal hasta su exposición completa. Se abre el saco con un bisturí y se realiza un sondaje de la vía lagrimal para comprobar la salida de la guía por el canalículo común.

Ligadura de las arterias esfenopalatina y etmoidales

En caso de epistaxis, no controlada con taponamiento nasal, se puede realizar la ligadura de las arterias principales encargadas de la vascularización nasal. La ligadura de la arteria esfenopalatina (AEP) es la que se realiza con más frecuencia, ya que es la arteria que da más irrigación a la cavidad nasal. La arteria etmoidal anterior (AETA) puede ser la causante de las epistaxis postraumáticas incoercibles.

La ligadura de la AEP se realiza en su salida a través del orificio esfenopalatino, situado en el tercio posterior de la fosa nasal, por detrás de la inserción de la cola del cornete medio. Anterior al orificio esfenopalatino se encuentra la cresta etmoidal, un relieve óseo formado por la inserción del propio cornete medio en el hueso palatino, y una referencia importante para la cirugía, ya que encontraremos la arteria inmediatamente posterior a ella. La cirugía comienza levantando un colgajo de mucosa sobre el hueso palatino, anterior a la cola del cornete medio, hasta localizar la cresta etmoidal, que, en ocasiones, tiene que ser retirada. Una vez localizada la AEP posteriormente a la cresta, se cauteriza con pinza bipolar o *clip* vascular. Hay que seccionar la arteria una vez ligada, ya que suelen existir ramas posteriores (la AEP suele salir a la fosa nasal ya dividida en varias ramas) que también deben ser ligadas.

Las arterias etmoidales anterior (AETA) y posterior (AETP) discurren por el techo del etmoides desde su salida en la lámina papirácea hasta el tabique nasal. La **AETA** se encuentra en la parte más superior del techo de la bulla etmoidal. Cruza el techo etmoidal en dirección oblicua desde la lámina papirácea hasta la lámina cribiforme y su visualización dependerá de la neumatización del techo. Para localizarla, se realiza una unciformectomía completa, seguida de la exéresis de la pared anterior de la bulla etmoidal. El canal de la **AETP** se sitúa en el techo del etmoides posterior, justo por delante de la pared anterior del seno esfenoidal. El canal presenta poco relieve sobre el techo, por lo que es complicado observarla de manera directa. Hay que realizar una etmoidectomía posterior y descubrir la cara anterior del seno esfenoidal, donde la AETP cruza el techo. Una vez localizadas ambas arterias, se pueden cauterizar con pinza bipolar, pero suele ser necesario utilizar una fresa diamantada para su exposición, si el canal óseo es muy grueso.

Descompresión orbitaria endoscópica y del nervio óptico

La **descompresión orbitaria** consiste en la exéresis de las paredes orbitarias para aliviar la presión del contenido intraorbitario. La pared medial se puede retirar por vía endoscópica y es la que aporta mayor potencial descompresivo. La indicación principal es la orbitopatía tiroidea, aunque se pueda realizar por cualquier otro motivo que requiera disminuir la presión intraorbitaria. La pared medial orbitaria está compuesta por la lámina papirácea, la lámina perpendicular del hueso palatino y la pared lateral del seno esfenoidal, a la altura del ápex orbitario. Para realizar la descompresión hay que realizar una antrostomía maxilar amplia, seguida de una etmoidectomía completa y esfenoidotomía amplia. La lámina papirácea debe resecarse completamente hasta la entrada del esfenoides. Se debe respetar la porción superior para evitar fístulas de líquido cefalorraquídeo, sangrado de la AETA u obliteración postoperatoria del receso frontal. La exéresis de hueso se puede ampliar por el suelo de la órbita hasta llegar al nervio infraorbitario. Finalmente, se abre la periórbita con un bisturí de hoz mediante varias incisiones longitudinales hasta que la grasa protruya hacia la fosa nasal.

En caso de ser necesario, el **nervio óptico** también puede descomprimirse a la altura del canal óptico, situado en el ala menor del esfenoides, donde pasa acompañado de la arteria oftálmica. Una vez realizada la etmoidectomía completa y la esfenoidotomía, se localizan los relieves del nervio óptico y de la carótida en el esfenoides. A continuación, se retira alrededor de 1cm de lámina papirácea justo anterior al rostrum esfenoidal. En este punto, el hueso es más duro, ya que alcanzamos el canal óptico. Se debe fresar con fresa diamantada a lo largo del axis del nervio para adelgazar la capa de hueso e ir retirándola hasta completar unos 180° de descompresión. Raramente es necesario abrir la duramadre que recubre al nervio óptico, pero, en caso de hacerlo, se debe hacer en el cuadrante superomedial para evitar la lesión de la arteria oftálmica. Si se produce una fístula del líquido cefalorraquídeo (LCR), se puede resolver con un colgajo libre de mucosa o con pegamento de fibrina.

CIRUGÍA ENDOSCÓPICA AVANZADA NASOSINUSAL

Los avances en las técnicas de imagen (TC y RM), en los sistemas de navegación intraoperatoria, en el material quirúrgico especialmente diseñado para la cirugía endoscópica y en las técnicas endoscópicas de reconstrucción han permitido una expansión espectacular de las indicaciones de la cirugía endoscópica.

Cirugía avanzada del seno frontal

En este apartado podría incluirse el Draf III, que ya ha sido comentados en el apartado correspondiente.

Cirugía avanzada del seno maxilar

Maxilectomía endoscópica

Además de la antrostomía, mencionada en el apartado de CENS básica, en la que se aumenta el orificio de drenaje del seno maxilar, generalmente, pero no de forma exclusiva para el tratamiento de problemas inflamatorios, por vía endoscópica, podemos resecar toda la pared medial e incluso la anterior del seno maxilar. La maxilectomía suele hacerse a demanda, según la patología que estemos tratando, aunque se ha clasificado en función de su extensión desde la tipo 1 a la tipo 4.

Pasos quirúrgicos:

- Uncinectomía y antrostomía maxilar.
- Resección del cornete inferior. De forma alternativa puede puede trasponerse hasta el cavum conservando su inserción posterior para luego reponerse acabada la cirugía.
- Ampliación de la antrostomía con instrumental retrógrado, pinzas cortantes, microdebridador o fresa inferiormente hasta el suelo de la fosa nasal, anteriormente hasta el conducto nasolagrimal y, posteriormente, hasta el hueso palatino.
- Si precisamos ampliar anteriormente e incluir el orificio piriforme debe identificarse la válvula de Hansen y seccionarse con tijera el conducto nasolagrimal para mantener su permeabilidad. A continuación, puede fresarse hasta el orificio piriforme, incluirlo en el fresado (**Sturmann-Canfield o Denker endoscópico** o maxilectomía transnasal endoscópica tipo 3B) e incluso ampliar el fresado anterosuperiormente, incluyendo la pared anterior del seno maxilar hasta el arco cigomático (**maxilectomía transnasal endoscópica tipo 4**). En las variantes que incluyen la resección del orificio piriforme pueden causar retracción del ala nasal, por lo que es conveniente preservar al menos los 5 mm inferiores.

Existe una variante de estos abordajes, que es el **abordaje prelagrimal al seno maxilar,** para respetar integralmente la vía lagrimal, que implica la disección de la pared lateral de la fosa nasal y la realización de una osteotomía o fresado de esta pared anteriormente al conducto nasolagrimal, desplazando medialmente la pared lateral nasal y permitiendo el acceso al seno maxilar. Al finalizar la pared lateral es suturada en su posición inicial.

Estos abordajes permiten trabajar en la totalidad del interior del seno maxilar para tratar enfermedades inflamatorias resistentes, tumores benignos y malignos de la pared lateral nasal, así como constituir un paso previo a algunos abordajes de la base del cráneo.

Abordajes endoscópicos de la base del cráneo

Permiten el abordaje a la base del cráneo para tratar tanto la patología nasosinusal como la intracraneal adyacente a la misma, que cumpla una serie de criterios, que son variables según el abordaje. En términos generales, se requiere que no haya estructuras vasculares o nerviosas interpuestas entre la lesión y la base del cráneo. De esta forma, los abordajes endonasales proporcionan un camino directo a la lesión, evitando la retracción y manipulación del cerebro y estructuras vasculonerviosas que exigen los abordajes externos. Estos no es una sustitución de estos, sino un complemento ideal para el manejo integral de la base del cráneo, y se realizan generalmente, en combinación con un equipo de neurocirugía especializado en el manejo de la endoscopia nasal. Estos abordajes se han clasificado en abordajes en el plano sagital y en el plano coronal (**Tabla 34-2**).

*Abordajes en el plano sagital (***Fig. 34-11***)*

Abordaje endoscópico transesfenoidal de la región selar

Es el primero de los abordajes de cráneo que se desarrollaron con el endoscopio, sustituyendo al uso del microscopio. Permite el tratamiento de los tumores de la región selar, de las fístulas de LCR que asientan en el esfenoides y, además, es el inicio de otros abordajes de la base del cráneo. Inicialmente, se realiza una turbinectomía media derecha (o luxación lateral) con una resección más o menos extensa de los cornetes superiores y celdas etmoidales posteriores. A continuación, se realiza una septectomía posterior, que posibilita el abordaje a cuatro manos, situando la óptica y un aspirador en la fosa nasal derecha y otro instrumento en la fosa nasal izquierda. Después, se hacen esfenoidotomías bilaterales, que se unen fresando toda la cara anterior del esfenoides y los tabiques intraesfenoidales. Tras la identificación de las estructuras intraesfenoidales (relieve de la silla turca, de las carótidas internas y los nervios ópticos, así como de los recesos óptico-carotídeos mediales y laterales), se comienza con el fresado de la cara anterior de la silla turca. Seguidamente, comienza el tiempo neuroquirúrgico con la

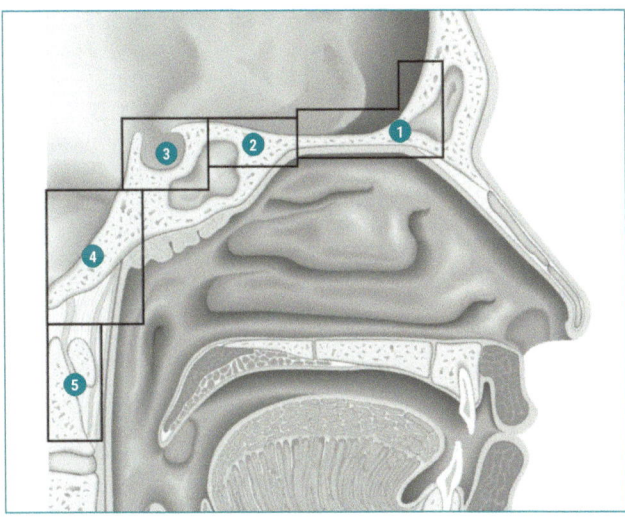

Figura 34-11. Abordajes en el plano sagital: ❶ abordaje transcribiforme; ❷ abordaje transplanun; ❸ abordaje transelar; ❹ abordaje transclival; ❺ abordaje de la unión craneocervical.

apertura de la duramadre, exponiendo la hipófisis y el tumor, y se sigue con la resección tumoral. El defecto óseo creado se cierra con un sustituto de duramadre o fascia lata intradural, mucosa libre de cornete medio o un colgajo de mucosa septal pediculado de la arteria nasoseptal posterior (colgajo de Hadad-Bassagasteguy), dependiendo de que se haya producido o no salida del LCR durante la resección y de su intensidad. Es imprescindible extirpar toda la mucosa del defecto y sus inmediaciones para que la cara subperióstica/supericóndrica de los colgajos se adhiera al defecto. Se finaliza con la colocación de silastic septales para evitar sinequias y, a veces, taponamientos nasales.

Abordaje transcribiforme

Incluye la resección de la base del cráneo desde la pared posterior de los senos frontales anteriormente (exige un Draf III previo al seno frontal) hasta el *planum* esfenoidal posteriormente y las láminas papiráceas, lateralmente. Permite la resección de tumores nasosinusales, neuroblastomas olfatorios, encefaloceles y menigoencefaloceles, así como meningiomas seleccionados del bulbo olfatorio.

Precisa *debulking* tumoral en las fosas nasales y una septectomía superior, y posteriormente, delimitar toda la periferia de la resección. En las fóveas etmoidales tendremos que localizar y ligar las arterias etmoidales anteriores y posteriores antes de realizar las osteotomías con Kerrison o fresado en la base del cráneo. Una vez abierta la dura, y durante la resección tumoral, generalmente, tendremos que resecar los nervios olfatorios con la pieza, y localizar y respetar la rama frontopolar de la arteria cerebral anterior en cada lado (**Fig. 34-12**).

La reconstrucción es variable según los equipos quirúrgicos. En general, es deseable hacer un cierre multicapa, una o varias piezas de sustituto de dura o fascia lata intradural y extracraneal, y un colgajo vascularizado de la mucosa septal (colgajo de Hadad-Bassagasteguy) o, en su defecto, de pericráneo.

Tabla 34-2. Clasificación abordajes a la base de cráneo atendiendo a los planos coronal y sagital	
Abordajes plano sagital	**Correlación anatómica**
• Abordaje transcribiforme • Abordaje transplanum • Abordaje transelar • Abordaje transclival • Abordaje de la unión cráneo cervical • Nasofaringuectomía	• Abordajes a la fosa pterigopalatina y transpterigoideos • Abordajes orbitarios: Descompresión orbitaria • Abordajes transorbitarios • Nasofaringuectomías

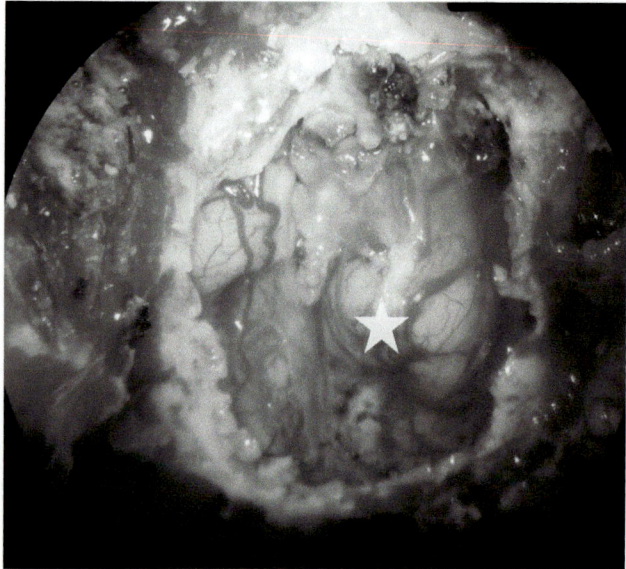

Figura 34-12. Abordaje transcribiforme tras la resección dural. Estrella: lóbulos frontales.

Abordaje transesfenoidal transtuberculum/transplanum esfenoidal

Está indicado para la resección de tumores selares con extensión supraselar, tumores supraselares propiamente dichos (craneo-faringiomas y otros) y los asentados en el *planum* y *tuberculum sella* (meningiomas del planum y del tuberculum).

El abordaje inicial es similar al transesfenoidal para la silla turca, exponiendo superiormente todo el planum esfe-noidal hasta las arterias etmoidales posteriores. Se fresa la mitad superior de la silla, el tuberculum sella entre ambos recesos óptico-carotídeos mediales (intracranealmente, los procesos clinoideos mediales) y el planum esfenoidal. A continuación, se abre la duramadre del planum y comienza la resección tumoral con técnicas neuroquirúrgicas. El cie-rre del defecto se realiza con una o varias capas de sustituto de duramadre o fascia lata intracranealmente y un colgajo de Hadad disecado previamente al abordaje extracraneal-mente (**Fig. 34-13**).

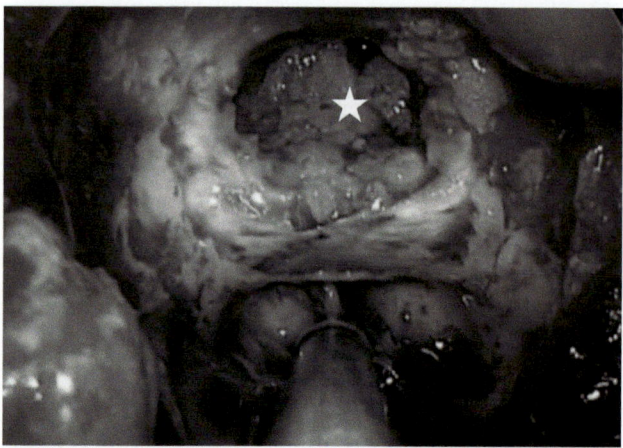

Figura 34-13. Abordaje transplanum. Cierre con grasa del espa-cio muerto tras la resección tumoral (estrella).

Abordaje transclival y de la unión cráneo-cervical

Este abordaje hace posible la resección de tumores y otras lesiones extra o intradurales, situadas en el clivus, retro-clivales y en la unión cráneo-cervical, evitando la retracción cerebral y la manipulación del paladar de los abordajes externos.

Las lesiones tratadas con más frecuencia son los cordo-mas de clivus, pero también se tratan condrosarcomas, meningiomas, lesiones vasculares y otros. Los límites del abordaje transclival son el suelo de la silla turca superior-mente (puede también accederse al dorso selar o clivus más superior, movilizando la hipófisis), el foramen magum, inferiormente, y las carótidas internas paraclivales en el receso clival y nervios vidianos, lateralmente, cuya disec-ción nos permite identificar la carótida interna petrosa a nivel del *foramen lacerum*.

Comienza con un abordaje transesfenoidal, como el des-crito para la silla turca, al que se añade la resección del rostrum y suelo del esfenoides hasta alcanzar el nivel del clivus. El fresado óseo del hueso clival variará en función de la lesión que estemos tratando, desde limitado a la región esfenoidal del clivus, hasta descender hasta el foramen mag-num. En las lesiones más inferiores, tras identificar el fora-men lacerum, se diseca la mucosa de la rinofaringe y se lateralizan los músculos largos del cuello y la cabeza para proseguir con el fresado óseo, la apertura de la dura y la resección intradural si es el caso.

El abordaje a la unión cráneo-cervical es la extensión más inferior del transclival. Permite el tratamiento de una amplia variedad de patologías de esta región: tumores (cor-domas, condrosarcomas, etcétera), lesiones congénitas (pla-tisbasia) o inflamatorias (artritis reumatoide). Muchas de estas lesiones provocan un desplazamiento de la apófisis odontoides hacia el agujero occipital, con la consiguiente compresión del tejido neurológico subyacente. Se puede fresar el arco anterior del atlas y acceder a la odontoides. Su limitación más importante es la exposición caudal, que debe ser calculada por distintos métodos para determinar si este es el abordaje adecuado para la lesión o debe com-binarse con abordajes intraorales. La extensión lateral de la patología va a condicionar la dificultad del acceso. Este abordaje puede limitarse a la extensión de la rinofaringe entre ambas trompas de Eustaquio (abordaje clivus inferior o central) o extenderse más lateralmente, requiriendo aso-ciar abordajes transpterigoideos y, a veces, resecciones par-ciales de la trompa de Eustaquio (abordajes "*far medial o extreme far medial*").

La apertura de la duramadre en esta región se acompaña siempre de fístulas de LCR de alto flujo, por lo que siempre es necesario hacer un cierre con varias capas de fascia lata o sustitutos durales y, finalmente, un colgajo nasoseptal disec-cado antes del abordaje propiamente dicho.

Nasofaringectomía

Permite la exéresis del tejido nasofaríngeo, generalmente, con el objetivo que resecar una lesión tumoral benigna o maligna de forma primaria, pero, con más frecuencia, recidivada. Existen tres tipos:

- Tipo I: extirpación de la pared nasofaríngea posterosuperior entre el suelo del esfenoides y la fascia faringobasilar/prevertebral posteriormente.
- Tipo II: incluye la pared anterior y el suelo del seno esfenoidal.
- Tipo III: añade la pared nasofaríngea lateral y la porción cartilaginosa de la trompa de Eustaquio. Precisa la realización previa de una maxilectomía medial e incluso un Denker endoscópico, seguido de un abordaje transpterigoideo (descrito posteriormente en el texto) y localización de la carótida interna en todas sus porciones (parafaríngea, petrosa y cavernosa).

Abordajes en el plano coronal

Abordajes transpterigoideos y de la fosa pterigopalatina

Son abordajes que permiten la extensión lateral y posterior de los abordajes endonasales a la base del cráneo. A través de estos abordajes se puede acceder al **receso lateral del esfenoides, al seno cavernoso, ápex petroso, cavum de Meckel, patología inferior y superior a la porción petrosa de la carótida y fosa pterigopalatina e infratempora**l. Estos abordajes requieren etmoidectomía completa, esfenoidotomía bilateral, septectomía posterior e, incluso, desde una antrostomía amplia hasta una maxilectomía medial o, incluso, un Denker endoscópico. Posteriormente, localizando y resecando la cresta etmoidal del palatino, se procede a la ligadura de la arteria esfenopalatina y sus ramas. Desde el orificio esfenopalatino se procede a la resección de la pared posterior del seno maxilar en mayor o menor extensión y a la lateralización del contenido de la fosa pterigopalatina para posteriormente localizar el canal vidiano y el nervio maxilar en el *foramen rotumdum*. Se localiza el foramen lacerum, tomando como guía y fresando el conducto vidiano. El recorrido del maxilar nos conduce

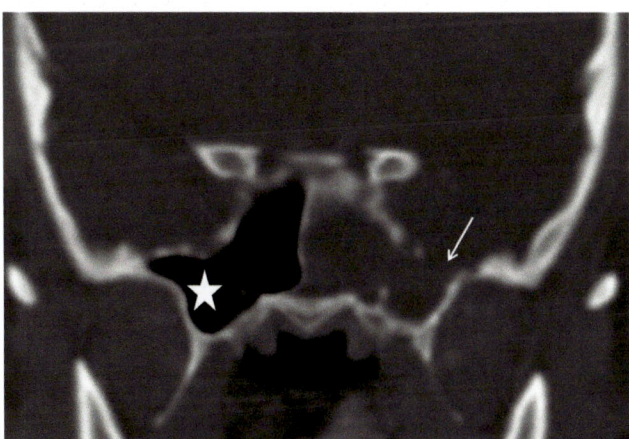

Figura 34-14. Seno esfenoidal muy neumatizado con recesos laterales amplios (estrella). Defecto en techo de receso lateral izquierdo (flecha) con encefalocele acompañante.

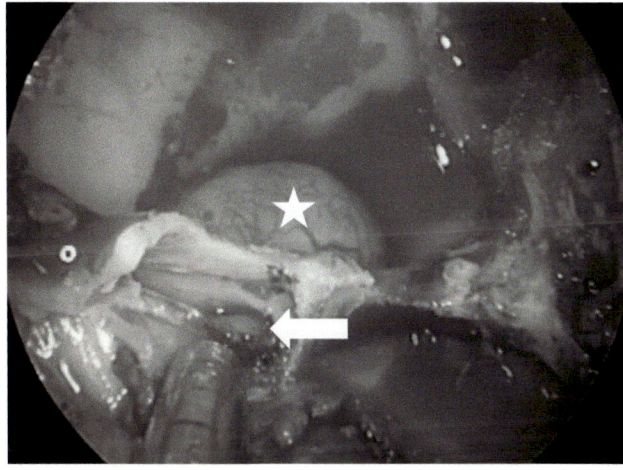

Figura 34-15. Abordaje transpterigoideo. Tumoración en receso lateral de esfenoides (estrella); nervio vidiano (flecha).

hasta el *cavum* de Meckel. Según la patología y su extensión, será necesaria una resección variable de las láminas de las apófisis pterigoides (**Figs. 34-14 y 34-15**).

Abordajes orbitarios y transorbitarios

A través de estos abordajes se puede acceder a la patología orbitaria (descompresión orbitaria y/o del nervio óptico, tumores orbitarios intra y extraconales, especialmente, los situados mediales al nervio óptico) o utilizarse como vía para acceder a lesiones más profundas, situadas en la fosa craneal anterior y media, así como en la porción superior de la fosa infratemporal y los compartimentos laterales de la órbita (abordaje por el párpado superior asistido por endoscopia).

TÉCNICAS DE RECONSTRUCCIÓN ENDOSCÓPICA DE LA BASE DEL CRÁNEO

La reconstrucción endoscópica de los defectos de la base del cráneo ha sido un punto clave en el desarrollo de las técnicas avanzadas endoscópicas. Se utilizan **injertos libres de mucosa** (cornete medio, suelo de la fosa nasal) para cerrar los defectos pequeños y de bajo flujo. Para cerrar defectos mayores o de elevado flujo se precisan técnicas multicapa (intra, epi y extradurales) con sustitutos de duramadre (fascia lata, Duragen) y colgajos **vascularizados intranasales**. El más usado y versátil de estos últimos es el **colgajo nasoseptal** o de Hadad-Bassagasteguy pediculado de la arteria nasoseptal posterior, que puede llegar a incluir toda la mucosa septal y del meato inferior. Pero existen otros, como los colgajos de cornete medio o inferior, o colgajo de la pared lateral nasal. Si los colgajos intranasales no están disponibles -por su uso previo o por estar afectados por la patología a tratar-, se recurre a los colgajos extranasales, especialmente, el **colgajo de pericráneo,** que puede obtenerse de forma endoscópica o abierta e introducirse posteriormente en la fosa nasal a través del seno frontal o el colgajo de fascia temporoparietal.

PUNTOS CLAVE

- Los avances tecnológicos y en las técnicas de reconstrucción endoscópicas de la base de cráneo han permitido la expansión de la cirugía endoscópica endonasal inicialmente focalizada en el tratamiento de la patología inflamatoria.
- Son indicaciones habituales de la cirugía endoscópica: Las rinosinusitis crónicas, las rinosinusitis agudas complicadas, el tratamiento de las fístulas de líquido cefalorraquídeo, las epistaxis recalcitrantes, las descompresiones de la pared medial e inferomedial de la órbita, así como la patología de la vía lagrimal, tumores benignos y malignos de las fosas nasales y senos paranasales.
- Se pueden tratar mediante técnicas endoscópicas lesiones de base de cráneo anterior, media y posterior seleccionadas según su localización y relación con estructuras vasculonerviosas. Las lesiones más frecuentemente tratadas por esta vía son los tumores hipofisarios. Otros son: meningoceles, meningiomas, cordomas, etc.
- El colgajo nasoseptal es la técnica de reconstrucción endoscópica de base de cráneo más usada. Aunque hay otras opciones, los colgajos de pared lateral de fosa nasal y el colgajo de pericráneo son los más usados.

BIBLIOGRAFÍA

Alobid I, Bernal-Sprekelsen M. Referencias anatómicas para la cirugía endoscópica de senos paranasales y base del cráneo. Ponencia Oficial de la SEORL, 2019.

Bernal-Sprekelsen M, Alobid I, Enseñat J, Prats-Galino A, editors. Endoscopic approaches to the paranasal sinuses and skull base: a step-by-step anatomic dissection guide. Stuttgart; New York: Thieme, 2017.

Chiu AG, Palmer JN, Adappa ND, editores. Atlas of endoscopic sinus and skull base surgery. Second edition. Philadelphia, PA: Elsevier, 2019.

Fokkens WJ, Lund VJ, Hopkins C, et al. European Position Paper on Rhinosinusitis and Nasal Polyps 2020. Rhinology. 20 de febrero de 2020;58(Suppl S29):1-464.

Georgalas C, Sama A. The frontal sinus: surgical approaches and controversies: 614 illustrations. Stuttgart New York Dehli Rio de Janeiro: Thieme, 2022.

Lassaletta Atienza L, Gavilán J, Morales Puebla JM, editores. Otorrinolaringología y cirugía de cabeza y cuello. Buenos Aires: Editorial Médica Panamericana, 2024.

Messerklinger W. On the drainage of the normal frontal sinus of man. Acta Otolaryngol. 1967;63(2):176-81.

Pérez-López C, Palpan AJ, Zamarrón Á, et al. Free Mucosal Graft for Reconstruction after Nonfunctional Pituitary Adenoma Surgery. Asian J Neurosurg. 2020 Oct 19;15(4):946-51.

Stammberger H. Personal endoscopic operative technic for the lateral nasal wall -an endoscopic surgery concept in the treatment of inflammatory diseases of the paranasal sinuses]. Laryngol Rhinol Otol (Stuttg). 1985;64(11):559-66.

AUTOEVALUACIÓN

Tumores de los párpados. Tumores orbitarios

35

I. Colina Astigarraga y R. Luaces Rey
Colaboradora: A. Alzueta Martínez

OBJETIVOS

- Comprender la anatomía clínica de los párpados y de la órbita para contextualizar los tipos de tumores.
- Identificar las características clínicas y patológicas de los tumores benignos y malignos de los párpados y de la órbita.
- Reconocer los principales métodos de diagnóstico y las pruebas de imagen recomendadas para los tumores orbitarios.
- Distinguir entre las patologías benignas y malignas más comunes en la órbita y los párpados, incluyendo sus abordajes terapéuticos.
- Aplicar los diferentes tratamientos quirúrgicos y no quirúrgicos para tumores palpebrales y orbitarios, según la clasificación del tumor.
- Valorar las complicaciones postquirúrgicas en la cirugía de párpados y órbita, así como sus métodos de prevención y manejo.
- Sintetizar las técnicas de reconstrucción palpebral en función de los defectos derivados de los tumores.

TUMORES DE LOS PÁRPADOS

Anatomía clínica de los párpados

Los párpados son unas estructuras móviles que intervienen en la protección del globo ocular, así como en la producción y mantenimiento de la película lagrimal. Son además elementos imprescindibles en la expresividad facial. Hemos de tener en cuenta la especial configuración de los párpados y tejidos perioculares, donde podemos distinguir varias subunidades: el canto interno, el canto externo, la región de la ceja y los párpado superior e inferior, separados entre sí por la hendidura palpebral. A continuación, describiremos brevemente la anatomía de los párpados y anejos oculares (**Figs. 35-1 y 35-2**):

Piel

La piel de los párpados y especialmente la del superior, tiene la particularidad de ser la más fina de nuestro organismo (0,6-1 mm), estando constituida por numerosos folículos pilosos y glándulas sebáceas.

Musculatura protectora

Los músculos protectores están integrados principalmente por el músculo orbicular y en menor medida por los músculos *procerus* y corrugador. Además de intervenir en la expresión facial, su función principal es favorecer la oclusión palpebral

y, secundariamente, facilitar el drenaje de la lágrima a través del sistema excretor.

Tabique orbitario

Está constituido por una capa fibrosa y sirve de barrera para la progresión de infecciones y hemorragias. Su atrofia , atri-

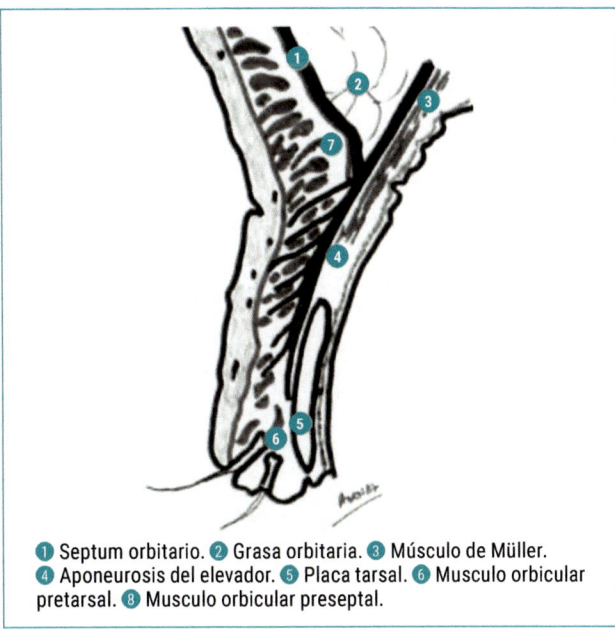

❶ Septum orbitario. ❷ Grasa orbitaria. ❸ Músculo de Müller. ❹ Aponeurosis del elevador. ❺ Placa tarsal. ❻ Musculo orbicular pretarsal. ❽ Musculo orbicular preseptal.

Figura 35-1. Anatomía del párpado superior (corte sagital).

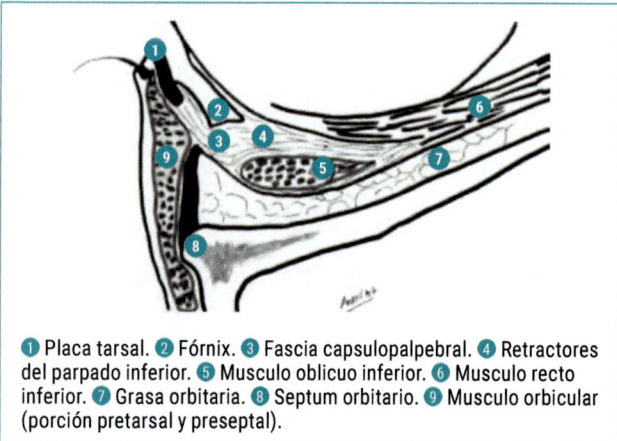

❶ Placa tarsal. ❷ Fórnix. ❸ Fascia capsulopalpebral. ❹ Retractores del parpado inferior. ❺ Musculo oblicuo inferior. ❻ Musculo recto inferior. ❼ Grasa orbitaria. ❽ Septum orbitario. ❾ Musculo orbicular (porción pretarsal y preseptal).

Figura 35-2. Anatomía del párpado inferior (corte sagital).

buible a fenómenos degenerativos de la edad, daría lugar al prolapso de la grasa palpebral.

Grasa palpebral

Clásicamente, se aceptaba que la grasa palpebral, situada en el espacio retroseptal, se distribuye en compartimentos bien definidos: dos paquetes en el párpado superior (nasal y temporal) y tres en el inferior (nasal, central y temporal). Adquiere su importancia desde el punto de vista quirúrgico por su relación con estructuras anatómicas fundamentales.

Retractores

Tienen la finalidad de favorecer la apertura palpebral y están representados en el párpado superior por el músculo del elevador y su aponeurosis, y por la fascia capsulopalpebral, en el inferior. Potenciando dicha acción, ambos párpados disponen de otro músculo retractor de menor importancia, el músculo de Müller.

Tarso

Es tejido conectivo denso que constituye el «esqueleto» palpebral y el lugar de anclaje para los retractores. En el párpado superior tiene forma de semiluna y su altura en el punto máximo central es de 10 mm. En el inferior toma una disposición rectangular, siendo su altura de unos 4 mm. Contiene glándulas secretoras, por lo que adquiere un papel relevante en la composición y mantenimiento del *film* lagrimal.

Conjuntiva

Es una membrana mucosa transparente que se extiende por las superficies internas de los párpados, reflejándose sobre la parte anterior de la esclerótica. Se encuentra íntimamente

adherida al tarso y, de una forma más laxa, al músculo de Müller. Contiene glándulas secretoras de mucina y glándulas lagrimales accesorias, que contribuyen a la formación del componente mucoso de la lágrima.

Para la valoración completa de la región periorbitaria debemos valorar la importancia de las cejas, área especializada de la frente, que funciona como parte integral con los párpados y los músculos de la cara y que participa activamente en la expresión facial. Están formadas por piel, folículos pilosos con una distribución característica, tejido conectivo, grasa y prolongaciones musculares del frontal, orbicular, procerus y corrugador, que permiten sus movimientos de ascenso y descenso.

Aparato lagrimal

Otra estructura importante, que debe tenerse siempre en cuenta en la reconstrucción palpebral, es el aparato lagrimal. La glándula lagrimal principal está situada en el ángulo superoexterno de la órbita y se encarga de la secreción refleja. También hay glándulas menores en la conjuntiva, que se encargan de mantener la secreción basal. La lágrima se evacúa por los dos puntos lagrimales, que se sitúan en el borde palpebral del canto interno. De estos puntos se originan los canalículos lacrimales superior e inferior, los cuales forman el canalículo común, que desemboca en el saco lagrimal, que a su vez drena por el conducto lacrimonasal al meato inferior de la cavidad nasal. En cirugías en las que se altera la producción lacrimal, una opción es bloquear a propósito dicho sistema de drenaje para mejorar la película lacrimal.

En relación con la vascularización e inervación de la región de los párpados, el aporte vascular proviene, principalmente, de vasos de la arteria oftálmica, rama de la carótida interna, aunque existen numerosas anastomosis entre ambas carótidas. El drenaje venoso corresponde, fundamentalmente, a las venas oftálmicas, temporales y faciales. El drenaje linfático nace de un plexo superficial existente por debajo de la piel y otro profundo, situado a nivel tarsal. La inervación está representada por nervios motores (III par y facial), sensitivos (I y II ramas del trigémino) y vegetativos (fibras parasimpáticas del músculo de Müller).

Clasificación de los tumores de párpados

En los párpados se pueden desarrollar tanto tumores benignos como malignos, que son clínica e histológicamente semejantes a los de la piel de la cara. Su incidencia varía mucho en las distintas partes del mundo y en las diversas razas. Los tumores epiteliales parecen tener gran incidencia en zonas de exposición crónica a la luz ultravioleta. Los tumores benignos son muy frecuentes y aumentan su incidencia con la edad.

Clínicamente, la evaluación de toda lesión palpebral deberá incluir tamaño, localización, apariencia, tiempo de evolución, presencia de sangrados o ulceraciones, cambio de color, historia de tumores previos o radioterapia.

Tumores benignos

Derivados de la epidermis

- *Queratosis seborreicas.* Es un cuadro frecuente de crecimiento lento que se encuentra habitualmente en ancianos.
- *Queratoacantoma.* Es un tumor infrecuente y benigno, pero de crecimiento rápido, que suele presentarse en personas sanas de piel pálida y con exposición solar crónica. Es frecuente también en pacientes inmunodeprimidos, donde clínicamente puede ser similar a un carcinoma espinocelular.
- *Queratosis folicular invertida.* Se trata de una lesión poco frecuente. Suele ser una lesión solitaria, asintomática, que se presenta como pápulas o nódulos solitarios, rosados o color piel; algunos sangran con frecuencia con traumatismos mínimos. Menos frecuentemente adquieren el aspecto de cuerno cutáneo.
- *Cuerno cutáneo.* Es una lesión infrecuente. Puede asociarse con queratosis actínica o con carcinoma celular escamoso. Se presenta en la clínica como una lesión hiperqueratósica que protruye a través de la piel.

Derivados de la dermis

- *Neurofibroma.* Tumor neurogénico que se manifiesta casi exclusivamente en pacientes que padecen neurofibromatosis, ocasionando deformidad palpebral. Tiene gran tendencia a la recidiva.
- *Dermatofibroma.* Es una lesión infrecuente. Clínicamente, se presenta como una pequeña pápula o nódulo de rojizo a marrón de consistencia fibrótica.
- *Hemangioma capilar.* Es un tumor raro, pero uno de los más frecuentes en la infancia, presentándose poco después del nacimiento. Suelen crecer durante el primer año de vida, empezando su involución en el segundo año. Los angiomas palpebrales tienen predilección por el párpado superior y pueden afectar también a la piel de la cara.
- *Xantelasma.* Es la forma más común de aparición de los xantomas. Es una enfermedad, generalmente, bilateral, que se caracteriza por el desarrollo de placas amarillentas relacionadas con la presencia de colesterol. Las lesiones inicialmente se sitúan en el canto medial y gradualmente se diseminan a la región periorbitaria en casos avanzados.
- *Xantogranuloma juvenil.* Es la variedad más común de los xantomas normolipídicos. Aparece en la infancia, a partir de los 6 meses de edad. Su etiología es desconocida. Suelen regresar espontáneamente.

Derivados de los anejos cutáneos

- *Tumores de las glándulas sudoríparas.* Son tumores poco frecuentes. Distinguimos dos grupos: los tumores derivados de glándulas sudoríparas ecrinas y los tumores derivados de glándulas sudoríparas apocrinas.
- *Tumores de los folículos pilosos.* Constituyen un grupo de tumores también infrecuente. Este grupo incluye las siguientes variantes:
  - Tricofoliculoma, fibrofoliculoma y tricoepitelioma.
  - Pilomatricoma y tricolemmoma.
- *Tumores de las glándulas sebáceas.* Dentro de este grupo distinguimos los siguientes: hiperplasia sebácea, nevus sebáceo y adenoma sebáceo.

Lesiones pigmentadas

- *Nevus nevocelular.* Lesión que se caracteriza por la proliferación clonal de melanocitos. Se trata de máculas o pápulas con sin papilomatosis de pigmentación variable, situados en los distintos estratos cutáneos.
- *Nevus congénitos.* Están presentes desde el nacimiento. Suelen ser lesiones claras que se van oscureciendo con el tiempo.
- *Nevus azul.* Lesión caracterizada por la presencia de melanocitos dérmicos dendríticos o fusiformes y muy pigmentados. Es una pápula o nódulo de coloración homogénea, grisácea o azulada, de tamaño variable.
- *Lentigo simple.* Lesión melanocítica caracterizada por ser una mácula marrón, parduzca, de pequeño tamaño. Se diferencia de las efélides en que no varía su coloración con la exposición solar. Histológicamente, se caracteriza por una hiperplasia epidérmica con aumento de las crestas epidérmicas y de los melanocitos en la capa basal epidérmica.
- *Lentigo senil.* Clínicamente, se caracteriza por el desarrollo de máculas parduzcas que afectan a personas adultas. Histológicamente, tiene las mismas características que el lentigo simple, acompañándose de marcada degeneración solar del colágeno.

Tumores malignos

Epiteliales

Carcinoma basocelular

El carcinoma de células basales representa aproximadamente el 90 % de los tumores malignos de los párpados. La exposición a rayos UVA es un importante factor en el desarrollo de tumores epiteliales malignos de los párpados. Sus localizaciones más frecuentes en orden descendente son: párpado inferior, canto medial, canto lateral y párpado inferior. La forma más común de presentación es la nodular, seguida de la forma ulcerativa. Es un tumor de crecimiento lento, localmente invasivo, pero no metastatiza. Los tumores localizados cerca del canto medial son más proclives a invadir la órbita y los senos. Su incidencia aumenta en pacientes con *xeroderma pigmentosum* y síndrome de Gorlin.

Carcinoma de células escamosas

Es un tumor mucho menos frecuente que el carcinoma basocelular (representa el 1-10 % de las lesiones malignas), pero potencialmente más agresivo, con posibles metástasis a ganglios linfáticos regionales. La causa de muerte en este grupo de pacientes suele venir dada por la invasión directa perineural de la cavidad intracraneal a través de la órbita. Puede aparecer *de novo* o a partir de una queratosis actínica preexistente. Los pacientes inmunocomprometidos tienen mayor riesgo de padecer este tipo de tumor. No existe una presentación clínica patognomónica, pudiendo confundirse con queratoacantomas, carcinoma de células basales, queratosis folicular invertida, etcétera, si bien, el carcinoma espinocelular no suele presentar vascularización superficial y crece más rápidamente.

Carcinoma de glándulas sebáceas

Es un tumor muy raro, con predilección por el área periocular. Es de crecimiento lento y afecta con más frecuencia a los ancianos. Casi siempre se origina a partir de las glándulas de Meibonio, aunque en ocasiones puede formarse a partir de las glándulas de Zeiss o de las glándulas sebáceas. Al contrario que el carcinoma basocelular y el carcinoma espinocelular, aparece más habitualmente en el párpado superior, donde las glándulas de Meibonio son más numerosas. Aproximadamente, en el 5 % existe afectación simultánea de ambos párpados. Los carcinomas de glándulas sebáceas ubicados en los párpados tienen una tendencia mucho mayor de metastatizar que los localizados en cualquier otra región cutánea. El diagnóstico clínico suele ser difícil, pues esta lesión aparece enmascarada bajo cuadros de blefaroconjuntivitis crónica o chalazión recurrente. Como resultado de este retraso diagnóstico, la supervivencia es del 30 al 40 % a los 5 años. Signos de mal pronóstico son afectación del párpado superior, invasión vascular, linfática u orbitaria, tamaño del tumor de 10 mm o más y duración de los síntomas superior a 6 meses.

No epiteliales

Linfoma-micosis fungoide

La micosis fungoide se considera un linfoma indolente originado de linfocitos CD4+ recirculantes con intensa afinidad cutánea, especialmente, por la epidermis.

Tumor de células de Merkel

Es un tumor de crecimiento rápido que se origina a partir de la dermis y que afecta típicamente a los ancianos. Su rareza puede llevar a dificultar el diagnóstico y a retrasar el tratamiento de este tumor altamente maligno y potencialmente letal. Cerca de un 50 % de los pacientes tienen diseminación metastásica en el momento de la presentación. Clínicamente, suele presentarse como un nódulo violáceo y bien delimitado, recubierto por piel intacta, y que, habitualmente, afecta al párpado superior.

Sarcoma de Kaposi

Es un tumor vascular que se asocia, principalmente, a pacientes con SIDA. Clínicamente, son lesiones rosadas o violáceas.

Cuando son de gran tamaño y/o crecimiento rápido pueden ulcerarse y sangrar.

Metástasis tumorales

Las metástasis tumorales en los párpados son raras. Los tumores pulmonares y de mama representan el 80 %. La mayoría de los pacientes presentan metástasis en otras localizaciones al mismo tiempo. La supervivencia media en estos pacientes no supera el año de vida.

Tumores malignos de glándulas sudoríparas

Son tumores muy raros, más infrecuentes que los tumores benignos. En este grupo se incluyen el porocarcinoma, el carcinoma ecrino siringoide, el carcinoma mucinoso y el carcinoma ecrino de células claras. Clínicamente, son indistinguibles de otros carcinomas.

Melanoma

El melanoma raramente aparece en los párpados, representando menos de un 1% de los tumores malignos palpebrales. Los carcinomas basocelulares pigmentados son aproximadamente diez veces más comunes en los párpados que los melanomas; además, cerca de un 40-50 % de los melanomas en los párpados son clínicamente no pigmentados. El espesor tumoral (clasificación de Breslow) es el factor pronóstico más importante.

Tratamiento de los tumores de los párpados

Cirugía

El principio fundamental en el tratamiento quirúrgico es la resección total del tumor, pero, al mismo tiempo, preservar la mayor cantidad de tejido normal de cara al cierre y/o reconstrucción.

El objetivo principal será mantener la funcionalidad de los párpados para que protejan el ojo y mantengan su lubricación, permitiendo una visión adecuada. Pero es de vital importancia también el resultado estético, teniendo en cuenta lo importante que es el área periorbitaria en las relaciones interpersonales.

La cirugía es el tratamiento de elección en la mayoría de los tumores, tanto benignos como malignos. En el caso de tumores malignos, el control de la sección congelada mediante el método estándar o mediante cirugía micrográfica (técnica de Mohs) permite mejorar la tasa de éxito. La sección congelada estándar supone el examen histológico de los márgenes de la muestra resecada en el momento de la cirugía para confirmar que están libres de tumor. Si no se detectan células del tumor, se reconstruye el párpado; si existe alguna muestra afectada, se realiza una ampliación de la tumorectomía previa. La cirugía micrográfica de Mohs supone la resección con

Tabla 35-1. Aplicaciones de la cirugía micrográfica de MOHS

- Carcinoma basocelular
- Carcinoma epidermoide
- Melanoma
- Dermatofibrosarcoma protuberans
- Carcinoma adenoquístico
- Angioendotelioma
- Angiosarcoma
- Carcinoma apocrino

- Carcinoma verrucoso
- Fibroxantoma atípico
- Enfermedad de Bowen
- Cilindrocarcinoma
- Hemangioendotelioma
- Adenocarcinoma ecrino
- Leiomiosarcoma
- Carcinoma anexial microquístico
- Carcinoma sebáceo

secciones congeladas horizontales seriadas desde la superficie profunda del tumor. Las secciones se codifican con colores o se hace un mapa de ellas para identificar cualquier área remanente de tumor. En la **tabla 35-1** se incluyen las indicaciones de dicha cirugía.

Con relación a las técnicas de reconstrucción de los párpados, hemos de tener en cuenta ciertos principios generales:

- El párpado superior es funcional y estéticamente más importante que el inferior, ya que es móvil, y los defectos de este, sobre todo, en su parte central, pueden conllevar ulceración corneal y pérdida de visión.
- En la reconstrucción palpebral debe buscarse la protección del globo ocular y preservación de la función visual.
- Se pueden reconstruir mediante cierre primario los defectos verticales de espesor completo que no superen el 25 % de la longitud del párpado, siempre que no implique a los cantos.
- Los defectos horizontales representan un problema muy distinto y cualquier defecto requiere transferencia de tejido para su reconstrucción.
- En general, es necesario el cierre en tres planos (piel, músculo y conjuntiva), excepto cuando la pérdida de conjuntiva es pequeña y menor que la de piel y músculo.

Es importante tener en cuenta que las reconstrucciones llevadas a cabo con una trayectoria horizontal tienen menor incidencia de complicaciones, como el ectropión, que las reconstrucciones llevadas a cabo con una trayectoria vertical.

Algunos de los objetivos específicos que buscaremos alcanzar durante la cirugía de reconstrucción palpebral son:

- Epitelio mucoso no-queratinizante en el interior del neopárpado para asegurar la correcta lubricación de la córnea.
- Margen palpebral estable para que proteja al ojo de la piel, el lanugo y las pestañas.
- Correcta aposición del neopárpado a todas las áreas del globo ocular.
- Tejido conectivo moderadamente flexible y firme para proporcionar soporte y forma al párpado.
- Que tanto los músculos retractores como los elevadores mantengan el mínimo necesario de su función para asegurar un adecuado cierre y apertura palpebral, respectivamente.
- Que no haya contracturas septales.
- Conseguir una piel fina y flexible.
- Cicatrices mínimamente visibles.

Reconstrucción del párpado inferior

- Cierre primario: los defectos de espesor completo de hasta un 25 % del margen palpebral pueden cerrarse primariamente. Los defectos mayores que afectan al canto externo requieren añadir alguna técnica de cantoplastia lateral. Los defectos del canto interno presentan la dificultad añadida de la preservación del sistema de drenaje lagrimal cuando sea posible. En pacientes ancianos, dada la laxitud de los tejidos, pueden repararse defectos de hasta el 50 % de la longitud horizontal del párpado.
- Cierre por segunda intención: requiere higiene rigurosa y controles periódicos. Aceptable en ciertas heridas que afecten al canto interno y región nasal superolateral, debido a su fina consistencia y la existencia de tejido óseo subyacente.
- Injertos de piel libres (**Fig. 35-3, 35-4, 35-5**): pueden proporcionar una reconstrucción adecuada en gran variedad de defectos periorbitarios. Son útiles, fundamentalmente, en defectos cutáneos aislados. Las zonas dadoras pueden ser la propia región palpebral, la región retroauricular, la preauricular, el surco nasolabial, la región lateral cervical, la región supraclavicular o la cara interna del brazo. Se busca la mayor similitud de la piel con la zona receptora: piel sin pelo, fina, de coloración similar.

Para la reconstrucción de las lamelas posteriores del párpado se recomienda el uso de injertos mucosos siempre que no se pueda utilizar la conjuntiva anexa. La zona dadora más

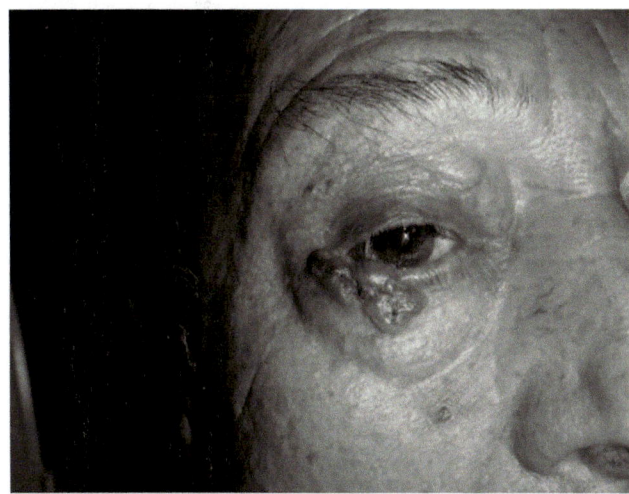

Figura 35-3. Carcinoma basocelular de párpado inferior derecho.

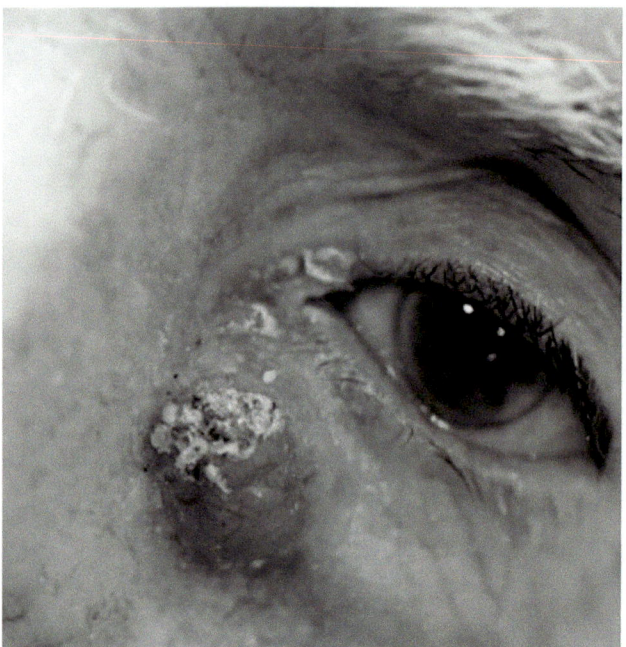

Figura 35-4. Carcinoma epidermoide de párpado inferior izquierdo.

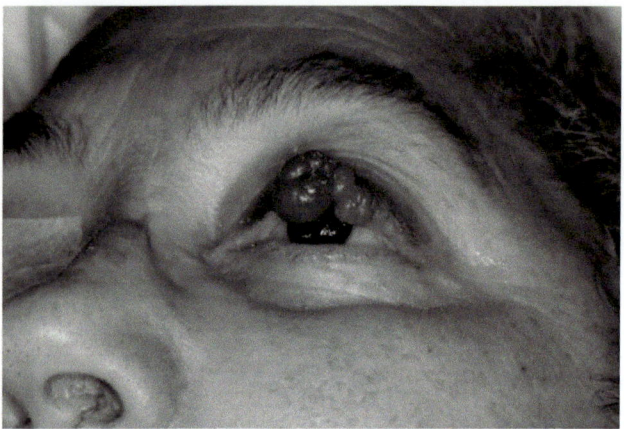

Figura 35-5. Carcinoma de células de Merkel de párpado superior izquierdo.

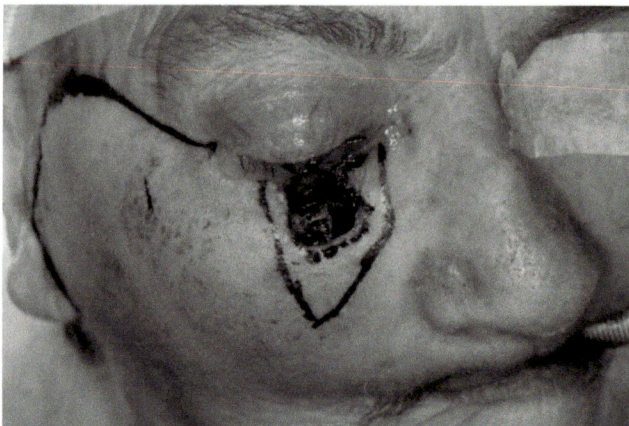

Figura 35-6. Melanoma de párpado inferior derecho. Diseño de colgajo de Mustardé para reconstrucción.

habitual es la cavidad oral (mucosa palatina o mucosa yugal) (**Figs. 35-4, 35-5, 35-6**) .

Con relación a la reconstrucción del tejido tarsal se precisa un tejido que proporcione soporte siendo una de las mejores opciones la obtención de un injerto de tabique nasal.

En la reconstrucción del párpado inferior son muy útiles los colgajos locales, siendo los más utilizados los colgajos de avance, con tallado de triángulos de Burow, colgajos de rotación, colgajos por avance V-Y o colgajos romboidales (**Fig. 35-7**).

Otra opción reconstructiva es el uso de transferencia de tejidos de un párpado al ipsilateral. Lo más habitual es la transposición de piel y músculo de párpado superior al inferior. El más conocido es el colgajo de Tripier. Para ello se realiza el tallado de un colgajo en el párpado superior que incluye piel y una tira de músculo orbicular, y se transpone al párpado inferior, basándose en el pedículo lateral. Su limi-

tación principal viene dada por la anchura permitida del área donante. Otra opción el uso de la técnica de Tripier bipediculado. Se realiza en dos tiempos quirúrgicos, separados por dos semanas. La ventaja de este colgajo es su mejor vascularización. Puede también diseñarse un colgajo doble, que permite así la reconstrucción de defectos de espesor completo del párpado inferior.

Para la reparación de defectos grandes, un colgajo muy útil es el colgajo de Mustardé (**Fig. 35-8**), colgajo de rotación de la región de la mejilla. Mustardé describió la rotación de tejido vascularizado desde la región lateral de la órbita (mejilla o temporal). En este colgajo es importante el diseño de un arco de rotación amplio, que vaya desde el canto externo hasta la región preauricular para reducir la tensión cicatricial y respetar las unidades estéticas.

Otra opción reconstructiva es el colgajo nasogeniano. Un colgajo nasogeniano de avance permite reconstruir defectos de la mitad interna del párpado inferior. Los colgajos de pedículo inferior, por la dirección de este, favorecen la aparición de ectropión, por lo que resulta más útil el colgajo de pedículo superior.

El colgajo frontoglabelar, que se usa fundamentalmente en la reconstrucción del párpado superior, también puede emplearse en la reconstrucción del párpado inferior. Pueden realizarse diversos diseños para la mejor adaptación a cada defecto.

De forma similar a la reconstrucción de Abbe para el labio, se puede hacer un colgajo de espesor completo del párpado superior y rotarlo 180° para adaptarlo a un defecto del párpado inferior. Requiere la liberación del tejido después de 2-4 semanas. Para reconstruir los defectos de la lámina posterior del párpado inferior se puede transferir un fragmento de tarso y conjuntiva subyacente del párpado superior en el que el tarso es de mayor tamaño.

Tras una cirugía oncológica en el párpado inferior se puede reconstruir la lamela posterior mediante injertos tarsoconjuntivales obtenidos del párpado superior. Estos injertos pueden ser por deslizamiento (técnica de Hugues) (**Fig. 35-9**) o mediante injertos libres. De modo esquemático, se presenta un algoritmo de reconstrucción del párpado superior en relación con el defecto en la **figura 35-10**.

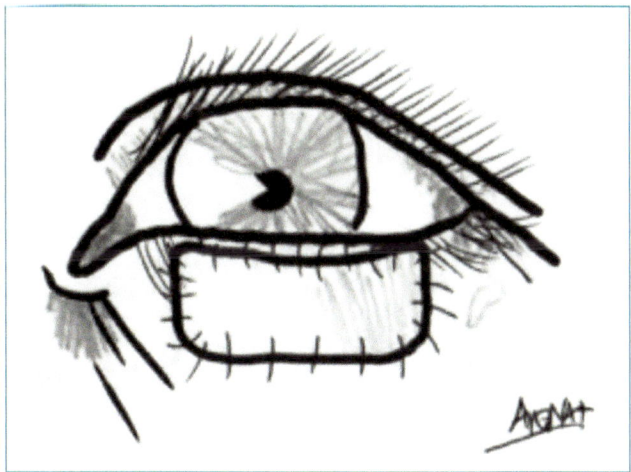

Figura 35-7. Los injertos de piel libres pueden proporcionar una reconstrucción adecuada fundamentalmente en defectos cutáneos aislados.

Por último, otra opción para la reconstrucción de defectos de espesor total son los sustitutos tarsales artificiales, que son más útiles en el párpado inferior que en el superior.

Reconstrucción del párpado superior

Es más compleja que la del inferior, debido a que su piel es más delgada y flexible, y, principalmente, a que su función en cuanto a la lubricación del ojo y la protección de la córnea es más importante que la del párpado inferior por su movilidad.

Es muy importante conseguir una buena reconstrucción del párpado superior para prevenir la queratopatía por exposición y la conjuntivitis traumática por ectropión.

Al igual que en el párpado inferior, para defectos inferiores al 25 % podemos realizar un cierre directo en tres planos.

Para defectos mayores disponemos de diferentes opciones, basadas en colgajos locales, injertos libres, etcétera.

La reconstrucción del párpado superior la vamos a dividir también en función de las lamelas, es decir, en función del grado de espesor afectado. Recordemos que, en el caso del párpado superior, la lamela anterior incluía piel y músculo orbicular.

Cuando solo la lamela anterior está afectada, estas son las opciones que tenemos de reconstrucción:

- Cierre por segunda intención.
- Cierre directo en defectos pequeños.
- Injerto de piel.
- Colgajos cutáneos locales.
- Injerto cutáneo marginal.

Los colgajos cutáneos locales pueden ser de tres tipos: romboidales, de transposición o de avance.

Una opción es el colgajo de traspaso del párpado inferior para la reconstrucción del superior. Requiere la sección del pedículo a las 2-3 semanas.

También podemos emplear un colgajo de rotación del

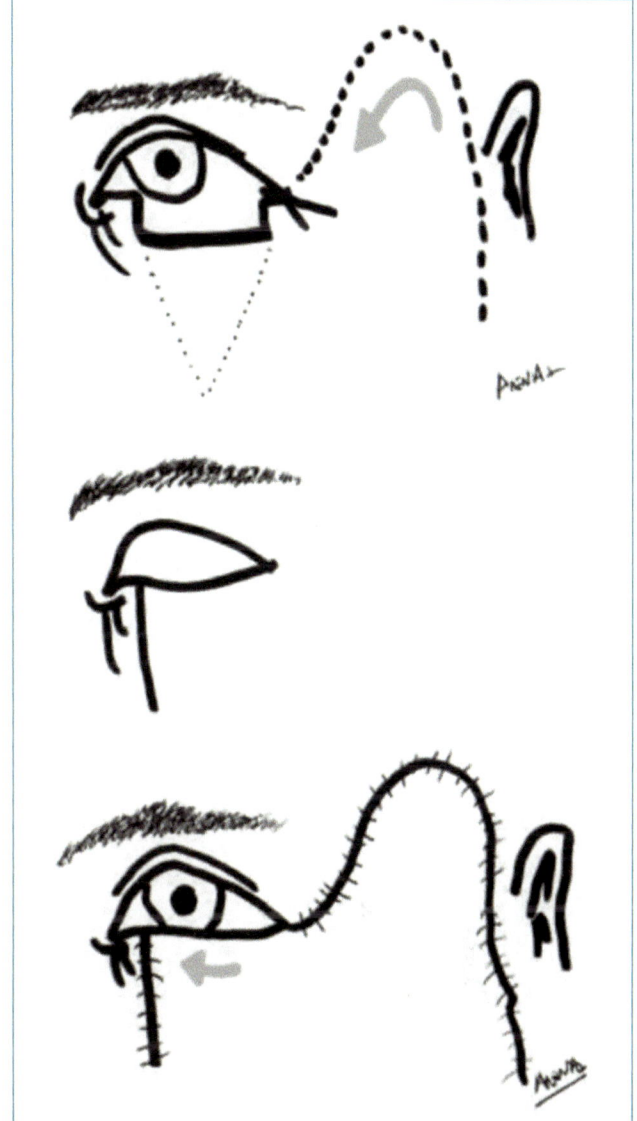

Figura 35-8. Colgajo de Mustardé.

párpado superior (ver **Fig. 35-4**), que permite la reconstrucción de defectos de espesor total.

Para defectos mayores del 50 % podemos emplear un colgajo de transferencia del párpado inferior con base lateral o medial.

Otra opción para los defectos de tamaño moderado o grande, pero que solo afectan a la lamela anterior, es el injerto cutáneo marginal. Es especialmente útil en defectos laterales, donde el cierre directo es más difícil. La técnica consiste en la elevación de un injerto de espesor total (aunque después se resecan la parte tarsal y el músculo) en forma de pentágono de cualquiera de los otros párpados. La zona donante se cierra de forma directa. La ventaja de este injerto es la preservación del margen libre de párpado, quedando así la conjuntiva en contacto con la córnea y evitando una posible queratitis.

En el caso de defectos mayores del 75 % serán necesarios: injertos compuestos, colgajos pediculados de la zona temporal, frontal o retroauricular; o colgajos de párpado inferior compuestos.

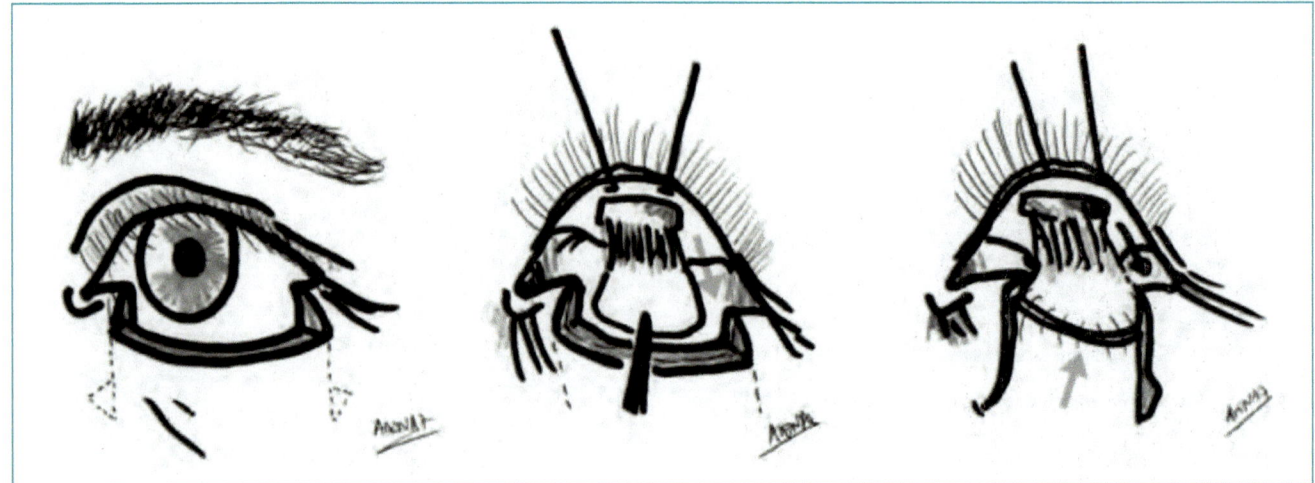

Figura 35-9. Técnica de Hugues.

El colgajo de Cutler-Beard es una técnica ponteadora del párpado inferior, con pedículo inferior, para la reconstrucción de defectos de espesor total del párpado superior.

En la **figura 35-11** se presenta un algoritmo esquemático de reconstrucción del párpado superior en relación con el defecto.

Complicaciones de la cirugía de los párpados

En relación con el tratamiento quirúrgico, vamos a comentar brevemente algunas de las complicaciones que pueden surgir tras la cirugía de los párpados:

- Ptosis. Descenso anormal del párpado superior; varía desde un ligero descenso hasta la obstrucción total del eje visual. Cuando provoca trastornos cosméticos y funcionales, se debe valorar la cirugía correctora. De acuerdo con la severidad y la función del músculo elevador del párpado superior, se decide entre las distintas técnicas (Fasanella-Servat, abordaje posterior de músculo de Müller, resección anterior de la aponeurosis del elevador, etc.).

- Ectropión. Es la eversión mantenida del borde palpebral; puede afectar tanto al párpado superior como al inferior, siendo más frecuente en este último. En el ectropión cicatricial, la corrección más habitual se realiza mediante la técnica de la tira tarsal. En casos graves se precisa un injerto libre de piel o conjuntiva.
- Entropión. Es la inversión mantenida del borde palpebral, que arrastra las pestañas, produciendo roce corneal y las consiguientes molestias para el paciente. La corrección del entropión cicatricial tiene como procedimiento de elección la tarsectomía transversa de Weis. En este proceso de reparación se puede usar mitomicina C para prevenir la aparición de nuevas cicatrices y la recidiva del entropión.
- Síndrome del ojo seco. Alteración en la película lagrimal que motivaría un daño en la superficie interpalpebral ocular suficiente para producir molestias y malestar ocular. Su tratamiento consiste habitualmente en el uso de lágrimas artificiales.
- Queratopatía por exposición. Se producen lesiones típicas de desecación por mala protección ocular. El tratamiento es sintomático a base de colirios y pomadas para mejorar la lubricación ocular y evitar las úlceras y perforaciones oculares.

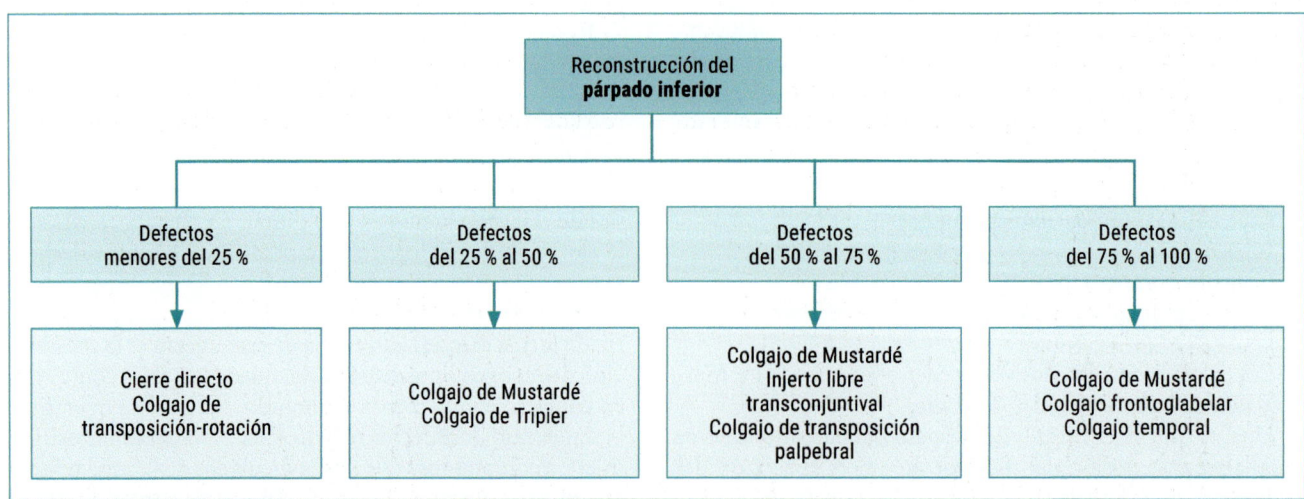

Figura 35-10. Reconstrucción del párpado inferior en función del tamaño del defecto.

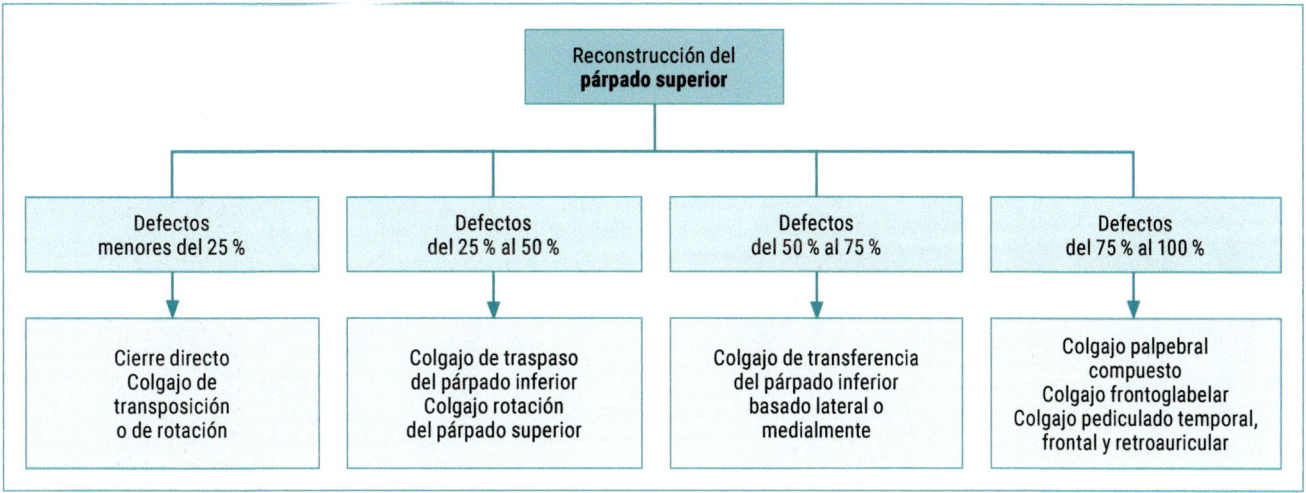

Figura 35-11. Reconstrucción del párpado superior en función del tamaño del defecto.

- Úlceras corneales. En el ámbito del postoperatorio se suelen deber a cuerpos extraños que accidentalmente penetran en la estructura corneal. Sus síntomas son dolor, fotofobia, blefaroespasmo, lagrimeo, sensación de cuerpo extraño y disminución de la visión. Pueden complicarse, dependiendo de la extensión y profundidad, provocando adelgazamiento y perforación de la córnea.
- Lagoftalmos. La primera causa de lagoftalmos y retracción palpebral en el postoperatorio es la extirpación excesiva de piel y músculo orbicular o de la lámina anterior.
- Hemorragia o hematomas en la región periorbitaria, incluyendo la posible aparición de una hemorragia subconjuntival.
- Celulitis preseptal y orbitaria. Igual tratamiento que en un paciente no intervenido quirúrgicamente.
- Diplopía. Por el propio edema o por infiltración de anestésico en la musculatura extraocular.
- Infecciones de la herida. Son infrecuentes.

Radioterapia

La terapia con radiación es útil en tumores del borde libre del párpado, pero debe ser evitada en lesiones del canto, por riesgo de recurrencia, al no poder ser evaluados los márgenes histológicos del tumor. La recurrencia del tumor en pacientes tratados con radiación es alta comparada con el tratamiento por cirugía. Las recurrencias después de la radioterapia son difíciles de tratar quirúrgicamente, debido a las escasas propiedades de curación del tejido irradiado.

Está indicada la radioterapia como tratamiento en carcinomas de células basales noduloulcerativos, que no afecten al área cantal en pacientes que rechazan la cirugía o en los que la cirugía está contraindicada por otros motivos. También es útil en el sarcoma de Kaposi porque es muy radiosensible.

Entre las potenciales complicaciones de la radioterapia nos encontramos: necrosis cutánea, ectropión cicatricial, aparición de telangiectasias, epífora, pérdida de pestañas, queratitis, cataratas, síndrome de ojo seco, retinopatía y neuropatía óptica, etcétera.

Muchas de estas complicaciones se pueden evitar si el globo ocular se cubre con un protector ocular.

Crioterapia

Es eficaz en el tratamiento de lesiones pequeñas próximas al sistema canalicular, ya que este no se afecta por la temperatura. Como en el caso de la radioterapia, es de elección en pacientes no susceptibles de cirugía, sobre todo, en carcinomas basocelulares pequeños. Para la aplicación de esta técnica, el tumor entero debe ser congelado a −30°C. El nitrógeno líquido es el agente congelante más efectivo. El globo ocular y los tejidos adyacentes deben ser protegidos. Está técnica presenta cerca de un 10 % de recurrencias.

Posibles complicaciones: ectropión, cicatrices hipertróficas, hiperplasia seudoepiteliomatosa, simblefaron, etcétera.

Microcirugía con láser

El desarrollo tecnológico y la experiencia clínica ha impulsado el empleo del láser en el campo de la cirugía oftalmológica. Entre los más empleados en este campo se encuentran los de CO_2 y el erbium YAG.

El uso del láser en la extirpación de tumores palpebrales se plantea de dos formas. En la primera, el láser actuaría como un «bisturí o cauterio», cortando la base de la tumoración y obteniendo así la pieza, que podría ser analizada histológicamente. Actuando de esta forma, su uso quedaría limitado prácticamente a tumoraciones muy pediculadas. Pero también puede actuar, aplicándose sobre toda la superficie y profundidad de la tumoración, la cual, a medida que se va fotocoagulando, va siendo progresivamente eliminada. Además, la superficie carbonizada queda esterilizada por el calor y cicatriza rápidamente sin necesidad de ser tapada. El hecho de que mediante este sistema se destruya la tumoración obliga a tener una absoluta certeza en el diagnóstico de benignidad de las lesiones, ya que no se obtendrá tejido para analizar. En caso de duda no se debe realizar esta técnica o bien se debe

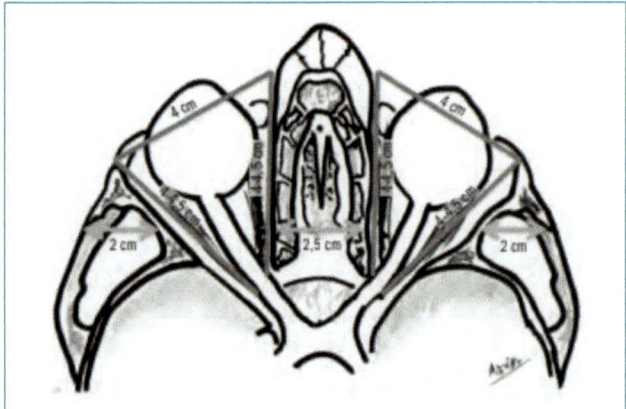

Figura 35-12. Órbita, continente y contenido. Vista axial con el nervio óptico y el globo ocular mostrando las dimensiones normales en el adulto.

obtener una biopsia previa, en cuyo caso, salvo que esta sea del tipo «*punch*-biopsia», compensa más la extirpación quirúrgica de toda la lesión. En lesiones malignas se ha empleado fundamentalmente para el tratamiento de carcinomas basocelulares bien circunscritos de los bordes palpebrales sin extensión conjuntival.

Otros tratamientos

Empleo de corticoides sistémicos o intralesionales (hemangiomas, quiste mixoide, etc.), inmunomoduladores como el imiquimod tópico (carcinomas basocelulares superficiales en personas con contraindicación quirúrgica; micosis fungoide), retinoides (queratoacantomas), etcétera.

TUMORES ORBITARIOS

Anatomía clínica de la órbita

El conocimiento perfecto de la anatomía orbitaria y sus variaciones es fundamental para realizar una cirugía orbitaria segura y predecible. Anatómicamente, hay un recipiente (órbita ósea) y un contenido (estructuras del aparato visual: globo ocular, músculos extraoculares, glándula lagrimal, grasa orbitaria, vasos y nervios). La órbita ósea (recipiente) (ver **Figs. 35-12 y 35-13**) tiene forma piramidal, y podemos distinguir en ella un marco orbitario con función protectora del globo, y cuatro paredes (en la parte posterior solo hay tres paredes, con ausencia de la inferior, que se convierte en inferomedial) (ver **Fig. 35-14**). La parte más anterior de la pared medial está formada por el hueso lagrimal, que presenta en su cara lateral una cresta vertical, la cresta lagrimal posterior, y entre las dos crestas lagrimales, anterior y posterior, está la fosa del saco lagrimal. El tabique orbitario se fija en la cresta lagrimal posterior y la órbita comienza propiamente a partir de esta cresta. Tres de las paredes de la órbita son muy delgadas y están en contacto con los senos paranasales: la inferior (seno maxilar), la medial (senos etmoidales y esfenoidal), y las paredes superiores (seno frontal). La pared lateral es la más fuerte de todas.

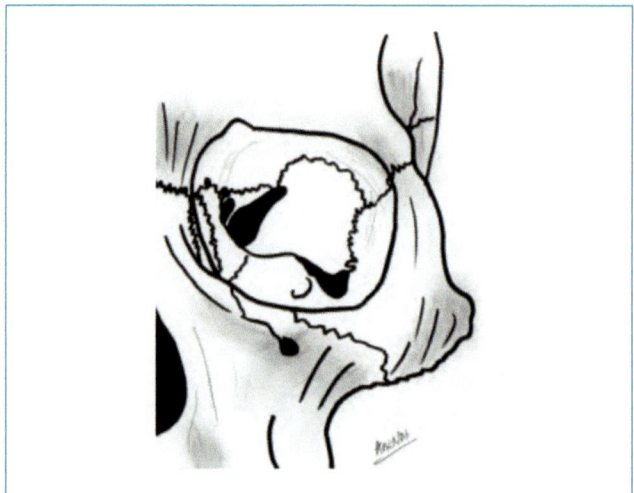

Figura 35-13. Órbita ósea. En ella se puede distinguir un marco óseo y un recipiente piramidal formado en la parte anterior por cuatro paredes que se convierten en tres en la parte posterior de la órbita, al pasar a ser la pared medial y suelo de la órbita anterior, la pared inferomedial de la órbita posterior.

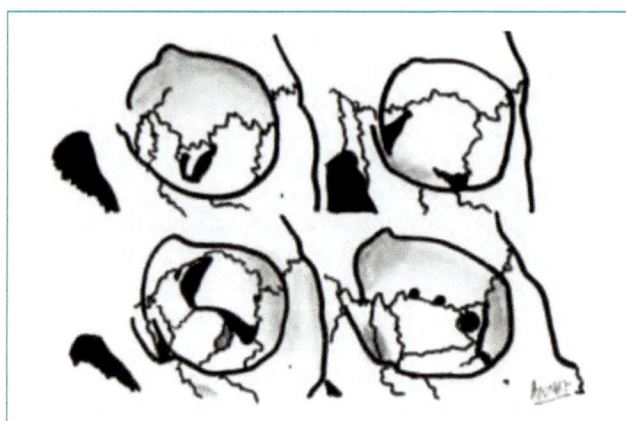

Figura 35-14. Esquema de las cuatro paredes orbitarias, lateral, superior, medial e inferior (que en la órbita posterior se convierten en una única pared inferomedial).

Está formada por tres huesos. En la parte anterior está el hueso frontal por encima y el hueso cigomático por debajo. El hueso cigomático forma parte del reborde orbitario inferior y lateral, y detrás de este último está el tubérculo de Whitnall (tubérculo orbitario lateral), donde se inserta el ligamento cantal externo (**Figs. 35-13, 35-14, 35-15 y 35-16**). En la parte posterior, la pared lateral de la órbita se compone del ala mayor del esfenoides. La pared lateral anterior separa la órbita y la fosa temporal; la parte posterior separa la órbita y la fosa craneal media.

Entre las paredes superior e inferomedial y la pared lateral está la fisura orbitaria (superior e inferior, respectivamente), como se muestra en la **figura 35-13**. Ubicada entre la fosa craneal media (superior), fosa pterigopalatina (inferior) y la órbita, la fisura orbitaria permite el tránsito de los pares craneales y de vasos a la órbita. La fisura superior se divide por el anillo de Zinn (**Figs. 35-17 y 35-18**), que se encuentra insertado en el cuerpo de esfenoides y es el punto de partida de las inserciones tendinosas de los músculos rectos. La apertura

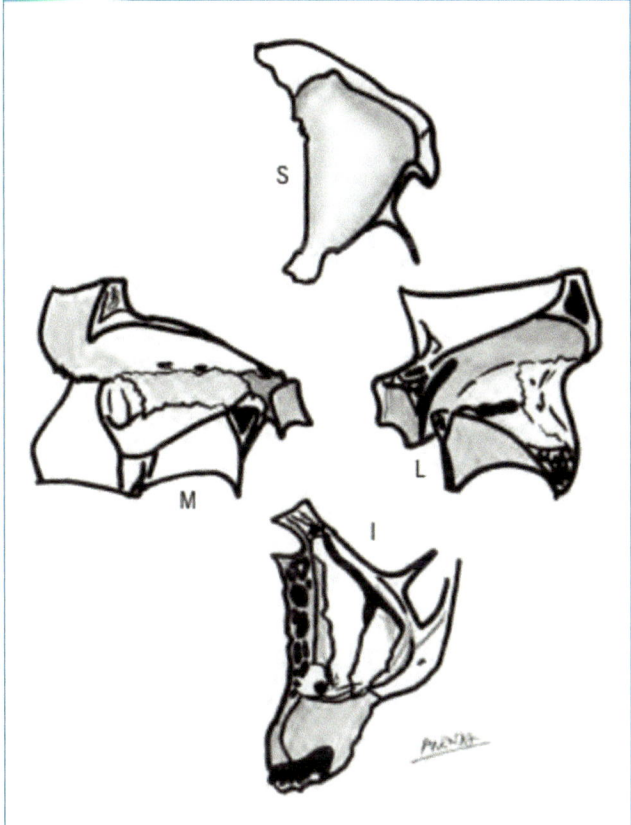

Figura 35-15. División con fines didácticos de cada una de las paredes orbitarias de forma aislada.

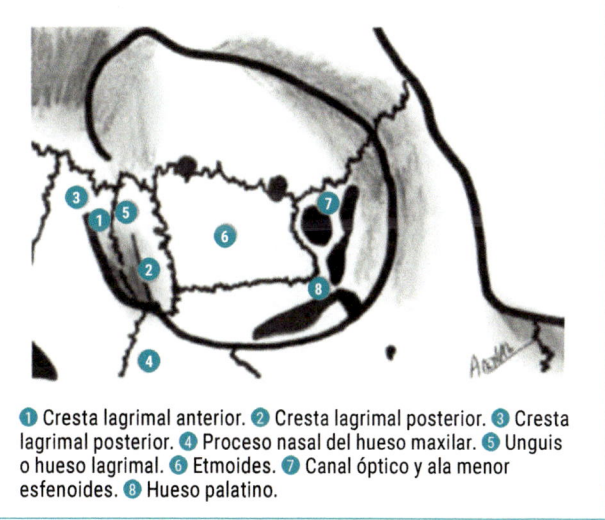

❶ Cresta lagrimal anterior. ❷ Cresta lagrimal posterior. ❸ Cresta lagrimal posterior. ❹ Proceso nasal del hueso maxilar. ❺ Unguis o hueso lagrimal. ❻ Etmoides. ❼ Canal óptico y ala menor esfenoides. ❽ Hueso palatino.

Figura 35-16. Detalle de la pared medial orbitaria.

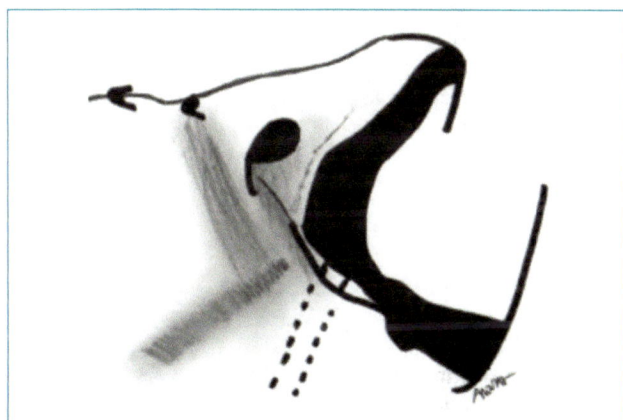

Figura 35-17. Fisura orbitaria (superior e inferior).

central de este anillo permite el paso de los pares III, VI y el nervio nasociliar (V par) al espacio intracónico. Las otras estructuras, que pasan a través de la fisura superior, pero por fuera del anillo de Zinn, y se dirigen hacia el espacio extracónico son el par IV y las venas oftálmicas. Esta fisura orbitaria superior es en realidad la pared anterior del seno cavernoso.

El vértice de la órbita o ápex orbitario se encuentra en la parte posterior de la fisura orbitaria superior. Permite que el nervio óptico con sus vainas y la arteria oftálmica pasen al interior de la órbita.

Alrededor de los huesos de la órbita está el periostio orbitario, que es un tejido fibroso fácil de separar, excepto en el canal óptico y la fisura orbitaria superior, donde se fusiona con la duramadre del nervio óptico y del seno cavernoso. Este periostio encierra la fisura orbitaria inferior, con un músculo liso, el llamado músculo de Müller (inervado por fibras simpáticas; su lesión es importante, pues contribuye a mantener abiertos los párpados).

El espacio orbitario limitado por el marco orbitario se cierra en la parte delantera por el tabique orbitario, que va desde los bordes del tarso hacia el marco óseo. El tabique orbitario separa la grasa orbitaria y el músculo orbicular. Está perforado en su parte superior por el músculo elevador del párpado superior, que está inervado por la rama superior del nervio ocular común (IV par) y permite la elevación del párpado superior. El elevador del párpado superior (**Fig. 35-19**) discurre bajo el techo de la órbita, justo por encima del recto superior y en la parte anterior de la órbita del músculo se divide en dos partes,

una parte anterior aponeurótica, que perfora el tabique orbitario (la aponeurosis del elevador), y una parte posterior, que forma la parte superior tarsal del músculo de Müller.

Los cuatro músculos extraoculares (4 rectos) llegan al globo ocular por delante del ecuador, y dos (los músculos oblicuos, superior e inferior) alcanzan el globo ocular por detrás del ecuador. Todos, excepto el músculo oblicuo inferior, comienzan en el ápex.

Desde el punto de vista de la anatomía orbitaria topográfica (ver **Figs. 35-16 y 35-17**), podemos dividir la órbita en dos áreas principales: el cono fasciomuscular o espacio intraconal y el espacio extraconal. Los cuatro músculos rectos con sus fascias y sus conexiones intermusculares de tejido conectivo y el globo ocular, por delante, limitan el cono fasciomuscular o espacio intrazonal (**Figs. 35-18 a 35-20**). El espacio extraconal también se puede dividir en cuatro áreas, una para cada pared orbitaria: superior, lateral, inferior, y medial. Algunas estructuras anatómicas son poco variables en cuanto a su localización: el globo ocular, el nervio óptico, los músculos, los nervios, y el periostio de las paredes de la órbita. La distribución de las estructuras vasculares y la grasa son más variables. En el interior del espacio intraconal se encuentra el nervio óptico y la arteria oftálmica, fundamen-

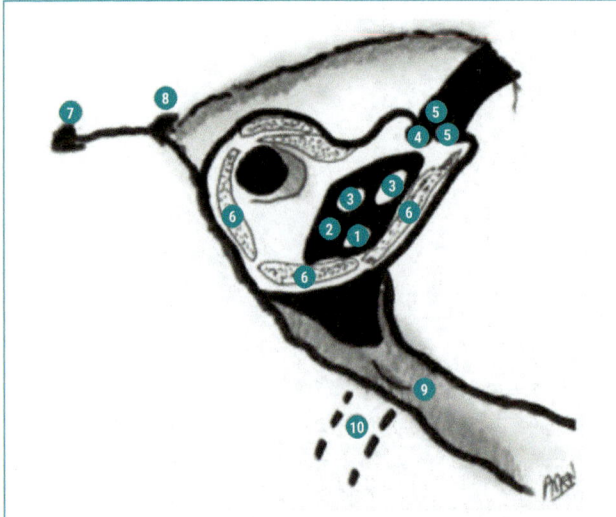

Figura 35-18. Anillo tendinoso de Zinn, que divide la fisura orbitaria superior en varios espacios a través de los cuales pasan al interior de la órbita los nervios oculomotores III (❶) y VI (❷) y la rama nasociliar del V par craneal (❸). Por encima y por fuera del anillo de Zinn entra a la órbita el IV par (nervio troclear) (❹) y las ramas frontal y lagrimal del V par (❺). Este anillo está formado por las inserciones tendinosas de los cuatro músculos rectos (❻) por eso también esconocido con el nombre de cono muscular. ❼ Orificio etmoidal anterior. ❽ Orificio etmoidal posterior. ❾ Fisura orbitaria inferior. ❿ Nervio infraorbitario en el primer canal, y posteriormente conducto infraorbitario.

talmente. Existen otras estructuras que se pueden poner en relación con las anteriores y que se resumen en la **tabla 35-2**.

En patología orbitaria, especialmente, en el caso de los tumores de la órbita, es muy importante localizar el tumor dentro o fuera del espacio intrazonal (ver **Figs. 35-21, 35-22, 35-23 y 35-24**). El abordaje quirúrgico es más complicado y peligroso en los casos de tumores intraconales. La principal complicación de esta cirugía intraconal es la ceguera definitiva, tanto en relación con el daño o compresión de estructuras vasculares como nerviosas. El nervio óptico es un nervio largo, pero su vascularización es pobre y vulnerable, en concreto, en la parte intracanalicular, y puede ser dañada mecánicamente (traumatismo, compresión extrínseca o intrínseca), produciéndose una neuropatía óptica isquémica de tipo mecánico que puede llevar a la ceguera. El aparato vascular de la órbita representa una conexión entre el sistema de la carótida interna (endocráneo o esplacnocráneo) y la carótida externa (exocráneo y estructuras faciales). El globo ocular se encuentra en la parte anterior de la órbita. En el caso de la ampliación de las estructuras orbitarias (grasa y músculos oculares) como en la oftalmopatía de Graves, la proptosis es el primer síntoma.

La grasa orbitaria llena todos los espacios entre las estructuras orbitarias. Hay grasa intraconal y grasa extraconal. En la parte inferior del espacio extraconal es donde se encuentra la mayor cantidad de grasa.

La glándula lagrimal principal se encuentra en la parte superolateral de la órbita. Firme, amarillo rojizo, con un aspecto lobular, se separa fácilmente de la grasa orbitaria. La glándula lagrimal tiene dos caras y dos bordes, una parte superolateral en contacto con el hueso, y una inferomedial que está en contacto con la parte anterior del músculo recto

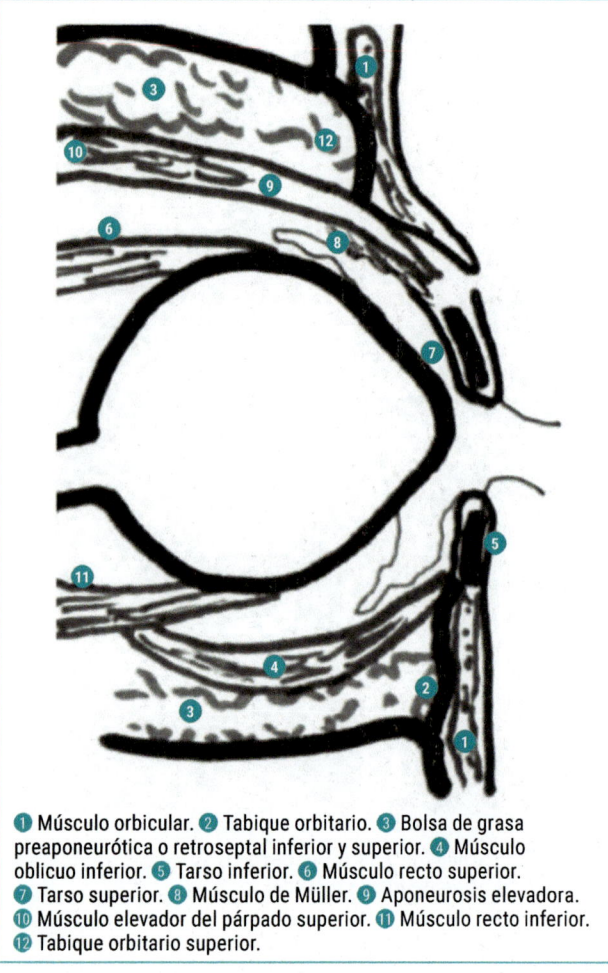

❶ Músculo orbicular. ❷ Tabique orbitario. ❸ Bolsa de grasa preaponeurótica o retroseptal inferior y superior. ❹ Músculo oblicuo inferior. ❺ Tarso inferior. ❻ Músculo recto superior. ❼ Tarso superior. ❽ Músculo de Müller. ❾ Aponeurosis elevadora. ❿ Músculo elevador del párpado superior. ⓫ Músculo recto inferior. ⓬ Tabique orbitario superior.

Figura 35-19. Corte sagital de las estructuras orbitarias, esquema.

lateral y la parte lateral del músculo elevador del párpado. El borde anterior de la glándula contacta con el tabique orbitario.

Los agujeros etmoidales representan el límite entre la fosa craneal y los senos etmoidales. Son el límite superior para que una lesión o una cirugía (descompresiva) a este nivel produzca una fuga de líquido cefalorraquídeo.

Semiología de los tumores orbitarios

- Historia clínica y examen físico. Aunque hay muchas enfermedades que pueden afectar a la órbita, los síntomas producidos por los tumores orbitarios son relativamente limitados. Una historia clínica y un examen físico detallados y sistemáticos, por lo general, proporcionan al clínico información suficiente para establecer un diagnóstico de presunción, que se confirmará con las pruebas complementarias de imagen o histológicas, que, en función de la evolución clínica inicial, estime oportunas. En particular, la secuencia temporal y la velocidad de eventos son muy importantes.
- Dolor: es fundamental preguntar sobre su intensidad, ubicación, radiación y duración. El dolor sordo e incesante se puede encontrar formando parte del cuadro clínico de una

Tabla 35-2. Distribución de elementos en los espacios orbitarios

Espacio intraconal	Por encima del nervio óptico (de abajo hacia arriba)	• Arteria oftálmica • Nervio nasociliar • Vena oftálmica superior • Rama superior del III par • Músculo recto superior
	Por fuera del nervio óptico (de abajo hacia arriba)	• Arteria oftálmica (detrás) • Ganglio ciliar • Arteria y nervio ciliares laterales largas y cortas • VI par (detrás) • Músculo recto lateral
	Por debajo del nervio óptico (de abajo hacia arriba)	• Arteria central de la retina • Rama inferior rama del III par • Músculo recto inferior
	Por dentro del nervio óptico (de abajo hacia arriba)	• Arteria etmoidal posterior y supraorbitaria • Arterias ciliares mediales largas y cortas • Nervio nasociliar • Parte medial de la arteria oftálmica • Músculo recto medial
Espacio extraconal	Superior (entre el recto superior y el techo de la órbita)	• Músculo elevador del párpado superior • Nervio troclear (IV par) • Nervio supraorbitario y supratroclear • Rama superior del III par • Grasa (+)
	Externo (entre la pared lateral y el músculo recto lateral)	• Glándula lagrimal con su pedículo • Grasa (++++)
	Inferior (entre el recto inferior y el suelo)	• Músculo oblicuo inferior • Grasa (+++) • Arteria infraorbitaria • Rama inferior del III par
	Medial (entre el recto medial y el superior, los músculos oblicuos y la pared medial de la órbita, de atrás hacia delante)	• Nervio y arteria etmoidal posterior (5-7 mm por delante del canal óptico) • Arteria oftálmica • Nervio y arteria etmoidal anterior (20 mm por detrás del reborde) • Grasa (++)

Las cruces de la grasa hacen referencia a la cantidad de grasa que hay en cada espacio (desde +, el espacio con menos grasa, a ++++, el espacio con más grasa de los 8 espacios que se desarrollan con fines didácticos).

neoplasia orbitaria (primaria o secundaria), proceso inflamatorio o esclerosante y hay algunas enfermedades específicas inflamatorias con las que hay que establecer el diagnóstico diferencial: granulomatosis de Wegener o pseudotumor orbitario.

- Proptosis y desplazamiento del globo ocular: hay que medir el grado y la velocidad con la que se ha producido. Mientras que algunos pacientes pueden ser conscientes del desplazamiento del globo, otros no (sobre todo, si se produce lentamente). Las lesiones posteriores causan una proptosis axial, mientras que las lesiones anteriores tienden a desplazar el globo lateralmente en dirección contraria a la masa. El enoftalmos, aunque en la mayor parte de los casos se debe a la ampliación de la cavidad orbitaria, en algunos casos se puede deber a procesos que causan fibrosis y adherencias, típicamente, tumores escirrosos (metástasis de carcinoma de mama).
- Pérdida visual: la pérdida súbita de la visión se debe frecuentemente a una causa vascular. La compresión del nervio óptico por una masa causa una pérdida progresiva de la función visual y alteraciones en la percepción de los colores. Las masas retrobulbares de crecimiento lento pueden comprimir el globo y producir hipermetropía o presbicia precoz.
- Diplopía: la orbitopatía tiroidea y los traumatismos son la causa más frecuente de diplopía, aunque las masas cerca del ápex pueden provocar compresión de los pares craneales a nivel de la fisura orbitaria superior y causar diplopía. Los tumores localizados en la órbita anterior raramente causan diplopía.
- Alteraciones sensitivas (parestesia o hipoestesia): son poco comunes, pero cuando ocurren, proporcionan una guía valiosa (fisura orbitaria inferior, infiltración del nervio infraorbitario). La pérdida sensorial puede ocurrir con tumores malignos agresivos que causan infiltración perineural.
- Síntomas y signos oftálmicos por exposición y epífora: cuando se asocia con proptosis del globo ocular importante suele existir lagoftalmos; por un ciclo de parpadeo incompleto, el paciente suele tener sensación de «granos de arena» y enrojecimiento.

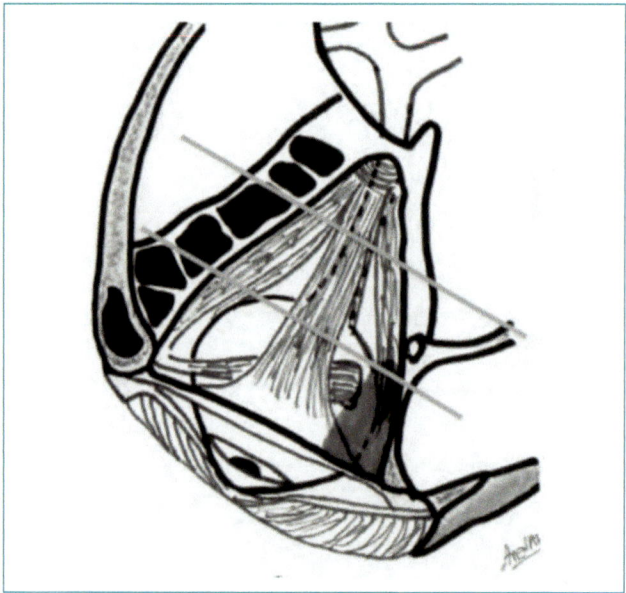

Figura 35-20. Anatomía topográfica de la órbita. Ápex, órbita media y órbita anterior.

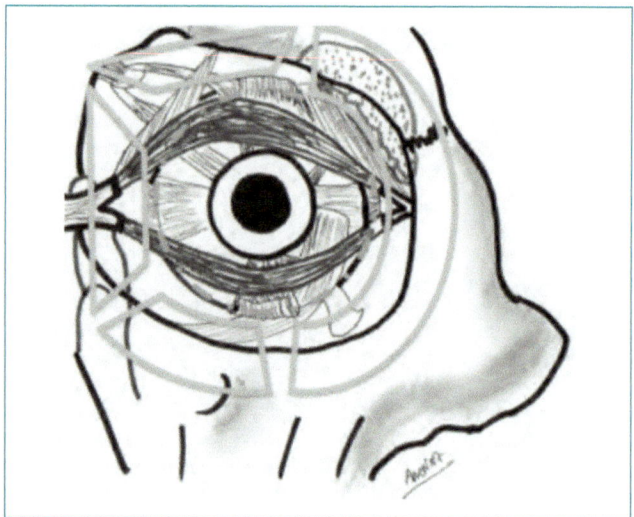

Figura 35-21. Anatomía topográfica de la órbita. Representación esquemática del espacio intraconal (por dentro del punteado naranja) y extraconal (espacios delimitados por líneas color crema): espacios superior, externo, inferior y medial del espacio extraconal (v. **Tabla 35-2**).

El examen físico para valorar las enfermedades de la órbita debe ser meticuloso y ordenado, siguiendo una secuencia establecida, completamente sistemático, y debe incluir la valoración de funciones visuales, desplazamiento ocular, equilibrio ocular y ducciones, valoración de las estructuras periorbitarias (párpados y anejos), signos intraoculares y signos de enfermedad sistémica.

Pruebas de imagen en los tumores orbitarios

Ecografía orbitaria

La ecografía es útil para el examen de la estructura intraocular (donde el estudio gráfico tiene una mayor resolución que la tomografía computarizada (TC) o la resonancia magnética (RM) y para la valoración del tamaño y flujo de lesiones vasculares (Doppler).

Tomografía computarizada

Como la órbita y los senos que la rodean presentan tejidos con un alto contraste radiográfico, la TC es la prueba complementaria más eficiente para la evaluación inicial de la patología orbitaria. Ante la sospecha de una masa orbitaria, un estudio de TC con cortes axiales y coronales, con contraste intravenoso (a menos que esté contraindicado), generalmente, es suficiente para llegar a un diagnóstico probable y permitir la planificación de la cirugía o tratamiento médico, si es necesario.

Resonancia magnética (RM)

La RM no debe utilizarse de forma rutinaria para la investigación de las enfermedades de la órbita, pero proporciona información adicional a la TC en determinadas circunstancias. Sin embargo, es muy valiosa para determinar la naturaleza de las lesiones del nervio óptico en la región del canal óptico y el quiasma, para demostrar la posición de la vía óptica en relación con grandes tumores de la órbita, lo que puede ser difícil de valorar en la TC. La grasa orbitaria tiene una señal alta en secuencias en T1 y esto a menudo obstaculiza el discernimiento de la patología orbitaria, pero el contraste puede mejorarse, notablemente, manipulando las imágenes con *software* para la sustracción de grasa. El gadolinio-DTPA utilizado como contraste intravenoso es útil en determinadas circunstancias.

Tomografía por emisión de positrones (PET)

Esta técnica todavía tiene que encontrar su lugar en la evaluación de los tumores de la órbita, pero puede ser una prueba muy valiosa a la vista de las aplicaciones actuales. Ha resultado tan fiable como el estudio convencional con TC para la identificación de un tumor primario o metastásico, y también es superior a un examen clínico u otras modalidades de imagen para la detección de metástasis ganglionares, aunque, desgraciadamente, la imagen técnica en la actualidad carece de detalles anatómicos. Actualmente, desempeña un papel importante en la diferenciación de tumor de tejido fibroso después de la radioterapia, en pacientes con linfoma.

Biopsia orbitaria

El diagnóstico histopatológico sigue siendo esencial para el correcto manejo de casi todas las enfermedades orbitarias. A pesar de que la punción-aspiración con aguja fina (PAAF) es útil para la confirmación de ciertos tumores (en un paciente con una neoplasia sistémica conocida y sospecha de metásta-

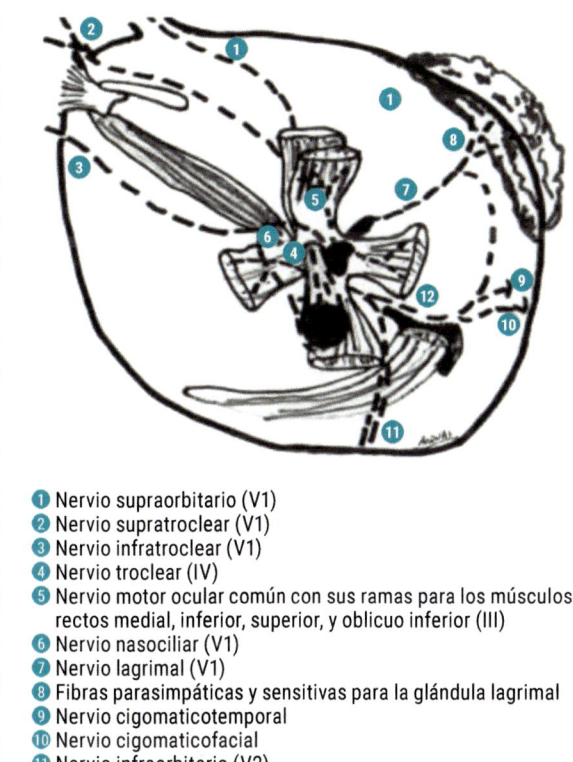

① Nervio supraorbitario (V1)
② Nervio supratroclear (V1)
③ Nervio infratroclear (V1)
④ Nervio troclear (IV)
⑤ Nervio motor ocular común con sus ramas para los músculos rectos medial, inferior, superior, y oblicuo inferior (III)
⑥ Nervio nasociliar (V1)
⑦ Nervio lagrimal (V1)
⑧ Fibras parasimpáticas y sensitivas para la glándula lagrimal
⑨ Nervio cigomaticotemporal
⑩ Nervio cigomaticofacial
⑪ Nervio infraorbitario (V2)
⑫ Nervio cigomático (V2)

Figura 35-22. Corte coronal donde se presentan de una forma esquemática la disposición de las estructuras, musculares, neurales y glandulares de la órbita derecha. Los nervios se representan esquemáticamente a través de una línea discontinua.

sis orbitaria), el citólogo debe tener cierta experiencia para interpretar los resultados. Además, la PAAF por detrás del ecuador del globo suele ser difícil de realizar y no está exenta de complicaciones. También la cantidad de tejido es a menudo insuficiente. Por ello, la biopsia incisional a cielo abierto a través de una orbitotomía anterior sigue siendo la prueba de elección para identificar correctamente el tejido patológico, conseguir una hemostasia segura y obtener suficiente tejido para los estudios histopatológicos.

Patología tumoral benigna orbitaria y patologías relacionadas

Pseudotumor orbitario o inflamación orbitaria idiopática

Se presenta más frecuentemente en la 4ª y 5ª décadas de la vida, sin predilección por sexos y se caracteriza por un infiltrado linfoide polimorfo con un grado variable de fibrosis. Puede aparecer en varias formas clínicas de presentación (por eso se tiende a desterrar el término «pseudotumor»), pero, básicamente, se pueden resumir en una forma aguda con marcada inflamación, o como una forma subaguda o crónica con tendencia al dolor y la fibrosis (es la forma «pseudotumoral» por excelencia). Si la inflamación se centra cerca de la fisura orbitaria superior puede dar lugar a un dolor retrobulbar grave, oftalmoplejía, pérdida sensorial

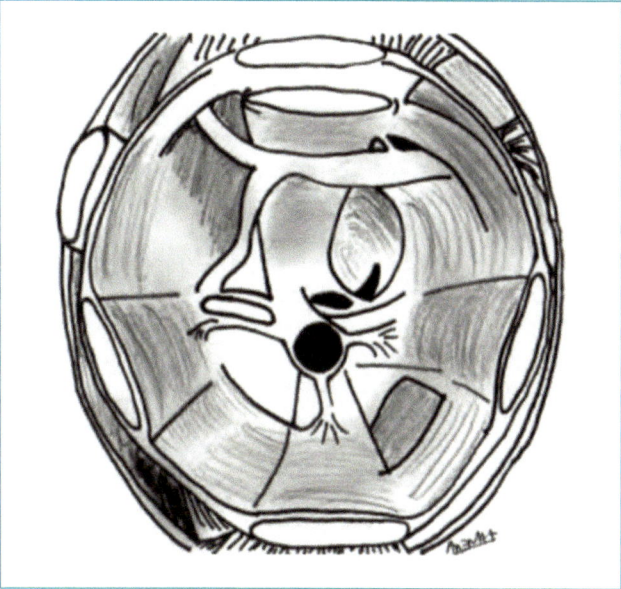

Figura 35-23. Tabiques orbitarios y condensaciones de los mismos a nivel de la órbita posterior.

periorbitaria, casi sin proptosis y relativamente pocos signos inflamatorios y, frecuentemente, neuropatía óptica asociada. Esta enfermedad tiene, de forma característica, rápida y buena respuesta a dosis altas de corticosteroides sistémicos, con resolución del dolor y signos orbitarios en 24-48 horas. La TC demostrará el grado de afectación orbitaria por la inflamación, con opacidad mal definida a través de la grasa

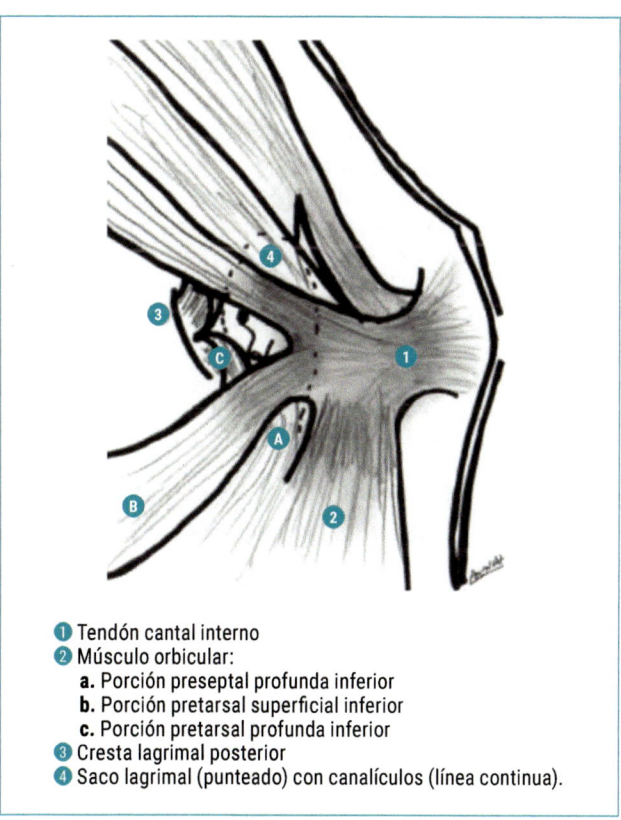

① Tendón cantal interno
② Músculo orbicular:
   a. Porción preseptal profunda inferior
   b. Porción pretarsal superficial inferior
   c. Porción pretarsal profunda inferior
③ Cresta lagrimal posterior
④ Saco lagrimal (punteado) con canalículos (línea continua).

Figura 35-24. Detalle de la inserción del ligamento cantal interno.

orbitaria y pérdida de la definición de las estructuras orbitales. Ante la sospecha es recomendable iniciar el tratamiento con corticoides sistémicos a altas dosis. La biopsia a cielo abierto, a través de una orbitotomía anterior, es la prueba de mayor rentabilidad diagnóstica y recomendable, excepto en pacientes con historia característica y respuesta al tratamiento. El diagnóstico diferencial es amplio e incluye celulitis orbitaria retroseptal infecciosa, patología orbitaria granulomatosa (como la sarcoidosis o la granulomatosis de Wegener), tumores metastásicos y neoplasias malignas hematológicas, fundamentalmente, linfoma. El tratamiento después de confirmado el diagnóstico a través de la biopsia se dirige a suprimir la respuesta inflamatoria con corticosteroides sistémicos (1ª línea) o radioterapia (2ª línea). Se han usado citotóxicos (3ª línea), como ciclofosfamida, ciclosporina o metotrexato, en formas recurrentes y resistentes a los esteroides.

Quistes dermoides y epidermoides

Las lesiones quísticas orbitarias, habitualmente, surgen de restos epiteliales secuestrados en la órbita durante el desarrollo embriológico (quistes dermoides y epidérmicos), por implantación después de un traumatismo (quiste por implantación) o debido a la expansión epitelial de lesiones de los senos paranasales en la órbita (mucoceles). Los quistes dermoides y epidermoides son patología típica de la edad pediátrica, aunque pueden aparecer también en el adulto. El quiste dermoide contiene estructuras cutáneas (cabello, glándulas sebáceas), mientras que más raramente solo estructuras epiteliales (es entonces un quiste epidermoide o epidérmico) o un solo revestimiento conjuntival (dermoide conjuntival). Los quistes dermoides y epidérmicos, debido a la acumulación de restos y *detritus* epiteliales y sebo en la luz del quiste, crecen lentamente y las fugas del contenido hacia los tejidos circundantes pueden provocar un área de tejido inflamatorio perilesional. Los quistes dermoides más comunes son firmes masas de localización preseptal, móvil con respecto al tejido adyacente, localizados en el cuadrante supero-temporal de la órbita y, con menos frecuencia, el cuadrante supero-nasal. Muchos quistes tienen unas adherencias periósticas cerca de la base frontocigomática o sutura frontoetmoidal. En algunos casos, el quiste dermoide se presenta como un área de inflamación crónica y descarga en forma de *sinus*. Ocasionalmente, pueden aparecer quistes dermoides retroseptales, apareciendo en este caso, signos de inflamación orbitaria con proptosis. El diagnóstico, en general, es clínico, mediante una exploración física exhaustiva y se confirma tras la exéresis quirúrgica, que es el tratamiento de elección (en cuanto se diagnostique). En el caso de quistes dermoides retroseptales estaría indicada la realización previa de alguna prueba de imagen, siendo la TC la que tiene más rendimiento diagnóstico. Se extirpan a través de una incisión oculta en el pliegue del párpado superior. Los quistes dermoides profundos implican, frecuentemente, el ala mayor del esfenoides y podrán exigir la realización de orbitotomía lateral. La rotura del quiste durante la cirugía puede producir inflamación recurrente en el sitio de la cirugía y formación de fístula cutánea que puede requerir una reintervención.

Mucoceles de los senos paranasales

Los mucoceles son lesiones quísticas, de crecimiento lento y progresivo, llenos de contenido mucoso, que surgen de la mucosa de los senos paranasales, más comúnmente en los senos etmoidal anterior y frontal, que, por contigüidad, poco a poco acaban por invadir la órbita. Lo más frecuente es que los mucoceles se presenten como un gradual desplazamiento del globo ocular y ligera proptosis. Ocasionalmente, el contenido de un mucocele se infecta y se puede producir una celulitis orbitaria retroseptal. Los mucoceles de los senos maxilares pueden producir colapso del suelo de la órbita y enoftalmos secundario. El aspecto en la TC de un mucocele es una cavidad quística que expande suavemente el hueso desde un seno paranasal, con zonas de adelgazamiento o incluso pérdida de hueso. Las imágenes de RM en T1 y T2 pueden mostrar una amplia variación en las intensidades de la señal, debido a los continuos cambios en el contenido del mucocele por los episodios repetidos de inflamación. La sinusitis aguda grave o celulitis orbitaria es a menudo la forma de inicio y requiere ingreso, antibioterapia intravenosa y drenaje del absceso orbitario si la función visual se ve amenazada. Una vez que la infección está bajo control, se procede a realizar el tratamiento quirúrgico definitivo diferido. El tratamiento consiste en la extracción del mucocele, bien a través de una orbitotomía anterior o bien por vía endoscópica (cuando es posible), y el restablecimiento de una nueva vía de drenaje para el seno afectado. La celulitis orbitaria secundaria puede dar lugar a un absceso orbitario o a la formación de una fístula cutánea, típicamente, en la cara medial de la parte superior párpado.

Patología benigna de la glándula lagrimal

La glándula lagrimal puede experimentar procesos inflamatorios, quísticos y tumorales (los tumores de la glándula lagrimal más frecuentes son los benignos: el adenoma pleomorfo). El tratamiento inapropiado de las enfermedades benignas puede tener consecuencias graves, como, por ejemplo, una recurrencia maligna después de la biopsia de un adenoma pleomorfo. El adenoma pleomorfo representa alrededor del 5 % de todos los tumores de la órbita, el 25 % de las masas de la fosa lagrimal y el 50 % de los tumores epiteliales de la glándula lagrimal. La mayoría afectan al lóbulo orbitario de la glándula y se hacen evidentes en la 4ª y 5ª décadas de la vida, como una proptosis lentamente progresiva y desplazamiento inferomedial del globo, a veces, acompañada de un leve dolor. La clave para el tratamiento es el reconocimiento sobre la base de la historia clínica y los signos radiológicos, para evitar la biopsia. La apertura de la cápsula de estos tumores presenta un elevado riesgo de recurrencia generalizada del tumor, con mayor frecuencia maligna. Aunque hay partidarios de realizar una PAAF, no hay razón lógica para llevarla a cabo en presencia de una clínica y radiología características. Los tumores del lóbulo orbitario deben extirparse con su cápsula intacta a través de una orbitotomía lateral.

Tumores benignos neurales y óseos

Los neurilemomas (schwannomas), normalmente, tienen una forma de presentación muy similar a la de un hemangioma cavernoso y una apariencia similar en la imagen de la TC. Los neurofibromas por lo general aparecen en forma de masa en el nervio supraorbitario, con proptosis lentamente progresiva y desplazamiento hacia abajo del globo ocular. La resección de estos tumores, cuando causan pérdida de la función orbital, es curativa. En contraste, los neurofibromas plexiformes afectan difusamente a los tejidos orbitarios anteriores, especialmente en el párpado superior y la glándula lagrimal, y la resección es difícil y no elimina la enfermedad.

Los tumores primarios del nervio óptico (meningiomas o gliomas) son generalmente benignos y pueden estar presentes en la infancia o en adultos jóvenes. Los gliomas causan proptosis y pérdida visual leve. La TC y la ecografía muestran un agrandamiento fusiforme del nervio óptico; la RM es particularmente útil para demostrar los cambios en el segmento intracanalicular e intracraneal del nervio. Los gliomas requieren resección neuroquirúrgica, en caso de progresar y amenazar el quiasma óptico, y resección orbitaria si causan una proptosis grave. Los meningiomas del nervio óptico no causan importantes proptosis, pero sí ceguera por alteración de la perfusión del nervio óptico. Hay muchas enfermedades raras que afectan a los huesos de la órbita, pero la más común es el meningioma del ala del esfenoides. Tiende a presentarse en personas de mediana edad, con inflamación crónica, quemosis y proptosis leve. La TC muestra hiperostosis del ala mayor del esfenoides. En raras ocasiones, las lesiones metastásicas pueden aparecer de forma similar a los meningiomas. En estos casos hemos de atender a su comportamiento clínico, ya que los meningiomas del ala mayor de esfenoides tienden a provocar proptosis y quemosis de lento empeoramiento, pues su crecimiento es lento. Por el contrario, una lesión metastásica evoluciona rápidamente (días/semanas) y, por tanto, estará indicada una biopsia si se requiere un diagnóstico de certeza.

Patología vascular de la órbita

En este apartado vamos a tratar de forma muy somera lo que requeriría un capítulo aparte, puesto que la mayoría de las patologías vasculares de la órbita no se tratan de tumores como los hemangiomas, sino de malformaciones vasculares (como los mal llamados linfangiomas), pero tienen cabida en este capítulo pues debemos tenerlas en mente de cara a un diagnóstico diferencial.

Hemangiomas capilares

Se tratan de lesiones congénitas, y un 75 % se pueden resolver espontáneamente dentro de los cinco primeros años. Los hemangiomas capilares orbitarios profundos retroseptales se perciben como una tumoración de coloración azulada y pueden aumentar ligeramente en tamaño con el llanto. El hemangioma capilar orbitario profundo puede simular un rabdomiosarcoma. El diagnóstico se realiza a través de la ecografía Doppler. La

rentabilidad diagnóstica de la TC es cuestionable. Es fundamental para el manejo valorar y monitorizar su repercusión sobre la función visual porque recordemos que un 75 % regresarán espontáneamente. Para su tratamiento, en caso de que sea necesario, se suelen utilizar inyecciones intralesionales de corticoides. Debido al riesgo de hemorragia grave, para la mayoría de los hemangiomas capilares no se recomienda la cirugía.

Hemangiomas cavernosos

El hemangioma cavernoso es el tumor benigno orbitario más común del adulto. Se trata de un tumor de localización típicamente intraconal. Se comporta como un hamartoma de desarrollo tardío, que suele presentarse tarde en la vida, normalmente, en la 4ª o 5ª décadas, como una proptosis axial indolora, que aumenta gradualmente, acompañada de presbicia precoz rápidamente progresiva. La TC revela una lesión intraconal bien definida, que, comúnmente, desplaza el nervio óptico medialmente y, debido a un muy lento flujo de sangre, muestra una captación de contraste muy lenta y desigual. En la RM, los hemangiomas cavernosos son hipointensos a la grasa en T1, e isointensos respecto al vítreo e hiperintensos a la grasa y el vítreo en T2. Los pacientes con tumores asintomáticos, que se descubren como fruto de un hallazgo casual, pueden ser seguidos sin tratamiento, monitorizando la función visual, ya que muchos hemangiomas muestran cambios mínimos durante muchos años. Las indicaciones de tratamiento son la existencia de neuropatía óptica, proptosis y diplopía. La orbitotomía lateral con exéresis intacta del tumor suele ser necesaria (ya que muchos de los hemangiomas son grandes) y cura.

Malformaciones vasculares de baja presión y flujo: varices orbitarias y linfangiomas

Son un espectro de malformaciones congénitas venosas de baja presión. Existe una distinción clínica importante entre los dos grupos de malformaciones vasculares de baja presión. Las varices suelen ser malformaciones venosas primarias (pueden ser raramente secundarias a *shunts* arteriovenosos), congénitas y que se detectan en la 2ª o 3ª décadas de la vida. La mayor parte suelen ser asintomáticas y las que producen síntomas suelen manifestarse como proptosis ocasional que aumenta con las maniobras de Valsalva, a veces, acompañadas de dolor. Las varices están en gran parte llenas de sangre y, en general, en comunicación con el sistema venoso normal de la órbita, mientras que los «linfangiomas» están aislados del sistema venoso y tienen un componente mucho mayor de infiltrado inflamatorio. En ausencia de vasos linfáticos en la órbita humana, el término «linfangioma» parece ser un nombre inapropiado. Los linfangiomas son llamados con mayor precisión malformaciones venosas-linfáticas. Estas pueden ser en su mayoría sólidas, y por tanto, más susceptibles de resección quirúrgica, o grandes componentes quísticos, que pueden ser drenados. En ambos tipos de lesiones se tiende a evitar el tratamiento quirúrgico excepto en casos seleccionados (*debulking* de lesiones anteriores con repercusión visual grave). Dada la alta tasa de recurrencia y hemorragia espontánea, la intervención debe ser planeada cuidadosamente. La escleroterapia sigue siendo un tratamiento viable, aunque es una modalidad que requiere de mayor investigación.

Malformaciones vasculares de alta presión y flujo: comunicaciones orbitarias arteriovenosas

Clínicamente, se caracterizan por proptosis pulsátil y quemosis, oftalmoplejía y dilatación de venas episclerales con elevada presión intraocular. Puede ser consecuencia de una comunicación arteriovenosa intraorbitaria (espontánea o postraumática) o en la parte anterior de la circulación intracraneal (*shunts* durales, que suelen manifestarse como un ojo rojo proptótico crónico, o fístulas del seno cavernoso, que suelen deberse a una ruptura de la arteria oftálmica dentro del seno cavernoso, bien debido a arteriosclerosis o un traumatismo, dando lugar a un cuadro agudo).

Patología tumoral maligna orbitaria

Dentro de la patología tumoral maligna de la órbita tenemos que hacer una distinción por edades. El rabdomiosarcoma o neuroblastoma muy agresivo tiende a presentarse antes de los 10 años. Las neoplasias hematológicas malignas agudas en las primeras dos décadas, y los tumores malignos primarios de la glándula lagrimal tienen un pico de incidencia en la 4ª década.

Tumores malignos de la edad pediátrica

Rabdomiosarcoma

Tiene un pico de incidencia a los 7 años y es la neoplasia maligna más frecuente en la infancia. Clásicamente, se presenta con signos de celulitis orbitaria aguda, aunque, en algunos casos es más insidiosa e imita un proceso benigno. Hay que sospechar un rabdomiosarcoma ante cualquier proceso unilateral orbitario en un niño, y el diagnóstico diferencial más relevante son otras causas de celulitis retroseptal y otras masas tumorales de crecimiento rápido, como el hemangioma cavernoso y también el neuroblastoma. La masa tumoral puede estar ubicada en cualquier lugar de los tejidos blandos orbitarios, con mayor frecuencia, en el cuadrante superonasal, y, por lo general, sin relación primaria con los músculos extraoculares. Ante su sospecha clínica y radiológica, se debe realizar sin demora una biopsia a cielo abierto a través de una orbitotomía anterior. Si se confirma la sospecha, hay que hacer un estudio de extensión que debe incluir una TC corporal y biopsia de médula ósea. A pesar de ser tan agresivo, la supervivencia a los 5 años es mayor del 90 % con radioterapia local adyuvante y quimioterapia, aunque la resección local del tumor residual (o incluso la exanteración orbitaria) puede ser necesaria en algunos casos. A largo plazo, los efectos secundarios de la radioterapia orbitaria incluyen cataratas y ojo seco, con cicatrización corneal secundaria, pérdida de los anejos cutáneos, atrofia de la grasa orbitaria y, si se realiza en la infancia, retraso del crecimiento de los huesos orbitarios. Hay también aumento del riesgo de tumores malignos orbitarios inducidos por radiación, como el fibrosarcoma y osteosarcoma.

Neuroblastoma y otros tumores malignos de la edad pediátrica (cloroma, histiocitosis de células de Langerhans)

El neuroblastoma puede presentar muy rápidamente metástasis dentro de los tejidos blandos y huesos de la órbita. La presentación clínica es muy similar a la del rabdomiosarcoma. Otro tumor maligno que puede presentarse como un proceso inflamatorio orbitario es la leucemia mieloide aguda, lo que también se conoce como «cloroma». La histiocitosis de células de Langerhans también se puede manifestar en forma de masa orbitaria en la edad pediátrica. Todos estos tumores infantiles requieren sin demora biopsia y un estudio sistémico de extensión, y todos responden a la quimioterapia y, en algunos casos, radioterapia.

Tumores malignos del adulto

Carcinoma de la glándula lagrimal (carcinoma adenoide quístico, adenocarcinoma, carcinoma mucoepidermoide, carcinoma escamoso)

El carcinoma adenoide quístico o cilindroma orbitario, que emerge del tejido lagrimal, con un pico incidencia en la cuarta década, es la neoplasia maligna más frecuente de la glándula lagrimal, y representa el 30 % de todos los tumores epiteliales. Otros menos frecuentes son el adenocarcinoma primario, el carcinoma mucoepidermoide, el carcinoma epidermoide y los tumores malignos mixtos (bien por transformación maligna dentro un tumor mixto de larga evolución o por una recurrencia por un adenoma pleomorfo resecado de forma incompleta o con siembra macroscópica por rotura de su cápsula). El diagnóstico del carcinoma lagrimal es sugerido por una masa de crecimiento rápido en el cuadrante superotemporal y el desplazamiento del globo ocular en dirección contraria, con signos inflamatorios asociados a nivel del párpado superior, que evoluciona en varias semanas. La TC muestra la expansión de la glándula lagrimal por una masa que normalmente se amolda al globo y se extiende posteriormente siguiendo la pared orbitaria lateral, desplazando el músculo recto lateral medialmente. En casos más avanzados puede haber cambios erosivos en el hueso de la fosa de lagrimal. La biopsia a cielo abierto a través de una orbitotomía anterior se debe realizar sin demora. En el caso del cilindroma, el tumor suele infiltrar más allá de los límites macroscópicos evidentes en la cirugía y en las imágenes radiológicas, con gran tendencia a la infiltración perineural en el seno cavernoso y la fosa pterigopalatina. El mejor método de tratamiento sigue provocando controversia porque la recurrencia de los cilindromas de glándula lagrimal suele ser la normal, a pesar de realizar tratamientos muy agresivos, combinando cirugía y radioterapia. Dichas recurrencias pueden ser muy tardías y manifestarse más de 10 años después del tratamiento primario. Desde el punto de vista quirúrgico, se suele intentar la eliminación de la mayor parte del tumor o «debulking» (que a menudo puede ser casi completa) a través de una orbitotomía y, posteriormente, deben recibir 55-60 Gy de radioterapia externa, tanto en la órbita como en el seno cavernoso. A menos que francamente se encuentre invadida por el tumor, la pared lateral de la órbita se puede respetar. La resección craneofacial puede estimular la siembra del tumor en el díploe craneal, con paso lento e implacable posterior a una recidiva local fatal. No hay evidencia de que la exanteración reduzca la tasa de recurrencia o prolongue la supervivencia. La quimioterapia intracarotídea puede desempeñar un papel como complemento a la radioterapia en estadios avanzados. El ojo seco es inevitable con la eliminación de la glándula lagrimal y la radioterapia, por lo que el paciente requiere lubricantes tópicos, junto con la oclusión de los puntos de drenaje lagrimal. La catarata inducida por radiación es común dos años después del tratamiento.

Otros tumores malignos mesenquimales (osteosarcoma, fibrosarcoma)

Los sarcomas de la órbita son extremadamente raros, especialmente, en la edad adulta. El osteosarcoma y el fibrosarcoma orbitarios son muy malignos. Son tumores típicos de la edad pediátrica, por lo general, secundarios a la radioterapia orbitaria para el retinoblastoma. El pronóstico es infausto, a pesar del tratamiento radical. En niños, aunque raro, también está descrito el sarcoma de Ewing metastásico y el tumor de Wilms. También se han descrito otros tumores mesenquimales posibles en la órbita, como el histiocitoma fibroso maligno (se presenta típicamente en niños como una masa bien definida en el cuadrante superonasal de la órbita), el hemangiopericitoma (si es benigno, el pronóstico es bueno y la cirugía es curativa si se reseca intacto; si es maligno, el pronóstico es infausto), el neurilemoma o schwannoma maligno (en el seno de una neurofibromatosis), el leiomiosarcoma y el liposarcoma. Todos tienen una respuesta variable a la radioterapia y a la quimioterapia, en general, con mal pronóstico, a pesar del tratamiento radical, combinando las anteriores opciones con cirugía radical oncológica (exanteración), por alta tasa de recurrencias locales y extensión intracraneal.

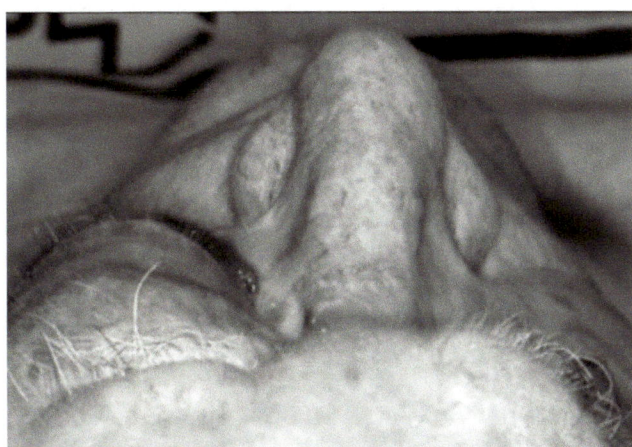

Figura 35-25. Proptosis axial por linfoma orbitario retrobulbar en órbita izquierda (ver **Fig. 35-24**, radiología).

Linfoma orbitario

Los linfomas orbitarios representan el 10 % de las masas orbitarias globalmente hablando. Son casi exclusivamente linfomas no hodgkinianos de células B. Los pocos linfomas de células T aparecen en pacientes con enfermedad sistémica avanzada y en el linfoma de Burkitt, que se puede diseminar desde los senos paranasales vecinos. Dependiendo del grado del linfoma, hasta en la mitad de los pacientes con enfermedad de la órbita se encuentra afectación sistémica en los seis meses siguientes al inicio. La presentación clínica suele ser indolente y lentamente progresiva. La edad típica de presentación es alrededor de los 50 años, aunque personas más jóvenes pueden desarrollar linfomas de alto grado más agresivos. La TC muestra típicamente una masa bien definida en las partes blandas alrededor del globo y que afecta (pero sin destruir) múltiples tejidos (como la glándula lagrimal o los músculos extraoculares); no suele existir afectación ósea, aunque si hay una evolución muy larga, puede haber expansión de las paredes orbitarias. Es obligatoria la biopsia a cielo abierto a través de una orbitotomía anterior. La PAAF no es resolutiva y no está indicada. Todos los pacientes con linfomas de la órbita deben ser sometidos a un estudio de extensión sistémico, incluyendo TC de cuerpo entero y biopsia de médula ósea en el linfoma de alto grado. Los linfomas de bajo grado con participación de la órbita responden bien a la radioterapia externa y, cuando existe participación sistémica, al tratamiento general del linfoma mediante agentes quimioterápicos específicos. Si el deterioro de la función orbitaria es significativo (por ejemplo, neuropatía óptica), la radioterapia local proporciona un medio útil para controlar y acelerar la resolución de la afectación orbitaria. Cuando la enfermedad se limita a la órbita, el pronóstico visual y global es excelente. La revisión es obligatoria durante 10 años, al menos, pues el linfoma sistémico se puede hacer evidente años después de la presentación en forma de afectación orbitaria (**Figs. 35-25 y 35-26**).

Tumores malignos orbitarios secundarios

Por continuidad o contigüidad: tumores de los párpados, tumores de los senos paranasales, tumores de origen intraocular

La órbita puede estar secundariamente afectada por tumores malignos que surgen del globo ocular (el melanoma uveal es el tumor primario maligno intraocular común en adultos y se puede transmitir directamente a la órbita a través del venas emisarias) o de cualquiera de las estructuras circundantes: párpados (carcinoma de las glándulas de Meibomio y carcinomas de células basales o escamosas mal o incompletamente tratados) y senos paranasales (el más frecuente es el carcinoma epidermoide de los senos paranasales u orofaringe, que invade la órbita por invasión directa, bien por erosión ósea, o más frecuentemente por la infiltración perineural, a través, por ejemplo, de los agujeros etmoidales o la fisura orbitaria inferior; otros tumores paranasales, que pueden afectar a la órbita por invasión directa son el cilndroma, el adenocarcinoma, el estesioneuroblastoma y el melanoma). Si hay compromiso orbitario, puede ser necesaria la exanteración orbitaria como

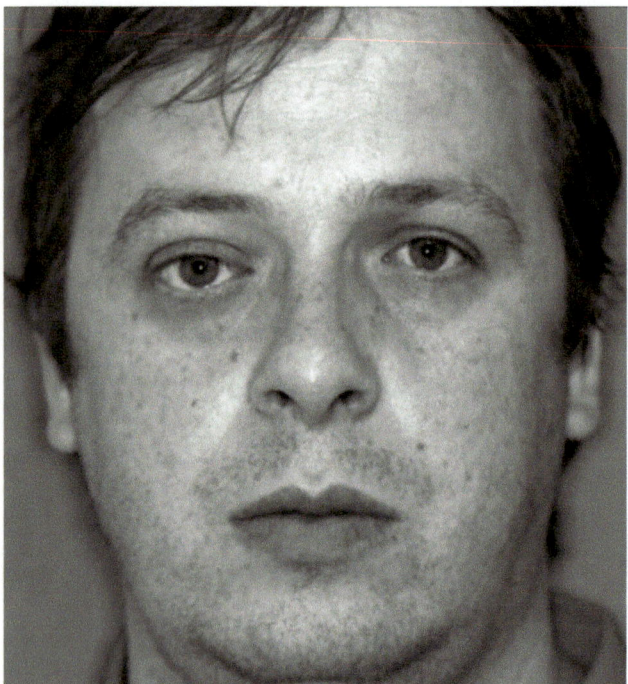

Figura 35-26. Proptosis y desplazamiento del globo ocular izquierdo hacia lateral por la presencia de un hemangiopericitoma intraconal localizado en la parte medial de este espacio.

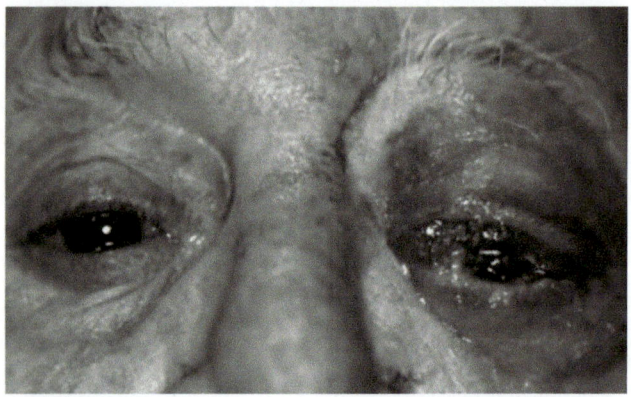

Figura 35-27. Síntomas y signos oftálmicos por exposición y epífora en un paciente con una importante proptosis axial causada por un linfoma en la órbita izquierda de localización retrobulbar. Cuando se asocia con proptosis del globo ocular importante suele existir lagoftalmos, por un ciclo de parpadeo incompleto, el paciente suele tener sensación de «granos de arena» y enrojecimiento.

parte del tratamiento quirúrgico global (**Figs. 35-27, 35-28, 35-29, 35-30 y 35-31**).

Tumores metastásicos a la órbita

Aunque en adultos, las metástasis a la cavidad orbitaria desde primarios a distancia suelen asentar con más frecuencia en el tracto uveal, las metástasis orbitarias representan el 2-3 % de todos los tumores de la órbita y, en ocasiones, serán la primera manifestación de un tumor primario desconocido. Como la órbita carece de vasos linfáticos, se supone que las metástasis a la órbita son por vía hematógena. En los adultos, los sitios

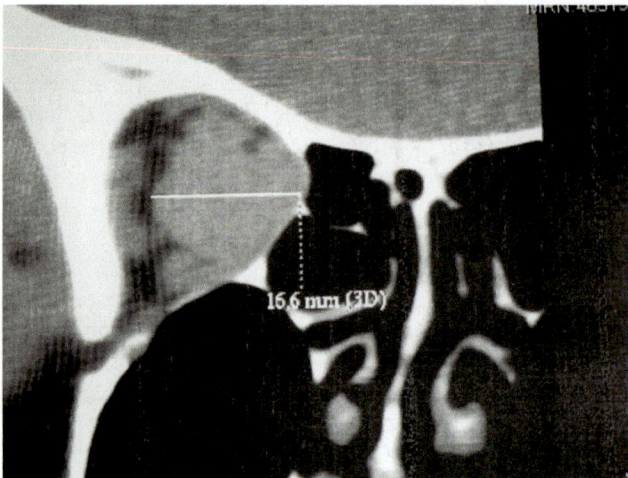

Figura 35-28. Imagen en corte coronal de TAC de hemangioma cavernoso de ápex orbitario derecho.

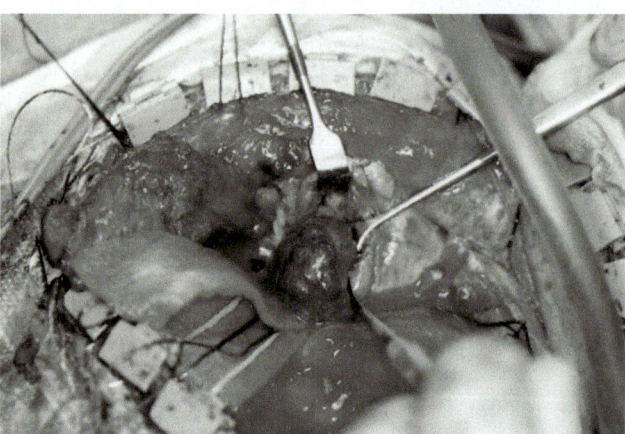

Figura 35-29. Abordaje coronal para exéresis de hemangioma cavernoso intraorbitario izquierdo.

primarios más comunes son (por este orden) mama, próstata, pulmón, riñón y tracto gastrointestinal, y se presentan con proptosis, oftalmoplejía y diplopía dolorosa. Ante la sospecha de un tumor orbitario metastásico, se recomienda la biopsia a cielo abierto a través de orbitotomía, si bien en el caso de un tumor conocido, la PAAF y la utilización de técnicas inmunohistoquímicas podrían desempeñar un papel importante de cara a un posible tratamiento. La clave es el tratamiento local con radioterapia externa fraccionada, aunque algunos casos seleccionados se pueden beneficiar de cirugía citorreductora previa a la radioterapia. El pronóstico es variable, pero el objetivo principal del tratamiento es, generalmente, paliativo para disminuir el dolor y la preservación de la visión. La xeroftalmía es el problema principal después de la radioterapia. Las metástasis únicas orbitarias de un adenocarcinoma renal o tumores carcinoides pueden ser considerados para la exenteración con intención curativa.

Abordajes quirúrgicos de la órbita. Orbitotomías

La vía de abordaje a las lesiones va a depender fundamentalmente de la localización de la lesión y además, de su tamaño,

Tabla 35-3. Abordajes a la órbita anterior: visión esquemática del tipo de vía de abordaje de elección en función de la localización de la lesión primaria

Superior	**Medial**	Con respecto a la tróclea del músculo oblicuo mayor: dependiendo del tamaño (de menor a mayor)	**Anterior**	• Transpalpebrales (pliegue en el párpado superior): a través del orbicular y el tabique orbitario • Lynch o Lynch modificado: disecando el periostio del reborde supraorbitario • Abordaje coronal
			Posterior	• Lynch o Lynch modificado • Transconjuntival (fondo de saco conjuntival superior) • Abordaje coronal
	Central	Con respecto al ligamento de Whitnall (dependiendo del tamaño de la lesión y +/– cicatriz visible)	**Anterior**	• Abordajes transpalpebrales (pliegue en el párpado superior), a través del orbicular y el tabique orbitario
			Posterior	• Transconjuntival: para lesiones entre el elevador y el recto superior • Subbrow approach: lesiones extraperiósticas u óseas (± movilización del reborde supraorbitario para acceder a estructuras más profundas) • Abordaje coronal (± movilización del reborde supraorbitario para acceder a estructuras más profundas) sobre todo en lesiones bilaterales (neurofibromas plexiformes) y con extensión intracraneal
	Lateral		**Anterior**	• Transpalpebrales (pliegue en el párpado superior), a través del orbicular y el tabique orbitario • Transconjuntival: para lesiones entre el elevador y el recto superior
			Posterior	• Subbrow approach: lesiones extraperiósticas u óseas (± movilización del reborde supraorbitario para acceder a estructuras más profundas) • Orbitotomía lateral: con osteotomías y movilización del reborde superoexterno orbitario
Inferior	**Lateral y central**	Con respecto al tabique orbitario	**Anterior**	• Abordaje subciliar
			Posterior	• Transconjuntival ± cantotomía lateral (swinging eyelid) • Subciliar (si es intraperióstica, 2.a opción después de la transconjuntival; si es extraperióstica, a nivel de suelo de órbita, cualquiera de las dos es válida)
	Medial	Con respecto al saco lagrimal (de menos a más profundidad)	**Anterior**	• Incisión directa cutánea a través de un pliegue subciliar • Incisión de dacriocistorrinostomía • Incisión transconjuntival caruncular semilunar extratenoniana
			Posterior	• Transconjuntival lateral transtenoniana • Rinotomía lateral (± extensión de Lynch)

de las relaciones de la lesión con las estructuras óseas y tejidos blandos, y del propósito de la cirugía (cirugía resectiva tipo debulking, resección total, drenaje, biopsia, etc.), de las características del paciente (edad, condición general, raza), aunque, también, dentro de un margen, del abordaje al que el cirujano en cuestión esté más habituado y con el que obtenga mejores resultados. Rootman clasifica los abordajes orbitarios en función de la zona de la órbita a donde se pretenda acceder en anteriores, medios y apicales:

• Parte anterior de la órbita: combinación de accesos percutáneos, perconjuntivales y coronales en función de la localización de la lesión (**Tabla 35-3 y Figs. 35-32, 35-33, 35-34, 35-35 y 35-36**).
• Parte media de la órbita (mitad posterior del globo ocular hasta la zona retrobulbar). Combinación de las incisiones anteriores (percutáneas, transconjuntivales y abordajes coronales), utilizando disección roma para delimitar bien los planos entre tejidos normales y anómalos, combinados con:

– La remoción de segmentos óseos para disminuir la tensión y la presión sobre el globo ocular y las estructuras orbitarias (músculos extraoculares) sobre el hueso firme, y minimizar así el trauma quirúrgico (**Figs. 35-37 y 35-38**).
– Disminuir el volumen de la lesión en sí misma (exanguinación en el caso de hemangiomas cavernosos, aspiración en el caso de lesiones quísticas, exéresis centrípeta en el caso de lesiones sólidas u óseas).
– En los abordajes a la región superolateral de la parte media de la órbita cobra más importancia la cantotomía lateral (ver **Fig. 35-31**) y la remoción de tejido óseo

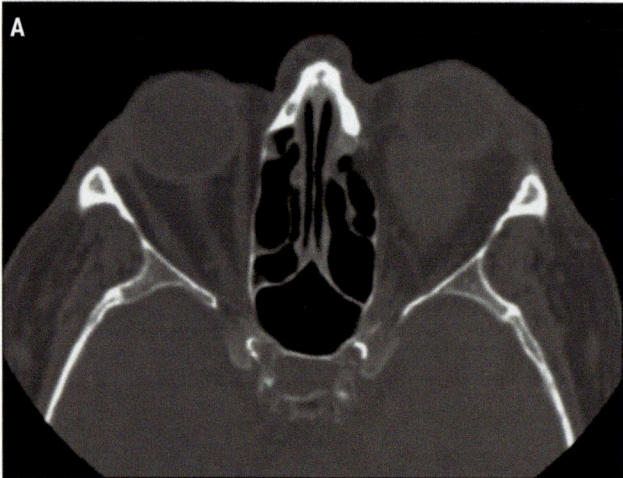

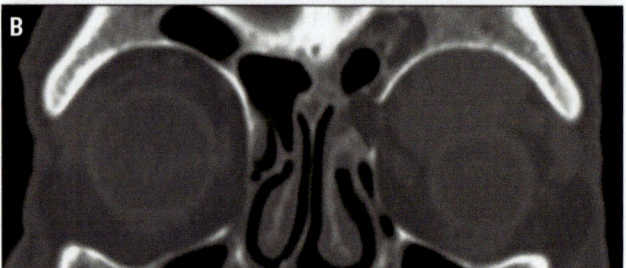

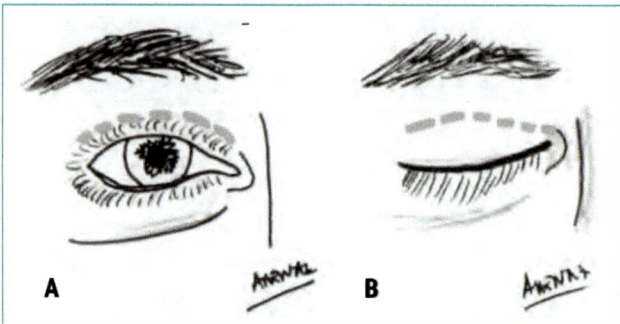

Figura 35-30. A y B. Linfoma orbitario en órbita izquierda.

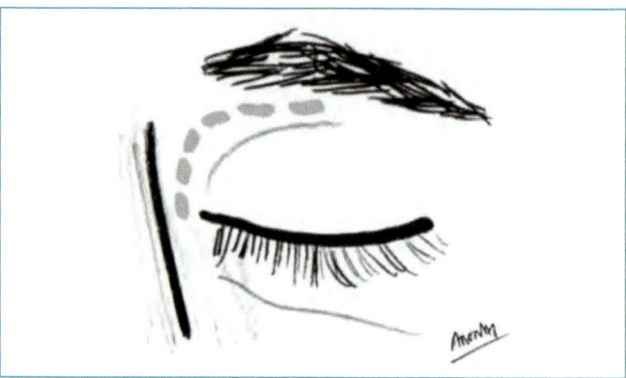

Figura 35-32. Incisión de Lynch modificada para acceder a la parte superior, medial y central de la órbita anterior.

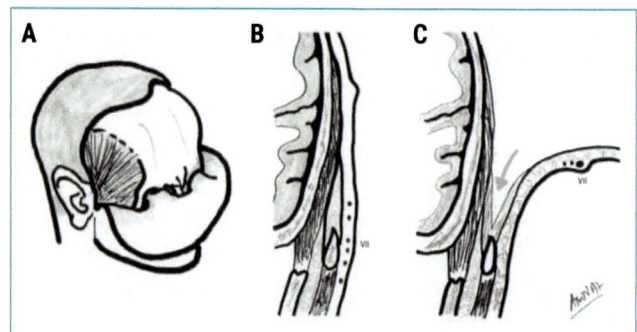

Figura 35-33. A-C. Abordaje coronal, que permite el acceso a la órbita superior y combinaciones para la movilización de segmentos óseos y que puede ser necesaria en múltiples casos para acceder a lesiones en órbita media y posterior o lesiones de un tamaño considerable. Es fundamental el conocimiento de la anatomía de la zona para no lesionar las ramas frontales y orbiculares del nervio facial. Para ello es muy importante seccionar la hoja superficial de la fascia temporal y entrar en el espacio graso (plano de Yasargil) que permite la disección del arco cigomático y proteger las ramas del nervio facial que viajan en la cara profunda de la aponeurosis epicraneal.

Figura 35-31. A y B. Abordaje transpalpebral para acceder a la parte superior medial y central de la órbita anterior, a través del músculo orbicular y del tabique. Aprovechando la arruga cutánea del pliegue palpebral superior se consigue un buen acceso y una cicatriz muy estética. Para acceder a zonas más profundas (órbita media y posterior) o más laterales, puede ser necesario un abordaje tipo Lynch, subrow o un abordaje coronal, especialmente si es necesaria la movilización de segmentos óseos (ver figuras siguientes).

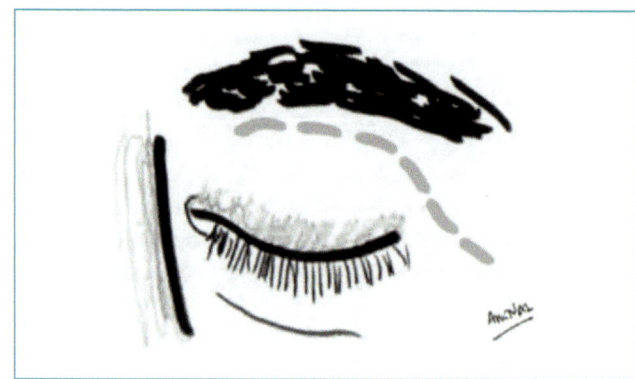

Figura 35-34. Subbow approach: este tipo de incisión permite acceder a la parte lateral y superior de la órbita anterior. Especialmente útil para acceder a lesiones extraperiósticas u óseas. Se puede acompañar de la movilización del reborde supraorbitario para acceder a estructuras más profundas (ver **Fig. 35-27**).

(reborde óseo superolateral: orbitotomía lateral [ver **Figs. 35-37 y 35-38**]), que se puede conseguir a través de las incisiones peripalpebrales descritas en la **tabla 35-3** o de una incisión bicoronal (**Figs. 35-39, 35-40, 35-41 y 35-42**) y apertura de la periórbita. En el caso de lesiones inferolaterales, podemos combinar las incisiones anteriormente señaladas con la remoción del cuerpo del malar o raíz del arco cigomático (ver **Fig. 35-37**).
– Parte posterior y ápex orbitario (por detrás del globo ocular, zona retrobulbar): para abordar la parte medial de la región posterior orbitaria podemos elegir entre una incisión caruncular con desinserción del recto interno,

orbitotomías laterales combinadas con incisiones en la conjuntiva medial o un abordaje con asistencia neuroquirúrgica mediante incisiones bicoronales y craneotomía bifrontal (abordaje transcraneal) (ver **Fig. 35-38**).

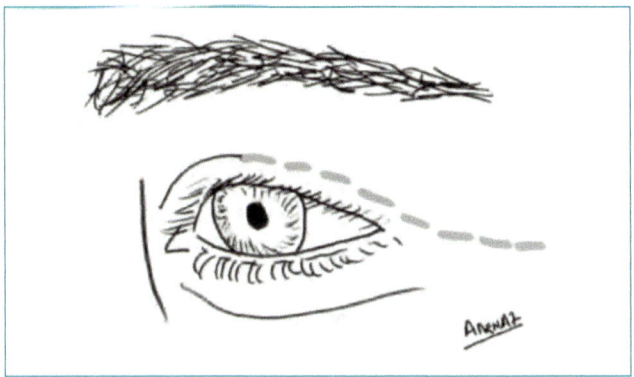

Figura 35-35. Subbow approach, modificación de Richard Anderson para acceder a estructuras laterales de la órbita anterior y media bien por delante del marco orbitario y por encima del ligamento cantal externo (para evitar lesionar el elevador del párpado superior) o bien para combinarla con osteotomías para movilizar porciones del marco orbitario lateral (ver **Fig. 35-27**).

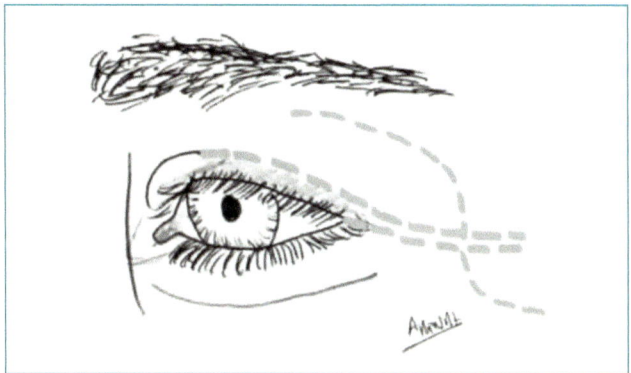

Figura 35-37. Posibles incisiones para realizar una orbitotomía lateral, bien directamente lateral a través del pliegue palpebral, a través del canto externo (incisión de Burke-Kronlein) o bien a través de la llamada «lazy-S». Si estas unciones son insuficientes para el abordaje a estructuras laterales o profundas, puede ser necesario el abordaje coronal.

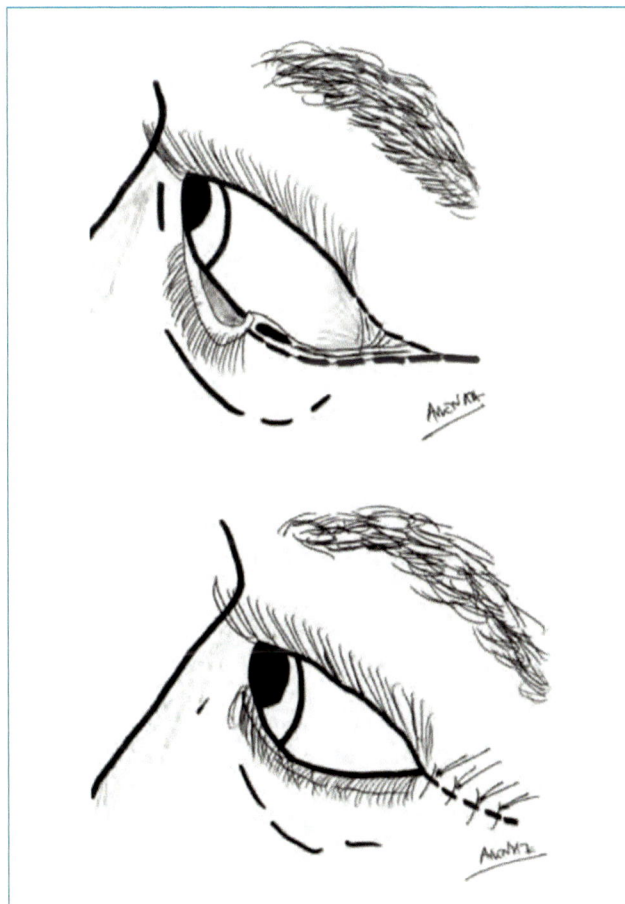

Figura 35-36. Cantotomía lateral.

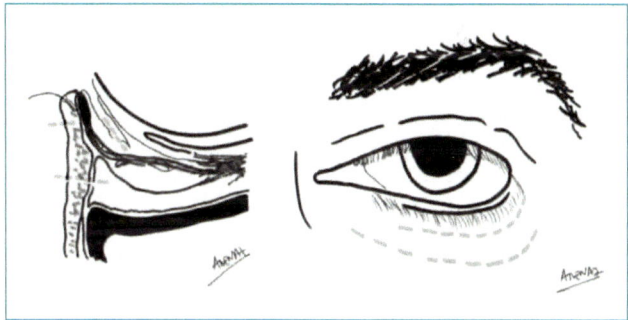

Figura 35-38. Abordaje de la porción inferior de la órbita anterior y media. Incisiones subciliares o transconjuntival.

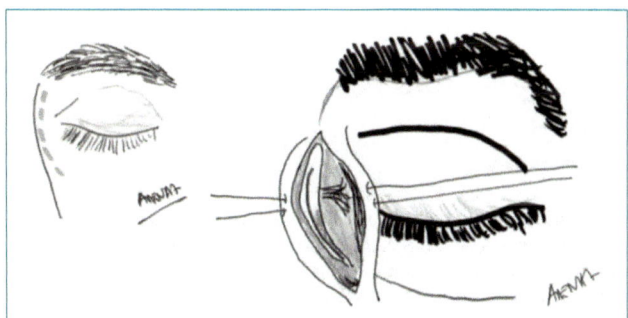

Figura 35-39. Para lesiones localizadas en la zona medial de la órbita anterior, especialmente si están localizadas por detrás del saco lagrimal, se pueden realizar incisiones mediales al canto interno tipo dacriocistorrinostomía, seguidas de la desinserción del canto medial y del saco lagrimal en un plano subperióstico.

En las lesiones localizadas en la parte lateral de la órbita podemos optar entre una orbitotomía craneal extendida o un abordaje transcraneal.

Después de un abordaje orbitario, en el postoperatorio inmediato, el paciente permanecer en una posición semiincorporado con la cabecera a 45°, con analgesia habitual suficiente y corticoterapia intravenosa y medidas antiedema,

especialmente, si se ha producido manipulación cerca del ápex. Es importante que cualquier dolor agudo o cambio en la intensidad del dolor sea informado, además de vigilar periódicamente la función visual. Cuando el dolor es muy intenso o creciente, la agudeza visual disminuye o hay cambios en la percepción de los colores (pérdida de la percepción para el color rojo), hay un defecto pupilar aferente o pérdida de la capacidad para movilizar el ojo, podemos estar ante una hemorragia retrobulbar y esto puede conducir a una pérdida visual irreversible. En este caso se deben revisar los drenajes

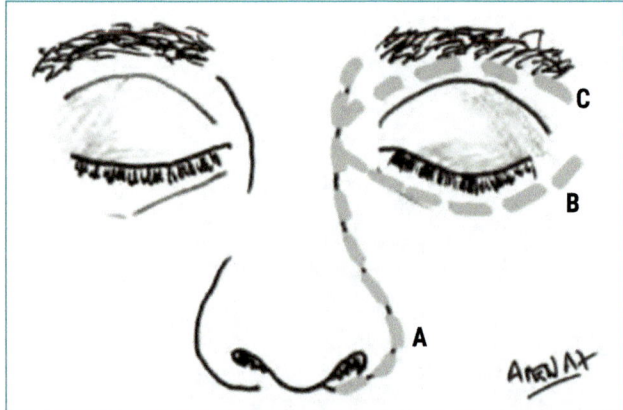

Figura 35-40. Para acceder a la parte medial orbitaria, especialmente a planos profundos (órbita media), ya sea a zonas anteriores o posteriores al saco lagrimal, puede ser necesario realizar una rinotomía lateral simple **(A)** o combinada con una extensión supraciliar tipo Lynch **(B)** o con extensión subciliar **(C)**.

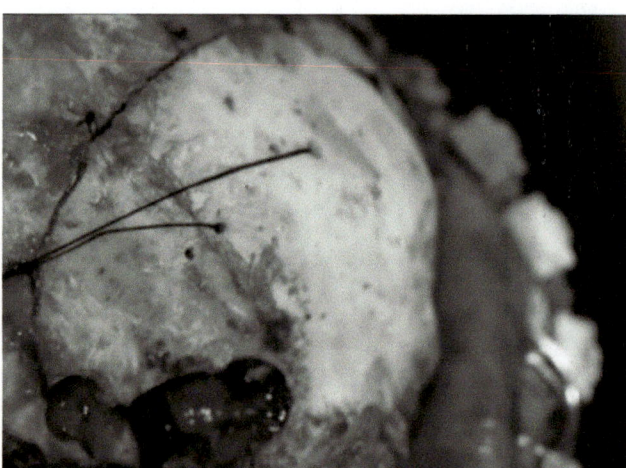

Figura 35-42. Orbitotomía lateral combinada con craneotomía frontoparietal para acceder a un tumor intratónico (paciente de la **figura 35-22**, resultado histológico: hemangiopericitoma orbitario).

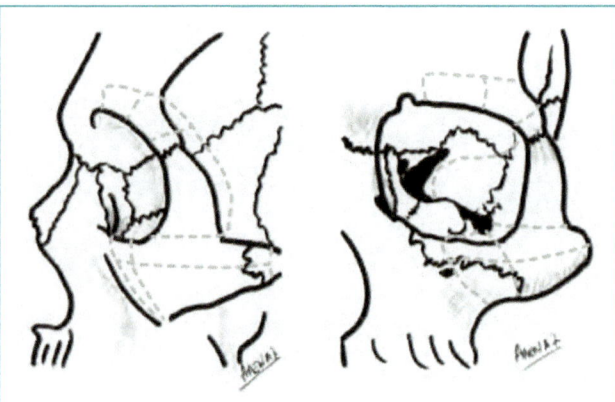

Figura 35-41. Con el punteado se muestran las posibles líneas de osteotomía para la movilización de segmentos óseos (reborde supraorbitario, cigoma, pared lateral y suelo orbitario) durante una orbitotomía lateral.

y si es necesario debe reabrirse la herida lo antes posible (incluso «a pie de cama» si es necesario, además de aumentar la pauta de corticoides administrada) para evitar el compromiso del nervio óptico.

Anoftalmia adquirida: evisceración, enucleación y exanteración. Reconstrucción orbitaria

La pérdida de un ojo supone un enorme significado psicológico para cualquier paciente, especialmente, para los más jóvenes. La cirugía de la anoftalmia está dirigida a restaurar la cavidad orbitaria y los párpados para permitir al paciente llevar una prótesis o epítesis cómoda y cosméticamente aceptable.

Hay que distinguir entre tres términos que a veces se confunden: evisceración, enucleación y exanteración:

- Evisceración es el procedimiento que implica la eliminación del contenido del globo ocular, conservando la capa escleral. No hay participación de las meninges o nervio óptico (**Fig. 35-43**).

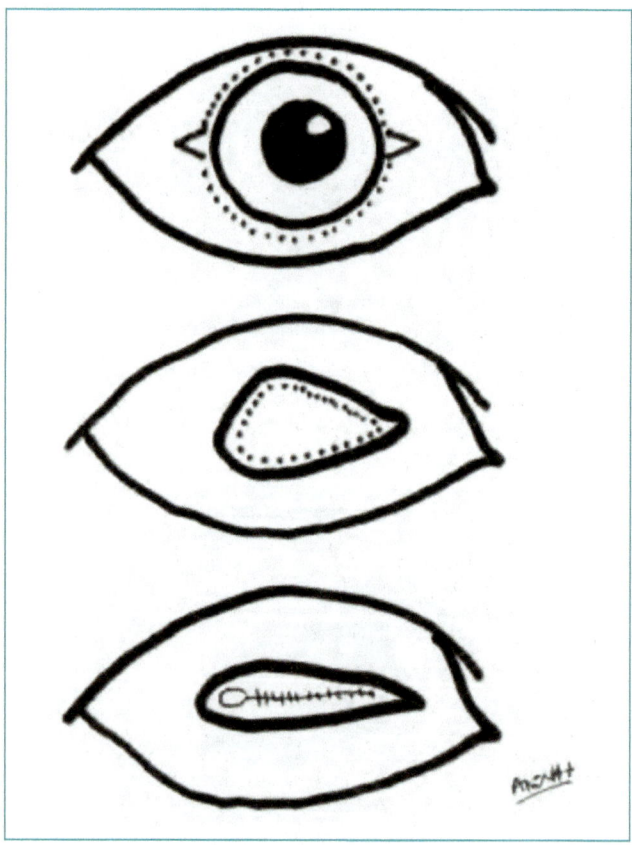

Figura 35-43. Evisceración. Se realiza una incisión de 360° alrededor de la córnea, se abre la cámara anterior, se reseca la córnea y dos triángulos de esclera en la posición de las 3 y las 9. Se realiza la remoción del contenido del globo ocular y se sutura la esclera.

- Enucleación es el procedimiento que incluye la eliminación de todo el globo ocular por el corte de las inserciones de los músculos extraoculares y nervios (**Fig. 35-44**). Es la técnica de elección en la presencia de un tumor intraocular. Posteriormente se suele insertar un implante ocular (material inerte, por ejemplo, de la bola de silicona,

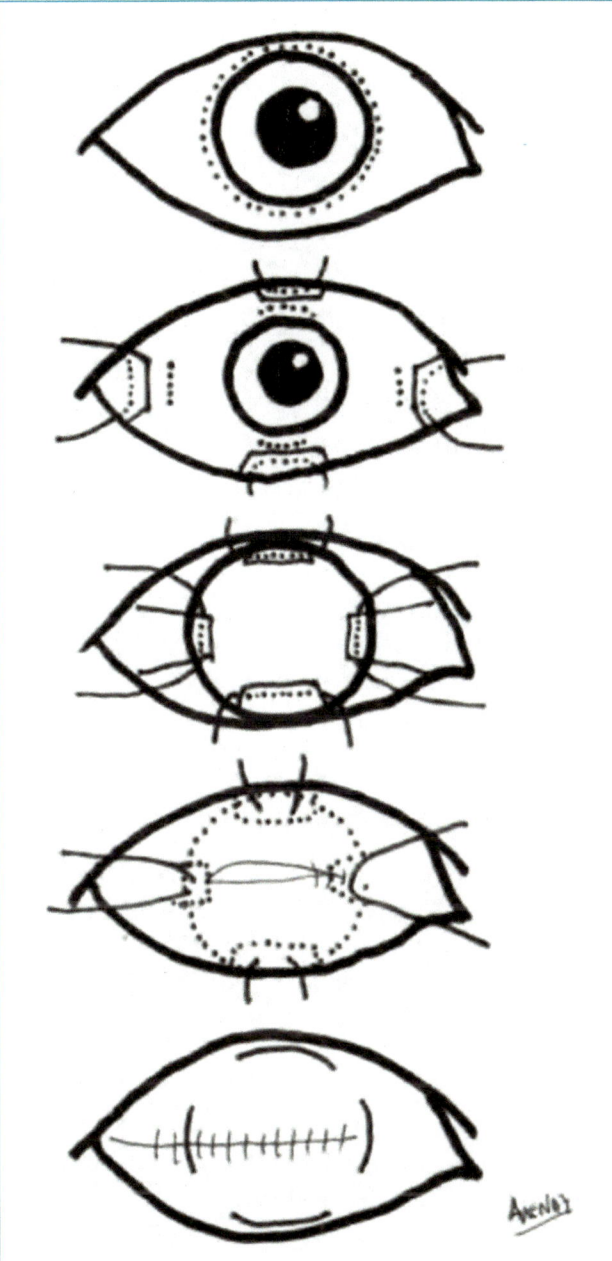

Figura 35-44. Enucleación. Periotomía de 360°, desinserción de los cuatro músculos rectos, sección de los músculos oblicuos superior e inferior, sección del nervio óptico y remoción del globo. Posteriormente, colocación de implante orbitario y sutura de las inserciones de los músculos rectos al implante. Se sutura la cápsula de Tenon y la conjuntiva.

Medpor, hidroxiapatita, etc.), recubierto de una malla sintética a modo de esclera, ya sea dentro de la cápsula de Tenon o posterior a ella (menor tasa de extrusión). La conjuntiva (el remanente, es decir, los fondos de saco) se deben cerrar con mucho cuidado en dos planos para evitar la extrusión del implante. Un conformador, con un orificio de drenaje central, se debe insertar en el período postoperatorio hasta la instalación de la prótesis, en seis semanas, aproximadamente. La enucleación no está indicada en presencia de endoftalmitis ni cuando un tumor maligno puede haberse diseminado a estructuras extraoculares.

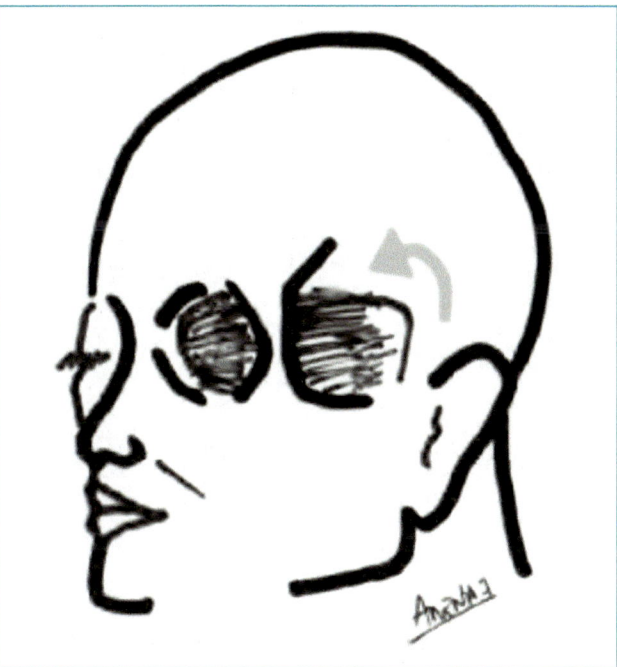

Figura 35-45. Colgajo regional pediculado de músculo temporal para obliterar una órbita exanterada, con un conformador orbitario por debajo del músculo, que se ha rotado y traspuesto a través de una incisión en la pared lateral que comunica la fosa temporal y la órbita, por dentro del marco óseo de la pared lateral orbitaria.

- En este caso se debe realizar una exanteración, que implica la extirpación radical total del contenido orbitario (globo ocular y tejidos blandos retrobulbares, musculatura extrínseca, todo ello rodeado de la periórbita y los fondos de saco conjuntivales), con (exanteración simple) (**Fig. 35-46**) o sin (exanteración subtotal) la eliminación de los párpados (conservando o no la línea de las pestañas), y en ocasiones acompañada de la resección de otras estructuras vecinas, como paredes óseas (exanteración radical), en función de los márgenes oncológicos necesarios. La extensión del procedimiento depende del tamaño y la extensión del tumor, ya que las indicaciones de esta cirugía son fundamentalmente oncológicas (enfermedad maligna avanzada, primaria o secundaria por contigüidad o continuidad). Si el tumor no afecta a la piel de los párpados, se podrán mantener (piel y orbicular), lo que favorece y acelera el proceso reconstructivo y rehabilitador. Se hace una incisión elíptica extensa a través de la piel y hasta el hueso del reborde orbitario. Posteriormente, se realiza una disección subperióstica de todo el contenido orbitario, seccionándose los tendones cantales y el nervio óptico a 10 mm del ápex. Es necesario tener cuidado para evitar fracturar la lámina papirácea, lo que puede llevar a una fístula crónica orbitosinusal.

Posteriormente, las opciones reconstructivas van a depender de la magnitud de la resección oncológica (conservación o no de los párpados) y de la situación general, edad y requerimientos estéticos del paciente. En las exanteraciones en las que se conservan los párpados, estos se suturan juntos en dos planos (orbicular y piel). El objetivo es crear un

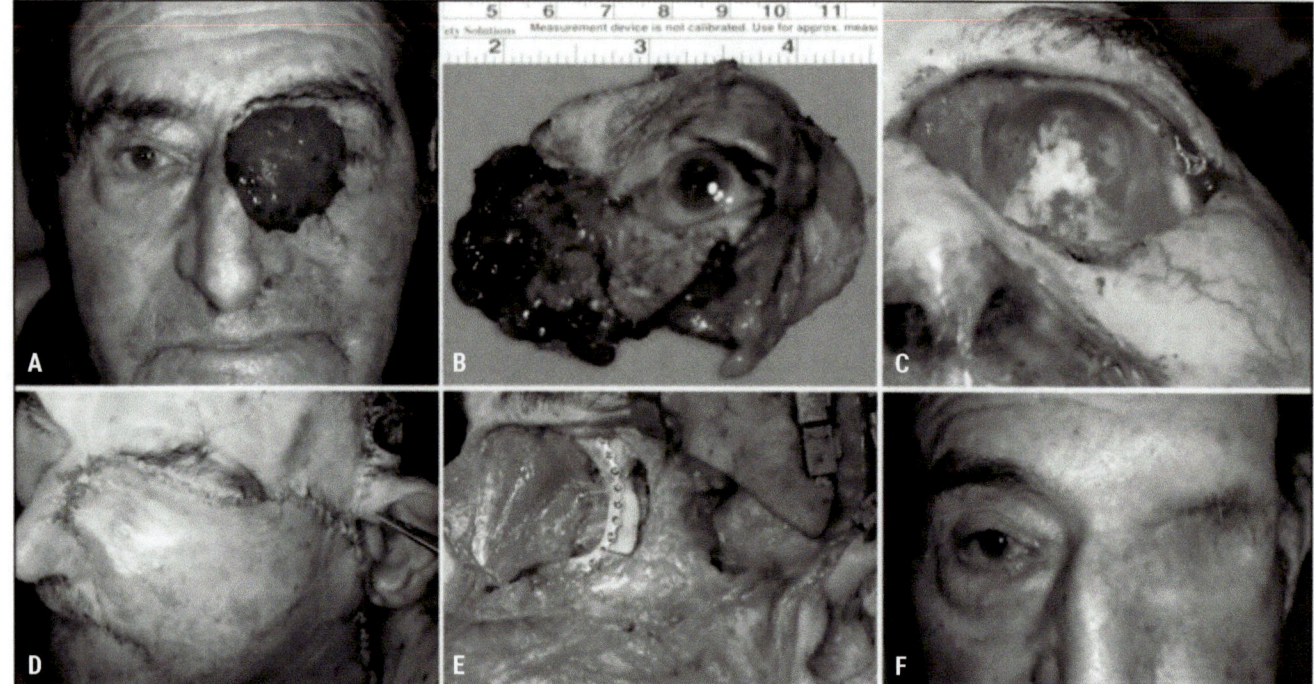

Figura 35-46. Sarcoma orbitario en paciente varón de 88 años **(A y B).** Se realiza exanteración orbitaria simple sin conservación de la línea de las pestañas **(C)** y reconstrucción con colgajo regional de músculo temporal ipsilateral, y un colgajo de avance rotación cervi-pectoral **(D).** Para poder rotar el colgajo temporal hacia la cavidad orbitaria sin que hubiese compresión sobre el colgajo, se realizó una osteotomía y reposicionamiento del reborde orbitario lateral **(E).** Resultado a las 5 semanas del postoperatorio **(F).** En este paciente se había desestimado una reconstrucción microquirúrgica debido a la elevada comorbilidad que presentaba.

cierre hermético para favorecer la retracción de la superficie del bolsillo orbitario. Si se han resecado los párpados, se puede dejar granular, cubrir la cavidad orbitaria con un injerto de piel de espesor total o reemplazar el volumen de la cavidad orbitaria con un colgajo vascularizado, bien regional (por ejemplo, músculo temporal, como se muestra esquemáticamente en la **figura 35-45** y en el caso de la **figura 35-42**) o, incluso, libre microvascularizado (colgajo libre anterolateral de muslo, colgajo libre radial), aunque algunos autores desaconsejan esta técnica por ser más difícil la detección precoz de recidivas.

PUNTOS CLAVE

- Conocer la anatomía de los párpados y la órbita es clave para un correcto diagnóstico y tratamiento de sus patologías.
- La tomografía computarizada es la prueba de imagen inicial más eficiente para evaluar masas orbitarias. La resonancia magnética se utiliza cuando es necesario obtener información adicional, especialmente, en lesiones del nervio óptico.
- La biopsia es fundamental para el diagnóstico definitivo de casi todas las enfermedades orbitarias y palpebrales. La punción-aspiración con aguja fina puede ser útil en ciertos tumores, pero la biopsia incisional sigue siendo el estándar en casos de duda.
- La reconstrucción busca siempre restaurar la función y la estética, usando diferentes técnicas según el defecto y el área anatómica.

BIBLIOGRAFÍA

Alghoul MS, Kearney AM, Pacella SJ, et al. Eyelid reconstruction. Plast Reconstr Surg Glob Open. 2019 Nov 27;7(11):e2520.

Bernardini FP. Management of malignant and benign eyelid lesions. Current Opinion in Ophthalmology. Oculoplastic and orbital surgery. 2006;17:480-4.

Burgueño García M. Atlas de colgajos locales en la reconstrucción de cabeza y cuello. Elsevier, 2006: 325-65.

Chang EI, Esmaeli B, Butler CE. Eyelid Reconstruction. Plast Reconstr Surg. 2017;140(5):724e-735e.

Charonis GC Eyelid reconstruction. Ophthalmic Surgery. Principles and Practice. Philadelphia: Saunders, 2003.

Collin JRO. A manual of systematic eyelid surgery. London: Churchill Livingstone, 1989: 53-65.

Fante RG. Reconstruction of the eyelids. In: Baker SR. Local Flaps in Facial Reconstruction (2nd edition). Mosby Elsevier, 2007: 383-413.

Goldberg RA, Rootman J, Cline RA. Tumours metastatic to the orbit: a changing clinical picture. Surv Ophthalmol. 1990;35:1-24.

Gómez Cabrera CG. Tumores benignos de los párpados. Rev. Cubana Oftalmol. 2001;14:125-8.

Guthoff RF, Katowitz JA. Oculoplastics and orbit. Heidelberg: Springer, 2007.

Margo CE, Mulla ZD. Malignant Tumors of the Eyelid. A Population-Based Study of Non–Basal Cell and Non–Squamous Cell Malignant Neoplasms. Arch Ophthalmol. 1998;116:195-8.

McNab AA, Wright JE. Lateral orbitotomy – a review. Aust NZ J Ophthalmol. 1990;18:281-6.

Mustarde JC. Repair and reconstruction in the orbital region. Edinburgh: Churchill Livingstone, 1966: 332-85.

Nerad JA. Reconstrucción del párpado. Madrid: Harcourt, 2002: 71-88.

Orgun D, Hayashi A, Yoshizawa H, et al. Oncoplastic Lower Eyelid Reconstruction Analysis. J Craniofac Surg. 2019;30(8):2396-400.

Plowman PN. Eyelid tumours. Orbit. 2007;26:207-13.

Rajak SN, Huilgol SC, Murakami M, et al. Propeller flaps in eyelid reconstruction. Eye (Lond). 2018;32(7):1259-64.

Rodríguez J, Galán R. Técnicas de reconstrucción palpebral En: López-Cedrún JL., et al. Cirugía Oral y Maxilofacial. Atlas de Procedimientos y Técnicas Quirúrgicas. Madrid: Editorial Médica Panamericana, 2019: 833-40.

Rootman J. Why «orbital pseudotumour» is no longer a useful concept. Br J Ophthalmol. 1998;82:339-40.

Rootman J, Kao SC, Graeb DA. Multidisciplinary approaches to complicated vascular lesions of the orbit. Ophthalmology. 1992;99:1440-6.

Rootman J, Stewart B, Goldberg RA. Orbital Surgery. A Conceptual Approach. Philadelphia: Lippincott-Raven Press, 1995.

Shields JA, Bakewell B, Augsberger JJ, et al. Classification and incidence of space occupying lesions of the orbit: A Survey of 645 biopsies. Arch Ophthalmol. 1984;102:1606-11.

Suryadevara AC, Moe KS. Reconstruction of eyelid defects. Facial Plast Surg Clin North Am. 2009;17:419-28.

Weber AL, Jakobiec FA, Sabates NR. Lymphoproliferative disease of the orbit. Neuroimaging Clin N Am. 1996;1:93-111.

Wright JE, Rose GE, Garner A. Primary malignant neoplasms of the lacrimal gland. Br J Ophthalmol. 1992;76:401-7.

Zyde BM, Jelks GW. Surgical anatomy of the orbit. New York: Raven Press, 1985.

AUTOEVALUACIÓN

Cirugía de la base del cráneo

36

P. Caballero Pedrero y M. Mejía Nieto

OBJETIVOS

- Dominar la anatomía de la base del cráneo.
- Recordar la patología que afecta a la base del cráneo.
- Comprender los objetivos del tratamiento quirúrgico.
- Conocer las posibles complicaciones.

INTRODUCCIÓN

Las lesiones que afectan a la base del cráneo son una patología relativamente infrecuente y heterogénea. Históricamente, han supuesto un reto quirúrgico, debido a la estrecha relación con estructuras anatómicas de vital importancia y a la complejidad reconstructiva del área.

Tradicionalmente, se consideraban casi sistemáticamente inoperables, por lo que numerosos cirujanos, entre los que destacan neurocirujanos, cirujanos maxilofaciales y otorrinolaringólogos, han colaborado para desarrollar técnicas adecuadas con las que lograr un mayor porcentaje de éxito en el tratamiento de estos pacientes. Estos esfuerzos han desembocado en un cambio radical en las expectativas de supervivencia y, lo que es más importante, en la calidad de vida de los pacientes.

Además, las importantes mejoras del pasado siglo en los métodos diagnósticos por imagen, que permiten una valoración preoperatoria detallada de la lesión, en cuanto a su extensión y relación con estructuras adyacentes, junto a las nuevas tecnologías desarrolladas en este siglo, como la planificación 3D, la neuronavegación, el uso de biomodelos y la prometedora realidad aumentada, permiten encontrar la terapia más adecuada para cada paciente. Todo lo referido ha permitido que la cirugía craneofacial se convierta en un tratamiento seguro y eficaz en este tipo de patologías, disminuyendo la incidencia de complicaciones, aunque siguen asociando una gran morbimortalidad.

CONTEXTO HISTÓRICO

El comienzo del desarrollo de la cirugía de la base del cráneo se atribuye a Dandy, que realizó la primera resección en bloque de un tumor orbitario con extensión al sistema nervioso central (SNC) en 1941, pero fue Ketcham, en 1963, quien describió

un abordaje combinado transfacial e intracraneal para la resección de una lesión de gran volumen ubicada en los senos paranasales. La aplicación de tejido vascularizado para la reparación de los defectos posquirúrgicos supuso un cambio radical en la morbimortalidad asociada, describiéndose, por primera vez por Golovine en 1898 y, posteriormente, por Gillies, el uso del colgajo temporal. En 1963, McGregor usó el colgajo frontal para defectos intraorales y Thomson extendió este uso en la reconstrucción orbitaria. En 1979, Ariyan describió el colgajo del pectoral mayor para cabeza y cuello, y demostró su uso para defectos situados a nivel orbital. Paralelamente, los abordajes basicraneales experimentaban importantes incorporaciones, como el abordaje transfrontal, realizado por Derome en 1983, el *degloving* mediofacial, debido a Cassons (1974) o la translocación facial descrita, por Janecka a principios de la década de 1990. La introducción de la transferencia de tejido libre vascularizado a finales del siglo XX trajo consigo una fuente adecuada de tejido fácilmente adaptable y que cumple las exigencias de una correcta reconstrucción de la base del cráneo. Se eliminan las restricciones espaciales de los colgajos locales y se permite la actuación de dos equipos quirúrgicos al mismo tiempo. Por otro lado, en las últimas dos décadas, el desarrollo de la cirugía mínimamente invasiva por endoscopia ha ido relegando los grandes abordajes y reconstrucciones microquirúrgicas a casos de cirugía de rescate, recidivas o tumores de gran tamaño. En 1978, Meserklinger presentó la cirugía endonasal y, en 1985, Kennedy introdujo la cirugía endoscópica sinusal funcional. May et al. fueron los primeros en publicar la técnica 2-cirujanos 3-manos en 1990 y, en 1997, Castelnuovo & Locatelli desarrollaron la Cirugía Endoscópica Expandida de la Base del Cráneo (EESBS) con la introducción de la técnica 4-manos 2-cirujanos. Desde 2005, se han publicado avances significativos en la cirugía robótica transoral (TORS). La primera vez que se describió el uso de TORS como abordaje para cirugía de la base del cráneo fue en 2007 por O´Malley y

Weinstein. El desarrollo de los sistemas robóticos flexibles permite visualizar mejor las estructuras, mejorando también la visión de los instrumentos rígidos de la endoscopia. Actualmente, la cirugía robótica de la base del cráneo tiene potencial para disminuir morbilidades asociadas, manteniendo o mejorando los resultados oncológicos y superando las limitaciones de la endoscopia. Sin embargo, su aplicación en la cirugía de la base del cráneo está aún por definir.

ANATOMÍA

La base del cráneo está formada por los huesos frontal, etmoides, esfenoides, temporales y occipital. Se reconocen múltiples agujeros en la base craneal, asociándose a distintas estructuras anatómicas (**Tabla 36-1**). Se identifican tres regiones desde la parte endocraneal de la base del cráneo: fosa craneal anterior, media y posterior (**Fig. 36-1**).

Anatomía macroscópica de la base del cráneo anterior (BAC)

Se divide en tres segmentos: un segmento en la línea media y dos segmentos ubicados lateralmente. El segmento de la línea media corresponde al techo de la cavidad nasal y sirve como línea divisoria entre el tracto nasal y el espacio intracraneal, mientras que los segmentos laterales separan el compartimento intracraneal de la órbita. El segmento de la línea media está formado por el hueso frontal posterior, la placa cribiforme, el techo etmoidal, el plano esfenoidal y el *tuberculum sellae*.

Tabla 36-1. Orificios de la base del cráneo y contenido

Agujero-canal	Contenido
Foramen caecum	Vena emisaria
Lámina cribosa	I par craneal
Canal óptico	II par craneal
Fisura orbitaria superior	III, IV, VI, V1 y vena oftálmica superior
Foramen redondo	V2
Foramen oval	V3
Foramen espinoso	Arteria meníngea media
Canal pterigoideo	Arteria vidiana, nervio pterigoideo
Canal carotídeo	Arteria carótida interna, cadena simpática
Fosa yugular	Vena yugular interna, IX, X, Xi pares craneales
Canal auditorio interno	VII, VIII pares craneales
Agujero estilomastoideo	VII par craneal
Canal hipogloso	XII par craneal
Foramen magnum	Médula espinal, arterias vertebrales

Por el lado extracraneal-sinusal, este se encuentra por encima de la fisura olfatoria, de las celdillas etmoidales anterior y posterior y del seno esfenoidal. Por el lado intracraneal, se encuentra la placa cribiforme, que forma parte del etmoi-

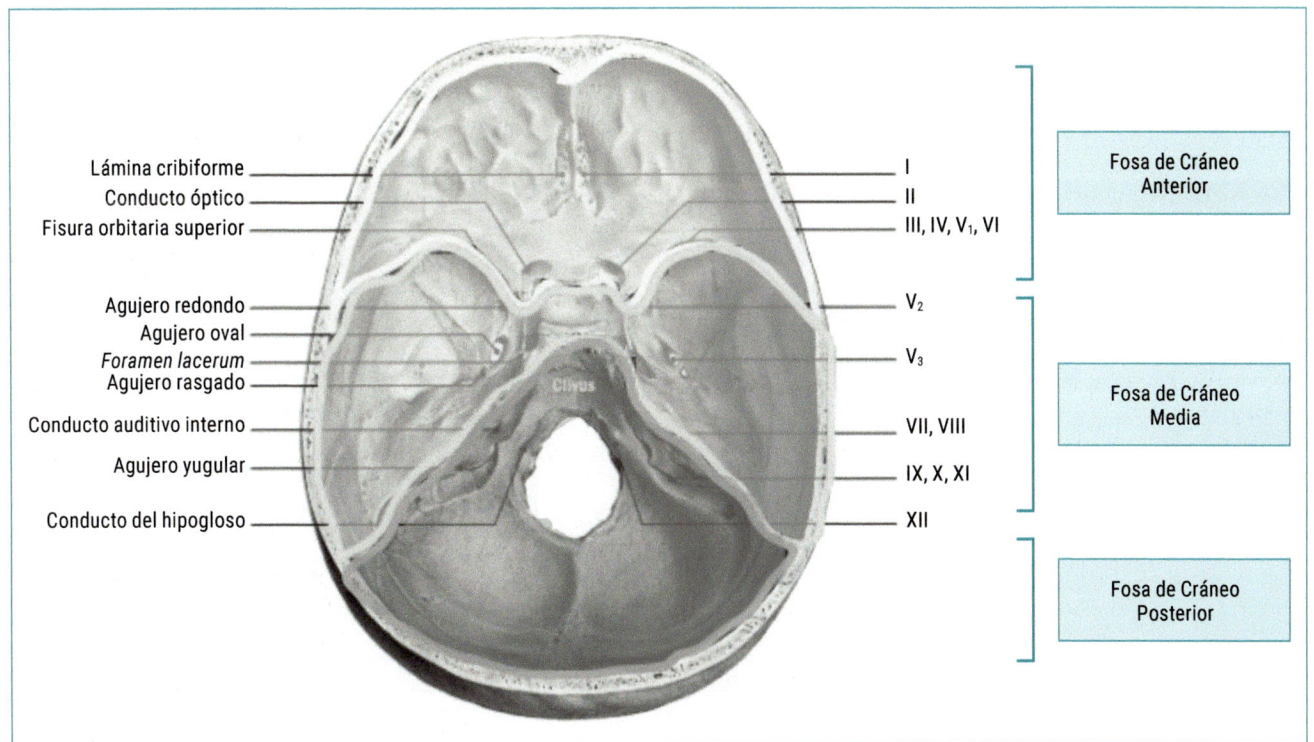

Lámina cribiforme — I
Conducto óptico — II
Fisura orbitaria superior — III, IV, V₁, VI

Agujero redondo — V₂
Agujero oval —
Foramen lacerum — V₃
Agujero rasgado —
Conducto auditivo interno — VII, VIII
Agujero yugular — IX, X, XI
Conducto del hipogloso — XII

Fosa de Cráneo Anterior

Fosa de Cráneo Media

Fosa de Cráneo Posterior

Figura 36-1. Orificios, salida de pares craneales y regiones de la base del cráneo.

des, siendo perforado por tractos olfatorios y ramas terminales de arterias y nervios etmoidales. La placa cribiforme se compone de dos subunidades simétricas, los surcos olfatorios, en los que se sitúa el bulbo olfatorio, separadas en la línea media por la *cresta galli*. En su porción lateral se insertan los cornetes superiores y medios, creando una zona crítica quirúrgica que es sensible a la fuga de líquido cefalorraquídeo (LCR). La cresta galli es un proceso óseo triangular de hueso del etmoides, donde se inserta la hoz del cerebro anterior e inferiormente. El agujero ciego se encuentra anterior a la cresta galli y puede albergar una vena que conecta con el seno sagital superior. Pueden encontraste lesiones embriogénicas, como quistes dermoides, meningoencefaloceles o gliomas nasales. Los segmentos laterales corresponden al techo de la órbita, formado por la placa orbital del hueso frontal y el ala menor del esfenoides anterior y posteriormente.

Anatomía endoscópica de la base del cráneo

El abordaje endonasal endoscópico (AEE) a la base del cráneo puede alcanzar lesiones ubicadas desde la apófisis crista galli hasta el *foramen magnum* y la unión atlantoaxoidea y, a su vez, puede alcanzar regiones distantes a la línea media, como la fosa infratemporal.

Las fosas nasales son la vía de entrada para el AEE a la base del cráneo. Se describen distintos corredores o canales de trabajo, según la localización de la patología a tratar. Endoscópicamente, se toman como referencias prominencias y recesos para identificar las estructuras neurovasculares desde la visión endonasal (**Tabla 36-2**). La fosa nasal es un órgano osteocartilaginoso limitado por el *septum* nasal (formado por una porción posterior ósea: vómer y lámina perpendicular del etmoides, y otra porción cartilaginosa anterior) y una pared lateral formada por la apófisis ascendente del hueso maxilar, el unguis, el etmoides y el hueso palatino. La parte inferior está compuesta por el paladar duro, formado por el hueso maxilar y palatino. La abertura posterior corresponde a las coanas. El cornete medio es uno de los primeros relieves endonasales identificados al ingresar la óptica en la fosa nasal, siendo necesaria su lateralización para ampliar el corredor. Es una protrusión del etmoides, teniendo inserciones en la base del cráneo anterior, a través de la lamela, y a la órbita, siendo una referencia para el techo de las fosas nasales y la pared posterior del seno frontal (receso frontal). El foramen esfenopalatino está limitado por los procesos orbitario y esfenoidal de la lámina vertical del hueso palatino. Por su interior discurren la arteria y el nervio esfenopalatino en su paso desde la fosa pterigopalatina a la cavidad nasal. En la porción vertical del hueso palatino se identifican dos crestas: cresta conchal, donde se inserta el cornete inferior, y cresta etmoidal, que conduce a la fosa pterigopalatina. El canal palatoesfenoidal contiene la arteria faríngea y las ramas del ganglio esfenopalatino; está limitado por el proceso esfenoidal del hueso palatino y el cuerpo del esfenoides. El seno esfenoidal es una vía de acceso natural a las regiones selar, paraselar y clival, al cavum de Meckel y a la fosa media. Se comunica con las fosas nasales a través del *ostium* esfenoidal. Es una estructura importante, ya que supone el límite de la etapa nasal, para dar paso a la etapa esfenoidal (**Fig. 36-2**).

Tabla 36-2. Referencias y estructuras anatómicas: visión endoscópica	
Septum nasal	Meato inferior
Coanas	Bulla etmoidal
Receso frontoetmoidal	Proceso uncinado
Cornete superior	Hiato semilunar
Cornete medio	Conducto lacrimonasal
Cornete inferior	Ostium del seno maxilar
Meato superior	Ostium maxilar accesorio
Meato medio	Paladar duro y blando

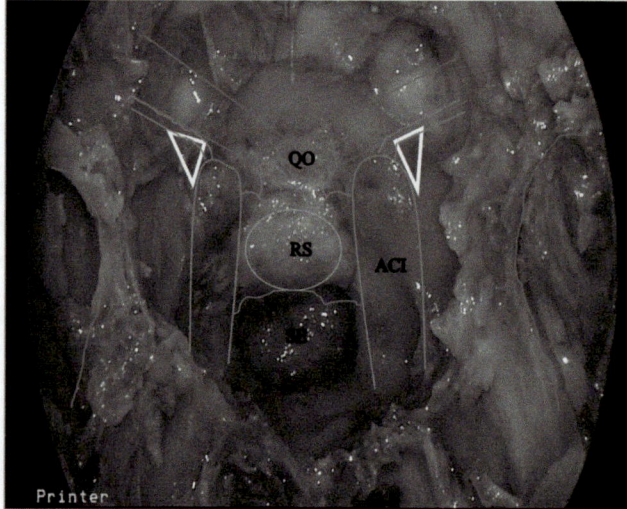

Figura 36-2. Visión endoscópica de la base del cráneo. AEA: arteria etmoidal anterior. CG: *cresta galli*. LC: lámina cribiforme. AEP: arteria etmoidal posterior. QO: quiasma óptico. RS: región selar. SE: seno esfenoidal. ACI: arteria carótida interna.

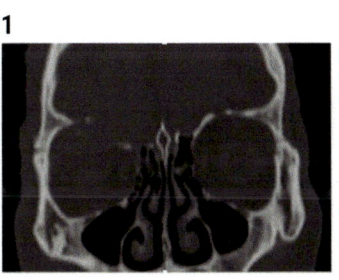
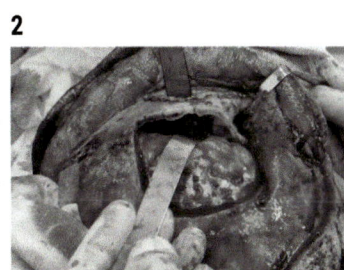
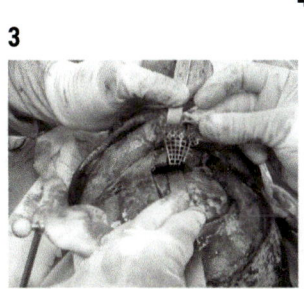
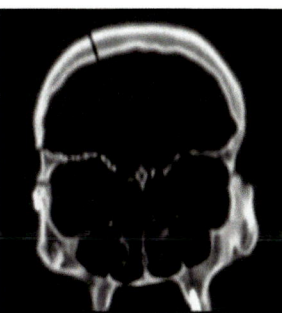

Figura 36-3. Fractura del techo de la órbita derecha con encefalocele orbitario.
1. TC con fractura del techo de la órbita derecha con herniación del contenido intracraneal a la órbita.
2. Inserción de material de osteosíntesis premodelado en modelo estereolitográfico del paciente.
3. Colocación de malla en el techo de la órbita.
4. TC intraoperatoria con reducción del contenido intracraneal y adecuada reposición del techo de la órbita.

PATOLOGÍA DE LA BASE DEL CRÁNEO

La patología en la base del cráneo puede tener una etiología traumatológica o tumoral. Las lesiones tumorales pueden tener su origen en estructuras osteocartilaginosas o neuro-vasculares propias o, por extensión local, en estructuras intracraneales o localizadas en senos paranasales o infratemporales.

TRAUMATOLOGÍA DE LA BASE DEL CRÁNEO

Las fracturas de la base del cráneo son secundarias a impactos de alta energía, por lo que se suelen presentar asociadas a fracturas en otras localizaciones. Pueden afectar a cualquiera de las tres regiones, siendo más frecuente su localización en la base craneal anterior o BCA (70 %). La relación estrecha con estructuras anatómicas vitales implica una significativa morbilidad y mortalidad asociada que justifican su evaluación cuidadosa y manejo multidisciplinar.

Fracturas del techo de la órbita

El techo de la órbita constituye el segmento lateral de la BCA, formado por el hueso frontal y el ala menor del esfenoides. Aunque las fracturas del techo de la órbita son menos comunes que otras fracturas orbitarias, se estima el 1-9 % de todas las fracturas faciales son de este tipo. En niños menores de 7 años, estas fracturas pueden presentarse aisladas, debido al desarrollo incompleto del seno, que actúa como protección. Estas fracturas pueden asociarse a lesiones oftalmológicas graves como hematoma retrobulbar, perforación del globo, lesión del nervio óptico, lesión de pares craneales y encefalocele orbitario. Además, también pueden asociar lesiones intracraneales, como laceración dural con fístula de LCR, neumoencéfalo y lesión cerebral traumática (**Fig. 36-3**). No existe un algoritmo para el tratamiento de este tipo de fracturas. Se requiere una evaluación individualizada de cada paciente.

Fracturas del seno frontal

Las fracturas de seno frontal representan el 5-15 % de las fracturas craneofaciales. El objetivo de la evaluación de las fracturas de seno frontal es la descripción anatómica y la extensión de estas, ya que las complicaciones varían según la localización. Las distintas regiones que pueden afectarse son la pared anterior, el conducto nasofrontal y la pared posterior. Las fracturas que afectan a la pared anterior implican problemas cosméticos; las que afectan al conducto nasofrontal pueden afectar a la ventilación sinusal y las de pared posterior se relacionan con complicaciones neurológicas y desgarros durales. Las fracturas de la pared posterior suelen presentarse junto a las de las otras localizaciones, solo se presentan aisladas en el 1-7 %. Ante una fractura de la pared posterior, podemos sospechar un desgarro dural si presenta conminución o desplazamiento mayor de 5 mm, presencia de neumoencéfalo y fístula de LCR. El objetivo del tratamiento de las fracturas de la pared posterior es prevenir infecciones intracraneales. Según las características anatómicas del paciente y de la fractura, el tratamiento quirúrgico puede ser la cranealización u obliteración del seno (**Figs. 36-4 y 36-5**).

LESIONES BENIGNAS EXTRACRANEALES

Papiloma invertido

Definición. Es una neoplasia benigna derivada del epitelio de revestimiento de la fosa nasal y de los senos paranasales, típicamente localizado en el cornete medio y en el receso etmoidal. Su diseminación se produce hacia los senos paranasales adyacentes. Es un tumor epitelial que se invierte y desarrolla sobre el estroma subyacente.

Epidemiología. Afecta principalmente a pacientes adultos de 40-60 años. Constituye el 0,5-4 % de todos los tumores primarios nasales, siendo bilateral en el 4 % de los casos. Recidiva frecuentemente y un 10 % sufre degeneración maligna hacia carcinoma epidermoide (**Fig. 36-6**).

Clínica. Es un tumor benigno, pero con un comportamiento agresivo por destrucción en su crecimiento de estruc-

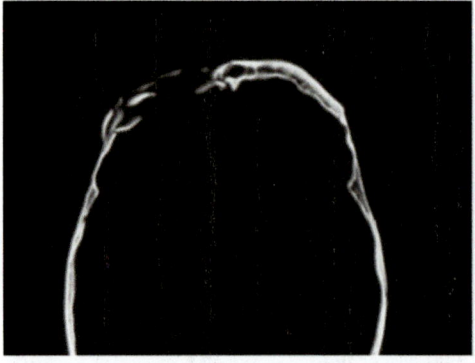
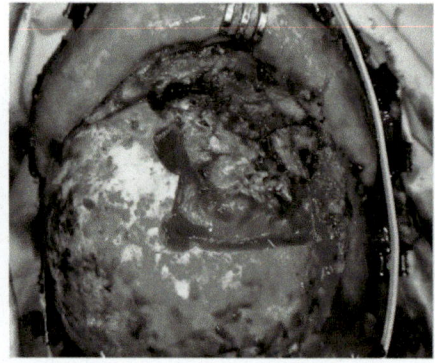
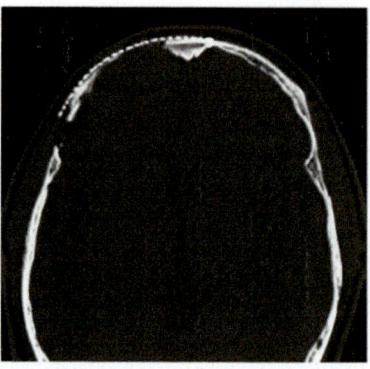

Figura 36-4. Fractura conminuta de la pared anterior y posterior del seno frontal. TC prequirúrgica. Fotografía intraoperatoria con cranealización del seno. TC de control postquirúrgica.

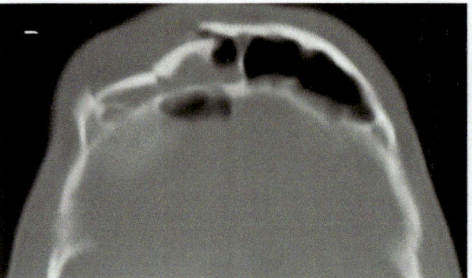
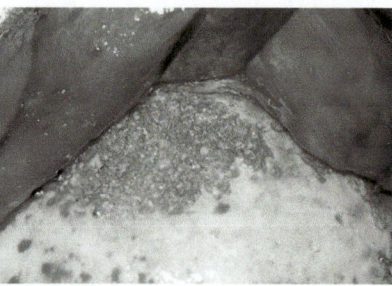
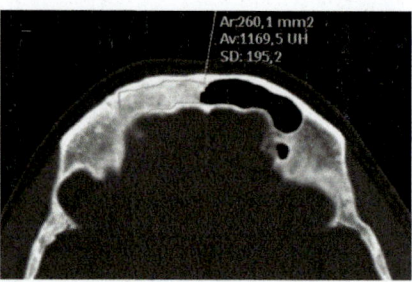

Figura 36-5. Fractura de la pared anterior y posterior del seno frontal sin desplazamiento. TC prequirúrgica. Fotografía intraoperatoria con obturación del seno. TC de control postquirúrgica.

turas adyacentes. La sintomatología inicial es inespecífica, siendo la obstrucción crónica nasal unilateral el síntoma más frecuente de aparición.

Angiofibroma nasofaríngeo juvenil

Definición. Lesión vascular benigna localmente agresiva de etiología desconocida. Se origina en la pared lateral de la cavidad nasal en su región posterior (**Tabla 36-3**).

Epidemiología. Afecta, principalmente, a varones durante la pubertad.

Clínica. Se presenta en forma de episodios recurrentes de epistaxis espontánea y obstrucción nasal. No es infrecuente su extensión intracraneal, pero la invasión dural es rara. Se diagnostica por tomografía computarizada (TC). Es característico el signo del *antral Bowing* (imagen en forma de arco en la pared posterior del seno maxilar) (**Fig. 36-7**).

Tumores de las glándulas salivares

Definición. La extensión parafaríngea del adenoma pleomorfo de la glándula parótida puede provocar afectación de la base del cráneo e, incluso, crecimiento intracraneal en estadios avanzados.

Clínica. Puede presentarse como una inflamación de la fosa amigdalina ipsilateral. La recidiva tumoral se atribuye a la presencia de nidos tumorales no extirpados durante la resección. En un 2-5 % de los tumores mixtos puede haber degeneración maligna tras un largo período de tiempo.

Paragangliomas

Definición. Son neoplasias poco frecuentes muy vascularizadas, que se originan a partir de células con origen en la cresta neural. Bajo el término de paraganglioma se engloban los *glomus*, quemodectomas y paraganglimomas no cromafines. Derivan de los arcos branquiales y se localizan a lo largo de todo el trayecto de los pares craneales X, XI y V.

Epidemiología. Es más prevalente en mujeres entre la 4ª y 7ª décadas de la vida. Es bilateral en alrededor de un 10 %, y puede tener patrón familiar entre un 7 % de los casos.

Clínica. Son lesiones de crecimiento lento típicamente localizadas en la bifurcación carotídea, bulbo yugular, oído

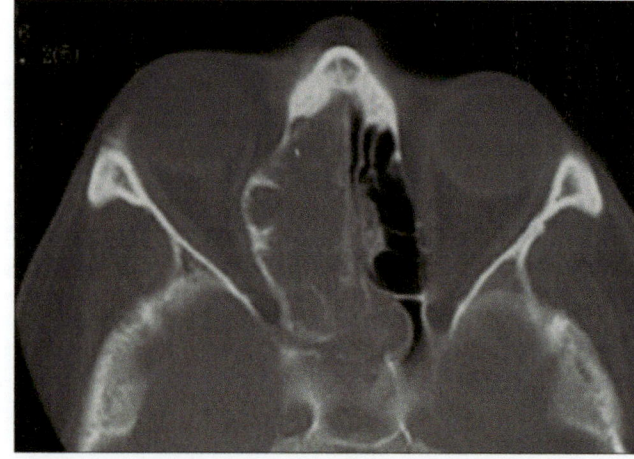

Figura 36-6. TC de carcinoma sobre papiloma invertido rinosinusal.

medio y nervio vago. Inicialmente son asintomáticos, destacando la presencia de una masa, en ocasiones pulsátil, que da lugar a síntomas tardíos por compresión de estructuras adyacentes: cefalea, mareo, vértigo, cervicalgia, disfonía, disfagia. Tiene un comportamiento invasivo de las estructuras colindantes. Existen metástasis entre un 8 a 25% a nivel ganglionar cervical o mediastínico. Son tumores altamente vascularizados que deben ser evaluados angiográficamente antes de su tratamiento definitivo. Actualmente, la exéresis quirúrgica ha quedado en un segundo plano debido a las complicaciones que se derivan del daño de las estructuras vecinas y el riesgo hemorrágico, encontrándose en auge la radioterapia estereotáctica y la terapia con haces de neutrones rápidos o de alta energía. A pesar de ello, debe conocerse la clasificiación de Shamblin, en la que se clasifican los paragangliomas del eje carotídeo según su localización y relación con estructuras nerviosas y vasculares adyacentes (**Tabla 36-4**).

Mucocele

Definición. Formación quística, llena de moco, con tendencia a la expansión, originada a partir de la mucosa sinusal secundaria a la obstrucción del ostium de drenaje. Su localización más frecuente es la región etmoidofrontal y maxilar.

Clínica. El mucocele es inespecífico en sus inicios, produciendo cefalea, obstrucción nasal y rinorrea, pero su extensión puede dar clínica de hipertensión intracraneal o infecciones del SNC.

Colesteatoma

Definición. Tumor expansivo de crecimiento lento, originado en el hueso temporal o en el ángulo pontocerebeloso, con posibilidades de extensión hacia la fosa craneal media y posterior.

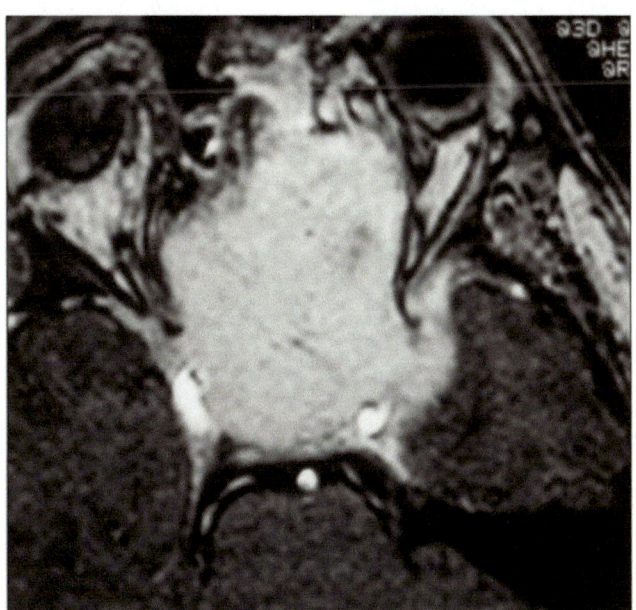

Figura 36-7. Angiofibroma nasofaríngeo con extensión intracraneal masiva.

Tabla 36-3. Clasificación del angiofibroma nasofaríngeo juvenil (clasificación de Sessions)

Ia	Tumor limitado a la nasofaringe
Ib	Tumor que se extiende a uno o más senos paranasales
IIa	Extensión mínima de la fosa pterigomaxilar
IIb	Ocupación completa de la fosa pterigomaxilar con desplazamiento de la pared del seno y suelo de órbita
IIc	Extensión dentro de la fosa temporal y mejilla
III	Extensión intracraneal

Epidemiología. Puede ser congénito o adquirido, siendo este último más frecuente. Ocurre a cualquier edad, generalmente, en pacientes con patología crónica del oído medio.

Otros

Neurofibromas, malformaciones vasculares (los más frecuentes son orbitarios, cuya extensión se produce a través de hendiduras y agujeros), pseudotumores orbitarios, etcétera.

LESIONES BENIGNAS INTRACRANEALES

Adenoma hipofisario

Definición. Representan el 8-10 % de los tumores intracraneales, siendo el 75 % hormonalmente activo. Los más frecuentes son los prolactinomas.

Epidemiología. Son típicos del sexo femenino y suelen ser microadenomas intraselares.

Clínica. Producen alteraciones endocrinas (disminución de la libido, impotencia, galactorrea y amenorrea) y síntomas causados por su crecimiento (cefalea, defectos campimétricos). La indicación quirúrgica se establece cuando producen síntomas de expansión intracraneal, deterioro neurológico rápido o defectos de la base del cráneo.

Craneofaringioma

Definición. Lesión originada de las porciones sin obliterar del conducto craneofaríngeo fetal, el cual deriva de la bolsa de Rathke. Su crecimiento típico es en la región del infundíbulo.

Epidemiología. Constituye el 9 % de los tumores intracraneales pediátricos, presentándose antes de los 25 años.

Clínica. Es muy variable, desde disfunción neuroendocrina hasta compromiso visual (hemianopsia bitemporal).

Meningioma

Definición. Es el tumor intracraneal primario más frecuente y se origina de las células de la leptomeninge (piamadre y aracnoides). El 15-20 % de todos los tumores intracraneales son de este tipo.

Epidemiología. Es típico de mujeres en la 5ª-6ª décadas de la vida. El 1,5 % de los meningiomas se diagnostican en edad pediátrica y están relacionados en un 25 % de los casos con la enfermedad de Von Recklinghausen. Su localización más frecuente es la convexidad cerebral parasagital y la hoz cerebral.

Clínica. En localización frontal pueden simular clínica de hidrocefalia normotensiva, caracterizada por alteraciones de memoria, personalidad y/o demencia, incontinencia urinaria y marcha apráxica. Crecen lentamente, comprimiendo el parénquima cerebral, y, a veces, originan hiperostosis en el hueso craneal suprayacente (*blistering*). De interés es la clasificación de la Organización Mundial de la Salud (OMS) o WHO, por sus siglas en inglés (**Tabla 36-5**). En nuestra especialidad son interesantes los de localización esfenoorbitaria, por el reto que suponen las complejas orbitectomías y la consiguiente reconstrucción necesaria. En la TC presentan un aumento de densidad lesional homogéneo, con calcificaciones y captación de contraste (**Figs. 36-8 y 36-9**).

Schwannoma

Definición. Tumoración benigna de origen neural y crecimiento lento.

Clínica. La afectación del nervio acústico es la más frecuente, dando lugar a hipoacusia neurosensorial, *tinnitus*, desequilibrio e hiperestesia facial. Esta afectación Va seguida de la de los trigeminales, provocando hiperestesias. Generalmente, son solitarios y encapsulados, con signos degenerativos, como alteraciones quísticas o necrosis hemorrágica.

Otras

Otras patologías con posible afectación de la base del cráneo son el fibroma osificante, los aneurismas y las malformaciones arteriovenosas.

LESIONES BENIGNAS PRIMARIAMENTE BASICRANEALES

Displasia fibrosa

Definición. La médula ósea es sustituida paulatinamente por tejido fibroso-óseo. Se presenta en tres formas clínicas: monostótica (de igual afectación en ambos sexos), poliostótica (tres veces más frecuente en mujeres) y síndrome de Albright (con lesiones renales y cutáneas). Afecta comúnmente a costillas, fémur y tibia. El 25 % de los pacientes tiene afectación de cabeza y cuello, siendo el maxilar el hueso más comúnmente involucrado. En la base del cráneo, el hueso frontal y el esfenoides son los implicados con más frecuencia. Suele manifestarse como una inflamación asimétrica e indolora.

Epidemiología. Es típica en pacientes menores de 30 años. Hay degeneración maligna (osteosarcoma) en 1 de cada 200 casos. La indicación quirúrgica puede ser cosmética por

Tabla 36-4. Clasificación de Shamblin (clasificación del paraganglioma carotídeo)	
I	Tumor localizado en la bifurcación carotídea, pero sin afectar a los vasos
II	El tumor rodea parcialmente los vasos carotídeos
III	El tumor rodea completamente el eje carotídeo e infiltra la pared y estructuras nerviosas

la deformidad o por compresión de pares craneales (neuropatía óptica, trigémino) (**Fig. 36-10**).

Osteoma

Es el tumor fibroóseo más frecuente en los huesos del cráneo. La afectación frontal es la más típica, aunque también puede ocurrir en la lámina perpendicular del etmoides. Es más frecuente en mujeres (3:1) en la 5ª y 6ª décadas de la vida. Son expansivos, no erosivos y de crecimiento lento (**Fig. 36-11**).

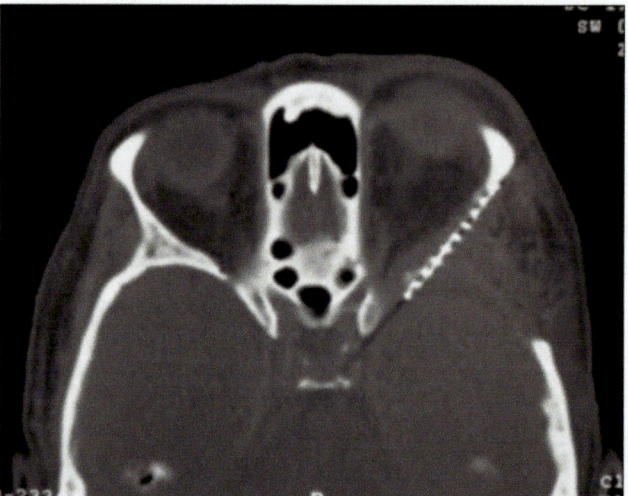

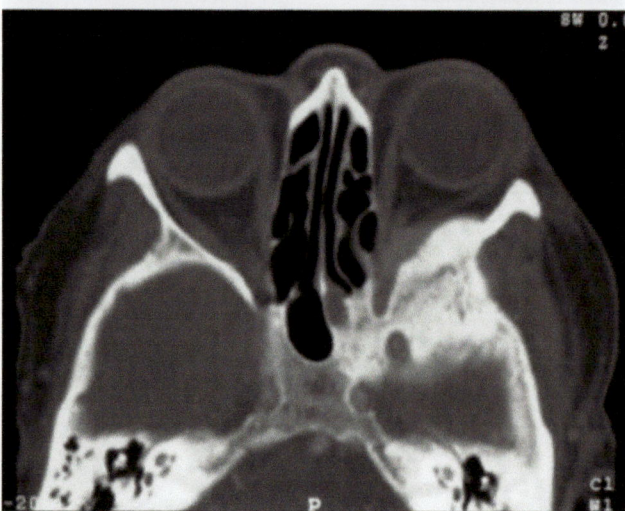

Figuras 36-8 y 36.9. Meningioma esfenoorbitario y TC de control postoperatorio con la malla de reconstrucción orbitaria.

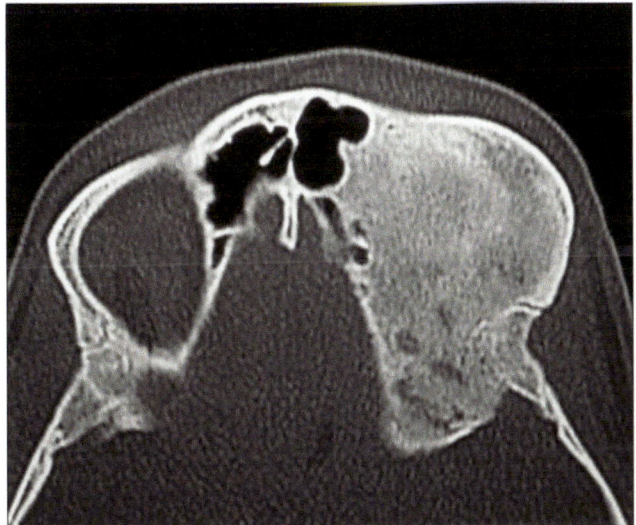

Figura 36-10. Displasia fibrosa frontoorbitaria.

Osteblastoma

Afecta a vértebras, huesos largos o huesos pequeños de manos y pies. Raramente, se encuentra en cabeza y cuello, donde el 75 % se encuentran en vértebras cervicales o maxilares. Es más frecuente en la 2ª década de la vida. Son dolorosos. Radiológicamente, presentan esclerosis ósea con calcificación central.

Cordoma

Definición. Neoplasia disontogénica originada a partir de restos embrionarios de la notocorda. Un tercio se encuen-

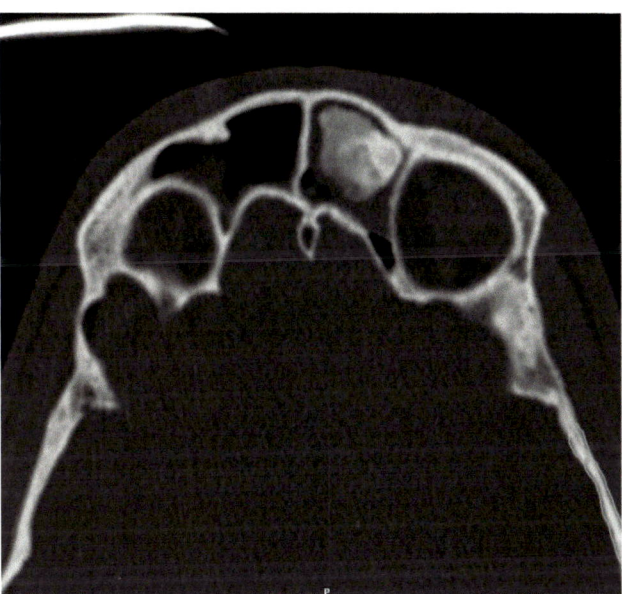

Figura 36-11. Osteoma frontal.

tran en la base del cráneo (más frecuente en el *clivus*). También es típica su localización en las vértebras cervicales superiores.

Epidemiología. Es más frecuente en varones de 20-40 años.

Clínica. Crecimiento lento e invasivo, con extensa destrucción ósea y afectación de los pares craneales (la diplopía es el síntoma más frecuente por afectación del VI par craneal). Puede afectar a la nasofaringe, a los senos paranasales y/o a la fosa nasal. Tiene gran tendencia a la recidiva local, sin metástasis a distancia. En la TC se visualiza como una masa en línea media destructiva, no esclerosante, con calificaciones intralesionales y áreas quísticas.

Quiste dermoide

Definición. Anomalía congénita de origen ectodérmico, típicamente nasal, dispuesta en tractos o quistes de longitud variable, alineados por epitelio y dirigidos desde el dorso nasal hacia la duramadre frontal y raramente hacia los ventrículos. Pueden aparecer también en la frente, fontanela anterior, órbita, lengua y cuello.

Epidemiología. Se producen en 1 de cada 20.000 a 40.000 nacimientos.

LESIONES MALIGNAS EXTRACRANEALES

Carcinoma epidermoide

Constituye, aproximadamente, el 80 % de los tumores malignos de la fosa nasal y de los senos paranasales. La proximidad de las celdillas etmoidales a la fosa craneal anterior permite la extensión tumoral intracraneal precoz. Son silentes hasta alcanzar un volumen tumoral suficiente, por el que provocan sintomatología obstructiva nasal y la asociada a la invasión. Los carcinomas nasofaríngeos son también carcinomas epi-

Tabla 36-5. Nueva clasificación de la OMS (CNS5 2021). Subtipos de meningiomas	
Tipo histológico	**Grado de malignidad histológico**
Meningioma meningotelial	1/2
Meningioma fibroso	1/2
Meningioma transicional	1/2
Meningioma psamomatoso	1/2
Meningioma angiomatoso	1/2
Meningioma microcístico	1/2
Meningioma secretor	1/2
Meningioma linfoplasmocitario	1/2
Meningioma atípico (incluye infiltrativos cerebrales)	2
Meningioma cordoide	2
Meningioma de células claras	2
Meningioma anaplásico (maligno)	3

dermoides que invaden la fosa craneal media a través del *foramen lacerum*, *foramen ovale* o canal carotídeo. Se originan en línea media en el epitelio nasofaríngeo, en estrecha relación con el cuerpo del esfenoides. Están relacionados con el virus de Epstein-Barr (VEB).

Son típicos en Asia oriental y raros en la raza caucásica, siendo más prevalentes en varones entre la 4ª y 5ª décadas de la vida. El diagnóstico suele ser tardío y con frecuencia se presentan con metástasis cervicales.

Carcinoma adenoide quístico

Definición. Pueden desarrollarse a partir de las glándulas salivales menores o mayores y de la glándula lagrimal.

Epidemiología. La incidencia es igual en ambos sexos, siendo la edad media de presentación los 40 años.

Clínica. Gran tendencia a la diseminación nerviosa, de ahí que los síntomas por déficit neurológico sean frecuentes, y su extensión a la base del cráneo. Presenta una elevada tasa de recurrencia, debido a la extensión de la afectación nerviosa difícilmente resecable. La presencia de metástasis se estima en un 30 %, siendo habitualmente por vía hematógena en pulmones, huesos, cerebro e hígado.

Rabdomiosarcoma

Definición. Neoplasia maligna de tejido muscular estriado de cabeza y cuello.

Epidemiología. Es más frecuente en niños, con edad media de aparición a los 6 años.

Clínica. Masa indolora al inicio, típicamente, orbitaria. Rápidamente, provoca sintomatología, dando lugar a proptosis progresiva. Tiene mal pronóstico, debido a su directa extensión al SNC; la afectación meníngea se asocia a una supervivencia media de 9 meses.

Melanoma

Definición. Es poco frecuente a nivel nasosinusal y representa solo un 2 % del total de los casos. Surge de los melanocitos de la mucosa nasal o sinusal y no de un *nevus* precursor. Es más frecuente en la cavidad nasal, sobre todo, en la pared anterior del tabique y en la pared nasal lateral.

Epidemiología. La relación hombre/mujer es 1:1, apareciendo en edades más tardías que los melanomas cutáneos de cabeza y cuello. Los melanomas mucosos son más agresivos, con tendencia a presentar recidivas locales agresivas, metástasis ganglionares cervicales y hematógenas.

Otros

Con menor frecuencia pueden invadir la base del cráneo los sarcomas neurogénicos, los carcinomas indiferenciados, los adenocarcinomas, los carcinomas de células basales y los linfomas.

LESIONES MALIGNAS INTRACRANEALES

Estesioneuroblastoma

Definición. Tumor derivado de células de la cresta neural del epitelio olfatorio; es una tumoración rara y agresiva con acceso precoz a la lámina cribosa y a los tractos nerviosos olfatorios preformados, alcanzando así la fosa craneal anterior. La clasificación de Hyams está basada en la diferenciación histológica del tumor, que oscila desde el grado I al IV, siendo el grado IV indiferenciado. La clasificación de Dulgerov y Calcaterra, basada en el TNM, hace referencia a estructuras invadidas (Tabla 36-6).

Epidemiología. Ocurre a cualquier edad, existiendo un pico de incidencia entre los 20 y los 50 años, con ligero predominio en varones.

Clínica. Los síntomas son vagos al principio, para posteriormente comenzar con anosmia, epífora, obstrucción nasal, proptosis o diplopía. A menudo contienen áreas de necrosis y calcificación. Tiene predilección por las metástasis cervicales y a distancia (20 %). Los pacientes jóvenes frecuentemente tienen una baja incidencia de recurrencias locales, pero alta incidencia de metástasis a distancia, teniendo así peor pronóstico (Fig. 36-12).

Schwannoma maligno

Definición. También se denomina neurosarcoma. Es una tumoración rara, típica en pacientes con enfermedad de Von Recklinghausen. Los pacientes con esta enfermedad tienen peor pronóstico que los pacientes que desarrollan neurosarcomas sin padecer dicha enfermedad.

Epidemiología. Igual distribución por sexos.

Clínica. Se presenta como una masa indolora, existiendo en ocasiones algún déficit nervioso funcional. La fosa pterigomaxilar es el lugar más frecuente de aparición. Son tumores muy malignos con una tasa de recurrencia local de un 50-80 %.

Tabla 36-6. Clasificación de Dulgerov y Calcaterra de los estesioneuroblastomas	
T1	Tumor que afecta a fosas nasales y / o senos paranasales
T2	Tumor que afecta a fosas nasales y senos paranasales (incluyendo esfenoides) con infiltración de la lámina cribosa
T3	Tumor que se extiende a órbita o a fosa craneal anterior sin afectación de la duramadre
T4	Invasión intracraneal
N0/1	Ausencia / presencia de adenopatías cervicales
M0/1	Ausencia / presencia de metástasis

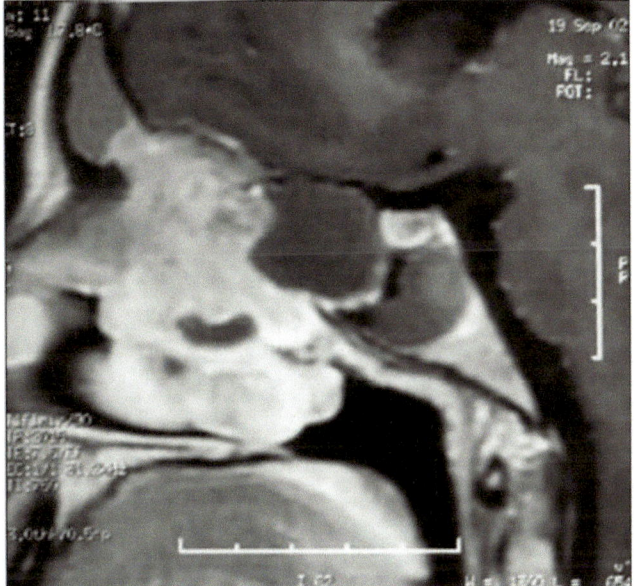

Figura 36-12. Estesioneuroblastoma (RM).

Tabla 36-7. Diferenciación radiológica

Lesión	MR/T1	MR/T2	Captación de contraste
Condrosarcoma	Oscuro	Brillante	Intensa
Cordoma	Oscuro	Brillante	Mínima
Carcinoma epidermoide	Oscuro	Brillante	Ninguna

LESIONES MALIGNAS PRIMARIAMENTE BASICRANEALES

Condrosarcoma

Definición. Clínicamente, es indistinguible de los cordomas y se sitúa más lateralmente, a lo largo de la base del cráneo. Es típico su origen en la fisura petroclival. Pueden ser inducidos por la radioterapia.

Epidemiología. Igual distribución por sexos, siendo típicos en la cuarta década.

Clínica. Los síntomas más comunes son obstrucción nasal, rinorrea, epistaxis, y diplopía. Tiene mejor pronóstico que el cordoma. En la TC ese caracteriza por calcificaciones en anillo, de localización excéntrica. Es importante la diferenciación radiológica con el cordoma (**Tabla 36-7**).

Sarcoma osteogénico

Tumoración rara, típica entre los 20-30 años. Surge como una masa no dolorosa que provoca inflamación, obstrucción nasal y epistaxis.

Metástasis

Los tumores primarios que más frecuentemente metastatizan en la base del cráneo son la mama, el pulmón y la próstata. Las metástasis prostáticas originan un crecimiento óseo y producción de hueso hiperostótico. Por el contrario, las metástasis pulmonares y de mama dan lugar a lesiones osteolíticas. La presencia de metástasis en la base del cráneo suele implicar la existencia de metástasis en otros lugares del organismo.

TRATAMIENTO QUIRÚRGICO

Una evaluación adecuada de la historia clínica del paciente, el tipo histológico del tumor y el estudio radiológico nos permitirán elegir, por una parte, la vía de abordaje adecuada para obtener los márgenes de resección correctos y, por otra, la técnica reconstructiva de elección.

Abordajes quirúrgicos

La selección de un adecuado abordaje es fundamental para tratar la patología de la BAC porque condicionará la resección de la lesión y la mayor preservación posible de las estructuras vitales.

Cirugía abierta

Abordajes anteriores

• Abordaje transbasal (descrito por Derome en 1983) (**Figs. 36-13 y 36-14**):
  Incisiones y osteotomías: abordaje bicoronal y obtención de un colgajo óseo bifrontal. El seno frontal se craneliza, normalmente, y el ducto nasofrontal se obtura para la prevención de complicaciones posquirúrgicas. El pericráneo debe conservarse para el posterior sellado de la base craneal.
  Estructuras abordadas: es el abordaje intracraneal principal a la base del cráneo anterior.
  Ventajas: existe la posibilidad de abordar hasta las apófisis clinoides anteriores en el abordaje ampliado.
  Morbilidad: la asociada a la retracción de los lóbulos frontales, junto a la lesión de las fibrillas olfatorias.

• Abordaje subcraneal (descrito por Raveh en 1978):
  Incisiones y osteotomías: osteotomía frontonasoorbitaria en bloque (**Fig. 36-15**).
  Estructuras abordadas: permite abordar lesiones en relación con los techos orbitarios, *planum esfenoidale*, fosa nasal y senos paranasales, siendo el límite lateral (en su máxima extensión) el nervio óptico y el límite inferior, la porción inferomedial del seno maxilar.
  Ventajas: eludimos la retracción de los lóbulos frontales y la realización de abordajes transfaciales.
  Morbilidad: conlleva alteración olfatoria.

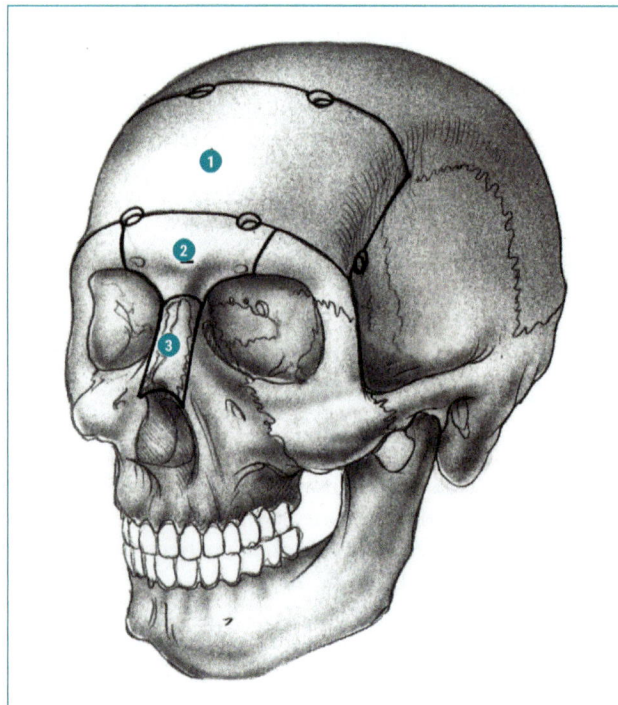

Figura 36-13. Osteotomías en abordaje transbasal (**❶**) y subcraneal (**❷** y **❸**).

- Abordaje transfrontal-nasal-orbitario:
  Incisiones y osteotomías: extensión del abordaje transbasal al reborde supraorbitario, techos y paredes orbitarios, y esqueleto nasal en bloque.
  Estructuras abordadas: mayor acceso a la región central de la BAC, y clivus y nasofaringe también.
  Ventajas: abordaje versátil y rápido, con posibilidad de extensión lateral e inferior.
  Morbilidad: la pérdida de olfato, si no se preserva la lámina cribosa.

- Despegamiento mediofacial (descrito por Cassons en 1974):
  Incisiones y osteotomías: combinación de osteotomías de Le Fort II con rinotomía lateral (**Fig. 36-16**).
  Estructuras abordadas: acceso a ambas órbitas, clivus, senos paranasales y maxilares, y nasofaringe.
  Ventajas: evita cicatrices faciales y es combinable con otras técnicas, ampliando el campo quirúrgico.
  Morbilidad: posibles secuelas por afectación de la vía lagrimal y/o del nervio infraorbitario.

- Abordaje transesfenoidal:
  Incisiones y osteotomías: abordaje vestibular superior. Osteotomía a demanda en paredes inferiores de los senos esfenoidales.
  Estructuras abordadas: buen abordaje del clivus medio-superior.
  Morbilidad: asociada a la dificultad del cierre dural posterior.

- Abordaje transmaxilar (descrito inicialmente por Archer y modificado por Crockard):

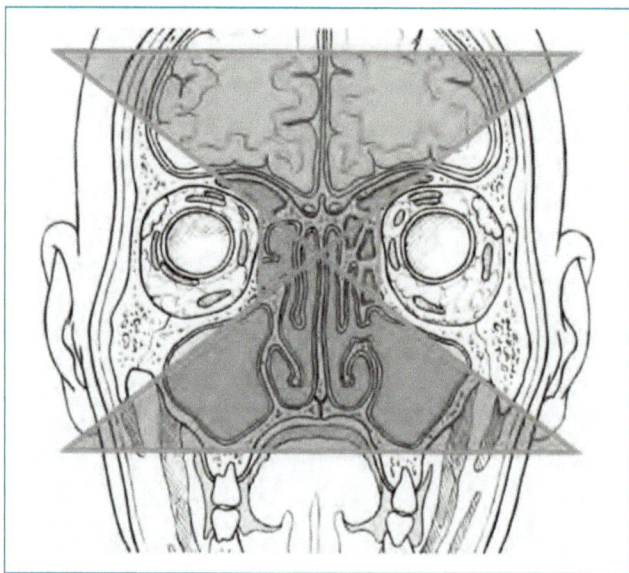

Figura 36-14. Áreas accesibles según el abordaje transbasal.

Incisiones y osteotomías: osteotomía Le Fort I con posibilidad de segmentación sagital y extensión al paladar blando para la ampliación del campo quirúrgico.
Estructuras abordadas: acceso a clivus, permitiendo un abordaje más lateral, charnela occipitovertebral y nasofaringe (**Fig. 36-17**).
Ventajas: ausencia de cicatrices faciales.
Morbilidad: posible insuficiencia velofaríngea en el abordaje extendido con segmentación sagital.

- Abordaje transmandibular:
  Incisiones y osteotomías: mandibulotomía medial o paramedial (**Fig. 36-18**).
  Estructuras abordadas: la columna cervical y la medula espinal alta.
  Ventajas: buen control de los vasos cervicales.
  Morbilidad: pérdida dental y posibilidad de pseudoartrosis en la línea de la osteotomía mandibular.

- Abordaje transoral (difundido por Crockard en 1988):
  Incisiones y osteotomías: abordaje paramedial en paladar blando. Osteotomía palatina.
  Estructuras abordadas: regiones mediales desde el clivus hasta C3.
  Ventajas: abordaje directo lesional.
  Morbilidad: posibilidad de insuficiencia velofaríngea. Dificultad en el cierre dural posterior.

Abordajes laterales

Incisiones y osteotomías. Son abordajes fundamentalmente transcraneales que se dividen en:

- Intradurales: craneotomías frontotemporales, subtemporales u occipitales.
- Extradurales: translaberíntico, transpetroso, infratemporal, retrolaberíntico, etcétera.

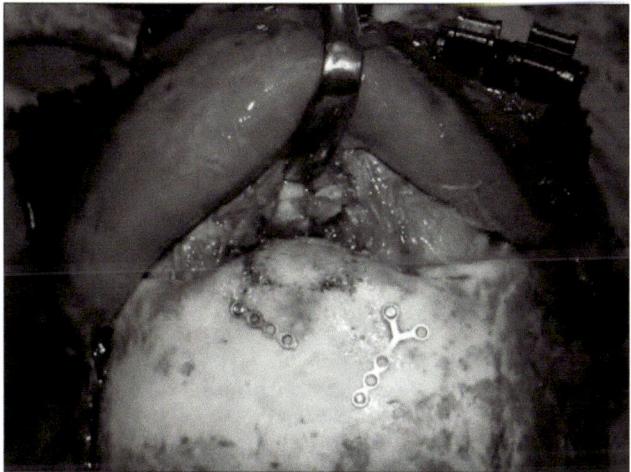

Figura 36-15. Diseño de osteotomía del abordaje subcraneal.

Estructuras abordadas: tumores del compartimento lateral, medial y posterior de la base del cráneo.

Ventajas: no altera el desarrollo de esqueleto craneofacial en pacientes menores de veinte años. No requiere la implicación de estructuras sépticas en el campo quirúrgico, disminuyendo la morbilidad infecciosa posquirúrgica. Tiene menos riesgo de fístula del LCR.

Morbilidad: la derivada de las estructuras incluidas en el abordaje.

Abordaje temporocigomático

Incisiones y osteotomías: craneotomía temporal y osteotomía cigomática y desinserción del músculo temporal. Ampliación mediante osteotomía subcondílea mandibular.

Estructuras abordadas: permite el acceso a la fosa craneal media, fosa infratemporal, espacio pterigoideo y fosa temporal.

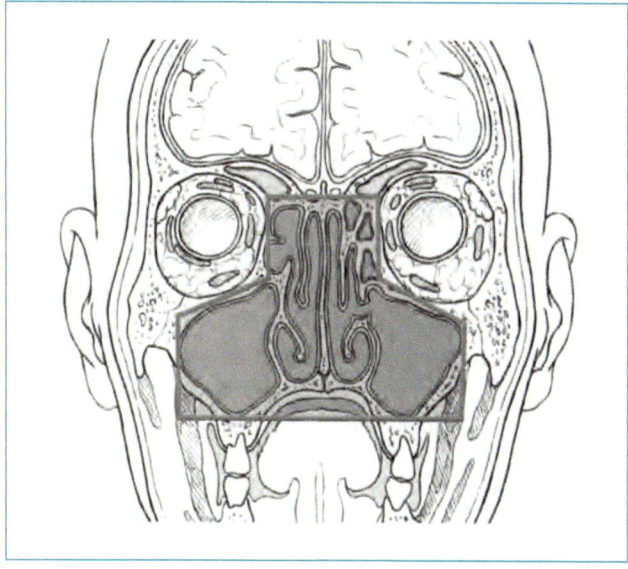

Figura 36-16. *Degloving* mediofacial.

Ventajas: evita el daño del VII par craneal y la articulación temporomandibular (ATM).

Morbilidad: derivada de la dificultad de manejo de la arteria carótida externa.

Abordaje subtemporal e infratemporal preauricular

Está basado en las técnicas de disección infratemporales descritas por Fisch a finales de la década de los años setenta, que fueron posteriormente sistematizadas por Sekhar:

Incisiones y osteotomías: incisión hemicoronal con extensión preauricular y submandibular. Movilización del cigoma y condilectomía alta (si es precisa). Parotidectomía y disección del músculo temporal.

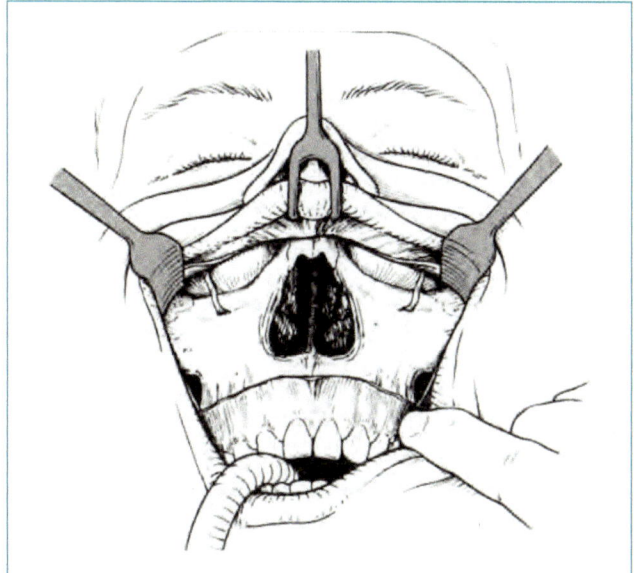

Figura 36-17. Áreas accesibles según el abordaje transmaxilar.

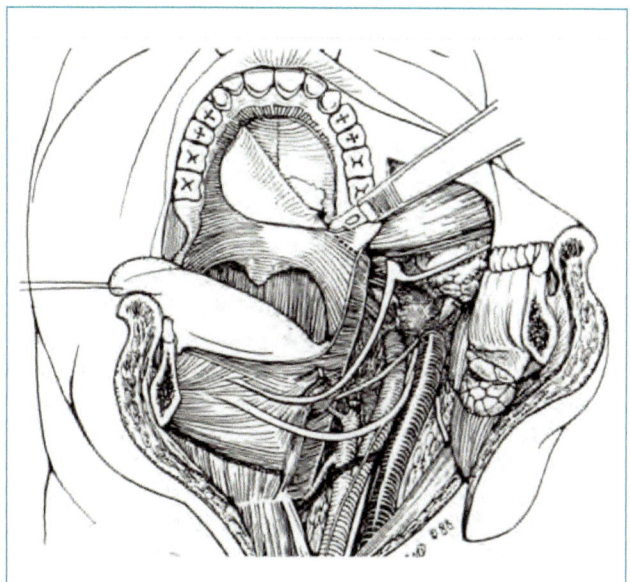

Figura 36-18. Abordaje transmandibular.

Craniectomía subtemporal

Estructuras abordadas: la cara lateral y basal del seno cavernoso, tumores de senos paranasales con extensión orbitaria y tumores parafaríngeos altos.

Ventajas: no incluye espacios sépticos.

Morbilidad: la asociada con alteración de la ATM y la sección del nervio de la cuerda del tímpano. Sordera de conducción en el abordaje de Fish tipo II.

Abordaje anterolateral, traslocación facial

Fue descrito por Janecka a principios de la década de los años noventa y está basado en la división en subunidades del esqueleto craneofacial:

Incisiones y osteotomías: rinotomía lateral extendida lateralmente hacia el fórnix del párpado inferior a través del canto lateral, alcanzando la región preauricular (identificación de la rama frontal del VII par craneal) e inferiormente, hacia labiotomía media. Movilización inferolateral junto al maxilar superior.

Estructuras abordadas: acceso a casi toda la extensión de la base del cráneo.

Ventajas: permite acceso a casi todas las estructuras de la base craneal. Existe un desplazamiento menos traumático de unidades faciales, asegurando su vascularización. Mayor tolerancia al edema postoperatorio que tras la movilización de estructuras del neurocráneo.

Morbilidad: cicatrices faciales, posibilidad de espacios muertos postoperatorios e infecciones por flora orofaríngea. Período de recuperación funcional nerviosa tras la sutura del ramo frontal.

Cirugía endoscópica

Las ventajas que presenta esta técnica sobre los abordajes tradicionales son que evita la retracción del cerebro y proporciona una exposición más directa de la línea media, manipulando en menor medida estructuras neurovasculares importantes. Además, se relaciona con menores estancias hospitalarias, menor tiempo quirúrgico y mejor calidad de vida en comparación con los abordajes abiertos tradicionales. Pero esta técnica no está libre de desventajas: requiere dos cirujanos experimentados que deben trabajar en posiciones no ergonómicas. Los actuales instrumentos son rígidos, por lo que su manipulación en el campo quirúrgico presenta cierta limitación, pero además el rango de movimiento se ve acotado por los límites óseos, siendo especialmente compleja la reconstrucción de los defectos. Anatómicamente, este abordaje presenta limitaciones, y son en el plano sagital la pared posterior del seno frontal cranealmente y el cuerpo vertebral de C2 caudalmente, y en el plano coronal por la región medial de la órbita, el suelo de la fosa craneal media y el foramen yugular, limitando el campo de visión únicamente a la región anterior (**Fig. 36-19**) Además, este abordaje requiere el paso a través de los senos, por lo que en el postoperatorio es necesario un taponamiento nasal. Las complicaciones que puede presentar el AEE pueden ser temporales, como sinusitis o costras nasales, y los efectos no deseados a largo plazo pueden ser anosmia/hiposmia, sinequias, sinusitis crónica y alteraciones estéticas (secundarias a resecciones septales excesivas o resección de apertura piriforme).

Como para cualquier abordaje nuevo, los AEE tienen una curva de aprendizaje. El número de casos requerido para la competencia de habilidades no está claramente definido, pero existe una serie de niveles recomendados para el desarrollo de capacidades de un equipo quirúrgico:

- Nivel I: cirugía endoscópica básica de senos paranasales.
- Nivel II: cirugía avanzada de senos, tratamiento de fugas de líquido cefalorraquídeo (LCR) y patología intraselar (adenoma, quiste de Rathke).
- Nivel III: lesiones selares que se extienden más allá de la silla turca, adenomas supraselares, descompresión de nervio óptico, abordajes orbitarios y extradurales de la base craneal.
- Nivel IV: cirugía intradural de la base del cráneo (craneofaringiomas o meningiomas del *Tuberculum*)
- Nivel V: incluye la progresión a lesiones carotídeas, lesiones vasculares, de seno cavernoso y cavidad de Meckel.

La preparación del corredor quirúrgico presenta los siguientes puntos críticos:

- **Fase nasal:** manipulaciones nasales por una o ambas narinas, como la lateralización del cornete medio o su sacrificio. En un abordaje unilateral se incide la mucosa septal verticalmente en el margen anterior del cornete medio y se diseca hasta alcanzar el vómer. En el abordaje bilateral, la mucosa se diseca horizontalmente desde el ostium hasta el margen anterior del cornete medio, preservando la mucosa olfatoria por arriba. En este momento se puede preparar un colgajo nasoseptal para evitar una fístula de LCR o la exposición de la carótida interna. Se puede lateralizar el septo óseo en el abordaje unilateral o resecarlo, si el abordaje es bilateral, para ganar libertad de movimiento.
- **Etmoidectomía:** según a la región que se pretende acceder, la etmoidectomía, parcial o total, amplía el corredor quirúrgico a la base del cráneo ventrolateral. Se debe tener precaución en evitar el daño innecesario a la lámina papirácea y a la grasa intraorbitaria (**Tabla 36-8 y Fig. 36-20**).
- **Abordaje al *tuberculum***
  Región anatómica compacta, con vascularización crítica y potencial implicación del polígono de Willis. Suele requerir de un colgajo nasoseptal para cobertura en los casos de resección de lesiones de dicha zona.
  Pros: buenos resultados en términos de agudeza visual y preservación hipofisaria. Normalmente, la invasión del canal óptico no es un factor limitante para la resección en esta área.
  Contras: el tamaño tumoral (> 3 cm), la configuración multilobular o las envolturas vasculares aberrantes suelen limitar la resección tumoral completa. Puede haber déficits visuales o daños vasculares intracraneales como factores de iatrogenia. La fístula de LCR es el principal inconveniente. Ruggeri et al. describen en una revisión sistemática un

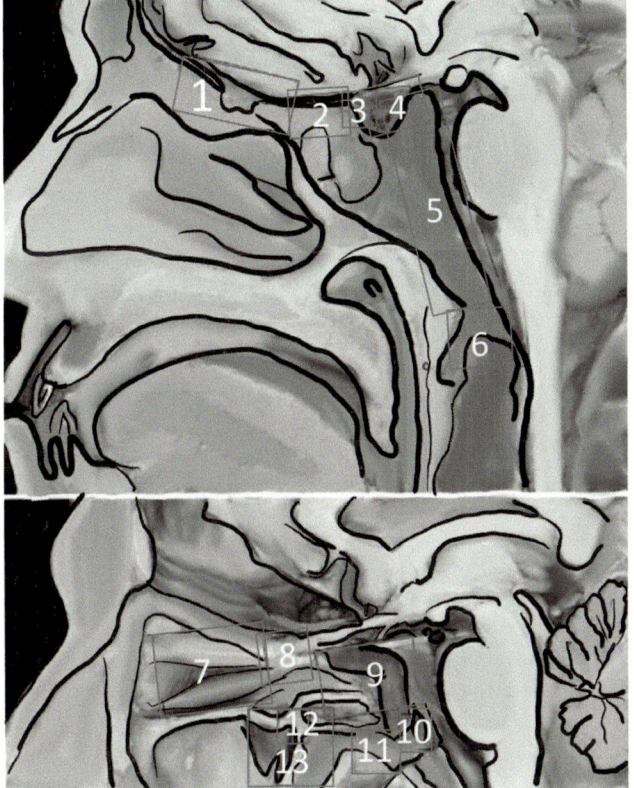

Figura 36-19. Abordajes endoscópicos. Arriba plano sagital. Abajo plano coronal.
❶ Placa cribiforme. ❷ *Planum sphenoidale*. ❸ *Tuberculum sellae.* ❹ *Sella túrcica.* ❺ Clivus. ❻ Apófisis odontoides. ❼ Órbita. ❽ Ápex orbital. ❾ Pterigoides. ❿ Ápex petroso. ⓫ *Sublacerum.* ⓬ Fosa pterigopalatina. ⓭ Fosa infratemporal.

mayor porcentaje de fístulas de LCR y una mejoría en la agudeza visual en comparación con la craneotomía abierta.

- **Abordaje *transplanum*/transcribiforme**
  Abordaje seguro para la resección de tumores de origen olfatorio o que se encuentren en esa área.
  Pros: ausencia de retracción cerebral, ligadura temprana entre tumor y su aportación vascular y visión de los márgenes tumorales. Buen resultado en la resección de estesioneuroblastomas en comparación con los abordajes abiertos.
  Contras: el tamaño tumoral (> 4 cm) es un factor limitante. Riesgo de fístula de LCR hasta del 30 % en algunas series en cuanto a resección de meningiomas.

- **Abordajes transclivales**
  Son aquellos capaces de exponer la región del clivus, petroclival y fosa posterior intradural adyacente al clivus. Se trata de abordajes muy versátiles en el plano sagital. Se dividen en tres, según la división anatómica, en tercios de la región del clivus:
  - **Abordaje transclival superior.** Permite el acceso a la cisterna interpeduncular, ápex basilar, cuerpos mamilares y suelo del tercer ventrículo. La retirada de las clinoides posteriores requiere normalmente una transposición hipofisaria que se puede hacer extradural, interdural e intradural:
    - Transposición hipofisaria extradural: movilización con meninges y dura posterior. Hay menos riesgo de daño a la glándula, pero es menos versátil. El seno cavernoso corre el riesgo de ser rasgado de forma inadvertida. Acceso inadecuado a clinoides posteriores.
    - Transposición hipofisaria interdural: abordaje entre las capas meníngea (medial) y periostio (lateral) del

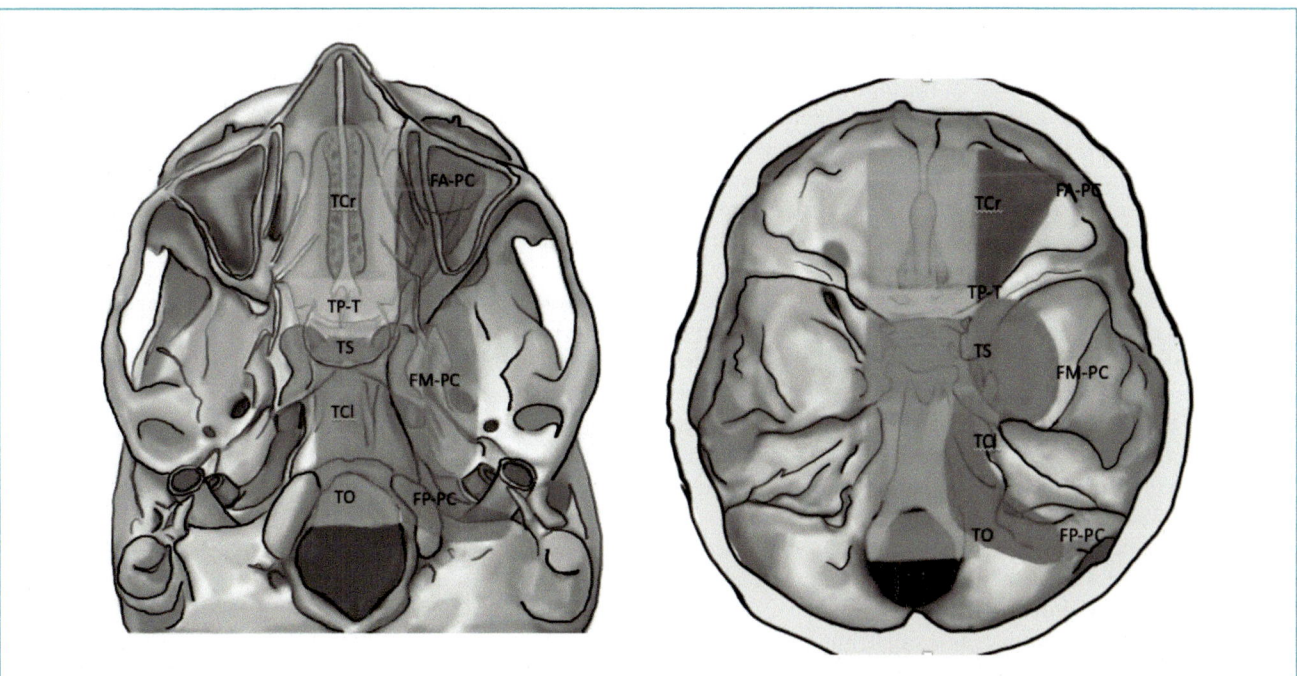

Figura 36-20. Visión inferior de la base craneal. Cada área coloreada muestra los límites del abordaje endonasal ampliado.
TCr: transcribiforme. TP-T: *transplanum-transtuberculum.* TS: transelar. TCl: transclival. TO: transodontoides. FA-PC: fosa anterior-plano coronal. FM-PC: fosa media-plano coronal. FP-PC: fosa posterior-plano coronal.

Tabla 36-8. Corredores y abordajes endoscópicos a la base de cráneo

Corredor	Abordaje	Objetivo
Transnasal	Transcribiforme Transclival Transodontoideo	Fosa olfatoria Dos tercios inferiores del *clivus* Unión craneocervical
Transesfenoidal	Transelar *Transtuberculum–Transplanum* Transclival Transcavernoso	Silla turca Cisterna supraselar Tercio superior del clivus Seno cavernoso (medial)
Transetmoidal	Transfóvea etmoidal Transorbital Tranesfenoidal	Fosa craneal anterior Cono orbitario Seno cavernoso (lateral)
Transmaxilar	Transpterigoideo	Fosa pterigopalatina Fosa infratemporal *Cavum* de Meckel Ápex petroso Seno esfenoidal (receso lateral) Seno cavernoso (lateral)

seno cavernoso, preservando el drenaje venoso. Excelente movilización de la glándula. Permite acceso a lesiones paramedianas, paraselares posteriores, para/retro/supraselares. Requiere el sacrificio de la arteria hipofisaria inferior, por lo que no se debe hacer bilateral, al comprometer la función hipofisaria.

- Transposición intradural: mejor grado de movilización glandular. Permite el tratamiento de lesiones de la cara posterior del tallo hiofisario e infundíbulo. Tiene mayor riesgo de disfunción hipofisaria, al separar meninges de hipófisis, por lo que no se suele realizar.

– **Abordaje transclival medio.** Da acceso a la cisterna prepontina, puente, tronco basilar, arteria cerebelosa anteroinferior y segmento cisternal del nervio abducens. Está limitado lateralmente por arterias carótidas internas (porción paraclival) y por la fisura petroclival.

– **Abordaje transclival inferior:**
Expone la cisterna premedular y la superficie medular ventral, las arterias vertebrales, la unión vertebrobasilar y las arterias cerebelosas posteroinferiores, así como los pares craneales IX-XII. Con él se puede tratar patología por debajo del foramen magnum hasta el nivel de la odontoides. Su límite inferior lo determina el paladar duro. La línea nasopalatina puede servir para estimar el límite inferior de resección a la hora de elegir este abordaje.

• **Abordaje al seno cavernoso**
La extensión del seno cavernoso se ha considerado tradicionalmente una contraindicación para el acceso mediante abordaje transesfenoidal. Sin embargo, el endoscopio y las extensiones del plano coronal permiten una amplia visualización y un acceso más allá del seno cavernoso. Existen muchas divisiones anatómicas posibles del seno cavernoso. Una de ellas considera la extensión tumoral y la relación del seno con la arteria carótida interna para dividirlo en superior, posterior, inferior y lateral.
• **Abordaje transelar**: expone los compartimentos mediales (superior y posterior).
• **Abordaje transpterigoideo**: expone los compartimentos laterales (inferior y lateral) con mejor control sobre la carótida interna.

• **Límites del plano coronal**
Para extenderse más allá del plano sagital hace falta conocer la relación entre los senos maxilares y la base del cráneo. También requiere experiencia en el manejo de la arteria carótida interna, ya que debe ser atravesada para extenderse lateralmente en el plano coronal.
Estos corredores quirúrgicos endonasales pueden acompañarse de abordajes endoscópicos transorales o transmaxilares (Cadwell-Luc) para aumentar el campo de trabajo.
Lateral e inferior al seno cavernoso se expande la cavidad de Meckel. El campo quirúrgico que ofrece la endoscopia, en caso de tratamiento de lesiones en dicha cavidad, se puede acompañar de un abordaje retromastoideo o antrostomía maxilar anterior para conseguir resecciones completas.
La expansión en el plano coronal del abordaje transclival inferior se puede conseguir con un abordaje transpterigoideo infravidiano, seguido de uno sublacerum o infrapetroso.
El ápex petroso se puede abordar esqueletonizando la carótida interna para lateralizarla o utilizando un abordaje transmaxilar contralateral que incida posterior a la carótida en su porción paraclival.

• **Abordajes al ápex orbitario y de la fisura orbitaria superior**
Se puede combinar la exposición del seno maxilar con el etmoidal para conseguir descompresiones de 180º del canal óptico, solo limitadas por el nervio óptico y la arteria oftálmica. Existe mayor riesgo de daño de estructuras en la remoción de lesiones intraconales que en extraconales o extraorbitarias.

RECONSTRUCCIÓN DE LA BASE DEL CRÁNEO

Principios

Los aspectos fundamentales para tener en cuenta en la reconstrucción de la base del cráneo son:

- Conseguir un sellado perfecto entre las estructuras del SNC y la vía aerodigestiva.
- Rellenar el defecto creado por la resección o traumatismo con volumen suficiente que evite los espacios muertos.
- Dotar de tejido vascularizado a estructuras óseas para evitar la necrosis de estas.
- Recuperar en la medida de lo posible la función de las estructuras craneofaciales afectadas: oclusión palpebral, apertura y cierre oral, deglución, etcétera.
- Conseguir un resultado estético óptimo que tenga el menor impacto psicosocial posible en el paciente.

Colgajos pediculados

- ***Colgajo de pericráneo.*** Se nutre de ramas profundas de los vasos supraorbitarios y supratrocleares. Es un tejido fino, pero bien vascularizado, en ocasiones, comprometido, si ha existido trauma o radiación en la zona. Principalmente, se usa para defectos de la base del cráneo anterior.
- ***Gálea pericráneo.*** Es más gruesa, pero bien adaptable. Puede obtenerse de forma anterior (galeofrontal), posterior (galeooccipital) o lateral (unilateral o bilateral). El primero tiene las desventajas de producir irregularidades visibles en la frente y de dejar la piel de esta zona fina y fácilmente lesionable. El segundo tipo solo es válido para defectos de la base del cráneo posterior. El tipo lateral se utiliza más frecuentemente. Puede realizarse como colgajo de gálea-músculo frontal cuando no hay pericráneo.
- ***Colgajo mucoso nasoseptal (Colgajo de Hadad).*** Es el más utilizado por cirujanos endoscopistas para la reconstrucción de defectos basicraneales: para resolver fístulas de LCR, conseguir el sellado del SNC o cubrir estructuras importantes, como la arteria carótida interna. Es un colgajo de difícil obtención, pero muy versátil en manos expertas.
- ***Colgajos miocutáneos.*** En pacientes recidivas o morbilidad es preciso el uso de tejidos vascularizados de gran tamaño, que garanticen el sellado anatómico de la base del cráneo con la mínima morbimortalidad. Los colgajos pediculados miocutáneos surgieron ante la necesidad de manejar cantidades mayores de tejido de las que ofrecían los anteriores colgajos y de que este tuviera una mayor movilidad. Así pues, disponemos del colgajo del músculo temporal, del dorsal ancho, del pectoral y del trapecio:
  - **Músculo temporal:**
    Es de gran utilidad para cubrir defectos de vecindad con un moderado volumen y complejidad. Así pues, resulta adecuado para la zona II y la parte más lateral de la zona I. Su utilidad es discutible para defectos de la zona central de la base del cráneo. Así mismo, es un colgajo que puede tener comprometida su vascularización por la resección tumoral necesaria o por tratamientos previos. Presenta morbilidad asociada a la zona donante, produciendo un antiestético defecto cóncavo en la zona temporal, secundario a la transposición muscular.
  - **Dorsal ancho**
    Tiene muchas ventajas respecto al colgajo del músculo temporal, aportando un mayor volumen tisular con un mayor arco de rotación, que le permite obliterar defectos de la fosa craneal media, pero su utilidad se compromete para defectos anteriores y centrales. Su inconveniente principal es la necesidad del cambio de posición intraoperatorio del paciente para el tallado y la reconstrucción.

Colgajos libres microvascularizados

El uso de colgajos libres tiene ventajas muy valiosas, como la flexibilidad en el diseño y la cantidad de tejido, y su alto índice de éxito, siempre dependiente de la correcta elección y obtención del tejido, de los vasos de anastomosis y la longitud del pedículo, y de la experiencia del equipo quirúrgico. Según un algoritmo que categoriza los defectos de la base del cráneo y propone opciones reconstructivas según estas categorías, lo que hay que tener en cuenta fundamentalmente a la hora de planificar cómo reconstruir un defecto de la base del cráneo es el tamaño del defecto y la localización de este, y el tratamiento quirúrgico o radioterápico previo o previsto tras la cirugía (**Fig. 36-21**). Los colgajos más frecuentemente usados son el colgajo anterolateral del muslo (ALT), el radial, el del dorsal ancho, el DIEP, el del recto abdominal y el del epiplón. Son colgajos de amplia difusión en la actualidad, tienen largo pedículo y pueden aportar suficiente volumen tisular y la versatilidad necesaria para obliterar defectos complejos:

- ***Colgajo anterolateral de muslo.*** La amplia variabilidad, forma y disposición tridimensional de los defectos en esta localización permiten a un tejido versátil, como este, adaptarse con facilidad en función de las necesidades. Durante la elevación del colgajo, dependiendo del plano de disección, puede obtenerse con distintos grosores, pudiéndose adaptar de manera más precisa al tamaño del defecto y sellar de manera adecuada la cavidad craneal. Permite el trabajo simultáneo de dos equipos quirúrgicos, a diferencia de otros colgajos. El pedículo vascular es de una longitud suficiente como para poder realizar la anastomosis a los vasos cervicales, sin la necesidad de usar injertos venosos. En las últimas dos décadas se ha convertido en el nuevo caballo de batalla en la reconstrucción de la base del cráneo respecto a los colgajos más tradicionales, como el recto abdominal o el dorsal ancho.
- ***Colgajo del recto abdominal.*** Ha sido el más utilizado hasta hace dos décadas. Es un colgajo miocutáneo, aporta el tejido epitelial adecuado para el sellado de la oronasofaringe o para la restitución de tejido cutáneo eliminado en la resección. Ha caído en desuso debido a la morbilidad de la zona donante, con complicaciones como hernias o, en casos extremos, eventraciones abdominales que pueden empeorar la calidad de vida del paciente.
- ***DIEAP/SIEA.*** Es un colgajo de perforantes, basado en la epigástrica inferior profunda. Podría describirse como la variante del recto abdominal, sin tejido muscular. Tiene

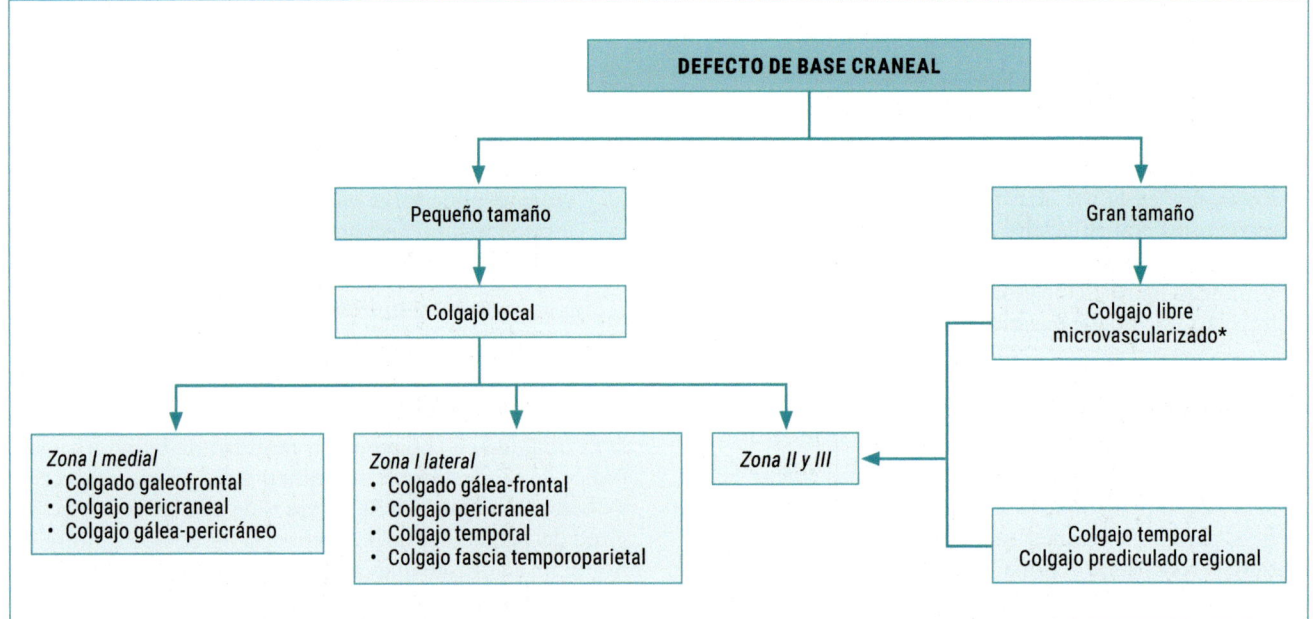

Figura 36-21. Algoritmo reconstructivo de la base craneal.
*Si hay tratamiento radioterápico previo en el lecho quirúrgico, plantear directamente la posibilidad de un colgajo libre microvascularizado.

menos riesgos asociados a la elevación del recto abdominal, sobre todo, cuando se eleva sobre perforantes mediales, ya que existe menos peligro de dañar nervios motores del músculo. Se puede obtener bipediculado, aportando un colgajo de gran volumen, para defectos amplios. En muchas ocasiones, al elevar el colgajo DIEAP, existe la posibilidad (30 % de la población) de basar el colgajo en los vasos epigástricos superficiales, cuando estos tienen un calibre considerable. De esta manera se evita la apertura de la fascia del recto abdominal y con ello se reduce la morbilidad abdominal. Por contra, el pedículo en este caso es más corto.

- **Colgajo radial antebraquial.** Colgajo fino y plegable con pedículo largo, útil para defectos pequeños. Es de fácil disección y ampliamente utilizado por cirujanos reconstructivos. Cabe destacar la morbilidad estética de la zona donante, así como la necesidad de existencia de un arco palmar para poder ser obtenido.
- **Colgajo del epiplón.** Este tejido abdominal ha demostrado su eficacia para la cobertura con una gran adaptabilidad de grandes defectos, tanto craneales como de cuero cabelludo. El omento tiene, además, la ventaja de favorecer la adherencia tisular y de poseer la capacidad de liberar citoquinas. Por esto, si se usa en un lecho infectado, tiene un comportamiento activo en pro de la eliminación del agente causal. Esto lo hace útil en el pacientes sometidos a reconstrucción craneal con materiales aloplásticos. También sirve para la reconstrucción de superficies de la cavidad oronasofaríngea, ya que es una excelente base para la regeneración mucosa de las cavidades. Su mayor desventaja es la necesidad de que cirujanos de cavidad abdominal obtengan el colgajo.
- **Otros colgajos.** El dorsal ancho y el PAP gozan de amplia difusión en diversas escuelas y épocas.

COMPLICACIONES

El porcentaje de complicaciones en la cirugía de la base del cráneo es muy variable, según las distintas series. Está claramente influenciada por la presencia de comorbilidades, radioterapia previa y afectación intracraneal del tumor, entre otras. Las más frecuentes son la fístula de LCR y las infecciones, mientras que las más graves serían la meningitis bacteriana y los abscesos intracraneales.

Complicaciones intracraneales

Neurológicas

Edema y contusión cerebral

Ambos están en relación con la duración de la retracción cerebral y al grado de edema perilesional. El compromiso del retorno venoso durante la resección tumoral puede agravar la situación. Se puede prevenir, realizando una osteotomía mayor en la base del cráneo para prevenir la retracción cerebral, aunque conlleve más tiempo quirúrgico. Se debe elegir el abordaje cuidadosamente. Como se ha explicado previamente, se puede evitar la retracción cerebral, utilizando ciertos abordajes, como el subcraneal, en lugar del subfrontal (Derome), o el subfrontal extendido (Sekhar). La TC de rutina en las primeras 24 horas postoperatorias puede ayudar al diagnóstico precoz del edema y contusión, así como el hematoma o pneumoencéfalo. Un pneumoencéfalo significativo puede estar en relación con el uso postoperatorio de un drenaje de LCR, con un sellado craneal subóptimo o con ambos. Para el manejo del edema se pueden aplicar corticosteroides; modificar la posición del paciente (30° de elevación de la cabeza respecto al corazón, cvitar la rotación cervical intraoperatoria en la medida de lo posible); observación continuada postoperatoria en un ambiente de UCI; restricción de fluidos y agentes osmóticos o uso de hiperventilación. La decompresión quirúrgica puede ser necesaria, retirando hueso o con drenajes de LCR.

Hematoma intradural y extradural

Normalmente, se debe a una hemostasia poco cuidadosa. La embolización preoperatoria puede ser de gran ayuda en tumores ampliamente vascularizados. Es útil y casi mandatorio el uso de sistemas de ablación ultrasónicos, como el bisturí ultrasónico bipolar. La exploración quirúrgica puede ser necesaria cuando existe una colección de sangre significativa. En un escenario de sangrado excesivo durante la cirugía se debe tener en cuenta la presencia de coagulopatía inadvertida.

Disfunción de pares craneales

La disfunción temporal o permanente de pares craneales es común después de la cirugía de la base del cráneo, debido a la proximidad y afectación directa por las lesiones de la base del cráneo. La manipulación cuidadosa y la monitorización intraoperatoria ayudan a evitar esta complicación. Los nervios sensitivos son más susceptibles a la pérdida de función que los motores. La recuperación de la función motora es menos satisfactoria en nervios que inervan múltiples músculos, como los oculomotores. Hay menos posibilidad de recuperación cuando la afectación existe previa a la cirugía. La ubicación de la lesión, el tamaño tumoral y su naturaleza pueden ser predictores de lesión nerviosa.

El daño en la primera división del V par craneal puede conllevar lesiones oculares en relación con la anestesia corneal. Los pacientes deben ser instruidos en el cuidado ocular si esto ocurre.

Las lesiones del nervio facial conllevan una afectación funcional y psicológica importante. Se recomienda la electromiografía (EMG) intraoperatoria para evitar daños innecesarios del VII par. Se debe realizar una reparación inmediata si se observa sección del nervio en el quirófano, mediante injertos nerviosos, anastomosis tipo "*Babysitter*" con el XII par craneal o fresado mastoideo para conseguir la coaptación de los extremos nerviosos.

Los pares craneales IX, X y XII sufren más riesgo de lesión cuando la resección compromete al clivus o al foramen magnum. Los pacientes deben conocer la posibilidad de necesitar una traqueostomía o gastrostomía, temporal o permanente, antes de su entrada al quirófano.

La lesión del nervio espinal acarrea disfunción en la elevación del hombro y artropatía, así que debe repararse si es seccionado durante la cirugía.

Deterioro de la función cerebral

Esto puede ser consecuencia de la retracción y manipulación cerebral o de daño vascular. A veces, se observa disfunción hipofisaria en tumores del seno cavernoso o áreas supraselares y puede ser necesario el uso de pruebas de función hipofisaria. La disfunción hipotalámica se puede observar en tumores que surgen del tercer ventrículo.

Infección intracraneal

Suele estar asociada con fuga de LCR y el sellado inadecuado del defecto craneal. Las infecciones postoperatorias tempranas son frecuentemente bacterianas y los responsables suelen ser *Staphylococcus Aureus*, *Pseudomonas Aeruginosa* u otros gérmenes nosocomiales. El neumococo suele ser responsable de la meningitis tardía.

Vasculares

Las lesiones pueden comprometer la arteria carótida o al sistema vertebrobasilar, incluidas sus respectivas ramas. Además, los métodos utilizados para resecar estos tumores pueden comprometer esos vasos. La lesión vascular se manifiesta como hemorragia o infarto intraoperatorio o postoperatorio en el territorio de su suministro. El examen cuidadoso de las pruebas radiográficas es clave a la hora de evitar estas lesiones. Como regla general, se debe tener control de las porciones distal y proximal del vaso en relación con el tumor. En la separación de los tumores del vaso se deben evitar desgarros irregulares, que son más difíciles de reparar. Cuando un vaso importante está expuesto a los senos paranasales o la faringe, es imperativo restablecer el aislamiento del vaso de las áreas contaminadas, utilizando tejido vascularizado para evitar infección y rotura del vaso. Las laceraciones se pueden reparar con suturas directas. En algunos casos se utilizan parches o injertos venosos para reparar la pared del vaso. Si el vaso no se puede reparar, se deben realizar injertos de interposición directa o revascularización. El tiempo de oclusión debe ser lo más corto posible y son convenientes maniobras de protección cerebral, como administrar etomidato o provocar hipotermia. Se debe continuar una estrecha vigilancia durante el período postoperatorio para detectar tempranamente el desarrollo de déficits neurológicos.

Complicaciones en relación con la herida quirúrgica

Fístula de líquido cefalorraquídeo

La prevención con un abordaje quirúrgico adecuado y la planificación de la reconstrucción es la mejor manera de evitar esta complicación. En el período temprano puede observarse una fuga de LCR posoperatoria. Podemos anticipar un alto riesgo de esta complicación, si se produce un gran defecto central de la BAC, cuando los senos paranasales están afectados antes de la resección o cuando las cisternas basales del LCR están cerca del área de resección. No debemos comprometer una resección completa del tumor por riesgo a una fuga de LCR. Por el contrario, debemos realizar una reconstrucción adecuada. La historia previa de radioterapia es una de las principales causas de fuga postoperatoria y el uso de tejido vascularizado para la reconstrucción es obligatorio en esos casos, también cuando se planifica radioterapia postoperatoria.

El principal método de diagnóstico es la anamnesis. La presencia de LCR en los distintos drenajes puede confirmarse mediante la prueba de transferrina β2 y la prueba de Glucostix (fluoresceína). La tomografía computarizada (TC) y la resonancia magnética (RM) muestran imágenes tridimensionales de la situación. Las TC con 0,5 mm definirán el defecto óseo. La RM mostrará con frecuencia que la fuga de LCR se produce durante la maniobra de Valsalva en la secuencia T2. El tratamiento inicial de las fugas pequeñas incluye reposo en cama y quizás un drenaje lumbar del LCR (30 a 50 mL/h para evitar el neumoencéfalo). A los 4 o 5 días se revalúa la situación. Si hay una fuga persistente o una fuga grande, o las imágenes muestran un defecto significativo, la revisión quirúrgica es obligatoria. El cierre se realiza, utilizando el mismo abordaje quirúrgico que para la resección y se aplica el principio de "escalera reconstructiva".

Infección

La cirugía de la BAC conlleva comunicaciones entre el SNC y el tracto aerodigestivo superior. Las infecciones pueden manifestarse como abscesos extradurales, intradurales o meningitis. No se recomienda el afeitado de la cabeza con cuchilla, ya que se generan microrroturas en la barrera de la piel y el riesgo de infección aumenta. La duración de la cirugía y el manejo adecuado del tejido, evitando la desecación, son factores importantes que deben tenerse en cuenta. Se deben utilizar antibióticos intraoperatorios de forma profiláctica (ceftriaxona o aminoglucósido y vancomicina) y los drenajes deben retirarse tan pronto como no sean necesarios. Un factor clave es restablecer el aislamiento adecuado del SNC de la piel y el tracto aerodigestivo. Por lo tanto, las incisiones en piel deben realizarse intentando asegurar un buen suministro de sangre a los colgajos y deben evitarse los espacios muertos. La fístula de LCR persistente es una causa común de meningitis y debe ser sospechada con rapidez. Se trata con antibioterapia intravenosa según el antibiograma del LCR y, si existe fístula, debe ser reparada. Los abscesos cerebrales deben ser explorados en el quirófano con un desbridamiento amplio.

Mucocele

Cuando la resección tumoral compromete al seno frontal, la preservación del seno no suele ser una opción posible, y son la norma la cranealización o la obliteración del seno. Ante un fresado inadecuado del remanente óseo se puede producir un mucocele o mucopiocele.

Osteonecrosis

Las craneotomías extensas, una desperiostización amplia, asociadas a grandes resecciones durales, espacios muertos y, sobre todo, a radioterapia postoperatoria, conducen en ocasiones a necrosis ósea. Se puede prevenir minimizando el tamaño de las osteotomías, rellenando espacios con tejido vascularizado y con una correcta fijación ósea. En caso de osteonecrosis será necesaria la resección del tejido óseo afecto, asociando una craneoplastia secundaria con un colgajo libre para revascularizar el área y rellenar el espacio muerto.

Complicaciones sistémicas

Un examen y preparación preoperatoria del paciente son claves para prevenir afectaciones sistémicas en cualquier cirugía mayor de cabeza y cuello. Pueden surgir durante la cirugía, en el postoperatorio o como resultado del compromiso de nervios craneales o del cerebro.

El desequilibrio de fluidos y las atelectasias son poco frecuentes. Las complicaciones respiratorias son frecuentes en pacientes con disfunción de los pares craneales inferiores y bajo nivel de conciencia. Cuando se prevén dificultades para la deglución o para la autoprotección de las vías respiratorias, se debe establecer una nutrición adecuada con sonda nasogástrica o gastrostomía temporal.

Las medidas que han reducido la incidencia de trombosis venosa profunda (TVP) y embolia pulmonar son los dispositivos de compresión intermitente, medias de compresión, y evitar la hipovolemia y la heparina subcutánea.

Complicaciones oculares

La protección corneal intraoperatoria es la norma, aunque a veces será necesaria una tarsorrafia transitoria o permanente. Si existe como secuela un déficit en la oclusión palpebral, se valorarán procedimientos como la pesa de oro o la tira tarsal o el *"Tarsal sling"*. El enoftalmos puede aparecer tras una resección orbitaria sin una reconstrucción tridimensional adecuada. El entropion/ectropion surge en relación con la retracción cicatricial de ciertos abordajes o por el peso de los colgajos.

PUNTOS CLAVE

- La anatomía de la base del cráneo consta de múltiples estructuras de vital importancia, por lo que el cirujano resectivo y reconstructivo debe dominar la anatomía de dicha región.
- Los objetivos principales de la reconstrucción de la base del cráneo son: aislamiento del SNC de la vía aerodigestiva, evitar espacios muertos, aportar tejido vascularizado al hueso expuesto, y restaurar la función y la estética.
- Ante un lecho quirúrgico radiado, infectado o que va a recibir radiación, la mejor opción es un colgajo libre.
- Las complicaciones de este tipo de cirugías son frecuentes, pero manejables, siendo especialmente importante la fístula de LCR y las infecciones.

BIBLIOGRAFÍA

Asensio-Salazar J, Zubillaga rodríguez I, Sánchez Aniceto G. Fractures of the Frontal Sinus. En: De Luna Gallardo D, Marquez Espriella C, Cienfuegos Monroy R, editores. Plastic and Reconstructive Surgery Fundamentals –A Case– Based and Comprehensive Review. Cham: Springer, 2024.

Campbell RG. Robotic surgery of the anterior skull base. Int Forum Allergy Rhinol. 2019;9/12):1508-14.

Connon FV, Austin SJB. Orbital roof fractures: a clinically based classification and treatment algorithm. Craniomaxillofac Trauma Reconstr. 2015;8:198-204.

Ein L, Sargi Z, Nicolli EA. Update on anterior skull base reconstruction. Curr Opin Otolaryngol Head Neck Surg. 2019;27(5):426-30.

Ferrari M, Mattavelli D, Schreiber A, et al. Macroscopic and Endoscopic Anatomy of the Anterior Skull Base and Adjacent Structures. Adv Otorhinolaryngol. 2020;84:1–12.

Lee SC, Senior BA. Endoscopic skull base surgery. Clin Exp Otorhinolaryngol. 2008 Jun;1(2):53-62.

Lozada KN, Cleveland PW, Smith JE. Orbital trauma. Semin Plast Surg. 2019;33:106-13.

Lucifero AG, Fernández-Miranda JC, Nunez M, et al. The modular concept in skull base surgery: anatomical basis of the median, paramedian and lateral corridors. Acta Biomed. 2021;92(4). e2021411.

Oyama K, Tahara S, Hirohata T, et al. Surgical Anatomy for the Endoscopic Endonasal Approach to the Ventrolateral Skull Base. Neurol Med Chir (Tokyo). 2017 Oct 15;57(10):534-41.

Pusic A, Chen C, Patel S, et al. Microvascular Reconstruction of the Skull Base: A Clinical Approach to Surgical Defect Classification and Flap Selection. Skull Base. 2007;17:5-16.

Rivero-Calle A, Sanchez-Aniceto G. Complications in Skull Base Surgery. En: Gassner R, editor. Complications in Cranio-Maxillofacial and Oral Surgery. Innsbruck: Springer; 2020: 237-52.

Schmalbach CE, Webb DE, Weitzel EK. Anterior Skull base reconstruction: a review of current techniques. Curr Opin Otolaryngol Head Neck Surg. 2010;18:238-43.

Zanation AM, Thorp BD, Parmar P, et al. Reconstructive options for endoscopic skull base surgery. Otolaryngol Clin North Am. 2011 Oct;44(5):1201-22.

Zoia C, Maiorano E, Borromeo S, et al. Endoscopic approaches to the orbit: Transnasal and transorbital, a retrospective case series. Brain Spine. 2024 Feb 19;4:102770.

Zwagerman NT, Zenonos G, Lieber S, et al. Endoscopic transnasal skull base surgery: pushing the boundaries. J Neurooncol. 2016 Nov;130(2):319-30.

 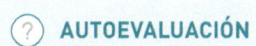

AUTOEVALUACIÓN

Dermatología facial y precáncer cutáneo

<big>37</big>

I. Manzanares Laencina y E. Bizcarrondo Ruiz

OBJETIVOS

- Ser capaz de identificar las principales infecciones cutáneas faciales y realizar su tratamiento.
- Ser capaz de identificar los tumores benignos faciales más frecuentes y realizar su tratamiento.
- Obtener nociones básicas acerca de las genodermatosis.
- Entender el concepto de precáncer.
- Familiarizarse con la etiología y el diagnóstico de las lesiones precancerosas cutáneas faciales.
- Ser capaz de identificar las principales lesiones precancerosas cutáneas.

INTRODUCCIÓN

La piel realiza numerosas funciones: barrera contra traumatismos e infecciones, termorregulación y sensibilidad. Está compuesta por tres capas: la **epidermis** (derivada del ectodermo), la **dermis** y la **hipodermis** (derivadas del mesodermo). La epidermis es la capa externa y está formada por cuatro tipos principales de células: los queratinocitos (80 %, producen queratina y citoquinas), los melanocitos (producen melanina, que confiere fotoprotección), las células de Langerhans (función inmunitaria) y las células de Merkel (propioceptivas). Estas células están distribuidas en cinco estratos: córneo-escamoso, lúcido, granuloso, espinoso y basal. La dermis proporciona soporte estructural y nutrición a la epidermis. Esta se divide en papilar o dermis superior, más delgada y compuesta por tejido conectivo laxo, y reticular o dermis profunda, más gruesa y compuesta por tejido conectivo denso. La hipodermis, o tejido celular subcutáneo, está formada fundamentalmente por adipocitos rodeados de tabiques de tejido conectivo, y es responsable de mantener la temperatura corporal y conferir protección a los tejidos internos.

La dermatología es un campo de la medicina muy extenso. Por ello, en este capítulo nos centraremos en las patologías dermatológicas cérvico-faciales que los autores consideran más relevantes en el ámbito de la cirugía oral y maxilofacial.

PROCESOS INFECCIOSOS FACIALES CUTÁNEOS

Infecciones bacterianas

El establecimiento de una infección cutánea depende de la relación entre el organismo y el huésped (piel). Esta relación depende en gran medida de la integridad cutánea, las propie-

dades patogénicas del organismo (invasivas y toxigénicas) y de la respuesta inflamatoria. Las bacterias que más frecuentemente causan infecciones cutáneas faciales son los cocos grampositivos (*Staphylococcus* y *Streptococcus*). En la **tabla 37-1** se nombran las principales infecciones cutáneas faciales bacterianas.

Infecciones estafilocócicas y estreptocócicas

Cocos grampositivos. Pueden ser catalasa positivos, como los *Staphylococcus*, que a su vez pueden ser coagulasa negativos

Tabla 37-1. Principales infecciones cutáneas faciales debidas a bacterias	
Estafilocócicas y estreptocócicas	• Impétigo • Ectima • Foliculitis • Forúnculo • Ántrax • Celulitis • Erisipela • Infecciones necrotizantes
Síndromes por toxinas estafilocócicas y estreptocócicas	• Síndrome del shock tóxico • Síndrome de la escaldadura estafilocócica • Escarlatina
Otras infecciones	• Infecciones por *P. aeruginosa* • Rinoescleroma (*K. rhinoscleromatis*) • Actinomicosis (*Actinomyces*)
Micobacterias	• *M. tuberculosis* • Micobacterias atípicas

(*S. epidermidis*) y positivos (*S. aureus*); o catalasa negativos, como los *Streptococcus*, que a su vez se clasifican en grupos, siendo los beta-hemolíticos del grupo A los de mayor relevancia en el campo de interés del capítulo (*S. pyogenes*).

El *S. epidermidis* se relaciona frecuentemente con infecciones por material foráneo (implantes quirúrgicos, catéteres, etc.). En este capítulo hablaremos, principalmente, de infecciones por **S. aureus** y **S. pyogenes**, que son los patógenos más frecuentemente implicados en infecciones cutáneas.

Dado que las infecciones por estos patógenos se asocian con frecuencia a la formación de pus, este grupo de infecciones cutáneas suele denominarse **piodermitis**.

Impétigo (impétigo contagioso) y ectima (impétigo profundo o ulcerado)

Infección superficial aguda de la piel inicialmente pápulo-vesicular que evoluciona hacia pústulas y costra melicérica (color miel). Existe la **forma no ampollosa** (70 %), causada principalmente por el *S. aureus*, aunque puede ser causada por *S. pyogenes* o por ambos; y la **ampollosa** (30 %), causada por cepas de *S. aureus* productoras de toxinas exfoliativas. Afecta, especialmente, a niños en verano y otoño. Suele iniciarse en las regiones periorificiales (nariz, labios) y el rascado suele ser el mecanismo de extensión. Cuando aparece sobre una lesión cutánea previa recibe el nombre de **impetiginización**. Si no recibe tratamiento, puede profundizar y ulcerarse, situación conocida como **impétigo profundo/ulcerado** o **ectima**.

Para el tratamiento se puede emplear ácido fusídico 1 % o mupirocina 2 % tópicos, así como desinfección de la piel y retirada de costras. El ectima suele requerir también tratamiento vía oral con cloxacilina o amoxicilina-ácido clavulánico. La alternativa es la clindamicina.

Foliculitis, forúnculos y ántrax

Son lesiones que afectan al **folículo piloso**. La **foliculitis** es una infección superficial que afecta a un folículo con formación de una vesícula-pústula, rodeada de un halo eritematoso (**Fig. 37-1**). Se desarrolla un **forúnculo** cuando la porción folicular afecta a la dermis profunda y al tejido subcutáneo (**Fig. 37-2**), y puede evolucionar hacia un absceso. En la cara es típica la **foliculitis múltiple de la barba** (**sicosis**), que suele recidivar y agravarse con los afeitados. En los pacientes inmunodeprimidos es típico que coalezcan múltiples forúnculos, lo que se denomina **carbunco** o **ántrax** y cursa con deterioro del estado general del paciente.

Una complicación rara, pero que debe tenerse en cuenta, de las **infecciones invasivas alrededor de los labios y la nariz,** es que pueden diseminarse por medio de las venas facial y angular hasta el **seno cavernoso**, situación fatal. Las infecciones causadas por cepas resistentes suelen presentar recurrencias en un 30-50 % de los casos.

Para el tratamiento se puede emplear, nuevamente, ácido fusídico 1 % o mupirocina 2 % tópicos junto a desinfección de la piel. Debe acompañarse habitualmente de tratamiento

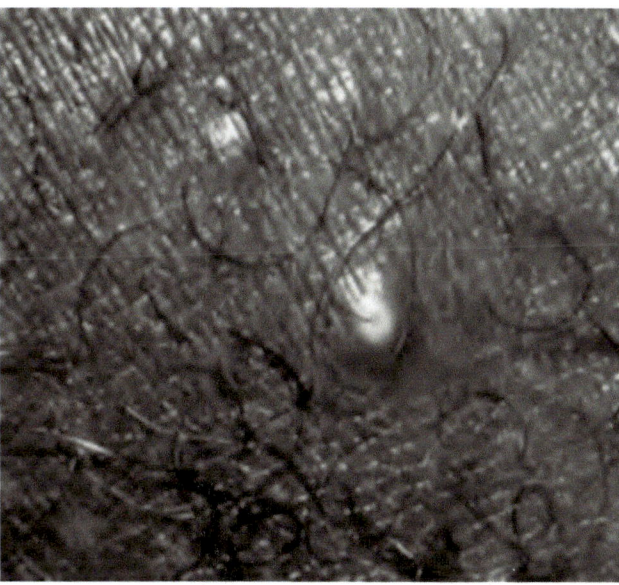

Figura 37-1. Foliculitis.

sistémico con cloxacilina o amoxicilina-ácido clavulánico por vía oral. La alternativa es la clindamicina. Si se forman abscesos es necesario drenarlos.

Celulitis y erisipela

Hablamos de **celulitis** para referirnos a una infección cutánea que afecta a la dermis profunda y tejido celular subcutáneo y que clínicamente presenta **bordes mal definidos**. Mientras que se conoce como **erisipela** un subtipo de celulitis **superficial,** en la cual observamos un **área afectada muy bien delimitada**. Suele afectar al dorso de nariz y mejillas, adoptando aspecto en alas de mariposa (**Fig. 37-3**). Estos cuadros pueden ser precedidos o conducir hacia la formación de **abscesos**.

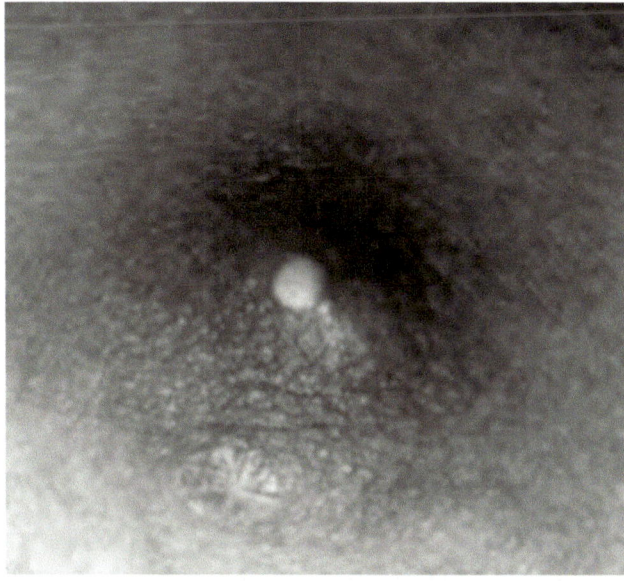

Figura 37-2. Forúnculo.

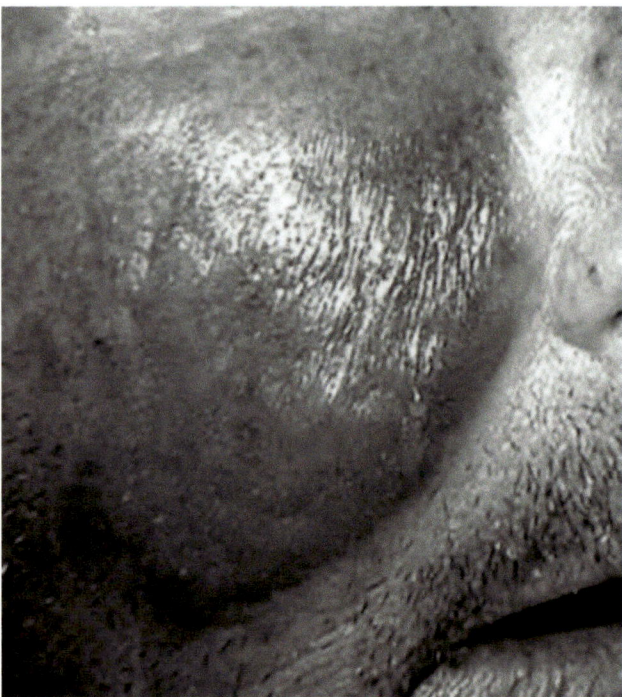

Figura 37-3. Erisipela.

Una localización de particular importancia es la órbita. Encontramos la **celulitis preseptal**, infección que afecta a los párpados sin sobrepasar el septum orbitario, que tiene un comportamiento similar al resto de las celulitis; y la **celulitis postseptal** u orbitaria, que sobrepasa el septum orbitario y es mucho más severa y con afectación clínica ocular, pudiendo provocar pérdida de agudeza visual si no se trata adecuadamente.

El tratamiento consiste en antibioterapia vía oral o intravenosa, con betalactámicos o clindamicina en caso de alergia; se asocia drenaje si existen abscesos.

Infecciones necrotizantes de partes blandas

Grupo de infecciones agudas, rápidas y graves de tejidos cutáneos con presencia de **necrosis,** que puede llegar a ser mortal. Son raras en el territorio craneofacial y cervical. Según el **grado de profundidad**, podemos distinguir la **celulitis gangrenosa** (hasta tejido subcutáneo), la **fascitis necrotizante** (incluye fascia) (**Fig. 37-4**) y la **mionecrosis** (incluye músculo). Suelen ser polimicrobianas en adultos y monomicrobianas en niños, siendo **S. pyogenes** el más frecuente, seguido por **S. aureus** como coinfección hospitalaria. Otros patógenos que también pueden causarlas son *Clostridium perfringens* (gangrena gaseosa), anaerobios o *Fusobacterium* y *Prevotella* (cancrum oris o noma, de afectación perioral); aunque suelen acabar siendo infecciones polimicrobianas. Es característica la aparición de áreas azuladas y vesículas violáceas entre el segundo y el cuarto día; así como la crepitación. Puede ser gangrena seca (necrosis sin inflamación) o gangrena húmeda (necrosis e inflamación) Debe sospecharse alguna de estas entidades cuando no existe correlación entre los signos y los síntomas del paciente (excesivo dolor para los hallazgos clínicos, principalmente). Suele afectar a pacientes con enfermedades predisponentes, como la diabe-

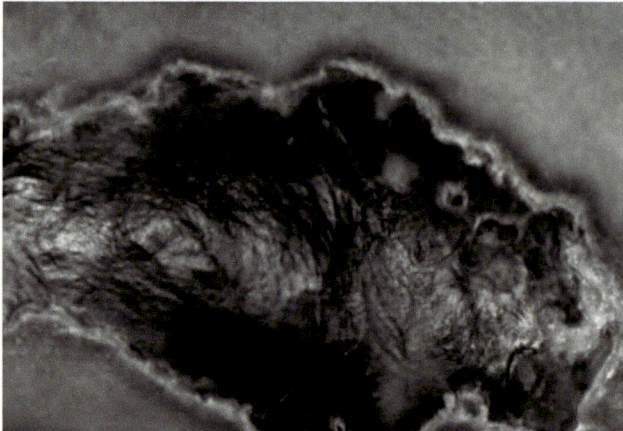

Figura 37-4. Fascitis necrotizante.

tes (*Klebsiella pneumoniae*), enfermedades cardiovasculares, fumadores, obesidad, abuso de alcohol, etcétera.

El tratamiento debe iniciarse de forma temprana con **amplia desbridación quirúrgica** (pudiendo ser necesario realizar amputaciones), antibióticos de amplio espectro y vigilancia de las constantes vitales. Suele requerir más de un desbridamiento. Para el cierre de la herida, son útiles los dispositivos de presión negativa y los injertos cutáneos. Se ha propuesto la cámara hiperbárica como tratamiento adicional, pero sus beneficios no están claramente demostrados.

Síndromes por toxinas estafilocócicas y estreptocócicas

Procesos inflamatorios sistémicos a raíz de una infección, cutánea o de otra localización, por *Staphylococcus* o *Streptococcus* productores de toxinas.

Síndrome del shock tóxico

Cuadro multisistémico debido a la acción de las **exotoxinas** producidas por **S. aureus**. Aunque menos frecuente, puede deberse también a una infección por *Streptococcus* productores de toxinas de tipo B. Las toxinas de estos patógenos actuarían como **superantígenos** que activan de forma masiva a los linfocitos T, que liberan citocinas al torrente sanguíneo. Cursa con un cuadro de afectación sistémica brusco, seguido de un exantema difuso escarlatiniforme, junto con conjuntivitis y "lengua en frambuesa". Puede llegar a producir hipotensión y shock no cardiogénico.

Síndrome de la escaldadura estafilocócica (enfermedad de Ritter o pénfigo neonatorum)

Se da a causa de infecciones por **S. aureus** productor de toxinas exfoliativas. Inicia como una infección localizada, habitualmente, impétigo ampollar, que evoluciona tras el paso de toxinas al torrente sanguíneo. Cursa con eritrodermia, principalmente, periorificial, y despegamiento epidérmico (signo de Nikolsky positivo).

Es un proceso que requiere ingreso para manejo hidroelectrolítico y tratamiento antibioterápico intravenoso.

Escarlatina

Manifestación cutánea generalizada tras una infección localizada por **S. pyogenes,** productor de toxinas pirogénicas o eritrogénicas. Aunque es más raro, puede darse también como consecuencia a una infección por *S. aureus* (escarlatina estafilocócica). Cursa con afectación sistémica y manifestaciones dermatológicas que evolucionan desde un eritema hacia pápulas (piel en "papel de lija") y lesiones purpúricas lineales (signo de Pastia). En la cara, las mejillas se encuentran eritematosas, dejando característicamente palidez periorificial. Intraoralmente encontramos una "lengua en frambuesa".

Tratamiento

Todos estos cuadros clínicos requieren ingreso hospitalario para control de constantes, manejo hidroelectrolítico y tratamiento antibiótico intravenoso.

Infecciones por *Pseudomonas aeruginosa*

Bacilo gramnegativo. Puede producir diversos cuadros clínicos, como **foliculitis**, infecciones de las **heridas quirúrgicas** o **asociado a dispositivos**. Suele adquirirse en medio hospitalario y requiere una vía de entrada en la piel. Es más frecuente en pacientes **inmunocomprometidos**. En pacientes con **bacteriemia** por *P. aeruginosa* es típica la asociación cutánea de **ectima gangrenoso**, que consiste en placas duras redondeadas con una escara necrótica verdosa en su centro. Puede causar cuadros de **otitis externa maligna,** típicamente, en pacientes diabéticos.

Para su tratamiento se requiere antibioterapia antipseudomonas, que en la mayoría de los casos suele ser necesaria de manera intravenosa.

Rinoescleroma

Infección provocada por un subtipo de *Klebsiella pneumoniae*, la *K. rhinoscleromatis*. Provoca **infecciones crónicas granulomatosas,** que afectan a la nariz y al aparato respiratorio superior, aunque puede diseminarse a las áreas vecinas. Progresa por fases, comenzando con una fase atrófica que dura meses, una fase proliferativa que dura meses o años, donde comienzan a formarse los granulomas, y una fase cicatricial final. Es patognomónico la presencia de **células de Mikulicz** en la biopsia.

El tratamiento es conjunto, con **antibioterapia prolongada** (al menos, 3-6 meses, o hasta negativización de los cultivos) y cirugía correctora de las secuelas.

Actinomicosis

Los ***Actinomyces*** son bacterias grampositivas anaerobias. Producen una **infección crónica** con gran tendencia a formar masas, abscesos y fístulas cutáneas con **supuración de gránulos amarillentos** en la región cervicofacial. Debe sospecharse cuando no hay respuesta al tratamiento antibiótico de corta duración habitual de otras infecciones.

El tratamiento de elección son los betalactámicos durante **períodos prolongados de tiempo** (6-12 meses), o hasta la resolución del cuadro. Si se diagnostica en estadio temprano en la región cérvico-facial, puede ser suficiente un régimen terapéutico de solo 1 mes. En caso de alergia puede indicarse tetraciclina, doxiciclina, eritromicina o clindamicina.

Infecciones por micobacterias

Las micobacteria son un drupo de bacilos intracelulares ácido-alcohol resistentes. Las infecciones por este tipo de bacterias siguen siendo frecuentes en todo el mundo, especialmente, en pacientes inmunodeprimidos, como los VIH positivos, que desarrollan infecciones por *Mycobacterium tuberculosis*; o en pacientes pediátricos, que desarrollan infecciones por micobacterias atípicas.

Manifestaciones cutáneas del complejo M. tuberculosis

Podemos distinguir distintas manifestaciones cutáneas secundarias a la infección por *M. tuberculosis*, así como por otras micobacterias menos frecuentes, como *M. bovis*, *M. africanum* o el bacilo atenuado de Calmette-Guérin. Una forma de primoinfección, aunque poco frecuente, es el **chancro tuberculoso**. Suele afectar a niños y su localización más frecuente son las manos y la cara. Se presenta en forma de pápula parduzca que se ulcera, acompañada de adenopatías regionales. Cuando se inocula el bacilo directamente en la piel, en pacientes previamente infectados, puede desarrollarse lo que se conoce como **tuberculosis verrucosa**. Suele afectar a patólogos, carniceros y personas que manipulan cadáveres. Se suele encontrar en las extremidades y en la cara. Cuando la afectación es ganglionar, de aparición preferentemente cervical (**Fig. 37-5**), el cuadro se conoce como **escrófula**. Suele evolucionar a una posterior fistulización hacia

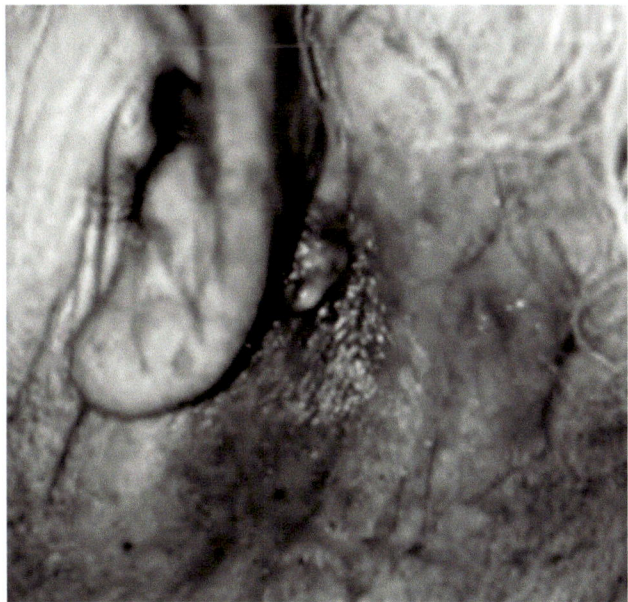

Figura 37-5. Escrófula.

la piel. Otra manifestación con predominio cérvico-facial es el **lupus vulgar**. Se manifiesta en forma de placa marrón-rojiza de consistencia blanda, sobre todo, alrededor de la nariz. Puede tener un comportamiento necrotizante, destruyendo las alas nasales. Presenta una coloración en "mermelada de manzana" a la vitropresión. Es de curso crónico y puede aumentar la incidencia de carcinoma escamoso en las zonas afectadas.

El tratamiento es médico, pudiendo ser necesario el desbridamiento o la resección de las lesiones o adenopatías.

Manifestaciones cutáneas por micobacterias atípicas

Este grupo de bacterias causan infecciones cutáneas más frecuentemente que *M. tuberculosis*. Entre las principales podemos distinguir: *M. avium-intracellulare-scrofulaceum*, *M. marinum*, *M. ulcerans* o *M. kansasii*, entre otros. Cualquiera de ellas puede producir manifestaciones cutáneas en cara y cuello si se da una inoculación directa en la piel del patógeno. La **úlcera de Buruli**, causada por *M. ulcerans*, consiste en la formación de un nódulo subcutáneo, que va creciendo gradualmente y progresa hacia la ulceración y exposición de tejidos profundos. Característicamente, ni el nódulo ni la úlcera posterior son dolorosos. Otra entidad es el **granuloma de las piscinas** o del acuario, causada por *M. marinum*, que consiste en el desarrollo de una pápula 2-3 semanas después de la inoculación, que progresa hacia la ulceración. Puede ser una lesión solitaria o múltiple por diseminación linfática cutánea. En pacientes inmunodeprimidos, típicamente por enfermedad de Hodgkin o en trasplantados, puede producirse una infección por *M. kansasii*. Se presenta como pápulas de distribución esporotricoide, que pueden progresar en profundidad. Característicamente, produce infecciones tipo celulitis y abscesos, más que granulomatosas. Finalmente, el *M. avium-intracellulare-scrofulaceum* suele presentarse en pacientes pediátricos como una linfadenitis cervical unilateral, típicamente, submandibular. En el caso del subtipo de *M. avium-intracellulare*, el cuadro cutáneo puede acompañarse de manifestaciones sistémicas, sobre todo, pulmonares.

El tratamiento consiste en la combinación de antibióticos, al igual que con las bacterias del complejo *M. tuberculosis*. Sin embargo, este no está tan estandarizado, y debe iniciarse de manera empírica, según datos regionales de resistencias, hasta poseer pruebas microbiológicas que puedan orientar mejor el tratamiento. Puede ser necesaria la resección quirúrgica de las lesiones o adenopatías.

Infecciones por hongos

También denominadas micosis. Dentro de las micosis superficiales podemos encontrar las dermatofitosis o tiñas, la pitiriasis versicolor y las candidiasis.

Dermatofitosis (tiñas)

Son organismos con capacidad para colonizar los tejidos queratinizados, como la epidermis (capa córnea, folículos pilosos y uñas). Son muy frecuentes. Se clasifican en 3 géneros: *Microsporum*, *Trichophyton* y *Epidermophyton*. En función de su medio ecológico, podemos distinguir: **geofílicos** (viven en el suelo), **zoofílicos** (infectan animales) y **antropofílicos** (infectan a humanos). Para el desarrollo de una infección fúngica superficial es necesario entrar en contacto, directo o a través de fomites, con el organismo etiológico, así como la existencia de factores predisponentes (traumatismo para la inoculación y aumento de la hidratación y de la maceración cutánea, entre otros). Clásicamente, se las nombra según su localización corporal. Las de mayor interés en nuestro campo son la tiña facial y la tiña de la barba.

Tiña facial

Dermatofitosis de la piel lampiña facial. Es más frecuente en los **niños** con antecedentes de contacto con animales. Cursa como una placa eritematosa bien circunscrita con bordes elevados y regresión central (**Fig. 37-6**).

El tratamiento de elección son los antimicóticos tópicos (imidazoles).

Tiña de la barba

Afecta los folículos pilosos de la barba y el bigote. Se observa casi exclusivamente en **varones del ámbito rural**, generalmente, causada por órganos zoofílicos. Consiste en una foliculitis pustular, con debilitamiento y **caída del pelo**, que evoluciona hacia una placa eritematosa circular y exfoliativa. Las lesiones pueden ser inflamatorias, tipo querion, o no inflamatorias, superficiales circinadas.

La confirmación del diagnóstico es mediante el examen de luz de Wood, el examen con KOH y el cultivo. Los antifúngicos tópicos son ineficaces y deben administrarse imidazoles por vía sistémica con griseofulvina o terbinafina hasta que se consiga la curación clínica y se negativicen los cultivos.

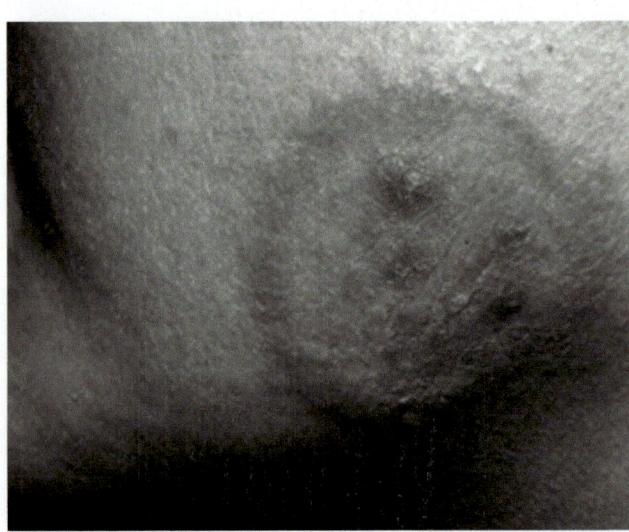

Figura 37-6. Tiña facial.

Pitiriasis versicolor

Micosis superficial muy frecuente causada por *Malassezia globosa*. Es típica de los **varones adolescentes**. Las lesiones aparecen más frecuentemente en el tronco y en las extremidades superiores, pero pueden progresar hacia región cervical, cara y cuero cabelludo. Consiste en **máculas descamativas** (signo de la uñada) lineales con tendencia a confluir en placas más grandes.

El tratamiento consiste en la aplicación de productos tópicos que contengan sulfuro de selenio, azoles o ciclopirox-olamina. Puede llegar a ser necesario el empleo de fármacos sistémicos, como itraconazol.

Candidiasis

Infección producida por hongos levaduriformes del género *Candida*, siendo las más conocidas *C.* albicans y *C. tropicalis*, saprofito normal de la mucosa oral, genital y digestiva del hombre. Las infecciones por este grupo de patógenos dependen de múltiples factores, siendo el más destacable el empleo de antibióticos de amplio espectro que alteren la flora normal de la piel.

Forma epidérmica perioral (perleche o queilitis angular)

Se caracteriza por el desarrollo de placas con ulceraciones superficiales y fisuras, que afectan a las comisuras labiales (**Fig. 37-7**). Es más frecuente en diabéticos o pacientes que emplean prótesis dentales mal ajustadas.

El manejo conlleva intentar corregir los factores favorecedores de la infección, así como el tratamiento con antimicóticos tópicos (azoles y ciclopirox-olamina).

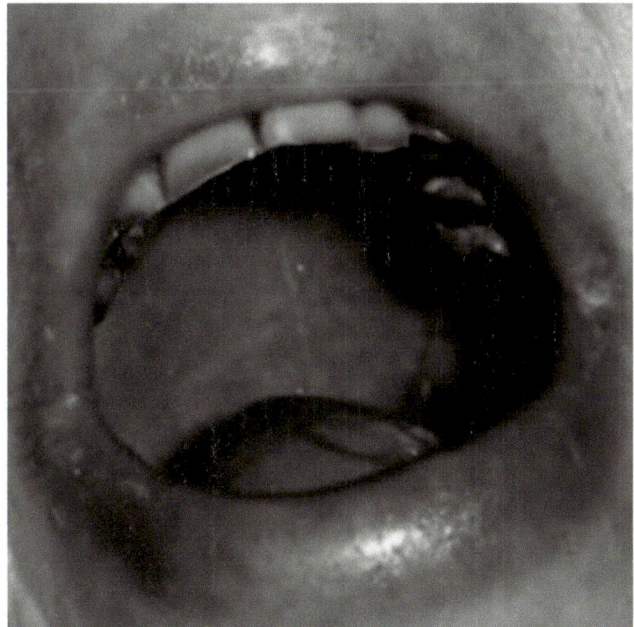

Figura 37-7. Candidiasis perioral o perleche.

Candidiasis mucocutánea crónica

Puede deberse a un defecto en la inmunidad celular o humoral, o asociado a alteraciones endocrinas, cuadros de malabsorción, timoma y a la presencia de autoanticuerpos. En los pacientes adultos se producen placas eritematosas que evolucionan a granulomatosas en cara, párpados, cuero cabelludo, labios y áreas acrales.

El tratamiento de primera línea de las infecciones fúngicas superficiales candidiásicas son los imidazoles y triazoles en regímenes prolongados por vía oral.

Infecciones víricas

Herpesviridae

Virus del grupo de ADN. Son los que con mayor frecuencia ocasionan infecciones cutáneas. Presentan una **secuencia patogénica** característica: **primoinfección**, fase de **latencia** y **reactivación**, dando lugar a una gran variedad de manifestaciones clínicas en función del tipo de virus y del huésped.

Se distinguen 8 *Herpesviridae* humanos: virus del herpes simple (VHS) tipo 1 y 2, virus de la varicela-zóster (VVZ) o tipo 3, virus de Epstein-Barr (VEB) o tipo 4, citomegalovirus (CMV) o tipo 5, virus de la roséola infantil o tipo 6, tipo 7 y virus del sarcoma de Kaposi o tipo 8. Para el propósito de este capítulo, nos centraremos en los primeros tres tipos.

Virus herpes simple tipos 1 y 2

La infección por virus del herpes simple tipo 1 (VHS-1) y tipo 2 (VHS-2) puede producir infecciones agudas (primoinfección), latente y recurrente. El único huésped conocido es el humano. Su transmisión se produce por inoculación directa de la piel o de las mucosas a partir de secreciones infectadas. El VHS-1 se relaciona predominantemente con el herpes orofacial y el VHS-2 con el herpes genital, pero **ambos pueden dar afectación en cualquier localización**. Después de la primoinfección, que suele ser en la infancia, el virus permanece en estado latente en los ganglios del trigémino, donde posteriormente puede replicarse y diseminarse hacia la periferia, siguiendo el trayecto nervioso, dando lugar a la aparición de recidivas. La primoinfección por VHS tiene un período de incubación que oscila entre 2 y 12 días (6 días de promedio) y, generalmente, es asintomática. Cuando produce síntomas, puede acompañarse de malestar general, fiebre o linfadenopatías, así como **vesículas y úlceras de pequeño tamaño** que afectan a toda la mucosa oral y labial (**gingivoestomatitis herpética**). El **herpes simple recurrente oral** puede afectar a la región perioral o nariz y se caracteriza por la formación de vesículas sobre base eritematosa (**Fig. 37-8**), con tendencia a recurrir en la misma localización y suele durar 7-10 días.

El herpes simple en pacientes inmunocompetentes suele tener un curso benigno autolimitado, no siendo preciso administrar tratamiento. La complicación más frecuente es la sobreinfección bacteriana por estafilococos (**impetiginización**).

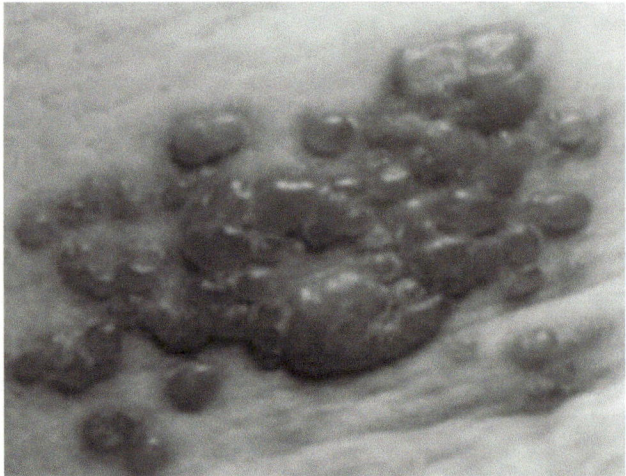

Figura 37-8. Herpes simple recurrente oral.

Los pacientes inmunodeprimidos pueden desarrollar lesiones crónicas en forma de úlceras orales o periorales de curso tórpido. En pacientes con patología dermatológica previa, especialmente, dermatitis atópica, puede observarse una generalización de las lesiones que se conoce como **eccema herpético o erupción varioliforme de Kaposi**. El **eritema multiforme** es un cuadro reactivo que afecta a piel y mucosas y que representa una respuesta inmune del paciente ante un factor desencadenante.

El diagnóstico de la infección por VHS-1 y 2 suele ser clínico, pudiendo, en algunos casos, ser útil la confirmación con pruebas de laboratorio. Es de elección la reacción en cadena de la polimerasa (RCP) para virus herpes simple, pero existen otras pruebas, como el test de Tzanck (observar bajo microscopio el líquido de una vesícula sospechosa tras una tinción con Giemsa, Wright o Papanicolau en busca de células gigantes multinucleadas) y el cultivo viral, así como la serología.

El tratamiento de la primoinfección incluye la administración de antivíricos orales, como aciclovir (de elección), valaciclovir o famciclovir, durante 7-10 días. En las recurrencias, la aplicación de antivíricos tópicos puede servir como tratamiento añadido a los antivíricos orales.

Virus herpes tipo 3 o virus varicela-zóster

Este virus es el responsable de la varicela y del herpes zóster. El **herpes zóster** suele afectar a mayores de 50 años por reactivación del virus varicela zóster acantonado en estado latente en un ganglio sensitivo. El primer síntoma local es el dolor o la hiperalgesia en el **dermatomo** afecto, seguido, 3-4 días después, de la aparición del típico *rash* con cúmulos vesiculares con base eritematosa, localizados a lo largo de este. A los pocos días, estas vesículas evolucionan a pústulas, que suelen romperse y secarse, formando costras que dejan una erosión superficial, pudiendo desarrollarse cicatrices.

La rama oftálmica del trigémino es a menudo la más afectada. En el 50 % de los casos produce queratitis o iridociclitis. Las lesiones pueden acompañarse de quemosis y queratoconjuntivitis. El herpes zóster maxilar cursa con vesículas en la úvula y región amigdalar. El herpes zóster mandibular da lugar a vesículas en la lengua, suelo de boca y mucosa yugal. Si se afecta la rama sensitiva del nervio facial, se observan vesículas en el conducto auditivo externo, tímpano y los dos tercios anteriores de la lengua, pudiéndose acompañar de parálisis facial (**síndrome de Ramsay Hunt**). Puede asociar síntomas vestíbulo-auditivos.

El tratamiento debe ser sintomático y evitar la sobreinfección de las lesiones. En pacientes mayores de 50 años, en inmunocomprometidos o en pacientes con afectación de cualquier nervio craneal, está indicada la administración de tratamiento oral con antivirales, como famciclovir, valaciclovir o aciclovir. En los casos que cursan con intenso dolor pueden ser de utilidad los corticoides. El tratamiento de la neuralgia postherpética puede realizarse con gabapentina, pregabalina, antidepresivos tricíclicos, opioides, parches de lidocaína al 5 % o parches de capsaicina de alta concentración.

Papilomavirus (VPH)

La mayoría de las infecciones son asintomáticas. La infección por los tipos VPH-5 y 8 tienen potencial oncogénico, principalmente, en el contexto de la **epidermodisplasia verruciforme**.

Verruga vulgar

Son lesiones en forma de pápulas de pequeño tamaño, hiperqueratósicas, hiperpigmentadas, de morfología redonda y superficie rugosa, pediculadas o sésiles (**Fig. 37-9**), que pueden encontrarse en cualquier localización de la superficie cutánea. Son poco frecuentes en la cara. Es más común en niños y adultos jóvenes, y son muy contagiosas por contacto directo. Los grupos de riesgo con mayor susceptibilidad para el VPH son los inmunodeprimidos (con inmunidad celular afectada), pacientes con atopia y, característicamente, los pacientes con SIDA, que tienen mayor riesgo de transformación maligna de este tipo de lesiones. En la población sana no se observan transformaciones hacia lesiones malignas y desaparecen espontáneamente en algunos casos, sobre todo, en niños. Pueden recurrir tras el tratamiento.

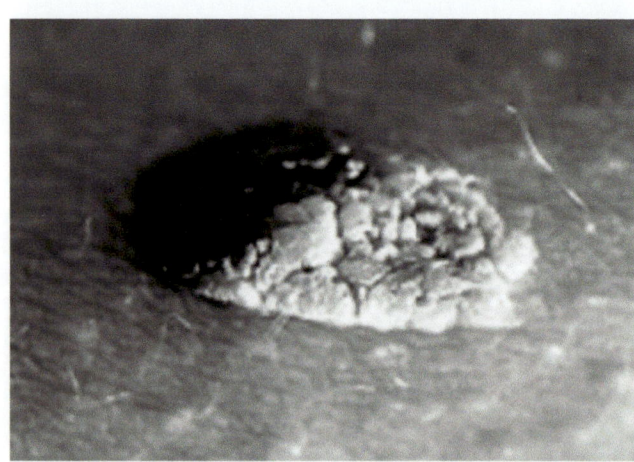

Figura 37-9. Verruga vulgar.

Verruga plana

Son pápulas de superficie plana (1-2 mm), de forma redonda y ligeramente hiperpigmentadas. Se localizan con más frecuencia en la cara y en las manos. A menudo, son autolimitadas y se resuelven espontáneamente.

Tratamiento

Incluye la aplicación de pomadas con ácido salicílico, crioterapia, cauterio, láser, extirpación quirúrgica (incluyendo la base en profundidad) y otros.

Poxvirus

Destaca principalmente el *Molluscum contagiosum*, que se transmite por contacto directo. Afecta predominantemente a niños; en adultos es frecuente la transmisión sexual. Es muy frecuente en individuos inmunodeprimidos y en pacientes con dermatitis atópica. Se caracteriza por el desarrollo de **pápulas umbilicadas** y perladas de unos pocos milímetros de diámetro, que suelen agruparse en los pliegues (**Fig. 37-10**) axilar, antecubital e inguinal, siendo rara su localización mucosa. Los casos floridos deben hacer pensar en infección por VIH. Las lesiones de *molluscum* tienden a regresar espontáneamente a los 6 o 9 meses.

El tratamiento puede incluir terapia física destructiva (curetaje, crioterapia, láser de CO_2...), cantaridina tópica, imiquimod tópico, cimetidina oral y cidofovir, entre otros. Algunas de estas opciones terapéuticas pueden dejar cicatrices, mientras que la resolución espontánea no las produce. No tienden a recurrir tras el tratamiento.

Infecciones parasitarias

Por frecuencia, la afectación más relevante es la leishmaniasis. Existen otras menos frecuentes en nuestro campo, como las infecciones por helmintos y las relacionadas con artrópodos.

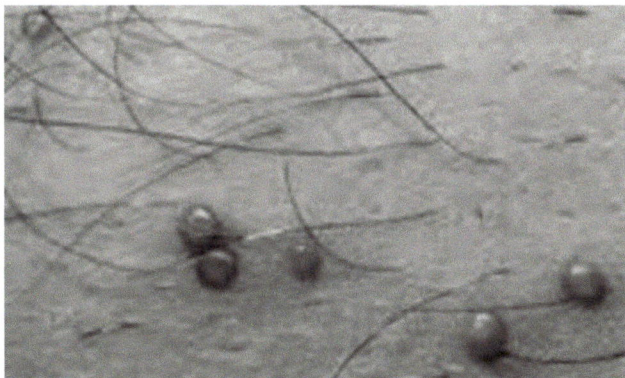

Figura 37-10. *Molluscum contagiosum.*

Leishmaniasis

Se trata de una antropozoonosis. Las leishmaniasis cutáneas pueden estar producidas por cualquier tipo de *Leishmania* y presentarse de múltiples formas clínicas. Suele aparecer una pápula (**botón de Oriente** o **botón de Alepo**) en el lugar de la picadura del flebotomo, que evoluciona a nódulos y úlceras, y se cura espontáneamente (si no se sobreinfecta por bacterias), dejando una pequeña cicatriz. Existe una forma mucocutánea o visceral de extrema gravedad que se da en pacientes inmunodeprimidos (**Kala-azar**).

El tratamiento es con antimoniales pentavalentes o anfotericina B en casos resistentes o severos, y siempre tras confirmación diagnóstica mediante técnicas bioquímicas y moleculares.

TUMORES BENIGNOS Y QUISTES FACIALES

Un **tumor** es una masa anormal de tejido, cuyo crecimiento supera y no está coordinado con el de los tejidos normales, y que persiste tras el cese los «estímulos que provocaron el cambio». Son lesiones frecuentes. Suelen estar bien delimitados o encapsulados, siendo morfológica y funcionalmente semejantes a los tejidos de donde proceden. No metastatizan. Los cutáneos suponen el mayor porcentaje de tumores en el hombre. Un **quiste** es una estructura con epitelio estratificado, en contacto con la epidermis, que tiene dentro queratina. Tiende a la sobreinfección.

En la **tabla 37-2** se enumeran los tumores cutáneos benignos y quistes más frecuentes en la región cervicofacial, que explicaremos más adelante. Cabe destacar que no es una clasificación completa, ya que esta sería muy extensa y quedaría fuera de los objetivos del presente capítulo.

Tumores benignos derivados de los queratinocitos

Queratosis seborreica, verruga senil o papiloma pigmentado

Proliferación verrucosa benigna de los queratinocitos epidérmicos. Es el **tumor epitelial benigno más frecuente** en personas de edad avanzada. Su causa es desconocida. Son más frecuentes en la cabeza, el cuello y el tronco después de la quinta década de la vida, con tendencia al crecimiento con los años.

Se presentan como pápulas o placas ligeramente elevadas, de tamaño variable, coloración marrón o negruzca, de aspecto verrucoso, a veces, «untuoso» (seborreica) y en ocasiones con tapones foliculares y no infiltradas. Con frecuencia son múltiples.

Una entidad que se debe destacar es la **dermatosis papulosa *nigra***, que se considera una variante de dermatosis seborreica, que aparece en mejillas y región temporal de personas de color.

La resolución espontánea es rara. No malignizan. Suelen ser asintomáticas.

Su tratamiento es por indicación cosmética con crioterapia o escisión quirúrgica.

Tabla 37-2. Tumores cutáneos benignos y quistes más frecuentes

Tumores epiteliales	Tumores mesenquimatosos
Derivados de queratinocitos: • Queratosis seborreica	Derivados de glándulas ecrinas: • Siringomas • Hidroadenoma
Derivados de melanocitos y lesiones hiperpigmentadas: • Efélides • Léntigos • Manchas café con leche • Nevus	Derivados de epitelio folicular: • Tricoepitelioma Derivados de glándulas apocrinas: • Cilindroma • Espiroadenoma
Quistes cutáneos: • Quistes epidérmicos o infundibulares • Quistes de milio • Quistes pilares o tricolémicos • Polimatrixoma	Derivados de tejido conectivo: • Acrocordones • Angiofibromas Derivados de tejido graso: • Lipoma
Otras lesiones epiteliales: • Queratoacantoma • Cuerno cutáneo • Mucocele	Derivados de tejido vascular: • Lago venoso • Lesiones telangiectásicas • Malformaciones vasculares • Hemangiomas • Granuloma piogénico

Tumores benignos derivados de melanocitos y lesiones hiperpigmentadas

Efélides

Máculas pigmentadas, parduzcas, en áreas expuestas como cara, cuello y brazos. Afectan a personas de fototipo claro y se oscurecen con la exposición solar. Existe un **aumento de la melanina en los melanocitos** de la capa basal, pero **sin aumentar su número**. No precisan tratamiento.

Léntigos

Lesiones pigmentadas caracterizadas por un **aumento de los melanocitos** en la parte distal de las crestas interpapilares. Tipos:

Lentigo simple

Lesión frecuente, caracterizada por una mácula marrón, parduzca, de pequeño tamaño, que puede afectar a piel y mucosas (**Fig. 37-11**); suelen aparecer en la infancia y aumentan en el embarazo. **No aumenta su pigmentación con la exposición solar**.

Lentigo solar o senil

Máculas parduzcas (**Fig. 37-12**) que afectan a personas adultas, en áreas expuestas. Presentan una marcada **degeneración solar** del colágeno.

Manchas café con leche

Máculas pigmentadas ovales, de pigmentación homogénea, de 2 a 5 cm de diámetro en los adultos. Se deben a un **aumento de los melanosomas**. Pueden observarse de forma aislada o múltiples (pueden estar asociadas a la neurofibromatosis tipo I y II y otros síndromes, como el de McCune-Albright, esclerosis tuberosa, ataxia telangiectásica, síndrome de Bloom, etc.).

Nevus

Según la localización histológica, podemos clasificarlos como intradérmico, de la unión o compuesto.

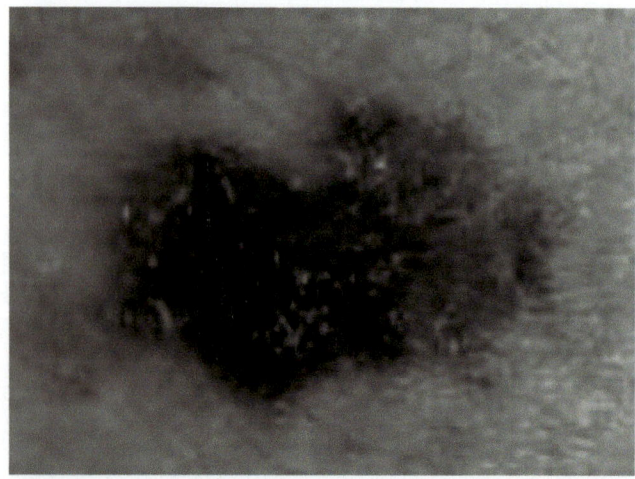

Figura 37-11. Lentigo simple.

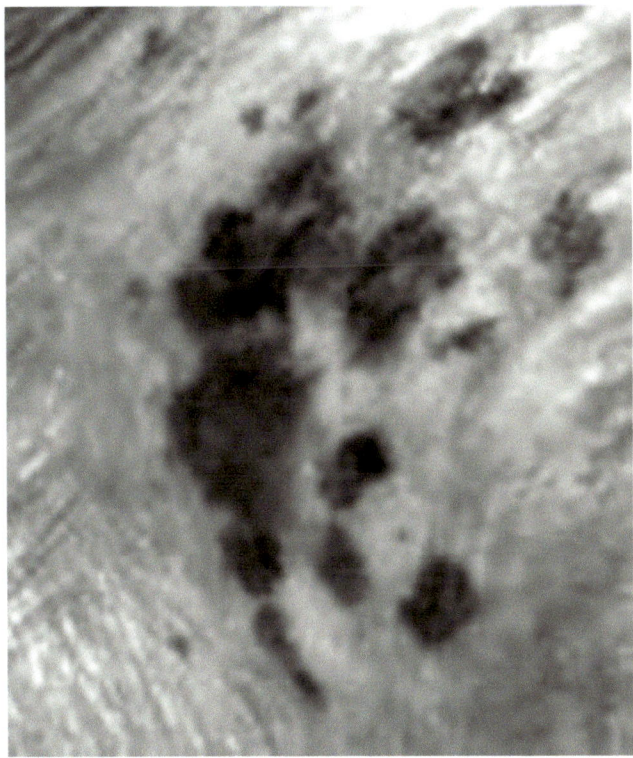

Figura 37-12. Lentigo solar o senil.

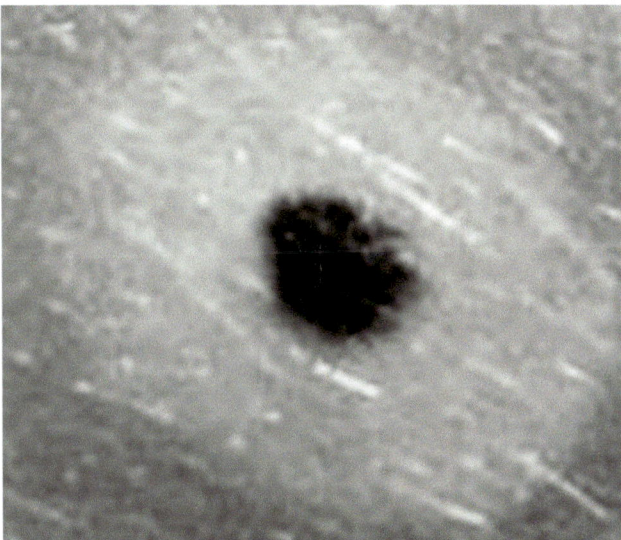

Figura 37-13. Halo nevus de Sutton.

- Nevus de la unión. Se ubica en el borde entre la epidermis y la dermis. Presentan apariencia lisa y plana, con pigmentación irregular. Aparecen en cualquier parte del cuerpo, siendo más frecuentes en la edad adulta temprana.
- Nevus compuesto. Presenta células que se encuentran en la epidermis y en la dermis. Suelen formarse a raíz de nevus de la unión que crecen con la edad.
- Nevus intradérmico. Se originan en la dermis. Pueden aparecer en cualquier parte del cuerpo y se caracterizan por ser lisos, abultados, planos, de color tostado o rosa, redondos u ovalados y menores de 6 mm.

Halo nevus de Sutton

Nevus melanocítico adquirido, **rodeado de un halo hipopigmentado blanquecino**. Puede hacer desaparecer el nevus, dejando un área despigmentada (**Fig. 37-13**). Pueden ser múltiples y mostrar una mayor tendencia al desarrollo de vitíligo.

Nevus de Ota

Se debe a la detención de melanocitos en la dermis durante su migración hacia la epidermis. Se localiza característicamente en frente y mejilla (**regiones inervadas por las ramas V1 y V2 del trigémino**), pudiendo darse también en mucosa oral o vísceras. La intensidad de coloración aumenta con la edad y se han descrito casos de transformación a melanoma.

Quistes cutáneos

Hay múltiples tipos, pero todos tienen en común su origen en el epitelio folicular. Según su origen, de superficial a profundo, podemos encontrarlos como:

- **Quiste epidérmico o infundibular**. Son formaciones palpables con un orificio o punto negro que conecta con el interior del quiste, donde acumulan queratina. Localización en cara, cuello, espalda y pecho. Tienden a la sobreinfección.
- **Quiste de milio**. Son de muy pequeño tamaño. Pueden deberse a traumatismos (párpados, detrás de las orejas), fenómenos reparativos (porfiria cutánea *tarda*), como consecuencia de un tratamiento con corticoides prolongado o en fases de resolución de enfermedades ampollosas.
- **Quiste pilar (tricolémico)**. Son similares a los epidérmicos, pero de localización en cuero cabelludo (sin capa granulosa).
- **Pilomatrixoma o epitelioma calcificante de Malherbe**. Aparecen como lesiones nodulares induradas, con frecuencia tras traumatismos (punciones o picaduras). Pueden calcificarse. Son más frecuentes en niños (cabeza, cuello y raíz de las extremidades). El tratamiento es quirúrgico.

El tratamiento definitivo es la extirpación quirúrgica.

Otros tumores benignos epiteliales

Queratoacantoma

Tumor epitelial **benigno autoinvolutivo**, de **crecimiento rápido**. Algunos autores lo consideran un **carcinoma espinocelular**. Suelen ser lesiones solitarias en la cabeza, el cuello y regiones expuestas al sol en personas de edad avanzada. Es más frecuente en varones. La lesión comienza como un tumor hemisférico, con un **cráter central** relleno de queratina (**Fig. 37-14**) y crece hasta 1-3 cm, en un plazo de 6 a 8 semanas. Siempre deben confirmarse mediante **estudio histológico**.

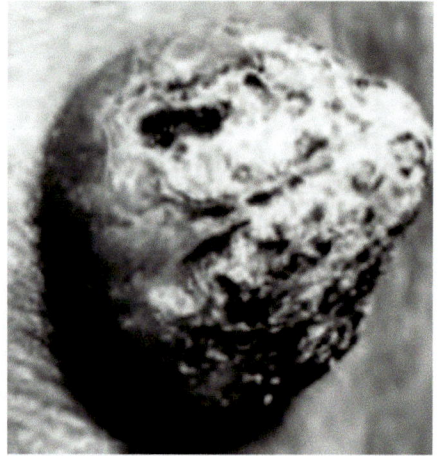

Figura 37-14. Queratoacantoma.

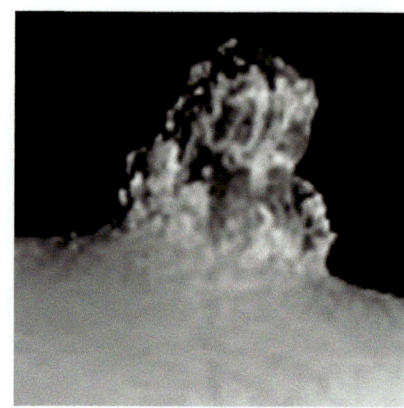

Figura 37-15. Cuerno cutáneo.

Se aconseja su extirpación quirúrgica, curetaje o coagulación de la lesión. Podemos usar agentes tópicos, como 5-fluorouracilo, en lesiones múltiples. Normalmente, se resuelven pasados 6 meses, dejando una pequeña cicatriz.

Cuerno cutáneo

Acumulación de material córneo con **forma cónica** perfectamente delimitado (**Fig. 37-15**). **Puede esconder una lesión maligna subyacente** productora de queratina, como un carcinoma epidermoide o una queratosis actínica. El tratamiento **requiere biopsia** por escisión.

Mucocele

Se trata de una lesión quística, pero **sin epitelio de recubrimiento**. Se forman en el labio inferior, principalmente, como consecuencia de un traumatismo (mordisco) en un conducto de drenaje de una glándula salival menor, lo que provoca el acúmulo de la saliva, que no puede externalizarse. El tratamiento es quirúrgico.

Tumores benignos derivados de glándulas ecrinas

Siringoma

Es el más frecuente derivado de este tipo de glándula. Deriva de células de los conductos y aparece predominantemente en la región periocular, en forma de múltiples pápulas milimétricas del color de la piel. El tratamiento puede hacerse con láser, compuestos químicos, cirugía, etcétera.

Hidradenoma

Se observa alrededor de la quinta década de la vida y, aproximadamente, un 50 % aparecen en el área de cabeza y cuello junto con el tronco. Se presenta como un nódulo solitario sólido o quístico. El tratamiento es quirúrgico.

Tumores benignos derivados de epitelio folicular

Tricoepitelioma

Deriva de las células germinales del folículo piloso. Pueden ser únicas (cara) o múltiples (frente, surcos nasogenianos) (síndrome de Brooke-Spiegler) y suelen aparecer como lesiones papulosas lobuladas.

Tumores benignos derivados de glándulas apocrinas

Cilindroma

Pueden ser únicos o múltiples (síndrome de Brook-Spiegler) y aparecen, sobre todo, en cabeza y cuello, especialmente, en cuero cabelludo. El tratamiento es quirúrgico.

Espiroadenoma

Puede originarse en células apocrinas o ecrinas. Consiste en un nódulo profundo que característicamente es doloroso. Pueden ser únicos o múltiples (síndrome de Brook-Spiegler). El tratamiento es quirúrgico.

Tumores benignos derivados del tejido conectivo

Acrocordones

Son los más frecuentes de esta estirpe. También se conocen como pólipos fibroepiteliales o fibromas péndulos. Son pápulas pediculadas del color de la piel que aparecen, sobre todo, en párpados y cuello. No precisan tratamiento.

Angiofibromas

Pápulas rosadas o eritematosas (**Fig. 37-16**). Aparecen en la primera infancia; son menores de 2 mm, de distribución simétrica en cara lateral de nariz, surco nasogeniano y mentón. Un 20 % son placas localizadas en la frente. Son más evidentes en la pubertad, pudiendo confundirse con lesiones de

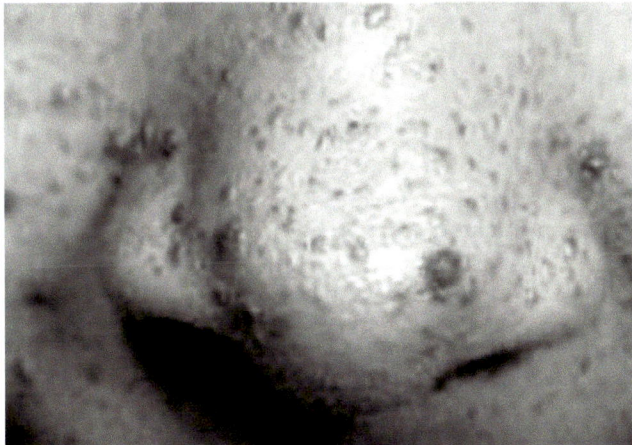

Figura 37-16. Angiofibroma.

acné. Las lesiones solitarias se extirpan por razones estéticas. Las lesiones múltiples pueden asociarse a esclerosis tuberosa.

Tumores benignos derivados de tejido nervioso

Pueden distinguirse los que surgen de las células de la propia fibra nerviosa (neuromas) y los que surgen de las células de las vainas nerviosas. Estos últimos serán los que veamos, por su frecuente aparición en el territorio maxilofacial.

Neurofibromas

Es el tumor neural más frecuente. Es solitario, normalmente, y no se asocia con otras manifestaciones sistémicas. Si son múltiples, debemos sospechar la presencia de neurofibromatosis de Von Recklinghausen o tipo I. Se presentan como tumores sésiles, exofíticos, de coloración sonrosada y de consistencia blanda (**Fig. 37-17**). Están constituidos por células de Schwann, fibroblastos, mastocitos y vasos. Existen tres tipos de neurofibromas: cutáneos, subcutáneos y plexiformes (grandes, siguiendo el trayecto nervioso).

Tumores benignos derivados de tejido graso

Lipoma

Es el tumor benigno dérmico subcutáneo más frecuente. Afecta, especialmente, al cuello, tronco y extremidades superiores. Son masas uniformes de adipocitos de consistencia blanda. Su forma superficial se denomina fibrolipoma pedunculado.

Tumores benignos derivados de tejido vascular

Lago venoso

Dilataciones vasculares (**Fig. 37-18**) que aparecen en zonas dañadas por el sol, especialmente, en los labios de personas adultas.

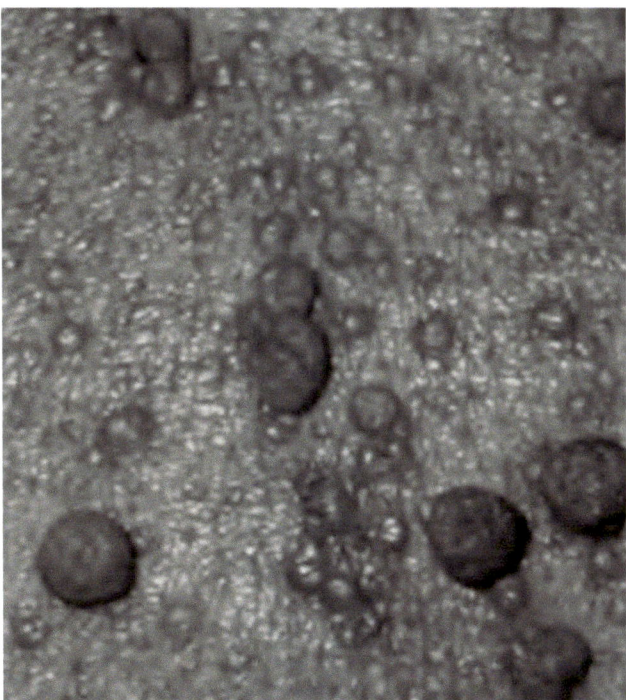

Figura 37-17. Neurofibroma.

Lesiones telangiectásicas

Telangiectasias

Dilatación de los capilares finos de la piel, **sin angiogénesis**. Pueden deberse a factores exógenos (radioterapia, exposición solar). En algunos casos pueden empeorar con los cambios hormonales, como el embarazo o la menstruación.

Arañas vasculares

Son muy frecuentes en la cara. En este caso, podemos observar una región central de mayor tamaño por dilatación de vasos de mayor calibre, rodeada de una zona periférica de telangiectasias. También puede asociarse a alteraciones hormonales, como el embarazo o la toma de anticonceptivos.

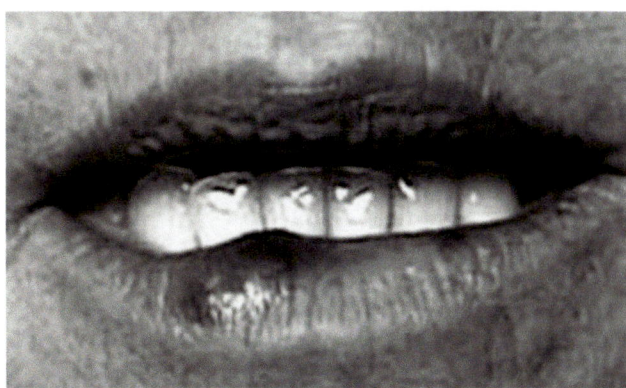

Figura 37-18. Lago venoso.

Angioqueratomas

Lesión bien delimitada consistente en una ectasia vascular hiperqueratósica. Puede ser solitario o múltiple, asociado o no a enfermedades sistémicas o genéticas.

Malformaciones vasculares

Son defectos del desarrollo, presentes en el nacimiento, que crecen con el niño. Pueden ser malformaciones capilares, venosas, arteriales, linfáticas o mixtas.

Malformaciones vasculares capilares

Son las más frecuentes. Destaca el ***nevus simplex***, **mancha salmón** o **nevus telangiectásico**, presente con mucha frecuencia en los neonatos en la zona glabelar o en la nuca. Suele involucionar en el primer año, aunque las de la nuca suelen permanecer o incluso progresar.

Otra lesión a tener en cuenta es la **mancha en vino de Oporto (angioma plano, *nevus flammeus*) (Fig. 37-19)**. Es infrecuente. Son placas rojo-violáceas, de localización habitualmente en la frente y el área facial de distribución metamérica (habitualmente, sigue V1 y V2). Puede asociarse a síndromes, como el **síndrome de Sturge-Weber** o **angiomatosis meningo-facial**, en el que la lesión no regresa espontáneamente. Puede emplearse láser pulsado comlo tratamiento.

Malformaciones vasculares venosas

Cabe destacar el **síndrome de Mafucci**, en el que aparecen lesiones en el área cefálica y se asocian a encondromas óseos.

Malformaciones vasculares linfáticas

Habitualmente asociadas a síndromes, como el **síndrome de Turner**. Pueden presentarse en forma de linfedema o de malformaciones macroquísticas. Tienden a la sobreinfección.

Malformaciones arteriovenosas

Se trata de *shunts* entre arterias y venas, con flujo vascular rápido. Pueden ser lesiones estables o que evolucionan, pudiendo en este último caso necrosarse o ulcerarse, o incluso producir problemas circulatorios por robo sanguíneo. Alrededor de la mitad son congénitos, y la mayoría se presentan en la región cefálica. Pueden empeorar con los cambios hormonales.

Hemangiomas

Surgen del endotelio vascular y son los tumores más frecuentes del neonato. Afectan al 5-10 % de los niños de 1 año. Se presentan como una mácula pálida con pequeñas telangiectasias. A medida que prolifera, adquiere un color rojo brillante, estando ligeramente sobreelevado sobre la piel normal (**Fig. 37-20**). Los más profundos adquieren una coloración azulada. Un 20 % son múltiples. Tienen más riesgo las niñas y los prematuros. Suelen aparecer en las primeras semanas para luego involucionar. Un 30 % son congénitos, pudiendo este subtipo involucionar o no. Alrededor de la mitad se observan en cabeza y cuello.

Pueden ser **superficiales** (50 %), de color rojo vivo, **profundos** (25 %) o **mixtos** (25 %). Además, pueden ser **focales** o **segmentarios** (en placas).

Cabe destacar dos entidades:

- *Hemangiomas cutáneos múltiples* (hemangiomatosis neonatal difusa): los hemangiomas faciales de gran tamaño

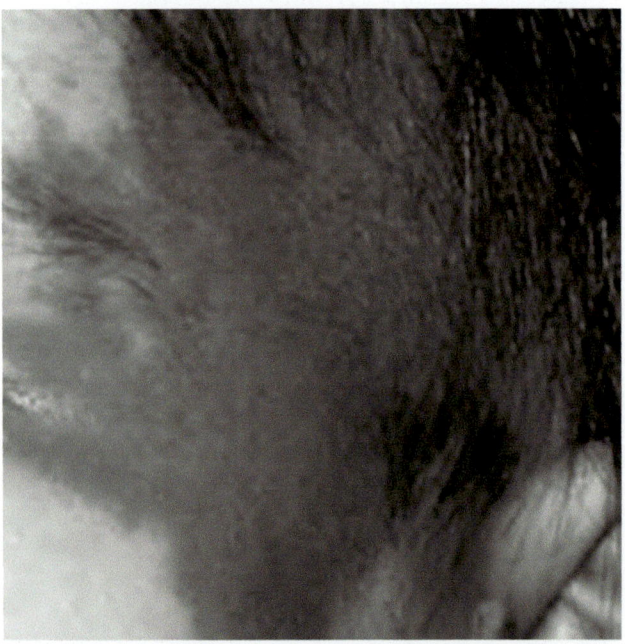

Figura 37-19. Mancha en vino de Oporto o Nevus flammeus.

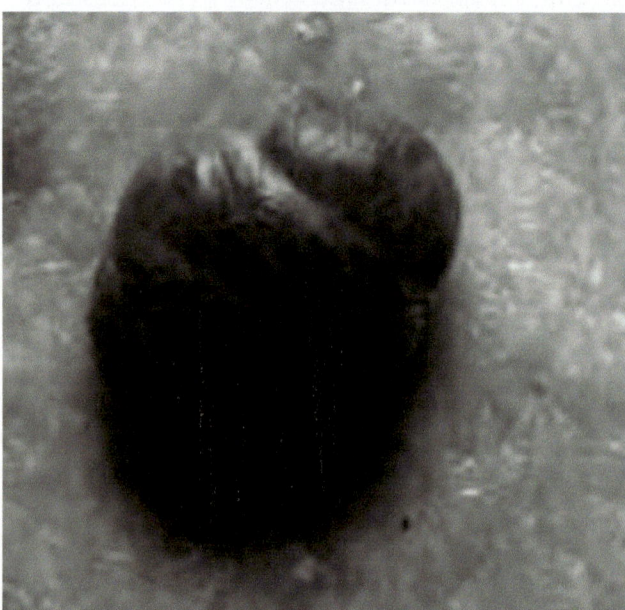

Figura 37-20. Hemangioma.

pueden estar asociados con hemangiomas viscerales (hepático y renal).

- *Síndrome PHACES:* los hemangiomas segmentarios extensos de la cara y cuello pueden estar asociados con malformaciones de la fosa posterior, hemangiomas cervicofaciales, alteraciones arteriales, cardíacas, oculares, hendiduras esternales o abdominales y/o ectopia *cordis*. Afecta a mujeres (posible defecto ligado al cromosoma X).

El tratamiento no suele ser necesario, pero pueden administrarse corticoides, láser e interferón. Los ulcerados responden bien a tratamiento antibiótico y analgésico. En los hemangiomas infantiles se administra **propranolol**, con buenos resultados.

Granuloma piogénico

También denominado angioma lobulillar. Es una lesión papulosa rojiza, polipoidea, en piel o mucosa, de rápido crecimiento **tras una agresión local**. En mujeres embarazadas es típico que surjan en las encías (granuloma gravídico). El tratamiento consiste en la exéresis.

GENODERMATOSIS

Se trata de un conjunto de enfermedades raras muy diversas, que tienen en común dos elementos: origen **genético** y manifestaciones **cutáneas**. Además, con frecuencia, suelen afectar a otros órganos. A continuación, vamos a tratar brevemente algunas de las más relevantes en nuestro campo.

Neurofibromatosis

Enfermedad hereditaria autosómica dominante, que afecta a piel, tejidos blandos, sistema nervioso y hueso. Las formas más frecuentes son la **neurofibromatosis tipo I**, o enfermedad de Von-Recklinghausen, y la tipo II (schwannoma acústico). La neurofibromatosis tipo I es una de las enfermedades hereditarias más frecuentes (1:3.000 personas). Presenta asociación de **manchas café con leche**, **neurofibromas cutáneos**, alteraciones óseas y neurológicas. El gen se ha localizado en el brazo largo del cromosoma 17.

El tratamiento debe estar dirigido al control de estos pacientes, por el potencial de malignización de las lesiones, y la detección precoz de las posibles complicaciones y al consejo genético.

Esclerosis tuberosa

También conocida como enfermedad de Pringle-Bourneville. De herencia autosómica dominante, afecta al sistema nervioso central, piel, retina, riñones, corazón y pulmón. La presentación clínica consiste en epilepsia, deterioro cognitivo, autismo y diversos tumores benignos (como los **angiofibromas cutáneos**), que incluyen angiomiolipomas renales, nódulos subependimarios, astrocitomas y tumores de la corteza cerebral. Se resumen bien bajo las siglas **EPILOIA: EPI**lepsia, **LO**w Intelligence, **A**ngiofibromas.

El tratamiento es multidisciplinar. El pronóstico se fundamenta en las manifestaciones neurológicas, renales y la aparición de neoplasias malignas.

Xeroderma pigmentosum

Herencia autonómica recesiva, por defecto en los mecanismos de reparación del ADN dañado por la luz ultravioleta, lo que produce mutaciones en las células epiteliales, pudiendo desarrollar cáncer.

Desde el nacimiento, en los primeros años existe una tendencia a sufrir **quemaduras solares**, encontrando una piel atrófica, efélides, hiperpigmentación o hipopigmentación parcheada y queratosis actínica, asociado a deterioro cognitivo en un alto porcentaje. Las lesiones evolucionan rápidamente hacia **carcinoma escamoso, basocelular y melanomas**. La localización más frecuente es en cabeza y cuello. Intraoralmente, pueden aparecer carcinomas epidermoides en labio inferior y punta de la lengua, ocurriendo pasados los 20 años, generalmente. La presencia de cáncer de piel en pacientes jóvenes orienta el diagnóstico. El pronóstico es malo, teniendo una esperanza de vida menor a la de la población general.

No existe un tratamiento efectivo para esta enfermedad. Se recomienda evitar la exposición al sol y realizar la extirpación de tumores (mediante el método de Mohs), con revisiones muy frecuentes. Está indicado el consejo genético.

Síndrome de Gorlin

También conocido como síndrome névico basocelular o síndrome del carcinoma basocelular nevoide. Herencia autonómica dominante. Su prevalencia oscila entre 1 de cada 60.000 y 1 de cada 120.000 personas. Afecta ambos sexos, con mutaciones en los genes **PTCH1** y TP53, principalmente.

Se caracteriza por el desarrollo de **múltiples carcinomas basocelulares** en edades tempranas que puede ir asociado a otras manifestaciones cutáneas, como *pits* palmo-plantares, o manifestaciones extracutáneas, entre las que destacan los **queratoquistes mandibulares**, el meduloblastoma y las alteraciones esqueléticas. Estos carcinomas basocelulares suelen presentarse como pequeñas tumoraciones, muy numerosas y precoces, y se distribuyen, sobre todo, en cara y tronco, incluso sobre piel no expuesta al sol. Los pacientes presentan facies característica por ensanchamiento y protrusión frontal y temporoparietal, hipertelorismo, estrabismo y ligero prognatismo mandibular. También se asocia a fibromas ováricos o cardíacos. Pueden presentar calcificaciones de la hoz del cerebro y alteraciones del paladar. En la tabla 37-3 se resumen los criterios diagnósticos.

Debemos vigilar las lesiones cutáneas, evitar la exposición solar y tratar precozmente los tumores pequeños. El tratamiento de los quistes es la enucleación y el legrado. Los carcinomas requieren exéresis quirúrgica. Otros tratamientos son: 5-fluorouracilo, imiquimod y terapia fotodinámica, y

Tabla 37-3. Criterios diagnósticos para el síndrome de Gorlin

Criterios mayores	Criterios menores
Carcinoma basocelular < 20 años	Anomalías costales
Queratoquiste odontogénico < 20 años	Macrocefalia
3 o más pits palmo-plantares	Fibromas ováricos o cardiacos
Calcificación lamelar de la hoz cerebral	Anomalías oculares (estrabismo, hipertelorismo, catarata congénita, glaucoma, coloboma)
Meduloblastoma	Labio o paladar hendido
Familiar de primer grado con síndrome de Gorlin	Quistes linfomesentéricos
Otras anomalías esqueléticas y cambios radiológicos (anomalías vertebrales, cifoescoliosis, 4º metacarpiano corto, polidactilia postaxial)	

Para el diagnóstico de síndrome de Gorlin se precisa el cumplimiento de 2 criterios mayores, 1 criterio mayor y 2 criterios menores o 1 criterio mayor y la confirmación molecular.

retinoides, estando en estudio el tratamiento con derivados de la planta *Veratrum californicum* (ciclopamina). Debemos asesorar genéticamente a estos pacientes.

LESIONES PRECANCEROSAS FACIALES

Concepto de precáncer o lesión precancerosa

Las **lesiones precancerosas** cutáneas son un grupo de dermatosis sobre las que se desarrollan con mayor frecuencia un tumor maligno (no presentándose en todos los casos), en las que podemos observar ciertos rasgos citológicos de **atipia** y desorganización arquitectural, que puede ser **reversible** si se elimina el factor carcinógeno. El paso previo al desarrollo de un cáncer es la modificación de un tejido sano que sufre una **displasia**, siendo esta un marcador histológico de premalignidad.

Otro término interesante es el de **cancerización de campo**, según el cual los tumores se originan en un área de epitelio previamente acondicionada por la **exposición prolongada a mutágenos** del medio ambiente.

Se han englobado tradicionalmente distintas entidades, clínica e histológicamente reconocibles, asociadas a un cierto riesgo de evolución a **carcinoma escamoso cutáneo invasivo**. Son fundamentalmente la **queratosis actínica** y la **enfermedad de Bowen**.

Etiología

No podemos definir un solo factor etiológico para los tumores cutáneos. Debemos hablar de:

- **Exposición solar acumulada** (rayos UV-B y UV-C). Es el más importante.
- Tipo de exposición solar (constante, que aumenta el riesgo de carcinoma epidermoide y basocelular; e intermitente, que aumenta el riesgo de melanoma).
- Inmunosupresión.

- Fenotipo (rubio, ojos claros).
- Síndromes genéticos (xeroderma pigmentoso, síndrome de Gorlin).
- Agentes químicos (arsénico, hidrocarburos).
- Radiaciones ionizantes.
- Inflamación crónica.
- Edad avanzada.
- Lesiones cutáneas preexistentes:
  - Cicatrices, úlceras (**úlcera de Marjolin**) y quemaduras. Son más agresivos.
  - **Nevus sebáceo**. Un 30 % progresan a carcinoma basocelular después de la pubertad.

Diagnóstico

Ante un paciente con lesiones sospechosas, debemos realizar un diagnóstico correcto: anamnesis completa, examen clínico y biopsia. El estudio anatomopatológico proporcionará información sobre la presencia de **displasia**, **factor pronóstico** fundamental hacia la transformación maligna. La dermatoscopia ayuda en el diagnóstico y seguimiento de vlas lesiones.

Lesiones precancerosas no melanocíticas

Queratosis actínica

Es la precancerosis más frecuente. Son neoplasias cutáneas que consisten en proliferaciones de queratinocitos epidérmicos citológicamente aberrantes, con riesgo de progresión a **carcinoma epidermoide**. Está localizada en el bermellón del labio y se denomina **queilitis actínica**. Son factores de riesgo los siguientes:

- Susceptibilidad individual: edad avanzada (**> 40 años**), sexo masculino, **fototipo cutáneo I-II** y trabajadores al aire libre (agricultores, navegantes…).
- Exposición acumulada a la **radiación ultravioleta (UV-B y UV-C)**. Es el factor más importante.

- Inmunosupresión. Principalmente, en trasplantados de órgano, como consecuencia a la terapia inmunosupresora.
- Antecedentes de queratosis actínica o de otros cánceres de piel.
- Síndromes genéticos con alteración en los mecanismos de reparación del ADN.

Se manifiesta como **máculas o pápulas eritematosas** que progresivamente se recubren de una **escama adherente** que, al desprenderse, deja una erosión superficial; son asintomáticas o discretamente pruriginosas, con un tamaño entre milímetros y centímetros. A menudo son múltiples y se acompañan de otros signos de daño solar: lentigos, elastosis y telangiectasias, en zonas fotoexpuestas, sobre todo, en la cara (nariz, frente, pabellones auriculares), dorso de manos y cuero cabelludo.

El **diagnóstico** de la queratosis actínica es fundamentalmente **clínico**, basado en la exploración de la piel. La presentación clínica y una historia de exposición a factores de riesgo típicos son los pilares diagnósticos. Sin embargo, en algunas ocasiones requiere examen histopatológico para descartar invasividad o diferenciarlo de otras entidades. En la anatomía patológica podemos encontrar pérdida variable de la correcta estratificación de la epidermis, asociada a **atipia** moderada o intensa de los queratinocitos. En ocasiones pueden encontrarse focos de **displasia**, por lo que hay autores que debaten acerca de considerarlo **carcinoma epidermoide** *in situ*.

La evolución puede dar lugar a la resolución espontánea, la estabilidad o la progresión a carcinoma invasivo.

Las queratosis actínicas deben tratarse realizando un seguimiento a largo plazo. Su recidiva es rara. El uso de **protecto**res solares es fundamental para su **prevención**. Debido al desarrollo de las lesiones queratósicas en áreas faciales, debemos adoptar una actitud terapéutica que obtenga los resultados más estéticos. El armamento terapéutico es muy amplio:

- **Ablativas**. Útil para lesiones individuales únicas o escasas. No adecuado para la cancerización de campos. Incluye electrocoagulación, **crioterapia con nitrógeno líquido**, ablación con láser de CO_2 o ER:YAG y cirugía.
- **No ablativas**. Para el tratamiento de lesiones únicas o múltiples, o zonas cuya mutilación suponga una implicación estética importante. Consta de tratamientos tópicos, como ácido tricloroacético 10 -25 %, resorcinol, ácido salicílico o ácido glicólico, **5-fluorouracilo**, diclofenaco, ingenol mebutato, retinoides, **imiquimod** o calcipotriol.
- **Mixtas**. Es especialmente útil en inmunodeprimidos. Se basa en la terapia fotodinámica, que a menudo requiere pretratamiento con raspado con el objetivo de facilitar la penetración de la sustancia fotosensibilizante aplicada (ácido 5-aminolevulínico o metil aminolevulinato).

Enfermedad de Bowen

Se trata de un **carcinoma epidermoide cutáneo** que no invade la membrana basal. Algunos autores lo consideran un **carcinoma** *in situ*. Tiene una tasa de progresión global del 5 %. Nuevamente, el principal factor de riesgo es la exposición solar, aunque también puede influir la infección por *papilomavirus*, exposición a tóxicos, radiaciones ionizantes, etc. Por ello, a diferencia de la queratosis actínica, puede surgir en áreas no fotoexpuestas.

Tabla 37-4. Otras lesiones queratinocíticas precancerosas

Queratosis	Cáncer	Lesión	Localización	Latencia	Tratamiento
Arsénico	Epidermoide	Pápula queratósica excrecente	Palmoplantar	40 años	Cirugía y láser tópicos
Térmica	Epidermoide	Eritema *ab igne*	Piel expuesta al calor	Años	Cirugía, láser
Hidrocarburos (alquitrán, brea, etc.)	Epidermoide	Pápulas grisáceas friables	Piel expuesta al agente	2,5-45 años	Seguimiento
Radiación (rayos X, rayos Grenz, etc.)	Epidermoide, basocelular, sarcoma	Pápulas o placas con atrofia	Palmoplantar, mucosas	5-55 años	Cirugía
Cicatriz crónica (por ejemplo, úlcera de Marjolin)	Epidermoide, basocelular, melanoma, sarcoma, histiocitoma	Ulceración persistente sobre cicatriz crónica	Extremidades, piel articular	Años	Cirugía con márgenes amplios (al menos, 2 cm)
Luz UV-A	Epidermoide, melanoma, Merkel	Lesiones premalignas	Áreas fotoexpuestas	Años	Seguimiento
Viral (VPH-5, VPH-8)	Epidermoide	Pápulas y placas verruciformes	Diseminada	20-30 años	Cirugía, tópicos, antivirales
Reaccional (lupus, liquen, pénfigo, etc.)	Epidermoide	Pápulas y placas hiperqueratósicas	Donde se da la lesión de la enfermedad de base	Años	Cirugía

Suele manifestarse como una lesión única de lento crecimiento, eritematosas, con bordes irregulares confluyentes y con crecimiento centrífugo, bien delimitadas y aterciopeladas o queratósicas. Suele requerir biopsia para el diagnóstico definitivo.

El tratamiento puede ser quirúrgico (preferiblemente con cirugía de Mohs), criocirugía, tópico (5-fluorouracilo, imiquimod, ingenol mebutato), terapia fotodinámica, láser de CO_2 o radioterapia.

Otras precancerosis cutáneas

El resto de queratosis precancerosas no melanocíticas son menos frecuentes que las dos anteriormente explicadas. Se resumen en la **tabla 37-4**, exponiendo los detalles más importantes de cada una de ellas.

Las lesiones precancerosas melanocíticas se explican en su correspondiente capítulo de este libro.

PUNTOS CLAVE

- *Staphylococcus aureus*, seguido de *Streptococcus pyogenes* son los agentes causales más frecuentes de las infecciones cutáneas piogénicas (piodermas).
- *Streptococcus pyogenes* es el principal patógeno que debe tenerse en cuenta en las fascitis necrotizantes.
- Las micobacterias atípicas causan manifestaciones cutáneas más frecuentemente que el resto, principalmente, en pacientes pediátricos.
- El virus Herpes simple 1 es el que más frecuentemente causa infecciones orofaciales.
- La presencia de dolor y un *rash* con vesículas en un dermatomo es característico de la infección por herpes zóster.
- La queratosis seborreica es el tumor benigno cutáneo más frecuente en edades avanzadas, siendo los hemangiomas los más frecuentes en edad pediátrica.
- El queratoacantoma y el cuerno cutáneo requieren tratamiento quirúrgico, pues pueden ocultar un carcinoma subyacente.
- Las genodermatosis son enfermedades raras de origen genético con manifestaciones cutáneas.
- La exposición solar acumulada a lo largo de la vida es el principal factor de riesgo de cáncer cutáneo.
- Tanto la queratosis actínica como la enfermedad de Bowen son consideradas por algunos autores como carcinomas escamosos *in situ*.

BIBLIOGRAFÍA

Arda O, Göksügür N, Tüzün Y. Basic histological structure and functions of facial skin. Clinics in Dermatology. 2014;32(1):3-13.

España Alonso A. Dermatología Para el Grado de Medicina (1ª edición). Madrid: Editorial Médica Panamericana, 2021.

Ferrándiz C, Malvehy J, Guillén C, et al. Precáncer cutáneo. Actas Dermo-Sifiliográficas. 2017;108(1):31-41.

Kang S (editor). Fitzpatrick's dermatology/editors, Sewon Kang, MD [and six others] (9th edition). New York: McGraw-Hill Education, 2019.

Palacios-Álvarez I, González-Sarmiento R, Fernández-López E. Gorlin Syndrome. Actas Dermo-Sifiliográficas (English Edition). 2018;109(3):207-17.

Saavedra A, Roh EK, Mikailov A. Fitzpatrick's Color Atlas and Synopsis of Clinical Dermatology (9th edition). McGraw-Hill Education, 2023.

Spadari F, Pulicari F, Pellegrini M, et al. Multidisciplinary approach to Gorlin-Goltz syndrome: from diagnosis to surgical treatment of jawbones. Maxillofac Plast Reconstr Surg. 2022;44(1):25.

Worley B, Harikumar V, Reynolds K, et al. Treatment of actinic keratosis: a systematic review. Arch Dermatol Res. 2022. Disponible en: https://link.springer.com/10.1007/s00403-022-02490-5

AUTOEVALUACIÓN

Cáncer cutáneo no melanoma. Carcinoma basocelular y carcinoma escamoso

38

A. Pascual Camps y L. M. Floría García

OBJETIVOS

- Aprender, para poder indicar en consulta posteriormente, las principales medidas de prevención ante estas lesiones.
- Ser capaz de identificar un carcinoma basocelular a través de sus características principales.
- Poder identificar un carcinoma escamoso a través de sus características principales.
- Conocer distintas técnicas de reconstrucción de defectos causados por la exéresis de estas lesiones.
- Obtener unas pautas para el seguimiento postquirúrgico y de lesiones metastásicas.

INTRODUCCIÓN

El cáncer de piel ha experimentado últimamente un notable aumento en Europa y en muchas partes del mundo. Aunque la tasa de mortalidad del cáncer de piel no melanoma es baja, causa una morbilidad considerable, incluyendo un impacto significativo en la apariencia y la función. La prevención, detección temprana y tratamiento oportuno son cruciales para reducir la incidencia, morbilidad y mortalidad asociadas con esta enfermedad, así como los costos relacionados con este problema de salud. En este capítulo examinaremos la presentación clínica, el tratamiento y el pronóstico del cáncer de piel, centrándonos, principalmente, en el carcinoma epidermoide (CE) y el carcinoma basocelular (CBC).

Los cánceres de piel epiteliales (no melanoma) son los tumores malignos más fáciles de diagnosticar y tratar. Se originan principalmente en los queratinocitos de la capa basal epidérmica o en las estructuras anexas. El CE, generalmente, se origina a partir de lesiones displásicas *in situ* que pueden tratarse antes de que se infiltran en la dermis. Por otro lado, el CBC in situ es menos común, aunque los CBC superficiales mínimamente infiltrantes son frecuentes.

La causa más común en personas de piel clara es la radiación solar, la radiación ultravioleta y el virus del papiloma humano (VPH). El VPH y la radiación UV causan una serie de cambios que van desde la displasia epitelial hasta el CE in situ y el CE infiltrante. En menor medida pueden deberse a radiación ionizante, inflamación crónica, hidrocarburos o ingesta crónica de arsénico.

Aunque los carcinomas cutáneos no melanoma pueden presentarse de diversas formas, la mayoría de estas lesiones se originan a partir de lesiones benignas anteriores. Por lo tanto, no se debe subestimar su potencial, a pesar de su lento crecimiento, ya que tienden a progresar y extenderse en los tejidos con menor resistencia. Aquellos con una menor diferenciación y los que ocurren en individuos inmunocomprometidos tienden a tener un comportamiento más agresivo.

FACTORES ETIOLÓGICOS

Radiación ultravioleta

El impacto carcinogénico de la radiación solar es bien conocido, y se atribuye a la interferencia con los mecanismos de reparación del ADN, que puede potenciarse por otros factores desencadenantes. Se ha observado que más del 90 % de los pacientes con carcinoma epidermoide (CE) y más del 50 % de aquellos con carcinoma basocelular (CBC) presentan alteraciones en el gen supresor p53, que normalmente induce la apoptosis de las células precancerosas.

La radiación UV está estrechamente relacionada tanto con el melanoma cutáneo como con el carcinoma espinocelular y basocelular, siendo la radiación UVB el principal, aunque no único, factor contribuyente al desarrollo de estos tumores cutáneos.

Exposición a radiaciones

Individuos expuestos a radiaciones en su entorno laboral o sometidos a radioterapia para tratar otras condiciones benignas tienen un mayor riesgo de desarrollar carcinomas cutáneos.

Respuesta inmunológica

La respuesta inmunológica desempeña un papel crucial en la progresión del cáncer de piel. Las células de Langerhans, por ejemplo, son capaces de identificar y presentar antígenos a los linfocitos T. Sin embargo, la exposición crónica a la radiación UV reduce tanto el número como la funcionalidad de estas células, lo que altera la capacidad defensiva del individuo frente a las células precancerosas. Además, el uso de medicamentos inmunosupresores aumenta el riesgo de carcinoma basocelular y espinocelular, específicamente, en pacientes trasplantados, con una probabilidad superior al 60 % en comparación con la población general, y con manifestaciones biológicas más agresivas.

Heridas crónicas y escaras cutáneas

Las heridas crónicas y las úlceras por presión han demostrado ser un factor de riesgo para el desarrollo de cáncer de piel, sobre todo, en áreas donde la cicatrización ha fallado durante años, aunque su incidencia es menor en cabeza y cuello.

Agentes químicos

Los hidrocarburos policíclicos aromáticos son los principales agentes químicos asociados con papilomas y carcinomas cutáneos. Es importante tener en cuenta la asociación de agentes fotocarcinogénicos, como el 8-metoxipsoraleno, utilizado en la terapia PUVA para afecciones cutáneas, como la psoriasis, ya que se ha demostrado su capacidad carcinogénica en animales y se ha clasificado como tal en humanos. Se relaciona especialmente con el desarrollo de carcinoma espinocelular, por lo que se requiere un seguimiento riguroso de estos pacientes por parte de su dermatólogo debido a los posibles efectos adversos.

PREVENCIÓN

La prevención primaria del cáncer de piel se centra en minimizar la exposición al sol. Utilizar ropa con capacidad para filtrar radiaciones UV y aplicar protector solar son medidas clave en la prevención de este tipo de cáncer.

La Asociación Americana de Dermatología recomienda como medidas generales las siguientes:

- Limitar la exposición solar, sobre todo, entre las 10 y las 16 horas.
- Uso de ropa y lentes protectoras.
- Uso de protectores solares con FPS ≥ 30, incluyendo protectores labiales.
- Evitar dispositivos artificiales de bronceado.
- En niños de menos de 6 meses: ponerles sombreros y ropa adecuada, y mantenerlos en zonas sombrías.

Estas medidas deben ser aplicadas, sobre todo, en las edades comprendidas entre los 6 meses y los 24 años. Evitar

exposiciones de riesgo en estas edades reduce de manera significativa la aparición de cáncer de piel en el futuro.

Debe tenerse en cuenta que los protectores solares solo pueden reducir la incidencia del cáncer de piel, al reducir el eritema y el daño celular; pero son menos efectivos en el papel de la radiación UV en la reducción de la respuesta inmune. Esta observación es importante, dada la falsa sensación de seguridad al usar estos productos.

La prevención secundaria consiste en la detección precoz del cáncer, a través de la autoexploración y la educación de la población. La asociación americana de dermatología recomienda, al menos, un examen de la piel al año para conseguir una correcta prevención secundaria.

LESIONES MALIGNAS

Carcinoma basocelular

El carcinoma basocelular es el tipo de cáncer de piel más común en seres humanos, en particular, en personas de piel blanca. La exposición solar durante la infancia, especialmente, si ha causado quemaduras solares, es el factor más significativo en su desarrollo. Otros factores de riesgo son ojos claros, cabello rubio o pelirrojo, telangiectasias faciales, trabajos al aire libre y exposición a radiaciones.

Este tipo de cáncer afecta, principalmente, a personas mayores de 60 años, siendo más común en hombres en una proporción de 2:1. Sin embargo, debido a los estilos de vida y la vestimenta, las mujeres menores de 40 años tienen un riesgo más elevado de padecer CBC.

La región de la cabeza y el cuello concentra alrededor del 70 % de estos tumores. La nariz es la zona más frecuentemente afectada, mientras que las áreas periorbitaria y auricular tienen mayores tasas de recurrencia. Casi todos los casos de CBC se dan en personas de piel blanca. Los que ocurren en personas de color suelen estar asociados con quemaduras solares o albinismo.

El CBC suele manifestarse como una pápula brillante y aislada, con un crecimiento lento de meses hasta años. El crecimiento activo alrededor del borde de la lesión puede provocar la formación de una úlcera central con telangiectasias típicamente presentes en su superficie.

Genética y síndromes predisponentes

Los síndromes predisponentes para sufrir un CBC son los siguientes:

- Síndrome de Gorlin. Se hereda de forma autosómica dominante y se asocia a la aparición de múltiples CBC, entre otros, *pits* plantares/palmares, queratoquistes mandibulares, quistes epidérmicos, calcificación de la hoz cerebral y otras anomalías asociadas.
- Síndrome de Bazex. Es una enfermedad rara con herencia autosómica dominante, que asocia hipotricosis, anhidrosis, atrofia dérmica y alteraciones morfológicas en pies y manos.

- Síndrome de Rombo. Variedad del anterior que presenta tricoepiteliomas faciales sobre los que pueden asentar CBC.
- Nevus sebáceo de Jadassohn. Cursa desde el nacimiento como una placa amarilla-anaranjada en el cuero cabelludo, pudiendo afectar a cara y cuello.
- Nevus basal lineal unilateral. Erupción de CBC lineal que asocia otras patologías, como afectación cardíaca, alteraciones en mineralización ósea y escoliosis.
- Dermatofibromas. Son lesiones papulonodulares benignas que pueden sufrir transformación en un 8 % de los casos.

Histopatología

Se caracteriza por la aparición de células con núcleos de gran tamaño, ovales, en nidos de abundante celularidad y escaso citoplasma, con un ratio núcleo/citoplasma mucho mayor que las células cutáneas normales. Estas masas tumorales se rodean por células periféricas en empalizada. Se aceptan cinco subtipos histológicos de los que el nodular es el más frecuente.

Carcinoma espinocelular o carcinoma epidermoide

El número de cánceres epidermoides cutáneos diagnosticados está aumentando desde hace ya muchos años. Probablemente, esto se debe a una combinación de mayor detección del cáncer de piel, mayor expoSición al sol y mayor longevidad. A pesar de su mayor incidencia, la mortalidad en esta enfermedad está decreciendo.

Características clínicas

La presentación clínica del carcinoma epidermoide (CE) es muy variable. Las lesiones tempranas pueden manifestarse como máculas, pápulas o placas hiperqueratósicas, descamativas y bien delimitadas. Pueden ser únicas o múltiples, a menudo, con un color rosado o rojo, y su superficie puede mostrar leve descamación con pequeñas erosiones y costras. Estas lesiones, siempre bien definidas, se conocen como enfermedad de Bowen.

En etapas más avanzadas, distinguimos dos formas principales: el CE bien diferenciado, que, típicamente, muestra signos de queratinización en el tumor o en su superficie, presentando una consistencia dura al tacto, y el CE poco diferenciado, que carece de signos de queratinización y se manifiesta como una lesión granulomatosa y blanda al tacto.

Histopatología

Emerge de tejidos cutáneos o mucosos que presenta epitelio escamoso, teniendo una mayor diferenciación cuanto mayor es el grado de queratinización de la masa tumoral. La forma de las células, así como el índice de mitosis e hipercromía, son factores importantes de diferenciación y que informan sobre el grado de malignidad. Algunos tumores con baja diferenciación tendrán que ser analizados mediante inmunohistoquímica o técnicas de radioinmunoanálisis.

Otros tumores malignos cutáneos

Tumores anexiales

Carcinoma de células de Merkel

Es un tumor raro, habiéndose informado solo 700 casos desde 1972 hasta 2005. Se observa en cabeza y cuello en el 50 % de los pacientes. Cursa como un nódulo indoloro, indurado y solitario de aproximadamente 2-4 mm, de superficie suave. Es un tumor agresivo, con metástasis regionales linfáticas en el 15-20 % de los casos. Tiene una recurrencia tras el tratamiento primario del 25-40 %.

La escisión quirúrgica es el tratamiento de elección para estos tumores, con márgenes similares a los del melanoma cutáneo. Son tumores radiosensibles, por lo que este tratamiento se debe considerar en todos los pacientes. La quimioterapia ha demostrado ser efectiva en la enfermedad metastásica, aunque su papel en la enfermedad localizada no ha sido definido.

Carcinoma sebáceo

El carcinoma sebáceo o carcinoma de glándulas de Meibomio es un tumor maligno derivado del epitelio de las glándulas sebáceas. Se presenta como un nódulo alargado, pequeño y firme. El tratamiento de elección es la escisión quirúrgica, pero existe controversia sobre los márgenes apropiados para su tratamiento. Es un tumor agresivo, con recurrencias locales y con metástasis en el 25 % de los casos.

Carcinoma ecrino

Se genera en las glándulas sudoríparas. Son tumores raros, representan el 0,005 % de las neoplasias cutáneas. Su tratamiento de elección es la escisión quirúrgica.

Dermatofibrosarcoma protuberans

Tumor fibroblástico agresivo de la dermis predominantemente a gente joven. Afecta a la cabeza y cuello en el 20 % de los casos. Cursa como una placa rojo-violácea asintomática, única, de crecimiento lento, con proyecciones neoplásicas bajo una piel de apariencia normal, haciendo la escisión tumoral total prácticamente imposible. Raramente metastatiza.

Sarcoma de Kaposi

Tumor con angiogénesis inflamatoria, con células CD34+. El HHV 8 es un factor etiológico, dándose con mayor frecuencia en pacientes seropositivos para VIH. La escisión quirúrgica puede proporcionar un control local de la enfermedad, pero las recurrencias son frecuentes, siendo de elección la cirugía de Mohs.

TRATAMIENTO DEL CÁNCER CUTÁNEO NO MELANOMA FACIAL

El *gold standard* en el tratamiento del cáncer cutáneo no melanoma (CCNM) es la escisión quirúrgica. Requiere un buen estudio prequirúrgico y un conocimiento profundo de las técnicas reconstructivas. Según las directrices del *NCCN (National Comprehensive Cancer Network)*, el objetivo del tratamiento primario en el CBC y el CE es la curación del tumor y la preservación máxima de la función y la estética. Todas las decisiones deben adaptarse a los factores particulares de cada individuo y a la preferencia del propio paciente. El abordaje quirúrgico frecuentemente ofrece la mayor tasa de curación, pero las consideraciones cosméticas, funcionales y la preferencia del paciente pueden llevar al uso de la radioterapia como tratamiento primario.

La escisión quirúrgica del CBC y del CE incluye la lesión con un adecuado margen de tejido sano para asegurar que los bordes están libres de enfermedad.

El subtipo histológico también es un factor importante en la decisión de los márgenes quirúrgicos, particularmente, en el carcinoma basocelular, cuyo subtipo morfeiforme requiere un mayor margen por su extensión subclínica. Algunos autores recomiendan para este tumor márgenes de 7 mm o cirugía de Mohs.

Tratamiento del carcinoma basocelular

La mayoría de los carcinomas basocelulares (CBC) se consideran de bajo riesgo, debido a que son lesiones primarias, de tamaño pequeño (menores de 1 cm) y borde bien definido. Son nodulares o variantes histológicas superficiales. Estas lesiones primarias pueden tratarse con varias opciones quirúrgicas o destructivas, con una tasa de curación aceptable. Las variantes histológicas más comunes son de los tipos nodular, superficial, micronodular, infiltrante, morfeiforme y basoescamoso (metatipia).

El potencial metastásico es extremadamente bajo, con una incidencia de menos del 0,1 %, principalmente, debido a la alta dependencia del estroma en este tipo de tumor. La diseminación local sigue los planos de menor resistencia tisular, siendo poco común la invasión ósea, de cartílago o músculo. Por el contrario, se extiende a lo largo del periostio, pericondrio y la fascia, lo que contribuye a explicar su extensión lateral. Esto ha llevado a la descripción de la «zona H», que incluye regiones periorales, periauriculares y perinasales en la cara, áreas con mayor riesgo de propagación a la base del cráneo y de difícil reconstrucción.

El riesgo de recurrencia está estrechamente relacionado con el subtipo histológico, siendo la invasión perineural un factor de riesgo adicional.

Las opciones de tratamiento son escisión quirúrgica, destrucción mediante criocirugía, curetaje y electrodisecación o radioterapia. Otros métodos son la terapia fotodinámica, la ablación con láser y tratamientos farmacológicos.

Escisión quirúrgica

Las recomendaciones sobre los márgenes de seguridad en la escisión estándar del CBC varían según el perfil de riesgo de cada tumor.

Las guías europeas actuales sugieren un rango de márgenes periféricos entre 2 y 5 mm en tumores de bajo riesgo y entre 5 y 15 mm en lesiones de alto riesgo. Además de otros factores (por ejemplo, lesión primaria o recurrente, presencia o ausencia de invasión perineural), el tamaño del tumor es crucial para predecir el riesgo de extensión subclínica: mientras que un CBC con un diámetro inferior a 2 cm necesitaría un margen periférico mínimo de 4 mm para erradicar totalmente el tumor en más del 95% de los casos, un tumor de 2 cm y características adicionales de alto riesgo requerirían en cambio un margen de seguridad de al menos 13 mm para lograr la misma certeza relativa de extirpación completa. En CBC pigmentados, clínicamente bien definidos, se ha demostrado que márgenes menores de 2-3 mm producen una tasa de eliminación del 99 %. También se pueden considerar márgenes pequeños (2-3 mm) en sitios donde las opciones reconstructivas son limitadas y la reconstrucción posterior está prevista en un entorno de cirugía micrográfica.

Las pautas que abordan los márgenes profundos recomiendan una escisión hasta el nivel de la grasa y, en los casos que afecten a la cabeza, hasta el nivel de la fascia, el pericondrio o el periostio.

Cirugía micrográfica de Mohs

Esta técnica implica la sección horizontal congelada de toda la superficie del tejido extirpado, seguida de un examen microscópico. Si se detecta extensión oculta del tumor, el proceso se repite hasta alcanzar un margen libre de tumor. Permite una escisión precisa de la lesión con la máxima preservación de tejidos y función, analizando teóricamente el 100 % de los márgenes. Se han reportado tasas de curación a los 5 años de hasta el 99 % para lesiones primarias y aproximadamente del 96 % para recurrencias. Áreas como la zona H, asociadas con una mayor tasa de recurrencia y debido a su importancia estética y funcional, la cirugía micrográfica de Mohs, con su preservación óptima de tejidos, se considera la forma ideal de manejo quirúrgico.

Curetaje y electrodisección

Esta técnica se emplea en carcinomas basocelulares (CBC) superficiales o nodulares, cauterizando y destruyendo el tumor y el margen clínicamente afectado. Es efectiva para tumores de bajo riesgo, que son menores de 1 cm de diámetro, bien definidos, principalmente planos y que no se ubiquen en el cuero cabelludo. Sin embargo, los tumores que se extienden profundamente en el tejido subcutáneo a lo largo de estructuras foliculares pueden presentar riesgo de extirpación incompleta.

En este procedimiento, no se envía ningún tejido al patólogo para confirmar los márgenes, pero la literatura médica informa tasas de curación del 90 al 95 % con suficiente experiencia del cirujano y una selección cuidadosa de la variante histológica adecuada para este método. Los CBC nodulares y superficiales tienen tasas de curación más altas, debido a su menor resistencia al legrado. Por el contrario, las variantes infiltrativas y morfeiformes, que tienden a resistir al legrado, tienen una tasa de recurrencia cercana al 50 %.

Crioterapia

La crioterapia se reserva para lesiones de carcinoma basocelular (CBC) menores de 2 cm de diámetro con bordes bien definidos o que afectan a zonas óseas o cartilaginosas. Se utiliza nitrógeno líquido para reducir la temperatura del tejido por debajo de un umbral, lo que causa la muerte celular. Se alcanzan mejores resultados cuando se combina con curetaje y citorreducción previos. La tasa de curación a los 5 años es del 92-98 % para lesiones de menos de 2 cm de diámetro.

Las escaras resultantes tardan varias semanas en desaparecer y pueden dejar hipopigmentación. Las ventajas son escasa invasividad y coste, pero carece de confirmación histopatológica de erradicación completa y puede provocar hipopigmentación. Las contraindicaciones para la crioterapia son el subtipo morfeiforme, el CBC de cuero cabelludo o zonas de alto riesgo, lesiones de más de 3 cm y el tratamiento de las recidivas.

Ablación con láser CO$_2$

La onda del láser de CO$_2$ precedida por curetaje podría ser una opción, si bien es más común en el tratamiento de CBC superficiales en el tronco y las extremidades. La profundidad de ablación necesaria para lograr un resultado terapéutico óptimo, incluso para lesiones superficiales, es elevada, con lo que elimina cualquier ventaja teórica. Tiene poco uso en la región facial.

Terapia fotodinámica

La terapia fotodinámica es una modalidad de tratamiento que implica el uso de un agente fotosensibilizante (hematoporfirina o d-ALA), O$_2$ y la luz de una determinada longitud de onda para producir la muerte celular controlada. Tiene la ventaja potencial de una cicatrización reducida y mejor resultado estético que las técnicas convencionales. Ha sido una modalidad poco usada porque el fotosensibilizador se administraba de forma sistémica, lo que hacía necesario evitar estrictamente la luz solar durante varias semanas.

Radioterapia

La radioterapia puede ser segura en pacientes seleccionados, especialmente, en aquellos con tumores de células basales en áreas de difícil acceso para la cirugía o en pacientes ancianos que no son candidatos para intervención quirúrgica. Sin embargo, la principal desventaja es la falta de confirmación histológica, y las lesiones recurrentes suelen mostrar un comportamiento más agresivo. A pesar de ello, el pronóstico general para el carcinoma basocelular (CBC) es excelente, con tasas de control tumoral del 95-97 % y una tasa de recurrencia del 5 % con la radioterapia. Las ventajas son resultados cosméticos aceptables, especialmente, en CBC grandes o profundos que podrían requerir ablación extensa de otra manera.

Administración tópica e intralesional de 5-fluorouracilo

EL 5-FU es un quimioterápico tópico común para los CBC pequeños superficiales no invasivos. Inhibe la síntesis de ADN de las células tumorales. La eficacia en las lesiones nodulares se ve obstaculizada por su penetración limitada. En alguna serie publicada ha logrado tasas de curación en el CBC de hasta un 90 %. Las principales ventajas son la facilidad de uso y capacidad de aplicación por parte del paciente. Una clara desventaja sería la falta de cumplimiento del paciente, la falta de control de la profundidad de penetración y la ausencia de confirmación histológica. No se considera, generalmente, como tratamiento de primera línea del carcinoma basocelular.

Imiquimod

El imiquimod es un inmunomodulador tópico que estimula la inducción de una respuesta mediada por células, que en estudios in vitro inducía la apoptosis específica de las células tumorales de la piel. La formulación en crema ha demostrado ser un tratamiento moderadamente efectivo para el CBC superficial. Podría ser una alternativa para los pacientes con lesiones superficiales que se niegan a la intervención quirúrgica o tienen enfermedades que podrían contraindicarla.

Retinoides

Los retinoides inhiben el crecimiento y diferenciación de líneas celulares malignas, lo que reduce la tasa de formación de nuevos tumores y el tumor existente. Los retinoides sistémicos, tales como acitretina y la isotretinoína, han demostrado ser eficaces en pacientes con múltiples lesiones, especialmente, con el síndrome nevoide. El efecto terapéutico, sin embargo, se pierde a los meses de interrupción del tratamiento. Los efectos secundarios de los retinoides sistémicos incluyen sequedad de la mucosa nasal, bucal, conjuntiva, caída del cabello, dermatitis, artralgias y mialgias. El tratamiento crónico requiere una supervisión periódica de las concentraciones de triglicéridos, colesterol y transaminasas.

Inhibidores de la vía Hedgehog

Vismodegib y sonidegib son inhibidores específicos de una proteína oncogénica llamada Smoothened, aprobada por la FDA y la EMA, y ambos están indicados para el tratamiento de pacientes con CBC localmente avanzados que no son buenos candidatos para cirugía o radioterapia, mientras que vismodegib también está aprobado para el CBC metastásico.

Tratamiento del carcinoma epidermoide

Hay varios métodos de tratamiento eficaces para el CE. La selección de este dependerá de la lesión y de la capacidad de recurrencia y metástasis. Los principales factores que determinan el riesgo son el tamaño y la ubicación del tumor. Las lesiones grandes (> 2 cm de diámetro) recurren en un 15 %, que es el doble de lo que hacen las lesiones pequeñas; metastatizan alrededor del 30 %, que es tres veces de lo que hacen que las lesiones pequeñas. Las características histológicas que predicen la recurrencia o la tasa de metástasis incluyen una profundidad de más de 4 mm, con participación de la dermis reticular o grasa y penetración en la fascia, músculo, hueso o cartílago. La tasa de recurrencia es mayor en los CE poco diferenciados, alrededor del 28 %, en contra del 13 % de los bien diferenciados, teniendo estos una tasa de curación a los 5 años del 95 % frente al 62 % de los poco diferenciados.

Es prudente mencionar el queratoacantoma, históricamente considerado como entidad distinta, pero que actualmente ha sido clasificado como una variedad del CE que se comporta biológicamente como un CE bien diferenciado. Suelen ser de crecimiento rápido, siendo lesiones lisas, firmes, eritematosas en forma de cúpula, nódulo o pápula con un núcleo central de queratina que aumenta en 2 a 8 semanas a un tamaño típico de 1 a 2 cm. La mayoría de los queratoacantomas son lesiones aisladas.

El queratoacantoma frecuentemente regresa con cicatrices considerables. La escisión de estas lesiones puede ser recomendable, a pesar de su propensión a involucionar de forma espontánea.

Escisión estándar

Para los tumores bien diferenciados –que tienen 2 cm de diámetro o menos, no se ubican en el cuero cabelludo, orejas, párpados, labios o nariz y no afectan al compartimento graso– se recomienda un margen de 4 mm para la eliminación completa, con un IC 95 %. Para los tumores que aparecen en sitios anatómicos asociados con un alto riesgo de recurrencia o de más de 2 cm, se recomienda un margen de 6 mm.

Cirugía micrográfica de Mohs

Es curativa en el 97 % de los CE primarios –la tasa de curación más alta documentada–. El CE recurrente se asocia con tasas de curación a los 5 años del 90-93,3 %, en contraste con las tasas de curación del 76,7 % para las lesiones recurrentes tratadas con resección estándar. Está indicada para el tratamiento de las lesiones de alto riesgo, como los tumores recurrentes, los tumores extirpados de forma incompleta, los tumores mayores de 2 cm, los tumores con márgenes mal definidos, los tumores en zonas con alta propensión a la recurrencia y metástasis, y los tumores en las zonas en que se exija máxima conservación del tejido.

Curetaje y electrodisección

El uso apropiado de electrodisección y curetaje puede eliminar hasta un 90 % de los tumores locales, con un bajo riesgo de metástasis, en particular, pequeñas (< 1 cm de diámetro) y lesiones primarias bien definidas en el cuello, tronco, brazos o piernas. La tasa de curación de CE primarios pequeños a los 5 años puede ser muy alta, hasta del 96 % según algunos autores.

Crioterapia

Se usa en el tratamiento de CE pequeños. Los pacientes con trastornos de sangrado o contraindicaciones a la cirugía pueden ser candidatos a la crioterapia. Un estudio de 563 pacientes con CE primario de 0,5-1,2 cm de diámetro mostró una tasa de curación del 97,3 %.

Ablación con láser CO_2

La onda del láser de CO_2 continua puede extirpar CE *in situ*, pero la propagación de la lesión térmica tiende a reducir cualquier ventaja cosmética. Para el CE existe una falta de eficacia que puede deberse la reserva de queratinocitos anormales en el epitelio del folículo piloso que escapan a la ablación.

Terapia fotodinámica

La terapia fotodinámica tópica para el CE *in situ* es típicamente menos exitosa que en el CBC superficial. Se ha utilizado con éxito en lesiones grandes o generalizadas o en los sitios que son difíciles de tratar con cirugía, con una respuesta clínica completa del 90 %. Los resultados de la invasión del CE son menos prometedores.

Radioterapia

La terapia de radiación fraccionada puede estar indicada en pacientes ancianos, malos candidatos para cirugía. Se ha demostrado una tasa de curación a los 5 años del 90 %. Es importante realizar un seguimiento cuidadoso, dado que el CE recurrente tras radioterapia tiende a ser más agresivo. El carcinoma verrucoso no debe ser tratado con radiación, ya que este tipo histológico desarrolla metástasis generalizadas después de la exposición.

Tratamiento con 5-fluorouracilo tópico

El 5-FU tópico o intralesional puede ser un tratamiento eficaz para la enfermedad de Bowen. La tasa de curación es de aproximadamente el 93 %; sin embargo, el éxito se correlaciona con la duración del uso. Sin embargo, existe un alto porcentaje de recurrencia atribuible a la participación folicular sin tratar.

Cuando se lleva a cabo un programa de tratamiento prolongado de 9 semanas, pueden alcanzarse tasas de curación del 92 %.

El 5-FU tópico está generalmente contraindicado en el CE invasor. La biopsia después del tratamiento y el seguimiento a largo plazo son necesarias para confirmar la cura. Los efectos secundarios son inflamación progresiva, eritema, erosiones y dermatitis por contacto con intenso prurito.

Imiquimod

La crema de imiquimod puede ser eficaz para la enfermedad de Bowen. Se ha estudiado en pacientes inmunodeprimidos en combinación con crema de 5-FU (5 %) o un inhibidor de la ciclooxigenasa oral (200 mg/2 veces al día) y resultó ser efectivo para la enfermedad de Bowen de las extremidades.

Retinoides

Los retinoides sistémicos disminuyen el tamaño de las lesiones existentes. La isotretinoína también ha sido eficaz para la profilaxis del tumor en pacientes con *xeroderma pigmentosum*, pero este beneficio no se ha confirmado en un ensayo aleatorio y controlado de pacientes no sindrómicos que tenían un historial de cáncer de piel no melanótico anterior y que tenían riesgo de CE.

Anticuerpo monoclonal anti-PD-1

Recientemente, la FDA aprobó cemiplimab para pacientes con una forma avanzada de carcinoma cutáneo de células escamosas (SCC). Se trata del primer fármaco aprobado específicamente para tratar el SCC avanzado.

La aprobación de la FDA abarca a pacientes con CE metastásico o localmente avanzado que no son candidatos para cirugía o radioterapia. También puede ser empleado como terapia neoadyuvante.

Manejo quirúrgico del cáncer facial

La extirpación quirúrgica de los cánceres de la piel del rostro y la reconstrucción del defecto cutáneo requiere conocimientos técnicos, adhesión a los principios oncológicos y comprensión de la anatomía regional.

Los colgajos locales de tejidos son un excelente método de reconstrucción en la frente y en la región temporal. En los colgajos de avance y deslizamiento en la frente o mejilla, el colgajo debe incorporar el tejido adyacente con la mayor laxitud a fin de proporcionar una transferencia sin distorsionar las estructuras faciales.

Reconstrucción de defectos de la mejilla

La mejilla se ha dividido en subunidades por varios autores. Roth et al. describen 3 zonas superpuestas: la zona 1 se describe como la mejilla medial suborbital y peribucal; la zona 2 es la mejilla preauricular temporal; y la zona 3 es la central. La piel de la mejilla varía de espesor. Por delante, el tejido es grueso y móvil en la región de la melolabial y delgado en la región preauricular. La piel recubre el sistema muscular aponeurótico superficial, que se continúa con la temporal superficial (temporoparietal), fascia superior e inferior del platisma.

Las lesiones pequeñas en la parte anterior medial-perioral de la mejilla pueden ser cerradas primariamente por supresión elíptica melolabial. El cierre de grandes defectos de piel de la mejilla puede llevarse a cabo con colgajos de avance cervicofacial. Pequeños defectos centrales se pueden cerrar con una orientación vertical a lo largo de las líneas de tensión de la piel relajada. Los defectos más grandes de la región pueden ser reconstruidos con injertos de piel de espesor total. Se ha de procurar un avance lateral, para evitar tensión en el tejido palpebral inferior, que podría ocasionar un ectropión.

Las lesiones de la región preauricular de la mejilla son fácilmente extirpables, dejando una cicatriz residual que se puede disimular en el pliegue preauricular. Los defectos más grandes en esta región se pueden cerrar con colgajos de avance local cervicofaciales.

Reconstrucción de defectos nasales

La anatomía nasal está dividida en varias subunidades estéticas. Este enfoque es útil para predecir posibles defectos, sus consecuencias y la planificación de la reconstrucción. Idealmente, las reconstrucciones deben encaminarse a restablecer la subunidad entera para maximizar el resultado estético:

Reconstrucción de la subunidad alar

No se puede realizar en estos casos un cierre primario. Tampoco los injertos de piel se consideran un método ideal en la reconstrucción alar. Sin embargo, los injertos compuestos por piel, tejido celular subcutáneo y cartílago sí son una buena opción para el recubrimiento de la zona de resección. Su uso se reserva para lesiones de 1-2 cm. Los defectos más grandes son los subsidiarios de reconstrucción con colgajos locales, bien sean colgajos de avance o de rotación.

Reconstrucción de subunidad de la punta nasal

Al igual que el ala nasal, los defectos de la punta de la nariz no se suelen reconstruir con cierre primario. Los injertos de piel tienen algunas indicaciones en determinadas situaciones clínicas, usándose como zonas donantes la supraclavicular, la preauricular y la postauricular. La subunidad de la punta de la nariz suele ser reconstruida con colgajos locales, como el colgajo bilobulado. Se trata de un colgajo de rotación aleatorio que requiere una planificación y una ejecución muy precisas.

Reconstrucción de la subunidad dorsonasal

Puede manejarse con cierre primario o colgajos locales. Las lesiones pequeñas situadas en el dorso nasal pueden ser cerradas primariamente de forma horizontal, consiguiendo un excelente resultado estético. Los colgajos locales de tejidos, como la aleta nasal dorsal, también ofrecen excelentes resultados cosméticos.

Reconstrucción de la subunidad de la pared nasal lateral

Las lesiones pequeñas de las paredes nasales laterales pueden manejase con cierre primario. La escisión planeada debe orientarse según la unión de la pared nasal lateral y la mejilla. Las lesiones más grandes de las paredes nasales laterales pueden ser reconstruidas con colgajos de avance de mejilla u otras transferencias del tejido local.

Reconstrucción paramediana con colgajo de la frente

Es un colgajo versátil para los grandes defectos complejos de la nariz. Es un colgajo de patrón axial sobre la base de la arteria supratroclear. La arteria supratroclear es característicamente constante y sale de la órbita medial de 1,7 a 2,2 cm de la línea media y continúa en dirección cefálica en una posición paramediana. Se utiliza a menudo para los grandes defectos con exposición de los huesos nasales o cartílago. En quirófano utilizando Doppler, los vasos supratrocleares se identifican a medida que salen de la órbita medial. El colgajo es elevado, con el músculo frontal superficial al periostio. Cualquier defecto residual puede ser revestido y se deja cicatrizar por segunda intención.

Reconstrucción de defectos periorbitarios

La unidad periorbitaria incluye el párpado superior, el párpado inferior, y los ligamentos medial y lateral del canto. La reconstrucción de defectos de espesor parcial de los párpados superior e inferior se realiza con cierre primario, con piel de grosor total o colgajos locales. Los defectos pequeños pueden ser cerrados primariamente si existe una laxitud adecuada para permitir un cierre sin tensión. Se debe tener cuidado para evitar la tracción en los bordes del párpado y el consiguiente ectropión. Los colgajos locales de avance son una opción para las grandes defectos de espesor parcial.

Reconstrucción de defectos del cuero cabelludo

La piel del cuero cabelludo se adhiere al tejido subcutáneo subyacente y tiene un rico aporte. Es poco elástico por su adhesión a la aponeurosis. Los defectos quirúrgicos que miden menos de 2,5 cm se pueden reparar con cierre primario. La curación por segunda intención puede ser útil en esta región. Del mismo modo, los injertos de piel proporcionan un resultado previsible, pero malo estéticamente. La transposición, la promoción y los colgajos de rotación pueden utilizarse en la reconstrucción del cuero cabelludo en defectos > 2,5 cm. Los colgajos de avance-rotación simples o múltiples pueden usarse para cubrir defectos del 10 al 20 % del cuero cabelludo. Los defectos que miden más de 30 % del cuero cabelludo requieren la expansión del tejido, múltiples colgajos locales o injertos de piel para reparar el defecto quirúrgico. El colgajo libre también puede ser una opción para las grandes defectos.

Reconstrucción de tejidos auriculares

Para Park, el enfoque de la reconstrucción del pabellón auricular se puede clasificar en función de si el defecto es de espesor parcial o total, y según la localización del defecto. Las lesiones pequeñas de espesor parcial con un pericondrio intacto puede ser tratadas con escisión y cierre primario cuando sea posible. Los defectos más grandes de la cavidad de la concha no se pueden cerrar primariamente; sin embargo, si el cartílago auricular y pericondrio están intactos, estos defectos pueden ser tratados con injertos de piel de espesor total. Las lesiones de espesor parcial del borde del hélix podrán ser modificadas por la ampliación del defecto en una escisión en cuña para conseguir el cierre primario. Este procedimiento requiere la extirpación del cartílago y la piel suprayacente.

Complicaciones

Los riesgos del manejo quirúrgico de los cánceres cutáneos son infección, sangrado, mala cicatrización, recurrencia, hipo o hiperpigmentación, déficit funcional y mal resultado estético.

Tratamiento antibiótico e infecciones

Las heridas en la piel tienen una tasa de infección < 5 %. La administración de antibióticos para la profilaxis de la infección de la herida solamente está indicada en heridas moderadamente contaminadas. Dado que la mayoría de los procedimientos oncológicos son en piel limpia, los antibióticos no están indicados de entrada. La incidencia de infecciones aumenta con el tiempo quirúrgico, la extensión de la disección, la existencia de comorbilidad, así como con el uso de colgajos locales o regionales. Los procedimientos que afectan a la piel y a la mucosa (por ejemplo, nasal u oral) pueden beneficiarse de la profilaxis antibiótica. La bacteria contaminante típica es *Staphylococcus aureus*. El antibiótico de elección es una cefalosporina de primera generación, que se administra 30-60 min antes de la operación, valorando el tratamiento postoperatorio en función de los factores comentados anteriormente.

Cuidado de las heridas

El cuidado postoperatorio inmediato de la herida incluye la aplicación de un vendaje, la limpieza de la herida y retirada de la sutura cuidadosa en el intervalo de tiempo correcto. La aplicación de apósitos en la región facial no siempre está indicada. Se deben cubrir con una fina capa de ungüento antibiótico en las etapas iniciales para pasar a cremas hidratantes neutras o vaselina en estadios avanzados. El uso de antibióticos tópicos probablemente no reduce la incidencia de la infección, pero hidrata la herida fresca y reduce el recuento bacteriano en la zona. En caso de cierre por segunda intención es imprescindible la terapia oclusiva. Las suturas se retiran entre 4 y 15 días, dependiendo de la ubicación y la tensión en los tejidos circundantes. Según la revisión realizada por Mustoe, en el postoperatorio tardío pueden mejorar los resultados a largo plazo el uso de protectores solares, evitar la excesiva exposición al sol, la minimización de ejercicio, el masaje y la aplicación de siliconas en la herida para ayudar a reducir la formación de cicatrices a partir del segundo mes poscirugía. Los procesos dermatológicos secundarios en sus diferentes modalidades también deben ser considerados, para mejorar la apariencia del paciente.

ENFERMEDAD METASTÁSICA EN EL CARCINOMA BASOCELULAR Y EN EL CARCINOMA EPIDERMOIDE CUTÁNEOS

Ganglio centinela (Biopsia Selectiva del Ganglio Centinela-BSGC)

Los ganglios linfáticos centinela son los primeros en recibir líquido linfático del cáncer primario y su biopsia puede revelar metástasis ocultas. Además, puede tener un efecto terapéutico, al controlar la enfermedad regional.

Aunque se introdujo inicialmente para el melanoma, ahora se emplea en varios tipos de cánceres de piel. A pesar de que estudios previos sugieren beneficios en el melanoma, su impacto en el cáncer de piel no melanoma aún no está claro, aunque puede proporcionar información valiosa sobre el estado ganglionar.

Desde que las pautas de la NCCN recomiendan considerar u ofrecer la BSGC a pacientes con melanoma con un riesgo de positividad del 5 al 10 % o más, la BSGC debe realizarse solo en pacientes con CE de piel de alto riesgo con una positividad estimada de los resultados de la BSGC de más del 5-10 % y, por lo tanto, es importante identificar los factores de riesgo de metástasis ganglionares. Además, debido a posibles eventos adversos, como infección o linfedema, no se recomienda su uso rutinario en todos los pacientes con cáncer de piel.

En conclusión, los estudios publicados hasta ahora no permiten acreditar con claridad las ventajas que puedan derivarse de la BSGC en los CCNM.

Metástasis en el carcinoma basocelular

A pesar de ser el tumor maligno más común, está ampliamente demostrado que presenta una escasa tendencia a metastatizar, siendo el problema aquellos tumores que presentan áreas de diferenciación escamosa. Los factores que pueden favorecer la aparición de metástasis en CBC son: tratamiento previo con radioterapia (el factor más importante), localizaciones inusuales y síndromes asociados que presenten trisomía en el cromosoma 6.

El tratamiento es quirúrgico o radioterápico. La quimioterapia no es muy eficaz, pero las combinaciones basadas en el cisplatino son la modalidad habitual de tratamiento (**Fig. 38-1**).

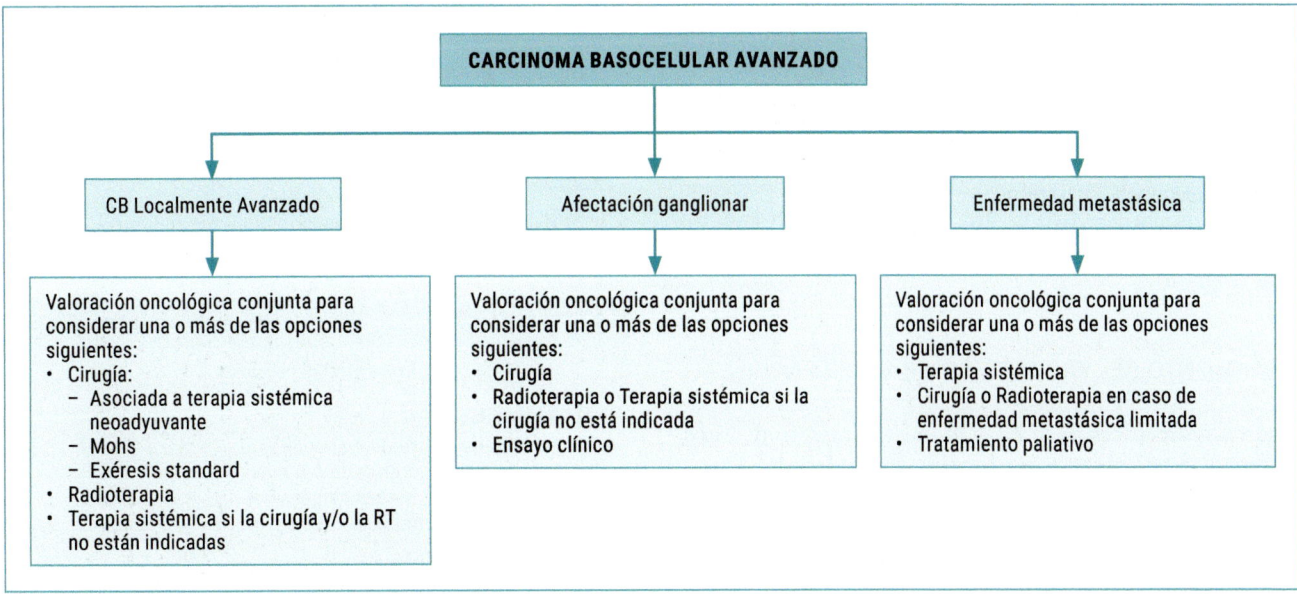

Figura 38-1. Tratamiento del carcinoma basocelular.

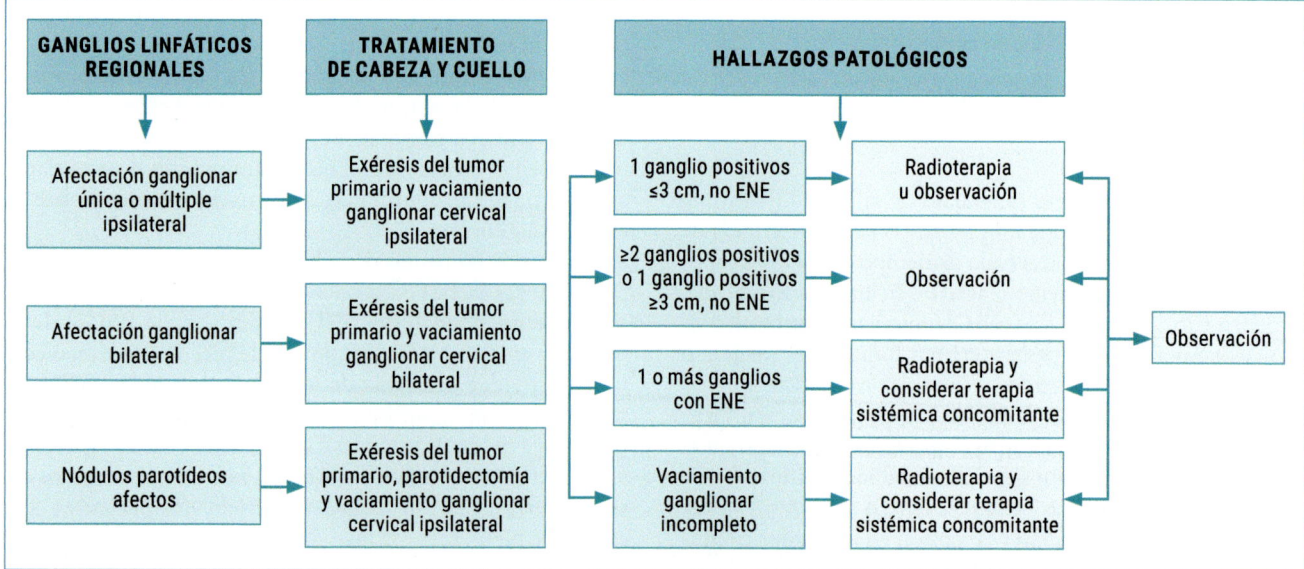

Figura 38-2. Tratamiento de las metástasis en el carcinoma epidermoide.

Metástasis en el carcinoma epidermoide

Presenta metástasis frecuentes, si no se establece un tratamiento temprano. Los factores de alto riesgo de metástasis son múltiples y tenemos que identificarlos en nuestros pacientes. Incluyen la existencia de cicatrices, tratamiento previo con radiación, inmunosupresores, localización del tumor y tumores recurrentes.

Los tumores primarios que dependen de la zona oral presentan un alto riesgo de metástasis, siendo los comisurales los que más frecuentemente presentan enfermedad diseminada. Esta y otras localizaciones en cualquier parte de la economía precisarán evaluación del drenaje linfático.

En cuanto a la evaluación y las implicaciones terapéuticas en los pacientes con un CE, como mínimo se les deben explorar clínicamente las vías de drenaje linfático, solicitando las exploraciones complementarias pertinentes (RM/TC) a fin de determinar la existencia de enfermedad ganglionar en el momento del diagnóstico y que afectará en gran medida al algoritmo de tratamiento y al pronóstico vital del paciente.

Cuando las metástasis se revelan en la evaluación inicial de la enfermedad, precisan de tratamiento agresivo. Las lesiones múltiples se suelen tratar con disección cervical y posterior radioterapia. La parótida es una localización frecuente de metástasis de CE, haciendo necesaria la parotidectomía superficial (**Fig. 38-2**).

SEGUIMIENTO DEL PACIENTE CON CÁNCER FACIAL

Según las directrices de la NCCN, el seguimiento de estos pacientes debe realizarse en función de lo descrito en las siguientes figuras:

Seguimiento de CBC (**Tabla 38-1**)
Seguimiento del CE (**Tablas 38-2** y **38-3**)

En lo referente a estos últimos apartados, el lector puede ampliar información en la página web: www.nccn.org

Tabla 38-1. Seguimiento de CBC

Exploración física:
- Examen cutáneo completo cada 6-12 meses los primeros 5 años y después 1 revisión anual como mínimo de por vida.
- Valorar solicitar pruebas complementarias de imagen.

Educación del paciente:
- Protección solar
- Autoexploración

Tabla 38-2. Seguimiento del CE

Enfermedad local

Exploración física:
- Pacientes de bajo riesgo: Cada 3-12 meses durante 2 años, después cada 6-12 meses durante 3 años y después anualmente de por vida.
- Pacientes de riesgo alto: Cada 3-6 meses durante 2 años, después cada 6-12 meses durante 3 años y después anualmente de por vida.
- Pacientes de riesgo muy alto: Cada 3-6 meses durante 2 años, después cada 6 meses durante 3 años y después cada 6-12 meses de por vida.
- Valorar solicitar pruebas complementarias de imagen.

Educación del paciente:
- Protección solar
- Autoexploración cutánea

Tabla 38-3. Seguimiento del CE

Enfermedad regional

Exploración física:
- Cada 2-3 meses durante 1 año, después cada 2-4 meses durante 1 año, después cada 4-6 meses durante 3 años y después cada 6-12 meses de por vida.
- Valorar solicitar pruebas complementarias de imagen.

Educación del paciente:
- Protección solar
- Autoexploración cutánea y linfática

PUNTOS CLAVE

- La radiación UV es el factor de riesgo principal en las lesiones cancerosas de piel y, a su vez, es el factor de riesgo más fácil de prevenir. Evitar exposiciones intensas de radiación UV a edades tempranas disminuye significativamente el riesgo de desarrollar CCNM.
- El carcinoma basocelular es el tumor maligno más frecuente en el ser humano y el cáncer de piel más frecuente en individuos de piel blanca. Es típico de hombres mayores de 60 años.
- El carcinoma basocelular se presenta como una pápula brillante, de crecimiento lento, que tras meses o años acaba presentando un borde perlado y brillante con telangiectasias en su superficie junto con una úlcera central. Puede presentar cosas o sangrado recurrente.
- El carcinoma escamoso se presenta como una mácula, pápula o placa hiperqueratósica, descamativa y muy bien delimitada. Pueden ser lesiones solitarias o múltiples. A menudo, tienen un color rosado o rojo y su superficie puede presentar una descamación ligera con erosiones pequeñas y costras.
- El *gold standard* en el tratamiento del CCNM es la escisión quirúrgica. El objetivo del tratamiento primario en el CBC y el CE es la curación del tumor y la preservación máxima de la función y del aspecto estético.
- El carcinoma basocelular presenta una tasa muy baja de metastatización. El tratamiento radioterápico previo es el factor de riesgo más importante para favorecer la aparición de metástasis.
- El carcinoma escamoso presenta una tasa mayor de metastatización si no se reseca de manera temprana. Los factores de riesgos son la existencia de cicatrices, tratamiento previo con radiación, inmunosupresores, localización del tumor y tumores recurrentes.
- El carcinoma escamoso que depende de la zona oral presenta un alto riesgo de metástasis, siendo las lesiones comisurales las que más frecuentemente presentan enfermedad diseminada.

BIBLIOGRAFÍA

AADA responds to USPSTF recommendation on skin cancer prevention counseling [Internet]. www.aad.org. Available from: https://www.aad.org/news/skin-cancer-prevention-counseling.

Clinical Practice Guidelines in Oncology. Basal Cell Skin Cancer. National Comprehensive Cancer Network. Version 3.2024 —March 1, 2024.

Clinical Practice Guidelines in Oncology. Squamous Cell Skin Cancer. National Comprehensive Cancer Network. Version 1.2024 — November 9, 2023.

Ferry AM, Sarrami SM, Hollier PC, et al. Treatment of Non-melanoma Skin Cancers in the Absence of Mohs Micrographic Surgery. Plastic and Reconstructive Surgery -Global Open. 2020 Dec;8(12):e3300.

PDQ Skin Cancer Treatment. Bethesda, MD: National Cancer Institute. Updated May 15, 2023.

Peris K, Fargnoli MC, Garbe C, et al. Diagnosis and treatment of basal cell carcinoma: European consensus–based interdisciplinary guidelines. European Journal of Cancer [Internet]. 2019;118:10–34.

Shoichiro I, Nakamura Y. Role of Sentinel Lymph Node Biopsy for Skin Cancer Based on Clinical Studies. Cancers. 2023 Jun 22;15(13):3291.

Stratigos AJ, Garbe C, Dessinioti C, et al. European interdisciplinary guideline on invasive squamous cell carcinoma of the skin: Part 1. Epidemiology, diagnostics and prevention. European Journal of Cancer. 2020 Mar;128:60–82.

Tisack A, Fotouhi A, Fidai C, et al. A clinical and biological review of keratoacanthoma. British Journal of Dermatology. 2021 Jun 14;185(3):487–98.

Wang N, Huang M, Lv H. Head and neck verrucous carcinoma. Medicine. 2020 Jan;99(2):e18660.

Melanoma de cabeza y cuello

39

G. Botella Casas y M. Marqués Mateo

OBJETIVOS

- Este capítulo busca, de forma resumida, exponer las características del melanoma, sus variantes y su diagnóstico, y el manejo en los pacientes que presentan estas lesiones en la región de la cabeza y el cuello.

PATOGÉNESIS

El melanoma es un tumor maligno que deriva de los melanocitos y aparece, sobre todo, en la piel, aunque lo puede hacer en mucosas, tracto uveal y leptomeninges.

El melanoma se produce por una convergencia de eventos, que aúnan la inestabilidad genética con el crecimiento selectivo de células con mutaciones.

Normalmente, los genes afectados son los que participan en las vías de MAPK (vía de las proteínas cinasas activadas por mitógenos) y a la vía PI3K, como *BRAF*, *NRAS* o *KIT*.

Hoy en día, los melanomas se clasifican según los hallazgos moleculares que influyen en los tratamientos a los que son susceptibles. El tipo de mutación que presentan se asocia tanto a la parte del cuerpo, como a la cantidad de luz UV a la que se ha visto expuesto el paciente (aquellos debidos a exposición solar intermitente tienden a tener una mayor proporción de mutaciones de *BRAF*, a diferencia de los que se deben a exposición solar crónica).

RESPUESTA INMUNE DEL HUÉSPED AL MELANOMA

El melanoma es un tumor inmunógeno, algo que podemos confirmar cuando observamos regresiones parciales de los mismos con despigmentaciones similares a las del vitíligo en partes de las lesiones (**Fig. 39-1**).

Se han descrito múltiples antígenos reconocidos por los linfocitos T, como el p16 mutado, y también mutaciones comunes a otros tumores (MAGE-1, MAGE-3) o específicos de este tumor como el Melan-A. Estas proteínas son procesadas y presentadas en la membrana celular acopladas a un MHC (complejo mayor de histocompatibilidad). Los linfocitos T CD8 reconocen estos antígenos y se activan para eliminar la célula tumoral. La activación de estos linfocitos depende de que migren células dendríticas cargadas con estos antígenos a los ganglios linfáticos, donde son presentadas a los linfocitos

CD8 y se produce la coestimulación entre B7 (en la célula presentadora de antígenos) y CD28 (en el linfocito T), desencadenando la cascada de la respuesta inmune del huésped. Las moléculas de CTLA-4, PD1 y PDL1 intervienen en este proceso de presentación de antígenos y multiplicación de los linfocitos T, regulando la intensidad de la respuesta inmune. En la actualidad existen tratamientos que estimulan la respuesta inmune frente al melanoma, bloqueando estas moléculas controladoras (ipilimumab como anti-CTLA 4, nivolumab o pembrolizumab como anti-PD1 y atezolizumab como anti-PD L1).

EPIDEMIOLOGÍA

Generalidades

El 1 % de todos los tumores son melanomas y el 1,7 % de los tumores cutáneos, siendo el quinto más frecuente en Estados

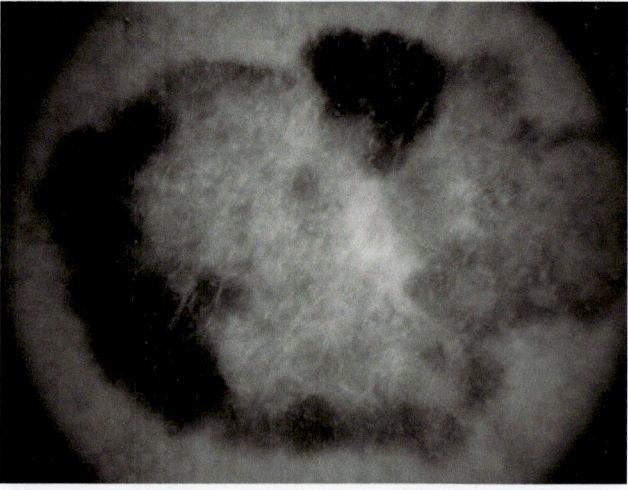

Figura 39-1. Dermatoscopia de un melanoma de extensión superficial con heterocromía y regresión central.

Unidos. Sin embargo, su mortalidad ha caído un 30 % en los 10 últimos años por la introducción de nuevos tratamientos. Su supervivencia general hoy en día es del 93,3 %, aunque en el estadio IV desciende hasta el 29,8 %. El melanoma es responsable del 80 % de la mortalidad causada por tumores cutáneos.

El melanoma además tiene una de las tasas de crecimiento más expansivas en las últimas décadas, con un aumento del 320 % desde los años ochenta.

Diferencias según la raza: en las últimas décadas, la incidencia de melanoma ha aumentado, sobre todo, en la población caucásica, permaneciendo su incidencia muy baja en razas de piel oscura. Es el tumor cuya una incidencia crece más rápido en la población blanca, con aumentos anuales del 3-7 %.

Diferencias según la localización: en Europa, es máxima en países escandinavos y mínima en los mediterráneos, mientras que a nivel mundial el pico se encuentra en Nueva Zelanda y Australia (60 casos por cada 100.000 hombres). En España su incidencia oscila entre el 1,3 y el 2,5 %.

Diferencias según el sexo: su incidencia es mayor en hombres, con 34,7 casos por cada 100.000 habitantes en varones caucásicos y 22,1 por cada 100.000 habitantes en mujeres caucásicas.

Diferencias según la edad: los melanomas en menores de 20 años corresponden a apenas el 2 % del total y solo el 0,4 % aparece en menores de 14 años. Cuando aparecen, presentan características particulares como su falta de pigmentación, sangrado, nodularidad, uniformidad en su pigmentación y aparición *de novo*. Su mayor incidencia se encuentra entre los 40 y los 60 años.

Localización en cabeza y cuello: en la cabeza y el cuello podemos encontrar el 18 -22 % de los melanomas, estando la mayoría en la zona de las mejillas y el cuero cabelludo.

FACTORES DE RIESGO

Podemos dividir los factores de riesgo en tres categorías: genéticos, manifestaciones fenotípicas de interacciones genéticas y factores ambientales.

Factores genéticos

Algunas mutaciones en línea germinal y ciertos polimorfismos pueden predisponer a los pacientes frente al melanoma, destacando los que afectan al gen *CDKN2A* (que también se relaciona con el cáncer de páncreas).

Factores de riesgo fenotípicos que reflejan la interacción gen-ambiente

Estos son los que demuestran una combinación de susceptibilidad genética y efecto del ambiente: nevus melanocíticos múltiples, efélides (pecas), nevus melanocítico atípico o lentigos solares. La presencia de estas entidades es un factor de riesgo independiente de melanoma.

Los nevus melanocíticos desempeñan un doble papel: son indicadores de exposición solar y daño al ADN y son precursores del melanoma. Sin embargo, el riesgo de transformación de los nevus melanocíticos es suficientemente bajo como para no recomendar su extirpación profiláctica.

Los nevus melanocíticos atípicos son aquellos que cumplen 3 de las siguientes 5 características:

1. Más de 5 mm de diámetro.
2. Bordes mal definidos.
3. Márgenes irregulares.
4. Diferentes tonalidades en la lesión.
5. Presencia de zonas maculares y papulares.

Se aprecia que el riesgo de desarrollarlo aumenta progresivamente entre 1 y 5 nevus atípicos, pero no crece si el paciente presenta más de 5.

Factores de riesgo ambientales

Tanto la exposición intermitente al sol como el historial de quemaduras solares son factores de riesgo.

La exposición a la luz solar, sobre todo, en cuanto a las horas de exposición más que a la presencia de quemaduras, ha demostrado ser un factor de riesgo para la generación de nevus melanocíticos, cuyo número presenta una relación lineal con el desarrollo de melanomas.

Tanto la luz UV-B como la UV-A son un factor de riesgo. Por este motivo, la Organización Mundial de la Salud ha catalogado a las cabinas de rayos UV-A como carcinogénicas, sobre todo, si se usan antes de los 35 años.

En lo referente a la protección solar, existe la falsa creencia entre la población de que solo evitando quemaduras y usando protector solar se protege del riesgo de melanoma. Aunque los protectores solares han demostrado su eficacia para reducir la presencia de carcinomas epidermoides, su efecto sobre el melanoma está más discutido. Se recomiendan otras medidas, como la protección de la luz solar con medios físicos o la disminución de la exposición a luz UV.

La revisión regular de los pacientes aumenta la capacidad de detección del melanoma de forma significativa, habiéndose demostrado que en el grupo de población controlado de forma sistemática es superior la proporción de melanomas diagnosticados en su estadio más inicial (melanoma *in situ*).

Lesiones premalignas

Nevus melanocítico atípico

Se encuentran presentes en hasta el 10 % de la población y conllevan mayor riesgo de desarrollar un melanoma. Pueden ser lesiones únicas o múltiples.

Los casos esporádicos (menor frecuencia de desarrollar melanoma) pueden aparecer a cualquier edad, mientras que aquellos que tienen un contexto familiar tienden a hacerlo en la segunda década de la vida.

Patogénicamente, su riesgo se explica por la proliferación de un clon anómalo de melanocitos activado por la radiación solar, situaciones de inmunosupresión o mutaciones genéticas.

Se describen como atípicos pues presentan características fuera de lo normal en cuanto a tamaño (> 5 mm), color (falta de homogeneidad) o límites (mal definidos).

Los de cabeza y cuello tienen especial predilección por el cuero cabelludo.

El tratamiento no se basa en su exéresis sistemática, pero si se duda si es un melanoma o no, sí se recomienda su extirpación con márgenes de 2 mm.

En lo que respecta a los nevus melanocíticos no atípicos, existe una relación lineal entre el número de nevus melanocíticos y el riesgo de melanoma.

Nevus congénito

Se trata de nevus presentes en el nacimiento, aunque raramente pueden surgir hasta la edad de 2 años (nevus congénito tardío) (**Fig. 39-2**). Se dividen en pequeños (< 1,5cm), medianos (1,5-20 cm), grandes (20-40 cm) y gigantes (> 40 cm), aunque cuando aparecen en el cuero cabelludo se consideran grandes-gigantes a partir de los 9 cm.

Su incidencia es del 0,6 % en total, pero solo el 0,005 % de estos son grandes o gigantes. Clínicamente, destacan por su tendencia a asociar hipertricosis e hipo o hiperpigmentación perifolicular. Durante el primer año pueden oscurecerse para aclarar su tonalidad posteriormente, hasta desaparecer o desarrollar halos periféricos más tarde.

En un bajo porcentaje presentan asociación con la melanosis neurocutánea, sobre todo, cuando se trata de las dos categorías de mayor tamaño y cuando se localizan en la espalda. En estos casos se recomienda solicitar una resonancia magnética (RM) para el estudio del sistema nervioso central.

El riesgo de desarrollar melanoma está ligado a su tamaño: a mayor tamaño, mayor es el riesgo (del 3-5 % en los grandes y gigantes).

El tratamiento se basa en la exéresis y esta decisión se debe individualizar en función del riesgo de derivar a melanoma y la repercusión estética. En caso de decidir cirugía en lugar de seguimiento, esta se puede hacer en uno o más tiempos en función del tamaño de la lesión.

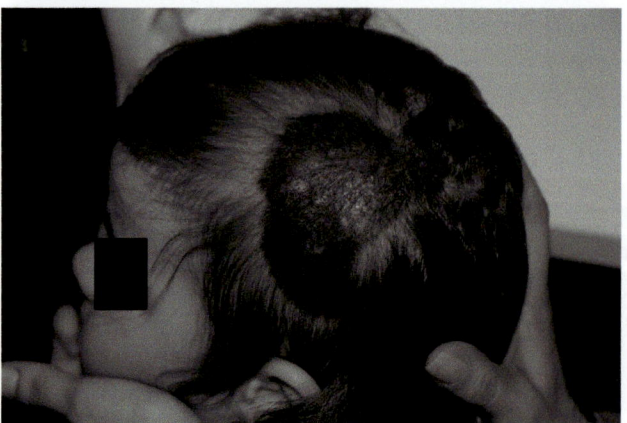

Figura 39-2. Nevus congénito en cuero cabelludo.

TIPOS DE MELANOMAS PRIMARIOS EN CABEZA Y CUELLO

Véase la **tabla 39-1**.

MELANOMA EN EL EMBARAZO

No se ha demostrado una asociación entre el embarazo y el desarrollo de melanomas, siendo excepcionales las metástasis transplacentarias.

DIAGNÓSTICO

La detección temprana es clave en el pronóstico del melanoma, y aún hoy en día se basa en la inspección visual y la dermatoscopia. La dermatoscopia es fundamental en el diagnóstico de estas lesiones, dado que por su naturaleza amplificadora (entre x6 y x100), es capaz de distinguir estructuras localizadas en la epidermis, transición dermoepidérmica e incluso en la dermis superficial (**Fig. 39-3**).

Estudio de la lesión

Clínica

Ante la sospecha de un melanoma hay que prestar atención a cambios de lesiones pigmentadas, ya sea en color, forma o tamaño. En este contexto, aparece la regla del ABCDE que se intenta enseñar a la población:

Asimetría
Bordes irregulares
Color (heterocromía)
Diámetro > 5 mm
Evolución

Es también importante saber que es típico el eritema o inflamación rodeando a la lesión en casos de melanoma.

La sensibilidad diagnóstica de la exploración en el melanoma oscila entre el 75 y 90 %, por lo que más de un 10 % pueden pasar desapercibidos. Por este motivo se recomienda tener un umbral bajo para la realización de biopsias en lesiones que los pacientes describan como cambiantes.

El uso de fotografías para el seguimiento también es fundamental.

Histología (**Fig. 39-4**):

Se cree que el crecimiento del melanoma se da en dos fases:

1. Crecimiento radial (en superficie), de dudosa capacidad metastática.
2. Crecimiento vertical (en profundidad).

Tabla 39-1. Tipos de melanomas primarios en cabeza y cuello

Tipos de melanoma	Porcentaje	Edad mediana	Zona predominante	Características
Melanoma de extensión superficial (**Fig. 39-3A**)	57,4%	40-60 años	Tronco en hombres y piernas en mujeres	Mácula de color castaño de bordes y tonalidades irregulares Puede aparecer *de novo* o derivar de un nevus (aproximadamente, la mitad) Suelen ser < 5 mm Tras una fase lenta de crecimiento radial (epidermis o dermis papilar) comienza una etapa de crecimiento rápido en profundidad (fase vertical) Puede presentar zonas grisáceas de regresión por la reacción inmune
Nodular (**Fig. 39-3B**)	21,4%	50-60 años	Sobre todo, tronco, cabeza y cuello	Afecta más a hombres Es un nódulo de desarrollo rápido (meses), que se puede ulcerar Lo típico es que sea azulado o negruzco, pero puede ser rosado o rojizo Presenta crecimiento en profundidad desde el principio, lo que hace que se diagnostique cuando es más profundo y con peor pronóstico
Lentigo maligno-melanoma (**Fig. 39-3C**)	8,8%	60-70 años o antes en pacientes con gran cantidad de daño solar acumulado	Zonas de daño solar, sobre todo, cara (nariz y mejillas)	Mácula marrón-negra de crecimiento lento y bordes y coloración irregulares Su forma precursora es el lentigo maligno Dado que la delimitación exacta de los márgenes en este tipo de melanoma es más compleja, es particularmente útil en esta situación la cirugía de Mohs, con reconstrucción en un segundo tiempo El lentigo maligno y el lentigo maligno- melanoma se diferencian por sus características con el dermatoscopio
Melanoma amelanótico				Todos los anteriores pueden dar la cara sin pigmentación, lo que se conoce como amelanótico y dificulta su diagnóstico Su tratamiento y pronóstico son los mismos que los de las formas pigmentadas
Melanoma *"spitzoide"*	< 1%	Niños	Cara	Se puede confundir con un melanoma maligno o con lesiones vasculares Tiene características que recuerdan a los nevus de Spitz, siendo simétricos, con frecuencia de un color rosado o anaranjado Histológicamente, muestran nidos de melanocitos que no maduran a medida que las células alcanzan zonas más profundas de la dermis
Melanoma desmoplásico	1%	50-60 años con antecedentes de exposición solar	Cara	Placa de una tonalidad similar a la cutánea en regiones expuestas a la luz solar Puede aparecer de novo, pero suele hacerlo en conjunto con un lentigo maligno Deben realizarse biopsias profundas para llegar al diagnóstico Rara extensión ganglionar, pero agresivo localmente, lo que hace que tienda a la recurrencia por extirpaciones incompletas Sí tienden a la generación de metástasis a distancia
Nevus azul maligno			Cabeza, sobre todo, cuero cabelludo	Nódulo azul negruzco profundo de diámetro superior a 1 cm Alta tasa de recurrencia y metástasis
Melanoma ocular	5%		Conjuntivales o uveales	Su manejo en el caso de los uveales se ha modificado recientemente a técnicas preservadoras de órgano, basadas en radioterapia con haces de protones
Melanoma de mucosas (**Fig. 39-3D**)	1%		Boca, nasofaringe y laringe	Se puede confundir con una melanosis, aunque esta es bilateral y suele afectar a personas de piel oscura, a diferencia del melanoma de mucosas, que es una lesión única El 35% son amelanóticos, por lo que tienden a diagnosticarse tardíamente Suelen presentar mutaciones en el gen *KIT,* lo permite realizar terapias dirigidas contra él

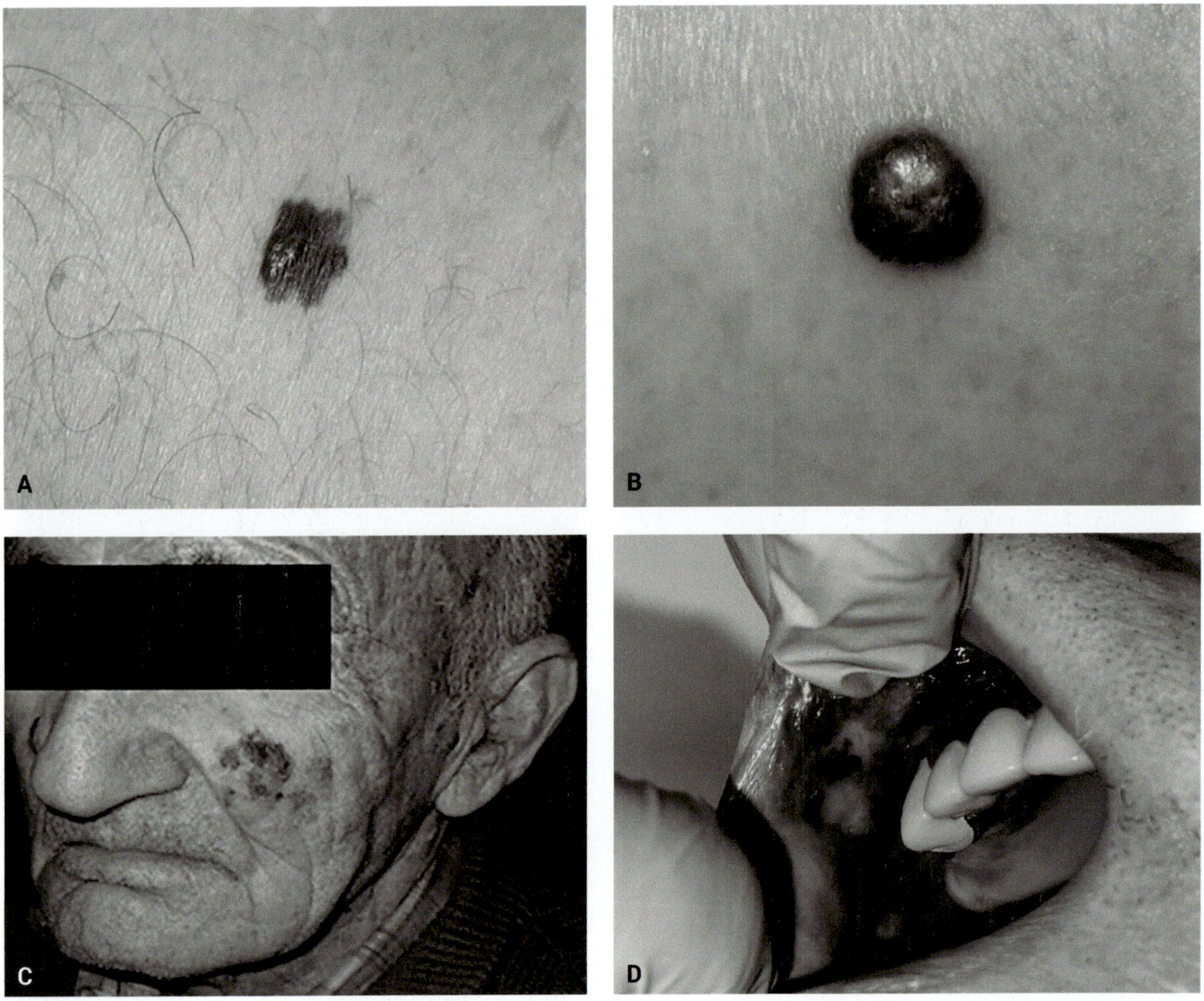

Figura 39-3. A. Melanoma con extensión superficial. A la izquierda se aprecia una zona más nodular de crecimiento vertical. **B.** Melanoma nodular. Se observa que toda la lesión es nodular sobreelevada, sin zonas de crecimiento macular correspondientes a la extensión superficial. **C.** Lentigo maligno-melanoma. **D.** Melanoma de mucosas en cavidad oral, que afecta a la mucosa del labio superior y a la región palatina.

De las características histológicas del melanoma, la que más implicación tiene en su pronóstico es el Índice de **Breslow (IB),** que define la profundidad de invasión del melanoma. Este se mide desde el estrato granuloso o el fondo de una úlcera si la hubiese hasta la célula más profunda de aspecto maligno que exista. Determina factores de manejo terapéutico tan importantes como los márgenes de extirpación quirúrgica y la selección de pacientes que deben ser sometidos a la biopsia de ganglio centinela y a inmunoterapia adyuvante. Además, da información pronóstica.

Los detalles que se deben conocer a través del estudio anatomopatológico son: diagnóstico de malignidad, grosor (IB), presencia de ulceración y existencia de márgenes libres tras la resección. Sin embargo, es recomendable tener también información sobre el subtipo histológico de melanoma, la presencia de zonas de regresión o infiltración de linfocitos, la invasión vascular, la presencia de satélites microscópicos, nevus asociados y la tasa de mitosis, por su implicación pronóstica y terapéutica.

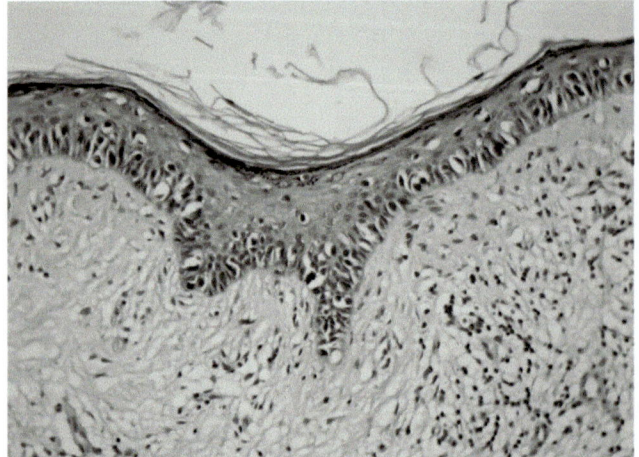

Figura 39-4. Histología de un melanoma *in situ*. En la capa basal se ven múltiples células con núcleo agrandado. En los extremos se observan algunas células, ascendiendo por las capas de la epidermis.

ESTUDIO DE EXTENSIÓN

Local. A nivel local es fundamental no solo la exploración local de la lesión para delimitar sus márgenes, sino también un estudio de la superficie corporal total para descartar otras lesiones. Esto se realiza mediante observación, dermatoscopia y microscopia confocal, si se dispone de ella. Ante la sospecha de melanoma, el método de estudio recomendado es la biopsia, extirpando la lesión de forma completa con 1-2 mm de margen.

Regional. En el momento del estudio inicial de una lesión sospechosa, además de la biopsia es fundamental el estudio de las cadenas ganglionares regionales.

A distancia. Las pruebas de imagen para el estudio de extensión (TC, RM, TEP-TC) se recomiendan de forma sistemática en casos de satelitosis o a partir del estadio III o en caso de presentar signos específicamente sospechosos de extensión a distancia.

ESTADIFICACIÓN

La estadificación del melanoma se rige por el TNM, cuya versión más actualizada hoy día es la de 2017 (8ª edición).

Tumor primario (T)

T. Se clasifica tras la extirpación completa de la lesión de acuerdo con el Índice de Breslow en:

- T1: grosor de 1 mm o menos
  – T1a: < 0,8 mm sin ulceración
  – T1b: < 0,8 mm con ulceración o 0,8-1mm con o sin ulceración

- T2: grosor de más de 1-2 mm
  – T2a: sin ulceración
  – T2b: con ulceración

- T3: grosor de más de 2 a 4 mm
  – T3a: sin ulceración
  – T3b: con ulceración

- T4: grosor de más de 4 mm:
  – T4a: sin ulceración
  – T4b: con ulceración

Extensión nodular (N)

N. Afectación de ganglios linfáticos [en caso de que se base en el estudio de ganglio centinela no se hablará de pNx, sino de pNx(sn)]:

- Nx: No se pueden estudiar los ganglios
- N0: ningún ganglio afecto, habiendo estudiado idealmente al menos 6.
- N1: metástasis en un ganglio regional o metástasis intralinfáticas regionales sin afectación ganglionar.

– N1a: microscópicas nodales
– N1b: macroscópicas (aparentes clínicamente) nodales
– N1c: metástasis satélite[1] o en tránsito[2] sin afectación ganglionar

- N2: metástasis en 2 o 3 ganglios o intralinfáticas regionales con afectación ganglionar
  – N2a: microscópicas nodales
  – N2b: macroscópicas nodales
  – N2c: satélite o en tránsito con afectación de un solo ganglio

- N3: metástasis en 4 o más ganglios o en tránsito o satélites afectando a dos o más ganglios regionales
  – N3a: microscópicas nodales
  – N3b: macroscópicas nodales
  – N3c: satélites o en tránsito con dos o más ganglios afectados regionalmente

Metástasis (M)

- M0: ausencia de metástasis
- M1: metástasis a distancia
  – M1a: piel, tejido subcutáneo o ganglios que no son los regionales
  – M1b: pulmón
  – M1c: otros que no sean sistema nervioso central
  – M1d: sistema nervioso central.
  Las concentraciones de LDH influyen en la categoría M:
  (0): LDH no elevada
  (1): LDH elevada

TRATAMIENTO

Una vez obtenido el diagnóstico de melanoma en la biopsia, debe completarse la exploración física prestando atención a las áreas ganglionares correspondientes a la localización del tumor y completar el examen de toda la superficie cutánea. En función de estos resultados, se clasificará en estadios 0 a IV.

Es importante destacar que el melanoma de cabeza y cuello conlleva peor pronóstico. Además, debido a la proximidad de estructuras anatómicas críticas, es potencialmente más difícil lograr márgenes de resección quirúrgica periférica y profunda amplios. Estas resecciones pueden tener importantes secuelas cosméticas y funcionales.

Los márgenes que se deben dar a los melanomas en la resección del tumor **dependen de su profundidad** (Índice de Breslow), no de su estadio:

Estadio 0 *(in situ)*: 0,5-1 cm
≤ 1 mm: 1cm
> 1-2 mm: 1-2cm
> 2-4 mm: 2 cm
> 4 cm: 2 cm

---

[1] Los satélites son nidos o nódulos macro o microscópicos a menos de 2 cm del primario.
[2] Las metástasis en tránsito son lesiones que afectan a la piel o el tejido subcutáneo a más de 2 cm del primario, pero no más allá de los ganglios linfáticos regionales.

Estadio 0 (*in situ*)

Resección del primario como único tratamiento y seguimiento posterior.

Estadio I

IA: T1a o T1b N0 M0
IB: T2a N0 M0

Los IA (< 0,8 cm sin ulceración) se manejan igual que los del estadio 0.

En el caso de los IB debe valorarse la opción de realizar ganglio centinela. En caso de que éste sea positivo, pasan a manejarse como veremos en el Estadio III. En caso de que sea negativo, se considera tratado el tumor primario y se continúa con el seguimiento del paciente.

Supervivencia: 97-93 %

Estadio II

IIA: T2b-T3a N0 M0
IIB: T3b-T4a N0 M0
IIC: T4b N0 M0

Se debe valorar la biopsia de ganglio centinela. Tanto si no se hace como si es negativa, se pueden tomar cuatro caminos: seguimiento del paciente, radioterapia local. Los IIB y IIC se deben tratar con pembrolizumab o nivolumab o incluir en un ensayo para estadio II.

En caso de que el ganglio centinela sea positivo, pasa a manejarse como un estadio III.

Supervivencia: 93-53 %.

Estadio III (cualquier T con N1 o superior y M0)

En estos casos se debe hacer un estudio de la adenopatía clínicamente perceptible o evidenciada en los estudios de imagen con PAAF o BAG. Si estas no son posibles, debe hacerse una biopsia escisional. Se deben hacer pruebas de imagen para delimitar la extensión de la enfermedad y estudiar las mutaciones en *BRAF*. Si la enfermedad ganglionar es extirpable, se puede hacer una resección del tumor primario con márgenes amplios y vaciamiento ganglionar o realizar de forma neoadyuvante un tratamiento sistémico con pembrolizumab, nivolumab o ipilimumab y, posteriormente, realizar el vaciamiento.

Tras la cirugía se puede valorar el tratamiento sistémico adyuvante, la RT de la región linfática afectada de forma adyuvante o la observación.

Los casos no resecables se manejan con terapia sistémica como opción principal o en su defecto, con RT paliativa, T-VEC[3] intralesional o terapia de soporte.

_____
[3] Se trata de un virus oncolítico derivado del herpes virus, aún no aprobado en España.

Por otro lado, en los pacientes que se clasifican en el estadio III tras un ganglio centinela positivo, se recomienda realizar pruebas de imagen de extensión para estadificar correctamente el tumor. Además, se debe considerar solicitar una prueba de mutaciones en *BRAF*. Tras esto, el vaciamiento ganglionar queda restringido a pacientes muy concretos (aquellos en los que se prevé un difícil seguimiento con pruebas de imagen o que tengan un elevado riesgo de presencia adicional de otros ganglios afectos), dado que la recomendación es el seguimiento de las áreas ganglionares afectas con pruebas de imagen, como ultrasonidos, TC o RM.

El tratamiento en estos casos se basa en observación o tratamiento sistémico basado sobre todo en nivolumab, pembrolizumab o si hay mutaciones en BRAF V600 un tratamiento con dabrafenib o trametinib.

En los casos de satelitosis, tras cerciorarse de que se trata de una extensión tumoral y no un segundo primario, si es una situación resecable, se pueden seguir tres vías:

1. Terapia sistémica neoadyuvante con una resección posterior con márgenes y terapia sistémica adyuvante posterior (la alternativa de la observación en lugar del manejo adyuvante posterior también es posible).
2. Realizar una escisión sin tratamiento neoadyuvante. En este caso, si los márgenes están libres, se puede dar terapia sistémica adyuvante u observar al paciente. Si la resección no es completa, se recomienda manejar con terapia sistémica (preferencia) o con terapias regionales en caso de que afecte a extremidades.
3. Tratamiento sistémico:
   • Si hay enfermedad residual irresecable se maneja igual que si en el caso anterior no se hubiese conseguido una resección completa.
   • Si queda enfermedad residual resecable, se puede volver a valorar tomar una de las dos vías restantes para eliminar la lesión.
   • Si no hay evidencia de enfermedad, seguimiento del paciente.

En los casos de satelitosis o metástasis en tránsito no resecables se recomienda terapia sistémica o regional si afecta a extremidades.

Supervivencia: 78-49 %

Estadio IV (cualquier T o cualquier N con M1)

Se recomienda tomar una biopsia de la lesión sospechosa para obtener confirmación, realizar una analítica para evaluar la LDH y pruebas de imagen. Con estos resultados se debe hacer una valoración multidisciplinar para tomar una decisión conjunta.

Si el tumor tiene mutación BRAF existen dos posibilidades:

1. Tratamiento anti-diana con un fármaco anti-*BRAF* más un fármaco anti-*MEK* (vemurafenib + cobimetinib, dabrafenib + trametinib, encorafenib+ binimetinib)
2. Inmunoterapia con un fármaco inhibidor de los puntos de control inmunológico: (anti-*PD1* [nivolumab o pembrolizumab] o un fármaco anti-*PD1* más un fármaco anti-*CTLA4* [ipilimumab]).

La elección del tratamiento anti-diana o la inmunoterapia depende de ciertas condiciones del paciente, así como del grado de diseminación y de la velocidad de crecimiento del tumor.

En caso de que el tumor no tenga la mutación *BRAF*, la única opción sería la inmunoterapia con los fármacos arriba mencionados.

En caso de metástasis a distancia, la resección quirúrgica de todas ellas aumenta la supervivencia.

Supervivencia: 27-9 %

El pronóstico general a los 5 años de los pacientes tras la introducción de inhibidores de puntos de control inmunológico ha pasado de un 7 % en 2008 a superar el 50 % en la actualidad.

VIGILANCIA

Los protocolos de seguimiento varían según el país, pero deben ser de por vida. El 90 % de las recurrencias aparecen en los 5 primeros años (sobre todo, en los dos primeros años), por lo que se recomiendan revisiones cada 3 meses los dos primeros años y cada 6-12 meses en adelante.

AGRADECIMIENTOS

Deseamos expresar nuestro agradecimiento al Dr. Botella Estrada, Jefe del Servicio de Dermatología del Hospital Universitario la Fe de Valencia, por su colaboración al proporcionar algunas de las imágenes presentes en este capítulo.

PUNTOS CLAVE

- La regla del ABCDE es fundamental para diferenciar las lesiones melanocíticas benignas de los melanomas cutáneos.
- Ante la sospecha de melanoma, el método de estudio recomendado es la biopsia extirpando la lesión de forma completa con 1-2mm de margen.
- El Índice de Breslow es la característica histológica que mayor implicación pronóstica tiene en el melanoma.
- El estadio 0 del melanoma es una lesión in situ, el I y el II son enfermedades locales.
- La supervivencia del melanoma en general ha aumentado de menos del 10 % hasta superar el 50 % a los 5 años con la aparición de las nuevas terapias con inhibidores de puntos de control inmunológico.

BIBLIOGRAFÍA

Bolonia JL, Schaffer JV, Cerroni L (4th edition). Elsevier: Dermatology, 2018.

Brierley JD, Gospodarowicz MK, Wittekind C, editors. The TNM classification of malignant tumours (8th edition). Oxford: Wiley Blackwell; 2017. [Google Scholar]

Bunnell AM, Nedrud SM, Fernandes RP. Classification and Staging of Melanoma in the Head and Neck. Oral Maxillofac Surg Clin North Am. 2022 May;34(2):221–34.

Egeler MD, Ryll B. Survival is not enough: understanding the mental burden of cutaneous melanoma. Br J Dermatol. 2024 Feb 3:ljae050.

Gershenwald JE, Scolyer RA, Hess KR, et al. Melanoma staging: Evidence-based changes in the American Joint Committee on Cancer eighth edition cancer staging manual. CA Cancer J Clin. 2017 Nov;67(6):472-492.

Guijarro R, Pérez-Herrezuelo Hermosa G. Melanoma de cabeza y cuello. Manual de Cirugía Oral y Maxilofacial, 2012: 482-8.

Kodali N, Bhattaru A, Blanchard I, Sharma Y, Lipner SR. Assessing melanoma prognosis: the interplay between patient profiles, survival, and BRAF, NRAS, KIT, and TWT mutations in a retrospective multi-study analysis. Melanoma Res. 2024 Mar 29; Genetics and melanoma screening. British Journal of Dermatology. 2023 Dec 20;190(1):e4–e4.

Pavri SN, Clune J, Ariyan S, Narayan D. Malignant Melanoma: Beyond the Basics. Plast Reconstr Surg. 2016 Aug;138(2):330e–40e.

Saginala K, Barsouk A, Aluru JS, Rawla P, Barsouk A. Epidemiology of Melanoma. Medical Sciences. 2021 Oct 20;9(4):63.

Skender-Kalnenas TM, English DR, Heenan PJ. Benign melanocytic lesions: Risk markers or precursors of cutaneous melanoma? J Am Acad Dermatol. 1995 Dec;33(6):1000–7.

Slominski A, Wortsman J, Carlson AJ, Matsuoka LY, Balch CM, Mihm MC. Malignant Melanoma. Arch Pathol Lab Med. 2001 Oct 1;125(10):1295–306.

Smith J, Cust AE, Lo SN. Risk factors for subsequent primary melanoma in patients with previous melanoma: a systematic review and meta-analysis. British Journal of Dermatology. 2024 Jan 23;190(2):174–83.

Spencer KR, Mehnert JM. Mucosal Melanoma: Epidemiology, Biology and Treatment. Cancer Treat Res. 2016;167:295-320.

Valko-Rokytovska M, Bruchata K, Simkova J, Milkovicova M, Kostecka Z. Current trends in the treatment of malignant melanoma. Neoplasma. 2016;63(03):333–41.

Yde SS, Sjoegren P, Heje M, Stolle LB. Mucosal Melanoma: a Literature Review. Curr Oncol Rep. 2018 Mar 23;20(3):28.

 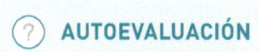

AUTOEVALUACIÓN

Patología de las glándulas salivales

40

B. Burgos Vico y R. Gómez Fernández

> **OBJETIVOS**
>
> - Conocer las importantes relaciones anatómicas de las glándulas salivares y su relevancia a nivel sistémico.
> - Identificar las diferentes patologías glandulares mediante métodos diagnósticos apropiados.
> - Aplicar el mejor tratamiento para cada uno de los diferentes tipos de trastornos glandulares.

GENERALIDADES

Las glándulas salivales son estructuras corporales con gran importancia tanto por su función como por la gran cantidad de patologías que producen. Pueden verse afectadas por trastornos médicos o quirúrgicos, que pueden llegar a tener repercusión sistémica y viceversa, trastornos sistémicos pueden provocar patología en estas glándulas. Es importante hacer una aproximación diagnóstica adecuada para poder llevar a cabo un tratamiento lo más precozmente posible.

La saliva tiene mucha importancia en la lubricación, protección y limpieza de las mucosas y superficies dentales; tiene acción antimicrobiana, ejerce efecto tampón y gracias a ella se consigue una buena alimentación, deglución y fonación. Las glándulas salivales son las encargadas de la secreción salival (1.000 a 1.500 mL al día), habiendo diferencias notables entre ellas: se dividen en dos grandes grupos: **glándulas mayores,** (parótida, submaxilar y sublingual, que son bilaterales) y **glándulas menores** (dispersas por la mucosa oral) (**Fig. 40-1**).

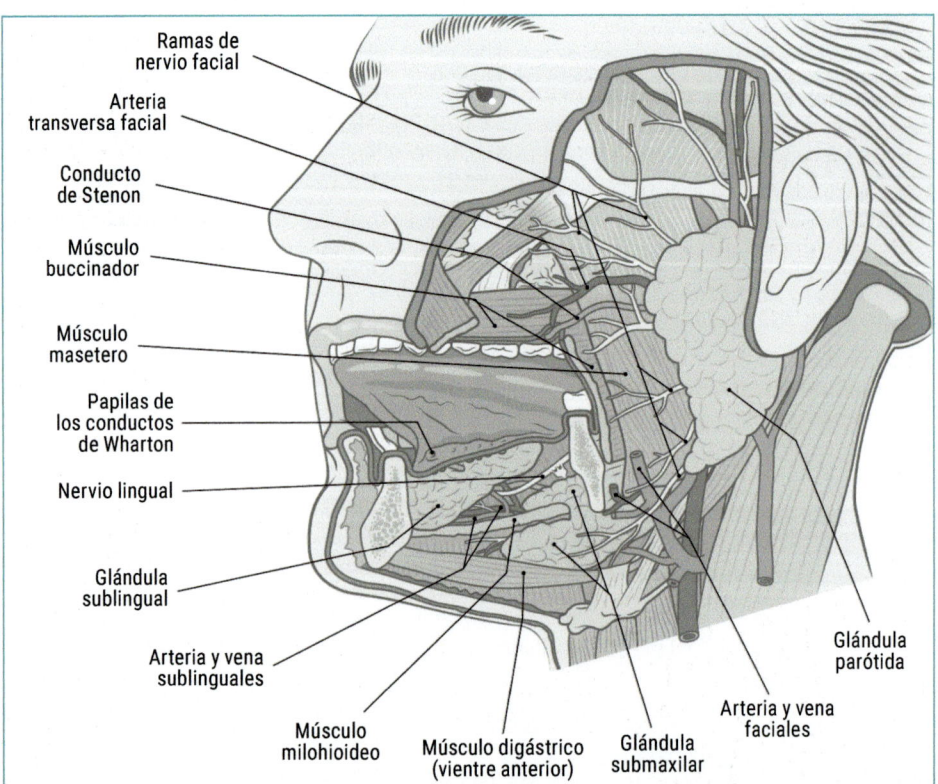

Figura 40-1. Anatomía de las glándulas salivares.

Glándula parótida

Embriología. La primera en desarrollarse es la glándula parótida (6ª semana) a partir de una invaginación del ectodermo de la mucosa yugal (estomodeo o cavidad oral primitiva). En la 8ª semana, la invaginación se va expandiendo en sentido posterior y se va desarrollando el conducto principal (conducto de Stenon). Progresivamente, se va produciendo una diferenciación celular y morfológica, y la glándula se va extendiendo y dividiendo en dos lóbulos (superficial y profundo) en relación con el nervio facial, al que acompañan en su trayecto, sin existir un plano de clivaje real entre ambos lóbulos. Al final del desarrollo se produce la encapsulación, que deja en su interior diversos ganglios linfáticos previamente establecidos en el tejido parotídeo.

Histología. Como toda glándula, la unidad básica son los acinos y los conductos. Los acinos son un conjunto de células encargadas de la producción de **contenido mucoso, seroso o seromucoso**. Este contenido es drenado al conducto intercalar, que pasa al conducto estriado y, por último, al conducto excretor.

Anatomía. La parótida es una estructura de coloración gris-amarillenta y la más voluminosa de todas. Presenta una secreción salival **serosa** (viscosidad 1,5), rica en enzimas, como la amilasa salival y drena a la cavidad oral a nivel del 2º molar superior a través del **conducto de Stenon**. Es responsable del 25 % de la secreción diaria de saliva.

Se encuentra ubicada en el compartimento parotídeo, localizado por detrás de la rama ascendente mandibular y por delante del esternocleidomastoideo. La glándula se divide en dos lóbulos (superficial y profundo) separados por el **nervio facial** (VII par craneal) y sus ramas, y todo ello cubierto por la fascia parotídea. De superficial a profundo encontramos: piel → tejido celular subcutáneo → SMAS (sistema músculo-aponeurótico superficial) → fascia parotídea → glándula parótida que cubre parcialmente al músculo masetero.

La glándula es atravesada por la **arteria carótida externa**, que en su trayecto intraglandular, da la rama auricular posterior y sus dos ramas terminales (arteria temporal superficial y maxilar interna). Lateral a la arteria se encuentra la **vena yugular interna**, formada por la unión de la vena temporal superficial y maxilar interna, que sigue su trayecto en sentido descendente. La parótida recibe vascularización de la arteria carótida externa y de sus ramas.

La función secretora se regula por fibras parasimpáticas del **nervio glosofaríngeo**: nervio timpánico → plexo timpánico → nervio petroso menor, que se une al **nervio auriculotemporal (rama del trigémino) proveniente del ganglio ótico**, llegando a la parótida.

Desde el punto de vista anatómico y quirúrgico, es importante señalar que el **nervio facial** y sus ramas discurren entre los dos lóbulos de la glándula. El nervio facial sale del cráneo por el agujero estilomastoideo, presentando un trayecto corto extraglandular y, posteriormente, un trayecto intraglandular. Es en el espesor de la parótida es donde va a dar sus dos grandes troncos, que se dividen en diversas ramas que se anastomosan unas con otras (sobre todo, a nivel cigomático y bucal) y presentan una variabilidad individual importante.

- **Tronco temporofacial**: ramas temporales (músculos de la mímica por encima de la hendidura palpebral y la oreja); ramas cigomáticas (parte lateral del músculo orbicular de los ojos y músculos entre la hendidura palpebral y la bucal); ramas bucales superiores (músculo orbicular de la boca y buccinador).
- **Tronco cervicofacial**: ramas bucales inferiores (músculo risorio, buccinador y orbicular de la boca); rama marginal (músculos inferiores a la hendidura oral); rama cervical (músculo platisma y depresor del labio inferior).

Glándula submaxilar

Embriología. Las glándulas submaxilar y sublingual se forman a partir de yemas endodérmicas en el suelo del estomodeo en la 8ª semana, aproximadamente. La diferenciación comienza en la semana 12, empezando a formarse los acinos en la semana 28 y la actividad secretora aparece cerca del nacimiento.

Histología. La **glándula submaxilar** está compuesta por múltiples lóbulos separados por tejido conectivo y de coloración rosada. Presenta una **secreción salival seromucosa o mixta** (viscosidad 3,4) que drena a la cavidad oral en la carúncula lingual a ambos lados del frenillo lingual a través del conducto de Warthon. El 70 % de la secreción salivar diaria procede de esta glándula (**Fig. 40-2**).

Anatomía. Se encuentra ocupando la celda submaxilar justo por debajo de la mandíbula en la zona lateral del cuello.

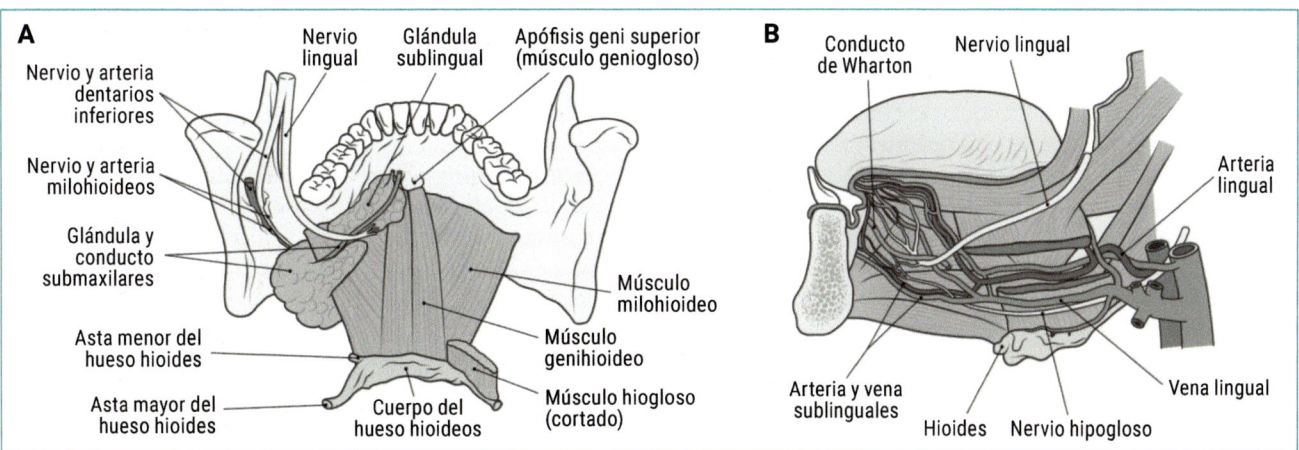

Figura 40-2. Anatomía de las glándulas submaxilares y sublinguales.

De superficial a profundo encontramos: piel → tejido celular subcutáneo → fascia cervical superficial → glándula submaxilar. La cara interna de la glándula se relaciona con el nervio hipogloso (XII par craneal), vena, arteria y nervio lingual, y con el conducto de Warthon. La cara inferoexterna se relaciona con la vena facial, y las ramas marginal y cervical del nervio facial. La vascularización procede principalmente de la arteria facial y de sus ramas y la inervación del nervio lingual en conjunto con ramas del nervio facial (cuerda del tímpano).

Glándula sublingual

A diferencia de las otras dos glándulas salivales mayores, se localizan en la cavidad oral y tienen un tamaño menor. La **secreción es seromucosa,** pero más viscosa (viscosidad 13,4), debido a la mayor cantidad de mucina. El drenaje a la cavidad oral puede ser en el mismo orificio que la submaxilar a través del conducto de Rivinus o hacerlo de forma independiente. Su contribución al volumen diario es < 5 %. Se localiza en el espacio sublingual, por encima de los músculos del suelo de la boca y cubierta por mucosa oral, estando en estrecha relación con el nervio lingual y con el conducto de Warthon. La vascularización proviene, principalmente, de la arteria lingual y la inervación del nervio lingual en conjunto con ramas del nervio facial (cuerda del tímpano).

Glándulas salivales menores

Las **glándulas salivales menores** oscilan en número entre 600 y 1.000 y están distribuidas por toda la mucosa oral (salvo en la encía adherida y la parte anterior del paladar duro). Incluso las podemos encontrar en orofaringe, senos paranasales, laringe o tráquea. Presentan una **secreción salival mucosa,** salvo las glándulas de Ebner, que se localizan en la zona dorsal y lateral de la lengua y su secreción es serosa. Las más importantes son las labiales, linguales, palatinas y genianas.

MÉTODOS DIAGNÓSTICOS

Historia clínica

La anamnesis ocupa un lugar muy importante en el diagnóstico de la patología de las glándulas salivales. Es importante preguntar al paciente por sus antecedentes médico-quirúrgicos y se debe hacer hincapié en la presencia de **enfermedades sistémicas autoinmunes** (como la artritis reumatoide o el síndrome de Sjögren), **enfermedades metabólicas** que suelen estar en relación con la sialoadenosis, **enfermedades neurológicas** que producen ptialismo (Parkinson o epilepsia), **malformaciones congénitas** e **infecciones cervicofaciales**. También es importante **investigar sobre la medicación** que toman los pacientes, pues hay ciertos medicamentos que alteran la secreción salival.

El síntoma más frecuente es la tumefacción, y hay que indagar tanto en el tiempo de evolución como en la presencia de síntomas acompañantes (dolor, parálisis facial y trastorno en la salivación…), ya que pueden orientar hacia un diagnóstico de benignidad o malignidad:

- Tumefacción **súbita, dolorosa** y limitada a la glándula → patología **inflamatoria.**
- **Dolor agudo** → **patología infecciosa o litiásica.** En esta última, el dolor se relaciona con la ingesta de alimentos.
- **Aumento brusco** de tamaño, con periodos de remisión y exacerbación → patología **crónica recidivante.**
- **Tumefacción bilateral e indolora** → **sialoadenosis.**
- **Masa única bien delimitada, no adherida a planos superficiales ni profundos**, sin afectación nerviosa e indolora → patología **tumoral benigna.**
- **Masa mal delimitada, de evolución rápida, con infiltración de planos profundos** y afectación nerviosa (parálisis facial) → patología **tumoral maligna.**

Exploración física

La exploración de las glándulas deberá de ser tanto **intraoral como extraoral** y bimanual. Es importante hacer una buena inspección y palpación de las glándulas salivales mayores, así como observar la cantidad y las características de la secreción salival a través de los orificios de drenaje tras la estimulación manual de la glándula. En el espacio intraoral también podemos observar y palpar cálculos en los conductos excretores, edema en el suelo de boca, tumefacción y enrojecimiento de la papila o masas en relación con las glándulas salivales menores. Los cambios en el aspecto de la mucosa oral nos pueden orientar hacia alteraciones en la función inmunitaria y lubricante de la saliva.

En algunas ocasiones, los tumores del lóbulo profundo parotídeo pueden ocupar el espacio parafaríngeo y protruir en la orofaringe.

La exploración hay que completarla con una palpación cervical en busca de adenopatías cervicales, así como con una exploración de los pares craneales, en especial, de los nervios facial, lingual e hipogloso.

Es importante tener en cuenta que hay enfermedades sistémicas que pueden afectar a las glándulas salivales, por lo que habrá que hacer una exploración general en busca de sintomatología sistémica que nos pueda ayudar al diagnóstico.

Diagnóstico por imagen

La **ortopantomografía** es una técnica de escasa utilidad para el estudio de las glándulas salivares, pero sí permite visualizar sialolitiasis groseras, sobre todo, a nivel submaxilar. No obstante, ha sido superada por la tomografía computarizada de haz cónico (CBCT) para la detección de cálculos. Las radiografías simples apenas se usan.

La **sialografía** ha sido históricamente la técnica *gold standard* para el estudio del sistema ductal de las glándulas; sin embargo, está en relativo desuso por razones técnicas. Consiste en la introducción de contraste radiopaco e hidrosoluble a través del orifico de drenaje del conducto y posteriormente realizar una radiografía simple. Muy útil para estudiar la **anatomía ductal** de la parótida y de la submaxilar, permitiendo detectar sialolitos o cuerpos extraños, alteraciones ductales, estenosis o destrucciones de los conductos ductales. Está contraindicada en pacientes alérgicos al contraste yodado o con una infección aguda. Complicaciones posibles son la perforación del conducto, movilización de litiasis e infección iatrogénica.

La **ecografía** es una de las **técnicas de referencia** para el estudio de las glándulas salivales. Es una prueba no invasiva, barata, de gran disponibilidad y sin radiación ionizante. Nos permite un estudio bilateral comparativo, así como el estudio de adenopatías cervicales. Es de gran utilidad para el estudio de cálculos intraglandulares, sialectasias y para la caracterización de tumoraciones, permitiendo hacer el diagnóstico diferencial entre masas sólidas o quísticas. Además, se puede realizar un estudio citológico o histológico si se asocia en el estudio una punción-aspiración con aguja fina (PAAF) o biopsia con aguja gruesa (BAG).

La **tomografía computarizada (TC)** es una prueba valiosa para el estudio de las glándulas salivales, pues proporciona información para el diagnóstico, planificación del tratamiento y el seguimiento de los pacientes. Es de elección para el estudio de patología inflamatoria y de mucha utilidad en **patología tumoral**, pues permite estudiar la localización de las lesiones, su morfología, la extensión locorregional, su posición respecto del nervio facial, sus características (si es sólida o quística) y, además, a diferencia de la ecografía, permite visualizar el lóbulo profundo. También es de elección para valorar el compromiso de estructuras óseas cercanas y puede ser guía para la punción de lesiones de manera percutánea.

Una nueva modalidad es el **sialo-TC**, que consiste en la inyección de contraste intraductal, útil para valorar la anatomía ductal con gran precisión. Sin embargo, tiene las mismas complicaciones que la sialografía.

La **resonancia magnética (RM)** es la técnica de elección ante la sospecha de **patología tumoral**, pues tiene gran resolución para observar los tejidos blandos. Ofrece mejor visualización del lóbulo profundo, del espacio parafaríngeo y del nervio facial intraparotídeo que otras pruebas diagnósticas. La secuencia potenciada en T1 permite valorar las relaciones anatómicas y las potenciadas en T2 nos sirven para caracterizar tejidos. Como desventaja **no** nos permite ver calcificaciones de pequeño tamaño.

Una variante de la RM es la **sialo-RM**, que aporta una hiperseñal espontánea de las estructuras líquidas estancadas, eliminando los tejidos adyacentes en secuencias potenciadas en T2, siendo útil para la valoración de estenosis.

La **gammagrafía con Tc-99m** aporta, principalmente, información funcional de las glándulas parótida y submaxilar. Es útil para estudiar la afectación glandular por enfermedades sistémicas o en sialoadenitis agudas y crónicas; además, en patología tumoral, el 80 % de los tumores benignos van a aparecer como lesiones "frías", salvo el tumor de Warthin y los **oncocitomas,** que son lesiones "calientes" y los tumores linfoides, que aparecen como "templados".

La **tomografía con emisión de positrones (TEP)** combinada con **fluorodesoxiglucosa** es una técnica útil en para hacer un estudio inicial de la patología tumoral maligna, realizar el estadiaje y valorar la respuesta al tratamiento o, por el contrario, detectar la presencia de recidivas.

En la actualidad está teniendo un gran desarrollo la **sialoquímica o sialometría**, que consiste en el estudio de la composición química de la saliva, tanto de iones (Na, Cl, K y Ca) como de otras moléculas (mucina, IgA, lactoferrina, amilasa, cistatina y lisozima) implicadas en trastornos sistémicos o glandulares.

Estudio anatomopatológico

El método de diagnóstico inicial de cualquier masa glandular se debe realizar a través del **estudio citológico conseguido a través de la PAAF o histológico mediante BAG**. Esto permite caracterizar y diferenciar entre tumores malignos, benignos y lesiones inflamatorias, así como realizar cultivos en caso de sospecha de patología infecciosa. Hay varias técnicas de estudio citológico (convencional, líquido, inmunohistoquímica) que ofrecen una gran sensibilidad y especificidad en el estudio de la patología tumoral. Esta prueba tiene sensibilidad y especificidad > 90 % y presenta muy pocas complicaciones, pero existe riesgo de implantación tumoral (por eso se prefiere la PAAF antes que la biopsia).

La **biopsia** (incisional o escisional) se puede usar para el diagnóstico de **enfermedades sistémicas** que afectan a las glándulas salivales o en algunas enfermedades específicas. Muy habitual en la práctica clínica diaria es la realización de una biopsia incisional de las glándulas salivales menores del labio inferior en caso de sospecha de síndrome de Sjögren. En la patología de las glándulas salivales menores, la biopsia es muchas veces diagnóstica y terapéutica; sin embargo, en las **glándulas salivales mayores está contraindicada** por el riesgo de complicaciones importantes (siembra tumoral, fístula salival, lesión de nervio facial…).

PATOLOGÍA NO TUMORAL

Alteraciones obstructivas y de los conductos

Es una patología muy frecuente, que supone el 30 % de las afecciones de las glándulas salivares. Es más frecuente en hombres (2:1). Las principales causas de estos trastornos son las **litiasis salivales** (en el 60-70 % de los casos), la estenosis ductal (en el 15-25 %) y la inflamación ductal (en < 10 %).

Sialolitiasis

La patología litiásica salival engloba un conjunto de alteraciones derivadas de la obstrucción del flujo salival producido por un cálculo salival o sialolito, alojado en los conductos excretores. Es una patología frecuente, que puede aparecer a cualquier edad (siendo rara en los niños), pero, sobre todo, entre los 40 y 45 años y predominantemente en los hombres. Pueden verse afectadas todas las glándulas, tanto mayores como menores, siendo en orden de frecuencia de más a menos afectadas la **submaxilar (80-94 %)**, la parótida (4-20 %), la sublingual y, por último, las menores.

Aunque la causa en la formación de la litiasis salival no está clara, la hipótesis principal es que se producen por la precipitación de minerales (calcio mayoritariamente) alrededor de restos proteicos, asociado a una falta de hidratación que modifica el pH fisiológico neutro (pH alcalino) y por la disminución de factores inhibidores de la cristalización. La glándula submaxilar presenta unas características anatómicas que explicarían la frecuencia de litiasis en ella, como un **conducto de drenaje más largo** y una desembocadura más estrecha que el de la parótida, así como un flujo salival de abajo hacia arriba y más **espeso** (mucoso) que el de la parótida.

Suelen ser **asintomáticas,** pero la inflamación glandular y el dolor cólico sincrónico con las comidas son muy típicos. Es frecuente que se complique con una **infección aguda** por obstrucción del flujo salival: síndrome febril con tumefacción y secreción purulenta a través del orificio de drenaje.

Cuando el cálculo es suficientemente grande, puede palparse una induración en el trayecto del conducto o en la propia glándula. Como prueba de imagen, la **ecografía** nos permite detectar **cálculos con un tamaño > 3 mm** (hiperecoico con sombra posterior). La TC nos permite ver, sin necesidad de contraste, cálculos cálcicos (radiopacos); el contraste es aconsejable para detectar complicaciones, así como para cuando se plantee tratamiento quirúrgico.

Tratamiento. La actitud inicial es conservadora, combinándose en casos necesarios con antibioterapia, analgesia y antiespasmódicos que pueden provocar la expulsión espontánea de un cálculo pequeño. Cuando el cálculo se localiza en la parte distal del conducto principal y se palpa, se puede realizar bajo anestesia local una incisión en el conducto o una marsupialización de la papila para extraerlo. En los casos en que el cálculo no se consigue eliminar y existen episodios repetidos de complicaciones, se puede realizar una **sialoendoscopia** que logra eliminar los cálculos con un éxito del 80 %, permitiendo reducir la necesidad de exéresis glandular a un 2,9 %. Esta técnica consiste en acceder y visualizar los conductos salivales mediante un sistema endoscópico muy fino (1,3 mm). Una vez identificada la litiasis, se puede introducir una cesta que extrae el cálculo (< 4-6 mm). En caso de cálculos de mayor tamaño se puede romper la piedra mediante ondas de choque (litotricia endoductal). Otra posibilidad es realizar cirugía abierta asistida por sialoendoscopia, en la que el sialoendoscopio se usa como guía y control final, pero el cálculo se extrae a través de una incisión en la mucosa o mediante abordaje cervical.

En caso de litiasis proximales (posteriores al músculo milohioideo) se aconseja realizar exéresis de la glándula, sobre todo, cuando ha habido múltiples episodios inflamatorios que provocan destrucción y atrofia del parénquima, lo que da lugar a una glándula no funcionante (**Fig. 40-3**).

Estenosis

Se trata de una enfermedad obstructiva no litiásica que supone un **estrechamiento ductal que produce una obs-**

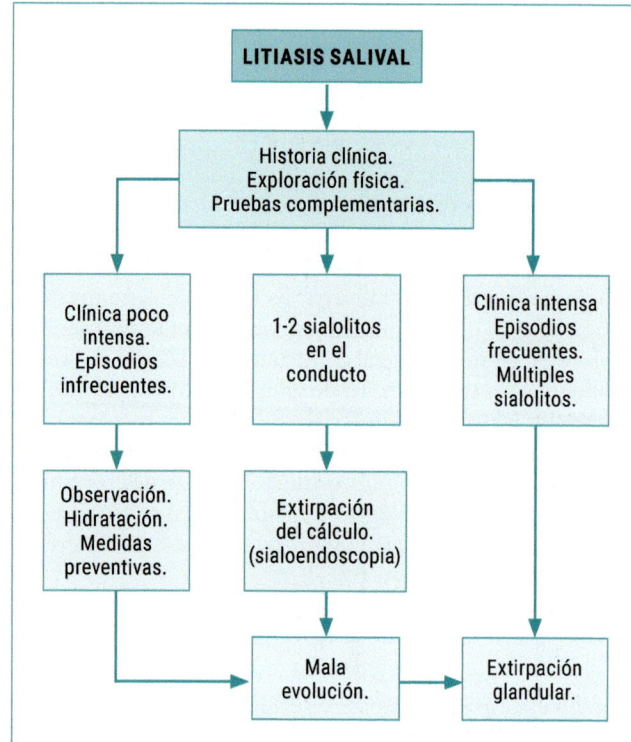

Figura 40-3. Algoritmo diagnóstico-terapéutico litiasis salival.

trucción al flujo de saliva, dando una clínica similar a la obstrucción salival litiásica. Sin embargo, es más frecuente en la parótida. Pueden ser parciales (< 50 % del calibre ductal) o subtotales (> 50 % del calibre ductal). Existe una clasificación de las estenosis de Marchal (S0–S4) que sirve para categorizarlas. La sialografía era antes la exploración de referencia, pero el desarrollo de la **sialo-RM** la ha dejado en un segundo plano.

Tratamiento. El desarrollo de la **sialoendoscopia** ha permitido tratar esta patología de manera mínimamente invasiva. Las **estenosis cortas** se pueden **dilatar** con un globo y, posteriormente, se recomienda colocar un catéter para evitar la reestenosis. Otra opción, en caso de estenosis persistentes y sintomáticas es la inyección de **toxina botulínica intraparotídea.**

Mucocele

Es un **acúmulo de secreción mucosa salival** adyacente a una glándula salival menor. Es una patología muy frecuente que puede aparecer a cualquier edad (sobre todo, en la 2ª y 3ª décadas de la vida), siendo su localización más frecuente el **labio inferior**. Se suele producir por traumatismos que seccionan el conducto excretor y producen la extravasación de saliva a los tejidos circundantes de la glándula, teniendo la lesión características de pseudoquiste (**Fig. 40-4**).

Se suele apreciar un nódulo liso e indoloro, fluctuante, de tono azulado. En ocasiones, puede romperse y desaparecer o se puede volver a formar de nuevo.

Tratamiento. Extirpación de la lesión y de la glándula bajo anestesia local.

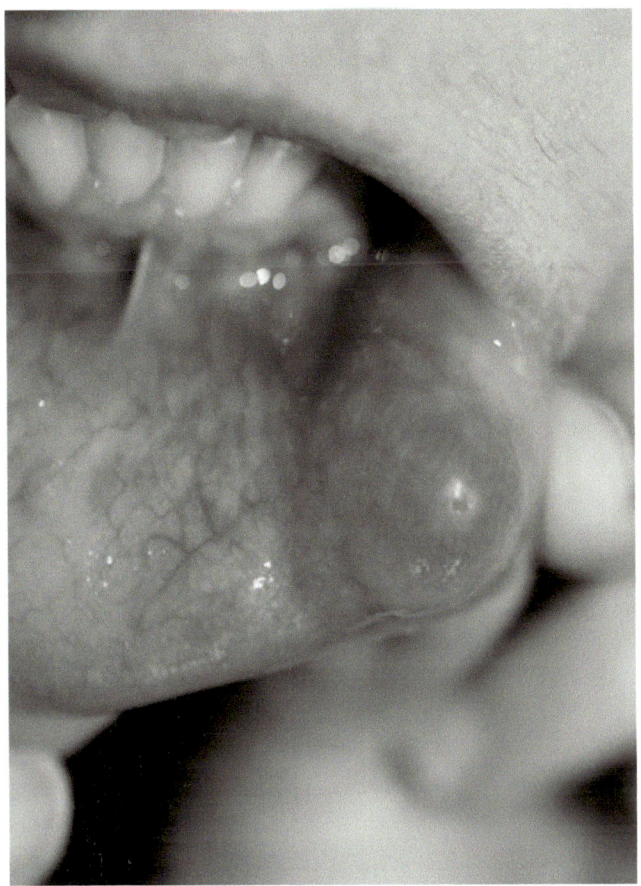

Figura 40-4. Mucocele.

Quiste de retención salival

Es similar en aspecto al mucocele, pero este es un verdadero **quiste revestido de epitelio**. Se produce por la obstrucción parcial del conducto que se va dilatando, pero sin llegar a romperse. Suele aparecer en edades más avanzadas que el mucocele y afecta más frecuentemente a las glándulas salivales mayores. Hay que realizar el diagnóstico diferencial con el quiste linfoepitelial, el adenoma pleomorfo, el tumor de Warthin o el carcinoma mucoepidermoide.

Ránula

Se trata de un **mucocele que afecta a la glándula sublingual**. Es más frecuente en personas jóvenes; no hay predilección entre sexos y asienta en el suelo de la boca. Suele producirse por una alteración en el desarrollo de los conductos de drenaje asociada a una inflamación que provoca una extravasación de moco a los tejidos circundantes. Consiste en una tumoración fluctuante, blanda, indolora, de coloración azulada en la parte lateral del suelo de la boca y delimitada por el frenillo lingual, pero que, en ocasiones, puede sobrepasar la línea media. Si son de gran tamaño, pueden provocar alteraciones en la deglución o en la fonación. Puede estar indicado realizar una TC o una **RM** para delimitar la lesión, ya que, a veces, puede tener extensión

cervical (*plunging ranula*). Tratamiento: **extirpación de la ránula y sublingualectomía**, ya que si no se quita la glándula puede recidivar (**Fig. 40-5**).

Traumatismos

Las lesiones traumáticas de las glándulas salivales suelen producirse por heridas penetrantes en la cara o cuello y los traumatismos contusos afectan principalmente a la parótida. Hay que valorar siempre si existe laceración del conducto de Stenon, del parénquima o del nervio facial.

Fístula salival: se produce cuando hay una **laceración o sección en el conducto de Stenon** y se **extravasa la saliva** hacia el músculo masetero o buccinador. La **sialografía o TC** son las mejores pruebas para detectar fístulas. El tratamiento consiste en la **reanastomosis** del conducto y **vendaje compresivo**. Cuando existe una pérdida de sustancia se puede formar un nuevo orificio de salida, abocando el conducto a la cara interna de la mejilla. Otras opciones serían la **sección del nervio timpánico de Jacobson** o la administración de derivados de la **atropina** para inhibir la secreción de saliva. En caso de fístulas refractarias es necesario un tratamiento quirúrgico que excluya la fístula y un cierre por planos de las partes blandas o en casos muy extremos una parotidectomía.

Sialocele. Es un **fenómeno de retención salival** que se produce por una **lesión penetrante del sistema ductal**. La **parótida** es la glándula que suele verse afectada con más frecuencia, al tener una localización muy accesible a traumatismos o agresiones. El tratamiento consiste en reparación

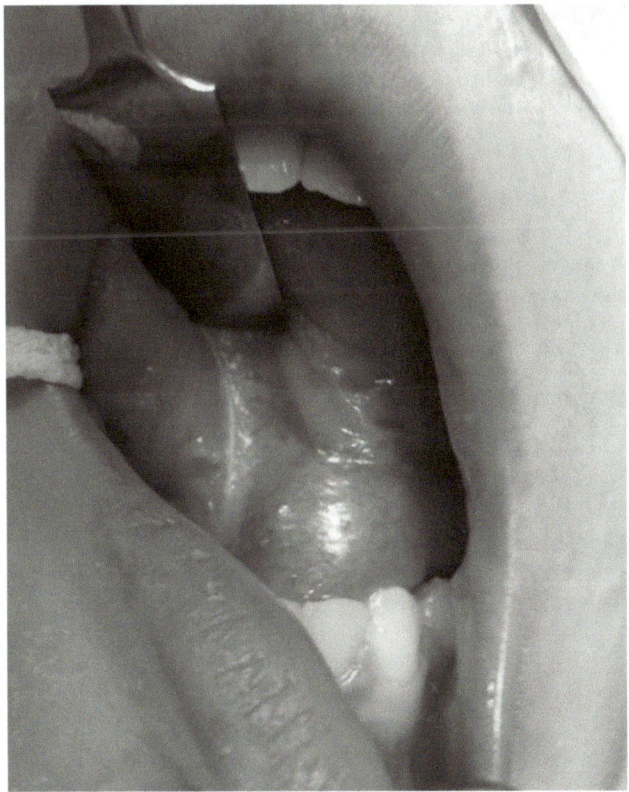

Figura 40-5. Ránula.

de la herida y prevención de fibrosis o adherencias con sialogogos y buena hidratación. La toxina botulínica puede usarse en con éxito para su tratamiento. En casos refractarios a estas técnicas, la parotidectomía superficial puede ser una opción terapéutica.

Lesión del nervio facial. Si trazamos una línea imaginaria del canto externo hasta el orificio mentoniano, encontramos dos tipos de lesiones:

- **Anteriores** a la línea: no suelen precisar tratamiento → resolución espontánea.
- **Posteriores** a la línea: reanastomosis de los extremos del nervio.

Alteraciones inflamatorias o infecciosas

Sialoadenitis víricas

Virus de la parotiditis (Pparamyxovirus). Provoca la infección vírica salival más frecuente. Es la causa más frecuente de tumefacción parotídea y es una **enfermedad de declaración obligatoria**. Es un virus ARN con tropismo glandular y nervioso. Afecta, principalmente, a niños y adultos jóvenes (incidencia máxima en 4-6 años). Es endémica de zonas urbanas y se trasmite a través de las gotitas de Flügge, la saliva y los fómites. No obstante, otros virus que pueden desarrollar un cuadro similar son: influenza y parainfluenza, coxsackie tipo A (herpangina + parotiditis bacteriana supurativa por necrosis de los acinos) y tipo B, echovirus o Epstein-Barr:

- Clínica: el cuadro empieza con fiebre, odinofagia, otalgia y adenopatías cervicales; a las 24-48 horas progresa con **tumefacción** parotídea **bilateral** (desaparición del surco entre el lóbulo de la oreja y el ángulo de la mandíbula), que dura 5-10 días. **No** existe **secreción de material purulento** a través de la papila, pero esta se encuentra inflamada. La clínica sistémica acompañante es más frecuente que aparezca en edades avanzadas más que en los niños. Puede existir inflamación simultánea de las glándulas submaxilares o que incluso en un 10-15 % solo se inflamen estas.
- Puede complicarse con inflamación de otras glándulas corporales de manera sincrónica o no (orquitis, pancreatitis, ooforitis), con trastornos neurológicos (meningoencefalitis, neuropatías, parálisis facial, síndrome de Guillain-Barré) o con trastornos sensoriales (pérdidas de audición)
- Diagnóstico: **clínico.** Las pruebas de laboratorio son inespecíficas, pero es típica la aparición de una leuconeutropenia con hiperamilasemia. Se puede realizar un serodiagnóstico aislando el virus en la saliva (desde 9 días antes de la clínica hasta 8 días después).
- Tratamiento: **sintomático** (antipiréticos, analgésicos, hidratación y sialogogos). Es recomendable el aislamiento, evitando llevar al niño al colegio durante 15 días. Actualmente, existe una vacuna (triple vírica: sarampión, rubéola y parotiditis) que se pone de manera sistémica (1ª dosis entre los 12 y 15 meses y 2ª dosis entre los 4 y 6 años) para evitar los casos complicados; esta vacuna ha conseguido reducir la incidencia.

Citomegalovirus (CMV). Puede producir una parotiditis aguda que afecta principalmente a recién nacidos (se puede asociar a hepatoesplenomegalia, ictericia y púrpura trombocitopénica) y a inmunodeprimidos, donde puede asociar retinitis, gastritis, encefalitis, afectación renal y hepática. En casos muy graves está indicado administrar aciclovir o inmunoterapia.

Infección por VIH. Puede provocar, sobre todo, a nivel parotídeo, una inflamación asintomática debida a un infiltrado de linfocitos que origina quistes linfoepiteliales:

- Clínica: **crecimiento difuso y bilateral** parotídeo que puede ser la primera manifestación de la infección por VIH. Xerostomía por linfocitosis infiltrativa difusa.
- Diagnóstico: **RM** (quistes linfoepiteliales patognomónicos).
- Tratamiento: **antirretroviral + corticoides.** En casos refractarios puede ser útil la radioterapia, quimioterapia o la cirugía en casos extremos. Vigilar posibles linfomas.

Sialoadenitis bacterianas

Sialoadenitis agudas bacterianas piógenas, supuradas, sépticas o gangrenosas. Son infecciones bacterianas del parénquima glandular, que afectan, principalmente, a personas deshidratadas en edades extremas de la vida (recién nacidos, prematuros o personas ancianas). La parótida es la glándula más afectada, seguida de la submaxilar. Los gérmenes que suelen estar implicados son *Staphylococcus aureus* (el más frecuente), *Streptococcus beta-hemolíticos, Streptococcus pneumoniae* y anaerobios:

- Clínica: fiebre + **tumefacción unilateral** brusca, dolorosa y difusa de la glándula con salida de material purulento por el orificio de drenaje a la estimulación glandular.
- Tratamiento: antibioterapia (amoxicilina-clavulánico o cefalosporinas) de forma empírica y analgesia hasta que salga el cultivo y antibiograma. Drenaje quirúrgico si hay colecciones abscesificadas. En casos en los que la infección esté asociada a una litiasis, se pueden asociar sialogogos, sin embargo, estos medicamentos pueden aumentar el dolor, al estimular la glándula.

Hay que tener en cuenta las diferentes características clínicas que nos permiten diferenciar entre sialoadenitis víricas y bacterianas (**Tabla 40-1**).

Otras infecciones bacterianas

Tuberculosis. Es una infección granulomatosa caseosa que suele estar producida por *Mycobacterium tuberculosis* y, con menor frecuencia, por *Mycobacterium bovis,* siendo el órgano

Tabla 40-1. Diferencias entre sialoadenitis víricas y bacterianas	
Sialoadenitis vírica	**Sialoadenitis bacteriana**
Bilateral	Unilateral
Escasos signos inflamatorios	Signos inflamatorios de tejidos y piel
No hay supuración purulenta	Hay supuración purulenta
Ambiente epidémico	No ambiente epidémico
Ausencia de vacunación	Correctamente vacunado

diana el pulmón. La manifestación extrapulmonar más frecuente es la infección cervicofacial, estando las glándulas salivales afectadas en raras ocasiones:

- Clínica: masa indurada, de crecimiento lento, que puede ulcerarse en forma de escrófula, indolora y sin fiebre. **No** suele presentarse al mismo tiempo que la enfermedad pulmonar. La parótida se afecta en la tuberculosis primaria, mientras que la submaxilar y la sublingual se suelen afectar en la tuberculosis secundaria.
- Diagnóstico: es útil la TC **y la PAAF** para la detección de inflamación crónica. Para la detección de *Mycobacterium tuberculosis* es útil hacer una reacción en cadena de la polimerasa o PCR. El diagnóstico definitivo se consigue mediante **biopsia** o con el estudio anatomopatológico de la pieza quirúrgica (granulomas con necrosis caseosa y células gigantes de Langerhans).
- Tratamiento: **isoniacida + rifampicina + etambutol + piracinamida** durante 6-9 meses. En casos refractarios o con importantes masas necróticas está indicada la cirugía, previo tratamiento médico.

Actinomicosis. Es una infección producida por *Actinomyces israelii* (comensal de la cavidad oral), que comienza a partir de los dientes o de las criptas tonsilares en pacientes sanos, cuando las condiciones locales favorecen su diseminación y crecimiento. La localización más frecuente es el territorio cervicofacial, donde puede llegar a afectar a las glándulas salivales:

- Clínica: masa indurada, no dolorosa, que presenta fístulas por donde existe una secreción purulenta con "**gránulos sulfurosos amarillos**" + síntomas sistémicos inespecíficos.
- Diagnóstico: sospecha **clínica + TC** (puede existir invasión de tejidos blandos y hueso que simulan una neoplasia maligna) + **PAAF o biopsia** (detecta la presencia de la bacteria o de gránulos de azufre).
- Tratamiento: **antibioterapia** (penicilina G sódica, doxiciclina, clindamicina o eritromicina) + **cirugía** (incisión y drenaje).

Enfermedad por arañazo de gato. Es una infección producida por *Bartonella henselae* y *Afipia felis* en pacientes expuestos a los gatos tras sufrir un arañazo o una mordedura.

En un primer momento suele afectar a los **ganglios linfáticos periparatiroideos y del triángulo submaxilar**; y el parénquima glandular se afecta posteriormente por contigüidad:

- Clínica: **tumoración pétrea**, adherida a piel, de rápido crecimiento y sin supuración, que simula una tumoración maligna. Es típica la aparición 2 semanas después de una linfadenopatía regional. Puede estar asociada a otras manifestaciones sistémicas, como el síndrome oculoglandular de Perinaud (encefalitis, neuropatía periférica y retinitis).
- Diagnóstico: **historia clínica + cultivo estéril y serología positiva**. La anatomía patológica muestra característicos abscesos estrellados, bacilos intracelulares pleomórficos, granulomas e hiperplasia de células reticulares. Puede ser útil el uso de la PCR o del Mantoux para descartar la tuberculosis.
- Tratamiento: **resolución espontánea** en 2-6 meses o tratamiento antibiótico con **azitromicina**.

Sialoadenitis crónica

Sialoadenitis crónica recidivante. Es un cuadro de **inflamación glandular recurrente**, que se caracteriza por episodios subagudos de retención salival repetidos a lo largo del tiempo. Puede estar causada por varios factores, como obstrucción de los conductos salivales por cálculos o estenosis, infecciones bacterianas recurrentes (*Streptococcus viridans, Haemophilus influenza, Streptococcus pneumoniae*), enfermedades autoinmunitarias o sistémicas, por un desequilibrio neurovegetativo de origen reflejo, por caries, prótesis mal ajustadas u otitis que provocan una irritación de la zona trigeminal. Todos estos factores terminan produciendo sialectasias, ectasias ductales y destrucción de los acinos, que provocan la retención de saliva recidivante. La glándula parotídea es la más afectada:

- Clínica: **tumefacción parotídea unilateral progresiva** en relación con el frío, la menstruación o la masticación y afectación variable del estado general (fiebre, trismus). A veces, como pródromo de la tumefacción, puede existir un sabor dulce de la saliva. El episodio inicial suele ser leve y suele desaparecer con un simple masaje parotídeo. No obstante, los episodios van aumentando en frecuencia, intensidad y duración.
- Diagnóstico: se basa en la **clínica** y en la **sialografía,** donde se observa la presencia de una dilatación ductal central con estenosis de los conductos principales y periféricos. En la PAAF se observarán signos de inflamación crónica (linfocitos, plasmocitos y fibroblastos).
- Diagnóstico diferencial: es importante hacer un diagnóstico diferencial con tumores, litiasis o ectasias ductales, síndrome de Sjögren y sialoadenitis por CMV en inmunodeprimidos.
- Tratamiento: **antibioterapia** en reagudizaciones o casos con supuración + **corticoterapia** que mejora el cuadro agudo sin modificar la evolución de la enfermedad. Alivian los síntomas los siguientes factores: calor local,

masaje glandular, sialogogos, lavados y dilatación de los conductos excretores con framicetina. Otras opciones pueden ser la radioterapia, ligadura de los conductos excretores, cirugía (parotidectomía superficial conservadora uni o bilateral), pero quedan reservadas para casos graves y excepcionales.

Parotiditis crónica juvenil recurrente. Es una sialoadenitis recurrente inespecífica que aparece en los niños. Es más frecuente es el **sexo masculino**, observándose el primer episodio en los **2 primeros años**. Puede estar provocada por malformaciones ductales que favorecen las infecciones retrógradas, déficits selectivos de inmunoglobulina A o por factores genéticos de herencia autosómica y penetrancia incompleta. Suele existir una tregua de la enfermedad en el paso a la edad adulta, pero, en algunas ocasiones, evolucionan hacia una sialoadenitis crónica en el adulto:

- Clínica: episodios **recurrentes** de **tumefacción parotídea unilateral o bilateral**, dolorosa y asimétrica + febrícula.
- Diagnóstico: ecografía/Doppler que muestra imágenes patognomónicas (múltiples formaciones redondeadas hipoecoicas, en el interior de una glándula hiperémica, aumentada de volumen y con los conductos dilatados). La sialografía o sialo-RM muestra sialectasias con aspecto de **manzano de flor** y puede ser curativa.

Parotiditis calcificante o calcinosis salival. Se caracteriza por la presencia de calcificaciones parotídeas secundarias a infecciones crónicas. Suele afectar a **mujeres** en la 4º década de la vida, apareciendo de manera bilateral opacificaciones en las parótidas:

- Tratamiento: **antibioterapia** para aliviar las agudizaciones; sin embargo, el tratamiento definitivo es la **extirpación de la glándula afectada**.

Sialoadenitis por irradiación

Puede manifestarse de forma aguda o crónica. La disminución del flujo salival **depende de manera directa de la dosis de radiación**. La reducción de la producción de saliva comienza a los 10-20 Gy y a partir de los 40-50 Gy se empiezan a producir lesiones irreversibles que provocan atrofia glandular y xerostomía:

- Diagnóstico: **antecedente de radiación en territorio de cabeza y cuello**. En el TC se observan glándulas de menor tamaño, hiperdensas y con realce tras administrar contraste. En todas las secuencias de la RM existe una intensidad de señal media-baja.
- Tratamiento: **sintomático** (sustitutivos salivales y sialogogos como la pilocarpina).

Hay que tener en cuenta que la radioterapia **aumenta la incidencia de adenoma pleomorfo y de neoplasias malignas**.

Alteraciones no inflamatorias o autoinmunes

Síndrome de Sjögren. Es una enfermedad autoinmune sistémica crónica caracterizada por una infiltración linfoide focal de las glándulas salivales y lacrimales que provoca **sequedad oral y ocular**. Afecta al 0,3-0,6 % de la población, siendo mucho más frecuente en **mujeres (9:1)**, y suele debutar a los 50 años, guardando relación con cambios menopáusicos. Puede ser primario (idiopático) o secundario, apareciendo en el seno de otra enfermedad sistémica (artritis reumatoide, lupus, esclerodermia o miopatías inflamatorias).

La causa de este síndrome no se conoce completamente, pero parece que pueden contribuir a su desarrollo componentes genéticos, hormonales y factores ambientales. En este síndrome el parénquima glandular es invadido y destruido por un infiltrado linfoplasmocitario y reemplazado por tejido fibrótico. La predisposición genética más importante es el complejo mayor de histocompatibilidad, siendo en la población caucásica los alelos **DR2 y DR3 del HLA-DRB1** los más implicados. Los **andrógenos protegen** frente a las enfermedades autoinmunes:

- Clínica: **xeroftalmia y xerostomía**, que a su vez producen fotofobia, escozor ocular, alteración en la fonación, deglución y disgeusia. El déficit de saliva provoca una alteración de la salud bucodental con la aparición de caries y candidiasis de repetición. Puede haber hipertrofia episódica o crónica de las glándulas salivales mayores, sobre todo, de la parótida. Puede aparecer sequedad de la mucosa nasal con inflamación, epistaxis, irritación faríngea, sequedad de la mucosa vaginal, etc. También pueden aparecer manifestaciones musculoesqueléticas (mialgias, artralgias, fatiga, sinovitis) y afectación del tracto gastrointestinal (dismotilidad esofágica, gastritis, tejido linfoide asociado a las mucosas (MALT), hepatitis y pancreatitis). Puede haber parotiditis bilateral simétrica en el 50 % de los pacientes.
- Diagnóstico: el *gold standard* es la **biopsia** con anestesia local de las **glándulas salivales menores** (principalmente, labiales). En la **tabla 40-2** se exponen los criterios diagnósticos.
- Tratamiento: **sintomático** para aliviar los síntomas de sequedad + **estimulación** de la secreción endógena. En algunos casos de afectación sistémica se requiere el uso de corticoides, agentes citotóxicos o gammaglobulinas. Se debe vigilar por haber riesgo de linfomas.

Tabla 40-2. Criterios diagnósticos del Síndrome de Sjögren primario (ACR/EULAR 2016): diagnóstico: ≥ 4 puntos

Ítem	Puntuación
Sialoadenitis linfocítica focal en glándula salivar menor con ≥ 1 foco/4 mm²	3
Anti-SSA/Anti-Ro positivo	3
Puntuación de tinción ocular ≥ 5, al menos, en un ojo (Bjsterveld ≥ 4)	1
Test de Schirmer ≤ 5 mm/5 min, al menos, en un ojo	1
Flujo salival sin estimular ≤ 0,1 mL/min	1

Síndrome de Mikulicz o lesión linfoepitelial benigna.

Es una enfermedad rara, caracterizada por la inflamación crónica de las glándulas salivales y lacrimales. Se ha considerado durante mucho tiempo parte del síndrome de Sjögren primario por presentar la misma clínica; sin embargo, actualmente se cree que podría ser una exocrinopatía plasmocítica asociada a la IgG$_4$, lo que explica la buena respuesta a los corticoides (a diferencia del síndrome de Sjögren):

- Clínica: inflamación de las glándulas salivales y lacrimales, persistente, no fluctuante, asociado a sequedad ocular y oral.
- Tratamiento: **corticosteroides** con muy buena respuesta.

Sialoadenitis crónica esclerosante (sialoadenitis seudoneoplásica o enfermedad de Küttner).

Es una forma rara de inflamación crónica de las glándulas salivales, que se caracteriza por la presencia de una esclerosis irreversible, debida a ectasia canalicular con infiltrado de polimorfonucleares y células plasmáticas que va destruyendo el parénquima. La glándula más afectada es la **submaxilar**. Se relaciona también con IgG$_4$.

- Tratamiento: buena respuesta a los corticoides. Puede darse **antibioterapia** para aliviar las agudizaciones. El tratamiento definitivo es la **extirpación de la glándula afectada**.

Síndrome de Heerfordt o sarcoidosis parotídea o fiebre uveoparotídea.

Es una manifestación clínica de la sarcoidosis, que es una enfermedad granulomatosa sistémica de causa desconocida, pero que parece tener un componente autoinmunitario, genético y ambiental. Suele presentarse en adultos jóvenes (2-20 años) y es más frecuente en el sexo femenino. Consiste en la formación de granulomas epitelioides no caseosos, que pueden resolverse de forma espontánea o evolucionar hacia la fibrosis:

- Clínica: fiebre persistente + **inflamación de la glándula parótida** (no dolorosa) + **uveítis** (dolor ocular, enrojecimiento, visión borrosa y sensibilidad a la luz) + **parálisis facial periférica**.
- Diagnóstico: hallazgos **clinicorradiológicos** compatibles con la sarcoidosis (a nivel del tórax) + pruebas de **laboratorio** inespecíficas (marcadores inflamatorios y aumento de la enzima convertidora de angiotensina) + **biopsia** de las glándulas.
- Tratamiento: **glucocorticoides** son el tratamiento de primera elección. En casos donde no haya respuesta a los corticoides, se pueden usar **citotóxicos** (metotrexato, azatioprina) o **inmunosupresores**. Para tratar la uveítis se usan gotas oftálmicas de corticosteroides y antiinflamatorios.

Sialometaplasia necrotizante.

Es un proceso reactivo que suele afectar a las glándulas salivares menores del paladar. Se cree que se produce por trauma vascular que necrosa los lóbulos glandulares. El origen puede ser por trauma mecánico o térmico (anestesia local, quemadura) o indirecto (diabetes, problemas vasculares). La lesión se resuelve espontáneamente, pero se asemeja a otras lesiones malignas, por lo que si se realiza una biopsia, se apreciará una metaplasia escamosa (hiperplasia pseudoepiteliomatosa), que a su vez puede confundir al patólogo con un carcinoma de células escamosas o mucoepidermoide, por lo que la clínica de trauma local es fundamental para no realizar un sobretratamiento.

Sialoadenosis.

Se trata de una afección no inflamatoria de las glándulas salivales, caracterizada por un aumento de tamaño crónico de las glándulas salivales sin signos evidentes de infección o tumor. Puede afectar a cualquier glándula salival, pero es más común en las **glándulas parótidas**. Está producida por **trastornos metabólicos y hormonales** (diabetes mellitus, hipotiroidisimo, hipopituitarismo y desnutrición), que provocan una afectación del sistema nervioso autónomo, siendo por tanto una neuropatía periférica del sistema nervioso autónomo. También puede estar relacionado con el consumo de fármacos (antihipertensivos o antipsicóticos), consumo excesivo de alcohol o trastornos alimenticios, como la bulimia:

- Clínica: tumefacción lentamente progresiva, **bilateral**, simétrica e **indolora** con o sin xerostomía (sobre todo, en diabéticos). En pacientes diabéticos, la tumefacción suele ser preauricular, mientras que en alcohólicos suele ser retromandibular.
- Diagnóstico: **historia clínica** que nos permita detectar algún factor etiológico y exploración física. Las pruebas de imagen como la ecografía o la RM se usan principalmente para descartar otras causas de aumento de tamaño glandular (tumores o sialoadenitis). El diagnóstico definitivo se consigue con la **biopsia**, sin embargo, solo se realiza en caso de que haga una parotidectomía superficial.
- Tratamiento: consiste en tratar la **causa subyacente** (corregir trastornos metabólicos o endocrinos, retirar fármacos y corregir hábitos de vida). En algunos casos, donde la tumefacción sea muy invalidante, se podrá realizar la extirpación de la glándula.

Anomalías funcionales

La mayor parte de las enfermedades de las glándulas salivales suelen afectar a su función de producción y secreción salival. Las anomalías funcionales afectan a la producción y al flujo de saliva, lo cual puede impactar significativamente en la calidad de vida de una persona. El sistema nervioso autónomo es el encargado de regular la secreción de saliva, siendo el **parasimpático** el encargado de la **secreción de agua y electrolitos** y el **simpático** de la **secreción de proteínas**.

El diagnóstico de las anomalías funcionales de las glándulas salivales se realiza generalmente a través de la historia clínica, examen físico, y pruebas específicas como sialografía, biopsia de las glándulas salivales o estudios de flujo saliva.

Hipersalivación o ptialismo. Sialorrea.

Es el **aumento en la producción de saliva**, que puede ser causada por enfermedades neurológicas (como la enfermedad de Parkinson), infecciones orales, reflujo gastroesofágico o incluso como una respuesta a ciertos medicamentos. En los lactantes existe una hipersalivación aparente hasta que se desarrollan los reflejos musculares que permiten la deglución y la competencia labial.

- Clínica: constante acúmulo de saliva con necesidad continua de deglución y pérdida de competencia labial.
- Tratamiento: buena respuesta a la inyección de toxina botulínica en ambas parótidas.

Xerostomía (boca seca). Es probablemente la **anomalía funcional más común** y se caracteriza por una disminución o pérdida de la producción de saliva, bien por una hipofunción de las glándulas o por un consumo aumentado de saliva. La xerostomía puede ser causada por diversos factores, como deshidratación, efectos secundarios de **medicamentos** (reducción mayor en la producción de saliva si se toman a la vez dos o más fármacos hiposalivantes), **enfermedades sistémicas, como el síndrome de Sjögren**, la **diabetes**, el **Alzheimer** o tratamientos como la **radioterapia** para cánceres de cabeza y cuello. Puede estar relacionado con el síndrome de boca ardiente. Suele afectar a un 20-30 % de la población, siendo más frecuente en mujeres de edad avanzada. Las principales familias de fármacos que pueden producir xerostomía son: anticolinérgicos, antidepresivos, antipsicóticos, descongestionantes, antihipertensivos, diuréticos y analgésicos:

- Clínica: dolor, quemazón, ulceración o atrofia de tejidos mucosos pues cuando el flujo salival se reduce al 50 % es cuando el paciente empieza a percibir la sequedad bucal y se producen cambios en los tejidos duros y blandos. Además, hay un aumento de las caries, de candidiasis oral (sobre todo en portadores de prótesis) y se producen también alteraciones en la deglución, masticación y en el gusto.
- Tratamiento: es muy importante abordar cualquier causa subyacente de xerostomía como el uso de medicamentos que puedan producirla o tratar patología médica subyacente. En caso de que no haya causa subyacente que pueda ser tratada, el objetivo es estimular la secreción salival a largo plazo:
  - **Estímulo oral por estímulos gustativos o masticatorios**: hacer enjuagues, comer chicles o caramelos.
  - **Estímulos sistémicos a partir de fármacos sialogogos**: los más usados son **pilocarpina** y **cevimeline** (ambos agonistas colinérgicos) que estimulan la producción de saliva. Hay que tener en cuenta los efectos secundarios que pueden provocar estos fármacos.
  - **Sustitutos de la saliva**: proporcionan alivio sintomático, al lubricar la mucosa oral; pueden usarse en forma de enjuague bucal, aerosol o geles. Se trata de productos que contienen glicerina y carboximetilcelulosa.
  - **Electroestimulación salival a partir de dispositivos implantables**: <u>Salitron</u> induce a un aumento de la salivación a través de un estímulo neural.
  - **Electroacupuntura/TENS** (estimulación nerviosa transcutánea): se usa en pacientes radiados y resistentes a pilocarpina. Aplicada en el pabellón auricular parece mejorar la xerostomía.

  - **Electroestimulador removible GenNarino (Saliwell)**: a partir de una corriente eléctrica que estimula el nervio lingual, se estimulan las glándulas salivales.

Disgeusia (alteración del gusto). Aunque no afecta directamente la producción de saliva, la disgeusia es una disfunción relacionada con la percepción de los sabores, lo cual puede estar influenciado por la calidad y cantidad de la saliva. Las causas son deficiencias nutricionales, infecciones y tratamientos oncológicos.

Síndrome de la boca ardiente: trastorno que causa **sensación de ardor en la boca** sin causa dental o médica aparente, y puede estar relacionado con cambios en la calidad y cantidad de la saliva.

Anomalías congénitas

Agenesia: es la falta de desarrollo completo de la glándula (excepcional) y la **hipoplasia** es un desarrollo de la glándula de un tamaño menor de lo normal. Lo más frecuente es que se encuentren en el contexto de una disostosis mandibulofacial o de una displasia ectodérmica hereditaria (suele ir asociado a anhidrosis, xerostomía, hipotricosis y oligodoncia). Si existe una atresia o estenosis congénita de los conductos de drenajes son típicas las sialoadenitis crónicas.

Ectopia o heterotopia salival: las glándulas salivales son normales morfológicamente, pero se encuentran en una localización inadecuada. Lo más común es que se localicen a nivel de los **ganglios linfáticos yuxtaparotídeos cervicales.** Pueden dar clínica de fístula, quiste o tumor salival, siendo el carcinoma mucoepidermoide el más frecuente.

Glándula parótida accesoria: hace referencia a la presencia de lóbulos de tejido salival independientes de la glándula, pero que drenan al conducto de Stenon. Suelen localizarse **anteriores a la glándula** y rodeados de la fascia del masetero. En ellos puede existir patología típica de las glándulas salivales (sialoadenitis, quistes o tumores como el adenoma pleomorfo o el carcinoma mucoepidermoide).

Fístulas salivales congénitas: son comunicaciones anormales entre la glándula salival y la piel o la mucosa bucal, produciendo secreción de saliva a través de la piel o en una localización aberrante de la mucosa oral.

Quistes congénitos: se forman debido a la obstrucción de los conductos salivales durante el desarrollo fetal. Pueden ser de distintos tipos, siendo los más típicos de retención mucosa. La poliquistosis salival se caracteriza por múltiples quistes bilaterales en la glándula parótida, estando asociada a mucoviscidosis o a otros quistes congénitos de las glándulas exocrinas.

PATOLOGÍA TUMORAL

El 2-6,5 % de las neoplasias de cabeza y cuello son tumores de las glándulas salivales. Pueden aparecer a cualquier edad; sin embargo, la máxima incidencia se sitúa en los 60-70 años, siendo más frecuentes en el **sexo femenino**. El **tumor benigno** más frecuente es el **adenoma pleomorfo**, seguido del **tumor de Warthin**. El **tumor maligno** más típico es el **carcinoma mucoepidermoide**, seguido del **mixto malignizado** y del de **células acinares**. En **niños**, el tumor más frecuente es el **hemangioma**. La glándula parótida es la que más frecuentemente se encuentra afectada; sin embargo, a menor tamaño glandular, más probabilidad de tumores malignos (siendo los tumores benignos más frecuentes en las glándulas mayores). Sin embargo, la división entre benignidad y malignidad es un poco cambiante, ya que hay tumores, como el adenoma pleomorfo, que, a pesar de ser benigno, tiene una tendencia elevada a la recidiva, puede malignizar o incluso dar metástasis.

El 88 % de los tumores glandulares derivan del parénquima epitelial y entre ellos encontramos dos tipos: los adenomas benignos (65,5 %) y los tumores epiteliales malignos (22,5 %). El 12 % restante son tumores de estirpe no epitelial (hemangiomas, linfomas malignos, linfangiomas, metástasis, etc.).

Entre los **factores de riesgo** para el desarrollo de estos tumores se encuentran: exposición a la radiación, consumo de tabaco, predisposición genética o familiar, infecciones virales y exposición química. Como **factores pronósticos** habrá que tener en cuenta: la estadificación clínica, el tipo y grado histológico, la localización y extensión tumoral, y la afectación de pares craneales. A pesar de todos ellos, hay estudios que han demostrado que el **tamaño tumoral** es el factor predictor de resultados más importante.

Para el **diagnóstico** de estos tumores, la prueba de elección es la **PAAF** (hay que tener en cuenta que para tumores malignos el valor predictivo positivo es bajo), mientras que las pruebas de imagen (TC o RM) son útiles para ver la extensión y el tamaño tumoral, y planificar el tratamiento quirúrgico.

Existen una serie de características que nos pueden ayudar a diferenciar entre tumores benignos y malignos (**Tabla 40-3**).

TUMORES BENIGNOS EPITELIALES

El **75 %** de las neoplasias que afectan a las glándulas salivales son tumores benignos. Tienen tendencia a afectar a las **glándulas salivales mayores**, principalmente, la **parótida**. El más frecuente es el **adenoma pleomorfo o tumor mixto**, seguido del **tumor de Warthin**. A pesar de su histología benigna, en algunos casos puede haber recidivas, malignización o incluso metástasis a distancia, por lo que siempre hay que hacer un seguimiento a estos pacientes. A continuación, expondremos las principales características de los tumores benignos más frecuentes, siguiendo la nueva clasificación de la OMS (2022).

Adenoma pleomorfo o tumor mixto

Es el **tumor de las glándulas salivales más frecuente**. Representa el 80 % de las neoplasias benignas y el 65 % de los tumores que afectan a la parótida. Existe una predilección leve por el sexo masculino y, aunque pueden aparecer a cualquier edad, el pico máximo de incidencia suele ser entre los 40 y los 50 años. El 85 % de los mismos afectan a la **parótida** (principalmente, al lóbulo superficial) y el 15 % restante pueden aparecer en cualquiera de las glándulas salivales tanto mayores como menores. Cuando aparecen en las glándulas menores, la localización más frecuente suele ser el paladar, seguido del labio superior y de la mucosa oral.

Se origina por la proliferación de células con características ductales o mioepiteliales o por la proliferación de una célula con potencial de transformación en células ductales o mioepiteliales. Histológicamente, se caracterizan por la presencia de un patrón pleomórfico de elementos epiteliales, mioepiteliales y mesenquimales rodeados por una pseudocápsula:

- Clínica: nódulo único, de **crecimiento lento**, **no adherido** a piel ni a planos profundos, móvil (salvo los palati-

Tabla 40-3. Diferencias en las características entre tumores benignos y malignos

Características clínicas	Tumor benigno	Tumor maligno
Tipo de crecimiento	Lento (Warthin puede ser rápido)	Rápido
Tiempo de evolución	Años	Meses
Afectación nerviosa (VII)	No (salvo neurales)	20-30 %
Tamaño	Grande	Pequeño
Dolor	No frecuente	Frecuente
Consistencia	Firme	Pétrea
Adherencia a planos profundos	No	Sí
Ulceración	No	Sí
Cálculos	Ocasional	No frecuente
Adenopatías	No	Sí
Encapsulación	Normalmente: sí	Normalmente: no
Metástasis	No	Sí

nos) e **indoloro**. Pueden **alcanzar gran tamaño**, sobre todo, los que afectan a la parótida y los del **paladar pueden ulcerarse**. Los que afectan al lóbulo profundo de la parótida pueden protruir al espacio parafaríngeo, dando lugar a alteraciones en la fonación, deglución o sensación de cuerpo extraño.

- Tratamiento: extirpación tumoral. Cuando afectan a la parótida, la **parotidectomía superficial conservadora del nervio facial** es el tratamiento de elección. La submaxilectomía, la extirpación de la glándula sublingual o de la glándula salival menor afectada es el tratamiento de elección en el resto de los casos. Actualmente, están en discusión la parotidectomía parcial y la tumorectomía (disección extracapsular) como alternativas para el tratamiento quirúrgico de los adenomas pleomorfos.
- **Riesgo de recurrencia:** está relacionado con la **ausencia de cápsula verdadera**, defectos o roturas accidentales de la pseudocápsula que favorecen la extensión tumoral o extirpación incompleta. Pueden aparecer recurrencias **hasta 10-15 años** después del diagnóstico previo y es **típica la multicentricidad**, apareciendo varios focos tumorales en las zonas cicatrizales, pero se conserva la histología previa en la mayoría de los casos. El tratamiento de las recidivas es controvertido, consistiendo en la extirpación tumoral junto con la zona cicatrizal o en la extirpación de la glándula, si no se ha resecado previamente. La **radioterapia adyuvante** puede ser útil para prevenir la aparición de recurrencias y para controlar las que no se han extirpado.
- Existe un riesgo del **25 % de transformación maligna** a un adenocarcinoma o carcinoma indiferenciado, sobre todo, en pacientes fumadores no tratados, pacientes con múltiples recurrencias, resecciones incompletas o tumores tratados previamente con radioterapia.
- También se han descrito metástasis hematógenas provocadas por la manipulación o remanentes posquirúrgicos con cierto potencial letal para el paciente.

Adenoma monomorfo

Un 10-15 % de los tumores benignos de las glándulas salivales son de este tipo, en contraposición a los pleomorfos (OMS, 1972). En función de las células implicadas se les ha ido etiquetando progresivamente (OMS, 2022): mioepitelioma, adenoma de células basales, tumor de Warthin, oncocitoma, adenoma sebáceo, papiloma ductal, sialoadenoma papilífero, cistoadenoma, linfadenoma y otros adenomas canaliculares y ductales. Se describen aquí los más frecuentes:

Mioepitelioma

Es un tumor raro, localizado principalmente en la **parótida**. Aparece por igual en ambos sexos, en torno a los 30 años. Su diagnóstico es controvertido, pues hay que hacer diagnóstico diferencial con los adenomas pleomorfos con importante componente mioepitelial. Se presenta como un nódulo indo-

loro y circunscrito. La forma histológica de huso se localiza en la parótida y la plasmocitoide en el paladar. El tratamiento es la extirpación quirúrgica.

Las **recurrencias no son típicas** en este tipo de tumor, aunque se ha descrito algún caso de transformación maligna en la literatura.

Adenoma de células basales

Suponen el 1-2 % de los tumores salivales y el 70 % de los mismos se localizan en la **glándula parótida**, mientras que en las glándulas menores son típicos en labio superior, seguidos del paladar duro, mucosa bucal y labio inferior. Son más frecuente en el sexo masculino y en torno a los 60 años. Hay varios tipos histológicos (sólido, trabecular y tubular) que no tienen repercusión pronóstica, mientras que la forma **membranosa**, al tener un patrón multifocal tiene un riesgo de **recurrencia significativo:**

- Clínica: nódulo único, indoloro, de crecimiento lento, de pequeño tamaño, que puede tener formaciones quísticas de líquido mucoide, simulando un mucocele.
- Tratamiento: extirpación local del tumor, con márgenes de tejido sano en formas multifocales.

La tasa de **recurrencia es muy baja** y la transformación maligna hacia un carcinoma de células basales solo se da en casos donde haya tumor residual.

Tumor de Warthin o cistoadenolinfoma papilar

Es un tumor que representa el 5-7 % de las neoplasias de las glándulas salivales, localizándose en el 95 % de los casos a nivel de la **parótida** (a nivel de la cola). En un 4-6 % de los casos existe **bilateralidad**. Es más frecuente en el **sexo masculino**, en torno a los **30-70 años** y está relacionado con el **consumo de tabaco**. Se origina al quedar atrapados durante el desarrollo embrionario restos de tejido glandular en el interior de formaciones linfáticas:

- Clínica: tumoración elástica, de crecimiento lento, indolora y bien delimitada. En un 10 % de los casos puede aparecer dolor y rápida evolución. Cuando no aparece en la parótida, hay que hacer diagnóstico diferencial con un quiste branquial, linfadenitis tuberculosa o con un linfoma.
- Diagnóstico: la **PAAF** es la prueba de elección para diferenciarlo de un adenoma pleomorfo o de una neoplasia maligna. Con TC y RM se puede identificar correctamente. Es un tumor que capta Tc99 en la gammagrafía, apareciendo como un **nódulo "caliente"**.
- Tratamiento: extirpación de la tumoración, en muchos casos es necesario la realización de una **parotidectomía superficial conservadora**.

Es un tumor encapsulado, lo que explica la **baja** tendencia a la **recurrencia** (5-12 %) y solo en 1 % de los casos existe degeneración maligna hacia un carcinoma epidermoide o carcinoma indiferenciado, sobre todo, en pacientes sometidos a **radiación previa**.

Oncocitoma

Es un tumor poco frecuente, que puede afectar a la parótida, pero también a la submaxilar o a las glándulas menores. Es un tumor encapsulado, pero puede presentar multinodularidad. Suele afectar a personas de edad avanzada:

- Clínica: nódulo de consistencia firme, móvil e indoloro < 5 cm de tamaño. Tiene superficie amarillenta al corte.
- Tratamiento: parotidectomía superficial conservadora o extirpación de la lesión con márgenes amplios de tejido normal.

Las **recurrencias son poco frecuentes**. Hay que tener cuidado con la oncocitosis, que es una metaplasia de las células acinares y ductales en glándulas sanas, suele aparecer con la edad y no necesita tratamiento.

Papilomas ductales

Son un conjunto de tumores raros, que surgen de las porciones interlobulares y ductales de los conductos y son más frecuentes en **varones de mediana edad**. Entre ellos encontramos el **sialoadenoma papilífero**, el **papiloma ductal invertido** y el **papiloma intraductal**. Aparecen en la mucosa intraoral asociado a glándulas salivales menores, siendo la exéresis quirúrgica el tratamiento de elección.

Adenoma canalicular

La nueva clasificación OMS (2022) propone dividirlos en 5 categorías: adenoma canalicular, adenoma poliquístico esclerosante, queratoquistoma, adenoma ductal intercalado y adenoma ductal estriado. El canalicular es un tipo de tumor que se localiza principalmente en las glándulas salivales menores, en el 81 % de los casos localizado en el **labio superior**. Es más frecuente en el sexo femenino y en mayores de 50 años. Se puede presentar como nódulo móvil e indoloro. Histológicamente, **no** tiene **cápsula** y el 20 % son multifocales, lo que aumenta el riesgo de recidiva. El tratamiento consiste en la extirpación total con márgenes amplios de tejido sano.

TUMORES BENIGNOS NO EPITELIALES

Aunque la nueva clasificación OMS (2022) solo reconoce las lesiones específicas de las glándulas salivales (sialolipoma, adenosis oncocítica nodular y sialadenosis linfoepitelial), se refieren aquí otras tumoraciones glandulares frecuentes:

Lipoma. Es una tumoración formada por grasa, bien delimitada y asintomática. Para su tratamiento se puede optar por la **tumorectomía** si la lesión es paraglandular o por la **extirpación de la glándula** de origen si es intraglandular.

Hemangioma. Es el tumor no epitelial más frecuente y el tumor benigno **más frecuente en niños y jóvenes**. Suele localizarse en la parótida. Se presenta como una masa (la mayoría son congénitos) de coloración azulada, que **aumenta de tamaño con maniobras de Valsalva** (como el llanto) y puede estar acompañado de lesiones angiomatosas. Durante el primer año presenta un crecimiento lento y hasta un 50 % se estabilizan y regresan durante el 2º y 3er año de vida. Los tratamientos propuestos varían desde embolización, esclerosis, láser o cirugía.

Linfangioma. La mitad de ellos son congénitos. Pueden presentarse como una masa de tamaño fluctuante, que crece y duele si se infecta o presentar un sangrado intralesional. El tratamiento de elección es la extirpación quirúrgica. En algunos casos se pueden inyectar sustancias esclerosantes o pueden incluso desaparecer espontáneamente.

Neurilenoma. Es el tumor neurogénico más frecuente. Suele aparecer en mujeres en la 4ª década de la vida y su localización más típica es la parótida. Se presenta como un nódulo duro, de lento crecimiento y asintomático. El tratamiento es la **exéresis**. No tiene tendencia a la recidiva ni metastatiza.

Neurofibroma. Suele ser una lesión única no encapsulada, lo que favorece su penetración a través de los septos glandulares y origina **recidivas**. Cuando un paciente presenta múltiples neurofibromas hay que sospechar de la **enfermedad de Von Recklinghausen**, donde existe un riesgo de **malignización** del 13 %. Su tratamiento consiste en la **exéresis quirúrgica**.

TUMORES MALIGNOS DE LAS GLÁNDULAS SALIVALES

Son tumores muy poco frecuentes (un 3 % de las neoplasias que afectan a cabeza y cuello). Existen varios subtipos histológicos que presentan diferentes comportamientos biológicos y una gran heterogenicidad citológica y estructural, lo que les confiere comportamientos clínicos muy variables (Tabla 40-4).

El tumor maligno más frecuente de la **glándula parótida** es el **carcinoma mucoepidermoide**, seguido del **tumor mixto malignizado** y del **carcinoma de células acinares**. El tumor maligno más frecuente de la **glándula submaxilar y sublingual** es el **carcinoma adenoide quístico**.

En función de la localización, el **pronóstico** de estos tumores **más favorable es el de las glándulas del paladar**, siendo peor los de las glándulas parotídeas y, sobre todo, los de la submaxilar y la sublingual.

La presentación habitual es una tumoración pétrea, de crecimiento rápido, dolorosa (en algunos casos, no), adherida a planos profundos. Cuando el estadio es más avanzado se puede producir invasión cutánea, parálisis facial y metástasis cervical o a distancia.

En general, el **tratamiento** de los tumores malignos es básicamente quirúrgico, aunque en estadios avanzados, recurrencias o resecciones incompletas se emplea con relativo éxito la **radioterapia**, dando mejores resultados la terapia con neutrones rápidos que la convencional.

La **quimioterapia** no está especialmente indicada en estos tumores (cisplatino, vinorelbina, paclitaxel), aunque si la

Tabla 40-4. Clasificación TNM de AJCC (8ª) de los tumores malignos de las glándulas salivales

Estadio	Tumor	Nódulos (ganglios)	Metástasis
0	**Tis**: Carcinoma in situ	**N0**: ganglios no afectados	**M0**: No
I	**T1**: ≤2 cm, sin EE	N0	M0
II	**T2**: 2-4 cm, sin EE	N0	M0
III	**T3**: > 4 cm y/o EE	N0	M0
	T0/T1/T2/T3	N1: ganglio único ipsilateral ≤ 3 cm sin ENE	M0
IVA	T0/T1/T2/T3	N2a: adenopatía ipsilateral de 3-6 cm con ENE o ≤ 3 cm sin ENE N2b: múltiples ipsilaterales ≤ 6 cm sin ENE N2c: bilateral o contralateral ≤ 6 cm sin ENE	M0
	T4a: Invasión cutánea, mandíbula, conducto auditivo o nervio facial	N0/N1/N2	M0
IVB	T0 / T1 / T2 / T3 / T4a	**N3a**: adenopatía > 6 cm sin ENE **N3b**: adenopatía < 3 cm con ENE o simple contralateral con ENE o múltiples con ENE	M0
	T4b: Irresecable, invasión de base de cráneo, apófisis pterigoides y/o arteria carótida	N0 / N1 / N2 / N3	M0
IVC	Cualquier T	Cualquier N	**M1**: Sí

EE: extensión extraparenquimatosa (macroscópica). ENE: extensión extranodal.

lesión presenta determinados marcadores biológicos (receptor de andrógenos, Her-2) se pueden utilizar fármacos dirigidos contra esas dianas terapéuticas (leuprolide, trastuzumab).

Tumores malignos más relevantes (OMS, 2022)

Carcinoma mucoepidermoide

Es el tumor maligno más frecuente en la **parótida** (30 %) y en las **glándulas salivales menores palatinas** (35 %). Es la neoplasia maligna **más frecuente en la infancia**, pero puede aparecer a cualquier edad (principalmente, a los 45 años), sin diferencia entre sexos. Es un tumor que está muy relacionado con la **radioterapia**. A nivel de las glándulas salivales menores puede adquirir aspecto de mucocele y, en otros casos, pero menos frecuente, de papiloma o nevus. Desde el punto de vista histológico, existen dos tipos según el grado de diferenciación:

- **Bien diferenciado o de bajo grado (75 %):** está formado por células secretoras mucosas que forman espacios glandulares. Tiene un crecimiento lento y asintomático, por lo que es difícil distinguirlo de los adenomas.
- **Mal diferenciado o de alto grado (25 %):** está formado por células escamosas con células mucosas secretoras. Tiene criterios de malignidad.

Es un tumor que tiene riesgo de **diseminación cervical** (5 % los de bajo grado y hasta de un 55 % los de alto grado) y **hemática**.

Tratamiento: resección local con márgenes en los de bajo grado y resección radical + vaciamiento ganglionar cervical + radioterapia (en caso de afectación ganglionar) en los de alto grado.

La supervivencia a los 15 años es de un 85-90 % en los de bajo grado y de un 25-30 % en los de alto grado, siendo la **resección completa del tumor o la afectación de los márgenes** los principales determinantes en el pronóstico y recurrencia.

Existe una variante intraósea (**carcinoma mucoepidermoide central**), que se localiza en la zona retromolar de la mandíbula y se origina a partir de tejido de las glándulas salivales que quedan atrapados en la etapa embrionaria o a partir del epitelio que rodea los quistes odontogénicos. Suelen ser tumores de bajo grado, pero el curetaje aumenta el riesgo de recurrencia. Es una tumefacción indolora con imagen radiolúcida uni o multilobulada.

Carcinoma adenoide quístico

Es un tumor maligno de alto grado que supone el 25 % de los carcinomas de las glándulas salivales. Es el tumor más frecuente de las glándulas salivales menores (70 %), siendo su localización más frecuente el **velo del paladar**. Aparecen con más frecuencia en las mujeres, en torno a la 6ª década de la vida:

- Clínica: puede simular un tumor benigno, pero tiene tendencia a la **invasión nerviosa** (parálisis facial si afecta a la glándula parótida), invasión ósea y vascular, dolor, ulceración mucosa y tendencia a la **diseminación metastásica ganglionar** (10-15 %) y **hemática** (pulmón, cerebro, ósea), lo que permite **diferenciarlo del adenoma pleomorfo.**
- Tratamiento: **cirugía radical** con extirpación de hueso subyacente (si se afecta el paladar) + **radioterapia** adyuvante. Si el tumor afecta a la parótida, el tratamiento

de elección es la **parotidectomía radical + radioterapia**.

A pesar de ser un tumor de alto grado, tiene una supervivencia a los 5 años de un 70-90 %, pero a los 10 años cae drásticamente hasta un 30-70 %. Existen tres tipos histológicos diferentes: cribiforme, tubular y sólido, siendo el **más frecuente el cribiforme** y el que más tendencia tiene a **recurrir, el sólido**.

El **tamaño tumoral** (> 4 cm) tiene más impacto en el pronóstico de este tipo de tumor que la presencia de metástasis. La afectación de los márgenes de resección o la presencia en un 30 % o más de la variante sólida son también factores pronósticos.

Adenocarcinoma de células acinares

Representa el 18 % de los tumores salivales malignos, afectando en un 80 % a la **parótida** (es el segundo tumor maligno más frecuente en la parótida). Aparece entre los 30 y 60 años, sin predilección entre sexos. Se trata de un tumor de **evolución indolente**, con bajo potencial de metástasis y de recurrencia, sobre todo, cuando afecta a las glándulas salivales menores. Puede aparecer de manera bilateral o afectar a dos glándulas diferentes a la vez.

Tratamiento: **resección local amplia** con necesidad de radioterapia adyacente solo si se trata de recurrencias o no se consigue la resección completa.

Tumor mixto malignizado

Suele aparecer a los 10-20 años, tras el diagnóstico de un adenoma pleomorfo, localizado, principalmente, en la **parótida**. Hay que sospecharlo cuando aparezcan **signos de malignidad** con el **antecedente** de haber tenido un **adenoma pleomorfo previamente**. Se debe hacer el diagnóstico diferencial con el tumor mixto benigno recurrente y el carcinoma adenoide quístico. Tiene un comportamiento **agresivo** con alto riesgo de metástasis linfáticas y a distancia.

Adenocarcinoma polimorfo de bajo grado

Es una neoplasia maligna de bajo grado con curso indolente y bajo poder metastásico. Se localiza, casi exclusivamente, en las **glándulas salivales menores palatinas**, principalmente. Suele aparecer en pacientes de 50-80 años, siendo un poco más frecuente en el sexo femenino y con predilección por la **raza negra**.

Histológicamente, a nivel macroscópico está bien delimitado, sin embargo, a nivel microscópico presenta invasión de los tejidos adyacentes al carecer de cápsula. A pesar de ser un tumor localmente invasivo e infiltrativo, tiene poca tendencia a metastatizar. A veces es difícil de **diferenciar de un carcinoma adenoide quístico**, ya que ambos presentan **invasión perineural**:

- Clínica: tumefacción submucosa, no ulcerada (salvo en estadios avanzados), indolora y de crecimiento lento. En el momento inicial, hasta un 10 % de los pacientes tienen afectación de los ganglios cervicales.
- Tratamiento: resección local amplia sin necesidad de radioterapia.

Carcinoma epitelial-mioepitelial

Es un tipo **raro** de tumor que afecta a las glándulas salivales, más comúnmente a la **glándula parótida**. Tiene predilección por el **sexo femenino** en las **últimas décadas** de la vida. Histológicamente está compuesto por dos tipos de células: epiteliales y mioepiteliales y suele tomar un aspecto **multinodular**. Tiene tendencia a ser **localmente agresivo**, pudiendo presentar invasión perineural y nerviosa, así como tendencia a la recurrencia y metástasis.

Adenocarcinoma de células basales

Tumor muy poco frecuente, que afecta principalmente a la **glándula parótida**. Histológica y morfológicamente es indistinguible del adenoma de células basales, siendo las características de **crecimiento e invasión** (que pueden provocar dolor y parálisis facial) las claves diagnósticas. Las recurrencias suelen ser frecuentes, pero las metástasis no, apareciendo, sobre todo, en los ganglios linfáticos.

Adenocarcinoma sebáceo

Tumor raro, que afecta, principalmente, a la **glándula parótida**. A pesar de ser considerado de bajo grado, puede tener recurrencia local y riesgo de metástasis linfáticas. Existen dos tipos: carcinoma sebáceo y linfoadenocarcinoma sebáceo. Suele manifestarse como una masa dolorosa que puede adherirse a la piel y afectar al nervio facial.

Adenocarcinoma ductal salivar

Es un tumor muy infrecuente con **alto grado de malignidad**. El 96 % de ellos afectan a la glándula **parótida.** Se trata de un tumor de rápido crecimiento, doloroso y que provoca parálisis facial. Se forman grandes células unidas que ensanchan el conducto salival, presentando un patrón infiltrativo muy agresivo.

Linfoma

Los linfomas que afectan a las glándulas salivales son poco frecuentes. Su localización más frecuente (75-80 % de los casos) es la **parótida**, seguida de la submaxilar. Suelen ser linfomas no Hodgkin derivados de **MALT**, confinados en los ganglios intraparotídeos. En la TC presentan múltiples nódulos de diversos tamaños, generalmente, con escaso realce periférico o necrosis interna inicial. En la RM muestra una señal intermedia.

El riesgo para desarrollar estos linfomas está aumentando en personas con **síndrome de Sjögren, Mikulicz y tumor de Warthin.**

Metástasis glandulares

Suponen un **25 % de los tumores malignos glandulares** y, principalmente, están localizadas en la glándula **parótida,** pues tiene una gran cantidad de ganglios intra y yuxtaglandulares. Su origen puede ser:

- Diseminación linfática: carcinoma **epidermoide cutáneo y melanoma.**
- Diseminación hemática: carcinoma de **pulmón.**
- Diseminación por contigüidad: **sarcoma** de partes blandas, óseo y tumores cutáneos.

El pronóstico depende del origen de la metástasis (la supervivencia es mayor en los carcinomas epidermoides, seguida del melanoma y, por último, de los no cutáneos), de la diseminación local de la enfermedad, del tipo implicado y de la prevención de recurrencias.

TRATAMIENTO QUIRÚRGICO

Parotidectomía

Es un procedimiento quirúrgico que se basa en **extirpar parcial o totalmente la glándula parótida.** Es un técnica muy frecuente para el tratamiento de tumores benignos y malignos de las glándulas salivales, aunque a veces también se usa para tratar patología inflamatoria, infecciones crónicas o sialolitiais. Es una técnica quirúrgica que requiere una **gran precisión y conocimiento de la anatomía de cabeza y cuello** para evitar lesionar el nervio facial, conseguir preservar la sensibilidad del lóbulo de la oreja y reducir el número de incidencias y complicaciones. El uso del estimulador nervioso, la tinción del tejido glandular con azul de metileno o el empleo de gafas-lupas pueden facilitar la cirugía, sobre todo, en recidivas, inflamaciones crónicas o en injertos nerviosos. Existen varios tipos de parotidectomía en función de la conservación del nervio facial:

Parotidectomía superficial conservadora: Es la técnica más frecuente. Consiste en la extirpación del lóbulo superficial, disecando previamente el nervio facial y sus ramas para conservarlo. Está indicada en los tumores primarios del lóbulo superficial, las metástasis a ganglios linfáticos intraparotídeos provenientes de tumores primarios de piel y los tumores del conducto auditivo externo, o para el tratamiento de la sialoadenitis parotídea crónica.

Parotidectomía total conservadora: consiste en la extirpación del lóbulo superficial y profundo, preservando el nervio facial y sus ramas. Está indicada en tumores de alto grado del lóbulo superficial, tumores del lóbulo profundo o tumores con metástasis confirmada (**Fig. 40-6**).

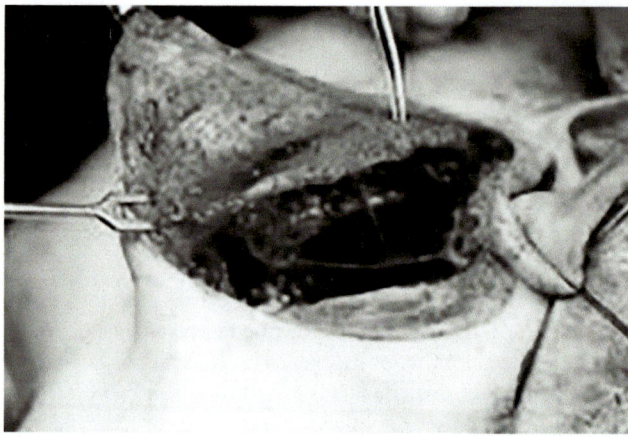

Figura 40-6. Parotidectomía total conservadora del nervio facial por tumor del lóbulo profundo.

Parotidectomía profunda conservadora: extirpación solo del lóbulo profundo tras identificar el nervio facial. Es muy laboriosa y está indicada en lesiones benignas profundas.

Parotidectomía radical: consiste en la resección completa de la glándula junto con el nervio facial. Es una técnica que se usa principalmente para el tratamiento de tumores malignos. Está indicada en tumores malignos con extensión extraparotídea y con infiltración del nervio facial. No obstante, la recomendación de la NCCN es intentar conservar el nervio facial siempre que sea posible.

Tumorectomía: consiste en la extirpación del tumor, siguiendo el plano de la cápsula o pseudocápsula sin necesidad de disecar el nervio facial (adenoma pleomorfo).

La **parotidectomía está contraindicada** de manera relativa si existe un **proceso infeccioso o inflamatorio agudo** activo de la glándula.

Se recomienda utilizar los electrodos del neuroestimulador en la musculatura inervada por las ramas temporal, cigomática, bucal y marginal para monitarización del nervio facial.

Técnica (parotidectomía superficial conservadora)

- Las dos **incisiones** más usadas son la **ritidectomía modificada y la de Blair modificada,** que van desde el pliegue preauricular, recorriendo el lóbulo de la oreja, hasta terminar en un pliegue cervical superior (Blair) o en un pliegue de la región retroauricular (ritidectomía).
- **Elevación del colgajo** que engloba **piel y tejido celular subcutáneo** y, posteriormente, **disección del SMAS** hasta llegar a la fascia parotídea. Consiguiendo un colgajo grueso, logramos reducir el riesgo de sufrimiento vascular y disecando el SMAS conseguimos reducir el síndrome de Frey postquirúrgico (**Fig. 40-7**).
- **Comienzo de la disección parotídea desde la cola**, debiendo separar la glándula del músculo esternocleidomastoideo y elevando la cola para exponer el vientre posterior del digástrico.
- A partir de este punto hay que comenzar a **buscar el tronco del nervio facial** desde la zona preauricular. Se debe realizar una disección roma, siguiendo la parte anterior del conducto auditivo externo cartilaginoso hasta llegar al

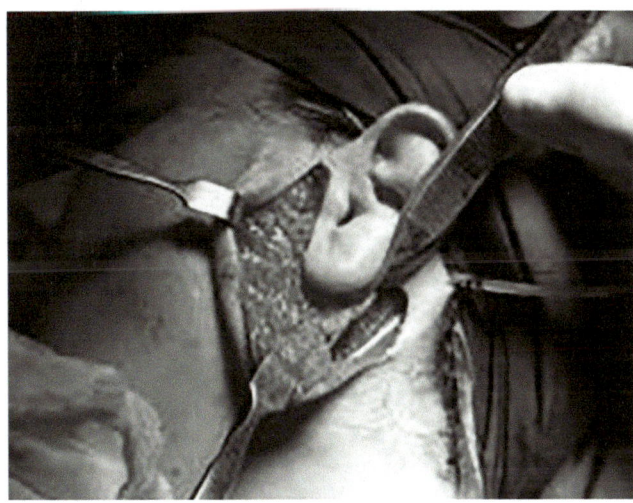

Figura 40-7. Disección de colgajo cutáneo tipo ritidectomía y colgajo de SMAS.

extremo inferior o *pointer tragal*, siendo este el punto de referencia para localizar el tronco del nervio (se localiza aproximadamente 1 cm por delante y por dentro del pointer). El nervio está localizado entre el **vientre posterior del digástrico, la apófisis mastoides, el pointer y la sutura timpanomastoidea.**
- Una vez localizado el nervio, hay que ir **disecando las ramas** en sentido anterior y, según vamos teniendo localizadas las diferentes ramas, se irá extirpando el lóbulo superficial, conservando las ramas del nervio facial.
- Tras el procedimiento, se realiza hemostasia y se debe colocar un drenaje aspirativo. Se deberá **suturar el SMAS** al borde anterior del esternocleidomastoideo y al tejido celular subcutáneo, consiguiendo **disminuir el riesgo de síndrome de Frey** y las secuelas estéticas de hundimiento y retracción de la zona preauricular e infraauricular. Tras ello se realizará un cierre por planos.
- Tras la intervención se deberá mantener un **vendaje compresivo durante 24-48 horas** y el drenaje se retirará en función de la cantidad de exudado, pero, en general, se suele mantener 48-72 horas.

Complicaciones postquirúrgicas

- **Hipoestesia de la oreja**: es frecuente y se produce por lesión del nervio auricular mayor.
- **Fístula salival o sialocele**: se puede prevenir con vendajes compresivos y drenajes aspirativos. En algunas ocasiones necesita la inyección de toxina botulínica.
- **Lesión del nervio facial**: en muchas ocasiones, tras la intervención, aparece una paresia temporal de alguna o todas las ramas del nervio (18-65 %), que suele resolverse en unos meses. Durante este tiempo hay que tener especial cuidado con la paresia de la rama cigomática, que provoca parálisis del músculo orbicular del ojo con incapacidad para el cierre completo y lagoftalmos. En estos casos hay que proteger el ojo de lesiones corneales con sustancias lubricantes y parches que cierren el ojo durante la noche. En un 0-19 % puede haber lesiones permanentes del ner-

vio, teniendo que realizar en estos casos técnicas de rehabilitación o de reanimación facial.
- **Síndrome de Frey o sudoración gustatoria**: se produce por una inervación aberrante de las glándulas sudoríparas cutáneas por fibras nerviosas posganglionares gustativas parasimpáticas. Se caracteriza por la presencia de **sudoración y enrojecimiento cutáneo con la masticación.** Para prevenir este síndrome se realiza la interposición del SMAS entre el tejido glandular residual y la piel. En caso de que aparezca, su tratamiento consiste en la infiltración de toxina botulínica en la zona afectada.

Submaxilectomía

Técnica

La submaxilectomía consiste en la extirpación de la glándula submaxilar, cuyo principal riesgo radica en la afectación del **nervio hipogloso y/o lingual** que se encuentran próximos. Las indicaciones más frecuentes son: **sialolitiasis crónicas, tumores** benignos y malignos, **infecciones crónicas** (con resistencia a antibióticos), **procesos inflamatorios e inmunitarios** y **sialorrea incapacitante:**

- La incisión que se realiza es la de **tipo Risdon**, aprovechando un pliegue natural cervical unos dos dedos por debajo de la basilar mandibular que se extiende desde el asta del hueso hioides hasta el borde anterior del esternocleidomastoideo.
- Se profundiza piel, tejido celular subcutáneo y platisma hasta llegar a la aponeurosis cervical superficial. Tras la apertura de la aponeurosis, se visualiza la glándula submaxilar y la vena facial. Para proteger la **rama marginal del nervio facial** se recomienda realizar la **maniobra de Hayes-Martin** (consiste en ligar los vasos faciales y traccionar de ellos en sentido craneal, lo que consigue traccionar de la rama marginal del nervio facial).
- Se prosigue **disecando la glándula** desde la parte anterior hasta la zona posterior, con cuidado de no lesionar la arteria facial (aparece en la zona posterior de la glándula). Cuando está liberada, hay que localizar en la zona medial el borde posterior del milohioideo para conseguir **localizar el nervio lingual y liberarlo**.
- Tras la extirpación de la glándula, **se liga y se secciona el conducto de Warthon**. Se realiza hemostasia, se coloca un drenaje aspirativo y se realiza un cierre por planos.

Tras la intervención, el drenaje aspirativo se suele mantener unas 24-48h según sea el débito.

Complicaciones

Entre las complicaciones puede haber tras una submaxilectomía, podemos encontrar:

- **Parálisis temporal de la rama marginal**: es una complicación frecuente y temporal, que provoca la parálisis de la comisura labial lo que genera una asimetría facial al son-reír o con la apertura oral.

- **Anestesia del nervio lingual**: falta de sensibilidad y gusto en la hemilengua homolateral.
- **Parálisis del nervio hipoglosos**: desviación de la lengua hacia el lado afectado, debido a la parálisis de la hemilengua homolateral.

Resección de la glándula sublingual

Está indicada en el tratamiento de la ránula y en tumores benignos o malignos:

- **Abordaje intraoral**, realizando la incisión en la mucosa del suelo de la boca entre la línea media lingual y la cara interna de mandíbula.
- Tras disecar la mucosa oral, se expone la glándula sublingual teniendo especial cuidado con el **nervio lingual y el conducto de Warthon** localizados en la parte medial de la glándula.
- Tras la resección de la glándula, se realiza hemostasia y cierre de la incisión quirúrgica, aunque algunos autores prefieren que epitelice por segunda intención.

Las complicaciones tras está intervención son poco frecuentes y, generalmente, están relacionadas con una disección poco cuidadosa donde se puede lesionar el nervio lingual y/o el conducto de Warthon.

Resección de las glándulas salivales menores

Está indicada para el tratamiento de los mucoceles, de tumores benignos o malignos y para realizar biopsia de las glándulas salivales menores para el diagnóstico del síndrome de Sjögren, la sarcoidosis, hemocromatosis o amiloidosis.

PUNTOS CLAVE

- La glándula parótida presenta una secreción serosa, la submaxilar y sublingual, mixta y las glándulas salivales menores, mucosa.
- El nervio facial tiene un trayecto intraparotídeo que hay que tener en cuenta a la hora de la cirugía y en la exploración física, pues hay tumores malignos que pueden provocar parálisis facial como síntoma.
- La **ecografía** es la prueba de elección ante un cuadro de **sialoadenitis, sialolitiasis o sialosis**. La **RM** es la prueba de elección para el estudio de **patología tumoral**. Para el **diagnóstico de confirmación**, la técnica de elección será la **PAAF**.
- El **tumor benigno** más frecuente es el **adenoma pleomorfo**, seguido del **tumor de Warthin**. El **tumor maligno** más frecuente es el **carcinoma mucoepidermoide**.
- La cirugía más habitual es la **parotidectomía superficial conservadora**, que permite preservar el nervio facial y evitar la parálisis facial.

BIBLIOGRAFÍA

Chandra SR. Sialoendoscopy: Review and Nuances of Technique. J Maxillofac Oral Surg. 2019 Mar;18(1):1-10.

López Cedrún JL. Cirugía Oral y Maxilofacial: Atlas de procedimientos y técnicas quirúrgicas. Madrid: Editorial Médica Panamericana, 2019.

Martin Granizo R, Redondo González LM, Sánchez Cuellar LA. Patología de las glándulas salivales (1ª edición). Ripano, 2011.

NCCN Clinical Practice Guidelines in Oncology (NCCN Guidelines®) Head and Neck Cancers Version 4, 2024 — May 1, 2024

Peterson LJ. Peterson's Principles of Oral and Maxillofacial Surgery. PM-PH-USA, 2012.

López Davis A, Martín-Granizo López R. Cirugía Oral y Maxilofacial (3ª edición). Madrid: Editorial Médica Panamericana, 2011.

Vergez S, Isquierdo J, Vairel B, Chabrillac E, De Bonnecaze G, Astudillo L. Patología médica de las glándulas salivales. EMC Otorrinolaringología/Encyclopédie Médico-chirurgicale Otorrinolaringología [Internet]. 1 de febrero de 2023;52(1):1-20.

WHO Classification of Tumours. Editorial Board. Head and neck tumours. Lyon (France): International Agency for Research on Cancer; 2022. (WHO classification of tumours series, 5th ed.; vol. 9).

Żurek M, Fus Ł, Niemczyk K. et al. Salivary gland pathologies: evolution in classification and association with unique genetic alterations. Eur Arch Otorhinolaryngol 280, 4739–4750 (2023).

 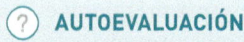

Disección cervical

41

R. Labrador Carrillo y A. L. Capote Moreno
Colaborador: R. J. Sánchez Moreno

 OBJETIVOS

- Describir la anatomía del cuello, clasificación quirúrgica del sistema ganglionar cervical y los patrones más característicos de la diseminación metastásica ganglionar en función de algunos factores como, la localización tumoral.
- Describir las diferentes técnicas de disección cervical empleadas en los pacientes con tumores malignos de cabeza y cuello, así como sus indicaciones en función de la localización tumoral, el estadio clínico del cuello y el tipo tumoral.
- Describir las indicaciones y tratamiento de elección del cuello N0, N+ y las metástasis de origen desconocido.
- Describir las complicaciones asociadas a estas técnicas de disección cervical tanto intraoperatorias como postoperatorias.

HISTORIA DEL PROCEDIMIENTO

La disección cervical fue descrita por primera vez a finales del siglo XIX por von Langenbeck, Billroth, von Volkmann y Kocher. Sin embargo, fue George Crile, en 1906, quien publicó la primera serie significativa de casos, siendo considerado el "Padre del vaciamiento cervical". Basándose originalmente en los principios halstedianos de extirpación en bloque de los ganglios linfáticos del cuello, creó la técnica de vaciamiento radical en bloque, complementado con la extirpación del músculo esternocleidomastoideo, el nervio espinal y la vena yugular interna. Esta técnica se mantuvo sin grandes variaciones hasta la mitad del siglo XX, reafirmándose en 1951 cuando Martin et al. publicaron una serie de 1.450 casos, en la que establecieron la disección radical como una técnica eficaz y con resultados reproducibles en el tratamiento del cáncer de cabeza y cuello.

En 1963, Oswaldo Suárez describió la disección funcional cervical, conservando el concepto de la linfadenectomía en bloque, así como la seguridad oncológica de la disección radical, pero asociando una morbilidad quirúrgica menor, al preservarse estructuras nobles del cuello. Esta técnica se extendió rápidamente por toda Europa gracias a autores como Bocca y Pignataro (1967), Guerrier (1969), Castillo (1970), Gavilán (1972) y Díaz González (1983), y en Norteamérica, por Jesse y Ballantine (1978) o Ariyan (1980).

ANATOMÍA CERVICAL

Triángulos cervicales

Cada lado del cuello presenta un contorno cuadrilátero, limitado, superiormente, por el cuerpo de la mandíbula; inferior-mente, por el borde superior de la clavícula; posteriormente, por el margen anterior del trapecio y, anteriormente, por la línea media del cuello. El músculo esternocleidomastoideo (ECM) atraviesa oblicuamente el cuello, subdividiendo este espacio en un triángulo anterior y otro posterior.

Triángulo anterior

Se encuentra limitado, anteriormente, por la línea media; superiormente, por el borde inferior de la mandíbula y posteriormente, por el borde anterior del ECM. En su interior se encuentran los músculos suprahioideos (milohioideo, genihioideo, estilohioideo y digástrico) y los infrahioideos (esternohioideo, esternotiroideo, tirohioideo y omohioideo).

En lo que a estructuras vasculares se refiere, se puede distinguir la arteria carótida común, que es rama del tronco braquicefálico en el lado derecho y de la arteria aorta en el izquierdo.

Discurre dentro de la vaina carotídea en posición medial y profundamente al ECM, junto con la vena yugular interna (lateral) y el nervio vago (posterior). La **arteria carótida común** se divide en:

- **Arteria carótida interna**: que no presenta ninguna bifurcación hasta penetrar en el cráneo a través del conducto carotídeo.
- **Arteria carótida externa**: se dirige posterosuperiormente hasta llegar al nivel de la rama ascendente de la mandíbula, dando lugar en su trayecto a diferentes ramas:
- **Arteria tiroidea superior**: una de sus ramas es la arteria laríngea superior.
- **Arteria lingual**: tiene un recorrido medial al músculo digástrico y al nervio hipogloso en el triángulo submaxilar.

- **Arteria facial**: en su primer tramo transcurre en dirección anterosuperior para ingresar en el triángulo submaxilar medial al músculo digástrico.
- **Arteria faríngea ascendente.**
- **Arteria occipital**: se origina de la región posterior de la carótida externa y corre en sentido posterosuperior, siguiendo el vientre posterior del digástrico.
- **Arteria auricular posterior**: se origina por encima de la occipital y transcurre a nivel del borde superior del vientre posterior del digástrico.
- **Arteria maxilar interna**: rama terminal.
- **Arteria temporal superficial**: rama terminal.

Vena yugular interna (VYI)

Es la vena de mayor calibre del cuello; emerge del cráneo por el agujero yugular, discurre por el triángulo cervical anterior dentro de la vaina carotídea y posterior al extremo esternal de la clavícula se une con la vena subclavia para formar la vena braquicefálica.

En el límite superior de este triángulo, el polo inferior de la parótida se relaciona íntimamente con la arteria carótida externa mientras que el vientre posterior del digástrico se relaciona con la arteria occipital, la vena yugular interna, y el nervio espinal.

Triángulo posterior

Se define como el área que se encuentra limitada anteriormente por el borde posterior del músculo ECM; posteriormente, por el borde anterior del trapecio (ambos englobados por un desdoblamiento de la aponeurosis cervical superficial) e, inferiormente, por el tercio medio de la clavícula. Está cubierto superficialmente por la aponeurosis cervical superficial.

En el interior de este triángulo se pueden encontrar los músculos esplenio de la cabeza, angular del omoplato o elevador de la escápula, los tres escalenos y el vientre inferior del omohioideo.

Las estructuras vasculares principales son: la vena yugular externa, que se dirige en dirección caudal hacia su unión con la arteria subclavia en el vértice entre el ECM y la clavícula, los vasos cervicales transversos, las arterias supraescapular, occipital y un tercio de la arteria subclavia.

En cuanto a las **estructuras nerviosas** pueden identificarse las siguientes:

- **Nervio espinal** (XI par craneal): entra en este triángulo a nivel del borde posterior del ECM y transcurre por el tejido celuloganglionar cervical hasta su llegada al trapecio (por su cara profunda) a nivel del borde superior del músculo elevador de la escápula.
- **Plexo cervical**: es una red de nervios formada por las comunicantes entre las ramas ventrales de los cuatro nervios cervicales superiores. Se encuentra en un plano profundo a la vena yugular interna, al ECM y al nervio espinal, inervando la piel del cuello y el cuero cabelludo.
- **Nervio auricular mayor** (C2 y C3): el punto donde emerge este nervio se denomina punto nervioso de Erb,

donde se incurva sobre el borde posterior del ECM y asciende verticalmente hacia la parótida, inervando la piel del cuello y la superficie posterior del pabellón auricular.
- **Nervio transverso cervical** (C2 y C3): atraviesa la región anteromedial del ECM para inervar la piel del triángulo anterior del cuello.
- **Nervio occipital menor** (C2): asciende por el borde anteroposterior del ECM e inerva la piel del cuello y cuero cabelludo en la región posterior al pabellón auricular.
- **Nervios supraclaviculares** (C3 y C4).
- **Nervio frénico**: es la única inervación motora del diafragma y del plexo cervical. Se encuentra en el mismo plano que las ramas sensitivas de este plexo, aunque más medial y caudal se incurva alrededor del músculo escaleno anterior y desciende por su superficie hasta penetrar en el tórax.
- **Porción supraclavicular del plexo braquial**: está formada por los ramos ventrales de C1 a T1.
- El conducto torácico no se encuentra propiamente en este triángulo, pero se debe tener cuidado para no lesionarlo si se diseca en el lado izquierdo bajo la clavícula y en el tercio inferior de la vena yugular interna.

VASCULARIZACIÓN DE LOS COLGAJOS CUTÁNEOS

Se describen tres vías de aporte sanguíneo relacionadas con la vascularización de los colgajos cutáneos:

- **Arterias miocutáneas perforantes profundas**: son vasos de pequeño calibre. Provienen de los músculos ECM, trapecio y musculatura pretiroidea. Irrigan el tejido muscular y la piel suprayacente inmediata a dichos músculos.
- **Arterias platismocutáneas**: es un plexo dermosubepidérmico resultado de la anastomosis de los diferentes territorios vasculares que atraviesan el platisma para irrigar la piel del cuello. No pierde su continuidad cuando se levantan colgajos que se despegan del ECM o de la musculatura pretiroidea, por lo que constituye la principal fuente de vascularización de los colgajos cutáneos.
- **Vasos arteriales cutáneos directos**:
  - Región anterior del cuello: irrigada por las arterias facial y submental.
  - Región lateral del cuello: las arterias suboccipital, auricular posterior, y la carótida externa irrigan esta región lateral entre el ECM y el ángulo mandibular.
  - Región anteromedial del cuello: irrigada por las ramas de la arteria tiroidea superior.
  - Región anteroinferior: está irrigada por las ramas de la arteria cervical transversa.
  - El plexo es continuo en la región central cervical por conexiones entre el sistema facial y tiroideo superior a la vez que interconecta con los sistemas contralaterales.

APONEUROSIS DEL CUELLO

Los planos aponeuróticos del cuello tienen una enorme importancia quirúrgica tanto en la práctica operatoria como a la hora de determinar las vías de diseminación tumoral a nivel cervical. Su estricto conocimiento permite preservar estructuras nobles cervicales sin el riesgo añadido de disminución del control oncológico:

- **Aponeurosis cervical superficial**: forma el techo del triángulo cervical anterior, engloba a ambos ECM, cubre el triángulo posterior cervical y acaba envolviendo el músculo trapecio. Se inserta, superiormente, en la línea nucal superior, apófisis mastoides, arco cigomático, borde inferior de la mandíbula, hueso hioides y apófisis espinosas de vértebras cervicales. Inferiormente, se inserta en el manubrio esternal, tras dividirse en dos capas que lo envuelven, y en la cara superior de la clavícula, acromion y borde posterior de la espina de la escápula.
- **Aponeurosis cervical media**: está constituida por dos láminas, una profunda que envuelve a los músculos esternotiroideos y tirohioideos, y una superficial que envuelve a ambos músculos omohioideos y esternocleidohioideo. Ambas láminas envuelven a la glándula tiroides, la tráquea y el esófago, formando la llamada vaina visceral. La aponeurosis cervical media se fusiona lateralmente con la vaina carotídea.
- **Aponeurosis cervical profunda o prevertebral**: cubre a los músculos prevertebrales y escalenos. Se inserta en los tubérculos anteriores de las apófisis transversas y se extiende desde la base del cráneo hasta la tercera vértebra dorsal. En la cara lateral se prolonga hasta la cara profunda de la aponeurosis cervical superficial.
- **Vaina carotídea**: está formada por extensiones de la fascia cervical media y posee fibras que se fusionan con la fascia prevertebral. Envuelve a diversas estructuras nobles cervicales como las arterias carótida común e interna medialmente, la VYI, lateralmente, y el nervio vago, posteriormente. La raíz descendente del asa del hipogloso suele encontrarse entre la arteria carótida común y la vena yugular interna en un desdoblamiento anterior de esta vaina.

CLASIFICACIÓN QUIRÚRGICA DEL SISTEMA GANGLIONAR CERVICAL

El *Memorial Sloan-Kettering Cancer Center* describió la clasificación quirúrgica del sistema ganglionar cervical más utilizada en la actualidad. El cuello se divide en seis zonas o niveles, que se identifican con los números romanos del I al VI. Se ha observado que los tumores de la cavidad oral metastatizan, sobre todo, a los niveles I-III, mientras que los tumores laríngeos tienden a extenderse a niveles inferiores (III–IV) (**Fig. 41-1**):

Nivel I

- **IA: Grupo submental**. Limitado por los vientres anteriores de ambos músculos digástricos en la línea media y el hueso hioides.
- **IB: Grupo submandibular**. Son los ganglios que se encuentran limitados por ambos vientres del músculo digástrico y el cuerpo de la mandíbula.

Niveles II, III, IV. Son los ganglios asociados a la VYI, además del tejido fibroadiposo, situado medial al borde posterior del ECM y lateral al borde del esternohioideo:

- **Nivel II**: Grupo yugular superior. Incluye los ganglios yugulodigástricos, suboccipitales y mastoideos. Se encuentra a nivel del tercio superior de la VYI. Está delimitado por el músculo digástrico superiormente y

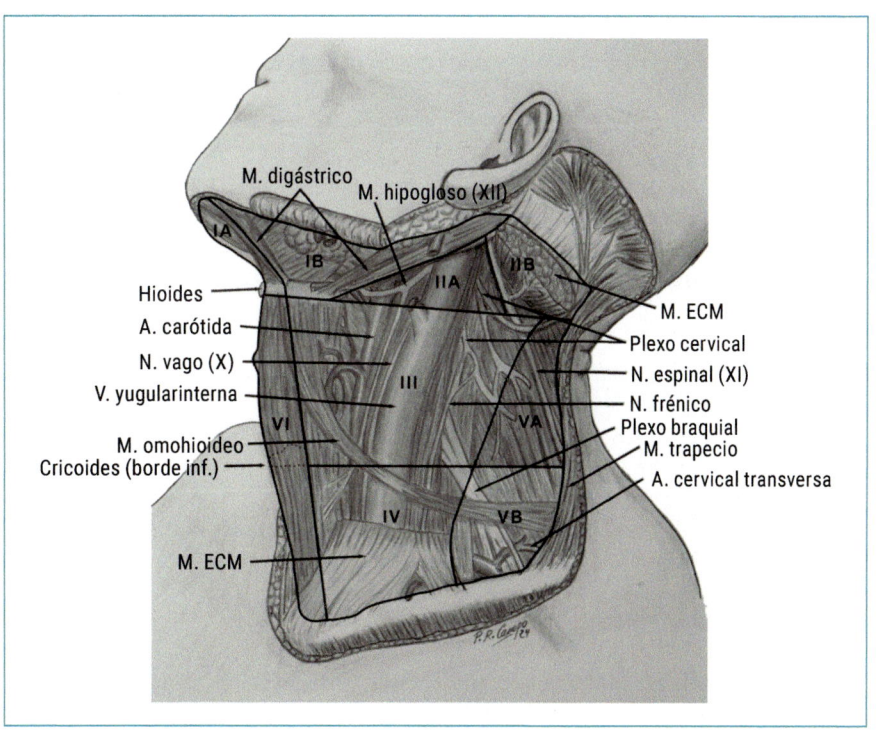

Figura 41-1. Niveles ganglionares cervicales.

el hueso hioides (punto de referencia clínico) o la bifurcación carotídea (punto de referencia quirúrgico), inferiormente. Según que los ganglios de este grupo se encuentren anteriores o posteriores al nervio espinal, se subdividen en los niveles IIa y IIb respectivamente:

- **Nivel III**: Grupo yugular medio. Se trata de los ganglios yuguloomohioideos. Se encuentran a nivel del tercio medio de VYI, desde el hueso hioides al omohioideo.
- **Nivel IV**: Grupo yugular inferior. Son los ganglios yugulares inferiores y supraclaviculares. Se encuentran a nivel del tercio inferior de la VYI, desde el omohioideo a la clavícula.
- **Nivel V**: Grupo del triángulo posterior. Está constituido por los ganglios linfáticos alrededor de la porción inferior del nervio espinal y a lo largo de los vasos cervicales transversos. El límite posterior es el borde anterior del músculo trapecio; el límite anterior es el borde posterior del músculo ECM; el límite inferior es la clavícula:
  - **VA**: Desde la base del cráneo hasta el borde inferior del cricoides.
  - **VB**: Desde el borde inferior del cricoides hasta la clavícula.

- **Nivel VI**: Grupo del compartimento central. Incluye los ganglios pretiroideos, paratraqueales, recurrentes laríngeos y precricoideos. Se encuentran alrededor de estructuras viscerales de la línea media, desde el hioides hasta la escotadura esternal. El límite lateral lo constituye el borde medial de la vaina carotídea.

DISEMINACIÓN CERVICAL DEL CÁNCER CERVICOFACIAL

Estadificación de los tumores del área cervicofacial

En 2018, la *American Joint Committee on Cancer* (AJCC) publicó la *8ª edición de la clasificación TNM*. El antiguo sistema de estadificación en el cuello se basaba en el tamaño, el número y la lateralidad de las metástasis ganglionares para asignar el estadio N. En la 8ª edición se incorpora el concepto de extensión extraganglionar (ENE). En los criterios revisados de la octava edición, la ENE aumentó un nivel la categoría N patológica en comparación con la séptima edición, incorporándose el estadio N3b:

N0: Sin metástasis en ganglios linfáticos regionales

N1: Metástasis en un único ganglio ipsilateral <3 cm y ENE-

N2:

- **N2a**: Metástasis en un único ganglio ipsilateral o contralateral 3-6 cm y ENE-
- **N2b**: Metástasis en múltiples ganglios ipsilaterales <6 cm y ENE-
- **N2c**: Metástasis en ganglios contralaterales o bilaterales <6 cm y ENE-

N3:

- **N3a**: Metástasis en un único ganglio > 6 cm y ENE-
- **N3b**: Metástasis en un único ganglio ipsilateral, múltiples ganglios ipsilaterales, contralaterales o bilaterales de cualquier tamaño y ENE+

Factores pronósticos del cáncer cervicofacial relacionados con la afectación ganglionar

La presencia de una afectación ganglionar demostrada por los estudios anatomopatológicos va a determinar el pronóstico de las neoplasias malignas de cabeza y cuello. La presencia de metástasis ganglionares en el diagnóstico ensombrece el pronóstico de supervivencia de los pacientes por debajo del 50 % a los 5 años.

Diversos factores relacionados con esta afectación ganglionar establecida intervienen tanto en la supervivencia como en el riesgo de recidivas de estos tumores:

- **Localización ganglionar**: de los 5 principales niveles ganglionares, la afectación de la cadena cervical posterior y la supraclavicular (Nivel V) son las que conllevan un peor pronóstico para la supervivencia global y supervivencia libre de enfermedad, así como la afectación bilateral o contralateral.
- **Tamaño ganglionar y afectación múltiple**: se considera un tamaño mayor de 3 cm un factor de mal pronóstico, así como un mayor número de grupos ganglionares afectados (densidad ganglionar).
- **Invasión capsular y extensión extracapsular**: aumentan el riesgo de recidiva, así como el de siembras a distancia. También relacionado con la fijación a planos profundos, al infiltrar los tejidos circundantes.

DISEMINACIÓN CERVICAL SEGÚN EL TUMOR PRIMARIO

El manejo y tratamiento de las neoplasias de cabeza y cuello está condicionado de forma directa por el drenaje linfático del tracto aerodigestivo superior, el cual es específico para las distintas estructuras anatómicas y suele ocurrir de forma predecible y secuencial. Por lo tanto, no todos los grupos ganglionares presentan el mismo riesgo de metástasis a partir de la localización primaria del tumor. Este concepto es clave, así como el conocimiento de los patrones de diseminación a la hora de decidir un tratamiento más o menos conservador en los tumores del área cervicofacial que clínicamente se presentan como N0.

De forma resumida, los tumores de la cavidad oral tienden a diseminar hacia los niveles I a III y, rara vez, a los niveles IV y V. Los tumores de orofaringe metastatizan a los niveles II a IV y, rara vez, al nivel I. Los tumores de laringe supraglótica e hipofaringe pocas veces envían siembras al nivel I, haciéndolo principalmente a los niveles II a IV. Los tumores de la nasofaringe dan lugar a una diseminación desordenada hacia los niveles II a V y de forma precoz.

Labio

La incidencia de metástasis ganglionares es menor del 10 %, pudiendo llegar al 55 % en los de gran tamaño o en los poco diferenciados. La diseminación se produce, principalmente, a los ganglios linfáticos del nivel I, sobre todo, a los submandibulares, en caso de situarse el primario en el tercio lateral del labio inferior. Los tumores de localización en el tercio medio metastatizan a los ganglios submentonianos y sublinguales, aumentando en este caso el riesgo de afectación ganglionar bilateral. Los tumores de localización en el labio superior drenarán principalmente en los niveles II y III.

Lengua

El riesgo de afectación ganglionar cervical oscila entre el 20 y 30 % de los casos. La diseminación linfática de la parte móvil de la lengua se centra, principalmente, en los grupos ganglionares I, II, y III, aunque de forma esporádica, en los tumores del tercio medio del borde lateral de la lengua, se ha descrito diseminación primaria al nivel IV. Si el tumor afecta a la punta de la lengua o a la línea media, existe una mayor tendencia a la afectación bilateral o contralateral. En la base de la lengua, su drenaje se produce a los niveles II y III y, frecuentemente, de forma bilateral.

Suelo de la boca

La incidencia de metástasis ganglionares alcanza el 40 %. Los tumores del suelo de la boca anterior tienden a diseminarse hacia los ganglios del nivel I, mientras que los tumores del suelo posterolateral, hacia los del grupo II y, de forma ocasional, al nivel III, a través de anastomosis desde el grupo II. Los tumores de la línea media presentan riesgo de metástasis bilateral.

Mucosa yugal, trígono retromolar y paladar duro

La afectación ganglionar es del 10-40 %. La primera estación son los grupos ganglionares de los niveles I y II. Dentro de este grupo, los tumores de trígono retromolar tienen mayor tendencia a la diseminación precoz. En el caso del paladar duro, la probabilidad de diseminación ganglionar es menor que en las otras localizaciones, afectando a los niveles I, II y III, si esta diseminación se presenta.

Orofaringe

En los últimos años se ha notificado un aumento en la incidencia de los casos de cáncer de orofaringe asociados al virus del papiloma humano (VPH). Se da, sobre todo, en adultos jóvenes sanos no fumadores, que responden muy bien al tratamiento y con mejores índices de la supervivencia respecto a los VPH- incluso en estadios avanzados de la enfermedad. El cáncer de orofaringe relacionado con el VPH es una enfermedad completamente diferente al cáncer de orofaringe tradicional, lo que ha llevado a que se desarrolle un sistema de estadificación distinto; diversos estudios han demostrado que el volumen y la extensión de las metástasis ganglionares en estos tumores no tienen el mismo impacto negativo en el pronóstico, siendo la **estadificación N** para este tipo de tumores la siguiente:

- **N0**: Sin metástasis ganglionares regionales.
- **N1**: Una o más metástasis ganglionares ipsilaterales < 6 cm.
- **N2**: Metástasis ganglionares contralaterales o bilaterales < 6 cm.
- **N3**: Cualquier adenopatía cervical > 6 cm.

En cuanto al carcinoma de orofaringe tradicional, la incidencia de metástasis ganglionares varía ampliamente según las estructuras afectadas (30-75 %). El drenaje linfático de la amígdala se dirige hacia el grupo II ipsilateral y a los ganglios linfáticos retrofaríngeos, y de forma menos común, hacia los del grupo III. Para el paladar blando, Rouviére describió tres vías de drenaje, anterior, media y posterior, siendo la más constante la media, que drena, principalmente, en el grupo II. La vía posterior drena normalmente en los ganglios linfáticos retrofaríngeos laterales y la vía anterior drena en los ganglios del grupo I.

Nasofaringe

Se trata del tumor que más frecuentemente presenta metástasis ganglionares (70-90 %). La afectación bilateral llega hasta el 50 % y las metástasis a distancia, al 30 %. Hay tres vías de drenaje principales:

- Pared lateral de la nasofaringe, con conexiones directas al espacio retrofaríngeo lateral, siendo estos los ganglios del primer escalón.
- Ganglios yugulodigástricos del nivel II, considerándose ganglios de segundo escalón (aunque clínicamente son los primeros en detectarse).
- Conductos linfáticos directos al nivel V, o ganglios del triángulo posterior.

Se ha descrito la asociación del carcinoma nasofaríngeo de tipo no queratinizante con el virus de Epstein-Barr (VEB). Esto ha llevado al desarrollo de métodos diagnósticos utilizando test de serologías virales.

Hipofaringe

El seno piriforme es la localización más común de los tumores malignos primarios de la hipofaringe. Debido a su localización anatómica, un tumor primario pequeño de la hipofaringe rara vez produce sintomatología, diagnosticándose la mayoría en estadios avanzados. A este hecho se añade una rica red linfática, por lo que la diseminación a ganglios linfáticos se produce de forma precoz (en más de las 3/4 partes de los casos existen ganglios positivos en algún momento de su evolución y en cerca de los 2/3 en el momento del diagnóstico). La primera estación suele ser el grupo yugulodigástrico (nivel II), desde donde puede extenderse a toda la cadena yugular y espinal (grupos III, IV y V).

Cavidad nasal y senos paranasales

La extensión local del tumor a los órganos y estructuras cercanas se produce de forma precoz en el curso de la enfermedad, debido a la anatomía compleja del esqueleto craneofacial y a la contigüidad y proximidad de estructuras vitales. Sin embargo, en los carcinomas localizados en los senos paranasales, que suelen ser diagnosticados en fases avanzadas, la diseminación a ganglios linfáticos regionales es relativamente infrecuente. En caso de afectación, se localizan en los niveles I y II.

Laringe

Dentro de las neoplasias de localización laríngea, hay que diferenciar las situadas a nivel de la supraglotis (las más frecuentes en España), las cuales presentan una rica red linfática que conduce a una diseminación precoz hacia los niveles II, III, y IV. Mientras tanto, los tumores situados a nivel de las cuerdas vocales verdaderas presentan raramente metástasis cervicales en el momento del diagnóstico, debido a la escasa red linfática de esta localización. La subglotis presenta similar vía de diseminación que la supraglotis.

DISECCIÓN CERVICAL

Clasificación de las disecciones cervicales

En el momento actual, el sistema más empleado de clasificación de las disecciones cervicales es el descrito por el *Committee for Head and Neck Surgery and Oncology of the American Academy of Otolaryngology-Head and Neck Surgery* (AAO-HNS), también recomendado por la *American Society for Head and Neck Surgery*. Este sistema diferencia entre varios tipos de disección:

Disección cervical radical.
Disección cervical radical modificada:

- Tipo I: conservación del nervio espinal (DCRM-I).
- Tipo II: conservación del nervio espinal y la VYI (DCRM-II).
- Tipo III o disección cervical funcional: conservación de todas las estructuras nobles cervicales (DCRM-III).

Disección cervical selectiva:

- Supraomohioidea: Niveles I, II y III.
- Supraomohioidea ampliada: Niveles I, II, III y IV.
- Lateral: Niveles II, III y IV

- Posterolateral: Niveles II, III, IV y V, así como los ganglios suboccipitales superficiales y profundos y los retroauriculares
- Del compartimento anterior: Nivel VI, que engloba las estructuras linfáticas peritiroideas, pretraqueales y paratraqueales, el ganglio delfiano o precricoideo y la cadena ganglionar del nervio laríngeo recurrente

Disección cervical radical ampliada.

INCISIONES

Se han descrito diversos tipos de incisiones para el abordaje del cuello y sus estructuras ganglionares. Es importante considerar el tipo de incisión a la hora de planificar la cirugía. Se deben tener en cuenta algunos aspectos, como que la incisión permita una correcta vascularización de los colgajos, respete los tejidos a extirpar, otorgue un campo amplio, sea estética o permita la realización de una traqueostomía en caso de urgencia. Además, esta dependerá del tipo de vaciamiento según sea o no bilateral (**Fig. 41-2**).

Para minimizar el riesgo de complicaciones se deben tener en cuenta los siguientes aspectos:

- Vascularización de los colgajos: para evitar necrosis y dehiscencias de suturas.
- Protección del eje carotídeo: con incisiones que discurran lo menos posible por dicha estructura, previniendo su posible exposición y ruptura.
- Cicatrices previas cervicales.
- Radioterapia pre y postoperatoria: que aumenta el riesgo de dehiscencias y necrosis.
- Necesidad de traqueostomía: que obliga a elegir una incisión en la que exista un puente cutáneo entre esta y el traqueostoma para evitar infecciones postquirúrgicas.

Técnica de disección cervical funcional

En la actualidad, la disección cervical funcional es la técnica más empleada en el tratamiento combinado del cáncer de cabeza y cuello, ya que permite obtener unos resultados oncológicos similares a la disección cervical radical a la vez que disminuye la morbimortalidad de esta.

Este tipo de disección se basa en el conocimiento anatómico de los diferentes estuches aponeuróticos cervicales que aíslan las estructuras nobles cervicales de los diferentes grupos ganglionares, facilitando la extirpación ganglionar sin sacrificar estas estructuras. Mediante esta técnica se extirpan en su totalidad los niveles ganglionares I a V, junto con la glándula submaxilar, pero se conserva el nervio espinal, el ECM y la VYI.

Técnica quirúrgica (Figs. 41-3 a 41-6)

1. **Levantamiento del colgajo:** se realizan los colgajos musculocutáneos, según la incisión elegida. Las más utilizadas

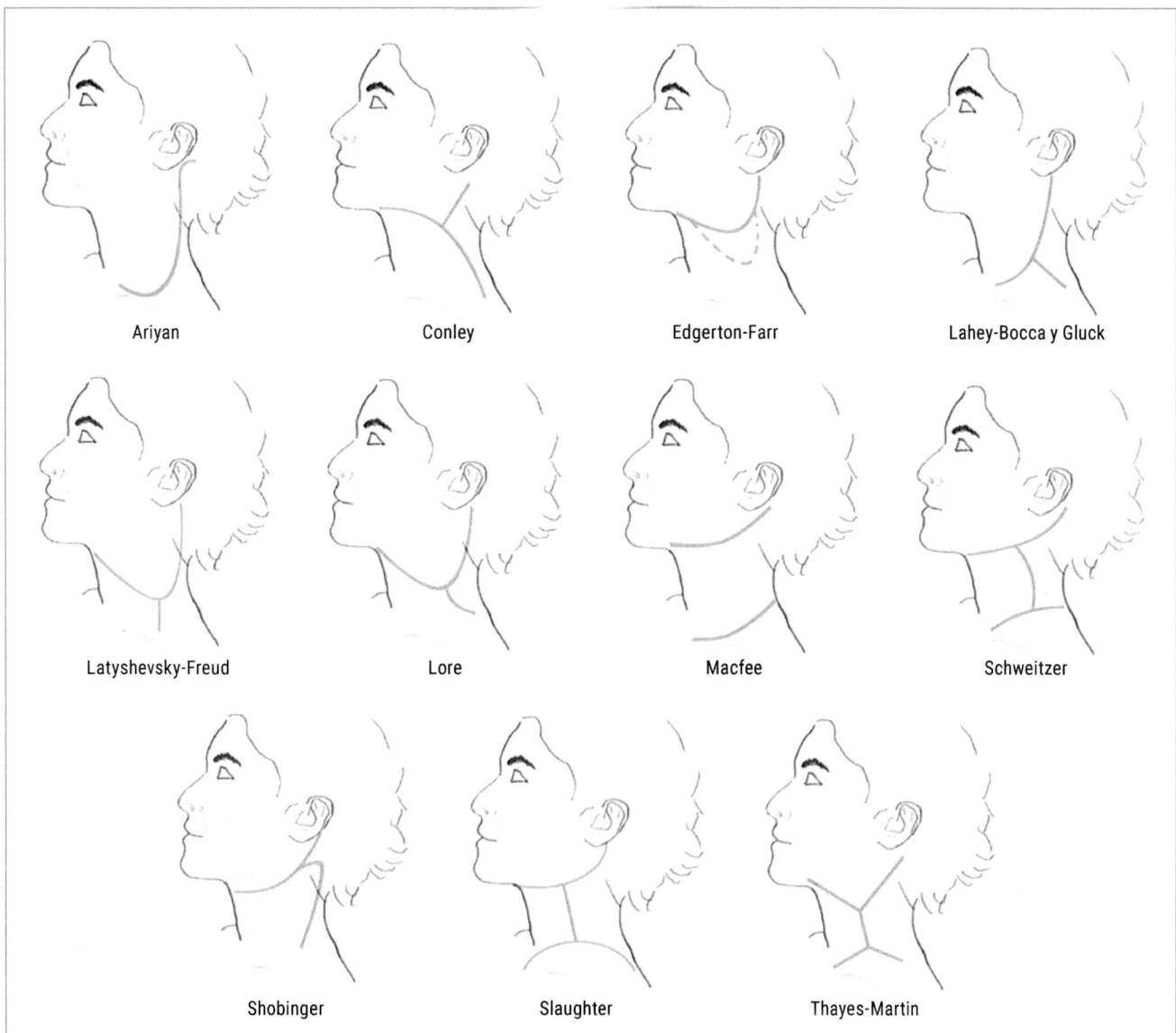

Figura 41-2. Abordajes cervicales.

actualmente son la incisión de **Latyshevsky-Freund** y la incisión de **Ariyan o en palo de hockey**, además de la incisión de **Lahey-Bocca y Gluck** para disecciones bilaterales con traqueostomía. En el despegamiento del colgajo se debe llegar a los límites de la disección: reborde mandibular, línea media cervical, clavícula y borde anterior del músculo trapecio. Se incide piel y tejido subcutáneo hasta el músculo superficial del cuello o platisma, el cual se incluye en el colgajo. Los colgajos se despegan en un plano subplatismal.

2. **Aislamiento de músculo ECM:** se incide la fascia cervical superficial que recubre el **ECM** en sentido longitudinal a este y se separa esta fascia por las dos caras del músculo. Suele ser necesario ligar a vena yugular externa sobre el ECM. Se identifica el **nervio espinal** tanto en su entrada en el músculo por su cara posterior como en su salida en la unión del tercio superior con el medio. El punto en el que el nervio auricular mayor cruza con el ECM se sitúa 2 cm por encima de la salida del nervio espinal (punto de Erb). Otra maniobra útil para localizar este nervio consiste en traccionar del músculo para tensar el nervio que se palpa como una "cuerda de guitarra". Se pasa una cinta alrededor de este músculo para su mejor manejo.

3. **Disección del triángulo posterior:** una vez aislado el nervio espinal se esqueletiza hasta su llegada al músculo trapecio. Se prosigue la disección caudalmente levantando todo el contenido celuloganglionar del triángulo de atrás a delante y abajo hacia arriba. El vientre posterior del músculo omohioideo se libera de su recubrimiento aponeurótico. Se debe prestar especial atención en no dañar el conducto torácico en el lado izquierdo. Se identifican los vasos cervicales transversos que pueden o no conservarse. En la disección profunda identificamos el plexo cervical y el nervio frénico sobre la musculatura escalena.

4. **Disección del triángulo anterior:** se diseca toda la línea media hasta la región submentoniana hasta llegar a la vaina carotídea.

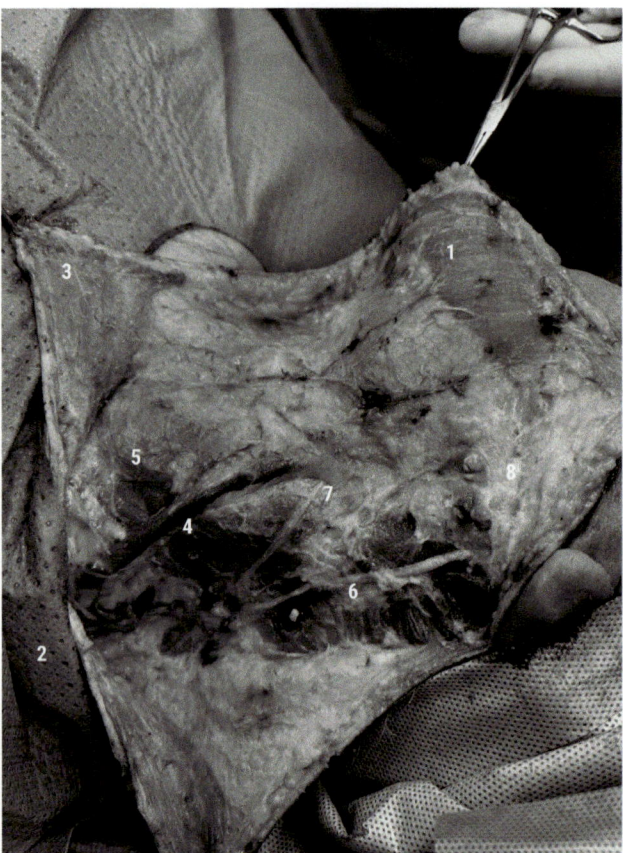

Figura 41-3. Levantamiento del colgajo musculocutáneo. 1: reborde mandibular. 2: clavícula. 3: platisma. 4: vena yugular externa. 5: músculo ECM. 6: nervio auricular mayor. 7: nervio transverso del cuello. 8: cola de la glándula parótida.

5. **Borde posterosuperior:** se continúa en sentido ascendente desde el borde del músculo ECM en la apófisis mastoides. Se libera el contenido ganglionar de la zona hasta la base del cráneo, localizando la salida de la vena yugular interna y el nervio espinal, que se disecan y liberan de la pieza. Es esta zona se debe tener cuidado con la arteria occipital.

6. **Disección profunda:** se incide la vaina prevascular y se disecan las estructuras del paquete vasculonervioso para incluir esta fascia en la pieza junto con el tejido ganglionar de la cadena yugular. Se presta especial atención a la hemostasia con coagulación bipolar de las ramas de estos vasos, intentando respetar el tronco tirolinguofacial por posibles necesidades reconstructivas.

7. **Disección del triángulo submaxilar:** se continúa la disección a través de la vaina del vientre posterior del músculo digástrico hacia la línea media. Se identifica la rama marginal del nervio facial sobre la fascia de la glándula submaxilar, aproximadamente, dos dedos por debajo y por delante del ángulo de la mandíbula. Se separa cuidadosamente de esta fascia y se retrae cefálicamente para preservarlo. Se identifican los vasos faciales, que se ligan si es preciso. Se extirpa la glándula submaxilar junto con su grupo ganglionar, identificando y respetando los nervios lingual e hipogloso, este último en íntima relación con la bifurcación carotídea.

8. **Control de hemostasia y cierre:** se comprueba la correcta hemostasia del campo quirúrgico, se colocan dos drenajes aspirativos tipo Redón y se cierran los colgajos en dos planos.

DISECCIÓN CERVICAL RADICAL (CLÁSICA)

Fue descrita por Crile en 1906. Consiste en la extirpación en bloque del tejido celuloganglionar de los niveles I a V junto con estructuras no ganglionares como la VYI, el nervio espinal, el ECM, el plexo sensitivo cervical y la glándula submaxilar que queda incluida en el nivel ganglionar I. Esta disección se extiende igualmente desde el borde inferior de la mandíbula como límite superior hasta la clavícula inferiormente, y desde el borde lateral del músculo esternohioideo, el hueso hioides y el vientre anterior del músculo digástrico contralateral anteriormente hasta el borde anterior del músculo trapecio como límite posterior.

Técnica quirúrgica

Levantamiento del colgajo cutáneo-muscular. Se realiza la incisión elegida en la piel y tejido subcutáneo hasta el músculo platisma y se despegan los colgajos.

Disección del triángulo anterior. Se incide la fascia cervical superficial sobre el borde anterior del ECM y el vientre anterior del músculo omohioideo, profundizando hasta llegar a la fascia prevascular. Se realiza la misma maniobra sobre el borde posterior del ECM. Una vez aislado el músculo, se secciona su tendón en su extremo esternal y el resto de su inserción muscular a nivel de la clavícula con bisturí frío o eléctrico (para controlar capa a capa el músculo seccionado).

Se liga la vena yugular externa y se tracciona del ECM en sentido cefálico para exponer el paquete vasculonervioso. Se debe tener cuidado con la vena subclavia, en la cual va a drenar la vena yugular externa. En el cuello izquierdo requiere atención especial el conducto torácico, que se disecciona cuidadosamente o se liga si es preciso para evitar una fístula quilosa.

Se incide la fascia prevascular y se diseca con disección roma la VYI para separarla de las estructuras anexas, arteria carótida y nervio vago. Se visualiza el asa del hipogloso, que puede o no respetarse. Se identifica el extremo proximal de la arteria y vena cervicales transversas, que se preservan según el caso. Una vez separada la VYI, se realiza una cuádruple ligadura en su extremo distal y se secciona. Para evitar que se retraiga hacia el mediastino, se debe fijar el cabo distal a las estructuras vecinas.

Se continúa la disección en sentido cefálico, retrayendo medialmente la arteria carótida y el nervio vago y traccionando del ECM y la VYI para disecar todos los grupos ganglionares de la cadena yugular en bloque.

Disección del triángulo posterior. Se continúa la disección a lo largo del borde anterior del trapecio en sentido medial, exponiendo los músculos esplenio de la cabeza y elevador de la escápula, y resecando el vientre posterior del mús-

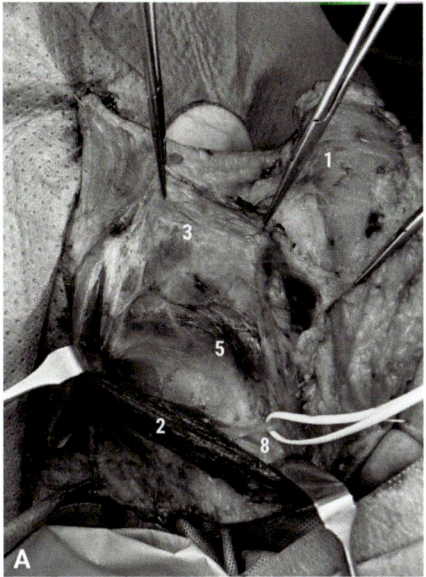 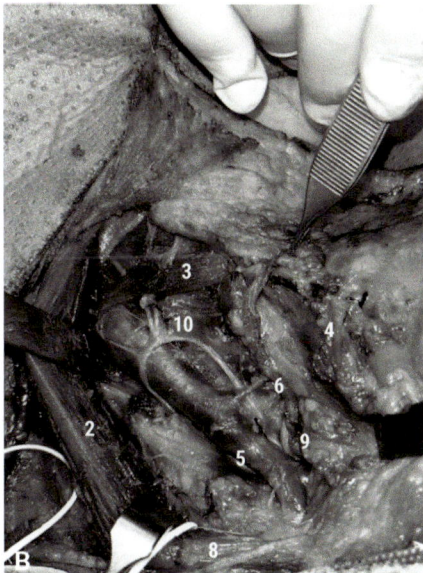 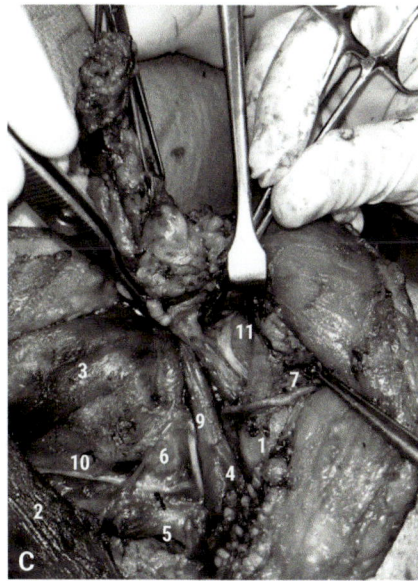

Figura 41-4. Disección del triángulo anterior. **A:** levantamiento del colgajo musculocutáneo. **B:** disección del plano profundo vascular. **C:** disección del triángulo submaxilar. 1: reborde mandibular. 2: músculo ECM. 3: vientre superior del músculo omohioideo. 4: vientre posterior del músculo digástrico. 5: vena yugular interna. 6: vena tiroidea superior. 7: arteria facial. 8: nervio espinal. 9: nervio hipogloso. 10: asa cervical del nervio hipogloso. 11: nervio lingual.

culo omohioideo junto con el contenido del suelo del triángulo posterior. Se identifica el paquete vascular cervical transverso, que se liga.

Exponiendo los músculos escalenos, se visualizan las ramas del plexo cervical que se dejan intactas hasta identificar el nervio frénico sobre el músculo escaleno anterior. Solo entonces seccionamos las ramas cutáneas de este plexo. En la parte inferior de este triángulo aparecerá el plexo braquial bajo la fascia cervical profunda, que se deja intacto. Durante la disección del músculo trapecio se identifica el nervio espinal en su entrada en este músculo, el cual será ligado y seccionado. El contenido celuloganglionar del triángulo posterior queda entonces unido en bloque con la pieza ya disecada del triángulo anterior.

Disección del triángulo submaxilar. Se identifica la rama marginal del nervio facial, que se preserva excepto si se encuentra afectado por alguna adenopatía metastásica. Se identifican los vasos faciales, se ligan y seccionan. Se continúa con la desinserción del músculo omohioideo del hueso hioides. El grupo ganglionar submental es disecado en esta misma maniobra. Se expone la bifurcación carotídea y el nervio hipogloso, que cruza las arterias carótida externa e interna en sentido medial. Se reseca la glándula submaxilar con sus adenopatías asociadas, preservando el nervio lingual y ligando el conducto de Wharton.

Se continúa la disección en sentido lateral sobre el vientre posterior del músculo digástrico para exponer la entrada de la VYI en la base del cráneo, junto con el nervio espinal. Ambas estructuras son ligadas y seccionadas.

Por último, se desinserta la fijación superior del ECM de la apófisis mastoides y se retrae anteriormente con toda la pieza. En ocasiones es necesario incluir en la resección el polo inferior de la glándula parótida.

Control de hemostasia y cierre. Se comprueba la hemostasia del campo quirúrgico y se colocan dos drenajes aspira-

tivos tipo Redón en triángulo anterior y posterior. Se suturan los colgajos en dos planos.

Postoperatorio. En el postoperatorio se observa la deformidad estética debida a la resección del ECM. Además de ello, se produce una discapacidad funcional por el sacrificio del nervio espinal con el hombro caído, incapacidad para su abducción más allá de 90° y una escápula alada. En disecciones cervicales radicales con sacrificio de ambas VYI se produce un linfedema crónico con tumefacción en la cara, que se resuelve tardíamente a través del drenaje venoso colateral.

TÉCNICAS DE DISECCIÓN CERVICAL SELECTIVAS

Disección cervical supraomohioidea y supraomohioidea ampliada

La disección cervical supraomohioidea consiste en la extirpación selectiva de los niveles ganglionares I, II y III. Si a estos grupos ganglionares se añade el nivel IV, se denomina disección cervical supraomohioidea ampliada.

Técnica quirúrgica

Se realiza la incisión más adecuada según las características del tumor, así como del paciente. Se elevan los colgajos, teniendo especial cuidado en la rama marginal del nervio facial y del nervio auricular mayor, que puede conservarse. Se identifica y liga la vena facial para traccionar de ella superiormente y proteger el nervio marginal con el colgajo superior (maniobra del facial).

Se inicia la disección con los ganglios del triángulo submental, que se seccionan junto con los vasos faciales y se procede a la extirpación de la glándula submaxilar, identifi-

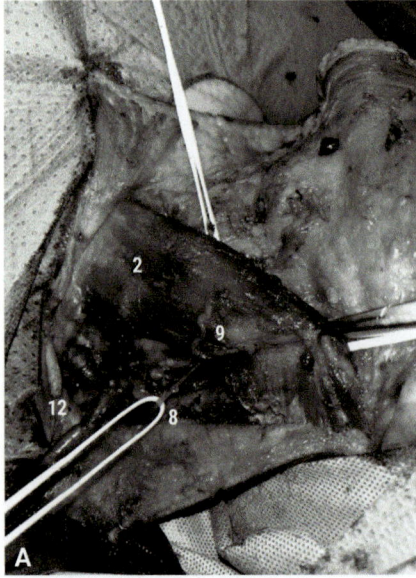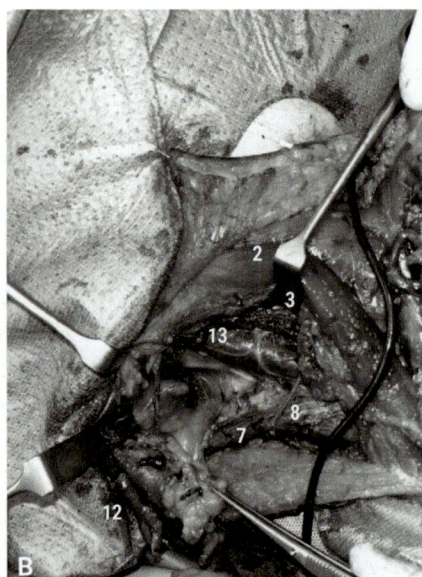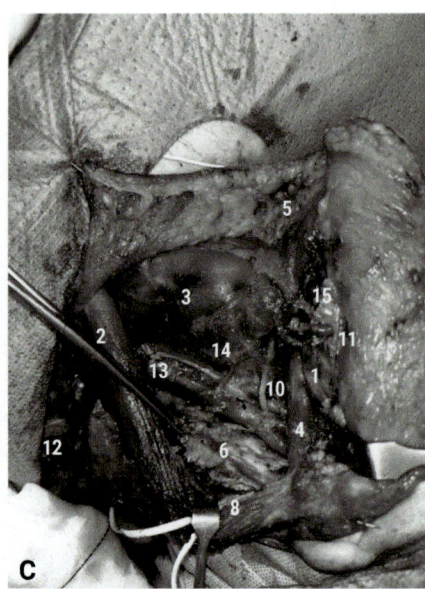

Figura 41-5. Disección del triángulo posterior. **A:** aislamiento del nervio espinal posterior. **B y C:** disección del tejido celuloganglionar posterior. 1: reborde mandibular. 2: músculo ECM. 3: vientre superior del músculo omohioideo. 4: vientre posterior del músculo digástrico. 5: vientre anterior del músculo digástrico. 6: músculos escalenos. 7: músculo trapecio. 8: nervio espinal. 9: nervio auricular mayor y nervio transverso del cuello. 10: nervio hipogloso y asa cervical. 11: rama marginal del nervio facial. 12: vena yugular externa (ligada). 13: vena yugular interna. 14: vena tiroidea superior. 15: arteria y vena faciales.

cando y respetando los nervios lingual e hipogloso. Se seccionan las ramas secretomotoras de la glándula que proceden del nervio lingual, así como el conducto de Wharton y se continúa con la extirpación del contenido celuloganglionar del triángulo submandibular, progresando por el vientre posterior del digástrico.

Se procede a la disección del borde anterior del ECM para identificar el nervio espinal, así como la vaina prevascular que se incide para disecar la VYI en su porción superior y separarla de los grupos ganglionares yugulares profundos superiores y yugulodigástricos. La cadena ganglionar acompañante del nervio espinal en el vértice del triángulo posterior y antes de su entrada en el ECM se incluye en la pieza de disección.

Se sigue con la disección del ECM y en sentido caudal para extirpar los ganglios yugulares medios, llegando entonces al límite inferior de la disección en el triángulo supraomohioideo.

En la disección supraomohioidea ampliada se continúa esta en sentido caudal para la extirpación de los grupos ganglionares del nivel IV o yugulares inferiores, con especial cuidado sobre el conducto torácico en el lado izquierdo y la gran vena linfática en el derecho.

Disección cervical posterolateral

La disección posterolateral consiste en la extirpación de los grupos linfáticos de los niveles II, III, IV y V.

Los ganglios suboccipitales superficiales están laterales al borde superior del músculo trapecio y sobre el músculo semiespinoso de la cabeza, acompañando a la arteria occipital en la región suboccipital. Estos drenan hacia los ganglios suboccipitales profundos localizados profundos a los músculos esplenio de la cabeza y semiespinoso, y hacia los ganglios

profundos del cuello. El grupo ganglionar retroauricular se sitúa en la región mastoidea y se comunican con los ganglios cervicales profundos de la cadena espinal y yugular.

Este procedimiento se emplea en el tratamiento de las metástasis ganglionares ocultas y clínicas de los carcinomas epidermoides cutáneos del cuero cabelludo posterior, nuca y cuello posterosuperior, así como en melanomas malignos y sarcomas de tejidos blandos.

Técnica quirúrgica

Este tipo de disección puede realizarse en continuidad con la exéresis del tumor primario o de forma independiente mediante incisiones como la de "palo de hockey" con ampliación posterior para acceder a región posterior del cuello. Esta debe permitir visualizar la línea nucal inferior, la lineal cervical posterior media hasta C3-C4, la clavícula, el borde posterior del ECM y la zona retroauricular.

Tras levantar los colgajos miocutáneos, se procede a la desinserción del músculo trapecio de la región occipital y se rechaza, posteriormente, para visualizar el triángulo suboccipital. Se disecan las adenopatías suboccipitales superficiales y profundas y las retroauriculares de los músculos adyacentes y se rechazan, anteriormente, para mantener en continuidad con la pieza del triángulo posterior. El nervio espinal se conserva si no se encuentra afectado por la enfermedad metastásica. Se sigue con la disección de los grupos ganglionares del triángulo posterior y los niveles II, III y IV.

A veces se realiza una disección selectiva del compartimiento posterior o suboccipital. En dicho caso, la incisión se dirige desde la apófisis espinosa de C7 hasta la espina de la escápula y asciende verticalmente desde el tercio medio de dicha línea hasta alcanzar el trazo horizontal superior sobre

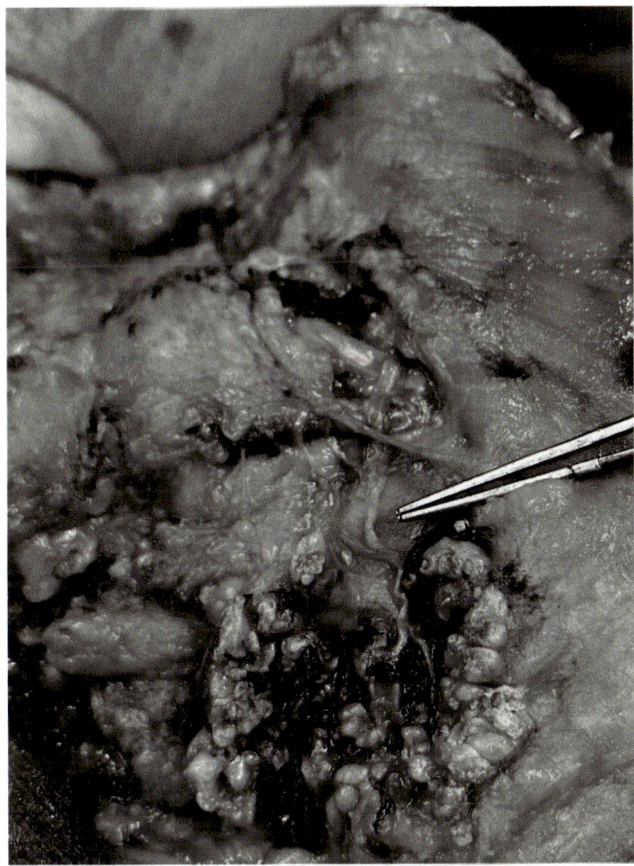

Figura 41-6. *Ramus marginalis* del nervio facial (señalado con la pinza de disección).

la línea nucal. Se procede a desinsertar el músculo trapecio del hueso occipital, las apófisis espinosas cervicales y de la escápula para rechazarlo anteriormente. Se identifica previamente el nervio espinal, que se incluirá en la resección junto al músculo si se encuentra afectado por las adenopatías patológicas. Se ligan las arterias supraescapular y cervical transversa y se diseca el contenido celuloganglionar de dicha zona. Se identifican los músculos semiespinoso y esplenio de la cabeza y se seccionan para incluirlos en la pieza, resecando el contenido celuloganglionar en su cara profunda. Se debe realizar una disección cuidadosa para no lesionar la arteria vertebral, que se encuentra en profundidad. Si existen adenopatías positivas, se continúa con una disección cervical radical o DCRM.

Disección cervical lateral (anterolateral)

Esta modalidad de disección selectiva consiste en la extirpación quirúrgica en bloque de los niveles ganglionares II, III y IV.

Sus indicaciones son carcinomas localizados en la orofaringe, hipofaringe y laringe, con cuellos clínicamente negativos, pero que albergan un riesgo elevado de metástasis ocultas en dichos grupos ganglionares. En lesiones claramente unilaterales puede efectuarse una disección homolateral. No obstante, puesto que las estructuras viscerales de la línea media presentan un drenaje linfático bilateral, suele realizarse la disección de ambos lados del cuello.

Técnica quirúrgica

Este procedimiento suele practicarse a través de la incisión realizada para la extirpación del tumor primario, por lo que se hace una incisión transversal en la parte superior del cuello desde ambos bordes posteriores del ECM, descendiendo a la altura de la membrana tirohioidea.

Se levantan los colgajos miocutáneos superior e inferior, exponiendo el borde anterior del ECM desde el vientre posterior del digástrico hasta su inserción esternal. Se incide la fascia muscular para disecar toda su cara inferior e identificar las cadenas ganglionares yugulares de los niveles II a IV, que se extirparán en bloque. En la disección a nivel superior, la cadena ganglionar acompañante del nervio espinal a su salida por el agujero yugular debe ser separada de este y extirpada en continuidad con el grupo yugular. Esto mismo debe realizarse con los ganglios linfáticos asociados a las raíces del plexo cervical.

Tanto el grupo ganglionar del triángulo submandibular como la glándula submaxilar quedarán intactos en este tipo de disección.

INDICACIONES DE LA DISECCIÓN CERVICAL

Tratamiento del cuello N0

La actitud terapéutica en pacientes con carcinomas de cabeza y cuello en estadios iniciales y con cuellos clínicamente negativos sigue siendo controvertida. El índice de metástasis ocultas oscila, según las distintas series, entre el 16 y el 40 % de los casos.

La utilización de las técnicas de estadiaje como la TC (tomografía computarizada), la RM (resonancia magnética), la punción aspirativa con aguja fina (PAAF) y, recientemente, la tomografía por emisión de positrones (TEP)/TC ha mejorado la capacidad de detectar estas metástasis ganglionares subclínicas. Se consideran criterios sospechosos de malignidad en las técnicas de imagen los siguientes:

- Adenopatías yugulodigástricas y submandibulares, cuya dimensión longitudinal máxima sea superior a 15 mm, ganglios retrofaríngeos de más de 8 mm y el resto de las adenopatías cervicales mayores de 10 mm.
- Agrupaciones ganglionares de tres o más ganglios limítrofes (13-14 mm en nivel II y 8-9 mm en el resto de los niveles).
- Adenopatías con signos de necrosis.
- Pérdida de planos tisulares (planos grasos).

La PAAF ha mejorado la sensibilidad y especificidad para la detección de estas metástasis ocultas con un porcentaje de éxito del 89-93 % cuando se realiza la punción guiada por ecografía.

En cuellos que se clasifican como clínicamente negativos, van a ser otros factores tumorales los que van a determinar la decisión de practicar una disección electiva, como el tamaño del tumor primario, su localización, la presencia de invasión perineural y, en el caso de los tumores de cavidad oral, la profundidad de invasión (DOI). El término DOI se incorpora a la 8ª edición de la TNM y se define como la longitud medida desde la membrana basal de la mucosa normal adyacente más cercana hasta el punto de invasión tumoral más profundo. Es importante diferenciarlo del espesor tumoral, entendiendo este último como la longitud medida desde la superficie del tumor hasta el punto de invasión más profundo. Puede haber grandes diferencias entre la DOI y el espesor tumoral, sobre todo, en tumores exofíticos o ulcerados. En la octava edición del TNM, los tumores que antes se clasificaban como T1 pasaron a T2, si la DOI del tumor primario era superior a 5 mm, y a T3, si la DOI era superior a 10 mm.

La disección cervical electiva ha demostrado ser una técnica eficaz para la estadificación ganglionar. Sin embargo, puede conducir a un sobretratamiento en algunos pacientes, así como implicar una mayor morbilidad para ellos. Frente a esto, la biopsia selectiva del ganglio centinela (BSGC) se considera una técnica menos invasiva para la estadificación ganglionar de los carcinomas epidermoides de cavidad oral T1 o T2 cN0, con una sensibilidad del 87-92 % y un valor predictivo negativo del 94-96 %. Consiste en inyectar colorante azul de metileno y/o un radiotrazador para localizar y diseccionar el primer ganglio linfático en el que drena el tumor primario. Si este ganglio está afectado, se indicará una disección cervical en un segundo acto quirúrgico. Esta técnica se ha utilizado ampliamente en otros cánceres como el de mama, melanoma, vulva y pene. Además, ofrece ventajas sobre la disección cervical en términos de morbilidad, especialmente, en la disfunción del hombro y en cuestiones estéticas debidas a la cicatriz resultante, ya que pueden emplearse disecciones selectivas.

Indicaciones

Se recomienda la realización de una disección cervical electiva cuando:

- El riesgo de metástasis ocultas es de al menos un 15-20 % según la localización del tumor primario,
- Estadios tumorales T3 y T4.
- Presencia de infiltración perineural.
- DOI > 3 mm.

Diversos estudios indican que la realización de disecciones cervicales selectivas en pacientes con cuellos N0 presenta una tasa de control regional similar a la obtenida con disecciones más radicales, además de permitir la estadificación histológica de los ganglios con riesgo de micrometástasis.

En carcinomas epidermoides de cavidad oral se recomienda practicar una disección cervical supraomohioidea, excepto en los localizados en orofaringe y borde lateral de lengua, que se debe realizar una disección supraomohioidea ampliada. En las localizaciones de hipofaringe y laringe, el tipo de disección selectiva de elección es la disección cervical lateral, incluyendo los ganglios paratraqueales y prelaríngeos en la laringe subglótica, por el riesgo elevado de metástasis.

Los carcinomas de nasofaringe presentan alta tendencia a metastatizar en los niveles ganglionares II y V. Sin embargo,

el tratamiento de elección sigue siendo la radioterapia, combinada con quimioterapia en algunos tumores localmente avanzados. Se indica la realización de una cirugía sobre el cuello solo en aquellos casos de recidiva cervical o si existe una persistencia tumoral tras finalizar el tratamiento.

En los tumores primarios que invaden la línea media o cuando, por su localización, existe un riesgo elevado de afectación ganglionar bilateral (base de lengua suelo de boca, seno piriforme, hipofaringe posterior y laringe supraglótica y subglótica), se recomienda la realización de una disección bilateral.

Los carcinomas primarios de origen glandular presentan un riesgo bajo (menor de 20 %) de diseminación ganglionar. Por ello, la disección electiva se indica en estadios tumorales avanzados (T3 y T4) y en aquellos de alto grado de malignidad (poco diferenciados).

Tratamiento del cuello N+

La presencia de adenopatías cervicales positivas en pacientes con carcinomas de cabeza y cuello empeora su pronóstico, pudiendo disminuir la supervivencia a 5 años en hasta un 50 %.

Clásicamente, la presencia de afectación ganglionar implicaba la práctica de una disección radical del cuello afecto, pero debido a su elevada morbimortalidad ha sido sustituida por la disección funcional si no existe infiltración de alguna de las estructuras nobles del cuello que requiera su extirpación. Así mismo, cada vez es más extendida la práctica de disecciones selectivas, dependiendo del estadio N del cuello y de la localización del tumor primario con resultados similares a la disección funcional en cuestión de supervivencia.

Indicaciones

En estadios N1 se puede practicar una disección selectiva como tratamiento único cuando la carga tumoral del cuello es baja. Si existen factores histológicos postoperatorios de mal pronóstico o cambio de estadiaje del cuello (pN2 o pN3), puede ser necesario complementar con terapia adyuvante (QuimioRT o RT), con resultados similares a la disección funcional.

En pacientes con enfermedad N2 y N3 se debe realizar una disección de todos los niveles cervicales. Determinar si es necesaria una disección ipsilateral o bilateral del cuello dependerá de si la localización y extensión del tumor se aproxima o afecta a la **línea media**. El empleo de RT complementaria a demostrado un mejor control regional, sobre todo, si existen factores de mal pronóstico (ENE+, márgenes afectos, pT3 y pT4, ganglios afectos en niveles IV o V o invasión perineural o vascular).

La disección del nivel VI depende de la localización del tumor primario (laringe e hipofaringe, fundamentalmente) así como de su extensión. En tumores avanzados de glotis e hipofaringe se debe realizar una disección del nivel VI, así como hemitiroidectomía o tiroidectomía total. En tumores subglóticos o glóticos con importante extensión subglótica, se debe considerar una disección del nivel VI y tiroidectomía total.

En estadios avanzados, la arteria carótida puede encontrarse infiltrada por el tumor. La resección de la arteria carótida externa no implica complicaciones mayores, mientras que la resección de la arteria carótida interna puede ocasionar secuelas neurológicas por interrupción del flujo cerebral tras su extirpación. En los casos susceptibles de precisar extirpación de la arteria carótida interna, se debe realizar un test de oclusión carotídeo preoperatorio.

Metástasis ganglionares de origen desconocido

Se define como la presencia de una masa cervical con diagnóstico histológico de malignidad, en la cual no se ha llegado a determinar la localización del tumor primario de origen. Su porcentaje está en torno al 4 al 7 % de todos los tumores cervicales.

Por lo tanto, se trata de un diagnóstico por exclusión tras la realización de un estudio clínico-radiológico de extensión. Este estudio incluye diversas pruebas radiológicas, como TC cérvico-toraco-abdominal, TEP-TC, PAAF de la adenopatía patológica, estudios inmunohistoquímicos para VPH y VEB y la práctica de una panendoscopia con biopsias de zonas sospechosas e incluso "a ciegas" de las posibles estructuras de la vía aerodigestiva alta, donde pueda asentar la lesión primaria. Cuando la PAAF de la tumoración resulta no concluyente, puede estar indicada la realización de una biopsia diagnóstica de dicha adenopatía.

Jones et al. describen en sus estudios que el 74 % de las metástasis cervicales se originan en lesiones del área de cabeza y cuello, mientras que solo un 11 % muestra tumor primario en otras localizaciones. En un 70 % de los pacientes, las adenopatías patológicas se localizan en la cadena cervical (principalmente, en nivel II) y en un 30 % a nivel supraclavicular. La localización de la metástasis puede orientar sobre el origen del tumor primario:

- Las adenopatías yugulodigástricas son más frecuentes en tumores de cavidad oral, orofaringe e hipofaringe.
- Las adenopatías del triángulo posterior proceden con frecuencia de tumores de nasofaringe, así como de piel de cuero cabelludo, oído o tiroides.
- Las adenopatías supraclaviculares indican posible origen primario en hipofaringe, pulmón o tubo digestivo.
- Las adenopatías bilaterales orientan hacia probable origen en nasofaringe, base de la lengua, fosa supratonsilar, paladar blando o laringe supraglótica.

Sin embargo, la decisión terapéutica dependerá tanto de la diferenciación histológica como del nivel ganglionar patológico o el tipo de afectación nodal.

Indicaciones

En las metástasis de carcinomas epidermoides p16+ (PVH). el tratamiento debe seguir el mismo esquema que en los tumores de orofaringe. De igual manera, en VEB+ debe realizarse un tratamiento con quimiorradioterapia, como está indicado en los tumores de nasofaringe.

En las metástasis de carcinoma epidermoide bien o moderadamente diferenciados se recomienda la realización de una disección cervical funcional homolateral, extirpando la cicatriz cutánea si se ha realizado biopsia previa. Se administrará radioterapia postoperatoria complementaria en el caso de presentarse criterios de peor pronóstico, como ENE+. La tasa de supervivencia a los cinco años de estos pacientes oscila en torno al 50-53 %.

En las metástasis de carcinomas poco diferenciados o indiferenciados se recomienda el tratamiento con radioterapia, combinada o no con quimioterapia. La tasa de supervivencia a los cinco años oscila alrededor del 37-38 %.

La aparición del tumor primario disminuye el pronóstico, descendiendo la tasa de supervivencia al 25 %. Las adenopatías supraclaviculares presentan una supervivencia de un 5 % a los cinco años.

COMPLICACIONES

La morbimortalidad asociada a la disección cervical se ha reducido notablemente con las técnicas de vaciamiento funcional y selectivas respecto a las disecciones radicales y respetando los criterios oncológicos.

Complicaciones intraoperatorias

- *Lesiones vasculares:* la hemorragia se considera una de las complicaciones más frecuentes de la disección cervical, debida, sobre todo, a la rica vascularización del cuello. Por tanto, se deben colocar drenajes tras la intervención para evitar hematomas postquirúrgicos.
- *Lesión accidental de estructuras nerviosas:* nervios hipogloso, lingual, vago, laríngeo superior, facial y frénico. La disección radical conlleva la resección del nervio espinal, lo cual va a dar lugar a una parálisis del músculo trapecio y, como consecuencia, a la producción de una alteración en la funcionalidad del hombro y a una malformación característica a la que denominamos "escápula alada".
- *Lesiones del conducto torácico:* hay que poner especial atención a este en las disecciones del triángulo posterior y si se diseca bajo la clavícula y en el tercio inferior de la VYI. Su lesión se valora haciendo aumentar la presión intratorácica. Cuando existe una fístula linfática por su lesión, el paciente presenta en el postoperatorio un característico exudado de color lechoso por el drenaje o la herida quirúrgica.
- *Excitación del seno carotídeo:* la manipulación de las estructuras próximas a la carótida puede dar lugar a la producción de estímulos vagales que desemboquen en la producción de una bradicardia extrema, que suele ser autolimitada o resolverse tras la administración de atropina.
- *Lesión de la cúpula pleural:* con la consiguiente producción de un neumotórax. Se produce, sobre todo, durante las disecciones a nivel supraclavicular.
- *Lesión de la arteria subclavia:* existe la posibilidad de que se produzca un embolismo gaseoso.

Complicaciones postoperatorias

- **Infección**: se recomienda profilaxis antibiótica preoperatoria por el alto riesgo de infección, al tratarse de una cirugía agresiva y de larga duración. Una complicación rara pero muy grave, que puede producirse de forma secundaria a la infección, es la tromboflebitis séptica de la VYI, que puede desembocar en la rotura de la vena y, eventualmente, en la muerte del paciente.
- **Necrosis del colgajo cutáneo:** para que esto no se produzca es importante la elección adecuada del tipo de incisión que asegure la irrigación de los colgajos.
- **Alteraciones por la disección del nervio espinal:** la mayoría de los estudios prospectivos serios realizados hasta ahora coinciden en reconocer que cualquier tipo de cirugía, sea funcional o radical, produce lesión sobre el nervio espinal. En 1961, Nahum describió el *síndrome del hombro* en los pacientes que habían sufrido la extirpación del nervio espinal. Este consistía en dolor en la región del hombro con caída de este, desplazamiento escapular, limitaciones en la abducción del brazo y alteraciones electromiográficas en el trapecio. Posteriormente, otros autores, como Pfeifle y Koch en 1973, describieron el *síndrome cervicofacial*, caracterizado por diversos síntomas en relación con la caída del trapecio y las consiguientes alteraciones en la articulación esternoclavicular: pérdida de fuerza y fatiga en la movilización del brazo, tensión en el plexo braquial con dolor asociado, subluxación de la articulación esternoclavicular con ocasionales fracturas claviculares por estrés.
- **Alteraciones vinculadas a la disección de la VYI:** no existe ningún estudio en la literatura que demuestre clara-

mente un aumento significativo de morbimortalidad asociado a la exéresis de la VYI. Son pocos los autores que refieren unas tasas de mortalidad superiores para los pacientes que sufren amputación de ambas yugulares. El edema facial, edema cerebral y la ceguera son complicaciones raras que ocurren con mayor frecuencia cuando el procedimiento se realiza simultáneamente durante el mismo acto quirúrgico en ambos lados. Esta falta de repercusión importante en la extirpación de una sola vena se debe al importante sistema de retorno venoso prevertebral.
- **Alteraciones vinculadas a la disección del ECM:** su exéresis se ha visto relacionada con una mayor tasa de roturas carotídeas en comparación con pacientes en los que se preservó, ya que actúa de protección de esta. En cuanto al resultado estético, no se ha encontrado en test psicológicos una significativa afectación emocional del paciente. La exclusión de este músculo no ha demostrado de forma significativa la producción de déficit funcional.
- **Otras alteraciones:**
  - Fístulas orocervicales o faringocutáneas.
  - Linfoceles cervicales.
  - Dehiscencia de suturas.
  - Linfedema facial (asociado a sección bilateral de la yugulares internas).
  - Síndrome de secreción inadecuada de ADH.

AGRADECIMIENTOS

A Francisco Rodríguez Campo y Raúl González García por su apoyo iconográfico.

PUNTOS CLAVE

- La disección cervical funcional es la técnica más empleada para el tratamiento combinado del cáncer de cabeza y cuello. Las disecciones cada vez más conservadoras, respetando criterios oncológicos, han demostrado resultados similares en términos de supervivencia frente a las disecciones radicales clásicas.
- El tipo de disección va a depender de factores como la localización tumoral, el tamaño tumoral o factores histológicos, como la invasión perineural o el DOI.
- La reciente incorporación del DOI en la 8ª edición de la TNM, ha modificado la estadificación de muchos tumores de cabeza y cuello y, por tanto, las indicaciones de la disección cervical.
- La técnica del ganglio centinela en estadios precoces del cáncer oral permite un tratamiento del cuello más conservador, respetando los criterios oncológicos y evitando el sobretratamiento del cuello (ver **Capítulo 27**).

BIBLIOGRAFÍA

Bhattacharya K, Mahajan A, Vaish R, et al. Imaging of Neck Nodes in Head and Neck Cancers – a Comprehensive Update. Clinical Oncology. 2023;35(7):429-45.

Bocca E, Pignataro O. A conservation technique in radical neck dissection. Ann Otol Rhinol Laryngol. 1967;76(5):975-87.

Capote A, Escorial V, Muñoz-Guerra MF, et al. Elective neck dissection in early-stage oral squamous cell carcinoma-does it influence recurrence and survival? Head Neck. 2007;29(1):3-11.

Cramer JD, Sridharan S, Ferris RL, et al. Sentinel Lymph Node Biopsy Versus Elective Neck Dissection for Stage I to II Oral Cavity Cancer. Laryngoscope. 2019;129(1):162-9.

Crile G. Excision of cancer of the head and neck with especial reference to the plan of dissection based on one hundred and thirty-two operations. JAMA 1906;47:1780-6.

Crocetta FM, Botti C, Pernice C, et al. Sentinel node biopsy versus elective neck dissection in early-stage oral cancer: a systematic review. Eur Arch Otorhinolaryngol. 2020;277(12):3247-60.

Ghantous Y, Nashef A, Sidransky D, et al. Clinical and Prognostic Significance of the Eighth Edition Oral Cancer Staging System. Cancers (Basel). 2022;14(19):4632.

Givi B, Linkov G, Ganly I, et al. Selective neck dissection in node-positive squamous cell carcinoma of the head and neck. Otolaryngol Head Neck Surg. 2012;147:707-15.

Kademani D, Patel K. Neck dissection. In Deepak Kademani and Paul Tiwana (editors). Atlas of oral and maxillofacial surgery. St Louis (Missouri); Elsevier, 2016: 1081-97.

Kim DH, Kim Y, Kim SW, et al. Usefulness of Sentinel Lymph Node Biopsy for Oral Cancer: A Systematic Review and Meta-Analysis. Laryngoscope. 2021;131(2):E459-65.

Lizhong L, Tonghan Z, Qianying K, et al. A meta-analysis on selective versus comprehensive neck dissection in oral squamous cell carcinoma patients with clinically node-positive neck. Oral Oncology. 2015; 51:1076–81.

Maghami E, Ismaila N, Alvarez A, et al. Diagnosis and Management of Squamous Cell Carcinoma of Unknown Primary in the Head and Neck: ASCO Guideline. J Clin Oncol. 2020;38(22):2570-96.

Pfister DG, Spencer S, Adelstein D, et al. Head and Neck Cancers, Version 2.2020, NCCN Clinical Practice Guidelines in Oncology. J Natl Compr Canc Netw. 2020;18(7):873-98.

Paleri V, Urbano TG, Mehanna H, et al. Management of neck metastases in head and neck cancer: United Kingdom National Multidisciplinary Guidelines. J Laryngol Otol. 2016;130(S2):S161-S169.

Robbins KT, Ferlito A, Shah JP, et al. The evolving role of selective neck dissection for head and neck squamous cell carcinoma. Eur Arch Otorhinolaryngol. 2013;270:1195-202.

van Lanschot CGF, Klazen YP, de Ridder MAJ, et al. Depth of invasion in early-stage oral cavity squamous cell carcinoma: The optimal cut-off value for elective neck dissection. Oral Oncol. 2020;111:104940.

Verde-Sánchez L, Capote AL, Sanz-García A, et al. Prognostic Involvement of Lymph Node Density in Oral Squamous Cell Carcinoma. A New Predictive Model. J Oral Maxillofac Surg. 2023;81(3):358-69.

 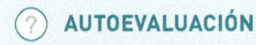 **AUTOEVALUACIÓN**

Patología cervical

42

C. C. Montañes López y V. Villanueva San Vicente

OBJETIVOS

- Conocer las diferentes entidades clínicas derivadas de la patología cervical congénita.
- Aplicar el algoritmo diagnóstico de la adenitis y conocer las causas más frecuentes de linfadenopatía.
- Sintetizar los diferentes tumores localizados en el área cervical (linfomas, tumores adiposos, neurogénicos, musculares, sarcomas y lesiones vasculares) y sus principales características.

PATOLOGÍA CONGÉNITA CERVICAL

La embriología es fundamental para comprender que cualquier alteración durante el proceso de formación y desarrollo del embrión será responsable de la patología cervical que aparecerá a lo largo de la vida.

Embriología

La formación de los arcos branquiales o faríngeos es imprescindible para el desarrollo y crecimiento de la cabeza y cuello, ya que contribuyen a formar el aspecto externo del embrión. Los arcos branquiales son un conjunto de protuberancias en la superficie lateral de la cabeza de los embriones de los vertebrados, que aparecen entre la 4ª y 5ª semana de gestación, son bilaterales y están unidos por su línea media ventral. En los seres humanos hay cinco arcos, numerados de craneal a caudal como 1, 2, 3, 4 y 6. Son capas epiteliales de ectodermo (externamente) y endodermo (en la parte interna); rodean a las células de la cresta neural y estas a una población mesodérmica. Estas poblaciones embrionarias se diferenciarán, formando diferentes tejidos; las células de la cresta neural darán lugar a los tejidos esqueléticos y conectivos; el mesodermo, al músculo y endotelio, el ectodermo, a la piel, y las neuronas sensoriales y el endodermo, al revestimiento de la faringe y órganos especializados. Los surcos externos ectodérmicos se denominan hendiduras branquiales y las evaginaciones o pliegues internos endodérmicos, bolsas branquiales.

Durante la 5ª semana de gestación, el 2º arco branquial o faríngeo tiene mayor crecimiento y cubre al 3º y 4º arco, formando las hendiduras cubiertas del seno cervical. Esta es una depresión del ectodermo, que, posteriormente, se oblitera; por este motivo, solo la 1ª hendidura faríngea contribuye

a la formación del CAE y el tímpano. Se aceptaba que había cinco arcos faríngeos, que se nombraban de craneal a caudal: 1º, 2º, 3º, 4º y 6º; no existía el 5º arco porque después de su aparición no se desarrolla.

Esta clasificación no es aceptada por muchos autores porque causa confusión, sobre todo, en las malformaciones cardíacas congénitas. Diversos estudios recientes proponen una nueva clasificación de los arcos faríngeos: primer arco, el más craneal, mandibular (M); segundo arco: hioides (H); tercer arco: carótida (C); cuarto arco: aórtico (A) y el último arco más caudal: pulmonar (P). Cada arco posee su propio componente muscular, esquelético, nervioso y arterial, del cual se van a derivar los diferentes componentes de la cara y el cuello.

Hay 5 bolsas faríngeas formadas por tejido endodérmico; de ellas van a derivar los diferentes órganos y glándulas de cabeza y cuello (**Tabla 42-1**). Estas pasan por un proceso de migración durante la formación del embrión, de modo que su posición definitiva es variable (**Tabla 42-2**).

Entidades clínicas

Fístula preauricular

Es una malformación congénita y benigna de los tejidos blandos preauriculares. Suele ser asintomática, conocida también como "seno preauricular" o "quiste preauricular". La prevalencia varía entre el 0,1 y el 10 %. Aparecen por delante del pabellón auricular, por alteración en la fusión de los procesos auriculares durante la formación de la oreja. Si la fusión es incompleta, puede persistir una comunicación o fístula, pudiendo incluso estar adherida al pericondrio del cartílago auricular. Hasta un tercio de las fístulas preauriculares son familiares, bilaterales, con herencia autosómica dominante y pene-

Tabla 42-1. Estructuras derivadas de las bolsas faríngeas

	Bolsa faríngea
1ª	• Cavidad primitiva del oído medio • Membrana timpánica • Trompa de Eustaquio
2ª	• Fosa tonsilar o amigdalina • Amígdala palatina
3ª	• Glándulas paratiroideas inferiores • Timo
4ª	• Glándula paratiroidea superior
5ª	• Células parafoliculares o células del tiroides

trancia incompleta; predominan en mujeres y en el lado derecho. Una investigación reciente realizada en China ha mapeado un posible *locus* para la fístula congénita preauricular en el cromosoma 8q11.1-q13.3 (**Fig. 42-1**).

La fístula preauricular y la fístula helicina marginal son responsables del 80 % de las fístulas auriculares. Un 15-30 % de los niños con fístulas preauriculares pueden presentar hipoacusia asociada, por lo que se recomienda una valoración auditiva en estos casos.

Las técnicas quirúrgicas más empleadas son el abordaje supraauricular y la sinectomía simple o fistulectomía. La recurrencia poscirugía es del 13-42 %; la mayoría ocurren por una eliminación incompleta de la fístula.

Malformaciones derivadas de los arcos branquiales

Quistes branquiales. Fístula branquial. Seno cervical

Se originan por la obliteración incompleta de los arcos y hendiduras branquiales durante el desarrollo embriológico. Se

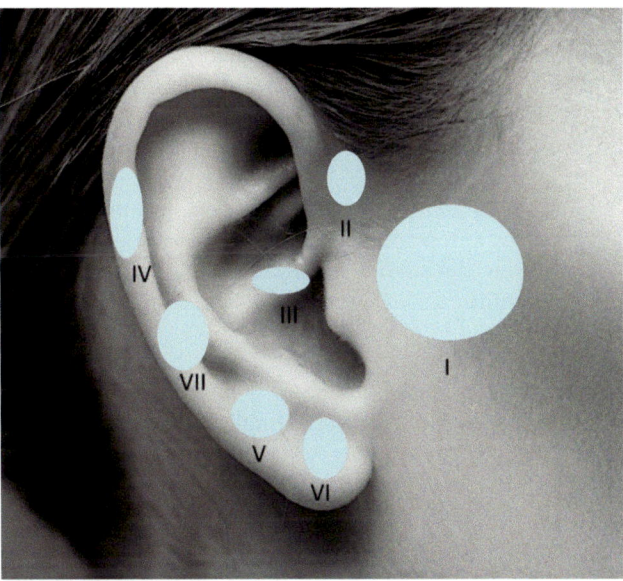

Figura 42-1. Tipos de fístulas según las zonas anatómicas de apertura. Fístulas preauriculares. Yuan L. Journal of Molecular Medicine (2023). **I.** Fístula preauricular. **II.** Fístula helicina marginal. **III.** Fístula crural. **IV.** Fístula helicina posterior. **V.** Fístula helicina helicolobular. **VI.** Fístula lobulillar central. **VII.** Fístula postauricular.

pueden presentar como quiste, seno o fístula de arco branquial; el 90 % derivan del 2º arco y el 8 %, del 1er arco.

Malformaciones derivadas del primer arco

Se localizan en la región preauricular y parotídea, en un triángulo formado por el hioides, el mentón y el trago, por delante del esternocleidomastoideo. Pueden presentar clínica a nivel de la cola de la parótida, en la región cervical alta o auricular con otorrea mucopurulenta. Se utiliza la clasificación de Work para definirlas:

Tabla 42-2. Nueva nomenclatura de los arcos faríngeos

Arco		Derivado				
Viejo	Nuevo	Cartílago	Hueso	Músculo	Nervio	Arteria del arco
1	Mandibular	Cuadrado, de Meckel	Yunque, martillo	Tensor del tímpano, músculos de la masticación, milohioideo, vientre digástrico anterior, tensor del velo palatino	Trigémino, rama mandibular	Primero (transitorio)
2	Hioides	Reichert	Estribo, apófisis estiloides del hueso temporal, asta menor, parte superior del hioides	Estapedio, estilohioideo, músculos faciales	Facial	Segundo (transitorio)
3	Carótida	–	Asta mayor y parte inferior del hioides	Estilofaríngeo	Glosofaríngeo	Carótida
4	Aórtico	–	–	–	Vago, rama faríngea	Aórtico
Último	Pulmonar	–	–	–	Vago, rama laríngea	Pulmonar

- Fístula tipo I: trayecto fistuloso horizontal paralelo al conducto auditivo externo (CAE), por alteración en la duplicación de la porción membranosa del CAE.
- Fístula tipo II: trayecto fistuloso vertical entre el CAE y la parótida.

Como tratamiento, se debe realizar quistectomía y fistulectomía. Es apropiado el abordaje de parotidectomía con identificación del nervio facial, ya que el trayecto fistuloso puede estar íntimamente relacionado con el nervio o alguna de sus ramas.

Malformaciones derivadas del segundo arco

Por la persistencia del seno cervical, el 2º arco faríngeo no crece sobre el 3º y el 4º arco. Las hendiduras faríngeas quedan comunicadas por un conducto fistuloso con la superficie. Si hay un orificio externo, aparece por delante del esternocleidomastoideo en su porción inferior, por debajo del hioides; se puede encontrar desde la amígdala palatina hasta el borde anterior del esternocleidomastoideo. Aparecen en la infancia o adolescencia como tumoraciones fluctuantes en la zona cervical lateral. Las fístulas cutáneas son mucho más frecuentes que los quistes aislados y pueden producir disnea, tortícolis o disfagia.

Bailey propuso una clasificación anatómica, según su relación entre la amígdala palatina, el borde anterior del músculo esternocleidomastoideo y la vaina carotídea:

- Tipo I: bajo la aponeurosis superficial del cuello.
- Tipo II: anterior y externamente a la arteria carótida.
- Tipo III: entre la bifurcación carotídea.
- Tipo IV: entre la pared faríngea y la carótida, pasando sobre el nervio glosofaríngeo, el nervio hipogloso y el nervio laríngeo superior.

La tomografía computarizada (TC) de cuello muestra una típica apariencia quística. El signo de Notch se considera patognomónico de quiste del segundo arco branquial; es una proyección del quiste entre la bifurcación de la carótida. Para algunos quistes del segundo arco branquial, de presentación faríngea, se ha propuesto cirugía conservadora para disminuir las complicaciones neurovasculares, resecar la pared medial del quiste y marsupialización con sutura reabsorbible de los bordes de la lesión residual a la pared posterior de la faringe y al pilar faríngeo posterior.

Malformaciones derivadas del tercer arco

Son indistinguibles de las derivadas del 2º arco. Con la disección del trayecto fistuloso, vemos su origen en la base o extremo craneal del seno piriforme, superficial a ambos nervios laríngeos. Pasa por la bifurcación carotídea y desciende hasta la región tiroidea, pudiendo desembocar en la laringe o la tráquea. El tratamiento debe incluir la resección del orificio fistuloso y la disección del trayecto, con especial cuidado de no lesionar las estructuras arteriales y nerviosas.

Quistes tímicos

El timo deriva del 3er arco branquial; emigra hasta el tórax, manteniendo contacto con la 3ª bolsa faríngea por el conducto timo-faríngeo. Su origen puede ser congénito o adquirido. Los quistes congénitos aparecen en el trayecto del conducto timo-faríngeo y los adquiridos son consecuencia de quimioterapia, toracotomías o tumores tímicos. Solo un 1 % de todas las masas cervicales son quistes tímicos y aparecen como quistes cervicotorácicos o cervicales a cualquier nivel desde la base del cuello al diafragma. Afectan más a varones, entre los 2 y 11 años, y se localizan más en el lado izquierdo. Su aspecto es de masa blanda cervical en la región anterolateral con crecimiento progresivo y aumentan de tamaño con las maniobras de Valsalva. La mayoría son asintomáticos, pero al crecer pueden provocar dolor, disfagia, estridor o sobreinfectarse.

La ecografía, la TC o la resonancia magnética (RM) definen la lesión y su relación anatómica, pero no ofrecen un diagnóstico etiológico. En la tomografía por emisión de positrones-tomografía computarizada (TEP-TC) estas lesiones no presentan captación de flúor-18-fluorodeoxiglucosa (18F-FDG). El análisis bioquímico del líquido del quiste presentará concentraciones elevadas de hormona paratiroidea (PTH).

Antes de realizar el tratamiento es necesario un estudio del estado del timo que confirme la presencia de tejido tímico en el mediastino. El tratamiento es la escisión del quiste, incluyendo timectomía. La cirugía debe limitarse al tejido tímico anormal para evitar los problemas inmunológicos o miastenia gravis que puede aparecer al dejar al niño sin timo.

Tejido ectópico tímico

Tiene un origen embriológico común al quiste tímico; la diferencia con este la mostrará su anatomía patológica. Frecuentemente, es asintomático y se halla de forma incidental. El diagnóstico y el tratamiento es el mismo que para el quiste tímico.

Malformaciones derivadas del cuarto arco

Son extremadamente raras, se presentan como tumoraciones cervicales asintomáticas o infecciones recurrentes del cuello. Se originan en el ápex del seno y profundas al nervio laríngeo superior y superficiales al inferior. El tratamiento consiste en la exéresis quirúrgica completa.

Malformaciones de la línea media

Quiste tirogloso

La glándula tiroides inicia su desarrollo como un divertículo anterior del foramen ciego de la base de la lengua, desciende por la línea media del cuello anterior al hueso hioides para situarse cerca de la tráquea cervical. Puede permanecer un tracto llamado conducto tirogloso, que involuciona en la mayoría de los casos. En ocasiones, persisten células en ese trayecto y aparece el quiste del conducto tirogloso. Son las masas congénitas benignas más comunes de la línea media del cuello (40 %). Se diagnostican en los primeros años de vida; pueden aparecer en cualquier parte del cuello entre el agujero ciego, la base de la lengua y la fisura supraesternal. Pueden dar disnea, disfonía o disfagia y llegar a comprometer la vida del paciente. Su localización más frecuente es tirohioidea (60 %), suprahioidea (24 %), supraesternal (13 %) e intralingual (2 %).

La masa se mueve con la deglución y la protrusión de la lengua.

Para su diagnóstico es preferible la RM; la citología preoperatoria con aguja fina también es un método barato y seguro.

El tratamiento debe incluir la resección del quiste y la fístula con parte del cuerpo del hioides, dejando un margen de 5 mm, al menos, a cada lado del orificio fistuloso para evitar recurrencias, como describió Sinstruk en 1920. La recurrencia posterior a la resección es inusual.

Carcinoma del conducto tirogloso

Es extremadamente raro. Los pacientes con quistes del conducto tirogloso presentan microcarcinomas de tiroides en un 4-62 % de los casos; la mayoría son carcinomas papilares.

Quistes y fístulas mediadas por inclusión ectodérmica

Quistes dermoides

Se producen por inclusión ectodérmica durante la fusión de los arcos branquiales; pueden contener glándulas sudoríparas, sebáceas y folículos pilosos en su interior. Se localizan en la línea media y, a diferencia del quiste tirogloso, no se moviliza con la deglución.

Quistes epidermoides

Son subcutáneos y están recubiertos por tejido escamoso, de contenido blanquecino pastoso. Se localizan en cualquier región cervical, siendo frecuentes en la región posterior.

Teratomas

Pueden estar derivados de las 3 hojas, aparecen como masas sólidas con diferentes tejidos, óseo, glandular o muscular con mayor o menor diferenciación celular. Solo un 3 % aparece en la región cervical. El diagnóstico, en muchos casos, se realiza durante el embarazo mediante ecografía.

PATOLOGÍA INFECCIOSA

Abscesos/flemones de origen odontogéno

Adenitis

El término linfadenopatía indica la alteración en el tamaño y/o la consistencia de los ganglios linfáticos. Se consideran aumentados los ganglios cervicales mayores de 1 cm, aunque, en niños, pueden considerarse normales hasta 2 cm en determinadas situaciones clínicas. También se consideran patológicos los ganglios pétreos, ulcerados o adheridos a planos profundos (**Tabla 42-3**).

Si existen signos inflamatorios locales, utilizamos el término adenitis, pero, frecuentemente, los términos adenitis y adenopatía se emplean indistintamente (**Fig. 42-2**).

Tabla 42-3. Causas más frecuentes de linfadenopatía	
Causas infecciosas	
Virales	VIH. VEB. CMV. HHV-6 (Roséola). VHS. Varicela. Virus del sarampión. Adenovirus. Virus respiratorios: Adenovirus. VRS. Influenza. Parainfluenza. Rinovirus
Bacterianas	*Staphylococcus. Streptococcus. Salmonella. Treponema pallidum. Yersinia. Bartonella henselae. Corynebacterium diphtheriae. Mycobacterium tuberculosis. Micobacterias atípicas. Brucella. Francisella tularensis*
Fúngicas	Coccidioidomicosis. Histoplasmosis. *Candida*
Parasitarias	Toxoplasmosis. Filariasis. Leishmaniasis. Tripanosomiasis
Causas no infecciosas	
Tumoral	Leucemia aguda y crónica. Linfoma de Hodgkin. Linfoma no Hodgkin. Macroglobulinemia de Waldenström. Mieloma múltiple. Mastocitosis sistémica. Neuroblastoma. Rabdomiosarcoma. Metástasis
Enfermedades por depósito de sustancias	Enfermedad de Niemann-Pick. Enfermedad de Gaucher. Enfermedad de Fabry. Amiloidosis
Enfermedades autoinmunes	Artritis reumatoide. Enfermedad del suero. Lupus eritematoso sistémico (LES). Dermatomiositis. Síndrome de Sjögren. Enfermedad de injerto contra huésped. Sarcoidosis
Toxinas y fármacos	Alopurinol. Atenolol. Captopril. Carbamacepina. Cefalosporinas. Hidralacina. Penicilina. Fenitoína. Primidona. Parametilamina. Quinidina. Sulfonamidas. Sulindaco

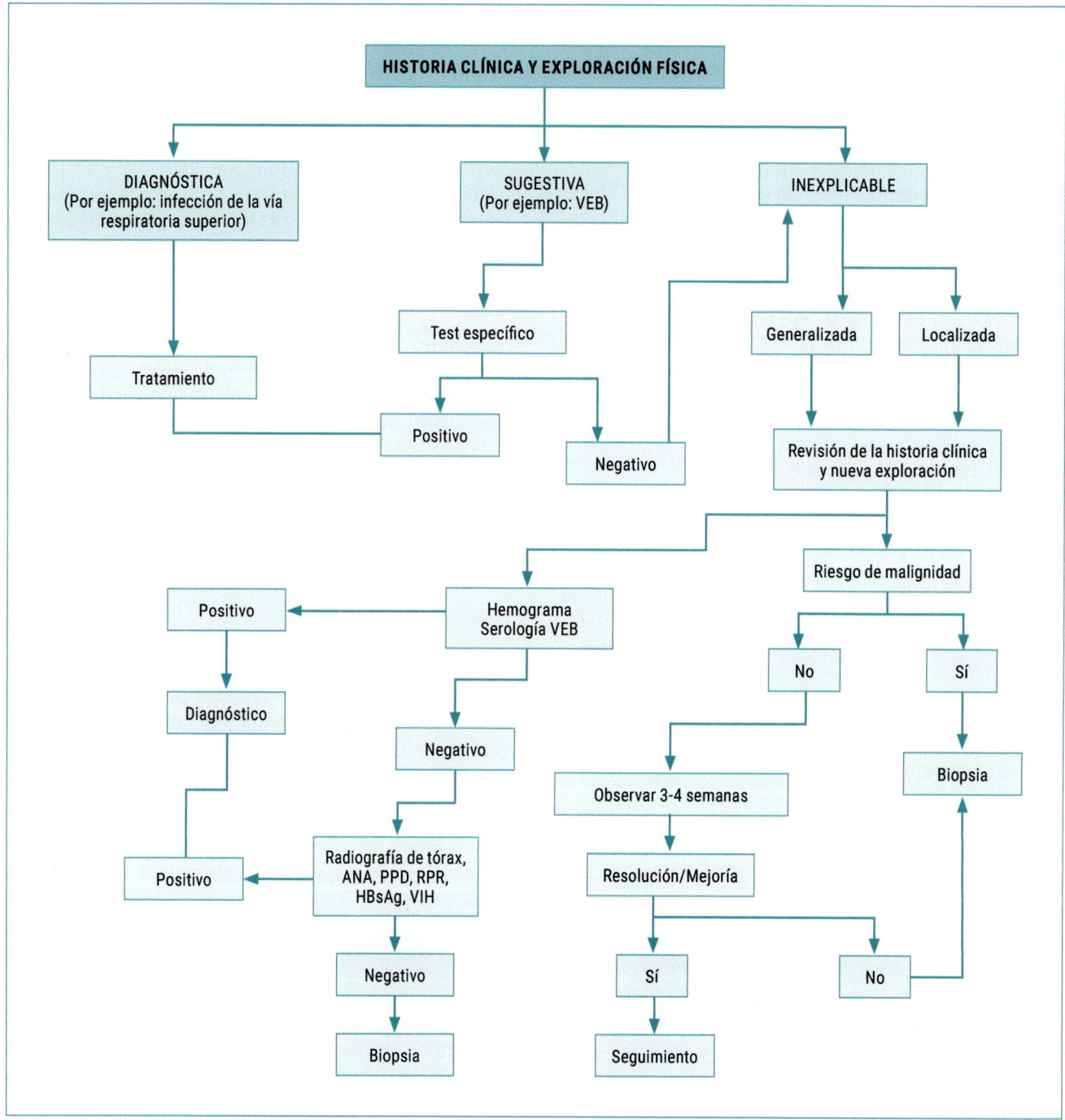

Figura 42-2. Algoritmo diagnóstico de la adenitis.

Ante un paciente con adenopatías, debemos realizar una historia clínica y una exploración física cuidadosa.

- Historia clínica: inicio, crecimiento y síntomas como fiebre, escalofríos, sudores nocturnos, pérdida de peso, exposición a enfermedades infecciosas o toxinas e ingesta de medicamentos.
- Exploración física: tamaño, consistencia, dolor y adherencia a planos profundos.
- Se considerarán generalizadas si afectan a dos o más regiones no contiguas en el contexto de una enfermedad sistémica.

La mayoría de las adenopatías son de etiología benigna y autolimitadas, pero es importante descartar que su origen sea maligno, en mayores de 40 años la causa más frecuente es la tumoral. Tras una historia clínica y un examen físico completos, la linfadenopatía se puede clasificar inicialmente como:

- DIAGNÓSTICA: Existe causa proximal como por ejemplo la faringitis estreptocócica.
- SUGESTIVA: Existe un fuerte índice clínico de sospecha como por ejemplo la mononucleosis.
- INEXPLICABLE: Puede ser localizada o generalizada.

PATOLOGÍA TUMORAL

En este apartado vamos a describir las entidades más relevantes por su frecuencia o por su importancia clínica.

Linfomas

Son el grupo de neoplasias malignas más frecuentes en la infancia, surgen del sistema linforreticular y aparecen como linfadenopatías de gran tamaño de consistencia firme en la región cervical y supraclavicular. Los linfomas primarios extraganglionares de cabeza y cuello son relativamente poco frecuentes. La biopsia es fundamental para su diagnóstico.

Clásicamente se clasifican en:

Linfoma de Hodgkin

El linfoma de Hodgkin (LH) aparece más frecuentemente durante la tercera década; se presenta a una edad más temprana que el linfoma no Hodgkin (LNH). Los síntomas constitucionales más comunes del LH son astenia, anorexia, pérdida de peso y sudor nocturno.

Linfoma no Hodgkin

El LNH Produce una diseminación ganglionar no contigua, con afectación ganglionar adicional, ya diseminada en cabeza y cuello al ser diagnosticados. En muchas ocasiones, en su debut solo presenta adenopatías indoloras, sin sintomatología asociada, o pueden presentarse al inicio como síndrome de vena cava superior.

Linfoma de Burkitt

Es un tipo de LNH de células B, endémico en África y Nueva Guinea. Está asociado con la infección por el virus de Ebstein-Barr. Se han descrito tres tipos:

1. Africano. Es típica su presentación cervical mandibular con osteólisis en la ortopantomografía/radiografía.
2. No es endémico.
3. Asociado al VIH (sobre todo, en mujeres).

Tumores o lesiones adiposas hipodérmicas

Lipomas

Son masas blandas, encapsuladas, móviles y de crecimiento lento; su incidencia en la cavidad oral es inferior al 4 % de todas las neoplasias mesenquimales orales benignas. Su localización más común es la mucosa bucal, seguida de lengua, labio, suelo de la boca y vestíbulo bucal. Una forma especial es la conocida como hibernoma, que es típica en niños y adolescentes. Se desarrolla a partir de la grasa fetal y su localización es típicamente cervical.

El tratamiento es quirúrgico, si provocan sintomatología o por cuestiones estéticas, pero, a pesar de su exéresis completa, pueden recidivar.

Lipomatosis

Cervical simétrica

Enfermedad de Madelung. Es una Forma especial de acúmulos lipomatosos no encapsulados, de localización cervical. Aparece con mayor frecuencia en la 5ª década y están muy asociados al consumo de alcohol. La TC o la RM ayudan al diagnóstico. El tratamiento puede ser quirúrgico o incluso puede realizarse una liposucción cervical.

Múltiple familiar

Se transmite por herencia autosómica dominante y su localización es típica en las extremidades.

Lesiones vasculares

Se clasifican según la sociedad internacional para el estudio de anomalías vasculares (ISSVA) 2018 en malformaciones y tumores vasculares.

TUMORES VASCULARES

Hemangioma

El tumor vascular más común en la cabeza y el cuello es el hemangioma, con dos subtipos genéticamente distintos, el hemangioma infantil y el congénito. Otros tumores vasculares son el granuloma piógeno, el angioma en penacho y el hemangioendotelioma kaposiforme:

Hemangioma infantil. Es el tumor vascular más frecuente; hasta el 60 % se localiza en la cabeza y el cuello. Son masas de color rojo azulado que aparecen en el periodo neonatal (4 semanas después del nacimiento), siguen un curso clínico de proliferación (fase de crecimiento activo) y posterior involución con regresión del tumor, la mayoría completa su crecimiento entre los 5 y 6 meses. El marcador biomolecular GLUT1 se expresa fuertemente en los hemangiomas infantiles.

Hemangioma congénito. Son lesiones solitarias sin crecimiento posnatal, de alto flujo y están completamente formadas al nacimiento. Representan el 3 % de los hemangiomas diagnosticados en la infancia. A diferencia de los infantiles son negativos para GLUT1 y se subdividen en hemangiomas de involución rápida, no involutivos y de involución parcial. La mayoría involucionan entre los 6 y 12 meses, con una involución completa antes de los 4 años. A menudo dejan secuelas, como piel redundante, decoloración, telangiectasias o cicatrices.

El tratamiento con propranolol oral se considera como primera línea por su eficacia, el efecto se observa a los pocos días y se suele retirar a los 6-12 meses. Otros tratamientos utilizados son timolol tópico, esteroides sistémicos, terapia con láser, inyección de esteroides intralesionales o cirugía.

Las malformaciones vasculares (MV) se subdividen en cuatro grupos (**Tabla 42-4**).

MALFORMACIONES VASCULARES

Malformaciones vasculares de alto flujo

Malformaciones arteriovenosas

Son tumoraciones pulsátiles con aumento de la temperatura de la piel y frémito palpable. Es frecuente que haya ulceración, dolor intenso y sangrado intermitente. El tratamiento incluye embolización y resección quirúrgica. La escleroterapia es eficaz, pero puede producir necrosis tisular local y daño nervioso. Las malformaciones grandes e infiltrativas a menudo requieren tratamientos multimodales.

Fístulas arteriovenosas

Pueden ser congénitas o, más frecuentemente, causadas por un traumatismo. Las congénitas suelen ir asociadas a displasia fibromuscular, neurofibromatosis y otros trastornos del colágeno.

Malformaciones vasculares de bajo flujo

Muchas malformaciones de bajo flujo se presentan como lesiones mixtas.

Capilares

Son lesiones cutáneas eritematosas; se conocen como "manchas en vino de Oporto" y, frecuentemente, van asociadas a otros síndromes, como el síndrome de Klippel-Trenaunay, el síndrome de Parkes-Weber y el síndrome de Struge-Weber. El láser de colorante pulsado (PDL) ha demostrado eficacia en el tratamiento de las malformaciones capilares.

Venosas

Son lesiones congénitas debidas a una mutación somática; se desarrollan venas displásicas que carecen de válvulas y promueven trombosis, flebolitos y, ocasionalmente, coagulopatía de consumo. El tratamiento quirúrgico está asociado a morbilidad y a altas tasas de recurrencia, por lo que el uso de esclerosantes endovasculares, como tetradecilsulfato de sodio (STS), se ha convertido en uno de los tratamientos más utilizados. Es común que estas lesiones requieran múltiples tratamientos de escleroterapia.

Linfáticas

Se originan por una embriogénesis desorganizada de los canales linfáticos. Pueden ser macroquísticas, microquísticas o quísticas mixtas. El compromiso de las vías respiratorias puede ser grave en momentos de infección o hemorragia, debido al aumento rápido del tamaño de la lesión.

El tratamiento incluye escleroterapia con doxiciclina y bleomicina; antes se suele aspirar y extraer la mayor cantidad de líquido en las lesiones macroquísticas. La cirugía es compleja y muchas veces no es posible la exéresis completa, hay recurrencia hasta en el 30 % de los pacientes.

El sirolimus (inhibidor de mTOR, *mammalian target of rapamycin*) ha demostrado reducir el tamaño, en particular, en lesiones macroquísticas y en pacientes refractarios a otras terapias, aunque faltan estudios que definan la dosis y la duración del tratamiento.

Tumores neurogénicos

Representan un pequeño porcentaje de los tumores cervicales. Las pruebas complementarias para su diagnóstico serán comunes a todos ellos, TC (angio-TC) y RM (angio-RM). Su tratamiento, en general, es quirúrgico.

Tabla 42-4. Malformaciones vasculares (MV)

MV simple	MV combinada	MV de grandes vasos (según el tipo de vaso)	MV asociadas a síndromes
Capilar	Linfática-venosa	Arteria	Síndrome CLAPO
Venosa	Capilar-venosa	Vena	Síndrome CLOVES
Linfática	Capilar-linfática	Linfático	Síndrome de Parkes Weber
Arteriovenosa	Capilar-arteriovenosa	Tipo de anomalía: origen, curso, número, diámetro, comunicación, longitud	Síndrome MPPH (Megalencefalia-Polimicrogiria-Polidactilia postaxial-Hidrocefalia)
Fístula arteriovenosa	Capilar-linfática-venosa		Síndrome Macrocefalia-Malformación Capilar (M-MC)

CLAPO: malformación vascular capilar del labio inferior, malformaciones linfáticas de cabeza y cuello, asimetría y sobrecrecimiento parcial o generalizado.
CLOVES: sobrecrecimiento lipomatoso congénito, malformaciones vasculares, nevos epidérmicos y anomalías esqueléticas.

Schwannoma

Tumor de crecimiento lento, asociado al nervio periférico del que se origina a partir de las células de Schwann. Aparecen entre la 2ª y 4ª década de la vida y su localización más frecuente es la zona parafaríngea. La mayoría son tumores solitarios. La enucleación suele ser suficiente como tratamiento, pero, en ocasiones, es difícil conservar el nervio afectado.

Neurofibroma

Es el tumor más frecuente de la vaina de los nervios periféricos; no tiene cápsula, y, a diferencia del schwannoma, están lesionados los axones. Los neurofibromas on asintomáticos, de crecimiento lento, aparecen como pápulas blandas del color de la piel o pequeños nódulos subcutáneos. La mayoría tienen bajo riesgo de malignización. El tipo plexiforme es patognomónico de la neurofibromatosis tipo 1 y comporta mayor riesgo de malignización:

- Solitarios: menos frecuentes. Tras su resección, el pronóstico es muy bueno, con poca tendencia a recidivar.
- Asociados a neurofibromatosis tipo 1 (NF1), tipo 2 (NF2) y a una variación de NF2, denominada schwanomatosis.
- Plexiformes. Son los más característicos de la neurofibromatosis tipo 1, siendo lesiones difusas arboriformes, cuyo patrón de crecimiento sigue los trayectos nerviosos y de sus ramas.

En neurofibromas grandes y con compromiso de estructuras nerviosas, la resección puede no ser completa. La tendencia a la recidiva es alta y pueden malignizar en un 10 % de los casos.

Neuromas traumáticos

Aparecen por una alteración en la reparación nerviosa tras un traumatismo o cirugía previa. Típicamente, se originan en el plexo cervical y los síntomas son dolor a la palpación y parestesias.

Ganglioneuromas

Son tumores neurogénicos benignos poco frecuentes del sistema nervioso simpático. Aparecen con mayor frecuencia en mujeres jóvenes. La localización más frecuente es la cadena simpática cervical. Se manifiestan como una masa indolora (29 %), pero pueden producir disfagia, ronquera, parálisis de los pares craneales X y XII, odinofagia o disnea.

El análisis anatomopatológico es fundamental para su diagnóstico; la biopsia por aspiración con aguja fina (PAAF) se considera limitada en su capacidad diagnóstica confirmatoria.

El tratamiento preferido es la extirpación quirúrgica completa.

Meningiomas extracraneales

Los meningiomas extracraneales primarios son, en su mayoría tumores benignos, con buen pronóstico, de crecimiento lento a largo plazo y recurrencia muy limitada.

Paragangliomas

Los paragangliomas (PG) son un grupo poco frecuente de tumores neuroendocrinos. Se originan a partir de tejido parasimpático, pero solo el 5 % tiene capacidad para producir catecolaminas. Representan el 0,6 % de todas las neoplasias de cabeza y cuello y se clasifican según su localización anatómica:

Glomus del cuerpo carotídeo. Se sitúa en la bifurcación carotídea. Es el más frecuente en la región craneocervical (65 %), seguido de *glomus timpánico, paraganglioma yugulotimpánico, glomus vagal* y *paraganglioma laríngeo.* Son tumores benignos, de crecimiento progresivo. Aparecen como una masa asintomática de consistencia blanda, con mayor incidencia en adultos de edad media y raramente metastatizan (5 %). Existen variantes esporádicas y familiares. Las variantes familiares representan el 35 %; aparecen más temprano, pueden ser bilaterales y múltiples.

La cirugía ha sido la base del tratamiento de los paragangliomas carotideos, pero no hay que olvidar el alto riesgo de lesión de estructuras vasculares, que pueden provocar accidentes cerebrovasculares y dejar secuelas neurológicas permanentes.

Shamblin propuso su clasificación, según el tamaño, extensión e invasión de las estructuras vecinas, lo que resulta muy útil para la planificación quirúrgica de la extirpación del tumor:

- Tipo I. Sin compromiso de estructuras vecinas y fácilmente disecable.
- Tipo II. Compromiso de la adventicia, es la más frecuente, con desplazamiento de pares craneales y extensión a la base del cráneo.
- Tipo III. Compromiso envolvente de la bifurcación carotídea y de los pares craneales, con desplazamiento de las estructuras vecinas y mayor incidencia de complicaciones neurológicas. Puede requerir resección en bloque y reconstrucción vascular.

Son tumores hipervasculares y el método de imagen de elección es la tomografía por emisión de positrones (TEP).

En lesiones mayores de 2 cm se recomienda la embolización preoperatoria para reducir el tamaño y la vascularización de la lesión; se aconseja su resección en un período de 48 horas.

Tumores musculares

Leiomioma

Como su nombre indica, deriva del músculo liso; por tanto, es más frecuente su localización cervical en esófago y laringe.

Rabdomioma

Tumor benigno derivado del músculo estriado, es extremadamente raro; tiene tendencia a crecer seudoinfiltrado. Los rabdomiomas extracardíacos se originan con mayor frecuencia en cabeza y cuello a nivel de laringe y faringe.

Se recomienda la exéresis completa, pero su recidiva puede representar entre un 10-40 %.

Sarcomas

Son tumores malignos de origen mesenquimal; los de cabeza y cuello representan menos del 1 % de todas las neoplasias malignas sólidas en adultos y el 15-21 % en niños. En el 80 % de los casos, su origen se sitúa en los tejidos blandos y el resto son de origen óseo o cartilaginoso. Se manifiestan como una tumoración local, adherida a planos profundos con bajo potencial de metástasis a los ganglios linfáticos, pero pueden provocar metástasis a distancia en fases tempranas, apareciendo hasta en un 10 % de los pacientes en el momento del diagnóstico.

Las clasificaciones actuales intentan agrupar los subtipos según el pronóstico y la posibilidad de tratamiento, en función del tipo de célula de origen, sitio anatómico de cabeza y cuello y grado histológico.

El grado histológico es un predictor consistente del pronóstico y su importancia se ilustra en el sistema de estadificación para sarcomas del *American Joint Committee on Cancer* (AJCC). La 8ª edición de la Unión para el Control Internacional del Cáncer y el Comité Conjunto Estadounidense sobre el Cáncer (UICC/AJCC 8) han propuesto un nuevo sistema de estadificación de los tumores: pT1 ≤ 2 cm, pT2 > 2 cm y ≤ 4 cm, pT3 > 4 cm y pT4: "invasión de estructuras contiguas".

La determinación del grado histológico permite clasificar los sarcomas de menor agresividad (bajo grado, grado 1) a mayor agresividad (alto grado, grados 2-3), según la diferenciación y la velocidad de división celular. La tasa de metástasis ganglionares varía mucho según el tipo histológico.

La resección del tumor primario con márgenes libres demuestra una mejora de la supervivencia para todos los diferentes grados, siendo el tratamiento de elección siempre que sea posible. Los tumores de alto grado se pueden tratar con quimioterapia neoadyuvante seguida de cirugía y radioterapia. El pronóstico final depende de varios factores, como la edad del paciente y el tamaño del tumor, su grado histológico y su estadio.

Tumores incluidos en la 5ª edición. Clasificación OMS de sarcomas de tejido blando de cabeza y cuello:

- Tumor lipomatoso atípico/liposarcoma bien diferenciado.
- Liposarcoma desdiferenciado.
- Liposarcoma mixoide.
- Liposarcoma pleomórfico mixoide.
- Angiosarcoma.
- Rabdomiosarcoma alveolar.
- Rabdomiosarcoma con reordenamiento del gen *TFCP2.*

- Rabdomiosarcoma de células fusiformes/esclerosante.
- Condrosarcoma mixoide extraesquelético.
- Sarcoma sinovial.
- Sarcoma de Ewing.
- Sarcoma de Ewing tipo adamantinoma

Rabdomiosarcoma

Afecta a niños y adolescentes. Existen dos subtipos, el embrionario y el alveolar:

- Embrionario: en edades más tempranas, aparece en la región orbitaria, parameníngea y nasofaringe. La clínica, según la zona afectada, es debilidad en los pares craneales, sinusitis, otorrea, cefalea, dolor facial e inflamación orbitaria. El tratamiento de elección es quimioterapia junto con radioterapia, reservando la cirugía como rescate. La supervivencia a los 5 años está alrededor del 70 %.
- Alveolar: tiene peor pronóstico. Aparece típicamente en la adolescencia y la zona de afectación más frecuente son las extremidades.

Angiosarcoma

Representa el 2 % de todos los sarcomas de tejidos blandos y hasta el 60 % se localiza en la piel o tejidos blandos superficiales, como máculas o placas de color violáceo que tienden a crecer centrífugamente, invadiendo la dermis. La inmunohistoquímica es fundamental en el diagnóstico, presenta positividad de ciertos marcadores inmunohistoquímicos CD31, CD34, factor VIII y factor Von Willebrand. El tratamiento de elección es la resección quirúrgica y la radioterapia postoperatoria. Tienen alta tendencia a la recidiva local y producen metástasis en fases tempranas. El pronóstico es malo, con una tasa de supervivencia a los 5 años del 7 al 33 %.

Liposarcoma

Afecta mayoritariamente a adultos en la 5ª década de la vida, con predilección por el varón. Se han descrito distintos de tipos según su histología:

- Liposarcoma diferenciado: es el más frecuente, representando, aproximadamente, el 40 %.
- Liposarcoma mixoide.
- Liposarcoma mixoide pleomórfico.
- Liposarcoma desdiferenciado. Representa el 5 %.

Sarcoma sinovial

Es un tumor de células fusiformes mesenquimales. Representa el 10 % de todos los sarcomas primarios de cabeza y cuello. Se localiza en los espacios parafaríngeo, retrofaríngeo y prevertebral, desde la base del cráneo hasta la hipofaringe, siendo esta última la localización más frecuente. Debido a su localización, la resección quirúrgica es compleja, con importante morbilidad asociada. Con frecuencia metastatizan a los pulmones y se asocian con tasas de supervivencia a los 10 años menores al 50 %.

Sarcoma de Ewing

Habitualmente es un tumor óseo, pero en ocasiones pueden originarse en las partes blandas, la localización en cabeza y cuello representa menos del 10 % de todos ellos, aparece en la 2ª década de la vida como una masa con dolor local y, en ocasiones, pueden provocar fiebre, pérdida de peso y astenia. Presenta una característica somática específica, la translocación, t (11; 22), con una proteína de fusión oncogénica, EWS-Fli1.

Hasta el 30 % de los pacientes presentan metástasis en el momento del diagnóstico, precisando tratamiento combinado con cirugía, radioterapia y quimioterapia.

Condrosarcoma

Se origina en el tejido endocondral; sus células producen una matriz de cartílago. Entre el 1 y el 3 % de todos los casos se localizan en la cabeza y el cuello. La mayor incidencia es entre la 3ª y 6ª década de la vida. Es un tumor muy infrecuente, con un buen pronóstico. La tasa de supervivencia a los 5 años se estima en el 70-80 % de los pacientes. La resección es el tratamiento de elección. A pesar de ser un tumor radiorresistente, se recomienda radioterapia adyuvante en casos con márgenes quirúrgicos afectos.

PUNTOS CLAVE

- El conocimiento de la embriología es fundamental para comprender la patología cervical congénita.
- Las malformaciones de los arcos branquiales se originan por la obliteración incompleta de los arcos y hendiduras branquiales durante el desarrollo embriológico. Hasta el 90 % derivan del 2º arco.
- La mayoría de las adenopatías, tanto localizadas como generalizadas, son de etiología benigna y autolimitada, pero es importante descartar que su origen sea maligno. En pacientes mayores de 40 años, la causa más frecuente es la tumoral.
- Los linfomas son el grupo de neoplasias malignas más frecuentes en la infancia; surgen del sistema linforreticular y aparecen frecuentemente como linfadenopatías de gran tamaño, de consistencia firme en la región cervical y supraclavicular.
- Las anomalías vasculares se clasifican en malformaciones y tumores vasculares.
- El tumor vascular más común en cabeza y cuello es el hemangioma, que tiene dos subtipos genéticamente distintos, el hemangioma infantil y el congénito.
- Los tumores neurogénicos representan un pequeño porcentaje de los tumores cervicales. Son alteraciones neurógenas o neurovasculares que, aun siendo de características benignas, potencialmente pueden malignizar.
- Los sarcomas son tumores malignos de origen mesenquimal. Aproximadamente el 80 % se originan en los tejidos blandos y el 20 % restante son de origen óseo o cartilaginoso. Tienen bajo potencial de metástasis a los ganglios linfáticos, pero pueden provocar metástasis a distancia en fases tempranas de la enfermedad.

BIBLIOGRAFÍA

Graham NJ, Smith JD, Else T, Basura GJ. Paragangliomas of the head and neck: a contemporary review. Endocr Oncol. 2022;2(1):153–62.

Jo Y, Demicco G. Update from the 5th edition of the World Health Organization classification of head and neck tumors: soft tissue tumors. Head and Neck Pathology. 2022;16(1):87-100.

Kalavrezos N, Sinha D. Head and neck sarcomas in adulthood: current trends and evolving management concepts. Br J Oral Maxillofac Surg. 2020;58(8):890–7.

Kobayashi K, Hanai N, Yoshimoto S, et al. Current topics and management of head and neck sarcomas. Jpn J Clin Oncol [Internet]. 2023;53(9):743–56.

Kobayashi K, Hanai N, Yoshimoto S, et al. Current topics and management of head and neck sarcomas. Japanese Journal of Clinical Oncology. 2023;53(9):743-56.

Mireștean C, Simionescu E, Iancu I, et al. Head and Neck Low Grade Chondrosarcoma. A Rare Entity. Diagnostics. 2023;13(19):3026.

Morientes T, Domínguez M, Rodríguez F, et al. Manejo de tres paragangliomas carotídeos y revisión del tema. Revista ORL. 2014;(5):75-84.

Peñaloza D, Aguirre X, Cantero D, Arregui R, Osorio J. Actualización en clasificación y manejo de anomalías vasculares laríngeas en adultos. Rev Otorrinolaringol Cir Cabeza Cuello. 2022;82(4):423–34.

Quintero M, Rodríguez M, Uzcátegui S. No todo es lo que parece: quiste mediastinal tímico unilocular, reporte de caso clínico. Revista Ciencias Básicas en Salud. 2023;1:21-32.

Reyes A. Linfadenopatía cervical. Acta pediátrica de México. 2017;38(3):208-14.

Rosales D, Fernández T, Ramos C. Adenitis cervical superficial u abscesos cervicales profundos. Protoc Diagn Pediatric. 2023;2:125–37.

Rosenberg L, Phillips, D. Update on vascular anomalies of the head and Neck. Otolaryngologic Clinics of North America. 2022;55(6):1215-31.

Santás M, Redondo M, Merino D, et al. Fourth branchial cleft cyst. Case report and bibliographic review. Revista Española de Cirugía Oral y Maxilofacial. 2021;43(3):105-8.

Shabbir F, Rashid M, Khan M, et al. Our Experience in the Surgical Management of Arterio-Venous Malformations of the head and neck. JPRAS Open. 2024;40:59-67.

Spiguel MH, Schuch LF, Kovalski LN, et al. Ewing's sarcoma of the head and neck: A systematic review. Oral Dis. 2023 Jul 1. doi: 10.1111/odi.14644. Epub ahead of print. PMID: 37392420.

Valero C, Ganly I, Shah P. Head and neck paragangliomas: 30-year experience. Head & Neck. 2020;42(9):2486-95.

 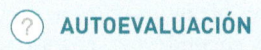

AUTOEVALUACIÓN

Tumores óseos no odontogénicos

43

A. A. Cardín Pereda y A. Bidaguren Urbieta

 OBJETIVOS

Los objetivos que se deben conseguir al final de la lectura del capítulo son:
- Conocer la frecuencia y características demográficas típicas de cada lesión.
- Identificar los signos y síntomas de cada tumor.
- Comprender el diagnóstico de cada lesión y poder realizar un adecuado diagnóstico diferencial.
- Conocer el tratamiento de cada entidad, así como su pronóstico.

INTRODUCCIÓN

Los tumores primarios del hueso son entidades poco frecuentes suponiendo alrededor del 0,2 % de todas las neoplasias humanas. Los tumores óseos presentan un amplio espectro de morfología y comportamiento biológico, con una etiología desconocida en la mayor parte de los casos. Para la elaboración de este tema se ha utilizado como referencia la clasificación de tumores óseos de la OMS de 2020 (**Tabla 43-1**), adaptada en función de la relevancia que cada una de estas entidades presenta en el territorio maxilofacial.

TUMORES CONDROGÉNICOS

Osteocondroma

Definición y epidemiología

El 30 % de todos los tumores benignos de hueso son de este tipo. Puede aparecer en cualquier hueso formado por osificación encondral, típicamente, en tibia y fémur. En cabeza y cuello son lesiones raras (menos del 1 %). Pueden surgir de manera aislada (solitarios) o formando parte de la osteocondromatosis familiar. En cabeza y cuello, los osteocondromas aparecen a partir de los 40 años, asentando con mayor frecuencia en la columna cervical, seguido de la mandíbula (principalmente, cóndilo y coronoides).

Clínica

Los osteocondromas son, por lo general, lesiones de crecimiento lento. Cuando se afecta el cóndilo mandibular, puede ocasionar asimetría facial, maloclusión y disfunción de la articulación temporomandibular, además de pseudoar-

trosis entre coronoides y arco cigomático (enfermedad de Jacob).

Diagnóstico y diagnóstico diferencial

Los hallazgos típicos de las pruebas de imagen son continuidad con la cortical subyacente y el canal medular, festoneado del endostio y reacción perióstica gruesa. El comportamiento del osteocondroma en la gammagrafía ósea es variable. En el estudio anatomopatológico, este tumor presenta un pericondrio fibroso, cartílago y hueso. En la capa cartilaginosa, los condrocitos superficiales se encuentran agrupados, mientras que en las zonas cercanas al hueso subyacente se disponen como en una placa de crecimiento, sometiéndose a osificación encondral. Ante una asimetría facial progresiva, se deberá realizar un diagnóstico diferencial con otros procesos que generan crecimiento del cóndilo o la rama vertical mandibular, como la hiperplasia condílea, el condroblastoma, el osteoma, el osteoblastoma o el condrosarcoma.

Tratamiento y pronóstico

El tratamiento de elección es la resección completa. La recurrencia local varía del 0 al 15 %. El riesgo de malignización es del 1 %, que aumenta hasta el 5 % en el caso de las osteocondromatosis múltiples.

Condroma

Definición y epidemiología

Los condromas son tumores benignos compuestos de cartílago hialino. Se denominan encondromas cuando se forman en la cavidad medular y condromas periósticos cuando aparecen a dicho nivel. Su presentación en cabeza y cuello es rara (menos del 1 %). Se observan, generalmente, de forma única, en la edad adulta y sin predilección sexual. Pueden desarrollarse de manera intraósea o afectar a los tejidos blandos. Cuando son lesiones múltiples hablamos de encondromatosis o enfermedad de Ollier. Si la encondromatosis asocia angiomas de los tejidos blandos, el trastorno se denomina síndrome de Maffucci.

Clínica

La mayoría de los encondromas son asintomáticos y constituyen hallazgos casuales. Cuando se afecta el cóndilo mandibular, pueden ocasionar disfunción temporomandibular.

Diagnóstico y diagnóstico diferencial

Las características radiográficas de los encondromas son calcificaciones puntiformes y festoneado del endostio con áreas de osificación o cortical expandida. La resonancia magnética (RM) permite identificar características clásicas de malignidad, como destrucción cortical, masas de partes blandas o aspecto multilocular. Las islas cartilaginosas rodeadas de grasa también pueden ser un signo diagnóstico útil detectado en la RM. Cuando se afecta la articulación temporomandibular, el diagnóstico diferencial radiológico incluye el osteoma, el osteoblastoma, el osteocondroma, la hiperplasia condílea, el condroblastoma, el condrosarcoma y el osteosarcoma. Histológicamente, la mayoría de los condromas están compuestos por espacios lacunares con condrocitos normales en su interior, separados por una abundante matriz cartilaginosa de tipo hialina.

Tratamiento y pronóstico

Los encondromas pueden no necesitar tratamiento quirúrgico si son asintomáticos. El tratamiento más empleado en otras áreas anatómicas es vigilancia o escisión intralesional. Sin embargo, en cabeza y cuello, debido al riesgo de crecimiento, deformidad, y de la posibilidad de tratarse de la presentación inicial de un condrosarcoma, se plantea la resección completa de la lesión con margen de tejido blando y hueso normal. No está indicada la radioterapia. La recurrencia a los 10 años se sitúa en torno al 0,04 %. En la encondromatosis múltiple, el riesgo de malignización de los encondromas varía del 12 al 50 %.

Condroblastoma

Definición y epidemiología

El condroblastoma es un tumor benigno, que, habitualmente, aparece en las epífisis de varones jóvenes. Representa menos

Tabla 43-1. Clasificación de tumores óseos de la OMS (2022)	
Tumores condrogénicos	• Osteocondroma • Condroma • Condroblastoma • Fibroma condromixoide • Osteocondromixoma • Condrosarcoma
Tumores osteogénicos	• Osteoma osteoide • Osteoblastoma • Osteosarcoma
Tumores fibrogénicos	• Fibroma desmoplásico • Fibrosarcoma
Tumores vasculares	• Hemangioma • Angiosarcoma • Hemangioma epitelioide • Hemangioendotelioma epitelioide
Tumores osteoclásticos ricos en células gigantes	• Quiste óseo aneurismático • Tumor óseo de células gigantes
Tumores notocordales	Cordoma
Otros tumores óseos mesenquimales	• Quiste óseo simple • Displasia fibrosa • Displasia osteofibrosa (fibroma osificante) • Lipoma • Mesenquimoma • Leiomiosarcoma • Sarcoma pleomórfico • Metástasis
Tumores hematopoyéticos	• Plasmocitoma • Linfomas • Histiocitosis de células de Langerhans • Enfermedad de Erdheim-Chester • Enfermedad de Rosai-Dorfman

del 1 % de todos los tumores óseos. En el área craneomaxilofacial, las zonas de afectación predominante son el hueso temporal y la mandíbula.

Clínica

La mayoría de los pacientes suelen presentar dolor asociado a inflamación.

Diagnóstico y diagnóstico diferencial

Radiológicamente, el condroblastoma aparece como una lesión radiolúcida con bordes escleróticos. El condroblastoma suele sufrir cambios secundarios similares a un quiste óseo aneurismático y puede verse líquido en la RM. Histológicamente, existe una matriz condroide, con células tumorales redondeadas o poligonales y núcleos redondos. El diagnóstico diferencial histológico debe hacerse con el tumor de células gigantes, el fibroma condromixoide y el osteosarcoma. Las mutaciones del gen *H3F3B*, que codifica para la histona H3.3 pueden ayudar a filiar estas lesiones.

Tratamiento y pronóstico

No se produce regresión espontánea. El curetaje quirúrgico de esta lesión es habitualmente el tratamiento inicial, aunque se han descrito recurrencias en el 15 % de los casos. Estas se tratan con cirugía conservadora casi siempre. En muy raras ocasiones se han descrito casos localmente agresivos, metástasis e incluso muerte producida por la lesión.

Fibroma condromixoide

Definición y epidemiología

Es un tumor óseo benigno y raro (menos del 1 % de los tumores primarios de huesos son de este tipo). Se suele producir en la segunda década de la vida, afectándose, casi siempre, los huesos largos.

Clínica

Los síntomas más comunes son dolor e inflamación.

Diagnóstico y diagnóstico diferencial

Radiológicamente, se observa como una lesión radiolúcida, bien circunscrita, con márgenes escleróticos y destrucción cortical en bocado. Histológicamente, se caracteriza por la presencia de lóbulos de células fusiformes o estrelladas que proliferan dentro de una abundante matriz intercelular mixoide o condroide. El diagnóstico diferencial histológico se debe realizar con el condrosarcoma de bajo grado, el mixosarcoma y el cordoma. El diagnóstico diferencial radiológico incluirá granuloma de células gigantes, quistes óseos, encondromas, condroblastomas, lesiones fibrosas benignas, quiste óseo aneurismático o displasia fibrosa.

Tratamiento y pronóstico

Se trata mediante curetaje o resección conservadora. La tasa de recurrencia local es del 10-20 %.

Osteocondromixoma

Definición y epidemiología

El osteocondromixoma óseo es un tumor benigno condroide, productor de matriz osteoide, muy poco frecuente. En el área de cabeza y cuello se han descrito en la zona nasal, la mandíbula o la base del cráneo. Suelen observarse en niños, aislados o asociados al complejo de Carney (mixomas múltiples, hiperpigmentación cutánea y trastornos endocrinos).

Clínica

Habitualmente, su aspecto es de masa indolora, pudiendo manifestarse de forma diferente en función de la localización (afectación de la movilidad mandibular, obstrucción nasal, etc.).

Diagnóstico y diagnóstico diferencial

Radiológicamente, se observa como una lesión lítica o mixta esclerótica-lítica, con crecimiento expansivo o permeativo. Histológicamente, se presenta en forma de láminas y lobulillos de células en una matriz mixomatosa, cartilaginosa, ósea y fibrosa hialina. El diagnóstico diferencial comprende el fibroma condromixoide, el hamartoma condromesenquimatoso, el condrosarcoma mixoide, la displasia fibrosa o el síndrome de McCune-Albright.

Tratamiento y pronóstico

Para la curación es necesaria la extirpación completa. Con resecciones parciales suele haber recidivas.

Condrosarcoma

Definición y epidemiología

Los condrosarcomas (CS) son neoplasias cartilaginosas malignas con características morfológicas y comportamientos clínicos diversos. Aproximadamente, el 20 % de todos los tumores óseos malignos primarios son de este tipo y suelen aparecer en la pelvis o en los huesos largos. En el territorio maxilofacial son tumores raros, observándose principalmente en la región nasal, etmoidal, esfenoidal o antral. Estas lesiones se presentan normalmente en mayores de 50 años.

El CS primario o convencional se distingue de los tumores secundarios, más raros, que se producen dentro de un encondroma u osteocondroma preexistente. La clasificación de los condrosarcomas se resume en la **tabla 43-2**. El condrosarcoma central primario es la tercera neoplasia maligna primaria ósea más frecuente después del mieloma y el osteosarcoma.

Tabla 43-2. Clasificación de la OMS (2022) de los condrosarcomas óseos
Condrosarcomas óseos
• ACT/CS1* central primario
• ACT/CS1* secundario periférico
• Condrosarcoma central, grados 2 y 3
• Condrosarcoma perióstico
• Condrosarcoma de células claras
• Condrosarcoma mesenquimal
• Condrosarcoma desdiferenciado

*Tumor cartilaginoso atípico (atypical cartilaginous tumor; ACT).

Clínica

Los síntomas son muy variables y dependen de la localización.

Diagnóstico y diagnóstico diferencial

Radiológicamente, el CS presenta extensión a los tejidos blandos, con calcificación parcial o una masa osteolítica mal definida. Histológicamente, presentan un patrón de crecimiento lobulado de cartílago hialino, en el que es común que exista hipercelularidad, pleomorfismo nuclear y binucleación.

Los CS se dividen en cuatro grados en función de su histopatología:

- Grado I: se considera de bajo grado (localmente agresivo) y también se denomina tumor cartilaginoso atípico (*atypical cartilaginous tumor*; *ACT*), siendo muy parecido al cartílago normal o a los encondromas.
- Grado II: contienen un mayor grado de atipia nuclear, hipercromasia, tamaño nuclear y celularidad.
- Grado III: son más pleomórficos y atípicos que los CS de grado II.
- Grado IV: se denomina CS desdiferenciado. El diagnóstico diferencial debe realizarse entre el fibroma condromixoide, el encondroma, el osteosarcoma condroblástico o los callos de fractura.

Tratamiento y pronóstico

El tratamiento más efectivo es la escisión quirúrgica con márgenes de seguridad. El CS central de bajo grado puede tratarse con curetaje intralesional. La radioterapia se emplea en tumores residuales o recurrentes y en tumores inoperables. La quimioterapia no suele ser eficaz en el CS convencional, pudiendo ser útil en CS desdiferenciados. La recurrencia es frecuente. El grado histológico es el factor predictivo más importante de la recidiva local y la metástasis. La supervivencia a los 5 años de los CS de grado I es del 83 % y en los de grado II y III es del 53 %. El CS de alto grado y el CS desdiferenciado tienen un pronóstico peor.

TUMORES OSTEOGÉNICOS

Osteoma osteoide

Definición y epidemiología

El osteoma osteoide (OO) es una tumoración benigna formadora de hueso. El 10 % de todos los tumores óseos benignos son OO. Es más frecuente en la segunda y tercera décadas de la vida, y en hombres. También es más frecuente en las extremidades inferiores. En cabeza y cuello es un tumor raro, con afectación predominante de la columna cervical y en menor medida en la mandíbula. En el síndrome de Gardner se observan múltiples osteomas.

Clínica

En la mayoría de los casos, los pacientes refieren dolor asociado a inflamación, que, suele incrementarse por la noche. Es típico de esta lesión el que el dolor responda a la toma de AINE.

Diagnóstico y diagnóstico diferencial

Radiológicamente, el OO en su fase de proliferación activa presenta un área lúcida, redondeada, el llamado "nido", rodeada de una zona de hueso denso. La gammagrafía ósea es la técnica más sensible, en la que el "signo de la doble densidad" es característico (intensa captación focal central rodeada de una zona periférica de captación menos intensa). La tomografía computarizada (TC) se considera la modalidad de imagen de elección. Histológicamente, el OO suele estar formado por nidos, que contienen osteoide y/o trabeculación ósea. No hay atipias celulares ni pleomorfismo. Los principales diagnósticos diferenciales de un OO incluyen el condroblastoma, el infarto óseo o la osteomielitis.

Tratamiento y pronóstico

El tratamiento es la resección en bloque. Se han obtenido buenos resultados en huesos largos mediante la ablación percutánea. El pronóstico del OO es excelente y las recurrencias son raras.

Osteoblastoma

Definición y epidemiología

El osteoblastoma (OB) es una neoplasia ósea benigna poco frecuente que representa el 1 % de todos los tumores óseos primarios. Históricamente, se ha denominado osteoma osteoide gigante. Afecta con más frecuencia al esqueleto axial. El 10 % de los casos implican a la región facial, afectándose con mayor frecuencia la mandíbula en hombres jóvenes.

Clínica

El OB produce dolor, asociando inflamación. Puede producir movilidad dental.

Diagnóstico y diagnóstico diferencial

La mayoría de los OB se presentan como lesiones líticas. La TC es la prueba de elección, y los estudios de tomografía de emisión de positrones con fluorodesoxiglucosa (TEP-FDG) han revelado una elevada captación en el tumor. El patrón histológico básico del OB es similar al del osteoma osteoide. Está formado por estroma de tejido conjuntivo muy bien vascularizado que contiene capilares muy dilatados. En él hay una producción activa de osteoide y tejido óseo primitivo. El diagnóstico diferencial histológico debe realizarse con el osteoma osteoide, el quiste óseo aneurismático y el tumor óseo de células gigantes; a nivel radiológico, con el osteoma osteoide, el quiste óseo aneurismático y la osteomielitis.

Tratamiento y pronóstico

El OB se comporta localmente de forma agresiva, por lo que la resección en bloque está indicada, siendo, habitualmente, curativa. No existe un papel definido para la quimioterapia o la radioterapia.

Osteosarcoma

Definición y epidemiología

El osteosarcoma (OS) es una neoplasia ósea maligna. Es el cáncer óseo primario más frecuente en la infancia, derivado de células mesenquimales primitivas formadoras de hueso. Se presenta en forma primaria (sin patología ósea subyacente) y secundaria. El 20 % de todos los tumores óseos primarios son de este tipo. El OS es muy heterogéneo en su presentación, lo que permite dividirlo en varios subtipos (**Tabla 43-3**). Afecta, sobre todo, a huesos largos, y en cabeza y cuello, a la mandíbula.

Clínica

Depende de su localización, existiendo, habitualmente, inflamación y efecto masa sin dolor.

Diagnóstico y diagnóstico diferencial

Cuando se sospecha un OS debe pedirse una analítica completa que incluya lactato deshidrogenasa (LDH) y fosfatasa alcalina, que apoyan el diagnóstico y tienen valor pronóstico. Radiológicamente, el OS de los maxilares puede tener un patrón lítico, esclerótico o mixto. La RM es la prueba de imagen de elección. La TEP permite la detección de metástasis, enfermedad multicéntrica y sistémica. Histológica-

Tabla 43-3. Clasificación de osteosarcomas de la OMS (2020)	
Central de bajo grado	
Central de alto grado	• Convencional • Telangiectásico • De células pequeñas
Superficial	• Parosteal • Perióstico • Superficial de alto grado
Secundario	

mente, el diagnóstico de OS se basa en la identificación de la matriz osteoide. El OS es un tumor muy anaplásico y pleomórfico. El diagnóstico diferencial de esta entidad incluye metástasis óseas, sarcoma de Ewing, histiocitoma fibroso maligno o fibrosarcomas.

Tratamiento y pronóstico

El tratamiento es la extirpación con márgenes amplios. La disección cervical profiláctica no se recomienda, ya que son raras las metástasis a los ganglios cervicales. En relación con la quimioterapia, su empleo dependerá del subtipo histológico. En las variantes de alto grado, así como en la perióstica, se recomienda la neoadyuvancia, considerándose, además, la adyuvancia. La radioterapia está indicada en enfermedad residual, metastática o no resecable. La supervivencia del OS de cabeza y cuello oscila entre el 43 y el 63 %, y la tasa de supervivencia a los 5 años es del 50 %. El margen de resección positivo es el mayor factor pronóstico en el OS craneofacial.

TUMORES FIBROGÉNICOS

Fibroma desmoplásico

Definición y epidemiología

El fibroma desmoplásico (FD) es una lesión benigna, con comportamiento local agresivo. El 0,1 % de todos los tumores óseos son de este tipo. Tiene muchas similitudes con el tumor desmoide de partes blandas. En el territorio maxilofacial es más frecuente en la mandíbula. Afecta, fundamentalmente, a gente joven, sin diferencias entre sexos.

Clínica

El FD es una lesión de crecimiento lento, siendo, habitualmente, la inflamación y la asimetría sus únicos síntomas. El dolor o las alteraciones funcionales son menos frecuentes.

Diagnóstico y diagnóstico diferencial

Los criterios diagnósticos son, histológicamente, la morfología celular fusiforme y la matriz de colágeno, siendo deseables los siguientes criterios moleculares: ausencia de mutaciones de *GNAS* (para la exclusión de displasia fibrosa) y la ausencia de amplificación de *MDM2* (para la exclusión de osteosarcoma central de bajo grado). Radiológicamente, puede observarse como una lesión radiolúcida bien delimitada o irregular, unilocular o multilocular, con márgenes escleróticos. Puede existir reabsorción radicular. La RM puede distinguir entre el tumor intraóseo y la médula ósea normal. Histológicamente, el FD no presenta cápsula fibrosa y está poco delimitado dentro del hueso. No se aprecia osteoide ni metaplasia ósea, lo que ayuda a diferenciar esta lesión de la displasia fibrosa y de otras lesiones fibro-óseas.

Tratamiento y pronóstico

Se recomienda la resección en bloque con un amplio margen.

Fibrosarcoma

Definición y epidemiología

Los fibrosarcomas son neoplasias malignas compuestas por fibroblastos que pueden tener cantidades variables de producción de colágeno y una arquitectura en "espina de pescado". El fibrosarcoma óseo (FSO) representa hasta el 5 % de los tumores óseos malignos y afecta, normalmente, a los huesos largos. A nivel craneofacial, la mandíbula es el hueso más comúnmente afectado. Aparece entre la segunda y la sexta décadas de la vida, sin predominancia de género. Se ha asociado con la enfermedad de Paget, la displasia fibrosa y la radioterapia.

Clínica

El principal síntoma es la tumefacción, asociada con dolor y parestesias.

Diagnóstico y diagnóstico diferencial

Radiológicamente, el FSO se visualiza como una lesión radiolúcida con patrón destructivo. La ausencia de calcificación u osificación puede ser importante en la diferenciación con otras enfermedades malignas, como el condrosarcoma y los osteosarcomas. Histológicamente, está compuesto por células fusiformes (fibroblásticas) uniformes, distribuidas en fascículos entrelazados con un patrón en espina de pescado y con una producción variable de colágeno. El diagnóstico de FSO es un diagnóstico de exclusión.

Tratamiento y pronóstico

Resección con márgenes, de 2 cm, al menos, cuando sea posible. Para los tumores de alto grado y de más de 5 cm se recomienda la radioterapia adyuvante. Si no se obtienen márgenes libres, la reintervención es el tratamiento más adecuado. A la resección se asocia quimioterapia. Estos tumores tienen una alta tasa de recurrencia. Se ha estimado que el 80 % de los FSO adultos son de alto grado. Además, el 25 % de las lesiones restantes de bajo grado evolucionan a una recidiva local de fibrosarcoma de alto grado. Los FSO son agresivos, con muchas recidivas locales, y metástasis linfáticas y parenquimatosas. La supervivencia de los FSO en adultos es menor del 55 % a los 5 años.

TUMORES VASCULARES

Hemangioma

Definición y epidemiología

Los hemangiomas intraóseos son tumores benignos de naturaleza vascular poco comunes. Menos del 1 % de todas las lesiones intraóseas benignas son de este tipo. En cabeza y cuello afectan preferentemente a las vértebras y a los huesos del cráneo. Típicamente, aparecen en la segunda década de la vida, con preferencia por el sexo femenino.

Clínica

La mayor parte son hallazgos casuales. Cuando existen, los síntomas consisten en una masa dura palpable de crecimiento lento.

Diagnóstico y diagnóstico diferencial

Radiológicamente, se observa con frecuencia un patrón osteolítico. La RM permite caracterizar mejor las lesiones ocasionadas por efecto masa del hemangioma, y la angiorresonancia permite identificar sus vasos nutricios, igual que la angiografía. La gammagrafía ósea suele ser normal. El diagnóstico diferencial radiológico incluirá los quistes de origen odontogénico o epiteliales, defectos fibro-óseos, osteosarcoma, mixoma, mieloma múltiple o la fístula arteriovenosa.

Tratamiento y pronóstico

Se recomienda la extirpación con margen de hueso sano. La radioterapia se emplea cuando la cirugía se ha descartado, por el tamaño y/o por la localización de la lesión. La embolización de la lesión se utiliza como procedimiento previo a la cirugía para reducir el riesgo de sangrado. El pronóstico de los hemangiomas es excelente, con pocas recurrencias locales.

Angiosarcoma

Definición y epidemiología

El angiosarcoma óseo primario (ASOP) es un tumor maligno agresivo de alto grado, compuesto por células con diferenciación endotelial. El ASOP representa menos del 1 % de los tumores malignos óseos. La mayoría de los casos se presentan en adultos varones, con una incidencia máxima en la séptima década de la vida. En cabeza y cuello afectan, sobre todo, a la mandíbula.

Clínica

Generalmente, la lesión no es dolorosa; es firme a la palpación y puede presentar ulceración o sangrado. En la región intraoral suele aparecer como una masa de coloración azulada.

Diagnóstico y diagnóstico diferencial

Radiológicamente, el ASOP se presenta como una lesión lítica con bordes poco definidos, aunque, ocasionalmente, puede presentar un anillo esclerótico. Puede extenderse a tejidos blandos. Es importante realizar el diagnóstico diferencial con otras lesiones líticas, como quistes o tumores odontogénicos. Microscópicamente, suelen estar compuestos por vasos mal definidos revestidos por células endoteliales atípicas que presentan núcleos hipercromáticos y pleomórficos. Más del 90 % de los ASOP muestran una morfología epitelioide. El rasgo característico de esta neoplasia es su aspecto vasoformativo. El diagnóstico diferencial incluye: hemangioma, granuloma piogénico, sarcoma de Kaposi, melanoma y metástasis.

Tratamiento y pronóstico

La resección completa asociada a radioterapia sigue siendo el tratamiento de elección para los pacientes con la enfermedad localizada. Debe considerarse radioterapia sola para pacientes con tumores multifocales, tumores no resecables o como tratamiento paliativo. La quimioterapia neoadyuvante podría mejorar la supervivencia y hacer factible el abordaje quirúrgico de tumores inicialmente irresecables. Los angiosarcomas óseos se asocian a una elevada mortalidad, siendo la tasa de supervivencia a los 5 años de solo el 33 %.

Hemangioma epitelioide

Definición y epidemiología

El hemangioma epitelioide óseo (HEO) es un tumor vascular localmente agresivo y que raramente metastatiza. La mayoría de los casos se producen entre la tercera y la sexta décadas de la vida. Los huesos largos son el sitio más comúnmente afectado, mientras que en cabeza y cuello aparecen a nivel vertebral. El 25 % de los casos son multifocales y en muy raras ocasiones pueden presentarse con hemangiomas epitelioides extraóseos concomitantes.

Clínica

Se manifiestan como masas, asociadas o no a dolor.

Diagnóstico y diagnóstico diferencial

Desde el punto de vista radiológico, los HEO son lesiones líticas bien delimitadas y que pueden mostrar una extensión no destructiva a los tejidos blandos adyacentes. Generalmente, no causan destrucción cortical. Histológicamente, los HEO tienen arquitectura lobular y frecuente formación ósea reac-

tiva periférica. Los lobulillos están compuestos por células endoteliales epitelioides con abundante citoplasma eosinofílico, sin atipia nuclear prominente. El diagnóstico diferencial incluye el hemangioendotelioma epitelioide y el angiosarcoma epitelioide.

Tratamiento y pronóstico

La mayoría se tratan de forma conservadora. Los tratamientos abarcan desde el curetaje intralesional a la resección marginal en bloque. Este tumor tiene un pronóstico excelente, con un riesgo de recurrencia local del 10 %, aproximadamente. Se han descrito unos pocos casos de metástasis en los ganglios linfáticos regionales. No se han descrito metástasis extensas ni muerte por esta enfermedad.

Hemangioendotelioma epitelioide

Definición y epidemiología

El hemangioendotelioma epitelioide óseo (HEEO) es un tumor vascular maligno de bajo grado, localmente agresivo y con capacidad de metastatizar, que constituye el 1 % de todos los tumores vasculares. La edad media de los pacientes es de 36 años. Lo más frecuente es que afecte a las extremidades inferiores, siendo la afectación maxilofacial extremadamente rara, con pocos casos descritos en la mandíbula.

Clínica

Muchos pacientes con HEEO no experimentan síntomas y solo una proporción muy pequeña siente dolor. Su aparición en la boca se manifiesta con síntomas inespecíficos.

Diagnóstico y diagnóstico diferencial

El HEEO suele estar formado por cordones cortos y redes de células epitelioides con diferenciación endotelial asentadas en una matriz mixohialina. Rara vez se observan estructuras vasculares bien formadas, lo que ayuda a diferenciar esta lesión del hemangioma epitelioide, que forma canales vasculares. Radiológicamente, es una lesión radiolúcida.

Tratamiento y pronóstico

Dado que la tasa de recidiva del HEEO tras la cirugía se sitúa en torno al 15 %, la resección amplia debe ser el tratamiento quirúrgico de elección cuando sea factible. No se ha observado ninguna ventaja en la supervivencia con la quimioterapia o la radioterapia solas, ni con la radioterapia más cirugía. La quimioterapia se ha utilizado en algunos casos, especialmente, en pacientes con enfermedad multifocal o afectación de tejidos blandos. La mayoría de los casos tienen un comportamiento indolente, teniendo la afectación visceral un peor pronóstico. El riesgo de metástasis generalizada y muerte por enfermedad es del 20 %, aproximadamente. El lugar más frecuente de metástasis es el pulmón.

TUMORES OSTEOCLÁSTICOS RICOS EN CÉLULAS GIGANTES

Quiste óseo aneurismático

Definición y epidemiología

El quiste óseo aneurismático (QOA) es una lesión benigna de naturaleza quística, caracterizada por la presencia de cavidades llenas de sangre separadas por tabiques. Aparece, sobre todo, durante las primeras dos décadas, en los huesos largos y vértebras. En cabeza y cuello, la mayoría se observan en la mandíbula. En el 30 % de los casos puede identificarse una lesión predisponente, por lo que también se han considerado un proceso reactivo más que una lesión neoplásica.

Clínica

Las formas de presentación son muy variables, desde hallazgos asintomáticos a lesiones con un patrón destructivo y expansivo. Los síntomas dependerán del hueso afectado; habitualmente, se produce una deformidad de consistencia dura.

Diagnóstico y diagnóstico diferencial

Radiológicamente, se observa una imagen quística, de rápido crecimiento. La lesión puede ser unilocular o multilocular, a veces, con aspecto en "pompa de jabón". El diagnóstico diferencial radiológico incluirá quistes simples, fibroma osificante, ameloblastoma o granuloma de células gigantes. Histológicamente, se trata de una lesión pseudoquística compuesta por espacios sinusoidales repletos de sangre. El estroma circundante, que forma los septos intersinusoidales, está compuesto por células fusiformes, células poligonales similares a macrófagos y células gigantes multinucleadas intercalados con pequeños espacios vasculares. La presencia de osteoide reactivo y tejido óseo, además de depósitos de hemosiderina, son características comunes.

Tratamiento y pronóstico

La escisión es el tratamiento de elección, consiguiéndose la curación cuando la resección es completa. Se ha descrito el uso de denosumab en el tratamiento de estas lesiones.

Tumor óseo de células gigantes

Definición y epidemiología

Actualmente, se reconocen dos variantes del tumor óseo de células gigantes (TOCG), conocido frecuentemente como osteoclastoma, una forma intermedia, benigna, pero localmente agresiva, y otra maligna con capacidad de metastatizar. En el microscopio se ven células gigantes multinucleadas de tres linajes diferentes. Los TOCG representan entre el 4 y el 10 % de todos los tumores óseos primarios y entre el 15 y el 20 % de los tumores óseos benignos. Preferentemente, asientan en huesos largos con un pico de incidencia entre los 20 y los 40 años. Cuando lo hacen en cabeza y cuello, el sitio más frecuente es el cráneo (temporal y esfenoides).

Clínica

Cuando se afectan los huesos del cráneo, los síntomas pueden incluir cefalea, alteraciones visuales o neurológicas y dolor. Cuando la afectación es mandibular suele aparecer como una tumoración solitaria, de crecimiento expansivo rápido, situada en el surco vestibular.

Diagnóstico y diagnóstico diferencial

El TOCG no tiene características radiológicas específicas, mostrándose como una lesión osteolítica de márgenes irregulares poco definidos. La RM es una herramienta crucial para evaluar la integridad de los tejidos blandos circundantes y las estructuras neurovasculares próximas. Histológicamente, se compone de células mononucleares redondas, ovales o en forma de huso, y de células gigantes multinucleadas, con figuras mitóticas frecuentes, pero no atípicas. El diagnóstico diferencial debe establecerse con entidades benignas de células gigantes, como el quiste óseo aneurismático, el granuloma central reparativo de células gigantes, el querubismo o el tumor pardo del hiperparatiroidismo, y con entidades radiológicas similares, como mixoma odontogénico, osteoblastoma, condroblastoma o ameloblastoma. Las mutaciones en el gen *H3F3A* pueden distinguir los TOCG de otras entidades.

Tratamiento y pronóstico

Se recomienda una resección en bloque con amplios márgenes de seguridad, dado el elevado riesgo de recurrencia y el potencial de transformación maligna que exhibe. Se aconseja la radioterapia en las formas agresivas cuando la escisión completa no es factible. Las nuevas terapias adyuvantes para los TOCG incluyen bifosfonatos tópicos o sistémicos. Denosumab se ha empleado para tratar tumores irresecables en adultos o jóvenes esqueléticamente maduros y antes de la intervención para reducir el tamaño tumoral. Se ha descrito el uso de sunitinib, un antagonista del receptor β del factor de crecimiento endotelial vascular, junto con denosumab. La tasa de recidiva local de los TOCG oscila entre el 20 y el 50 %.

OTROS TUMORES ÓSEOS MESENQUIMALES

Quiste óseo simple

Definición y epidemiología

El quiste óseo simple (QOS) es un pseudoquiste benigno que suele manifestarse durante la segunda década de la vida. Consiste en una cavidad vacía o llena de líquido, unicameral o septada, que en cabeza y cuello aparece típicamente en el cuerpo de la mandíbula.

Clínica

Los QOS suelen ser asintomáticos y se detectan de forma incidental en las radiografías. A veces, pueden presentar dolor debido a hemorragias repetidas o fracturas patológicas.

Diagnóstico y diagnóstico diferencial

Radiográficamente, se presentan como áreas radiolúcidas, uniloculares, con márgenes festoneados y rara vez muestran expansión del hueso cortical. La presencia de margen festoneado, ausencia de lámina dura, expansión ósea nodular y/o cavidades múltiples son características radiológicas que sugieren mayor riesgo de recurrencia. Histológicamente, la pared del quiste, fibrosa y fina, carece de revestimiento epitelial.

Tratamiento y pronóstico

El tratamiento del QOS es la exploración quirúrgica, seguida del legrado de las paredes óseas, lo que induce una hemorragia en las paredes de la cavidad que promueve la osteorregeneración. El QOS tiene un pronóstico favorable, con una tasa de recurrencia casi insignificante.

Displasia fibrosa

Definición y epidemiología

La displasia fibrosa (DF) es un trastorno óseo poco frecuente de carácter recurrente, que se caracteriza por alteraciones del tejido fibro-óseo. Es la más frecuente de las lesiones fibro-óseas y comprende el 2,5 % de todos los tumores óseos. El maxilar es el hueso más comúnmente afectado en la región maxilofacial. Suele aparecer entre los 20 y 30 años.

Las formas poliostóticas, que son menos frecuentes, suelen surgir en la primera década. Los huesos craneofaciales se afectan, mayoritariamente, en la forma poliostótica, pudiendo formar parte de síndromes como el de JaffeLichtenstein (con la típica presencia de manchas «café con leche» en la piel) o el de McCuneAlbright (en el que se suman alteraciones endocrinas).

Clínica

La presentación clínica se caracteriza por inflamación, deformidad y sintomatología, derivada, generalmente, de la compresión de estructuras. Los signos clínicos incluyen expansión ósea no dolorosa y desplazamientos de las piezas dentales.

Diagnóstico y diagnóstico diferencial

Radiológicamente, se distinguen tres formas: *pagetoide* o en vidrio esmerilado, esclerótica y quística. En estadios iniciales, a nivel craneofacial, las lesiones son radiolucentes, uniloculares o multiloculares. En las lesiones maduras, los defectos óseos adquieren una apariencia mixta, mostrando patrones moteados radiopacos, con frecuencia descritos como en "vidrio deslustrado" o "piel de naranja", con bordes mal definidos. Normalmente, no hay extensión a tejidos blandos y no se aprecia reacción perióstica. Se recomiendan TC y RM para definir la extensión de la lesión. El diagnóstico diferencial, principalmente, radiológico, incluye granuloma central de células gigantes, fibroma ameloblástico, fibro-odontoma ameloblástico y fibroma osificante. Histológicamente, la lesión asocia un componente fibroso compuesto por células fusiformes con un bajo índice mitótico. El componente óseo se compone de trabéculas irregulares y curvilíneas.

Tratamiento y pronóstico

Existen tres abordajes generales: monitorización (cuando las lesiones no progresan, son asintomáticas y no causan deformidad o alteraciones funcionales), tratamiento médico o cirugía, en función de la localización de las lesiones y la edad del paciente. El tratamiento quirúrgico de la DF puede posponerse hasta la edad en que se alcanza la madurez esquelética, cuando cesa la expansión de la lesión. No hay tratamiento curativo para la DF. Cuando la cirugía no está indicada, el tratamiento con bisfosfonatos intravenosos ha demostrado mejoría en el dolor y reducción de la actividad osteoclástica. La transformación maligna es rara.

Displasia osteofibrosa (fibroma osificante)

Definición y epidemiología

La displasia osteofibrosa (DOF) es una lesión benigna rara, caracterizada por un defecto fibrovascular. Las localizaciones más frecuentes son la tibia y el peroné, afectados de forma casi exclusiva. Cuando la displasia osteofibrosa afecta a la mandíbula, el maxilar o el cráneo se denomina comúnmente fibroma osificante. Este se divide a su vez en tres variantes: el fibroma cemento-osificante (a menudo denominado simplemente fibroma osificante), el fibroma osificante trabecular juvenil y el fibroma osificante psammomatoide. El término juvenil se ha eliminado de la nomenclatura. Las lesiones fibro-óseas de los huesos maxilares incluyen la displasia fibrosa, el fibroma osificante, el fibroma cemento-osificante, la displasia ósea florida y la displasia ósea focal (**Tabla 43-4**).

Clínica

La DOF maxilofacial afecta, principalmente, a la mandíbula de mujeres adultas. Los tumores más pequeños suelen ser asintomáticos.

Diagnóstico y diagnóstico diferencial

Radiográficamente, la DOF está bien definida y tiene forma concéntrica. La lesión presenta un borde radiolúcido, pudiendo haber un frente reactivo de esclerosis en la interfase con el hueso adyacente. Esta lesión puede desplazar los dientes adyacentes o causar reabsorción radicular. Cuando existe expansión cortical, las corticales externas suelen permanecer intactas. Histológicamente, la DOF se compone de tejido fibroso hipercelular con tejido mineralizado bien definido y que puede estar encapsulado. El diagnóstico diferencial puede ser muy amplio, considerándose cualquier lesión con densidad radiológica mixta.

Tratamiento y pronóstico

La extirpación completa es el tratamiento de elección. En tumores que plantean gran dificultad para su resección/reconstrucción se usa denosumab.

Lipoma óseo

Definición y epidemiología

El lipoma intraóseo representa menos del 0,1 % de los tumores óseos primarios. Solo el 20 % de todos los casos se encuentran en la región de la cabeza y el cuello. En la cavidad oral afecta a los tejidos blandos. Se trata de una neoplasia compuesta por tejido adiposo maduro, sin evidencia de atipia celular. Estas lesiones pueden ser intramedulares, corticales o superficiales. La intramedular es la forma más frecuente y aparece en un rango amplio de edades, con predilección por el sexo masculino.

Clínica

Las manifestaciones clínicas dependen de la localización y el tamaño del tumor. En mandíbula, los síntomas más comunes son inflamación, dolor y parestesias.

Diagnóstico y diagnóstico diferencial

Radiológicamente, se observan lesiones líticas bien delimitadas, con esclerosis marginal. El diagnóstico diferencial debe incluir lesiones cemento-óseas, granuloma central de células gigantes, queratoquistes, tumor odontogénico epitelial calcificante, mixoma odontogénico y liposarcoma. La histología presenta lóbulos de adipocitos, necrosis y fibrosis.

Tratamiento y pronóstico

El tratamiento recomendado es el curetaje o resección local de la lesión. Son muy raras la recurrencia y la malignización.

Leiomiosarcoma

Definición y epidemiología

El leiomiosarcoma óseo (LMSO) es una neoplasia maligna mesenquimal, que suele aparecer en tejidos blandos. Es extremadamente poco frecuente como tumor primario óseo, cons-

Tabla 43-4. Lesiones fibroóseas benignas en el territorio maxilofacial

Lesión	Mayor incidencia	Radiología	Localización principal	Histología	Tratamiento
Displasia fibrosa	Niños y jóvenes	Opacificación en vidrio deslustrado. Bordes poco definidos	Maxilar	Componente fibroso con células fusiformes Componente óseo con trabéculas irregulares y curvilíneas de tejido óseo maduro	Monitorización, bifosfonatos o cirugía
Fibroma osificante	• FCO: 3ª y 4ª décadas • FOT: niños y adolescentes, sexo femenino	• FCO: borde bien definido esclerótico, expansivo • FOT y FOP pueden presentar disrupción cortical	• FCO: mandíbula • FOT: maxilar • FOP: senos paranasales	• FCO: ribete osteoblástico • FOT: trabéculas inmaduras, sin ribete osteoblástico • FOP: trabéculas de osteoide con o sin ribete osteoblástico	Escisión
Displasia cemento-ósea	Mediana edad, sexo femenino	Bien definidas, radiopacas/lúcidas/mixtas; mayor calcificación cuanto más maduro	Zona odontogénica mandibular	• Estroma fibroso celular, trabéculas curvilíneas • El ribete osteoblástico es raro	No

FCO: fibroma cemento-osificante. FOT: fibroma osificante trabecular. FOP: fibroma osificante psammomatoide.

tituyendo el 0,06 % de estas lesiones. Aparece preferentemente en torno a la rodilla. Cuando afecta al territorio maxilofacial, asienta, típicamente, en la mandíbula, en la edad adulta y con mayor incidencia en el sexo femenino.

Clínica

Los síntomas varían en función del lugar de asiento del tumor, abarcando desde la pérdida o movilidad de dientes, las disestesias, dolor, inflamación o, simplemente, una masa indolora.

Diagnóstico y diagnóstico diferencial

Radiológicamente, estas lesiones se presentan de forma solitaria, centradas en la cavidad medular, con un patrón de osteólisis y frecuente extensión a tejidos blandos. El diagnóstico histológico permite objetivar células fusiformes y pleomórficas dispuestas en haces o fascículos con frecuentes áreas de necrosis y abundantes mitosis. El diagnóstico diferencial es muy amplio e incluirá sarcomas óseos, linfomas, histiocitoma fibroso maligno, enfermedad de células de Langerhans y granuloma central de células gigantes.

Tratamiento y pronóstico

El tratamiento de elección es la resección radical de la lesión y disección ganglionar cervical profiláctica. En el LMSO no se utilizan de forma rutinaria radioterapia ni quimioterapia. El pronóstico es malo, con una elevada tasa de recurrencias locales y de metástasis. Metastatiza, fundamentalmente, a los ganglios linfáticos regionales y de los pulmones.

Sarcoma óseo pleomórfico indiferenciado

Definición y epidemiología

El sarcoma óseo pleomórfico indiferenciado (SAI), anteriormente, conocido como histiocitoma fibroso maligno óseo, es una neoplasia maligna de alto grado caracterizada por una mezcla de fibroblastos atípicos y células indiferenciadas. Corresponde al 2 % de los tumores óseos malignos primarios. Hasta un 28 % de los casos aparecen de forma secundaria, sobre afecciones óseas previas, especialmente, en el hueso irradiado. Es más frecuente después de la quinta década de la vida y asienta, principalmente, en los huesos largos. En el territorio maxilofacial, a nivel óseo, aparece en la mandíbula.

Clínica

El SAI presenta una sintomatología variable, desde una masa indolora hasta alteraciones sensitivas, dolor o inflamación.

Diagnóstico y diagnóstico diferencial

Las características radiológicas son inespecíficas, pero la mayoría de los casos muestran una neoplasia osteolítica agresiva con márgenes mal definidos y destrucción cortical, que puede asociar una masa de tejidos blandos. Su aspecto histológico es generalmente hipercelular, con células fusiformes, epitelioides o poligonales. No presenta osteoide ni matriz cartilaginosa. Se considera un sarcoma de grado 3 y se distingue del fibrosarcoma de tipo adulto de grado 2 por el grado significativamente mayor de atipia y disposición arquitectónica. El diagnóstico diferencial incluye, sobre todo, los sarcomas, además de las metástasis y la displasia fibrosa.

Tratamiento y pronóstico

El tratamiento de los SAI es la resección completa asociada a quimioterapia. Dado que solo se observan metástasis regionales en aproximadamente el 15 % de los pacientes, no se recomienda la disección cervical en la mayoría de los casos. La radioterapia se recomienda en los casos no resecables o en aquellos en los que no se pueden obtener márgenes claros. Las recidivas son frecuentes y suelen producirse metástasis a distancia en pulmón, hígado y hueso.

Metástasis óseas

Definición y epidemiología

El cáncer óseo metastásico o secundario es el término utilizado para describir los tumores que se originan en otros tejidos y se propagan al hueso. Son más frecuentes las metástasis óseas, causadas por tumores de mama, pulmón, riñón y tiroides.

El pulmón es la localización primaria más común de las metástasis en tejidos blandos orales, mientras que la mama lo es en los huesos maxilares.

Clínica

Los síntomas más frecuentes son la presencia de parestesias en labio inferior y mentón.

Diagnóstico y diagnóstico diferencial

Radiológicamente, la mayoría de estas lesiones son osteolíticas, aunque algunas, particularmente, las de origen prostático, son osteoblásticas. La gammagrafía ósea con ^{99m}Tc-MDP (metildifosfonato) es excelente para el estudio de las metástasis óseas, así como la TEP. La apariencia histológica de la enfermedad metastásica es a menudo poco diferenciada, por lo que es difícil determinar la lesión primaria.

Tratamiento y pronóstico

El abordaje terapéutico de las metástasis óseas, de muy mal pronóstico, debe ser un enfoque multidisciplinar dirigido a preservar la calidad de vida. Los fármacos antirresortivos disminuyen la morbilidad y la mortalidad. La radiación es un componente importante del enfoque paliativo.

TUMORES HEMATOPOYÉTICOS

Mieloma y plasmocitoma

Definición y epidemiología

El plasmocitoma es una proliferación neoplásica unifocal y monoclonal de células plasmáticas. Puede presentarse como una de estas entidades: mieloma múltiple (MM), plasmacitoma óseo solitario (POS) y plasmacitoma extramedular. El plasmocitoma óseo solitario representa el 3 % de todas las neoplasias de células plasmáticas y el 50 % de los casos se transformará en un MM, que es la neoplasia ósea primaria más frecuente. Aparece, con frecuencia, en vértebras y huesos largos. Su presencia en los maxilares es extremadamente rara, más frecuente en la mandíbula.

Clínica

Los síntomas clínicos más comunes del POS son dolor, parestesias, movilidad dental, hemorragias, inflamación y fracturas patológicas. Las manifestaciones sistémicas del MM incluyen fallo renal, hipercalcemia, pérdida de peso, anemia, trombocitopenia y neutropenia.

Diagnóstico y diagnóstico diferencial

Radiológicamente, se presentan como lesiones osteolíticas bien definidas con radiolucidez unilocular o multilocular. Desde el punto de vista histopatológico, el POS se presenta como agrupaciones de células plasmáticas atípicas con un grado variable de diferenciación y escaso estroma. Cuando la afectación es mandibular, el diagnóstico diferencial debe incluir el quiste óseo traumático, metástasis, carcinoma primario intraóseo y osteosarcoma.

Tratamiento y pronóstico

Los plasmocitomas se tratan con radioterapia, cirugía, quimioterapia y antirresortivos, según sea necesario en función del estado de la enfermedad. El POS tiene un pronóstico más favorable que el MM. La tasa de supervivencia a 5 años del POS es del 60 %. Debido a la probabilidad de que el SOP se transforme en MM con el tiempo, los pacientes con esta lesión deben ser objeto de un estrecho seguimiento. Dado que la media de supervivencia del MM es de solo cuatro años, la enfermedad es esencialmente incurable y los tratamientos son paliativos.

Linfomas

Definición y epidemiología

El linfoma óseo primario (LPO) es una neoplasia poco frecuente de células linfoides malignas que se presenta con una o más lesiones óseas sin afectación ganglionar ni extraganglionar (**Tabla 43-5**). El 1 % de todos los linfomas y el 7 % de los tumores óseos primarios malignos son de este tipo. Entre los LPO, el linfoma difuso de células B grandes no especificado representa el tipo histológico más frecuente. El LOP presenta una edad de diagnóstico típica de 45-60 años. Aparece, con mayor frecuencia, en los huesos largos, y en cabeza y cuello el maxilar es el área de afectación más frecuente, seguido de la mandíbula.

Clínica

El dolor óseo local, el edema de partes blandas, la masa palpable y la fractura patológica son las características clínicas más comunes. En la cavidad oral puede existir gingivitis, abultamiento periapical que no cura, odontalgia de origen poco claro o alteraciones sensitivas.

Diagnóstico y diagnóstico diferencial

El diagnóstico de la enfermedad, que, con frecuencia, se retrasa, debido a su presentación clínica inespecífica, se basa en la combinación del examen clínico y los estudios de imagen y se confirma mediante un examen histopatológico e inmunohistoquímico combinado.

Tratamiento y pronóstico

El LPO conlleva un pronóstico favorable y su tratamiento se basa en quimiorradioterapia.

Histiocitosis de células de Langerhans

Definición y epidemiología

La histiocitosis de células de Langerhans (CLH) se caracteriza por la infiltración de órganos, por células de Langerhans patológicas, generalmente, durante la edad pediátrica. Las lesiones

---

Tabla 43-5. Linfomas óseos primarios

- Linfoma maligno, no Hodgkin
- Enfermedad de Hodgkin
- Linfoma difuso de células B grandes
- Linfoma folicular
- Linfoma de células B de zona marginal
- Linfoma de células T
- Linfoma anaplásico de células grandes
- Linfoma maligno linfoblástico
- Linfoma de Burkitt

en cabeza y cuello incluyen la afectación de la piel y los tejidos blandos, la mucosa oral, el esqueleto craneofacial, el oído, las glándulas salivares y el sistema linfático.

Clínica

La presentación clínica es muy heterogénea, dependiendo del lugar de asiento de las lesiones.

Diagnóstico y diagnóstico diferencial

En las radiografías simples, las lesiones óseas de la CLH aparecen como imágenes líticas. Es típica de la CLH la imagen radiológica de dientes flotantes. El diagnóstico diferencial de las lesiones mandibulares se debe realizar con quistes y tumores odontogénicos, tumores primarios óseos, osteomielitis, metástasis, mieloma múltiple, y granuloma de células gigan-

tes. En el cráneo puede desarrollarse una imagen denominada cráneo geográfico. Las lesiones óseas se acompañan normalmente de una masa de tejidos blandos. La TEP se utiliza sistemáticamente en esta patología debido a su gran sensibilidad. Para confirmar el diagnóstico es necesario realizar una biopsia de la zona afectada (normalmente, piel). Los gránulos citoplasmáticos de Birbeck estarán presentes en la microscopía electrónica. Cuando se confirma el diagnóstico, la evaluación de la afectación sistémica debe incluir un estudio del esqueleto, una ecografía abdominal, un hemograma completo y una valoración para diabetes insípida.

Tratamiento y pronóstico

El tratamiento varía en función de los órganos afectados. Cuando la enfermedad está localizada, puede ser adecuada la observación o la resección. Las complicaciones, derivadas de la afectación sistémica, son frecuentes.

PUNTOS CLAVE

- Los tumores primarios del hueso son entidades raras. Solo el 0,2 % de las neoplasias humanas son de este tipo.
- Los tumores óseos primarios se clasifican de acuerdo con la 5ª clasificación de la OMS en condrogénicos, osteogénicos, fibrogénicos, vasculares, osteoclásticos ricos en células gigantes, notocordales, hematopoyéticos y otros tumores óseos mesenquimales.
- La mayoría son entidades benignas, que presentan manifestaciones clínicas inespecíficas. Su diagnóstico definitivo es anatomopatológico y su tratamiento es eminentemente quirúrgico.
- El mieloma múltiple es la neoplasia ósea primaria más frecuente, aunque aparece con frecuencia en vértebras y huesos largos, siendo su presencia en los maxilares extremadamente rara.
- El osteosarcoma es el cáncer óseo primario más frecuente en la infancia. Afecta, sobre todo, a huesos largos, y en cabeza y cuello, el maxilar y, especialmente, la mandíbula.
- En el cáncer óseo metastásico son más frecuentes las metástasis óseas causadas por tumores de mama, pulmón, riñón y tiroides. El pulmón es la localización primaria más común de las metástasis en tejidos blandos orales, mientras que la mama lo es en los huesos maxilares.

BIBLIOGRAFÍA

Al Sadhan R, Alosaimi A, Al Shagroud R, Zaman MU, Allahyani MS. Osteoid Osteoma of the Maxilla Presenting as Dental Implant Pain. Case Rep Dent. 2020 Jul 23;2020:2092940.

Bouchra D, Hamidi O, Malik B. Osteochondromyxoma of the Temporomandibular Joint: Case Report of a Rare Criterion of the Carney Complex. Ann Plast Reconstr Surg. 2022;6(2):1092.

Cassoni A, Brauner E, Pucci R, et al. Head and Neck Osteosarcoma —The Ongoing Challenge about Reconstruction and Dental Rehabilitation. Cancers. 2020;12:1948.

Chen W, DiFrancesco LM. Chondroblastoma: An Update. Arch Pathol Lab Med. 2017 Jun;141(6):867-71.

Chidzonga M, Sunhwa E, Makunike-Mutasa R. Ossifying Fibroma in the Maxilla and Mandible: A Case Report With a Brief Literature Review. Cureus. 2023 Jan 27;15(1):e34257.41(6):867-871.

Choi YS, Almansoori AA, Jung TY, Lee JI, Kim SM, Lee JH. Leiomyosarcoma of the jaw: case series. J Korean Assoc Oral Maxillofac Surg. 2020 Aug 31;46(4):275-81.

Choi JH, Ro JY. The 2020 WHO Classification of Tumors of Bone: An Updated Review. Adv Anat Pathol. 2021 May 1;28(3):119-38.

Davis DD, Shah SJ, Kane SM. Fibrosarcoma. [Updated 2023 Nov 12]. In: StatPearls [Internet]. Treasure Island (FL): StatPearls Publishing; 2024 Jan-. Available from: https://www.ncbi.nlm.nih.gov/books/NBK560759/.

Dookie AL, Joseph RM. Osteoid Osteoma. [Updated 2023 Aug 14]. In: StatPearls [Internet]. Treasure Island (FL): StatPearls Publishing; 2024 Jan-. Available from: https://www.ncbi.nlm.nih.gov/books/NBK537279/.

Hakim DN, Pelly T, Kulendran M, Caris JA. Benign tumours of the bone: A review. J Bone Oncol. 2015 Mar 2;4(2):37-41.

Januzis, G, Sakalys, D, Krukis, M.M. et al. Maxillary epithelioid hemangioendothelioma: an especially rare malignant tumor mimicking periodontal disease. BMC Oral Health 20, 309 (2020).

Kalil RK. Undifferentiated Pleomorphic Sarcoma of Bone. In: Santini-Araujo E, Kalil RK, Bertoni F Park YK. (eds) Tumors and Tumor-Like Lesions of Bone. Springer Cham, 2020.

Kanavos T, Birbas E, Papoudou-Bai A, Hatzimichael E, Kitsouli A, Karpathiou G, Kanavaros P. Primary Bone Lymphoma: A Review of the Literature with Emphasis on Histopathology and Histogenesis. Diseases. 2023 Mar 2;11(1):42.

Kim JS. Simple bone cyst recurred in adjacent areas: A case report. Imaging Sci Dent. 2023 Dec;53(4):383-8.

Kochaji N, Alhessani S, Drbaa AH. Intraosseous lipoma of the jaws: Review of the literature and rare case report. Int J Surg Case Rep. 2022 Dec;101:107786.

Limaiem F, Davis DD, Sticco KL. Chondrosarcoma. [Updated 2023 Aug 14]. In: StatPearls [Internet]. Treasure Island (FL): StatPearls Publishing; 2024 Jan-. Available from: https://www.ncbi.nlm.nih.gov/books/NBK538132/.

Madakshira MG, Bal A, Verma RK. Desmoplastic fibroma of the mandible: a rare gnathic bone tumor with a review of the literature. Autops Case Rep. 2019 Sep 27;9(4):e2019091.

Papke DJ, Hung YP, Schaefer IM, Bredella MA, Charville GW, Reith JD, Fletcher CDM, Nielsen GP, Hornick JL. Clinicopathologic characterization of malignant chondroblastoma: a neoplasm with locally aggressive behavior and metastatic potential that closely mimics chondroblastoma-like osteosarcoma. Mod Pathol. 2020 Nov;33(11):2295-2306.

Park BH, Hwang E, Kim CH. Primary intraosseous hemangioma in the frontal bone. Arch Plast Surg. 2013 May;40(3):283-5.

Prabhusankar K, Karande A, Jerry JJ, Rishal Y. Osteosarcoma of the posterior maxilla. J Int Soc Prev Community Dent. 2016 Aug;6(Suppl 2):S171-4.

Rekhi B, Dave V. Giant cell tumor of bone: An update, including spectrum of pathological features, pathogenesis, molecular profile and the differential diagnoses. Histol Histopathol. 2023 Feb;38(2):139-53.

Samieirad S, Momtaz MM, Mohtasham N, Mohammadzadeh F, Ebrahimzadeh N, Tohidi E. Surgical Treatment of Fibrous dysplasia in the Maxillary Bone of a 12 Year-Old Girl: A Case Report. World J Plast Surg. 2021 Sep;10(3):126-33.

Shimizu N, Sakata K, Yamamoto I. Benign osteoblastoma of the temporal bone: Case report and review of the literature. Surg Neurol. 2006 Nov;66(5):534-8.

Stevenson JD, Laitinen MK, Parry MC, Sumathi V, Grimer RJ, Jeys LM. The role of surgical margins in chondrosarcoma. Eur J Surg Oncol. 2018 Sep;44(9):1412-8.

Suster D, Hung YP, Nielsen GP. Differential Diagnosis of Cartilaginous Lesions of Bone. Arch Pathol Lab Med. 2020 Jan;144(1):71-82.

Tortorelli I, Bellan E, Chiusole B, et al. Primary vascular tumors of bone: A comprehensive literature review on classification, diagnosis and treatment. Crit Rev Oncol Hematol. 2024 Mar;195:104268.

Yang H, Wang J, Song L, Zou H. Intraosseous epithelioid haemangioendothelioma of the mandible: A case report and literature review. Medicine (Baltimore). 2019 Jul;98(30):e16572.

Yasin A, Chow W, Rychwalski PJ, et al. Osteochodromyxoma presenting as case of congenital nasolacrimal duct obstruction. Am J Ophthalmol Case Rep. 2023 Nov 13;32:101960.

Zeinali M, Navabi N, Zarei MR, et al. Solitary Plasmacytoma of the Mandible: A Case Report. J Dent (Shiraz). 2023 Mar;24(1 Suppl):155-9.

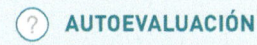

AUTOEVALUACIÓN

CIRUGÍA RECONSTRUCTIVA

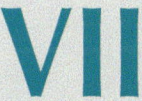

Injertos libres y colgajos pediculados

44

I. Aragón Niño y J. L. del Castillo Pardo de Vera
Colaboradora: M. E. Montoro Serrano

OBJETIVOS

- Entender los fundamentos de la reconstrucción en cabeza y cuello mediante el empleo de los injertos libres y los colgajos pediculados, intentando restaurar la función y la estética facial.
- Reconocer las indicaciones para el empleo de injertos libres.
- Reconocer las indicaciones para el empleo de colgajos pediculados.
- Elección del colgajo más apropiado pediculado según el tipo y ubicación del defecto.
- Aprender el manejo postoperatorio y prevenir las posibles complicaciones.

INJERTOS LIBRES

Un injerto libre es un fragmento de tejido extraído de un área donante sin mantener su suministro sanguíneo original, que se emplea para reemplazar tejidos perdidos por diversas razones. Este injerto se nutre a partir de los tejidos circundantes en el lugar receptor, por lo que la relación entre la superficie y el volumen del injerto es crucial para su supervivencia. Son más favorables las situaciones en las que esta relación es alta; es decir, pequeños volúmenes de tejido con grandes superficies, como en los injertos de piel libre.

Los injertos libres pueden desempeñar diferentes funciones (cobertura, relleno, soporte) dependiendo de los tejidos que los constituyen. Según nuestras necesidades de reconstrucción, seleccionaremos el tipo de injerto adecuado.

Tipos de injertos libres. Indicaciones y técnicas

Injerto cutáneo

La piel es un órgano que recubre toda la superficie corporal. Entre sus funciones se encuentra el tacto, la termorregulación, la función de barrera y el metabolismo de la vitamina D. Se pueden diferenciar dos capas dentro de la piel, la epidermis y la dermis, con grosores variables.

Indicaciones y contraindicaciones

Los injertos de piel libre se emplean, principalmente, para cubrir defectos cutáneos de diversas dimensiones, aunque también son útiles para la reparación de defectos en membranas mucosas, como la cavidad oral o la conjuntiva ocular. Estos defectos pueden originarse por heridas traumáticas que no cierran por sí solas, por resecciones oncológicas o por quemaduras que necesitan reconstrucción. La supervivencia y el éxito del injerto dependen de factores que favorezcan su vascularización. Un lecho vascular adecuado en la herida es esencial para asegurar la irrigación del injerto. La nutrición y la vascularización del injerto dependen del lecho receptor; por lo tanto, una causa común de fracaso del injerto es un lecho inadecuado. Diversas superficies, como hueso, cartílago o tendones expuestos, proporcionan escasa vascularización y se consideran contraindicaciones para el injerto libre, requiriendo otras técnicas de reconstrucción. Asimismo, peritoneo, grasa, pericondrio y periostio deben ser manejados con precaución por la misma razón, aunque una técnica adecuada puede asegurar la supervivencia del injerto. De igual modo, cualquier barrera que impida la nutrición del injerto, como un hematoma, dificultará su supervivencia. Además, el área receptora debe estar libre de infección, ya que esta podría llevar al fracaso total o parcial del injerto.

Tipos de injertos cutáneos

Se distinguen dos tipos de injertos cutáneos:

- Los injertos de espesor total, que incluyen epidermis y dermis completa.
- Los injertos de espesor parcial, formados por la epidermis y un espesor parcial de dermis. Los injertos de espesor parcial se pueden clasificar según su espesor en:
  - **Injertos finos:** 0,008-0,012 pulgadas = 0,2032-0,3048 mm

- **Injertos intermedios:** 0,013-0,018 pulgadas = 0,3302-0,4572 mm
- **Injertos gruesos:** 0,019-0,030 pulgadas = 0,4826-0,762 mm

Los vasos dérmicos se ramifican, al ascender hacia la superficie de la dermis, lo que facilita la absorción de nutrientes en las capas más superficiales de la misma y favorece la supervivencia del injerto. Si el lecho receptor tiene una vascularización débil, la tasa de supervivencia será mayor con un injerto de piel de espesor parcial fino que con uno grueso o de espesor total. No obstante, la retracción y la recuperación de la sensibilidad serán mejores con los injertos más gruesos o de espesor total.

Además, es importante considerar que la zona donante cicatrizará más rápidamente y de manera espontánea si se toma un injerto fino. En contraste, la zona donante de los injertos de espesor total debe cerrarse primariamente, ya que no quedan células epiteliales capaces de regenerar el tejido. Esto limita su uso en defectos grandes, que necesitan injertos extensos, para los cuales se prefiere injertos de espesor parcial.

Zonas donantes

Las zonas donantes presentan diferencias en algunas características, como el color, la textura y la cantidad de vello, lo que influye en la elección de la zona de la cual se extraerá el injerto, así como en la superficie de piel disponible. En este sentido, las zonas donantes pueden clasificarse de la siguiente manera:

- **Injertos de espesor parcial**, que pueden ser de gran extensión: se pueden obtener de áreas como la parte interna, posterior y anterior de los muslos, las nalgas, la parte interna de los brazos y el tronco.
- **Injertos de espesor total:**
  - Piel de las áreas de flexión, como la ingle, el brazo y la muñeca.
  - Piel de la fosa supraclavicular, que es adecuada para la reconstrucción de defectos faciales, debido a su apariencia similar a la de la piel facial.
  - Piel de las zonas preauricular, retroauricular y mastoidea.
  - Piel del párpado superior, zona donante apropiada por su fino grosor y su escasa cantidad de vello, aunque su disponibilidad es limitada.

Técnicas

Injertos de espesor parcial

Estos injertos de piel, como se ha mencionado anteriormente, están compuestos por epidermis y un cierto espesor de dermis, lo que implica que su obtención requiere cortar a través de la dermis. Con este propósito, se utilizan dos tipos de instrumentos: los dermatomos manuales y los eléctricos.

El primer dermatomo manual fue creado por Humby en 1936. Es uno de los más utilizados y consta de una hoja y un dispositivo que evita que la hoja corte demasiado profundo en la piel. No obstante, su manejo requiere experiencia y habilidad para obtener injertos con el espesor deseado.

Los dermatomos eléctricos fueron introducidos por Brown en 1945. Estos permiten obtener injertos de espesores uniformes de manera rápida y controlada, sin la necesidad de un entrenamiento específico para el cirujano, lo que los convierte en los dermatomos más utilizados en la actualidad.

Para obtener el injerto, se debe seleccionar una zona donante adecuada a las necesidades específicas del caso. La infiltración con anestésico local con vasoconstrictor reduce el sangrado en la zona. El uso de una plantilla puede simplificar el procedimiento, al ayudar a identificar la cantidad de piel necesaria para cubrir el defecto. La zona debe lubricarse con vaselina o suero salino para facilitar el deslizamiento del dermatomo. Se ajusta el dermatomo para obtener el espesor deseado y se corta la piel. Es necesario un asistente para aplicar tensión en la zona y para tirar suavemente del injerto a medida que se va obteniendo.

La zona donante cicatrizará a partir de los restos de los folículos pilosebáceos y las glándulas sudoríparas que quedan en la dermis residual. Estos actúan como focos de crecimiento que cubrirán todo el defecto. Para facilitar la cicatrización y controlar el dolor en la zona durante el proceso, se utilizan apósitos impregnados en lubricante que funcionan como barreras protectoras. Existen numerosos apósitos y membranas que pueden utilizarse para este fin, como Tulgrasum®, Linitul®, Biobrane® o Comfeel®. El proceso de cicatrización durará entre 7 y 15 días. La cicatriz en la zona donante será más estética cuanto más fino sea el injerto.

Injertos de espesor total

El procedimiento para obtener estos injertos es similar al de los injertos de espesor parcial. La selección de la zona donante y el tamaño del injerto deben realizarse, considerando que la herida requerirá un cierre directo. La infiltración con vasoconstrictor y el uso de una plantilla para delinear el injerto deseado en la zona donante son útiles en este proceso. Solo se necesita un bisturí para cortar la piel por debajo de la dermis, evitando incluir tejido subcutáneo. Si es necesario, el injerto puede desgrasarse una vez obtenido. El diseño del injerto debe respetar las líneas de tensión de la piel para lograr una cicatriz más estética en la zona donante (**Fig. 44-1**).

Una vez obtenido, el injerto se prepara para ser colocado en la zona receptora. Cuando el defecto es demasiado grande, el mallado del injerto puede facilitar su cobertura total. Este mallado también es útil en zonas receptoras con superficies cóncavas y/o convexas, ya que mejora la adaptación del injerto.

El injerto se posiciona en el defecto, asegurándose de que los bordes no se plieguen sobre sí mismos y recortando el tejido sobrante. La zona receptora debe estar adecuadamente preparada, con una correcta hemostasia y, si es necesario, desbridamiento, para evitar hematomas e infecciones que podrían comprometer la supervivencia del injerto. La inmovilización del injerto puede realizarse con sutura, grapas o pegamento de fibrina (Tissucol®). Luego, se aplica un vendaje compresivo que consiste en un apósito o gasa no adherente,

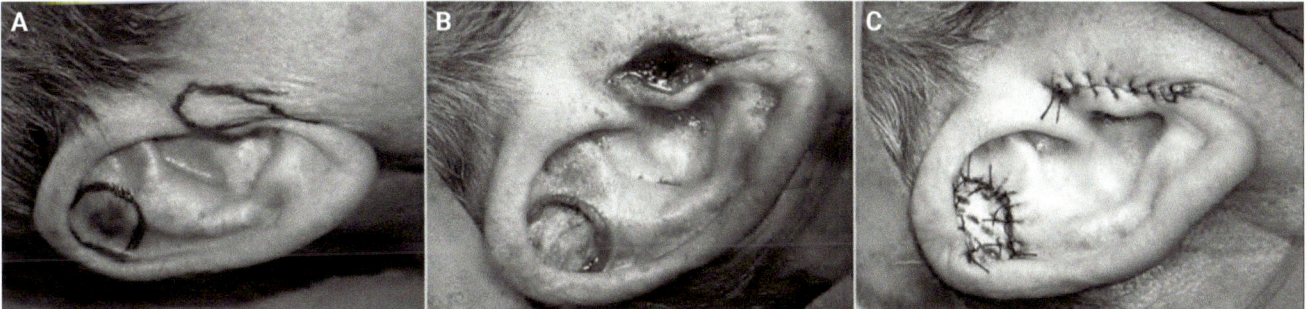

Figura 44-1. Injerto de piel libre de espesor total. **A)** Lesión en pabellón auricular y diseño de injerto de espesor total en zona preauricular. **B)** Extirpación de la lesión y toma del injerto. **C)** Colocación del injerto y cierre directo de la zona donante. Imágenes cedidas por Dra. García Arana.

como Tulgrasum®, para evitar que el injerto se despegue al retirar el vendaje, y gasas adicionales. Estas gasas pueden fijarse mediante las suturas del injerto o sedas anudadas a las grapas, si se ha utilizado este método. Esto proporciona compresión al injerto, evitando su movimiento (**Fig. 44-2**).

Cuidados postoperatorios

Las gasas compresivas se mantienen en el lecho de 7 a 14 días; después, se pueden retirar junto con el apósito no adherente, siempre suavemente para impedir la tracción sobre el injerto. Seguidamente, se procede a la cura mediante limpieza, desbridamiento y pomada epitelizante, que se repetirá cada 2-3 días hasta comprobar la completa regeneración del tejido.

Injerto mucoso

Los injertos mucosos se obtienen de la misma manera que los injertos de piel de espesor total y se utilizan en la reconstrucción nasal, del párpado y de la mucosa gingival. Las zonas donantes de injerto mucoso son:

- *Mucosa yugal*: proporciona una amplia área donante, pero su uso en la reconstrucción palpebral conlleva mayor riesgo de desarrollar bridas cicatriciales.

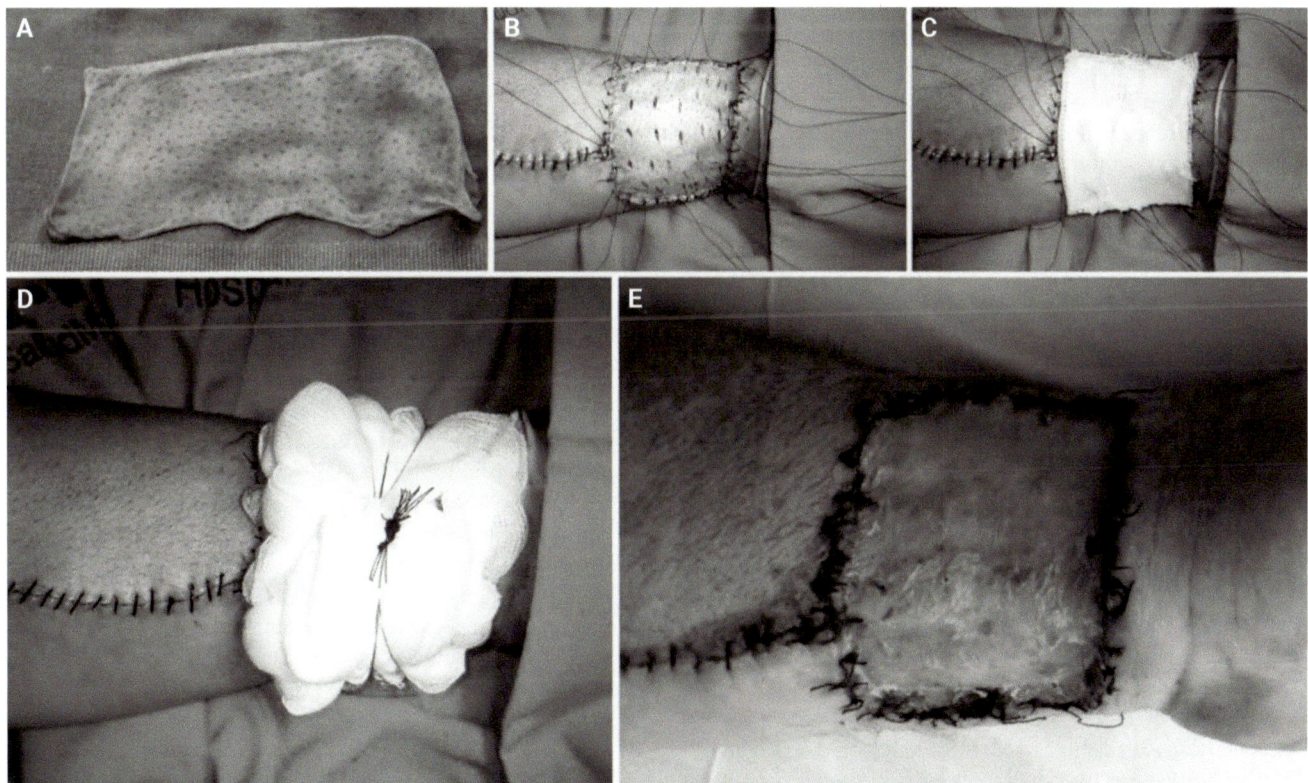

Figura 44-2. Injerto de piel libre de espesor parcial. **A)** Injerto obtenido de piel de muslo. **B)** Injerto suturado en la zona receptora tras ser mallado. **C)** Colocación de Tulgrasum® sobre el injerto. **D)** Compresión mediante gasas y suturas de seda. **E)** Injerto en proceso de cicatrización 10 días tras el procedimiento. Imágenes cedidas por Dr. Del Castillo.

- *Mucosa palatina*: se utiliza habitualmente en la reconstrucción palpebral y de la encía adherida.
- *Mucosa del tabique nasal*: se emplea en la reconstrucción nasal y palpebral.

Además, es posible extraer mucosa junto con cartílago septal, lo cual es muy útil en la reconstrucción palpebral, para reparar la placa septal y proporcionar soporte al párpado. Al realizar la extracción de mucosa y cartílago septal es fundamental evitar perforar el pericondrio o la mucosa contralateral para prevenir perforaciones septales.

Injerto fascial

El primer injerto libre de fascia que no requiere vascularización se llevó a cabo en los primeros años del siglo XX. Desde entonces, estos injertos han sido utilizados en cirugía maxilofacial para tratar la parálisis facial, reparar defectos en la duramadre, elevar las cejas, como injertos *onlay* en rinoplastias, reconstruir defectos en el tabique nasal y aumentar los tejidos blandos. En el tratamiento de la parálisis facial se han empleado tiras de fascia tanto de forma estática como de forma dinámica.

Las zonas donantes son pericráneo, fascia lata o fascia temporoparietal. La supervivencia de estos injertos varía.

Injerto dermograso e injerto libre de grasa

Injerto dermograso

Los injertos dermograsos son una opción versátil en cirugía reconstructiva. Se utilizan en diversas situaciones y son útiles para aumentar el volumen de los tejidos blandos, interponerse entre diferentes tejidos para prevenir adhesiones, o actuar como una barrera protectora.

Técnica quirúrgica

Los injertos dermograsos se pueden extraer de las mismas áreas que los injertos de piel de espesor total. El procedimiento comienza con el diseño del injerto en forma de elipse, según el área que se necesita reconstruir. Se recomienda desepitelizar el injerto mientras aún está fijado, ya que esto facilita técnicamente el proceso. La desepitelización se realiza utilizando un bisturí.

Después de desepitelizar, se realiza una incisión en la piel y el tejido subcutáneo con una profundidad máxima de 2 cm, aproximadamente, y luego se extrae el injerto en bloque. La zona donante se cierra directamente, suturando por planos.

Al colocar el injerto en la zona receptora, es crucial asegurar la hemostasia adecuada para evitar la formación de hematomas, ya que estos pueden aumentar el riesgo de fracaso del injerto.

Los estudios sobre la supervivencia de estos injertos indican una tasa aproximada del 65 %. Para prevenir la reabsorción del injerto y asegurar que no provoque un defecto en los contornos, se suele sobrecorregir, añadiendo un 40 % de volumen adicional.

Injerto libre de grasa

Los injertos libres de grasa han sido utilizados desde 1893 para corregir defectos en tejidos blandos. Se han publicado múltiples estudios sobre las diferentes técnicas con resultados variables. Los injertos libres de grasa pueden proporcionar mejoras satisfactorias en el contorno facial y persistir a largo plazo. Los resultados de la cirugía dependen de varios factores, como la técnica utilizada, los instrumentos, la zona receptora seleccionada para mejorar los contornos, los volúmenes de grasa a implantar, la profundidad de la implantación y la condición clínica del paciente.

Indicaciones

El injerto de grasa libre se utiliza para rellenar tejidos blandos, corrigiendo defectos pequeños o moderados. En cirugía estética se emplea para aumentar el volumen de los labios, las mejillas, las regiones malares y el surco nasolabial. También se ha utilizado en casos de defectos postraumáticos, tras cirugías oncológicas y en malformaciones congénitas. En el ámbito estético también se emplea como material de relleno.

Técnica de Coleman

La técnica más comúnmente utilizada en la actualidad es la de Coleman, desarrollada en 1994, que se considera reproducible y con resultados duraderos. Esta técnica consta de tres pasos principales: obtención, procesamiento e implantación.

1. Obtención. Se realiza con cánulas de punta roma conectadas a jeringas de 10 mL, que generan vacío. La acción mecánica de la cánula, junto con la presión negativa de la jeringa, permite extraer mínimas porciones de grasa, que son suficientemente pequeñas para pasar por la cánula de implantación y suficientemente grandes para mantener la estructura del tejido graso. Las cánulas se introducen a través de una incisión de 3-4 mm, después de infiltrar el tejido con suero y vasoconstrictor, además de anestésico local si es necesario.
2. Procesamiento. Después de la obtención, las jeringas se separan de las cánulas y se sellan para poder centrifugarlas sin derramar el contenido. Se centrifugan durante 3 minutos a 3.000 revoluciones por minuto. Tras la centrifugación, se obtienen tres capas en la jeringa: la inferior, que es agua, se desecha; la superior, que son aceites, se elimina decantando y la capa media es la grasa que se implantará en la zona receptora. Esta grasa procesada se transfiere a una jeringa de infiltración de 1 mL.
3. Implantación. Si es necesario, se aplica anestesia local y vasoconstrictor a través de incisiones milimétricas con cánulas de punta roma. La grasa se implanta usando

jeringas de 1 mL y cánulas de infiltración de punta roma, haciendo pasadas de avance y retroceso, implantando la grasa al retroceder la cánula. Esto se hace en volúmenes reducidos para evitar traumatismos y sangrados. La implantación no se realiza durante el avance de la cánula para prevenir la formación de grumos e irregularidades, facilitando así la nutrición del injerto. Finalmente, se recomienda usar volúmenes pequeños para aumentar el área de contacto entre el injerto y la zona receptora, mejorando su nutrición y estabilidad, y evitando irregularidades.

Cuidados postoperatorios

El edema y los hematomas son complicaciones típicas de este procedimiento. Un vendaje compresivo suave aplicado 3 o 4 días, la posición elevada de la cabeza y el frio local pueden ser útiles para puede minimizarlos. Conviene evitar masajes enérgicos de la zona las primeras semanas, ya que puedan movilizar los injertos, pero masajes muy suaves pueden facilitar el drenaje linfático.

Injerto vascular

Los injertos vasculares han ganado relevancia con la introducción de los injertos libres vascularizados. Para obtener los vasos necesarios, se seleccionan según el calibre y la longitud requerida para cada caso específico. Con frecuencia, se eligen vasos cercanos al campo quirúrgico tanto de la zona donante del injerto libre como de la zona receptora.

Injerto nervioso

El injerto libre de nervio sigue siendo la opción preferida para la reconstrucción de defectos nerviosos. Algunas alternativas incluyen el injerto vascularizado de nervio, la interposición de un conducto y el aloinjerto nervioso. Entre los conductos artificiales utilizados se encuentran los tubos de silicona con células de Schwann o los injertos autólogos venosos. Sin embargo, ninguno de estos métodos ha demostrado superar los resultados de los injertos nerviosos autólogos libres.

Una vez en la zona receptora, el injerto experimenta un proceso de degeneración, dejando una vaina de mielina con células de Schwann que promueven la angiogénesis. Esta vaina proporciona una estructura o guía que eventualmente será reinervada por los axones que provienen del cabo proximal. Actualmente, se conoce que la regeneración axonal se facilita cuando no hay tensión, por lo que se prefiere un injerto más largo, aunque esto pueda retrasar el crecimiento axonal, a la tensión en las suturas y el injerto.

Nervios donantes

La elección del nervio donante se basa en varios factores, siendo ideal aquel cuya sección cause el menor déficit senso-

rial posible, que proporcione suficiente tejido y que sea de fácil acceso. Los nervios más comúnmente seleccionados son el nervio auricular mayor y el nervio sural, aunque también se puede considerar el nervio cutáneo antebraquial medial.

Nervio sural

El nervio sural es responsable de la sensibilidad en la parte lateral de la pierna y la dorsolateral del pie. Surge junto a la vena safena menor en la parte posterior superior de la pierna y la acompaña hasta la región posterior del maléolo externo. Aproximadamente, a 16 cm del maléolo, el nervio se divide en ramas lateral y medial. La rama medial se dirige hacia la fosa poplítea, donde se anastomosa con el nervio tibial posterior, mientras que la rama lateral permanece más superficial y se anastomosa con el nervio peroneo común. Este nervio puede proporcionar entre 30 y 40 cm de injerto con poca morbilidad asociada. Se han utilizado diversas técnicas para su obtención, desde incisiones a lo largo de toda la pierna hasta incisiones horizontales mínimas o dos incisiones que permiten el *stripping* del nervio. Actualmente, se están implementando técnicas endoscópicas que permiten obtener alrededor de 25 cm de injerto del nervio sural.

Nervio auricular mayor

El nervio auricular mayor es parte del plexo cervical y emerge en el borde posterior del músculo esternocleidomastoideo, en el punto de Erb. Se dirige hacia la región preauricular, siendo su principal ventaja la accesibilidad durante las cirugías en esa área. Este nervio proporciona, aproximadamente, 5 cm de injerto, aunque su uso puede provocar un déficit sensitivo en la oreja y en la parte superior del cuello.

Nervio cutáneo antebraquial medial

Este nervio se origina en el plexo braquial y acompaña a las arterias axilar y braquial hasta perforar la fascia braquial medialmente. Luego, transcurre junto a la vena basílica y se divide en ramas anteriores y posteriores, que recogen la sensibilidad de la fosa antecubital y la cara ventral del antebrazo. Proporciona entre 10 y 15 cm de injerto nervioso.

Injerto cartilaginoso

El cartílago es un tejido conectivo especializado, compuesto por condrocitos inmersos en una matriz extracelular de proteoglicanos, colágeno y agua. Debido a la falta de red vascular interna, su nutrición depende de la difusión, lo que facilita su utilización como injerto en zonas receptoras. Esta característica permite esculpirlo fácilmente para adaptarlo exactamente a las formas requeridas, siendo especialmente útil en la reconstrucción de contornos y defectos de estructura compleja, como en el caso de la oreja. Además, su estructura relativamente simple facilita su fabricación in vitro.

Existen varios tipos de cartílago según su composición y función. El cartílago hialino, rico en colágeno tipo II, se encuentra en las costillas, la tráquea y las superficies articulares, siendo crucial para la absorción de fuerzas. El cartílago elástico, que contiene elastina, proporciona soporte estructural y se localiza en la oreja, la epiglotis y parte de la laringe. Por último, el fibrocartílago, rico en colágeno tipo I, se encuentra en áreas sometidas a tensión, como el menisco de la rodilla, los discos intervertebrales y las inserciones musculares o de tendones. Las propiedades mecánicas y biológicas de cada tipo de cartílago son cruciales para seleccionar la zona donante para injertos. Los injertos de cartílago más utilizados incluyen los de cartílago costal, oreja y tabique nasal.

Cartílago costal

Se trata de un cartílago muy versátil y se puede esculpir en diversas formas para distintos usos. La principal desventaja de la extracción de cartílago costal es la relativa agresividad de la intervención. Se suele emplear como injerto en rinoplastias, en reparación de defectos de contornos mandibulares y malares e incluso se usan para la reconstrucción auricular. La zona donante más utilizada son los cartílagos de la 7ª, 8ª, 9ª y 10ª costillas.

Cartílago auricular

Es posible obtener una superficie amplia de cartílago sin alterar la zona donante. Se aconseja preservar la espina de la concha para evitar que quede plana. Se suele emplear en reconstrucción auricular y nasal. Se puede obtener cartílago solamente o injertos compuestos de cartílago, pericondrio y piel del hélix para reconstrucción del ala nasal o hélix contralateral.

Cartílago septal

Los injertos septales pueden ser de cartílago o condromucosos. Se debe ser muy cuidadoso en su obtención para evitar la creación de perforaciones septales, así como para evitar la deformidad del dorso. Para ello se debe mantener una «L» de cartílago septal en la parte anterior del dorso. El cartílago septal también se utiliza en reconstrucción nasal y palpebral.

Injerto óseo

El injerto óseo autólogo es el más utilizado, debido a su capacidad para aportar células osteogénicas sin provocar una respuesta inmune adversa, lo que mejora su supervivencia y calidad. Sin embargo, tiene la desventaja que requiere una zona donante con sus potenciales riesgos quirúrgicos, morbilidad y mayor tiempo de cirugía. El hueso está compuesto por dos corticales compactas que proporcionan estructura para soportar carga, y una esponjosa, que aporta células osteogénicas sin función mecánica directa. Esto determina las diferentes aplicaciones de cada tipo de injerto: las corticales se usan cuando se necesita soporte mecánico inmediato, mientras que las esponjosas se emplean para aumentar volumen sin carga inmediata.

El proceso de regeneración ósea, absorción y neovascularización varía según el tipo de injerto y el lecho receptor. En los injertos de cortical, la invasión vascular comienza, aproximadamente, una semana después de la cirugía, impulsada por la activación de osteoclastos y la resorción ósea. La completa integración puede tardar de 1 a 2 meses, dependiendo del tamaño del injerto y de la calidad del lecho. Durante este proceso, el hueso necrótico residual es reemplazado por hueso neoformado, aunque la presencia prolongada de hueso necrótico puede predisponer a infecciones o a excesiva resorción ósea.

En contraste, la cicatrización del hueso esponjoso se caracteriza por un inicio más temprano de formación ósea a partir de los osteoblastos del injerto. La neovascularización es facilitada por la estructura porosa del hueso esponjoso y suele completarse en unas dos semanas. En este tipo de injertos, el hueso necrótico tiende a ser reabsorbido de manera más eficiente y no suele quedar secuestrado, contribuyendo a una mejor integración estructural del injerto con el tiempo.

Factores que afectan a la supervivencia del injerto

- **Fuerzas mecánicas**. Los injertos óseos sometidos a fuerzas mecánicas moderadas tienden a tener mayor supervivencia. Por el contrario, los injertos óseos que no están sujetos a estas fuerzas tienden a experimentar resorción.
- **Fijación**. Una fijación estable de los injertos óseos es crucial para su supervivencia y acelera la revascularización del injerto.
- **Origen embrionario**. Actualmente, se considera que los injertos óseos corticales provenientes de huesos de origen endocondral (como las costillas) y membranoso (como el cráneo) tienen una supervivencia similar. Las diferencias observadas anteriormente entre ambos tipos parecen relacionarse más con la proporción de cortical y esponjosa presentes en el injerto.
- **Periostio**. Se ha demostrado que los injertos óseos que conservan su periostio tienen una mejor supervivencia ya que el periostio facilita la revascularización del injerto.
- **Lecho receptor**. La adecuada vascularización del lecho receptor es crucial para la supervivencia del injerto óseo.

Estos factores son fundamentales en la planificación y ejecución de los injertos óseos para asegurar una adecuada integración y supervivencia del tejido injertado.

Zonas donantes

Tibia

El primer uso documentado de este injerto fue relizado por Drachter en 1914, inicialmente, en pacientes fisurados. Se ha descrito que es posible obtener hasta 25 mL de hueso de la tibia sin complicaciones significativas.

Las ventajas de utilizar hueso de tibia son tiempos quirúrgicos cortos, mínimas cicatrices, movilidad temprana y una breve estancia hospitalaria. Sin embargo, extraer grandes volúmenes de hueso puede aumentar el riesgo de fracturas patológicas y afectar a los contornos anatómicos. El hueso de la tibia es de origen endocondral y proporciona tanto hueso cortical como esponjoso. Puede ser obtenido mediante técnicas abiertas o con trefina.

Cresta ilíaca

La cresta ilíaca es uno de los huesos más utilizados, junto con el de la calota craneal, para la reconstrucción del macizo craneofacial. Este hueso, que se forma a partir de un proceso endocondral, es una opción ideal para injertos debido a su fácil acceso y a la abundancia de hueso cortical y esponjoso que ofrece. Aunque puede haber deformidades en los contornos tras la cirugía, estas pueden ser minimizadas o incluso eliminadas con una técnica quirúrgica adecuada. El principal inconveniente de su obtención es el dolor postoperatorio, que generalmente se debe a espasmos musculares y puede afectar en ocasiones la marcha del paciente. Los injertos de cresta iliaca pueden ser utilizados en forma de bloques óseos, injertos particulados (*chips*) o como injertos onlay.

Técnica quirúrgica

Varía entre adultos y niños, ya que en los menores de 9 años la cresta es cartilaginosa y tiene menos hueso esponjoso disponible. La incisión se realiza 1,5 cm por encima de la espina ilíaca anterosuperior, siguiendo la dirección de la cresta, a nivel de la denominada –línea del bikini–, pero traccionado de la piel hacia el lateral para que la cicatriz no quede en el borde. Es crucial no despegar las inserciones musculares de la espina ilíaca, ya que son importantes para la estabilidad de las articulaciones de la cadera y la rodilla.

Después de una disección cuidadosa para evitar dañar el nervio femorocutáneo, se accede al periostio y se prepara el hueso para su extracción. Se pueden realizar osteotomías para facilitar la separación del hueso cortical y esponjoso. El hueso esponjoso se puede extraer con cucharillas o gubias, y se suturan los tejidos en capas para evitar espacios vacíos. Se puede emplear un drenaje aspirativo durante 24 horas opcional según la cantidad de hueso extraído. Para reducir el dolor postoperatorio, se puede colocar un catéter epidural que administre anestésico local en el lecho donante.

Pueden realizarse osteotomías en la cara interna de la pala iliaca o levantado una tapa de la cresta que preserve el periostio. Tras realizar la extracción ósea se debe reponer la tapa y suturar el periostio. Siempre debe mantenerse el extremo de la espina iliaca anterosuperior. Pueden obtenerse varios cilindros óseos empleando trefinas, con lo que el dolor postoperatorio será mucho menor.

Costilla

La costilla es un hueso de origen endocondral que ofrece una buena cantidad de hueso cortical. Las desventajas más importantes que presenta esta técnica son el dolor postoperatorio y el riesgo quirúrgico de neumotórax.

Técnica quirúrgica

Se puede obtener hueso de una sola costilla o de varias. La incisión posterolateral se realiza entre las líneas axilares posterior y anterior, paralela a la 7ª costilla, con el paciente en decúbito lateral. Se diseca a través del músculo dorsal ancho y se separa el serrato anterior. Esta técnica debe realizarse con precaución para evitar la perforación de la pleura y el consiguiente neumotórax. Al igual que en el caso de la cresta ilíaca, se puede colocar un catéter epidural para la infusión de anestésicos locales en el lecho donante y así controlar el dolor postoperatorio.

Cráneo

La calota craneal es de origen membranoso, siendo el mismo tipo de hueso que el esqueleto facial. Su cortical presenta gran rigidez, lo que permite realizar múltiples reconstrucciones faciales.

Técnica quirúrgica

La zona donante suele ser el área parietal, a través de una incisión longitudinal en el cuero cabelludo. Tras despegar el periostio se diseña el fragmento a obtener, siempre evitando la zona del seno venoso central en la línea media craneal. El mayor grosor suele encontrase por detrás de la sutura coronal. Pueden obtenerse injertos mono o bicorticales, en este último caso puede ser útil la presencia de un neurocirujano. El empleo de bisturí piezoeléctrico puede disminuir las complicaciones y el sangrado.

Sínfisis mandibular

La mandíbula es un hueso con un gran componente cortical, pero suele ofrecer menor volumen de hueso. La obtención de injerto de la sínfisis mandibular puede realizarse bajo anestesia local, por tanto, de manera ambulante y sin necesidad de ingreso hospitalario. Suele ser un procedimiento técnicamente sencillo con una tasa de complicaciones relativamente bajas y poco importantes.

Las complicaciones suelen incluir la posible lesión de los nervios mentonianos y las consecuentes alteraciones de la sensibilidad en el labio inferior, la lesión de los ápices de los incisivos inferiores y de la encía.

Técnica quirúrgica

Tras la infiltración anestésica de la zona se incide entre el fondo de vestíbulo y el labio, dejando volumen de músculo en ambos lados de la incisión, y entre los dos caninos inferiores. Se desperiostiza el mentón y se exponen agujeros mentonianos para exponer mejor el hueso y para controlar los nervios y evitar así su lesión. El hueso sinfisario puede obtenerse con rascador, con trefina o mediante el uso de una sierra oscilante. Las osteotomías se realizan 5 mm por encima del borde mandibular, 5 mm por debajo de los ápices y a 5 mm de los agujeros mentonianos. La cortical lingual debe permanecer intacta. La sutura se realiza por planos, suturando cuidadosamente el músculo para evitar deformidades del contorno y después, la mucosa (**Fig. 44-3**).

Rama mandibular

La obtención de un injerto de rama mandibular se puede realizar bajo anestesia local, de manera ambulante. Es una técnica sencilla con escasas complicaciones. Presenta también como desventaja el volumen limitado de hueso disponible.

Las complicaciones de este procedimiento son las alteraciones de la función masticatoria y de la apertura oral máxima en el período postoperatorio y las alteraciones de la sensibilidad de las ramas terminales bucales en menor medida que los pacientes sometidos a extracción de injerto de mentón. Existe un riesgo potencial de lesión del nervio dentario.

Técnica quirúrgica

Después de aplicar anestésico local y un vasoconstrictor, se realiza una incisión en la parte medial de la línea oblicua externa, extendiéndose hasta el vestíbulo del primer molar para lograr una adecuada visibilidad. Se desperiostiza la rama tanto por el lado lingual como por el vestibular, hasta alcan-

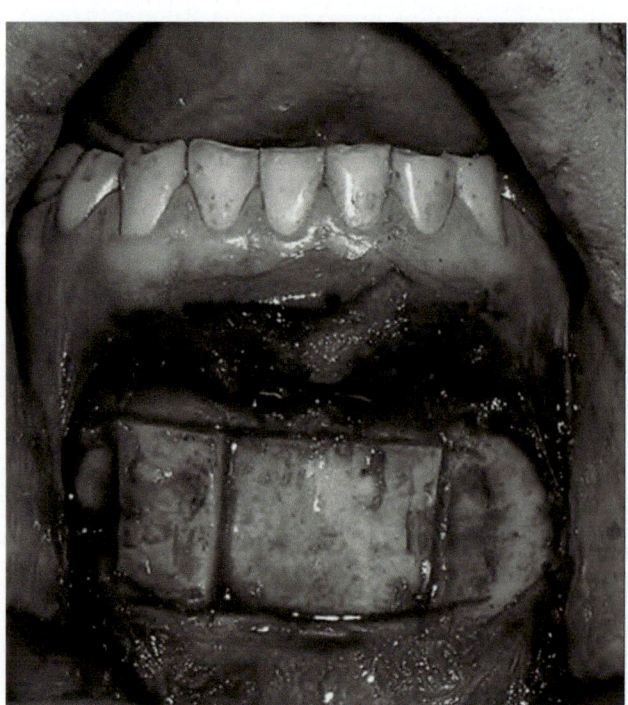

Figura 44-3. Obtención de injertos de mentón. Imágenes cedidas por el Dr. Cebrián.

zar la inserción del músculo temporal en la apófisis coronoides. Puede emplearse bisturí piezoeléctrico. Se levantará el injerto con cuidado para preservar el nervio.

Tuberosidad maxilar

El maxilar es también un hueso de origen membranoso. Su obtención se puede realizar bajo anestesia local. La cantidad de hueso que se obtiene en esta zona donante es menor que en las otras zonas donantes intraorales y el procedimiento de extracción tiene ventajas similares a los procedimientos anteriormente explicados. Sus indicaciones se limitan a la cirugía preprotésica.

COLGAJOS LOCALES Y A DISTANCIA

Un colgajo es una porción del cuerpo que se separa parcialmente del resto, manteniendo su propio suministro de sangre inicial. Esto permite que, una vez trasplantado a la zona receptora, sea capaz de recibir nutrientes a través de su sistema circulatorio original durante el proceso de curación, a diferencia de los injertos libres.

Estos colgajos son generalmente construcciones quirúrgicas utilizadas para cerrar heridas o reconstruir estructuras dañadas por traumatismos, infecciones o que hayan sido extirpadas debido a tumores.

Tipos de colgajos

Existen múltiples clasificaciones de los colgajos. En 1977, Converse sostenía que no existía un sistema apropiado para clasificar los colgajos y casi 40 años después sigue sin existir una clasificación única.

Vascularización cutánea

La piel está irrigada por dos plexos: el más superficial o intradérmico, y otro más profundo: el subdérmico.

Estos dos plexos se interconectan entre sí a través de estructuras vasculares que perforan la dermis de manera perpendicular. Existen dos sistemas fundamentales de irrigación cutánea: en el primero, llamado musculocutáneo o cutáneo indirecto, las arterias profundas emiten perforantes que atraviesan la fascia profunda y los músculos para llegar a la piel. El segundo es el sistema cutáneo directo o septocutáneo, en el que la arteria profunda da ramas que alcanzan la piel directamente, a través de los septos intermusculares.

Tipos de colgajos atendiendo a su vascularización

Colgajos random. Su vascularización no depende de una arteria reconocida, sino de muchos pequeños vasos que forman el plexo subdérmico, por lo que, al diseñarse, deben mantener una relación longitud/anchura de 2 o 1,5:1 para ser viables. Aportan tejido cutáneo y subcutáneo viable para la reconstrucción de defectos de vecindad. Pertenecen a este grupo los colgajos de avance, rotación, transposición y en isla, en todas sus formas.

Colgajos axiales. Su aporte vascular depende de una arteria o grupo de arterias reconocidas, lo que permite obviar la limitación que pueda suponer mantener relaciones largo-ancho determinadas. La mayoría de los colgajos fasciocutáneos, miocutáneos y musculares son de tipo axial, así como ciertos colgajos cutáneos, como el colgajo frontal paramediano.

Colgajos musculares. Clasificación de Mathes y Nahai

Debido a la complejidad y variabilidad de la vascularización de los músculos, existe a su vez una subclasificación de los colgajos musculares propuesta por Mathes y Nahai:

- Tipo I: un solo pedículo vascular (músculo tensor de la fascia lata).
- Tipo II: un pedículo vascular dominante y otros menores (músculo gracilis).
- Tipo III: dos pedículos vasculares dominantes (músculo glúteo mayor).
- Tipo IV: pedículos vasculares segmentarios (músculo sartorio).
- Tipo V: un pedículo dominante y pedículos segmentarios secundarios (músculo dorsal ancho).

Para realizar una reconstrucción se pueden usar colgajos axiales pediculados, si mantienen la continuidad de su pedículo primitivo, o libres, cuando dicho pedículo tiene el calibre suficiente como para ser seccionado y liberado de la zona donante, para ser transferido y anastomosado a vasos de la zona receptora.

En general, los colgajos pueden incorporar casi cualquier tejido, siempre y cuando se asegure un adecuado aporte vascular. Son colgajos simples los que están formados por un solo tipo tisular, como los colgajos cutáneos, adiposos, fasciales, musculares, óseos o viscerales.

Los colgajos compuestos incluyen diferentes tipos de tejidos y son utilizados en diversas necesidades reconstructivas. Entre ellos se encuentran los colgajos fasciocutáneos, miocutáneos, osteocutáneos y cutaneotendinosos, así como los colgajos inervados, tanto sensitivos como motorizados. Aunque muchos colgajos miocutáneos contienen músculo como parte de su composición, en ciertos casos, el interés principal es el componente cutáneo y subcutáneo.

En colgajos donde el músculo actúa como portador de la vascularización para la piel, los vasos sanguíneos que nutren la piel provienen de arterias situadas en la parte profunda del músculo. Para evitar la morbilidad adicional asociada con la extirpación del músculo, se han desarrollado colgajos especiales, conocidos como colgajos de perforantes. Estos colgajos se basan en arterias septocutáneas o musculocutáneas, que se disecan de manera retrógrada desde la piel hasta la arteria fuente. De esta forma, es posible preservar el músculo sin necesidad de incorporarlo al colgajo, manteniendo la vascularización cutánea de la unidad que se va a transferir. Esto reduce la morbilidad en la zona donante y permite transferir volúmenes de tejido que no sufrirán atrofia debido a la denervación.

Colgajos locales o a distancia

Dependiendo de la localización del área donante, los colgajos pueden ser locales o a distancia:

- Colgajos locales: la zona dadora se encuentra en las proximidades de defecto que se va a reconstruir.
- Colgajos a distancia: se emplean cuando el tejido que se transfiere no procede de una zona contigua al defecto. A su vez, pueden ser:
  - Pediculados: cuando se mantienen unidos a su pedículo vascular original.
  - Libres: cuando su pedículo vascular es separado físicamente de su vascularización nativa y anastomosado microquirúrgicamente a vasos del área receptora.

Colgajos locales

Los colgajos locales son una opción reconstructiva de primera línea en la cara debido a que presentan una serie de propiedades muy ventajosas frente a otras opciones:

- Aportan piel de textura y color semejantes a la extirpada.
- Son una opción reconstructiva relativamente sencilla que puede realizarse de forma ambulatoria, con anestesia local.
- Proporcionan tejido bien vascularizado que permite realizar exéresis radicales sin necesidad de mantener un lecho óptimo para asegurar su viabilidad.

Fundamentos técnicos

Los colgajos locales se pueden movilizar, siguiendo distintos métodos básicos:

Avance

Consiste en movilizar el colgajo hacia el defecto, avanzando el tejido. Ejemplos son el avance y cierre en V-Y o el avance con extirpación de triángulos de Burow (**Fig. 44-4**).

Rotación

El colgajo se diseña con forma circunferencial para cerrar defectos triangulares, rotando el colgajo. La base de longitud más corta del triángulo será la que se continúe para formar la porción de circunferencia que se rotará. En ocasiones es necesaria la realización de una descarga en la parte distal del colgajo que facilitará una mayor rotación con precaución para no comprometer la vascularización que llega por la base del colgajo (**Fig. 44-5**).

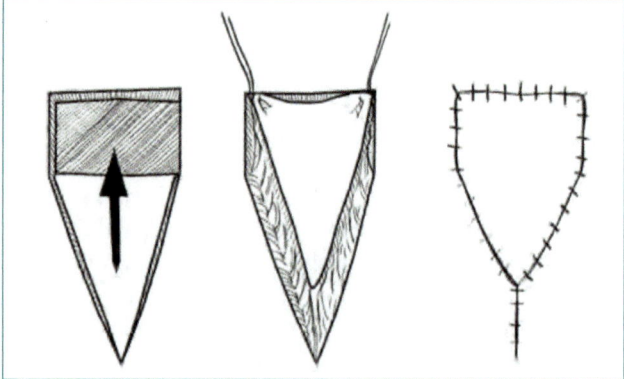

Figura 44-4. Colgajo de avance en v-y. Se crea una solución de continuidad en toda la piel manteniendo el tejido subcutáneo para conservar la vascularización.

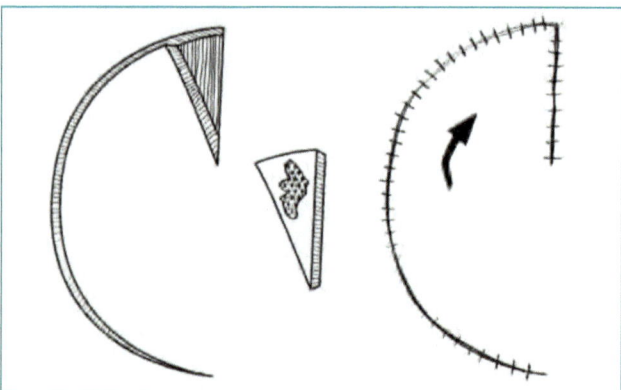

Figura 44-5. Colgajo de rotación.

Trasposición

En esta técnica también existe movimiento de rotación, pero, a diferencia de los colgajos anteriores, hay también desplazamiento del tejido a partir de su base.

Puede ser rectangular, de bordes redondeados o triangular. Al realizar la trasposición, el colgajo se acorta, por lo que suele ser necesario realizar el colgajo algo más largo que la longitud del defecto (**Fig. 44-6**).

Isla

Los colgajos en isla se basan también en la vascularización del plexo subdérmico. Se crea un defecto circular y se diseña el colgajo, teniendo en cuenta que tanto la distancia al defecto como el arco de rotación deben ser limitados para no comprometer la irrigación. El colgajo será del mismo tamaño del defecto y se crea una solución de continuidad de toda la piel del colgajo. Se fabrica un túnel subcutáneo para traspasar el colgajo al área del defecto. Este movimiento se puede realizar, también, basando el colgajo en un pedículo vascular verdadero, de manera que el arco de rotación y la distancia pueden ser mayores (**Fig. 44-7**).

Tipos específicos

Colgajo romboidal o de Limberg

Fue descrito por Limberg en 1946. Se crea un defecto de forma romboidal, con ángulos de 60 y 120°. El eje mayor del rombo se orienta siguiendo las líneas de mínima tensión de la piel para no distorsionar la anatomía y conseguir un cierre adecuado. El colgajo se dibuja a partir de uno de los ángulos de 120°, dividiéndolo por la mitad, y de longitud igual a la de los lados del rombo. Se dibuja otra recta paralela al lado del rombo que formará el colgajo y será un poco más larga. Utilizando la técnica de transposición, se moviliza el colgajo. Cualquier extirpación romboidal permite tallar cuatro colgajos distintos para su cierre. La elección del mejor de ellos es la clave del éxito. Este colgajo se puede utilizar en la mayoría de las regiones faciales (**Fig. 44-8**).

Variaciones:

- *Colgajo romboidal doble.* La técnica anterior puede ampliarse a defectos largos, suponiendo que el paralelogramo de ángulos de 60 y 120° que resulta de la extirpación son dos romboides yuxtapuestos. La reconstrucción de este defecto se realiza por transposición de dos colgajos romboidales (**Fig. 44-9**).
- *Colgajo romboidal triple.* El mismo principio puede aplicarse a defectos circulares que se convierten en hexágonos para poder ser reconstruidos con tres colgajos romboidales.

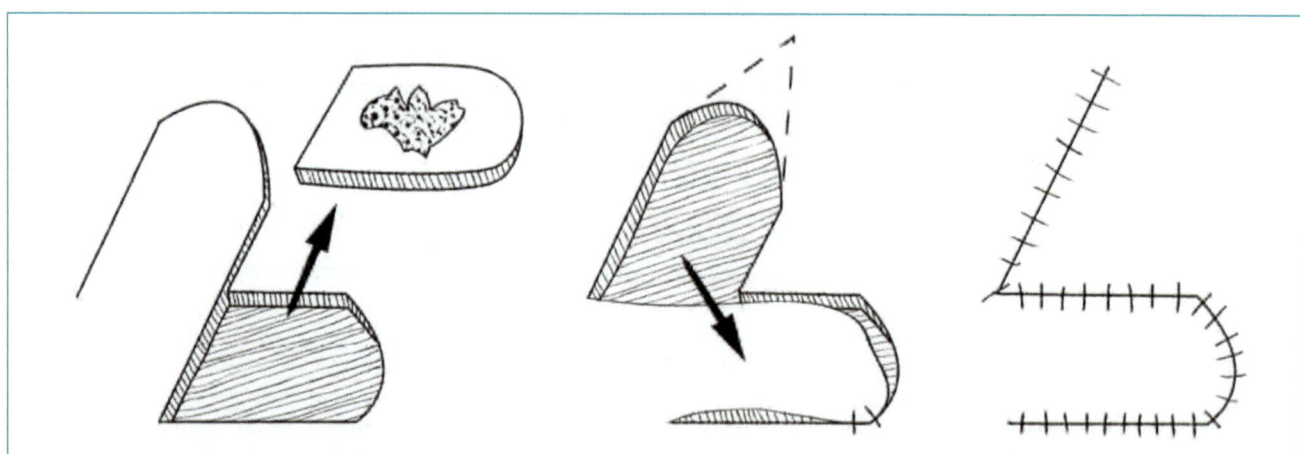

Figura 44-6. Colgajo de transposición de bordes redondeados.

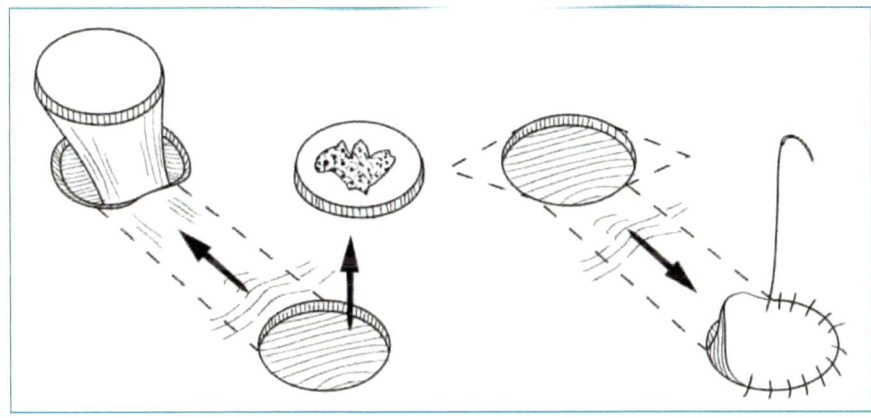

Figura 44-7. Colgajo local en isla. Se crea un túnel subcutáneo que permite la movilización del colgajo a la zona del defecto.

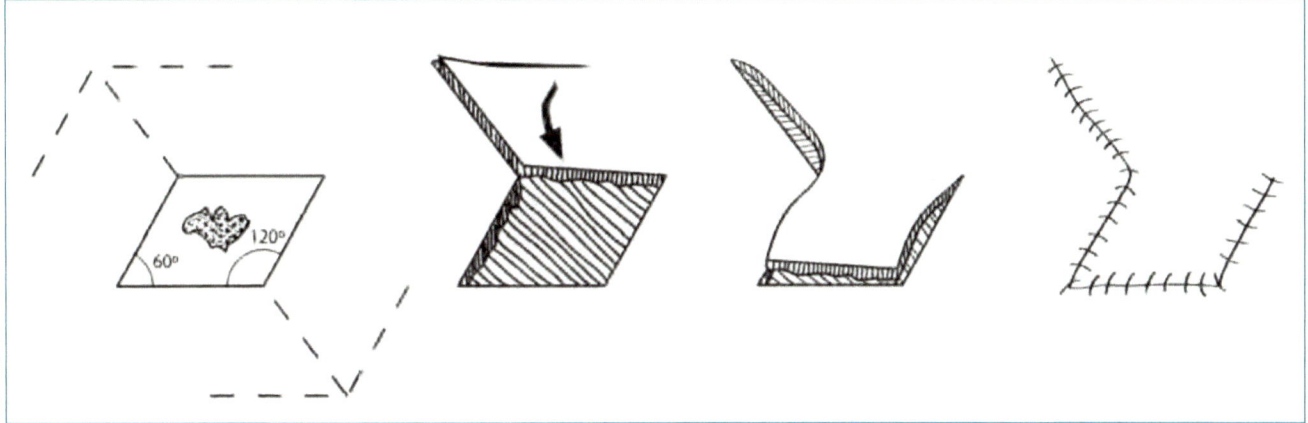

Figura 44-8. Colgajo romboidal o de Limberg.

- *Colgajo de Dufourmentel.* Este colgajo fue descrito en 1962 y es una variación del colgajo romboidal. Se utiliza para defectos romboidales con ángulos de 30 y 150°, aproximadamente. También se diseña a partir de uno de los ángulos mayores. La primera recta es la bisectriz de la prolongación del eje menor del romboide y de la prolongación de uno de los lados. La segunda recta se traza paralela al eje mayor del romboide. Proporciona más tejido que el colgajo de Limberg por lo que el cierre del defecto es más sencillo.

Bilobulado

Fue descrito por primera vez en 1918 por Esser para la reconstrucción de defectos del ala nasal. Puede utilizarse en otras regiones faciales, aunque resulta especialmente útil en la nariz. Se han publicado diversas variaciones. Se trata de trasponer dos colgajos, entre los que se distribuye la tensión, siguiendo un arco de rotación.

Se genera un defecto circular y se diseña un colgajo de transposición que rotará 90° o menos y que será de menor

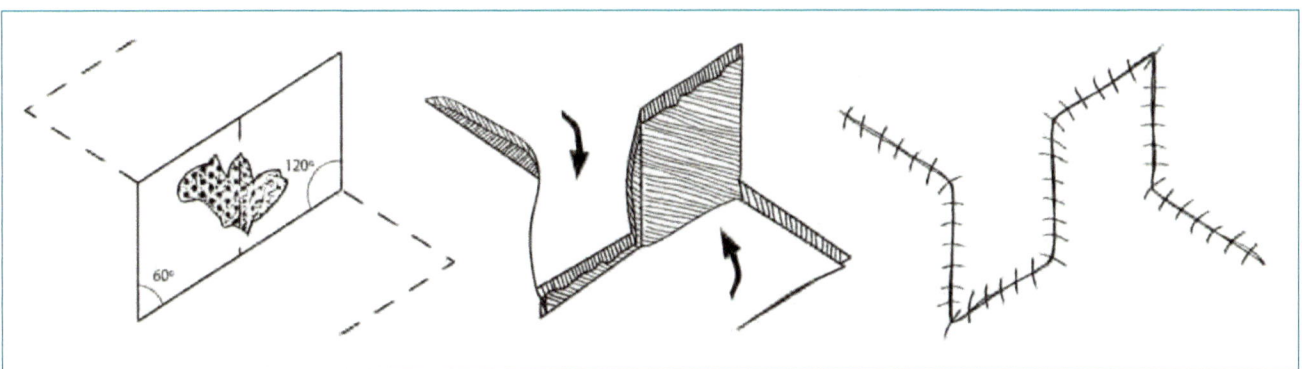

Figura 44-9. Colgajo romboidal doble.

tamaño que el defecto. Se crea un defecto secundario que requerirá a su vez la transposición de un segundo colgajo. Este se diseña de menor tamaño que el defecto secundario y con una rotación de 90° o menos. Ambos colgajos tendrán el mismo eje de rotación y el mismo radio. El tercer defecto se cierra de forma directa (**Fig. 44-10**).

Semilunar

El colgajo semilunar es un colgajo de avance sencillo que ofrece buenos resultados en reconstrucción de defectos perialares y del labio superior. Se realiza la extirpación creando un defecto triangular. Se extirpa una semiluna con un vértice en el vértice del triángulo. Y se avanza la piel para cerrar la semiluna y el triángulo extirpados (**Fig. 44-11**).

Reconstrucción de regiones específicas con colgajos locales

Frente

Anatomía. Anatómicamente, la frente se encuentra limitada superiormente por la línea de implantación del cabello, lateralmente por la región temporal e inferiormente por las cejas y la glabela. A la hora de plantear la reconstrucción de la frente, hay que considerar tres regiones anatómicas: línea media, región paramediana y región lateral.

Piel. La piel de la frente varía de persona a persona, al tiempo que sufre cambios con el envejecimiento. Su grosor y tono muscular disminuyen, progresivamente, favoreciendo la aparición de arrugas.

Musculatura. El músculo predominante en la frente es el músculo frontal, cuyas fibras se disponen verticalmente, creando líneas de relajación de la tensión horizontales, que serán las que nos orienten a la hora de realizar nuestras incisiones. En la parte media de la frente existe una prolongación fascial de la gálea, desprovista de fibras musculares, en la que las incisiones y cierres verticales, proporcionan un resultado estético aceptable. Otros músculos de la frente incluyen el procerus, el orbicular de los ojos y el corrugador de la frente, responsables de líneas de tensión verticales en el entrecejo.

Vascularización. La región medial está irrigada por las arterias supraorbitarias y supratrocleares, izquierdas y derechas, mientras que la región lateral se irriga por medio de la rama anterior de la arteria temporal superficial.

Inervación. La inervación motora depende de la rama frontal del nervio facial, que alcanza el músculo frontal desde la región temporal, inervándolo por su cara profunda, por lo que la disección de los colgajos locales en la frente debe realizarse en el plano del tejido celular subcutáneo o sobre el periostio frontal, para preservar las fibras motoras. La inervación sensitiva corre a cargo de los nervios supraorbitarios y supratrocleares, ramas de la división oftálmica del quinto par craneal, que discurren junto a sus arterias respectivas y perforan el músculo frontal desde su cara profunda para alcanzar el tejido celular subcutáneo.

Reconstrucción de la frente con colgajos locales. La reconstrucción de la frente busca obtener un resultado estéticamente aceptable, mientras se conserva la función adecuada del área facial. Los objetivos principales son mantener la línea natural del implante capilar, preservar la simetría de las cejas, utilizar incisiones horizontales en lugar de verticales (a menos que sea necesario en la línea media), y ocultar las cicatrices

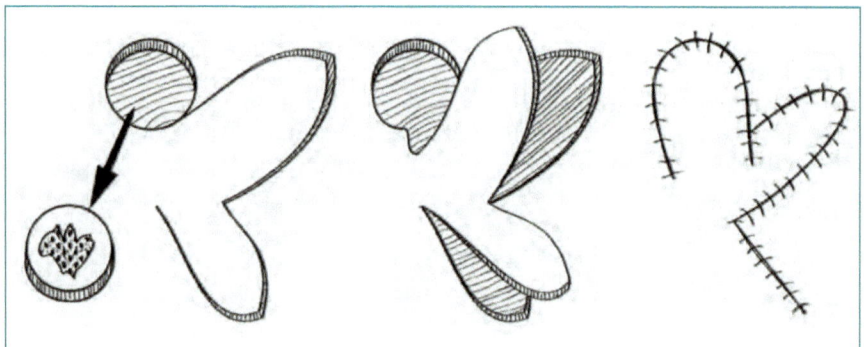

Figura 44-10. Colgajo bilobulado.

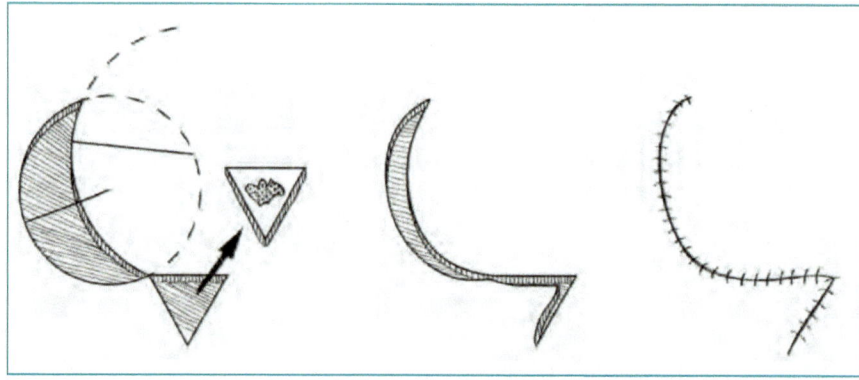

Figura 44-11. Colgajo semilunar.

dentro del cabello o las cejas siempre que sea factible. Además, es crucial preservar la función motora y sensitiva del área, evitando dañar los nervios responsables.

La elección del método reconstructivo más adecuado dependerá del tamaño del defecto, su ubicación, la cercanía a estructuras críticas que no se pueden modificar y las características de la piel que se va a reemplazar. Es importante considerar estos factores para asegurar un resultado estético óptimo y funcional en la reconstrucción de la frente:

- **Colgajo de rotación.** El colgajo de rotación es una solución idónea para la reconstrucción de defectos frontales laterales, siempre que la línea de implantación del cabello no se vea alterada. Por lo tanto, constituyen la alternativa de elección en pacientes calvos con defectos cutáneos importantes de la región lateral de la frente. Sin embargo, no deben ser considerados como primera opción, si el diseño del colgajo es desfavorable con respecto a las líneas de relajación de la tensión. Antes de realizar el colgajo, debemos estudiar la elasticidad de la piel, ya que la rotación puede comprometer su vascularización o modificar la posición de la ceja al traccionar de ella. Debemos tener siempre en cuenta las líneas de tensión superficial a la hora de diseñar las incisiones. Prolongaremos la base del defecto (en general, entre 3 y 4 veces el ancho de la base del defecto) para diseñar el arco del colgajo de rotación, que, siempre que sea posible, debe situarse paralelo y con anterioridad a la línea de implantación del cabello para evitar modificaciones. Aunque mayoritariamente el colgajo realiza un movimiento de rotación para cubrir el defecto, este se suele acompañar de un movimiento de avance que permite limitar la extensión y tensión del colgajo. Igualmente, se pueden aplicar otras modificaciones, como la escisión de un triángulo de Burow que evite deformidades cutáneas en la parte posterior del colgajo o triángulos intermedios, en caso de discrepancias de longitud (**Fig. 44-12**).

- **Colgajo de rotación de Whorten.** Este tipo de colgajo se utiliza en defectos importantes de la frente. Se diseña un colgajo de rotación, cuyo arco se extiende por la línea anterior de implantación del cabello a lo largo del territorio restante de frente. Se diseca en el plano subcutáneo hasta por encima de la línea capilar de las cejas, permitiendo la rotación de toda la frente para cubrir el defecto. Así, el borde vertical del colgajo se horizontaliza y se sutura con el borde inferior del defecto (**Fig. 44-13**).

En caso de que las frentes sean estrechas y con poca dimensión vertical, el colgajo podrá no tener la suficiente extensión para cubrir el defecto. Hay que tener en cuenta la

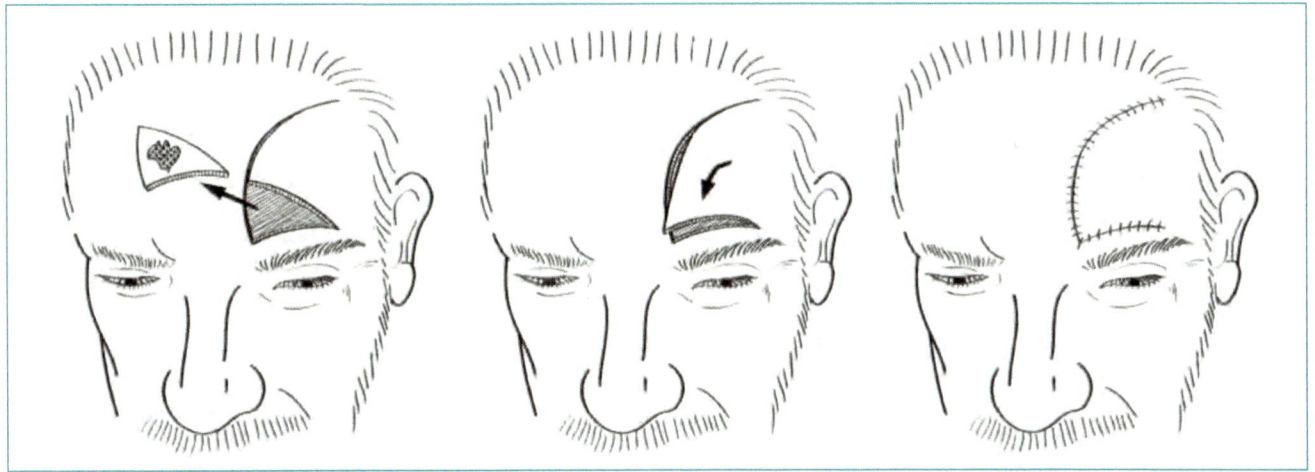

Figura 44-12. Colgajo de rotación para reconstrucción de la frente.

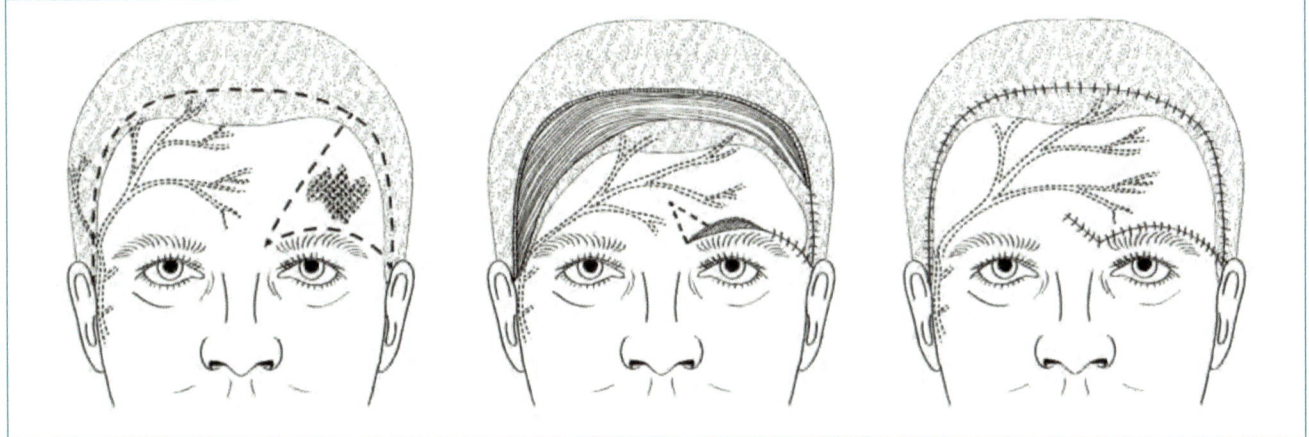

Figura 44-13. Colgajo de rotación de Whorten.

posibilidad de desplazar la línea del pelo y las cejas con este tipo de diseños.

- **Colgajo de rotación bilateral**. Este diseño es válido en caso de grandes defectos, en los que la distensibilidad cutánea no permite un cierre con colgajos simples. El defecto se escinde triangularmente, en este caso, con base horizontal inferior. Se diseñan dos colgajos de rotación opuestos uno a cada lado del defecto. Cada colgajo debe cubrir la mitad del área del defecto girando hacia la línea media del mismo. Como resultado quedará una sutura horizontal y otra vertical, coincidiendo con la línea media del defecto, donde contactan los dos colgajos, y que será más aceptable estéticamente cuando más la situamos en la línea media (**Fig. 44-14**). El principal inconveniente de este colgajo es que la frente queda denervada sensitivamente.

- **Colgajo en hacha.** Este tipo de colgajo se usa en caso de defectos circulares y se basa en la aplicación de la técnica de Z-plastia modificada. Es un colgajo local de rotación de forma triangular, con mayor o menor componente de avance y con una descarga en la base. En este caso se usan los triángulos que resultarían de expandir la incisión para extirpan una lesión circular en forma de elipse. Se levantan dos triángulos como colgajos subcutáneos, quedando al mismo tiempo pediculados a nivel cutáneo en uno de los extremos de la base que actuará como punto de pivote del colgajo. De esta manera, estableciendo los puntos de pivote en lados opuestos en los colgajos, conseguimos que cada uno de ellos rote hacia la línea media del defecto, cubriendo la mitad de este. Los defectos resultantes de los colgajos triangulares se cierran directamente en forma V-Y (**Fig. 44-15**).

Este colgajo permite cubrir defectos circulares, evitando generar tensiones excesivas que pudieran modificar la posición de las cejas en caso de que el defecto se situara próximo a ellas.

- **Colgajo en V-Y doble.** El diseño de dos colgajos de avance en V-Y encontrados permiten reconstruir defectos situados por encima de las cejas sin alterar prácticamente su posición. El defecto se extirpa de forma cuadrangular y el tejido se avanza desde los dos laterales de forma horizontal, lo que evita la elevación de las cejas.

- **Colgajo romboidal.** Tiene su indicación principal en la reconstrucción de defectos en la región temporal.

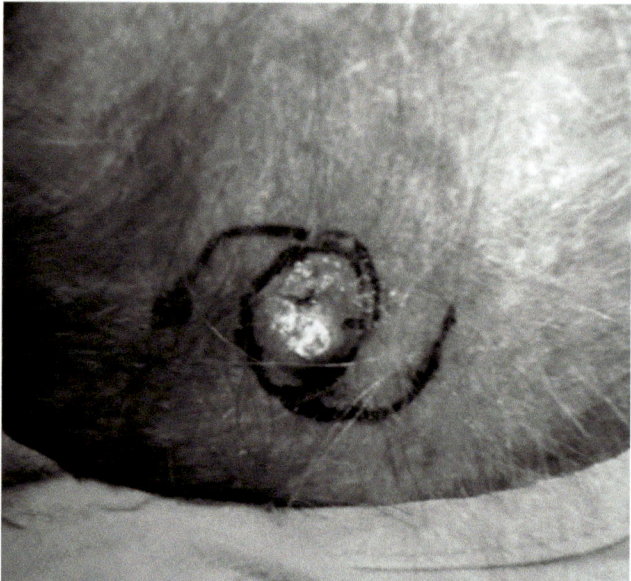

Figura 44-15. Colgajo en hacha.

Nariz

Anatomía. La nariz, por su prominencia y posición central en el rostro, es crucial estéticamente. La reparación de los defectos cutáneos nasales es uno de los procedimientos reconstructivos faciales más antiguos, destacando por su importancia estética y funcional.

La nariz se considera una unidad estética dividida en nueve subunidades, definidas por líneas de contorno y transiciones entre diferentes texturas y grosores de piel. Estas subunidades incluyen el dorso, las paredes laterales, las alas, los triángulos blandos, la punta y la columela. Localizar las incisiones en los límites de estas subunidades ayuda a minimizar la visibilidad de las cicatrices, al limitar los cambios en el contorno y colocarlas en áreas menos visibles.

Es importante evitar incisiones que atraviesen las concavidades de la nariz. Cuando el defecto afecta a más de la mitad de una subunidad estética, se recomienda reconstruir toda la unidad para mantener la armonía estética.

Las extirpaciones amplias para reparar defectos cutáneos en la nariz pueden requerir un esfuerzo quirúrgico significativo y mayores volúmenes de tejido, lo que puede aumentar

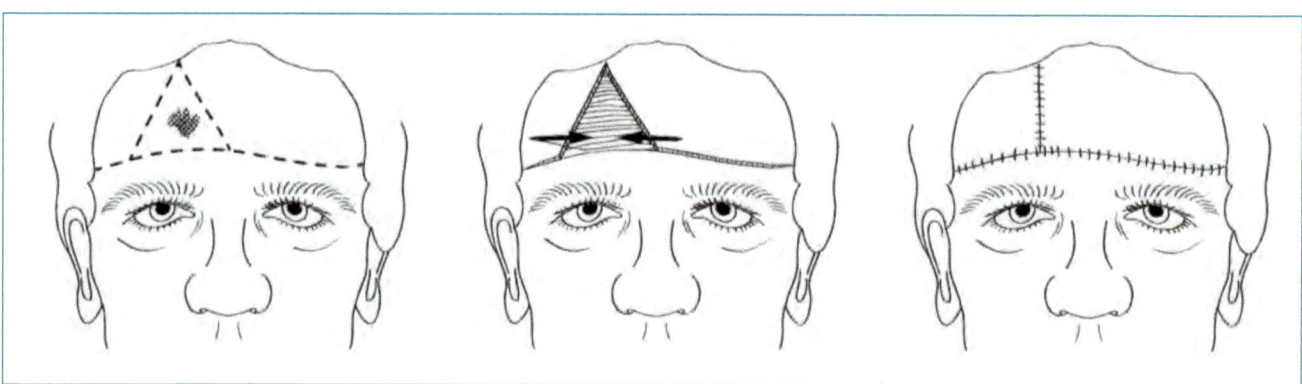

Figura 44-14. Colgajo de rotación bilateral.

la morbilidad dc la zona donante. En algunos casos puede ser más ventajoso realizar una cirugía de contornos que se adapte mejor a las necesidades del paciente y al tipo de defecto.

Las líneas de mínima tensión en la nariz son verticales en el área glabelar y transversas en el resto de la nariz. Estas líneas de tensión ayudan a determinar la dirección de las incisiones y la colocación de los colgajos para facilitar la cicatrización y minimizar la tensión sobre la piel durante la cicatrización.

Piel. La piel de la nariz varía en textura, color y apariencia en sus diferentes zonas. En el área glabelar, la piel es fina, pálida y plegable. La piel que cubre el esqueleto, dorso y paredes laterales es fina, mate y móvil. En los laterales, la piel es habitualmente más pálida y va aumentando de grosor conforme se aproxima a las alas nasales.

La piel de la punta y las alas está más adherida a la estructura de soporte nasal. Siempre es gruesa, especialmente, en los varones, blanda, grasa. Las glándulas sebáceas son más numerosas en el extremo caudal de la nariz, condicionando su apariencia, dado que los poros son amplios y visibles y la superficie brillante.

Además, el color de la piel cambia con la edad; en los ancianos es más coloreada, pudiendo existir telangiectasias, pelos, comedones e, incluso, rinofima.

Los márgenes de las narinas y la columela están cubiertos por piel fina, de forma que pequeñas irregularidades tras la reconstrucción se hacen muy evidentes. La forma de la columela es variada: colgante, con vibrisas visibles o retraída de forma que en el perfil no resulta apenas visible.

Entre la piel y el esqueleto óseo-cartilaginoso se encuentran cuatro capas diferentes de tejidos blandos, que de superficie a profundidad son: panículo adiposo superficial, capa fibromuscular, grasa profunda y periostio-pericondrio. La capa fibromuscular contiene la musculatura nasal y el sistema musculoaponeurótico nasal, continuación del homónimo facial.

Musculatura. Los músculos elevadores de la nariz son el *procerus*, el *levator labii superioris alaeque nasi* y el *anomalous nasi*. Los músculos depresores de la nariz son el *alar nasalis* y el *depresor septi nasii*. Los músculos compresores son la porción transversa del músculo nasalis y el *compressor narium minor*.

Vascularización. La porción alar y la parte baja del tabique están irrigadas por ramas de la arteria facial. El dorso y las paredes laterales están irrigados por la rama nasal dorsal de la arteria oftálmica y por la rama infraorbitaria de la arteria maxilar. El drenaje se efectúa por las venas facial anterior, plexo pterigoideo y oftálmica.

Inervación. Todos los músculos nasales están inervados por la división cigomático temporal del nervio facial. La sensibilidad cutánea está recogida por las ramas oftálmica y maxilar del V par craneal. Las ramas de los nervios supratroclear e infratroclear recogen las porciones más cefálicas. La rama nasal externa del nervio etmoidal anterior inerva las porciones más caudales. El nervio infraorbitario provee ramas sensitivas a los laterales nasales.

Reconstrucción nasal con colgajos locales. Para la reconstrucción de defectos nasales se pueden utilizar colgajos locales provenientes de otras subunidades nasales o de unidades estéticas faciales cercanas, como la frente, la región glabelar, la región retroauricular, las mejillas y el cuello. La elección del método depende de la capacidad de proporcionar piel con textura y color similares a los originales, asegurando una forma nasal óptima sin deformar la zona donante. Los objetivos principales de cualquier reconstrucción nasal son los siguientes:

- **Visión frontal.** La nariz debe ser simétrica cuando se la mira de frente. La punta nasal debe estar definida y mostrar dos puntos de reflexión de la luz. La anchura de la base nasal debe estar acorde con la distancia intercantal (la distancia entre los cantos internos de los ojos).
- **Visión lateral.** Se debe considerar la proyección de la punta nasal, el ángulo nasolabial (el ángulo entre la base de la nariz y el labio superior) y la columela (la estructura que forma la parte inferior de la nariz y separa las fosas nasales).
- **Visión oblicua.** Permite evaluar los contornos nasales. Debe existir una curva suave desde el reborde supraorbitario hasta el dorso nasal.
- **Visión basal.** Permite evaluar la forma y simetría de las narinas y la columela desde abajo.
- La nariz es una estructura tridimensional; por lo tanto, la reconstrucción debe reproducir de manera precisa los contornos normales en todas estas vistas. Esto implica no solo reparar la piel y las estructuras superficiales, sino también asegurar la función adecuada y preservar la estética facial.

Tipos de colgajos

- **Colgajo bilobulado.** Está considerado como el colgajo más útil en la reconstrucción de defectos menores de 1,5 cm, localizados en el tercio inferior nasal. En defectos de la punta nasal (medial) se debe diseñar con el pedículo lateral, y en defectos próximos al ala (laterales) es más apropiado diseñarlo con pedículo medial, de modo que no invada unidades estéticas vecinas.
- **Colgajo glabelar.** Se trata de un colgajo de rotación y trasposición, con avance V-Y de la piel del área glabelar. El área glabelar contiene una cantidad redundante de piel que puede desplazarse para cubrir defectos en el dorso y paredes laterales nasales de hasta 2,5 cm de diámetro. La piel es adecuada en cuanto a textura y color para reconstruir la parte superior y media de la nariz. También es muy útil para reconstruir la región cantal medial. El colgajo glabelar clásico es un colgajo de rotación, con avance V-Y en la región glabelar. Posee un amplio pedículo (canto medial-pared lateral contralateral) por lo que es muy fiable. La incisión se extiende a la glabela de forma proporcional al defecto y la disección se realiza en un plano supramuscular, a diferencia de otros colgajos de la región nasal, que se levantan en un plano submuscular. El cierre del defecto secundario en el área donante se realiza mediante avance V-Y asimétrico (**Fig. 44-16**).
- **Colgajo heminasal o glabelar prolongado (de Reiger).** Moviliza casi toda la piel nasal para reconstruir defectos de tamaño medio localizados en el tercio inferior nasal. La incisión lateral parte desde el defecto y discurre por el límite entre dorso y paredes nasales hasta la glabela, donde se realiza un *back cut* por encima del canto interno para

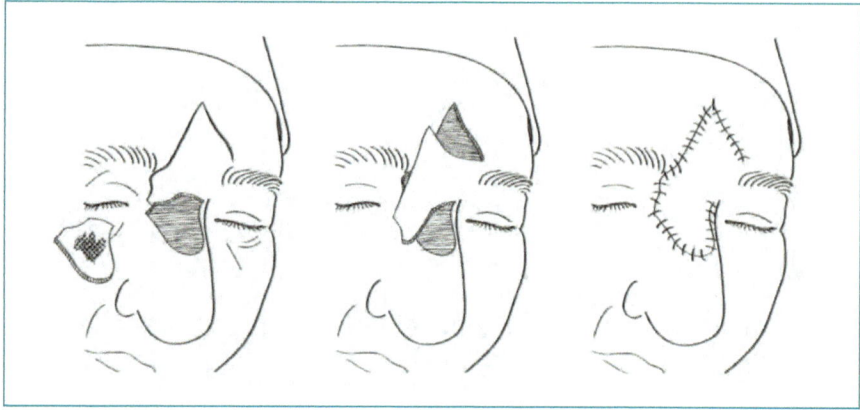

Figura 44-16. Colgajo glabelar clásico.

permitir su rotación. El pedículo es muy amplio, abarcando la pared lateral nasal contralateral. El colgajo se levanta en un plano submuscular, excepto en el triángulo glabelar, donde la disección es subcutánea.

- **Colgajo nasolabial.** El área nasolabial o nasogeniana permite elaborar un colgajo vascularizado por ramas miocutáneas de la arteria angular y perforantes del músculo elevador del labio superior. Puede diseñarse con pedículo superior o inferior, o bien en isla con pedículo subcutáneo. También puede realizarse en dos tiempos, seccionando el pedículo una vez transcurridas 3 semanas o más. Se emplea para la reconstrucción de pared lateral, ala (combinado muchas veces con injerto cartilaginoso) y punta nasal. También se usa para dar cobertura interna en defectos mucosos (colgajo en bisagra) o incluso interna-externa, cuando el extremo distal se dobla sobre sí mismo.

El diseño es simple y rápido. Su mayor inconveniente es que aporta piel de la mejilla, que no es igual que la de la nariz, pues a menudo hay diferencias de textura y de color, especialmente, en el hombre, donde debe evitarse la transferencia de pelos.

El colgajo de pedículo superior permite reconstruir defectos de la pared lateral en un tiempo, pero quizá su indicación principal es la reconstrucción de la subunidad completa del ala nasal, combinado con injerto libre de concha auricular para evitar el colapso durante la inspiración. En estos casos, el colgajo se realiza en dos tiempos. El diseño del colgajo en isla evita un segundo tiempo quirúrgico a costa de aumentar el riesgo de compresión vascular (**Fig. 44-17**).

- **Colgajo de Rintala.** Se trata de un colgajo de avance puro, de gran longitud, utilizado para la reconstrucción de defectos en la punta nasal de hasta 1,5 cm de diámetro. Debe acompañarse de la extirpación de dos triángulos de Burow en su base para permitir el avance. Está especialmente indicado en pacientes mayores que presentan cierta ptosis de la punta nasal y mayor redundancia de piel en el dorso. Idealmente, haremos coincidir la anchura del colgajo y del defecto a la del dorso nasal para conservar las subunidades estéticas.

- **Colgajos del reborde alar.** El empleo del colgajo de los rebordes alares para la reconstrucción de la columela fue un método descrito por Gillies. Es un procedimiento en

un tiempo que transporta piel no pilosa y parecida a la columela. Permiten una reconstrucción de defectos cutáneos de la columela, extirpando la subunidad completa, con mínima cicatriz.

- **Colgajo frontal.** La piel relativamente delgada, pero rígida y sin pelos de la frente, proporciona un excelente medio para la reconstrucción de la cobertura cutánea nasal, por su gran parecido en cuanto a color y textura. Es la mejor opción para reconstruir defectos de dos o más subunidades estéticas nasales. Es muy importante el diseño del colgajo, primando la reconstrucción del defecto nasal frente al defecto secundario frontal.

- **Colgajo paramediano frontal.** Es el tipo de colgajo más comúnmente utilizado en procedimientos reconstructivos. Este colgajo está formado por varias capas, como piel, tejido celular subcutáneo, músculo frontal y una delgada capa de tejido areolar. Se diseña y se diseca como un colgajo de espesor completo, utilizando un pedículo paramediano, que se basa en los vasos supratrocleares, los cuales se encuentran profundamente sobre el periostio y el borde supraorbitario. Estos vasos atraviesan el músculo y llegan al tejido celular subcutáneo, hasta la línea de inserción del cabello. Este colgajo es axial y miofascial, lo que le proporciona una excelente irrigación sanguínea.

Aunque se puede transferir como un colgajo en isla en un solo paso, puede provocar un exceso de volumen en el pedículo, lo que podría causar distorsiones estéticas y poner en riesgo la vascularización por presión. Por lo general, el procedimiento se realiza en dos etapas. En la primera etapa, se retiran el músculo frontal, el tejido celular subcutáneo y la piel desde la parte distal hacia la proximal, en dirección vertical hacia el arco ciliar del mismo lado. A unos 2 cm de este arco, se profundiza en el área subperióstica, incluyendo el músculo corrugador para proteger la irrigación sanguínea. La incisión lateral del pedículo puede extenderse hacia el canto interno y la base del colgajo puede estrecharse hasta 1,2 cm para mejorar la movilidad y reducir el riesgo de isquemia o congestión venosa, ya que una base más ancha puede aumentar el riesgo de compresión. También es posible reducir el grosor del colgajo en esta primera etapa, hasta tres cuartos de su longitud distal, cuidando de no dañar los vasos del plexo subdérmico, aunque esto es especialmente arriesgado en pacientes con problemas vasculares o fumadores.

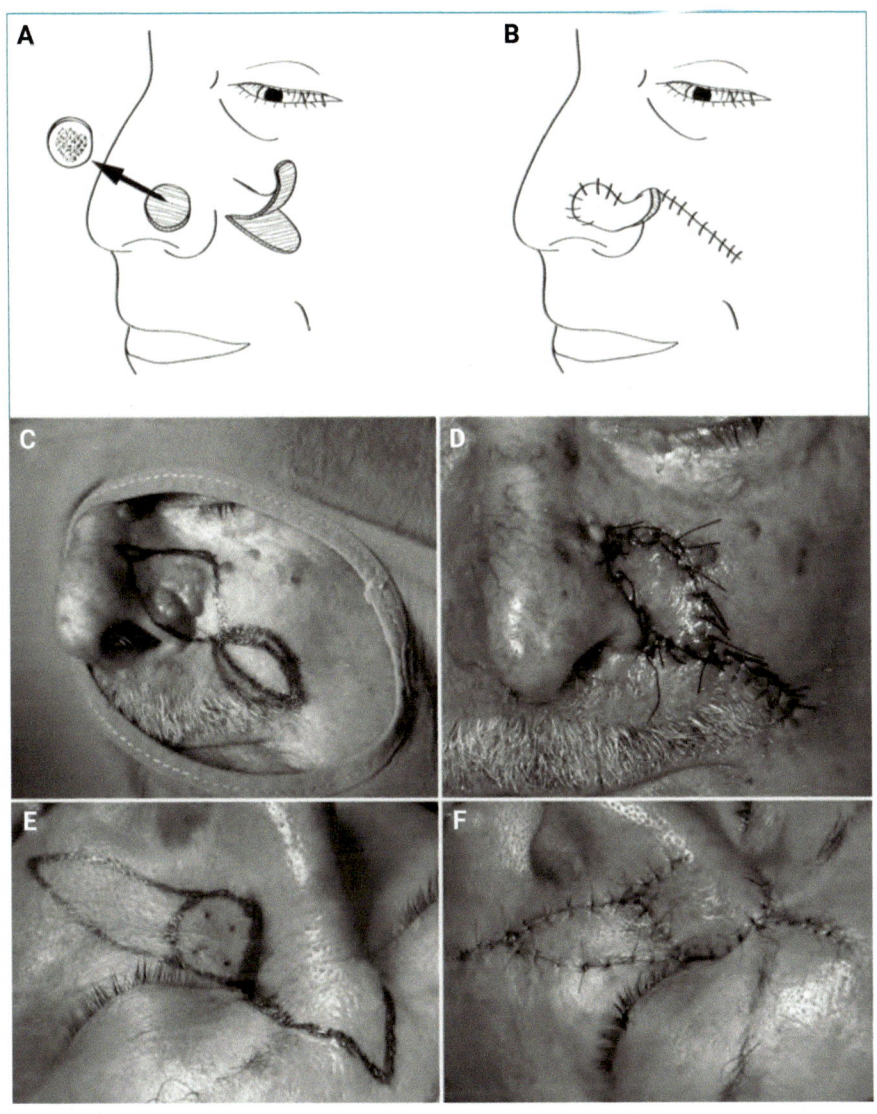

Figura 44-17. Colgajo nasolabial.
A y **B)** Colgajo nasolabial de pedículo superior para reconstrucción de defecto del ala nasal.
C y **D)** Colgajo nasolabial en isla.
E y **F)** Colgajo nasolabial en isla y colgajo glabelar para reconstrucción de defecto de área paranasal y párpado inferior.
Imágenes cedidas por el Dr. Cebrián.

En un segundo tiempo, el pedículo se secciona, pasadas, al menos, 3 semanas. La base del pedículo se vuelve a su posición original, reponiendo el extremo medial de la ceja, evitando la asimetría. A veces, es necesario extirpar un triángulo supraciliar a modo de triángulo de Burow, para traccionar de la ceja hacia su posición original. El resto del pedículo se desecha. El extremo proximal del colgajo integrado en el defecto nasal puede liberarse en este tiempo (nunca más de la mitad del área reconstruida) para su desgrasado y remodelado (**Fig. 44-18**). En cuanto al área donante, generalmente, no se puede cerrar por primera intención el extremo más craneal, pero suele cicatrizar bien por segunda intención. Algunos autores defienden la posibilidad de realizar tiempos intermedios (a partir de las 3 semanas) entre la inserción del colgajo y la sección del pedículo, como el desgrasado del colgajo, la introducción de injertos de cartílago para definir la punta o cualquier otra actuación que esculpa el contorno nasal, mientras el colgajo mantiene el pedículo original algún tipo de unión al lecho receptor. Esta estrategia es especialmente útil para pacientes que tienen determinadas enfermedades, como diabetes, problemas vasculares o que son fumadores, ya que en estos casos es mejor evitar el tallado del colgajo en la primera etapa. Sin embargo, hay que tener en cuenta que puede retrasar la sección del pedículo, lo que podría causar cierta incomodidad al paciente.

• **Colgajo hemifrontal.** Otro colgajo menos utilizado actualmente es el colgajo frontal llamado «*up and down*», basado en la hemifrente contralateral. Los vasos de este son el supraorbitario y el supratroclear. La incisión vertical media debe ser suficientemente larga para permitir que la hemifrente empleada pueda descender el área nasal. La longitud de esta incisión determina el diseño del colgajo, que debe hacerse de forma que queden unos 7,5 cm de tejido por encima del extremo superior de esta incisión para tener un pedículo de anchura adecuada.

Se levanta el colgajo, dejando intacto el pericráneo, y la hemifrente se traspasa al área nasal. Si hay tensión, puede extenderse la incisión vertical media, lo que permite que la piel frontal se abra y se alargue.

La superficie cruenta de la frente se cubre con un injerto libre de piel inmediato o de forma diferida. A las tres semanas se secciona el pedículo del colgajo, retornando a la frente el área remanente.

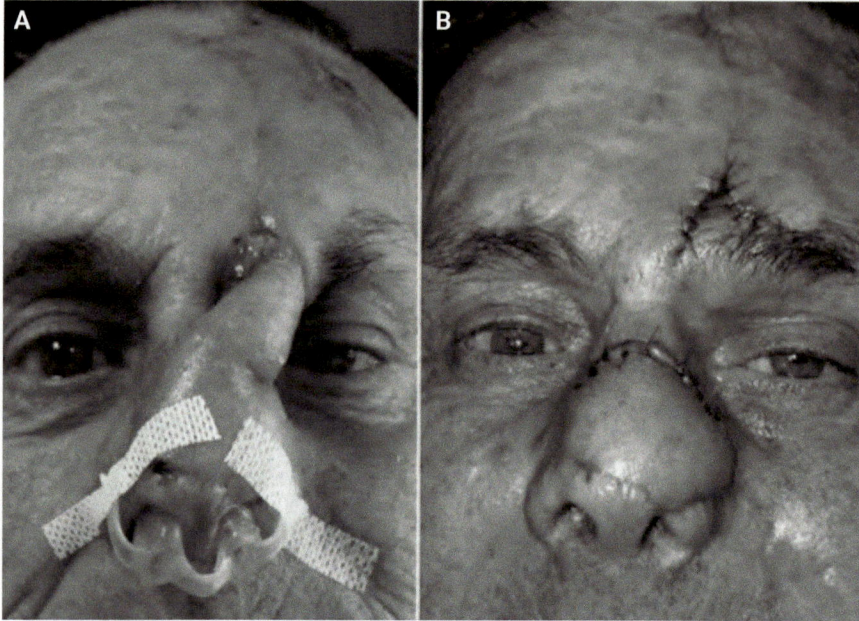

Figura 44-18. Colgajo frontal paramediano para reconstrucción de defecto de punta y dorso nasal.

- **Colgajo de Washio.** El método descrito por Washio para la reconstrucción nasal con un colgajo de piel retroauricular es particularmente adecuado para tratar defectos en los alares y la heminariz, especialmente, en niños, aunque también puede aplicarse en adultos cuando sea necesario cubrir una gran porción de la nariz. Este enfoque permite utilizar piel de un área donante oculta, minimizando las cicatrices visibles (**Fig. 44-19**).
Procedimiento detallado:

1. **Localización de los vasos temporales:** es crucial identificar el trayecto de los vasos temporales para diseñar correctamente el colgajo. Se traza el colgajo de manera que incluya suficiente piel para cubrir el defecto nasal deseado.
2. **Diseño del colgajo:** el diseño del colgajo es similar al principio del "colgajo frontal *up and down*". Se realiza una incisión central que abre y alarga el colgajo. La base del colgajo se encuentra en la línea que va desde el extremo del hélix (la parte externa visible del pabellón auditivo) hasta la línea del cabello temporal, justo por encima de este punto.
3. **Elevación del colgajo:** se practican incisiones en la región temporal para incluir las ramas posteriores de los vasos temporales en el colgajo. Se levanta el colgajo en el plano subfascial, asegurando preservar la vascularización necesaria.
4. **Extensión del colgajo:** la incisión medial del colgajo es conservadora para evitar comprometer la vascularización. Sin embargo, puede ser necesario realizar una incisión vertical para alargar el colgajo desde el extremo superior de la incisión retroauricular, permitiendo una mayor cobertura del defecto nasal.
5. **Colocación del colgajo:** la piel postauricular se coloca sobre el defecto nasal sin tensión excesiva y se sutura adecuadamente.
6. **Sección del pedículo:** entre 2 y 3 semanas después del procedimiento inicial se realiza la sección del pedículo vascular del colgajo. La piel no utilizada se retorna a su posición original en la zona donante. El defecto pos-

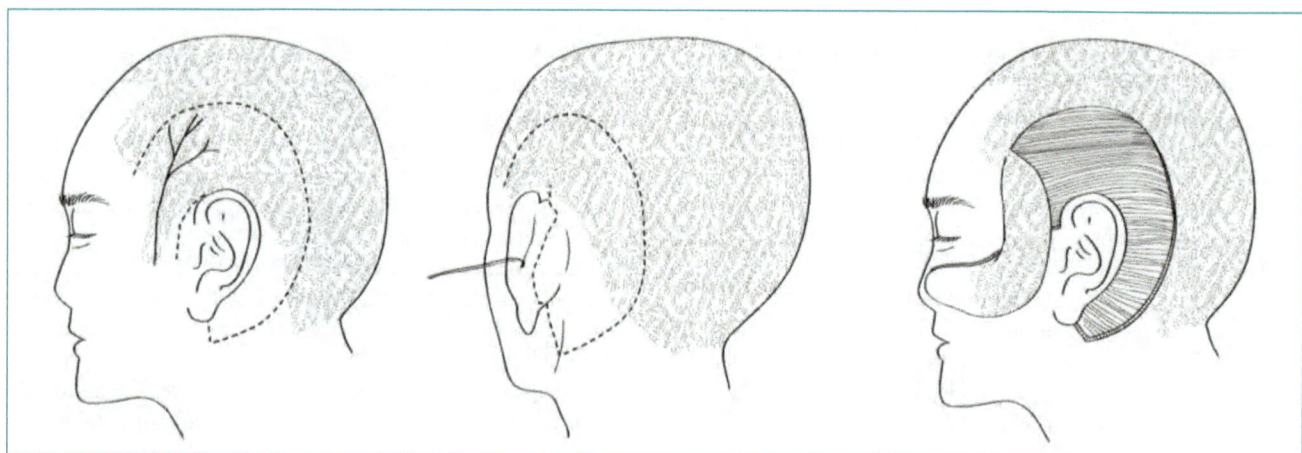

Figura 44-19. Colgajo de Washio.

tauricular puede cerrarse directamente sin necesidad de injertos adicionales.

Ventajas del método:

Ausencia de cicatrices visibles: utiliza piel de una zona oculta detrás de la oreja, evitando cicatrices evidentes en áreas visibles.

Similitud en textura y color: la piel retroauricular suele ser fina y tiene una coloración que se asemeja bien a la piel de la nariz, mejorando el resultado estético final.

- **Colgajo de Schmid.** Schmid describió una técnica destinada a disminuir las cicatrices de la frente y a transportar piel fina y blanda al área alar. El colgajo está basado en los vasos supratrocleares y se dibuja horizontalmente por encima de la ceja hasta la sien entre la línea del pelo y el extremo externo de la ceja.

El colgajo requiere un *delay* inicial de 7 a 10 días para asegurar su viabilidad, pero puede ser empleado como una reconstrucción inmediata, si es absolutamente necesario. El delay consiste en el levantamiento del pedículo de su base hasta el área donde debe ser transferida (pero no incluyendo esta). En el extremo distal-temporal del colgajo se crea un bolsillo por disección roma con tijeras, algo mayor que el defecto de la narina, previendo su contractura posterior.

En el interior del bolsillo se introduce un injerto cutáneo laminar que cubra todas las zonas cruentas. Se tapona con una gasa para evitar un hematoma y facilitar que el injerto prenda.

A los 10 días se retira la gasa y el extremo distal del colgajo se abre por los bordes laterales del bolsillo. Una vez abierto este extremo, debe estar cubierto de piel el colgajo y la frente. El colgajo se traslada a la nariz, y con su extremo distal se reconstruye el defecto de la punta nasal y de las alas.

A los 10 a 14 días se divide el pedículo. El tejido restante del colgajo se sacrifica y se remodela la punta nasal para obtener un contorno satisfactorio. Supone poca cicatriz frontal y poca deformidad en la zona dadora.

La irrigación sanguínea del colgajo de Schmid es algo precaria. Por ello, el manejo poco cuidadoso del pedículo o el fallo al realizar el delay pueden acarrear una isquemia y necrosis del colgajo. En ocasiones, la forma de la frente puede impedir obtener suficiente piel y efectuar el cierre directo. En este caso hay que decidirse por otro procedimiento.

Labio

Anatomía. Los labios son unos pliegues musculares que rodean el orificio bucal. Están recubiertos por piel en su parte externa y por mucosa en la parte intraoral. La unión del labio superior con la mejilla está delimitada por el surco nasolabial, que va del borde nasal hasta la comisura bucal en dirección oblicua. Del mismo modo, el labio se separa por el mentón por el surco mentolabial, de orientación horizontal. En el labio superior encontramos el *filtrum*, situado en su parte central y delimitado por las dos crestas filtrales. El tejido que recubre el labio exteriormente, en la zona de interfase entre piel y mucosa, se llama bermellón, y consiste en una piel muy fina y vascularizada. La piel y el bermellón están unidos por una línea cutaneomucosa, llamada línea alba, de vital importancia para la reconstrucción estética.

Musculatura. Existen varios grupos musculares que confieren el tono labial: músculos depresores labiales, músculos retractores del labio, eversores del labio, de la comisura labial y músculo orbicular, que es el músculo responsable de la función esfinteriana. El músculo orbicular consta de dos fascículos: uno con fibras superficiales, que aporta las funciones de aproximación, protrusión y fruncimiento del labio; y uno con fibras profundas y oblicuas, cuya función es evitar el acúmulo de saliva y comida en el surco vestibular. No obstante, el músculo orbicular tiene otras funciones, como contribuir a la formación de consonantes labiales, contribuir a favorecer el movimiento salival y servir como base de inserción de otros músculos útiles para los movimientos de la expresión, como pueden movimientos de elevación o depresión del ángulo de la boca, movimientos de elevación del labio superior, etcétera.

Nos encontramos con 10 músculos:

- El cigomático mayor, que es elevador y abductor de ambas comisuras labiales.
- El cigomático menor, que es elevador y abductor de la parte media del labio superior.
- El elevador del labio superior, que, como su nombre indica, eleva el labio superior.
- El orbicular de los labios, las funciones del cual se han descrito anteriormente.
- El risorio de Santorini, que retrae las comisuras labiales, es decir, las tira para atrás.
- El buccinador, que retrae las comisuras labiales para permitir soplar y aspirar.
- El platisma.
- El depresor del ángulo de la boca, que, como su nombre indica, desciende las comisuras.
- El cuadrado de la barba, que tira hacia abajo y dobla hacia fuera el labio inferior.
- El mentoniano, que eleva el mentón y el labio inferior. También se le conoce como músculo elevador de la barbilla.

Vascularización. La irrigación de los labios es un aspecto crucial a considerar, ya que puede variar significativamente entre diferentes personas. Por ello es muy recomendable la realización de un Doppler antes de plantear cualquier colgajo reconstructivo. En la mayoría de las situaciones, en el labio superior, la sangre arterial llega por las arterias labiales superiores, que pasan entre la mucosa intraoral y el músculo orbicular. En el labio inferior, la irrigación arterial llega por un arco formado por las dos arterias labiales inferiores, que se anastomosan formando una red de más de 100 perforantes, que se dirigen hacia la dermis.

Inervación. En el labio superior, la sensibilidad está a cargo del nervio infraorbitario, que es una rama del nervio trigémino infraorbitario, rama del nervio trigémino (V par), mientras que la inervación motora corre a cargo de la rama bucal del nervio facial (VII par). En el labio inferior, la inervación sensitiva corresponde al nervio mentoniano, rama del nervio trigémino (V par), y la inervación motora se debe a la rama marginal del nervio facial (VII par). Un detalle importante es que tanto los vasos como los nervios llegan al músculo orbicular de modo tangencial. Esto permite movilizar los tejidos sin comprometer la vascularización ni la inervación.

Reconstrucción del labio con colgajos locales. Los labios son una estructura facial muy importante tanto estética como funcionalmente y está dividida en cinco subunidades estéticas: el filtrum, el labio superior, el bermellón, el labio inferior y la región mentoniana. La colocación precisa de incisiones en los límites de estas subunidades es fundamental para obtener resultados estéticos óptimos durante la reconstrucción.

Funciones y consideraciones fundamentales:

- **Funciones principales:** los labios desempeñan múltiples funciones esenciales, incluyendo la continencia oral, la alimentación, la succión, el acceso intraoral y una función social importante, que incluye el lenguaje verbal y componentes eróticos.
- **Prioridades en la reconstrucción:** ante la extirpación de lesiones oncológicas, la prioridad es asegurar una resección completa del tejido patógeno, preservando al máximo la función y la estética del órgano. Es crucial mantener la continuidad del músculo orbicular, especialmente en el labio inferior, para prevenir dehiscencias posteriores y asegurar una restauración funcional adecuada mediante suturas apropiadas.
- **Técnicas de reconstrucción:** es mejor utilizar colgajos de tejido adyacente para evitar la microstomía (estrechamiento de la abertura bucal) o minimizar su grado. Se suele seguir la secuencia de colgajo de tejido adyacente, seguido de colgajo nasogeniano o mentoniano y, finalmente, colgajo de tejido a distancia.
- **Importancia de la sensibilidad:** es crucial preservar la sensibilidad del labio durante la reconstrucción para mantener sus funciones sensoriales, lo cual es vital para la continuidad de las funciones orales y sociales del paciente.
- **Reconstrucción del bermellón:** la reconstrucción del bermellón (la zona roja del labio) se realiza preferentemente con mucosa labial para obtener resultados estéticos y funcionales óptimos. En casos donde no es posible, se utiliza mucosa bucal o lingual, aunque estas opciones pueden no ofrecer el mismo resultado estético.

En resumen, la reconstrucción labial requiere un enfoque meticuloso que considere tanto la función como la estética, utilizando técnicas adecuadas para preservar la continuidad muscular, minimizar la microstomía y mantener la sensibilidad, asegurando así resultados satisfactorios para el paciente.

Reconstrucción del labio inferior

Defectos de espesor parcial. Ante defectos de espesor parcial en el labio inferior, se siguen los mismos principios reconstructivos que en otras áreas de la cara, utilizando múltiples colgajos. Se deben esconder las cicatrices en los pliegues de expresión (el surco nasogeniano en el labio superior o el surco labiomentoniano en el labio inferior).

Defectos de espesor total. Los defectos se pueden dividir en: defectos menores de ⅓, defectos que oscilan entre ⅓ y ⅔, y defectos mayores de ⅔ o totales. Cuando se trata de defectos menores de ⅓, está indicado el cierre directo siguiendo los principios anteriormente mencionados. Cuando se prevé este tamaño de defectos, es preferible la extirpación del defecto en U, o en W cuando el defecto sea mayor. Cuando nos encontramos defectos que oscilan entre el ⅓ y los ⅔ de la longitud del labio, existen varias opciones reconstructivas, como son: el colgajo de Karapandzic (unilateral o bilateral); el colgajo de Yu, el colgajo de Gillies, o también llamado en abanico o Fan-flap; el colgajo de Bernard-Webster y el colgajo de Abbe-Estlander. Cuando nos encontramos ante defectos que son mayores de ⅔ de la longitud labial total o defectos en toda la longitud, están indicados el colgajo de Fujimori y el de Fujimori modificado por Seydam. Los veremos todos a continuación:

- *Defectos menores de ⅓ de la longitud labial total.* La escisión en cuña y el cierre primario son satisfactorio para defectos menores de ⅓ de la longitud labial total. Se debe restaurar la continuidad de la línea alba. Para facilitar este alineamiento, se recomienda la anestesia troncular en vez de la infiltración local de los tejidos porque así se evita la distorsión que provoca el volumen de la anestesia y los cambios de coloración debidos al efecto vasoconstrictor de la adrenalina de la anestesia. Se recomienda realizar una incisión perpendicular a la línea o realizar un pequeño escalón de 1,5 mm para evitar alineamientos indebidos.

  Las lesiones pequeñas situadas en la zona lateral merecen una mención especial. En estos casos se puede realizar una extirpación trapezoidal o pentagonal, donde el segmento lateral es el de menor longitud y el segmento lateral inferior es el de mayor longitud. Con esta técnica se consigue evitar posibles discrepancias y distorsión en los labios.

  Cuando las lesiones son mayores, pero aún se prevé un defecto menor de ⅓ de la longitud labial, la resección se puede realizar en W. Conviene evitar que la incisión sobrepase el surco mentoniano.

- *Defectos de ⅓ a ⅔ de la longitud labial total.* Para los defectos con un tamaño de ⅓ a ⅔ de la longitud labial total existen varias técnicas, que se describen a continuación:
  - *Técnica de Karapanzic.* El defecto se traza en modo rectangular y se trazan unas incisiones siguiendo los pliegues nasolabial y mentolabial. Las incisiones son de espesor total. Una vez realizada la extirpación y las incisiones, se realiza un avance de los dos colgajos siguiendo la dirección del orbicular para cerrar el defecto. Luego se realiza una sutura por planos. El colgajo puede ser uni o bilateral, es decir, solo se realizan las incisiones en un lado o en los dos. Será unilateral cuando se cubra el defecto sin quedar microstomía secundaria. Hay que tener en cuenta que la disección tiene que ser cuidadosa, para conservar vasos y nervios. Este colgajo está basado en la arteria labial inferior. Como ventajas, el colgajo presenta una preservación de la sensibilidad labial y se reconstruye la continuidad del músculo orbicular. Esto permite que

se conserve la función del labio y que se obtenga un buen resultado estético. Como inconvenientes puede presentar microstomía secundaria, aunque suele mejorar con el paso del tiempo. El colgajo de Karapanzic está contraindicado en defectos laterales del labio superior, en caso de tumor que infiltre mandíbula y cuando la piel del mentón se encuentra afectada.

- *Colgajo en escalera.* Descrito por Johanson en 1974, el defecto también se traza en forma rectangular y, uni o bilateralmente, se trazan escalones de altura decreciente. En cada uno de los escalones se extirpa un cuadrado igual a la altura del escalón, lo que permite luego el avance de la piel y el músculo para reparar el defecto. Se realizará colgajo unilateral cuando el defecto sea menor de 2 cm.

- *Colgajo en abanico, de Gillies o Fan-flap.* En este colgajo, la lesión se extirpa de modo que resulte un defecto rectangular. Seguidamente se realiza una incisión de espesor total a lo largo del surco nasolabial, rodeando la comisura, volteándola, tomando como pivote el punto central de la comisura. Una vez realizada la incisión, el colgajo se avanza y se rota, de modo que la parte que irá a la parte superior del defecto es el lado medial del colgajo trazado. Este tipo de colgajo precisa alguna técnica de reconstrucción del bermellón, como pueden ser el colgajo de mucosa labial o de superficie inferior de lengua. Es muy importante tener en cuenta que, en este colgajo, la altura tiene que ser la misma que la anchura del defecto. El colgajo se puede realizar de modo bilateral ante defectos totales del labio. Como ventajas, el colgajo de Gillies aporta más tejido que el de Karapandzic, por lo que produce menos microstomía (**Fig. 44-20**).

- *Colgajo de Yu.* El colgajo de Yu es un tipo de colgajo que resulta de la combinación de un colgajo de rotación y un colgajo de avance. Puede ser unilateral o bilateral. Se traza la extirpación de la lesión de modo que el defecto sea triangular con base invertida. Seguidamente, se realizan dos incisiones en el surco nasogeniano, que parten de la comisura. En la parte medial de las incisiones del surco nasogeniano se realizan unas descargas. El labio inferior remanente se avanza a través de las incisiones de la comisura y el tejido nasogeniano se desliza para aportar tejido al defecto creado por el desplazamiento del tejido del labio inferior remanente. Hay que tener en cuenta que en la parte lateral no se corta el orbicular, por lo que solo avanzan la piel y el bermellón. En este colgajo también se requiere una técnica adicional para la reconstrucción del bermellón. El colgajo permite una buena apertura oral y obtener unos buenos resultados estéticos, ya que las cicatrices se esconden en los surcos.

- *Colgajo de Bernard-Webster.* Es un colgajo de avance de piel y tejido subcutáneo que va desde la mejilla hasta el labio. Se extirpa la lesión, de modo que resulte un defecto rectangular, y se dibuja un colgajo rectangular de la misma altura que el defecto, de modo que el tejido de la mejilla avanza hasta recubrir el defecto. Para evitar que se formen orejas de perro con el avance o que quede un labio inferior tenso, se pueden extirpar los triángulos de Burow. Al igual que en otros colgajos, este también requiere técnicas especiales para la reconstrucción del bermellón. Las ventajas son buena competencia oral y estética aceptable, y los inconvenientes, funcionalidad labial limitada.

- *Colgajo de Abbe-Estlander.* El colgajo de Abbe consiste en la transferencia de un colgajo triangular de espesor total del labio superior hasta el labio inferior. El colgajo está basado en la arteria labial y el drenaje venoso se realiza por las pequeñas venas que van paralelas al curso de la arteria. Por esta razón, el colgajo debe incluir la arteria labial y un poco de tejido blando de alrededor para asegurar un correcto drenaje venoso. El defecto y el colgajo deben tener la misma forma, de modo que el colgajo tenga la mitad de tamaño que el defecto. El colgajo se pivota 180º sobre su pedículo y se sutura en el labio inferior. La zona donante se cierra primariamente. El colgajo puede pedicular tanto lateral como medialmente, y el pedículo se corta transcurridas 2 o 3 semanas. La mayor ventaja que presenta el colgajo es que no se violan las comisuras. Uno de los principales inconvenientes es que presenta un pedículo transoral, lo que significa que el paciente deberá seguir una dieta líquida o túrmix durante un tiempo y que se necesitan dos intervenciones quirúrgicas. Además, hay una fase prolongada de denervación, lo que puede afectar a la sensibilidad y a la función del área tratada. También existe el riesgo de que se produzca una deformidad en *trapdoor*.

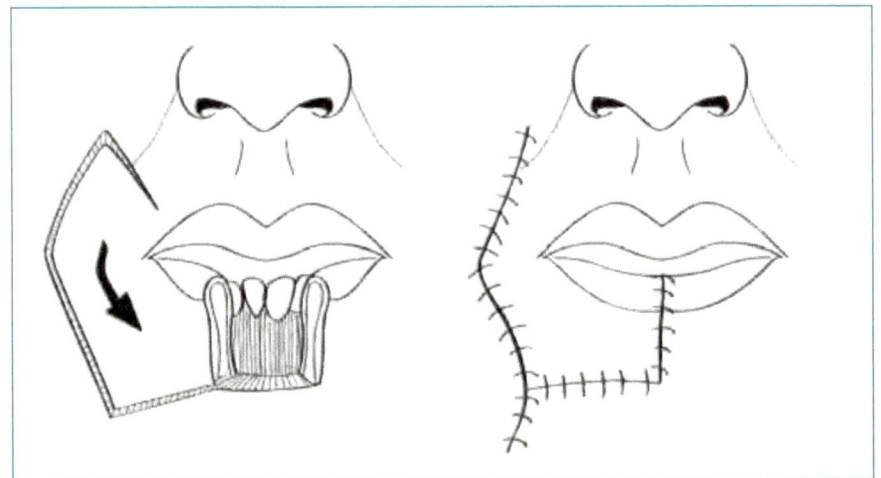

Figura 44-20. Colgajo en abanico o *fan-flap.*

El colgajo de Estlander es similar al de Abbe, pero, en este caso, el colgajo consiste en la transferencia de un colgajo triangular del labio superior al labio inferior, incluyendo la comisura. En este colgajo no es necesaria la persistencia de un pedículo transoral.

- *Defectos mayores de ⅔ de la longitud labial total.* La reconstrucción de grandes defectos del labio inferior es una situación difícil, y aún no existe una técnica ideal. Los principales problemas que nos encontramos en la reconstrucción de grandes defectos del labio inferior son la aparición de microstomía, la incompetencia labial, la deformidad estética, las alteraciones en la fonación y la alteración de la sensibilidad labial:
  - *Colgajo de Fujimori, gate-flap o colgajo en compuerta.* En el colgajo de Fujimori, la extirpación de la lesión se realiza de modo que el defecto resultante sea rectangular. Posteriormente, se traza el diseño, que consiste en la realización de dos colgajos triangulares sobre el surco nasogeniano, uno a cada lado, en forma de isla. Los colgajos se basan sobre la arteria y la vena facial, que discurren por su cara inferior. Uno de esos colgajos reconstruye la parte superior y el otro, la inferior. La altura del colgajo debe ser igual a la longitud labial. Este tipo de colgajo también exige técnicas de reconstrucción del bermellón. El colgajo de Fujimori consiste en la transposición de dos colgajos nasolabiales en isla.

Existe una modificación de este colgajo, introducida por Seyham, que propone añadir unos triángulos en la base del colgajo, que ayudan a la rotación y mejoran el aspecto al cerrar, ya que rompen las líneas de tensión.

En la actualidad, para la reconstrucción de defectos totales del labio inferior, se proponen colgajos libres microvascularizados, como son el colgajo libre antebraquial asociado al tendón del músculo palmar largo o el colgajo de gracilis con injerto de fascia lata, ya que eso permite la suspensión del colgajo y mantener cierta competencia labial, aunque el labio resulte estático.

Reconstrucción del labio superior. A diferencia del labio inferior, en el labio superior se encuentran tres subunidades estéticas. Para obtener buenos resultados es necesario conservar estas tres subunidades y mantener su simetría, junto con sus límites anatómicos. Para la reconstrucción de un defecto del labio superior también es necesario evaluar la longitud total del defecto respecto a la longitud labial. Así, la técnica a realizar variará según se trate de defectos menores de ⅓ de la longitud labial, defectos que tienen una longitud entre ⅓ y ⅔ de la longitud del labio, y defectos mayores de ⅔ de la longitud total del labio:

- Defectos menores de ⅓ de la longitud labial. Para los defectos menores de ⅓ de la longitud labial se realizan las mismas técnicas que para defectos del mismo tamaño en el labio inferior.
- Defectos entre ⅓ y ⅔ de la longitud labial. Para defectos que oscilan entre ⅓ y ⅔ de la longitud, existen varias opciones:
  - *Colgajo de Bernard-Burow.* La técnica de Bernard-Burow está indicada en defectos con un tamaño inferior a 2 cm. Consiste en extirpar la lesión de modo que resulte un defecto triangular, con base hacia el bermellón, y la extirpación de una zona triangular de tejido del labio superior en la zona perialar del lado contralateral. Posteriormente, se realiza un avance de tejido del lado sano al del defecto. En la mayoría de las ocasiones se consigue una asimetría por desplazamiento del *filtrum* a un lado.
  - *Colgajo de avance perialar en semilunar o de Webster.* También está indicado para defectos menores de 2 cm y consiste en la extirpación de una elipse de tejido sano perialar, para permitir que el tejido sano avance y cubra el defecto. La lesión puede extirparse tanto en forma triangular como rectangular. Cuando las lesiones son de mayor tamaño, se puede prolongar la elipse, siguiendo la pirámide nasal, hasta el canto interno.
  - *Colgajo de Abbe modificado por Burguet.* Este colgajo está indicado para la reconstrucción de defectos mayores de 2 cm de localización lateral. Consiste en tallar un colgajo en el labio inferior, en el mismo lado y de la misma forma que el defecto, y dejarlo pediculado medialmente por la arteria labial. Es una técnica similar al que se utiliza para la reconstrucción del labio inferior y presenta las mismas ventajas y desventajas (**Fig. 44-21**).

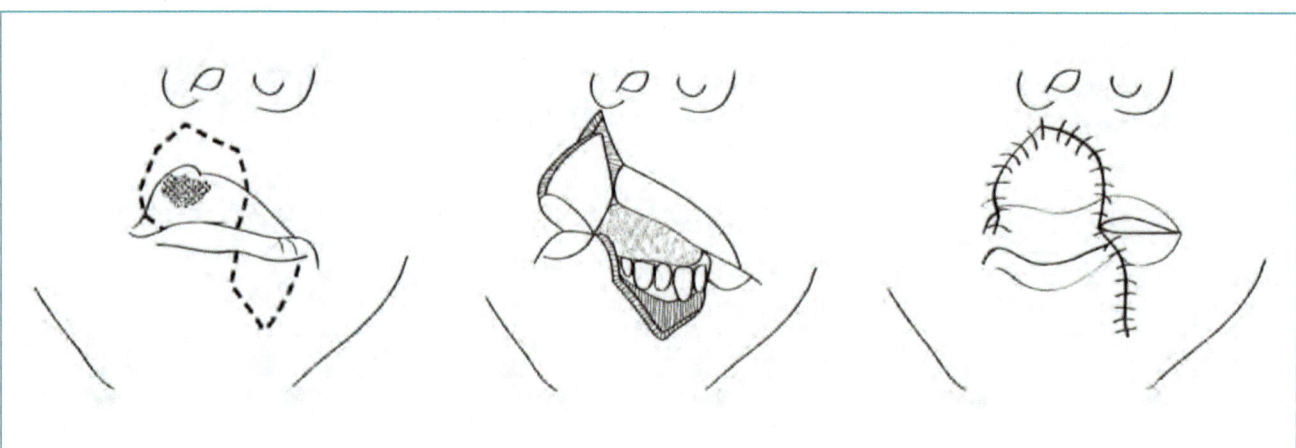

Figura 44-21. Colgajo de Abbe.

- Defectos superiores a 2/3 de la longitud labial total. Para los grandes defectos en el labio superior se utilizan los mismos colgajos que se utilizan para los defectos del labio inferior, pero diseñados con pedículo inferior.

Reconstrucción del bermellón. El tratamiento aislado del bermellón no es raro, ya que es muy habitual tratar lesiones premalignas, como las leucoplasias o las queilitis actínicas. Para las lesiones localizadas únicamente en el bermellón, la técnica más utilizada es la bermellectomía con láser CO_2, que permite la completa extirpación de la mucosa sin necesidad de ser reconstruida. Existen varias opciones reconstructivas:

- **Colgajo de avance de la mucosa labial.** Consiste en avanzar la mucosa labial, realizando una descarga en el surco labiovestibular. Es importante intentar avanzar la mucosa sin disecarla, para evitar edema y equimosis, y disminuir el riesgo de secuelas, como la inversión del labio.
- **Colgajo musculomucoso.** El colgajo consta de la parte superior del músculo orbicular y la arteria labial. Se realiza una separación entre el plano glandular y el muscular y, una vez tallado, se realiza un avance de la mucosa hacia el exterior de la cavidad oral.
- **Colgajo de avance del bermellón.** Cuando el defecto sea menor de 1/3 de la longitud labial total, se puede realizar un colgajo de avance del bermellón. El colgajo consta de mucosa, orbicular y piel, y engloba la arteria labial.
- **Colgajo de mucosa bucal.** Los colgajos de mucosa bucal están indicados para pacientes con cirugía previa o con lesiones en la mucosa labial. Es un colgajo que comprende mucosa y submucosa y está pediculado en la parte anterior. El colgajo se rota y cubre el defecto. Hay que tener especial cuidado en respetar la zona de la salida del conducto de Stenon.

Existen otras técnicas menos usadas, como las que utilizan colgajos de mucosa palatina o colgajos palatinos mucoperiósticos. Para realizar un colgajo palatino mucoperióstico, hay que tener en cuenta que tiene que ser un 10 % mayor que el defecto para contrarrestar la contracción posterior del tejido. La zona dadora puede tratarse con dermis artificial para acelerar su curación. El colgajo se fija con una sutura reabsorbible de 5/0 y tiene que quedar perfectamente pegado al músculo orbicular, que se encuentra en su profundidad. Hay que intentar evitar abrir la boca durante 10 días para facilitar la integración del colgajo.

Reconstrucción de la comisura. La comisura es una estructura difícil de reconstruir. No es rara la realización de varios procedimientos quirúrgicos para mejorar su función y estética. Existen varias técnicas reconstructivas de las comisuras labiales:

- **Técnica de Zisser.** Esta técnica consiste en la extirpación de la lesión en forma romboidal, de modo que el vértice medial se encuentre en la posición del centro del orificio bucal, y se asocia la extirpación de un triángulo en el vértice lateral del rombo. Posteriormente, se realiza un avance de la piel de la mejilla hacia el labio. La técnica requiere la

reconstrucción del bermellón, que se realiza mediante dos colgajos de mucosa bucal.
- **Técnica de Converse.** La técnica de Converse es útil para la reparación de una comisura redondeada y en casos de microstomía. Consiste en marcar el punto donde debe centrarse la nueva comisura y, posteriormente, se extirpa un triángulo de piel, con vértice en ese punto. Posteriormente, se separa el orbicular del bermellón y se avanza hasta fijarlo en este punto. Para finalizar se realizan dos colgajos de mucosa yugal para reconstruir el bermellón.

Párpados

Anatomía. Los párpados son estructuras complejas y vitales para la función ocular y la expresión facial. A continuación, se hace un resumen detallado de sus características estructurales y funcionales:

Funciones de los párpados:

- **Protección ocular:** los párpados actúan como esfínteres móviles que protegen el globo ocular. El parpadeo ayuda a distribuir y reestructurar la película lagrimal, que es crucial para la lubricación de la córnea.
- **Drenaje lagrimal:** los párpados bombean las lágrimas hacia el sistema lagrimal, ayudando en su drenaje y evitando la epífora (lagrimeo excesivo).
- **Expresividad facial:** estéticamente, los párpados contribuyen significativamente a la expresión facial y a la forma de mirar, aspectos clave en la comunicación no verbal.

Estructura de los párpados:

- **Capa anterior:** contiene la piel y el músculo orbicular, el cual es responsable del parpadeo.
- **Capa posterior:** incluye el tarso y la conjuntiva, proporcionando estructura y soporte al párpado.
- **Tabique orbitario:** es una delgada lámina de piel y músculo orbicular preseptal, que se origina en el reborde orbitario y se inserta en los retractores palpebrales. Encierra la grasa orbitaria.
- **Bolsas de grasa:** en el párpado superior encontramos la grasa medial y central, mientras que en el inferior están la grasa medial, central y lateral. Estas bolsas de grasa ayudan a mantener el contorno y la función de los párpados.
- **Placa tarsal:** en el párpado superior tiene una anchura aproximada de 10 mm en su parte más ancha, mientras que en el inferior mide alrededor de 4 mm. El tarso proporciona rigidez al párpado y sostiene las glándulas sebáceas que contribuyen a la lubricación.
- **Ligamentos suspensorios:** los tendones cantales anclan los párpados medial y lateralmente. El ligamento de Lockwood se extiende desde el tubérculo lateral de la órbita hasta el tendón cantal medial, sosteniendo el globo ocular y relacionándose con los retractores del párpado inferior. El ligamento de Whitnall, que se inserta en la tróclea medial y la órbita de la fosa de la glándula lagrimal, funciona como un ligamento suspensorio del músculo eleva-

dor del párpado y divide la glándula lagrimal en los lóbulos orbitario y palpebral.

En resumen, los párpados no solo cumplen funciones protectoras y funcionales para el ojo, sino que también desempeñan un papel crucial en la expresión facial y estética. Su estructura compleja y su relación con otros componentes orbitales y faciales aseguran su papel integral en la salud ocular y la comunicación facial.

Musculatura. El músculo retractor del párpado superior es el músculo elevador del párpado. Su aponeurosis pasa por debajo del ligamento de Whitnall hasta insertarse en la placa tarsal y en la piel pretarsal. La fascia capsulopalpebral es la retractora del párpado inferior. Se origina en el músculo recto inferior e incorpora fibras del ligamento de Lockwood. La fascia envuelve el músculo oblicuo y continúa hasta insertarse en la placa tarsal y la piel pretarsal. Su función es descender el párpado en la infraversión.

El músculo orbicular puede dividirse en tres porciones: la pretarsal, la preseptal y la orbitaria. La parte distal del músculo orbicular pretarsal forma la línea gris en el borde del párpado y se denomina también músculo de Riolano.

En su parte medial, el músculo orbicular forma parte del canto interno. La porción pretarsal se inserta en parte en el tendón cantal y en parte en la cresta lagrimal posterior por detrás del saco lagrimal; esta última parte se denomina músculo de Horner. Es importante conservar la integridad de este músculo para mantener el contacto del párpado con el globo ocular. La porción preseptal dirige fibras anteriormente al tendón cantal medial y posteriormente, que se insertan en la fascia del saco lagrimal. La porción orbitaria se inserta en el reborde orbitario.

El músculo de Müller se origina en la superficie posterior del elevador del párpado a nivel del ligamento de Whitnall y se inserta en la placa tarsal. Es un músculo elevador del párpado superior.

Irrigación. De la arteria carótida interna proviene la arteria oftálmica, cuya rama, la arteria lagrimal, da origen a la arcada periférica superior a nivel del reborde orbitario y a la arcada marginal, que se encuentra pretarsal. La arteria infratroclear es también una rama terminal de la arteria oftálmica, que irriga el canto interno y se anastomosa con la arteria angular, del sistema carotídeo externo. La arteria transversa facial, la rama frontal de la arteria temporal superficial y la arteria infraorbitaria, ramas también de la carótida externa, van a formar una red con las anteriores para irrigar la totalidad de los párpados.

Inervación. El músculo orbicular, inervado por el nervio facial, cierra los párpados. El músculo elevador del párpado superior, inervado por el nervio oculomotor (tercer par craneal), junto con el músculo de Müller, que recibe inervación simpática, elevan el párpado superior. La conjuntiva, en su mitad superior está inervada por la rama oftálmica del nervio trigémino. La rama maxilar inerva la mitad inferior.

Reconstrucción de los párpados con colgajos locales. Desde la perspectiva de la cirugía reconstructiva, el párpado superior desempeña un papel crucial en la protección del ojo y en la preservación de la visión. Un defecto en esta área puede provocar complicaciones serias, como la ulceración corneal, lo que hace que su función sea prioritaria en cualquier pro-

cedimiento reconstructivo. Por eso, es fundamental no comprometer su funcionalidad, al intentar reparar el párpado inferior. En cambio, el párpado inferior puede ser una excelente fuente de tejido para la reconstrucción del párpado superior. Tipos:

- **Colgajo de Tripier.** Es un colgajo de párpado superior para la reconstrucción del párpado inferior. Una vez creado el defecto en el párpado inferior, se diseña un colgajo en el párpado superior de las mismas dimensiones, con pedículo en el área del canto lateral. Si se necesitan dos tercios o menos de la longitud del párpado es suficiente con un colgajo unilateral. El colgajo consiste en la piel y en el músculo orbicular subyacente, que asegurará la vascularización. Habitualmente, este colgajo se realiza en un solo tiempo:
  – *Colgajo de Tripier bilateral.* Este colgajo se puede emplear en los defectos que afectan a todo el párpado inferior. Se toma un colgajo de toda la longitud del párpado superior, consistente en piel y músculo orbicular como el anterior, con dos pedículos en los cantos interno y externo, que se seccionan a las tres semanas.

- **Colgajo de rotación de la mejilla (Mustardé).** Este colgajo se utiliza para reconstruir defectos de la lámina anterior del párpado inferior. Se triangula la extirpación en el párpado inferior y se realiza una incisión horizontal hacia el canto externo y región preauricular, diseñando un amplio arco de rotación. El plano de disección es subcutáneo (supra-SMAS) para evitar lesionar las ramas superiores y medias del nervio facial. Será necesario aportar tejido de soporte cuando el defecto afecte a la lámina posterior del párpado. El injerto condromucoso de tabique nasal es una buena opción. Se suturará en la parte interna del colgajo, de forma que la mucosa sustituya a la conjuntiva (**Fig. 44-22**).

  Es importante aligerar la tracción hacia abajo del colgajo, anclándolo convenientemente al reborde infraorbitario, para evitar la aparición de un ectropión en el postoperatorio.

- **Colgajo completo de trasposición palpebral.** De forma similar a la descrita por Abbe en la reconstrucción labial, es posible transferir un colgajo de espesor completo de un párpado al ipsilateral, rotándolo 180° a través de la hendidura palpebral. Esta técnica fue descrita por Esse en 1919 para reconstruir defectos de espesor completo en el párpado inferior. Cuando se utiliza para la reconstrucción de defectos del párpado superior, se emplea un cuarto del párpado inferior, que podrá cerrarse directamente. Se mide la anchura del defecto del párpado superior y se levanta una cuña del párpado inferior de la mitad de esa anchura. La cuña queda anclada al párpado inferior por un pedículo de 5 mm; así se protegen los vasos marginales que se sitúan a 3 mm del borde libre. El colgajo se rota y se sutura por planos, cerrando el defecto triangular del párpado superior. Conviene mantener el ojo cerrado mediante un punto de Frost para proteger el pedículo e inmovilizar el colgajo durante los primeros días. El pedículo podrá seccionarse a las tres semanas.

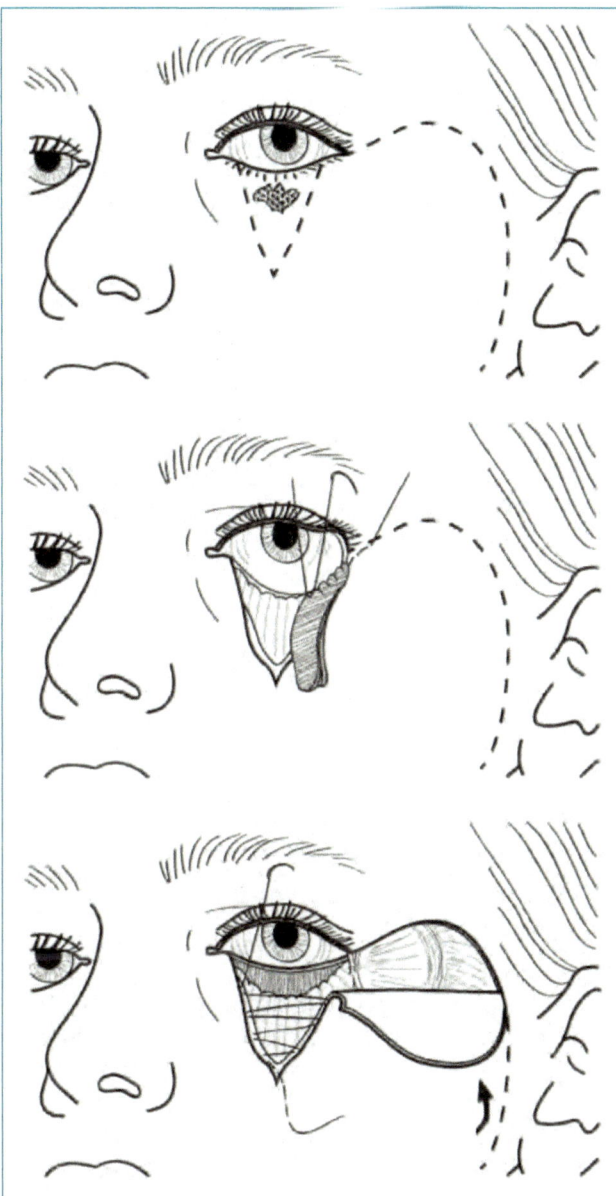

Figura 44-22. Técnica de Mustardé.

- **Colgajo de rotación del párpado superior.** Se crea un defecto en cuña en el párpado superior y se realiza una incisión horizontal a través del canto externo hacia la región temporal. A continuación, se secciona la rama superior del ligamento cantal externo, que facilita la movilización del colgajo hacia medial. La disección se realiza en un plano suborbicular.
- **Colgajo de Fricke.** Es un colgajo utilizado para la reconstrucción del canto externo e, incluso, una porción de los párpados. Se trata de un colgajo con base lateral al defecto y forma digital, diseñado en el área contigua a la cola de la ceja. La longitud del colgajo debe ser suficiente para la reconstrucción de la totalidad del defecto. Además, el colgajo puede dividirse en su parte distal para aportar tejido tanto al párpado superior como al párpado inferior. Normalmente, la conjuntiva se puede movilizar para cubrir todo el colgajo en su parte interna, pero, si no fuera así, se puede realizar un injerto de mucosa bucal o nasal.

Oreja

Anatomía

La oreja presenta una configuración externa marcada por elementos anatómicos que reflejan su estructura cartilaginosa interna. Aquí se detallan algunos de estos elementos:

1. **Eminencias:**
   - **Hélix:** es la prominencia más externa y curvada de la oreja.
   - **Antehélix:** se encuentra justo por dentro del hélix y forma una prominencia más interna y curvada.
   - **Trago:** es la pequeña prominencia que se encuentra en la parte delantera del canal auditivo externo.
   - **Antitrago:** es la prominencia opuesta al trago, en la parte inferior de la oreja.

2. **Depresiones:**
   - **Fosa triangular:** es la depresión que se encuentra entre el hélix y el antehélix.
   - **Fosa escafoidea:** es la depresión cóncava ubicada superiormente al trago.
   - **Concha:** es la cavidad cóncava profunda de la oreja, que conecta con el canal auditivo externo.

Características de la piel auricular:

- **Cara lateral:** la piel en la cara externa de la oreja está adherida estrechamente al cartílago subyacente y carece de tejido celular subcutáneo. Esto limita su grosor y elasticidad, haciendo que las opciones reconstructivas sean más complejas en esta área.
- **Cara medial:** por el contrario, la piel en la cara interna de la oreja tiene más tejido celular subcutáneo, lo que permite una inserción más laxa sobre el pericondrio y una mayor elasticidad. Esto facilita las opciones reconstructivas en comparación con la cara lateral.

Consideraciones reconstructivas:

- La cara posterior de la oreja, al tener piel con más tejido celular subcutáneo y menos adherencia al cartílago, es más favorable para la realización de injertos locales y otras técnicas reconstructivas.
- La diferencia en la calidad de la piel entre la cara lateral y medial de la oreja influye significativamente en las estrategias reconstructivas, que se pueden emplear para reparar defectos o deformidades en esta estructura anatómica compleja.

Musculatura. Encontramos músculos intrínsecos que se encuentran en su totalidad en el interior del armazón auricular y músculos extrínsecos que conectan la oreja con superficies vecinas.

Irrigación. La irrigación arterial depende del sistema de la arteria carótida externa, por medio de las arterias temporal superficial, que irriga la cara lateral, y la postauricular, que se encarga de la irrigación de la cara medial de la oreja y emite algunas ramas hacia la cara anterior, estableciendo así una conexión entre ambos sistemas. El retorno venoso viaja por las venas que acompañan a estas arterias.

Inervación. La inervación motora depende de las ramas temporal y auricular posterior del nervio facial. Por su parte, la inervación sensitiva está compartida por el nervio auriculotemporal (rama del trigémino V3), el nervio de Arnold (rama del vago) y por los nervios auricular mayor y occipital menor (ramas del plexo cervical C2-C3).

Reconstrucción de la oreja. La reconstrucción de la oreja es un desafío, debido a su complejidad anatómica y a la necesidad de lograr simetría con la oreja opuesta. El objetivo principal es replicar tanto el tamaño como la forma, asegurando que la posición y la orientación sean lo más similares posible. Esto implica considerar cuidadosamente las técnicas quirúrgicas disponibles para obtener resultados estéticos y funcionales óptimos, manteniendo la integridad estructural y la función auditiva cuando sea posible:

- **Colgajo de avance del reborde.** Este tipo de diseño está indicado en defectos del reborde del hélix, de espesor completo y de tamaño aproximado de entre 1,5 y 2,5 cm. Para llevar a cabo este colgajo, se extirpa el área del defecto, incluyendo todo el espesor del hélix. A continuación, debemos disecar desde la porción inferior del defecto, separando el resto del reborde auricular longitudinalmente hasta llegar al lóbulo auricular, creando así un colgajo condrocutáneo de espesor completo. Gracias a la laxitud tisular del lóbulo auricular conseguiremos avanzar el reborde separado hasta cubrir el defecto, suturando los extremos sanos del hélix (**Fig. 44-23**).

- **Colgajo en isla retroauricular en «puerta giratoria».** La laxitud de la piel de la región mastoidea y postauricular permite que sea considerada como zona dadora para el tallado de colgajos locales. Este colgajo se usa para la reconstrucción de defectos en la cara anterior de la oreja. Una vez extirpada la lesión, quedará en el fondo de esta la piel y el tejido celular subcutáneo de la cara posterior de la oreja. A continuación, diseñaremos en la superficie cutánea postauricular y mastoidea un colgajo del tamaño adecuado para cubrir el defecto. Este colgajo se levanta en la región mastoidea hasta el plano del tejido celular subcutáneo. La disección se detiene a

nivel de la unión auriculomastoidea, siendo esta zona la que actuará como pedículo y punto de pivote. Una vez llegados a este punto, podemos rotar la isla cutánea postauricular para cubrir el defecto de la cara anterior, suturando mediante cierre directo el defecto posterior resultante.

Existe una variante de este colgajo, en la cual se diseña un colgajo en isla cutánea postauricular, que se pedicula sobre el tejido celular subcutáneo y se tuneliza por debajo de la piel retroauricular hasta alcanzar la zona del defecto. Este diseño es útil para la reconstrucción de defectos de espesor completo de la concha auricular, que afecten desde la piel de la cara anterior hasta la piel de la cara posterior o para defectos de la cara anterior de la oreja situados muy cercanos al hélix que exigirían un levantamiento excesivo de la piel postauricular, siguiendo el diseño clásico. En caso de querer reconstruir un defecto de espesor completo, el colgajo se divide en dos partes para cubrir las superficies cutáneas anterior y posterior de la oreja.

- **Colgajo retroauricular.** Este colgajo se diseña en dos tiempos y constituye una alternativa ideal para defectos extensos de más de 2,5 cm que afecten a la porción media del hélix y la cara anterior de la oreja. Una vez extirpado el defecto se diseña un colgajo de avance de la piel retroauricular con su base situada en la línea de inserción del cabello. Las dimensiones del colgajo dependerán del área del defecto a reconstruir, siendo la anchura de este igual a la altura del defecto y la longitud la necesaria para poder recubrir el defecto hasta unirse con la porción remanente de la cara anterior de la oreja. El colgajo puede diseñarse desde el límite posterior del defecto o dejando un área de piel sana postauricular interpolada entre el defecto y el colgajo. Posteriormente, se levanta el colgajo a la altura de la fascia retroauricular y se avanza para cubrir la cara anterior. Pueden utilizarse injertos de cartílago costal para suplir los defectos del cartílago auricular. Estos injertos se suturan al cartílago remanente y quedarán cubiertos por el colgajo. En esta primera etapa, el colgajo se mantiene basado posteriormente y puede usarse una gasa o un tubo de goma colocado debajo del colgajo para mantenerlo separado del plano profundo y facilitar el segundo tiempo. La segunda etapa se lleva a cabo 2 o 3 semanas después. El colgajo se libera de su base posterior y se pliega sobre sí mismo para cubrir la cara posterior de la oreja. El defecto posterior resultante se puede cerrar directamente o mediante un injerto de piel libre en función de sus características (**Fig. 44-24**).

COLGAJOS REGIONALES

Pediculados musculares, miocutáneos y osteomiocutáneos

Los colgajos pediculados o regionales han supuesto un gran avance en la cirugía reconstructiva craneomaxilofacial, ya que permiten obtener abundante tejido bien vascularizado, próximo a la zona cervicofacial, técnicamente asequible, y

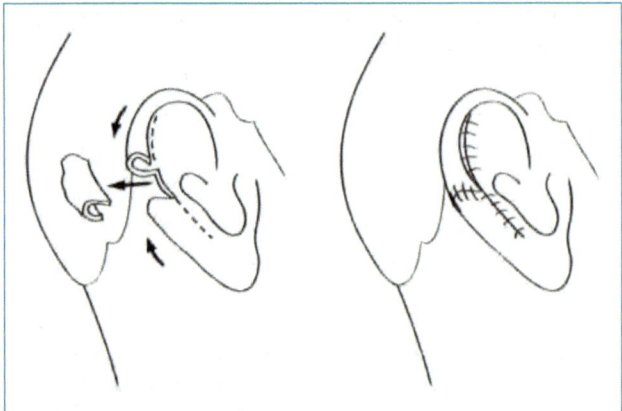

Figura 44-23. Colgajo de avance del reborde.

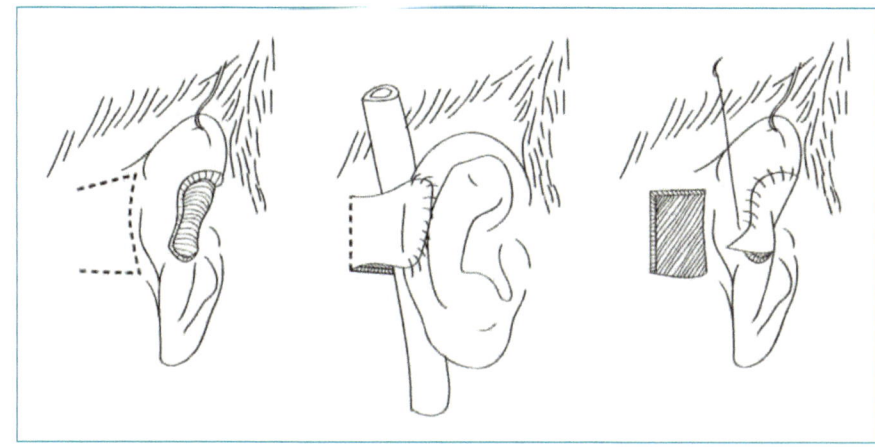

Figura 44-24. Colgajo retroauricular.

que permite la reconstrucción en un solo tiempo quirúrgico. Con el desarrollo de las técnicas microquirúrgicas se ha avanzado un paso más en la reconstrucción de cabeza y cuello, coexistiendo en la actualidad ambas opciones con múltiples indicaciones.

Los servicios hospitalarios precisan equipos especializados en técnicas microquirúrgicas complejas. Esto condiciona que los centros sin posibilidad de llevar a cabo microcirugía restrinjan sus actos reconstructivos a la realización de colgajos pediculados.

Los puntos clave en la discusión entre colgajos pediculados y colgajos libres microvascularizados en cirugía reconstructiva craneomaxilofacial son abordados en varios estudios y comparaciones:

Tasa de complicaciones

Existen evidencias que sugieren que los colgajos libres microvascularizados tienen una tasa global de complicaciones menor en comparación con los colgajos pediculados. Esto se debe a la capacidad de asegurar una adecuada perfusión del colgajo en el sitio receptor mediante anastomosis microquirúrgicas precisas. La vascularización mejorada reduce el riesgo de necrosis parcial o total del tejido transferido.

Costo económico y complejidad técnica

Los colgajos libres son, generalmente, más costosos y técnicamente más complejos, debido a la necesidad de equipos quirúrgicos especializados y personal capacitado en microcirugía. Esto incluye microscopios quirúrgicos, instrumentos microquirúrgicos y personal entrenado en técnicas de anastomosis vascular.

A pesar de este mayor costo inicial, los estudios también sugieren que los colgajos libres pueden provocar un costo global menor, debido a una menor tasa de complicaciones postoperatorias y períodos de hospitalización más cortos. Esto se traduce en una recuperación más rápida del paciente y potencialmente menores costos totales de atención médica.

Indicaciones específicas

Los colgajos libres microvascularizados son preferibles en casos donde los colgajos pediculados no son adecuados, como en pacientes con mal estado vascular que dificulte una correcta anastomosis o en aquellos con alto riesgo quirúrgico. Esto puede introducir un sesgo en los estudios comparativos, ya que los pacientes seleccionados para colgajos libres pueden tener características diferentes que influyen en los resultados.

Algunos expertos, como Baudet et al. en 2003, sugieren que la mayoría de los procesos reconstructivos en cabeza y cuello pueden ser resueltos satisfactoriamente con procedimientos quirúrgicos convencionales, reservando los colgajos libres microvascularizados para casos donde los métodos convencionales no son suficientes o están contraindicados.

Colgajo de músculo masetero

La primera publicación sobre la utilización del músculo masetero para la reconstrucción data de 1911. En ella, Lexter y Eden describieron la trasposición de parte del músculo en un caso de parálisis facial. La técnica descrita no parecía reproducible en la mayoría de los casos y los pacientes presentaban secuelas no desdeñables.

Sin embargo, el colgajo de músculo masetero se ha seguido utilizando con otra técnica para casos de parálisis facial y para la reconstrucción de defectos mucosos de la cavidad oral por sus ventajas técnicas.

Anatomía

El músculo masetero consta de dos vientres (superficial y profundo), que se originan en el arco cigomático y se insertan en la cara lateral de la rama mandibular. Sus acciones consisten en cerrar la mandíbula y colaborar con el músculo pterigoideo lateral en el avance mandibular.

El pedículo neurovascular penetra la cara profunda del músculo tras su paso por la escotadura mandibular. La inervación le llega a través de una rama del nervio mandibular, que proviene del nervio trigémino.

El músculo está irrigado por la arteria maseterina (rama de la arteria maxilar interna) y el drenaje venoso se realiza a través del plexo pterigoideo, que drena en la vena maxilar interna y a través de la vena facial en la VYE.

Técnica quirúrgica para la rehabilitación de la parálisis facial. El abordaje puede ser extraoral e intraoral. En el caso del abordaje extraoral se realiza una incisión preauricular extendida. El músculo se localiza en el ángulo mandibular y se desinserta desde la zona posteroinferior, incluyendo periostio, para facilitar la posterior sutura. Entonces se puede transferir a la comisura labial. Se puede cortar el músculo longitudinalmente desde la parte inferior unos 2-3 cm para obtener 2 tiras musculares que serán suturadas al labio inferior y al labio superior. Se debe hipercorregir la tensión en la comisura y con ella, la sonrisa.

El abordaje intraoral se utiliza en casos que necesitan rehabilitación de parálisis facial y para la reconstrucción de defectos de la mucosa oral, en la zona del trígono retromolar. En estos últimos casos, en los que no suele haber parálisis del nervio facial, es preciso proteger sus ramas. Esto se consigue disecando por debajo de la fascia del músculo masetero.

Aplicaciones

Rehabilitación en parálisis facial. La aplicación más común del colgajo de músculo masetero es la rehabilitación dinámica del tercio inferior de la cara paralizada. El músculo actúa cuando el paciente cierra la mandíbula (al estar inervado por el nervio mandibular), lo que dista mucho de una expresión emocional de la sonrisa. En este sentido, es similar al músculo temporal, con la diferencia de que el temporal acabará con la dirección de sus fibras más vertical.

Reconstrucción de defectos intraorales. El colgajo de músculo masetero se ha utilizado también para la reconstrucción de defectos mucosos de la cavidad oral, pero tan solo permite reconstruir defectos pequeños.

Colgajo del músculo platisma

Este colgajo es especialmente útil para tratar defectos intraorales, que son su principal aplicación. También se utiliza para cubrir defectos en la piel del tercio inferior de la cara y en la región cervical anterior. Puede ser diseñado como un colgajo muscular o miocutáneo, dependiendo de si se basa en su pedículo superior, que es la arteria submentoniana (una rama de la arteria facial), o en su pedículo inferior.

Anatomía

El músculo platisma es un músculo subcutáneo fino, ancho y largo, que se extiende desde el tercio inferior facial, por encima de la mandíbula, el cuello y las clavículas hasta la primera o segunda costilla, alcanzando lateralmente los acromion.

Recibe el aporte sanguíneo superiormente de la arteria facial, inferiormente de la arteria cervical transversa, lateralmente de las arterias occipital y postauricular, y medialmente de las arterias tiroideas. Todos estos vasos se anastomosan en un plexo subdérmico.

El drenaje venoso se realiza a través de ramas que van a la vena yugular externa y otras venas superficiales del cuello.

La inervación del músculo depende de la rama cervical del nervio facial, que lo penetra en su cara profunda superolateralmente, entre el músculo esternocleidomastoideo y el ángulo mandibular.

Técnica quirúrgica

Para obtener un colgajo de platisma pediculado superiormente, la isla de piel se sitúa en el tercio distal del músculo, por encima de la clavícula. A través de la incisión de la piel y el tejido subcutáneo se identifica el músculo, que se secciona a nivel de la clavícula. Se realiza una segunda incisión 2-3 cm por debajo de la mandíbula hasta exponer el músculo. El colgajo muscular, junto con la isla de piel, se levanta desde la incisión caudal, tunelizándose por debajo del tejido subcutáneo hasta la incisión craneal. La rama marginal del nervio facial debe ser identificada y respetada. Las venas yugular externa y anterior se incluyen en el colgajo, además de la fascia del ECM. El colgajo queda pediculado en la arteria facial, que se respeta en la escotadura mandibular.

El colgajo basado en el pedículo inferior se diseña con la isla de piel entre el tercio superior e inferior del músculo y se diseca de igual manera que el anterior en sentido contrario.

Aplicaciones

El colgajo se utiliza principalmente para la reconstrucción de defectos intraorales, especialmente, en áreas como la mucosa yugal y el surco vestibular. Su diseño delgado permite que se pliegue fácilmente, lo que lo hace ideal para estas aplicaciones.

Además, también se emplea en la reconstrucción de defectos cutáneos en el tercio inferior de la cara y en la región cervical anterior. Esto incluye el cierre de traqueostomas y defectos en el cuello y la mejilla, así como en la reconstrucción del esófago. Por lo general, la zona donante se puede cerrar directamente, resultando en una cicatriz y deformidad que suelen ser aceptables.

Consideraciones

Una de las desventajas del colgajo de platisma es la escasa fiabilidad de la paleta cutánea. Además, está contraindicado en pacientes tratados con radioterapia o disección cervical.

Colgajo del músculo temporal

El músculo temporal ha sido un recurso importante en la cirugía reconstructiva craneofacial desde hace más de un siglo.

Lentz, en 1895, fue uno de los pioneros en utilizar este músculo para tratar anquilosis temporomandibular, siendo uno de los primeros colgajos musculares descritos. Posteriormente, Golovine, en 1898, lo empleó después de exenteraciones orbitarias y Gillies en 1919 lo utilizó para reparar defectos en la mucosa yugal, así como en técnicas de reanimación facial en 1930.

En 1948, Campbell lo aplicó para la reconstrucción posmaxilectomía, usando el músculo temporal como lecho receptor de injertos óseos. También se ha utilizado para aislar el sistema nervioso central después de cirugías oncológicas en la base del cráneo y para el cierre de fisuras palatinas no separadas en adultos. Destaca por su versatilidad anatómica y la facilidad para su obtención quirúrgica.

Anatomía

El músculo temporal se inserta en la línea temporal superior ocupando la fosa temporal. Desciende bajo el arco cigomático hasta su inserción caudal en la apófisis coronoides y borde anterior de la rama mandibular. Tiene forma de abanico y una longitud media anteroposterior de 8 cm y craneocaudal, de 6 cm. El grosor aumenta al aproximarse al arco cigomático (1,5 cm), siendo de 0,5 cm en la periferia. Recibe su inervación a través de ramas temporales procedentes de la tercera división del nervio trigémino las cuales penetran por su cara profunda en número de 3 a 4. Es preciso tener en cuenta la atrofia por denervación que se producirá a nivel muscular cuando es utilizado en cirugía reconstructiva de base de cráneo si ha existido lesión y/o resección del nervio trigémino.

Su vascularización corre a cargo de los siguientes pedículos vasculares:

- Arteria temporal profunda anterior, responsable de la vascularización del 20 % anterior del territorio muscular. Penetra por la cara profunda muscular 1 cm anterior a la apófisis coronoides.
- Arteria temporal profunda posterior, responsable del 40 % medio del territorio muscular. De mayor diámetro que el anterior, penetra 1,7 cm posterior a la apófisis coronoides. Ambas ramas proceden de la arteria maxilar interna.
- Arteria temporal media, responsable del 40 % posterior del territorio muscular. Procede de la arteria temporal superficial.
- Ramas adicionales que parten directamente de la arteria maxilar interna en el tercio inferior muscular.

En el plano coronal, la vascularización muscular se dispone principalmente en la zona medial y lateral del músculo con densidad vascular significativamente menor en la zona media. Dicha disposición permite una división sagital muscular que asegure su vascularización y garantice una técnica reconstructiva fiable. Asimismo, la disposición vascular en el plano sagital ya expuesta permite su división coronal para una reconstrucción adecuada según el defecto creado (**Fig. 44-25**). El retorno venoso se produce generalmente a través de dos venas que acompañan a cada arteria.

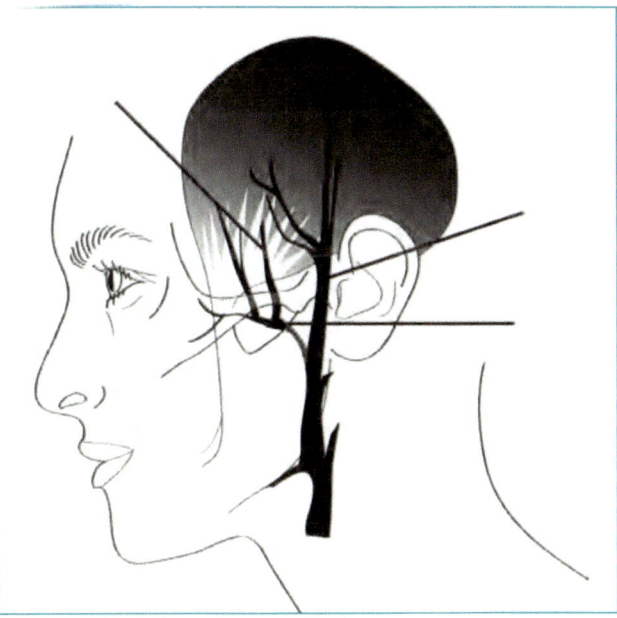

Figura 44-25. Anatomía del músculo temporal.

Técnica quirúrgica

La obtención del colgajo comienza con una incisión hemicoronal que llega hasta la fascia temporal profunda. Este plano es seguro hasta 2 cm por encima del arco cigomático, donde se encuentra la rama temporal del nervio facial. Se hace una incisión en la capa superficial de la fascia temporoparietal, donde se encuentra la grasa entre las capas de fascia y se continúa la disección en un plano subperióstico a lo largo del arco cigomático, exponiendo el músculo temporal.

El siguiente paso es desinsertar el músculo de la línea temporal, asegurándose de no dañar el pedículo vascular que está en la parte profunda del músculo. Si es necesario, se pueden realizar osteotomías en el arco cigomático para extraer el fragmento óseo de arco y así facilitar la rotación del colgajo. Es recomendable preparar el segmento óseo con placas y tornillos antes de extraerlo, lo que ayuda en su reposición.

Finalmente, al seccionar la apófisis coronoides, el colgajo se eleva como una isla, lo que aumenta tanto el arco de rotación como la longitud del colgajo, algo que frecuentemente es necesario para la reconstrucción intraoral.

Para la reconstrucción intraoral se crea un túnel en la fosa infratemporal y el colgajo es guiado con dos suturas de seda. Si es necesario, el colgajo puede dividirse en una porción anterior y otra posterior, la anterior se usará para la reconstrucción y la posterior se coloca anteriormente para rellenar el defecto.

Aplicaciones

El colgajo de músculo temporal se puede realizar de manera fácil y segura. Se puede utilizar como miofascial, osteomuscular u osteomiocutáneo:

- **Reconstrucción de defectos posmaxilectomía.** Dependiendo del tipo de maxilectomía, se puede utilizar solo la porción anterior del músculo temporal o el músculo completo. Esto permite llevar el músculo desde su inserción en la fosa temporal hacia la cavidad oral, suturando la fascia temporal al defecto para cubrirlo adecuadamente. La fascia temporal es suturada firmemente al defecto intraoral de tal forma que el músculo temporal obture el defecto.

- **Cirugía de la base del cráneo anterior.** El objetivo es proporcionar tejido vascularizado que aísle el sistema nervioso central de la vía aerodigestiva superior, evitando espacios muertos. Esto ayuda a prevenir fístulas de líquido cefalorraquídeo y el riesgo de meningitis.
- **Reconstrucción de defectos de cavidad oral y orofaringe.** Se utiliza el músculo temporal a través de un túnel en la fosa infratemporal bajo el arco cigomático, y a veces se requiere una osteotomía cigomática para facilitar el paso del colgajo hacia el defecto a reconstruir.
- **Exenteración orbitaria.** En casos de exenteración orbitaria, se realiza una fenestración ósea en la pared lateral orbitaria fijando el músculo temporal a las partes blandas periorbitarias remanentes, pudiéndose injertar piel libre sobre el músculo temporal.
- **Tratamiento de la anquilosis temporomandibular.** Se crea una cincha de músculo temporal que se sutura al cuello condíleo remanente con el fin de crear una neoarticulación temporomandibular.
- **Reanimación facial.** Se puede emplear una cincha del músculo temporal para mejorar el contorno facial, aunque tiene la desventaja de no producir una sonrisa emocional, ya que su inervación proviene del nervio trigémino.

Consideraciones

Las ventajas de este colgajo son su facilidad de obtención y manipulación, su proximidad a la cavidad oral y al resto del complejo maxilofacial y la seguridad de su pedículo. En estudios previos se ha descrito una pérdida del colgajo del 2,4 %, y una tasa de complicaciones menores del 9,4 %. Entre las desventajas se encuentran la posible lesión del nervio facial, la limitación en el movimiento de la mandíbula y el defecto del área temporal.

Este defecto se puede minimizar, obteniendo solo el volumen de músculo que se necesita para cada defecto. Al emplear solo la parte anterior del músculo, se puede adelantar la porción posterior, lo que ayuda a mantener una apariencia más natural en las áreas más visibles del rostro. También se puede recurrir a materiales aloplásticos cuando no se prevea radioterapia postoperatoria, ya que esta aumenta la aparición de complicaciones.

Este colgajo está contraindicado en pacientes en los que la resección del tumor obliga a la ligadura de la arteria maxilar interna, cuando el músculo ha sufrido algún tipo de lesión previa o cuando existe cualquier compromiso vascular. La radioterapia previa se considera una contraindicación relativa.

Colgajo de músculos infrahioideos

El colgajo miocutáneo infrahioideo fue descrito por Wang en 1986 y está constituido por los músculos esternohioideo, esternotiroideo, vientre superior del omohioideo, platisma y piel.

Anatomía

La irrigación de los músculos que componen este colgajo llega a través de las arterias tiroideas superior (mayoritariamente) e inferior, con anastomosis entre ambas. El drenaje venoso se realiza a través de la vena tiroidea inferior, que drena en la vena yugular interna o a través de la vena yugular anterior. La inervación del colgajo corre a cargo del ansa cervicalis.

Técnica quirúrgica

El colgajo se levanta, incidiendo la piel en dirección cráneo-caudal. La incisión se sitúa central o paramediana y se diseña una isla de piel rectangular. Se secciona también el tejido subcutáneo y los músculos mencionados y se separa de la glándula tiroidea en el plano de la fascia cervical profunda. La disección se realiza de inferior a superior, hasta llegar al tercio superior del colgajo, que debe ser muy cuidadosa por la posibilidad de dañar el pedículo. El pedículo se localiza en esta zona fácilmente al disecar desde medial a lateral. Si es posible, se mantienen los vasos colaterales, pero si se necesita mayor longitud de pedículo, este se esqueletiza y se van ligando las ramas colaterales (arteria laríngea superior, arteria infrahioidea, arteria cricotiroidea y las ramas al ECM, junto con las venas), con lo que se aumenta el arco de rotación y la longitud del pedículo, que puede llegar a ser de unos 15 cm. Hay que preservar el nervio laríngeo superior. La disección alcanza el hioides, donde se desinsertan los músculos. El cierre de la zona donante suele realizarse mediante cierre directo.

Aplicaciones

Reconstrucción de defectos intraorales. El colgajo de músculos infrahioideos se ha utilizado en reconstrucción de defectos del suelo de la boca, lengua, mucosa yugal, piel de tercio inferior y de orofaringe. Se puede asociar a disecciones cervicales funcionales. Se contraindica en pacientes que precisan disección cervical radical, con tiroidectomía previa o en pacientes radiados, ya que esto podría complicar el procedimiento. Una de las ventajas de este colgajo es su alta tasa de supervivencia, que puede llegar hasta el 92,5 %. Sin embargo, es cierto que no aporta tanto volumen como el colgajo de pectoral mayor, que también se ha utilizado en la misma área.

Colgajo submentoniano

Este colgajo fue descrito por Martin et al, en 1993. Es un colgajo de patrón axial, basado en la arteria submentoniana, que es una rama constante de la arteria facial. Tiene un pedículo largo y seguro con un amplio arco de rotación, por lo que se puede usar para la reconstrucción de casi todas las zonas de la hemicara homolateral y de la cavidad oral.

Anatomía

La arteria submentoniana es una rama importante de la arteria facial y desempeña un papel clave en la irrigación de varias estructuras en la región submentoniana. Nace en profundidad a la glándula submaxilar y sigue un trayecto a lo largo del borde inferior de la mandíbula, justo por encima del músculo milohioideo, hasta llegar a la sínfisis mandibular. Su diámetro es bastante pequeño, entre 1 y 1,5 mm, y tiene un pedículo de 8 cm, aproximadamente. Circula por debajo del vientre anterior del músculo digástrico, donde emite la mayoría de perforantes cutáneas, aunque también puede pasar superficialmente. El número de perforantes varía de 1 a 4. También emite ramas para el periostio del hueso mandibular, los músculos milohioideo y platisma, y a nivel de la sínfisis mandibular, ramas para el labio inferior y la glándula sublingual. Al final de su recorrido, la arteria submentoniana se conecta con su rama contralateral a través de un plexo subdérmico, lo que permite que se utilice como un colgajo random en el hemicuello opuesto. Esto es muy útil para levantar colgajos grandes que van de un ángulo mandibular a otro. En cuanto al drenaje venoso, este se realiza a través de la vena submentoniana, que acompaña a la arteria y finalmente drena en la vena facial.

Técnica quirúrgica

Con el paciente en posición de hiperextensión se dibuja el límite superior del colgajo justo por debajo del arco mandibular para disimular la cicatriz. La longitud de la paleta cutánea se puede prolongar hasta los dos ángulos mandibulares. El límite inferior se dibujará después de comprobar el cierre directo con la prueba del pellizco. Se incide la paleta cutánea, dividiendo la piel y el tejido subcutáneo hasta el músculo platisma y se empieza a levantar el colgajo subplatismalmente de distal a proximal hasta exponer el músculo digástrico y la glándula submaxilar. Seguidamente, se separa la glándula submaxilar ipsilateral del colgajo, ligando los vasos que se dirigen hacia ella. El siguiente paso es abordar el polo superior del colgajo dividiendo el músculo platisma e identificando la rama marginal del nervio y la arteria faciales. Esta última se diseca con cuidado proximalmente hasta que se pierde por debajo de la glándula. En este punto, traccionando la glándula distalmente se identifica la arteria submentoniana; no obstante, no es preciso disecar la arteria completamente para que el colgajo alcance la mayoría de los lechos receptores más habituales. Evidentemente, esto dependerá de la cantidad de pedículo que se precise.

Seguidamente, se levanta el lado contralateral por debajo del músculo platisma de lateral a medial, manteniendo íntegros la arteria facial y el vientre anterior del músculo digástrico. A nivel de la línea media se incorpora al colgajo el vientre anterior del músculo digástrico ipsilateral, desinsertándolo de la sínfisis y seccionándolo a nivel de la polea. En caso contrario, se deberá localizar las perforantes y disecarlas. Patel et al. describieron una variante que consiste en incorporar al colgajo el músculo milohioideo del lado ipsilateral junto con el vientre anterior del músculo digástrico. Así, el pedículo queda protegido y el procedimiento es mucho más sencillo y rápido, aunque aumenta el grosor del colgajo.

La arteria facial es tortuosa y suficientemente larga para permitir un buen arco de rotación. Si la longitud del pedículo es suficiente, la cirugía finaliza, acabando de liberar toda la paleta. Si es insuficiente, ligando la arteria y la vena facial distalmente al origen de la arteria submentoniana se consigue aumentarlo unos 2 cm.

En colgajos grandes se amplía la incisión del extremo lateral de la elipse hasta la región mastoidea, realizando una incisión vertical unos 2 cm por detrás del ángulo de la mandíbula hasta la clavícula, evitando ángulos agudos. En colgajos pequeños es posible realizar un diseño de base superior, que asegura una mejor irrigación.

Por último, quiero comentar que también se ha descrito como colgajo libre, y como colgajo compuesto, incorporando hueso de la cara interna de la sínfisis mandibular, en cuyo caso debe estar asociado a una porción del músculo milohioideo.

Aplicaciones

El colgajo submentoniano es reconocido por su delgadez, versatilidad, y capacidad para mimetizar la piel facial con mínima morbilidad en la zona donante. Aunque es efectivo en la reconstrucción de defectos en la mitad inferior de la cara debido a traumas, tumores, quemaduras y enfermedades, como microsomías hemifaciales y parálisis facial, su uso en lesiones malignas conlleva ciertas controversias. Esto se debe al riesgo potencial de trasladar la enfermedad metastásica regional del cuello a la zona receptora.

Se han documentado diversos usos del colgajo submentoniano, como en la reconstrucción del paladar, lesiones en el suelo de la boca y como colgajo compuesto, incorporando hueso mandibular. Por ejemplo, Pistre et al. y Kitazawa et al. han explorado sus aplicaciones en reconstrucciones específicas del labio y otras áreas.

Comparado con otros colgajos regionales, como platismal, supraclavicular e infrahioideo, el colgajo submentoniano, generalmente, ofrece mayor movilidad, fiabilidad, y paletas cutáneas más grandes. Esto lo convierte en una opción atractiva, sobre todo, en casos donde se busca una solución menos invasiva o en pacientes con comorbilidades graves, que no son candidatos para procedimientos más agresivos.

Es importante destacar que el colgajo submentoniano también ha mostrado éxito en pacientes que han recibido radioterapia previa, aunque el cierre de la zona donante puede presentar desafíos adicionales en estos casos. En situaciones oncológicas, se debe evaluar cuidadosamente la presencia de enfermedad metastásica cervical para determinar la idoneidad del colgajo submentoniano como opción reconstructiva.

Colgajo osteomiocutáneo de esternocleidomastoideo (ECM)

El músculo esternocleidomastoideo se utilizó por primera vez en 1908 por Jiano para la reconstrucción de una parálisis facial. En 1955, Owens publicó el primer caso de colgajo miocutáneo de ECM pediculado superiormente. Más adelante se identificaron los aportes vasculares del músculo y se realizaron colgajos pediculados inferiormente.

Anatomía

El ECM es un músculo con dos vientres, que se origina en la apófisis mastoides y en la línea nucal superior. Sus dos vientres se insertan en el manubrio esternal y en el tercio medial de la clavícula. La capa superficial de la fascia cervical profunda se separa para albergar el espesor del músculo. Su inervación proviene del nervio espinal. La irrigación del músculo llega a través de distintos pedículos: el pedículo dominante, el superior, corresponde a la arteria y vena occipital; existen tres pedículos menores inferiores: ramas de la arteria y vena auricular posterior, ramas de la arteria y vena tiroidea superior y ramas del tronco tirocervical (**Fig. 44-26**).

Técnica quirúrgica

Para obtener un colgajo pediculado superiormente, el procedimiento comienza con una incisión que incluye la isla de piel deseada, ubicada por encima de la clavícula. Esta incisión atraviesa las capas subcutáneas y el músculo platisma, hasta llegar a la fascia que rodea el músculo subyacente. Se desinserta el músculo del periostio clavicular o se realizan las osteotomías claviculares, en caso de ser necesario para la reconstrucción. Se hace una incisión vertical sobre la piel, craneal a la isla cutánea, exponiendo el músculo. Se levanta el colgajo desde caudal, disecando el ECM y ligando los pedículos inferiores. Si se conserva el pedículo de los vasos tiroideos superiores el aporte vascular es mayor, pero el arco de rotación es limitado. El colgajo queda pediculado en las ramas de la arteria y vena occipital. El cierre se puede realizar mediante un injerto de piel libre o con colgajos locales.

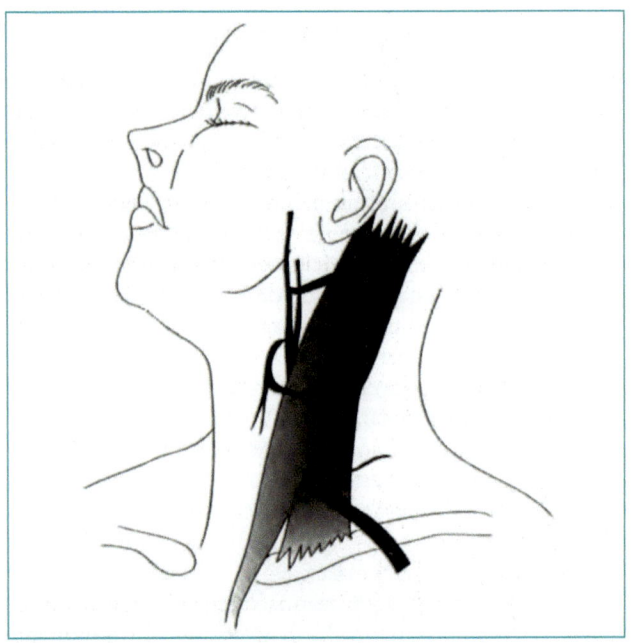

Figura 44-26. Anatomía del músculo esternocleidomastoideo.

Aplicaciones

Su uso en reconstrucción de parálisis facial ha sido desplazado por los colgajos de temporal y de masetero, que consiguen un eje de tracción de la comisura más vertical y una sonrisa más simétrica. También se utiliza para mejorar los contornos faciales tras parotidectomías y para reconstruir defectos orales y faríngeos. Actualmente, sus indicaciones son limitadas en la recosntrucción de cabeza y cuello.

Los segmentos de clavícula vascularizados pediculados en ECM se han utilizado en reconstrucciones mandibulares tras mandibulectomías segmentarias. Las osteotomías claviculares publicadas han sido marginales y segmentarias. Las marginales se corresponden en la literatura con fracturas tanto en el sitio donante como en el receptor. Las segmentarias son las más aconsejables y conllevan escasa morbilidad en el hombro, aunque, actualmente, existen mejores opciones para la reconstrucción mandibular. El tamaño del ECM limita su uso a casos con defectos pequeños. Además, su uso se encuentra restringido en los casos oncológicos en los que se precisa la extirpación del músculo.

Colgajo de músculo serrato anterior

El colgajo de músculo serrato anterior fue descrito por primera vez por Mathes y Nahai en 1979 y utilizado por primera vez por Takanayagi y Tsuki en 1982, como colgajo libre microvascularizado para la cobertura de heridas de la extremidad inferior. En 1982 se utilizó por primera vez para reanimación facial.

Normalmente, este colgajo se utiliza como colgajo libre microvascularizado, ya que preservar el pedículo y utilizarlo puede comprometer su vascularización.

La obtención de un colgajo miocutáneo ha sido poco frecuente, ya que, en 1994, Merle desechó esta opción por no encontrar perforantes del pedículo a la piel. Sin embargo, Pittet et al. publicaron que la isla de piel estaba irrigada por perforantes de las arterias intercostales, que podían anastomosarse intramuscularmente con ramas del pedículo. En su artículo publican una viabilidad del 100 % de la paleta cutánea.

Anatomía

El músculo serrato anterior es un músculo situado en la cara lateral superior del tórax, que se origina con 7 a 10 digitaciones en las costillas superiores y se inserta en el borde medial de la escápula. Entre sus funciones se encuentran permitir la elevación del brazo más allá de la horizontal, junto con el músculo trapecio, y elevar las costillas en la inspiración, cuando la escápula se mantiene fija.

Está irrigado por la rama del serrato de la arteria toracodorsal, que procede de la rama subescapular de la arteria axilar. El pedículo vascular es bastante largo, con una media de longitud de 11,3 cm. La parte superior del músculo se encuentra también irrigada por la arteria torácica lateral, que es una rama directa de la arteria axilar.

El pedículo vascular del serrato anterior va superficial al músculo en su parte superior, y superior a este, por debajo de la piel, se encuentra el músculo dorsal ancho. En su parte inferior, el serrato anterior se encuentra directamente debajo de la piel.

La rama del serrato anterior de la arteria toracodorsal da ramas independientes a las digitaciones del músculo, lo que permitirá separarlas para obtener fuerzas musculares en distintos vectores.

La inervación corre a cargo del nervio torácico largo, que discurre junto con el pedículo vascular. También da ramas independientes a las diferentes digitaciones.

Técnica quirúrgica

Se diseña la paleta de piel en la región inframamaria, según las dimensiones requeridas. La paleta de piel estará situada sobre al menos dos digitaciones del músculo serrato anterior para asegurar una buena perfusión.

El paciente se sitúa en decúbito supino. Se realiza la incisión sobre la paleta cutánea y se extiende hasta la axila. Al separar el músculo dorsal ancho se identifican las últimas digitaciones del músculo y del pedículo vascular. Disecando desde la parte posterior, casi desde el origen del músculo en la escápula, en dirección anterior y proximal, se va desinsertando el músculo de las costillas. En este punto, si se necesita hueso para la reconstrucción, se incluye la séptima costilla, con su periostio, como un injerto vascularizado de costilla. Si la paleta cutánea excede el músculo anteriormente, la fascia oblicua externa se incluye en la disección, junto con la piel que la cubre. El pedículo toracodorsal se sigue hasta los vasos subescapulares, ligando las ramas que van a las digitaciones más proximales del músculo serrato anterior y la rama del músculo dorsal ancho.

Es importante preservar la parte proximal del nervio torácico largo en la disección. En este momento se secciona el músculo transversalmente desde cerca de su origen en la escápula o más anteriormente, pero siempre por detrás del pedículo.

Se sutura el músculo remanente al tórax para evitar secuelas en la escápula. También se cierra la zona donante, normalmente mediante cierre directo.

Un segundo equipo puede trabajar simultáneamente preparando el área receptora.

Aplicaciones

El colgajo de músculo serrato anterior es muy versátil y se utiliza ampliamente en la reconstrucción de defectos en diversas áreas del cuerpo. Puede ser obtenido como un colgajo único o combinado con otros colgajos, basados en el sistema vascular subescapular. Desde su descripción inicial, ha encontrado aplicaciones en la reconstrucción de defectos en el miembro superior e inferior, pared torácica, espalda, sacro, cabeza y cuello.

En el contexto de la cabeza y el cuello, específicamente, se ha utilizado para reconstruir defectos en el cuero cabelludo, mejilla, párpado inferior, labios, nariz, cavidad oral, maxilar, mandíbula, esófago y para la reanimación facial. Este colgajo puede ser configurado de diferentes maneras, según las necesidades del paciente, incluyendo variantes como fascia solamente, tejido adipofascial, músculo, músculo y hueso, o como un colgajo miocutáneo.

Una variante importante es el colgajo miocutáneo de músculo serrato anterior, descrito por Inoue et al. en 1991. Esta técnica inicialmente implicaba la creación de un túnel subcutáneo para el paso del pedículo del colgajo, lo cual conlleva ciertos riesgos para la supervivencia del tejido. Por esta razón, se ha preferido su uso como colgajo libre microvascularizado, que ofrece una mayor seguridad y mejor tasa de éxito según la literatura actual.

Además, se ha descrito el uso del colgajo de músculo serrato anterior con tunelización por debajo de la clavícula. Aunque esta técnica permite una mayor movilidad del colgajo, también conlleva el riesgo de lesión de la vena subclavia, lo cual debe ser cuidadosamente evaluado y manejado durante el procedimiento.

En resumen, el colgajo de músculo serrato anterior es una opción valiosa en la reconstrucción de defectos complejos, debido a su versatilidad y a la posibilidad de combinarse con otros tejidos. La elección de la técnica específica dependerá de las características del defecto, la experiencia del cirujano y las condiciones clínicas del paciente.

Colgajo del músculo dorsal ancho

La primera publicación del uso del colgajo pediculado de músculo dorsal ancho para reconstrucción de cabeza y cuello se atribuye a Quillen et al en 1978. Sin embargo, el colgajo se describió por primera vez en 1896 por Tansini para reconstrucción tras mastectomía radical.

Anatomía

El dorsal ancho es un músculo grande y plano que tiene su origen en las seis últimas vértebras torácicas y en la parte posterior de la fascia lumbodorsal, por medio de la cual se sujeta a las vértebras lumbares y sacras. En las vértebras más superiores, el músculo es fuerte y voluminoso, mientras que en las vértebras inferiores tiene más masa aponeurótica. Este músculo también se inserta en la cresta ilíaca posterosuperior y en el ángulo de la escápula. El *latissimus dorsi* termina en un tendón que se enrolla en espiral y se inserta en la cresta del tubérculo menor del húmero (por su cara posterior).

Es un músculo aproximador del brazo y rotador interno. También lo tracciona en dirección dorsal. Desciende, además, la cintura escapular y tracciona del hombro hacia atrás.

La irrigación dominante llega a través de la arteria toracodorsal, rama de la arteria subescapular, que proviene de la arteria axilar. El drenaje venoso corre a cargo de las venas homónimas.

Taylor y Palmer describieron la vascularización del músculo, separándolo en tres porciones: la superior y dominante es irrigada por la arteria toracodorsal; la media, por arterias intercostales posteriores y la inferior, por arterias lumbares. Todas ellas se anastomosan en el espesor del músculo. La importancia de esto radica en que se puede predecir la viabilidad del colgajo y su paleta de piel, ya que la obtención de una porción del segmento superior será más segura que la de una porción del segmento medio y esta, a su vez, será más segura que la obtención de una porción del segmento inferior.

El pedículo toracodorsal es el dominante y es el que se utiliza tanto en colgajo pediculado como en el libre vascularizado. Los vasos atraviesan la grasa axilar y penetran en el hilio del músculo. En su recorrido da ramas a otros músculos, como el serrato anterior.

La inervación del músculo proviene del nervio toracodorsal, que también va a dar ramas paralelamente a los vasos. Esto permite que, obteniendo solo una porción de músculo, este mantenga inervación (**Fig. 44-27**).

Técnica quirúrgica

La incisión se realiza desde el punto medio de la axila hasta el punto inferior de la paleta de piel, que se dibuja con forma de huso para facilitar el cierre directo. Se localiza basada en la rama vertical de los vasos toracodorsales, que se encuentran unos 3 cm posteriores al borde anterior del músculo. A través de esta incisión se identifica fácilmente el borde anterior del músculo. Al retraerlo y disecar la grasa axilar, aparecen los vasos toracodorsales con sus ramas a otros músculos. Al ligar la rama del serrato anterior, se consigue mayor movilización del pedículo. En este momento se realiza la incisión posterior de la paleta de piel hasta el plano de la fascia muscular. Se puede levantar solo una porción del músculo por debajo de la paleta o toda su extensión. Se diseca el músculo separándolo del oblicuo externo, del serrato anterior y se secciona inferior

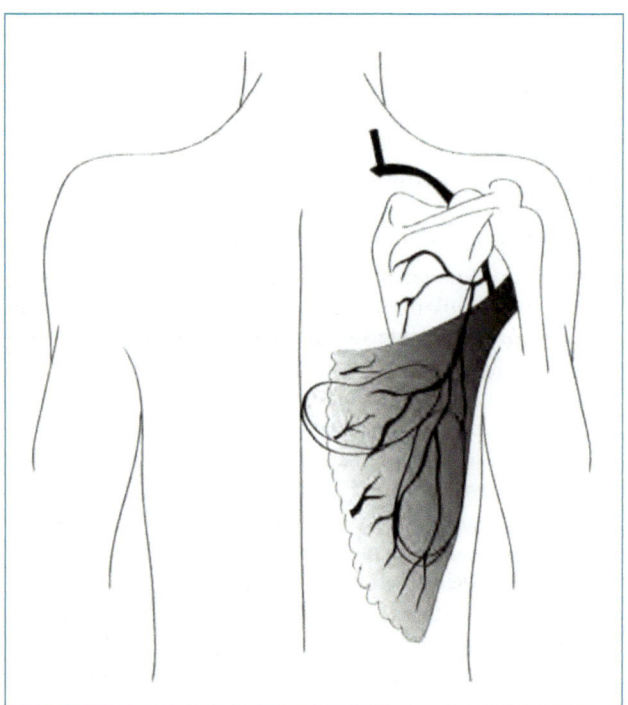

Figura 44-27. Anatomía del músculo dorsal ancho.

y posteriormente a la paleta de piel. La disección continúa de distal a proximal, cuidando de no dañar el pedículo neurovascular hasta encontrar el tendón del músculo que se inserta en el húmero. Se secciona el tendón, consiguiendo la completa movilización del colgajo.

Para trasladar el colgajo a la zona receptora es necesario crear un túnel subcutáneo. Este túnel se forma entre los músculos pectoral mayor y menor, y debe ser suficientemente amplio para permitir que el colgajo pase sin problemas. La incisión para este túnel se realiza de manera paralela e inferior a la clavícula, lo que facilita el acceso y la movilidad del colgajo.

Aplicaciones

Las indicaciones de este colgajo son defectos orocervicales grandes, sobre todo, si se debe realizar una disección cervical, lo que proporciona un fácil acceso al pedículo.

Las ventajas de este colgajo, en comparación con otros, como el pectoral mayor, son la ausencia de pelo en la paleta de piel, un efecto estético en la zona donante, y su baja morbilidad.

El riesgo de neuroapraxia del plexo braquial puede ser una complicación seria, y la postura del paciente en decúbito lateral puede limitar la capacidad de un segundo equipo para trabajar al mismo tiempo, lo que podría alargar la duración de la cirugía. Además, en pacientes obesos, el colgajo puede resultar demasiado voluminoso, lo que podría complicar aún más el procedimiento.

Colgajo de músculo pectoral mayor

La evolución del colgajo pediculado de pectoral mayor es un gran ejemplo de cómo pueden desarrollarse y adaptarse las técnicas quirúrgicas a lo largo del tiempo. Desde su descripción inicial en 1947 por Pickerel et al. para la reconstrucción de la pared torácica, hasta su aplicación en la reconstrucción de cabeza y cuello por Aryan en 1979, se ha convertido en una herramienta fundamental en la cirugía reconstructiva. Hasta la incorporación de los colgajos libres microvascularizados, el CPM ha sido el colgajo más utilizado en las reconstrucciones de cabeza y cuello.

Anatomía

El músculo pectoral mayor es un músculo en forma de abanico, superficial y plano, ubicado en la región anterosuperior del tórax.

Se origina en el tercio medial de la clavícula, en la cara anterior del esternón y los seis primeros cartílagos costales y en la aponeurosis del oblicuo externo, para luego insertarse en la corredera bicipital del húmero.

Cubre gran parte de la cavidad torácica sobre el pectoral menor, el subclavio, el serrato anterior y los músculos intercostales. Se encuentra cubierto por una fascia profunda, que lo separa de la fascia clavipectoral. Esta última fascia cubre el músculo pectoral menor y el subclavio en la parte más cefálica.

El pedículo neurovascular atraviesa esta fascia hasta llegar a la cara profunda del músculo. El músculo se encuentra irrigado mayoritariamente por la rama pectoral de la arteria toracoacromial, que a su vez proviene de la arteria subclavia.

Está inervado por los nervios pectorales medial (C8 y T1) y lateral (C5, C6 y C7), que tienen origen en el plexo braquial.

Entre sus funciones podemos encontrar las siguientes: rotación medial de hombro, flexión de hombro, extensión de hombro desde la flexión y aducción de hombro, siendo esta última su función principal.

Técnica quirúrgica

En primer lugar, se diseña la paleta cutánea según los requerimientos del defecto a reconstruir, normalmente, en la parte medial e inferior de la pared torácica. Se realiza la incisión de la piel hasta la fascia muscular. La exposición del borde lateral del músculo se consigue con la extensión de la incisión hacia la cabeza del húmero. Se diseca el músculo, separándolo de la pared torácica en su parte caudal, con cuidado de no dañar los músculos intercostales. Se secciona, entonces, la parte medial del músculo, de manera que se separa de su origen esternal. En la porción superior de este, en el 2º y 3er espacios intercostales, aparecen las perforantes de la mamaria interna, que conviene preservar. Esto se consigue, seccionando el músculo lateral a ellas. Se separa el pectoral mayor del menor, por un plano que es avascular. El pedículo del pectoral mayor aparece en este plano, en su cara profunda.

En este punto se secciona el músculo en el lateral, antes de su inserción en el húmero. Es importante controlar siempre el pedículo en este paso para no seccionarlo, además de realizar una buena hemostasia.

Se crea el túnel subcutáneo, que permitirá el paso del colgajo al cuello. La zona donante se cierra directamente, tras disecar los bordes.

Aplicaciones

Las grandes ventajas que presenta este colgajo son su buena vascularización, un gran arco de rotación, gran volumen y cierre directo de la zona donante. Además, se obtiene con el paciente en decúbito supino y se puede tallar con dos paletas de piel para reconstruir superficies internas y externas.

Sin embargo, es importante tener en cuenta que, en algunos casos, la sutura en la parte más craneal puede ser un poco complicada y generar tensión. Aunque se ha utilizado para la reconstrucción mandibular, hoy en día se prefiere usar técnicas con colgajos libres vascularizados, que ofrecen más flexibilidad, como el de cresta iliaca o peroné.

El colgajo reinervado de pectoral mayor está descrito en reconstrucciones tras glosectomías y en reanimación facial.

Dada la naturaleza muscular y el grosor del colgajo, cuenta con una capacidad limitada de conformarse a defectos tridimensionales complejos. Es apropiado su uso en la reconstrucción de defectos que no requieran de un plegado excesivo del colgajo, como puede ser la reconstrucción de defectos cutáneos cervicales o el cierre de fístulas faringocutáneas.

Colgajo de músculo trapecio

Hay tres diferentes colgajos que se pueden obtener de este músculo, cualidad que lo hace único en reconstrucción de cabeza y cuello.

La primera descripción de uno de estos colgajos se atribuye a Mutter en 1842, que lo utilizó como colgajo cutáneo randomizado. Conley, ya en 1972, lo perfeccionó, incluyendo el músculo trapezoidal. Más adelante, Mac Graw y Dibbel, diseñaron el que se conoce hoy como colgajo trapezoidal superior. Dermegasso y Piazza en 1979 basaron un colgajo lateral trapezoidal en isla en la arteria cervical transversa para la reconstrucción de defectos intraorales. En 1980, Baek describió el tercer colgajo trapecial, el colgajo miocutáneo inferior en isla.

Anatomía

El trapecio es un músculo plano y triangular, situado en la región posterior del cuello y del tronco.

Se pueden distinguir tres fascículos. El superior se origina en la línea nucal superior, la protuberancia occipital externa y el ligamento cervical posterior y se inserta en el tercio lateral de la clavícula.

El fascículo medio tiene su origen en la última vértebra cervical y en las seis primeras torácicas y se inserta en el acromion y parte superior de la escápula.

La parte inferior se origina en las últimas vértebras torácicas y se inserta en la espina escapular.

Cuando toma punto fijo en el eje del tronco, eleva el hombro y acerca la escápula a la columna vertebral. Fijado en la cintura escapular, extiende la cabeza haciéndola girar. Es rotador y elevador de la cabeza.

Está irrigado por la arteria cervical transversa superficial, su pedículo fundamental, y tiene irrigación accesoria a través de la arteria dorsal escapular, la occipital y las arterias intercostales. Esta vascularización permite la creación de los tres colgajos miocutáneos diferentes: el colgajo miocutáneo trapecial superior, basado en las perforantes paraespinales intercostales y la arteria occipital; el colgajo osteomiocutáneo trapecial lateral, basado en la arteria cervical transversa superficial, y el colgajo trapecial inferior, basado en la arteria escapular dorsal y en la rama profunda de la cervical transversa.

La arteria cervical transversa se origina en el 80 % de los casos en el tronco tirocervical y en el 20 % restante, en la arteria subclavia. Cuando la arteria nace directamente de la subclavia, puede discurrir profundamente o a través del plexo braquial, lo que limita seriamente el arco de rotación del pedículo y obligará a utilizar otro colgajo (en el 10 % de los casos). La anatomía venosa es mucho más variable que la arterial. La vena cervical transversa drena en el sistema subclavio medial en dos tercios de los casos y en la vena yugular externa, cerca de la unión con la vena subclavia, en el tercio restante.

Recibe la inervación por su cara profunda, cerca de su borde anterior, por la rama lateral del nervio accesorio. Los ramos anteriores del 2º, 3º y 4º nervio cervical se unen al accesorio, y le llega por su cara profunda el nervio del trapecio.

Colgajo trapecial superior

Está basado en las perforantes paraespinosas de la región cervical inferior y en ramas de la arteria occipital. Se diseña la paleta cutánea paralela al borde anterior del músculo, con anchura suficiente para albergar varias perforantes. Su longitud puede extenderse más allá del acromion (10 cm) con seguridad, dependiendo de los requerimientos del defecto. La incisión posterior se realiza hasta atravesar el músculo trapecio. Se ligan los vasos cervicales transversos. Después, se sigue la disección hacia proximal en el plano entre el trapecio y el supraespinoso, elevador de la escápula y romboide menor. Se continúa la incisión anterior, que alcanza el borde anterior del músculo, disecándolo con el colgajo. El defecto de la zona donante suele requerir un injerto de piel libre para el cierre.

Aplicaciones

Se utiliza de manera segura en defectos posteriores y laterales del cuello. Su uso no aumenta la morbilidad después de una disección cervical radical, ya que el músculo ya está denervado.

Colgajo trapecial lateral en isla

Se diseña la isla de piel en la porción lateral superior del músculo, cerca de su inserción en la clavícula y el acromion. En primer lugar, se expone la fosa supraclavicular para localizar los vasos cervicales transversos (si se realiza una disección cervical deben preservarse). Se siguen los vasos, comprobando que no se encuentran entrelazados con el plexo braquial, hasta que penetran el músculo. En este punto la isla de piel se puede modificar para asegurar su irrigación. Después, se puede realizar la incisión a través de piel, tejido subcutáneo y músculo trapecio. En la parte inferior de la isla, se ligan los vasos cervicales transversos. El defecto donante se puede cerrar directamente liberando los bordes.

Aplicaciones

Se ha utilizado en defectos cervicales anteriores y laterales, así como en defectos mucosos de faringe y cavidad oral.

Es el menos fiable de los colgajos del trapecio. Es imprescindible asegurarse de que existe un pedículo viable con arteria y vena que lleguen a la isla de piel, y se necesita una anatomía favorable.

Colgajo trapecial inferior

Está basado en la rama profunda de la arteria cervical transversa y en la arteria escapular dorsal. La isla de piel se dibuja entre el borde medial de la escápula y la línea media de la espalda. La paleta de piel puede llegar hasta 5 cm por debajo del borde inferior de la escápula. Se realiza la incisión de la piel alrededor de la isla cutánea y se extiende hasta el triángulo posterior del cuello y en profundidad, hasta el músculo. Se expone entonces el músculo trapecio. Se levanta el músculo desde el borde lateral en el plano entre el trapecio y los romboides. Se seccionan las inserciones en línea media, ligando las perforantes paraespinosas. Los vasos dorsales escapulares se identifican entre los romboides mayor y menor, cuando penetran el músculo trapecio. Estos se preservan tomando un *cuff* de músculo romboide menor. Al disecar en dirección proximal, se encuentran los vasos cervicales transversos. Si se conservan ambos pedículos, se asegura la vascularización; sin embargo, es posible pinzar la arteria dorsal de la escápula y comprobar la coloración. Si esta se mantiene, se puede seccionar este pedículo y obtener un mayor arco de rotación, que puede ser muy útil según la zona a reconstruir. Al desinsertar el músculo de las vértebras y de la espina escapular, el colgajo se moviliza completamente. Si se necesita hueso, se puede obtener en este punto de la espina de la escápula. La zona donante se puede cerrar directamente. El pedículo muscular puede ser tunelizado o quedar expuesto, y puede seccionarse en 3 semanas.

Aplicaciones

Es el más versátil de los tres colgajos por su gran arco de rotación. Puede estar indicado en defectos craneales, cervicales, de tercio medio y de cavidad oral. Es muy delgado y fácilmente plegable. Presenta la desventaja de requerir el decúbito lateral, por esto está especialmente indicado en defectos craneales laterales y de mejilla, en que el paciente puede ser posicionado de esta manera.

Colgajo osteomiocutáneo del trapecio

El colgajo osteomiocutáneo del trapecio lateral o colgajo trapecial en isla es el único de los tres que incorpora hueso escapular ricamente vascularizado. Está basado en la arteria y vena cervical transversa superficial.

Para los defectos sinfisarios, el acromion es una excelente opción, mientras que, para los laterales, la espina escapular es más adecuada. Y en casos mixtos, combinar ambos puede ser la mejor solución. La isla de piel es un recurso útil para reparar los defectos de partes blandas intraorales, y permite reparar defectos óseos de hasta 10-12 cm. También puede desdoblarse la paleta cutánea para abordar tanto tejidos intra como extraorales.

Sin embargo, es importante tener en cuenta las contraindicaciones. Para los defectos mandibulares puramente óseos, los colgajos libres de cresta ilíaca o peroné son preferibles. Además, en situaciones de vaciamiento cervical, la distinción entre funcional y radical es crucial, ya que, si el vaciamiento es radical, se corta siempre la inervación del trapecio (XI par) y se reseca el ECM, por lo que el colgajo trapecial no supone morbilidad añadida.

Como última contraindicación cabe destacar las reconstrucciones secundarias, donde se haya realizado previamente un vaciamiento cervical, porque en la primera intervención se puede haber lesionado el pedículo.

Cogajos fasciales

Colgajo de fascia temporoparietal

El colgajo de fascia temporoparietal se ha utilizado como libre o pediculado. En un principio se usó para la reconstrucción del pabellón auricular y de los párpados. Actualmente, por su flexibilidad, sus dimensiones, su resistencia a las infecciones y su importante vascularización se considera un colgajo muy útil en la reconstrucción de cabeza y cuello.

Anatomía

La fascia temporoparietal es la extensión de la gálea en la región temporoparietal, por debajo de la línea temporal superior. En un corte coronal en esta región encontramos piel y tejido subcutáneo, la fascia temporoparietal, el tejido areolar laxo, la fascia del músculo temporal, el músculo temporal y el pericráneo. En la línea temporal superior, la fascia del músculo y el pericráneo confluyen.

La arteria temporal superficial es una rama terminal de la arteria carótida externa, que asciende por debajo de la rama mandibular y atraviesa la fascia superficial a nivel del trago. Ya en este plano pasa por encima de la porción posterior del arco cigomático. Unos 3 cm después, la arteria se divide en sus dos ramas terminales, la rama frontal y la parietal, que se anastomosarán con las arterias supraorbitaria y supratroclear. La arteria temporal media es una rama de la arteria temporal superficial, que aparece a nivel del arco cigomático y que nutre la fascia del músculo temporal.

El colgajo se basa más comúnmente en la rama parietal. La rama frontal se ligará 2 o 3 cm tras la bifurcación para evitar dañar la rama frontal del nervio facial. La vena temporal superficial suele acompañar a la arteria en su recorrido por el exterior.

Técnica quirúrgica

Se realiza una incisión vertical desde la raíz del hélix, con descargas anterior y posterior. La disección se realiza por debajo del plano subcutáneo, intentando no lesionar los folículos pilosos. Se liga la rama frontal en el límite anterior del colgajo.

La capa de tejido areolar laxo, que separa la fascia temporoparietal de la fascia muscular temporal a este nivel, permite una disección avascular.

Se levanta el colgajo hasta la raíz del hélix. La disección debe ser cuidadosa para no dañar el pedículo vascular, que se encuentra en el espesor de la fascia temporoparietal. La fascia del músculo temporal puede obtenerse a la vez de esta región como un segundo colgajo, basado en vaso nutriente aparte, la arteria temporal media.

Aplicaciones

Su rica vascularización, junto con su delgadez y flexibilidad, son tres características que determinan sus indicaciones en la actualidad.

El colgajo de fascia temporoparietal puede transferirse solo o con piel, con hueso o con colgajo de fascia muscular. Pueden obtenerse colgajos de hasta 14 x 16 cm con un espesor de 2 a 4 mm. Se utiliza para cubrir los injertos de cartílago en la reconstrucción auricular por su facilidad de plegado y para reconstruir defectos de contorno en la cavidad orbitaria por su alta vascularización y plegabilidad. Transferidos con tabla externa de hueso craneal, se utilizan para la reconstrucción de defectos craneales. También se usa para cubrir defectos de la cavidad oral. En este caso, el arco de rotación se puede aumentar realizando una osteotomía en el arco cigomático. La movilización del pedículo a la cavidad oral se realiza a través de la glándula parótida, por lo que es conveniente disecar el tronco del nervio facial para no lesionarlo. Se ha utilizado en la cavidad oral sin necesidad de cubrirlo con injerto libre de piel con buenos resultados.

Colgajos mucosos

Paladar

Fue descrito por Millard en 1962 y posteriormente utilizado como colgajo de paladar completo con un solo pedículo para reconstruir defectos de la cavidad oral de manera sencilla.

Anatomía

La vascularización del paladar se debe a la arteria palatina mayor y menor, que son ramas de la arteria palatina descendente, que es, a su vez, una rama de la arteria maxilar interna. La arteria palatina mayor, junto con el nervio palatino mayor, atraviesa el agujero palatino mayor, que se sitúa a nivel del segundo molar, y nutre el mucoperiostio. La arteria palatina menor atraviesa el agujero palatino menor y nutre el paladar blando. Existe una red anastomótica que supera el rafe medio.

Técnica quirúrgica

El colgajo mucoperióstico de paladar puede diseñarse basado en el pedículo vascular izquierdo o derecho. Se diseña 1 cm por detrás de los dientes y 1,5 cm por delante de su límite con el paladar blando.

La disección se realiza de anterior a posterior hasta alcanzar el nivel de los segundos molares en un plano subperióstico. A continuación, se diseca y se secciona el pedículo que no se preserva. Se continúa levantando el colgajo hasta que queda solo sujeto por el pedículo y puede ser rotado fácilmente (**Fig. 44-28**).

El empleo de este colgajo crea un defecto secundario que deja expuesta una zona del hueso palatino, aunque su cicatrización por segunda intención es buena, rápida y no produce morbilidad funcional.

Aplicaciones

Se utiliza el colgajo de paladar completo para cubrir defectos del trígono retromolar, de fosa tonsilar y pared lateral de la

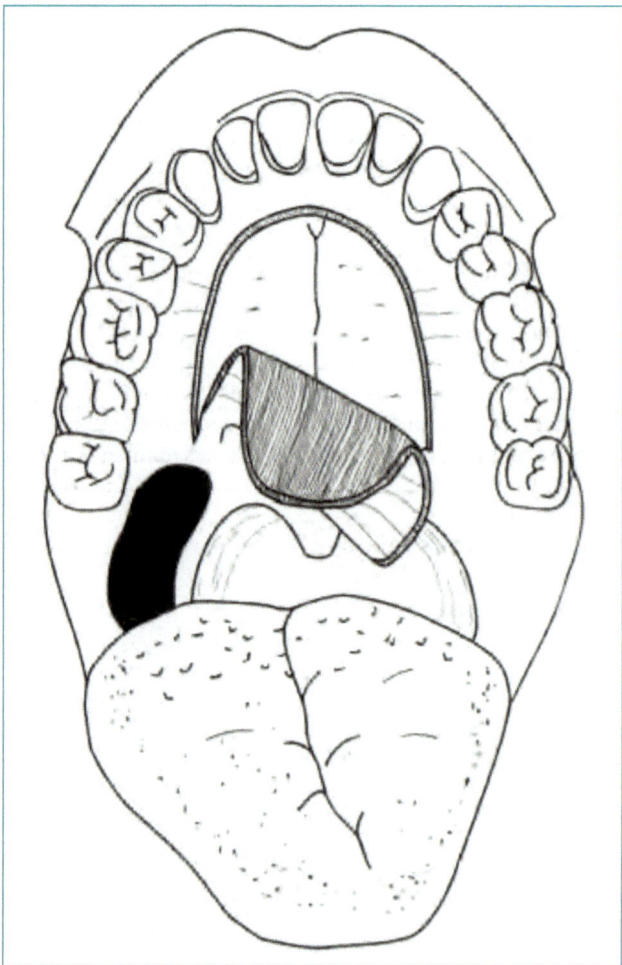

Figura 44-28. Colgajo de paladar.

faringe. También se utilizan colgajos de medio paladar para reconstruir fístulas orosinusales. Se trata de una buena opción reconstructiva, ya que su aspecto es similar a la zona receptora, está muy bien vascularizado y posee sensibilidad.

Colgajo de músculo buccinador

El músculo buccinador presenta una rica vascularización que depende de varios vasos faciales que se anastomosan. Los colgajos miomucosos derivados de este músculo son muy versátiles y pueden adaptarse a diferentes necesidades, para abordar defectos en la cavidad oral y otras áreas.

Anatomía

El músculo buccinador está cubierto medialmente por mucosa y lateralmente por el músculo masetero, la rama mandibular, la bola adiposa de Bichat y la fascia bucofaríngea. Se origina en el rafe pterigomandibular y se inserta en el músculo orbicular.

El músculo buccinador forma parte del esfínter muscular perioral y tiene una irrigación doble, la arteria facial que llega por la zona anterior y la arteria bucal que irriga el colgajo por su zona posterior. Más adelante se bifurcan ramas que irrigan

la parte inferior del músculo buccinador. A nivel de la comisura labial, la arteria facial da ramas a la parte anterior del buccinador.

La arteria bucal, rama de la maxilar interna, pasa por debajo del músculo pterigoideo lateral y alcanza el músculo buccinador, en su parte posterior, donde se anastomosa con la rama bucal posterior de la arteria facial.

La arteria alveolar posterosuperior (rama de la maxilar interna) y la arteria infraorbitaria se anastomosan en la superficie lateral del músculo con las ramas de la arteria facial para irrigar las porciones posterosuperior y anterosuperior del buccinador, respectivamente.

El drenaje venoso se realiza a través de varias venas que se originan en el músculo buccinador, convergen en el plexo venoso bucal en la parte posterior del músculo y drenan en la vena facial mediante varias ramas, en el plexo pterigoideo y la vena maxilar interna a través de la vena bucal. La inervación motora del músculo corre a cargo del plexo bucal, que se forma en esta zona con las ramas del nervio facial. Existen varias ramas eferentes, por lo que se puede obtener una porción del músculo sin denervarlo.

Técnica quirúrgica

El colgajo miomucoso de buccinador basado posteriormente depende de la arteria bucal, la rama bucal de la arteria facial y el plexo venoso bucal.

El colgajo se diseña de forma fusiforme y se va a situar 5 a 8 mm por debajo de la papila del conducto parotídeo, 1 cm por delante del rafe pterigomandibular y hasta la comisura labial, anteriormente. El límite inferior se sitúa unos pocos centímetros por debajo del límite superior. La primera incisión se realiza a través de la mucosa y el músculo buccinador, de manera que este se levanta de anterior a posterior mediante disección roma. Se seccionan la arteria labial y las pequeñas ramas de la arteria facial en la parte anterior. La bola adiposa de Bichat se expone entonces. La disección prosigue hasta 1 cm por delante del rafe pterigomandibular, donde el pedículo penetra en el músculo. A continuación, se diseca la mucosa del músculo buccinador por detrás del límite posterior del colgajo, para poder desinsertar el músculo del rafe. Es importante diseñar de manera cuidadosa para no lesionar el pedículo. Se abre un túnel por debajo del ligamento pterigomandibular para pasar el colgajo por debajo y conseguir mayor arco de rotación. La zona donante se puede cerrar directamente. Con el colgajo del buccinador basado posteriormente se consiguen reconstruir defectos del paladar blando, duro y pared faríngea lateral.

El colgajo miomucoso del buccinador basado superiormente es un colgajo de flujo invertido que se basa en la porción distal de la arteria facial a través de las ramas bucales anteriores.

El diseño del colgajo se realiza de la misma manera que en el colgajo basado posteriormente. Es conveniente estudiar mediante eco-Doppler y dibujar el curso de la arteria facial.

La disección comienza en el límite inferior del colgajo tras realizar una incisión a través de la mucosa y del músculo. A continuación, se localiza y se liga la arteria facial. La incisión continúa hasta completar el colgajo y la disección se lleva a cabo por debajo de los vasos faciales. El colgajo queda pediculado en parte del músculo buccinador y orbicular, en la porción anterosuperior del músculo. La zona donante se cierra en dos planos: el muscular y el mucoso.

El colgajo puede alcanzar la región orbitaria, creando un túnel subcutáneo en la zona infraorbitaria. También se puede usar para reconstruir defectos del paladar duro, la cresta alveolar, el seno maxilar, el labio superior e inferior y el tabique nasal.

El colgajo miomucoso del buccinador basado inferiormente es un colgajo que tiene como pedículo los vasos faciales. Los límites de este colgajo son similares a los anteriores colgajos de buccinador descritos. La incisión y la disección en este caso comienzan en la parte posterosuperior del colgajo. Se ligan las ramas bucales posteriores de la arteria facial y la arteria bucal en los límites del colgajo, así como la arteria facial en el límite superior del colgajo. La disección continúa con los vasos faciales en dirección proximal cuidadosamente para conservar el pedículo y para no lesionar la rama marginal del nervio facial.

Se puede tunelizar el colgajo entre la mejilla y la cortical externa mandibular y, después, a través del músculo milohioideo hasta la cavidad oral. La zona donante se puede cerrar por planos o, si no fuera posible, mediante un injerto de piel libre o la bola adiposa de Bichat.

Este colgajo se ha utilizado para reconstruir glosectomías parciales o defectos del suelo de la boca.

Aplicaciones

Por su rica vascularización, el colgajo de músculo buccinador presenta una alta tasa de supervivencia. Se considera que pueden obtenerse colgajos de este músculo basados en cualquiera de sus pedículos.

Estos colgajos presentan gran versatilidad y se han utilizado en la reconstrucción de la mayoría de las localizaciones de la cavidad oral. Han reconstruido defectos en paladar duro, paladar blando, fosa tonsilar, cresta alveolar, suelo de boca, lengua, etc. También se ha descrito su uso en reconstrucción orbitaria, labial y en tabique nasal.

Presenta, como grandes ventajas, la alta tasa de supervivencia y su gran versatilidad. No es necesario un segundo tiempo. Además, la zona donante suele cerrar directamente sin necesidad de otros procedimientos. En ciertos casos en que el defecto sea demasiado grande y pueda dejar secuelas funcionales es suficiente cubrir el defecto mediante un injerto libre de piel o mediante la bola de Bichat, que está fácilmente accesible.

Colgajos adiposos

Colgajo de bola de Bichat

Es una técnica popularizada por Egyedi para el cierre de fístulas orosinusales en 1977. Más adelante se ha utilizado con otros fines con buenos resultados por su rica vascularización, adecuada localización anatómica, gran reproducibilidad y buena epitelización.

Anatomía

La bola adiposa de Bichat es una masa de tejido adiposo que consiste en un cuerpo central y cuatro extensiones: la extensión bucal, la pterigoidea, la pterigopalatina y la temporal. La parte central se sitúa en la profundidad del área maxilar posterior sobre las fibras superiores del músculo buccinador. Está cubierta por una fina cápsula. La extensión bucal se dirige superficialmente y define el contorno de la mejilla. La parte central y la extensión bucal juntas constituyen la mayor parte del peso de la bola.

El conducto parotídeo se dirige anteriormente acompañado con las ramas bucales del nervio facial y pasa lateralmente a la bola de Bichat. Atraviesa entonces el músculo buccinador hasta abocarse a la cavidad oral a nivel del segundo molar. Los vasos se encuentran en el mismo plano.

La irrigación de la bola de Bichat depende de la arteria bucal y de la rama temporal, que son ramas de la arteria maxilar interna, de la arteria temporal superficial y de las ramas de la arteria facial. Se considera un colgajo pediculado axial con una rica vascularización.

El volumen medio de la bola de Bichat se estima en 9,6 mL y es bastante constante entre individuos, a pesar de las posibles diferencias en masa corporal y distribución de la grasa.

Se considera que las funciones de esta masa adiposa pueden ser la prevención de la presión negativa durante la succión, facilitar el deslizamiento de los músculos con el movimiento y proteger los vasos y nervios.

Técnica quirúrgica

Se realiza una incisión en la mucosa vestibular en el área maxilar posterior que se continúa hasta incidir en el periostio y la fascia que envuelve la bola de Bichat. Mediante disección roma y tracción se expone la bola, que se hernia fácilmente hacia la cavidad oral. Se moviliza el colgajo hacia la región del defecto.

Aplicaciones

La localización de la bola adiposa de Bichat es muy favorable para cubrir defectos de la cavidad oral. Se trata de una técnica reproducible. Este colgajo se obtiene fácilmente con una buena tasa de supervivencia y una buena epitelización observable a las dos semanas.

Se ha utilizado para el cierre de fístulas orosinusales, para la reconstrucción de defectos post-cirugía ablativa, tratamiento de fibrosis mucosa y de fisura palatina, reconstrucción de la articulación temporomandibular y como membrana para elevación de seno.

Una desventaja que presenta este colgajo es su tamaño, que limita su uso a defectos menores de 5 x 4 cm, según muchos autores. En caso de defectos mayores se han utilizado colgajos bilaterales de bola de Bichat o se ha utilizado junto con el colgajo miomucoso del buccinador.

PUNTOS CLAVE

- La función de los injertos libres es cubrir, rellenar, conectar y dar soporte a las diferentes estructuras faciales a reconstruir.
- Los factores determinantes de la viabilidad de injertos libres son: buena vascularización de la zona receptora, adecuada superficie de contacto y contacto permanente con el lecho vascular e inmovilización correcta.
- Los colgajos locales son una opción reconstructiva de primera línea en la cara, debido a que presentan una serie de propiedades muy ventajosas frente a otras opciones.
- Selección del colgajo. La elección del colgajo pediculado a emplear depende del tamaño, la ubicación del defecto y las necesidades funcionales.
- Los colgajos pediculados o regionales han supuesto un gran avance en la cirugía reconstructiva craneomaxilofacial, ya que permiten obtener abundante tejido bien vascularizado, próximo a la zona cervicofacial, técnicamente asequible y que permite la reconstrucción en un solo tiempo quirúrgico.
- Con el desarrollo de las técnicas microquirúrgicas se ha avanzado un paso más en la reconstrucción de cabeza y cuello, coexistiendo en la actualidad ambas opciones con múltiples indicaciones.

BIBLIOGRAFÍA

Anastassov GE, Schwartz S, Rodriguez E. Buccinator myomucosal island flap for postablative maxillofacial reconstructions: A report of 4 cases. Journal of Oral and Maxillofacial Surgery. 2002;60(7):816-21.

Baker SR. Local flaps in facial reconstruction (2nd edition). Philadelphia: Mosby, 2007.

Baumann A, Ewers R. Application of the buccal fat pad in oral reconstruction. J Oral Maxillofac Surg. 2000;58(4):389-92.

Becker SR. Principles of nasal reconstruction. St. Louis: Mosby, 2002.

Brunsó Casellas J, Martín Rodríguez J, Barbier Herrero L, et al. Colgajo submental para reconstrucción de defectos oncológicos en cabeza y cuello. Rev Esp Cirug Oral y Maxilofac [Internet]. 2009 8 [cited 2010 Mar 29];31(4).

Burget GC, Menick FJ. Aesthetic Reconstruction of the Nose. St. Louis: Mosby, 1994.

Burgueño García M. Atlas de colgajos locales en la reconstrucción de cabeza y cuello. Barcelona: Elsevier, 2006.

Constantinidis J, Federspil P, Iro H. Functional and aesthetic objectives in the reconstruction of lip defects. Facial Plastic Surgery. 1999;15:337-48.

Dallan I, Lenzi R, Sellari-Franceschini S, et al. Temporalis myofascial flap in maxillary reconstruction: anatomical study and clinical application. J Craniomaxillofac Surg. 2009;37(2):96-101.

Estellés Ferriol JE, Carrasco Llatas M, Ferrer Ramírez MJ, et al. Temporalis myofascial flap: technique description and results in our patients. Acta Otorrinolaringol Esp. 2005;56(6):257-60.

Ferrari S, Balestreri A, Bianchi B, et al. Buccinator Myomucosal Island Flap for Reconstruction of the Floor of the Mouth. J Oral Maxillofac Surg. 2008;66(2):394-400.

Ferrari S, Ferri A, Bianchi B, et al. A novel technique for cheek mucosa defect reconstruction using a pedicled buccal fat pad and buccinator myomucosal island flap. Oral Oncol. 2009;45(1):59-62.

Godat DM, Sanger JR, Lifchez SD, et al. Detailed neurovascular anatomy of the serratus anterior muscle: implications for a functional muscle flap with multiple independent force vectors. Plast Reconstr Surg. 2004;114(1):21-9; discussion 30-31.

Hamdi M, Van Landuyt K, Hijjawi JB, et al. Surgical technique in pedicled thoracodorsal artery perforator flaps: a clinical experience with 99 patients. Plast Reconstr Surg. 2008;121(5):1632-41.

Ilankovan V, Ramchandani P, Walji S, et al. Reconstruction of maxillary defects with serratus anterior muscle and angle of the scapula. Br J Oral Maxillofac Surg. 2011;49(1):53-7.

Ito R, Fujiwara M. Lower lip reconstruction with a hard palate mucoperiosteal graft. J Plast Reconstr Aesthet Surg. 2009;62(10):e333-6.

Jackson IT. Local flaps in head and neck reconstruction. St. Louis: Quality Medical Pub, 2007.

Jhamb A, Mohanty S. A technique for functional and aesthetic reconstruction of the oral commissure and buccal mucosa. Int J Oral Maxillofac Surg. 2010;39:287-91.

Jin X, Teng L, Zhang C, et al. Reconstruction of partial-thickness vermilion defects with a mucosal VeY advancement flap based on the orbicularis oris muscle. J Plast Reconstr Aesthet Surg. 2011;64(4):472-6.

Lam D, Strauss RA. Local and regional flaps of the head and neck. Oral Maxillofac Surg Clin North Am. 2014 Aug;26(3):xi-xii.

Lifchez SD, Sanger JR, Godat DM, et al. The serratus anterior subslip: anatomy and implications for facial and hand reanimation. Plast Reconstr Surg. 2004;114(5):1068-76.

Meguid EA, Agawany AE. An anatomical study of the arterial and nerve supply of the infrahyoid muscles. Folia Morphol (Warsz). 2009;68(4):233-43.

Menick FJ. A 10-Year Experience in Nasal Reconstruction with the Three-Stage Fore-head Flap. Plast Reconstruct Surg. 2002;109(6):1839-55.

Navarro-Vila C, Ochandiano S, López de Atalaya FJ, et al. Reconstrucción mandibular: colgajos pediculados y microquirúrgicos. Cir Esp. 2002;72(5):287-96.

Pittet B, Mahajan AL, Alizadeh N, et al. The Free Serratus Anterior Flap and Its Cutaneous Component for Reconstruction of the Face: A Series of 27 Cases. Plast Reconstr Surg. 2006;117(4):1277-88.

Rapidis AD, Alexandridis CA, Eleftheriadis E, et al. The use of the buccal fat pad for reconstruction of oral defects: Review of the literature and report of 15 cases. J Oral Maxillofac Surg. 2000;58(2):158-63.

Rawashdeh MA, Telfah H. Secondary Alveolar Bone Grafting: the Dilemma of Donor Site Selection and Morbidity. Br J Oral Maxillofac Surg. 2008;46(8):665-70.

Rintala AE. Reconstruction of the midline skin defects of the nose. Scand J Plast Recostruct Surg. 1969;3:105.

Schmid E. Reconstruction of the orbits and lids. Trans Int Soc Plast Surg. London-Edinburgh: E&S Livingstone Ltd, 1960.

Tincani AJ, Del Negro A, Araújo PPC, et al. Head and neck reconstruction using infrahyoid myocutaneous flaps. Sao Paulo Med J [online]. 2006;124(5):271-4.

Urken M. Atlas of regional and free flaps for head and neck reconstruction. New York: Raven Press, 1995.

Vendrell E, Zapater E, Ferrandis E, et al. Colgajo pediculado de pectoral mayor: nuestra experiencia en 76 casos consecutivos. Acta Otorrinolaringol Esp. 2002;53:39-45.

Virós D, León X, López M, et al. Colgajo de pectoral mayor: evolución de su uso en la era de los colgajos microanastomosados. Acta Otorrinolaringol Esp. 2008;59(6):263-8.

Washio H. Retroauricular temporal flap. Plast Reconstruct Surg. 1969;43:162.

Wo LM, Singh D, Thaller SR. Local Flaps for Reconstruction in the Head and Neck. J Craniofac Surg. 2021 May 1;32(3):832-5.

Zhao Y, Zhang W, Zhao J. Reconstruction of intraoral defects after cancer surgery using cervical pedicle flaps. J Oral Maxillofac Surg. 2001;59(10):1142-6.

Zhao Z, Li S, Yan Y, et al. New buccinator myomucosal island flap: anatomic study and clinical application. Plast Reconstr Surg. 1999;104(1):55-64.

Zubillaga Rodríguez I, Sánchez Aniceto G, García Recuero I, et al. Utilización del colgajo de músculo temporal en cirugía reconstructiva maxilofacial: Revisión de 104 casos. Rev Esp Cirug Oral y Maxilofac [Internet]. 2004 8 [cited 2010 May 3];26(4).

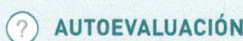

AUTOEVALUACIÓN

Colgajos libres microquirúrgicos. Técnicas microquirúrgicas

45

G. Ruiz de León Hernández-Pacheco y M. A. Tousidonis Rial
Colaborador: S. Khayat

OBJETIVOS

- Entender los fundamentos de la reconstrucción microquirúrgica.
- Comprender los principios de los colgajos libres y su aplicación en defectos complejos de cabeza y cuello, restaurando funcionalidad y estética.
- Reconocer las indicaciones para colgajos microquirúrgicos: identificar cuándo se deben usar colgajos libres en casos como extirpación de tumores o traumatismos graves.
- Seleccionar los colgajos adecuados según el defecto: aprender a elegir el colgajo más apropiado, según el tipo y ubicación del defecto.
- Planificar la reconstrucción microquirúrgica: seguir los pasos de planificación preoperatoria, evaluando vasos receptores y diseñando el colgajo según el defecto.
- Gestionar el manejo postoperatorio y monitorización: asegurar un adecuado cuidado postoperatorio para monitorizar el colgajo y prevenir complicaciones.
- Restaurar la función y estética: aplicar técnicas reconstructivas que mejoren tanto la funcionalidad (habla, masticación) como la estética facial.
- Manejar las complicaciones: estar preparado para identificar y manejar posibles complicaciones, como el fracaso del colgajo o infecciones.

INTRODUCCIÓN

La cirugía reconstructiva es el conjunto de técnicas quirúrgicas que permiten recuperar al cuerpo humano a su estado previo después de la extirpación de tumores, infecciones, traumatismos o deformidades congénitas o adquiridas, restaurando la forma y la función. En el área craneomaxilofacial, la cirugía reconstructiva se centra en mejorar aspectos funcionales, como la capacidad de hablar, de masticar, de tragar y comunicarse, o estéticos, como la forma del rostro o la apariencia general. Todo ello contribuye a reducir el impacto psicológico en el paciente, mejorar su calidad de vida y facilitar su reintegración social.

Las técnicas empleadas en la cirugía reconstructiva han recorrido un largo camino desde los días de Tagliacozzi. En líneas generales, se pueden distinguir dos tipos: reconstrucciones en las que no se utilizan colgajos pediculados y aquellas que emplean colgajos libres microvascularizados, siendo estos últimos el enfoque principal de este capítulo. La introducción del microscopio operatorio de dos cabezas en 1960 y el trabajo pionero de Buncke en el laboratorio, a principios de la década de 1960, marcaron los inicios de la cirugía microvascular. La microcirugía se define como una técnica que permite transferir tejido de una región del cuerpo a otra, utilizando sistemas de magnificación para realizar anastomosis de vasos sanguíneos pequeños, asegurando así el suministro vascular del tejido trasplantado. Un colgajo libre microquirúrgico se define como aquel cuyo pedículo se reconecta a un nuevo pedículo vascular cercano al defecto a reconstruir, utilizando técnicas microquirúrgicas después de ser separado de su sitio original.

Las principales ventajas de los colgajos microquirúrgicos son:

- Suministro sanguíneo constante del colgajo respecto a los colgajos pediculados.
- Amplia disponibilidad de tejidos donantes.
- Mayor versatilidad: los colgajos microquirúrgicos pueden ser diseñados y adaptados según las necesidades específicas del paciente y del sitio de la lesión, lo que aumenta su versatilidad y aplicabilidad en una amplia gama de casos reconstructivos. No se enfrentan a la limitación del arco de rotación presente en los colgajos pediculados y pueden aportar un volumen variable para adaptarse a la reconstrucción tridimensional requerida.
- Menor morbilidad en el sitio donante: al utilizar técnicas microquirúrgicas, se pueden obtener colgajos de tejido de áreas donantes distantes, evitando la necesidad de colgajos pediculados del área de cabeza y cuello.
- La posibilidad de realizar una reconstrucción primaria, incluso en defectos extensos y compuestos. En caso de

defectos complejos, los colgajos pediculados podrían no proporcionar suficiente cantidad y calidad de tejido para una restitución óptima.

Aunque los colgajos microquirúrgicos son una herramienta invaluable en cirugía oral y maxilofacial, también tienen algunas desventajas potenciales:

- Mayor complejidad técnica y necesidad de un equipo especializado.
- Mayor tiempo quirúrgico. Este tiempo disminuye cuando se trabaja en dos equipos quirúrgicos de forma simultánea.
- Posibilidad de pérdida parcial o completa del colgajo.

RECONSTRUCCIÓN PRIMARIA VERSUS SECUNDARIA

La reconstrucción primaria en cirugía reconstructiva se refiere al procedimiento inicial realizado para restaurar la forma y la función de una parte del cuerpo que ha sido dañada o deformada, debido a traumatismos, enfermedades o defectos congénitos. Su importancia es fundamental en procedimientos oncológicos en los que se realiza la resección tumoral y la reconstrucción en el mismo acto quirúrgico. En la actualidad, la cirugía reconstructiva primaria o inmediata es el *gold standard* de tratamiento. En microcirugía reconstructiva, la reconstrucción primaria evita la distorsión de la anatomía y de los pedículos vasculares tras cirugía y/o radioterapia. Es muy recomendable el uso de pruebas de mapeo vascular de alta resolución en la reconstrucción microquirúrgica primaria, siendo mandatorio en la microcirugía reconstructiva secundaria, por las alteraciones vasculares de los tratamientos previos. La correcta planificación preoperatoria impide que haya errores potencialmente evitables que dificultan la reconstrucción microquirúrgica.

Ventajas de la reconstrucción microquirúrgica primaria o inmediata

- Se realiza en un único procedimiento quirúrgico, evitando una segunda intervención.
- La reconstrucción es más predecible porque no hay fibrosis secundaria a la cirugía o la radioterapia.
- Es más rentable tanto para el paciente como para el hospital.
- El paciente vuelve a sus actividades profesionales, sociales y personales de forma precoz.
- Evita los problemas psicológicos derivados de la deformidad y la angustia de una segunda intervención larga y complicada.

Desventajas de la reconstrucción microquirúrgica primaria o inmediata

- Desde nuestro punto de vista, la única desventaja es el coste asociado a que dos equipos quirúrgicos diferentes trabajen simultáneamente para disminuir el tiempo quirúrgico.

Ventajas de la reconstrucción microquirúrgica diferida o secundaria

- Las recurrencias se detectan más fácilmente en pacientes no reconstruidos. Sin embargo, esto no puede ser aceptado en la actualidad como una excusa para no realizar la reconstrucción primaria, ya que las recurrencias se detectan rápidamente con técnicas radiológicas y un seguimiento clínico estrecho.
- Los defensores de la reconstrucción diferida argumentan que un porcentaje no bajo de estos pacientes morirá en tres años y abogan por esperar este tiempo para realizar la reconstrucción en pacientes donde no se detecten recurrencias, evitando así los costos de una segunda intervención.

Desventajas de la reconstrucción microquirúrgica diferida o secundaria

- Técnicamente, es más desafiante debido a la fibrosis tisular y a las alteraciones vasculares y anatómicas resultantes de la cirugía inicial y/o la radioterapia.
- El efecto psicológico de la desfiguración y la grave alteración funcional en los pacientes, medidas en términos de calidad de vida.

En conclusión, la reconstrucción microquirúrgica primaria o inmediata es el tratamiento de elección porque ofrece numerosas ventajas en comparación con la reconstrucción secundaria o diferida, ya que proporciona mejores resultados funcionales, psicológicos y estéticos medidos en términos de calidad de vida, además de una recuperación más rápida y eficiente de los pacientes.

CLASIFICACIÓN DE LOS COLGAJOS

Los colgajos se pueden clasificar de varias formas, en función de los siguientes criterios (**Tabla 45-1**):

Fuente de vascularización

- Colgajos libres: se basan en una anastomosis vascular microquirúrgica para proporcionar perfusión al colgajo una vez transferido a la zona receptora.
- Colgajos pediculados: se mantienen unidos a su lecho donante mediante un pedículo vascular, sin cortarse durante la transferencia.

Tejidos que incluyen y diseño

- Colgajos fasciocutáneos: incluyen piel y tejido subcutáneo junto con una capa de fascia. Ejemplos comunes son el colgajo radial o el cubital.
- Colgajos musculocutáneos: incorporan una porción de músculo además de piel y tejido subcutáneo. Ejemplos de uso frecuente son el colgajo recto del abdomen y el de dorsal ancho.

Tabla 45-1. Clasificación completa de los colgajos

Características primarias	Colgajos pediculados	Colgajos libres	Características secundarias	Colgajos pediculados	Colgajos libres
Vascularización	Vasos directos: Axial Septocutáneos Endósticos Vasos indirectos: Miocutáneos Periósticos	Vasos directos: Axial Septocutáneos Endósticos Vasos indirectos: Miocutáneos Periósticos	Destino	Local Regional A distancia	Colgajo libre
			Flujo	Unipediculado Bipediculado Flujo anterógrado Flujo retrógrado Turbocargado Supercargado	Flujo anterógrado Flujo retrógrado Turbocargado Supercargado
Componentes	Fasciocutáneo Miocutáneos Visceral Nervio Hueso Cartílago Otros	Fasciocutáneo Miocutáneos Visceral Nervio Hueso Cartílago Otros	Preparación	Diferida Expansión tisular Prefabricación	Diferida Expansión tisular Prefabricación
			Geometría	A demanda Combinados	A demanda Combinados

Adaptado de Cormack GC, Lamberty BGH. Alternative flap nomenclature and classification, the arterial anatomy of skin flaps, 2ª ed. Edinburgh: Churchill Livingstone; 1994. p. 514-22

- Colgajos osteomusculocutáneos: Incluyen hueso, músculo, piel y tejido subcutáneo. Ejemplos notables son el colgajo del peroné, el de cresta ilíaca y el escapular.
- Colgajos viscerales, como el colgajo del *omentum*.
- Colgajos de perforantes: se basan en las perforantes de los vasos sanguíneos para mantener la perfusión del colgajo, lo que permite diseños más flexibles y menos invasivos. Ejemplos de uso frecuente son el DIEP (*deep inferior epigastric perforator*) y el ALT (*antero-lateral thigh*).

Ubicación anatómica:

- Se clasifican según la ubicación de la zona donante y la zona receptora como colgajos de miembro superior, colgajos de miembro inferior, colgajos craneofaciales, etcétera.

Colgajo fasciocutáneo radial

Descrito por Yang et al. en 1981, es una opción ampliamente empleada en la reconstrucción de tejidos blandos. Es simple y rápido de diseccionar; presenta un pedículo vascular constante de considerable diámetro. Inicialmente fue propuesto para la reconstrucción de cabeza y cuello por Yang et al. en China, y su uso fue popularizado por Soutar et al. para abordar defectos intraorales (**Fig. 45-1**).

Pedículo arterial

La arteria radial, con un diámetro inicial de 2,5 mm, es parte del sistema vascular del antebrazo. Nutre el arco palmar profundo, mientras que la arteria ulnar abastece el arco palmar superficial. Alrededor del 12 % de la población presenta anomalías en la conexión entre estos arcos y la falta de ramas hacia los dedos 1 y 2, lo que aumenta el riesgo de necrosis si se corta la arteria radial durante la cirugía del colgajo. La

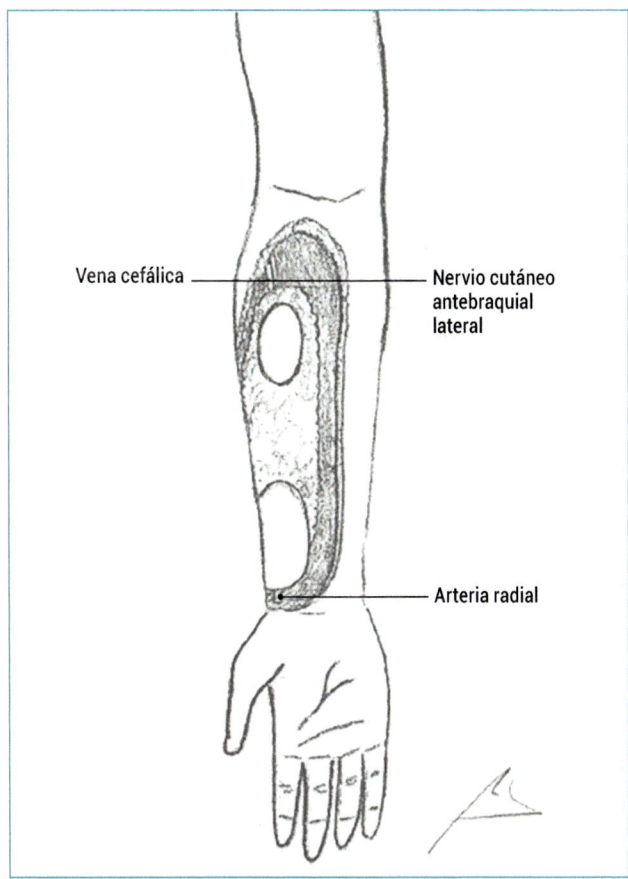

Vena cefálica

Nervio cutáneo antebraquial lateral

Arteria radial

Figura 45-1. Disección del colgajo fasciocutáneo radial con dos islas de piel. Se puede observar la arteria radial seccionada y la vena cefálica.

prueba de Allen es esencial para detectar estos casos. Las perforantes septocutáneas, entre 10 y 17, atraviesan el septo intermuscular lateral, nutriendo el colgajo y asegurando su viabilidad en áreas extensas del antebrazo (**Fig. 45-2**).

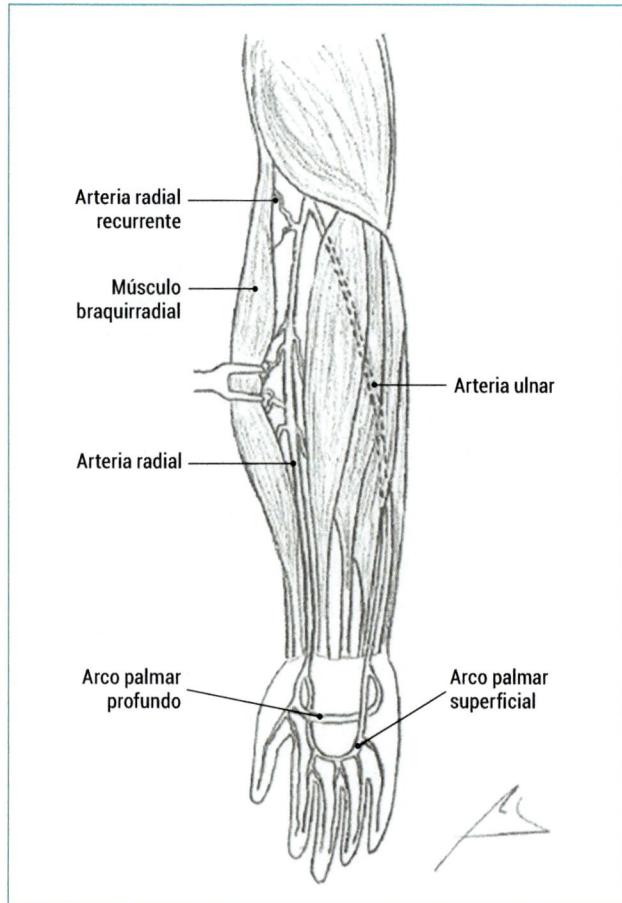

Arteria radial
recurrente

Músculo
braquirradial

Arteria ulnar

Arteria radial

Arco palmar
profundo

Arco palmar
superficial

Figura 45-2. Vascularización arterial del antebrazo.

Pedículo venoso

El drenaje venoso del colgajo radial incluye dos sistemas: venas comitantes, junto a la arteria radial, y venas superficiales (cefálica y basílica). Las venas comitantes, de 1-1,5 mm, están en el septo intermuscular lateral, mientras que las superficiales, de 2-3,5 mm, no siguen una arteria específica. Aunque hay válvulas en el sistema profundo, se ha demostrado que los colgajos pueden funcionar con flujo retrógrado. Ambos sistemas proveen adecuado drenaje venoso, pero se recomienda diseñar el colgajo, considerando el sistema superficial y preferir dos anastomosis venosas cuando sea posible.

Tejido que se transfiere

El colgajo radial permite transferir piel desde la fosa antecubital hasta el pliegue flexor de la muñeca, con tamaños de hasta 10 × 20 cm; su piel es delgada y flexible.

El antebrazo tiene tres nervios superficiales: cutáneo antebraquial medial, lateral y posterior. Durante la disección del colgajo, se debe preservar la rama superficial del nervio radial, que es útil como injerto nervioso vascularizado para reconstruir defectos relacionados con parotidectomías radicales, facilitando la restauración de la función del nervio facial.

Existen músculos y tendones relevantes que pueden integrarse en la reconstrucción mediante colgajos. Por ejemplo, el músculo braquirradial puede utilizarse para incrementar el volumen del colgajo, especialmente, en procedimientos de reconstrucción labial. Además, el tendón del músculo palmar menor se emplea como refuerzo para el colgajo en reconstrucciones similares.

El colgajo osteofasciocutáneo, popularizado por Soutar, se utiliza para la reconstrucción mandibular. Involucra un segmento óseo de la superficie lateral del radio, de 10-12 cm de longitud, aproximadamente, y un volumen máximo del 40 % de la circunferencia del hueso. Este segmento óseo consiste en hueso cortical con irrigación vascular del periostio, lo que limita la rehabilitación con implantes debido a su calidad ósea. El principal desafío es la alta morbilidad asociada con el área donante, con hasta un 23 % de fracturas patológicas.

Indicaciones

El colgajo radial es una opción destacada en la reconstrucción intraoral, superando a los colgajos pediculados en varios aspectos. Su delgadez y adaptabilidad permiten abordar defectos tridimensionales en tejidos blandos sin comprometer la función anatómica. Además, mantiene el volumen con el tiempo y tiene menor incidencia de complicaciones, como fístulas y dehiscencias, en comparación con colgajos más grandes. Se utiliza para reconstruir una amplia variedad de defectos intraorales y complejos de tejidos blandos y óseos, incluidos los de la lengua, suelo de la boca, mucosa bucal y gingival, paladar duro y blando, y pared lateral de la orofaringe e hipofaringe.

Morbilidad

Después de elevar el colgajo, a menudo, se requiere un injerto dermoepidérmico libre para cubrir el área donante. La variante osteofasciocutánea requiere una prolongada inmovilización del brazo y tiene una alta incidencia de fracturas patológicas. Pueden surgir complicaciones, como trastornos sensoriales en el antebrazo donante, parestesias en los dedos 1 y 2 después de manipular el nervio radial superficial, y mayor sensibilidad al frío, debido a la disminución del suministro vascular a la mano.

Cuidados preoperatorios y postoperatorios

Antes de realizar el colgajo radial, es fundamental verificar la viabilidad del brazo no dominante del paciente, mediante la prueba de Allen, para evitar riesgos de necrosis isquémica en la mano. En casos dudosos se recomienda una eco-doppler para confirmar la circulación en el arco palmar profundo. Durante la operación, se debe verificar la oxigenación distal de la mano con un pulsioxímetro después de pinzar la arteria radial. Después de la cirugía, el antebrazo debe estar inmovilizado con una férula durante los primeros 10 días, manteniendo la muñeca en posición neutral y los dedos ligeramente flexionados para evitar la tensión en el injerto de piel utilizada en el sitio donante. Es importante controlar el llenado capilar del primer dedo para detectar signos de síndrome compartimental debido a vendajes demasiado ajustados. Se recomienda mantener el antebrazo elevado durante los primeros 3 días.

Colgajo lateral de brazo

Para la cobertura de defectos de tejidos blandos, el colgajo radial ha sido el procedimiento de elección desde su descripción en la literatura china. El colgajo lateral de brazo fue descrito por primera vez por Song et al. y, posteriormente, por Katsaros et al. como un colgajo libre versátil que podía ser utilizado en muchas reconstrucciones; sin embargo, su uso en la reconstrucción de cabeza y cuello no ha sido ampliamente adoptado (**Fig. 45-3**).

Pedículo arterial

El colgajo lateral del brazo es irrigado por perforantes septocutáneas de la rama posterior de la arteria colateral radial (ACRP). La longitud del pedículo es de 1,5–6 cm, pero puede alcanzar 7–8 cm, siguiendo los vasos hasta el surco radial. El uso del colgajo lateral extendido permite alargar el pedículo hasta 16 cm.

Pedículo venoso

El drenaje venoso se realiza a través de una o dos venas comitantes que acompañan a la ACRP, drenando en las venas braquiales profundas. La vena cefálica puede incluirse en la parte anterior del colgajo durante la disección para proporcionar mayor drenaje.

Tejido que se transfiere

Puede transferirse como colgajo fasciocutáneo, musculotendinoso y sensorial, dependiendo de las modificaciones en el diseño.

Indicaciones y ventajas

El colgajo lateral de brazo es versátil. Su tejido subcutáneo grueso lo hace adecuado para rellenar defectos más voluminosos que el colgajo radial y presenta ventajas significativas, como un suministro sanguíneo constante y una morbilidad mínima en el sitio donante. Puede ser utilizado en diferentes configuraciones, incluyendo colgajos compuestos, que combinan piel, músculo, tendón o hueso.

Morbilidad

Las desventajas del colgajo del brazo lateral incluyen parestesia o anestesia del lado posterolateral del brazo y antebrazo. El dolor lateral del epicóndilo puede estar relacionado con el cierre a tensión de la herida o el uso de injertos de piel para defectos donantes de más de 6–8 cm de anchura.

Cuidados perioperatorios

Preoperatorios: Es recomendable que el colgajo se realice en el lado no dominante del paciente, así como evitar venopunciones con el fin de no trombosar el componente venoso superficial del pedículo.

Postoperatorios: Drenaje aspirativo en la zona braquial y monitorización estrecha.

Colgajo anterolateral de muslo

El colgajo anterolateral del muslo (*anterolateral thigh flap*; en adelante, ALTF) fue descrito inicialmente por Song en 1984 y popularizado por Wei. Originalmente, fue descrito como un colgajo fasciocutáneo basado en las perforantes septocutáneas de la rama descendente de la arteria circunfleja lateral femoral (ACLF), que es la rama de la arteria femoral profunda y discurre entre el vasto lateral y el recto anterior (**Fig. 45-4**).

Pedículo arterial y venoso

El pedículo vascular del colgajo anterolateral del muslo se origina de las perforantes cutáneas de la arteria circunfleja lateral femoral, la cual tiene como promedio dos perforantes por colgajo, con diámetros entre 0,5 y 1,5 mm que surgen de la rama descendente de la ACLF (en el 90 % de los casos) y/o de la rama transversal de la ACLF (10 %). El pedículo, con una longitud de 8 a 16 cm, está compuesto por una arteria y generalmente dos venas que discurren por el tabique intermuscular, entre los músculos recto femoral y vasto lateral,

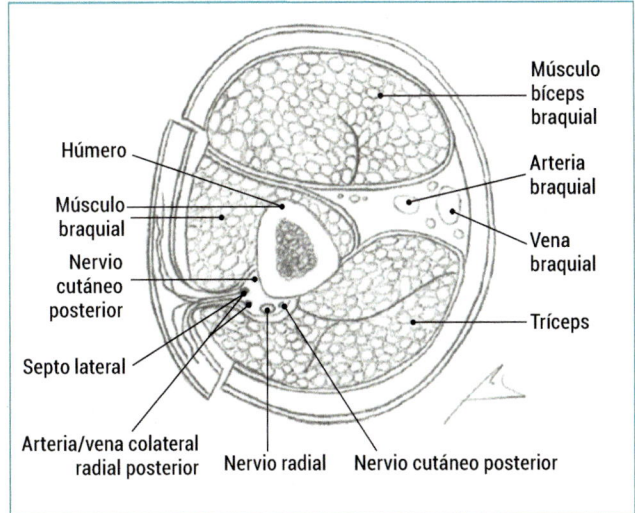

Figura 45-3. Disección del colgajo fasciocutáneo radial con dos islas de piel. Se puede observar la arteria radial seccionada y la vena cefálica.

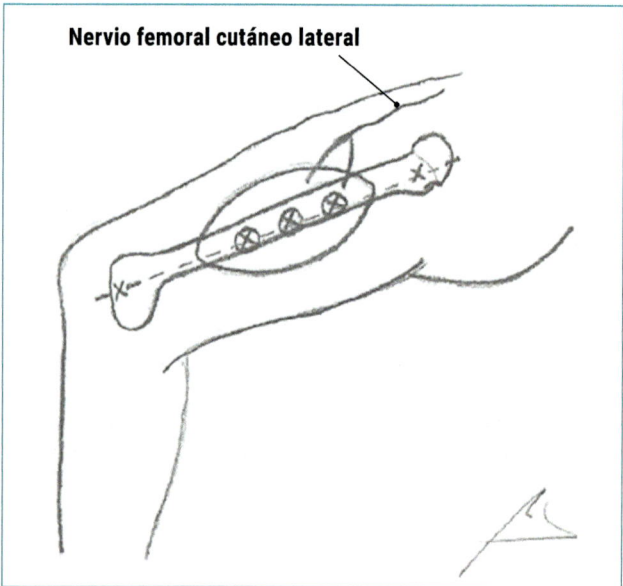

Figura 45-4. Diseño del colgajo anterolateral del muslo, centrado en las perforantes.

junto al nervio motor del vasto lateral. El diámetro de la arteria proximal suele ser de 2,5 mm y el de las venas de 3,5 mm. La inervación sensorial proviene del nervio femorocutáneo lateral.

Tejido que se transfiere

Para su diseño se traza una línea desde la espina ilíaca anterosuperior hasta el borde superolateral de la patela. A nivel del punto medio se traza un círculo de 3 cm de diámetro y se divide en cuatro cuadrantes; en el cuadrante inferolateral suelen encontrarse la mayor parte de las perforantes (**Fig. 45-5**). Tras evaluar las perforantes mediante angio-TC y/o Doppler, se centra la paleta cutánea en la perforante con mejor calibre. La disección se realizará de medial a lateral, en el plano subfascial. Tras identificar las perforantes y elegir la de mejor calibre, se prosigue la disección a través del músculo vasto lateral (o del septo, si la perforante es septal) hasta llegar a los vasos circunflejos laterales descendentes (**Fig. 45-6**). Es esencial respetar el nervio motor del vasto lateral. Dependiendo de las necesidades tisulares de la reconstrucción y de la experiencia del cirujano, el colgajo puede ser elevado de manera subfascial o suprafascial. En la técnica subfascial, el colgajo incluye la fascia muscular, lo que simplifica la disección, pero puede limitar la capacidad de modelado del colgajo. Por otro lado, la técnica suprafascial implica una disección más técnica de las perforantes, pero facilita el plegado y remodelado del colgajo. Esta técnica es preferible en casos que requieren una reconstrucción tridimensional, como en glosectomías totales o para cubrir defectos en el maxilar. Además, permite el cierre directo de la fascia muscular, previniendo herniaciones musculares en la zona donante y consiguiendo un mejor aspecto estético. Según la distribución de las perforantes, este colgajo puede ser configurado como un colgajo quimérico, combinando diferentes

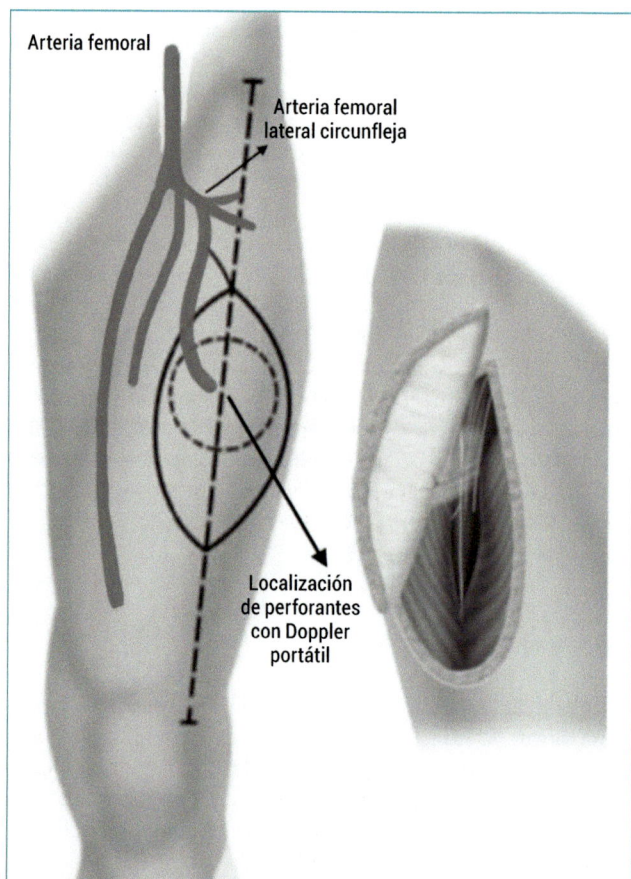

Figura 45-5. Diseño del colgajo ALT y localización de las perforantes entre los vientres musculares.

tejidos como piel, fascia lata y/o músculo, incluyendo una porción del vasto lateral. La posibilidad de incorporar una rama del nervio femorocutáneo lateral facilita la preservación de la sensibilidad en el colgajo. Las dimensiones alcanzables de la paleta cutánea pueden llegar hasta 20 x 15 cm. En la mayoría de los casos se realiza un cierre directo de la zona

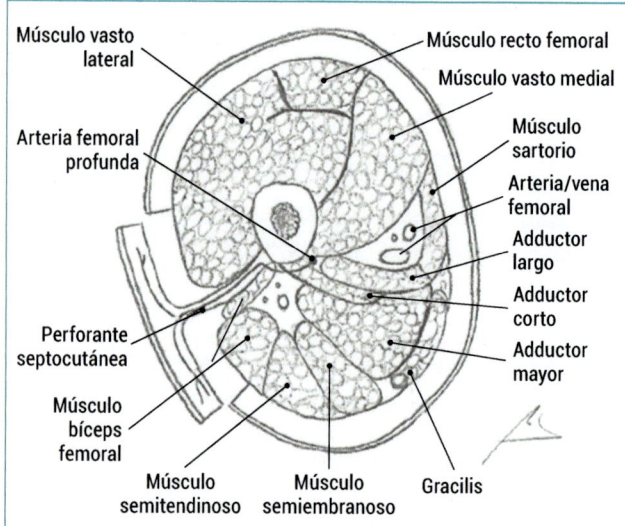

Figura 45-6. Corte transversal a nivel del muslo. Se observa la disección del colgajo incorporando una perforante septocutánea.

donante en el muslo, con mínima morbilidad y resultados funcionales y estéticos óptimos.

Indicaciones

El colgajo ALT destaca tanto en la reconstrucción intraoral como en la extraoral, debido a su versatilidad y ventajas. Su delgadez y flexibilidad permiten abordar defectos tridimensionales en diversas áreas anatómicas. Además, su capacidad para integrar el músculo vasto lateral lo hace ideal en glosectomías, con baja morbilidad y riesgo reducido de hernias. También es efectivo en la reconstrucción de defectos faciales y del cuero cabelludo, aunque puede haber disparidad de color de piel y presencia de vello en la zona cutánea. En comparación con otros colgajos, ofrece cierre primario en defectos menores de 8 cm y una recuperación más rápida.

Morbilidad

El colgajo ALT destaca por su baja morbilidad en la zona donante y la posibilidad de cierre directo en defectos pequeños. No afecta la movilidad ni la extensión de la pierna del paciente. Sin embargo, pueden surgir problemas como la pérdida de sensibilidad si se sacrifica el nervio cutáneo femoral lateral, y preocupaciones estéticas por la cicatriz en el sitio donante.

Cuidados preoperatorios y postoperatorios

Antes de la intervención, se recomienda realizar una eco-doppler para localizar con precisión la principal perforante musculocutánea del colgajo, lo cual permite centrar la paleta de piel en ese punto durante la cirugía. Posteriormente, se aconseja cerrar directamente el defecto y comenzar la deambulación temprana en el período postoperatorio. Es importante destacar que la morbilidad asociada a la zona donante es mínima, y que la cicatriz a lo largo del muslo suele ser mejor tolerada por los pacientes en comparación con otras alternativas reconstructivas.

Colgajo DIEP

El empleo de colgajos musculocutáneos del recto abdominal para reconstrucción fue iniciado por Drever en 1977. Hartrampf et al. demostraron que podía extraerse una isla de piel a lo largo del abdomen inferior (TRAM). El TRAM libre fue realizado por primera vez en 1979 por Holmström. En 1989, Koshima y Soeda presentaron colgajos de piel epigástrica inferior sin músculo recto abdominal. El colgajo DIEAP, desarrollado por Allen, Treece y Blondeel, amplió aún más las posibilidades reconstructivas al preservar el músculo. La pared abdominal consta de varias capas, incluyendo piel, fascia superficial, músculos abdominales, grasa preperitoneal y peritoneo. La fascia superficial se divide en fascia de Camper

y de Scarpa; esta última continúa con la fascia lata. La línea alba y la línea semilunar son áreas importantes de la fascia, mientras que la línea arcuata rodea el músculo recto abdominal en su parte inferior (**Fig. 45-7**).

Pedículo arterial

El colgajo abdominal inferior puede ser vascularizado tanto por la arteria epigástrica inferior profunda como por la superficial (**Fig. 45-8**). La arteria ilíaca circunfleja superficial solo vasculariza la parte lateral del abdomen inferior. Cuando el pedículo se disecciona hasta el borde lateral inferior del músculo recto, se obtiene una longitud típica del pedículo de 10-14 cm, dependiendo de la posición de la perforante.

Pedículo venoso

Las pequeñas venas que perforan la vaina anterior del músculo recto drenan en las venas epigástricas inferiores profundas (DIEV) y luego en la vena ilíaca externa.

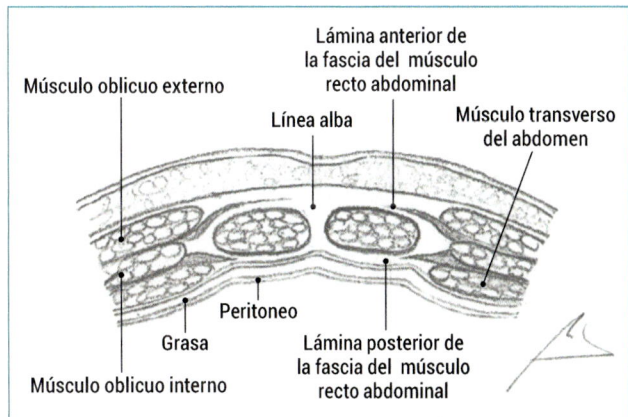

Figura 45-7. Corte transversal de la anatomía anterior del abdomen.

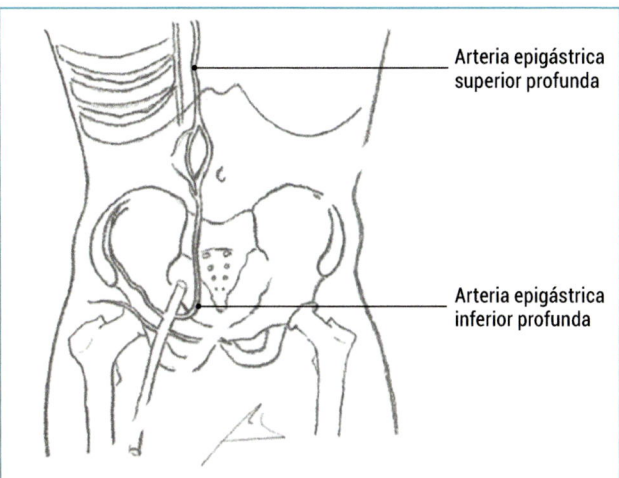

Figura 45-8. Localización de las arterias epigástricas profundas superior e inferior.

Tejido que se transfiere y diseño del colgajo

Los colgajos DIEAP y SIEA consisten únicamente en piel y grasa del abdomen inferior. No se extrae ningún músculo o fascia. La evaluación preoperatoria debe incluir un estudio de la anatomía vascular de la pared abdominal. Se emplean angio-TC, angio-RM o eco-doppler con este fin. Los principales puntos de referencia anatómicos son el ombligo, ambas espinas ilíacas anterosuperiores (ASIS) y la sínfisis del pubis. Se localiza la perforante deseada en el abdomen y, luego, el diseño del colgajo se centra sobre ella. La extensión del colgajo puede incluir piel de angiosomas adyacentes. Rutinariamente, se realizan colgajos DIEAP, utilizando un diseño de abdominoplastia convencional.

Indicaciones

Se emplea en la reconstrucción de defectos de glosectomía en el aparato aerodigestivo y es una opción viable en la reconstrucción laríngea y faríngea. En defectos que afectan a la órbita y la maxila, el colgajo DIEP proporciona volumen adecuado y es adecuado para reconstrucciones tridimensionales grandes, siendo el segundo sitio más utilizado. Varios autores apoyan su uso para la reconstrucción inmediata después de la cirugía o para el tratamiento de la atrofia de tejido blando asociada a la radiación, incluida la restauración del contorno facial, cierre palatino, revestimiento nasal, soporte de los contenidos orbitales en defectos tipo IIIa, y, en casos de pérdida muscular cigomática, por su potencial para la reconstrucción dinámica y la reanimación facial cuando se usa en combinación con un segmento muscular dividido con nervios motores.

Morbilidad

Como colgajos libres, los colgajos DIEAP y SIEA están sujetos a complicaciones microvasculares conocidas (revisión del colgajo, necrosis o pérdida total). Hay problemas de cicatrización de heridas hasta en una décima parte de los casos y, esta complicación está frecuentemente asociada con fumadores y obesidad.

Cuidados preoperatorios y postoperatorios

Es recomendable realizar una angio-TC, una angioRM o una eco-doppler para la visualización de las perforantes. La monitorización postoperatoria, así como el tratamiento, son similares a los de otros tipos de colgajos. Los drenajes se retiran después de que el paciente haya comenzado a deambular y cuando el débito del drenaje es menor de 20 cc por día. No se utiliza rutinariamente una prenda compresiva, a menos que se esté desarrollando un seroma.

Colgajo sural medial

El colgajo del perforante de la arteria sural medial fue descrito en 2001 por Cavadas et al. Sus principales ventajas son un pedículo largo, naturaleza delgada y maleable, y un sitio donante bien oculto que a menudo puede cerrarse de forma primaria con un déficit funcional mínimo. Con un grosor de tejido blando moderado entre el colgajo del muslo anterolateral y el colgajo radial del antebrazo, el colgajo perforante de la arteria sural medial puede ser un colgajo alternativo importante para la reconstrucción de la cabeza y el cuello. Además, la perforante viaja de forma más superficial dentro del gastrocnemio, lo que produce una disección intramuscular directa (**Fig. 45-9**).

Pedículo vascular

La arteria sural medial se origina en los vasos poplíteos y emite ramas que penetran el músculo gastrocnemio medial, irrigando la fascia y el tejido subcutáneo. Emite entre 1 y 4 perforantes, con un promedio de 2, que nutren colgajos basados en perforantes. Estas perforantes se encuentran entre los 6 y 18 cm del pliegue poplíteo. El pedículo vascular, de 9 a 16 cm de longitud, está acompañado por dos venas que drenan en la vena poplítea, aunque se recomienda conservar al menos una vena superficial durante la disección.

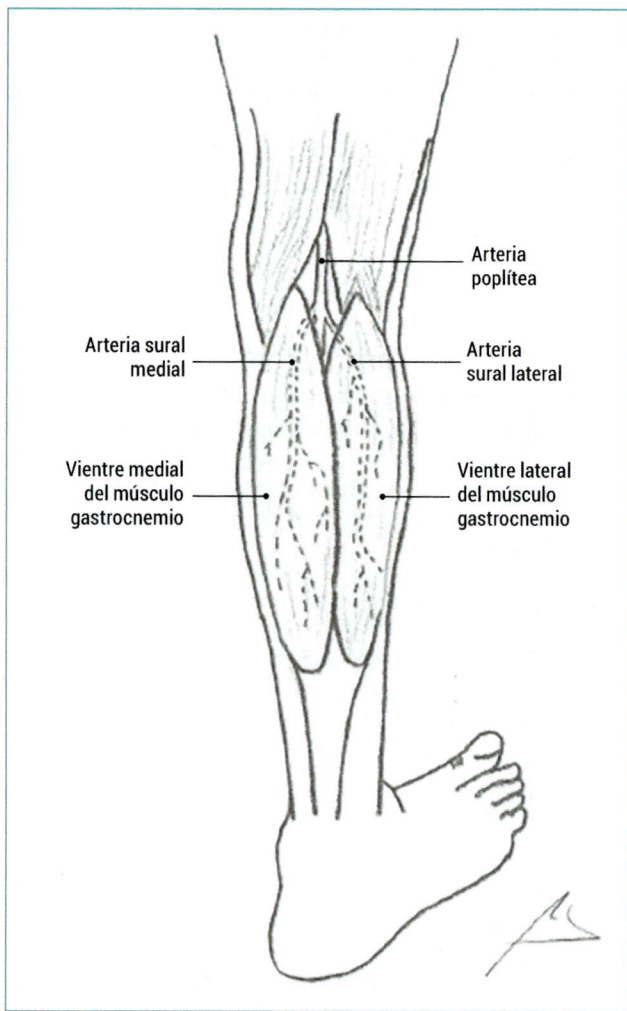

Figura 45-9. Anatomía del colgajo sural medial.

Tejido que se transfiere

El grosor de los colgajos suele ser muy delgado, de 5 mm (rango de 4 a 8 mm). El tamaño del colgajo varía de 4 x 8 a 12 x 14 cm³ e incluye el territorio cutáneo de la cabeza medial del músculo gastrocnemio (**Fig. 45-10**).

Indicaciones

El colgajo de la arteria sural medial es una alternativa ideal al radial en pacientes obesos o con mucho vello, ya que es delgado y sin vello, adecuado para reconstrucciones intraorales. Además, puede ajustarse para glosectomías, ofreciendo versatilidad en la restauración de la función y forma de la lengua.

Morbilidad

Cicatriz inestética, disestesias o debilidad muscular cuando el músculo gastrocnemio medial se daña durante la disección.

Cuidados preoperatorios y postoperatorios y resultados

Preoperatorios: estudio de perforantes con eco-doppler para su mapeo preoperatorio.

Postoperatorios: monitorizar el colgajo durante las primeras 48 h de forma exhaustiva. Entre las causas de fracaso del

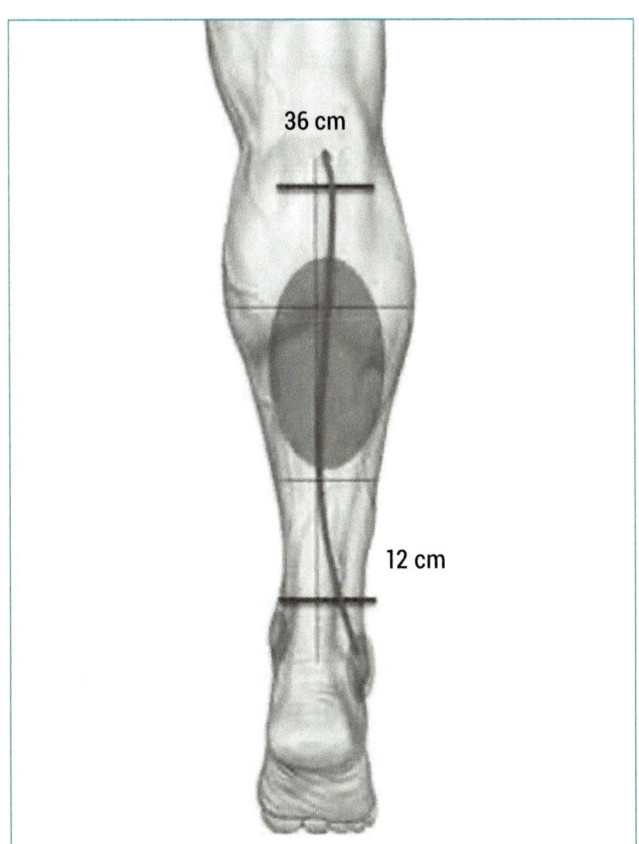

Figura 45-10. Diseño del colgajo sural medial.

colgajo, los problemas de flujo venoso son los más comunes. El paciente puede deambular en las primeras 24 horas después de la cirugía.

Colgajo del músculo recto del abdomen

El colgajo del músculo recto abdominal ha cobrado importancia tras su descripción en la literatura quirúrgica cardiotorácica para la reparación de defectos torácicos postesternotomía. Este colgajo ofrece ventajas significativas, pues aporta un tejido blando fiable, presenta un pedículo de longitud suficiente para alcanzar el lado contralateral del defecto y posee un calibre vascular idóneo para la anastomosis microvascular. Además, su estructura también permite la actuación de dos equipos quirúrgicos de forma simultánea y su diseño posibilita el cierre primario del sitio donante, minimizando la morbilidad asociada.

Pedículo arterial

El colgajo del recto abdominal tiene un suministro sanguíneo dual, clasificado como tipo III por Mathes y Nahai. Incluye la arteria epigástrica superior (derivada de la arteria torácica interna) y la arteria epigástrica inferior profunda (de la arteria ilíaca externa). La arteria epigástrica inferior, con un diámetro promedio de 3,5 mm y longitud de 6 a 8 cm, perfora la vaina del recto y se divide en ramas medial y lateral, formando anastomosis con la arteria epigástrica superior para irrigar la piel. También participan otras arterias menores, como las epigástricas superficiales y las circunflejas ilíacas superficiales. La arteria epigástrica superior, más corta, mide cerca de 3 cm y tiene un diámetro de 1,5 mm. Los vasos perforantes periumbilicales, con disposición radial a 45 grados, son clave para el diseño quirúrgico, y las anastomosis subdérmicas provienen de arterias circunflejas, epigástricas superficiales, lumbares y pudendas externas.

Pedículo venoso

El sistema venoso sigue el trayecto de las arterias correspondientes, generalmente, emparejadas. Destacan la vena epigástrica inferior profunda y la vena epigástrica superior profunda. La mayoría de estas venas confluyen en la vena ilíaca externa.

Tejido que se transfiere

En la reconstrucción con colgajos del músculo recto abdominal, las perforantes cercanas a la arteria epigástrica inferior son clave para el diseño de la paleta cutánea, especialmente, en la región paraumbilical. Los injertos pueden orientarse de forma vertical, horizontal o toracoabdominal, aprovechando al máximo el tejido disponible sin comprometer la base muscular. Existen técnicas para trasladar colgajos delgados, siguiendo las perforantes paraumbilicales, lo que permite una disección sin músculo o reduciendo el grosor subcutáneo para preservar el plexo vascular. El músculo recto abdominal, pediculado a la arteria epigástrica inferior, puede transferirse como colgajo muscular o musculocutáneo, minimizando el riesgo de hernia y preservando la fascia anterior. La inervación proviene de los nervios intercostales. También se ha utilizado la transferencia de la sexta costilla con el pedículo.

Indicaciones

A nivel intraoral, este colgajo se emplea, principalmente, para la reconstrucción en pacientes sometidos a una glosectomía total y en la reconstrucción de defectos resultantes de hemimaxilectomías y exenteraciones orbitarias. Para defectos extraorales, como los de mejilla de espesor total y cirugías de la base del cráneo, se utilizan colgajos miofasciales, orientando la fascia hacia la cavidad oral y la superficie cruenta del músculo hacia la piel, cubierta con un injerto libre dermoepidérmico.

Morbilidad

Respecto al colgajo del recto abdominal (RAM), su seguridad depende de respetar su anatomía vascular. Pequeñas necrosis del colgajo suelen estar relacionadas con drenaje venoso insuficiente, localizándose en los bordes del colgajo. Las pérdidas totales del colgajo suelen deberse a problemas técnicos con la anastomosis vascular, más que a la disección en sí. La presencia de nódulos duros en el tejido subcutáneo del colgajo sugiere necrosis grasa. En el sitio donante, puede haber unas pocas áreas pequeñas de necrosis y cicatrización deficiente a nivel umbilical, y pueden relacionarse con una disección tisular agresiva. Los seromas son raros, debido al uso de drenajes por succión. A largo plazo, puede haber cierto grado de ptosis del colgajo RAM, que requiere reposicionamiento. Se debe anticipar que el segmento muscular podrá experimentar una atrofia aproximada del 20-30 %, debido a la denervación.

Cuidados preoperatorios y postoperatorios

Preoperatorios: evaluar cicatrices abdominales previas, especialmente, las transversales, que cuales pueden indicar lesiones previas en el pedículo. En pacientes obesos, la necrosis grasa es una probabilidad importante cuando se utiliza la forma pediculada basada en la parte superior. Los pacientes en quienes se ha utilizado la arteria mamaria interna para la revascularización cardíaca no se debe usar un colgajo basado en el pedículo superior.

Postoperatorios: se deben evitar los esfuerzos excesivos, especialmente, aquellos que aumentan la presión abdominal, como levantar o cargar peso, durante al menos 1 mes. Los drenajes se mantienen durante 3 días, aproximadamente, hasta que el débito sea menor de 20-25 cc en 24 horas. Se recomienda al paciente caminar desde el primer día después de la cirugía y usar fajas abdominales durante 1 mes.

Colgajo del músculo gracilis

El colgajo miocutáneo del gracilis es una técnica quirúrgica valiosa en la rehabilitación de la parálisis facial. Fue descrito inicialmente por Haril en 1976 y perfeccionado posteriormente por Song en 1984.

Pedículo vascular

Está basado en la rama ascendente de la arteria circunfleja femoral medial, que es una rama de la arteria femoral profunda, junto a sus venas comitantes (pedículo principal), y en una o dos ramas de la arteria femoral superficial y sus venas comitantes.

Este pedículo arterial principal tiene una longitud máxima de unos 6 cm y un calibre de arteria de 1,2-1,8 mm. La vascularización venosa del colgajo también es crucial para su viabilidad. La vena principal asociada al colgajo del gracilis tiene un calibre de 1,5 a 2 mm y acompaña al pedículo arterial.

Tejido que se transfiere

El colgajo miocutáneo del gracilis incluye tanto el músculo gracilis como la paleta cutánea. El músculo puede medir hasta 32 cm de largo, y la piel asociada puede alcanzar dimensiones de 6 a 8 x 27 cm. El músculo está inervado por el nervio obturador y la piel, por el nervio cutáneo femoral. La cirugía comienza marcando una línea desde la sínfisis del pubis hasta el cóndilo femoral medial, seguida de una incisión posterior de 2 a 3 cm. El músculo se desinserta y se eleva junto con la isla de piel, ligando los pedículos menores. En el tercio proximal, el adductor largo se retrae para exponer el pedículo vascular dominante, y se diseca hacia proximal para obtener una longitud adecuada. Si se requiere una transferencia funcional, se marcan suturas cada 3 a 4 cm y se diseca el nervio obturador. Luego, el colgajo se transfiere o se secciona para una transferencia libre.

Indicaciones

Este colgajo encuentra su principal indicación en la rehabilitación de la parálisis facial como técnica dinámica, donde se realiza una anastomosis del nervio obturador con un nervio de la hemicara afectada.

Morbilidad

Si bien la cicatrización en la zona donante suele ser aceptable y el sacrificio del músculo gracilis no produce déficits funcionales significativos, la longitud corta del pedículo arterial puede representar un desafío en la selección de los vasos receptores.

Cuidados preoperatorios y postoperatorios

Antes de la cirugía es importante realizar una evaluación exhaustiva del paciente para garantizar su idoneidad para el procedimiento. Después de la cirugía, se recomienda fisioterapia para optimizar la función del colgajo y la rehabilitación del paciente.

Colgajo del músculo dorsal ancho

Fue descrito por primera vez por Tansini en 1896 como un método para reconstruir las secuelas de la mastectomía.

Pedículo arterial

Su vaso principal es la arteria toracodorsal, rama de la arteria subescapular, derivada de la arteria axilar. La arteria toracodorsal sigue una trayectoria oblicua hacia abajo y hacia atrás, alcanzando el borde lateral del músculo dorsal ancho y ubicándose en su cara profunda. En la mayoría de los casos (70-80 %), la arteria toracodorsal emite una rama cutánea que rodea el borde del músculo dorsal ancho, ubicada aproximadamente a unos 6-8 cm de la axila, donde el pedículo entra al músculo (**Fig. 45-11**).

Pedículo venoso

La anatomía venosa del colgajo del dorsal ancho incluye venas toracodorsales emparejadas acompañantes y perforantes venosas paraespinales. La vena toracodorsal tiene un diámetro medio de 3,5 mm.

Tejido que se transfiere

El músculo dorsal ancho es un músculo triangular grande, que cubre la mitad posterior inferior del tronco, desde el húmero hasta el área paraespinal e ilíaca, pasando bajo la escápula. Su origen medial está debajo del músculo trapecio y es superficial a los músculos serrato posterior y anterior en la parte inferior del tórax. El nervio toracodorsal (C6-C8) inerva este músculo para funciones motoras, mientras que los nervios cutáneos laterales sensoriales de los nervios intercostales irrigan la piel sobre el músculo, dividiéndose durante la elevación del colgajo. Para extraer un colgajo de este músculo, se marca el borde lateral y superior, centrando el colgajo en una perforante cutánea de la arteria toracodorsal, ubicada a 6-8 cm del pliegue axilar. El diseño se orienta longitudinalmente para facilitar el cierre de la zona donante. Durante la cirugía, con el paciente en decúbito lateral, se diseca el borde lateral del músculo, localizando y cortando los vasos perforantes hasta el origen de la arteria y vena toracodorsales para colgajos libres. Los colgajos en isla se disecan hasta el nivel proximal y se pueden cerrar directamente zonas de hasta 12 cm de ancho.

Indicaciones

Las principales indicaciones son casos de defectos complejos del tercio medio, donde permiten la cobertura e individualización simultánea de la cavidad nasal y senos paranasales, cavidad oral, órbita, base del cráneo y piel en superficie. En casos de atrofia facial, como el síndrome de Romberg, se utilizan colgajos desepitelizados subcutáneos escapulares y paraescapulares. Aunque algunos autores sugieren el uso del dorsal ancho en casos de parálisis facial, la mayoría opta por el colgajo muscular gracilis para estos pacientes.

Contraindicaciones

Contraindicaciones absolutas para esta reconstrucción: evaluación negativa del riesgo quirúrgico, rechazo de implantes mamarios y toracotomía previa en el lado afectado.

Contraindicaciones relativas: edad mayor a 70 años, radioterapia previa en la axila (especialmente, cobaltoterapia), obesidad, diabetes y tabaquismo.

Morbilidad

Las principales complicaciones del procedimiento de reconstrucción torácica con colgajo dorsal ancho incluyen seroma, hematoma, necrosis grasa, necrosis parcial o total del colgajo, dehiscencia de la herida quirúrgica y debilidad muscular.

Cuidados preoperatorios y postoperatorios

Se recomienda colocar el brazo en un cabestrillo contra el pecho durante los tres primeros días postquirúrgicos. Después de este período, se pueden iniciar movimientos activos y pasivos. A las dos semanas posteriores a la cirugía, se aconseja que el paciente inicie un programa de rehabilitación bajo la guía de un fisioterapeuta. Este enfoque ayudará a optimizar la recuperación y la funcionalidad del área intervenida.

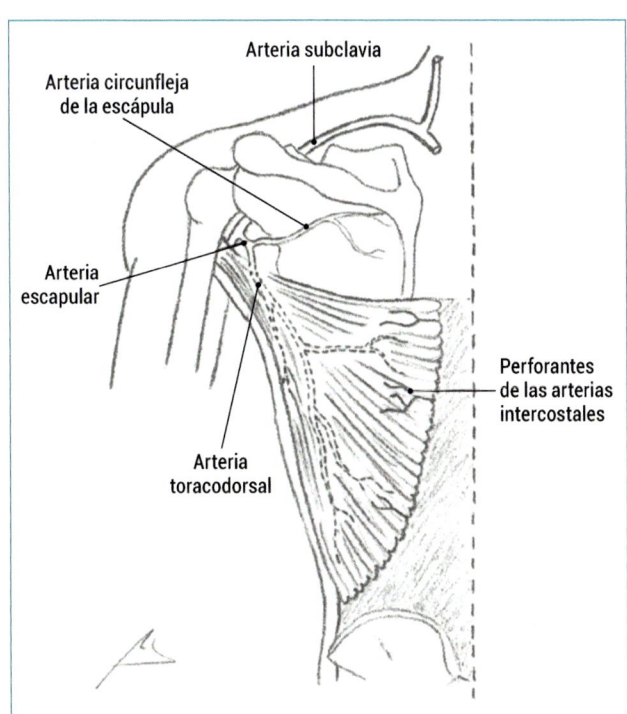

Figura 45-11. Vascularización del colgajo dorsal ancho.

Colgajo escapular y paraescapular

La arteria subescapular y las ramas de la arteria circunfleja escapular, la arteria toracodorsal, así como las ramas para el músculo serrato anterior y la rama angular pueden proporcionar colgajos quiméricos como opción para la reconstrucción en casos complejos (**Fig. 45-12**). La anatomía vascular del borde lateral de la escápula fue descrita por Teot et al., pero fueron Swartz et al. y Baker y Sullivan quienes popularizaron el colgajo para la reconstrucción de cabeza y cuello. Es una de las mejores opciones cuando se necesita un colgajo cutáneo y subcutáneo grande. Además, la morbilidad funcional en el sitio donante es mínima. El color de la piel de la espalda puede proporcionar una mejor coincidencia para la reconstrucción de la cabeza y el cuello que los colgajos del antebrazo radial o del muslo.

Pedículo arterial

El tronco principal de la arteria circunfleja escapular superficial proporciona un área cutánea amplia. Alternativamente, la rama angular de la arteria toracodorsal irriga el ángulo inferior de la escápula y puede usarse para colgajos óseos. La arteria subescapular, rama de la arteria axilar, se divide en las arterias toracodorsal y circunfleja escapular. La arteria circunfleja escapular emite ramas que irrigan el borde lateral de la escápula y varios músculos, mientras que su rama superficial irriga el tejido subcutáneo. Los colgajos óseos escapulares pueden ser laterales o mediales, siendo el lateral preferido por su mayor aporte óseo y versatilidad en el pedículo. La rama angular de la arteria toracodorsal, con un pedículo de hasta 17 cm, puede incluir el músculo dorsal ancho y el serrato anterior.

Colgajo cutáneo escapular: rama horizontal de la arteria circunfleja superficial escapular.

Colgajo paraescapular: rama vertical de la arteria circunfleja superficial escapular

El colgajo óseo escapular lateral suele preferirse sobre el colgajo óseo escapular medial, debido a su mayor aporte óseo y un suministro sanguíneo de pedículo más versátil. El pedículo puede tener hasta 26 cm de longitud y 1,2 mm de diámetro.

Pedículo venoso

Colgajos escapulares y paraescapulares (cutáneos, osteocutáneos y óseos)

Las venas acompañantes emparejadas están íntimamente asociadas con las arterias circunfleja escapular y subescapular y, finalmente, drenan en la vena axilar. Las ramas horizontal y vertical drenan en la vena circunfleja escapular, luego en la vena subescapular y, finalmente, en la vena axilar.

Colgajo óseo de la punta escapular

La rama angular de la arteria toracodorsal está acompañada por venas comitantes emparejadas.

Tejido que se transfiere

En la transferencia de colgajos fasciocutáneos o musculocutáneos escapulares y paraescapulares, el colgajo escapular se diseña en torno al ángulo entre el borde del músculo redondo mayor y el borde lateral de la escápula. Este colgajo se extiende desde la línea axilar hasta la línea media, con un grosor de 8-9 mm y dimensiones de 18-20 cm de largo por 7-8 cm de ancho. El colgajo paraescapular sigue el borde lateral de la escápula, con dimensiones de hasta 26 x 10 cm. Los músculos redondo menor, infraespinoso o subescapular pueden incluirse en el colgajo, basándose en las ramas de la arteria circunfleja escapular. El colgajo óseo puede incluir el hueso escapular vascularizado, del borde lateral o de la punta, utilizando ramas de la arteria circunfleja escapular o de la arteria toracodorsal (**Fig. 45-13**).

Indicaciones

El colgajo compuesto de la escápula es ideal para reconstrucciones mandibulares complejas, especialmente en

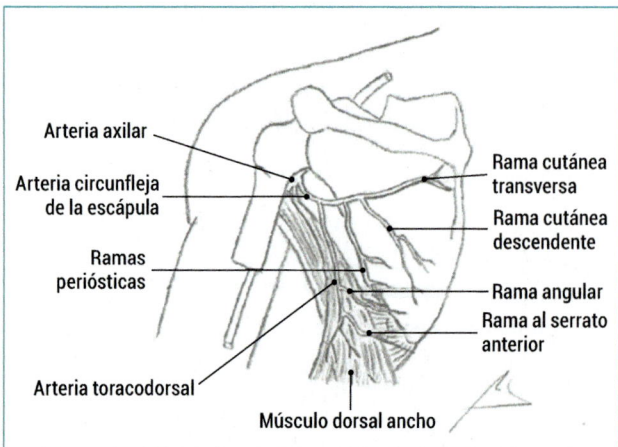

Figura 45-12. Sistema subescapular. Vascularización del colgajo escapular.

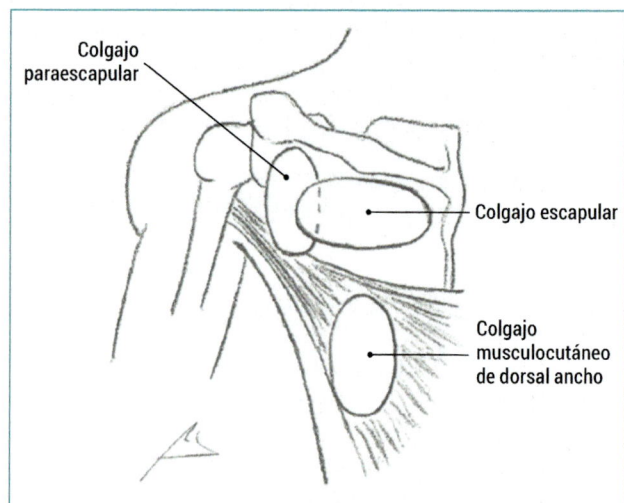

Figura 45-13. Diseño de las paletas de los colgajos del sistema escapular y dorsal.

pacientes con problemas de perfusión. Se prefiere por su buen suministro sanguíneo y osteotomías seguras. También es adecuado para defectos compuestos que involucran piel facial, como en casos de osteonecrosis o post radioterapia. La punta de la escápula es útil para reconstruir defectos del paladar duro y separar las cavidades oral y nasal, aunque no siempre es ideal para implantes dentales. Para defectos de tejidos blandos, se emplean colgajos escapulares, paraescapulares o adipofasciales en el tratamiento de deformidades del contorno, como en la microsomía hemifacial y la enfermedad de Romberg.

Morbilidad

Los riesgos potenciales del sitio donante incluyen disfunción del hombro debido a la separación del músculo redondo mayor. La plexopatía braquial se ha observado como una complicación debido a la posición del paciente.

Cuidados preoperatorios y postoperatorios

Preoperatorios: la disección de ganglios axilares por malignidad mamaria y el trauma previo en el sitio donante representan riesgos significativos de compromiso vascular y deben ser evaluados cuidadosamente antes de iniciar la obtención del colgajo. No se requieren estudios especiales antes del procedimiento quirúrgico. Las cicatrices profundas en el área del pedículo del colgajo son contraindicaciones para elevar el colgajo. Las quemaduras superficiales no constituyen una contraindicación para la obtención de estos colgajos. Los pacientes con diabetes o arterioesclerosis son candidatos para este tipo de colgajo porque esta área normalmente no está afectada por enfermedades en las arterias de tamaño mediano.

Postoperatorios: Por lo general, se necesita un período de 3-4 semanas para una cicatrización completa de la incisión donante. No hay indicación de restricción o límite en el movimiento del hombro. Para la extracción de colgajos óseos u osteocutáneos, se inician ejercicios de rango de movimiento varios días después de la cirugía siempre que la herida esté intacta y cicatrice bien. No es necesario inmovilizar el hombro, incluso después de la extirpación ósea. Se espera una recuperación de la función completa del hombro en 1 mes.

Colgajo de la cresta ilíaca

El colgajo de la cresta ilíaca es una excelente opción para reconstruir defectos mandibulares, al proporcionar una cantidad de hueso en altura y anchura adecuadas. Junto con el colgajo del peroné, ha revolucionado las técnicas de reconstrucción mandibular, al proporcionar hueso bien vascularizado y resistente a la infección. Además, permite la incorporación de músculo oblicuo interno y piel inguinal durante la disección, ofreciendo una opción versátil para la reconstrucción de defectos mixtos, aunque aporta un volumen excesivo de partes blandas para ciertos defectos intraorales.

Pedículo vascular

La arteria ilíaca circunfleja profunda (AICP), que se origina en la arteria ilíaca externa, sigue un trayecto ascendente hacia la espina ilíaca anterosuperior (EIAS), irrigando músculos importantes, como el oblicuo interno. Proporciona perforantes que contribuyen a la vascularización de la región. En la planificación de colgajos osteocutáneos se incluye un ribete muscular formado por músculos como el transverso del abdomen, y oblicuo interno y externo, que protegen las perforantes cutáneas y aseguran el suministro sanguíneo. Las venas asociadas a cada arteria se unen para formar una vena de 3-5 mm de diámetro, que puede unirse con la vena epigástrica inferior antes de desembocar en la vena ilíaca externa. Durante la disección del pedículo, se debe tener precaución para evitar dañar el nervio femorocutáneo, responsable de la sensibilidad en la superficie anterolateral del muslo (**Fig. 45-14**).

Tejido que se transfiere

El colgajo de cresta ilíaca puede ser un colgajo óseo exclusivo o aportar músculo y piel. La planificación quirúrgica asistida por *software* permite diseñar guías de corte y férulas quirúrgicas mediante impresión 3D, facilitando tanto la reconstrucción como la colocación de implantes dentales. La elección del colgajo depende de la localización de los vasos receptores y de que el defecto sea óseo o incluya tejidos blandos. Se pueden transferir segmentos de hueso de hasta 12-14 cm, adaptándose a defectos mandibulares, en especial,

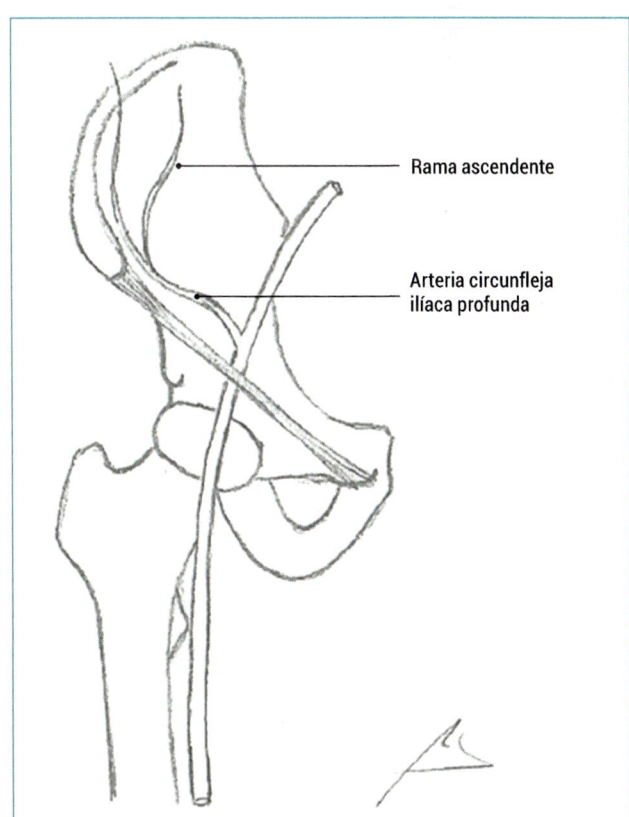

Rama ascendente

Arteria circunfleja ilíaca profunda

Figura 45-14. Vascularización del colgajo de cresta ilíaca.

en el cuerpo y rama mandibular. La forma de la cresta ósea facilita la adaptación a la mandíbula y, en ausencia de cóndilo mandibular, es posible esculpir uno nuevo en el injerto óseo, aunque algunos cirujanos prefieren utilizar un injerto condrocostal o una prótesis. El diseño del colgajo también depende de la localización de los vasos receptores: si están en el mismo lado que el defecto, se utiliza la cresta ilíaca homolateral, y si están en el lado opuesto, se emplea la cresta contralateral. Para defectos grandes de tejidos blandos intraorales, puede ser necesario usar piel inguinal asociada al colgajo, aunque su uso presenta desafíos por la vascularización y limitaciones de reconstrucción simultánea de la rama mandibular. En estos casos es preferible utilizar alternativas, como el colgajo radial o explorar opciones de colgajos escapulares o peroneos. El parche cutáneo vascularizado tiene limitaciones, como tono claro y grosor excesivo, lo que lo hace inapropiado para reconstrucciones intraorales, pero es útil para reconstrucciones extraorales menores. El músculo oblicuo interno puede integrarse al diseño del colgajo en la mayoría de los casos para defectos intraorales pequeños, aunque no puede transferirse con inervación motora (**Fig. 45-15**).

Indicaciones

El colgajo de cresta ilíaca tiene su principal indicación en la reconstrucción de defectos mandibulares segmentarios de sínfisis y parasinfisarios en pacientes dentados. En el maxilar permite reconstruir desde el reborde infraorbitario hasta el reborde alveolar, mejorando la estética y funcionalidad facial. Sin embargo, tiene limitaciones, como su longitud ósea restringida a 8-10 cm y su pedículo vascular limitado, de 5-7 cm, lo que puede requerir injertos venosos en reconstrucciones del maxilar superior. No es adecuado para reconstrucciones bilaterales y puede causar morbilidad en la zona donante. Sus principales indicaciones son defectos mandibulares laterales de hasta 8-10 cm, reconstrucción sinfisaria/parasinfisaria mandibular, defectos mandibulares asociados a defectos de partes blandas y maxilectomías tipos II y III.

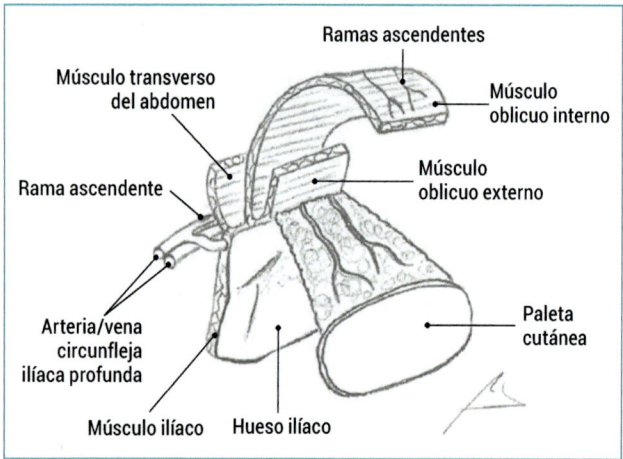

Figura 45-15. Componentes del colgajo de cresta ilíaca.

Morbilidad

La morbilidad asociada a este colgajo incluye complicaciones poco frecuentes, pero significativas, como la hernia abdominal (10 %), desaconsejándose en mujeres jóvenes con capacidad gestante. Puede causar alteraciones de la marcha y dolor prolongado (8 %), así como lesiones nerviosas como el síndrome de meralgia parestésica y debilidad del músculo cuádriceps. También se pueden observar deformidades estéticas y complicaciones, como linfocele, seroma, íleo paralítico y trombosis venosa profunda.

Cuidados preoperatorios y postoperatorios

Antes de la cirugía en la fosa ilíaca, se verifica la ausencia de cirugías previas. Después de la cirugía, el paciente se levanta y se sienta al tercer día, camina con ayuda al séptimo día y evita subir escaleras durante tres semanas. Además del drenaje por aspiración, se coloca un segundo drenaje de pequeño calibre, similar a los utilizados en procedimientos de anestesia raquídea. A través de este drenaje, se administra bupivacaína al 0,25 % cada seis horas para aliviar el dolor y mejorar el confort del paciente durante el proceso de recuperación.

Colgajo del peroné

En 1975, Taylor y, luego, Chen, en 1983 introdujeron la técnica de transferencia del peroné vascularizado, aplicada en la reconstrucción de defectos mandibulares por Hidalgo et al. en 1989. Es el colgajo más utilizado en reconstrucción maxilomandibular y la única opción para defectos óseos mayores de 14 cm (**Fig. 45-16**).

Pedículo arterial

La arteria peronea, como primera rama de la arteria tibial posterior, tiene un diámetro variable (2-3 mm) y una longitud de pedículo que depende del sitio de extracción ósea para la reconstrucción mandibular. La longitud del pedículo se limita a 3-4 cm, pero puede aumentar hasta 10-12 cm si se extrae hueso de los 2/3 distales para defectos más pequeños. En el compartimento profundo posterior, entre el músculo flexor largo del primer dedo y el músculo tibial posterior, se encuentra su ubicación. Esta arteria se ramifica para irrigar áreas anatómicas clave: el compartimento posterior, con múltiples ramas musculares; la unión del tercio proximal y medio del peroné, con ramas perósticas y endósticas; y también envía ramas septocutáneas y musculocutáneas que varían en número y disposición, siendo cruciales para la viabilidad ósea durante algunos procedimientos, como osteotomías. La rama calcánea también recibe irrigación de esta arteria (**Fig. 45-17**).

Para mejorar la tasa de éxito en la disección del colgajo oteofasciocutáneo del peroné, se recomiendan varias medidas clave:

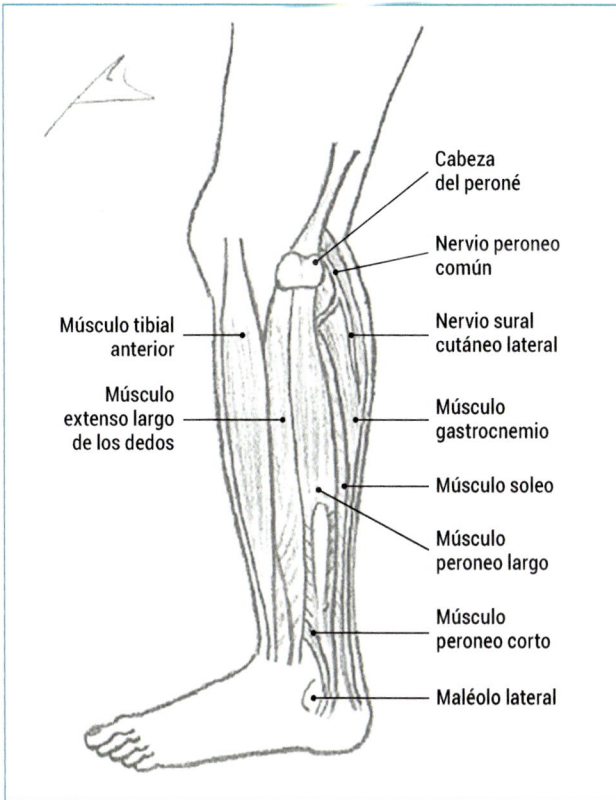

Figura 45-16. Vista lateral de la musculatura de la pierna. Se diferencia el compartimiento posterior (músculos gastrocnemio y sóleo) del anterior, separado por el septo intermuscular.

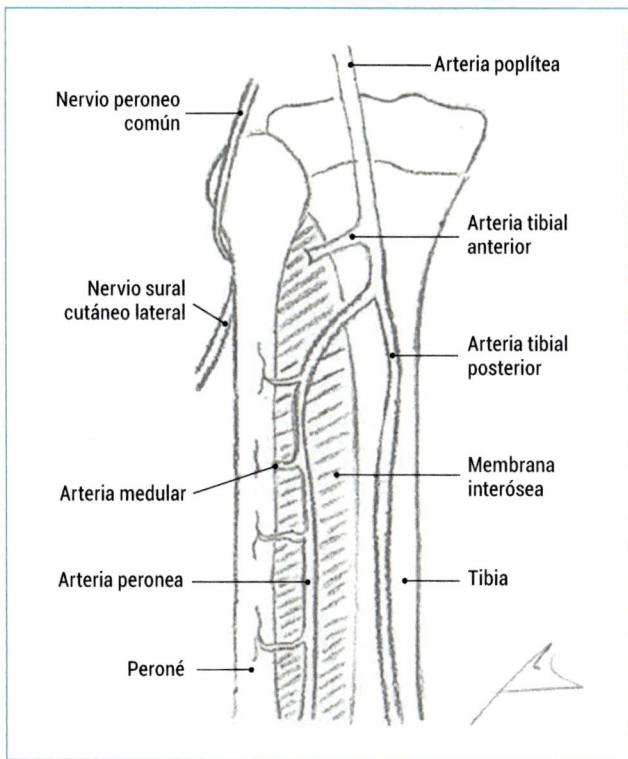

Figura 45-17. Visión posterior de la pierna izquierda. Se observa el nervio sural cutáneo lateral, la arteria poplítea, tibial anterior y tibial posterior. De esta última nace la arteria peronea que a su vez da ramas medulares para la vascularización del hueso.

- Realizar una angio-RM preoperatoria para localizar incluso las ramas septocutáneas más pequeñas, lo que es crucial para una planificación precisa.
- Centrar el parche en los 2/3 distales de la pierna, donde hay una mayor densidad de perforantes derivadas de la arteria peronea, maximizando las posibilidades de éxito en la disección y preservación del colgajo.
- Extender el parche tanto como sea posible, desepitelizando y enterrando el segmento sobrante para incorporar el mayor número posible de perforantes, mejorando la vascularización y reduciendo el riesgo de complicaciones.

Finalmente, se sugiere abordar la paleta cutánea desde el frente hasta el septo. En ausencia de perforantes en este punto, se recomienda incluir una porción muscular del sóleo y del flexor largo del primer dedo para incorporar las perforantes musculocutáneas. Este enfoque asegura una irrigación adecuada del colgajo y optimiza los resultados quirúrgicos (**Fig. 45-18**).

Pedículo venoso

El pedículo arterial está acompañado por dos venas comitantes, cuyo diámetro puede oscilar entre 2 y 4 mm. La inervación es proporcionada por el nervio cutáneo sural lateral, permitiendo la sensibilidad en el parche cutáneo. Sin embargo, hasta en el 22 % de los casos, esta reinervación sensitiva puede estar ausente.

Tejido que se transfiere

El proceso de disección del colgajo del peroné implica varios pasos precisos. Primero, se marca la diáfisis del peroné,

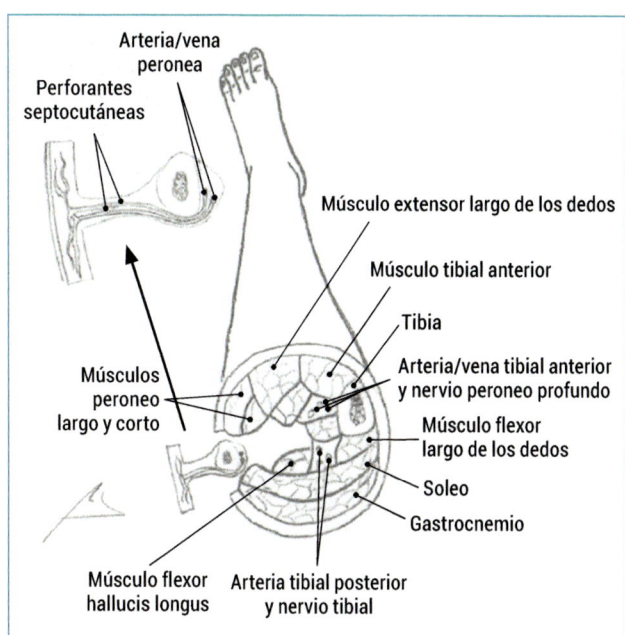

Figura 45-18. Corte transversal a nivel de la pierna izquierda. Se observa la membrana interósea, el pedículo tibial anterior, el pedículo tibial posterior y el pedículo peroneo.

dejando 6-7 cm en ambas epífisis para mantener la estabilidad articular. Se pueden transferir hasta 20-25 cm de hueso cortical, tras dejar 5 cm de margen en cada extremo del peroné remanente, permitiendo múltiples osteotomías para adaptarlo al defecto. Es importante tener en cuenta la variabilidad de las ramas septocutáneas, al centralizar el parche cutáneo a la altura de los 2/3 distales de la pierna. Se recomienda realizar una angio-RM o una angio-TC preoperatorias para una planificación precisa. Para mejorar la precisión y reducir la morbilidad y el tiempo quirúrgico, se puede realizar una planificación quirúrgica, utilizando guías de quirúrgicas de corte elaboradas mediante impresión 3D. Esto permite un diseño preciso de las osteotomías y mejor preparación para la cirugía. Se realizan osteotomías proximal y distal, se diseca el pedículo proximal hasta la bifurcación de la arteria peronea en el tronco tibioperoneo, se liga el pedículo distalmente y se diseca el borde posterior de la paleta cutánea y las perforantes a través del músculo sóleo. El tamaño del parche cutáneo debe adaptarse en longitud al hueso resecado y, en anchura, se recomienda utilizar un injerto dermoepidérmico para defectos mayores de 6 cm para evitar un cierre a tensión y prevenir el síndrome compartimental. Además, el músculo flexor largo del primer dedo puede incorporarse al colgajo para aportar volumen.

Indicaciones

El colgajo libre de peroné se emplea para la reconstrucción de grandes defectos mandibulares segmentarios, como la reconstrucción de la rama y el cóndilo mandibular (**Fig. 45-19**). También es útil en la reconstrucción de maxilectomías parciales o totales del maxilar superior, permitiendo restaurar estructuras óseas extensas. En pacientes pediátricos es especialmente beneficioso, debido a que no interfiere con los centros de crecimiento óseo de la pierna, permitiendo que la neomandíbula crezca en armonía con la mandíbula residual. El colgajo del peroné es una opción válida para pacientes donde otros colgajos, como el de cresta ilíaca, están contraindicados, como en mujeres jóvenes o personas con obesidad, ofreciendo menor morbilidad en el sitio donante. También es adecuado para casos donde se requiere una reconstrucción combinada de hueso y tejidos blandos, ya que puede incluir un componente fasciocutáneo o musculocutáneo. Permite la colocación de implantes dentales, favoreciendo una buena osteointegración para la posterior rehabilitación con prótesis implantosoportadas. El colgajo del peroné presenta algunos inconvenientes, como la altura insuficiente para reconstruir la apófisis dentoalveolar, que se ha superado con el diseño en "doble barra". Además, su hueso suele ser de menor calidad y altura que el de la cresta ilíaca.

Morbilidad

La cirugía de transferencia de peroné vascularizado puede ocasionar complicaciones, como el pie caído, si se lesiona el nervio peroneo común o profundo, lo que provoca una pérdida de la función del pie. También puede provocar anestesia en la superficie anterolateral del pie si se daña el nervio peroneo superficial. Además, es común experimentar edema en la extremidad inferior después de la cirugía, el cual puede persistir durante algún tiempo. Estas complicaciones deben ser consideradas y manejadas adecuadamente durante el proceso de tratamiento y recuperación.

Cuidados preoperatorios y postoperatorios

Los cuidados preoperatorios y postoperatorios son esenciales para garantizar el éxito de la cirugía de transferencia de peroné

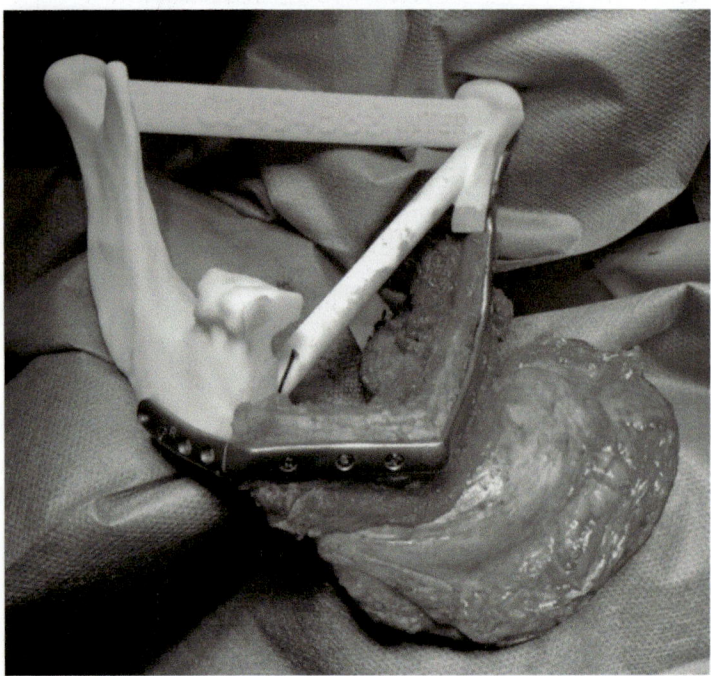
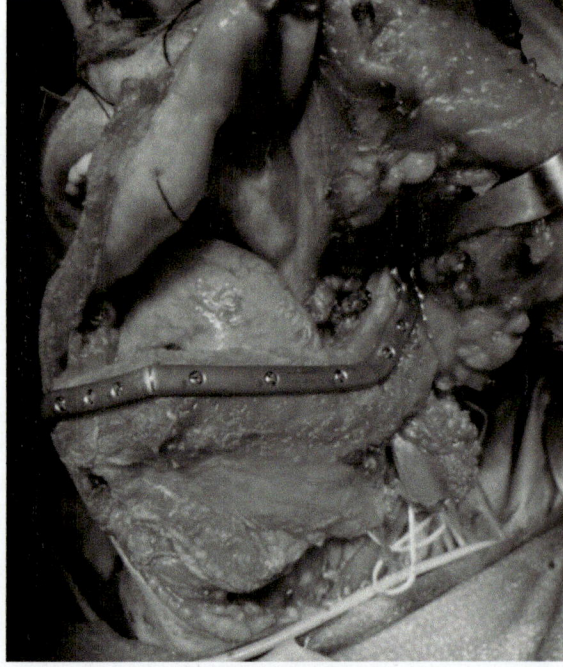

Figura 45-19. Colgajo de peroné con placa de reconstrucción sobre biomodelo de impresión 3d y tras fijación al defecto.

vascularizado. Antes de la operación, se debe realizar un estudio del mapa vascular infrapoplíteo, mediante angio-TC o angio-RM, para evaluar la vascularización de la zona. Después de la cirugía, se coloca una férula posterior con el tobillo en posición neutra. La carga en la extremidad operada se inicia entre el quinto y séptimo día, pero si se utiliza un injerto dermoepidérmico, se debe evitar la carga hasta la tercera semana para permitir una adecuada cicatrización. Estos cuidados son cruciales para conseguir una recuperación satisfactoria y prevenir posibles complicaciones.

Colgajo del cóndilo femoral medial

El colgajo del cóndilo femoral medial (CCFM) es un colgajo microquirúrgico que tiene indicación para la reconstrucción ósea de defectos pequeños en situaciones que por insuficiente vascularización del lecho receptor secundaria a fibrosis, inflamación o infección esté contraindicado el uso de injertos óseos no vascularizados. Fue descrito inicialmente como colgajo microquirúrgico por Sakai et al. en 1991, utilizándose para la reconstrucción en extremidades. El grupo liderado por Alexander Gaggl ha popularizado y extendido las indicaciones de uso en la reconstrucción microquirúrgica de cabeza y cuello durante la segunda década de este siglo.

Técnica quirúrgica y anatomía vascular

Para realizar un colgajo óseo sin tejido blando, se marca el cóndilo medial del fémur y el espacio articular, y se hace una incisión de 10-15 cm desde la fosa articular proximal, siguiendo el borde posterior del vasto medial. Se diseca la fascia del vasto medial, exponiendo el tendón del aductor mayor, y se identifican la arteria genicular descendente y sus venas comitantes, siguiendo el pedículo hasta su origen en la arteria femoral superficial. Se ligan de una a cuatro ramas musculares y la arteria safena. En la preparación del colgajo distal se disecan las ramas del pedículo arterial genicular descendente y se liga la arteria genicular superior medial si es menor o se preserva, si es significativamente mayor, para una posible anastomosis. Se cortan las ramas periostales y el periostio, realizando la osteotomía según el defecto del hueso receptor.

Si el colgajo es osteocutáneo, se prepara primero la paleta cutánea, identificando con doppler la arteria safena o perforante de la arteria genicular descendente, marcando su trayecto en la piel. La disección de las perforantes se realiza desde el músculo vasto medial hasta su origen en la arteria genicular descendente o safena. Una vez preparado, se eleva el colgajo compuesto y se realizan las anastomosis microquirúrgicas, tanto en territorio cervicofacial extraoral como intraoral a los vasos faciales.

Indicaciones

Defectos óseos pequeños sin posibilidad de realizar una reconstrucción ósea con injerto no vascularizado.

Morbilidad

La tasa de complicaciones descritas es baja. La principal complicación grave es el fallo de la anastomosis microquirúrgica, principalmente, por fallo venoso. Las complicaciones menores más frecuentes son el seroma, la dehiscencia y el dolor local postoperatorio. No se produce pérdida de la estabilidad de la articulación de la rodilla, pero sí una pérdida de la movilidad en las primeras semanas.

Cuidados preoperatorios y postoperatorios

Los cuidados son similares al resto de reconstrucciones microquirúrgicas. Es preciso monitorizar el colgajo, mantener presiones sistólicas por encima de 100 mmHg, adecuados valores de hemoglobina e ingreso en UCI al menos durante las primeras 24 horas.

Colgajo del omentum

El colgajo del omento fue uno de los primeros colgajos libres descritos en la literatura. La popularidad del colgajo del omento ha sido variable en las últimas décadas, pero se han desarrollado nuevas técnicas de extracción que tienen como objetivo reducir la morbilidad del sitio donante. El omento es una capa de tejido fibrograso muy vascularizada que recubre la cavidad abdominal, sirviendo como una capa de cobertura y protección para sus contenidos. Se encuentra ubicado posterior a la pared abdominal y se extiende hasta la pelvis, con su base en la mayor curvatura del estómago. Durante las últimas décadas, el omento ha sido utilizado como colgajo para diversas reconstrucciones de tejido blando. Sus numerosas propiedades favorables incluyen su tamaño y composición, su suministro vascular, su contenido inmunológico y angiogénico, y su tejido linfoide asociado.

Muchos cirujanos lo consideran como un colgajo de rescate, debido a su ubicación intraperitoneal. La necesidad de abordar la cavidad peritoneal, junto con la gravedad de las posibles complicaciones de la extracción del omento, en gran medida lo relega a un colgajo de segunda o tercera elección. Sin embargo, con el surgimiento de la extracción laparoscópica junto con los avances en la técnica microquirúrgica, el colgajo libre de omento es una opción cada vez más valiosa para la cirugía reconstructiva.

Pedículo arterial

El suministro sanguíneo al colgajo del omento es proporcionado por igual por los vasos gastroepiploicos derecho e izquierdo (**Fig. 45-20**). Dado que el diámetro de la arteria gastroepiploica derecha suele ser mayor que el de la izquierda, el colgajo se basa preferentemente en los vasos gastroepiploicos derechos. Además, la disección extensiva de los vasos gastroepiploicos izquierdos puede provocar riesgo de lesión inadvertida del bazo.

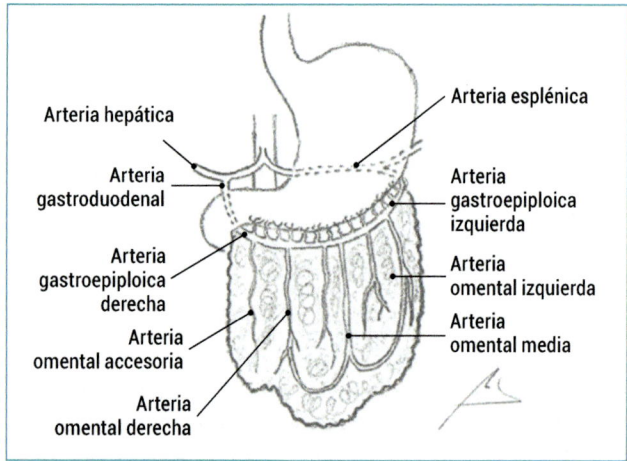

Figura 45-20. Vascularización del colgajo de omentum.

Pedículo venoso

La vena gastroepiploica derecha drena en la vena mesentérica superior. Discurre de izquierda a derecha a lo largo de la curvatura mayor del estómago y en paralelo a la arteria gastroepiploica derecha. Su calibre es comparable al tamaño de la arteria; sin embargo, a menudo es bastante delgada y se debe tener cuidado al manipularla. La vena gastroepiploica izquierda secundaria discurre de derecha a izquierda a lo largo de la curvatura mayor del estómago y en paralelo a la arteria gastroepiploica izquierda. Drena en la vena esplénica.

Tejido que se transfiere

El colgajo del omento se puede obtener como un colgajo gastroomental, al incluir un parche de la curvatura mayor del estómago. El colgajo del omento proporciona propiedades inmunológicas y angiogénicas gracias a la histología especial de este colgajo.

El diseño del colgajo varía según el tamaño del defecto. Se puede extraer todo el omento o parte de él basado en los vasos gastroepiploicos y una o más ramas del arco intraabdominal. Dado que el colgajo no puede combinarse con una isla de piel, debe cubrirse con un injerto de piel de espesor parcial (STSG) o colgajos de piel regionales. El tamaño del omento varía significativamente según el tamaño del paciente y las cirugías intraabdominales previas o infecciones. El doblado del colgajo sobre sí mismo puede aumentar su grosor. Se realiza una laparotomía mediana superior. Se explora la cavidad abdominal y se inspecciona el omento para evaluar su área de superficie, volumen y longitud del pedículo. Se eleva del colon transverso y se moviliza en el arco gastroepiploico. Esta disección se realiza en un plano areolar delgado y avascular, utilizando disección roma y cauterización con punta de aguja para garantizar una disección sin sangrado. Se dividen también los ligamentos esplénicos laterales y los vasos gástricos cortos para liberar el omento de la mayor curvatura del estómago. El colgajo se basa en la arteria gastroepiploica derecha o izquierda; se ligan los vasos contralaterales. Se debe tener cuidado de evitar la torsión del pedículo, al trasponer el colgajo en el defecto de la pared torácica.

Indicaciones

Principalmente, defectos extensos de cuero cabelludo, no susceptibles de ser reconstruidos con colgajos locales y reconstrucciones de defectos de partes blandas y contorno facial como en casos de microsomía hemifacial o síndrome de Romberg.

Morbilidad

El colgajo omental libre generalmente se ha reservado como un tejido donante de segunda línea. La razón principal para esto es la necesaria entrada a la cavidad abdominal, que, por naturaleza, tiene una lista de posibles complicaciones: hernia ventral, infección de la pared abdominal, íleo prolongado, hemorragia, sangrado gastrointestinal y obstrucción del intestino delgado. Sin embargo, el potencial de estas complicaciones, junto con otras morbilidades del sitio donante, se reduce significativamente con laparoscopia. Algunas desventajas restantes del colgajo incluyen el hecho de que el tejido omental varía y, ocasionalmente, puede ser insuficiente, especialmente, en casos de cirugía abdominal previa.

Cuidados preoperatorios y postoperatorios

Preoperatorios: hay que tener en cuenta cirugías abdominales previas o infecciones, que pueden reducir de forma significativa el tamaño del colgajo.

Postoperatorios: se puede recomendar el uso de una faja abdominal durante 4 semanas, evitando levantar objetos pesados durante el mismo período. Después de los colgajos pediculados de omento, puede desarrollarse una hernia considerable en la pared abdominal. Además, todos los procedimientos intraabdominales pueden provocar adherencias de diversos grados. Las fuerzas gravitacionales pueden provocar flacidez del colgajo, especialmente, en reconstrucciones de cabeza y cuello. Cuando se utiliza un colgajo gastro-omental para la reconstrucción de la cavidad oral, la producción extensa de moco y ácido puede ser problemática.

ANASTOMOSIS VASCULARES MICROQUIRÚRGICAS

Los principales factores que condicionan el éxito o el fracaso de las anastomosis microquirúrgicas son situación general del paciente, aspectos técnicos microquirúrgicos y medicación del paciente microquirúrgico.

Situación general del paciente

Las contraindicaciones absolutas y relativas para realizar una microcirugía reconstructiva de cabeza y cuello en un paciente pueden variar según la situación clínica específica y la evaluación individual del paciente. Consideraciones generales:

Contraindicaciones absolutas:

- Ausencia de vasos receptores.
- Inestabilidad hemodinámica que impida una cirugía prolongada por riesgo vital.

Contraindicaciones relativas y factores que pueden disminuir o aumentar el éxito quirúrgico:

- Infección activa.
- Desnutrición.
- Enfermedades médicas no controladas.
- Tabaquismo y consumo de alcohol.
- Edad.
- Radioterapia.
- Arterioesclerosis.
- Experiencia del cirujano.
- Elección del sitio donante y receptor: la selección cuidadosa del sitio donante y receptor es importante para garantizar un flujo sanguíneo adecuado en el colgajo o en el tejido transferido. Se deben considerar algunos factores, como la distancia entre los vasos, el diámetro y la calidad vascular.
- Perfusión y oxigenación del tejido: la perfusión adecuada del tejido trasplantado es crucial para su supervivencia. Cualquier compromiso en la perfusión, como la trombosis vascular o la compresión del colgajo, puede acabar en necrosis y fracaso del procedimiento.
- Cuidados postoperatorios: los cuidados postoperatorios adecuados, como vigilancia estrecha del colgajo o del tejido trasplantado, manejo de la anticoagulación, control de la presión arterial y prevención de la infección, son esenciales para garantizar una adecuada cicatrización y éxito a largo plazo.

Aspectos técnicos microquirúrgicos

La identificación, manipulación y sutura cuidadosa de los vasos sanguíneos durante la anastomosis son fundamentales. La preservación de la íntima vascular y la prevención de la trombosis son aspectos críticos para el éxito a largo plazo del procedimiento. La técnica quirúrgica precisa y cuidadosa es esencial para garantizar una anastomosis exitosa. Esto incluye la manipulación delicada de los vasos sanguíneos, la selección adecuada de los instrumentos y la sutura meticulosa.

Podemos considerar como arteria receptora a toda arteria con flujo pulsátil y vivo y diámetro superior a 0,5 mm. Para la elección del pedículo habrá que tener en cuenta básicamente dos aspectos:

- Los vasos deben tener un diámetro análogo: discrepancias superiores a 2:1 obligan a realizar técnicas especiales, como el corte oblicuo de los vasos o suturas promedio para disminuir la discrepancia, hasta un límite. La anastomosis terminolateral es otra opción de sutura microvascular si la discrepancia es alta.
- La disposición anatómica de la geometría entre los pedículos. Lo ideal es que el pedículo se mantenga estirado, sin

tensión y en una dirección paralela al eje longitudinal del cuello para evitar que con los movimientos de rotación de la cabeza se produzca «plegamiento» o «retorcimiento» (los denominados, en inglés, fenómenos de *kinking* o *twisting*). Estos fenómenos de «plegamiento» podrían provocar turbulencias del flujo sanguíneo, trombosis de la anastomosis, isquemia y necrosis del colgajo.

Arterias receptoras

Las dos fuentes principales de arterias receptoras cervicales son las ramas de la carótida externa y del tronco tirocervicoescapular. La elección del pedículo está condicionada por la localización y tipo de defecto:

- Ramas de la carótida externa: la propia arteria carótida externa es muy utilizada en microcirugía reconstructiva por su alto flujo y seguridad. Entre las ramas más utilizadas como arterias receptoras destacan, a nivel cervical, las arterias facial y tiroidea superior, y en reconstrucciones del tercio superior y base de cráneo, la arteria temporal. La auricular posterior y la faríngea ascendente suelen descartarse por su escaso calibre y la maxilar interna, por su difícil abordaje.
- Ramas del tronco tirocervicoescapular: de elección en pacientes radiados o con ateromatosis avanzada por las razones anteriormente comentadas, pudiendo ser la única opción en caso de cirugías previas. Las ramas susceptibles de ser empleadas son la tiroidea inferior y la cervical transversa. La arteria cervical transversa tiene como inconveniente su posible localización anatómica, profunda al plexo branquial (en un 20 % de los casos).

Cuando no es posible la utilización de ninguna de las arterias receptoras habituales, pueden realizarse anastomosis término-laterales a la carótida interna o externa, técnicamente más difíciles y con mayor riesgo de desprendimiento de placas ateromatosas y embolia cerebral si utilizamos la carótida interna o la anastomosis a las arterias cervicales contralaterales con o sin interposición de injertos venosos.

Venas receptoras

Las cuatro fuentes de venas receptoras son: la vena yugular externa, la vena cervical transversa, el tronco tirolinguofacial y, finalmente, la vena yugular interna (mediante anastomosis término-lateral). Es recomendable realizar dos anastomosis venosas, si el diseño del colgajo permite conservar varias venas de drenaje y existen suficientes vasos receptores. La trombosis venosa es la principal causa de pérdida del colgajo microquirúrgico.

La vena yugular anterior no se recomienda en pacientes que precisan traqueostomía.

La ausencia de venas receptoras cervicales ipsilaterales obliga a realizar anastomosis al cuello contralateral con o sin injertos venosos. La fuente de injertos venosos más empleada son la vena cefálica y la safena. La longitud del injerto no condiciona la viabilidad de la anastomosis.

Otra posible solución, ante la ausencia de venas receptoras adecuadas, es la transposición de la vena cefálica, anastomosando el pedículo venoso del colgajo al cabo distal de la vena cefálica. Esta técnica aporta longitud suficiente como para realizar anastomosis incluso al cuello contralateral. La vena cefálica, habitualmente, permanece fuera del campo de irradiación (puede usarse en pacientes radiados) y no suele dañarse durante la cirugía cervical.

Técnica de anastomosis: Antes de seccionar el pedículo del colgajo microquirúrgico es recomendable tener preparados los posibles pedículos vasculares receptores para evitar prolongar la isquemia. El manejo de los vasos debe ser delicado, especialmente, en casos de radioterapia preoperatoria o arteriosclerosis avanzada debido al riesgo de vasoespasmo. El colgajo debe posicionarse y suturarse antes de iniciar la microcirugía para evitar movimientos que puedan lesionar la anastomosis. Es mejor usar anastomosis término-terminales cuando sea factible, debido a su simplicidad y menor riesgo de complicaciones. Las técnicas varían, pero la triangulación de Carrell (**Fig. 45-21**) es común: se divide el vaso en tres tercios de 120° y se suturan puntos guía que conectan estos tercios; luego se suturan el resto de los puntos en cada segmento. Es esencial que los puntos sean completos e incluyan la íntima, y que mantengan una distancia uniforme. La distancia al borde libre del vaso debe ser la misma en ambos extremos a anastomosar. No se recomienda una sutura continua en vasos con diámetro inferior a 2 mm, aunque puede ser útil en manos expertas. Las suturas varían y van desde 8-0 a 11-0, ajustadas al diámetro de los vasos, siendo comunes las de nylon, prolipropileno o PTFE.

En caso discrepancias importantes entre los vasos a anastomosar, podemos realizar diferentes técnicas para minimizar el problema:

- Anastomosis término-lateral (**Fig. 45-22**).
- Corte oblicuo del vaso de menos diámetro.
- *«Sleeve anastomosis»*. Técnica sencilla y rápida que consiste en pasar dos puntos de ida y vuelta desde el vaso de mayor calibre al de menor calibre, para luego volver al más grande, consiguiendo así que el vaso más pequeño se telescope.

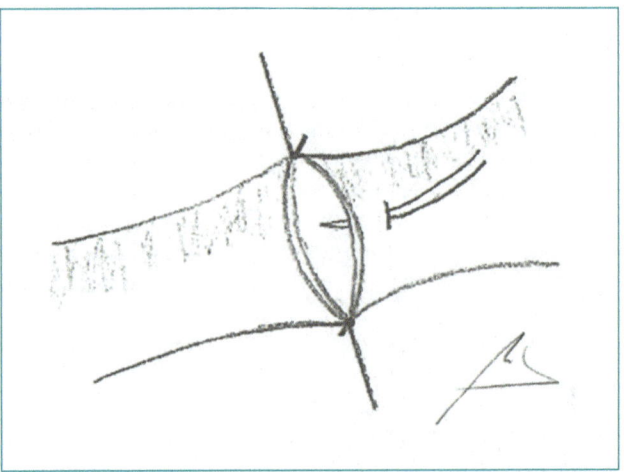

Figura 45-21. Anastomosis terminoterminal. Técnica de triangulación de Carrell.

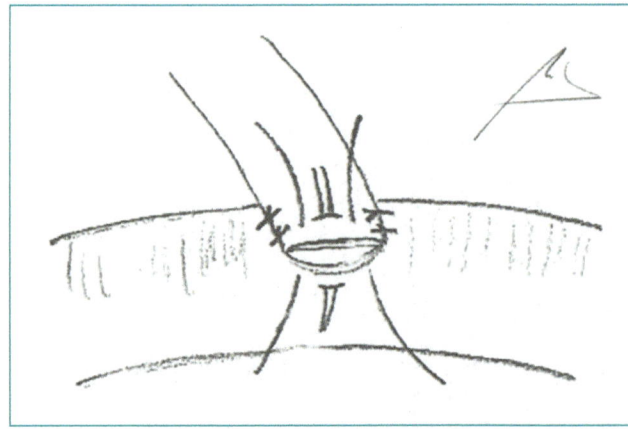

Figura 45-22. Anastomosis terminolateral.

Tienen como inconveniente que pueden disminuir el flujo de sangre a través de la anastomosis, puesto que disminuye el calibre interno de la misma.

- Injertos venosos. Requieren una anastomosis más, aumenta el tiempo quirúrgico y la incidencia de trombosis.
- Anastomosis término-terminal en «doble barril». Implica unir las dos venas comitantes del pedículo del colgajo con la vena yugular interna, que se secciona y se le da puntos en su parte central para crear dos luces. Esta técnica se usa cuando el pedículo del colgajo tiene dos venas comitantes y requiere sacrificar la vena yugular interna, siendo útil en vaciamientos cervicales radicales.
- Suturas mecánicas. Permite una unión más rápida y precisa cuando no hay discrepancias significativas en el diámetro de los vasos. Sin embargo, tiene desventajas como el costo, la incapacidad para manejar discrepancias importantes en el tamaño de los vasos, el riesgo de estenosis y la contraindicación en anastomosis arteriales debido a la posibilidad de pseudoaneurismas.

Medicación del paciente microquirúrgico

El manejo de la medicación antiagregante y anticoagulante en la reconstrucción microquirúrgica es variable y no hay un consenso claro. Durante el perioperatorio se puede suspender temporalmente la medicación antiplaquetaria, como el ácido acetilsalicílico, para disminuir el riesgo de sangrado durante la cirugía, reanudándola tan pronto como sea seguro. En cuanto a la anticoagulación, se pueden emplear heparina de bajo peso molecular o anticoagulantes orales directos, ajustando las dosis según el riesgo individual del paciente. El manejo ideal debe ser personalizado y basado en las últimas recomendaciones clínicas y los protocolos institucionales.

COMPLICACIONES EN MICROCIRUGÍA

Complicaciones trombóticas

Actualmente, los colgajos microquirúrgicos tienen una tasa de éxito del 90-95 %, siendo la trombosis vascular la principal complicación (5-30 % de los casos), especialmente, en conexiones venosas por flujo y presión bajos. La detección precoz y la intervención quirúrgica pueden salvar hasta el 70 % de los colgajos afectados. Se recomienda monitorización continua no invasiva, sobre todo, en las primeras 24 horas, con controles cada hora y luego cada 4 horas durante 48 horas adicionales. La ecografía doppler es fundamental pre y perioperatoriamente para evaluar el flujo sanguíneo en los vasos anastomizados y la vascularización del área donante, siendo más común que la angiografía, convencional debido a su coste-beneficio y a los avances tecnológicos.

La intervención temprana es crucial para colgajos con fallos o falta de irrigación, requiriendo detección y diagnóstico precoz. Se han propuesto varios métodos, como láser doppler transcutáneo, fluorescencia intravenosa, espectroscopía óptica y monitor de PO_2 transcutáneo, pero ninguno supera al examen clínico del pedículo con ecografía doppler. Además, la monitorización clínica del parche cutáneo, que evalúa relleno capilar, color, temperatura y sangrado post-punción, es efectiva para colgajos microquirúrgicos. Si el colgajo está enterrado, se integra un parche cutáneo en el diseño para facilitar la monitorización.

En el caso de colgajos óseos sin monitorización cutánea, se recomienda realizar una gammagrafía con tecnecio 99 al quinto día postoperatorio para evaluar la viabilidad del componente óseo, útil para detectar problemas en las anastomosis. En casos de infección, las gammagrafías con galio (Ga) y tecnecio (Tc) pueden ayudar a distinguir si está relacionada con la necrosis isquémica del colgajo. La mayoría de las trombosis venosas ocurren en las primeras 24 horas, lo que requiere revisión quirúrgica precoz y, en algunos casos, trombectomía con catéter de Fogarty antes de rehacer la anastomosis.

Cuando una revisión quirúrgica no es factible o no tiene éxito, pueden intentarse enfoques no quirúrgicos para salvar un colgajo. Estos incluyen la exanguinación, con métodos como sanguijuelas, sangrías o inyección de heparina subcutánea para problemas venosos. Diversos estudios experimentales sugieren que las prostaglandinas intravenosas pueden reducir efectos de la trombosis venosa. Algunos tratamientos experimentales, como alopurinol, superóxido dismutasa y oxígeno hiperbárico, han mostrado protección en colgajos con fallos arteriales o venosos. La infusión de trombolíticos, como estreptoquinasa, uroquinasa o activador tisular del plasminógeno, puede disolver coágulos y restaurar la permeabilidad vascular.

Complicaciones de la zona donante

Los riesgos asociados con los colgajos microquirúrgicos varían según el tipo de colgajo utilizado. Entre estos se incluyen posibles complicaciones, como infecciones, isquemia distal a la zona donante (con un riesgo especial de isquemia en las extremidades superiores o inferiores después de la disección de colgajos radiales o peroneos, respectivamente), lesiones en estructuras nerviosas, que pueden resultar en déficits sensoriales o motores, pérdida de injertos cutáneos utilizados para cubrir defectos en áreas donantes, síndromes compartimentales o hernias abdominales o inguinales secundarias a la realización de colgajos del recto abdominal o de la cresta ilíaca.

Complicaciones médicas

La cirugía de este tipo conlleva un mayor riesgo de complicaciones sistémicas en pacientes de edad avanzada y fumadores. Además, un estado general deficiente del paciente puede aumentar la morbimortalidad en el período postoperatorio. Por lo tanto, se sugiere tomar medidas para mejorar el estado de salud del paciente antes de la cirugía, cuando sea posible, como corregir deficiencias nutricionales o realizar fisioterapia respiratoria unos días antes de la operación.

ANASTOMOSIS NERVIOSAS

Anatomía e histología

El sistema nervioso periférico (SNP) está compuesto por neuronas y células gliales de soporte, llamadas células de Schwann. Las neuronas pueden ser motoras, sensoriales o mixtas. Los axones están separados unos de otros por el endoneuro, y los grupos organizados de axones se llaman fascículos. El perineuro rodea los fascículos, y el epineuro interno separa los fascículos englobados por el perineuro. El epineuro externo abarca todos los fascículos y el epineuro interno y establece el contorno del nervio. El mesoneuro se encuentra externo a las capas epineurales, es continuo con el perineuro y es crítico en el deslizamiento longitudinal del nervio.

Las células de Schwann (CS) se dividen en dos tipos principales:

- Las CS mielinizantes aíslan y protegen los axones, al envolver sus membranas para formar la vaina de mielina multilaminada, asegurando que los impulsos nerviosos viajen de manera rápida y eficiente. Independientemente de sus funciones en la mielinización, las células de Schwann también brindan un soporte trófico vital a las neuronas. La pérdida de mielina puede provocar pérdida permanente de neuronas, dolor significativo y morbilidad, y, en última instancia, parálisis.
- Las CS no mielinizantes se encuentran a lo largo de los axones y entre sus funciones se incluyen el soporte trófico, la fagocitosis, la transmisión sináptica y el soporte para la reinervación.

Los patrones nerviosos fasciculares pueden ser: monofasciculares, con un solo fascículo grande, oligofasciculares, compuestos por unos pocos fascículos y polifasciculares, compuestos por muchos fascículos de tamaños variables. La vascularización de los nervios se lleva a cabo a través de dos sistemas principales, referidos colectivamente como "*vasa nervorum*". El mesoneuro proporciona la vascularización extrínseca, descrita por Ranvier en 1878, mientras que el endoneuro alberga el suministro vascular nervioso intrínsecos.

Lesión nerviosa

En 1943, Seddon categorizó inicialmente la lesión nerviosa en neurapraxia, axonotmesis y neurotmesis. Este sistema de clasificación fue posteriormente elaborado por Sunderland en 1951, en cinco grados de lesión nerviosa, y aludió a posibles combinaciones de estos grados de lesión:

- Tanto las lesiones de primer grado como las de segundo grado pueden agruparse en lesiones favorables y, típicamente, se manejan de manera conservadora. Una lesión de primer grado o "neurapraxia" es una lesión sin interrupción de los axones o tejido conectivo circundante. Se espera una recuperación completa en las 12 semanas posteriores a la remielinización axonal completa.
- Las lesiones de segundo grado o "lesiones axonotmésicas" implican la interrupción axonal, pero con continuidad de las vainas de tejido conectivo circundantes. Los axones distales al sitio de la lesión sufren degeneración walleriana, y se espera que la recuperación esté alineada con la regeneración nerviosa a una velocidad de 1 mm diario. Las lesiones de tercer grado también son lesiones axonotmésicas, con lesión tanto de axones como del endoneuro. La intervención quirúrgica para liberar tejidos cicatrizados o áreas de atrapamiento está indicada para optimizar la recuperación funcional. En ausencia de cirugía, la recuperación es incompleta.
- Las lesiones de cuarto y quinto grado son desfavorables. Las lesiones de cuarto grado incluyen lesiones de axones, endoneuro y perineuro. Las lesiones nerviosas de quinto grado o "neurotmesis" resultan de la sección completa del nervio o la interrupción de los axones y todos los tejidos conectivos (endoneuro, perineuro y epineuro). Se requiere manejo quirúrgico.

Elección del tiempo para la reconstrucción

La recuperación después de una lesión del nervio periférico está influenciada no solo por el grado de la lesión nerviosa, sino también por la distancia relativa de la lesión al objetivo final. Al planificar la reconstrucción motora, se debe tener en cuenta el momento de la lesión nerviosa, el momento y el tipo de reparación o reconstrucción nerviosa requerida, y la distancia de regeneración nerviosa necesaria para la reinervación del músculo. Existe una ventana crítica de 12-18 meses, aproximadamente, durante la cual es posible la reinervación funcional después de la lesión.

Técnica quirúrgica

La reparación y reconstrucción nerviosa deben realizarse con un nervio sano. En el caso de una sección nerviosa aguda y nítida, probablemente, no sea necesario el desbridamiento quirúrgico de los extremos del nervio. Sin embargo, en casos de avulsión nerviosa, aplastamiento, explosión o patrones mixtos de lesión, se requiere el desbridamiento neural. Los nervios seccionados se estimulan durante 72 horas después de la lesión antes de que se agoten los neurotransmisores.

Todas las coaptaciones nerviosas deben realizarse sin tensión. La tensión excesiva evita la neurorregeneración, debido al flujo microvascular impedido a través de los vasos en el endoneuro y debido al desarrollo de fibrosis. Si esto no es posible, se debe emplear un injerto nervioso u otra técnica de reparación nerviosa. Siempre que sea posible, se debe realizar una orientación adecuada de los fascículos para la coaptación de los fascículos motores y sensoriales entre cada muñón nervioso.

Existen distintas técnicas de neurorrafia (**Figs. 45-23** y **45-24**):

Sutura epineural

Después de la orientación de los fascículos, la sutura epineural comienza con dos suturas de nylon de 8-0 o 9-0 colocadas lateralmente, pasando la aguja desde el epineuro hacia el epineuro interno, atadas para alinear los fascículos entre cada muñón nervioso y teniendo cuidado de no apretar demasiado las suturas. Se añaden suturas interrumpidas, según sea necesario, entre las dos primeras suturas de retención en la cara anterior. Luego, el nervio se gira mediante la manipulación de las suturas de retención laterales, de modo que el epineuro posterior pueda aproximarse suavemente. Esta técnica es útil para suturar el nervio en una herida aguda o para una transferencia nerviosa, donde el epineuro es delgado y retraído.

Sutura perineural

Para las coaptaciones perineurales, el mesoneuro y el epineuro externo e interno se eliminan de ambos extremos del

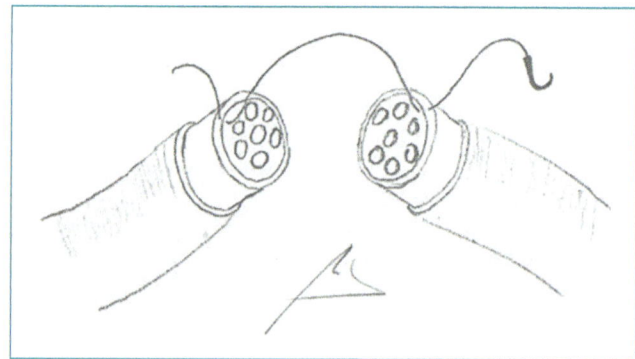

Figura 45-23. Sutura endoneural.

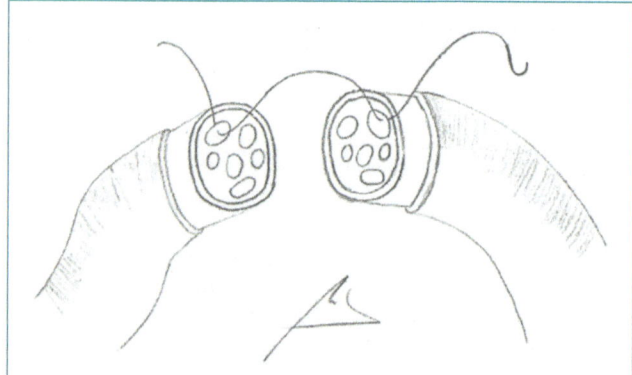

Figura 45-24. Sutura epineural.

muñón nervioso con tijeras de microcirugía. Después de la orientación y la coincidencia de los fascículos entre ambos muñones, cada fascículo se coapta con nylon de 10-0, pasando la aguja a través del perineuro, cerca del borde. La reparación de cada fascículo se completa con tres o cuatro suturas de nylon de 10-0.

Sutura epiperineural

Las suturas de nylon (8-0 o 9-0) se pasan a través del epineuro y el perineuro simultáneamente con el mismo paso de la aguja, y se atan. La sutura se realiza en un orden circunferencial, teniendo cuidado de coaptar los fascículos restantes lo más posible.

Los factores que condicionan el éxito de la neurorrafia son el mecanismo y el grado de la lesión, la ubicación de la lesión, la edad del paciente, las lesiones asociadas, las lesiones vasculares adyacentes o las heridas complejas en tejidos blandos, el tiempo transcurrido y la disponibilidad de tejidos donantes.

Reparación nerviosa primaria

La reparación primaria se realiza típicamente después de una sección aguda (lesiones de quinto grado, desfavorables), en las 72 horas posteriores a la lesión. Se emplea una técnica simple de sutura interrumpida con microsutura para reaproximar los extremos nerviosos.

Injertos nerviosos

Se tienen en cuenta la longitud del defecto nervioso, el diámetro del nervio lesionado, el patrón fascicular de ambos extremos de los muñones nerviosos y la vascularización del lecho receptor circundante para la selección del nervio donante y su longitud.

Se utiliza con mayor frecuencia el nervio sural como injerto autógeno donante, debido a la facilidad de extracción y a la mínima morbilidad del donante. Los injertos nerviosos pueden incluir injertos autógenos interposicionales estándar, injertos autógenos interfasciculares o injertos autógenos nerviosos vascularizados. Los injertos nerviosos vascularizados se utilizan menos frecuentemente, pero pueden ser beneficiosos para un defecto nervioso de segmento largo, un nervio de gran diámetro o un lecho receptor gravemente cicatrizado, que obstruye la neovascularización del injerto nervioso. Los injertos nerviosos de pequeño diámetro se revascularizan espontáneamente, pero los nervios de calibre más grande no se revascularizan tan fácilmente y, por lo tanto, pueden beneficiarse de dicha técnica.

PUNTOS CLAVE

- Selección del colgajo: los colgajos microquirúrgicos, como el radial, peroneo, anterolateral de muslo y cresta ilíaca, son versátiles para reconstruir hueso y tejidos blandos. La elección depende del tamaño, ubicación del defecto y necesidades funcionales.
- Principios de microcirugía: el éxito radica en una correcta selección de vasos receptores, disección meticulosa y anastomosis precisa para asegurar un buen flujo sanguíneo. El control postoperatorio es vital para detectar problemas de perfusión.
- Restauración funcional: Los colgajos deben facilitar la recuperación de funciones, como deglución, habla y masticación. La incorporación de nervios mejora la funcionalidad en reconstrucciones mandibulares y linguales.
- Estética y adaptación: además de la funcionalidad, se prioriza la estética, buscando correspondencia en color y textura, minimizando cicatrices y el impacto emocional en el paciente.
- Manejo postoperatorio: implica control exhaustivo de la perfusión, control del dolor y rehabilitación temprana. La vigilancia de posibles complicaciones, como fallo del colgajo o infecciones, es clave para el éxito.

BIBLIOGRAFÍA

Ali RS, Bluebon-Langner S, Rodriguez ED, Cheng MH. The Versatility of the Anterolateral Thigh Flap 2009. Plast Reconstr Surg;124:395e-407e.

Bianchi B, Ferri A, Ferrari S, et al. Iliac crest free flap and submental island flap for maxillary reconstruction. J Plast Surg Hand Surg. 2013 Dec;47(6):538-42.

Cavadas PC, Sanz-Giménez-Rico JR, Gutierrez-de la Cámara A, et al. The medial sural artery perforator free flap. Plastic and Reconstructive Surgery. 2001 Nov 1;108(6):1609-15.

Contrera KJ, Hassan AM, Shuck JW, et al. Outcomes for 160 Consecutive Lateral Arm Free Flaps for Head and Neck Reconstruction. Otolaryngology–Head and Neck Surgery. 2024 Mar;170(3):747-57.

Daar DA, Abdou SA, Cohen JM, et al. Is the medial sural artery perforator flap a new workhorse flap? A systematic review and meta-analysis. Plastic and Reconstructive Surgery. 2019 Feb 1;143(2):393e-403e.

De Virgilio A, Iocca O, Di Maio P, et al. Head and neck soft tissue reconstruction with anterolateral thigh flaps with various components: Development of an algorithm for flap selection in different clinical scenarios. Microsurgery. 2019 oct;39(7):590-7.

Deek NF, Hsiao JC, Do NT, et al. The medial sural artery perforator flap: lessons learned from 200 consecutive cases. Plastic and Reconstructive Surgery. 2020 Nov 1;146(5):630e-641e.

Fatani B. Radial Forearm Free Flap for Head and Neck Defect Reconstruction: An Up-to-date Review of the Literature. Cureus. 2023 Mar 1;15(3):e35653. doi: 10.7759/cureus.35653. PMID: 37009378; PMCID: PMC10065458.

Fatani B, Fatani JA, Fatani OA. Approach for Mandibular Reconstruction Using Vascularized Free Fibula Flap: A Review of the Literature. Cureus. 2022 Oct 11;14(10):e30161. doi: 10.7759/cureus.30161. PMID: 36397914; PMCID: PMC9647204.

Garajei A, Kheradmand AA, Miri SR, Emami A. A retrospective study on mandibular reconstruction using iliac crest free flap. Ann Med Surg (Lond). 2021 May 5; 66:102354. doi: 10.1016/j.amsu.2021.102354. PMID: 34026108; PMCID: PMC8121997.

Jaiswal D, Borle F, Mathews S, Mantri M, Kumar V, Bindu A, Yadav P, Shankhdhar VK. DIEP Flap for Head and Neck Reconstruction: An Underutilized Option!. Indian Journal of Plastic Surgery. 2024 Feb;57(1):39-46.

Lacey H, Kanakopoulos D, Hussein S, et al. Adjunctive technologies in postoperative free-flap monitoring: a systematic review. J Plast Reconstr Aesthet Surg. 2023;87:147-55.

Mayo-Yáñez M, Rodríguez-Pérez E, Chiesa-Estomba CM, et al. Deep inferior epigastric artery perforator free flap in head and neck reconstruction: A systematic review. Journal of Plastic, Reconstructive & Aesthetic Surgery. 2021 Apr 1;74(4):718-29.

Navarro Vila C, García Marín F, Ochandiano Caicoya S. Tratado de Cirugía Oral y Maxilofacial. Madrid: Editorial ARAN, 2004. 2ª edición (2009).

Reddy VR, Stevenson TR, Whetzel TP. 10-year experience with the gracilis myofasciocutaneous flap. Plast Reconstr Surg. 2006 Feb;117(2):635-9. doi: 10.1097/01.prs.0000197209.36783.44. PMID: 16462350.

Rhemrev R, Rakhorst HA, Zuidam JM, et al. Long-term functional outcome and satisfaction after radial forearm free flap reconstructions of intraoral malignancy resections. J Plast Reconstr Aesthet Surg. 2007;60(6):588-92. doi: 10.1016/j.bjps.2006.10.016. Epub 2007 Feb 21. PMID: 17485045.

Schultz BD, Sosin M, Nam A, et al. Classification of mandible defects and algorithm for microvascular reconstruction. Plast Reconst Surg. 2015;135:743-54.

Song YG, Chen GZ, Song YL. The free thigh flap: a new free flap concept based on the septocutaneous artery. Br J Plast Surg. 1984;37:149-59.

Strauch B, Yu H-L. Atlas of Microvascular Surgery: Anatomy and Operative Techniques. New York (USA): Thieme Publishers, 2011.

Su YR, Ganry L, Ozturk C, Lohman R, et al. Fibula Flap Reconstruction for the Mandible: Why It Is Still the Workhorse? Atlas Oral Maxillofac Surg Clin North Am. 2023;31(2):121-7.

Ulatowski Ł, Kaniewska A. The use of the diep flap in the modern reconstructive surgery. Polish Journal of Surgery. 2015;87(9):472-81.

Urken ML, Weinberg H, Vickery C, Buchbinder D, Biller HF. Using the iliac crest free flap. Plast Reconst Surg. 1990;85:1001-2.

Vaile JR, Struble SL, Patel NK, et al. Improving Skin Paddle Reliability and Muscle Gliding in Free Functional Gracilis Transfers. Plast Reconstr Surg Glob Open. 2024;12(2):e5592.

Wang C, Fu G, Ji F, Cheng S, Liu Z, et al. Perioperative Risk Factors for Radial Forearm-Free Flap Complications. J Craniofac Surg. 2020;31(2):381-. doi: 10.1097/SCS.0000000000006035. PMID: 31821214.

Wang M, Zang M, Zhu S, et al. Lower Trapezius Myocutaneous Propeller Flap Based on Dorsal Scapular Artery. Ann Plast Surg. 2022;89(5):502-509. doi: 10.1097/SAP.0000000000003288. Epub 2022 Sep 9. PMID: 36279574.

Wei FC, Chen HC, Chuang CC, et al. Fibular osteoseptocutaneous flap: anatomic study and clinical application. Plast Reconstr Surg. 1986;78:191-200.

Xie XT, Chai YM. Medial sural artery perforator flap. Annals of Plastic Surgery. 2012;68(1):105-10.

Xu DC, Zhong SZ, Kong JM, et al. Applied anatomy of the anterolateral femoral flap. Plast Reconstr Surg. 1988:82:305-10.

Yu Y, Zhang WB, Liu XJ, et al. Double-Barrel Fibula Flap Versus Vascularized Iliac Crest Flap for Mandibular Reconstruction. J Oral Maxillofac Surg. 2020;78(5):844-50. doi: 10.1016/j.joms.2020.01.003. Epub 2020 Jan 13. PMID: 32035839.

 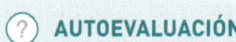

AUTOEVALUACIÓN

Reconstrucciones craneomaxilofaciales complejas

46

M. F. Rocha Serpa y A. R. García Carricondo
Colaborador: A. Ferrández Martínez

 OBJETIVOS

- El objetivo fundamental de la cirugía reconstructiva en el área maxilofacial es conseguir una reparación anatómica que permita una recuperación de las funciones perdidas, manteniendo la mejor estética posible y con la menor comorbilidad de las técnicas quirúrgicas aplicadas.
- Tanto la funcionalidad como la estética deben guiar la planificación del tratamiento. Algunos de los objetivos funcionales que deben tenerse en cuenta son el cierre de comunicaciones anormales (orofaciales, orocervicales), la protección del globo ocular, la preservación o restauración de la competencia labial, la funcionalidad nasal, la movilidad lingual, la masticación, deglución, etc. En cuanto a la estética, hay que enfatizar la importancia del mantenimiento de las proporciones de las estructuras faciales y tratar de buscar la simetría, tanto en reposo como en movimiento.
- Durante las dos últimas décadas, se han producido importantes avances en este campo, que permiten reconstrucciones más precisas e incorporando otras alternativas terapéuticas a la microcirugía. Estos nuevos avances son la planificación tridimensional con modelos estereolitográficos para la customización, el desarrollo de biomateriales para la creación de prótesis e implantes, los expansores tisulares, la navegación quirúrgica y realidad virtual, el cultivo de tejidos, la ingeniería tisular, medicina regenerativa y trasplante facial.

INTRODUCCIÓN

Las **reconstrucciones maxilofaciales complejas** tienen el objetivo de restaurar grandes defectos del área cráneo-maxilofacial, que pueden implicar una o varias estructuras anatómicas con defectos tanto del esqueleto óseo como de las partes blandas. En general, podemos considerar un **gran defecto o extenso** aquel que supera los 50 cm² de extensión, mientras que el término **complejo** engloba los defectos que incluyen resecciones mucosas o cutáneas asociadas a estructuras óseas adyacentes y que resultan en defectos volumétricos tridimensionales. Además de esto, diferentes técnicas reconstructivas podrían ser complejas desde el punto de vista de la tridimensionalidad (distracción osteogénica, colgajos prefabricados…), histiogénesis (ingeniería tisular) o por la indicación, coordinación y realización de este mismo (trasplante facial).

Las indicaciones de estas técnicas no han variado sustancialmente en las últimas décadas: en nuestro medio, la oncología continúa siendo la etiología más frecuente de este tipo de reconstrucciones, así como los defectos postraumáticos, las secuelas de la radioterapia, los síndromes craneofaciales o fisuras faciales y el uso de determinados fármacos, como los bisfosfonatos.

Los implantes aloplásticos customizados, la ingeniería tisular y la medicina regenerativa son alternativas a considerar frente a reconstrucciones microquirúrgicas convencionales. En cuanto al trasplante facial, este se utiliza en pacientes muy seleccionados con resultados a largo plazo aún no del todo claros. El desarrollo de pruebas de imagen tridimensionales, los avances informáticos, la realidad virtual y la navegación quirúrgica, entre otros, han contribuido a la evolución en las técnicas reconstructivas y a su indicación en casos que probablemente antes se consideraban inoperables.

FACTORES DETERMINANTES EN LA PLANIFICACIÓN QUIRÚRGICA

Factores generales

Dependiendo de la complejidad del defecto, la reconstrucción puede variar desde un colgajo local con injerto óseo secundario hasta una cirugía de colgajo libre microvascular. Las técnicas de diseño personalizado asistido por ordenador junto a las tecnologías de impresión 3D han permitido elaborar, a partir de copias/réplicas anatómicas exactas del paciente (biomodelos), implantes y prótesis biocompatibles, abriendo un campo de reconstrucción customizada y más predecible.

Existen tres consideraciones importantes que deben tenerse en cuenta en los pacientes candidatos a una reconstrucción maxilofacial compleja:

- Edad: influirá en la planificación quirúrgica y elección de colgajos e injertos, en el tiempo de anestesia, en el tipo de reconstrucción y en posibles complicaciones tras la cirugía.

- Estado basal (comorbilidad, estilo y hábito de vida, estado general y tratamiento habitual) y factores de riesgo (hipertensión, tabaquismo, diabetes, dislipemia y otras enfermedades sistémicas): permite discernir entre pacientes de bajo y alto riesgo de fracaso de algún procedimiento.
- Antecedentes quirúrgicos y traumáticos: su importancia recaerá en la valoración del estado de la vascularización de posibles lechos donantes y receptores.

Factores de cabeza, cuello y vasculares

Los colgajos libres son considerados el "*gold standard*" en grandes reconstrucciones maxilofaciales. La planificación quirúrgica en estos casos deberá valorar la presencia, el estado, la permeabilidad y la patología vascular (tanto arterial como venosa), así como el estudio de todos aquellos factores de riesgo que puedan dar lugar a distintas enfermedades, como arterioesclerosis o tromboflebitis, para poder valorar y decidir la mejor opción dentro de los distintos colgajos.

La exploración física (palpación de pulsos, test de Allen) y el examen preoperatorio, con la ubicación de las perforantes en zonas donantes y lecho receptor a partir de pruebas de imagen (ecografía doppler, tomografía computarizada (TC), angio-resonancia magnética (angio-RM) y angiografía) logra facilitar la evaluación de la vitalidad del colgajo. Además, con el desarrollo de las impresiones 3D, estereolitografías y programas de *software* es posible planificar las resecciones y reconstrucciones, con el fin posterior de lograr una reconstrucción anatómica, estética y funcional, además de lograr una correcta rehabilitación protésica sobre implantes dentarios, prótesis faciales, etcétera.

Los factores de riesgo cardiovascular arterial provocan alteraciones subclínicas, sobre todo, en el territorio carotídeo, coronario y en los troncos vasculares principales de las extremidades inferiores. La patología vascular arterial suele comprometer a todo el organismo, por lo que la patología vascular sintomática previa indica casi siempre que habrá una cierta arterioesclerosis en el territorio donante. La obtención de colgajos distales de las extremidades, basados en troncos principales (colgajo antebraquial y colgajo peroneo), solo debe llevarse a cabo tras asegurar que el flujo colateral es suficiente para la irrigación de la extremidad. En determinados pacientes existe aplasia o hipoplasia de la arteria tibial posterior («*peronea magna*»), lo que asociado a arterioesclerosis puede comprometer la extremidad inferior tras la obtención de un colgajo peroneo. La patología venosa de extremidades inferiores también es frecuente y debe evaluarse si la historia clínica es compatible.

Los pacientes con intervenciones oncológicas previas, como las linfadenectomías cervicales, precisan el estudio de posibles vasos cervicofaciales receptores (troncos supraaórticos), así como los sometidos a abordajes coronales y hemicoronales, para comprobar la permeabilidad de los vasos temporales superficiales.

Para lograr una correcta técnica de injerto microvascularizado se debe preparar el lecho receptor, obtener un buen colgajo y realizar una minuciosa anastomosis. Las arterias receptoras más utilizadas en la región maxilofacial son: carótida, facial, tiroidea superior, lingual y temporal superficial. Por su parte, las venas receptoras más utilizadas son: tronco tirolinguofacial, yugulares externa e interna, lingual, facial, acromiotorácica y temporal superficial. Algunos autores han descrito el uso de otros vasos, como las arterias y venas nasolabiales.

Factores del lecho receptor

La viabilidad de un colgajo o injerto dependerá de múltiples factores determinantes, que deben considerarse antes de la reconstrucción:

- Edad y estado general del paciente.
- Tipo y tamaño del defecto.
- Características de la vascularización del sitio donante y del lecho receptor (pedículo, longitud y diámetro de los vasos).
- Requerimientos estéticos y funcionales.
- Factores relacionados con el prendimiento: potencial angiogénico del área receptora, superficie de contacto e inmovilización adecuada.
- Cirugía oncológica previa: limita las opciones de vasos receptores.
- Reconstrucción secundaria: enmascaramiento de la verdadera dimensión del defecto, distorsión de la anatomía, daño vascular y sufrimiento tisular.
- Tratamientos previos con radioterapia y/o quimioterapia: reducción de la vascularización regional, contractura generalizada de tejidos (fibrosis), disección vascular complicada, aumento de posibilidades de trombosis de anastomosis vasculares, compromiso de las distracciones y colocación de materiales aloplásticos.

RECONSTRUCCIÓN CRÁNEO-MAXILOFACIAL. CONSIDERACIONES LOCORREGIONALES

Bóveda craneal

Dentro de las consideraciones más importantes en este tipo de reconstrucciones óseas se encuentran las siguientes:

- Hay que evitar la fístula de líquido cefalorraquídeo (LCR) y posible meningoencefalitis; conseguir un cierre hermético de la duramadre con injertos fasciales o materiales heterólogos, como los implantes de colágeno de xenoinjerto; aislar el componente intracraneal de toda comunicación con el exterior, a través de la fosa nasal y de los senos paranasales, como en la afectación de la base de cráneo. En estos casos, los colgajos locales de galea o pericráneo, fascia temporoparietal y músculo temporal son opciones válidas.
- La reconstrucción ósea no es imprescindible en todos los casos, pero puede ser necesaria para tratar defectos del techo de la órbita, determinados defectos etmoidales o subcraneales muy extensos y de la base del cráneo. Suelen utilizarse injertos óseos propios obtenidos de la calota craneal (aislando el componente intracraneal y obliterando espacios muertos para prevenir fístulas de LCR).

Según la etiología, se indicará a los pacientes con lesiones benignas o en reconstrucciones secundarias el empleo de materiales aloplásticos (metales, polímeros, etc.), injertos óseos autólogos o técnicas de distracción, asegurando siempre una cobertura adecuada de las partes blandas y procurando que las incisiones cutáneas no coincidan con los defectos óseos. En pacientes oncológicos a los que haya que extirpar una gran cantidad de tejido blando en continuidad con la calota, son necesarios los colgajos microvascularizados (como el dorsal ancho, anterolateral de muslo y recto abdominal).

Cuero cabelludo

Hay dos peculiaridades a tener en cuenta a la hora de reconstruir defectos del cuero cabelludo o *scalp*. La primera es que la galea es un tejido conectivo grueso, poco distensible, lo que impide cerrar defectos que, *a priori*, en otras regiones anatómicas se conseguiría con un cierre directo. Y la segunda es la convexidad de la bóveda craneal, lo que implica que los tejidos deben hacer grandes rotaciones, requiriendo en algunos casos injertos de piel libre en la zona donante. La expansión tisular sería una buena alternativa en defectos oncológicos.

Órbita

La reconstrucción de las paredes orbitarias fracturadas es compleja, debido a la gran cantidad de parámetros volumétricos que posee. Una reparación inadecuada está habitualmente asociada a secuelas postquirúrgicas en el paciente. La restitución tridimensional del marco óseo para recuperar el volumen y la proyección del globo ocular es de vital importancia, y las nuevas tecnologías han permitido mejorar los resultados quirúrgicos, tanto anatómicos como funcionales. Hoy en día, los modelos estereolitográficos y las técnicas de navegación intraoperatoria permiten adaptar de forma precisa el material aloplástico o injerto óseo a los defectos, disminuyendo la probabilidad de secuelas, como enoftalmos y diplopía. En casos de cirugía ablativa con exenteración orbitaria, el colgajo pediculado de músculo temporal o los colgajos libres de recto abdominal y anterolateral del muslo (ALT) son opciones válidas para dar volumen a la órbita y rellenar espacios muertos.

Malar y maxilar superior

El hueso malar es fundamental en el tercio medio por dar soporte al globo ocular, por su papel en la transmisión de fuerzas de carga y por ser clave en la proyección facial (estética malar). En determinados pacientes con poca proyección del hueso malar y órbita pequeña (por ejemplo, por secuelas de radioterapia), las osteotomías óseas en «C» y en «U» permiten obtener una buena proyección, al mismo tiempo que se gana volumen para la órbita. Esto se debe al avance de la pared lateral, del suelo y del techo de la órbita. En estos casos es preciso injertar las osteotomías, generalmente, con calota craneal, para evitar recidivas. Igualmente tienen indicación

las prótesis customizadas de titanio, PEEK, etcétera, para mejorar estos defectos.

En cuanto al maxilar superior, su necesidad de reconstrucción ósea sigue siendo discutida. En general, si existe dentición de soporte y retención para una prótesis o implante, los colgajos de partes blandas son una alternativa a los colgajos óseos (a valorar en función de cada paciente). Sin embargo, en maxilectomías totales, donde se asocia el complejo orbitocigomático, la reconstrucción ósea parece tener más valor.

Partes blandas intraorales y labios

La reconstrucción de los tejidos blandos intraorales es, desde el punto de vista funcional, más importante para la calidad de vida del paciente que la restitución ósea. Esto se debe a que su resección compromete funciones básicas, como hablar, gesticular y la alimentación. Aunque, actualmente, no existe una reconstrucción ideal para estos defectos, se pueden enumerar algunos principios básicos de esta:

- *Permisividad de entrada del bolo alimenticio.* La reconstrucción de los labios es vital para poder asegurar un correcto sellado y permitir la alimentación oral del paciente, sin comprometer la emisión de diferentes sonidos (**Fig. 46-1**).
- *Masticación.* Esta función no depende en exclusiva de los tejidos óseos. Un ejemplo de ello son los casos en los que exista fibrosis mucosa o submucosa, que ocasione *trismus* y, por consiguiente, altere la masticación. Las reconstrucciones deben aportar suficiente cantidad de tejido que permita una posterior movilización de la musculatura masticatoria residual.
- *Deglución:* La creación del bolo alimenticio y su paso posterior a la faringe está mediado por la movilidad lingual, por lo que la deglución puede verse afectada en casos de glosectomías (siendo menor en las hemiglosectomías).
- *Articulación de los sonidos.* La producción de los sonidos se origina en las cuerdas vocales. Sin embargo, la lengua es fundamental a la hora de articularlos (consonantes linguodentales [t y d] y linguopalatales [l y r]), siendo importante su correcta reconstrucción y movilización.

Tercio inferior facial (mandíbula)

En pacientes oncológicos es recomendable la utilización de colgajos microvascularizados. Si precisan radioterapia, otra opción sería la distracción osteogénica en mandibulectomías segmentarias.

Para el sector anterior mandibular (canino a canino) es imprescindible la utilización de un colgajo óseo, debido a que las secuelas estéticas y funcionales son devastadoras para el paciente en caso de no reconstruirlo. Por el contrario, en los defectos laterales, si bien lo recomendable es la utilización de un colgajo óseo para una posterior rehabilitación protésica implantosoportada, se podría emplear una placa de reconstrucción asociada a un colgajo libre de partes blandas (perforantes o fasciocutáneo antebraquial radial) o un cierre directo

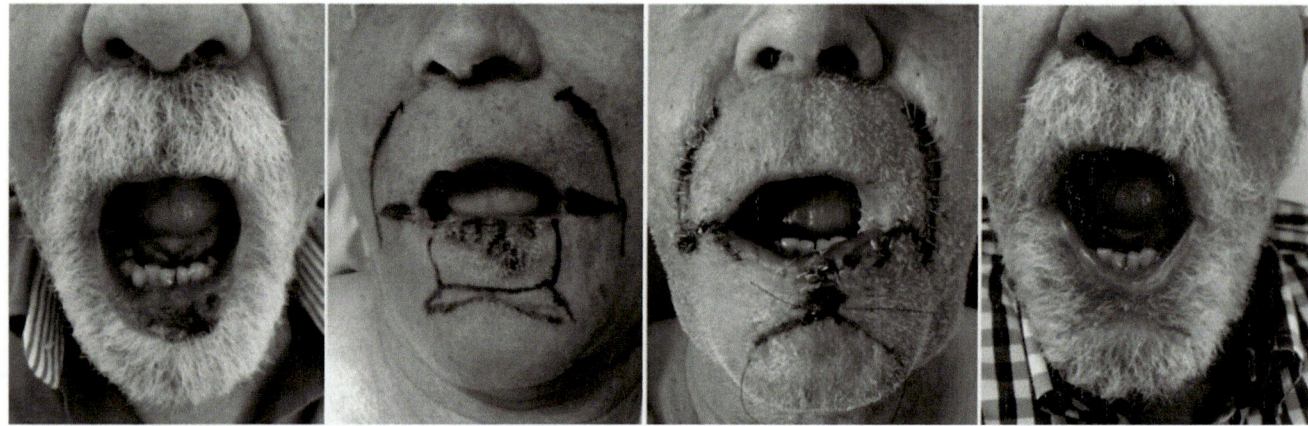

Figura 46-1. Secuencia temporal de evolución de un carcinoma epidermoide de labio intervenido con reconstrucción con colgajo de Yu. Diagnóstico, antes de la intervención, postoperatorio inmediato y postoperatorio al año.

en pacientes seleccionados. El colgajo osteocutáneo de peroné continúa siendo el colgajo estrella en la reconstrucción mandibular, seguido del colgajo osteocutáneo u osteomiocutáneo de cresta ilíaca (**Fig. 46-2**). El colgajo escapular queda relegado a un tercer lugar.

COLGAJOS COMBINADOS, PREFABRICADOS Y PRELAMINADOS

Un **colgajo** se define como un conjunto de tejidos con su propia red vascular, lo que permite su movilización quirúrgica desde su ubicación original, conocida como "sitio donante", a otra ubicación, el "sitio receptor". Lo que distingue a un colgajo de un **injerto** es un suministro de sangre intrínseca, que es responsable de la viabilidad del colgajo. Si la red vascular se mantiene intacta durante este proceso, se denomina **colgajo pediculado**. Por otro lado, si la vascularización se corta temporalmente durante el procedimiento y luego se reconecta en el sitio receptor, a través de anastomosis vasculares, utilizando un microscopio, estamos ante un **colgajo libre**.

COLGAJOS COMBINADOS

Un **colgajo combinado** está formado por dos o más tipos de tejido (piel, músculo, hueso…), trasplantados en una sola unidad. Según los **tipos de tejido** incluidos, se diferencian **colgajos oseocutáneos** (útiles para la reconstrucción de defectos mandibulares o maxilares), **colgajos musculocutáneos** (críticos en la reconstrucción de tejidos blandos) y **colgajos fasciocutáneos** (excelentes para reconstrucciones superficiales).

Según la **combinación de tejidos se distinguen dos tipos:**

- **Colgajos compuestos**: combinan dos o más tipos de tejidos, como piel y músculo, músculo y hueso o, incluso, músculo, hueso y piel. Estos tejidos son *interdependientes,* pero *no pueden ser separados* sin comprometer su vascularización (colgajo osteocutáneo de peroné o colgajos miocutáneos) (**Fig. 46-3**).
- **Colgajos quiméricos**: constan de múltiples componentes de tejido, *cada uno con su propia fuente vascular independiente*, pero unidos en una sola unidad de colgajo y dependientes de un pedículo vascular común (**Fig. 46-3**). Los **colgajos quiméricos** son una herramienta versátil en la cirugía reconstructiva, ya que ofrecen la posibilidad de corregir defectos combinados y restituirlos. Por ejemplo, el **sistema escapular** facilita la obtención de colgajos que integran componentes óseos, musculares y cutáneos, los cuales no están asociados entre sí, pero que se conectan a través de la arteria subescapular. Actualmente, los **colgajos de perforantes**, que presentan irrigación independiente para la piel y el músculo, representan un modelo avanzado de esta técnica, siendo el colgajo anterolateral de muslo con vasto lateral uno de los ejemplos más destacados.

En el ámbito de los colgajos quiméricos, también se deben considerar los llamados **colgajos fabricados,** descritos por Koshima. Estos consisten en la unión de colgajos independientes a un colgajo principal mediante anastomosis, que puede realizarse en la parte más alejada del pedículo (**colgajo quimérico fabricado secuencial o en cadena**) o en una de sus ramificaciones (**colgajo quimérico fabricado interno**) (**Fig. 46-4**).

Estas técnicas requieren vasos o ramas del pedículo de calibre adecuado para la anastomosis. Sin embargo, la complejidad y el aumento de las suturas vasculares incrementan el riesgo de trombosis en los injertos microvascularizados y prolongan la duración de la cirugía, lo que limita su uso generalizado. En la práctica, estas técnicas se reservan para situaciones donde no existen vasos receptores adecuados para ambos pedículos.

COLGAJOS PREFABRICADOS Y PRELAMINADOS

La evolución en el conocimiento sobre la vascularización de los tejidos ha facilitado el avance de algunas técnicas, como los **colgajos prefabricados y prelaminados**. Ambos abordan la transferencia de tejidos en dos etapas quirúrgicas, pero de maneras distintas:

Colgajo prefabricado. Fue introducido por Shen Tzu Yao en 1982. Consiste en la creación anticipada de un colgajo en

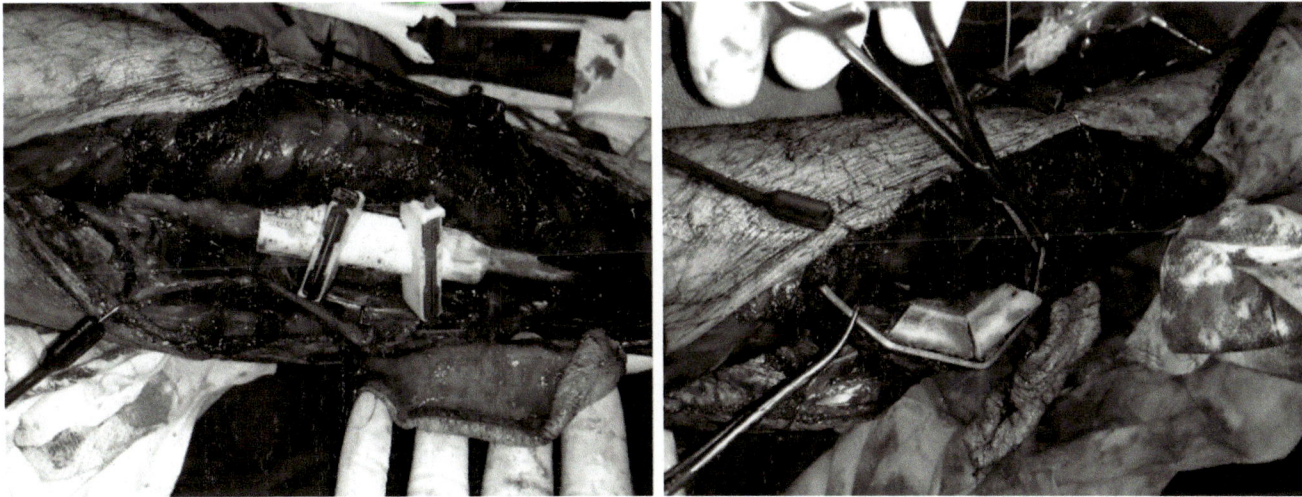

Figura 46-2. Colgajo libre osteofasciocutáneo de peroné, con guía de corte y placa de reconstrucción customizada.

una ubicación del cuerpo donde originalmente no existe, con el objetivo de trasladarlo posteriormente. Esta técnica se basa en la inducción de neovascularización mediante la implantación de un pedículo vascular, ya sea autólogo o sintético, en el tejido receptor, antes de la transferencia del colgajo.

Colgajo prelaminado. Este método consiste en diseñar colgajos, implantando tejidos o materiales como expansores tisulares, en un área determinada antes de su transferencia, sin alterar el pedículo vascular. Esta metodología resulta beneficiosa para la reconstrucción de zonas que demandan múltiples tipos de tejidos, como la cavidad oral o la nariz.

Aunque son dos conceptos diferentes, no son mutuamente excluyentes. En la práctica se podrían integrar ambos enfoques, combinando la transferencia de un pedículo vascular (prefabricado) y la implantación de un injerto (prelaminado) para la reconstrucción posterior.

COLGAJOS PREFABRICADOS

Es importante matizar varios aspectos de este tipo de colgajos:

- **Concepto de neovascularización**: proceso en el que tejidos conectados fomentan la formación de nuevos vasos sanguíneos. Estos colgajos combinan un pedículo vascular con tejido receptor para desarrollar conexiones vasculares. El tiempo medio que se debe esperar para asegurar la neovascularización es de *seis semanas*, aunque algunos autores prefieren *ocho semanas*.
- **Indicaciones**: no están claramente descritas. Pribaz et al. los utilizan cuando no existen colgajos convencionales disponibles, como en grandes quemados con rostros desfigurados, aunque también están descritos para extirpaciones de *nevus*.
- **Tipo de colgajo**: el colgajo prefabricado no implica necesariamente que el mismo sea microvascularizado, es decir, se pueden realizar colgajos prefabricados pediculados.
- **Pedículo vascular**: cualquier pedículo que asegure la neoangiogénesis y posterior anastomosis. Entre los descritos se encuentran los vasos temporales superficiales, la arteria radial, los vasos toracodorsales, la rama descendente de la arteria circunfleja lateral femoral, etcétera.
- **Inconvenientes**: es una técnica en dos fases, por lo que en pacientes oncológicos no estaría justificado su uso inicial-

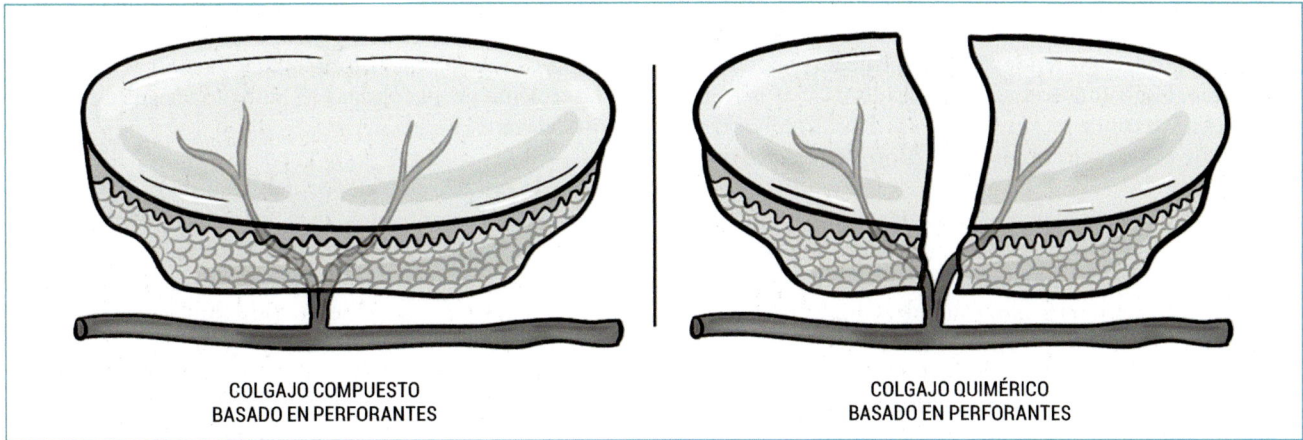

COLGAJO COMPUESTO
BASADO EN PERFORANTES

COLGAJO QUIMÉRICO
BASADO EN PERFORANTES

Figura 46-3. Colgajo compuesto basado en perforantes (piel, tejido celular subcutáneo y perforantes desde el pedículo) y colgajo quimérico basado en perforantes (mismo pedículo para elementos tisulares con vascularización «independiente» por las distintas perforantes).

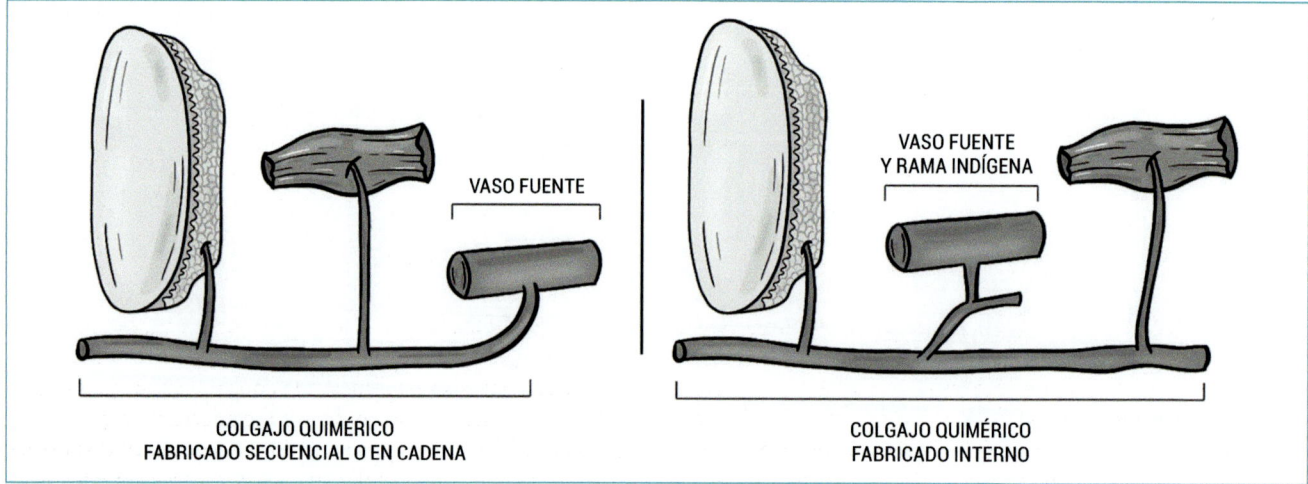

Figura 46-4. Colgajo quimérico fabricado secuencial o en cadena (unión de colgajos independientes a un colgajo principal, mediante anastomosis en la parte más alejada del pedículo. En este caso, es un colgajo quimérico basado en ramas, conectado en último término a un vaso «padre» común, unido a un vaso fuente para crear un «flujo a través») y colgajo quimérico fabricado interno (unión de colgajos independientes a un colgajo principal mediante anastomosis en una de sus ramificaciones. En este caso, colgajo quimérico basado en ramas, conectado también a un vaso «padre» común, unido a una rama indígena dentro del colgajo).

mente, por no permitir una reconstrucción primaria. La localización y disección del pedículo es técnicamente compleja y la incidencia de congestión venosa transitoria es mayor en las primeras 36-48 horas, lo que predispone a procesos infecciosos que pueden comprometer el tejido transferido.

El proceso de creación de un colgajo prefabricado consta de **diferentes fases**:

Fase de inducción: implante del pedículo vascular en el tejido receptor:

- Se implanta un pedículo vascular disecado a distancia (consta, como mínimo, de arteria y vena, junto a su tejido adventicio, que puede incluir fascia y músculo) en la nueva región anatómica.
- Habitualmente, no se realizan anastomosis vasculares; simplemente, se diseca un túnel y en él se deposita el pedículo vascular con su extremo distal ligado.
- Se pueden asociar expansores tisulares que estimulen el aporte vascular, adelgacen el colgajo y que permitan obtener tejido para el posterior cierre. El pedículo se posiciona en el plano subcutáneo y sobre el expansor.
- La expansión comienza a la semana y se debería monitorizar mediante eco-doppler para detectar colapsos del pedículo.

Fase de maduración: período de espera (suele ser de ocho semanas) para que se desarrolle una vascularización adecuada en el colgajo prefabricado.
Fase de transferencia. Trasplante del colgajo ya vascularizado al sitio receptor:

- Con la nueva vascularización desarrollada, se transfiere el colgajo junto al pedículo a la región anatómica a reconstruir y, si es microvascularizado, se realizan las anastomosis pertinentes.

La utilización de colgajos prefabricados en la clínica se basa en la capacidad de desarrollar colgajos de piel delgada, específicamente, los fasciocutáneos, que conserven sus características de color, textura y volumen cuando los métodos tradicionales no ofrecen resultados satisfactorios. Así, esta técnica posibilita la restauración de defectos con tejidos de alta calidad.

En el área de cabeza y cuello, su aplicación más útil podría ser en la **región supraclavicular**, debido a que esta zona posee una piel fina, pero carece de un pedículo vascular axial adecuado para una transferencia posterior.

COLGAJOS PRELAMINADOS

El concepto de prelaminación se basa en nociones que ya aplicaba Gillies a principios del siglo XX, injertando cartílago y piel en áreas frontales para, después, realizar reconstrucciones nasales. Actualmente, la técnica se emplea principalmente en casos donde no hay otras opciones reconstructivas viables o en defectos complejos del centro facial. La finalidad es modificar un colgajo axial básico en uno con las capas y grosor tisular necesarios, añadiendo o eliminando tejidos para lograr una reconstrucción más precisa y funcional.

La creación de un colgajo prelaminado se realiza en **varias etapas clave**:

Fase de estratificación y primer tiempo quirúrgico. Se estratifican distintos tejidos, ya sea en un área donante o utilizando un dispositivo de cultivo de tejidos:

- Se introduce el tejido seleccionado, junto con el soporte estructural necesario, en un territorio vascular previamente identificado. En esta etapa se pueden emplear expansores para facilitar el proceso.
- La piel y la mucosa son los tejidos más comúnmente utilizados, siendo necesarias entre *dos y cuatro semanas* para lograr una adecuada vascularización.

Fase de maduración: los tejidos estratificados pasan por un periodo de maduración, permitiendo su integración y vascularización adecuada.

Fase de transferencia y segundo tiempo quirúrgico. Una vez madurado el colgajo, se procede a su trasplante al sitio receptor en el segundo tiempo quirúrgico:

- Este colgajo, que puede ser libre o pediculado, se talla y adapta a las necesidades de la reconstrucción.

Dentro del ámbito de la reconstrucción maxilofacial, el **colgajo prelaminado de peroné**, como lo describen Rhoner et al., merece una mención especial, debido a su relevancia en la reconstrucción precisa del maxilar o la mandíbula, permitiendo incluso la colocación inmediata de implantes y prótesis. Esta técnica minimiza las molestias asociadas con las reconstrucciones microquirúrgicas tradicionales, las cuales a menudo requieren procedimientos adicionales para ajustar el grosor de los tejidos blandos. Además, la rehabilitación protésica no se suele realizar hasta seis meses después de la transferencia del colgajo, periodo durante el cual algunos pacientes refieren molestias debidas al volumen de las partes blandas en la boca.

El procedimiento se divide en varias fases:

Primera fase:

- Se inicia con una planificación detallada del defecto, considerando la oclusión y la anatomía previa del paciente.
- Se utiliza una férula quirúrgica de titanio como guía para insertar implantes en el peroné, siguiendo un abordaje lateral (descrito por Gilbert).
- El tejido gingival se obtiene a partir de un injerto de piel libre de espesor parcial (entre 0,4 y 0,5 mm de grosor), el cual se cubre con un parche de Gore-Tex® para evitar adhesiones de los tejidos blandos al injerto en el tiempo de espera hasta la segunda intervención.
- Tiempo de espera: Rohner recomienda esperar 4-6 semanas. Se recomienda la anticoagulación oral durante este período para evitar la trombosis venosa profunda.

Segunda fase:

- Implica el trabajo simultáneo de dos equipos quirúrgicos para preparar tanto el colgajo en la pierna como el sitio receptor.
- La férula quirúrgica orienta las osteotomías para lograr la angulación correcta de los segmentos óseos mandibulares.
- Se verifica la adaptación de la barra de titanio y la sobredentadura en el peroné, se liga el pedículo y se transfiere a la boca del paciente, donde se comprueban las relaciones oclusales.
- El último paso es la fijación interna del peroné mediante miniplacas o placas de reconstrucción, que unirá el hueso peroneo al esqueleto facial.

Rhoner et al. presentan una serie de 25 colgajos (23 peronés y 2 crestas ilíacas) en 24 pacientes, con una tasa de supervivencia de los colgajos de un 92 %. Describen varias necro-sis parciales que se solucionaron con injertos libres no vascularizados. Colocaron un total de 90 implantes osteointegrados perdiendo 10 por las necrosis totales o parciales de los injertos microvascularizados. De los 80 restantes refieren una tasa de éxito del 95 %.

Jaquiéry, Rhoner et al. realizaron un estudio prospectivo sobre 8 pacientes y 29 implantes para evaluar la osteointegración del peroné respecto al maxilar o la mandíbula, la osteointegración de los implantes en los colgajos prefabricados, el comportamiento de los tejidos blandos perimplantarios y la satisfacción funcional del paciente con el tratamiento prostodóntico. De este trabajo cabe destacar que no hubo casos de pseudoartrosis ni ausencias de consolidación, que la estabilidad primaria de los implantes fue adecuada y que solo se perdieron 2 implantes posicionados en segmentos distales del peroné. Por último, señalar que existen otros trabajos en la literatura que emplean colgajos óseos microvascularizados de peroné prelaminados con técnicas y tiempos distintos.

EXPANSORES TISULARES

La **expansión tisular** es un fenómeno fisiológico comúnmente observado en la práctica médica, en el cual, epidermis, dermis, tejido celular subcutáneo y músculo se distienden, al estar sometidos a una presión constante, tal y como sucede en los tumores de lento crecimiento y en las colecciones de fluidos. En estas circunstancias, el tejido local se expande y agranda en respuesta a la tensión generada por el aumento del volumen. El cirujano reconstructivo aprovecha este proceso natural para obtener un tejido donante del mismo color, textura, grosor y con sensibilidad similar para cubrir o reconstruir un defecto tisular con una mínima morbilidad de la zona dadora.

La expansión produce una serie de **consecuencias biológicas favorables** para el tejido. Por un lado, la mera inserción del expansor tisular produce un efecto "*delay*" en los tejidos disecados y despegados, gracias al cual mejora la vascularización de la piel. Por otro lado, el proceso progresivo de expansión tisular a lo largo de varias semanas produce también un aumento en la microvascularización local, además de una mayor actividad mitótica generalizada para la creación del nuevo tejido expandido. Todo ello hace que estos colgajos sean más robustos e incluso resistan con más eficacia la invasión bacteriana perioperatoria.

Un **expansor tisular** está constituido por una bolsa o receptáculo de silicona que se puede rellenar progresivamente con suero fisiológico para ir produciendo la expansión del tejido, y un reservorio o válvula para evitar el reflujo mediante el cual se inyecta transcutáneamente la solución fisiológica que se acumulará en el expansor. Existen diferentes tamaños y una gran variedad de formas.

Indicaciones. En cirugía maxilofacial, la primera aplicación de la expansión tisular fue registrada por Neumann en 1957 para la reconstrucción de un defecto auricular. Hoy día, se ha convertido en una herramienta útil y poderosa en cirugía reconstructiva para tratar zonas muy extensas, dañadas o simplemente insuficientes para la obtención de un resultado estético óptimo. Permite al cirujano cubrir vastas áreas cor-

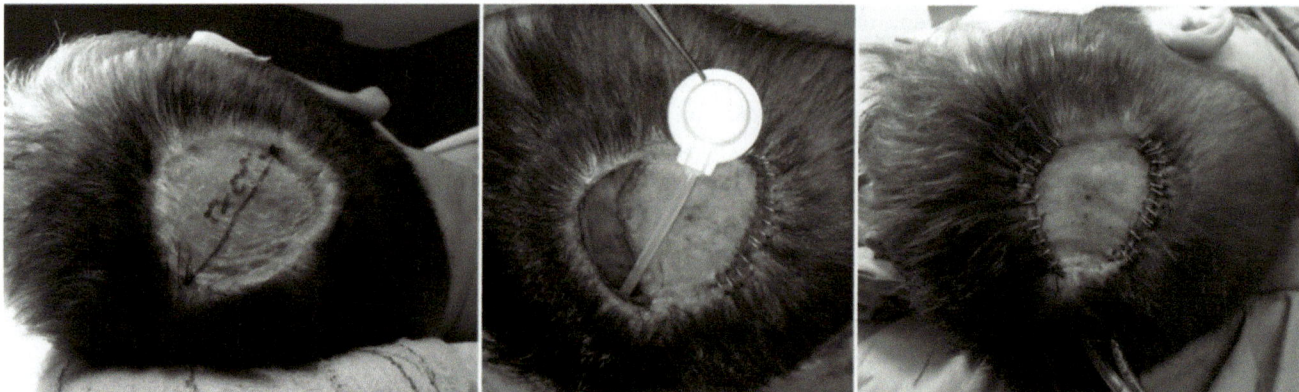

Figura 46-5. Primer tiempo quirúrgico para implantación de dos expansores tisulares, para cobertura de defecto del cuero cabelludo tras cirugía resectiva de un melanoma.

porales con tejido autólogo de vecindad en cualquier segmento anatómico: cabeza, cara, cuello, tronco y extremidades. En la mayoría de los casos, los defectos se resuelven mediante colgajos de rotación, de avance o ambos. Para los casos de pérdida masiva de partes blandas secundarios a daño térmico, con exposición ósea y, sobre todo, cuando el defecto presenta áreas de necrosis, se debe considerar la cobertura con colgajos libres.

Esta técnica se emplea en defectos de este área causados por traumatismos agudos con pérdida de cobertura: resección de tejidos cicatriciales y de lesiones cutáneas extensas, necrosis por radiación, reparación de alopecia traumática o androgénica, quemaduras, anomalías vasculares y microtia, entre otros. Pueden existir complicaciones específicas, como elevación o ptosis de la frente con implantación anormal de cuero cabelludo y alopecia.

Contraindicaciones. Infección activa del lecho operatorio. Su uso en tejidos que han recibido radioterapia es controvertido, aunque, en general, se admite que estos pacientes no son buenos candidatos para esta técnica. En zonas irradiadas existe un riesgo mayor de contracción e infección del colgajo, así como de la exposición del expansor a través de la piel.

La técnica quirúrgica consta de tres fases:

1. Colocación del expansor. Puede colocarse en distintos planos, dependiendo de la localización e indicación (submuscular, subcutáneo o subgaleal). La atención a la hemostasia debe ser meticulosa durante la disección del bolsillo, ya que la formación de un hematoma postquirúrgico es una de las causas más frecuentes de infección y retirada prematura del expansor. La válvula suele implantarse en un bolsillo independiente alejado del expansor. Se recomienda inflar parcialmente el expansor justo después de suturar la incisión cutánea, sin provocar una excesiva tensión en la piel, con el fin de reducir la posibilidad de un seroma o un hematoma. Otros cirujanos prefieren confiar en el uso de drenajes de vacío (**Fig. 46-5**).

Tras la colocación del expansor debe esperarse unos días para evitar una dehiscencia provocada por una tensión precoz en la línea de sutura. El tiempo de espera suele oscilar entre **una y tres semanas**, y depende de las condiciones de la piel, el plano en que se ha colocado el expansor y, sobre todo, del diseño de la incisión y de la lejanía de esta respecto al expansor.

2. Período de expansión. Dura entre **dos y tres meses,** según la flexibilidad de la piel y las necesidades de tejido. El llenado del expansor suele efectuarse **una vez por semana,** aunque se han descrito protocolos de llenado dos veces por semana, y existen sistemas osmóticos de llenado continuo progresivo. El volumen introducido en cada sesión de llenado depende fundamentalmente de la tolerancia del paciente (las molestias y, sobre todo, el dolor indican el límite de llenado) y del aspecto de la piel en expansión (una piel excesivamente blanqueada puede ser un signo de llenado excesivo).

Tras la fase de expansión, y una vez se considera que se ha obtenido suficiente tejido extra, debe esperarse de **dos a tres semanas** para que la piel expandida se regenere y pierda tensión. Esta precaución mejora la calidad de la piel expandida, y ayuda a reducir la contracción del injerto durante el proceso de reconstrucción.

3. Retirada del expansor y reconstrucción. Generalmente, en el momento de la retirada del expansor se procede a la extirpación de la lesión o cicatriz y a la reconstrucción final (**Fig. 46-6**). En ocasiones, el reclutamiento de la nueva piel permite el cierre del defecto quirúrgico mediante un simple deslizamiento del tejido expandido. No obstante, en otras ocasiones, es necesario diseñar un colgajo de rotación o de otro tipo, por lo que se debe prestar atención al diseño de las incisiones.

La frecuencia de **complicaciones** es relativamente baja, y depende estrechamente de la experiencia del cirujano y de la correcta indicación del procedimiento. Las infecciones, hematomas y la formación de seromas suelen ser las más frecuentes. La necrosis de la piel y la exposición del expansor son menos frecuentes, pero más temibles. Los hematomas pueden ser debidos a una mala hemostasia en el momento de su colocación o durante el proceso de inflado. La posibilidad de formación de seromas disminuye al colocar el expansor parcialmente insuflado desde el primer momento para evitar espacios muertos. El riesgo de infección suele ser bajo, aunque la presencia del expansor como un cuerpo extraño nunca descarta esta posibilidad, y puede llegar a ser la causa de su retirada. Puesto que se trata de un material aloplástico, está indicada la profilaxis perioperatoria y hasta 48 horas después de la intervención. La exposición del expansor, con o sin necrosis, obliga casi siempre a su retirada, lo que en muchas ocasiones aborta el procedimiento reconstructivo. Esta compli-

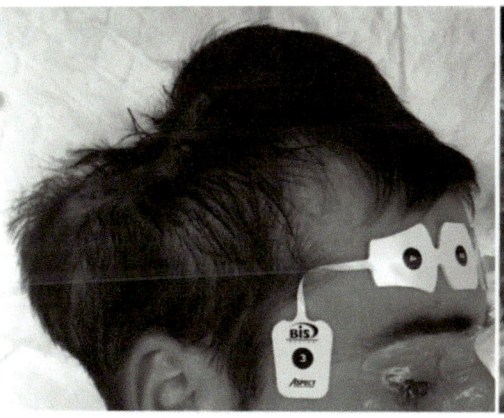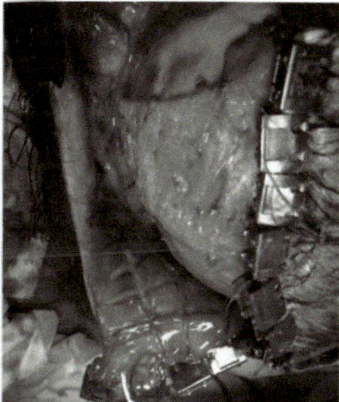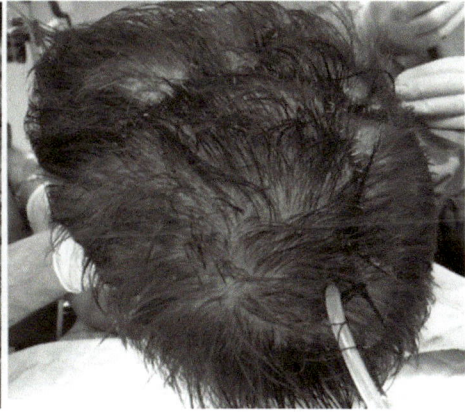

Figura 46-6. Segundo tiempo quirúrgico para retirada de expansores, extirpación de injerto de piel parcial y colgajos de rotación para cierre del defecto.

cación suele ser consecuencia de colocar el expansor en un plano demasiado superficial, combinado con una expansión demasiado rápida. El dolor producido durante el proceso de expansión suele ser transitorio. Si persiste más allá de unas horas tras el llenado, la zona en expansión debe ser revisada. Si el tejido no se encuentra en condiciones óptimas, puede ser aconsejable desinflar parcialmente el expansor temporalmente. Aunque la deformidad estética producida por la expansión es transitoria, algunos pacientes susceptibles pueden presentar problemas psicológicos (**Figs. 46-5** y **46-6**).

DISTRACCIÓN ÓSEA

La distracción osteogénica es un método de generación de hueso nuevo después de una corticotomía u osteotomía entre dos fragmentos óseos bajo tracción gradual, la cual genera una estimulación mecánica que induce respuestas biológicas, que pueden incluir la diferenciación de células pluripotenciales, angiogénesis, osteogénesis y mineralización ósea, y posibilita, además, el crecimiento simultáneo de la musculatura y tejidos blandos. Esta técnica fue descrita en 1905 por Codivilla. En 1950, Ilizárov comenzó a utilizarla para alargar las extremidades. El uso de esta técnica en deformidades craneofaciales fue publicado por primera vez por McCarthy en 1992. En 1995 se describió la realización de la distracción mandibular mediante dispositivos internos, que añadía las ventajas de evitar cicatrices cutáneas, permitir un período de retención más largo y reducción de la infección en los pines de los distractores. La distracción maxilar fue descrita por primera vez por Polley y Figueroa en 1997, utilizando un distractor externo rígido (RED), que permite el avance maxilar progresivo sin necesidad de fijación o injertos óseos. En 1998, Molina y Ortiz Monasterio publicaron sus resultados con distracción maxilar en pacientes con fisura labiopalatina.

Las **indicaciones** de esta técnica quirúrgica en el esqueleto craneofacial son las siguientes:

- Hipoplasias maxilares congénitas o adquiridas.
- Hipoplasias mandibulares congénitas o adquiridas.
- Defectos alveolares postextracción dentaria o por agenesia.
- Deformidades craneofaciales congénitas o adquiridas.

- Defectos segmentarios maxilares o mandibulares, de origen congénito o adquirido.
- Anquilosis de dientes incluidos.
- Implantes osteointegrados en situación y/o posición no idónea.

Existen tres tipos de distracción osteogénica: **monofocal, bifocal** y **trifocal.** Los principios de distracción osteogénica se basan en tres fases: latencia, activación y consolidación. La **latencia** se define como el periodo inmediatamente posterior a la osteotomía, que permite el desarrollo del callo blando, que sucede, generalmente, en 5 a 7 días. Se caracteriza por la formación de un hematoma sobre el que se produce una invasión de células inflamatorias, seguida de la aparición de células osteoprogenitoras y neovascularización. En esta fase, los fibroblastos proliferan y producen colágeno. Posteriormente, se continúa con la fase de **activación**, en la cual se manipula el dispositivo de distracción, generando mediante una tracción secuencial y progresiva, el movimiento deseado hasta lograr la distancia requerida. La tercera y última fase es la **consolidación**, que se caracteriza por el mantenimiento de la separación entre ambos segmentos de la osteotomía para permitir que el tejido óseo neoformado entre ellos adquiera madurez histológica y mecánica. En esta fase, el callo óseo se mineraliza, osifica y es reemplazado por hueso nuevo.

Todos los distractores tienen básicamente 3 elementos: un **componente intraóseo,** que transmite la fuerza al callo óseo a distraer, un **elemento de anclaje** para empujar o traccionar (dependiendo del tipo de distractor) y, finalmente, un **tornillo axial,** que, al girar, genera el desplazamiento de los dos elementos previamente mencionados.

En la actualidad hay dos tipos principales de dispositivos de distracción: externos e internos. La principal ventaja del dispositivo externo es que los vectores multidireccionales pueden ser aplicados durante la fase de distracción, ajustándose la dirección de avance para dar cabida a las asimetrías o irregularidades. Las desventajas incluyen un mayor riesgo de lesión de la rama mandibular marginal del nervio facial. Por otra parte, debido a la voluminosidad de los dispositivos externos, el manejo postoperatorio puede ser más complicado. Si se produce la extubación, puede ser complicada la intubación. Los dispositivos de distracción interna se fijan directamente al hueso, son más seguros de usar, permiten períodos de retención más largos, lo que puede contribuir a una mejor estabilidad, son más aceptables para los familiares y hay menos riesgo de infecciones. Su mayor desventaja es que requieren una segunda operación bajo anestesia general para la extracción del dispositivo.

Distracción craneofacial. El sistema de distracción rígido externo (RED) es habitualmente utilizado en distracción del tercio superior en cirugía craneofacial, como la osteotomía de Le Fort III o monobloc para la corrección facial de pacientes sindrómicos, craneosinostosis, malformaciones craneofaciales complejas y corrección del hipertelorismo. Para esta región podemos encontrar los siguientes: sistema de Arnaud/Marchac, distractores Kawamoto y distractores para la bóveda craneal posterior (*Posterior Cranial Vault*).

Distracción maxilar. Es el tratamiento gold standard para la hipoplasia maxilar severa en pacientes con fisura labiopalatina. Se emplea como alternativa a la cirugía ortognática convencional cuando se precisan avances superiores a 6-8 mm. Podemos destacar los siguientes distractores: maxilares pediátricos Zúrich, maxilares telescópicos, TS-MD, Liou-Cleft, TRACK, palatino Rotterdam (RPD), expansor palatino rápido (RPE) y RED II.

Distracción alveolar. La distracción alveolar es una de las técnicas utilizadas actualmente para recuperar la altura ósea cuando se ha perdido por diversas causas, como secuelas de trauma facial, procesos infecciosos, resecciones tumorales, deformidades congénitas o enfermedad periodontal, siendo esta última la más común.

Distracción mandibular. Se realiza en casos de hipoplasia mandibular, la cual produce disfunción oclusal, mala calidad de vida y desequilibrio en la estética facial. Puede deberse a patologías congénitas y deficiencias de crecimiento mandibular secundarias a enfermedades degenerativas. La presencia de hipoplasia mandibular provoca una reducción del espacio orofaríngeo, con la consiguiente obstrucción mecánica a la respiración. Este proceso forma un síndrome complejo de episodios apneicos con reducción vital de los niveles de saturación de oxígeno durante el sueño, con problemas cardíacos y respiratorios secundarios.

Hay varios tipos de distractores: tipo Zúrich II, Zúrich pediátricos de rama, horizontales, de rama, mandibulares telescópicos, con tracción en ángulo recto (Right Angle Driven, RAD), Zúrich Wood, Zúrich bidireccionales, de rama por transporte, por transporte ThreadLock, por transporte Herford, 3D-Xternal, de Molina, de línea media Rotterdam y de línea media Bologna (**Fig. 46-7**).

En el abordaje quirúrgico se expone la zona hipoplásica, se realiza una osteotomía previa a la colocación del dispositivo y, a continuación, se completa la osteotomía. Se genera una fractura y se puede realizar una distracción en la misma cirugía hasta obtener un *gap* de 1-2 mm, donde se formará el callo óseo inicial. En 5-7 días se inicia nuevamente la distracción a un ritmo de 0,5 mm cada doce horas. El ritmo se puede disminuir a 0,5 mm al día, si existen síntomas de dolor o malestar. En los casos de transporte óseo, radioterapia previa o mala calidad del tejido blando circundante, el ritmo también deberá ser menor. El nuevo callo óseo se alarga progresivamente hasta la longitud requerida y se acompaña de una expansión simul-

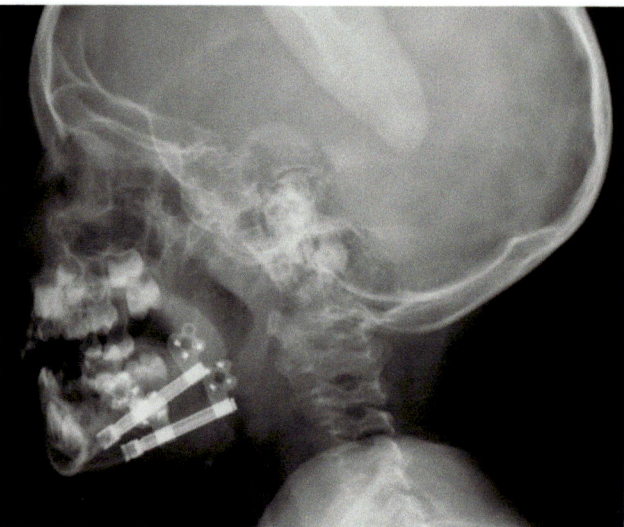

Figura 46-7. Imagen radiográfica de una hipoplasia mandibular en paciente pediátrica tratada con distracción osteogénica mandibular bilateral con distractor de Molina unidireccional con vector paralelo al plano oclusal.

tánea de los tejidos blandos circundantes (vasos, nervios, músculo, piel, mucosa, fascia, ligamentos, cartílago y periostio), lo que se denomina histiogénesis por distracción.

No se aconseja el bloqueo intermaxilar, permitiendo que la ATM funcione normalmente durante todo el periodo de distracción y consolidación. La activación se detiene en el momento de alcanzar la simetría en los casos unilaterales o de una buena proyección anteroposterior en los casos de afectación bilateral. El distractor es mantenido en la posición final y actúa como un fijador el tiempo necesario para que el nuevo tejido se convierta en hueso maduro (alrededor de 3-4 meses) y deberán retirarse una vez se compruebe radiográficamente la osificación del segmento distraído. El factor que más condiciona el resultado es la estabilidad, por lo que es importante la fijación bicortical de los tornillos. En algunos casos se intenta sobrecorregir, aproximadamente, un 20 % para reducir la recidiva.

Las principales **complicaciones** en la distracción osteogénica son: hemorragia intraoperatoria, infección, problemas en las articulaciones temporomandibulares (como limitación en la apertura oral o dolor muscular), lesión dental por tracción en la férula o por la colocación de un tornillo en el ápice, pérdida dental, maloclusión, fallo en los dispositivos por rotura de los mismos, lesiones de partes blandas intraorales por los vástagos, dolores significativos durante la activación, sinusitis maxilar, lesiones intracraneales por los tornillos del RED, fístula oronasal, hipernasalidad y aparición o empeoramiento de una insuficiencia velofaríngea o recidiva.

PRÓTESIS CUSTOMIZADAS ALOPLÁSTICAS

Las prótesis aloplásticas faciales personalizadas son dispositivos médicos diseñados específicamente para realizar una sustitución protésica y adaptarse a las necesidades únicas de cada paciente en términos de restauración facial. Estas prótesis se utilizan para reemplazar o reconstruir partes del rostro que han sido dañadas debido a lesiones, enfermedades o cirugías, ayudando a restaurar la función y estética, mejorando la autoestima y la calidad de vida de los pacientes. El restablecimiento de la estética y la función de las estructuras faciales tras una cirugía tienen una gran influencia en aspectos psicológicos y en la calidad de vida del paciente.

Con el avance quirúrgico, desde el inicio de siglo XX, se desarrollaron diferentes materiales aloplásticos, pudiendo personalizarse en términos de forma, tamaño, textura y color. Algunos de ellos son:

- Metales: acero inoxidable, vitalio, titanio, hilos de oro.
- Polímeros: metil-metacrilato, poliamida, polietileno de alta densidad (Medpore®), polieteretercetona (PEEK), polimetilmetacrilato (PMMA), politetrafluoroetileno (Gore-Tex, Teflón, Proplast, Dácron), ácido poliláctico (Lactosorb®), polidiovanona (PDS, Ethicon), poliglatin (Vicryl) y polímero gelatinoso de alquilimida (Bio-Alcamid).
- Silicona (Silastic®).
- Resinas acrílicas.
- Materiales de relleno: ácido hialurónico, hidrogel de polialquilimida o alquilimida, hidroxiapatita de calcio, microesferas de polimetilmetacrilato e hidrogel de poliacrilamida.

Las propiedades ideales de estos materiales son:

- No causar reacción inflamatoria o de cuerpo extraño (biocompatibilidad), ser inertes biológica y químicamente. No producir alergias o hipersensibilidad.
- No ser modificados por los tejidos blandos. Soportar fuerzas y tensiones.
- No ser cancerígenos.
- Poder ser fabricado en forma deseada y ser estable.

Con los avances en las tecnologías de diseño asistido por computadora (CAD) y fabricación asistida por computadora (CAM), las reconstrucciones craneofaciales han alcanzado enormes avances. En particular, la fabricación aditiva (AM) o la impresión tridimensional (3D) se han convertido en formas de reconstruir adecuadamente la anatomía quirúrgica afectada del paciente con implantes compatibles con este. Los implantes específicos para el paciente (PSI), en general, están impulsados por la necesidad imperativa de los cirujanos de tratar casos reconstructivos complicados que exigen un enfoque único y específico para el paciente. El uso potencial de la impresión 3D en estos ámbitos como fuente de PSI personalizables que coincidan con la anatomía única de cada paciente ha despertado un gran interés entre los cirujanos, permitiendo realizar modelos estereolitográficos, diseñar osteotomías y movimientos quirúrgicos virtuales, férulas quirúrgicas y prótesis articulares, obteniendo mayor precisión.

Las **indicaciones** de colocación de una prótesis aloplástica en la región craneofacial son:

- Reconstrucción de la articulación temporomandibular.
- Genioplastia.
- Rinoplastia.
- Reconstrucción de defectos óseos (malar, suelo orbitario, maxilar, mandíbula y otros).

- Reconstrucción de defectos nasales o de pabellón auricular.
- Defectos craneales.

Las ventajas de la prótesis aloplásticas son la ausencia de un segundo sitio quirúrgico, evitando así la morbilidad del sitio donante y la reducción del tiempo quirúrgico. Las ventajas de la realización de prótesis customizadas frente a las prótesis de *stock* son que se consigue un mejor ajuste del diseño a la biomecánica particular o superficie, máxima adaptabilidad a las estructuras anatómicas, y mayor osteointegración posible entre el hueso y la superficie de la prótesis para reducir los micromovimientos a largo plazo. El único inconveniente de la customización es su mayor coste económico.

La colocación de una prótesis aloplástica supone dos riesgos fundamentales:

- La aceptación e integración del tejido trasplantado implica la posibilidad de recidiva de la enfermedad originaria, bien por su origen (neoplásico, sistémico, autoinmune o metabólico), o bien por falta de control de los factores etiológicos (aplanamiento, erosión y anquilosis).
- La no aceptación e integración del tejido trasplantado provocará reabsorción, disolución y alteración musculoesquelética (**Figs. 46-8** y **46-9**).

INGENIERÍA DE TEJIDOS. MEDICINA REGENERATIVA

La **ingeniería de tejidos o tisular** evolucionó del campo de desarrollo de los biomateriales y se refiere a la práctica de combinar andamios, células y moléculas biológicamente activas para crear tejidos funcionales. Su objetivo es recopilar ideas o teorías que restauren, mantengan o mejoren los tejidos dañados u órganos completos. La piel y los cartílagos artificiales son ejemplos de tejidos fabricados por ingeniería que han sido aprobados por la FDA.

La medicina regenerativa incluye la ingeniería de tejidos, pero también incorpora la investigación sobre autocuración, donde el cuerpo usa sus propios sistemas, algunas veces con ayuda de material biológico extraño, para recrear células y reconstruir tejidos y órganos. Los términos "*ingeniería de tejidos*" y "*medicina regenerativa*" son intercambiables.

Actualmente, la ingeniería de tejidos desempeña un papel relativamente pequeño en el tratamiento de pacientes. Se han implantado vejigas suplementarias, pequeñas arterias, injertos de piel, cartílago y tráqueas completas, pero los procedimientos son experimentales y muy costosos. Los tejidos de órganos más complejos, como el corazón, pulmón e hígado se han recreado con éxito en el laboratorio, pero todavía falta mucho para que sean totalmente reproducibles y estén listos para ser implantados en un paciente de forma habitual. Sin embargo, estos tejidos pueden ser de gran utilidad en la investigación, especialmente, en el desarrollo de fármacos.

La ingeniería de tejidos aplicada a la reconstrucción facial es una terapia de vanguardia con un potencial de uso clínico para reparar defectos faciales que será una realidad en los próximos años. Su finalidad en la región craneofacial sería la reconstrucción de defectos de tejidos adultos dañados, restableciendo la estructura y funciones perdidas sin que queden

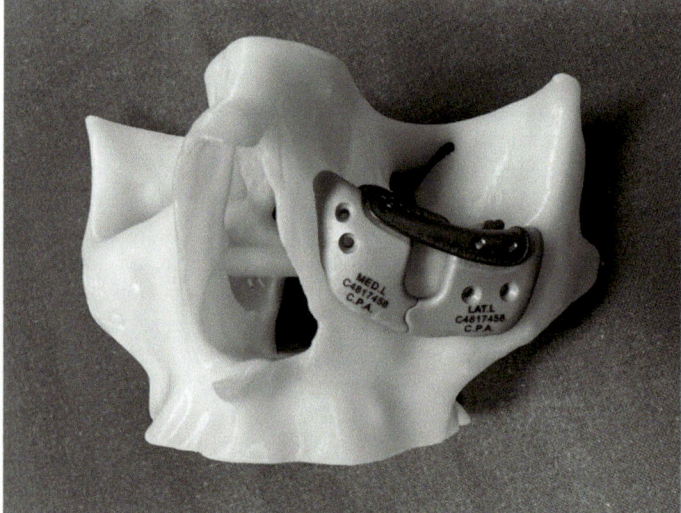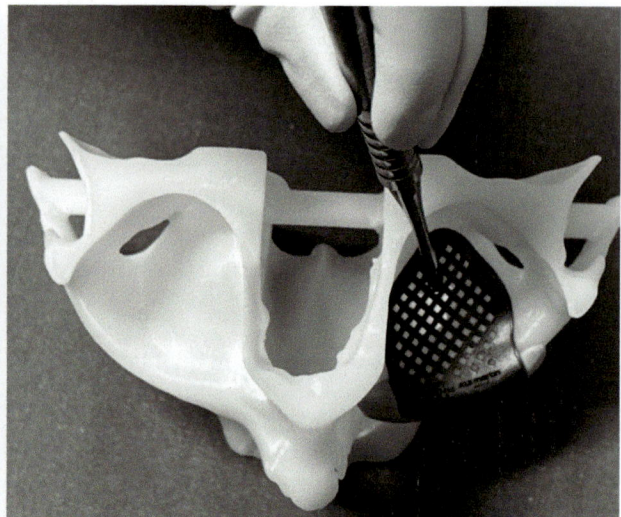

Figura 46-8. Modelo estereolitográfico para reconstrucción del reborde infraorbitario y del suelo de la órbita izquierda con malla de titanio y prótesis PEEK.

señales físicas ni secuelas funcionales. Esta regeneración se conseguiría a partir de las células madre (CM), utilizando los mismos mecanismos y procesos del periodo embrionario y que se pierden al llegar al estado adulto.

Las CM tienen la capacidad de replicarse indefinidamente o bien de diferenciarse hacia uno o varios tipos de tejidos, dependiendo de su grado de multipotencialidad. Se pueden distinguir 2 tipos básicos de CM: embrionario-fetales y adultas. En un individuo adulto se conocen hasta ahora más de 20 tipos distintos de células madre encargadas de regenerar tejidos en continuo recambio (epitelios y células de la sangre) o dañados (hígado). Para crear tejido óseo es preciso que sobre las CM actúen factores de crecimiento y proteínas morfogenéticas (BMP) en una matriz extracelular (armazón, andamio o *scaffold*). Las BMP son los mediadores químicos que provocan que las CM realicen la reparación deseada. El armazón es el intermediario imprescindible para la interconexión e integración de las células en los tejidos.

La ingeniería tisular con CM y matrices o esqueletos (*scaffold*) de crecimiento customizados al defecto suponen un nuevo paradigma de investigación, donde se pretende conseguir un tratamiento personalizado, menos invasivo, más preciso, con mejores resultados y con menos secuelas que otras reconstrucciones "tradicionales". En 2023, el Hospital Virgen del Rocío de Sevilla ha anunciado realizar reconstrucciones faciales con células madre con la ayuda de la realidad virtual (VIRSSPA).

Conceptualmente, el proceso de reconstrucción basado en ingeniería tisular tiene los siguientes pasos:

1. Existencia de un defecto facial estudiado con imágenes y con una reconstrucción customizada según los requerimientos de la patología de base y necesidades de actuación.
2. Recolección de células madre de tejido graso o médula ósea, aislamiento, procesamiento y cultivo de estas. Se cultivarán durante varias semanas con diferentes factores de crecimiento.
3. Diseño y creación de una matriz, esqueleto o scaffold en diferentes biomateriales, customizado al defecto y con una

macro y microestructura que facilita el crecimiento y diferenciación de las células madre en el tejido deseado. En esta matriz se depositarán proteínas morfogenéticas y factores de desarrollo que favorecen y aceleran el crecimiento de vasos sanguíneos, consiguiendo una integridad estructural adecuada. Esta matriz va a permitir un desarrollo idóneo y necesario de los vasos sanguíneos para la integración del injerto.
4. Trasplante en el acto quirúrgico de la matriz con células madre al defecto. Se integrará de forma progresiva en el lecho receptor. Puede tratarse como un "injerto o trasplante libre" o vascularizado en el seno de un colgajo (**Fig. 46-10**).

Las posibles ventajas de la aplicación de técnicas de ingeniería tisular aplicadas a la reconstrucción facial es la simplificación del proceso quirúrgico, la posible mejora estética y funcional y la menor morbilidad, al evitar cirugías de zonas donantes. La aplicación junto con técnicas de customización, planificación 3D y de realidad virtual permitiría, además, una mayor precisión de las reconstrucciones.

Los primeros antecedentes en cabeza y cuello fueron:

Reconstrucción mandibular. Warnke y Springer et al. publicaron en 2004 un caso de reconstrucción mandibular mediante ingeniería tisular, empleando un colgajo óseo derivado de la maduración de células madre, asociado a un colgajo microvascularizado muscular de dorsal ancho en una mandibulectomía subtotal por un carcinoma epidermoide.

Reconstrucción del maxilar. El grupo finés de Mësimaki y Suuronen publicó en el año 2009 el primer caso de una reconstrucción de maxilar superior mediante el uso de un colgajo óseo ectópico, envuelto en un colgajo libre microvascularizado, en un paciente sometido a una hemimaxilectomía tipo III de Brown.

Hace una década, el Dr. Hernández Alfaro y su grupo lograron reconstruir una mandíbula con CM en una malla de titanio. Con grandes expectativas, cabe esperar que en los próximos años estas técnicas sean una alternativa de recons-

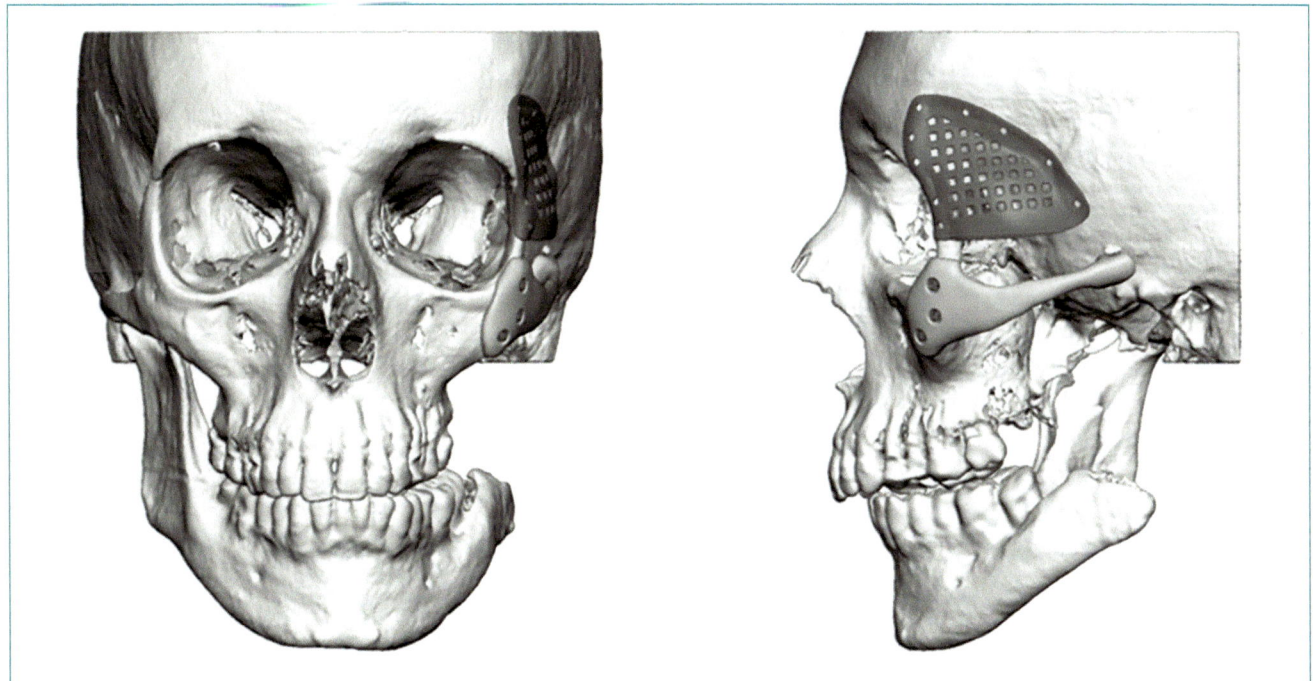

Figura 46-9. Planificación quirúrgica virtual para colocación de malla de titanio en la región temporal y prótesis PEEK en arco cigomático izquierdo en un paciente oncológico.

trucción para los defectos faciales; aunque, actualmente, la mayoría de las publicaciones se basan en unos pocos casos clínicos, existiendo muy pocos ensayos clínicos.

TRASPLANTE FACIAL

El trasplante de tejidos compuestos faciales (TTCF), alotrasplante de tejidos compuestos faciales (ATTCF) o trasplante facial (TF) surgió como una nueva alternativa de tratamiento para pacientes con desfiguración severa no susceptible de mejora con otras técnicas reconstructivas. Hasta marzo de 2023 se han reportado 50 TTCF en 48 pacientes. La mayoría de los casos se realizaron en una primera fase para el tercio medio e inferior facial. Principalmente, se optaba por TTCF parciales y a partir del año 2010, los TTCF completos eran más frecuentes.

El TTFC ha progresado enormemente en los últimos 20 años desde el éxito del primer trasplante de un aloinjerto de estructuras faciales en 2005 en Amiens (Francia). Aun así, sigue considerándose un procedimiento experimental y excepcional, que se aprueba caso a caso según las directrices éticas de cada país o sistema sanitario. La evaluación y selección de los pacientes, indicaciones, apoyo social, marco clínico, consideraciones quirúrgicas, resultados, definiciones de éxito y fracaso, imagen y percepción pública, y sostenibilidad financiera son hoy en día objeto de debate por la falta de un consenso internacional.

Indicaciones del TTCF

Se utiliza, principalmente, para restaurar los dos tercios inferiores de la cara, sobre todo, la zona central perioral y perio-cular, en pacientes con un daño tisular extenso, en los que han fracasado previamente otros procedimientos de reconstrucción convencionales.

Las indicaciones más frecuentes son: quemaduras graves, traumas por arma de fuego, mordeduras de animales, neurofibromas plexiformes (neurofibromatosis tipo I), secuelas tumorales, graves efectos secundarios de la radioterapia, granulomatosis facial con poliangitis, tumoraciones vasculares y traumas laborales.

En general, se excluyen pacientes con comorbilidad médica significativa, falta de garantía en el seguimiento del postrasplante o alto riesgo de cáncer recurrente en virtud de la inmunosupresión y embarazo. Los protocolos actuales consideran solo como receptores potenciales a los pacientes estables psicológica e inmunológicamente.

Antecedentes

El primer caso clínico que apoyó la posibilidad técnica de realizar un TTCF ocurrió en 1994. Una niña hindú de 9 años fue operada por el Dr. Abraham Thomas tras la amputación traumática del tejido de la hemicara derecha y cuero cabelludo por arrancamiento. La paciente evolucionó de forma satisfactoria. En esta paciente se comprobó la factibilidad de transferir grandes áreas de tejido facial, basado en pequeñas anastomosis de vasos sanguíneos.

En noviembre de 2005, un equipo liderado por el Dr. Bernard Devauchelle y Jean Michael Dubernard realizó el primer trasplante facial parcial en una mujer de 38 años. La paciente había sufrido una herida por mordedura facial por su propio perro. La cirugía incluyó la transferencia de un segmento triangular de tejido, que incluía nariz, boca y mentón, mostrando

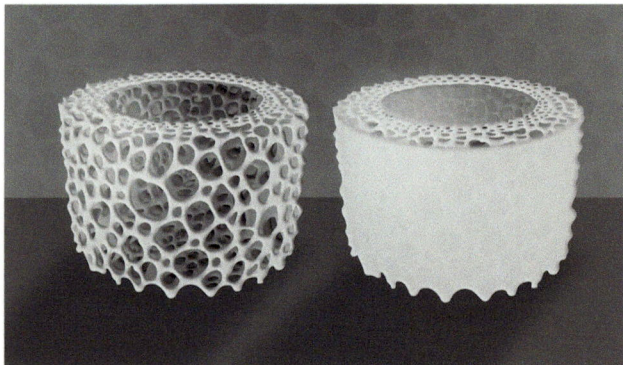

Figura 46-10. Imagen tridimensional aumentada de un scaffold.

una adecuada evolución de la paciente y una recuperación progresiva de la movilidad del tejido trasplantado.

En agosto de 2009, el Dr. Pedro Cavadas (cirujano plástico del Hospital La Fé de Valencia) realizó el octavo trasplante facial. El receptor fue un hombre de 43 años, con desfiguración facial por la radioterapia. Se transfirieron los tejidos blandos de la cara, huesos maxilares, lengua y mandíbula.

En 2010 se realizó en España el primer TTCF global o total del mundo por el equipo del Dr. Joan Pere Barret del Hospital Vall d'Hebrón de Barcelona. Meses después volvió a realizar otro trasplante. En 2011, el equipo del Hospital Virgen del Rocío de Sevilla, liderado por el Dr. Tomás Gómez Cía, realizó un TTCF a un paciente con neurofibromatosis.

Elección del donante

Los procedimientos microquirúrgicos en el TF son similares a los ya conocidos. Una buena planificación quirúrgica, el estudio antropométrico del donante y del receptor, y una ejecución quirúrgica exacta y coordinada serán fundamentales para llevar a cabo este tipo de intervención. Los avances informáticos para la planificación, diseño y adaptación del aloinjerto en el receptor permiten asegurar que las estructuras anatómicas de donantes y receptores sean congruentes en tamaño y configuración y permitan un ajuste razonable. De igual forma se pueden emplear guías quirúrgicas de osteotomía. Los criterios de selección del donante se basan en género, raza, sexo, fototipo, tipo sanguíneo, antígenos leucocitarios humanos (HLA) y color de piel, así como en la proximidad geográfica del hospital. Se necesita un donante en estado de muerte encefálica y obtener el consentimiento expreso de su familia.

Técnica quirúrgica

Se requiere la participación de tres equipos entrenados en cirugía reconstructiva y microcirugía:

- Un equipo para la extracción del aloinjerto en el donante.
- Un equipo para realizar la cirugía ablativa y preparación del defecto en el receptor.
- Un equipo para la implantación de aloinjerto en el receptor.

Antes de la realización del trasplante debe existir una cuidadosa planificación y entrenamiento de la cirugía ablativa y de la extracción, así como un "plan B" por si hay un posible fracaso del trasplante o si no puede llegar a realizarse. Para más detalles técnicos, consultar el *Atlas de Procedimientos y Técnicas Quirúrgicas en Cirugía Oral y Maxilofacial* (Capítulo 126. Madrid: Editorial Médica Panamericana, 2019).

Dos equipos quirúrgicos inician el trabajo al mismo tiempo. Uno tomará el aloinjerto y otro preparará al paciente-receptor mediante la identificación de los vasos cervicales y ablación del tejido de la cicatriz de la zona receptora, según corresponda a cada defecto facial. Posteriormente, un tercer equipo se encargará de realizar la implantación del aloinjerto en el receptor.

Aunque los distintos procedimientos quirúrgicos son bien conocidos, la aplicación de todos estos pasos en una sola intervención, con el fin de crear un aloinjerto vascularizado, constituye el mayor reto actual en la cirugía reconstructiva, siendo imprescindible una adecuada coordinación entre todo el equipo (Fig. 46-11 y Fig. 46-12).

Prevención y tratamiento del rechazo

Tanto la piel como la mucosa poseen una elevada inmunogenicidad, por lo que los episodios de rechazo inmunológico son inevitables. El tratamiento inmunosupresor en pacientes con un TTCFF es similar al régimen utilizado en el trasplante de órganos sólidos y tejidos. Consiste en una "inducción" que se inicia en la etapa temprana del trasplante, seguida de una fase de "mantenimiento" mediante una inmunosupresión global, no específica, a base de una terapia triple postoperatoria basada en la administración de mofetil micofenolato, tacrolimus y esteroides.

El régimen inmunosupresor lo será de por vida, lo que conlleva riesgos de toxicidad y complicaciones infecciosas (infecciones oportunistas por citomegalovirus, herpes, etc.), metabólicas (diabetes), nefrotoxicidad, hipertensión y neoplasias, y, eventualmente, la muerte del receptor.

La restauración de los órganos es una obligación ética y está sujeta a una obligación legal. En el caso del TTCF, la extracción de un aloinjerto de cara conlleva un defecto muy deformante en el rostro del donante y, por ello, la reconstrucción de la cara del donante, una vez terminada la extracción, es un paso clave en el proceso de duelo, una vez que el cadáver del donante se devuelve a sus familiares.

Aquí se incluye la elaboración de una máscara (epítesis) maxilofacial para el donante, que puede ser de resina de acrílico o silicona. En los últimos años, los avances con escáneres orales y faciales han facilitado la generación de epítesis que pueden estar "prefabricadas" o "prediseñadas" antes de la cirugía en el donante.

Aspectos psicológicos

El apoyo psicológico es importante en la evaluación de los potenciales candidatos. Hay que descartar posible patología psiquiátrica subyacente, evaluar la capacidad de los pacientes

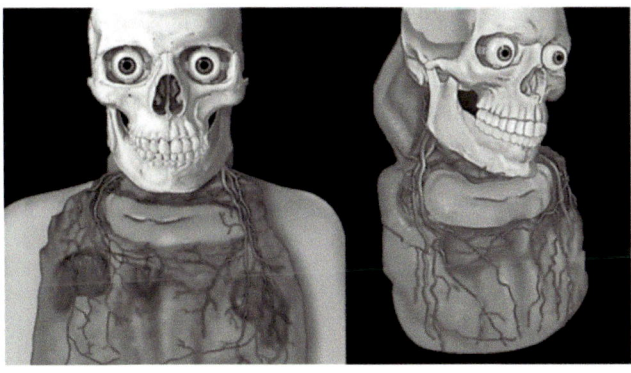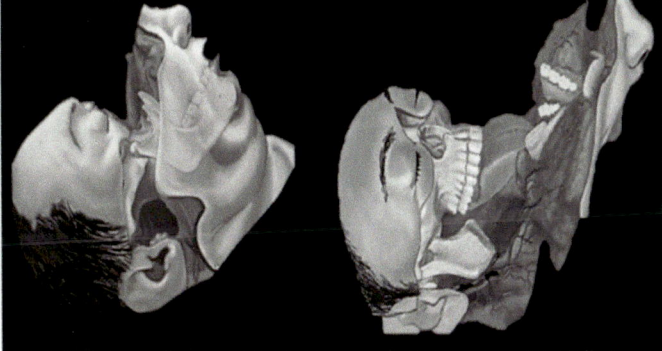

Figura 46-11. Trasplante facial total que muestra la vascularización del aloinjerto de la cara (imagen izquierda) y trasplante facial parcial que incluye los tercios medio e inferior de la cara con la mandíbula dentada y el hueso nasal.

para comprender los detalles del procedimiento, sus beneficios y complicaciones, y para dar su consentimiento informado. Al mismo tiempo, es importante este apoyo en los pacientes que son evaluados como potenciales candidatos, pero que eventualmente son descartados por algún motivo. Otro punto importante es determinar si los candidatos a un trasplante facial están dispuestos a aceptar todas las complicaciones y riesgos potenciales de un tratamiento inmunosupresor indefinido.

Aspectos éticos

En el análisis ético de estos procedimientos surgen tres preguntas principales:

- ¿Ha avanzado lo suficiente el conocimiento médico como para justificar el TTCF en la actualidad?

- ¿Puede este procedimiento mejorar la calidad de vida de los pacientes?
- ¿Afectará la opinión de los médicos en general y de los procedimientos de trasplante en particular?

Estas preguntas no han sido respondidas todavía con asertividad. El TTCF debe ser considerado como una alternativa terapéutica para aliviar el sufrimiento de un pequeño grupo de pacientes. Este sufrimiento incluye la distorsión física y las discapacidades funcionales que determinan exclusión social y alteraciones psicológicas.

Conclusiones

El TTCF debe considerarse como una alternativa terapéutica para pacientes con desfiguración facial catastrófica, sin posibi-

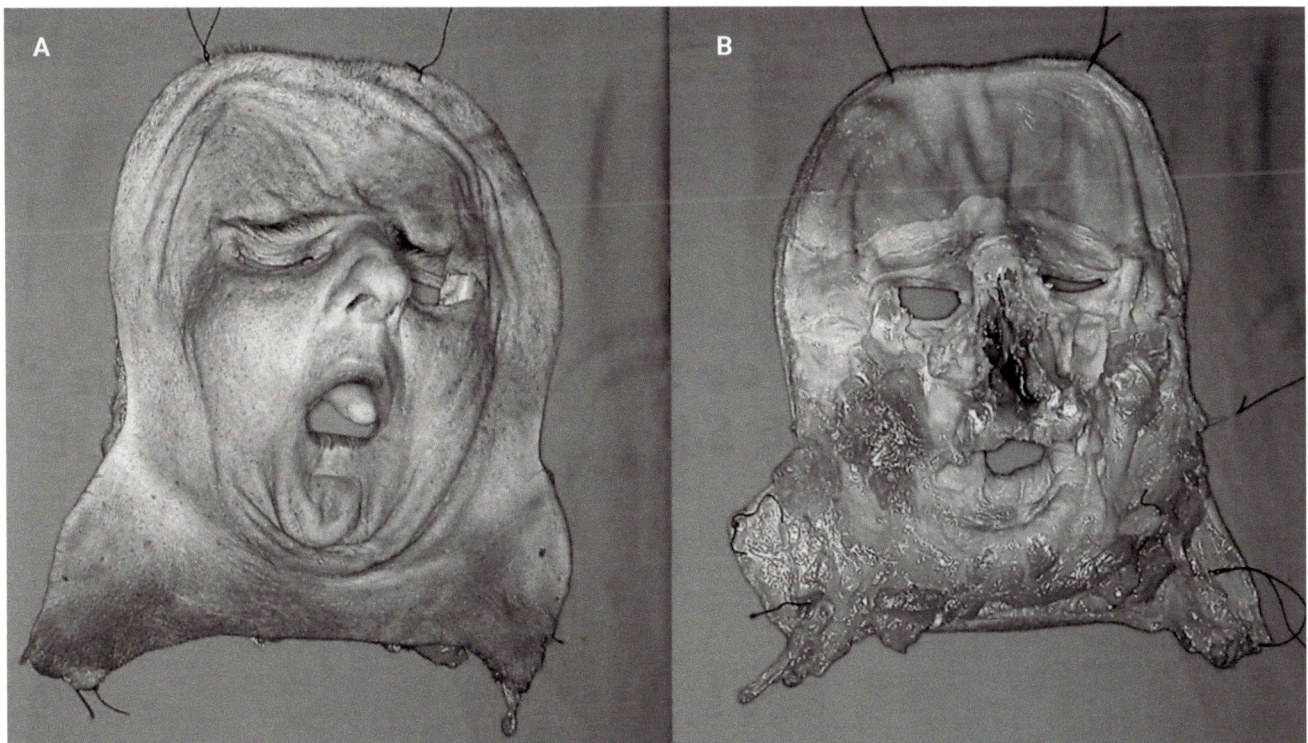

Figura 46-12. Aspecto del aloinjerto obtenido. **A.** Vista externa. **B.** Vista interna (modelos cadavéricos).

lidad de tratamiento, usando técnicas de cirugía reconstructiva tradicional. Los equipos dedicados deben tener la capacidad técnica necesaria y un manejo cabal de los aspectos médicos, inmunológicos, psicológicos y sociales relacionados con este tipo de tratamiento. Todo esto dentro de un contexto ético regulado por un comité con experiencia. A pesar de los beneficios proporcionados, la experiencia en el alotrasplante facial ha sacado a la luz un importante riesgo de complicaciones, incluida la extracción o pérdida del aloinjerto, y mortalidad.

Se han publicado resultados adversos en el 29 % de los casos, incluyendo pérdidas de aloinjertos (15 %) y la muerte de pacientes (22 %). El rechazo crónico fue la causa principal de pérdida del aloinjerto, con una mediana de tiempo desde el trasplante hasta el rechazo irreversible de 90 meses (RIQ 88,5-102). Las principales causas de la muerte fueron las complicaciones infecciosas, seguidas de neoplasias malignas, incumplimiento de la inmunosupresión y suicidio. El tiempo medio hasta la muerte es de 48,5 meses (RIC 19-122). Son necesarias futuras investigaciones en inmunología de trasplantes y estandarización de indicaciones, selección del paciente, atención, resultados, etcétera y permitirán tener un mayor consenso para conseguir nuevos avances, mejorar el éxito y poder considerarlo una alternativa real.

AGRADECIMIENTOS

A la Dra. Celina García Pontigo, Dr. Javier Trenchs Soto y Dr. Fernando Espín Gálvez por su colaboración en la elaboración de este capítulo.

PUNTOS CLAVE

- El objetivo primordial de la reconstrucción maxilofacial compleja es recuperar la función, mejorar la estética y restaurar la calidad de vida, por lo que es fundamental el conocimiento de este campo y tener un equipo multidisciplinario para realizar una planificación quirúrgica meticulosa, más precisa, con el uso de técnicas avanzadas, así como establecer alternativas en el caso de fracaso de algún procedimiento.
- La rehabilitación postoperatoria y el seguimiento a largo plazo son necesarios para garantizar la recuperación completa (tanto física como psicológica) del paciente.

BIBLIOGRAFÍA

Alasseri N, Alasraj A. Patient-specific implants for maxillofacial defects: challenges and solutions. Maxillofac Plast Reconstr Surg. 2020;42(1):15.

Alfonso AR, Ramly EP, Kantar RS, et al. Anesthetic Considerations in Facial Transplantation: Experience at NYU Langone Health and Systematic Review. Plast Reconstr Surg Glob Open. 2020;8(8):e2955.

Ali S, Abdel Aziz O, Ahmed M. Patient-specific PEEK implants for immediate restoration of temporal fossa after maxillary reconstruction with temporalis muscle flap. Maxillofac Plast Reconstr Surg. 2022;44(1):20.

Angullia F, Fright WR, Richards R, et al. A novel RBF-based predictive tool for facial distraction surgery in growing children with syndromic craniosynostosis. Int J Comput Assist Radiol Surg. 2020;15(2):351-67.

Cavaliere A, Rega U, Grimaldi S, et al. Long-term outcomes and future challenges in face transplantation. J Plast Reconstr Aesthet Surg. Published online February 29, 2024.

Chan CH, Tsai CY, Lai JP, et al. Assessing the Impact of Transcutaneous Maxillary Distraction Osteogenesis on Pharyngeal Airway Volume in Children with Cleft Lip and Palate: A 3D Evaluation Study. J Pers Med. 2023;13(3):543.

Chattopadhyay D, Vathulya M, Jayaprakash PA, et al. Outcome analysis of biplanar mandibular distraction in adults. Arch Craniofac Surg. 2021;22(1):45-51.

Diep GK, Berman ZP, Alfonso AR, et al. The 2020 Facial Transplantation Update: A 15-Year Compendium. Plast Reconstr Surg Glob Open. 2021;9(5):e3586.

Ghantous Y, Nashef A, Mohanna A, et al. Three-Dimensional Technology Applications in Maxillofacial Reconstructive Surgery: Current Surgical Implications. Nanomaterials (Basel). 2020;10(12):2523.

Hadjiandreou M, Pafitanis G, Butler PM. Outcomes in Facial Transplantation -a systematic review. British Journal of Oral and Maxillofacial Surgery. Published online February 28, 2024.

Hatefi S, Hatefi K, Le Roux F, et al. Review of automatic continuous distraction osteogenesis devices for mandibular reconstruction applications. Biomed Eng Online. 2020;19(1):17.

Johnston DT, Lohmeier SJ, Langdell HC, et al. Current Concepts in Cranial Reconstruction: Review of Alloplastic Materials. Plast Reconstr Surg Glob Open. 2022;10(8):e4466.

Keyhan SO, Ramezanzade S, Yazdi RG, et al. Prevalence of complications associated with polymer-based alloplastic materials in nasal dorsal augmentation: a systematic review and meta-analysis. Maxillofac Plast Reconstr Surg. 2022;44(1):17.

Kim BH, Yang H, Yoo MC. Usefulness of the Blink Reflex in Diagnosing Isolated Infraorbital Neuropathy Following Midface Augmentation with Allo-Plastic Facial Implants: A Case Report. Life (Basel). 2022;12(8):1122.

Losa Muñoz PM, Burgueño García, M, Gómez García, E. Distracción maxilar con dispositivos internos en pacientes fisurados: Planificación virtual y transferencia de datos al campo quirúrgico. Revista Española de Cirugía Oral y Maxilofacial. 2017;39(2):80-4.

Ma H, Shujaat S, Van Dessel J, et al. Adherence to Computer-Assisted Surgical Planning in 136 Maxillofacial Reconstructions. Front Oncol. 2021;11:713606.

Manju V, Krishnapriya VN, Babu AS, et al. Prosthetic Rehabilitation Options in Post-Ablative Maxillomandibular Microvascular Reconstructions. J Maxillofac Oral Surg. 2023;22(Suppl 1):10-9.

Padilla PL, Khoo HK, Ho T, et al. Cirugía Plástica. En: Tratado de Cirugía (21ª edición). Barcelona (España): Elsevier, 2022: 1928–31.

Rubio-Palau J, Ayats-Soler M, Albert-Cazalla A, et al. Accuracy of Virtually Planned Maxillary Distraction in Cleft Patients -An Evaluative Study. Ann Maxillofac Surg. 2021;11(1):49-57.

Rubio-Palau J, Prieto-Gundin A, Cazalla AA, et al. Three-dimensional planning in craniomaxillofacial surgery. Ann Maxillofac Surg. 2016;6(2):281-6.

Sharma N, Aghlmandi S, Dalcanale F, et al. Quantitative Assessment of Point-of-Care 3D-Printed Patient-Specific Polyetheretherketone (PEEK) Cranial Implants. Int J Mol Sci. 2021;22(16):8521.

Shokri T, Saadi R, Wang W, et al. Facial Transplantation: Complications, Outcomes, and Long-Term Management Strategies. Semin Plast Surg. 2020 Nov;34(4):245-53.

Singh TS Jr, Bhola N, Reche A. The Utility of 3D Printing for Surgical Planning and Patient-Specific Implant Design in Maxillofacial Surgery: A Narrative Review. Cureus. 2023;15(11):e48242.

Subash P, Nerurkar SA, Krishnadas A, et al. Patient Specific Alloplastic Implant Reconstruction of Mandibular Defects-Safe Practice Recommendations and Guidelines. J Maxillofac Oral Surg. 2023;22(Suppl 1):28-36.

Systermans S, Cobraiville E, Camby S, et al. An innovative 3D hydroxyapatite patient-specific implant for maxillofacial bone reconstruction: A case series of 13 patients. J Craniomaxillofac Surg. 2024;52(4):420-31.

VanKoevering KK, Zopf DA, Hollister SJ. Tissue Engineering and 3-Dimensional Modeling for Facial Reconstruction. Facial Plast Surg Clin North Am. 2019;27(1):151-61.

Vercruysse H Jr, Rubio-Palau J, Van de Casteele E, et al. Virtual planning in Le Fort III distraction osteogenesis: A case series. J Craniomaxillofac Surg. 2021;49(5):341-6.

Vincent A, Kohlert S, Kadakia S, et al. Prosthetic Reconstruction of Orbital Defects. Semin Plast Surg. 2019;33(2):132-7.

Wei FC, Mardini S. Colgajos en cirugía reparadora. Barcelona (España): Elsevier, 2011.

Wolfe EM, Najera-Sweeney G, Berman ZP, et al. Establishing Photographic Standards for Facial Transplantation: A Systematic Review of the Literature. Plast Reconstr Surg Glob Open. 2020;8(5):e2834.

 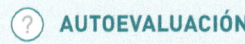 **AUTOEVALUACIÓN**

Prótesis, epítesis y biomateriales

47

E. M. Montoro Serrano, J. L. del Castillo Pardo de Vera e I. Aragón Niño

OBJETIVOS

- Conocer la definición de biomateriales y los diferentes tipos empleados.
- Entender las diferencias entre los posibles métodos de reconstrucción de la articulación temporomandibular.
- Recordar los tipos de epítesis que se pueden emplear y su indicación.

INTRODUCCIÓN

La definición de biomaterial ha ido evolucionando y cambiando en las últimas décadas. Desde considerarlo como un material inerte diseñado para la implantación o incorporación en un sistema vivo, en 1974, hasta la definición más ampliamente aceptada que se formuló en 1991: "Sustancias (diferentes a medicamentos) o combinación de sustancias, de origen sintético o natural, que pueden ser empleadas durante cualquier periodo de tiempo, en su totalidad o como parte de un sistema que aumenta o reemplaza parcial o totalmente cualquier tejido, órgano o función del cuerpo con la intención de mantener o mejorar la calidad de vida de los individuos". Con estas características se puede definir como biomaterial cualquier elemento que implantado suponga un beneficio para el paciente mayor que los posibles efectos adversos.

Debido al aumento de la demanda de biomateriales en las últimas décadas, su desarrollo ha experimentado un gran avance y sus características se han ido implementado, generando cada vez prótesis, implantes y materiales más adaptados a las características del paciente, de la patología o de la intervención realizada.

Con todo este desarrollo, también la definición de biocompatibilidad, característica fundamental de dichos materiales, ha ido cambiando. En 1986 se definía como "la capacidad del material para actuar con una respuesta apropiada del hospedador para una aplicación específica". En 2021, una de las definiciones recogidas, teniendo en cuenta las pruebas que deben superar dichos materiales es "la capacidad de un material para desencadenar y guiar localmente las proteínas y células del huésped hacia una reconstrucción de los tejidos vascularizada y no fibrótica; y una integración tisular funcional".

PRÓTESIS

Prótesis de la articulación temporomandibular

Prótesis de fosa glenoidea

Se emplea para reconstrucción tras anquilosis o enfermedades degenerativas. Su principal ventaja frente a las prótesis totales es la conservación de la anatomía mandibular. Su mayor desventaja es la reabsorción condílea.

Prótesis de reemplazo condíleo

El reemplazo único de la porción condílea de la articulación, preservando la fosa glenoidea nativa del paciente, habitualmente, se realiza tras resecciones mandibulares ablativas, debidas a tumores o a osteomielitis, o a secuelas postraumáticas. Normalmente, se emplean placas de reconstrucción mandibular con una extensión del segmento condíleo. Entre sus desventajas se encuentra el dolor, la infección, el desgaste y fracaso del material, la exposición del material y la erosión de la fosa temporal o del hueso mastoideo.

Prótesis completa de la articulación temporomandibular

La reconstrucción aloplástica de la articulación temporomandibular (ATM) es la base del tratamiento de las enfermedades que afectan a la ATM en su fase terminal. Estas patologías afectan a la anatomía, crecimiento y función de la mandíbula, y se asocian con frecuencia a dolor, limitación en la apertura oral, colapso de la articulación, apnea obstructiva del sueño y asimetría facial, afectando todo ello a la calidad de vida de los pacientes.

La primera prótesis total de ATM fue diseñada por Christensen en 1965. Constaba de dos componentes: la rama-cóndilo, cuya porción condilar estaba compuesta por polimetilmetacrilato (PMMA) y la región de la rama, constituida por vitalio; y el componente metálico de la fosa.

Tanto la seguridad como la eficacia son necesarias para considerar que un material sea biocompatible. Junto con su biocompatibilidad, el material debe ser capaz de soportar las características funcionales de la ATM y debe ser estable en el sitio implantado. Actualmente, los materiales aprobados por la Administración de Alimentos y Medicamentos de Estados Unidos (FDA) para la reconstrucción aloplástica de la ATM son aleaciones de cromo-cobalto, titanio comercialmente puro (cpTi) y aleación de titanio (Ti6Al4V) para el segmento condíleo; y polietileno de peso molecular ultraalto (UHMWPE) para la fosa glenoidea. En el caso de las prótesis customizadas se añade además un componente de titanio para fijar dicha fosa y permitir la osteointegración (**Figs. 47-1** y **47-2**).

Indicaciones para una prótesis completa de ATM:

- Disfunción temporomandibular grave.
- Artritis inflamatoria grave que no responde a otros tratamientos.
- Anquilosis o fibrosis recurrente.
- Fracaso de injertos autólogos o de otros dispositivos.
- Destrucción de injertos por la patología del paciente.
- Resorción condilar.
- Pérdida de altura de la rama.
- Enfermedades autoinmunes o del tejido conectivo que afectan a la ATM (artritis juvenil idiopática, espondilitis anquilosante…).
- Tumores que afecten a la ATM.

Contraindicaciones relativas:

- Edad del paciente: no hay evidencias del uso de prótesis de ATM en pacientes esqueléticamente inmaduros, debido a la ausencia de potencial de crecimiento.
- Enfermedades sistémicas no controladas.
- Infección activa del sitio quirúrgico.
- Alergia a los materiales empleados.

- Estado mental inapropiado.
- Persistencia del tumor en la localización.

Entre las ventajas frente a los injertos o los colgajos autólogos se encuentra la posibilidad de iniciar de manera precoz la rehabilitación, la ausencia de morbilidad asociada a la zona donante, la disminución de los tiempos quirúrgicos y de ingreso, la mejor adaptación mecánica, debido a su mayor similitud estructural con la ATM, y la posibilidad de realizar una cirugía ortognática simultánea para mejorar la oclusión o la simetría facial. El coste de la prótesis, el desgaste o fallo de los materiales, las reacciones alérgicas, la inestabilidad a largo plazo, la ausencia de crecimiento o la necesidad de reemplazo a largo plazo son los principales inconvenientes de su empleo.

Existen dos tipos fundamentales de prótesis de ATM: prótesis de stock o prótesis personalizadas (*custom-made*). En el caso de las prótesis de stock es la superficie ósea la que debe encajar o adaptarse a la prótesis. En el caso de las personalizadas, se diseña una prótesis basada en las características del paciente, que se adapte al hueso, y para ello se emplea la tomografía computarizada (TC) preoperatoria. Las ventajas de las prótesis de stock son su rápida disponibilidad, las diferentes opciones de tamaño (aunque están limitados a 3) y menor coste. Las desventajas son su adaptación cuestionable a la articulación, sobre todo, en casos de enfermedades de larga evolución que han alterado mucho la anatomía mandibular, tiempos quirúrgicos más prolongados, por la necesidad de preparar la superficie ósea, potencial limitación en el movimiento anteroinferior de la mandíbula, y necesidad de gran experiencia quirúrgica para manejar las dificultades derivadas de lo anteriormente citado. Pequeños defectos en la adaptación pueden generar fatiga en el material, que predispongan a un fracaso de la prótesis. En cuanto a las prótesis personalizadas, además de una adaptación más sencilla, con menor necesidad de resección ósea, menor tiempo quirúrgico, mayor rango de movimientos y mayor estabilidad, la planificación prequirúrgica permite diseñar la posición y longitud de los tornillos para evitar dañar estructuras, como el nervio alveolar inferior, y corregir otros problemas, por ejemplo, estéticos, derivados de importantes deformidades. Además de los inconvenientes como el mayor tiempo de fabricación, mayor coste

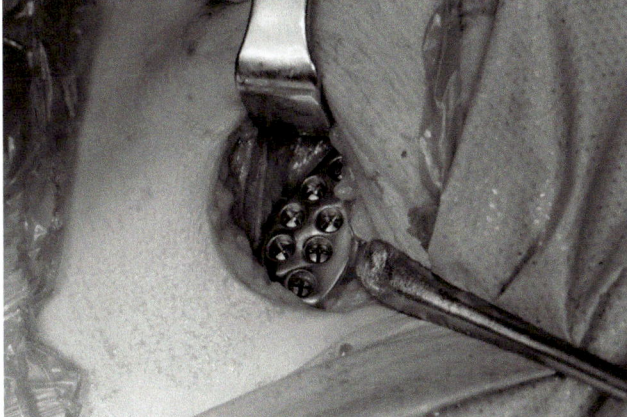

Figura 47-1. Prótesis de la articulación temporomandibular, componente condíleo.

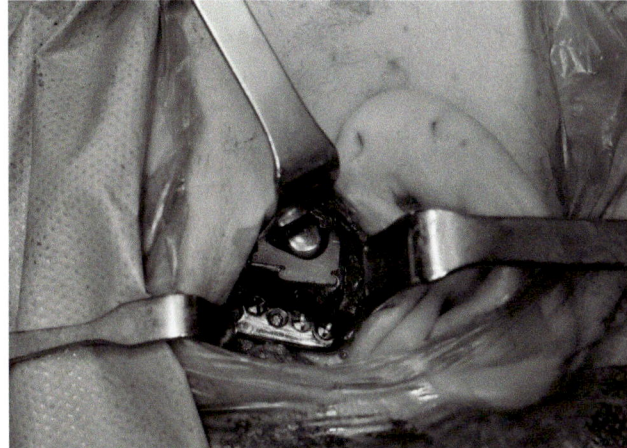

Figura 47-2. Prótesis de la articulación temporomandibular, componente de fosa.

y menor flexibilidad en el momento de la cirugía, todo su diseño exige una gran inversión que no es solo económica si no también en tiempo por parte de los cirujanos, ingenieros y técnicos.

Entre las posibles complicaciones que pueden surgir tras el empleo de las prótesis de ATM se encuentran las siguientes:

- Formación de hueso heterotópico: para evitarlo se requiere una extirpación completa y precisa del bloque anquilótico, el empleo de piezoeléctrico, irrigación copiosa y retirada de todos los pequeños fragmentos de hueso que puedan quedar, y fisioterapia. Algunos autores sugieren también el empleo de injerto graso alrededor de la prótesis o el empleo de drenajes de vacío.
- Alteraciones en la oclusión.
- Luxación del cóndilo: esta es más frecuente cuando se ha realizado coronoidectomía, especialmente, si es bilateral. Es importante detectarla cuando se produce intraoperatoriamente para poder llevar a cabo la reducción antes de proseguir con un nuevo paso quirúrgico. Cuando el paciente tiene tendencia a dicha luxación, se debe ajustar el bloqueo intermaxilar elástico para prevenirla.
- Hipersensibilidad al material: la hipersensibilidad al material se ha descrito como una potencial causa de dolor crónico tras la cirugía.
- Reacción a cuerpo extraño: con las prótesis actuales, que emplean cromo-cobalto-molibdeno (Cr-Co-Mo) para la cabeza del cóndilo y polietileno de peso molecular ultraalto (UHMWPE) para la fosa, no se han descrito este tipo de reacciones.
- Infección postquirúrgica: la prevención de la infección es muy importante, ya que cuando se produce, su tratamiento es complicado. Se debe llevar a cabo una técnica quirúrgica estricta en cuanto a la asepsia del campo quirúrgico. Se deben aislar los ojos, nariz y boca del paciente, realizar cambio de guantes cada vez que se deba manipular cualquiera de estas regiones y llevar a cabo una adecuada profilaxis antibiótica.
- Parálisis facial temporal o permanente.
- Fracaso del dispositivo.

Prótesis total extendida de articulación temporomandibular

Se usa cuando el objetivo no solo es el reemplazo de la articulación temporomandibular, sino que presenta un componente para la reconstrucción de defectos mandibulares extensos, del arco cigomático o del hueso malar o de la base de cráneo. Estas son útiles en el síndrome de Goldenhar, síndrome SAPHO (sinovitis, acné, pustulosis, hiperostosis y osteítis), en la microsomía hemifacial y en otras patologías que provoquen una gran destrucción a nivel mandibular o de la fosa.

Espaciadores

En ocasiones, la colocación de las prótesis de ATM debe realizarse en dos estadios diferentes. Las indicaciones para ello son:

- Anquilosis o abundante hueso heterotópico que requiera un importante contorneado y desbridamiento de la fosa.
- Injertos previos que deban ser retirados.
- Retirada de implantes, como los de Proplast/Teflon, que asocien reacción de cuerpo extraño y que precisen un extenso desbridamiento.
- Infección en la articulación o en la rama mandibular.
- Materiales metálicos en la ATM o en la rama mandibular, que deban ser retirados, ya que suponen un artefacto para las pruebas de imagen necesarias para el diseño de las prótesis.
- Extirpación de tumores de ATM.

Una vez realizada la cirugía, para evitar la inestabilidad vertical, las alteraciones en la oclusión, la aparición de síntomas en la otra ATM (en el caso de que la intervención haya sido unilateral) o la retrusión mandibular y la apnea obstructiva del sueño (en el caso de que haya sido bilateral), se pueden colocar unos espaciadores esféricos que mantienen dicha dimensión y rellenan el espacio creado por la cirugía previa hasta la colocación definitiva de la prótesis (**Fig. 47-3**). Estos espaciadores pueden ser de acrílico o de silicona.

Prótesis de interposición

El disco de la ATM es un componente fundamental de la articulación, ya que desempeña un papel clave en la absorción de cargas, reducción de la fricción y protección de la superficie condilar. Algunas enfermedades, como la osteoartritis, la anquilosis, los tumores o los traumatismos, pueden dañar el disco articular, provocando su degeneración y afectando en último término al resto de la articulación. La afectación del disco se acompaña, en ocasiones, de dolor y dificultad para una correcta apertura oral.

Cuando los tratamientos más conservadores sobre el disco han sido insuficientes, puede ser necesario realizar una discectomía y existe la opción de no realizar un reemplazo del menisco o de sustituirlo con material autólogo, como músculo o fascia temporal o injertos de cartílago, alógeni-

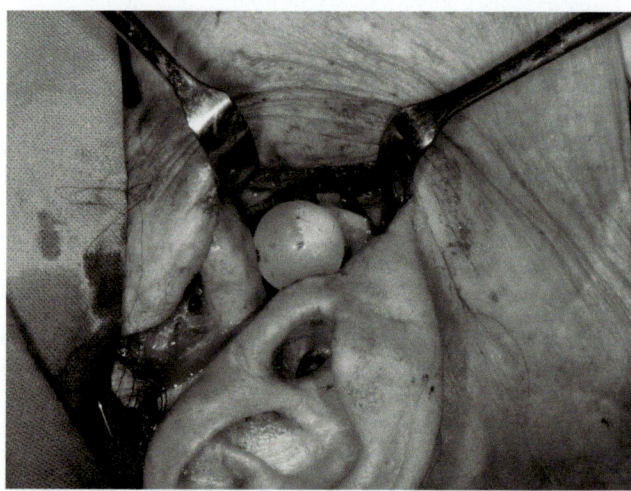

Figura 47-3. Espaciador empleado tras la extirpación de la anquilosis hasta la colocación de la prótesis definitiva.

cos, xenoinjertos o aloplásticos. Entre los materiales aloplásticos de interposición que se han empleado se encuentran el politetrafluoroetileno (Proplast/Teflon) o la silicona, como, por ejemplo, el Silastic®. Ambos materiales a largo plazo se perforan y fragmentan, y provocan complicaciones, como reacción a cuerpo extraño, degeneración de la articulación, sinovitis, dolor y maloclusión; por lo que desde 1992 se han ido retirando del mercado para su empleo permanente y únicamente se emplea el Silastic® en el tratamiento y la prevención de la anquilosis de ATM, siendo su uso controvertido.

Prótesis oculares u orbitarias

El reemplazo del globo ocular puede estar indicado tras traumatismos graves, tumores, como el carcinoma basocelular o el escamoso periocular, melanoma conjuntival o de los párpados, retinoblastomas; infecciones, como la endoftalmitis, enfermedades congénitas, en el ojo ciego doloroso o en la *ptisis bulbi*.

Existen tres tipos de intervenciones: la evisceración, que consiste en el legrado del contenido interno del globo ocular, conservando la esclera y las inserciones musculares extrínsecas, la enucleación, en la que se realiza una resección de la totalidad del globo, incluyendo el nervio óptico tras la desinserción de los músculos extrínsecos; y la exenteración, que consiste en la extirpación de la totalidad del contenido orbitario, incluyendo la periórbita, el globo ocular, los músculos extraoculares y el aparato lagrimal. Las posibilidades de reconstrucción de dicho defecto y la rehabilitación posterior son variadas y han ido evolucionando con el paso de los años. La colocación de prótesis oculares tras estas intervenciones es importante, ya que restablece la estética de dicha región, lo cual tiene consecuencias psicológicas para el paciente, permite conservar la estructura periorbitaria, previniendo el hundimiento y restableciendo el movimiento palpebral, cuando dichas estructuras no han tenido que ser sacrificadas durante la cirugía.

Prótesis oculares

En los pacientes sometidos a evisceración o enucleación, la prótesis ocular ideal se obtiene cuando coexisten la cavidad orbitaria ideal y el implante intraorbitario perfecto. Dichos implantes se introducen en la esclera remanente en el caso de las evisceraciones; cuando se ha optado por la enucleación, se cubren con esclera donante o se colocan bajo la conjuntiva y la capsula de Tenon y sobre ello se colocará en un segundo tiempo la prótesis ocular, que será visible. La cavidad orbitaria ideal es aquella en la que las zonas de transición entre las diferentes estructuras tienen una profundidad adecuada, con una pérdida de volumen inferior a 4,2 mL, que permite un implante intraorbitario bien centrado con una conjuntiva ocular y palpebral, en el caso de que se hayan preservado, sanas; y ausencia de granulomas, blefaroptosis, laxitud o alteraciones en los párpados, deformidad del *sulcus*, contractura de la cavidad y lagoftalmos.

El implante intraorbitario ideal es aquel que tiene un tamaño adecuado, una posición precisa o centrada, que ofrece buena movilidad y estética y que se asocia a pocas complicaciones. Al emplearse materiales aloplásticos, pueden surgir complicaciones, como exposición, infección, migración y extrusión de estos.

Entre los materiales empleados se encuentran los implantes no integrados (no porosos), como la silicona o el polimetilmetacrilato (PMMA), y los implantes integrados (porosos), hechos de polietileno poroso (MedPor), composites o hidroxiapatita. Estos poros permiten el crecimiento vascular y fibrovascular a su través, haciendo que se conviertan en "parte del cuerpo". Se pueden clasificar también en función de su forma en esféricos, ovalados o cónicos.

EPÍTESIS

Se consideran la última opción terapéutica cuando otros métodos de reconstrucción no son viables o son rechazados por los pacientes. Principalmente, se utilizan en defectos completos de ojos, orejas y nariz, aunque también pueden emplearse en defectos parciales, lo que habitualmente, dificulta su diseño.

En cuanto a los sistemas de retención que se pueden emplear se encuentran los siguientes:

- Adhesivos: pegamentos, pastas y cinta adhesiva. La cinta adhesiva es fácil de aplicar y fácil de retirar. Sus ventajas son el bajo coste, que se aplican de manera no invasiva y que no entrañan efectos adversos graves. Sus desventajas son que poseen poca flexibilidad, que hay que cambiarla con frecuencia, que puede dañar la prótesis y la piel, tanto al aplicarla como al retirarla, que puede causar dermatitis de contacto y que no consigue fijación rígida.
- Implantes: el problema principal es la densidad ósea. Hay determinadas regiones donde se pueden emplear implantes de 6 o 7 mm, como en la región maxilar anterior o en algunas áreas del hueso cigomático. En los rebordes orbitarios se emplean implantes de 3 o 4 mm de longitud. Una de las precauciones que se debe tener en cuenta siempre es que el diseño debe ser de tal manera que permita una higiene cuidadosa. Se pueden emplear diferentes sistemas de sujeción, como el sistema de barras, que se usa, frecuentemente, para epítesis auriculares o sistemas magnéticos en el caso de las epítesis orbitarias.

Epítesis orbitaria

En el caso de las exenteraciones, la rehabilitación es más complicada y requiere epítesis (o prótesis) orbitarias hechas de silicona, resinas acrílicas o combinaciones de ambas, que pueden ser de stock o personalizadas para el paciente. Entre los sistema de retención para mantenerlas en su posición se encuentran adhesivos, gafas, e implantes magnéticos. Entre ellos se prefiere el uso de implantes con sistemas magnéticos. Se recomienda colocar entre tres o cuatro implantes en la pared lateral, de manera que puedan ser bien camuflados por la epítesis; debido a la anatomía de la pared medial, la colocación en esta región es complicada.

Epítesis auricular

Se utiliza en casos de defectos congénitos, extirpación de tumores y si hay imposibilidad o rechazo de reconstrucción mediante tejido autólogo.

Se suelen emplear como sistema de retención los implantes con barra. Generalmente, se realiza una primera fase, en la que se colocan dos implantes en la región que corresponde al antehélix, separados por 15 mm entre sí y a 18 mm de lo que sería el conducto auditivo externo; en la oreja derecha, en la posición de las 9 y 11 horas; y en la izquierda, en la posición de la 1 y las 3 horas. En la segunda fase de descubren los implantes para la colocación de la barra. Hoy en día, el empleo del escáner de superficie permite realizar una epítesis de alta precisión utilizando como modelo la oreja sana.

Epítesis nasal y de tercio medio

La colocación de implantes en esta región puede ser complicada, por la falta de hueso de calidad y una densidad ósea disminuida, especialmente, en pacientes que han recibido radioterapia.

La colocación de los implantes debe realizarse siguiendo una estructura triangular y empleando como localizaciones el nasión, la espina nasal anterior y la apertura piriforme.

BIOMATERIALES

Biológicos

Autoinjertos

Obtenidos del propio paciente:

- Injertos de piel: están compuestos de epidermis y dermis. Se pueden clasificar en injertos de espesor parcial, cuando no incluyen la dermis completa y se mantienen en el sitio donante los folículos pilosos, lo que permite el cierre por segunda intención, e injertos de espesor total, donde el plano de disección se encuentra sobre el tejido subcutáneo y la zona donante debe cerrarse mediante sutura. Para conseguir el éxito se requiere una correcta inmovilización y un lecho bien vascularizado, como periostio, pericondrio o músculo. Se pueden obtener de la región preauricular, supraclavicular, el muslo o la ingle, entre otras localizaciones.
- Injertos de dermis: se retira la epidermis suprayacente. Se utilizan como relleno o sellantes.
- Injertos de grasa: se utilizan como relleno para defectos de volumen por secuelas oncológicas, quirúrgicas o traumáticas o en la insuficiencia velofaríngea. En estos casos se obtienen mediante la técnica de Coleman de la región abdominal, muslos o glúteos. También pueden utilizarse para sellar espacios muertos, por ejemplo, tras la resección

del peñasco o tras el reemplazo de la ATM en casos de anquilosis; en estos casos se pueden obtener de la región abdominal o de la bola de Bichat.
- Injertos de fascia o aponeurosis: se emplean como soporte en técnicas estáticas de rehabilitación de la parálisis facial o para sellar defectos de la base del cráneo. Se puede emplear la fascia temporal o la fascia lata.
- Injertos de cartílago: se obtienen de la región auricular, costal o del septo nasal; aportan forma y consistencia como estructuras de sostén. Se emplean en reconstrucciones auriculares, nasales o del párpado inferior.
- Injertos óseos: las regiones donantes más frecuentes son la cresta iliaca, las costillas, la calota, el peroné y la mandíbula. Pueden ser esponjosos, corticales o corticoesponjosos. Deben presentar, al menos, una de las siguientes propiedades: osteoinducción, osteoconducción u osteogénesis.

Aloinjertos

Se emplean tejidos obtenidos de otros individuos de la misma especie y son procesados para disminuir el riesgo de reacciones inmunes o de transmisión de enfermedades. Su ventaja más importante es que se evita la morbilidad de la zona donante:

- Aloinjertos de piel (Alloderm®, Dermagraft®, Apligraft®): empleados con éxito en el tratamiento de quemaduras, úlceras y cirugía periodontal.
- Aloinjertos de hueso: son fundamentalmente osteoconductivos y, según el tipo de procesamiento, pueden presentar cualidades osteoinductivas; carecen de propiedades osteogénicas, ya que no poseen células vivas.
- Aloinjertos de fascia: tienen las mismas indicaciones que en el caso del autoinjerto de fascia lata.

Xenoinjertos

Procedentes de individuos de diferente especie. También deben ser procesados por el riesgo incrementado de transmisión de enfermedades:

- Xenoinjerto de hueso (Endobon®, Bio-Oss®): se obtienen de la porción inorgánica del hueso bovino o porcino. Tienen propiedades osteoconductoras.
- Xenoinjertos de colágeno (CopiOs®): membranas de tejido conectivo que se pueden obtener del pericardio bovino.

Sintéticos

Cerámicas

Se caracterizan por su biocompatibilidad, su capacidad de osteointegración, su inalterabilidad a la biodegradación y la gran resistencia mecánica que ofrecen, siendo materiales con mucha rigidez y dureza superficial, pero con alto módulo elástico, siendo esta característica una de las más limitantes.

Las cerámicas utilizadas inicialmente se consideraban bioinertes, como el zirconio o la alúmina. Sin embargo, hoy en día se emplean con frecuencia cerámicas con superficies bioactivas, que interaccionan con los tejidos y favorecen su unión con el hueso, estimulando su formación. Entre ellas se encuentran las siguientes:

- Cemento quirúrgico: posee propiedades osteconductoras simulando la fase mineral del hueso. Se modela y endurece a temperatura corporal.
- Cerámicas bioactivas: como la hidroxiapatita cálcica, es el fosfato cálcico más empleado por su biocompatibilidad, bioactividad, osteoconductividad y unión con el hueso. Se puede emplear en forma de bloque o particulado.
- Óxidos de aluminio, titanio o zirconio: se emplean en implantología por su alta resistencia a la fatiga y las fuerzas de flexión, tracción y compresión, su alto módulo de elasticidad y mínima biodegradación.
- Compuestos de carbono.

Metales

El acero inoxidable, las aleaciones cromo-cobalto y el titanio son los más empleados por sus cualidades, alto límite elástico, gran maleabilidad y resistencia a la fatiga. Deben ser bien tolerados por el organismo, presentando además resistencia a la corrosión en el medio interno. Ofrecen buenas características en cuanto a soporte de carga y resistencia, y son duros, opacos y densos. El titanio es uno de los metales más usados en aplicaciones biomédicas, por su gran biocompatibilidad, sin que se hayan observado reacciones alérgicas. Su papel ha sido esencial por su asociación al concepto de osteointegración. Es un material bioinerte, gracias a la cubierta de óxido insoluble que forma en contacto con los tejidos vivos, que impide la liberación de iones y la interacción con moléculas orgánicas. Además, su superficie posibilita la formación ósea y la adherencia, dando lugar a la osteointegración. Posee una gran dureza y resistencia, que permite el soporte de grandes cargas, siendo un metal ligero, suave y maleable.

Polímeros

Existen múltiples variedades y aplicaciones. El polidimetilsiloxano (silicona) se puede emplear de manera temporal, por ejemplo, tras una septoplastia, o como espaciador, tras una cirugía de ATM; el polietileno (PE), por ejemplo, Medpor®, se emplea para la reconstrucción del suelo orbitario; el politetrafluoroetileno (PTFE) o el poliéster se utilizan para la elaboración de suturas, el polimetilmetacrilato (PMMA) se usa para la reconstrucción de defectos craneales; y la polieteretercetona (PEEK) se emplea hoy en día para reconstrucción de partes óseas o para dar volumen en defectos de partes blandas tras intervenciones quirúrgicas agresivas, secuelas traumatológicas u oncológicas.

PUNTOS CLAVE

- El reemplazo de la ATM es una opción quirúrgica efectiva para el manejo de las enfermedades terminales de la articulación.
- Las prótesis de ATM de stock requieren la preparación del hueso para una correcta adaptación, mientras las prótesis personalizadas necesitan una mínima preparación del hueso y un diseño prequirúrgico más exhaustivo.
- Las epítesis faciales incrementan la calidad de vida en aquellos casos en los que otros métodos de reconstrucción no se pueden llevar a cabo.
- La mejora en los sistemas de retención de las epítesis facilita su empleo y aumenta la aceptación de los pacientes.
- La biocompatibilidad de los biomateriales autólogos es mayor que la de los materiales sintéticos o los aloinjertos o xenoinjertos, pero conllevan morbilidad del sitio donante.

BIBLIOGRAFÍA

Abhishek G, Nair A, Kulkarni R, et al. Maxillofacial rehabilitation of orbital rhabdomyosarcoma exenteration: A clinical report. J Cancer Res Ther. 2024 Jan 22. doi: 10.4103/jcrt.jcrt_175_23. Online ahead of print.

Agarwal P, Singh MP, Tiwari S, et al. Silicon interpositional arthroplasty for temporo-mandibular joint ankylosis. Indian J Otolaryngol Head Neck Surg. 2021;73(1):78–84.

Aggarwal H, Kumar P, Eachempati P, et al. Different intraorbital implant situations and ocular prosthetic rehabilitation. J Prosthodont. 2016;25(8):687–93.

Babu A, Manju V, Nair V, Thomas C. Prosthetic rehabilitation of surgically treated orbital defects -evisceration, enucleation, and exenteration: A case series. J Indian Prosthodont Soc. 2016;16(2):216.

Bulut AC, Diken Türksayar AA, Saglam SA. Retention systems used in maxillofacial prostheses: A review. Niger J Clin Pract. 2019;22(12):1629.

Del Castillo Pardo de Vera JL, Cebrián Carretero JL, et al. Virtual surgical planning for temporomandibular joint reconstruction with stock TMJ prostheses: Pilot study. Medicina (Kaunas). 2024;60(2):339.

Del Castillo Pardo de Vera JL, Pampín Martínez M, Guiñales Díaz de Cevallos J, et al. Precise modification of surgical and positioning guides for temporomandibular joint prostheses. Br J Oral Maxillofac Surg. 2022;60(6):855–8.

Elledge R, Mercuri LG, Speculand B. Extended total temporomandibular joint replacements: a classification system. Br J Oral Maxillofac Surg [Internet]. 2018;56(7):578–81.

Fricton JR, Look JO, Schiffman E, et al. Long-term study of temporomandibular joint surgery with alloplastic implants compared with nonimplant surgery and nonsurgical rehabilitation for painful temporomandibular joint disc displacement. J Oral Maxillofac Surg. 2002 Dec;60(12):1400-11; discussion 1411-2.

Gupta S, Gupta H, Mohammad S, et al. Silicone vs temporalis fascia interposition in TMJ ankylosis: A comparison. J Oral Biol Craniofac Res. 2016;6(2):107–10.

Kiratli H, Koç İ. Orbital exenteration: Institutional review of evolving trends in indications and rehabilitation techniques. Orbit. 2018;37(3):179–86.

Lee KC, Eisig SB, Perrino MA. Foreign body giant cell reaction to a proplast/Teflon interpositional implant: A case report and literature review. J Oral Maxillofac Surg. 2018;76(8):1719–24.

Li RWK, Chow TW, Matinlinna JP. Ceramic dental biomaterials and CAD/CAM technology: State of the art. J Prosthodont Res. 2014;58(4):208–16.

Marx RE, Cillo JE Jr, Broumand V, et al. Outcome analysis of mandibular condylar replacements in tumor and trauma reconstruction: A prospective analysis of 131 cases with long-term follow-up. J Oral Maxillofac Surg. 2008;66(12):2515–23.

Mittal N, Goyal M, Sardana D, et al. Outcomes of surgical management of TMJ ankylosis: A systematic review and meta-analysis. J Craniomaxillofac Surg. 2019;47(7):1120–33.

Monje F, Mercuri L, Villanueva-Alcojol L, et al. Synovial metaplasia found in tissue encapsulating a silicone spacer during 2-staged temporomandibular joint replacement for ankylosis. J Oral Maxillofac Surg. 2012;70(10):2290–8.

Pitta MC, Wolford LM. Use of acrylic spheres as spacers in staged temporomandibular joint surgery. J Oral Maxillofac Surg. 2001;59(6):704–6.

Puls N, Carluccio D, Batstone MD, et al. The rise of additive manufacturing for ocular and orbital prostheses: A systematic literature review. Annals of 3D Printed Medicine. 2021;4(100036):100036.

Rodríguez-Arias J, Gutiérrez Venturini A, Pampín Martínez M, et al. Microtia ear reconstruction with patient-specific 3D models—A segmentation protocol. J Clin Med. 2022;11(13):3591.

Saroya K, Singh K, Sethi N, et al. Orbital prosthesis -An innovative approach. J Family Med Prim Care. 2022;11(3):1188.

Schellini S, El Dib R, Silva LRE, et al. Integrated versus non-integrated orbital implants for treating anophthalmic sockets. Cochrane Libr. 2016;2021(6).

Thiele OC, Brom J, Dunsche A, et al. The current state of facial prosthetics –A multicenter analysis. J Craniomaxillofac Surg. 2015;43(7):1038–41.

Yadav P, Roychoudhury A, Kumar RD, et al. Total alloplastic temporomandibular joint replacement. J Maxillofac Oral Surg. 2021;20(4):515–26.

Yoda T, Ogi N, Yoshitake H, et al. Clinical guidelines for total temporomandibular joint replacement. Jpn Dent Sci Rev. 2020;56(1):77–83.

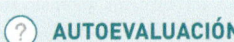
AUTOEVALUACIÓN

CIRUGÍA PLÁSTICA Y ESTÉTICA

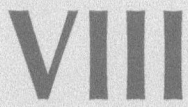

Rinoplastia estética y funcional

48

M. Hornillos de Villota y A. D. Moreiras Sánchez
Colaborador: J. Noguera Tomás

OBJETIVOS

La rinoplastia es una de las técnicas más complejas de la cirugía maxilofacial y objeto de numerosos tratados. En este capítulo presentaremos las bases y la filosofía de la rinoplastia estructural actual, por lo que no se realizará una recopilación de todas las técnicas de rinoplastia existentes. Los principales objetivos son:

- Comprender la anatomía y la fisiología nasal. Poder hacer una descripción detallada de la anatomía nasal, incluidos huesos, cartílagos y tejidos blandos. Explicar la fisiología nasal y sus implicaciones en la función y en la estética.
- Evaluación del paciente y planificación preoperatoria, incluyendo anamnesis, exploración física y evaluación funcional.
- Técnicas y enfoques quirúrgicos. Descripción general de las principales técnicas quirúrgicas utilizadas en la rinoplastia, incluidos los abordajes abiertos y cerrados. Dar una explicación detallada de procedimientos específicos, como la reducción de la giba dorsal, el refinamiento de la punta, la septoplastia y el injerto de cartílago.
- Conocer los cuidados postoperatorios y tratamiento de complicaciones.

Estos objetivos pretenden proporcionar una base sólida sobre los principios y prácticas de la rinoplastia, garantizando que los lectores adquieran una comprensión exhaustiva del procedimiento desde la consulta inicial hasta los cuidados postoperatorios.

La nariz es un órgano que ha revestido gran interés a lo largo de la historia. Su importancia simbólica ya se ilustra en los jeroglíficos egipcios como designación del hombre. El papiro de Edwin Smith (25 a 30 años a.C.) y el de Ebers (1.500 años a.C.) demuestran que los egipcios practicaban cirugía rinoplástica. Diversos autores, como Von Graefe (1815), Dieffenbach (1829), Joseph (1898), Freer (1902), Killian (1905), Metzembaum (1929) y, por supuesto, Mauricio Cottle (1958) establecieron las bases de la cirugía nasal moderna.

A lo largo de los últimos años, la rinoplastia ha sufrido un cambio de paradigma desde una visión basada en la resección de estructuras hacia una técnica más conservadora o también llamada rinoplastia estructural. Esta tendencia conserva el marco osteocartilaginoso y emplea el uso de injertos estructurales, buscando un resultado estable a largo plazo, natural y funcional.

El planteamiento de esta técnica es integral. Tiene un doble objetivo: estético y funcional.

ANATOMÍA QUIRÚRGICA

Para lograr el éxito quirúrgico debemos conocer adecuadamente la anatomía y la repercusión que tiene la modificación de cada uno de sus componentes.

La nariz es una estructura con un marco osteocartilaginoso, un soporte ligamentoso y una cobertura cutánea (Fig. 48-1).

La **bóveda ósea** está formada por los huesos nasales propios y las apófisis ascendentes del maxilar, que se continúan inferiormente con el **marco cartilaginoso**, formado por los cartílagos triangulares y los cartílagos alares.

Los **cartílagos laterales superiores o triangulares** se encuentran unidos por la parte superior a los huesos nasales y en su región medial, al cartílago septal, formando la válvula interna o superior. Pese al origen multifactorial de la obstrucción nasal, una causa relativamente común de esta es el colapso de la válvula nasal. El ángulo formado entre el borde inferior del cartílago triangular y el tabique nasal tiene un valor de 10-15°. Cuando ese ángulo es menor, se considera que la válvula nasal está colapsada, generando una incapacidad para soportar la presión inspiratoria negativa.

El área comprendida entre el borde caudal de los cartílagos laterales superiores, el borde cefálico de los cartílagos laterales inferiores y el cartílago septal define el denominado «triángulo blando» o *scroll area*. El margen cefálico de los cartílagos laterales superiores se encuentra cubierto 1-2 mm por los huesos propios. Este recubrimiento es importante para el mantenimiento del soporte de la bóveda nasal.

El margen caudal de los cartílagos laterales superiores está cubierto por los cartílagos laterales inferiores y forma el denominado «*cul de sac*» o surco de Zuckerkandl. La unión entre los huesos propios, el tabique y los cartílagos superiores tiene forma de «T» y se conoce como «área *keystone*» o «área K», centro arquitectónico de soporte de la nariz.

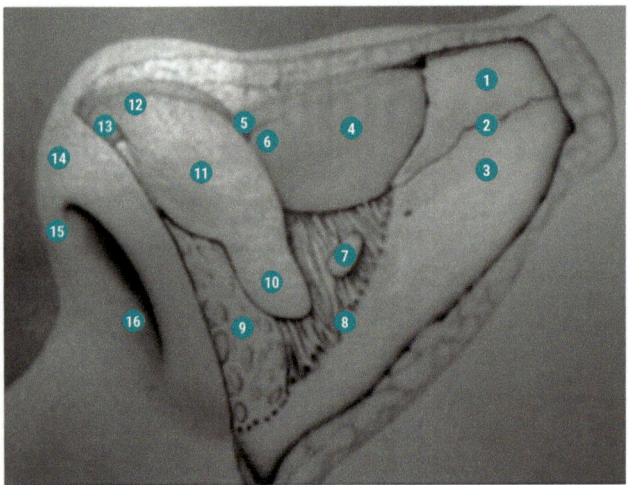

Figura 48-1. Esquema de los componentes anatómicos de la nariz.

① Huesos propios
② Fisura nasomaxilar
③ Apófisis ascendente del maxilar
④ Cartílagos triangulares
⑤ Tabique nasal
⑥ Región correspondiente a la válvula nasal interna
⑦ Huesos sesamoideos
⑧ Uniones fibro-óseas
⑨ Lóbulo nasal
⑩ Crura lateral del cartílago alar
⑪ Crura intermedia del cartílago alar
⑫ Domos nasales
⑬ Crura medial del cartílago alar
⑭ Puntos definitorios nasales
⑮ Columnela
⑯ Narina

Los **cartílagos laterales inferiores o alares** forman un arco compuesto por una crura medial, una crura media o *domus* y una crura lateral. La angulación y forma de estos cartílagos definen la válvula externa o inferior y, desde un punto de vista estético, la forma de la punta nasal.

El **tabique nasal** es una estructura osteocartilaginosa, formada por el cartílago cuadrangular septal, la lámina perpendicular del hueso etmoides, el vómer y las crestas del hueso maxilar y palatino. El borde caudal del tabique cartilaginoso está separado de la crura medial de los cartílagos alares por el tabique membranoso. El tabique membranoso lo forman la yuxtaposición de los colgajos mucoso de cada lado.

Los cornetes son huesos semicirculares finos, cubiertos por un grueso periostio y una densa membrana mucosa muy vascularizada. Existen tres pares de cornetes nasales situados en la cara interna de las paredes nasales laterales: superior, medio e inferior, siendo este último el más grande. Ocasionalmente, puede presentarse un cuarto par de cornetes supremos, localizados cranealmente al cornete superior.

Las principales funciones de los cornetes son la humidificación, calentamiento y filtración del aire inspirado. En la septorrinoplastia puede ser necesario abordar el tamaño y la posición de los cornetes nasales para mejorar el flujo de aire nasal y aliviar la obstrucción nasal. Pueden realizarse técnicas, como la turbinoplastia o la reducción de cornetes, para reducir el tamaño de los cornetes hipertróficos y mejorar la respiración nasal. Se debe tener cuidado de preservar la función de los cornetes y el revestimiento de la mucosa durante la cirugía para evitar complicaciones, como sequedad, formación de costras, sinequias o sangrado excesivo.

Los **músculos** de la región nasal desempeñan un papel muy importante en la función y la estética nasal, y sus implicaciones en la septorrinoplastia deben tenerse muy en cuenta para conseguir unos resultados quirúrgicos óptimos. La preservación de la función, el equilibrio y la estética muscular es esencial para mantener el flujo aéreo nasal, la estructura y la armonía facial tras la intervención.

El musculo nasal consta de dos partes: la parte transversal (compresora) y la parte alar (dilatadora).

El músculo depresor septal se origina en el maxilar y se inserta en el tabique nasal. La hiperactividad o hipertrofia de este músculo puede contribuir a la ptosis o caída de la punta nasal. Las técnicas quirúrgicas, como la elevación o rotación de la punta, pueden implicar el tratamiento del músculo depresor septal para conseguir una posición y proyección óptimas.

El músculo procerus se origina en el hueso nasal y se inserta en la piel del entrecejo. Contribuye al arrugamiento de la frente y al movimiento vertical de la piel nasal.

La musculatura mimética nasal está cubierta, de forma similar al resto de la cara, por una lámina fibroaponeurótica, conocida como sistema musculoaponeurótico superficial (SMAS).

La región nasal presenta multitud de **ligamentos**, pero debemos destacar principalmente dos ligamentos de la punta:

- **Ligamento de Pitanguy:** se origina en la profundidad de la dermis y va desde la región del dorso hacia abajo hasta las cruras medias. Este ligamento proporciona soporte y estabilidad a la punta nasal, ayudando a mantener su posición y prevenir la ptosis (caída).
- **Ligamento de Scroll:** es una banda fibrosa que discurre a lo largo del margen cefálico (superior) de los cartílagos alares. Contribuye a la integridad estructural de la punta nasal y ayuda a definir la forma y el contorno de los cartílagos laterales inferiores.

Los **tejidos blandos** que recubren el esqueleto osteocartilaginoso presentan relevancia en el aspecto general de la nariz y las técnicas quirúrgicas desarrolladas. La piel, generalmente, es más fina y está anclada en menor grado al esqueleto óseo y cartilaginoso, y más adherida y de mayor grosor a nivel de la punta nasal. La piel fina tiene un mayor potencial de contractura y cualquier cambio o irregularidad del soporte osteocartilaginoso subyacente resulta más evidente, haciendo más necesarias las técnicas de camuflaje. Por otro lado, una piel gruesa, más seborreica, dificulta la visualización de los resultados quirúrgicos obtenidos, en especial, a nivel de la punta. La técnica quirúrgica se debe adaptar a las características individuales de la piel de cada paciente. Respetar el plano quirúrgico y manejar los tejidos con delicadeza disminuye el edema y acelera la recuperación.

La región nasal presenta una **red de vascularización muy importante** (**Fig. 48-2**). El aporte sanguíneo arterial proviene de dos vías:

- La arteria dorsal nasal (etmoidal anterior), rama de la arteria oftálmica, aporta la vascularización a la región proximal nasal y al plexo subdérmico de la punta.

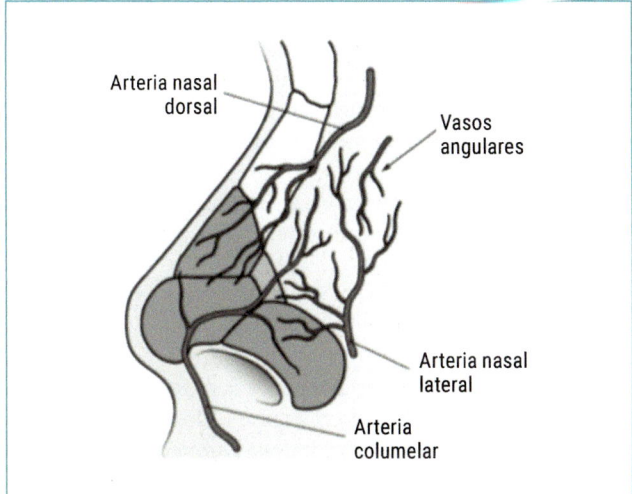

Figura 48-2. Vascularización de la nariz.

- Dos ramas de la arteria facial (la arteria angular y la arteria labial superior) dan aporte sanguíneo al área de la punta nasal. La punta nasal suele ser la zona de mayor compromiso vascular en una rinoplastia abierta.

EVALUACIÓN

La evaluación del paciente debe incluir entrevista con el paciente, inspección clínica (examen externo e intranasal), fotografías y estudio radiográfico.

Desde el punto de vista estético, en términos generales, debemos tener en cuenta los siguientes factores a la hora de decidir nuestro plan quirúrgico:

- **Piel:** el grosor de la piel afecta directamente a la definición de la punta y a la facilidad de exposición de irregularidades subyacentes, debiendo adaptar las técnicas e individualizar en cada paciente. La preservación del ligamento de Pitanguy previene la pérdida de definición y proyección de la punta.
- **Dorso nasal:** se extiende desde el nasión hasta la proyección lateral de los alares. En la visión frontal deben observarse dos líneas divergentes que van desde la raíz hasta la punta nasal. En la visión lateral puede ser recto o ligeramente cóncavo y presentar una discreta depresión inmediatamente antes de la punta ("*supratip*"), que suele estar más marcada en mujeres. El dorso puede modificarse con la realización de osteotomías nasales, que se realizan en la zona ósea más débil, la región de transición con la apófisis frontal del maxilar.
- **Columela:** se extiende desde el lóbulo de la nariz al labio superior y la constituyen los pilares mediales de los cartílagos alares, una porción del cartílago septal y la espina nasal anterior.
- **Punta nasal:** los dos conceptos clásicos en la evaluación de la punta nasal son la proyección y la rotación. La proyección es el alejamiento de la punta nasal con respecto al plano facial. Crumley estableció que la relación ideal entre la longitud de la nariz y la proyección de la punta

es de 5:3. La rotación de la punta es la posición cefálica de la misma y está directamente relacionada con el ángulo nasolabial.

El análisis facial prequirúrgico de la nariz requiere de un estudio completo tanto de la visión frontal como de la de perfil.

En la **vista frontal** se valorará:

- La simetría nasal (dorso, punta y fosas nasales) y desviaciones en la línea media.
- La anchura nasal: medir la anchura del dorso nasal en varios niveles, incluidos el rádix, la bóveda media y la base nasal.
- Evaluar la forma, tamaño y simetría de las fosas nasales. Evaluar la anchura de la base y la proyección alar ("*alar flare*").
- Proyección de la punta nasal: determinar el grado de proyección de la punta en relación con el dorso nasal y el labio superior. Evaluar la simetría y definición.
- Rotación de la punta nasal: evaluar el grado de rotación de la punta nasal, comprobando si la punta está sobrerrotada, subrrotada o idealmente posicionada.

Es importante que exista continuidad entre la línea supraciliar y el dorso nasal de ambos lados. Aunque clásicamente se buscaba que las líneas del dorso fuesen rectas y paralelas, actualmente, viene determinada por la preferencia del cirujano, con tendencia a líneas con leve curvatura en "reloj de arena", marcando una anchura de la bóveda ósea respecto a la cartilaginosa para volver a ensancharse en la punta.

En la **vista de perfil**, lo más importante es evaluar:

- La proyección del dorso, incluyendo gibas, depresiones o irregularidades. El angulo nasolabial debe medir 90-105° en el hombre y 100-120° en la mujer. Debemos siempre tener en mente la profundidad del rádix, a fin de evitar resecar en exceso el dorso nasal. Actualmente, la tendencia a crear perfiles nasales altos lleva a aumentar la altura del rádix en los casos que lo demandan, y resecar cada vez en menor proporción las prominencias dorsales, buscando como ideal estético en pacientes del sexo masculino un dorso nasal recto y alto; en el caso de pacientes del sexo femenino se busca un dorso nasal de 1-2 mm por debajo de los puntos que definen la punta nasal, con un ligero punto de quiebre a nivel de la suprapunta.
- La proyección y rotación de la punta.
- La longitud nasal, desde el rádix hasta la punta nasal.
- Relación mentón-nariz. Evaluar la relación entre la punta nasal y el mentón, valorando la proyección y prominencia del mentón respecto a la punta nasal, para ello mediremos el ángulo naso-mentoniano (130-140°).

Otros ángulos que debemos evaluar son el ángulo naso-frontal (120-135°) y el naso-facial (35-40°). El conjunto de estas mediciones configura el denominado triángulo estético y es básico antes de cualquier rinoplastia.

En una **visión basal** debemos valorar lo siguiente:

- La base de la nariz debe ser un triángulo equilátero, estando dividido a su vez en dos triángulos rectos por la columela.

- La relación columela-lóbulo debe ser 2:1.
- Así mismo, se afirma que, como referencia ideal en la raza caucásica, la anchura de la base debe coincidir con la distancia intercantal.

Debemos realizar también una **exploración funcional.** La exploración con espéculo o rinoscopio nasal informa de la angulación de la válvula interna y su eventual colapso, así como de las diversas alteraciones intranasales que puedan comprometer el resultado (desviación septal, hipertrofia de cornetes, perforaciones septales, mucosidad excesiva, etc.).

En presencia de una insuficiencia respiratoria nasal significativa, el test de Cottle (tirar lateralmente del surco nasogeniano del lado obstruido) orienta sobre la localización de la obstrucción (válvula interna) y previene al cirujano de efectuar maniobras quirúrgicas que puedan cerrar la válvula interna. Debe interrogarse sobre la presencia de síntomas que orienten hacia la rinitis alérgica o no alérgica, susceptibles de tratamiento médico.

La **fotografía** de la cara es fundamental. Debe hacerse con un objetivo que no distorsione la imagen (90-100 mm), con condiciones de luminosidad equilibradas y reproducibles. Al menos, deben efectuarse proyecciones frontales, lateral, basal y oblicua o mediolateral en 3/4.

Un solo flash para la foto preoperatoria y paraflashes para la postoperatoria es un error habitual. Un solo flash exagera cualquier deformidad. Por lo tanto, es importante un registro fotográfico estándar, con las mismas condiciones en el preoperatorio y el postoperatorio.

Debe valorarse la petición de **pruebas complementarias** en función de los hallazgos clínicos. Los más importantes son la endoscopia nasal, la tomografía computarizada (TC) de senos paranasales y la consulta psiquiátrica. Otros estudios ocasionalmente solicitados son el estudio rinomanométrico o la consulta alergológica.

Por último, hay que recordar que en la anamnesis debemos recoger exhaustivamente los deseos y las **expectativas** del paciente. Unas expectativas estéticas o funcionales irreales desaconsejan la intervención.

INDICACIONES

La septorrinoplastia es un procedimiento quirúrgico que tiene un doble objetivo: realizar una corrección estética y funcional de la nariz. Esta técnica se centra en la corrección de la estructura nasal externa y del septo nasal. Las principales indicaciones de la septorrinoplastia son:

1. Desviación septal: es una de las indicaciones más comunes. Una desviación nasal puede producir una obstrucción al paso de aire, infecciones sinusales de repetición y ronquidos.
2. Fracturas nasales: producen secuelas, como deformidades nasales, desviaciones septales, etcétera.
3. Colapso valvular: produce obstrucción nasal y dificultad respiratoria. Frecuentemente, estas alteraciones se corregirán con injertos, como los *spreader grafts*.

4. Problemas estéticos: como gibas cordales, asimetría nasal, punta nasal bulbosa o caída, etcétera.
5. Rinoplastia secundaria: pacientes que presentan complicaciones o no están satisfechos con los resultados estéticos. Debemos esperar al menos un año para realizar una nueva corrección.
6. Anomalías congénitas: labio leporino y paladar hendido, deformidades nasales, etcétera.

ANESTESIA LOCAL EN RINOPLASTIA

Una adecuada infiltración local aporta varios beneficios. La vasoconstricción que genera disminuye el sangrado, mejora la visibilidad y permite un mejor despegamiento de las estructuras. Además, los efectos analgésicos facilitan un plano más superficial en la anestesia general.

En primer lugar, con ayuda de un rinoscopio y una pinza de bayoneta, se coloca en meato inferior, medio y superior de cada fosa nasal durante 10 minutos un taponamiento nasal embebido en una solución de tetracaína o lidocaína con adrenalina.

La infiltración se realiza con una solución de lidocaína al 1 o 2 % con adrenalina al 1:100.000. Debemos infiltrar el septum; sin olvidar la cresta, zona que al necesitar mayor manipulación suele ser más hemorrágica. También, para facilitar el despegamiento y disminuir el riesgo de desgarros, se deben infiltrar las deformidades, empezando por el lado cóncavo, luego por el convexo. Después infiltraremos la columela y las alas nasales. Por último, infiltraremos el dorso nasal en su totalidad y la región de las apófisis ascendentes de los maxilares en caso de requerir osteotomías.

TÉCNICAS QUIRÚRGICAS

Abordajes quirúrgicos

La primera decisión en el momento de abordar una nariz consiste en decidir si realizar una rinoplastia "abierta" o una rinoplastia "cerrada".

Rinoplastia abierta

En la rinoplastia "abierta" se realiza una incisión transcolumnelar transversal, en V invertida o en escalón, que se continúa bilateralmente con otra incisión alar marginal (a nivel del borde caudal de la crura lateral).

Rinoplastia cerrada

En caso de realizarse una rinoplastia "cerrada" se pueden realizar múltiples abordajes (**Fig. 48-3**):

- **Intercartilaginosa** (abordaje retrógrado): se realiza en la zona de unión de la crura lateral del cartílago alar y el borde inferior del cartílago triangular. Esta incisión proporciona

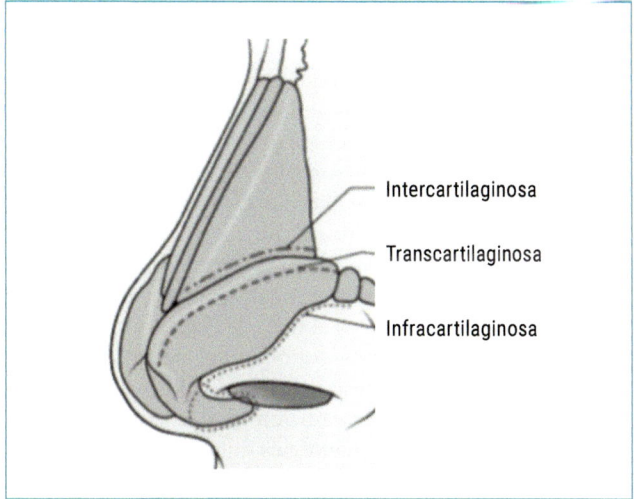

Intercartilaginosa

Transcartilaginosa

Infracartilaginosa

Figura 48-3. Abordajes cerrados para la exposición del marco osteocartilaginoso.

acceso al dorso nasal y al tabique para su manipulación quirúrgica.

- *Intracartilaginosa/transcartilaginosa*: incisión dentro del propio cartílago. Se realiza apoyando el bisturí sobre la crura lateral del cartílago alar, preservando 5 mm del borde caudal. Este abordaje se utiliza normalmente para acceder a la región de la punta nasal, con el fin de afinarla y remodelarla. Suele asociarse a otras incisones, como la intercartilaginosa.
- *Delivery*. El abordaje *delivery* busca ampliar la exposición con la creación de colgajos bipediculados que contienen a los cartílagos alares inferiores junto con el mucopericondrio subyacente. Incluye la incisión intercartilaginosa empleada para el manejo del dorso, extendida hacia una transfixiante y una incisión alar marginal que viaja por las porciones caudales de la crura lateral, el domo y las cruras mediales.
- *Transfixiante*: incisión a nivel del margen anterior del tabique cartilaginoso, que, generalmente, se continúa con una incisión intercartilaginosa para aumentar la exposición y manejo del septo nasal.
- *Hemitransfixiante*: abordaje al tabique nasal. Se realiza una incisión mucosa a nivel del margen anterior del septo a través de la fosa nasal derecha, sin llegar a comunicar con el lado contralateral.

La septorrinoplastia cerrada tiene la ventaja de evitar las incisiones externas, lo que se traduce en menor inflamación postoperatoria, recuperación más rápida y ausencia de cicatrices visibles en la parte externa de la nariz. Sin embargo, puede tener limitaciones en casos que requieran modificaciones extensas de la punta nasal o procedimientos reconstructivos complejos. En contraposición, la técnica abierta nos permite una exposición mayor del dorso y la punta, facilitando su inspección y manipulación. Este abordaje es de elección en septorrinoplastias secundarias o terciarias.

En este texto se realizará una descripción más detallada del abordaje abierto y una serie de maniobras de refinamiento de este.

Rinoplastia básica cerrada

Realizamos una incisión intercartilaginosa, que proporciona acceso al dorso nasal, la punta nasal y el tabique. Seguidamente, se realiza una disección en un plano subpericóndrico y subperióstico con el disector de Joseph, facilitando la realización de osteotomías y el remodelado óseo, si fuera necesario.

La disección debe limitarse al dorso o la zona que deseamos modificar, preservando la inserción del tejido blando a nivel de los huesos propios.

A continuación, se realizará una incisión transfixiante a cada lado del borde anterior del tabique membranoso. La extensión de la incisión debe realizarse con tijeras pequeñas curvas de Stevens para permitir el acceso a la espina nasal anterior y a los músculos depresores del tabique nasal.

Seguidamente centramos la atención en la punta nasal. Expondremos el esqueleto cartilaginoso de la punta, incidiremos los ligamentos suspensorios para individualizar los cartílagos alares entre ellos y de sus inserciones al tabique.

La resección de los márgenes cefálicos de los cartílagos alares se realiza por medio de una incisión intracartilaginosa. La cantidad que se va a resecar dependerá del tamaño de la punta, la resistencia del cartílago alar, el grosor de la piel, etcétera.

Se aconseja hacer una resección, conservando un ancho de 7 mm, al menos, a nivel intermedio de la crura lateral y otros 5 mm a nivel del domo. Debemos ser conservadores en la resección, manteniendo un adecuado soporte en el cartílago que define la punta y evitando un colapso de la válvula externa.

Una incisión marginal liberará los cartílagos alares adecuadamente para poder moldear la punta con suturas inter y/o intradomales y/o la colocación de injertos en la punta. Los injertos se colocarán en las últimas fases de la rinoplastia, tras la realización de las osteotomías.

Posteriormente, realizaremos una corrección de la giba dorsal; esta puede presentar un componente cartilaginoso y otro óseo.

Existe un delicado equilibrio entre la necesidad de reducir la bóveda osteocartilaginosa, aumentar el área frontonasal y la proyección de la punta nasal. El examen preoperatorio y la planificación quirúrgica son fundamentales en este punto.

La disección subpericóndrica del dorso se inicia con tijeras de Iris, seguida con disector de Joseph y completada con tijera de Metzembaum o de tenotomía, separando completamente los tejidos blandos de la porción adyacente al dorso nasal y, como hemos comentado previamente, solo en las áreas en donde la giba será resecada.

La giba cartilaginosa se reducirá con las tijeras de Heymann (tijeras anguladas). Durante este paso debe prestarse especial cuidado para evitar resecar los cartílagos triangulares.

La giba ósea puede reducirse por medio de un escoplo de 10 mm o con limas de dorso. Los bordes laterales del dorso sí serán limados para obtener un perfil romo de la pirámide nasal.

La desviación externa nasal a menudo está asociada a anormalidades del septo cartilaginoso, el cual sirve de soporte central para los huesos propios y el dorso. Si para la corrección de la desviación externa, el paciente requiere septoplastia asociada, esta se realizará tras la resección del dorso, ya que debemos mantener, al menos, un margen cartilaginoso dorsocaudal de 1 a 1,5 cm para evitar la caída de la bóveda nasal.

La osteotomía de los huesos propios a menudo es necesaria en rinoplastia para estrechar una base nasal ancha, cierre del techo abierto resultante de la resección de una giba prominente o para la corrección de asimetrías en caso de laterorrinia. Ambos abordajes, tanto la osteotomía externa o percutánea como la interna proporcionan un buen control del nivel y altura de la fractura de los huesos nasales propios.

En la rinoplastia cerrada también podemos utilizar de forma sencilla injertos de cartílago. De hecho, la técnica cerrada es compatible con la colocación de todo tipo de injertos, incluidos los injertos de rádix, del dorso, de punta, alares, *spreader grafts* o injertos de extensión septal y *struts* o injertos de soporte de columela. La técnica cerrada incluso favorece la colocación de estos injertos, al no haber distorsión de los tejidos blandos de recubrimiento, evitando parcialmente la migración de los injertos.

La resección de la base alar es el último paso en la septorinoplastia cerrada. Está indicada cuando la base alar tiene una anchura mayor que la distancia intercantal; sin embargo, el cirujano debe realizar un valoración individualizada en cada caso.

Rinoplastia básica abierta

Se inicia realizando el diseño de la incisión columelar, en V invertida o en escalón, localizada en la parte más estrecha de la columela (**Fig. 48-4**), que se continua bilateralmente con otra incisión alar marginal. Se realiza un plano subcutáneo con tijeras, uniendo ambas incisiones vestibulares. Seguida-

mente, se eleva el colgajo columelar para conseguir la completa visualización del esqueleto cartilaginoso de la punta. Desde este punto, la disección se dirige hacia el borde inferior de la crura lateral. Cuando se consigue la completa visualización de ambas cruras laterales, los domos son retraídos inferiormente con una pinza de Adson Braun para permitir la disección de los cartílagos triangulares hasta los huesos nasales. Clásicamente, el plano de disección es suprapericóndrico y subperióstico. Con frecuencia, se realiza la disección y elevación de los ligamentos superficial y profundo (ligamento de Pitanguy) con el fin de reposicionarlos al final de la cirugía para lograr un efecto *lifting* interno de la suprapunta y evitar la acumulación de líquido con la consiguiente deformidad tipo *bulky*.

En la rinoplastia de preservación la disección suele realizarse en un plano subpericóndrico-subperióstico. Algunos autores, como Barış Çakır, defienden que este abordaje disminuye el edema, la hipoestesia y el adelgazamiento a largo plazo de la envoltura cutánea y que el paciente presenta una recuperación más rápida.

Tras finalizar nuestra disección, tendríamos una amplia exposición del marco osteocartilaginoso de la pirámide nasal.

En caso de requerir septoplastia, añadiremos la creación del colgajo mucopericóndrico, identificando el plano correcto por el color azulado del cartílago septal. Este plano, si es el adecuado, no ofrece resistencia y se realiza con maniobras suaves de disección.

El siguiente paso será la modificación del dorso osteocartilaginoso. Para reducir el dorso cartilaginoso se usará una hoja de bisturí del no. 11, que permitirá hacer un corte limpio y controlado de la cantidad deseada de extirpación. Si es necesario, también puede realizarse una reducción de los cartílagos laterales superiores. Estos pueden plegarse sobre sí mismos, usándolos a modo de colgajo *spreader*, o recortarse. Al igual que en la septo-

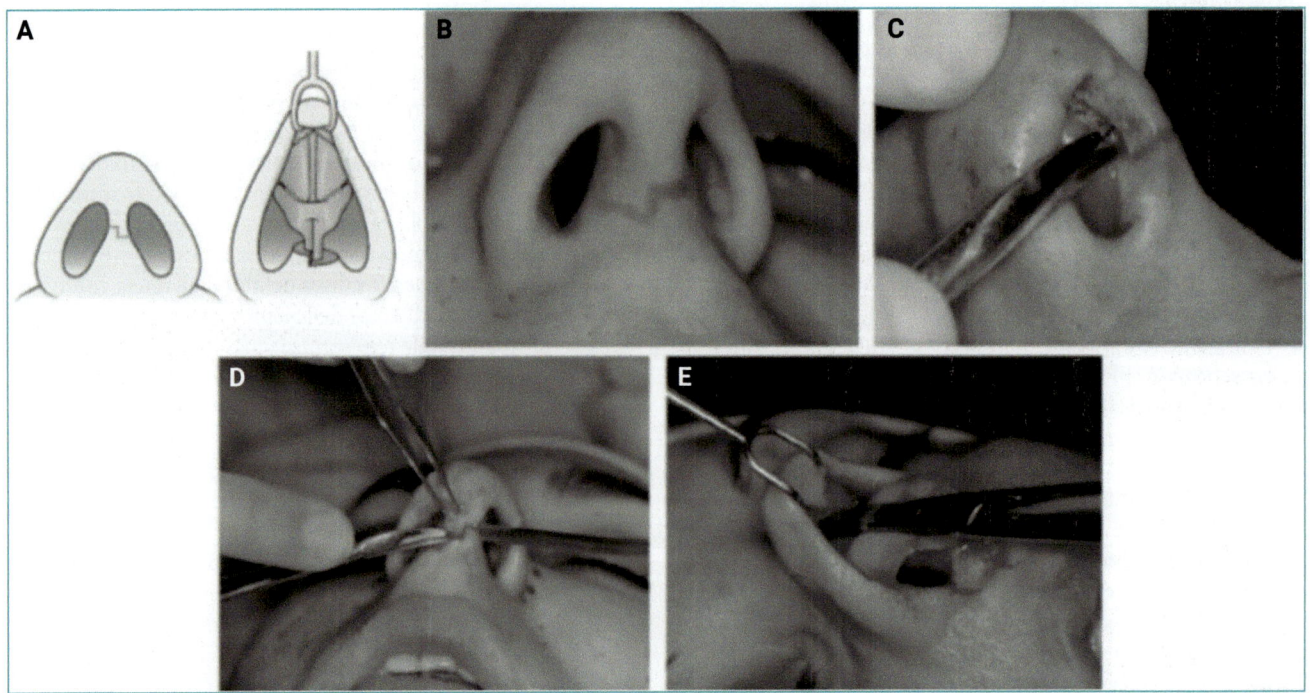

Figura 48-4. Abordaje de rinoplastia abierta. **A** y **B.** Diseño de la incisión transcolumnelar en escalón. **C** y **D.** Disección columnelar. **E.** Disección subpericóndrica de los cartílagos alares.

plastia, debemos preservar la integridad de los cartílagos resecados, que podrán ser utilizados posteriormente como injertos.

Si es necesaria una septoplastia, se realizará en este punto. En la siguiente fase se realizarán las osteotomías de los huesos nasales para la corrección de las deformidades citadas previamente. Tras las osteotomías se realizará la colocación de injertos de extensión septal o injertos a nivel de la punta.

Cubriremos con la piel y realizaremos evaluaciones del resultado. Debemos asegurar una correcta estabilidad y fuerza a nivel del tercio medio, asegurándonos de un correcto paso de aire a nivel de la válvula interna. Palparemos el dorso en busca de irregularidades y evaluaremos la punta y el supratip. Muchos autores realizan en este punto la reconstrucción del ligamento de Pitanguy, evitando acúmulo y edema a nivel de la punta.

El cierre de la piel se realiza con monofilamento 6-0, primero alineando la incisión columelar. Utilizaremos material reabsorbible de 4-0 para el cierre de la incisión marginal a nivel mucoso. En este momento procederemos a colocar las tiras quirúrgicas y la férula nasal. Este punto es importante para fijar la correcta posición de los tejidos blandos y el esqueleto óseo-cartilaginoso subyacente.

Con las tiras quirúrgicas (cinta de *micropore*) se realiza compresión sobre el dorso y sobre la suprapunta. Estas tiritas adhesivas contienen la inflamación local, el edema postoperatorio y conforma la nueva arquitectura de la punta.

Si hemos realizado osteotomías de los huesos nasales, colocaremos una escayola de 8 capas, que cubrirá desde la región de las osteotomías, lateralmente, hasta el rádix a nivel superior y la región suprapunta en el límite inferior.

Clásicamente, se realizaba un taponamiento intranasal embebido en pomada antibiótica de terramicina, destinado a evitar la aparición de un hematoma septal. No obstante, actualmente, muchos cirujanos realizan una sutura septal transfixiante y colocan láminas de Silastic para evitar la formación de hematomas septales y sinequias.

Resumen de las fases en rinoplastia abierta:

- Abordaje con incisión columelar y marginal bilateral.
- Disección supra/subpericóndrica y subperiostica.
- Reducción del dorso cartilaginoso.
- Septoplastia.
- Osteotomías de huesos nasales propios.
- Colocación de injerto en dorso, de extensión septal o de la punta.
- Suturas para definir la proyección y rotación de la punta.
- Comprobación del resultado estético de la punta e irregularidades en el dorso.
- Cierre y colocación de tiras quirúrgicas y férula nasal.

SITUACIONES ESPECIALES

Septoplastia

Su objetivo es la corrección del tabique desviado para mejorar el flujo de aire nasal.

Las alteraciones en la anatomía normal del septo pueden producir cambios tanto en la forma externa de la nariz como en su función. Una desviación septal puede ser causa de obstrucción nasal uni o bilateral, dependiendo de su localización, ya sea en la porción ósea o cartilaginosa. Además, las desviaciones tendrán repercusión sobre la pirámide dada su relación con los cartílagos triangulares y huesos propios y sobre la posición de la punta.

La septoplastia tendrá como objetivo la reposición del cartílago cuadrangular en la línea media, sin que sobre ella se ejerzan fuerzas o tensiones y que continúe dando soporte al techo cartilaginoso de la nariz.

Clásicamente, se ha realizado la septoplastia en L (**Fig. 48-5**), pero actualmente los autores abogan por la realización de una septoplastia "conservadora", resecando únicamente el cartílago septal, desviado a nivel de la base. Con este cartílago suele ser suficiente para crear injertos en el 90 % de los pacientes.

La septoplastia sigue los principios de Cottle y sus posteriores modificaciones (**Fig. 48-6**).

En caso de realizar únicamente una septoplastia, la técnica clásica de Cottle o abordaje maxilar-premaxilar es el abordaje de elección, aportando un amplio acceso al tabique desde la porción cartilaginosa hasta la región ósea del hueso palatino, vómer y etmoides.

Cuando se pretende abordar una zona menos extensa, podemos emplear la incisión de Killian, que consiste en realizar un corte sobre la propia mucosa nasal, de trayecto oblicuo, a unos 10-15 mm del borde inferior del tabique.

Se inicia la creación de los túneles mucopericóndricos, identificando el plano correcto por el color azulado del cartílago septal. Para ello es de utilidad el elevador de Cottle y el aspirador despegador. Los túneles son cuatro (superior e inferior de cada lado) y será necesario despegarlos todos o no en función del paciente. Se comienza por el túnel superior del lado convexo, hasta la desviación (que es el límite inferior de este túnel), sin sobrepasar esta hacia abajo para evitar desgarros mucosos.

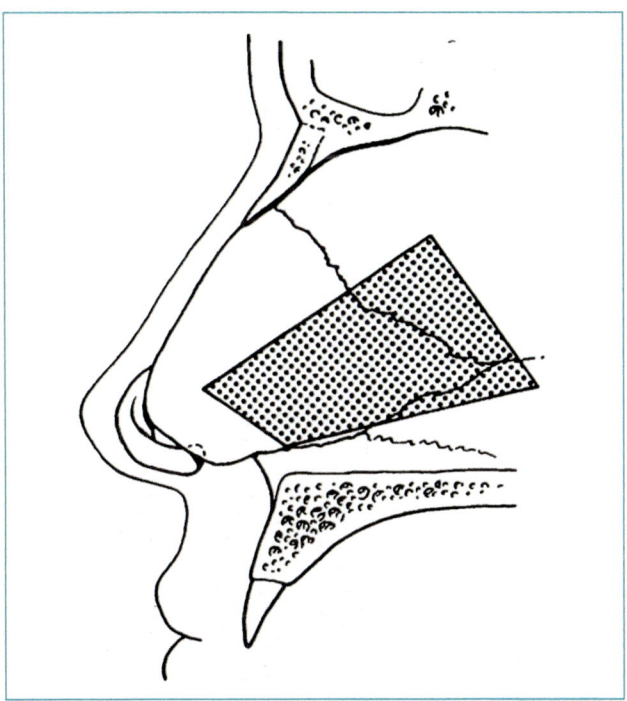

Figura 48-5. Septoplastia con preservación de "L" anterior y obtención de injerto de cartílago septal.

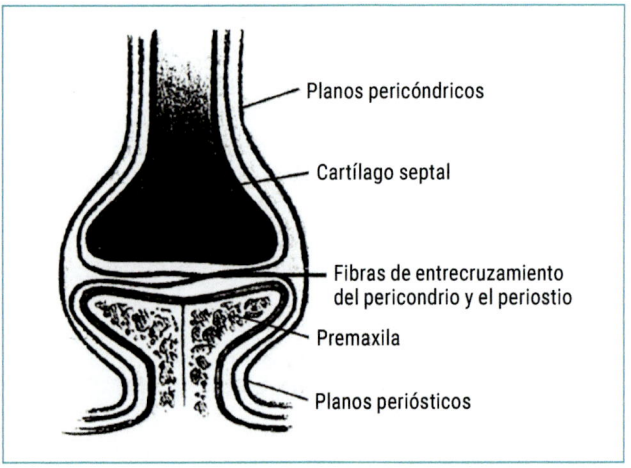

Figura 48-6. Esquema de un corte coronal de los planos de disección para el abordaje de Cottle en septoplastia.

Para la creación de los túneles inferiores, se debe recurrir a puntos de abordaje atraumáticos desde la espina nasal, a través del plano mágico de Cottle. Este plano no es más que una bolsa intraaponeurótica horizontal entre el periostio de la espina nasal y las fibras conjuntivas que la recubren. La desperiostización de la espina, maxila y premaxila, nos permite ver la abertura y cresta piriforme para el abordaje de los túneles inferiores. Finalmente, se realiza la unión de los túneles superior e inferior en el lado desviado con el despegador recto de Cottle.

Se procede a la desarticulación condroetmoidal o posterosuperior (se libera el cartílago cuadrangular de la lámina perpendicular del etmoides) hasta el vómer a nivel inferior.

En este momento se realiza la resección del cartílago cuadrangular para la corrección de la deformidad, siendo lo más conservadores posible. Hay que recordar siempre que se debe respetar el soporte estructural, manteniendo un bastidor cartilaginoso dorsocaudal de 1 a 1,5 cm para evitar la caída de la bóveda nasal. Para finalizar se fija el *septum* anterior a la espina nasal.

El desgarro de la mucosa unilateral no suele tener repercusiones negativas. Sin embargo, si es bilateral, debemos suturar, al menos, uno de los lados o recolocar los colgajos, procurando realizar un taponamiento que afronte bien las zonas comprometidas, sin que queden orificios que comuniquen ambas fosas nasales, disminuyendo el riesgo de establecer una perforación septal.

Modificación del dorso cartilaginoso

Se puede realizar tanto una reducción como un aumento:

- **Reducción:** la reducción del dorso cartilaginoso se realiza resecando cartílago septal y ambos triangulares. Se puede realizar con bisturí o tijeras. Cuando hay una laterorrinia, es preciso realizar una resección asimétrica del dorso. Si, tras realizar la resección del dorso, se produce la formación de un "techo abierto", se podrá solucionar posteriormente con osteotomías. Los fragmentos resecados pueden utilizarse posteriormente como injertos.
- **Aumento:** se pueden utilizar injertos cartilaginosos. Cuando no disponemos de cartílago nasal (septal con mayor

frecuencia), se puede recurrir a otras zonas donantes, como el cartílago auricular o costal. A través de los injertos podemos conseguir tanto elevar como ensanchar el dorso.

En la mayoría de los casos es preciso realizar **técnicas de reconstrucción de tercio medio** para minimizar el riesgo de colapso de esta zona a largo plazo. En caso de reducciones primarias significativas del dorso cartilaginoso y en laterorrinias leves, una opción de tratamiento serían los *spreader flaps*. En lugar de resecarse los cartílagos triangulares se suturan entre sí tras una rotación medial. En casos secundarios y con gran laterorrinia de los cartílagos triangulares, los *spreader graft* son una alternativa válida. A través de un injerto que se coloca entre el septo y los cartílagos triangulares se consigue mejorar el flujo nasal y prevenir el colapso de la válvula interna.

Deformidad supratip

Esta deformidad, también conocida como *polly beak deformity* o *parrot beak deformity,* es una secuela frecuente (5-40 %) en pacientes intervenidos de rinoplastia (**Fig. 48-7**).

Se describe como una convexidad en el dorso de la nariz, localizada inmediatamente por encima de la punta nasal. Esta convexidad afecta tanto a la estructura cartilaginosa subyacente (porción inferior de los cartílagos triangulares, borde superior de los cartílagos alares, borde anterior del cartílago cuadrangular) como a los tejidos blandos.

Se describen diferentes causas: deficiente resección del dorso del tabique cartilaginoso, excesiva resección septal con mucosa septal sobrante, dislocación del borde superior del cartílago alar, deficiente resección del cartílago triangular, insuficiente proyección de la punta, quiste mucoso, piel gruesa y seborreica e hipertrofia cicatricial.

La palpación nos permite hacer un diagnóstico diferencial entre el excedente cartilaginoso o su traslocación.

El tratamiento de esta deformidad es quirúrgico, dirigido al origen de la deformidad. Se hace una resección adicional del dorso cartilaginoso o del tejido cicatrizal secundario. En los casos en los que un soporte inadecuado del cartílago contribuye a la deformidad de la suprapunta, pueden emplearse técnicas de injerto de cartílago para aumentar y reforzar el dorso nasal, proporcionando un mejor soporte y contorno a la región de la suprapunta. En casos de resección excesiva del dorso nasal, que contribuya a la deformidad, pueden ser necesarias técnicas de aumento. Esto puede implicar el uso de injertos de cartílago para restaurar el volumen dorso nasal, reduciendo así la prominencia de la convexidad de la suprapunta.

Es importante un seguimiento postoperatorio estrecho para controlar el edema y el recontorneado adecuado de los tejidos blandos, que pueden ocasionar una nueva deformidad de causa cicatricial.

Osteotomías

Las osteotomías son fracturas controladas de los huesos nasales para remodelar y realinear el dorso nasal. Las osteotomías pueden ser mediales, transversas y laterales.

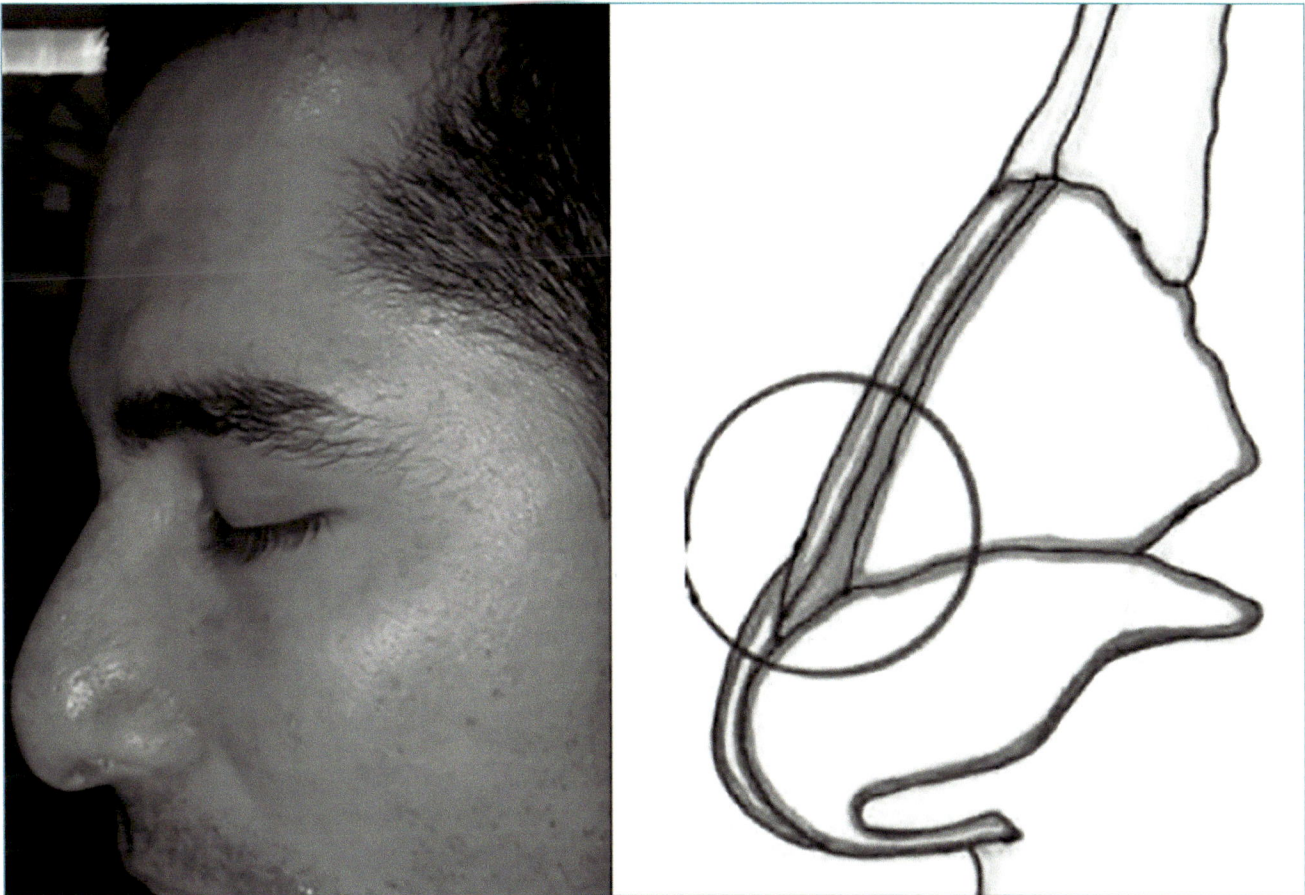

Figura 48-7. Deformidad *supratip*.

La principal indicación de las osteotomías es el cierre del techo abierto resultante de la resección de un caballete prominente. También se usan en los casos de laterorrinia para devolver a su sitio original a los huesos propios de la nariz. En caso de laterorrinia, las osteotomías laterales deben ser asimétricas. Otro uso es el caso de pirámides anchas desplazando las paredes laterales a la línea media.

Cuando realizamos osteotomías, debemos conservar un triángulo óseo en la base de la apertura piriforme para no colapsar la válvula nasal, el triángulo de Webster (triángulo óseo que representa el punto de unión del cornete inferior).

Antes de realizar la osteotomía en la parte superior cefálica del techo abierto, retiraremos los triángulos óseos y comprobaremos que el techo se abre hasta el rádix nasal, especialmente, en narices anchas. De lo contrario, el techo no se cerrará fácilmente.

Osteotomías laterales. Pueden realizarse, mediante un abordaje interno/vestibular o externo/percutáneo:

Abordaje interno: se realiza con osteótomos de distintas angulaciones y tamaños. En primer lugar identificaremos la base de la apertura piriforme, el lugar de inicio de nuestra osteotomía. Realizamos una incisión de 2 mm en la mucosa vestibular, en el lugar de entrada deseado para comenzar la osteotomía; con el periostotomo crearemos a través de esta incisión un túnel subperióstico en el punto de apoyo del escoplo. Podremos realizar, fundamentalmente, dos tipos de osteotomías: una osteotomía *low-to-low* (indicada en los casos con base nasal ancha y un techo ampliamente abierto) o una osteotomía *low-to-high,* que comienza en la apertura piriforme y asciende hasta 2 mm por encima del canto medio.

Una vez completada la línea de fractura a lo largo de la apófisis frontal del maxilar, se procede a presionar digitalmente con los dedos índice y pulgar hasta obtener una fractura en tallo verde de los huesos nasales, sin conminución de los mismos.

Abordaje externo o percutáneo: hacemos una incisión mínima en la piel, que permite la realización de la osteotomía con osteótomos rectos de 2 mm. La técnica de osteotomías laterales externas ha sido evaluada por distintos autores, los cuales defienden que las osteotomías por vía externa producen una menor incidencia de lesiones en la mucosa nasal, con lo que disminuye el edema, la inflamación y los hematomas postoperatorios. No es necesario desperiostizar el dorso nasal, lo que también reduce la morbilidad provocada en los tejidos blandos. Es una técnica precisa y reproducible, que proporciona un mayor control del trazo de fractura que la obtenida con las osteotomías laterales por vía vestibular. Proporciona una extensión del trazo de fractura más superior en muchas ocasiones y la posibilidad de realizar osteotomías superiores transversas, que unen la osteotomía lateral con la medial a ambos lados, de manera que se moviliza fácilmente el esqueleto nasal. Se consigue así una fractura completa, que es muy estable. La movilización de los fragmentos es óptima, con lo que conseguimos un estrechamiento de la nariz muy efectivo, sin escalones laterales y un cierre completo del techo. La cicatriz cutánea provocada por la incisión suele ser imperceptible pasados unos meses de la cirugía.

Para la realización de las osteotomías está ganando mayor presencia la utilización del bisturí ultrasónico o piezoeléctrico, que nos permite realizar fracturas de manera controlada, respetando en todo momento el mucoperiostio interno. Aunque esta técnica, generalmente, implica un aumento de la exposición ósea respecto a las osteotomías convencionales. Si se realiza correctamente, conseguimos reducir la equimosis y edema postoperatorio.

Si realiza una osteotomía lateral inadecuada a nivel del canto medial y no puede realizar una osteotomía del rádix nasal, entonces el techo se cierra demasiado en el área de *keystone* y el rádix nasal permanece abierto. Es posible que se produzca entonces una deformidad en V invertida.

Osteotomía medial: se lleva a cabo con visualización directa, separando ampliamente el dorso nasal con el retractor de Aufrich.

Modificación de la punta nasal

La modificación de la punta nasal es uno de los puntos cruciales y más complejos de la cirugía. La rinoplastia primaria persigue, en la mayoría de los casos, cuatro objetivos fundamentales sobre la punta nasal:

1. Aumentar la proyección de la punta.
2. Producir un efecto de rotación sobre la misma.
3. Reducir sus volúmenes.
4. Definir sus contornos, muy en especial en el área de la suprapunta.

La conservación del soporte de la punta y de la integridad estructural es crucial para evitar la ptosis o deformidad postoperatoria de la punta.

Muchos autores defienden que el punto clave de la cirugía de la punta nasal es encontrar la longitud correcta de la crura lateral.

Las principales técnicas son:

- **Remodelación del cartílago:** tallado y sutura de los cartílagos laterales inferiores para refinar la forma y definición de la punta. Generalmente, se basa en la resección de una banda de cartílago del borde cefálico de los cartílagos alares, consiguiendo un afinamiento de la punta. Se aconseja conservar un ancho de 7 mm, al menos, a nivel intermedio de la crura lateral y otros 5 mm a nivel del domo. Con estas técnicas conseguimos aumentar la rotación de la punta.
- **Técnicas de injertos en la punta:** gracias a la colocación de injertos en sus diferentes modalidades y formas, se puede lograr una adecuada proyección y/o definición de la punta. En la técnica del *strut* columelar (injerto colocado entre las cruras mediales, **Fig. 48-8**) se consigue mantener una adecuada proyección de la punta nasal a largo plazo y evitar la ptosis de la misma. Otra técnica utilizada para ajustar la proyección y rotación de la punta

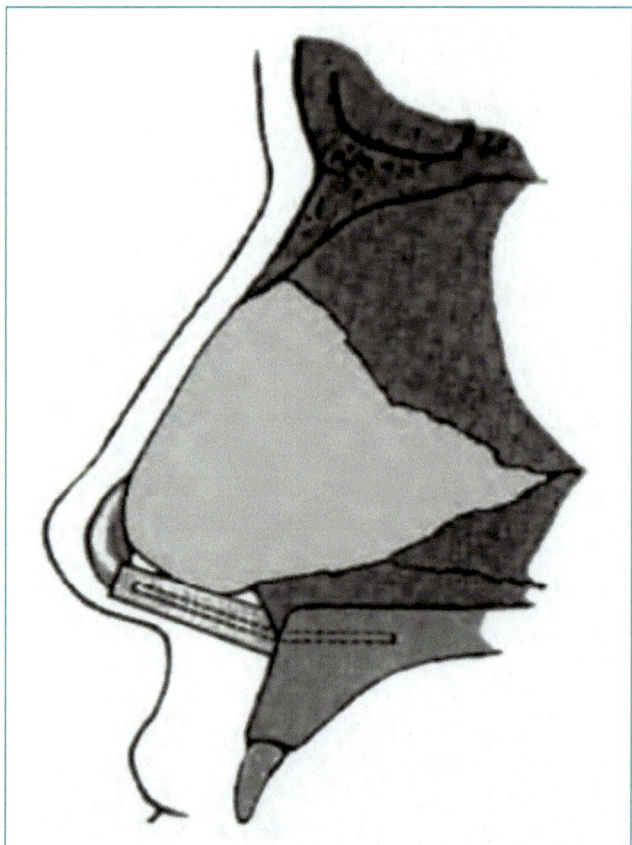

Figura 48-8. Injerto de *strut* en columnela.

es la combinación del injerto de extensión septal con sutura de estabilización de los domos. Si se necesita mayor proyección de la punta nasal, podemos utilizar el injerto en paraguas, colocando un injerto cuadrangular auricular en el domo.
- **Técnicas sobre partes blandas:** la resección o liberación del músculo depresor del tabique y ligamentos adyacentes unidos a la base de la crura media. Con estas maniobras favorecemos una mayor rotación de la punta.
- **Técnicas de sutura de la punta:** empleo de suturas para remodelar la punta nasal, como las suturas hemidomales (**Fig. 48-9**). Colocando y tensando estratégicamente estas suturas, se puede cambiar la rotación de la punta, el refinamiento del contorno o la corrección de asimetrías. Estas suturas hemidomales incluyen suturas interdomales, combinación de suturas y tiras cefálicas. La técnica *tongue-in-groove* consiste en la sutura de las cruras mediales de los cartílagos inferiores con el septo, incrementando la estabilidad, proyección y la rotación de la punta nasal.

Modificación de la base alar

La modificación de la anchura de la base alar se realiza como última fase de la rinoplastia. Se considera que la base nasal es ancha si es mayor que la distancia intercantal.

Si se necesita una reducción de la base alar, se pueden realizar escisión en cuña, *sill excision,* sutura en cincha de la base alar y colgajo de la base alar.

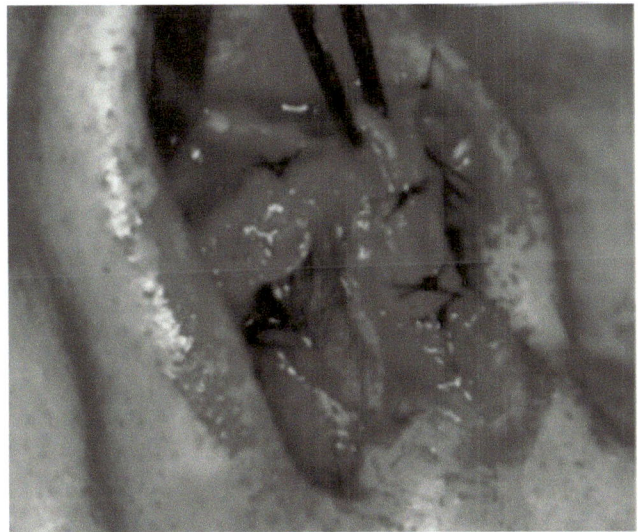

Figura 48-9. Modelado de la punta mediante suturas.

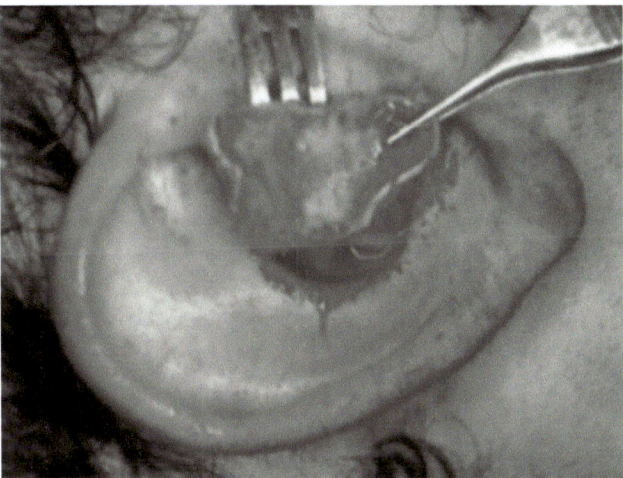

Figura 48-10. Toma de injerto de la concha auricular.

La escisión en cuña, marginotomía o técnica de Weir es una de las más empleadas. La resección se diseña, ocultando las cicatrices en el surco nasolabial y debemos inferir en un correcto diseño simétrico de la resección. Normalmente, la cantidad extirpada suele ser de 2 a 4 mm de piel.

Con el fin de obtener una cicatriz menos visible, diferentes autores abogan por realizar la incisión en el pliegue alar, sin dejar un margen de sutura de 1 mm.

Un resultado óptimo en muchos casos suele requerir de la combinación de diferentes técnicas.

Son necesarias una planificación y una ejecución cuidadosas para evitar un estrechamiento excesivo o la distorsión de la base alar, garantizando un aspecto nasal equilibrado y proporcionado.

USO DE INJERTOS

El uso de injertos nos aporta múltiples opciones de tratamiento y resultados, tanto si buscamos realizar un aumento de una región nasal concreta como si buscamos un refuerzo estructural o una armonización.

El *gold standard* de los injertos son los injertos cartilaginosos autólogos. A diferencia de los materiales aloplásticos, son biocomplatibles, no se reabsorben y son fáciles de obtener. Se trata de un material rígido, pero a la vez elástico, siendo suficientemente flexible para adaptarse a la forma de la nariz y, a su vez, suficientemente resistente para soportar las tensiones a las que se va a ver sometido. Produce mínima inducción de fibrosis.

Las fuentes más utilizadas son: cartílago septal o alar (obtenido durante la propia cirugía), cartílago de la concha del pabellón auricular y cartílago costal.

El injerto de cartílago auricular (**Fig. 48-10**) se utiliza frecuentemente, sobre todo, como segunda opción por ausencia de cartílago o por adherencias. Su obtención es sencilla y deja pocas secuelas. El procedimiento más habitual es la extracción de cartílago de la concha. El acceso elegido suele ser retroauricular, cuya cicatriz queda oculta. Se realiza un despega-

miento subpericóndrico y se repone la piel. Se puede obtener un injerto de tamaño máximo de 3 × 2,5 cm.

El injerto costal se reserva como última opción de tratamiento en la rinoplastia primaria. Presenta mayor relevancia en rinoplastias secundarias o grandes reconstrucciones nasales, como deformidades en silla de montar del dorso nasal. Asocia mayor morbilidad durante su obtención y se ha visto que puede sufrir deformaciones con el tiempo. Se trata de un cartílago de tipo hialino, rígido y más difícil de manejar.

Con el fin de mejorar la cobertura de partes blandas podemos recurrir a los injertos de fascia. Normalmente, utilizaremos tejido fascial del propio paciente. Este tipo de injertos nos permite, además, camuflar y ocultar posibles irregularidades.

Tras conocer las diferentes fuentes de injerto, a continuación expondremos de forma breve sus diferentes usos y localizaciones:

- Injerto dorsal: se utiliza para aumentar el dorso nasal o camuflar irregularidades.
- Injerto de expansión o *spreader grafts*: se colocan entre el septo y los cartílagos triangulares, desde el área de keystone hasta el ángulo septal. Estos injertos se fijan con suturas de colchonero con monofilamento 5-0 para reducir la posibilidad de desplazamiento. Se pueden utilizar tanto para corregir una desviación septal (injerto unilateral) como para corregir el colapso de la válvula nasal interna, asociado a una bóveda media estrecha (injerto bilateral). Se logra, así, mejorar el flujo de aire nasal y enderezar el dorso.
- Puntal columelar o *strut* columelar: se coloca entre las cruras medias. La disección del bolsillo no debe bajar hasta la espina nasal. Se fijan los injertos con dos agujas de insulina atravesando el complejo columela-strut, se asegura una correcta simetría y, finalmente, se fijan con suturas de colchonero con monofilamento de 4-0. Se utiliza para apoyar y estabilizar la punta nasal a largo plazo, mejorar la proyección y prevenir la ptosis.
- Injerto de puntal en L: se extiende desde el tabique nasal hasta la punta nasal y sirve como soporte estructural para el dorso nasal y la punta.
- Injertos de punta (**Fig. 48-11**): se utiliza para refinar y remodelar la punta nasal, corregir la asimetría de la punta

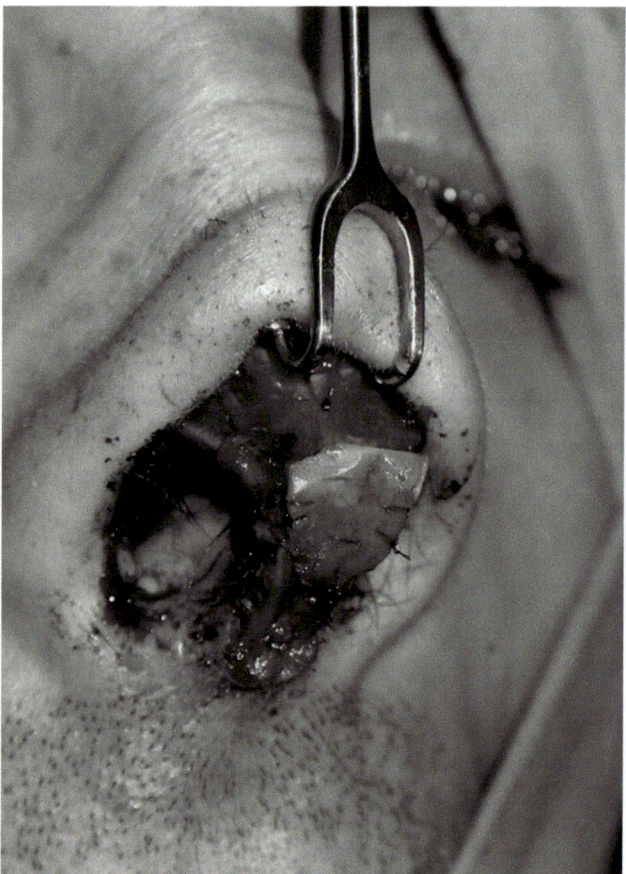

Figura 48-11. Injerto de punta nasal en escudo.

o proporcionar una proyección adicional de la punta. Los injertos de gorro hechos a partir del cartílago alar se utilizan para centrar la punta y añadir proyección. Los injertos de escudo son reservados para pacientes con la piel gruesa, permitiendo una mayor definición, proyección y contorno.

- Injertos de cartílago triturado: se usa el cartílago triturado en partículas muy finas para camuflar irregularidades, especialmente, en el dorso nasal. Se pueden usar en combinación con injertos de fascia, que permite dar soporte y evitar la migración del material.

PATOLOGÍA VALVULAR

La válvula nasal interna, situada entre la unión de los cartílagos triangulares y el septo, es el punto más estrecho de la vía aérea nasal y, por tanto, el punto de control que regula el flujo inspiratorio. El área seccional de la válvula nasal interna es de aproximadamente 40-55 mm y el 40-50 % de la resistencia inspiratoria se atribuye a este punto. El colapso de la válvula nasal interna puede ser la consecuencia de cirugías previas, de traumatismo, efectos de la edad o debilidad primaria de los cartílagos laterales superiores. La causa más frecuente de colapso es la yatrogénica. Esta se produce como consecuencia de una resección agresiva de la bóveda nasal media durante la rinoplastia primaria. El objetivo de estas técnicas busca restablecer el apoyo y rigidez para abrir la vál-

vula nasal y restablecer el ángulo de la pared, evitando que se pliegue hacia dentro durante la inspiración.

Se han descrito diferentes técnicas quirúrgicas para corregir este colapso, que pueden utilizarse solas o en combinación:

- Injertos de expansión o *spreader grafts*: se colocan entre el septo y los cartílagos triangulares para ensanchar y sostener la válvula nasal interna.
- *Batten grafts*: se colocan a lo largo de la cara lateral del cartílago triangular para reforzar y dar soporte a las paredes laterales nasales. Ayudan a prevenir el colapso de la válvula nasal. Estos injertos son especialmente útiles en casos de colapso dinámico durante la inspiración.
- Injertos de expansión-rotación externa o *splay grafts*: generalmente, se obtienen de la concha auricular, se colocan a lo largo de la superficie del tabique nasal, extendiéndose sobre la cara interna de los cartílagos triangulares. Proporcionan soporte y estabilidad a la válvula nasal. Estos injertos son eficaces para tratar el colapso de la válvula nasal interna y externa. Una modificación de la técnica clásica descrita por Islam et al. es el injerto *splay* modificado. A través de un abordaje endonasal, se abre una ventana en la parte más superior del cartílago septal, donde se coloca el *splay graft* para aumentar la válvula nasal. Con este abordaje se preservará la unión del cartílago lateral superior con el tabique y se reducirá el tiempo quirúrgico, con una disminución de las posibles complicaciones y morbilidad asociada a la cirugía.
- Técnicas de suspensión o *flaring sutures*: las técnicas de suspensión consisten en reposicionar y suspender los cartílagos laterales superiores para mejorar la función de la válvula nasal. Se pueden emplear varios métodos, como las técnicas de suspensión con suturas o el reposicionamiento de cartílagos.
- Colgajos separadores, *spreader flaps* o *auto-spreader grafts*: consisten en crear colgajos de tejido a partir del cartílago lateral superior o el tabique nasal e introducirlos en la zona de la válvula nasal para proporcionar soporte estructural y ensanchar la válvula nasal interna. Son especialmente útiles en casos de colapso asociado a un cartílago lateral superior debilitado o insuficiente.
- Injerto en listón del cartílago alar *(alar batten graft)* (**Fig. 48-12**): son injertos de cartílago que se colocan a lo largo de la cara lateral de los cartílagos laterales inferiores para proporcionar soporte lateral. En la práctica, el volumen del injerto puede exacerbar el problema, puesto que se aporta más carga a una zona en teoría débil, ensancha mucho la zona donde se dispone y, además, no se modifica la posición medial del cartílago alar.
- Strut de crura lateral: injertos finos y alargados que se sitúan por debajo de la crura lateral, alargándola lateralmente. Sirven para dar soporte alar y evitar su colapso, así como en casos de retracción alar.
- Injertos de contorno alar o *alar rim*: pequeños injertos situados en un bolsillo cutáneo adyacente al margen alar. Sirven para mejorar el contorneado alar y evitar su retracción, aunque pueden ser de utilidad limitada en casos graves.
- Colgajo cefálico de rotación interna *(cephalic turn in flap)*: similar al colgajo de spreader. Se realiza una reposición

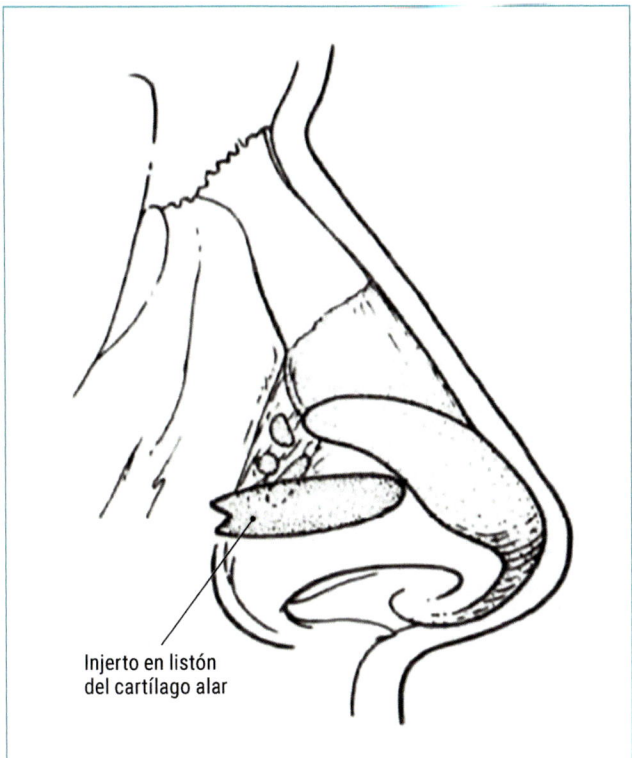

Figura 48-12. Injerto en listón de cartílago alar/*alar batten graft*.

interna del exceso craneal de la crura lateral de los cartílagos alares. Está especialmente indicado en pacientes con crura lateral ancha pero endeble, ayudando a evitar su colapso y el uso de otro tipo de injertos.

COMPLICACIONES Y CUIDADOS POSTOPERATORIOS

Se presentan el 10 % de las cirugías, aproximadamente. Normalmente, son leves y temporales. La hemorragia local es la complicación más frecuente. Suele resolverse con medidas conservadoras (elevación de la cabeza, oximetazolina en aerosol y taponamiento anterior). Otras complicaciones son hematoma o absceso septal, infección local, obstrucción del flujo aéreo, perforación septal (en casos de desgarros bilaterales de la mucosa) o resultados estéticos insatisfactorios.

Entre los cuidados postoperatorios se recomienda la administración de antibioterapia durante los 3 primeros días. Los corticoides en pautas descendentes ayudarán a disminuir el edema postoperatorio. Para el control analgésico, la administración de antiinflamatorios suele ser suficiente. El paciente no deberá sonarse la nariz durante las 3 primeras semanas, así como evitar ejercicios físicos el primer mes postquirúrgico.

Durante el postoperatorio inmediato, el paciente puede presentar equimosis en la región infraorbitaria, sobre todo, si se han llevado a cabo osteotomías. El edema disminuye progresivamente, pudiendo tardar meses en reabsorberse, sobre todo, a nivel de la punta. El paciente debe saber que hasta pasados 9-12 meses de la cirugía no se podrán valorar los resultados definitivos.

CIRUGÍA DE LOS CORNETES. TURBINECTOMÍA

Los cornetes inferiores, debido su rica vascularización, son los más susceptibles al agrandamiento, progresivo. Este proceso puede evolucionar desde hipertrofia, pasando por hiperplasia y, finalmente, una degeneración polipoide.

Puede ser secundaria a rinitis alérgica, vasomotora o hipertrofia compensadora por una desviación septal.

El procedimiento más habitual es la radiofrecuencia bipolar del cornete inferior. Este procedimiento se puede realizar bajo anestesia local o bajo anestesia general, si se combina con otros procedimientos nasales.

Esta técnica esta contraindicada en pacientes con rinitis crónica atrófica y rinorrea purulenta.

Para lograr un correcto diagnóstico y decisión terapéutica debemos realizar una TC de senos paranasales para descartar hipertrofia ósea de los cornetes. En ese caso combinaríamos la radiofrecuencia con otras técnicas como la turbinectomía parcial con tijeras.

Previo a la radiofrecuencia se realiza una prueba con oximetazolina tópica para comprobar una mejoría subjetiva del tamaño del cornete.

En primer lugar, se realiza infiltración de la mucosa con bupivacaina al 2,5 % y adrenalina 1:200.000. De forma opcional, el cornete inferior se puede luxar hacia la línea media para exponer mejor el fondo del meato inferior. Se aplica gel salino sobre la punta del electrodo. Se introduce submucoso hasta la profundidad deseada durante 10 segundos. En función de su tamaño, el cornete puede necesitar 2-4 túneles.

PACIENTES CON LABIOPALADAR HENDIDO

La rinoplastia en pacientes con labiopaladar hendido (LPH) tiene como objetivo mejorar la función nasal, la simetría y la estética. En la deformidad del LPH, debido a un crecimiento maxilar deficiente, se producen problemas anatómicos complejos a nivel nasal (**Fig. 48-13**).

La reparación primaria del labio suele realizarse en los primeros meses de vida, seguida de procedimientos secundarios para mejorar la simetría y la función nasal. La rinoplastia secundaria se recomienda en torno a los 14 años, cuando el paciente ha finalizado el pico de crecimiento.

Los pacientes con LPH suelen presentar una amplia gama de deformidades nasales, como asimetría nasal, malposición de la punta nasal, desviación septal y colapso alar. Latham describió que la expansión de la premaxila, la deficiencia de la espina nasal, y el retroposicionamiento de las cruras medias son factores causales de las deformidades nasales en estos pacientes.

Las técnicas de rinoplastia pueden incluir injertos de cartílago, septoplastia, afinamiento de la punta nasal y reducción de la base alar para tratar estos problemas. La asimetría del cartílago inferior lateral es el componente clave en la corrección de la deformidad del LPH. Existen múltiples publicaciones que tratan esta temática. Se describen diversas técnicas, entre las que destacamos 4 básicas: métodos de sutura, sección transversal de cartílago y reorientación, injertos de aplicación y nueva colocación de cartílago.

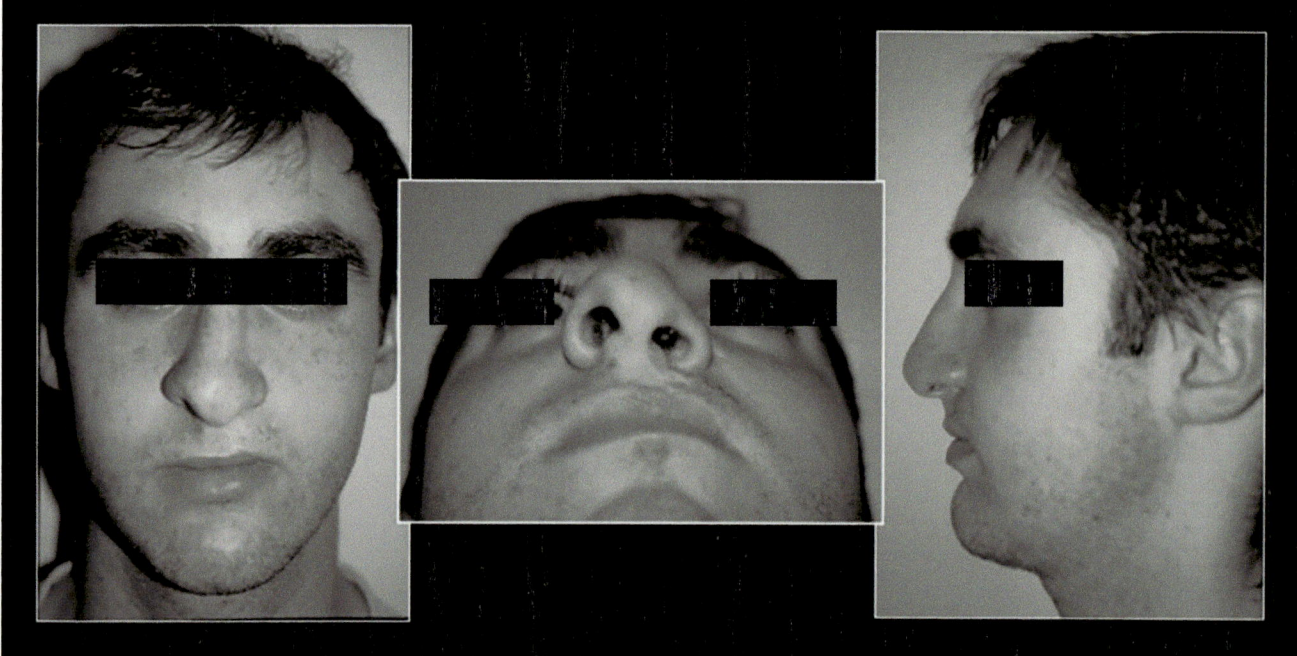

Figura 48-13. Deformidad nasal en paciente con fisura labio-palatina.

Los pacientes con LPH pueden presentar un soporte deficiente de los tejidos blandos y cicatrices alrededor de la base nasal, afectando a la proyección y simetría de la punta. Pueden emplearse técnicas de reconstrucción de los tejidos blandos, como la plastia en Z para mejorar el contorno y la simetría nasales. Además, la Z-plastia permite corregir una patología valvular externa secundaria a estenosis de la zona. En caso de deformidades esqueléticas asociadas, se recomienda la corrección inicial de estas antes de plantear la rinoplastia definitiva.

Debemos recordar que la rinoplastia en pacientes con LPH tiene como objetivo también mejorar la función nasal y la respiración. En muchos casos serán necesarias técnicas, como la colocación de *spreader grafts*, *batten grafts* y reconstrucción de la válvula nasal interna para mejorar el flujo de aire.

ERRORES COMUNES EN RINOPLASTIA

Debemos tener en cuenta una serie de errores comunes o complicaciones asociados a esta intervención:

- Resección inadecuada del dorso nasal: la extirpación de demasiado cartílago o hueso del dorso nasal puede dar lugar a una deformidad en silla de montar. En el caso contrario, una resección insuficiente puede producir una giba dorsal persistente.
- Cielo abierto persistente, secundario a un fallo en la realización de las osteotomías.
- Deformidad en *polly beak o parrot beak deformity:* como hemos reflejado anteriormente en este capítulo, puede deberse a una resección inadecuada del dorso cartilaginoso o a la presencia de un tejido cicatricial fibrótico.

- Colapso de la válvula nasal: el debilitamiento o la desestabilización de la zona de la válvula nasal durante la cirugía puede provocar dificultades respiratorias secundarias.
- Retracción alar o deformidades del borde alar: la resección excesiva del cartílago alar o la colocación incorrecta de las incisiones puede provocar retracción alar o deformidades, con la consiguiente asimetría o distorsión de las fosas nasales.
- Rotación inadecuada de la punta: una excesiva rotación de la punta provocará un aspecto poco natural (nariz de cerdito). En el caso contrario se produciría una punta caída o ptosis secundaria a un fallo de soporte. En esta situación, los injertos columelares, como el strut y el escudo, tanto por separado como juntos (técnica del estandarte), serán de suma importancia para dar un adecuado sostén a la rotación de la punta.

PROCEDIMIENTOS COMPLEMENTARIOS

En el momento de realizar la planificación prequirúrgica debemos tener en cuenta puntos de referencia importantes que afectan al resultado estético final. Estos son la mejilla, el mentón y la frente. Muchas veces, estos puntos requieren también modificaciones para lograr un resultado final óptimo.

Cuando el mentón es pequeño, la nariz parece grande, las mejillas se hacen evidentes y el labio inferior sobresale. Un mentón pequeño requerirá corrección mediante mentoplastia o prótesis de mentón.

Si la zona malar y zigomática están hipoproyectados, la nariz puede parecer más grande de lo que es, igual que una región glabelar retraída puede producir una sensación de dorso nasal aumentado. En estos casos se puede realizar un injerto graso/*lipofilling* que mejore globalmente el perfil facial.

PUNTOS CLAVE

- Debemos conocer adecuadamente la anatomía nasal y la repercusión que tiene la modificación de cada uno de sus componentes durante la cirugía.
- La evaluación del paciente debe incluir una entrevista con el paciente, en la que este debe expresar sus expectativas, inspección clínica (examen externo e intranasal), fotografías y estudio radiográfico.
- La septorrinoplastia cerrada ofrece la ventaja de menor inflamación postoperatoria, recuperación más rápida y ausencia de cicatrices visibles en la parte externa de la nariz. En contraposición, la técnica abierta nos permite una exposición mayor del dorso y la punta, facilitando su inspección y manipulación en procedimientos reconstructivos complejos.
- La septoplastia tendrá como objetivo la reposición del cartílago cuadrangular en la línea media. Sigue los principios clásicos de Cottle. En la actualidad, la rinoplastia estructural busca una resección conservadora del cartílago cuadrangular.
- La deformidad en *supratip* es una secuela frecuente (5-40%) en pacientes intervenidos de rinoplastia. Se describen diferentes causas, siendo la principal la deficiente resección del dorso. Su corrección es quirúrgica.
- Las osteotomías son fracturas controladas de los huesos nasales para remodelar y realinear el dorso nasal. En la actualidad se aboga por realizar una rinoplastia ultrasónica, mediante el uso del osteótomo piezoeléctrico.
- La conservación del soporte de la punta y de la integridad estructural es crucial para evitar las deformidades postoperatorias. Disponemos de diferentes técnicas para modificar la punta nasal: remodelación cartilaginosa, colocación de injertos, modificación mediante suturas, etcétera.
- El uso de injertos nos aporta múltiples opciones de tratamiento y resultados. El *gold standard* son los injertos autólogos, siendo las fuentes más utilizadas el cartílago septal y alar.
- Debemos prestar especial atención al adecuado funcionamiento de la válvula nasal interna, punto de control que regula el flujo inspiratorio.
- La rinoplastia en pacientes con labiopaladar hendido (LPH) tiene como objetivo mejorar la función nasal, la simetría y la estética. Debido a un crecimiento maxilar deficiente, se producen complejos problemas anatómicos a nivel nasal.

BIBLIOGRAFÍA

Çakır B, Saban Y, Daniel R, Palhazi P. Preservation rhinoplasty: basic steps. Preservation Rhinoplasty. Turkey: T.C. Kültür ve Turizm Bakanlığı Sertifika, 2020.

Gunter JP, Landecker A, Cochran CS. Frequently Used Grafts in Rhinoplasty: Nomenclature and Analysis. In: Rohrich RJ, Adams Jr. WP, Ahmad J, eds. Dallas Rhinoplasty: Nasal Surgery by the Masters (3rd edition). Boca Raton, FL: Taylor & Francis Group, LLC, 2014.

Maeso Plaza AM, Escobar Rincón PA, Ortega del Álamo P. II. Nariz y senos paranasales. Capítulo 49: Septorrinoplastia. Libro virtual de formación en ORL. Madrid: SEORL PCF.

Mazzara Bou C, Velázquez Diaz JM, Mareque Bueno J, et al. Rinoplastia. Capítulo 51: Cirugía estética cervicofacial. En: Rafael Martin-Granizo Lopez, eds. Manual de Cirugía Oral y Maxilofacial. Madrid: Sociedad Española de Cirugía Oral y Maxilofacial (SECOM), 2004.

Raspall Martín G, Mazarro Campos A. Rinoplastia estética. En: Navarro Cuellar C, Lorente Ramos R, eds. Cirugía Oral y Maxilofacial. Atlas de procedimientos y técnicas quirúrgicas. Madrid: Edictorial Médica Panamericana, 2019: 1035.

 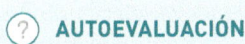 **AUTOEVALUACIÓN**

Cirugía de *lifting*

49

P. Vaquero Martínez, D. Mis Castell y N. Prat Valero

OBJETIVOS

Al finalizar la lectura de este capítulo, el lector será capaz de:
- Identificar los principales cambios anatómicos faciales y cervicales asociados al envejecimiento.
- Describir las distintas capas anatómicas involucradas en el *lifting* facial.
- Distinguir las técnicas de lifting facial más utilizadas y los principios de abordaje quirúrgico.
- Aplicar principios de evaluación preoperatoria para optimizar los resultados estéticos y las reducir complicaciones.
- Reconocer las complicaciones comunes del lifting facial y cervical, y su manejo.

INTRODUCCIÓN

El envejecimiento es un proceso multifactorial, en el cual, los cambios anatómicos en los tejidos blandos y en la estructura ósea contribuyen a la aparición de flacidez, arrugas y pérdida de volumen facial. Estos signos se manifiestan de manera más evidente en el rostro, debido a factores intrínsecos, como la genética y la pérdida de colágeno, y a factores extrínsecos, como la exposición solar, el tabaquismo y la dieta. La creciente demanda de procedimientos de rejuvenecimiento facial se ve impulsada por un aumento en la expectativa de vida: la OMS estima que la población mundial de personas mayores de 60 años se triplicará entre 2000 y 2050, alcanzando los 2.000 millones.

El lifting es un procedimiento quirúrgico, destinado a corregir los signos de envejecimiento mediante el reposicionamiento de los tejidos y la restauración del volumen perdido, conservando la apariencia natural del paciente. Este capítulo abarca las técnicas quirúrgicas actuales, incluyendo el lifting de plano profundo y la platismoplastia, que permiten un rejuvenecimiento integral del rostro.

HISTORIA

La cirugía de *lifting* facial, también conocida como cirugía de estiramiento facial, de rejuvenecimiento facial, *face-lift* o ritidectomía comenzó en el siglo XIX, cuando algunos pioneros, como Hollander, Lexer y Joseph, implementaron técnicas rudimentarias de resección cutánea en el área preauricular. En los años sesenta, de la mano de Aufricht y Skoog, cambió radicalmente el lifting facial, permitiendo una manipulación más profunda y efectiva de los tejidos faciales, lo

cual resultó en procedimientos más naturales y duraderos. Posteriormente, estos tejidos profundos fueron reconocidos como sistema musculoaponeurótico superficial (SMAS). A lo largo de las décadas, se fueron desarrollando varias técnicas más avanzadas, destacándose como aporte trascendental el descrito por Hamra, quien detalla la disección de planos aun más profundos, por debajo del SMAS, y extendiéndose hacia el tercio superior e inferior de la cara, con una mejoría significativa de los pliegues nasogenianos. Esta técnica busca mejorar no solo la flacidez, sino también el volumen facial perdido.

Recientemente, el enfoque en técnicas mínimamente invasivas ha dado lugar al *MACS-lift* (*Minimal Access Cranial Suspension Lift*) y al uso de hilos tensores. Estas técnicas consiguen un periodo de recuperación más corto y con menos cicatrices, lo cual es particularmente beneficioso en pacientes con envejecimiento moderado que buscan una mejoría sutil y natural.

ANATOMÍA FACIAL

El envejecimiento facial se caracteriza por la pérdida de elasticidad y volumen, así como por la ptosis de los tejidos. Los tejidos blandos de la cara forman una serie de capas. La capa más superficial es la piel; a continuación, está la capa subcutánea, el SMAS, los músculos de la mímica, la fascia facial profunda (fascia parotidomaseterina) y el periostio.

Piel

La piel es la capa más externa y está sujeta a cambios significativos con el envejecimiento. La radiación ultravioleta y los factores genéticos aceleran el deterioro del colágeno y la elastina, produciendo una piel flácida y arrugada. A nivel microscópico, este proceso se observa como una disminución en el grosor de la dermis y un incremento en la fragmentación de fibras elásticas. Clínicamente, esto provoca elastosis y pérdida de tono cutáneo. Estas alteraciones hacen que el manejo de la piel sea un componente clave en el lifting facial para asegurar un "*redraping*" adecuado.

Capa subcutánea

La capa de tejido adiposo subcutáneo, localizada inmediatamente debajo de la piel y encima del SMAS, desempeña un papel crucial en la apariencia juvenil del rostro. Con la edad, los compartimentos grasos sufren atrofia y migración, lo cual contribuye al hundimiento y la pérdida de contornos faciales definidos, especialmente, en la región malar y en la línea mandibular. Este volumen perdido se puede restaurar durante el lifting mediante la redistribución de tejidos, evitando, en algunos casos, la necesidad de injertos adicionales de grasa.

Sistema musculoaponeurótico superficial (SMAS)

El SMAS es una estructura fibromuscular que envuelve la musculatura de la expresión facial y del cuello, separando el tejido celular subcutáneo de la fascia parotidomaseterina. Este plano es crucial en las técnicas de lifting facial, ya que permite reposicionar las estructuras faciales sin aplicar tensión directa sobre la piel, lo que contribuye a que los resultados estéticos sean más duraderos y naturales. Además, el SMAS actúa como una capa estructural que soporta los tejidos blandos y permite una retención del volumen facial, ayudando a contrarrestar la ptosis causada por la gravedad.

El SMAS se extiende hacia arriba, continuando con la gálea aponeurótica, y se fusiona con el platisma en el cuello. Esta continuidad estructural permite manipularlo como un "colgajo compuesto" durante el lifting, lo que es clave para lograr un rejuvenecimiento facial completo. Esta capa fibromuscular no es un "sistema" uniforme, sino que presenta variaciones en espesor y composición, dependiendo de su ubicación en el rostro. Por ejemplo, es más gruesa a nivel de la región parotídea y se adelgaza hacia las áreas temporales y del cráneo, donde se integra en la fascia temporoparietal y la gálea. Esta característica de grosor variable hace que el manejo quirúrgico del SMAS en el lifting facial sea más complejo en ciertas áreas, como el borde de la glándula parótida, donde la capa se adelgaza significativamente y el riesgo de lesionar las ramas del nervio facial aumenta. A nivel temporomalar se sitúa por encima del arco cigomático y esta es otra localización crítica, debido al paso de la rama frontal del nervio facial.

Otro aspecto relevante del SMAS es su relación con los "planos de deslizamiento" (*glide planes*) y ligamentos retenedores faciales. Los planos de deslizamiento, como el espacio precigomático y el premasetérico, permiten el movimiento suave de los tejidos faciales sobre las capas subyacentes, y están

anatómicamente predispuestos para facilitar la elevación en un lifting "*deep plane*".

Músculos de la expresión

Los músculos de la mímica facial, como el orbicular de los ojos y los cigomáticos, están estrechamente vinculados con la aparición de arrugas dinámicas y la pérdida de tonicidad facial con el paso del tiempo.

La musculatura de la mímica facial se organiza en dos grupos principales: los músculos superficiales, como el platisma, el orbicular de los ojos y los cigomáticos mayor y menor; y los músculos profundos, como el buccinador, el elevador del ángulo de la boca y el músculo *mentalis*. Todos estos músculos están inervados por el nervio facial y se caracterizan, a diferencia de la mayoría de los músculos del cuerpo, que tienen origen e inserción en hueso, por originarse en el macizo facial y anclarse en la dermis. Esta particularidad permite que su contracción mueva la piel, lo que otorga una gran expresividad al rostro y facilita la formación de arrugas dinámicas (**Fig. 49-1**).

El platisma, situado en el cuello, es especialmente relevante en el envejecimiento cervical, ya que su flacidez provoca la pérdida del ángulo cervicomental y la aparición de bandas platismales. Este músculo, situado justo debajo de la piel y grasa subcutánea cervical, se inserta en el borde inferior de la mandíbula, piel de la región mental, y en los depresores del ángulo y del labio inferior, aunque en algunos casos presenta fibras que se extienden hasta la prominencia malar y el arco cigomático. A medida que desciende por el cuello, su grosor aumenta y se vuelve más evidente, formando una estructura

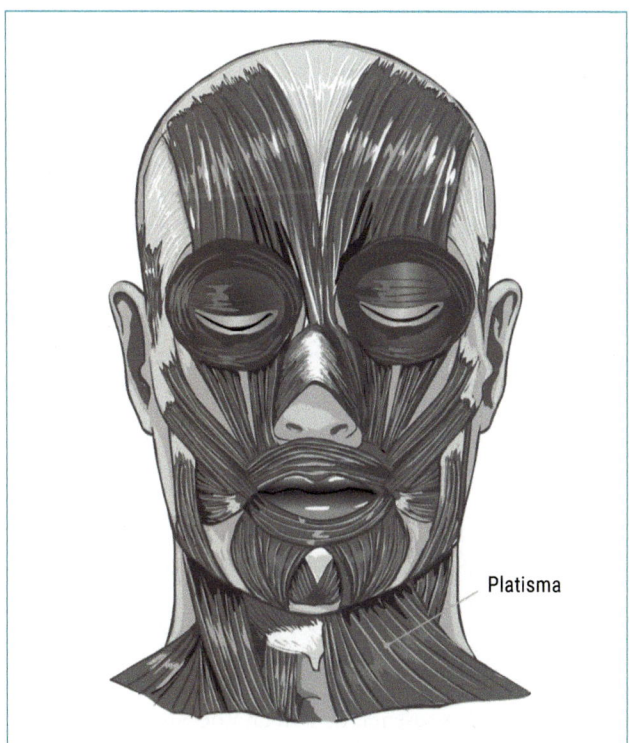

Platisma

Figura 49-1. Músculos de la expresión facial y platisma.

en "sábana" que proporciona soporte a las estructuras cervicales. Con el tiempo, el platisma pierde tono muscular, lo que disminuye su función de soporte y genera ptosis de los tejidos blandos. La restitución del platisma (platismoplastia), combinada a veces con una liposucción cervical, mejora significativamente el contorno facial y ayuda a redefinir el borde mandibular, proporcionando una transición armónica entre el rostro y el cuello.

Fascia profunda (fascia parotidomaseterina)

Inmediatamente profunda al sistema musculoaponeurótico superficial (SMAS) se encuentra la fascia parotidomaseterina, que es la continuación en la cara de la fascia cervical profunda. Esta fascia envuelve la glándula parótida y el músculo masetero, y se extiende como fascia temporal profunda en la región temporal. Su importancia radica en que debajo de ella transcurren estructuras críticas, como las ramas del nervio facial y el conducto de Stenon, lo que hace fundamental una disección cuidadosa en esta región para evitar dañar estas estructuras. En procedimientos de lifting, la fascia parotidomaseterina actúa como una barrera protectora para estas estructuras, especialmente, en las técnicas que trabajan en el plano profundo. Por lo tanto, manipular esta fascia con precisión es esencial para evitar complicaciones funcionales y estéticas significativas.

Periostio

El **periostio** es la capa más profunda del rostro y está en contacto directo con el esqueleto facial. Esta estructura es una referencia anatómica importante en el **lifting subperióstico**, ya que trabajar en este plano profundo minimiza el riesgo de daño al nervio facial, que se encuentra en planos más superficiales.

Como hemos visto, hay distintas estructuras faciales que pueden ser dañadas durante la cirugía del rejuvenecimiento facial y que pueden implicar complicaciones y secuelas graves. Las distintas ramas del nervio facial pueden ser dañadas durante la disección de los colgajos, produciendo una de las complicaciones más temidas. Otras estructuras son los ligamentos de retención de las fascias superficial y profunda en su unión a las estructuras subyacentes, como la glándula parótida o el músculo masetero. También se tiene que considerar el conducto de Stenon y la almohadilla de grasa bucal, al disecar por delante del músculo masetero, así como el nervio auricular mayor a nivel del borde posterior del músculo esternocleidomastoideo.

ESTUDIO PREOPERATORIO

Análisis facial del paciente

Un análisis facial exhaustivo es esencial para identificar las áreas de flacidez, atrofia y pérdida de volumen. Los cánones de belleza se basan en las proporciones faciales. A lo largo de las épocas, estos han ido cambiando y, actualmente, se tiende

hacia un perfil biprotrusivo. Es importante valorar la cara del paciente, la simetría, la proporción entre la altura y la anchura, así como el perfil. El análisis frontal divide la cara en tercios. El superior va desde la línea de implantación del pelo hasta la parte inferior de las cejas, el tercio medio está limitado inferiormente por la base de la nariz, y el tercio inferior hasta la parte inferior del mentón (**Fig. 49-2**).

La longitud de los tres tercios debería ser la misma y la proporción ideal del tercio inferior es de un tercio desde la base de la nariz hasta la comisura labial y dos tercios desde la comisura hasta la base del mentón (**Fig. 49-3**).

También se debe analizar el tipo de piel, la laxitud de los tejidos blandos, la cantidad de tejido adiposo y el soporte óseo, ya que el enfoque terapéutico puede ser completamente distinto en cada paciente y precisar la combinación de otras técnicas quirúrgicas para mejorar la estética facial y satisfacer los deseos del paciente.

Antecedentes patológicos del paciente

La realización de una exhaustiva historia clínica es de suma importancia para detectar posibles factores de riesgo que puedan comprometer el éxito de la cirugía. El tabaquismo, los trastornos de la hemostasia, la toma de medicación antiagregante o anticoagulante, la diabetes mellitus o la tendencia a formar cicatrices hipertróficas, entre otros factores de riesgo, deben ser detectados previamente.

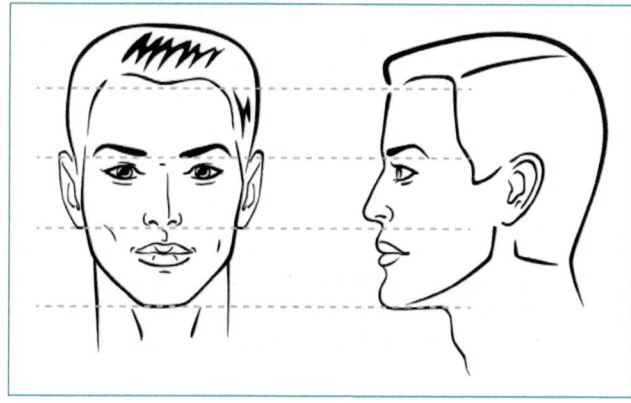

Figura 49-2. Tercios faciales.

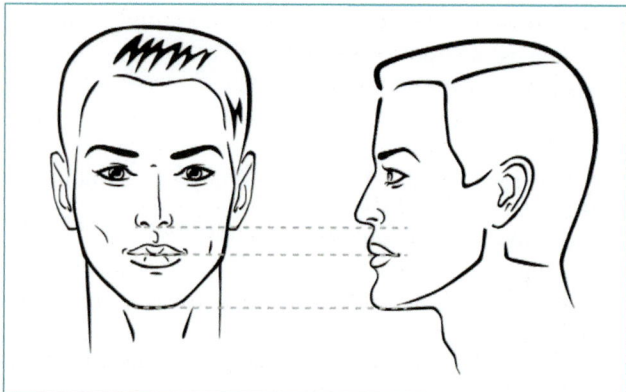

Figura 49-3. Tercios del tercio inferior facial.

Expectativas del paciente

Un manejo adecuado de las expectativas es crucial para el éxito del procedimiento. El cirujano debe discutir con el paciente los posibles resultados, así como los límites y complicaciones de la cirugia, para asegurar una comprensión mutua de los objetivos realistas del procedimiento. Esta etapa ayuda a evitar insatisfacción postoperatoria y promueve una recuperación emocional y física óptima del paciente.

Registro fotográfico

El estudio preoperatorio debe completarse con la realización de fotografías del paciente frontales, de perfil, basal, tres cuartos, superior, en reposo y dinámicas, y de las distintas áreas faciales, como la órbita, nariz o la boca y los labios, entre otras. Deberán repetirse después de la intervención quirúrgica para poder comparar el efecto de la cirugía y la evolución postoperatoria. Este registro no solo es útil para evaluar los resultados, sino también como una referencia en caso de discrepancias.

TÉCNICA QUIRÚRGICA

Anestesia

A pesar de que algunos cirujanos realizan este procedimiento bajo anestesia local y sedación, lo más habitual es realizarlo con anestesia general, especialmente, en casos que requieren una disección extensa en el plano profundo.

El anestésico más utilizado es la lidocaína, aunque se pueden utilizar otros de vida media más larga, siempre teniendo en cuenta las dosis máximas recomendadas, ya que la eliminación también será más lenta. La técnica tumescente, que se emplea también en liposucción, como la descrita por Klein mediante la combinación de lidocaína, adrenalina, bicarbonato y suero salino, facilita la disección quirúrgica y reduce el sangrado, también reduce el tiempo operatorio, la inflamación y la probabilidad de hematomas postoperatorios.

Diseño de la incisión

La planificación adecuada de la incisión es fundamental en el lifting, ya que determina la dirección de los vectores de suspensión y garantiza un posicionamiento adecuado de los tejidos faciales. La incisión en el lifting se divide en tres partes: temporal, tragal y retroauricular:

Incisión temporal: suele ser pretriquial o intratriquial. La incisión postriquial produce un movimiento posterior de las patillas y, como consecuencia, una pérdida de pelo en las mismas. La incisión pretriquial reduce la posibilidad de pérdida de pelo, pero tiene el riesgo de producir una cicatriz blanca visible (**Fig. 49-4**).

Incisión tragal: está condicionado por el sexo. En varones se recomienda realizar una incisión pretragal para evitar el desplazamiento de pelo desde la región de la patilla hacia el

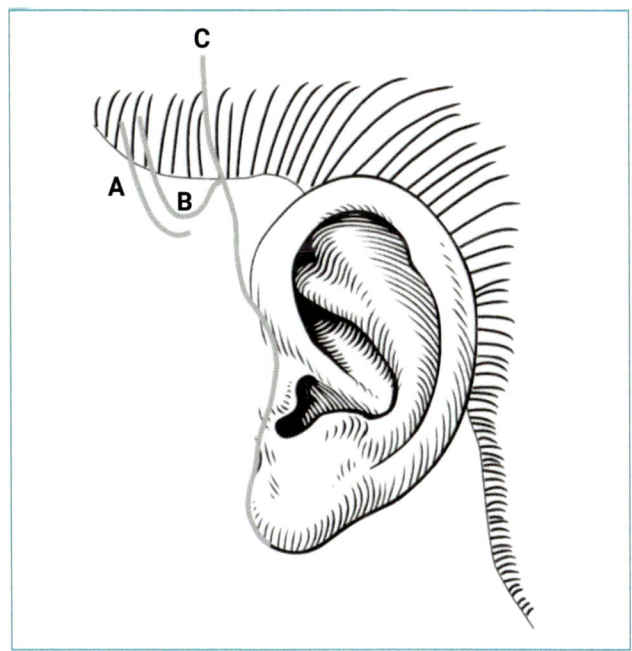

Figura 49-4. Incisiones temporales. **A.** Petriquial. **B.** Intratriquial. **C.** Postriquial.

trago, que produciría el crecimiento de vello en el mismo. En mujeres se recomienda la incisión postragal para que no quede una cicatriz visible (**Fig. 49-5**).

Incisión retroauricular: se realiza por detrás de la concha, a nivel de la mastoides y se extiende hacia la línea de pelo retroauricular de manera horizontal o se extiende superiormente en forma de "U invertida" o "zig-zag" (**Fig. 49-6**).

En los casos en que se asocie un lifting cervical, se realiza una incisión submentoniana de unos 2,5-3,5 cm, la cual permite abordar el cuello y realizar una platismoplastia o resección de la grasa submentoniana.

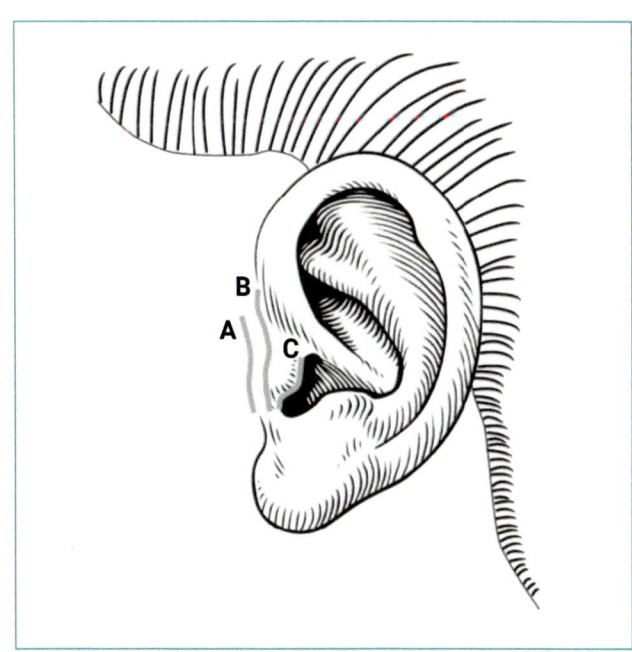

Figura 49-5. Incisiones tragales. **A.** Tragal. **B.** Parte superior del trago. **C.** Postragal.

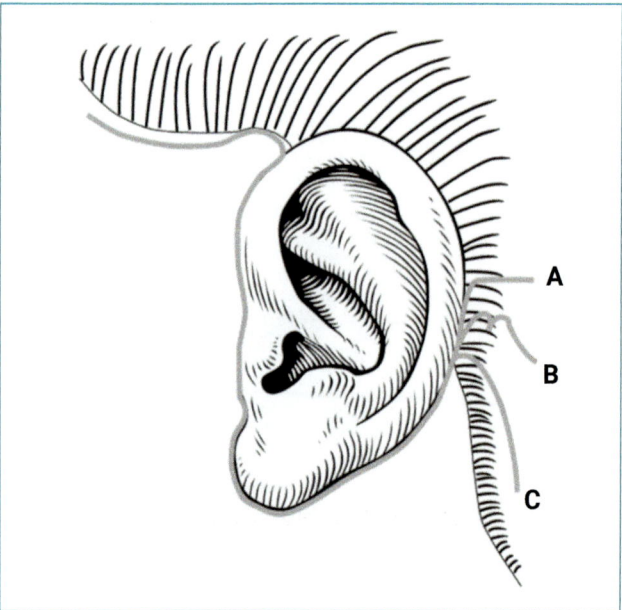

Figura 49-6. Incisiones posauriculares. **A.** Horizontal. **B.** En zigzag. **C.** Siguiendo la línea del pelo.

Disección del colgajo

La cara se puede dividir en tres zonas:

- Zona 1: zona facial.
- Zona 2: zona periorbitaria.
- Zona 3: zona frontal.

A la hora de planificar la cirugía es de vital importancia planificar correctamente los vectores para reposicionar los tejidos blandos faciales y obtener un resultado natural contra los efectos gravitatorios (**Fig. 49-7**).

Las técnicas convencionales solo permiten cambios a nivel de la zona 1, al reposicionar el SMAS y la grasa malar. Esto puede crear efectos negativos en las zonas adyacentes, al no corregir la frente y producir un hundimiento de los ojos (**Fig. 49-8**).

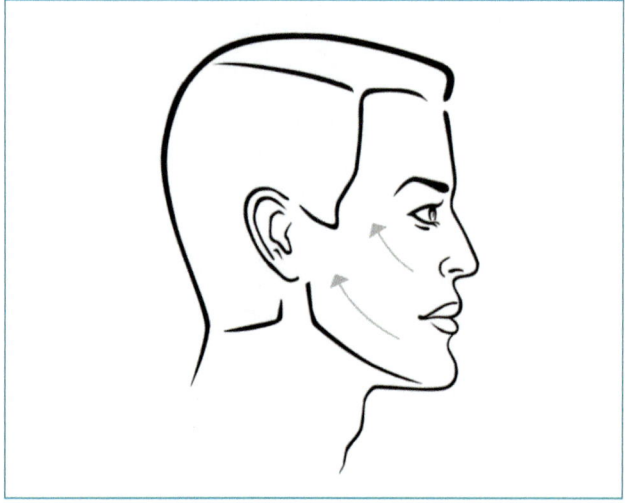

Figura 49-7. Vectores.

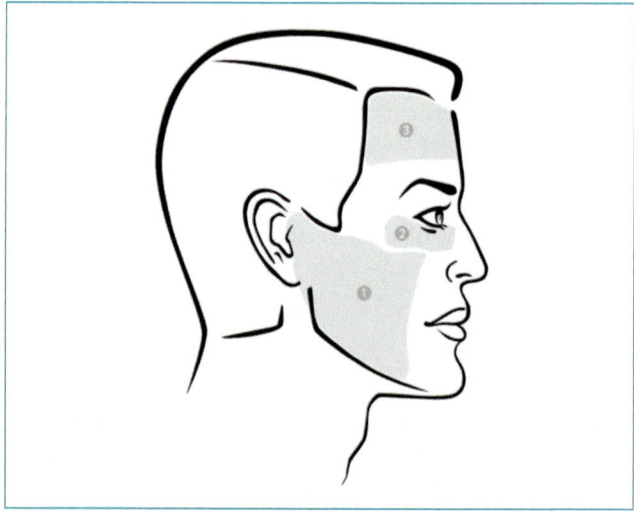

Figura 49-8. Zonas faciales.

El análisis de la anatomía nos permitirá realizar el tipo de lifting más adecuado para cada paciente. Así, una paciente joven con poco exceso de tejidos blandos y poca laxitud se podría beneficiar de un lifting convencional. En cambio, una paciente mayor, con una ptosis de los tejidos blandos, gran laxitud de estos y pérdida del ángulo cervicomental, se podría beneficiar de una ritidectomía más agresiva con liposucción submental y lifting cervical.

A continuación, se expondrá la técnica clásica:

- La elevación del colgajo se inicia en el área temporal en un plano profundo a través de la fascia temporoparietal para evitar dañar la rama frontal del nervio facial y que quede superficialmente protegida por la fascia subgaleal, realizando una disección roma hasta 2 cm por encima de la ceja. Un colgajo grueso a este nivel también tiene la ventaja de mejorar su irrigación y reducir la probabilidad de alopecia en el área temporal del colgajo (a diferencia de la alternativa a este nivel que es el colgajo subcutáneo por debajo de los folículos pilosos). A continuación, se extenderá el colgajo por la mejilla, por encima del SMAS. De esta manera se crea un área entre dos planos de distinta profundidad: el primero, a nivel de la fascia temporoparietal, y el otro, por encima del SMAS, en la denominada área meso-temporalis y por la cual discurre la rama frontal del nervio facial. Al conectar ambas áreas se debe tener en cuenta la preservación de la rama frontal de la arteria temporal superficial que se sitúa lateral y superiormente a la rama frontal del nervio facial, por lo que, al disecar, no se debe avanzar más medialmente de la rama frontal de la arteria temporal superficial para evitar dañar el nervio.
- La disección del colgajo facial se realizará entre el tejido subcutáneo y el SMAS, teniendo como referencia la glándula parótida, ya que, medial a la misma, las ramas terminales del nervio facial son más superficiales y hay mayor riesgo de dañarlas si nos acercamos hacia la línea entre el reborde orbitario y la comisura labial, debiendo llegar hasta unos dos centímetros del surco nasogeniano. Para esta maniobra es de gran utilidad el uso de un separador con luz o una luz frontal. La extensión medial

extensa de este colgajo cutáneo, junto a una excesiva tensión, puede provocar una necrosis del colgajo o cicatrices hipertróficas.

A nivel retroauricular se realiza un colgajo grueso hasta la fascia del músculo esternocleidomastoideo y, al llegar al lóbulo de la oreja, se hará más superficial por el tejido subcutáneo para evitar dañar el nervio auricular mayor y la vena yugular. A continuación, se conectarán el colgajo retroauricular con el colgajo facial y se extenderá hacia el cuello, comunicándolo con el lado contralateral.

El lifting cervical puede precisar una incisión submental para la exéresis de grasa (lipectomía submentoniana) y recuperar el ángulo mandibular, que proporciona un notable efecto rejuvenecedor que puede combinarse con una platismoplastia. Esta consiste en la disección del músculo platisma a nivel de la línea media en los dos lados, seguida de la resección o no de los bordes anteriores del músculo en función del caso. A continuación, se realiza una incisión baja horizontal a nivel medial y se sutura en la línea media desde el mentón hasta el cartílago tiroides o cricoides (**Fig. 49-9**).

Para la técnica del lifting de planos profundos, la incisión inicial en el SMAS se realiza siguiendo una línea que va desde el ángulo de la mandíbula hacia el canto lateral del ojo. Esta incisión profunda permite acceder al plano sub-SMAS, liberando los tejidos adheridos para reposicionarlos en un vector vertical. Un aspecto clave es la liberación de los ligamentos faciales retenedores. Estos ligamentos, que incluyen el cigomático, el mandibular y el masetero, anclan el SMAS al esqueleto facial y limitan su movilidad. Estos ligamentos se seccionan cuidadosamente para permitir que el colgajo SMAS-platisma se desplace hacia arriba sin restricciones. La liberación del ligamento cigomático, que es particularmente fuerte y conecta la grasa malar con el hueso cigomático, permite una elevación efectiva del tercio medio de la cara y restaura el volumen perdido en la zona malar.

La fijación del colgajo de SMAS debe realizarse con suturas no reabsorbibles o que se reabsorban lentamente y en caso de que haya un exceso de colgajo de SMAS, este se puede enrollar sobre sí mismo en lugar de resecarlo e incorporar una malla de vicryl entre las dos capas de SMAS para incrementar la fijación del colgajo (**Fig. 49-10**).

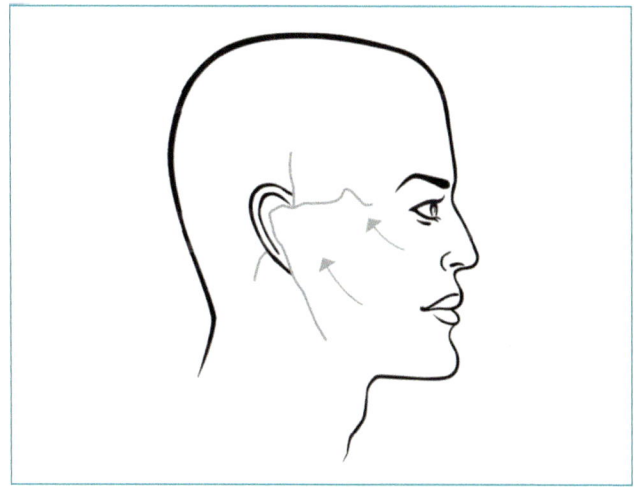

Figura 49-10. Reposición del colgajo cutáneo.

Sutura del colgajo cutáneo

Antes de proceder a la sutura, se debe realizar una minuciosa revisión de la hemostasia y cauterizar o ligar toda estructura vascular sangrante. Algunos cirujanos son partidarios de colocar una capa de adhesivo de fibrina (Tissucol®) encima del lecho quirúrgico para minimizar el riesgo de sangrado postoperatorio.

La reposición del colgajo cutáneo es de suma importancia para conseguir el éxito final de la cirugía. Un vector inadecuado puede producir un efecto poco natural, y se debe tender a realizar vectores en dirección lateral y vertical y fijarlo con una sutura provisional a nivel supraauricular. La porción cervical se fija a nivel postauricular con un vector lateral. A continuación, se marcará la piel que se va a resecar del colgajo, de forma que se adapte perfectamente al otro lado de la incisión y sin tensión. De lo contrario, se puede formar una cicatriz hipertrófica o áreas de alopecia por necrosis, que condicionan negativamente el resultado final de la cirugía. En función de la cirugía y del cirujano se dejará o no un drenaje tipo Jackson-Pratt o Redon que se retirará durante las primeras 24 horas (**Fig. 49-11**).

Finalmente, como en toda cirugía estética, se debe ser precavido y no querer realizar cirugías muy agresivas para obtener un gran cambio. Los tratamientos agresivos tienden a dar unos

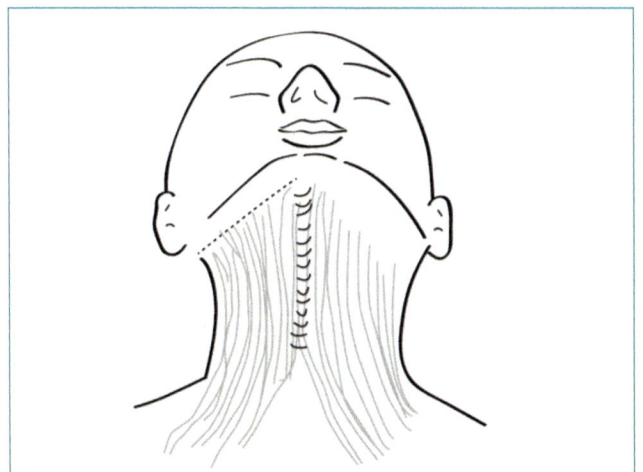

Figura 49-9. Disección y sutura en la línea media del platisma.

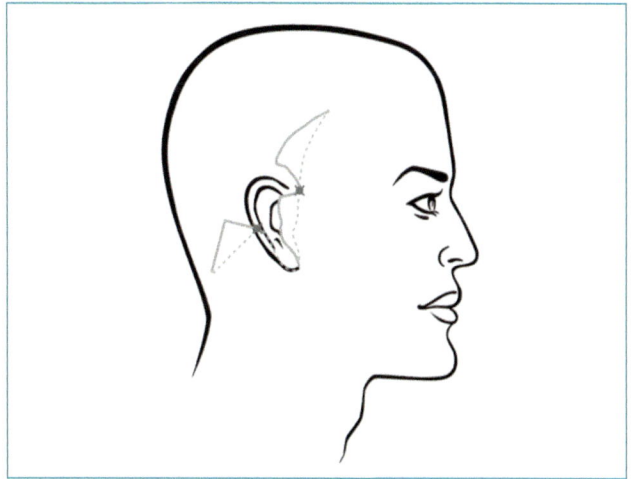

Figura 49-11. Sutura del colgajo cutáneo.

resultados artificiales y la probabilidad de complicaciones se incrementa considerablemente. Debemos tener presente, como dice Peter Scheer, *«less is more»* y que los pequeños cambios siempre proporcionarán resultados más naturales.

CUIDADOS POSTOPERATORIOS

Al finalizar la intervención se colocará un vendaje no compresivo para evitar la isquemia de los colgajos y evitar la formación de hematomas. Dicho vendaje se retira a las 24-48 h para revisar el lecho quirúrgico. En el postoperatorio inmediato debe mantenerse una tensión controlada y evitar que la presión arterial sistólica sobrepase los 130 mmHg. Las suturas se retirarán alrededor del séptimo día. En los días siguientes a la operación, el paciente no deberá realizar actividad física ni tomar el sol, y deberá proteger las heridas quirúrgicas para evitar que se infecten. Es conveniente dar al paciente una hoja de instrucciones postoperatorias y hacer un seguimiento estrecho para detectar precozmente cualquier posible complicación.

Lifting endoscópico

La utilización de la endoscopia permite la realización de un lifting con unos abordajes menores y dejando menos cicatrices visibles. Para la disección frontal se utilizan cinco incisiones en el cuero cabelludo. A través de estos abordajes se realizará una disección subperióstica, identificando endoscópicamente las estructuras vasculo-nerviosas y se colocarán puntos de tracción de los tejidos blandos que se fijarán a la aponeurosis temporal profunda y a la calota con dispositivos específicos, tornillos o con fijación externa. En esta técnica, para el tercio medio se realiza la incisión de blefaroplastia inferior y para el tercio inferior se utiliza una incisión submentoniana.

Lifting con suturas

Esta técnica menos invasiva se puede practicar bajo anestesia local mediante pequeñas incisiones a través de las cuales se pasan unas suturas de polipropileno que contienen unos conos reabsorbibles que se anclan a los tejidos blandos profundos y permiten reposicionarlos. La incisión es a nivel temporal en el lifting de tercio medio y retroauricular en el lifting cervical. Alrededor de los conos se crea una fibrosis que mantiene el efecto creado por la suspensión (**Fig. 49-12**). El problema de este tipo de técnica es que la fibrosis que genera puede condicionar futuros tratamientos quirúrgicos.

COMPLICACIONES

Hematoma

Es la complicación más frecuente; un 70 % de las complicaciones son de este tipo. Es más frecuente en varones y

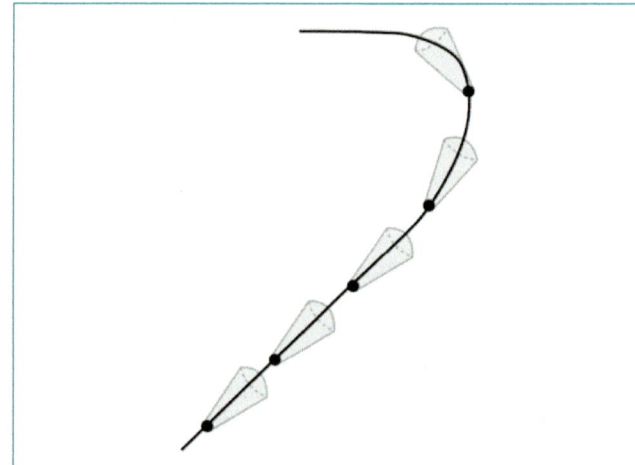

Figura 49-12. Suturas utilizadas en el *lifting* con hilos.

suele aparecer precozmente, unas 4 horas después de la intervención. Cuando se sospecha, se debe proceder a su drenaje rápidamente, ya que el peligro no es la propia aparición del hematoma, sino el retraso en su diagnóstico y tratamiento. Esta complicación puede ser dramática porque el colgajo isquémico puede llegar a necrosarse. Para evitar su aparición es muy importante realizar una minuciosa historia clínica, haciendo hincapié en la detección de hipertensión arterial, alteraciones de la coagulación o la toma de medicación, como antiagregantes plaquetarios, entre otros, para poder manejarlos correctamente antes de la intervención. Un factor que debe tenerse en cuenta es el control de la tensión arterial durante (se debe obtener una tensión arterial sistólica inferior a 120 mmHg) y después de la operación.

Ante la aparición de un hematoma, ciertos autores prefieren retirar algún punto de sutura y proceder a su drenaje de una manera más conservadora, y otros prefieren volver a entrar a quirófano para retirar toda la sutura, exponer el colgajo, retirar los coágulos sanguíneos y electrocoagular el o los vasos sangrantes para posteriormente suturar las heridas y colocar un vendaje compresivo. Diversos estudios han demostrado la eficacia del uso de adhesivos de fibrina en la prevención de hematomas tras la realización de un lifting, pero en el metaanálisis de Por YC no se encontró ningún beneficio estadísticamente significativo tras el uso de sellantes de fibrina en la cirugía del estiramiento facial, aunque su uso puede ser útil en pacientes de alto riesgo de formación de hematomas.

Lesión nerviosa

Otra complicación temida en la cirugía del estiramiento facial es la lesión nerviosa. Esta se puede producir por el daño de nervios motores, especialmente, la rama bucal del nervio facial. Otras ramas que se pueden afectar son la rama frontal o la rama marginal, que producirá una debilidad en los músculos depresores del labio inferior y en el músculo *mentalis*, afectando considerablemente a la sonrisa. La lesión puede deberse a una neurapraxia, que puede recuperarse en un período de semanas a meses, o a una lesión del propio nervio. Esta complicación debe ser advertida al paciente y debe constar en el consentimiento informado. Cuando se ha establecido una lesión nerviosa motora puede ser útil la inyección de toxina botulínica en el lado contralateral para mejorar la simetría facial.

También se puede producir una lesión nerviosa sensitiva a nivel del nervio auricular mayor. Esta lesión se produce con más frecuencia en la cirugía de la glándula parótida y puede producir una pérdida de sensibilidad a nivel del pabellón auricular y, más raramente, un neuroma, que se manifestará como un nódulo subcutáneo que, característicamente, al ser puncionado para realizar una citología producirá mucho dolor y no se obtendrán células.

Cicatrices hipertróficas

La formación de queloides o cicatrices hipertróficas puede suceder independientemente de la sutura y para minimizar la probabilidad de su aparición se debe realizar una sutura muy meticulosa. En caso de que aparezca, aparte de los apósitos de silicona, puede ser útil la inyección local de esteroides

o realizar una exéresis quirúrgica de la cicatriz, al menos, seis meses después de la primera intervención.

Otras complicaciones

Como en todas las intervenciones quirúrgicas, se puede producir una sobreinfección, a pesar de que en este tipo de operación es extraño que aparezca, debido a que es una intervención limpia y al uso de antibióticos intravenosos. También se puede producir una necrosis del colgajo cutáneo por un exceso de tensión en el cierre o por un vendaje excesivamente compresivo. Algunos cirujanos contraindican la realización de un lifting si el paciente es fumador, debido a la menor irrigación sanguínea en los márgenes distales de los colgajos cutáneos. Otras complicaciones descritas poco frecuentes son la deformidad del lóbulo de la oreja (*pixie ear*) por una mala colocación y sutura de los extremos de la incisión, la alopecia por un exceso de tensión en las suturas, la aparición de una fístula salival por daño de la glándula parótida, la lesión del nervio espinal, produciendo una asimetría del cuello por atrofia del músculo esternocleidomastoideo y trapecio ipsilaterales o el desarrollo de una fascitis facial, causando una firme retracción uni o bilateral de la cara o cuello.

PUNTOS CLAVE

- La ritidectomía avanzada implica un enfoque integral y tridimensional para restaurar el contorno facial y cervical.
- La manipulación del SMAS y el lifting de plano profundo permiten conseguir resultados estéticamente duraderos sin tensión en la piel.
- El control preoperatorio y la gestión de las expectativas del paciente son cruciales para conseguir una gran satisfacción postoperatoria.
- Las técnicas de lifting cervical y platismoplastia restauran el ángulo cervicomental juvenil y mejoran el perfil cervical.
- La observación y el manejo de complicaciones, como hematomas y cicatrices hipertróficas, son fundamentales para el éxito de la intervención.

BIBLIOGRAFÍA

Floyd EM, Sukato DC, Perkins SW. Advances in Face-lift Techniques, 2013-2018: A Systematic Review. JAMA Facial Plast Surg. 2019 May 1;21(3):252-9.

García Marín F, editor. Protocolos Clínicos de la Sociedad Española de Cirugía Oral y Maxilofacial. Capítulo 56. Madrid: SECOM, 2014.

Hamra ST. Frequent Face Lift Sequelae: Hollow Eyes and the Lateral Sweep: Cause and Repair. Plastic & Reconstructive Surgery. 1998;102(5):1658-66.

Jacono A, Bryant LM. Extended Deep Plane Facelift: Incorporating Facial Retaining Ligament Release and Composite Flap Shifts to Maximize Midface, Jawline and Neck Rejuvenation. Clin Plast Surg. 2018 Oct;45(4):527-54.

Jacono AA. A Novel Volumizing Extended Deep-Plane Facelift: Using Composite Flap Shifts to Volumize the Midface and Jawline. Facial Plast Surg Clin North Am. 2020 Aug;28(3):331-68.

Jacono AA, Rousso JJ. An algorithmic approach to multimodality midfacial rejuvenation using a new classification system for midfacial aging. Clin Plast Surg. 2015 Jan;42(1):17-32.

Jacono AA, Talei B. Vertical neck lifting. Facial Plast Surg Clin North Am. 2014 May;22(2):285-316.

Klein JA. Tumescent technique for Local Anesthesia. West J Med. 1996;164(6):517. LaTrenta GS. Tumescent Cervicofacial Rhytidectomy. Aesthetic Surg J. 1998;18:423-30.

Lee S, Pham AM, Pryor SG, et al. Efficacy of Crosseal fibrin sealant (human) in rhytidectomy. Arch Facial Plast Surg. 2009;11(1):29-33.

López-Cedrún JL. Cirugía reconstructiva y estética del tercio medio facial. Madrid: Arán, 2005.

Mang WL. Manual de Cirugía Estética. Vol 1. Barcelona: Masson Elsevier, 2004.

Manual de Cirugía Oral y Maxilofacial (2ª edición). Tomo II. Capítulo 51. Madrid: Glaxo-Smithkline, 2004.

Mathes S. Plastic Surgery. Chapters 46-50. En: The Head and Neck. Part 1. Vol 2. (2nd edition). Elsevier, 2006.

Mitz V. Fascitis following face lift. Ann Chir Plast Esthet. 1997;42(6):603-7; discussion 608.

Moy RL, Fincher EF. Estiramiento facial avanzado. Barcelona: Elsevier, 2007.

Por YC, Shi L, Samuel M, et al. Use of tissue sealants in face-lifts: a metaanalysis. Aesthetic Plast Surg. 2009;33(3):336-9. Epub 2008 Dec 17.

Ramirez OM, Robertson KM. Update in endoscopic forehead rejuvenation. Facial Plast Surg Clin North Am. 2002;10(1):37-51.

Salles AG, Toledo PN, Ferreira MC. Botulinum toxin injection in long-standing facial paralysis patients: improvement of facial symmetry observed up to 6 months. Aesthetic Plast Surg. 2009;33(4):582-90. Epub 2009 Mar 28.

Serra Renom JM, Vila Rovira R. Endoscopia en Cirugía Plástica y Estética. Capítulos 9-13. Barcelona: Masson, 1995.

Stuzin JM, Baker TJ, Baker TM. Refinements in face lifting: Enhanced facial contour using Vicryl mesh incorporated into SMAS fixation. Plast Reconstr Surg. 2000;105(1):290-301.

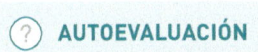

AUTOEVALUACIÓN

Blefaroplastia, otoplastia estética y reconstrucción auricular

50

N. Valentines Vilaplana y C. D. Arranz Obispo
Colaborador: A. Morla

OBJETIVOS

- Conocer la estructura anatómica periocular y los cambios asociados al envejecimiento.
- Evaluar correctamente al paciente candidato a blefaroplastia.
- Conocer las técnicas de blefaroplastia y sus complicaciones.
- Reconocer las distintas alteraciones y deformidades congénitas y adquiridas del pabellón auricular.
- Comprender las técnicas quirúrgicas para la realización de otoplastia estética y reconstrucción auricular.

BLEFAROPLASTIA

La blefaroplastia consiste en la eliminación del exceso de piel de los párpados, acompañado o no de grasa y músculo orbicular, con el fin de rejuvenecer la región periorbitaria.

Anatomía quirúrgica

La órbita es una estructura poliédrica formada por el hueso frontal, el ala menor y mayor del esfenoides, el etmoides, el hueso palatino, el hueso lagrimal y el malar. La anatomía quirúrgica de las partes blandas de los párpados comprende tres segmentos evidenciables en una visión sagital:

- Segmento anterior: formado por la piel y el músculo orbicular de los ojos.
- Segmento medio: tabique orbitario y grasa retroseptal.
- Segmento posterior: musculatura retractora palpebral, sistema de suspensión, tarso y conjuntiva (**Figs. 50-1** y **50-2**).

Segmento anterior

- ***Piel del párpado.*** Es la más fina del cuerpo humano. En el párpado superior encontramos el **pliegue palpebral** a unos **8-10 mm** del margen palpebral libre, producido por la inserción del tabique superior en la aponeurosis del músculo elevador del párpado superior, que será nuestra referencia para la blefaroplastia superior.
- ***Músculo orbicular de los párpados.*** Dividido en un segmento **externo orbitario** y uno **interno palpebral,** que a

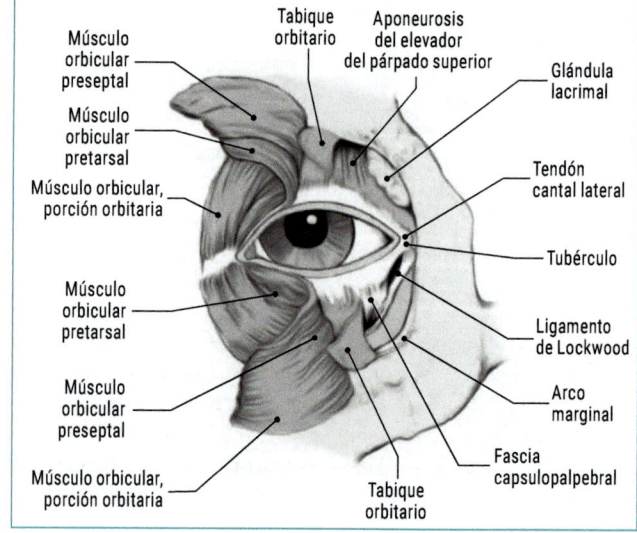

Figura 50-1. Región orbitaria.

su vez se divide en un componente **preseptal** y otro **pretarsal** más cerca del borde libre. Profundo al músculo orbicular podemos encontrar **grasa suborbicular,** de pequeño calibre, y siempre por encima del tabique orbitario, que no debemos confundir con la retroseptal. Se encuentra inervado por el nervio facial (VII).

Segmento medio

- ***Tabique orbitario.*** Separa los párpados del contenido orbitario y va desde el reborde orbitario hasta el margen

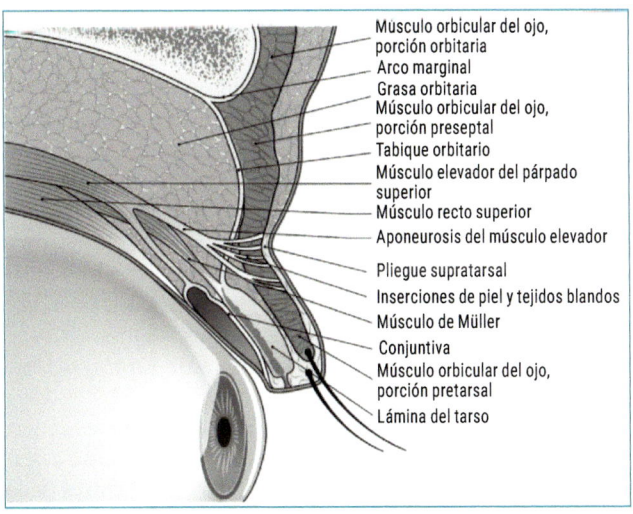

Figura 50-2. Visión anatómica del párpado.

Etiquetas de la figura 50-2:
Músculo orbicular del ojo, porción orbitaria
Arco marginal
Grasa orbitaria
Músculo orbicular del ojo, porción preseptal
Tabique orbitario
Músculo elevador del párpado superior
Músculo recto superior
Aponeurosis del músculo elevador
Pliegue supratarsal
Inserciones de piel y tejidos blandos
Músculo de Müller
Conjuntiva
Músculo orbicular del ojo, porción pretarsal
Lámina del tarso

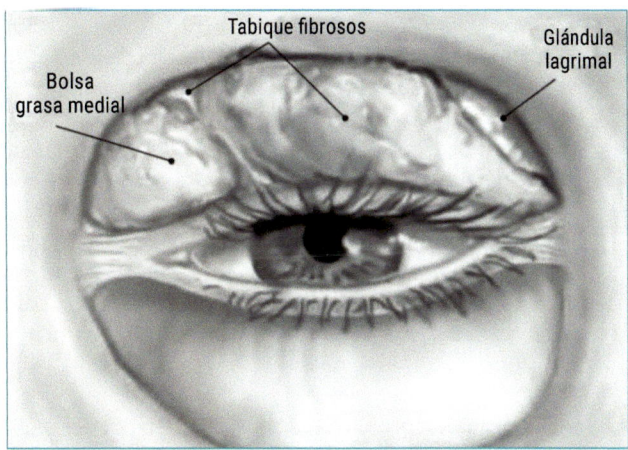

Figura 50-3. Visión anatómica del párpado. Capa superficial.

Etiquetas de la figura 50-3:
Tabique fibrosos
Glándula lagrimal
Bolsa grasa medial

periférico del tarso. En el párpado superior, el tabique se inserta en la aponeurosis del elevador del párpado superior, entre 2 y 5 mm por encima del tarso, formando el pliegue palpebral superior. Este pliegue está ausente en el 50 % de la población asiática, donde el tabique se inserta directamente en el tarso. El tabique se fusiona en los laterales con los **tendones cantales medial y lateral.**

- **Grasa retroseptal.** Profundo al tabique encontramos los compartimentos de grasa orbitaria y la glándula lagrimal. Distinguimos:
  - Párpado superior. Tiene tres compartimentos: **medial o nasal, medio y lateral.** A nivel lateral encontramos la glándula lacrimal, que ocupa el espacio lateral superior. Los compartimentos medial y medio están separados por el tendón del **músculo oblicuo superior** y se distinguen porque la grasa del compartimento medial es más blanquecina, mientras que la del compartimento central es más amarillenta. La bolsa medial tiene continuidad con la grasa intraorbitaria y protruye a través del espacio generado entre el músculo elevador y la pared medial de la órbita.
  - Párpado inferior. Existen tres compartimentos de grasa: **el medial o nasal, el central, y el lateral o temporal.** La separación entre el compartimiento medial y medio está producida por el **músculo oblicuo inferior,** de manera homónima al párpado superior (**Fig. 50-3**).

Segmento posterior

Lo componen los retractores palpebrales, el sistema de suspensión, el tarso y la conjuntiva:

- **Músculos y sistemas retractores palpebrales.** Realizan oposición a la acción del orbicular de los ojos:
  - *Músculo elevador del párpado superior + aponeurosis del elevador.* Párpado superior. Se origina en el anillo de Zinn y recorre la parte superior de la órbita para insertarse en la aponeurosis del elevador, generando el pliegue suprapalpebral y en el fórnix de la conjuntiva. Está inervado por fibras del III par craneal.

- *Músculo tarsal o de Müller.* Párpado superior. Banda delgada de fibras de músculo liso involuntario que se origina debajo del elevador del párpado superior y se inserta en el tarso superior y conjuntiva, realizando elevación de manera involuntaria a través de fibras del III par craneal simpáticas.
- *Músculo de Horner y fascia capsulopalpebral.* Párpado inferior. Constituyen una extensión del músculo orbicular y recto inferior, respectivamente.

- **Sistemas de suspensión:**
  - *Ligamento de Whitnall o transverso suspensorio superior.* Párpado superior. Se extiende desde el reborde orbitario lateral superior hasta el tubérculo de Whitnall a nivel lateral, una pequeña protuberancia ósea en la cara interna del reborde orbitario. Tiene función de soporte estructural, guía del músculo elevador del párpado superior y suspensión de la glándula lacrimal (**Fig. 50-4**).

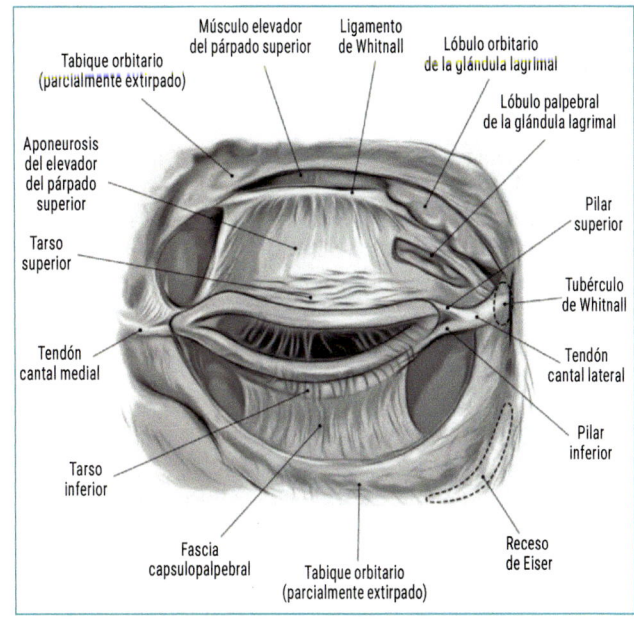

Figura 50-4. Visión anatómica del párpado. Capa profunda.

Etiquetas de la figura 50-4:
Músculo elevador del párpado superior
Ligamento de Whitnall
Lóbulo orbitario de la glándula lagrimal
Tabique orbitario (parcialmente extirpado)
Lóbulo palpebral de la glándula lagrimal
Aponeurosis del elevador del párpado superior
Pilar superior
Tarso superior
Tubérculo de Whitnall
Tendón cantal medial
Tendón cantal lateral
Tarso inferior
Pilar inferior
Fascia capsulopalpebral
Receso de Eiser
Tabique orbitario (parcialmente extirpado)

– *Ligamento de Lockwood o transverso suspensorio inferior.* Párpado inferior. Análogo al anterior. Se extiende desde el reborde orbitario inferior hacia adelante y penetra el orbicular del ojo para insertarse en la dermis palpebral, dando soporte estructural y suspensión del globo ocular. El retináculo lateral es una estructura compuesta por tejido conectivo que se inserta en el tubérculo de Whitnall. Su función es sustentar el globo ocular y los párpados. Está formado por el ligamento cantal lateral, el extremo lateral de la aponeurosis del elevador del párpado superior, el ligamento de Lockwood y el ligamento de Whitnall.

- *Tarso.* Localizado profundo a la porción pretarsal del músculo orbicular de los ojos y superficial a la conjuntiva palpebral. Constituye el principal soporte esquelético de los párpados, presentando una altura de 9-11 mm en el superior y de 5-6 mm en el inferior. Está compuesto por tejido fibroelástico y cubierto por las glándulas de Meibomio. Los ligamentos cantales medial y lateral son extensiones fibrosas del tarso. Cada uno posee dos extensiones: superficial y profunda. En el ligamento cantal medial, estas extensiones abrazan el saco lagrimal; en el lateral cubren la grasa de Eisler.
- *Conjuntiva:* recubre la región más posterior de los párpados (conjuntiva palpebral); se rechaza formando el fórnix, y cubre la porción más anterior de la córnea (conjuntiva bulbar).

Sistemas perioculares: ceja

En la evaluación de la anatomía ocular debemos tener presente también la **ceja,** dado es la referencia anatómica más craneal del conjunto periocular superior. Entre esta y el reborde supraorbitario encontramos la **bolsa grasa subciliar.** En el paciente joven, la ceja se localiza a la altura del reborde orbitario superior, posicionándose la parte lateral más craneal que la medial. Además, en la unión de los dos tercios mediales con el tercio lateral se forma un pico con un ángulo obtuso. Tanto el ángulo como la inclinación son más marcados en la mujer. Se deben tener en cuenta tres músculos en esta región, inervados por el nervio facial:

- *Músculo frontal:* tracciona las cejas en dirección craneal.
- *Músculo corrugador de la ceja:* viaja transversalmente y produce el gesto de fruncir el ceño, acercando entre sí la parte medial de las cejas.
- *Músculo piramidal de la nariz:* está situado en el nasión y tiene una dirección vertical.
- La inervación sensitiva de los párpados depende de la rama oftálmica (V1) y maxilar (V2) del nervio trigémino a través del nervio infraorbitario.

La vascularización depende de la arteria oftálmica, rama de la carótida interna, y de la arteria facial y la arteria infraorbitaria, ramas de la carótida externa. El sistema de drenaje venoso es adyacente al arterial, drenando a la vena yugular externa e interna. Pueden existir infecciones retrógradas por las anastomosis profundas del plexo pterigoideo con la arteria oftálmica.

Cambios asociados al envejecimiento

El envejecimiento facial produce una pérdida progresiva de elasticidad, con un descenso progresivo de los tejidos blandos, debido a la acción de la gravedad y el tiempo sobre la piel, músculo y grasa. Encontramos en las distintas regiones:

- **Ceja.** Con la edad, la ceja desciende y se vuelve más aplanada, produciendo redundancia en los tejidos a nivel del párpado superior, hecho que debemos evaluar, dado el paciente puede requerir una blefaroplastia ± *lifting* del tercio superior, según la posición de la misma.
- **Párpado superior.** El pliegue supratarsal tiene tendencia a la migración caudal y, en casos avanzados, incluso a desaparecer. Esto es debido a la redundancia y laxitud de la piel que puede llegar a cubrir el margen palpebral y afectar a la visión. Las bolsas grasas retroseptales lateral y media tienen tendencia a la **atrofia,** mientras que la **bolsa grasa medial** sufre un proceso de **hipertrofia,** hecho que deberemos tener presente en su manejo.
- **Párpado inferior.** Se producen distintos fenómenos diferenciados asociados al envejecimiento:
  - *Seudoherniación grasa:* impronta de la grasa retroseptal sobre la piel, producida por aumento de volumen de las tres bolsas y descenso del globo ocular por laxitud de los ligamentos suspensorios.
  - *Surco de la lágrima:* depresión a nivel paranasal, debida a la atrofia del tejido graso entre la pared medial del músculo orbicular y la parte lateral del músculo elevador del ala nasal.
  - *Surco infraorbitario:* marcado mediante depresión entre la línea de separación de la seudoherniación grasa a nivel superior y la bolsa malar, descendida por el envejecimiento a nivel inferior.

- **Piel y músculos:**
  - *Párpado superior:* la contracción muscular genera arrugas y pliegues cutáneos. Por acción del músculo orbicular se producen arrugas horizontales y finas desde el canto externo del ojo. Por acción del músculo frontal, aparecen arrugas horizontales y profundas en la frente. En la glabela aparecen arrugas multidireccionales por acción del corrugador (arrugas verticales) y del *procerus* (arrugas horizontales).
  - *Párpado inferior:* redundancia de piel debido a la laxitud cutánea y muscular, produciéndose un **descenso del canto externo.** Estos dos fenómenos descienden la posición de la placa tarsal y tendencia a la exposición de la esclerótica.

Evaluación clínica preoperatoria

Antes de realizar la intervención, debemos realizar:

- Una historia clínica general: con especial énfasis en alteraciones de la hemostasia y fármacos anticoagulantes o antiagregantes que puedan ser causa de hematoma.

- Historia clínica dirigida a patología que pueda afectar a la región palpebral: descartar enfermedades tiroideas (Graves), alergia estacional, disfunción hepática o cardiaca con edemas asociados, parálisis facial, etcétera.
- Valoración anatómica y fisiológica de la región orbitaria: agudeza visual, existencia de diplopía, presión intraocular, ptosis, xeroftalmia, blefaritis, ectropión o entropión, herniación de grasa palpebral, etc. Debe evaluarse estéticamente la region periorbitaria de frente y de perfil, analizando también los tejidos blandos. Es fundamental un completo **estudio fotográfico** del paciente en reposo, sonriendo, de perfil y con la mirada en supraversión e infraversión.
- Deseos y expectativas del paciente: uno de los componentes principales de la cirugía estética es reconocer los deseos y necesidades del paciente y ofrecer soluciones realistas a su problema. Se debe describir al paciente qué podemos o no con la técnica quirúrgica y si puede precisar tratamientos coadyuvantes.

Objetivos estéticos e indicaciones

Deben ser definidos de acuerdo con el paciente y pueden variar según el origen étnico y según los cánones de belleza, en función de la edad y del lugar. Para evaluar las **partes blandas palpebrales** debemos analizar las siguientes regiones:

- Visión frontal: se deben valorar la región temporal, la supraciliar, las cejas y los párpados, evaluando la simetría con el lado contralateral. Si existen asimetrías, debe determinarse si son de origen óseo o de las partes blandas. En las cejas debe estudiarse la forma y distancia con respecto a la cresta supraorbitaria y párpados, grado de descenso, y aplanamiento y posición de la cola con respecto al extremo medial. La glabela y el nasión son dos puntos cefalómetros importantes. Mediciones:
  - Distancia intercantal (34 ± 4 mm) e interpupilar (64 ± 4 mm).
  - El **canto externo** debe estar situado **2-4 mm** superior al **canto interno:** la pérdida de altura del canto externo producirá envejecimiento y debe ser evaluado para plantear una posible cantopexia asociada.
  - El **surco palpebral** debe encontrarse a **8-10 mm** del borde libre.
  - El párpado superior debe cubrir unos 2 mm la córnea e iris en su parte superior en posición neutra de la mirada (**Fig. 50-5**).

- Visión de perfil: la exploración debe realizarse en relación a la posición anteroposterior de la córnea. Las crestas supraorbitarias se encuentran a unos 5-8 mm por delante de la córnea y el reborde orbitario lateral, 8-12 mm por detrás. La glabela es el punto más prominente del perfil facial en la región periorbitaria, localizándose inmediatamente por encima de las cejas. El nasión se encuentra a la altura de las pestañas, unos 5 mm por delante de las mismas (**Tabla 50-1**).

En el estudio de los párpados hay que determinar el exceso de piel (dermatoacalasia) y el grado de ptosis palpebral supe-

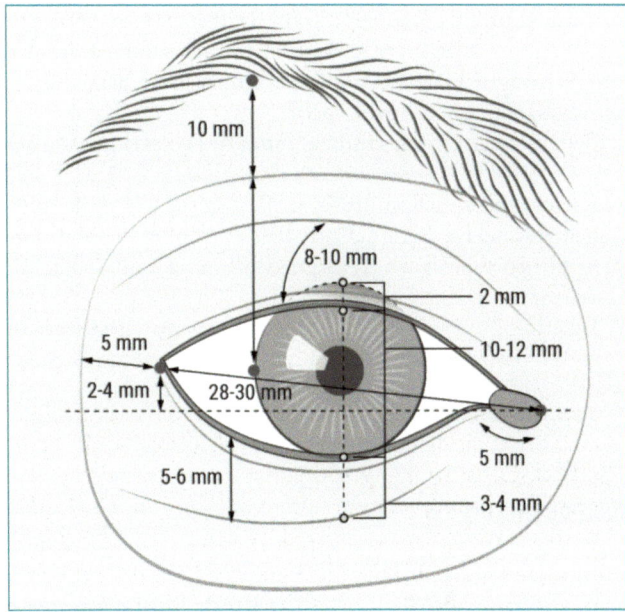

Figura 50-5. Objetivos estéticos. Exploración física: posición de la ceja, proyección del globo ocular y eje intercantal.

rior o retracción del párpado inferior. También se valora si prolapsa la grasa periorbitaria. Solo tras evaluar el motivo de los signos de envejecimiento orbitario podrá determinarse el tratamiento necesario en cada paciente. Existen casos donde el paciente solicita una blefaroplastia, aunque tal vez su problema sea una elongación del ligamento cantal lateral, que, realmente, precise una cantopexia, o con ptosis de las cejas que necesite una resuspensión de estas o un *lifting* frontal. La periórbita joven implica una fisura palpebral estrecha, un párpado inferior corto y una mejilla llena. Esto es posible si existe una morfología esquelética adecuada para aportar pro-

Tabla 50-1. Nomenclatura básica en la estética periorbitaria	
Dermatoacalasia	Exceso de piel del párpado, secundario al proceso de envejecimiento, déficit del esqueleto óseo, exposición al sol, etc.
Blefaroacalasia	Exceso de piel palpebral secundaria a un componente inflamatorio.
Blefaroptosis	Caída del párpado superior, congénita o adquirida. Generalmente secundaria a la desinserción del elevador del párpado superior del tarso. No confundir con la ptosis de las cejas.
Herniación grasa orbitaria	Los compartimen tos de grasa orbitaria abomban en el párpado por una debilidad del tabique capsulopalpebral
Hipertrofia del orbicular de los ojos	En su porción pretarsal del párpado inferior
Prolapso de la glándula lagrimal	Imagen de ocupación en el borde externo del párpado superior, debido a la debilidad del tabique en dicha zona
Malposición del párpado inferior	Incluye ectropión, entropión, acortamiento del párpado inferior y distopía cantal lateral

yección facial. En los pacientes con deficiencia esquelética, se puede aumentar el soporte esquelético mediante técnicas de cirugía ortognática o con implantes aloplásticos, para aportar convexidad al tercio medio facial.

Podemos clasificar las **indicaciones** de la blefaroplastia en:

- **Funcionales:** blefaroptosis senil, dehiscencia de la aponeurosis del elevador del párpado, entropión, lagoftalmos paralítico y prolapso de la grasa orbitaria con afectación del campo visual.
- **Estéticas:** exéresis de piel redundante, no visualización región pretarsal del párpado, prolapso o aumento de grasa orbitaria, creación del pliegue parpebral o relajación del canto externo.

Técnica quirúrgica

El tipo de anestesia dependerá en cada caso del paciente, pero, generalmente, suele usarse **anestesia local o anestesia local y sedación,** de forma ambulatoria. Se puede realizar también con anestesia general, aunque dificulta la valoración del resultado, pues puede precisar la colaboración del paciente para verificar la simetría o también bajo anestesia troncular (nervio infraorbitario, nervio supratroclear, nervio infraorbitario), aunque muchos autores prefieren la anestesia local por su efecto de hidrodisección y vasoconstricción.

La mayoría de los autores recomiendan realizar la infiltración mediante aguja fina como la de insulina (30 G) o la de cirugía oral (27 G). La solución utilizada combina anestésico local + vasoconstrictor local, en total, 2-3 mL y debe esperarse aproximadamente 10 minutos para obtener el efecto vasoconstrictor deseado. Las preparaciones más utilizadas son:

- Bupivacaína al 5 % + adrenalina al 1/200.000 + bicarbonato 0,5 cc: el bicarbonato permite disminuir el dolor en el momento de infiltrar y acortar el periodo de latencia de la anestesia.
- Lidocaína al 2 % + epinefrina al 1/100.000.
- Ultracaína + epinefrina 40/0,01 mg/mL, formulaciones habituales en cirugía oral en formato carpules.

Blefaroplastia superior

1. **Marcaje:** Con el paciente erguido y despierto se marca el **límite inferior** de la incisión, unos 7-10 mm por encima del margen palpebral, y que sigue una curva paralela al mismo, situándose inmediatamente por debajo del pliegue palpebral. Algunos autores prefieren realizar la incisión inferior con forma de S itálica. Con unas pinzas (técnica *pinch*) se sujeta el exceso de tejido para estimar la posición de la incisión superior. La incisión **sobrepasa lateralmente el borde externo** del párpado 5-15 mm (más cuanto mayor es la edad del paciente), mientras que **medialmente no alcanza** la piel nasal. El **límite superior** debe respetar al menos 10 mm hasta la ceja en su zona media, pues resecar más allá de esta zona conlleva la aparición de cicatrices hipertróficas. La línea de incisión describe una ligera

curva superior en su parte externa para evitar la caída de la piel.

2. Tras el diseño de la línea de incisión, se infiltra con anestésico local con vasoconstrictor y se esperan 10-15 minutos para que alcance su máximo efecto.
3. Tras preparar un campo estéril y proteger el ojo con pomada antibiótica, se incide la piel siguiendo las líneas marcadas y se eleva un **colgajo cutáneo o miocutáneo,** resecando el fragmento de piel marcado.
4. Hemostasia rigurosa: puede realizarse con bipolar para plicar levemente el músculo orbicular; se **expone la grasa orbitaria** a través de una incisión que atraviesa el tabique orbitario en su parte medial, presionando ligeramente sobre el globo ocular.
5. Se prende con un mosquito la grasa que prolapsa, se reseca y se cauteriza el pedículo. La lobectomía no debe realizarse en la zona lateral del párpado para no lesionar la glándula lagrimal. En caso de pérdida de volumen del compartimento medio o lateral puede realizarse transposición grasa del compartimento medial.
6. Una vez finalizada la resección bilateral y comprobada la simetría, se sutura la piel sin tensión con un monofilamento de 6/0 o 7/0, mediante sutura continua intradérmica o puntos sueltos. Se colocan *Steristrips*.

En párpados de piel gruesa, la resección de grasa puede realizarse más agresivamente, pero en párpados de piel fina, la preservación muscular y de grasa es imperativa, ya que una pérdida excesiva de volumen puede generar una apariencia de ojo hundido.

Técnicas anexas en la blefaroplastia superior

- **Manipulación de la musculatura periocular:** a través de la incisión de manera profunda al músculo periorbitario se puede llegar al reborde supraorbitario para ir a buscar y realizar miotomías del corrugador (reducir arrugas glabelares) y triangular de la nariz (reducir arrugas horizontales).
- **Glándula lagrimal:** si existe hipertrofia o ptosis de la glándula lagrimal, puede resecarse parcialmente la glándula o resuspenderse.
- **Retracción palpebral:** en casos de retracción excesiva palpebral (secundaria a hipertiroidismo, por retracción cicatricial o por sobrecorrección de la ptosis palpebral), puede desinsertarse el músculo de Müller. Posteriormente, se sutura la aponeurosis palpebral al tarso a la altura deseada para lograr la retracción palpebral idónea.
- **Elevación de la ceja:** se puede realizar un despegamiento subperióstico de la parte lateral para liberar las inserciones y suturar el periostio en una nueva posición más superior.
- **Cantopexia:** a través del abordaje puede reposicionarse el canto externo. Para ello se debe exponer el marco orbitario lateral en la región frontozigomática, dejando el periostio sobre el hueso y comunicando este plano con el párpado inferior. Una vez identificado el canto, se realiza una sutura de 4/0 o 5/0 de nilón desde el canto al periostio de la parte externa del marco orbitario, estableciendo tensión bajo control.

Blefaroplastia inferior

Vía transcutánea que puede eliminar piel, músculo y grasa o se puede realizar por vía transconjuntival, que solamente puede eliminarse grasa. Las técnicas de preservación de grasa en la blefaroplastia inferior previenen el enoftalmos y el reborde infraorbitario prominente, obteniendo un ojo de aspecto más joven.

Técnica transcutánea

1. Se presiona suavemente sobre el globo y se identifican las áreas de grasa prolapsada, mientras el paciente mira hacia arriba, marcándolas con un rotulador quirúrgico.
2. Se tracciona sobre la piel y se comprueba el exceso de tejido a resecar mediante la técnica del pellizco, evitando resecar demasiado tejido para prevenir el ectropión (**Fig. 50-6**).
3. Se infiltra con anestésico local y se prepara el campo estéril al igual que en el párpado superior.
4. Incisión de 2 a 5 mm por debajo del margen palpebral inferior, entre el *punctum* y el canto externo, extendiéndose en sentido inferoexterno, siguiendo un pliegue de la piel hasta 5 mm pasado el canto externo y fusionándose con una de las arrugas de expresión.
5. Se retrae la piel inferiormente y se incide en escalón el músculo orbicular, exponiendo el tabique y la grasa. Esta incisión escalonada disminuye la retracción del párpado inferior, pues las incisiones no están al mismo nivel. Se expone la grasa, presionando ligeramente sobre el globo ocular, eliminando la grasa que no sea necesaria.
6. Puede suspenderse el músculo orbicular al retináculo lateral con una sutura de 4/0 para reducir el riesgo de malposición del párpado tras la cirugía.
7. Tras una hemostasia cuidadosa, se cierra la herida por planos con sutura 6/0: musculatura y piel. Las heridas se cubren con *Steristrips*.

Técnica transconjuntival

1. Se coloca un gancho doble para realizar la retracción del párpado inferior y visualizar la conjuntiva palpebral.

2. Se infiltra con una solución de suero fisiológico, anestésico local y vasoconstrictor. Tras preparar un campo estéril.
3. Se hace una incisión con bisturí sobre la conjuntiva, a unos 5-6 mm del borde palpebral. Se atraviesa la fascia capsulopalpebral hasta visualizar las bolsas adiposas.
4. Se prende la grasa prolapsada, se reseca y se cauteriza igual que en la técnica transcutánea. Puede realizarse también reposición de la bolsa de grasa de manera subperióstica anterior al reborde infraorbitario para aportar volumen y evitar la formación del surco de la lágrima o el infraorbitario marcado (**Fig. 50-7**).
5. Existe controversia sobre la necesidad de suturar la incisión transconjuntival, aunque la mayoría de los autores no lo hacen.

Cantopexia

Al reposicionar el canto externo del ojo, disminuye la hendidura palpebral y rejuvenece la mirada. Se realiza a través de una incisión subciliar, aislada o combinada con una incisión del párpado superior, aunque también puede realizarse con un abordaje frontal de *lifting* o coronal.

Se diseca al ligamento cantal lateral, el tabique y el tarso. Se ancla una sutura no reabsorbible al periostio del reborde orbitario lateral o directamente al hueso del reborde orbitario; se pasa a través de la unión del tarso con el ligamento cantal lateral, se ancla en el retináculo lateral y vuelve a atravesar el

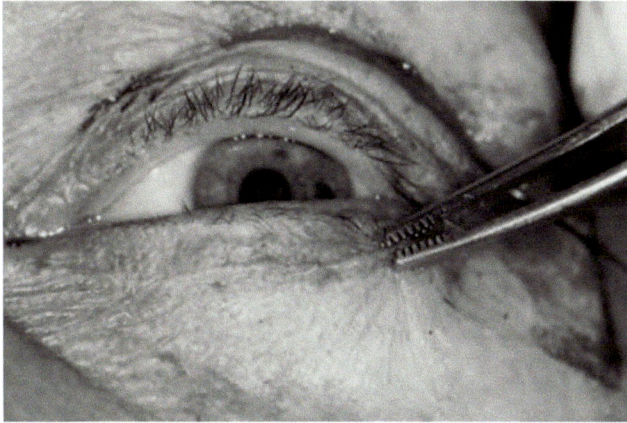

Figura 50-6. Técnica del pellizco de la piel con la pinza, para resecar con tijera la zona pellizcada.

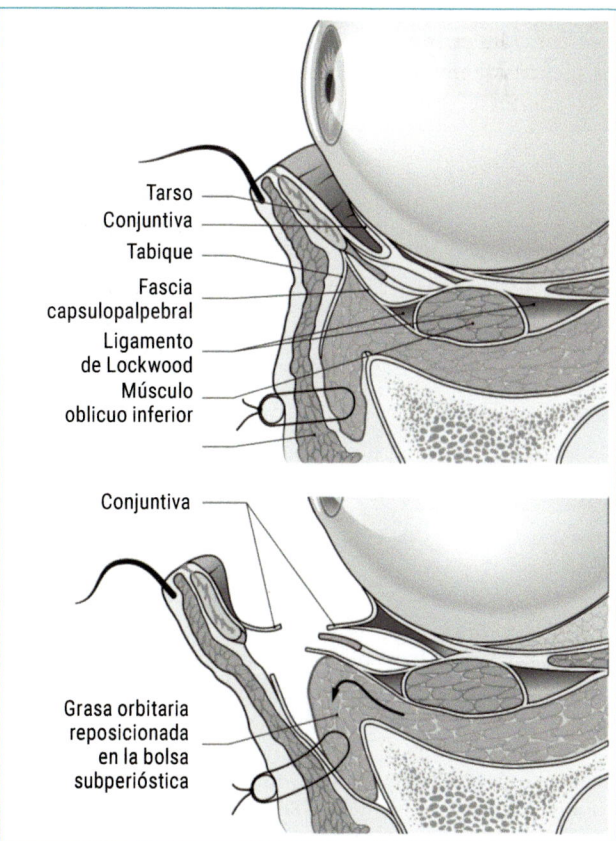

Tarso
Conjuntiva
Tabique
Fascia capsulopalpebral
Ligamento de Lockwood
Músculo oblicuo inferior

Conjuntiva

Grasa orbitaria reposicionada en la bolsa subperióstica

Figura 50-7. Reposición de la grasa de la bolsa medial por debajo del músculo.

periostio o el hueso, tras lo que se anuda. Algunos autores prefieren la cantopexia en 2 planos, donde, tras resuspender el ligamento cantal lateral con sutura no reabsorbible, suspenden el músculo orbicular de los párpados a la fascia temporal profunda con sutura reabsorbible (**Fig. 50-8**).

Blefaroplastia láser

Esta técnica aporta como ventajas una disminución del sangrado y del tiempo dedicado a la hemostasia, reduce la lesión tisular en comparación con el bisturí eléctrico, y disminuye el edema y la equimosis. Sus inconvenientes incluyen mala cicatrización, pérdida de sensibilidad, mayor curva de aprendizaje y coste elevado. La piel se corta con el modo ultrapulso; posteriormente, se diseca con el modo continuo para ir coagulando. Se reseca la grasa de forma conservadora, también con láser. Una vez suturada la incisión, se utiliza láser de CO_2, solo o junto al laser de erbio. Como medidas de seguridad, hay que cubrir los ojos del paciente con protectores de acero inoxidable y los del personal sanitario, con gafas protectoras. En el postoperatorio se cubren los ojos del paciente con apósitos semipermeables para mantener la humedad y minimizar el dolor.

Esta técnica no aporta ventajas significativas y su uso es poco frecuente.

Postoperatorio y complicaciones

Los cuidados postoperatorios son los básicos de una cirugía de piel en cabeza y cuello. Se recomienda a nivel general:

- Analgesia de primer escalón (alterna, si es precisa).
- Higiene de la herida quirúrgica y secar bien después.
- Mantener el cabecero de la cama incorporado.
- Aplicar frío local inmediatamente después de la intervención para evitar el edema e intermitente las primeras 24-48 horas.
- Retirar los Steristrips a las 24 h y los puntos de sutura, a los 5 días, para evitar formación de quistes.

Algunas recomendaciones específicas según el abordaje:

- Protección corneal: algunos autores recomiendan aplicar pomada ocular epitelizante para evitar lesiones corneales, debido al lagoftalmos postoperatorio.
- Abordaje transconjuntival: se recomienda instilación de lágrima artificial y algunos autores añaden gotas oftálmicas con corticoides ± antibiótico.
- Pomadas de lactoferrina liposomada para evitar formación de hematoma.

Las complicaciones menores son las más frecuentes en el postoperatorio y pueden durar desde 2 días a 2 semanas. Estas son: lagrimeo, visión borrosa, hematoma periocular o lagoftalmos transitorio (normal de 1-2 mm por el edema al finalizar la intervención). El resto de complicaciones se muestran en la **tabla 50-2**.

OTOPLASTIA ESTÉTICA Y RECONSTRUCCIÓN AURICULAR

Las malformaciones congénitas del pabellón auricular son una alteración que afecta hasta el 5 % de la población siendo las **orejas prominentes** la malformación más frecuente (aproximadamente, 38,7-40 %) (**Tabla 50-3**).

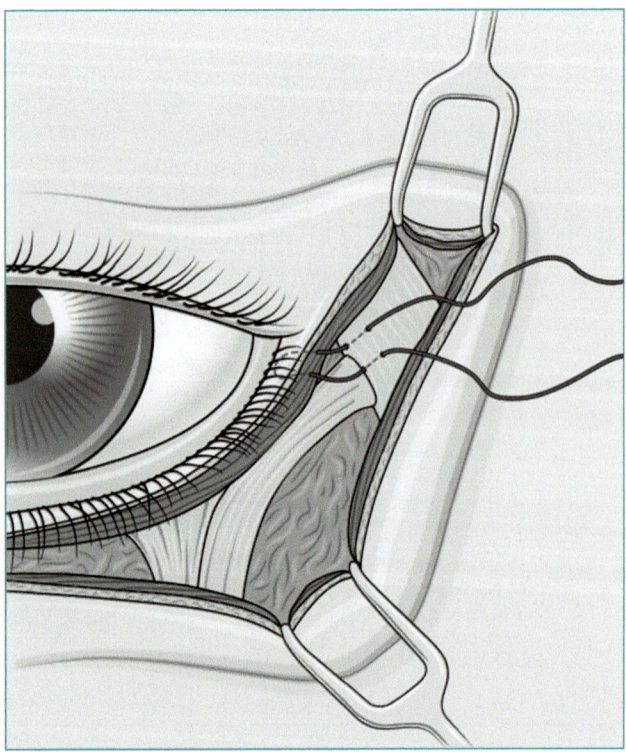

Figura 50-8. Cantoplastia con suspensión a hueso.

Tabla 50-2. Complicaciones de la blefaroplastia	
Complicaciones inmediatas	• Edema masivo • Equimosis • Hematoma • Hematoma retrobulbar y ceguera • Conjuntivitis, queratitis y úlcera corneal • Pérdida de cilios • Quistes de inclusión • Necrosis cutánea • Asimetrías • Trastornos de la visión • Lesión de la glándula lagrimal • Lesión del conducto lagrimal • Xeroftalmía • Epífora • Ptosis
Complicaciones tardías (secuelas)	• Hiperpigmentación palpebral • Telangiectasias • Cicatrices asimétricas • Asimetría por lipectomía desigual • Ectropión • Enoftalmos • Diplopía • Pérdida de visión (isquemia nervio óptico)

Tabla 50-3. Clasificación de las malformaciones del pabellón auricular

- Anotia
- Microtia (hipoplasia completa)
  - Con atresia del conducto auditivo externo
  - Sin atresia del conducto auditivo externo
- Hipoplasia del tercio medio de la oreja
- Hipoplasia del tercio superior de la oreja
  - Oreja en copa (constreñida)
  - Criptotia
  - Hipoplasia completa
- Oreja prominente («soplillo»)

Anatomía quirúrgica

El pabellón auricular es una estructura compuesta de un armazón de cartílago elástico, recubierto por una fina capa de piel, con una fina capa de tejido celular subcutáneo en su cara posterior. En la estructura cartilaginosa se diferencian cuatro segmentos: hélix, antehélix, concha y complejo trago-antitrago. El conjunto hélix-antihélix constituye la **escafa.** La región del lóbulo está compuesta por tejido fibroadiposo en lugar de cartílago (**Fig. 50-9**).

La profusa vascularización la aportan dos ramas de la carótida externa: la arteria temporal superficial, que aporta vascularización a la región anterior del pabellón auricular, y la arteria auricular posterior, que irriga la región posterior. El drenaje venoso de las diferentes venas complementarias desemboca en la vena yugular externa. La inervación sensitiva viene dada por los siguientes nervios:

- Nervio auriculotemporal (rama V3 del trigémino): en la cara superolateral de la oreja y piel del trago.
- Nervio occipital menor (rama de C2): en la zona superior del pabellón y la región mastoidea.
- Nervio de Arnold (rama auricular del nervio vago): a nivel de la concha.

- Nervio auricular mayor (rama de C2 y C3): en el resto de la oreja. La rama anterior del nervio auricular mayor inerva la cara lateral de la mitad inferior del pabellón, mientras que la rama posterior inerva la cara craneal de dicha mitad inferior.

La musculatura extrínseca de la oreja está compuesta por los músculos auricular anterior, superior y posterior y están inervados por el nervio facial (**Fig. 50-10**).

Objetivos estéticos

- El **ángulo cefaloconchal** (entre concha y mastoides) **debe ser inferior a 90°;** su exceso produce una oreja rechazada hacia fuera de forma global.
- El **ángulo escafoconchal** debe ser de **aproximadamente 90°;** el exceso traduce un defecto de plicatura del hélix.
- La distancia entre mastoides y reborde del hélix debe ser de 15 a 21 mm; el exceso traduce una hipertrofia de la concha.
- Mirando de frente a la oreja debería poder verse el hélix en toda su extensión, o al menos hasta la mitad del pabellón.
- El eje longitudinal de la oreja está a unos 15-30° de la vertical (**Fig. 50-11**).

Otoplastia estética: oreja prominente

El motivo de consulta del paciente es diverso: puede estar en relación con el tamaño o forma de su lóbulo, deformidad de

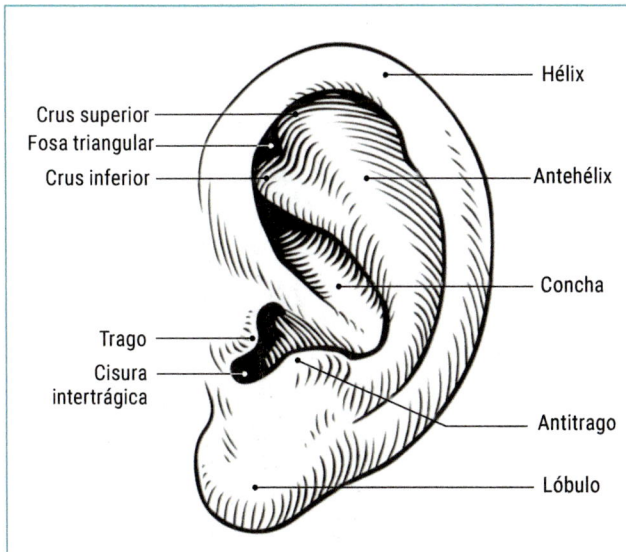

Figura 50-9. Anatomía del pabellón auricular.

Hélix
Crus superior
Fosa triangular
Crus inferior
Antehélix
Concha
Trago
Cisura intertrágica
Antitrago
Lóbulo

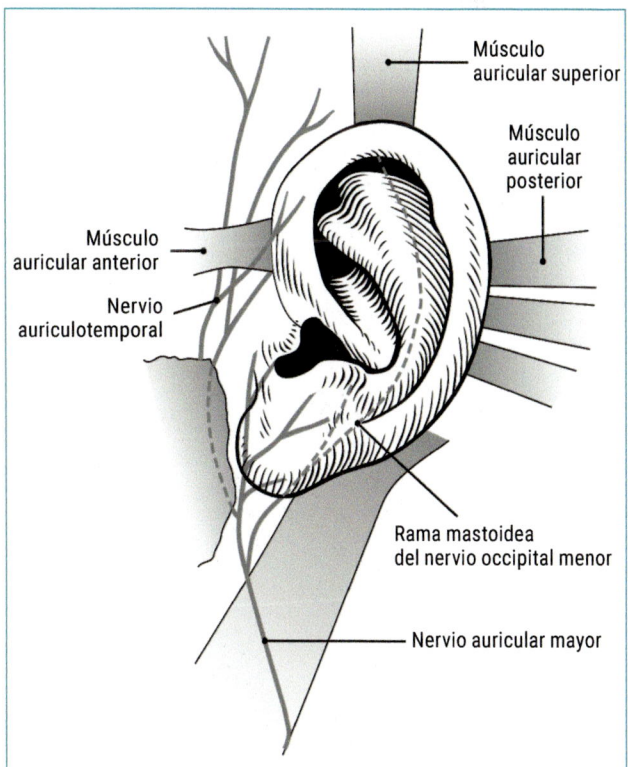

Figura 50-10. Inervación del pabellón auricular. Musculatura extrínseca del pabellón auricular.

Músculo auricular superior
Músculo auricular posterior
Músculo auricular anterior
Nervio auriculotemporal
Rama mastoidea del nervio occipital menor
Nervio auricular mayor

tercio superior o, el motivo principal de consulta, las orejas prominentes. Los principales defectos asociados son un pliegue del antehélix poco desarrollado (que proyecta en exceso el hélix), el exceso de cartílago en la concha, en especial, a nivel posterior (que origina una profusión excesiva de la concha), y la combinación de ambos.

En el tercer mes de gestación aumenta la protrusión auricular. Al final del sexto mes, el margen se dobla, el antehélix forma su pliegue y aparece la crura del antehélix. Todo evento que interfiera con estos procesos produce orejas prominentes. La deformidad más común consiste en el **fallo en el plegamiento** del antehélix. Esto ensancha el **ángulo escafoconchal hasta ≥ 150°,** lo que aplana el crus superior y, en formas severas, el cuerpo del antehélix y el crus inferior. En casos extremos, el pliegue del hélix puede estar ausente, lo que produce una oreja plana, sin circunvoluciones.

El ensanchamiento de la concha, que protruye en el tercio medio de la oreja, puede ocurrir como una deformidad aislada o junto a las deformidades del antehélix ya descritas. Esta anormalidad suele ser **bilateral** y de **herencia familiar.**

Indicaciones quirúrgicas y valoración preoperatoria

La principal indicación para la corrección quirúrgica de los defectos del pabellón auricular son los efectos psicológicos que produce la deformidad, a nivel de imagen corporal y ajuste social. La edad a la que se debe llevar a cabo la reconstrucción está condicionada por consideraciones psicológicas y físicas. El concepto de imagen corporal comienza a formarse hacia los 4-5 años. A los 3 años, la oreja ha alcanzado el 85 % de su crecimiento, que adquiere el tamaño adulto entre los 7 y los 9 años. Se aconseja su **corrección quirúrgica entre los 6 y 9 años,** siempre y cuando el niño lo desee. Existen centros hospitalarios que requieren la evaluación de un psicólogo clínico previa a la indicación quirúrgica.

En la valoración preoperatoria deben realizarse fotografías de frente, de perfil, de espaldas, con la cabeza inclinada hacia atrás (visión de gusano), así como primeros planos de las orejas en las mismas proyecciones, vigilando que la cara del paciente este alineada con el plano de Frankfurt.

Tratamiento quirúrgico: otoplastia estética

La simetría es el factor más importante en la reparación de las orejas prominentes y suele ser más difícil de conseguir en deformidades unilaterales que en bilaterales. El objetivo a conseguir es que el punto más lateral de la oreja tras la reparación esté entre **15 y 20 mm desde la cabeza,** y el **hélix debería ser visible** por detrás del cuerpo del antehélix desde la posición frontal.

Se han descrito más de 170 técnicas de corrección quirúrgica, lo que sugiere que no existe una técnica definitiva para todos los casos.

A) Corrección del pliegue del antehélix

Técnica de Davis. Se emplea para corregir la **hipertrofia cartilaginosa de la concha:**

1. Se marca el área cartilaginosa a escindir sobre la cara anterior de la piel, y mediante tatuaje con azul de metileno se marca la cara posterior de la concha. Esta línea yace bajo el borde del crus del hélix, y se continúa en forma arriñonada hacia el borde posterior del conducto auditivo externo, dejando 8 mm de altura de la pared posterior de la concha desde la unión escafoconchal.
2. Se inyecta anestésico local para facilitar la disección cutánea. Y se expone la concha a través de una incisión retroauricular elíptica. Se expone el cartílago de la concha y se incide por las marcas con azul de metileno, evitando atravesar la piel de la cara anterior.
3. Se diseca el cartílago por debajo del pericondrio, eliminando todo el cartílago de la concha, excepto los 8 mm de la pared posterior de la concha.
4. Se reposiciona la oreja sobre la superficie mastoidea y se observa la nueva proyección del borde del hélix. Deben revisarse todos los defectos en el relieve antes de seguir retirando cartílago. Se rechazan el músculo retroauricular y el tejido conectivo subyacente por debajo de la fascia mastoidea para permitir la cobertura del suelo de la concha, dando un aspecto natural a la misma.

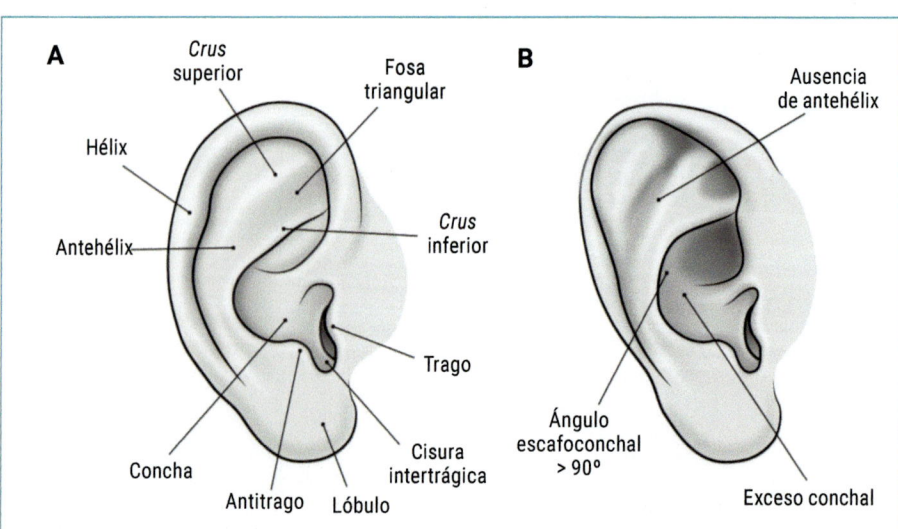

Figura 50-11. Anatomía normal del pabellón auricular **(A)** y defectos principales para corregir con la otoplastia **(B).**

5. Se escinde el exceso de piel preauricular, si existe. Se sutura la oreja en su nueva posición con tres o cuatro suturas de colchonero, que perforan la piel anterior, se anclan a nivel profundo de la piel retroauricular, vuelven a salir por la cara anterior del pabellón auricular y se anudan con una sutura protegida con una gasa embebida en pomada antibiótica.

6. La incisión retroauricular se sutura de forma continua, dejando una pequeña apertura inferior como drenaje.

Técnica de Mustardé. Está indicada para orejas prominentes con **pliegue del antehélix ausente o poco formado.** Es una técnica debilitadora del cartílago, basada en la realización de suturas de colchonero horizontales para crear un nuevo surco del antehélix. Esta técnica es muy útil en niños, cuyo cartílago es más flexible:

1. Se aplica presión digital en el borde superior del hélix para doblar la escafa contra el cráneo y crear un nuevo pliegue del antehélix, cuya cresta se marca en el cartílago con tinta quirúrgica o mediante agujas hipodérmicas y azul de metileno.

2. Posteriormente, se marcan las líneas por donde se va a suturar, siguiendo dos líneas paralelas separadas de la línea anterior por unos 7 mm. Se infiltra anestésico local a lo largo de la fosa de la escafa por debajo de la piel anterior de la oreja para facilitar la disección.

3. Se incide y se extirpa un fragmento de piel retroauricular de la misma forma que en el método de Davis. A través de una pequeña incisión creada en el cartílago en la región más inferior del nuevo pliegue del antehélix se pasa un

elevador de Freer. A través del túnel que se diseca en la cara posterior del cartílago se debilita el cuerpo del nuevo pliegue del antehélix, para facilitar su modelado y eliminar la memoria.

4. Se extirpa una porción de músculo retroauricular posterior y de tejido conectivo retroauricular, sin alterar el periostio mastoideo.

5. Se colocan suturas de colchonero horizontales con sutura no reabsorbible de 4/0 que atraviesa el pericondrio y cartílago, sin atravesar la piel, y que al anudarse crean un nuevo antehélix. Posteriormente se sutura la piel con intradérmica (**Fig. 50-12**).

Técnica de Farrior. Combina técnicas tanto de escultura como de sutura. Está indicada en pacientes con **orejas grandes y retraídas,** en forma de copa:

1. Tras infiltrar con anestesia local, se realiza una incisión elíptica en la piel retroauricular.

2. El pliegue del antehélix se corrige mediante suturas de colchonero, similares a las de la técnica de Mustardé, pero realizadas sobre un pliegue debilitado con incisiones estriadas.

3. Si la causa de la prominencia de la oreja es una concha profunda, esta se reduce a través de la incisión retroauricular, retirando el borde y suturándola después a la mastoides (**Fig. 50-13**).

Técnica abierta de abrasión cartilaginosa. Consiste en realizar una **abrasión del cartílago** para conseguir deformarlo. Se forma con los dedos el pliegue deseado en la oreja y se marca la línea mediante punciones con agujas con azul de metileno.

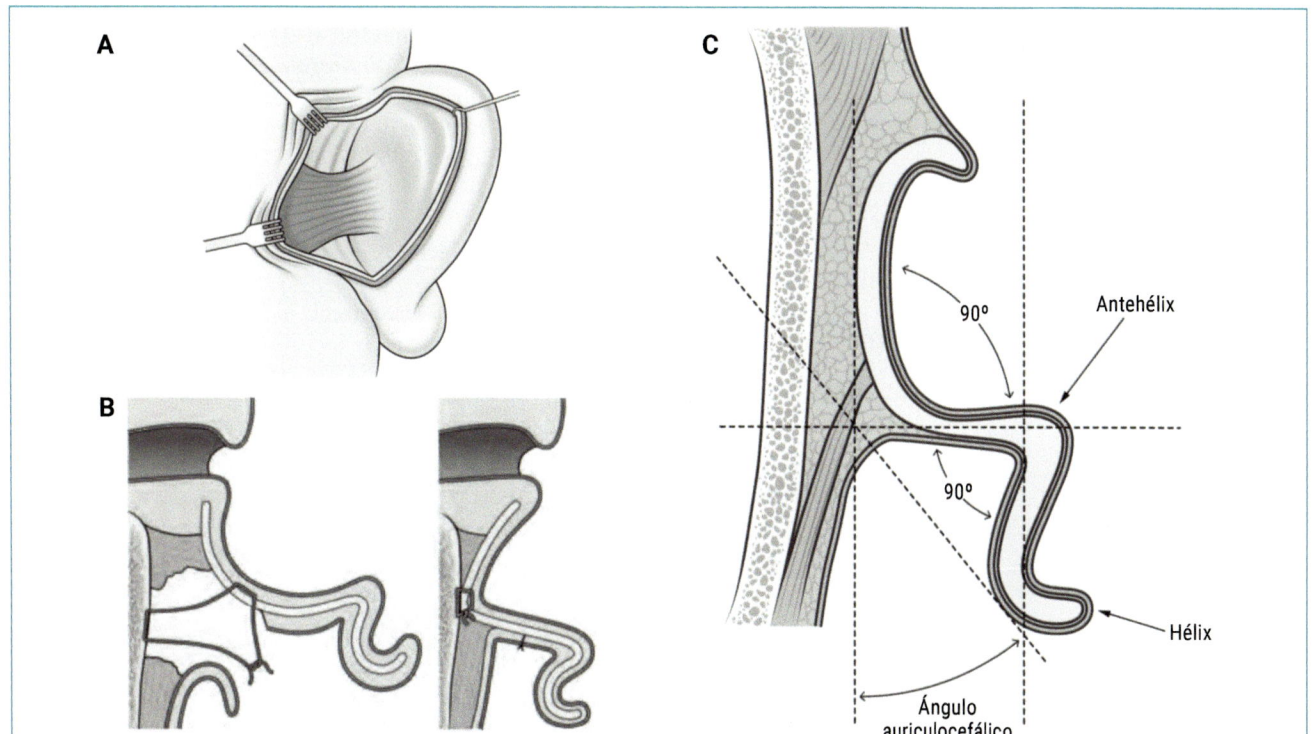

Figura 50-12. Esquema de la técnica de Mustardé. **A)** Incisión vertical retroauricular con exposición del músculo auricular posterior. **B)** Colocación de puntos de tracción. **C)** Ángulos necesarios entre hélix, antehélix y concha.

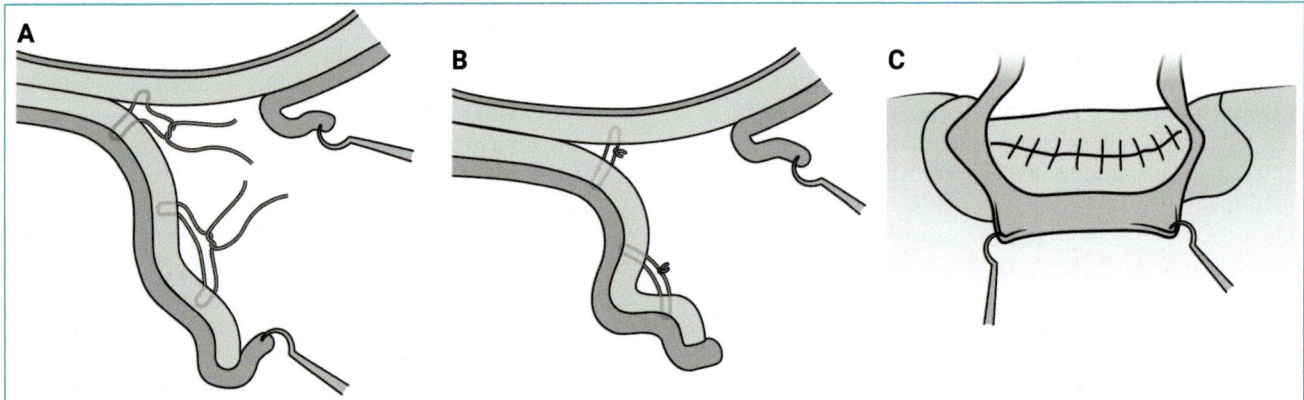

Figura 50-13. Esquema de la técnica de Farrior, combinación de la de Davis con la de Mustardé. **A)** Esquema axial de las suturas que producen el pliegue del antehélix (abajo) y la adherencia de la concha a la mastoides (arriba). **B)** Suturas anudadas según la tensión requerida. **C)** Esquema de la sutura por planos.

Se realiza una **incisión en la cara posterior del antehélix,** se diseca y se voltea para exponer la cara anterior del antehélix. En la cara anterior del pabellón se diseca solo la zona del cartílago sobre la que se va a trabajar. Con **un motor con fresa de diamante,** se desgasta el cartílago, que se va plegando hacia detrás, reconstruyendo un pliegue natural del antehélix y disminuyendo la prominencia de la parte superior del mismo. Una vez corregida, se sutura con un punto de colchonero de Vicryl rapid 4/0 en la mitad del polo superior de la oreja para asegurar que ambos bordes del cartílago quedan alineados y el hélix queda posicionado por detrás del antehélix. Consigue una forma más redondeada y natural en el pliegue que reduce la posibilidad de recurrencia (**Fig. 50-14**).

Técnica de Kaye o otoplastia semicerrada. Persigue el mismo objetivo que la técnica abierta, pero para hacerlo se realiza una pequeña incisión en la **cara anterior del antehélix** (escondida en el pliegue craneal del hélix) para realizar despegamiento y tunelización con periostótomo y escarificar con legras el cartílago para debilitarlo (**Fig. 50-15**).

B) Corrección de la hiperplasia conchal

Transformar una parte de la concha en antehélix. Se realiza abrasión de la cara anterior del cartílago de la concha con una fresa de diamante (igual que en la otoplastia "abierta"). Al colocar el pliegue del antehélix en una zona más medial de la concha, se reduce su altura.

Técnica de Furnas. Se rota el cartílago mediante suturas conchomastoideas. Se realiza una incisión vertical en la cara posterior de la concha, a 25 mm del sulcus. Se elevan colgajos anterior y posterior para acceder al borde del hélix, escafa y fascia mastoidea. No se resecan partes blandas, que se emplean para cubrir las suturas y disminuir su extrusión y la formación de granulomas. Se separa el músculo y ligamento retroauricular hasta llegar a la inserción cartilaginosa. Se retrae la oreja hasta posicionarla en el lugar deseado, y se marcan los puntos de contacto y se sutura con puntos de colchonero reabsorbibles entre la concha y la fascia mastoidea, que abarquen tanto el pericondrio anterior como el posterior, sin coger la piel de la cara anterior de la oreja. Las suturas deben situarse en dirección anteroposterior para prevenir el estrechamiento del CAE.

Extirpar parte del cartílago de la concha hiperplásica. Se debe dejar una pared posterior de la concha de al menos 8 mm (la altura normal) tras extirpar el fragmento deseado, de forma arriñonada.

C) Corrección del lóbulo

Lóbulo retraído. Para corregir el lóbulo retraído en orejas prominentes se extiende la incisión retroauricular. Se puede

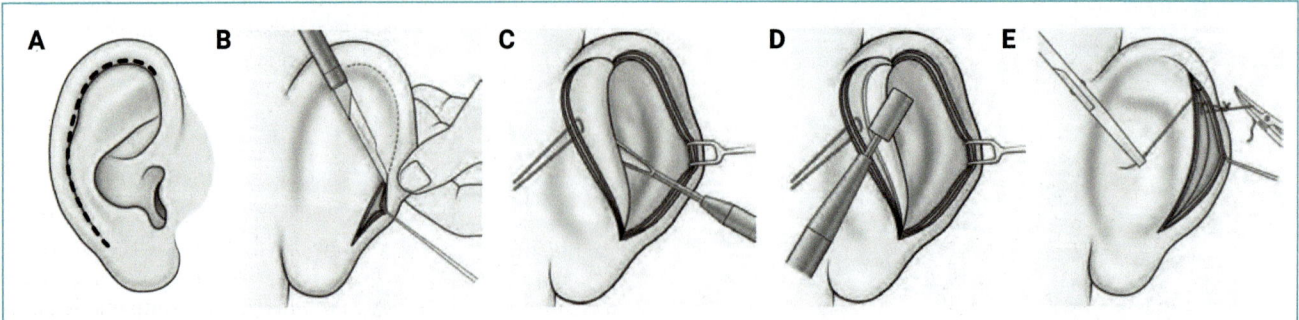

Figura 50-14. Esquema de la técnica abierta de abrasión cartilaginosa. **A)** Dibujo de la incisión retroauricular en la cara anterior del hélix. **B)** Incisión auricular posterior sin llegar al pericondrio. **C)** Despegamiento subpericóndrico. **D)** Fresado del cartílago de la concha. E) Sutura en dos planos.

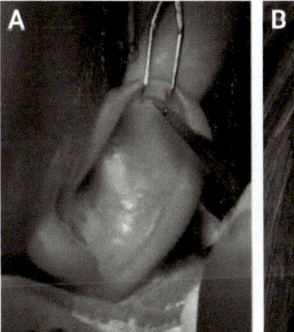 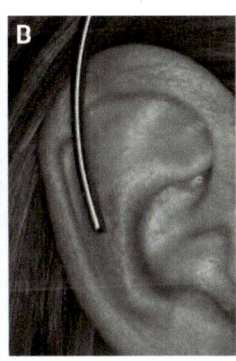 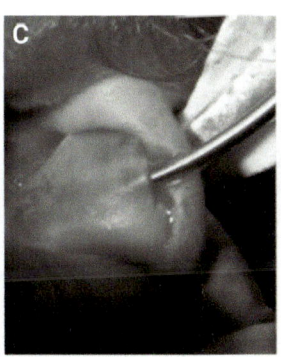 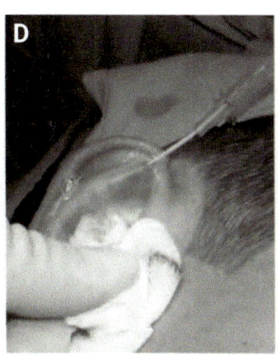 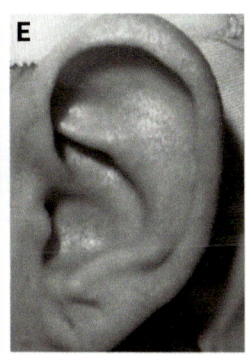

Figura 50-15. A) Incisión en la cara anterior del antehélix. **B** y **C)** Instrumento curvo utilizado para la escarificación pericóndrica de la cara anterior del cartílago del antehélix. Tunelización del antehélix derecho. **D)** Lavado con suero salino del túnel para limpiar restos de cartílago. **E)** Debilitamiento de la memoria del cartílago mediante una lima curva a través del túnel creado con dos incisiones.

realizar mediante una incisión en "V" en la cara posterior del lóbulo y una incisión en espejo de esta a nivel de la piel de la región mastoidea, hasta obtener una incisión en "W", que se sutura. Otra técnica sería mediante un colgajo en «V-Y» (Fig. 50-16).

Otoplastia estética: hipoplasia del tercio superior de la oreja

Orejas «en copa» o constreñidas. Son un grupo de anomalías del pabellón auricular en los que el hélix aparece comprimido, por lo que también se han denominado orejas en copa. Generalmente, son secundarias al **plegamiento del hélix y a un déficit en altura,** produciendo diversos grados de aplanamiento y plegamiento del hélix y antehélix, con concha profunda, disminución del tamaño de la oreja y descenso en su posición. Se han establecido diferentes clasificaciones, pero lo determinante es saber si la oreja puede repararse remodelando los tejidos existentes o si deben suplementarse la cobertura cutánea o el cartílago de soporte. Si el borde del hélix presenta el principal defecto y la diferencia de altura es mínima, el tejido sobrante puede escindirse mediante una incisión semicircular en la cara posterior del pabellón, disecando el cartílago y recubriéndolo con tejidos blandos, con

buenos resultados estéticos. Otras veces el reborde cartilaginoso puede emplearse como colgajo para aumentar la altura de la oreja. Discrepancias moderadas de altura necesitan aumentar la altura del cartílago, modificando el cartílago de la oreja ipsilateral. Si la retracción es bastante importante como para producir una diferencia de altura de 1,5 cm o más, debe añadirse tanto piel como cartílago y corregir la deformidad, realizando una reconstrucción con cartílago costal similar a la microtia.

Criptotia. Es una anomalía poco habitual; el **extremo superior del pabellón está sumergido bajo la piel** del cuero cabelludo. El surco auriculocefálico superior está ausente, pero puede demostrarse con una ligera presión digital. Puede corregirse de forma conservadora con férulas conformacionales aplicadas externamente, especialmente, si estas se aplican antes de los 6 meses de edad. La reparación quirúrgica implica adición de piel al surco retroauricular deficitario mediante injertos cutáneos, Z-plastias o colgajos.

Reconstrucción auricular: microtia

Microtia

Su incidencia es de 1/6.000 recién nacidos vivos, siendo en el **80 % unilateral,** con mayor frecuencia, derecha. Es dos veces más frecuente en **varones** que en mujeres. Se han descrito factores etiológicos hereditarios dominantes y recesivos. Ocurren con frecuencia en familias afectas de disostosis mandibulofacial (síndrome de Treacher Collins), microsomía craneofacial o fisuras faciales. Como factores específicos, algunos autores han propuesto isquemia intrauterina a nivel de la arteria estapedial o hemorragias de los tejidos locales. También se ha asociado a infección por rubeola durante el primer trimestre de la gestación, o utilización de fármacos (talidomida, isotretinoína, clomifeno, ácido retinoico, etc.).

El pabellón auricular se desarrolla a partir de tejidos del **primer y segundo arco branquial,** por lo que un número significativo de pacientes afectados de microtia presentan déficits a nivel de estructuras desarrolladas a partir de estos dos arcos branquiales. Generalmente, se acompaña de anormalidades del oído medio. Se ha asociado también a anomalías cardiacas, vertebrales y genitourinarias. Los niños que sufren microtia **suelen presentar hipoacusia ipsilateral.** Los

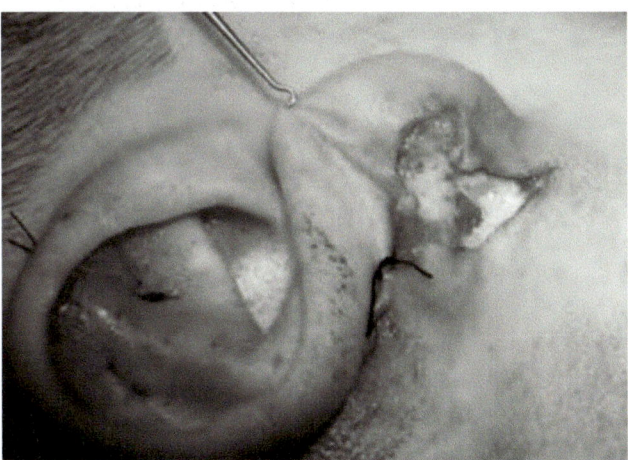

Figura 50-16. Colgajo en «V-Y» para cerrar estéticamente el exceso de piel en la zona caudal retroauricular. Esta operación se lleva a cabo al finalizar la otoplastia.

tejidos del oído externo y medio derivan básicamente del primer y segundo arco branquial, mientras que el oído interno deriva de tejidos endodérmicos. Dado que derivan de estructuras diferentes, los pacientes afectos de microtia presentan **hipoacusia de conducción,** pero no sensitiva, por lo que suelen conservar un umbral auditivo de 40 a 60 dB en el lado afecto. La microtia varía entre la total ausencia de los tejidos auriculares (anotia) a una oreja normal con un canal auditivo externo atrésico. Existen distintas clasificaciones, como la de Firmin o Nagata.

Reconstrucción quirúrgica de la microtia

Se compone de varios pasos: implantación subcutánea del esqueleto cartilaginoso, transposición del lóbulo, separación del pabellón auricular de la cabeza y, por último, reconstrucción del trago, con excavación de la concha y otoplastia simultánea contralateral, si es necesario. Estos procedimientos pueden combinarse entre sí para reducir el número de intervenciones quirúrgicas necesarias.

Consideraciones previas. Deben comentarse al paciente y a su familia las expectativas reales de la intervención. Antes de los 6 años no hay suficiente cartílago costal para permitir la reconstrucción auricular; la mayoría de los autores coinciden en que la edad óptima para iniciar la reconstrucción es alrededor de los 8-10 años (cuando el paciente es más consciente del problema y colabora más). La mayoría de las orejas reconstruidas crecen igual que la contralateral; incluso, en algunas ocasiones las sobrepasan ligeramente en longitud.

Planificación. La ubicación de la oreja a reconstruir se determina en función de la posición de la contralateral. Debe anotarse la distancia entre el canto externo el ojo y la raíz del hélix normal. También hay que tener en cuenta el eje de la oreja, generalmente, paralelo al perfil nasal. En la microtia pura, la distancia entre el vestigio auricular y el canto externo del ojo equivale a la distancia raíz del hélix-canto externo. Sin embargo, en casos de microsomía craneofacial severa, el vestigio está más cercano al ojo. En estos pacientes, la mejor opción es seleccionar un punto intermedio entre el borde anterior del vestigio y la distancia del lado sano. También se utiliza como referencia la distancia canto externo-raíz del hélix, junto con la distancia comisura bucal-lóbulo para posicionar correctamente la oreja a reconstruir (**Fig. 50-17**).

Técnica quirúrgica: reconstrucción auricular completa

A) Fabricación del armazón cartilaginoso

Consiste en la primera fase para fabricar e insertar de manera subcutánea un **armazón cartilaginoso.** Se obtiene a partir de papel radiográfico transparente o de fotografías e impresión 3D una plantilla, creando un modelo y una posición simétricos a la oreja contralateral, lo que permite planificar la reconstrucción la posición de la oreja y las incisiones a realizar (**Fig. 50-18**).

Obtención de cartílago costal. Incisión horizontal o discretamente oblicua sobre el margen costal. Tras dividir el músculo oblicuo externo y recto del abdomen, se expone el cartílago costal de la región sincondrótica de la **sexta, séptima y octava** costillas, empleando, en ocasiones, también el cartílago de la novena costilla. El reborde del hélix se diseña por separado con cartílago de la octava costilla. La escisión de este

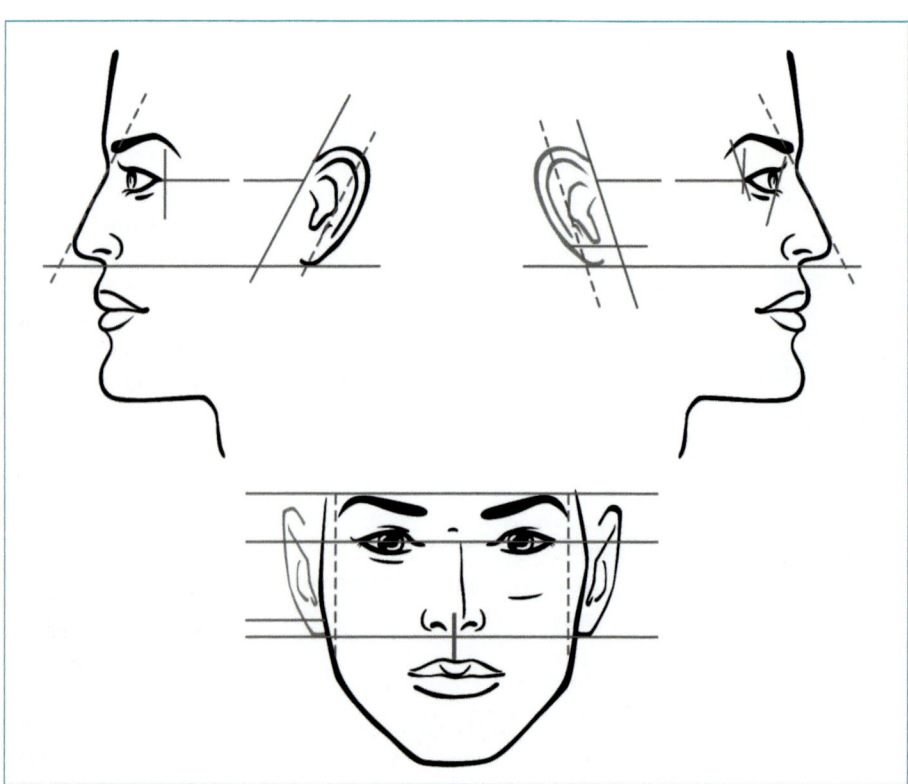

Figura 50-17. Planificación de la posición de la oreja en la microtia.

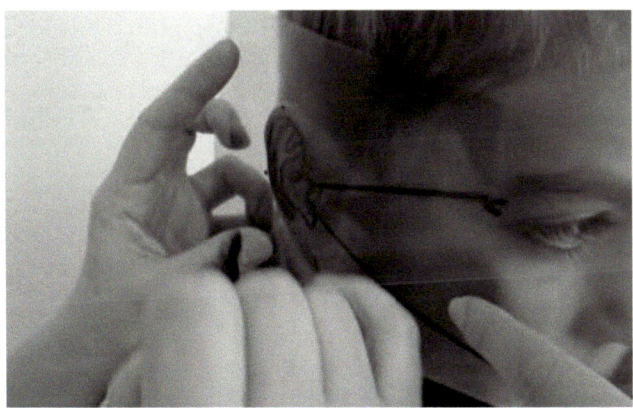

Figura 50-18. Obtención de modelos para la posición del marco cartilaginoso.

cartílago facilita el acceso a la región sincondrótica de la sexta y séptima costillas, que conforman un bloque lo bastante consistente para labrar el cuerpo del esqueleto cartilaginoso a partir del patrón diseñado previamente. Si se preserva un pequeño margen del borde superior del sexto cartílago costal y el pericondrio posterior se evitan deformidades estéticas, pues retiene a la costilla con el esternón y evita que esta protruya en la pared torácica. Si la región sincondrótica es pequeña, puede compensarse, alejando el diseño del hélix del cuerpo del esqueleto cartilaginoso, en lugar de sacrificar la integridad de la pared torácica (**Fig. 50-19**).

Fabricación del esqueleto cartilaginoso. La silueta básica de la oreja se talla en el bloque cartilaginoso. Es importante preservar el pericondrio en el borde externo y lateral para

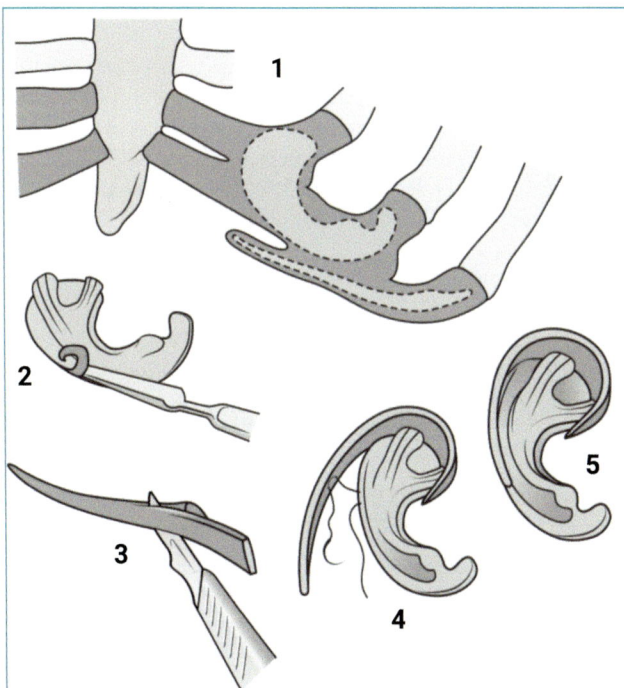

Figura 50-19. Tallado del injerto costal. **1**: diseño sobre los cartílagos costales antes de extraer; **2**: excavado en la primera plataforma cartila-ginosa; **3**: obtención de la costilla flotante del antehélix o del hélix; **4** y **5**: montaje alámbrico del marco auricular.

asegurar su adherencia y posterior irrigación. En adultos con frecuencia los cartílagos costales se encuentran fusionados en un bloque, lo que obliga a esculpir el armazón cartilaginoso de una sola pieza. Lo ideal es poder esculpir cuatro elementos: base, hélix, antehélix y complejo trago-antitrago, que, posteriormente, se unen entre sí.

Inserción del esqueleto cartilaginoso. Se diseña un sobre cutáneo para asegurar una irrigación adecuada del injerto. Se realiza la incisión, disecando el subcutáneo y preservando el plexo vascular subdérmico. Se diseca la piel adyacente al vestigio auricular con cuidado, que se reseca y se elimina si así se ha decidido. Se puede suturar el colgajo cutáneo al injerto cartilaginoso para coaptar el colgajo cutáneo o hacer que el colgajo cutáneo se coapte por succión mediante drenajes.

Otras fases de la reconstrucción auricular: Los distintos procedimientos pueden llevarse a cabo independientemente o combinando varios procesos en cada intervención, en función de cada caso y los resultados esperados.

B) Rotación del lóbulo

El reposicionamiento del lóbulo consiste en una Z-plastia basada en un colgajo triangular estrecho de pedículo inferior. Nagata y Firmin transponen el lóbulo y utilizan piel de la superficie posterior del lóbulo para cubrir el cartílago del trago durante la primera fase de reconstrucción. Esto genera un excelente aspecto del trago, pero condiciona un mayor riesgo de necrosis cutánea y un peor resultado estético (que en ocasiones impide llevar pendientes). Si el vestigio lobulillar es corto, de forma que se puede preservar un puente cutáneo suficientemente grande durante su transposición, puede rotarse al mismo tiempo que se separa el pabellón auricular del cráneo, formando el surco auriculo-cefálico y preservando suficiente piel en la región posterior para permitir el uso de pendientes.

C) Construcción del trago y definición de la concha

En una misma intervención puede formarse el trago, excavar la concha y simular un meato auditivo. Se realiza una incisión en J en la concha, y por debajo se coloca un injerto compuesto condrocutáneo. El palo de la "J" representa el margen posterior del trago, mientras que la curva de la "J" representa el surco intertrágico. Se resecan los tejidos blandos por debajo de este colgajo para profundizar la concha y darle aspecto de meato. La zona dadora ideal para el injerto es la superficie anterolateral de la oreja normal contralateral (por su forma ideal y la escasez de tejido subcutáneo). En caso de una concha donante prominente, esta maniobra facilita la otoplastia, necesaria para obtener simetría. Este método está especialmente indicado en casos de microtia bilateral, donde no existe zona dadora para injertos compuestos. Nagata y Firmin crean el trago con un fragmento extra de cartílago unido a su estructura cartilaginosa principal, que recubren con un injerto cutáneo del vestigio auricular durante la primera fase de la reconstrucción.

D) Separación de la región auricular posterior

La separación auricular mediante injertos cutáneos permite eliminar la apariencia criptótica, definiendo de la oreja a través de la formación de un surco. Este procedimiento no definirá un marco cartilaginoso que no se haya labrado con la suficiente definición y profundidad. La colocación de un injerto de espesor parcial no debe realizarse hasta que haya desaparecido el edema del pabellón auricular y se hayan definido los detalles del pabellón.

Se realiza la incisión varios milímetros por detrás del borde del pabellón, preservando una capa protectora de tejido conectivo sobre el reborde cartilaginoso. Se avanza la piel retroauricular hasta el surco recién creado, de forma que solo haya que injertar la zona posterior del pabellón. El injerto se sutura con suturas que se dejan largas, para anudarlas sobre al apósito. Si se desea una mayor proyección del pabellón, puede colocarse un injerto costal en cuña por detrás del mismo. Este injerto deberá cubrirse con un colgajo cutáneo para que el injerto cutáneo prenda sobre el cartílago. Puede usarse fascia parietotemporal, colgajo de rotación de fascia occipital retroauricular o mastoidea o también el uso de expansores titulares subcutáneos.

Deformidades auriculares adquiridas

Deformidades sin pérdida de tejido auricular

Irregularidades en el contorno. La deformidad postraumática más frecuente sin pérdida de tejido es la aproximación defectuosa de las heridas, que genera distorsión del reborde del hélix.

Otohematoma, "oreja en coliflor". Esta deformidad, frecuente en boxeadores, es secundaria a un golpe directo o a la excesiva tracción que produce un hematoma, que al fibrosarse engrosa y oblitera las circunvoluciones de la oreja. Los hematomas deben ser drenados inmediatamente tras su aparición (evitando la mera aspiración, por la recidiva del hematoma), aplicando compresión varios días para que se colapse.

Estenosis del canal auditivo externo. Es secundaria a laceraciones. Si es posible, deben repararse las laceraciones circulares y mantener el abierto el espacio del canal durante la cicatrización.

Deformidades con pérdida de tejido auricular

- **Pérdida de piel.** Secundario generalmente a quemaduras, que también afectan el cartílago.
- **Defectos de espesor total del pabellón auricular.**
- **Pérdida auricular parcial.** Se puede realizar uso de los tejidos residuales y para el soporte cartilaginoso obtención de injerto de cartílago conchal ipsi o contralateral.

Defectos regionales específicos

Reborde del hélix. Los defectos pequeños se corrigen avanzando en ambos sentidos, tras liberar el hélix de la escafa mediante una incisión en el surco del hélix. Después se diseca la piel retroauricular, con una disección suprapericóndrica hasta que el hélix cuelgue como un colgajo pediculado condrocutáneo. Otro método sofisticado para reconstruir el hélix es suturar la piel sobre finos tubos de plástico que simulan el hélix.

Defectos del tercio superior

- **De pequeño tamaño:** colgajo local de avance.
- **De tamaño intermedio:** se reconstruye con un colgajo retroauricular de pedículo anterosuperior.
- **De gran tamaño:** injerto conchal contralateral, que debe anclarse la raíz del hélix con una incisión para no migrar. Si la piel preexistente no permite realizar este colgajo, la concha externa puede rotarse hacia arriba como un colgajo compuesto condrocutáneo.
- **Defectos del tercio medio:** injerto cartilaginoso, cubierto por injerto libre de piel o insertado en un túnel. Tras 2-3 meses de cicatrización, se libera de la piel posterior, que se sutura sobre si misma para cubrir la cara posterior de la oreja.

Alternativas reconstructivas

Prótesis auriculares

Si no se logra una buena reconstrucción con tejidos autólogos, es preferible una epítesis bien realizada. La posibilidad de sujetar la **epítesis con implantes osteointegrados** ha solucionado el problema de la retención, aunque hay pacientes que no desean una prótesis. En general, esta opción debe reservarse para cuando la reconstrucción quirúrgica es imposible o está contraindicada, si no existe un cirujano experimentado disponible, o si se han agotado las posibilidades de reconstrucción autóloga. El uso de epítesis puede ser una buena alternativa en pacientes con tejidos blandos en mal estado por radiación, cáncer, cirugías previas, ancianos o pacientes de elevado riesgo quirúrgico. El punto débil de esta alternativa recae en la calidad de la epítesis por sí misma, que depende de la habilidad del anaplastólogo.

Bioimpresión 3D

Las nuevas tecnologías permiten generar modelos 3D del pabellón auricular, gracias a combinar la obtención de imágenes DICOM a partir d CBCT/TC/RM junto con escáneres ópticos faciales. Esto nos permite crear una imagen espejo del lado contralateral, que se puede usar para realizar una impresión 3D del molde para reconstrucción de microtia, para crear una epítesis o para realizar bioimpresión 3D.

La bioimpresión consiste en utilizar el modelo 3D que se carga en una bioimpresora que utiliza una biotinta compuesta por **condrocitos** del paciente (obtenidos por biopsia cartilaginosa, células madre o ingeniería de tejidos) junto a un **hidrogel** (compuesto por una matriz polimérica que da soporte estructural y está compuesta por colágeno, hialurónico, factores de crecimiento, etc.) para construir la estructura tridimensional de la oreja capa por capa. Una vez impresa se incuba en el laboratorio para maduración celular y formación del tejido cartilaginoso que, finalmente, se implantará en el paciente. Este hecho ya ha sido aplicado con éxito y publicado en distintos ensayos clínicos, pero su coste es muy elevado y su uso todavía no está estandarizado.

Postoperatorio y complicaciones

Cuidados postoperatorios

Otoplastia estética. El vendaje se levanta al día siguiente de la intervención para descartar la existencia de hematoma; posteriormente, se deja durante 6 días para **evitar** la formación de terceros espacios y hematoma postoperatorio. Después, el paciente deberá llevar una cinta elástica similar durante 15 días más, sobre todo, por las noches.

Reconstrucción auricular. Tras la colección del esqueleto cartilaginoso, se colocan drenajes de silicona conectados con vacío, que se retiran al cuarto o quinto día. Con una fina gasa empapada en pomada antibiótica se realiza un vendaje no compresivo para acabar de conformar la oreja. A la semana se retiran las suturas.

Complicaciones de la cirugía del pabellón auricular

Hematoma. Es la complicación más frecuente. Requiere actuación inmediata y agresiva, retirando la sutura, evacuando el hematoma, revisando la hemostasia y suturando la herida. Posteriormente, se realiza un vendaje compresivo. Si no se trata, puede causar pericondritis, fibrosis u oreja en coliflor. Se recomienda cobertura antibiótica.

Pericondritis. Los síntomas incluyen eritema, dolor y fiebre. Las bacterias causantes suelen ser *Staphylococcus aureus*, *Escherichia coli* y *Pseudomonas aeruginosa*. El tratamiento es antibiótico en dosis elevadas, junto con drenaje y eliminación del tejido necrótico tras retirar las suturas.

Exposición del cartílago o necrosis cutánea.

Queloides y cicatrices hipertróficas.

Complicaciones estéticas. La corrección inadecuada suele ser más apreciable para el cirujano que para el paciente. La recidiva del defecto es más frecuente en la otoplastia con correcciones basadas exclusivamente en suturas.

Neumotórax. Al obtener cartílago costal para reconstruir el pabellón auricular.

Meato estrecho. Puede ocurrir si se rota anteriormente la concha cuando se reposiciona la oreja hacia detrás.

PUNTOS CLAVE

- Un correcto registro fotográfico es imperativo tanto para la blefaroplastia como para la otoplastia estética.
- La blefaroplastia es una técnica sencilla con buenos resultados, siempre que se haya hecho una correcta evaluación del paciente y de los objetivos a conseguir.
- Debe evitarse la resección excesiva de piel en la blefaroplastia superior e inferior.
- Existen múltiples técnicas válidas de otoplastia estética mediante suturas, pero en estas debe sobrecorregirse ligeramente el acercamiento de la oreja al cráneo.
- Las técnicas de reconstrucción auricular autóloga se basan en la obtención de un injerto autólogo costal moldeado y requerirán varios tiempos quirúrgicos.

BIBLIOGRAFÍA

Bauer BS. Reconstruction of microtia. Plast Reconstr Surg. 2009;124(Suppl 1):14e-26e.

Beahm EK, Walton RL. Auricular reconstruction for microtia: Part I. Anatomy, embryology, and clinical evaluation. Plast Reconstr Surg. 2002;109:2473-82.

Bhattacharjee K, Kant Misra D, Deori N. Updates on upper eyelid blepharoplasty. Indian J Ophthalmol. 2017;65(7):551-8.

Bhatti AZ, Adeniran A. Grading and scoring of prominent ears. Plast Reconstr Surg. 2006;118:582e3.

Burgueño García M, Iriarte Ortabe JI. Técnicas quirúrgicas de blefaroplastia. En: López Cedrún JL. 1ª Edición. Cirugía Oral y Maxilofacial, Atlas de Procedimientos y Técnicas Quirúrgicas. Madrid: Editorial Médica Panamérica España, 2019: 1025-34.

Di Gesù R, Acharya AP, Jacobs I, et al. 3D printing for tissue engineering in otolaryngology. Connective Tissue Research. 2019;61(2):117-36.

Fedok FG, Carniol PJ. Upper Eyelid Blepharoplasty. En: Fedok FG, Carniol PJ (1st edition). Minimally Invasive and Office-Based Procedures in Facial Plastic Surgery. Nueva York: Thieme, 2014: 233-46.

Ferrer Fuertes AI, Arranz Obispo CD. Blefaroplastia, otoplastia estética y reconstrucción auricular. En: López Davis A, Martín-Granizo R. 3ª Edición. Cirugía Oral y Maxilofacial. Madrid: Editorial Médica Panamericana, 2012: 694-711.

Firmin F, Sanger C, O'Toole G. Ear reconstruction following severe complications of otoplasty. J Plast Reconstr Aesthet Surg. 2008;61(Suppl 1):S13-20.

García Reija MF, Romance García A. Protocolo reconstructivo de malformaciones auriculares congénitas. En: López Cedrún JL. 1ª Edición. Cirugía Oral y

Maxilofacial, Atlas de Procedimientos y Técnicas Quirúrgicas. Madrid: Editorial Médica Panamérica, 2019: 541-8.

Korn BS, Ting M. Reducing Surgical Risks in a Blepharoplasty. Facial Plast Surg Clin North Am. 2023;31(2):227-38.

Leatherbarrow B. Blepharoplasty. En: Leatherbarrow B (2nd edition). Oculoplastic Surgery. Londres: Informa Healthcare;2011: 310-45.

Magill CK, Sykes JM. Lower Blepharoplasty and Midface Rejuvenation. En: Fedok FG, Carniol PJ (1st edition). Minimally Invasive and Office-Based Procedures in Facial Plastic Surgery. Nueva York: Thieme, 2014: 247-56.

Martín-Granizo López R, Romero B. Técnicas quirúrgicas de otoplastia. En: López Cedrún JL (1ª edición). Cirugía Oral y Maxilofacial, Atlas de Procedimientos y Técnicas Quirúrgicas. Madrid: Editorial Médica Panamérica, 2019: 1041-7.

Nahai FR. Avoidance and Management of Complications Following Lower Eyelid Sugery. En: Fedok FG, Carniol PJ. 1ª Edición. Minimally Invasive and Office-Based Procedures in Facial Plastic Surgery. Nueva York: Thieme, 2014: 257-66.

Pan B, Jiang H, Guo D, et al. Microtia: ear reconstruction using tissue expander and autogenous costal cartilage. J Plast Reconstr Aesthet Surg. 2008;61(Suppl 1):S98-103.

Rodrigues C, Carvalho F, Marques M. Upper Eyelid Blepharoplasty: Surgical Techniques and Results – Systematic Review and Meta-analysis. Aesthetic Plast Surg. 2023;47(5):1870-83.

Rohrich RJ, Coberly DM, Fagien S, et al. Current concepts in aesthetic upper blepharoplasty. Plast Reconstr Surg. 2004;113(3):32e-42e.

Tyers AG, Collin JRO. Blepharoplasty. En: Tyers AG, Collin JRO. 4ª Edición. Colour Atlas of Ophtalmic Plastic Surgery. Londres: Elsevier, 2017: 215-40.

Wersényi G, Scheper V, Spagnol S, et al. Cost-effective 3D scanning and printing technologies for outer ear reconstruction: current status. Head & Face Medicine. 2023;19(1):46.

Zhou G, Jiang H, Yin Z, et al. In Vitro Regeneration of Patient-specific Ear-shaped Cartilage and Its First Clinical Application for Auricular Reconstruction. EBioMedicine. 2018; 28:287–302.

Zoumalan C, Roostaeian J. Simplifying Blepharoplasty. Plast Reconstr Surg. 2016; 137(1):196e-213e.

AUTOEVALUACIÓN

Implantes aloplásticos. Rellenos y cosmética

51

J. Pacheco Moreno y E. Bullejos Martínez

OBJETIVOS

- Identificar y diferenciar entre metales, polímeros y cerámicas como materiales de implantes sólidos.
- Conocer las aplicaciones y características específicas de los materiales de relleno inyectables, en especial, el ácido hialurónico.
- Aprender estrategias para prevenir y manejar las complicaciones derivadas de los materiales de relleno de manera efectiva.
- Comprender el mecanismo de acción y la aplicación de la toxina botulínica e identificar los puntos óptimos de inyección basados en la evaluación de los patrones de contracción muscular y las líneas faciales.
- Explorar las técnicas de rejuvenecimiento cutáneo mediante láser y peelings químicos.

INTRODUCCIÓN

La base de cualquier tratamiento estético y de rejuvenecimiento facial es tener un profundo conocimiento de la belleza, realizar una valoración global facial adecuada y conocer las diversas técnicas, procedimientos y biomateriales para recrear un rostro más joven y armónico.

En los últimos años hemos sido testigos de avances sin precedentes en el campo de la cirugía, y medicina estética y reconstructiva. El desarrollo y mejora de los materiales de relleno ha sido fundamental. La industria farmacéutica se ha centrado en la creación de materiales que minimicen las reacciones adversas y maximicen la biocompatibilidad. Gracias a esto, los pacientes pueden conseguir resultados más naturales y duraderos con un riesgo bajo de complicaciones. La integración de tecnologías innovadoras también ha revolucionado la cirugía estética facial. La tecnología de imágenes tridimensionales, los modelos virtuales y la navegación quirúrgica permiten a los cirujanos visualizar y simular los resultados deseados antes de realizar el procedimiento, lo que garantiza mayor precisión, reduce el riesgo de complicaciones, acorta el tiempo de recuperación y mejora la satisfacción del paciente.

MATERIALES DE RELLENO

Todo profesional que se dedique a la armonización y rejuvenecimiento facial debe comprender la importancia de la reposición de volumen tanto a nivel óseo como de tejidos blandos. Conceptualmente, el hueso o grasa autólogos son el material de relleno ideal para restaurar o aumentar el volumen facial, ya que son 100 % biocompatibles y tienen el potencial de revascularizarse e integrarse con los propios tejidos del paciente. A nivel práctico, la calidad y predictibilidad del resultado final pueden estar condicionadas por la disponibilidad limitada de material, la morbilidad en la región donante, la inevitable reabsorción del injerto con el paso del tiempo o la baja manejabilidad. En este sentido, los materiales aloplásticos, no exentos de complicaciones, ofrecen algunas ventajas. El uso de un material sintético externo evita que haya una zona donante, disminuyendo la morbilidad y simplificando el procedimiento en tiempo y complejidad.

Los materiales de relleno se pueden clasificar de la forma siguiente:

- Según su origen: biológico o sintético.
- Según su durabilidad: reabsorbibles o no reabsorbibles.
- Según su forma de presentación: sólidos o inyectables.

Implantes sólidos

Los implantes sólidos tienden a ser estables en volumen y forma con el paso del tiempo, ya que el tejido receptor tiene poca o nula capacidad para degradarlo. Los resultados son permanentes si se usan materiales no reabsorbibles, es posible la customización y la modificación o retirada de las prótesis sólidas en el caso de complicación o insatisfacción por parte del paciente. Existen tres grupos de implantes sólidos aloplásticos: metales, polímeros y cerámicas.

Metales

Actualmente, el metal de elección es el titanio, por ser un material fuerte, ligero y no corrosivo, que produce escasa reacción inflamatoria, tiene capacidad de osteointegración, no distorsiona excesivamente las imágenes obtenidas en la tomografía computarizada (TC) y permite realizar una resonancia magnética (RM). Es habitual usar metales cuando se precisa fijación o soporte; por ejemplo, para reconstruir una secuela de una fractura facial o una deformidad congénita. El uso de imágenes 3D y el desarrollo de *software* de planificación virtual permite diseñar y producir implantes personalizados, así como fabricar guías quirúrgicas de corte e inserción y precisar la forma de fijación. Así se consiguen resultados más precisos y disminuye el tiempo quirúrgico.

Polímeros

Silicona. Los implantes de silicona son los más usados por su buena biocompatibilidad. Está compuesta por polidimetilsiloxano, un polímero de consistencia elástica y superficie lisa, no porosa. Están disponibles en numerosas formas y tallas y son muy anatómicos, pues la parte inferior que contacta con el hueso se adapta muy bien a la superficie, permitiendo realizar abordajes quirúrgicos más conservadores. Su superficie lisa genera una reacción de cuerpo extraño, quedando rodeado el implante por una cápsula de tejido fibroso. Para algunos autores, esto supone una desventaja, pues favorece el riesgo de infección. Otra posible desventaja es que la falta de anclaje facilita los microdesplazamientos, produciendo, ocasionalmente, inflamación crónica, migración, extrusión o reabsorción del hueso subyacente. Para reducir estos riesgos, se deben evitar las disecciones amplias y se puede fijar con tornillo o sutura para inmovilizarlo. Sus aplicaciones son región malar, temporal, mentón y rinoplastia.

Implantes de polietileno de alta densidad (Medpor®). Son materiales muy usados como implantes faciales por su alta resistencia a la compresión y flexibilidad. Se pueden encontrar en forma de malla o prótesis. Es un material poroso que permite el crecimiento de tejido blando, por lo que es más difícil que migre o se exponga. Otra ventaja es que su consistencia firme facilita la fijación con tornillos y el contorneado. Sin embargo, la porosidad también hace difícil la retirada del implante si es necesario. Se utiliza para el aumento de volumen de la zona malar, mentón y reconstrucción de microtias.

Politetrafluoroetileno expandido (ePTEE, Gore-Tex®). Es un polímero de carbono fluorado con una superficie porosa, lo que permite el crecimiento de tejido blandos en la superficie, quedando la prótesis inmóvil. Es un material muy estable químicamente; su superficie es antiadherente y flexible, y se puede fijar con suturas o tornillos a los tejidos adyacentes. Existe una gran variedad de implantes subdérmicos y subperiósticos preformados, aunque su uso en la región facial está poco extendido.

Polimetilmetacrilato (PMMA). Es un material muy resistente y rígido. Al tener una superficie lisa, queda rodeado por una cápsula fibrosa. Existen dos formas de comercialización, implantes preformados, que se pueden customizar y fabricar mediante impresión 3D o en forma de polvo (Cranioplast®). A la hora de aplicar este último hay que mezclar la fase de polvo (polímero y catalizador) y líquido (monómero) hasta conseguir la textura adecuada. El tiempo de trabajo es de 5 minutos a 22 °C. Es frecuente su utilización en craneoplastias. No se recomienda para la reconstrucción del tercio medio facial.

Polimetilmetacrilato-polihidroxietilmetacrilato. Se comercializa por diferencias casas y se denomina HTR (*hard tissue replacement*). Es un compuesto poroso de polimetilmetacrilato (PMMA) y polihidroxietilmetacrilato, que permite el crecimiento de tejido blando. Tiene un recubrimiento de hidróxido de calcio, que le confiere una carga superficial negativa para favorecer el crecimiento óseo y evitar la adhesión de bacterias al implante.

Poliéter-éter-cetona (PEEK). Es un material orgánico y semicristalino con excelentes propiedades: biocompatibilidad, resistencia elevada y translúcido. Se puede customizar e, incluso, modificarse intraoperatoriamente. Es una excelente opción para reconstruir defectos de la bóveda craneal y reconstrucción orbitaria.

Cerámicas

Hidroxiapatita cálcica. Es una sal de fosfato cálcico procedente de la matriz ósea. Su origen puede ser sintético u obtenerse mediante conversión química del esqueleto de carbonato cálcico del coral marino. A diferencia de los demás biomateriales presentados, tienen la ventaja teórica de ser osteoinductores y osteoconductores. Comercialmente, está disponible en gránulos inyectables y en bloques. Tiene aplicabilidad en rinoplastia, reconstrucción orbitaria, implantología oral y craneoplastia.

Complicaciones generales de los implantes sólidos

Precoces. No existe consenso en la literatura sobre el uso de antibióticos o técnicas intraoperatorias para prevenir la infección en la colocación de implantes. Sin embargo, hay prácticas comunes empleadas por cirujanos para ayudar a reducir la infección postoperatoria (**Tabla 51-1**). Otras complicaciones precoces son inflamación, edema, dolor, sagrado, equimosis o hematoma.

Tardías. Los implantes de superficie lisa producen una reacción de cuerpo extraño, quedando encapsulado por una capa fibrosa. Esto supone que el implante nunca se una al lecho, mostrando cierta predisposición al movimiento, lo que puede favorecer la migración y/o extrusión. Parece que esto es menos frecuente en los implantes de superficie porosa. La reabsorción ósea puede ocurrir en áreas sujetas a micromovimientos (región mentoniana), especialmente, con implantes lisos. Otras complicaciones son infección, fístula, exposición, seroma, edema persistente o dolor. La insatisfacción del paciente y la hipersensibilidad, manifestada como dolor y dermatitis, pueden exigir la retirada del implante para resolver los síntomas.

Tabla 51-1. Principios para evitar complicaciones postoperatorias con implantes faciales sólidos

Selección del paciente	Identificar a los pacientes con potencial de riesgo: diabetes, inmunosupresión, fumadores, etc. realizar un examen preoperatorio minucioso
Infección	• Antibioterapia sistémica pre y/o intraoperatoria. Antibioterapia postoperatoria • Inmersión preoperatoria o impregnación del implante con antibióticos • Irrigación de la zona receptora del implante con antibiótico • Cierre hermético de la mucosa oral
Modelado del implante	Silicona: bordes ondulados y perforaciones centrales para permitir un contorno más suave y mejor fijación
Abordaje quirúrgico	Intraoral o extraoral
Técnica intraoperatoria	Según la localización del implante: disección subperióstica, disección bolsillo de tamaño adecuado, fijación del implante

Tabla 51-2. Indicaciones y materiales más frecuentes

Ácido hialurónico	• Aumento de labios: (Restylane Kysse®, Perioral (Restylane Lyft®) • Relleno de la dermis media/profunda (Restylane®, Restylane-L®, Juvederm Ultra/U Plus®, Bolotero Balance®) • Relleno de la dermis profunda y subdermis (Perlane®) • Aumento malar (Juvederm Voluma XC®) • Relleno submucoso (Juvederm Volbella®)
Ácido poliláctico	Sculptra®: • Lipoatrofia asociada al VIH • Pliege nasolabial, región temporal • Dermis profunda, tejido subcutáneo
PMMA + colágeno bovino	Pliegue nasolabial, cicatrices de acné (Artefill®)
Hidroxiapatita cálcica	Radiesse®: • Arrugas moderadas o graves • Lipoatrofia facial asociada al VIH
Gel de poliacrilamida	Aquamid®: • Lipodistrofia por VIH • Surcos nasogenianos profundos (Aquamid®)

Rellenos inyectables

El injerto de grasa autóloga sigue siendo hoy en día una técnica de voluminización permanente bien considerada; no obstante, el punto de inflexión en rellenos inyectables ha sido el desarrollo y comercialización del ácido hialurónico en 2003. La inyección de materiales de relleno es, junto con la toxina botulínica, el procedimiento más común usado en medicina estética. Las redes sociales han popularizado enormemente estos productos en pacientes cada vez más jóvenes, que buscan resaltar determinadas zonas anatómicas. Al ser procedimientos mínimamente invasivos, se evita el trauma e inactividad que conlleva una intervención quirúrgica. Sus principales indicaciones son rejuvenecimiento facial, corrección de surcos y arrugas, depresiones y cicatrices, bioplastia y rinomodelación (**Tabla 51-2**).

Es importante comprender las indicaciones del tratamiento, seleccionar, orientar al paciente y planificar la inyección, así como conocer a fondo las propiedades del material, la anatomía, la elasticidad y la resistencia de los tejidos para predecir el comportamiento del relleno una vez inyectado. Los materiales de relleno inyectables pueden clasificarse de innumerables maneras según sus aplicaciones clínicas, estructura molecular o propiedades científicas. A continuación, se clasifican en cuatro categorías generales:

• Materiales sintéticos biodegradables: ácido hialurónico (AH), hidroxiapatita cálcica y ácido poliláctico.
• Materiales sintéticos no biodegradables: microesferas de polimetilmetacrilato e hidrogeles de poliacrilamida y silicona.
• Materiales biológicos alogénicos: colágeno y grasa purificada alogénica.
• Materiales biológicos autólogos: grasa autóloga.

En España solo pueden usarse materiales de relleno provistos de marcado CE (distintivo que declara la conformidad del producto con los requisitos de seguridad y funcionamiento establecidos en la legislación, que debe figurar en el etiquetado y en las instrucciones de uso del producto, acompañado de un número de cuatro dígitos que identifica el Organismo Notificado responsable de los procedimientos de la evaluación de conformidad del producto) y registrados en la Agencia Española de Medicamentos y Productos Sanitarios (AEMPS). Periódicamente, se publica el listado de altas y bajas de estos productos, que se puede consultar en la *web*.

Materiales sintéticos biodegradables

Geles de ácido hialurónico (AH): el AH es un polisacárido natural (glucosaminoglicano disacárido) que se encuentra en la piel como parte de la matriz extracelular, en el líquido sinovial de las articulaciones y en el vítreo. Tiene propiedades hidrofílicas con gran afinidad para unirse y atraer moléculas de agua. El efecto voluminizador se consigue por la propia inyección exógena de AH, así como por la estimulación de la actividad de los fibroblastos tras su depósito en la dermis.

Existen numerosos productos comercializados de ácido hialurónico. La elección del AH adecuado (en función de la concentración, el tamaño de la partícula, el grado de reticulación, las propiedades hidrofílicas y las propiedades reológicas [elasticidad, viscosidad y cohesividad]) es un factor clave para lograr el resultado deseado con apariencia natural y de larga duración (**Tabla 51-3**). Una de las ventajas del AH como material de relleno es que tiene un antídoto natural que es la hialorunidasa. Esta enzima degrada el ácido hialurónico inyec-

Tabla 51-3. Propiedades de los geles de ácido hialurónico	
Tamaño de partícula	Tendrá influencia sobre la fuerza de extrusión necesaria para la inyección, el grado de resistencia y la durabilidad del producto. A mayor tamaño, mayor durabilidad: • Partículas muy pequeñas ➔ defectos de la dermis muy superficial • Partículas pequeñas ➔ defectos de la dermis media • Mayor tamaño ➔ defectos de la dermis profunda o plano subcutáneo
Grado de saturación de agua	• Está íntimamente relacionado con la concentración (mg/mL) y las propiedades hidrofílicas del AH • Altas concentraciones de AH incorporan más cantidad de agua de los tejidos para alcanzar el equilibrio de hidratación, lo que provocará mayor edema • Se debe tener precaución al aplicarlos en zonas de alto flujo de líquidos, como las ojeras
Grado de reticulación	• La reticulación del ácido hialurónico con sustancias como BDDE aumenta su durabilidad en el tejido dérmico. Un exceso puede causar complicaciones inflamatorias y afectar a su biocompatibilidad • Los productos están compuestos por un porcentaje de AH reticulado (efecto voluminizador, resiste la degradación y aumenta la durabilidad) y un porcentaje de AH no reticulado (lubricante). A mayor reticulación, mayor dureza y durabilidad del gel
Módulo G	• Determina la firmeza del gel y es una medida de la capacidad de un producto para resistir la deformación • Módulo G más alto ("gel más firme") ➔ necesidad de una deposición profunda y focalizada con menos distribución del producto en los tejidos circundantes • Módulo G bajo ➔ zonas de alto riesgo (glabela, periocular) o tratamiento de arrugas finas

tado, restaurando la situación pretratamiento en la mayoría de los casos.

Hidroxiapatita cálcica en forma de microesferas (Radiesse®). Es un relleno temporal, pero dura más que los rellenos de AH o colágeno (hasta 18 meses). Confiere volumen y, al mismo tiempo, estimula la producción endógena de colágeno. Entre sus complicaciones específicas se han descrito casos de visibilidad de las microesferas de calcio de color blanco debajo del bermellón o de la piel, por lo que no se recomienda su uso intradérmico o muy superficial y tampoco en la zona labial.

Ácido poliláctico (Sculptra®): pertenece a la categoría de rellenos que ejercen su efecto a través de la estimulación de la neocolagenogénesis, consecuencia de la estimulación de los fibroblastos. De esta forma, se observan volúmenes mayores con el paso del tiempo. Debido a esta característica, se recomienda realizar tres sesiones, dejando un periodo de 2 meses entre ellas. Debe inyectarse en la dermis profunda o en tejido subcutáneo.

Materiales sintéticos no biodegradables

Hidrogel de policrilamida (Aquamid®): es un material no reabsorbible, cuya principal indicación es la corrección de surcos nasogenianos profundos y corrección de volúmenes, como la lipodistrofia asociada al virus de inmunodeficiencia humana (VIH). Es el único material de relleno permanente comercializado actualmente en España. A la hora de aplicar el material es recomendable ser minucioso en la asepsia, pues es frecuente que se produzcan infecciones precoces o tardías. También se pueden producir nódulos tardíos.

Microesferas de polimetilmetacrilato (PMMA): se usa como producto combinado suspendido en colágeno bovino (Artefill®/Bellafill®) o en ácido hialurónico (Dermalive®, Dermadeep®), solo comercializados en EE.UU. Artefill está compuesto por microesferas de PMMA suspendidas en una matriz de colágeno bovino, mezclado con lidocaína al 0,3 %. Es

necesario, por tanto, realizar una prueba previa al tratamiento. El empleo de estos materiales no está muy extendido, debido a la alta incidencia de efectos secundarios.

Los *derivados polialquilamídicos (Bio-Alcamid) y la silicona* fueron retirados del mercado por producir complicaciones graves y frecuentes.

Materiales biológicos alogénicos

Rellenos de colágeno: el colágeno constituye el 70-80 % de la dermis y con la edad se pierde y fragmenta, lo que produce el desarrollo de arrugas y pliegues. Los rellenos de colágeno pueden ser de origen bovino, humano o porcino. Una ventaja de los rellenos de colágeno frente a los de AH es que son menos viscosos y son adecuados para las arrugas o líneas finas, ya que producen menos irregularidades al inyectarse. Por lo general, son bien tolerados con complicaciones leves y temporales. Cabe destacar, aparte de las reacciones de hipersensibilidad, la necrosis cutánea como potencial efecto grave. Se puede producir por inyección intravascular o por obstrucción extravascular por compresión del material infiltrado. Los rellenos de colágeno también favorecen la agregación plaquetaria, con mayor riesgo de trombosis vascular y oclusión que otros productos. Por todo lo anterior, se recomienda aspiración previa, infiltración de volúmenes pequeños y evitar regiones de riesgo como la glabelar:

- Colágeno bovino (Zydermy®, Zyplast®). Al ser de origen bovino se debe realizar una prueba de sensibilidad previa a su uso. Se recomienda una ligera sobrecorrección y su efecto dura entre 2 y 6 meses.
- Colágeno humano. Según su origen pueden ser alógenos de cadáver (Dermalogen®, Cymetra®), cultivado en laboratorio (Cosmoderm®, Cosmoplast®) o autólogos (Atologen®). No es necesario realizar una prueba previa al tratamiento. Los dos rellenos comercializados más empleados son Cosmoderm y Cosmoplast. Mantienen su efecto entre

3 y 7 meses. Ambos llevan incorporada lidocaína como agente anestésico.

- Colágeno porcino. Dura en el tejido alrededor de 12 meses. Se han comercializado varios productos, como Evolences® y Evolence Breezes®. Evolences está indicado para líneas, arrugas o pliegues moderados o profundos. No se recomienda su uso en los labios por la posibilidad de formación de nódulos. Evolence Breezes se emplea para el relleno de líneas finas y para el contorno labial.

Contraindicaciones

Contraindicaciones generales de los rellenos inyectables: embarazo y lactancia, enfermedades autoinmunes o inmunosupresión, colagenopatías, coagulopatías, alergias, infecciones de la zona, absceso dental o abundante placa dental, coagulopatías, diabetes descompensada o tratamiento con isotretinoína en los seis meses previos.

Preparación previa y recomendaciones generales

Antes del tratamiento con rellenos inyectables, se debe informar a los pacientes sobre las expectativas realistas, obtener el consentimiento informado, tomar fotografías pre y postratamiento, y realizar una historia médica detallada. Se debe evitar el uso de medicamentos que aumenten el riesgo de sangrado y considerar los antecedentes de cicatrices hipertróficas o queloides, al usar materiales permanentes o semipermanentes. Se recomienda evitar la sobrecorrección, realizar una sesión inicial seguida de revaluación y posibles retoques, además de usar anestesia local según la tolerancia al dolor de cada paciente. Existen diferentes técnicas de inyección del relleno: lineal o tunelización, punciones seriadas, radial en abanico o tramado cruzado.

Materiales biológicos autólogos: injertos de grasa autóloga

La lipotransferencia es un procedimiento que implica la extracción de tejido graso del propio paciente, su purificación y posterior infiltración en áreas con pérdida de volumen graso (lipoatrofia). El tejido adiposo contiene diferentes tipos celulares, como adipocitos, células madre mesenquimales y células vasculares.

Existen diferentes técnicas de obtención de la grasa, siendo la zona inferior de abdomen la región donante recomendada mediante aspiración a baja presión. Antes de la extracción se recomienda infiltrar una solución anestésica poco citotóxica, como la propuesta por Candau (1 vial de lidocaína al 5 % en 1.000 mL de suero fisiológico). El procesamiento de la grasa implica filtrado, centrifugación o decantación para purificarla antes de la transferencia. Una vez purificada, la grasa se transfiere a jeringas de menor volumen para su implantación. Las técnicas de lipotransferencia son:

- Macroinjerto (MACROFAT) ➔ Técnica convencional de aspirado y lipotransferencia.

- Microinjerto (MICROFAT) ➔ Cánula de aspiración multiperforada con orificios de 1-2 mm. La grasa se filtra a través de una membrana. Microfat es muy útil en la zona periorbitaria y nasolabial.
- Injertos introducibles con aguja en plano intradérmico (SNIFG, *sharp needle intradermal fat grafting*) ➔ La lipoaspiración y el procesado de la grasa es igual que en la técnica MICRO; solo difieren en la técnica de infiltración, en la que se usa una aguja de 23 G. Tiene utilidad en rinomodelación y en arrugas dinámicas.
- Nanoinjerto (NANOFAT) ➔ Tras la obtención de la grasa, se realiza una emulsión mecánica de esta mediante embolados sucesivos entre dos jeringas interconectadas. Tras la emulsión, se filtra la grasa por una membrana con poros menores de 0,1 mm, obteniéndose un concentrado muy rico en células y libre de restos de tejido conectivo. El concentrado de NANOFAT puede usarse para rellenar arrugas finas con agujas de 27 G o para mesoterapia con agujas de 4 mm. No busca aumentar el volumen, sino mejorar la calidad de la piel, al incrementar el grosor de la dermis y reducir las irregularidades.

El uso de plasma rico en plaquetas (PRP) como agente potenciador de la viabilidad del infiltrado graso es objeto de estudio, aunque no hay resultados concluyentes. La posibilidad de enriquecer el injerto con factores de crecimiento vascular y células madre parece prometedora para el futuro de la lipotransferencia.

La reabsorción del injerto graso es común y puede variar de un 20 a un 60 %, influenciada por factores como el tamaño de las partículas del injerto, la zona tratada y la técnica utilizada. Se observa mayor duración en personas menores de 40 años y con técnicas de múltiples capas y pequeños fragmentos.

Las complicaciones más comunes de la lipotransferencia son alteraciones del contorno, especialmente, en la región periorbitaria, y correcciones excesivas o insuficientes. Las infecciones y el daño a estructuras nerviosas o vasculares son poco frecuentes. El riesgo de migración de la grasa aumenta con implantes de gran volumen o en áreas con alta movilidad muscular, como la región glabelar.

TÉCNICAS DE MIOMODULACIÓN

La toxina botulínica (TB) es una toxina producida por la bacteria *Clostridium botulinum*, que elabora diferentes serotipos de toxina que pueden ser distinguidos antigénicamente. Su mecanismo de acción se basa en la interrupción de la transmisión neuromuscular mediante el bloqueo de la liberación de acetilcolina.

Es el tratamiento cosmético más común en el mundo por su fácil aplicación, porque no requiere tiempo de recuperación, produce efectos duraderos y es seguro. Su principal indicación en estética son las arrugas ocasionadas por la hiperactividad de los músculos de la mímica. Actualmente, en España coexisten en el mercado diferentes marcas de TB-A para su uso en medicina estética (**Tabla 51-4**). Otras toxinas que todavía no se comercializan en España son la Prabotulinumtoxin A (PraBT-A) Nabota®, obtenida de la fermentación anaerobia

Tabla 51-4. Toxinas botulínicas más frecuentes

Producto	Onabotulinumtoxin A (OnaBT-A) Botox/Vistabel	Abobotulinumtoxin A (AboBT-A) Dysport/Azzalura	Incobotulinumtoxin A (IncoBT-A) Xeomin/Bocouture
Excipientes	Albúmina humana Cloruro sódico	Albúmina humana Lactosa	Albúmina humana Sacarosa
Proteínas complejantes	Sí	Sí	No (posible alteración de la estabilidad de la toxina en condiciones ambientales adversas)
Reconstitución	Vial de 50 U en 1,25 mL de cloruro sódico al 0,9 %	Vial de 125 U en 0,63 mL de cloruro sódico al 0,9 %	Vial de 50 U en 1,25 mL de cloruro sódico al 0,9 %

estrictamente controlada que podría conferirle mayor pureza (técnica patentada), y NT10109 L TB A que se presenta en forma líquida, por lo que no precisa reconstitución.

Es importante comprender la biomecánica de la inyección para lograr resultados óptimos. Los neuromoduladores se distribuyen tridimensionalmente en los tejidos, influidos por el volumen de inyección, la velocidad, la profundidad, las capas anatómicas y la orientación de la aguja. La evaluación de los patrones de contracción muscular y de las líneas faciales orienta sobre los puntos de inyección óptimos. La comprensión de la anatomía permite realizar una técnica de inyección más segura y precisa, reduciendo los daños colaterales. Es fundamental adaptar la dosis a las necesidades del paciente, ya que algunos factores, como el sexo y la fuerza muscular, influyen en la dosis necesaria. Entre la administración de la toxina y el inicio del efecto clínico transcurren, habitualmente, 24-72 horas. En general, los efectos duran de 3 a 6 meses y aumentan después de varias sesiones (**Tabla 51-5**).

Contraindicaciones

No se recomienda su uso en pacientes con hipersensibilidad al principio activo o a alguno de los excipientes, presencia de infección en los puntos en los que se pretende inyectar, trastornos generalizados de la actividad muscular, como miastenia grave o síndrome de Eaton Lambert, embarazo y lactancia o paciente con trastorno dismórfico o expectativas irreales. Se debe tener especial precaución cuando se infiltra a pacientes anticoagulados o antiagregados o que estén en tratamiento con dosis elevadas de fármacos que pueden interferir en la unión neuromuscular (aminoglucósidos, ciclosporina, relajantes musculares, etcétera).

Complicaciones

Los efectos secundarios se consideran leves, transitorios y limitados; no obstante, es importante tener en cuenta los efectos adversos y las complicaciones de mayor gravedad. Las complicaciones mencionadas anteriormente, según el lugar de inyección. se pueden evitar con una planificación adecuada y una correcta demarcación de las áreas seguras de punción. El paciente debe mantener la cabeza incorporada y evitar manipular la zona infiltrada durante las primeras horas.

La aplicación de toxina botulínica puede ocasionar efectos secundarios, como diplopía, lagoftalmos, ectropión palpebral, dolor, edema, hematomas, piel y boca seca, cefalea, molestias gastrointestinales, cuadro pseudogripal, formación de anticuerpos antitoxina, alergia, infra o sobrecorrección, pérdida de expresividad facial, debilidad muscular, disfagia, neumonía por aspiración y asimetría facial.

HILOS TENSORES

Las técnicas de hilos tensores emplean suturas para mejorar la ptosis de los tejidos faciales con cicatrices mínimas o inexistentes, minimizando el daño tisular. Se utilizan diversos tipos de suturas (lisas, espiculadas, con conos bidireccionales o unidireccionales, reabsorbibles o no reabsorbibles). Los resultados pueden variar según el tipo de hilo utilizado y pueden presentarse efectos indeseados, como palpación de la sutura, desplazamiento, extrusión o hematomas.

Entre las suturas no reabsorbibles, el polipropileno es el material más usado. Entre las reabsorbibles, la más utilizada es polidioxanona (PDO). Los hilos de PDO son suturas constituidas por polímeros incoloros, biocompatibles y reabsorbibles, que por la lesión mecánica de la aguja provocan un aumento del flujo sanguíneo y estimulan la producción de colágeno de la zona tratada. Su absorción se produce por hidrólisis progresiva prolongada, a los tres meses de su aplicación, y su efecto puede durar más de dos años. Las ventajas de estas suturas son su flexibilidad, su gran resistencia, su seguridad, la facilidad de aplicar y los pocos efectos secundarios que producen.

TECNICAS PARA EL TRATAMIENTO DE LA PIEL

Estas técnicas se centran en tratar la piel en diferentes etapas del envejecimiento, dividiéndose en ablativas y no ablativas. Las técnicas ablativas, como la resuperficialización cutánea o *skin resurfacing*, buscan restaurar la piel mediante el afinamiento, renovación y retracción, e incluyen procedimientos como *peelings*, láser y dermoabrasión.

Láser

El láser, cuya denominación proviene de las siglas en inglés *"Light Amplification by Stimulated Emission of Radiation"* (Amplificación de Luz por Emisión Estimulada de Radia-

Tabla 51-5. Peculiaridades en la aplicación de la toxina según el área anatómica

	Anatomía	Técnica de inyección	Efectos adversos y consejos de seguridad
Arrugas horizontales de la frente	Músculo frontal	• Administración en contacto con el hueso • 5 puntos de inyección de 2-5 UI para frente superior y 0,5-2 UI para frente inferior • Distribución simétrica de puntos de inyección	Puede influir en la posición de las cejas: • Ptosis de la ceja si se inyecta demasiado abajo. Evitable si nos mantenemos 2-3 cm por encima del margen supraorbitario o 1,5-2 cm sobre la ceja • Cejas de Mephisto o diablo. Desequilibrio entre el bloqueo de la región central del músculo frontal y la actividad en la región lateral del mismo, provocando la elevación de la cola de la ceja. Se puede evitar bloqueando la zona lateral del músculo o en la zona más activa • Prever puntos de inyección adicionales si es necesario para evitar hiperelevación de la ceja
Arrugas glabelares	Corrugador superciliar *Orbicularis oculi* *Procerus*	• Técnica de inyección de 3 puntos. Dosificación de hasta 10 UI por punto • Técnica de inyección en 5 puntos (4 UI por punto)	• Ptosis del párpado superior: ocurre cuando la toxina difunde a través del septum orbitario, si se infiltra cerca del margen óseo supraorbitario, se infiltran grandes volúmenes o la toxina está muy diluida • Es evitable si se mantiene una distancia superior a 1 cm del reborde orbitario e inyectando en la porción medial del procerus, donde el espesor es mayor
Hipertrofia del músculo masetero y adelgazamiento facial	Masetero	• Inyección en contacto con el hueso, preferiblemente, en la parte inferior del músculo • Dosificación de 8-10 UI en tres puntos • Aguja de 30 G de 1 cm de largo, al menos	• Riesgo de asimetría en la sonrisa e incapacidad de sonreír por afectación del músculo risorio. Evitar agujas cortas que no inyecten el producto en el espesor de músculo, pues puede migrar, afectando a tejidos adyacentes • Ajustar la dosis según la anatomía y necesidades del paciente
Patas de gallo	Músculo orbicular ocular	• Solo aplicar en las fibras de la porción más externa del reborde orbitario a 1 cm del ligamento • Técnica de inyección en 3 puntos	• No se debe paralizar completamente el músculo, pues impediría el cierre ocular • Xeroftalmina
Arrugas nasales	Músculo transverso de la nariz	• Inyectar en la porción más superior del músculo, alejándose del surco nasogeniano	• Asimetría en la sonrisa por afectación del músculo elevador del labio superior • Epífora y parálisis del recto medial si sobreinyectamos
Líneas de marioneta	Músculo depresor del ángulo labial en su inserción medial	• Inyección bilateral y simétrica	• Incompetencia labial si se inyectan muy mediales, paralizando el músculo orbicular
Arrugas labiales	Músculo orbicular del labio	• Bloquear las fibras superficiales próximas al bermellón	• Incompetencia labial si se inyectan muy mediales, paralizando el músculo orbicular

ción), es un dispositivo que produce luz monocromática, coherente y direccional, de alta intensidad. Estas características lo hace ideal para una amplia gama de aplicaciones. Existen diferentes tipos de láseres, que varían según el medio generante, la banda del espectro electromagnético, la forma de emisión o la densidad de potencia.

Cuando se aplica en procesos cutáneos, es esencial comprender algunos conceptos, como la teoría de la fototermólisis selectiva, que se basa en la interacción de la luz con cromóforos en la piel y los tejidos. Estos cromóforos son responsables del color de las moléculas y tienen diferentes coeficientes de absorción, lo que permite seleccionar una longitud de onda específica para tratar el tejido objetivo sin dañar el tejido circundante. Entre los cromóforos más comunes se encuentran la melanina, el agua, la hemoglobina y la tinta de tatuajes. Otro concepto importante es el tiempo de relajación

térmica (TRT), que se refiere al tiempo necesario para que un objeto disipe la mitad de su energía térmica. Es crucial seleccionar la duración del pulso de luz de manera acorde al tamaño del objetivo a tratar para evitar un daño térmico excesivo al tejido circundante.

Existen numerosas aplicaciones del láser en medicina estética: depilación y tratamiento de hirsutismo o hipertricosis, rejuvenecimiento facial y arrugas, fotoenvejecimiento cutáneo, eliminación de lesiones vasculares, acné y piel grasa, cicatrices, extirpación de lesiones cutáneas benignas, como efélides o lentigo simple, discromías, eliminación de tatuajes u otras hiperpigmentaciones y rinofima.

Los sistemas de clasificación de Glogau (grado del fotoenvejecimiento facial) y Fitzpatrick (clasificación del fototipo cutáneo) son útiles para planificar el tratamiento de nuestros pacientes y evitar complicaciones. Por ejemplo, en un paciente con un fototipo de Fitzpatrick alto, el resurfacing puede estar contraindicado, por alto riesgo de despigmentación y cicatrices. Los pacientes con un grado de Glogau alto pueden necesitar sesiones más agresivas junto con otros tratamientos para obtener mejores resultados.

Láseres ablativos

El tratamiento de la piel fotodañada mediante resurfacing o resuperficialización con láseres ablativos, principalmente, láser de dióxido de carbono (CO_2) o láser Er:YAG, consigue resultados espectaculares, pero también la morbilidad y complicaciones postoperatorias son significativas. Destruyen la epidermis y parte de la dermis, generando un efecto térmico residual que estimula la remodelación del colágeno y la reconstrucción de la matriz extracelular (**Tabla 51-6**).

Sus contraindicaciones relativas son los fototipos altos (Fitzpatrick IV-VI), historia de queloides, uso reciente de isotretinoína, ectropión, morfea, esclerodermia, radioterapia reciente y diversas enfermedades cutáneas, como vitíligo, psoriasis, liquen plano, rosácea y lupus. Las contraindicaciones absolutas abarcan embarazo y lactancia, expectativas irreales, enfermedades fotosensibilizantes, inmunosupresión o cáncer activo, herpes labial activo o reciente, exposición solar reciente, peeling químico reciente y alergia a fármacos esenciales para el tratamiento.

Los efectos adversos son infección, alteraciones de la pigmentación, acné, *millium*, cicatrices, ectropión, edema y eritema, piel sensible, petequias y prurito.

Láseres fraccionados

En lugar de tratar toda la superficie cutánea, estos dispositivos crean pequeñas zonas de tratamiento, conocidas como "zonas microtérmicas" (MTZ), rodeadas de tejido sano. Esto permite una recuperación más rápida y reduce el riesgo de complicaciones. Pueden ajustarse los grados de intensidad, permitiendo abordar diversos problemas de la piel y en diferentes tipos y

enfermedades de la piel. El riesgo de causar hiperpigmentación postinflamatoria, especialmente, en pacientes con tonos de piel más oscuros, es menor.

Láseres híbridos

Los láseres híbridos combinan características de diferentes tipos de láseres, como los láseres ablativos y no ablativos, confiriendo la capacidad de abordar múltiples problemas de la piel de manera eficiente y con menos efectos secundarios.

Láser no ablativo y otras terapias no ablativas

Dentro de este grupo podemos encontrar el Dye pulsado (585-595 nm), el Nd:YAG (1.320 nm), el diodo (1.450 nm), el erbio:Glass (1.540 nm) y otras técnicas no ablativas, como la radiofrecuencia o la IPL (515-1.200 nm). No lesionan la epidermis, permiten una inmediata incorporación del paciente y los riesgos son mínimos. Los resultados clínicos son menos evidentes que con los ablativos y requieren varias sesiones.

Peelings

Los peelings químicos son una técnica cosmética utilizada para resuperficializar la piel y tratar una variedad de enfermedades dermatológicas, desde discromías y arrugas hasta cicatrices de acné. También, se pueden combinar con otros procedimientos cosméticos, como la resuperficialización con láser y procedimientos quirúrgicos, para mejorar los resultados estéticos globales. Se clasifican en cuatro niveles según su profundidad de acción: muy superficiales, superficiales, medios y profundos. Los resultados y riesgos asociados varían según la profundidad del peeling y los principios activos utilizados (**Tabla 51-7**).

Los peelings superficiales actúan en el estrato córneo y la epidermis, siendo necesarias varias sesiones; los peelings profundos llegan hasta la dermis media-reticular. La profundidad

Tabla 51-6. Protocolo para procedimientos de resurfacing con láser	
Pretratamiento	• Aplicación de toxina botulínica 2 semanas antes del tratamiento para mejorar la penetración de la energía láser en las arrugas • Evitar la exposición solar las 2-3 semanas previas al tratamiento y utilizar fotoprotección de factor 50+ • En pacientes con herpes recurrente, profilaxis herpética • Tratamiento despigmentante previo, 7-15 días antes del procedimiento en pacientes con fototipos altos
Durante el tratamiento	• Limpieza y rasurado de la piel antes de aplicar crema anestésica tópica • Protección ocular adecuada para el paciente y todo el personal presente durante el procedimiento • Identificar el "*end point*", que varía según el tipo de láser utilizado
Postratamiento	• Aplicar compresas frías si la sensación de calor es intensa y pautar antihistamínicos o corticoides tópicos si aparece prurito • Los primeros 5 días se recomienda el uso de cosméticos hidratantes y regeneradores según el tipo de piel. • A partir del tercer día se puede utilizar maquillaje y protector solar de factor 50+ • Evitar la exposición solar durante los primeros 2-3 meses • El tiempo entre sesiones y el número de sesiones se determinan según la zona tratada y las características del paciente

Tabla 51-7. Tipos de peeling en función de la profundidad de acción

Superficial (estrato córneo hasta dermis superficial)	• Alfa-hidroxiácidos: ácido glicólico, ácido láctico, ácido málico, ácido mandélico y ácido bencílico • Beta-hidroxiácidos: ácido salicílico • Solución de Jessner • Ácido tricloroacético: 10-35 %
Medio (dermis papilar hasta dermis reticular superior)	• Ácido tricloroacético: 35-50 % • Ácido pirúvico: 60-80 %
Profundo (dermis reticular media)	• Ácido tricloroacético > 50 % • Fenol al 88 %

del peeling determina la magnitud del resultado estético y el tiempo de curación, así como el riesgo de complicaciones. Existen contraindicaciones absolutas y relativas que deben considerarse, como infecciones activas, historial de queloides, embarazo, enfermedades inflamatorias y uso reciente de isotretinoína.

Es esencial realizar una evaluación exhaustiva del paciente antes del procedimiento, incluyendo su estado de salud general, nutricional y el tipo de piel (Clasificación de Fitzpatrick y Glogau). Además, se recomienda la profilaxis herpética en ciertos casos para prevenir complicaciones, como la activación del virus del herpes. Después del peeling, el manejo postoperatorio desempeña un papel crucial en la prevención de complicaciones, como infecciones y discromías.

PUNTOS CLAVE

- La continua evolución en materiales de relleno y tecnología ha transformado la estética facial, proporcionando resultados más naturales, duraderos y seguros.
- La introducción de imágenes 3D y navegación quirúrgica ha mejorado la precisión y reducido las complicaciones.
- El ácido hialurónico y la toxina botulínica tienen un alto perfil de seguridad y proporcionan resultados muy buenos y, por ello, han ganado tanta popularidad.
- Es crucial seleccionar el material de relleno adecuado según las necesidades del paciente, las características del tejido y la región facial a tratar. Además, se deben tener en cuenta las contraindicaciones y riesgos asociados, así como las técnicas de aplicación, para lograr resultados óptimos y seguros.
- Se debe adaptar la dosis de toxina botulínica a las necesidades individuales de cada paciente para obtener resultados óptimos y evitar complicaciones.
- El conocimiento de los sistemas de clasificación de Glogau y Fitzpatrick para evaluar el tipo y grado de fotoenvejecimiento cutáneo permite planificar el *resurfacing* con láser o peeling de forma segura y efectiva, minimizando riesgos.

BIBLIOGRAFÍA

Attenello N, Maas C. Injectable Fillers: Review of Material and Properties. Facial Plast Surg. 2015;31(01):29-34.

Azizzadeh B, Murphy MR, Johnson CM, Massry GG, Fitzgerald R (editors). Master techniques in facial rejuvenation (2nd edition). Edinburgh: Elsevier, 2018: 354.

Borba A, Matayoshi S, Rodrigues M. Avoiding Complications on the Upper Face Treatment With Botulinum Toxin: A Practical Guide. Aesth Plast Surg. 2022;46(1):385-94.

Buck II DW. Minimally Invasive Aesthetic Surgery (1st edition). Philadelphia: Elsevier, 2024.

Carruthers J, Carruthers A, Dover JS, Alam M, Ibrahim O. Procedures in Cosmetic Dermatology (5th edition). Philadelphia: Elsevier, 2023.

Fernández-Tresguerres Hernández J. Medicina estética y antienvejecimiento (2a edición). Madrid, España: Editorial Médica Panamericana, 2018.

Kauke-Navarro M, Knoedler L, Knoedler S, Deniz C, Stucki L, Safi AF. Balancing beauty and science: a review of facial implant materials in craniofacial surgery. Front Surg. 2024;11:1348140.

Kreis G. Revisión comparativa de toxinas botulínicas tipo A de uso en medicina estética comercializadas en España. Medicina Estética. 2018;56.

Martínez-Carpio PA, Vega López PM. Materiales de relleno temporales en medicina estética: revisión de la literatura sobre incidencia de efectos adversos y complicaciones. Medicina Estética [Internet]. 2019 [citado 2 de mayo de 2024];59.

Niamtu J, editor. Cosmetic facial surgery (3rd edition). Philadelphia: Elsevier, 2023.

Ráez Balbastre J, Escudero Villanueva A, Díaz Reverand S, Hristova Dakova I, García Monforte F. Toxinas botulínicas en medicina estética. Revisión sistemática. Medicina Estética. 2020;64.

Rojas YA, Sinnott C, Colasante C, Samas J, Reish RG. Facial Implants: Controversies and Criticism. A Comprehensive Review of the Current Literature. Plastic & Reconstructive Surgery. 2018;142(4):991-9.

Sánchez-Carpintero I, Candelas D, Ruiz-Rodríguez R. Materiales de relleno: tipos, indicaciones y complicaciones. Actas Dermo-Sifiliográficas. 2010;101(5):381-93.

Swift A, Green JB, Hernandez CA, Aguilera SB, Fagien S, Gold MH, et al. Tips and Tricks for Facial Toxin Injections with Illustrated Anatomy. Plastic & Reconstructive Surgery. 2022;149(2):303e-12e.

Tamayo Carbón A, Bencosme Escarramán Y, Laborde López Z, Anaya Blanco M. De la exéresis quirúrgica a la reposición volumétrica en el rejuvenecimiento facial. 2022;1(2).

Truchuelo M, Cerdá P, Fernández LF. Peeling químico, una herramienta útil en la consulta. Actas Dermo-Sifiliográficas. 2017;108(4):315-22.

Wu GT, Kam J, Bloom JD. Hyaluronic Acid Basics and Rheology. Facial Plastic Surgery Clinics of North America. 2022;30(3):301-8.

Yaremchuk MJ, editor. Atlas of facial implants (2nd edition). Philadelphia: Elsevier, 2020.

 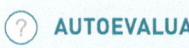 **AUTOEVALUACIÓN**

DEFORMIDADES CRANEOMAXILOFACIALES

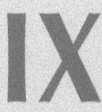

Embriología maxilofacial y desarrollo

52

I. Guarro Marzoa y M. Munill Ferrer

OBJETIVOS

- Conocer los hitos fundamentales del desarrollo embriológico de la región de la cabeza y el cuello.
- Recordar los conocimientos básicos de las estructuras craneales.

DESARROLLO DE LA CABEZA

La formación y desarrollo de la cabeza comprende dos porciones: la porción neurocraneal y la porción visceral.

Porción neurocraneal. Esta porción es morfológicamente la más visible del embrión y a partir de ella se formarán las siguientes estructuras:

- Las estructuras óseas o de sostén (calota craneal).
- El sistema nervioso cefálico.
- Los ojos, los oídos y la porción nerviosa de los órganos olfatorios.

Porción visceral. Es visible en la etapa fetal y postnatal, y dará origen a:

- La porción inicial de los aparatos:
  - Digestivo: la boca o cavidad bucal y sus anexos.
  - Respiratorio: nariz y las fosas nasales.
  - Las estructuras faciales, que se forman a partir de los arcos branquiales (originados, a su vez, de la faringe primitiva) con sus tejidos duros y blandos.

Estas dos porciones se diferencian simultáneamente, pero crecen con un ritmo distinto. La porción neurocraneal es más precoz y muy visible en el período embrionario, mientras que la visceral se desarrolla y crece más rápidamente en la etapa fetal y posnatal.

PORCIÓN NEUROCRANEAL

- Formación del tubo neural medular y encefálico.
- Formación de los ojos y oídos. Al inicio de la cuarta semana comienza el desarrollo de los esbozos:
  - Los ojos se forman en las paredes laterales de la región cefálica del tubo neural (prosencéfalo), a través de las

vesículas ópticas, que se comunican con la luz del tubo neural mediante los pedículos ópticos.
  - La formación de los oídos comienza con la aparición de las placodas auditivas (placa engrosada de ectodermo), que luego se invaginan, dando lugar a las vesículas auditivas, de donde deriva el oído interno. El oído externo y el oído medio derivarán de las bolsas faríngeas y arcos branquiales, que veremos más adelante.

PORCIÓN VISCERAL. DESARROLLO DE LAS ESTRUCTURAS FACIALES

Las estructuras faciales, como hemos dicho, derivan de la porción visceral y, a su vez, de los arcos branquiales.

Formación de los arcos branquiales y sus derivados

La faringe embrionaria tiene su origen en la porción más anterior del intestino cefálico. De las paredes laterales y del suelo de la faringe, al principio de la cuarta semana se desarrollan los arcos branquiales.

Los arcos branquiales son seis, pero mientras el quinto tiene un escaso desarrollo, el sexto en la especie humana no se desarrolla. Los primeros en aparecer son los más craneales. El primero y segundo arco se desarrollan más que los otros.

Histológicamente, constan de un núcleo mesenquimatoso que contiene:

- Una barra cartilaginosa.
- Un elemento muscular.
- Una arteria.
- Un nervio craneal específico.
- Una masa de células ectomesentéricas provenientes de la cresta neural.

Están cubiertos por fuera por ectodermo y por dentro, por endodermo.

Entre un arco branquial y otro, el endodermo de la faringe primitiva sufre una evaginación y da origen a surcos, los cuales más tarde toman la forma de bolsas, llamadas bolsas faríngeas. En la superficie del embrión, el ectodermo se invagina y da lugar a depresiones conocidas como surcos branquiales, que se enumeran en sentido craneocaudal y que se ubican al mismo nivel que lo hacen las bolsas faríngeas en la superficie de la faringe primitiva. Del primer surco y bolsa faríngea derivará el conducto auditivo externo. Los otros surcos normalmente se obliteran. Por parte de las bolsas faríngeas, de la 2ª deriva la amígdala palatina mientras que de la 3ª y 4ª derivarían la glándula paratiroides (en discusión) y el timo. Las estructuras que derivan de los arcos branquiales las podemos encontrar en las **tablas 52-1** y **52-2**, y en las **figuras 52-1** y **52-2**.

Formación de la nariz y de las fosas nasales

Al finalizar la 4ª semana aparecen en el proceso frontal, futuro plano del rostro, dos engrosamientos del ectodermo superficial en forma de placa, denominados placodas olfatorias.

En la 5ª semana, estas placodas se invaginan para formar las fosas nasales. Por otra parte, los bordes laterales de estas se denominan procesos y dan lugar a frente, dorso, punta y ala de la nariz. Entre la 6ª y 7ª semanas, dichos procesos contactan entre sí.

Durante este tiempo, el primer arco branquial se subdividirá en los procesos maxilar y mandibular.

Tabla 52-1. Estructuras cartilaginosas y óseas que derivan de los arcos branquiales

Arcos branquiales	Estructuras derivadas	
1º	• Procesos maxilares • Procesos mandibulares • Cartílago de Meckel	• Maxilar superior • Maxilar inferior • Porción dorsal: martillo y yunque • Porción intermedia: ligamento esfenomandibular • Porción ventral: guía la osificación del maxilar inferior
2º	Huesos	• Estribo • Apófisis estiloides. Ligamento estilohioideo • Hueso hioides
3.º	Cuerno mayor del hioides y parte inferior cuerpo hioides	
4.º, 5.º, 6.º	Cartílagos laríngeos	• Tiroides • Cricoides • Aritenoides • Corniculado • Cuneiforme

Tabla 52-2. Músculos y nervios derivados de los arcos branquiales

Arcos	Nervios	Músculos
1º	Trigémino: V par	• Masticadores • Milohioideo • Vientre anterior digástrico • Tensor del paladar
2º	Facial: VII par	• Músculos de la expresión • Estilohioideo • Vientre posterior digástrico
3º	Glosofaríngeo: IX par	• Faríngeo superior • Estilofaríngeo
4º, 5º y 6º	Vago :X par	• Faríngeo • Laríngeo

Formación del macizo facial

A finales de la 4ª semana o inicios de la 5ª, la cara está formada por el estomodeo (membrana bucofaríngea), rodeada por el primer arco branquial. En esta etapa pueden identificarse cinco formaciones mesenquimáticas: dos procesos mandibulares, dos procesos maxilares (recordemos que ambos derivan del primer arco branquial) y la prominencia frontal (**Fig. 52-3**).

En este momento tienen lugar una serie de movimientos:

- Crecimiento del proceso maxilar, que se dirige hacia arriba y hacia delante, extendiéndose por debajo de la región del ojo y por encima de la cavidad bucal primitiva.
- Sin embargo, el proceso mandibular progresa hacia la línea media para fusionarse con el lado opuesto y, finalmente, formar la mandíbula y el labio inferior. El cartílago de Meckel guiará la osificación del cuerpo del maxilar inferior, pero no participará de forma directa.
- Las mejillas surgen como fruto de la unión lateral de los niveles superficiales de ambos procesos maxilar y mandibular.
- Las partes laterales crecerán a mayor ritmo que la región frontonasal, lo que hará que las fosas olfatorias se acerquen y el «pliegue» dé lugar a la punta y el dorso de la nariz. Este mismo proceso es el que hace que se pase de una nariz ancha y con los orificios dirigidos hacia delante, a una nariz más estrecha con orificios dirigidos hacia abajo. Los ojos también se dirigen hacia delante, al igual que el hueso frontal.
- Se produce la fusión de procesos nasales con maxilares respectivos, dando lugar al labio superior.

FORMACIÓN DE LA CAVIDAD BUCAL

El estomodeo o cavidad bucal primitiva se forma al finalizar la 3ª semana, como consecuencia de un plegamiento del embrión.

Al final de la 4ª semana se produce la ruptura de la membrana faríngea, que separaba el estomodeo de la faringe, y, en consecuencia, las estructuras que rodean el estomodeo crecen rápidamente.

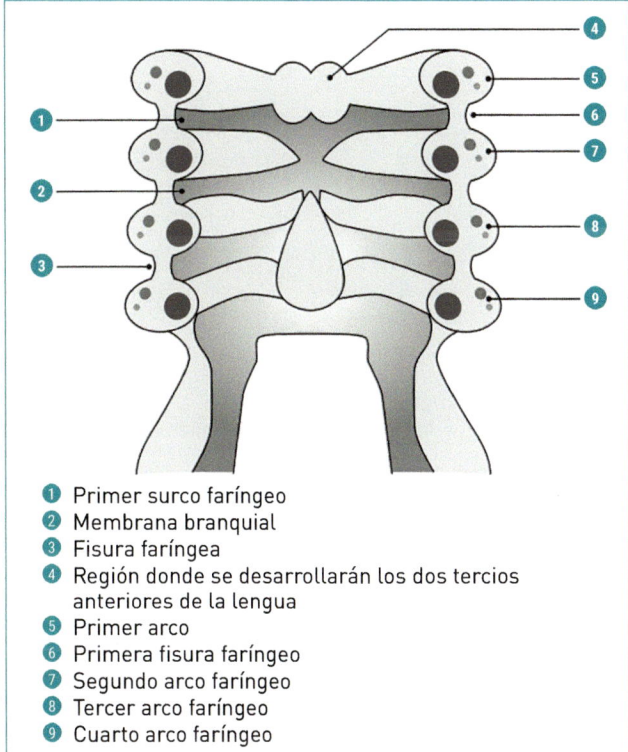

1. Primer surco faríngeo
2. Membrana branquial
3. Fisura faríngea
4. Región donde se desarrollarán los dos tercios anteriores de la lengua
5. Primer arco
6. Primera fisura faríngeo
7. Segundo arco faríngeo
8. Tercer arco faríngeo
9. Cuarto arco faríngeo

Figura 52-1. Vista interna del suelo de la faringe con los arcos cortados.

En las sucesivas semanas, el epitelio bucal se irá desarrollando y ganando estratos, pasando de dos, en un principio, a ocho o nueve en el momento del nacimiento

Formación del paladar

El paladar se divide en primario y secundario. El primario se forma entre la 5ª y 6ª semana, y el secundario, entre la 7ª y 8ª semana. La fusión de ambos se produce alrededor de la 11ª semana.

El paladar primario deriva del segmento intermaxilar, que se compone del:

- Componente labial: surco subnasal del labio superior.
- Componente maxilar superior, que lleva los 4 incisivos.
- Componente palatino, que forma el paladar primario triangular (**Fig. 52-4**).

El tabique intermaxilar se continúa en dirección craneal con el tabique nasal, que es formado por la prominencia frontal.

El paladar secundario, que constituirá la porción principal del paladar definitivo, deriva, sin embargo, de dos evaginaciones laminares de los procesos maxilares, que son las prolongaciones o crestas palatinas. Estas crestas descenderán primero oblicuamente a ambos lados de la lengua para después ascender hasta alcanzar una posición horizontal por encima de la lengua. Hacia delante se fusionarán con el paladar primario triangular antes mencionado. Al mismo tiempo, se produce también una fusión con el tabique nasal.

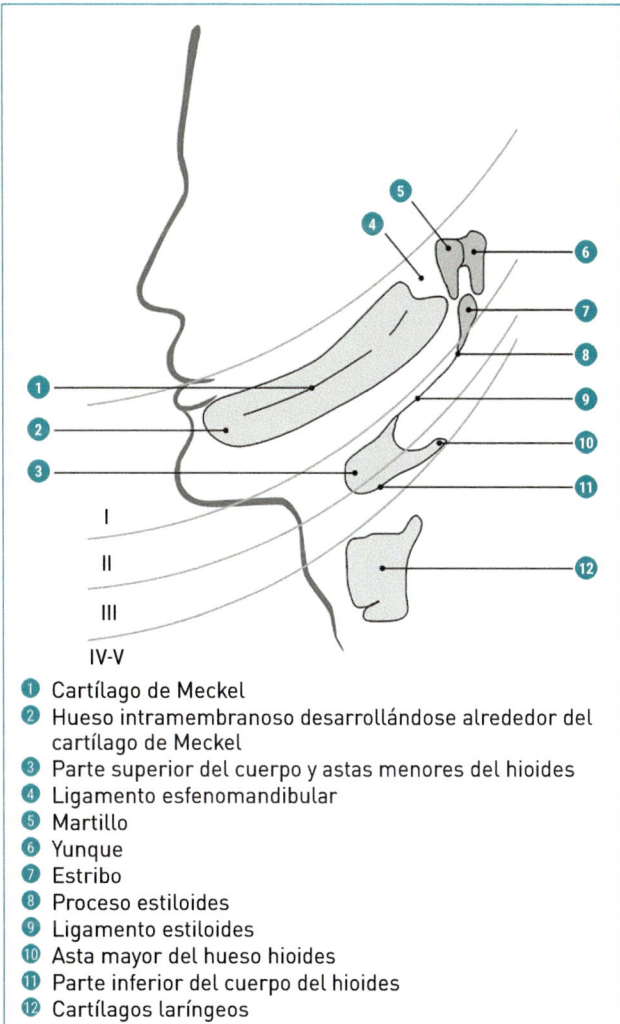

1. Cartílago de Meckel
2. Hueso intramembranoso desarrollándose alrededor del cartílago de Meckel
3. Parte superior del cuerpo y astas menores del hioides
4. Ligamento esfenomandibular
5. Martillo
6. Yunque
7. Estribo
8. Proceso estiloides
9. Ligamento estiloides
10. Asta mayor del hueso hioides
11. Parte inferior del cuerpo del hioides
12. Cartílagos laríngeos

Figura 52-2. Derivados de arco faríngeo (I a IV).

Las anomalías durante este proceso de fusión son las que originarán la patología conocida como labio y paladar fisurado (**Fig. 52-5**).

Formación de la lengua

Los dos tercios anteriores se forman a partir de dos protuberancias linguales laterales y una prominencia medial, el tubérculo impar, ambos originados en el primer arco branquial.

El tercio posterior se forma a partir de un abultamiento en la línea media, llamado cópula, que procede de los arcos 2º, 3º y 4º.

Debido a este distinto origen embriológico, la inervación de los dos tercios anteriores de la lengua corren a cargo del nervio trigémino, mientras que el tercio posterior depende del nervio glosofaríngeo y del vago.

En la línea media entre el tubérculo impar y la cópula se forma la glándula tiroides primitiva, como un divertículo epitelial dentro del piso o suelo de la faringe. Este divertículo se separa de la mucosa que le da origen y emigra en dirección caudal.

Las papilas linguales comienzan a esbozarse a las ocho semanas, siendo evidentes a las doce semanas. Dentro de estas

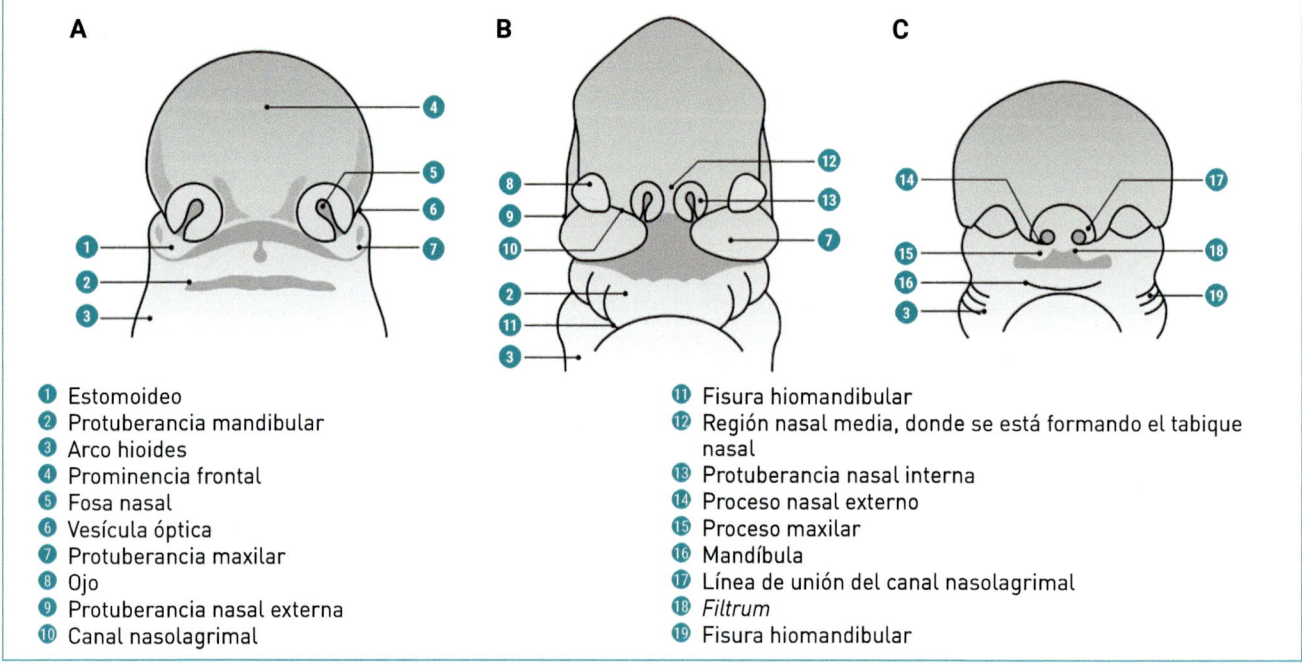

① Estomoideo
② Protuberancia mandibular
③ Arco hioides
④ Prominencia frontal
⑤ Fosa nasal
⑥ Vesícula óptica
⑦ Protuberancia maxilar
⑧ Ojo
⑨ Protuberancia nasal externa
⑩ Canal nasolagrimal

⑪ Fisura hiomandibular
⑫ Región nasal media, donde se está formando el tabique nasal
⑬ Protuberancia nasal interna
⑭ Proceso nasal externo
⑮ Proceso maxilar
⑯ Mandíbula
⑰ Línea de unión del canal nasolagrimal
⑱ *Filtrum*
⑲ Fisura hiomandibular

Figura 52-3. A. Región facial cerca de las 5 semanas. **B.** La cara entre la 6ª. y 7ª. semanas. **C.** La cara entre la 7ª. y 8ª. semanas.

se desarrollan primero las fungiformes, posteriormente, las filiformes y, por último, las caliciformes.

Por su parte, las glándulas linguales inician la diferenciación morfológica y funcional a las veinte semanas, aproximadamente.

Formación de los labios y las mejillas

El desarrollo de ambas estructuras se inicia al finalizar la sexta semana.

En la formación del labio inferior intervienen solo los procesos mandibulares, mientras que en el labio superior, la poción media *(filtrum)* se origina a partir de los procesos nasales medios, y las porciones laterales, a partir de los procesos maxilares.

Las mejillas se forman por la fusión lateral y superficial de los procesos maxilares y mandibulares. Sus músculos derivan del mesénquima del 2º arco branquial y está inervado por el 7º par craneal.

Formación de las glándulas salivales

Se originan por invaginación de la mucosa bucal. Algunas de ellas aparecen aisladas y otras forman grandes conglomerados de acinos, constituyendo las glándulas salivales mayores.

El parénquima glandular está formado por brotes arboriformes del epitelio oral invaginado. Estos brotes quedan englobados en el mesénquima circundante, que, por la acción inductora de los brotes glandulares, se condensa y forma el estroma que da consistencia a la glándula.

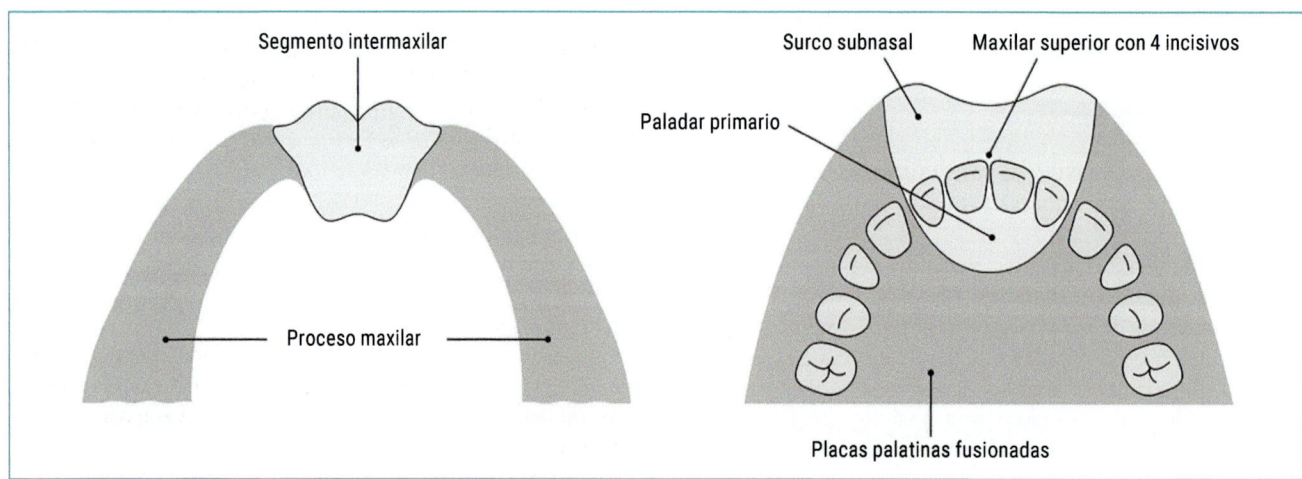

Figura 52-4. Esquema del segmento maxilar y de los procesos maxilares.

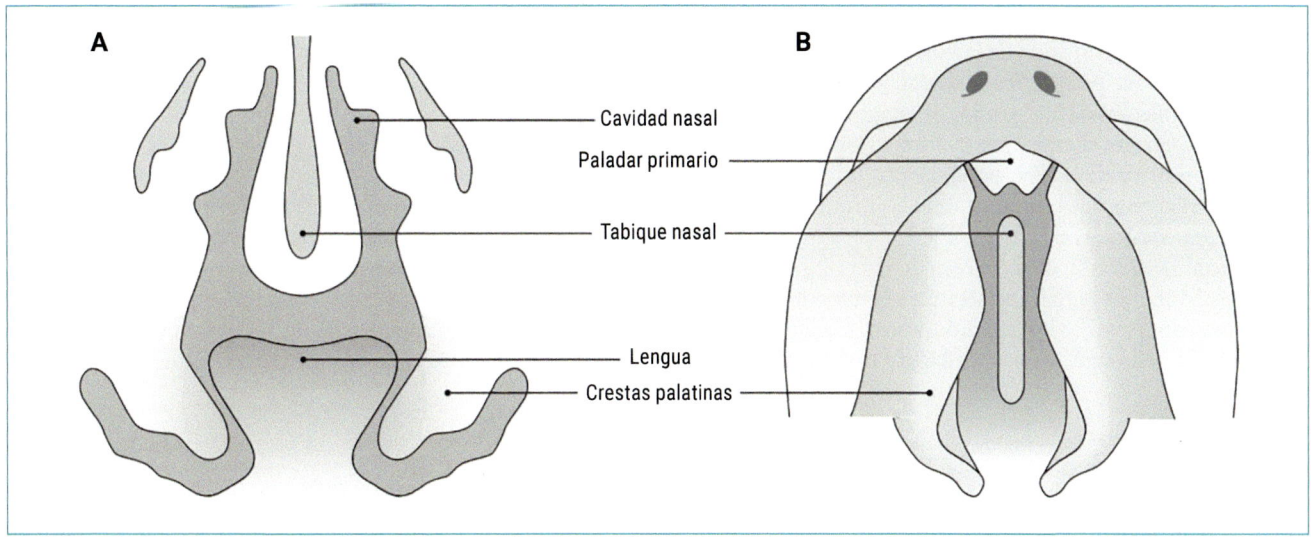

Figura 52-5. A. Corte frontal de la cabeza de un embrión de 6 semanas y media. **B.** Vista ventral de las crestas palatinas después de la extirpación del maxilar inferior y de la lengua.

CRECIMIENTO DEL MACIZOCRANEOFACIAL

Hay tener en cuenta que en el macizo facial existen distintos lugares de crecimiento y osificación, así como distintos tipos de crecimiento. Por esto, es conveniente diferenciar el complejo craneofacial en 4 áreas:

1. Bóveda craneal.
2. Base craneal.
3. Complejo nasomaxilar.
4. Mandíbula.

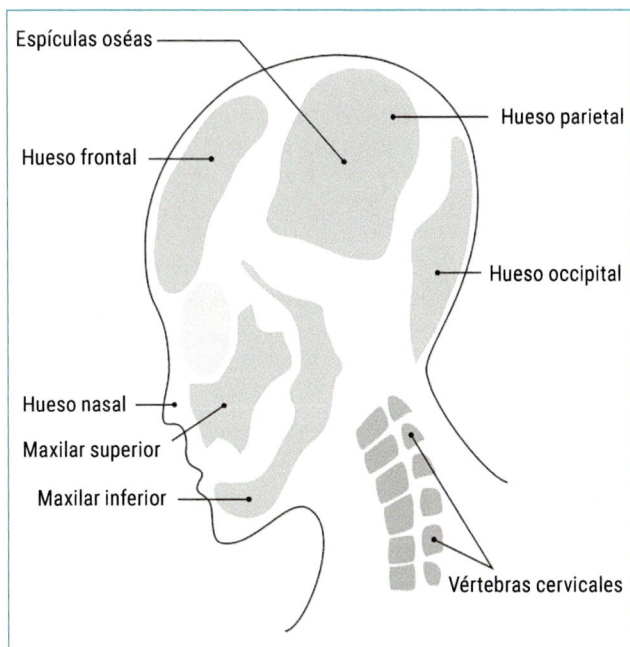

Figura 52-6. Esquema de los huesos del cráneo de un feto de 3 meses de edad. Obsérvese que las espículas óseas se extienden a partir de los centros de osificación primaria en los huesos planos del cráneo.

El crecimiento es armónico pero no uniforme, ya que las estructuras presentan distintas velocidades o picos de crecimiento. En el desarrollo postnatal existen dos mecanismos básicos de crecimiento: sutural y sincondrosis.

El crecimiento de tipo sutural que experimentan la bóveda craneal y los huesos de la cara genera pequeños movimientos en el macizo craneofacial (**Fig. 52-6**).

En el nacimiento, el maxilar superior y la mandíbula se encuentran poco desarrollados, dando como resultado una cara pequeña. En el cráneo distinguimos:

- Bóveda craneal: piezas óseas unidas por tejido conectivo fibroso (suturas y fontanelas) que permiten el crecimiento del cráneo.
- Base craneal: piezas óseas unidas por restos de cartílagos a expensas de los cuales se realiza el crecimiento (sincondrosis).

En cuanto a la cara, como ya hemos dicho, se encuentra poco desarrollada con respecto a la porción craneal: es más ancha que alta y poco profunda. Los ojos son grandes y están separados, por la falta del puente nasal, la nariz es poco pronunciada, la boca pequeña con mejillas voluminosas, el mentón está hipodesarrollado, el maxilar superior tiene poca altura vertical, los senos maxilares están escasamente desarrollados mientras que los frontales y paranasales aún no lo están, y la mandíbula es de ramas cortas y anchas con un ángulo goníaco muy pronunciado y una apófisis coronoides en una posición más alta que el cóndilo.

El desarrollo de la mandíbula se verá estimulado durante la lactancia gracias al efecto de succión que realizan los tejidos blandos bucales. A partir de los seis años, el tamaño de la cara aumentará a expensas de los senos maxilares, fosas nasales y la erupción dentaria, que traerá consigo un aumento progresivo de la dimensión vertical y sagital de la cara, así como la disminución del ángulo goníaco.

Gardner describe cuatro mecanismos biológicos fundamentales, por los cuales se produce el crecimiento craneofacial:

- La sustitución del cartílago por el hueso. Se inicia durante el período fetal, continua en la vida posnatal, a nivel de la unión esfenooccipital y preesfenoidal, y finaliza con el cartílago condíleo hacia los 20 años de edad. Este mecanismo es el que permite el crecimiento antero posterior gracias a las sincondrosis de la base craneal.
- El crecimiento a nivel de las suturas. Se produce a nivel de la bóveda craneal y en la parte superior de la cara, desde la vida fetal hasta los 7 años.
- La aposición ósea periférica asociada a la resorción interna. Ocurre entre los 7 y los 20 años, aproximadamente. En los huesos de la cara, senos maxilares y cavidad nasal, este mecanismo es uno de los máximos responsables del crecimiento facial en anchura.
- La erupción dentaria conlleva un aumento de las dimensiones vertical y sagital de la cara, que conlleva, asimismo, una disminución del ángulo goníaco.

Resumiendo, existen dos tipos de movimientos fundamentales en el crecimiento craneofacial: el corrimiento cortical, en el que el movimiento se debe a la aposición de hueso en la cara vertical con resorción en el lado opuesto, y el desplazamiento, en el que el desplazamiento de un hueso respecto del otro se debe a las fuerzas de tracción que ejercen los tejidos blandos.

PUNTOS CLAVE

- El desarrollo de la cabeza se divide en dos porciones principales: la neurocraneal, que incluye el sistema nervioso, ojos, y estructuras de soporte; y la porción visceral, que incluye el desarrollo de la boca, nariz y estructuras faciales.
- La faringe primitiva da origen a los arcos branquiales, de los cuales emergen estructuras como los músculos, nervios, y cartílagos de la cara y el cuello.
- La formación de la nariz y fosas nasales inicia con las placodas olfatorias, que se invaginan en la quinta semana para formar las fosas. A partir del primer arco branquial se desarrollan los procesos maxilares y mandibulares.
- El estomodeo o cavidad bucal primitiva se forma alrededor de la 3ª semana, y en las semanas posteriores se desarrollan el epitelio bucal y el paladar, dividiéndose en paladar primario (5ª-6ª semanas) y secundario (7ª-8ª semanas).
- El crecimiento del macizo craneofacial ocurre en cuatro áreas: bóveda craneal, base craneal, complejo nasomaxilar y mandíbula. Este crecimiento es armónico, pero a diferentes velocidades y continúa hasta la vida posnatal.
- El crecimiento facial continúa después del nacimiento, influenciado por la erupción dentaria, el crecimiento de los senos maxilares y las fosas nasales, y se prolonga hasta aproximadamente los 20 años.

BIBLIOGRAFÍA

Abramovich A. Embriología de la región maxilofacial. Madrid: Editorial Médica Panamericana, 2004.

Gómez de Ferraris ME. Histología y embriología bucodental. Madrid: Editorial Médica Panamericana, 2002.

Raspall G. Cirugía Maxilofacial. Patología quirúrgica de la cara, boca, cabeza y cuello. Madrid: Editorial Médica Panamericana. 1997.

Ruiz Delgado F. Manual de cirugía oral y maxilofacial. Cap. 2: Embriología bucomaxilofacial y crecimiento facial. Madrid: SECOM, 2004.

Sadler TW. Lagman. Fundamentos de Embriología Médica (6ª edición). Madrid: Editorial Médica Panamericana.

AUTOEVALUACIÓN

Fisuras faciales

53

I. Guarro Marzoa y M. Munill Ferrer

OBJETIVOS

• Conocer las fisuras faciales, su diagnóstico y su tratamiento.
• Comprender los mecanismos embriológicos por los que se desarrollan las fisuras faciales.
• Conocer la clasificación de Tessier y sus fisuras más frecuentes.

INTRODUCCIÓN

Las fisuras faciales constituyen un estigma social de gran importancia, dado que generan en las personas que las sufren un gran rechazo; esto se ve agravado por el hecho de que la mayoría de los pacientes no presentan alteraciones cognitivas relevantes. Las fisuras faciales son las malformaciones congénitas de cabeza y cuello más habituales, siendo la más frecuente la fisura labiopalatina uni o bilateral. El resto de las fisuras faciales se consideran atípicas y su incidencia está en disminución, pero suponen un reto reconstructivo, por su gran impacto cosmético, psicosocial y funcional. Por otra parte, es una patología que quizá no estamos excesivamente habituados a encontrar en nuestros centros; esto se debe a que algunas de estas fisuras faciales se asocian con abortos o una mortandad neonatal elevada. Así mismo, el diagnóstico prenatal ha permitido detectar precozmente estas anomalías, pudiendo derivar en una interrupción voluntaria del embarazo, según recoge nuestra legislación.

En este capítulo se abordarán algunos aspectos embriológicos de relevancia, así como las diferentes clasificaciones de las fisuras craneofaciales y algunos aspectos importantes de su tratamiento.

EPIDEMIOLOGÍA

La incidencia de estas malformaciones no ha sido establecida, debido a su rareza y a la falta de estudios adecuados, pero se cree que está en torno a 1,4-4,9 casos por cada 100.000 nacidos vivos. Como hemos comentado anteriormente, la incidencia en gestaciones en curso sería superior.

FACTORES ETIOLÓGICOS

En la mayoría de los casos hablamos de fenómenos esporádicos, aunque se sabe que la genética desempeña a un papel importante en las fisuras faciales. Así pues, en el caso del síndrome de Treacher Collins y del de Goldenhar se han encontrado patrones de fisuras faciales. Otros factores etiológicos se exponen a continuación:

• Deformidades constrictivas de las extremidades (síndrome de constricción por bandas amnióticas): se han hallado formas peculiares de fisuras faciales en pacientes afectados de este síndrome.
• Factores ambientales: pueden ser radiaciones ionizantes, alteraciones metabólicas maternas, drogas o químicos y, también, infecciones. Los fármacos que se han relacionado con estos síndromes son los quimioterápicos, los anticonvulsivos, los esteroides y los tranquilizantes, así como el ácido retinoico.

MECANISMOS EMBRIOLÓGICOS

Existen dos teorías fundamentales sobre las cuales se intenta explicar la patogenia de las fisuras faciales. Estas teorías son el fallo de fusión y la teoría neuromérica.

Fallo de fusión

Esta teoría sugiere que las fisuras faciales ocurren cuando se produce un fallo en el proceso de fusión de los procesos faciales. El fallo de la penetración mesodérmica implica una falta de migración del ectodermo y del mesodermo, y la penetración en las hojas bilaminares del ectodermo, como causa de las fisuras faciales. En esta teoría se supone que la fusión de los procesos faciales se realiza en la línea media, a través de formaciones digitales ectodérmicas; una vez unidas las prolongaciones ectodérmicas, el proceso mesodérmico termina la fusión. Otros autores proponen que en realidad no existen procesos ectodérmicos, sino que es el tejido mesodérmico el que se interdigita con la doble capa del ectodermo.

Teoría neuromérica

Actualmente se ha avanzado mucho en el conocimiento de la embriología y se cree que hay una relación directa entre el desarrollo del sistema nervioso central y las estructuras con las que interactúa.

El tubo neural se compone de una serie de zonas de desarrollo a través del sistema nervioso central; cada una de estas zonas está definida por un código genético. Esto constituye un neurómero; por tanto, cada zona comparte esta información genética para formar el mesodermo y el endodermo del embrión en esa localización específica. Podemos determinar que los tejidos blandos y las estructuras óseas son áreas genéticamente definidas con un contenido celular y posicional fijo en el espacio. Las observaciones realizadas por Tessier son compatibles con este mapeo. Además de estas teorías, cabe reseñar que otras alteraciones, como las asincronías entre la apoptosis y la génesis celular o la desaparición prematura de las arterias embrionarias (como la estapedial, que solo está presente entre los días 33 y 40 de gestación) pueden contribuir a la génesis de fisuras faciales.

CLASIFICACIONES

1. Asociación Americana de Rehabilitación del Paladar Fisurado (AACPR).
2. Clasificación de Karfik.
3. Clasificación de Van der Meulen.
4. Clasificación de las hendiduras mediofaciales.
5. Clasificación de Tessier.

Clasificación de la Asociación Americana de Rehabilitación del Paladar Fisurado (AACPR)

En esta clasificación hallamos dos tipos de fisuras oro-oculares; en las de tipo 1, la fisura se inicia a nivel del arco de Cupido y se extiende lateral a la pirámide nasal a través de la mejilla. El tipo 2 se inicia medial a la comisura bucal y se extiende hacia la región lateral del párpado, a menudo, en forma de coloboma (**Tabla 53-1**).

Clasificación de Karfik

El grupo A se subdivide a su vez en A1, que incluye las malformaciones axiales (derivadas del proceso frontonasal) y A2 (malformaciones adyacentes a la región nasal). A su vez, el grupo B se subdivide en: B1 (malformaciones orocefálicas

laterales, incluyendo la microsomía, el síndrome de Treacher-Collins, la secuencia de Pierre-Robin y las malformaciones auriculares) y B2: malformaciones mandibulares de la línea media (**Tabla 53-2**).

Clasificación de Van der Meulen

- Displasias cerebrocraneales: anencefalia y microcefalia.
- Displasias cerebrofaciales: rinocefálica y oculoorbitaria.
- Displasias craneofaciales con:
  – Fisuras laterales o mediales, intermaxilares o maxilo-mandibulares.
  – Disostosis.
  – Sinostosis (craneosinostosis, faciosinostosis, craneofaciosinostosis).
  – Disostosis y sinostosis (Crouzon, Apert, Coverleaf Skull).
  – Discondrosis (acondroplasia).

- Displasias craneofaciales con otro origen:
  – Óseos: osteoporosis, displasia fibrosa.
  – Cutáneos: displasia ectodérmica.
  – Neurocutáneos: neurofibromatosis.
  – Neuromusculares: secuencia de Pierre-Robin.
  – Musculares: glososquisis.
  – Vasculares.

Clasificación de las hendiduras mediofaciales

Se pueden clasificar según sean por exceso de tejido o por defecto. Las generadas por déficit de tejido han dado en llamarse malformaciones arrinencefálicas. La ausencia de bulbo olfatorio y de tractos bulbares se ha reconocido como la malformación más frecuente en series de anomalías cerebrales. Investigaciones posteriores han sugerido que la causa se encuentra en un fallo del prosencéfalo. Los excesos de tejido se caracterizan por las siguientes peculiaridades: hipertelorismo, perfil en V de la inserción del cabello, cráneo bífido, fisura medial del labio superior, fisura palatina y telecanto. El desarrollo cognitivo suele ser normal, aunque, a veces, pueda existir cierto retraso mental.

Clasificación de Tessier

En 1973, Tessier y Kawamoto establecieron la clasificación más completa, en la que se conjugaban los datos clínicos observados con los hallazgos durante la cirugía. Las fisuras se numeran del 0 al 14 y siguen las distribuciones neuroméricas comentadas anteriormente. Los párpados y las órbitas definen

---

Tabla 53-1. Clasificación de la Asociación Americana de rehabilitación del paladar fisurado (AACPR)

- Fisuras del proceso mandibular
- Fisuras nasooculares
- Fisuras orooculares tipo 1
- Fisuras orooculares tipo 2
- Fisuras oroaurales

Tabla 53-2. Clasificación de Karfik

- **Grupo A:** rinencefalias
- **Grupo B:** anomalías de primer y segundo arcos
- **Grupo C:** malformaciones orbitopalpebrales
- **Grupo D:** malformaciones craneoencefálicas
- **Grupo E:** malformaciones atípicas

dos hemisferios, uno superior y otro inferior. La órbita separa las fisuras superiores de las inferiores.

Se pueden observar diferentes combinaciones de fisuras, pero las podemos resumir en las siguientes: 0 y 14,1 y 13,2 y 12,3 y 11,4 y 10,5 y 9,6 y 8. Las fisuras del 5 al 9 se consideran laterales, ya que pasan distales al foramen infraorbitario. Hay que mencionar que a menudo la distribución vascular no sigue los mismos patrones.

Se producen alteraciones óseas y de tejidos blandos, aunque las marcas más consistentes sean las óseas. Las alteraciones mediales al foramen infraorbitario tienen menos alteraciones óseas que las laterales.

Fisura facial número 0

Es la fisura facial atípica más frecuente, aunque tiene una incidencia de 1 en 1 millón de nacidos vivos. Se produce una hipoplasia o agenesia de tejidos de la línea media; estas alteraciones pueden ir desde la forma moderada con hipoplasia del área nasomaxilar hasta la forma grave (a menudo letal) con ciclopía y otras alteraciones cerebrales. Cabe reseñar que es vital la realización de una tomografía computarizada (TC) para definir a los niños que morirán durante la infancia y a los que tienen mejor pronóstico.

Deficiencias de tejidos blandos. Se puede incluir el área del labio superior y la nariz, dando como resultado una falsa fisura labial y una ausencia de *filtrum*. Cuando existe una fisura amplia, se extiende desde el labio superior hasta el suelo de la nariz; la columela puede estar estrechada o totalmente ausente; la punta nasal puede estar deprimida por la falta de soporte cartilaginoso y el tabique es vestigial con falta de unión a la región palatina.

Deficiencias esqueléticas. Van desde el aumento de la distancia entre caninos e incisivos hasta la desaparición de la premaxila y una fisura palatina secundaria. Puede haber agenesia de huesos nasales o hipoplasia. El defecto se puede extender hasta la región de los senos etmoidales y provocar hipotelorismo o ciclopía. Puede existir encefalocele.

Exceso de tejido blando. Puede existir una verdadera fisura labial y una duplicación del frenillo labial; la nariz puede ser bífida y existir desplazamiento lateral de los cartílagos alares.

Exceso de tejido óseo. Se produce diastema entre incisivos centrales y duplicación de la espina nasal. Se aprecia un reborde alveolar en quilla; los incisivos se angulan, generando una mordida abierta anterior. Se produce acortamiento en la región central facial. El esqueleto nasal cartilaginoso y óseo se engrosa o se duplica. Los senos esfenoidales y etmoidales se ensanchan, generando ensanchamiento de la fosa craneal anterior.

Fisura facial número 1

Afectación de tejidos blandos. Similar a la fisura labial común; pasa a través del arco de Cupido y luego por el dome del cartílago alar nasal. Se produce una fisura a nivel del triángulo blando nasal. La columela se puede ver acortada y ensanchada. La punta nasal y el tabique se desvían en contra de la fisura. Se pueden observar arrugas en el dorso nasal si la fisura se extiende en dirección cefálica. De la misma forma, se puede producir una malposición del canto medial, pudiendo dar lugar a telecanto.

Afectación ósea. Maxilar en quilla con incisivos centrales enfrentados a la fisura y con una mordida abierta anterior. Si existe fisura alveolar, suele pasar entre los incisivos centrales y laterales; separa el suelo nasal a nivel de la apertura piriforme lateral a la espina nasal. Se puede extender posteriormente a través del paladar duro y blando. Cuando existe extensión cefálica, se produce entre el proceso frontal del maxilar y el hueso nasal. Puede haber expansión etmoidal, dando lugar a hipertelorismo. Las alas del esfenoides y las apófisis pterigoides pueden ser asimétricas, así como la fosa craneal anterior.

Tratamiento. Deben cumplirse dos objetivos, que son: reparar la hendidura correctamente y aumentar los tejidos blandos del cartílago alar. En los casos leves puede ser útil la movilización de tejidos locales; en casos más complejos puede requerirse injerto de concha.

Fisura facial número 2

Afectación de tejidos blandos. Se produce una deformidad nasal en el tercio medio del borde nasal. Esto distingue la fisura 2 de la 1, dado que en la 1 se produce una alteración a nivel de la cúpula nasal. En este caso no se produce afectación de los párpados. La fisura pasa medial a la hendidura palpebral, aunque sí se produce desplazamiento del canto medial sin afectación del conducto lagrimal.

Afectación ósea. La fisura se inicia entre el incisivo lateral y el canino; se extiende a la abertura piriforme lateralmente al tabique y medialmente al seno maxilar. Puede asociarse fisura de paladar blando o duro. Produce distorsión de la arquitectura nasal a su paso entre el hueso nasal y el proceso frontal del maxilar. Se afecta el seno etmoidal, generando hipertelorismo. También podemos encontrar asimetría de las alas esfenoidales y de la base craneal.

Consideraciones para el tratamiento. Antes del tratamiento hay que constatar la alteración ósea subyacente mediante reconstrucciones tomográficas, ya que las alteraciones de tejidos blandos no suelen coincidir con las óseas. Aquellas fisuras que afectan únicamente al ala nasal se pueden corregir con colgajos de rotación de espesor total. Si existen alteraciones más extensas, se deben combinar con injertos de territorio frontal. Cuando encontremos hipertelorismo, debemos asociar una movilización orbitaria.

Fisura facial número 3

También se conoce como fisura oronasoocular. Cuando se produce afectación bilateral se puede asociar en el otro lado una fisura de tipo 4 o 5.

Afectación de tejidos blandos. Se inicia igual que las fisuras 1 y 2, a nivel del filtrum y del suelo de la fosa nasal. La deficiencia de tejido entre el ala nasal y el párpado genera un acortamiento nasal del lado afecto. La fisura pasa entre el canto medial y el punto de drenaje lagrimal inferior; por tanto, en este caso se produce alteración del canalículo lagrimal, sobre todo, del inferior. Así, una de las consecuencias puede ser la infección de la vía lagrimal de forma recurrente. Por lo tanto, uno de los puntos de tratamiento consiste en la realización de una dacriocistorrinostomía. El drenaje lagrimal puede producirse directamente en la mejilla. El canto medial se desplaza inferiormente y puede ser hipoplásico. Las alteraciones del globo ocular son raras. Lo que sí se suele producir es una malposición ocular con desplazamiento inferior y lateral; también podemos observar úlceras corneales y otros problemas derivados de la sequedad ocular.

Afectación ósea. Encontramos comunicación directa de la órbita con la cavidad oral y nasal. La fisura se inicia entre el incisivo lateral y el canino; en este caso, el arco maxilar es plano. Se produce una disrupción del proceso frontal del maxilar. En la forma grave, la fisura puede ser bilateral.

Fisura facial número 4

Ocurre lateralmente a la nariz y a otras estructuras de la línea media. Se conoce también como melosquisis (separación de la mejilla). Se ha encontrado una mayor incidencia en el lado derecho y en varones. Cuando se produce de forma bilateral se puede asociar a fisuras 3, 5 y 7 en el lado contralateral.

Afectación de tejidos blandos. A diferencia de fisuras anteriores, la número 4 se inicia lateralmente al arco de Cupido, entre el tubérculo y la comisura bucal. La fisura pasa lateral al ala nasal. Aunque en este caso no se afecta la nariz, esta puede aparecer en su base desplazada superiormente. La fisura se extiende superiormente por la mejilla hasta el párpado lateral al orificio de drenaje lagrimal inferior. El canto medial y el sistema lagrimal están intactos. El globo ocular, en general, no presenta alteraciones, aunque puede observarse microftalmia y anoftalmia.

Alteraciones óseas. La fisura se inicia entre el incisivo lateral y el canino y continúa lateral a la apertura piriforme para involucrar al seno maxilar. La pared medial del seno maxilar se encuentra intacta. Existe confluencia entre las cavidades orbitaria, maxilar y oral, pero sin afectar a la nasal. La fisura es medial con respecto al foramen infraorbitario (nos permite determinar la diferencia entre la fisura 4 y 5). En la fisura de tipo 4 se produce una ausencia medial del reborde orbitario inferior. El globo puede prolapsarse inferiormente. El cuerpo del esfenoides es asimétrico y las placas pterigoideas están desplazadas, pero en este caso no se afecta la fosa craneal anterior.

Consideraciones para el tratamiento. El paciente puede ser intervenido tan pronto lo permita su fisiología. El pronóstico funcional depende de la afectación ocular, por lo que debe constituir una emergencia (menos de 4 semanas). La tarsorrafia suele ser imposible si existe un coloboma asociado. Las técnicas utilizadas para el cierre del defecto son colgajos cutáneos, cantólisis, cantopexias e injertos óseos. Existe polémica sobre cuándo deben ser realizados los injertos óseos, ya que algunos autores, como Tessier, proponen realizarlos en la misma cirugía para evitar la distopía ocular. Otros, como Rasnick, sugieren realizarlos antes de los 5 años.

Fisura facial número 5

Afectación de tejidos blandos. Se inicia medial a la comisura bucal, discurre a través de la mejilla lateral al ala nasal y termina en la mitad lateral del párpado inferior. El globo ocular suele ser normal; se puede observar microftalmia.

Afectación de tejidos duros. Se inicia entre los caninos y premolares, discurre de forma superior lateralmente al foramen infraorbitario y termina a nivel del reborde y suelo orbitario en su aspecto lateral. No se afecta la fisura orbitaria inferior y el seno maxilar puede ser hipoplásico. El prolapso del contenido orbitario puede producir una distopía vertical. Pueden alterarse el ala esfenoidal y la pared lateral orbitaria, pero la base de cráneo es normal.

Consideraciones para el tratamiento. El objetivo consiste en cerrar la fisura palpebral y la labiomaxilar; hay que elevar el canto lateral y reconstruir el suelo orbitario, el malar y el cuerpo del maxilar con injertos óseos. Según Tessier, la distopía ocular debe ser corregida antes de los 12 meses. Otros autores, como Menard, sugieren la posibilidad de utilizar expansores cutáneos para poder cubrir defectos de tejidos blandos con mayor facilidad.

Fisura facial número 6

Se conoce también como fisura cigomático-maxilar y representa una forma incompleta del síndrome de Treacher-Collins.

Alteraciones de tejidos blandos. Hipoplasia de la comisura bucal hacia el párpado inferior. Corre a través de la línea de la eminencia cigomática desde el ángulo mandibular a la hendidura palpebral lateral. Se produce un desplazamiento inferior del canto lateral, generando un ectropión y un pliegue antimongoloide. Pueden aparecer colobomas a nivel lateral del párpado inferior.

Alteraciones óseas. Afectan a la sutura cigomático-maxilar. No se produce fisura alveolar. Sí se observa un acortamiento posterior del maxilar que provoca una alteración oclusal. La atresia de coana es frecuente. La fisura entra en la órbita en su tercio externo, poniendo en comunicación la hendidura orbitaria inferior. El malar es hipoplásico con un arco cigomático normal. Se produce estrechamiento de la fosa craneal anterior con normalidad del esfenoides.

Fisura facial número 7

También llamada fisura temporocigomática. Se puede ver asociada también al síndrome de Treacher-Collins y presenta mayor incidencia en varones.

Alteraciones de tejidos blandos. Se inicia en la comisura bucal y discurre por la región de cabello preauricular. La intensidad varía. Típicamente, se respeta el borde maseterino anterior. Se puede encontrar afectación de la lengua, del paladar blando y de los músculos de la masticación. El conducto de Stenon puede estar ausente. Se han encontrado casos de debilidad del nervio facial, y alteraciones externas a nivel del pabellón auricular y del oído medio.

Alteraciones esqueléticas. La fisura pasa a través de la unión pterigomaxilar. El maxilar posterior y la rama mandibular son hipoplásicos en la dimensión vertical, generando una alteración del plano oclusal. La apófisis coronoides y el cóndilo suelen ser hipoplásicos, contribuyendo a una mordida abierta posterior. El cuerpo del malar se encuentra gravemente malformado y en las formas más severas se puede afectar el arco cigomático. El canto lateral se encuentra desplazado inferiormente. Se puede generar una distopía ocular. La base de cráneo es asimétrica. Se puede observar una cavidad glenoidea anómala.

Fisura facial número 8

Esta fisura separa las fisuras faciales de las craneales. Generalmente, no ocurre aislada, sino en combinación con la fisura número 6.

Afectación de tejidos blandos. Se extiende desde la región del canto lateral hasta la zona temporal. Las malformaciones de tejidos blandos pueden aparecer en forma de coloboma de la comisura con ausencia del canto lateral. Pueden existir alteraciones del globo ocular.

Alteraciones esqueléticas. Puede aparecer una fisura a nivel de la sutura frontocigomática. El malar puede ser hipoplásico y la pared lateral orbitaria, inexistente. El único sustento de la hendidura palpebral lateral es el ala mayor del esfenoides. Existe comunicación entre la fosa temporal y la órbita.

Fisura facial número 9

Se conoce también con el nombre de displasia frontoesfenoidea y es la prolongación craneal de la fisura número 5.

Alteración de tejidos blandos. Se producen alteraciones del tercio externo de párpados y cejas. El canto lateral se encuentra distorsionado. En la forma severa puede aparecer microftalmia. La deficiencia ósea superolateral genera un desplazamiento del globo ocular; la fisura se extiende en el *scalp* temporoparietal. La línea de nacimiento del pelo a nivel temporal se encuentra desplazada anteriormente. Se puede objetivar una debilidad facial a nivel la región frontal.

Alteraciones esqueléticas. La fisura se extiende desde la región superolateral y techo de la órbita. Se produce una distorsión del ala mayor del esfenoides, la porción escamosa del temporal y de huesos parietales. Las apófisis pterigoides pueden ser hipoplásicas. Se puede dar una reducción de la dimensión anteroposterior de la fosa craneal anterior.

Fisura facial número 10

Alteraciones de tejidos blandos. Afecta a la región del tercio medio del párpado superior. La hendidura palpebral puede estar elongada con un ojo ambliope desplazado inferolateralmente. Puede haber ausencia total del párpado superior.

Alteraciones esqueléticas. La porción media del borde supraorbitario puede presentarse fisurada de forma lateral al foramen supraorbitario. El encefalocele, a menudo, puede ocupar este defecto. Puede existir hipertelorismo severo.

Fisura facial número 11

Alteración de tejidos blandos. Puede existir coloboma a nivel del tercio medio del párpado superior. La región frontal puede presentar una disrupción que se extienda hasta la línea de inserción del cabello.

Alteraciones óseas. Se puede observar como una línea de fisura a nivel del tercio medio supraorbitario que pasa lateral al etmoides. Si pasa a través de las celdillas etmoidales, se aprecia neumatización excesiva con hipertelorismo asociado. La base craneal y el esfenoides son normales.

Fisura facial número 12

Alteraciones de tejidos blandos. La fisura se aprecia medial al canto medial. Se produce un desplazamiento lateral del canto medial y telecanto. No se observan alteraciones a nivel de la hendidura palpebral.

Alteraciones óseas. Pasa a través del proceso frontal del maxilar; se produce un aumento de la dimensión transversal del etmoides, dando lugar a hipertelorismo. Los senos esfenoidal y frontal se encuentran neumatizados y agrandados. El ángulo frontonasal es obtuso. No se han objetivado encefaloceles. La fosa craneal anterior puede elongada a nivel de la fisura.

Fisura facial número 13

Alteraciones de tejidos blandos. Se produce un encefalocele paramedial frontal entre el hueso nasal y el proceso frontal del maxilar. La región palpebral es normal. Se puede observar una línea de inserción del cabello en V.

Alteraciones óseas. Los cambios a nivel de la lámina cribiforme son la característica principal de esta fisura. Puede haber fisuras paramedianas a nivel del tracto olfatorio, el seno etmoidal y la lámina cribiforme. Se observa hipertelorismo. Existen casos con encefalocele paramedial y distopía inferior del globo ocular.

Fisura facial número 14

Se denomina también disrafia craneal. Es la prolongación craneal de la fisura número 0.

Alteraciones por defecto. Se produce hipotelorismo, holoprosencefalia y hasta ciclopía. La base craneal no existe, por lo que las órbitas pueden coalescer. Las alteraciones cerebrales suelen ser proporcionales a las alteraciones faciales.

Alteraciones por exceso. Hipertelorismo, displasia frontonasal y frontonasoetmoidal.

Desplazamiento lateral de las órbitas y encefalocele. La periórbita suele ser normal. No se observa neumatización del seno frontal. Cuando la *crista galli* está agrandada excesivamente, no se puede respetar el tracto olfatorio durante la cirugía. Existe acortamiento de la fosa craneal media. Se puede objetivar deformidad ocular en Arlequín.

Fisura facial número 30

Se presenta en varios grados de severidad, desde afectación del labio inferior hasta fisura del manubrio extrema con afectación de la mandíbula, lengua, suelo de boca, hioides, cartílago tiroideo y musculatura cervical.

Se corresponde a una fisura medial de la mandíbula; se considera una extensión caudal de las fisuras 14 y 0.

Alteraciones de tejidos blandos. Existen diferentes grados, desde una depresión a nivel del labio inferior hasta una afectación del mentón. La lengua anterior puede ser bífida. Puede existir anquiloglosia e, incluso, ausencia total de la lengua.

Alteraciones esqueléticas. La fisura se inicia entre incisivos y se extiende hasta la sínfisis mandibular. Se observan anomalías cervicales. El hueso hioides puede estar ausente y los cartílagos tiroideos pueden ser hipoplásicos. Los músculos de la región cervical anterior pueden estar atróficos y fibrosados.

PUNTOS CLAVE

- Las fisuras faciales son una patología muy poco frecuente en nuestro medio.
- Existen varias clasificaciones. la más empleada es la clasificación de Tessier.
- La clasificación de Tessier denota la posición de la fisura facial y craneal en relación a la órbita.
- La fisura facial de Tessier más frecuente es la Tessier 0, aunque tiene una baja incidencia en nacidos vivos.
- La reconstrucción quirúrgica debe ser personalizada al individuo, basándonos en la severidad y en las estructuras implicadas.

BIBLIOGRAFÍA

Agrawai K, Panda KN, Prasad S. Isolated Tessier no 1 nasal cleft of the nose. Ann Plast Surg. 1998;41:311-3.

Da Silva Freitas R, Alonso N, Shin JH, et al. The Tessier Number 5 Cleft: Surgical Strategies and Outcomes in six patients. Cleft Palate Craniofac J. 2009;46(2):179-86.

David DJ, Moore MH, Cooter RD, et al. The Tessier Number 9 Cleft. Case Report. Plast Reconstr Surg. 1989;83(3):520-7.

Guttikonda LK, Nadella KR, Uppaluru V, et al. Nonsyndromic mandibular symphysis cleft. Case Rep Dent. 2014;2014:682163. doi: 10.1155/2014/682163. Epub 2014 Mar 3. PMID: 24711928; PMCID: PMC3970087.

Kalantar-Hormozi A, Abbaszadeh-Kasbi A, Goravanchi F, et al. Prevalence of rare craniofacial clefts. J Craniofac Surg 2017; 28:e467–e470.

Laure B, Picard A, Bonin-Goga B, et al. Tessier number 4 bilateral orbito-facial cleft: A 26-year follow-up. J Craniomaxillofac Surg. 2010;38(4):245-7.

Ozek C, Gundogan H, Bilkay U, et al. Rare Craniofacial Anomaly: Tessier no. 2 cleft. J Craniofac Surg. 2001;12(4):355-61.

Ozaki W KHJLK, Ogle RC, Jane JA. Craniofacial clefting. Craniofacial surgery: science and surgical technique. Philadelphia (PA), 2002: Saunders: 309–31.

Tessier P, Ciminello FS, Wolfe SA. The Arrhinias. Scand J Plast Reconstr Surg Hand Surg. 2009;43(4):177-96.

Wenbin Z, Hanjiang W, Xiaoli C, et al. Tessier 3 cleft with clinical anophthalmia: two case reports and a review of the literature. Cleft Palate Craniofac J. 2007;44(1):102-5.

Winters R. Tessier Clefts and Hypertelorism. Facial Plastic Surgery Clinics of North America. 2016;24(4):545–58. doi:10.1016/j.fsc.2016.06.013

AUTOEVALUACIÓN

Hendiduras de labio y paladar

54

P. Rofin Fontanet y M. Munill Ferrer

OBJETIVOS

- **Conocer la embriología y etiología** del labio y del paladar hendido, distinguiendo los factores genéticos y ambientales que influyen en su aparición.
- **Describir la epidemiología** de las fisuras orofaciales y comprender sus variaciones, según la población, raza y género.
- **Entender la clasificación clínica** de las hendiduras labiopalatinas (unilaterales, bilaterales, completas, incompletas, submucosas, etc.) y su importancia para la planificación terapéutica.
- **Revisar la anatomía** normal de labio, nariz y paladar, así como las deformidades en las hendiduras unilaterales y bilaterales, tanto en tejidos blandos como en estructuras óseas.
- **Analizar el diagnóstico prenatal** de las hendiduras labiopalatinas y su relación con aspectos legales y éticos (en el contexto español).
- **Estudiar el abordaje multidisciplinario**, incluyendo el tratamiento quirúrgico (queiloplastia y palatoplastia), la ortopedia prequirúrgica, la ortodoncia, la logopedia y la asesoría genética.
- **Identificar el momento óptimo y las principales técnicas quirúrgicas** utilizadas en la reparación del labio y paladar fisurados, así como las intervenciones secundarias (injerto óseo alveolar y colgajos faríngeos).
- **Subrayar la importancia del seguimiento a largo plazo** para la rehabilitación funcional (alimentación, habla, audición) y estética de los pacientes con labio y paladar hendido.

INTRODUCCIÓN

El **labio hendido** y el **paladar hendido** son anomalías congénitas resultantes de una fusión incompleta de los procesos faciales embrionarios durante la gestación. Son las malformaciones orofaciales congénitas más frecuentes. La prevalencia varía según la población y la literatura médica, estimándose que afectan, aproximadamente, a **1 de cada 700 a 1,000 nacimientos**.

Históricamente, estas malformaciones han llamado la atención de la humanidad desde tiempos remotos. Inicialmente, se consideraron como obras divinas intocables, pero, posteriormente, se reconocieron como anomalías que podían y debían ser corregidas. Los registros históricos indican que el primer intento satisfactorio de reparación de un labio hendido fue realizado en China alrededor del año **390 a. C.**

Embriológicamente, el labio hendido y el paladar hendido proceden de un fallo en la fusión de los procesos faciales que forman la cara y el paladar. Esto puede deberse a un retraso o a una restricción en el movimiento de estos procesos, impidiendo su correcta unión (**Fig. 54-1**).

Las fisuras orofaciales tienen gran heterogeneidad morfológica. Pueden afectar al labio, al paladar o a ambos; además, pueden ser completas o incompletas, unilaterales (derechas o

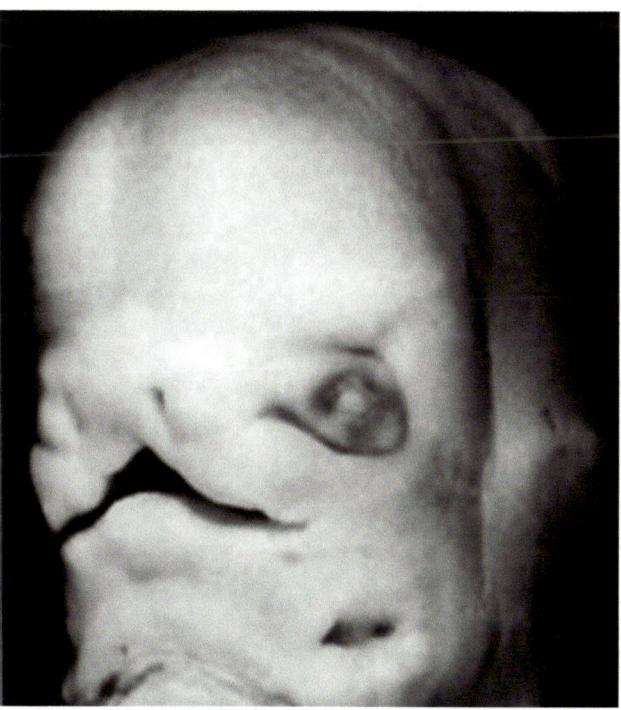

Figura 54-1. Fisura de línea media.

izquierdas), bilaterales o medianas y pueden asociarse o no a síndromes genéticos o a otras malformaciones congénitas.

Anatómicamente, todos los elementos del labio y del maxilar superior están presentes, aunque pueden presentar defectos de fusión, estar desplazados o ser hipoplásicos. Las alteraciones morfológicas y funcionales de los músculos periorales y perinasales influyen en el crecimiento y desarrollo del hueso subyacente (**Fig. 54-2**).

La hendidura labial puede variar desde una pequeña muesca en el bermellón hasta una fisura que se extiende desde el labio hasta la base de la nariz. En los casos más severos, la hendidura puede continuar hacia el paladar, formando una fisura completa.

La hendidura palatina, con o sin hendidura labial asociada, es más frecuente en niñas, mientras que el labio hendido con o sin paladar hendido es más común en niños. La hendidura palatina puede afectar únicamente a la úvula, dando lugar a una úvula bífida, o extenderse a través del paladar blando y duro.

EPIDEMIOLOGÍA

Aunque ambas entidades se deben a malformaciones que se producen durante el desarrollo embrionario, las fisuras labiales con o sin paladar hendido (FL/P) y las fisuras palatinas aisladas (FP) difieren en cuanto a etiología, genes implicados, anomalías asociadas y riesgo de recurrencia.

La prevalencia global de las fisuras orofaciales varía según la población y el grupo étnico. Se estima que la incidencia de FL/P es de aproximadamente **1 de cada 700 nacimientos vivos**, mientras que la incidencia de FP aislada es de alrededor de **1 de cada 2.000 nacimientos vivos**.

Existe una variación racial notable en la incidencia de FL/P:

- **Poblaciones asiáticas y nativas americanas**: la incidencia es más alta, entre **1,5 y 2,5 por cada 1.000 nacidos vivos**.

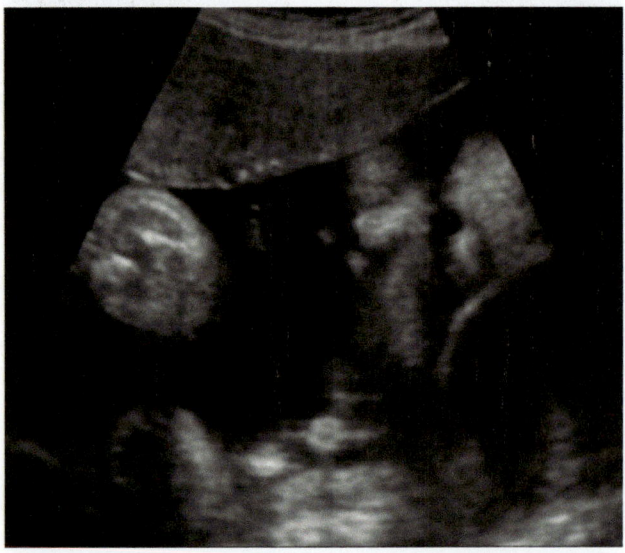

Figura 54-2. Ecografía prenatal.

- **Poblaciones caucásicas**: la incidencia oscila entre **1 y 1,5 por cada 1.000 nacidos vivos**.
- **Poblaciones africanas y afroamericanas**: la incidencia es más baja, de un **0,5 a 0,9 por cada 1.000 nacidos vivos**.

En contraste, la incidencia de FP aislada es más constante entre diferentes poblaciones, situándose, aproximadamente, en **0,5 a 1 por cada 1.000 nacidos vivos**.

Las FL/P son más frecuentes en varones, con una proporción aproximada de **2:1** en comparación con las mujeres. Por otro lado, las FP aisladas son más comunes en mujeres.

En términos de distribución de las fisuras:

- Aproximadamente, el **25 %** son fisuras de labio aisladas.
- El **50 %** son fisuras combinadas de labio y paladar.
- El **25 %** son fisuras palatinas aisladas.

La lateralidad de las fisuras labiales muestra mayor prevalencia en el lado izquierdo. Las fisuras unilaterales izquierdas son más comunes que las derechas, y las fisuras bilaterales representan alrededor del **10 %** de los casos.

Un porcentaje significativo de pacientes con fisuras orofaciales presenta otras anomalías congénitas asociadas. Se estima que entre el **10 y el 15 %** de las FL/P y hasta el **50 %** de las FP aisladas están asociadas a síndromes genéticos o malformaciones adicionales. Las anomalías más comunes son malformaciones cardíacas, anomalías del sistema nervioso central y deformidades esqueléticas.

Las FP aisladas parecen estar más frecuentemente asociadas a síndromes genéticos, como el síndrome de Pierre Robin, síndrome de Stickler y síndrome velocardiofacial (síndrome de DiGeorge), entre otros. Esto sugiere diferencias en la etiopatogenia entre las FL/P y las FP aisladas, resaltando la importancia de realizar una evaluación genética detallada en estos pacientes.

Los avances en genética molecular han permitido identificar múltiples genes y factores ambientales que contribuyen al desarrollo de fisuras orofaciales. La etiología es multifactorial, existiendo interacciones complejas entre factores genéticos y ambientales, por ejemplo deficiencias nutricionales (ácido fólico), exposición a teratógenos y factores maternos, como el tabaquismo y el consumo de alcohol durante el embarazo.

ETIOLOGÍA

El labio y el paladar hendido son malformaciones congénitas de origen multifactorial, resultantes de una compleja interacción entre factores genéticos y ambientales durante el desarrollo embrionario. Se estima que alrededor del **20-30 %** de los casos presentan una **historia familiar positiva**, lo que indica una predisposición genética significativa.

Factores ambientales

Entre los **factores ambientales** asociados con un mayor riesgo de fisuras orofaciales se incluyen los siguientes:

- **Fármacos teratogénicos**: la exposición prenatal a ciertos medicamentos aumenta el riesgo. Estos son anticonvulsivantes, como la **fenitoína** y el **ácido valproico**, el **metotrexato** y algunos **retinoides**. Otros fármacos en estudio son los **corticosteroides** y ciertos **antibióticos**.
- **Déficit de ácido fólico**: la deficiencia materna de **ácido fólico** durante el embarazo se ha asociado con un mayor riesgo de malformaciones orofaciales. La suplementación adecuada antes y durante el embarazo puede reducir este riesgo.
- **Consumo de tabaco**: el tabaquismo materno está consistentemente relacionado con un aumento del riesgo de labio y paladar hendido, posiblemente, debido a la **hipoxia fetal** y a la exposición a compuestos tóxicos, como el **cadmio**.
- **Consumo de alcohol**: el consumo de alcohol durante el embarazo es un factor de riesgo conocido para varias malformaciones congénitas, incluidas las fisuras orofaciales.
- **Obesidad y edad materna avanzada**: el índice de masa corporal elevado y la edad materna alta se han asociado con un aumento del riesgo de defectos del cierre facial.
- Genéticamente, se han identificado múltiples genes asociados con el desarrollo de labio y paladar hendido. Estos genes participan en procesos críticos del desarrollo craneofacial, tales como:
- **IRF6** (*Interferon Regulatory Factor 6*): mutaciones en este gen se asocian con el síndrome de Van der Woude y con casos de fisuras no sindrómicas.
- *MSX1, PAX9, TGFB3* y *VAX1*: diversas variantes en estos genes también se han implicado en el riesgo de fisuras orofaciales.

La mayoría de los casos siguen un **patrón de herencia multifactorial**, donde la combinación de múltiples genes y factores ambientales contribuye al fenotipo final. Esto implica que no existe una causa única, sino una interacción compleja que aumenta el riesgo.

Riesgo de recurrencia y consejo genético

El riesgo de recurrencia de labio y paladar hendido varía en función de distintos factores, como la gravedad de la fisura, el número de familiares afectados y si la fisura es sindrómica o no sindrómica:

- **Sin antecedentes familiares previos**:
  - El riesgo de que una pareja tenga un hijo con labio y/o paladar hendido es de aproximadamente **0,1-0,2 %** (1-2 por cada 1.000 nacimientos).
- **Con un hijo afectado**:
  - El riesgo de recurrencia en un próximo hijo aumenta, aproximadamente, a un **2-5 %**.
- **Con uno de los padres afectado**:
  - El riesgo de que un hijo esté afectado es de alrededor de **4-6 %**.
- **Con un padre y un hijo afectados**:
  - El riesgo para un próximo hijo puede aumentar hasta un **10-15 %**.

El riesgo de recurrencia se incrementa con la severidad de la fisura y el número de familiares afectados. Las fisuras asociadas a **síndromes genéticos específicos** pueden seguir patrones de herencia mendeliana (autosómica dominante, autosómica recesiva o ligada al cromosoma X), lo cual modifica significativamente el riesgo.

Es esencial proporcionar **consejo genético** a las familias con antecedentes de fisuras orofaciales. Un genetista clínico puede ofrecer una evaluación detallada del riesgo y discutir opciones reproductivas, incluyendo estudios genéticos y técnicas de diagnóstico prenatal.

Diagnóstico prenatal

El diagnóstico prenatal de las hendiduras labiopalatinas ha mejorado significativamente gracias a los avances en las técnicas de imagen obstétrica. Las hendiduras labiales, con o sin afectación del paladar, pueden detectarse mediante **ultrasonografía prenatal** (**Fig. 54-3**); a partir de las **13-14 semanas de gestación**, utilizando ecografía transvaginal, y a partir de las **18 semanas**, con ecografía transabdominal. La visualización de los tejidos blandos faciales es esencial para una detección temprana y precisa.

Las **imágenes coronales** son óptimas para identificar malformaciones labiales, mientras que las **imágenes axiales y sagitales** son más útiles para evaluar el paladar. La evaluación detallada de otras estructuras faciales y su orientación puede proporcionar información valiosa para distinguir las malformaciones de la línea media facial.

La sensibilidad del diagnóstico prenatal varía según el tipo de fisura y la experiencia del ecografista:

- En **Europa**, la tasa de detección prenatal de las hendiduras labiopalatinas oscila entre el **30 y el 75 %**.

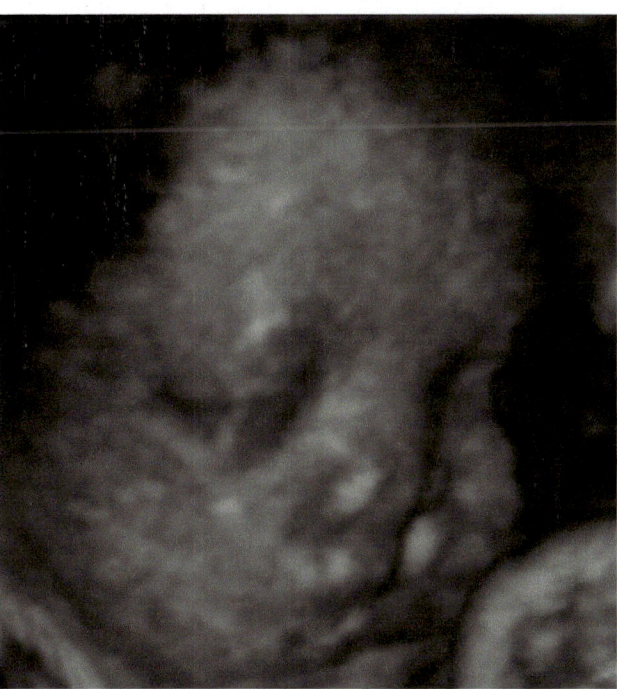

Figura 54-3. Ecografía prenatal en 3 dimensiones.

- En **Estados Unidos**, las tasas de detección reportadas son similares, con una mayor sensibilidad para las hendiduras labiales con o sin paladar hendido y una menor detección de las hendiduras palatinas aisladas.

Las hendiduras palatinas aisladas son particularmente difíciles de diagnosticar prenatalmente, debido a las limitaciones en la visualización del paladar en la ecografía estándar. La tasa de detección para estas fisuras es inferior al **5 %**.

Las técnicas avanzadas, como la **ecografía tridimensional (3D)** y la **resonancia magnética fetal (RMF)** han mejorado la capacidad para detectar y caracterizar las hendiduras orofaciales. La ecografía 3D permite una mejor visualización de los defectos faciales y es especialmente útil en la evaluación de las hendiduras palatinas. La RMF es una herramienta complementaria que puede proporcionar imágenes detalladas del paladar y otras estructuras craneofaciales, especialmente cuando la ecografía presenta limitaciones.

El diagnóstico prenatal de una hendidura labiopalatina requiere una evaluación exhaustiva para descartar otras anomalías fetales asociadas. Se recomienda ofrecer a las mujeres con hallazgos ecográficos sugestivos de fisuras faciales una **amniocentesis** para el análisis cromosómico y pruebas genéticas moleculares. Esto es fundamental para identificar posibles síndromes genéticos asociados y proporcionar un adecuado asesoramiento prenatal a los padres.

Controversia

El diagnóstico prenatal de las hendiduras labiopalatinas en España ha generado debates éticos y legales respecto a la interrupción voluntaria del embarazo. Según la **Ley Orgánica 2/2010, de 3 de marzo**, de salud sexual y reproductiva y de la interrupción voluntaria del embarazo, la interrupción es legal hasta las **14 semanas de gestación** a solicitud de la mujer, sin necesidad de alegar causa específica.

Entre las **14 y 22 semanas**, el aborto está permitido si existe **grave riesgo para la vida o la salud de la embarazada**, o si se detectan **anomalías fetales graves e incompatibles con la vida** o **enfermedad extremadamente grave e incurable** en el feto, confirmada por un comité clínico. Las hendiduras labiopalatinas, aunque son anomalías congénitas que requieren intervenciones médicas, generalmente, no se consideran incompatibles con la vida ni extremadamente graves e incurables, dado que pueden ser corregidas con cirugía y manejo multidisciplinario, permitiendo una calidad de vida satisfactoria para los afectados.

Esta situación ha generado controversia en España. Algunos profesionales y organizaciones argumentan que permitir la interrupción del embarazo en casos de hendiduras labiopalatinas puede fomentar prácticas discriminatorias y eugenésicas, dado que se trata de condiciones tratables. Por otro lado, se defiende el derecho de las mujeres a tomar decisiones informadas sobre su embarazo, considerando los desafíos médicos, psicológicos y sociales a los que puedan enfrentarse.

Es fundamental que, tras un diagnóstico prenatal de hendidura labiopalatina, se ofrezca a los futuros padres **información completa y apoyo psicológico**. Los profesionales de la salud deben proporcionar detalles sobre las opciones de tratamiento disponibles, los resultados funcionales y estéticos esperados, y el apoyo que ofrece el sistema sanitario español. Esto permite a las familias tomar decisiones informadas y reduce el riesgo de decisiones basadas en información incompleta o sesgada.

RECUERDO ANATÓMICO

Para comprender adecuadamente las malformaciones del labio y paladar hendidos, es esencial conocer la anatomía normal de las estructuras implicadas, ya que, en los pacientes afectados, estas estructuras están presentes, pero pueden ser hipoplásicas, desplazadas y/o deformadas (**Figs. 54-4** y **54-5**).

Anatomía de la nariz

La nariz normal está compuesta por varias estructuras clave:

- **Columela:** es la porción central y anterior de la nariz, formada por tejidos blandos que separan las dos narinas (orificios nasales). La columela se apoya en el tabique nasal, que debe ser recto y central para una adecuada simetría nasal.

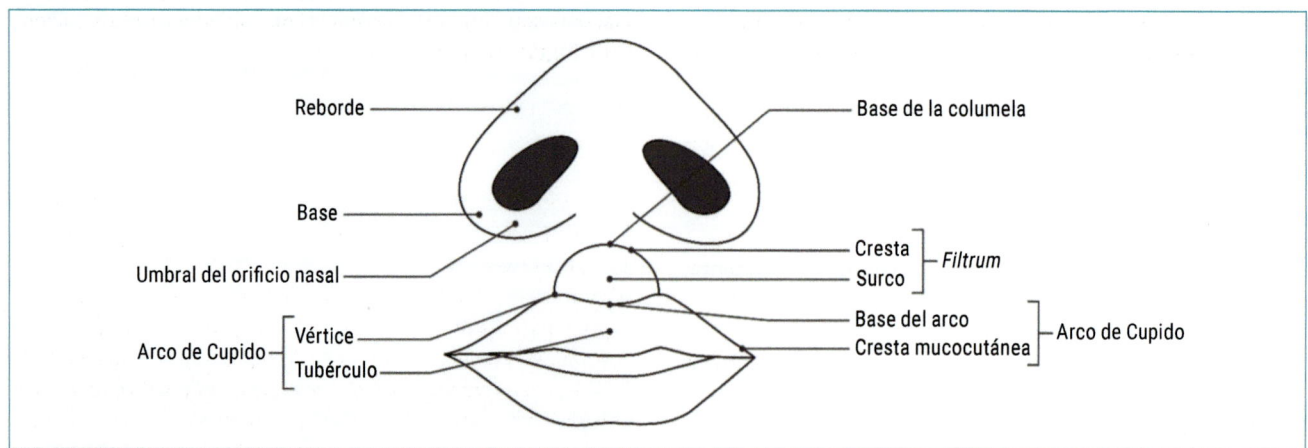

Figura 54-4. Anatomía nasolabial normal.

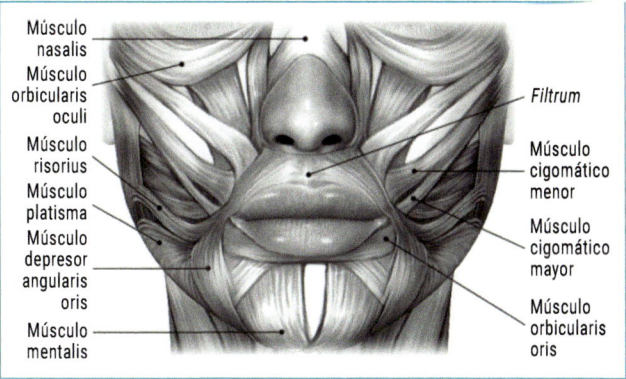

Figura 54-5. Anatomía nasolabial normal.

- **Cartílagos alares**: son estructuras cartilaginosas que forman el contorno de las narinas y contribuyen a la forma y soporte de la punta nasal. Se originan desde la columela y se arquean lateralmente para unirse a las alas nasales (base de la nariz).
- **Punta nasal**: la armonía y proyección de la punta nasal dependen de la configuración y relación de los cartílagos alares y la columela.

En pacientes con hendiduras labiales, la anatomía nasal puede estar alterada, con desplazamiento y deformidad de los cartílagos alares y desviación de la columela, lo que afecta a la simetría y función nasal.

Anatomía del labio superior

Inmediatamente por debajo de la nariz se encuentra el labio superior, el cual está compuesto por:

- **Músculo orbicular de los labios**: es un músculo circular que rodea la boca y es esencial para funciones como la succión, el habla y la expresión facial.
- *Filtrum*: es la zona central del labio superior, caracterizada por dos crestas verticales (columnas) que flanquean una depresión central. Estas crestas se extienden desde el tabique nasal hasta el borde del labio rojo y terminan en el arco de Cupido.
- **Arco de Cupido**: es la forma curvada del borde superior del labio rojo, que le da al labio su contorno característico.
- **Línea blanca**: es la línea de transición entre la piel del labio (labio cutáneo) y la mucosa labial (labio rojo o bermellón).

En las hendiduras labiales, el músculo orbicular está interrumpido, y las estructuras del filtrum pueden estar ausentes o desplazadas, lo que afecta tanto a la función como a la estética del labio.

Anatomía del paladar

El paladar se divide en:

- **Paladar duro (paladar óseo)**: constituye la porción anterior del paladar y está formado por las apófisis palatinas de los huesos maxilares y las láminas horizontales de los huesos palatinos. Proporciona una barrera rígida entre las cavidades oral y nasal.
- **Premaxila**: es la parte anterior y central del paladar duro, que contiene los cuatro incisivos superiores y se extiende posteriormente hasta el foramen incisivo.
- **Paladar blando (velo del paladar)**: es la porción posterior y móvil del paladar, compuesta por tejido muscular y fibroso. Es crucial en funciones como la deglución y el habla, ya que separa la nasofaringe de la orofaringe durante la deglución y contribuye a la articulación de sonidos.
- **Reborde alveolar**: es el hueso que rodea y soporta las raíces de los dientes superiores.

Los músculos del paladar blando son:

- **Músculo elevador del velo del paladar**: eleva el paladar blando durante la deglución y la fonación, evitando la regurgitación nasal.
- **Músculo tensor del velo del paladar**: tensa el paladar blando y ayuda a abrir la trompa de Eustaquio, equilibrando la presión en el oído medio.

En el paladar hendido se produce una falta de fusión de los procesos palatinos durante el desarrollo embrionario, resultando en una comunicación anormal entre las cavidades oral y nasal. Esto afecta a funciones esenciales, como la alimentación y el habla, y puede predisponer a infecciones del oído medio, debido a la disfunción de la trompa de Eustaquio.

Importancia de la anatomía funcional

Comprender la anatomía funcional es fundamental para planificar el tratamiento quirúrgico y la rehabilitación de los pacientes con hendiduras. La restauración de la anatomía normal busca no solo mejorar la apariencia estética, sino también restablecer funciones esenciales, como la alimentación, el habla y la audición. Un abordaje multidisciplinario es crucial para solucionar las complejas necesidades de estos pacientes y lograr resultados óptimos.

CLASIFICACIÓN CLÍNICA DE LAS HENDIDURAS LABIOPALATINAS

La clasificación de las hendiduras labiopalatinas es fundamental para el diagnóstico, planificación del tratamiento y comunicación entre los profesionales de la salud. A lo largo de los años se han propuesto diversas clasificaciones, siendo las más aceptadas internacionalmente la de **Kernahan y Stark (1958)** y la de la *American Cleft Palate-Craniofacial Association* **(ACPA)**. Sin embargo, se han desarrollado sistemas más actualizados que ofrecen una descripción más detallada y estandarizada (**Fig. 54-6**).

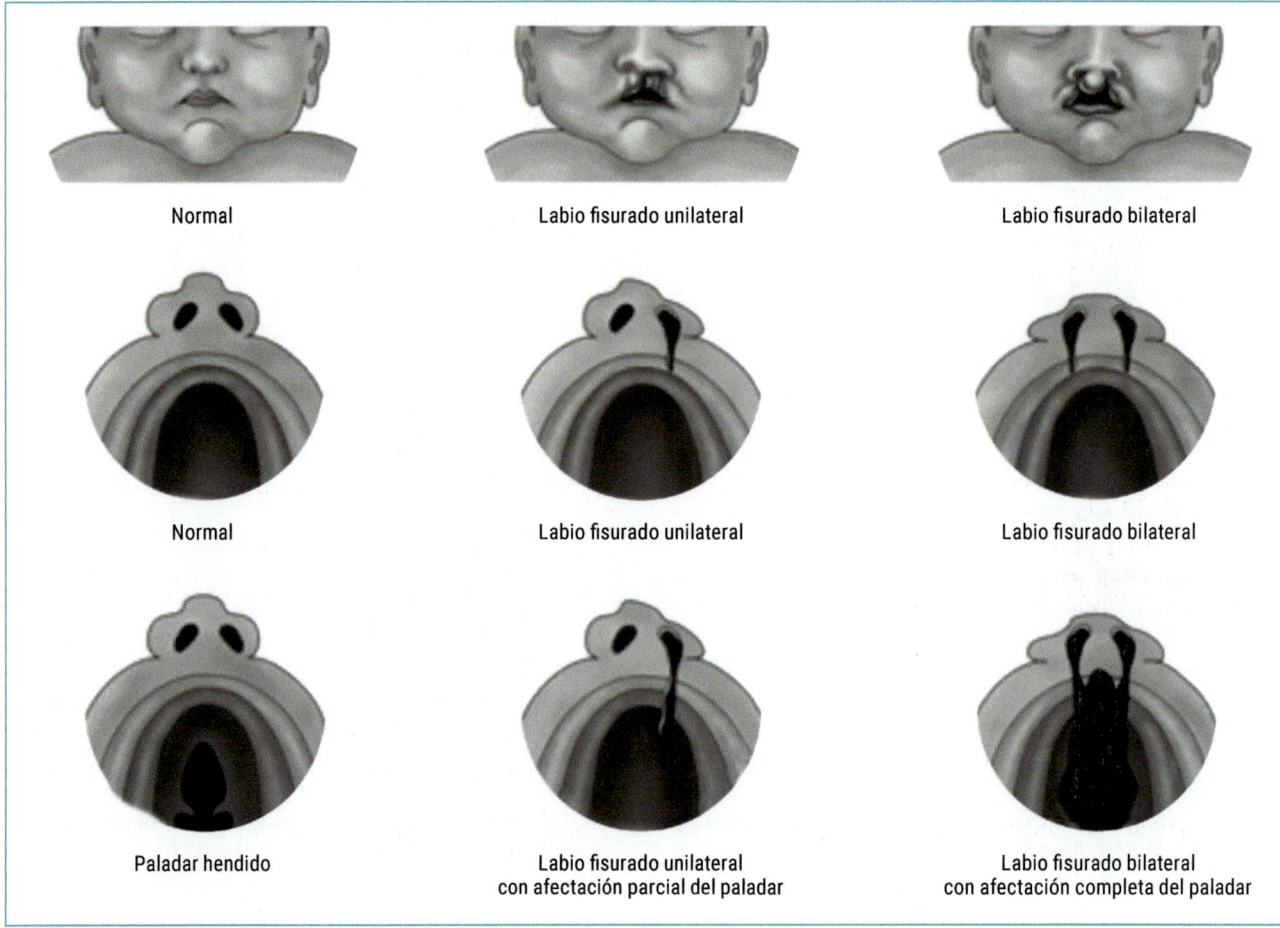

Normal

Labio fisurado unilateral

Labio fisurado bilateral

Normal

Labio fisurado unilateral

Labio fisurado bilateral

Paladar hendido

Labio fisurado unilateral
con afectación parcial del paladar

Labio fisurado bilateral
con afectación completa del paladar

Figura 54-6. Clasificación clínica de las fisuras labiopalatinas.

Clasificaciones más utilizadas

Clasificación de Kernahan y Stark (Diagrama en "Y" invertida):
- Este sistema utiliza un diagrama en forma de "Y" invertida que representa las estructuras anatómicas afectadas.
- Permite describir con precisión la localización y extensión de la hendidura.

Clasificación LAHSAL:
- Fue desarrollada para simplificar la documentación de las fisuras.
- Cada letra representa una región anatómica específica:
  L (*lip*): labio.
  A (*alveolus*): reborde alveolar.
  H (*hard palate*): paladar duro.
  S (*soft palate*): paladar blando.
- Se lee de izquierda a derecha desde la perspectiva del paciente.

Clasificación Internacional de Fisuras Orofaciales (ICCF):
- Propuesta por la *World Health Organization* (WHO) para estandarizar la clasificación a nivel global.
- Aporta una codificación detallada que facilita la recopilación de datos epidemiológicos.

Clasificación según la localización

Unilaterales:
- Afectan a un solo lado del labio y/o paladar.
- Pueden ser del lado derecho o izquierdo, siendo más común el izquierdo.

Bilaterales:
- Afectan a ambos lados del labio y/o paladar.
- Suelen estar asociadas a deformidades más graves.

Mediales (medianas):
- Afectan a la línea media facial.
- Son menos comunes y, a menudo, se asocian a síndromes genéticos.

Clasificación según la extensión

Incompletas:
- La hendidura no afecta a todas las capas de tejido.
- Puede manifestarse como una muesca o hendidura parcial del labio.

Completas:
- La hendidura atraviesa todas las capas, desde el labio hasta el paladar blando.

- Afecta al labio, reborde alveolar, paladar duro y paladar blando.

Submucosas:
- Afectan el paladar blando debajo de la mucosa intacta.
- Pueden pasar desapercibidas y diagnosticarse más tarde por problemas del habla.

DESCRIPCIÓN DETALLADA DEL LABIO FISURADO UNILATERAL

En el **labio fisurado unilateral**, la hendidura se ubica lateral al filtrum y afecta al labio superior en un solo lado (**Fig. 54-7**).

Características clínicas

Asimetría del labio y nariz:
- El filtrum y el arco de Cupido están desplazados o deformados.
- La cresta filtral en el lado afectado es más corta y oblicua.

Alteraciones musculares:
- El músculo orbicular de los labios está interrumpido, lo que afecta a la función labial.
- Las fibras musculares están orientadas paralelamente al borde de la hendidura.

Banda de Simonart:
- En algunos casos, una banda de tejido blando cruza la hendidura.
- Contiene fibras musculares, nervios y vasos sanguíneos.
- Puede influir en el plan quirúrgico y en el pronóstico.

Deformidad nasal asociada:
- Desplazamiento y deformación del cartílago alar en el lado afectado.
- Aplanamiento del ala nasal y desviación de la columela.

Implicaciones anatómicas

- **Falta de altura y volumen del labio:**

- Desarrollo deficiente de las estructuras próximas a la hendidura.
- Puede afectar a la estética y función del labio.

- **Retracción cutánea:**
  - La piel del labio puede estar retraída debido a la contracción muscular alterada.
  - Contribuye a la asimetría facial.

Importancia para el tratamiento

- La comprensión detallada de las alteraciones anatómicas es esencial para planificar la reparación quirúrgica.
- El objetivo es restaurar la continuidad muscular, la simetría labial y nasal, y mejorar la función y estética.

DESCRIPCION DETALLADA DEL LABIO FISURADO BILATERAL

El **labio fisurado bilateral** es una malformación congénita en la que existen hendiduras en ambos lados del labio superior, separando el segmento central, conocido como **prolabio**, de las porciones laterales. Este tipo de fisura presenta desafíos clínicos significativos debido a las deformidades complejas asociadas tanto en el labio como en la nariz y estructuras óseas subyacentes (**Fig. 54-8**).

Características clínicas

- **Prolabio hipoplásico**: el prolabio suele estar subdesarrollado, con reducción en la altura y volumen de la piel y la mucosa. Carece de fibras musculares, lo que implica la ausencia de estructuras, como el **filtrum** y el **tubérculo labial**.
- **Ausencia del arco de Cupido**: debido al desarrollo insuficiente del prolabio, el arco de Cupido no es reconocible y las crestas filtrares están poco desarrolladas o ausentes.
- **Columela nasal corta o ausente**: la columela suele ser corta o inexistente, afectando a la proyección y forma de la nariz.
- **Disfunción muscular**: la interrupción bilateral del músculo orbicular de los labios afecta a funciones esenciales, como la succión, la alimentación y la articulación del habla.

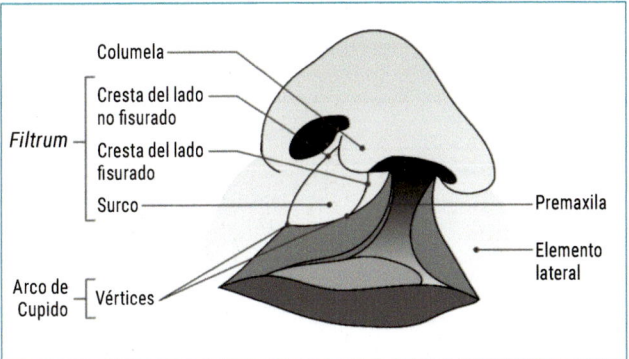

Figura 54-7. Esquema de labio fisurado unilateral.

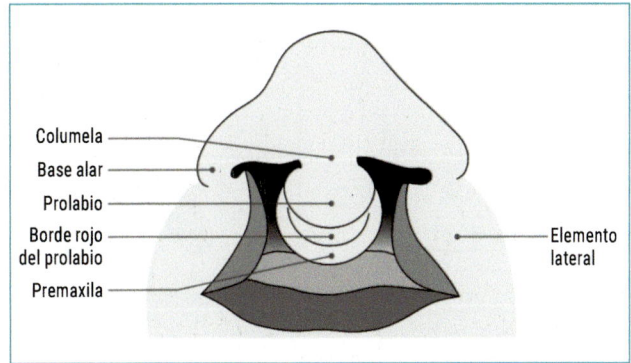

Figura 54-8. Esquema de labio fisurado bilateral.

Implicaciones anatómicas

- **Alteraciones musculares**: la falta de continuidad muscular en el labio superior compromete la función y la expresión facial. El músculo orbicular interrumpido impide la adecuada movilidad y cierre labial.
- **Falta de soporte estructural**: la ausencia de inserciones musculares en el prolabio y la disrupción ósea afectan a la estabilidad y simetría facial, así como al desarrollo normal de las estructuras maxilofaciales.

DEFORMIDAD NASAL

La deformidad nasal es una característica muy frecuente en pacientes con hendiduras labiopalatinas, tanto unilaterales como bilaterales. Estas alteraciones resultan de la discontinuidad anatómica y funcional de los tejidos nasales y perinasales durante el desarrollo embrionario, así como de las fuerzas musculares desequilibradas que actúan sobre las estructuras nasales y maxilares (**Fig. 54-9**).

En las **hendiduras unilaterales**, la nariz presenta una asimetría notable:

- **Desviación de la columela**: la columela suele desviarse hacia el lado no fisurado, debido a la tracción asimétrica de los músculos faciales y a la falta de soporte en el lado afectado.
- **Cartílago alar deformado**: el cartílago alar en el lado afectado está aplanado y desplazado lateralmente y hacia abajo, lo que provoca colapso de la válvula nasal y obstrucción de la vía aérea.
- **Desplazamiento del tabique nasal**: el tabique puede estar curvado hacia el lado no fisurado, contribuyendo a la obstrucción nasal y a problemas respiratorios.

En las **hendiduras bilaterales**, las deformidades son aún más pronunciadas:

- **Hipoplasia y aplanamiento nasal**: la nariz aparece más corta y aplanada, debido a la protrusión de la **premaxila** y a la falta de proyección de la punta nasal.
- **Columela corta o ausente**: la columela puede estar significativamente acortada o incluso ausente, lo que afecta a la separación de las narinas y la estética nasal.
- **Cartílagos alares desplazados**: los cartílagos alares están lateralizados y deformados, perdiendo su sobreposición normal con los cartílagos laterales superiores. Esto puede producir una configuración del arco alar en forma de "M" invertida.
- **Apariencia de nariz bífida**: en casos severos, la separación extrema de los pilares mediales de los cartílagos alares da lugar a una apariencia de nariz bífida.

Las **estructuras cartilaginosas alares** no son hipoplásicas, pero sí están deformadas y luxadas debido a la acción desequilibrada de la musculatura circundante y a la deformación del esqueleto maxilar subyacente, que suele ser hipoplásico. La falta de inserción muscular adecuada y la ausencia de soporte óseo contribuyen a la inestabilidad y deformidad nasal.

La **obstrucción nasal** es común en estos pacientes, afectando a la respiración y, potencialmente, al desarrollo facial y del habla. Además, la deformidad nasal ejerce un impacto significativo en la apariencia estética y psicológica del individuo.

El **abordaje quirúrgico** de la deformidad nasal es complejo y suele requerir múltiples intervenciones a lo largo del crecimiento del paciente. El objetivo es restaurar la simetría nasal, mejorar la función respiratoria y lograr una apariencia estética satisfactoria. Las técnicas quirúrgicas incluyen la reposición y moldeado de los cartílagos nasales, la reconstrucción de la columela y la corrección de la posición de la premaxila.

DEFORMIDADES ÓSEAS EN EL LABIO FISURADO UNILATERAL COMPLETO CON FISURA PALATINA

En el **labio fisurado unilateral completo con fisura palatina**, las deformidades óseas son complejas y afectan signifi-

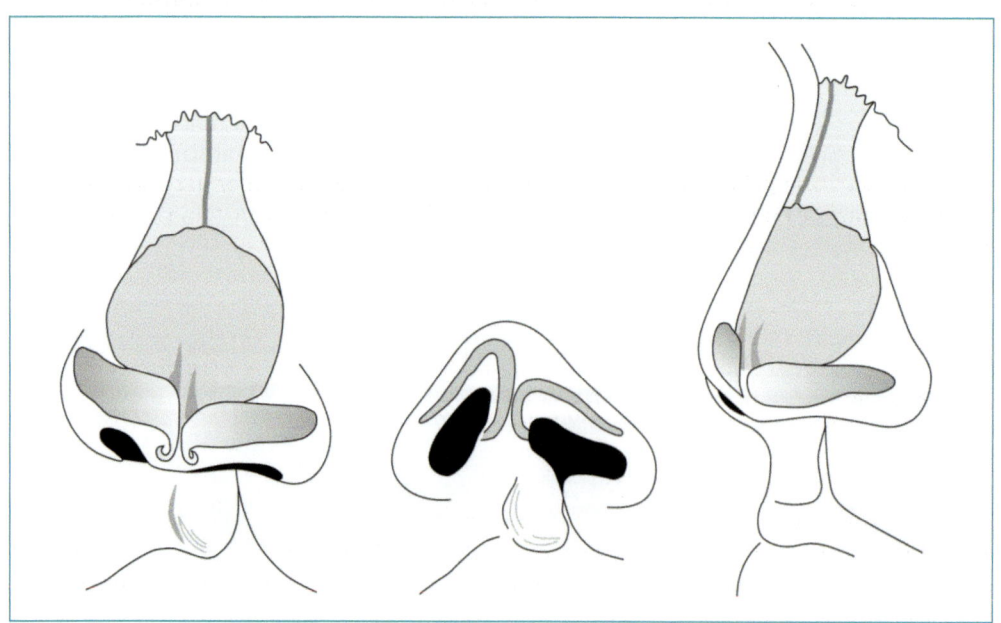

Figura 54-9. Deformidad nasal en un paciente fisurado.

cativamente a la anatomía y función del maxilar superior. Esta es la forma más frecuente de hendidura labiopalatina y se caracteriza por:

División completa del maxilar superior: la fisura ósea divide el maxilar superior en dos segmentos separados a nivel del foramen incisivo. Posterior al foramen incisivo, la fisura es sagital y paramedial. Anteriormente, se desvía lateralmente y divide la arcada dental en la región del incisivo lateral.

Desplazamiento y rotación de los segmentos maxilares:
- **Segmento no fisurado**: tiende a rotar hacia afuera (lateralmente) debido a la acción muscular del lado sano y la presión de la lengua. El fulcro de esta rotación se localiza en la región pterigoidea.
- **Segmento fisurado**: suele estar rotado hacia adentro (medialmente) y es hipoplásico, especialmente en sentido vertical. La falta de soporte muscular y la acción de la lengua contribuyen a este desplazamiento.

Inestabilidad estructural: los dos segmentos maxilares solo están conectados en su porción más superior y posterior, a través de su fijación al esqueleto nasal y al esfenoides. Estas uniones son insuficientes para proporcionar la estabilidad necesaria ante las fuerzas musculares y las retracciones cicatriciales postoperatorias.

Hipoplasia alveolomaxilar: la porción alveolar y maxilar de la premaxila en el lado fisurado está subdesarrollada, lo que afecta a la erupción dental y la configuración del arco maxilar.

Diástasis de las tuberosidades maxilares y procesos pterigoideos: debido a la falta de fusión de los músculos palatinos en la línea media, existe una separación entre las tuberosidades maxilares y los procesos pterigoideos.

Estas deformidades óseas primarias afectan a la función masticatoria, la articulación del habla y el crecimiento facial. La comprensión detallada de estas alteraciones es esencial para planificar el tratamiento quirúrgico y ortodóncico adecuado.

DEFORMIDADES ÓSEAS EN EL LABIO FISURADO BILATERAL COMPLETO CON FISURA PALATINA

En el **labio fisurado bilateral completo con fisura palatina**, las deformidades óseas son similares, pero más pronunciadas que en las fisuras unilaterales. Las características son las siguientes:

Protrusión y rotación anterior de la premaxila: la premaxila está desplazada hacia adelante y rotada debido a la presión ejercida por la lengua y el crecimiento del vómer. La ausencia de fuerzas opuestas del músculo orbicular de los labios contribuye a esta protrusión excesiva.

Hipoplasia de los segmentos maxilares laterales: los segmentos laterales están subdesarrollados y pueden estar poco desplazados. La hipoplasia suele ser considerable, afectando el desarrollo del arco dental y la estabilidad del maxilar superior.

Variantes de presentación de los segmentos laterales:
- **Colapso posterior**: los segmentos laterales están colapsados detrás del tubérculo central protruyente (premaxila), lo que puede complicar la alineación dental y maxilar.
- **Rotación externa**: los segmentos laterales están rotados hacia afuera, resultando en fisuras muy anchas y aumentando la complejidad de la reconstrucción quirúrgica.

Diástasis importante de las tuberosidades maxilares: existe una separación significativa debido a la falta de fusión de los procesos palatinos y la ausencia de unión muscular en la línea media.

Estas deformidades afectan no solo la estética facial sino también funciones esenciales como la alimentación, la respiración y el habla. El manejo de estas alteraciones requiere una planificación cuidadosa y un enfoque multidisciplinario que incluya cirugía reconstructiva, ortopedia maxilar y ortodoncia.

Importancia del manejo temprano

El tratamiento temprano es crucial para minimizar las deformidades óseas y mejorar los resultados funcionales y estéticos. Las intervenciones incluyen:

- **Ortopedia prequirúrgica**: algunas técnicas, como el moldeado nasoalveolar (*nasoalveolar molding*, NAM) ayudan a alinear los segmentos maxilares y moldear las estructuras nasales antes de la cirugía primaria.
- **Cirugía primaria**: la reparación quirúrgica del labio y del paladar se planifica cuidadosamente para restaurar la continuidad anatómica y funcional, considerando el crecimiento facial futuro.
- **Seguimiento a largo plazo**: la evaluación y el tratamiento ortodóncico, junto con posibles cirugías secundarias, son esenciales para abordar las discrepancias esqueléticas y dentales que puedan surgir durante el crecimiento.

ABORDAJE DEL PACIENTE DIAGNOSTICADO DE FISURA LABIOPALATINA

Las hendiduras labiopalatinas son malformaciones congénitas que afectan a múltiples estructuras anatómicas y funciones, requiriendo un enfoque integral y multidisciplinario para su manejo óptimo. El tratamiento debe ser coordinado a lo largo de todo el crecimiento del paciente, y el equipo multidisciplinario debe trabajar en conjunto para abordar las necesidades médicas, funcionales, estéticas y psicosociales del individuo y su familia.

Equipo multidisciplinario

Un equipo multidisciplinario especializado es esencial para proporcionar una atención integral. Los miembros clave del equipo son:

- **Cirujano plástico/cirujano maxilofacial**: es responsable del tratamiento quirúrgico y de la coordinación general del equipo.
- **Odontología y ortodoncia**: manejo de anomalías dentales, ortodoncia y ortopedia maxilar.
- **Foniatría y logopedia**: evaluación y rehabilitación del habla y el lenguaje para mejorar la función comunicativa y prevenir trastornos del habla.
- **Psicología y trabajo social**: apoyo emocional y psicosocial al paciente y a la familia, facilitando la adaptación y manejo de los desafíos asociados.
- **Otorrinolaringología (ORL)**: evaluación y manejo de problemas auditivos y otitis media con efusión, comunes en pacientes con fisura palatina.
- **Audiología**: evaluación auditiva regular para detectar y tratar pérdidas auditivas.
- **Genética médica**: asesoramiento genético y evaluación de posibles síndromes asociados.
- **Pediatría**: seguimiento del crecimiento y desarrollo general del paciente.
- **Nutrición**: asesoramiento sobre alimentación y nutrición, especialmente en los primeros meses de vida.
- **Enfermería especializada**: apoyo en el cuidado del paciente y educación a la familia.
- **Radiología**: estudios de imagen para evaluar la anatomía craneofacial y planificar intervenciones.

Conducta ante el diagnóstico de fisura labiopalatina

Diagnóstico prenatal

Con los avances en la ultrasonografía prenatal y la resonancia magnética fetal, es posible diagnosticar hendiduras labiopalatinas durante el embarazo. En estos casos, es fundamental proporcionar a la familia información completa y apoyo emocional. Se debe:

- Tranquilizar a los padres y brindar información precisa sobre la condición y su pronóstico.
- Referir a la familia a un equipo multidisciplinario especializado.
- Ofrecer asesoramiento genético para evaluar posibles síndromes asociados.
- Planificar el manejo postnatal y preparar al equipo que atenderá al recién nacido.

Diagnóstico posnatal

Historia clínica y evaluación inicial

El manejo del paciente comienza con una historia clínica detallada y una evaluación exhaustiva, que debe incluir:

- **Datos de identificación completos**.
- **Antecedentes familiares**: detección de historia familiar de hendiduras o síndromes genéticos.
- **Identificación de anomalías asociadas**: evaluación para detectar otras malformaciones o síndromes.

- **Exploración física**. Clasificación detallada de la hendidura, incluyendo:
  - **Labio**: unilateral o bilateral, completa o incompleta, lado afectado, dimensiones de la hendidura (**Fig. 54-10**).
  - **Nariz**: asimetrías, columela, deformidades nasales.
  - **Paladar**: extensión de la hendidura en paladar duro y blando, afectación de la úvula.
  - **Alveolo dental**: presencia de hendidura alveolar, desplazamiento de segmentos maxilares.
  - **Otras estructuras craneofaciales**.
- **Evaluación auditiva**: realización de emisiones otoacústicas y potenciales evocados auditivos para detectar pérdidas auditivas.
- **Valoración del habla y lenguaje**: evaluación inicial por un logopeda o foniatra.
- **Desarrollo psicomotor**: valoración del desarrollo general del niño.

Alimentación

La alimentación de los recién nacidos con hendiduras labiopalatinas puede presentar desafíos, especialmente si la fisura afecta el paladar y dificulta la succión. Sin embargo, muchos bebés pueden **amamantar directamente del pecho materno**. Es importante fomentar la lactancia materna siempre que sea posible, ya que ofrece beneficios nutricionales esenciales.

En casos donde la lactancia directa no es viable o el bebé **gana poco peso**, se pueden utilizar **tetinas especiales y biberones** diseñados para facilitar la alimentación. Estos dispositivos ayudan a compensar las dificultades de succión, permitiendo al bebé alimentarse adecuadamente con leche materna extraída o fórmula.

Se recomienda que los padres reciban **asesoramiento temprano** de un especialista en alimentación o personal de enfermería capacitado. Además, alimentar al bebé en posición **semi-vertical** puede ayudar a reducir el riesgo de regurgitación y aspiración.

Tratamiento quirúrgico de las deformidades

El tratamiento quirúrgico es una parte esencial del manejo y se planifica según protocolos establecidos, aunque puede variar según el centro y el paciente.

Consideraciones

Programación de cirugías:
- **Queiloplastia (reparación del labio)**: generalmente, entre los **3 y 6 meses** de edad.
- **Palatoplastia (reparación del paladar)**: entre los **9 y 12 meses** de edad.
- **Reparaciones secundarias**: pueden ser necesarias para mejorar el habla, la función velofaríngea o la estética facial.
- **Injerto óseo alveolar**: habitualmente, se realiza entre los **7 y 9 años** para apoyar la erupción dental y estabilizar el arco maxilar.

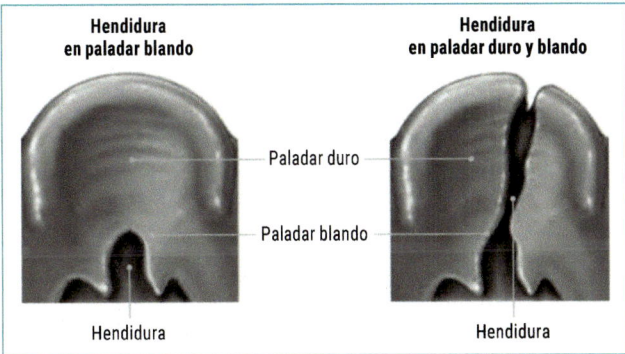

Figura 54-10. Grados de fisura palatina.

Técnicas quirúrgicas. Existen múltiples técnicas para la reparación del labio y paladar. La elección depende de la experiencia del cirujano y de las características individuales del paciente.

Ortopedia prequirúrgica:
- **Moldeado nasoalveolar (NAM):** puede iniciarse en las primeras semanas de vida para moldear los tejidos blandos y cartilaginosos antes de la cirugía primaria, mejorando los resultados estéticos y funcionales.

Seguimiento postoperatorio:
- Control del crecimiento facial y dental.
- Evaluación continua del habla y audición.
- Planificación de cirugías secundarias si es necesario.

REPARACIÓN DEL LABIO FISURADO UNILATERAL

Edad óptima

La reparación quirúrgica del labio fisurado unilateral es un paso crucial en el manejo integral de pacientes con fisuras orofaciales. Aunque técnicamente la intervención podría realizarse desde los primeros días de vida, es generalmente aceptado que es más seguro y efectivo realizar la cirugía cuando el paciente ha alcanzado ciertas condiciones fisiológicas que minimizan los riesgos quirúrgicos y anestésicos.

La tradicional **"regla de los 10"** sigue siendo una guía útil:

- **Edad:** al menos, **10 semanas** de vida.
- **Peso corporal:** al menos **10 libras** (aproximadamente, 4,5 kg).
- **Hemoglobina:** al menos **10 g/dL**.
- **Recuento de leucocitos:** menor a **10.000/mm³**.

Sin embargo, con los avances en anestesiología y cuidados perioperatorios, muchos cirujanos optan por realizar la reparación entre las **3 y 6 semanas** de edad en casos seleccionados. La tendencia actual es programar la **queiloplastia** alrededor de los **3 meses de edad**, lo que equilibra la seguridad quirúrgica y el beneficio de una reparación temprana para el desarrollo psicosocial y funcional del niño.

En casos de **fisura bilateral** o cuando se requiere **ortopedia prequirúrgica,** como el **moldeado nasoalveolar (NAM),** el momento de la cirugía puede ajustarse. El NAM se inicia en las primeras semanas de vida y puede prolongarse durante **2 a 3 meses**, con el objetivo de aproximar los segmentos alveolares y moldear las estructuras nasales antes de la cirugía primaria.

Objetivos básicos de la reparación

El objetivo principal es restaurar la anatomía y función normal del labio y la nariz, logrando resultados estéticos y funcionales óptimos. Los objetivos específicos son:

- **Restaurar la continuidad muscular:** reconstruir el músculo orbicular de los labios para restablecer su función esfinteriana y movilidad normal.
- **Lograr la simetría labial y nasal:** alinear las estructuras para que el labio y la nariz sean simétricos en ambos lados.
- **Conservar y recrear los hitos anatómicos:** mantener y reconstruir el filtrum, el arco de Cupido y la unión cutaneomucosa.
- **Corregir las deformidades nasales asociadas:** realizar una rinoplastia primaria cuando sea necesario para corregir la deformidad nasal asociada, especialmente, en la base alar y la columela.
- **Minimizar las cicatrices visibles:** diseñar incisiones y realizar suturas produzcan cicatrices poco perceptibles, ubicadas en líneas naturales.

Es fundamental evitar la resección innecesaria de tejidos normales, no dañar el cartílago nasal y preservar el potencial de crecimiento facial futuro.

Técnicas quirúrgicas más utilizadas

Se han desarrollado varias técnicas quirúrgicas para la reparación del labio fisurado unilateral. Las más utilizadas son:

Técnica de rotación-avance de Millard (**Fig. 54-11**)

La técnica de **rotación-avance** descrita por **Millard** es una de las más utilizadas a nivel mundial. Consiste en:

- **Rotar** hacia abajo el segmento medial (no fisurado) para formar el arco de Cupido y el filtrum.
- **Avanzar** el segmento lateral (fisurado) hacia la línea media para cerrar la hendidura.
- **Reparar el músculo orbicular** mediante una cuidadosa disección y realineación muscular.
- **Corregir la deformidad nasal** mediante una rinoplastia primaria, si es necesario.

Esta técnica permite una reparación personalizada, adaptándose a las variaciones anatómicas individuales y permitiendo ajustes intraoperatorios.

Técnica de colgajos triangulares de Tennison-Randall (**Fig. 54-12**)

La técnica de **colgajos triangulares** de **Tennison** y **Randall** utiliza colgajos en forma de triángulo para:

- **Alargar el labio** en el lado fisurado, logrando simetría con el lado no afectado.
- **Alinear el arco de Cupido** y las estructuras del filtrum.
- **Minimizar la tensión** en la línea de sutura.
- una técnica más geométrica y puede ser más fácil de aprender para cirujanos en formación. Sin embargo, puede producir cicatrices menos estéticas y cierta asimetría a largo plazo.

Queiloplastia funcional de Delaire

La técnica de **queiloplastia funcional** de **Delaire** se centra en:

- **Restaurar la función muscular** mediante una disección detallada de la musculatura nasolabial.
- **Reposicionar anatómicamente** todas las estructuras, incluyendo el músculo orbicular y los cartílagos nasales.
- **Preservar el crecimiento facial,** evitando resecciones innecesarias.

Esta técnica es más compleja y requiere una comprensión profunda de la anatomía y experiencia quirúrgica.

REPARACIÓN DEL LABIO FISURADO BILATERAL

Edad óptima

La reparación del labio fisurado bilateral es más compleja que la del unilateral, debido a las deformidades más severas y a la mayor deficiencia tisular. La edad óptima para la cirugía suele ser entre los **3 y 6 meses** de edad. Este intervalo permite que el bebé alcance un peso y desarrollo adecuados, reduciendo los riesgos anestésicos y quirúrgicos. Además, da tiempo para implementar **ortopedia prequirúrgica**, como el **moldeado nasoalveolar (NAM)**, que se inicia en las primeras semanas de vida para mejorar la posición de la premaxila y los segmentos maxilares laterales antes de la cirugía.

Consideraciones y objetivos básicos de la reparación

El labio fisurado bilateral presenta desafíos únicos, debido a:

- **La separación de la premaxila**: la premaxila está separada de los segmentos maxilares laterales y puede estar protrusiva o desviada, afectando a la oclusión y a la estética facial.
- **El prolabio hipoplásico**: el prolabio es de tamaño variable, carece de músculo y no presenta estructuras, como el arco de Cupido o el filtrum.
- **Las inserciones musculares anómalas**: el músculo orbicular de los labios tiene inserciones incorrectas en los segmentos laterales.
- **La deformidad nasal**: la columela es corta y los cartílagos alares están aplanados y ensanchados, produciendo una nariz ancha y aplanada.

Objetivos de la reparación

Restaurar la continuidad y función del labio superior:
- Reconstruir el músculo orbicular para restablecer su función esfinteriana.
- Reposicionar y unir adecuadamente el prolabio con los segmentos laterales.

Corregir la deformidad nasal:
- Elongar la columela y reposicionar los cartílagos alares.
- Cerrar adecuadamente el suelo nasal durante la reparación.
- **Alinear la premaxila y los segmentos laterales**:
- Utilizar la ortopedia prequirúrgica para posicionar la premaxila protrusiva.
- Facilitar el manejo quirúrgico posterior y mejorar los resultados estéticos.

Reconstruir el filtrum y el arco de Cupido:
- Crear estas estructuras ausentes, utilizando técnicas quirúrgicas específicas.

Técnicas más utilizadas

Técnica de rotación-avance de Millard (**Fig. 54-13**)

Esta técnica se utiliza ampliamente y consiste en:

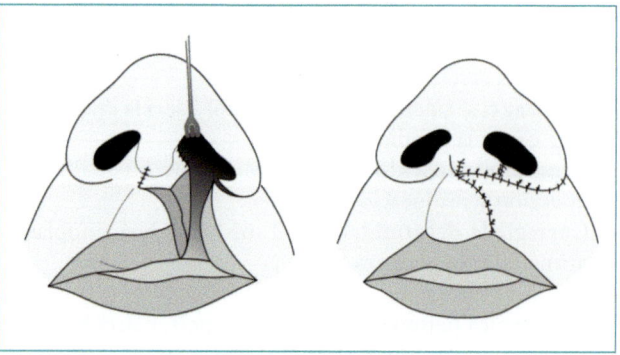

Figura 54-11. Técnica de rotación-avance de Millard II.

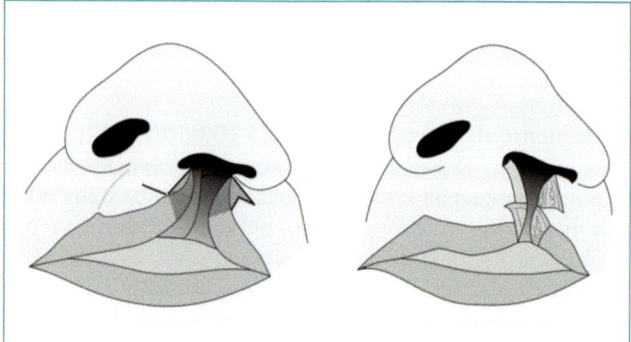

Figura 54-12. Técnica de colgajos triangulares de Tennison-Randall.

Reconstruir el arco de Cupido:
- Utilizar el bermellón de los segmentos labiales laterales.
- Incluir la cresta cutaneomucosa en las incisiones (rollo blanco).

Manejo del prolabio:
- El bermellón central del prolabio forma la pared posterior del bermellón reconstruido.
- Se libera generosamente el prolabio de la premaxila para permitir su reposicionamiento y ajuste en longitud.

Corrección nasal:
- Realizar una rinoplastia primaria para corregir la columela corta y los cartílagos alares deformados.

Ventajas:
- Permite una reparación funcional y estética en una sola intervención.
- Mejora la simetría labial y nasal.

Desventajas:
- Es una técnica compleja que requiere experiencia.
- Hay riesgo de cicatrices visibles si no se ejecuta correctamente.

Técnica de cierre en línea recta según Veau (**Fig. 54-14**)

Consiste en:

- **Unir directamente** los bordes del prolabio con los segmentos laterales en línea recta.
- **Reconstruir el arco de Cupido** con el bermellón de los segmentos laterales.
- **Utilizar el bermellón del prolabio** como revestimiento bucal para la porción central.

Ventajas:
- Es una técnica más sencilla y directa.
- El tiempo quirúrgico es menor.

Desventajas:
- Puede producir un filtrum deprimido.
- La reconstrucción del suelo nasal a menudo es deficiente.
- Hay menos capacidad para ajustar discrepancias tisulares.

Técnica de Mulliken

La técnica de **Mulliken** se centra en:

- **Reconstruir el filtrum y las crestas filtrares,** utilizando el prolabio.
- **Restaurar la continuidad muscular,** suturando las fibras musculares de los segmentos laterales bajo el prolabio.
- **Realizar rinoplastia primaria** para abordar deformidades nasales.

Ventajas:
- Resultados estéticos y funcionales superiores.
- Enfatiza la reconstrucción anatómica precisa.

Desventajas:
- Técnica más compleja y tiempo quirúrgico prolongado.
- Requiere experiencia y entrenamiento especializado.

REPARACIÓN DEL PALADAR FISURADO

La reparación quirúrgica del paladar fisurado es esencial para restaurar la función velofaríngea, mejorar la alimentación, el habla y prevenir las complicaciones auditivas. La planificación cuidadosa de la intervención, incluyendo el momento óptimo y la selección de la técnica quirúrgica, es fundamental para lograr resultados funcionales y estéticos satisfactorios (**Fig. 54-15**).

Edad óptima

La edad ideal para la reparación del paladar fisurado ha sido objeto de debate. Las consideraciones principales son:

Desarrollo del habla: para facilitar el desarrollo normal del lenguaje y el habla es recomendable realizar la reparación antes de que el niño comience a producir palabras significativas. La mayoría de los cirujanos coinciden en que la **palatoplastia** debe realizarse entre los **9 y 12 meses** de edad.

Crecimiento facial y dental: se busca minimizar el impacto negativo de la cirugía en el crecimiento del maxilar superior y el desarrollo dental. Retrasar la cirugía más allá de los 12 meses puede afectar negativamente el desarrollo del habla y aumentar el riesgo de trastornos del lenguaje.

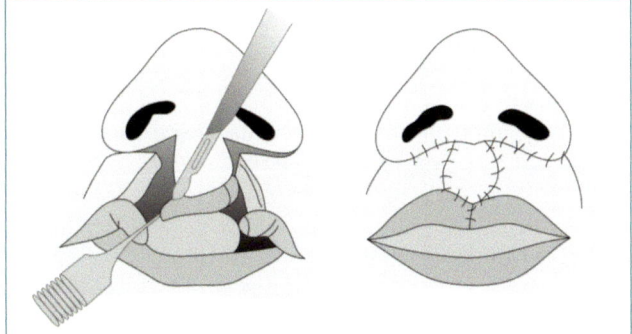

Figura 54-13. Técnica de rotación-avance de Millard.

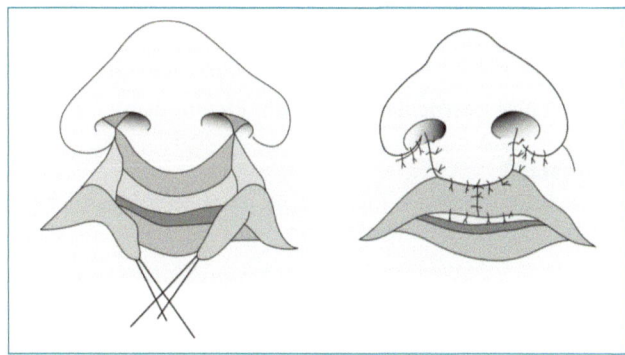

Figura 54-14. Cierre en línea recta según Veau.

Estado general del paciente: el niño debe estar en buenas condiciones de salud, con un peso adecuado y sin infecciones activas que puedan aumentar los riesgos quirúrgicos.

Consideraciones y objetivos básicos de la reparación

Los objetivos principales de la reparación del paladar fisurado son:

- **Cerrar la comunicación oronasal**: restaurar la separación entre las cavidades oral y nasal para mejorar la alimentación y prevenir la regurgitación nasal.
- **Restaurar la función velofaríngea**: conseguir un mecanismo velofaríngeo competente para la producción normal del habla, evitando la hipernasalidad y otros trastornos del habla.
- **Preservar el crecimiento facial**: minimizar el impacto en el crecimiento del maxilar superior y las estructuras faciales mediante técnicas quirúrgicas que reduzcan la cicatrización excesiva y preserven el periostio.
- **Mantener la integridad vascular**: proteger las arterias palatinas mayores durante la disección para asegurar una adecuada irrigación sanguínea y favorecer la cicatrización.
- **Reconstituir la anatomía muscular**: reconstruir el músculo elevador del velo del paladar y otros músculos asociados para restaurar la función normal.

Técnicas quirúrgicas

Existen diversas técnicas para la reparación del paladar fisurado, y la elección depende del tipo y extensión de la fisura, así como de las preferencias y experiencia del cirujano (**Figs. 54-14**, **54-15**, **54-16** y **54-17**).

Técnica de Von Langenbeck

Está indicada para fisuras palatinas completas e incompletas.

Procedimiento:
- Se realizan incisiones a lo largo de ambos lados del paladar duro, cerca de la unión con los dientes.
- Se elevan colgajos mucoperiósticos bilaterales, preservando las arterias palatinas mayores.
- Los colgajos se movilizan hacia la línea media para cerrar la fisura.

Ventajas:
- La técnica es sencilla y se ha utilizado ampliamente.

Desventajas:
- Puede limitar el crecimiento transversal del paladar debido a la cicatrización lateral.

Técnica de Pushback de Veau-Wardill-Kilner

Está indicada para fisuras palatinas completas.

Procedimiento:
- Es similar a la técnica de Von Langenbeck, pero con extensión posterior de los colgajos.
- Los colgajos se adelgazan y se avanzan hacia atrás para alargar el paladar blando.

Ventajas:
- Mejora el alcance del paladar blando y la función velofaríngea.

Desventajas:
- Mayor riesgo de afectar el crecimiento anteroposterior del maxilar.

Técnica de Furlow (Doble Z-Plastia)

Está indicada para fisuras palatinas incompletas y completas.

Procedimiento:
- Se realizan incisiones en forma de Z en ambos lados del paladar blando.
- Los colgajos se transponen para reconstruir el músculo elevador del velo del paladar y alargar el paladar blando.

Ventajas:
- Mejora la función velofaríngea y reduce el riesgo de insuficiencia velofaríngea.
- Menor impacto en el crecimiento facial.

Desventajas:
- Técnica más compleja y requiere experiencia.

Técnica de Sommerlad (Reparación Intravelar Radical)

Está indicada para fisuras palatinas completas con deficiencia muscular significativa.

Procedimiento:
- Disección extensa de los músculos del paladar blando.
- Reconstrucción anatómica detallada de la musculatura velar.

Ventajas:
- Restauración funcional óptima del mecanismo velofaríngeo.

Desventajas:
- Mayor tiempo quirúrgico y necesidad de experiencia especializada (ver **Figs. 54-15** y **54-16**).

Colgajos faríngeos para la insuficiencia velofaríngea

En casos de insuficiencia velofaríngea persistente después de la palatoplastia primaria, se pueden utilizar técnicas secundarias, como el **colgajo faríngeo**:

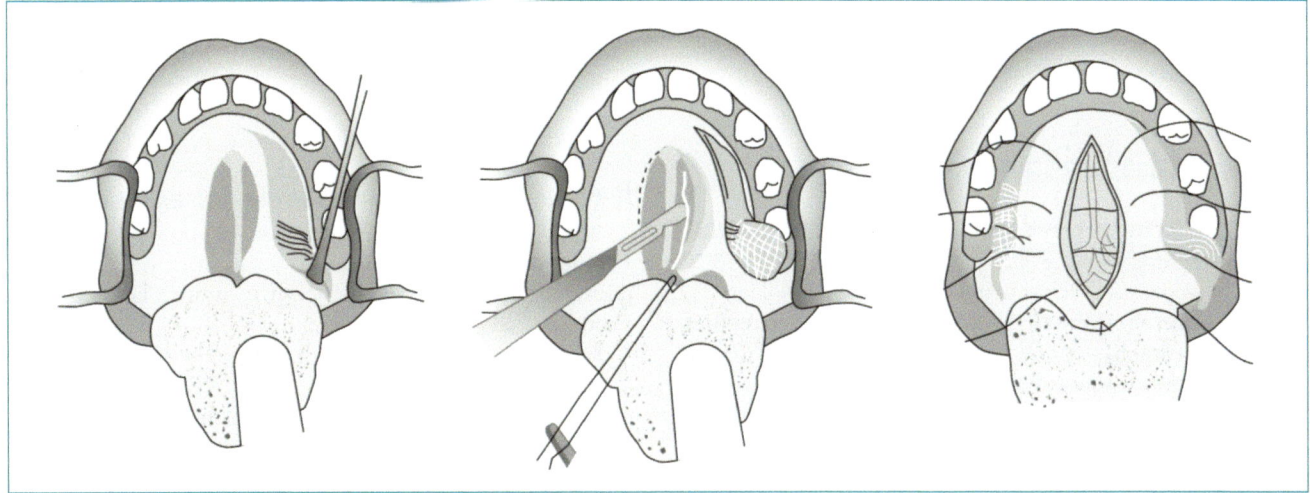

Figura 54-15. Reparación de fisuras completas de paladar.

Procedimiento:
- Se eleva un colgajo de la pared posterior de la faringe (generalmente con base superior).
- El colgajo se inserta en el paladar blando para reducir la abertura velofaríngea durante el habla.

Indicaciones:
- Insuficiencia velofaríngea significativa que no responde a terapia del habla.

Consideraciones:
- Es esencial una evaluación preoperatoria detallada, incluyendo nasofaringoscopia y estudios del habla.
- Puede afectar a la respiración nasal y requiere seguimiento para detectar apnea del sueño.

Cuidados postoperatorios

Alimentación:
- Dieta líquida o blanda durante las primeras semanas.
- Evitar objetos en la boca que puedan dañar la reparación (p.ej., cucharas, chupetes).

Higiene oral:
- Enjuagues suaves con soluciones antisépticas según indicación médica.

Control del dolor:
- Analgésicos adecuados para el manejo del dolor postoperatorio.

Seguimiento:
- Evaluación regular para controlar la cicatrización, el desarrollo del habla y el crecimiento facial.
- Terapia del habla temprana si es necesaria.

CORRECCIÓN NASAL PRIMARIA

La **corrección nasal primaria** en pacientes con hendiduras labiopalatinas es un componente esencial del tratamiento integral, ya que aborda las deformidades nasales asociadas, que afectan tanto a la función respiratoria como a la estética facial. Los objetivos principales de la rinoplastia primaria son:

- **Corregir la rotación caudal del cartílago alar**: reposicionar el cartílago alar para lograr una simetría nasal adecuada.
- **Reposicionar el ángulo intercrural**: alinear correctamente los pilares mediales de los cartílagos alares.
- **Colocar el *domus* nasal en una posición más adelantada y prominente**: mejorar la proyección y definición de la punta nasal.

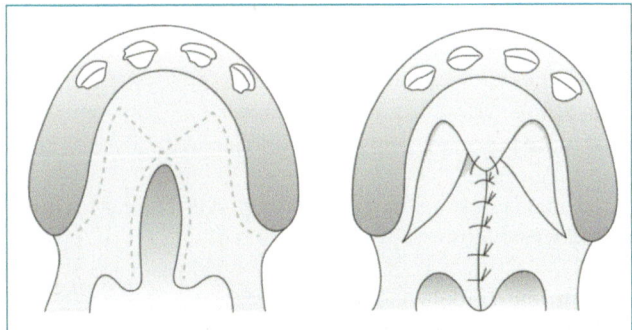

Figura 54-16. Reparación de fisuras incompletas de paladar.

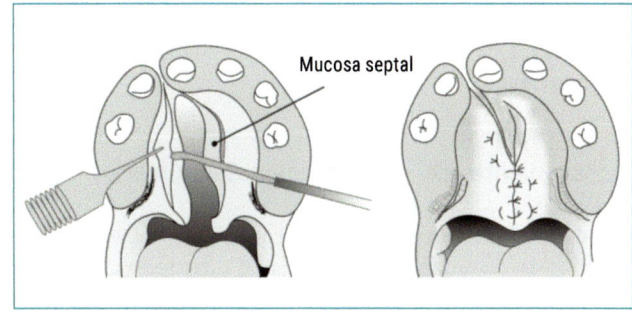

Figura 54-17. Reparación de fisuras unilaterales completas de paladar.

- **Igualar la narina afectada con la narina sana**: lograr simetría en las aberturas nasales y mejorar la función respiratoria.

Cronología de la corrección nasal

La **cronología de la corrección nasal** es un tema muy debatido. Existen dos enfoques principales:

1. **Corrección temprana (rinoplastia primaria)**: se realiza simultáneamente con la reparación del labio fisurado, generalmente, entre los **3 y 6 meses** de edad.
2. **Corrección tardía (rinoplastia secundaria)**: se postergada hasta etapas posteriores del crecimiento facial, normalmente, después de los **5 años** o, incluso, en la adolescencia.

Tendencia actual: la mayoría de los especialistas recomiendan la **intervención temprana**, integrando la corrección nasal durante la queiloplastia primaria. Esto se basa en la evidencia de que la remodelación temprana de los cartílagos nasales, que son más maleables en el recién nacido, puede conseguir resultados más estéticos y funcionales a largo plazo.

Consideraciones sobre el desarrollo nasal

- **Hipoplasia vs. distorsión**: existe controversia sobre si los tejidos nasales en pacientes con hendiduras son hipoplásicos o si simplemente están distorsionados. La evidencia sugiere que los cartílagos nasales tienen un potencial de crecimiento normal, pero que están mal posicionados debido a la hendidura.

Ventajas de la corrección nasal primaria

- **Intervención en un solo tiempo quirúrgico**: reduce el número de cirugías y la exposición a anestesia general.
- **Corrección temprana de deformidades**: mejora la estética facial desde una edad temprana.
- **Reducción de problemas psicosociales**: mejora la autoestima y facilita la integración social del niño.
- **Corrección de inserciones musculares anómalas**: restablece los vectores musculares normales, favoreciendo el crecimiento simétrico.
- **Facilita el desarrollo nasal normal**: la remodelación temprana puede guiar el crecimiento adecuado de las estructuras nasales.

Inconvenientes de la corrección nasal primaria

- **Posible interferencia con el crecimiento nasal**: la cicatrización temprana puede afectar al desarrollo de los cartílagos nasales, aunque diversos estudios recientes indican que el riesgo es mínimo si se respetan los principios quirúrgicos adecuados.

- **Necesidad de cirugías adicionales**: algunos pacientes pueden requerir correcciones nasales secundarias durante el crecimiento o en la adolescencia para ajustes estéticos o funcionales.

Principios básicos para una corrección exitosa

Para lograr resultados óptimos y minimizar riesgos es fundamental seguir ciertos principios durante la rinoplastia primaria:

1. **Evitar la resección o fractura de cartílagos**:
   - **No se deben fracturar ni resecar los cartílagos nasales**. La manipulación excesiva puede provocar deformidades y cicatrización anómala.
   - **Conservar la integridad estructural** de los cartílagos para permitir un crecimiento normal.

2. **Liberación y reposicionamiento cuidadoso de los cartílagos alares**:
   - **Disección precisa** para liberar los cartílagos alares de adherencias y permitir su reposicionamiento correcto.
   - **Mantenimiento de la nueva posición** mediante suturas y soporte adecuado durante el período de cicatrización.

3. **Minimizar la cicatrización**:
   - Utilizar técnicas que reduzcan la tensión en los tejidos y favorezcan una cicatrización favorable.
   - **Evitar incisiones innecesarias** y manejar los tejidos con delicadeza.

4. **Evitar la cirugía del cartílago septal en niños pequeños**:
   - **La cirugía del tabique nasal debe evitarse en lo posible** en edades tempranas.
   - Si es necesaria por razones funcionales (por ejempl, obstrucción nasal severa), debe ser **conservadora** y realizada por cirujanos con experiencia en pediatría.

Técnicas complementarias

Moldeado nasoalveolar (NAM):
Iniciado en las primeras semanas de vida, el NAM es una técnica de ortopedia prequirúrgica que utiliza placas y moldes para guiar el crecimiento y posición de los cartílagos nasales y segmentos alveolares.

Beneficios:
- Reduce la gravedad de la deformidad nasal y alveolar antes de la cirugía.
- Facilita la reparación quirúrgica y puede mejorar los resultados estéticos.

Seguimiento y correcciones secundarias
- **Evaluación continua**: es esencial monitorizar el crecimiento nasal y facial durante la infancia y adolescencia.

• **Correcciones secundarias**: algunos pacientes pueden requerir rinoplastias adicionales para ajustes estéticos o funcionales, especialmente, durante la adolescencia, cuando se completa el crecimiento facial.

Conclusiones

La **corrección nasal primaria** es un componente integral en el manejo de pacientes con hendiduras labiopalatinas. Realizada adecuadamente, puede mejorar significativamente la función respiratoria y la estética facial, contribuyendo al bienestar general del paciente. La decisión sobre el momento de la intervención debe ser individualizada, considerando las características específicas de cada caso y contando con un equipo multidisciplinario especializado.

TRATAMIENTO PREQUIRÚRGICO

El objetivo del tratamiento ortopédico prequirúrgico es la **regularización del arco maxilar**, alineando los segmentos óseos del maxilar superior para lograr una posición normal en relación con las bases craneales y el maxilar inferior. Esto facilita una **alineación tridimensional** de los segmentos y favorece el cierre de los tejidos blandos durante la cirugía primaria.

La regularización se realiza mediante dispositivos, como **placas removibles o fijas,** que incorporan tornillos de expansión. Estas placas, adaptadas al maxilar superior, moldean el hueso y estimulan su crecimiento.

La ortopedia prequirúrgica puede ser:

• **Pasiva**: elimina interferencias que afectan al crecimiento y proporciona un soporte funcional al arco maxilar mediante placas pasivas.
• **Activa**: aplica presión directa sobre la premaxila o los segmentos maxilares. Requiere fijación intraósea y su activación se realiza mediante elásticos o tornillos.

Con los avances en técnicas quirúrgicas y ortopédicas, como el **moldeado nasoalveolar** (NAM, por sus siglas en inglés), la ortopedia prequirúrgica ha cobrado mayor relevancia. El NAM, iniciado en las primeras semanas de vida, ayuda a aproximar los segmentos alveolares y a moldear las estructuras nasales, facilitando la reparación quirúrgica y mejorando los resultados estéticos y funcionales.

TRATAMIENTO POSTQUIRÚRGICO

Tras la reconstrucción primaria del labio y el paladar fisurados, es común observar un **desplazamiento del maxilar superior**, que incluye el colapso transversal de los fragmentos óseos y la retrusión anteroposterior. Esto puede agravar la **endognacia** (estrechez del arco maxilar). Para prevenir y corregir estas deformidades se emplea:

• **Aparatología ortodóncica**: para mover los dientes y corregir malposiciones dentales.
• **Aparatología ortopédica**: para mover los huesos maxilares y modificar el crecimiento maxilofacial.

La regularización del arco maxilar con ortopedia posquirúrgica, generalmente, se logra en aproximadamente **un año**. Posteriormente, se utilizan placas de contención, nuevas fases de expansión y periodos de descanso (coincidiendo con los cambios de dentición) para controlar el desarrollo maxilar hasta el final del crecimiento.

Es fundamental que alrededor de los **7 años**, cuando erupcionan los incisivos permanentes, se logre que los **incisivos superiores se sitúen por delante de los inferiores** al ocluir. Esto evita una mordida cruzada anterior que podría conducir a un **pseudoprognatismo mandibular**.

Injerto óseo alveolar secundario

Una vez regularizado el arco maxilar superior, y con el fin de dar estabilidad al tratamiento ortopédico realizado y permitir la erupción del canino, se puede proponer la realización de una **osteoplastia secundaria** o **injerto óseo alveolar secundario**. Este procedimiento consiste en rellenar el defecto óseo en el reborde alveolar superior con un **autoinjerto óseo**, generalmente, obtenido de hueso esponjoso de la cresta ilíaca o tibial.

El injerto óseo alveolar secundario se realiza, habitualmente, entre los **7 y 9 años**, antes de la erupción del canino permanente. Sus beneficios son:

• **Proporcionar soporte óseo** para la erupción dental y facilitar el movimiento ortodóncico.
• **Estabilizar el arco maxilar** y mejorar la continuidad ósea.
• **Mejorar la estética y función** al cerrar las fístulas oronasales y restaurar el contorno alveolar.

 PUNTOS CLAVE

• **Multifactorialidad etiológica**: el labio y paladar hendido son resultado de múltiples factores genéticos y ambientales.
• **Variabilidad epidemiológica**: hay diferencias notables en la prevalencia, según la etnia y localización geográfica, siendo más frecuentes las fisuras labiales con o sin paladar en varones, y las fisuras palatinas aisladas en niñas.
• **Clasificación precisa**: existen sistemas de clasificación (Kernahan y Stark, LAHSAL, ICCF) que facilitan el diagnóstico, la planificación quirúrgica y la comunicación entre profesionales.
• **Importancia de la anatomía**: en las hendiduras, todas las estructuras están presentes, pero distorsionadas o hipoplásicas. Comprender la anatomía funcional de labio, nariz y paladar es básico para el tratamiento exitoso.
• **Diagnóstico prenatal**: la detección de fisuras labiopalatinas se realiza mediante ecografía y, en casos más complejos, con ecografía 3D y resonancia magnética fetal. La hendidura palatina aislada suele ser más difícil de diagnosticar.
• **Controversia ética y legal**: en España, la interrupción voluntaria del embarazo en el caso de hendiduras orofaciales suscita debates éticos, ya que se consideran anomalías tratables y no incompatibles con la vida.

- **Enfoque multidisciplinario**: el equipo suele estar formado por cirujanos plásticos o maxilofaciales, ortodoncistas, logopedas, psicólogos, genetistas y otros especialistas. El apoyo familiar y la consejería genética son fundamentales.
- **Tratamiento quirúrgico escalonado**: incluye la queiloplastia (reparación del labio) alrededor de los 3-6 meses de vida y la palatoplastia (reparación del paladar) hacia los 9-12 meses, pudiendo añadirse intervenciones secundarias (injerto alveolar o colgajo faríngeo), según la evolución.
- **Ortopedia prequirúrgica (NAM):** el moldeado nasoalveolar y las placas ortopédicas facilitan la aproximación de los segmentos maxilares y la remodelación nasal en los primeros meses de vida, mejorando los resultados estéticos y funcionales.
- **Seguimiento a largo plazo**: incluye fases de ortodoncia, logopedia, cirugías secundarias y corrección de deformidades nasales residuales, con el fin de optimizar la alimentación, la audición, el habla y la estética facial.

BIBLIOGRAFÍA

Abramson ZR, Peacock ZS, Cohen HL, et al. Radiology of Cleft Lip and Palate: Imaging for the Prenatal Period and throughout Life. Radiographics. 2015 Nov-Dec;35(7):2053-63.

Alzain I, Batwa W, Cash A, Murshid ZA. Presurgical cleft lip and palate orthopedics: an overview. Clin Cosmet Investig Dent. 2017 May 31;9:53-9.

American Cleft Palate-Craniofacial Association (ACPA). (2017). Parameters for Evaluation and Treatment of Patients with Cleft Lip/Palate or Other Craniofacial Differences. Chapel Hill, NC: ACPA.

Beaty TH, Marazita ML, Leslie EJ. Genetic factors influencing risk to orofacial clefts: today's challenges and tomorrow's opportunities. F1000Res. 2016 Nov 30;5:2800.

Berkowitz S. Cleft Lip and Palate: Diagnosis and Management (3rd edition). Springer, 2013.

Dixon M J, Marazita ML, Beaty TH, et al. Cleft lip and palate: understanding genetic and environmental influences. Nature Reviews Genetics. 2011;12(3):167-78.

Grayson BH, Cutting CB. Presurgical nasoalveolar orthopedic molding in primary correction of the nose, lip, and alveolus of infants born with unilateral and bilateral clefts. Cleft Palate Craniofac J. 2001 May;38(3):193-8.

Grayson BH, Santiago PE, Brecht LE, et al. Presurgical nasoalveolar molding in infants with cleft lip and palate. Cleft Palate Craniofac J. 1999 Nov;36(6):486-98.

Knight ZL, Ganske I, Deutsch CK, et al. The Changing Nasolabial Dimensions following Repair of Unilateral Cleft Lip: An Anthropometric Study in Late Childhood. Plast Reconstr Surg. 2016 Nov;138(5):879e-886e.

Kummer AW. Cleft Palate and Craniofacial Conditions: A Comprehensive Guide to Clinical Management. Jones & Bartlett Learning, 2020.

Lazarus DD, Hudson DA, van Zyl JE, et al. Repair of unilateral cleft lip: a comparison of five techniques. Ann Plast Surg. 1998 Dec;41(6):587-94.

Ley Orgánica 2/2010, de 3 de marzo, de salud sexual y reproductiva y de la interrupción voluntaria del embarazo. Boletín Oficial del Estado, núm. 55, de 4 de marzo de 2010, páginas 21001 a 21014. Recuperado de https://www.boe.es/eli/es/lo/2010/03/03/2

Mundra LS, Lowe KM, Khechoyan DY. Alveolar Bone Graft Timing in Patients With Cleft Lip & Palate. J Craniofac Surg. 2022 Jan-Feb 01;33(1):206-10.

Naidu P, Yao CA, Chong DK, et al. Cleft Palate Repair: A History of Techniques and Variations. Plast Reconstr Surg Glob Open. 2022 Mar 28;10(3):e4019.

Rahimov F, Jugessur A, Murray JC. Genetics of nonsyndromic orofacial clefts. Cleft Palate Craniofac J. 2012 Jan;49(1):73-91.

Rohrich RJ, Benkler M, Avashia YJ, et al. Secondary Rhinoplasty for Unilateral Cleft Nasal Deformity. Plast Reconstr Surg. 2021 Jul 1;148(1):133-43.

Tang S, Zhong Y, Liao L, et al. The Effectiveness of Preoperative Correction Techniques in Improving Nasal Deformity in Children With Unilateral Complete Cleft Lip and Palate. J Craniofac Surg. 2021 Mar-Apr 01;32(2):664-9.

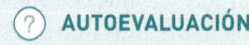

AUTOEVALUACIÓN

Cirugía craneofacial: craneoestenosis y craneosinostosis

55

F. Leporace Jiménez y M. Redondo Alamillos

OBJETIVOS

- Comprender el concepto de craneosinostosis, tanto aislada como sindrómica.
- Conocer la clínica que pueden presentar estos pacientes, las pruebas diagnósticas de elección y el tratamiento más adecuado e individualizado según sus necesidades.
- Entender la importancia de realizar un tratamiento multidisciplinar en centros de referencia.

INTRODUCCIÓN E HISTORIA

La cirugía craneofacial es la especialidad que se ocupa de la patología quirúrgica que ocurre en el área craneofacial. Aunque la cirugía craneofacial también engloba la patología traumática y tumoral de dicha área, su principal motor han sido siempre las malformaciones craneofaciales. Dicha área comprende la calota craneal, la fosa anterior, la fosa media, la fosa posterior, las órbitas, la porción anterior de las fosas medias, las fosas nasales y la nasofaringe, los senos paranasales, la fosa temporal y pterigomaxilar, el tercio medio del macizo facial y las partes blandas que rodean a todas estas.

Dado el amplio territorio que abarca la cirugía craneofacial, se necesita para su tratamiento un equipo multidisciplinario, formado por distintas especialidades, que incluyen la cirugía oral y maxilofacial, neurocirugía, cirugía pediátrica, otorrinolaringología, oftalmología, pediatría, neumología, neurología, radiología, anestesiología, genética, logofoniatría, psicología y ortodoncia.

La fecha que se podría tomar como referencia para el inicio de la cirugía craneofacial sería el Congreso Internacional de Cirugía Plástica, celebrado en Roma en el años 1967, donde el cirujano francés Paul Tessier del Hospital Foch de París presentó sus trabajos sobre el tratamiento de la patología craneofacial llevados a cabo mediante abordajes combinados intracraneales y extracraneales, lo que permitió superar la barrera que suponía la fosa craneal anterior y la región orbitaria, fundamentales en el desarrollo de las anomalías encontradas en las sinostosis anteriores. No obstante, fue a partir de la década de 1970 cuando se desarrollaron los principios de la cirugía craneofacial, con contribuciones de cirujanos como Fernando Ortiz Monasterio del Hospital General de México, definiendo objetivos funcionales y estéticos del tratamiento, es decir, preservar y restaurar el desarrollo funcional del cerebro, la visión y estructuras faciales, así como

mejorar la estética de la región intervenida. El desarrollo de la cirugía craneofacial se ha visto beneficiado por técnicas de fijación rígida del esqueleto craneofacial, distracción ósea guiada y planificación virtual, repercutiendo en la calidad de vida percibida por los pacientes.

CONCEPTOS GENERALES

Se define como malformación craneofacial una anomalía congénita en la forma y configuración de las estructuras anatómicas del territorio de la cabeza, cara y cuello. Suelen estar presentes en el momento del nacimiento, aunque algunas se manifiestan en la primera infancia. Es importante diferenciar este término de deformidad, que hace referencia a cambios en la forma de una estructura por fuerzas externas que se ejercen en el desarrollo. Podemos clasificar las malformaciones craneofaciales congénitas en tres tipos: fisuras craneofaciales, displasias craneofaciales y craneosinostosis. En este capítulo trataremos en detalle las craneosinostosis.

Llamamos craneosinostosis al cierre prematuro de una o más suturas craneales, que da como resultado una nueva forma de la cabeza, que puede restringir el crecimiento y desarrollo normal del cerebro. El término craneoestenosis se refiere a la reducción de alguno de los diámetros craneales, y fue acuñado por primera vez por Virchow en 1851, quien describe la llamada Ley de Virchow, haciendo referencia a que el crecimiento óseo del cráneo está inhibido en dirección perpendicular a la sutura cerrada, con un crecimiento compensatorio en dirección paralela a la sutura.

Las suturas craneales son articulaciones fibrosas y su desarrollo es un proceso complejo, que se coordina con el desarrollo de los huesos del cráneo y del cerebro (**Fig. 55-1**). Actualmente, se sabe que la morfogénesis craneofacial es un proceso biológico sometido a un intenso control histológico,

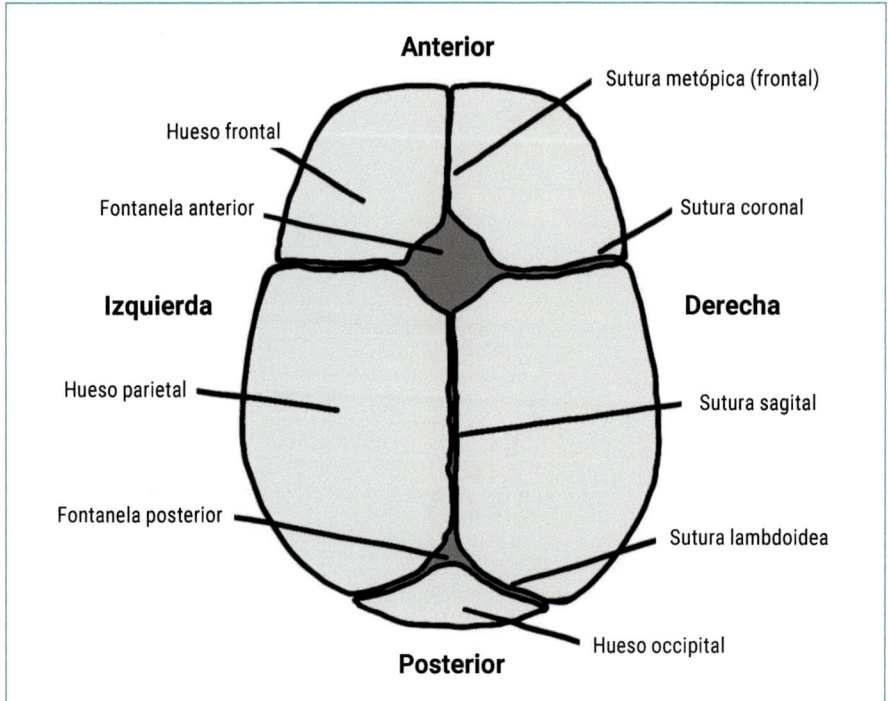

Figura 55-1. Cráneo normal del recién nacido.

celular y biomolecular. Diversos factores de relación de la duramadre con el cráneo subyacente parecen implicados en la correcta osificación de las suturas craneales, de manera que el cerebro en crecimiento mantiene en tensión a la duramadre, que transmite a las células de las suturas craneales, a través de ciertas sustancias, el modo de comportamiento. Por ello, las craneosinostosis y su mantenimiento son dependientes de la interacción de citoquinas, factores de crecimiento y moléculas de la matriz extracelular.

Con técnicas de inmunohistoquímica se ha demostrado un aumento de la actividad osteoblástica en el hueso sinostótico (con alteraciones de la fosfatasa alcalina) y en el entorno molecular existe una sobreexpresión de los receptores del factor de crecimiento fibroblástico (FGFR). Las craneosinostosis pueden ser el resultado de mutaciones, anomalías cromosómicas o efectos ambientales adversos, y pueden ocurrir de forma aislada o asociadas a numerosos síndromes. Hoy en día se han documentado mutaciones asociadas con las craneosinostosis sindrómicas en varios genes, como *FGFR-1*, *FGFR-2* y *FGFR-3*, *TWIST1*, *MSX2* y *EFNB1*.

Sin embargo, la base genética de la craneosinostosis solo puede identificarse en un 20-30 % de los pacientes, aproximadamente, y el 86 % de estas causas genéticas identificables son mutaciones de un solo gen. El resto son anomalías cromosómicas, siendo el patrón de herencia más frecuente el autosómico dominante.

CLASIFICACIÓN

Clínicamente podemos diferenciar las craneosinostosis en primarias y secundarias.

Las primarias se producen por una malformación *per se* de los huesos craneales. Son las más frecuentes. Dentro de ellas tenemos craneosinostosis aisladas y múltiples, según la can-

tidad de suturas afectas, que desarrollaremos más adelante.

Por otro, las secundarias son malformaciones causadas como resultado de enfermedades sistémicas conocidas con disfunción hematológica o metabólica, como el raquitismo e hipotiroidismo. La craneosinostosis secundaria también puede desarrollarse en recién nacidos con microcefalia, debido a un fallo del crecimiento cerebral o después de la colocación de una derivación en niños con hidrocefalia. La craneosinostosis *postshunt* es una craneosinostosis secundaria que ocurre cuando existe un hiperdrenaje de las derivaciones de líquido cefalorraquídeo en niños de corta edad. Esta forma de craneosinostosis adopta casi siempre la forma escafocefálica craneal y, aunque es infrecuente, hay que sospecharla en niños con derivaciones del líquido cefalorraquídeo.

Craneosinostosis simples

Se trata de craneosinostosis que solo afectan a una sutura craneal. Ocurren en 1 de cada 2.500 recién nacidos vivos y constituyen el 80 % de todas las craneosinostosis. Según estudios recientes, su prevalencia desde 1999 a 2014 ha aumentado, aunque dichos estudios plantean si dicho aumento puede ser debido a una infraestimación del diagnóstico en años anteriores.

La craneosinostosis sagital o escafocefalia es la más frecuente. Se observa, aproximadamente, en el 50 % de los casos. Va seguida de la craneosinostosis metópica, trigonocefalia, entre el 24-36 %; craneosinostosis coronal, plagiocefalia anterior, 11 % y, por último, la craneosinostosis lamboidea, plagiocefalia posterior, en un 0-2 % (**Fig. 55-2**):

- Sinostosis sagital: escafocefalia o dolicocefalia. Ocurre en 0,4/1.000 recién nacidos vivos. Su expresión muy variable; va desde una cresta sobre la sutura en combinación con

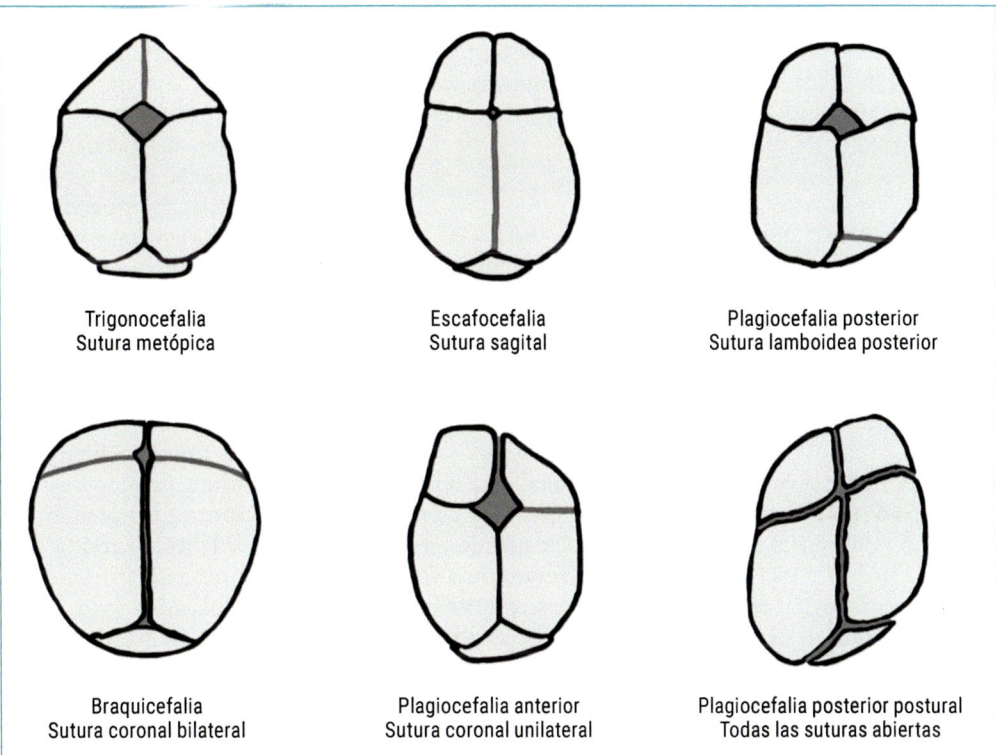

Figura 55-2. Relación de la deformidad craneal según la sutura precozmente fusionada. Abajo a la derecha en la deformidad posicional no existe una verdadera craneosinostosis.

Trigonocefalia
Sutura metópica

Escafocefalia
Sutura sagital

Plagiocefalia posterior
Sutura lamboidea posterior

Braquicefalia
Sutura coronal bilateral

Plagiocefalia anterior
Sutura coronal unilateral

Plagiocefalia posterior postural
Todas las suturas abiertas

un cráneo ligeramente más estrecho hasta una formación ósea parietal media en forma de silla de montar con un abombamiento frontal grave y una parte posterior de la cabeza puntiaguda y prominente. Constituye un fenotipo denominado "cabeza de buque o de barco", debido al aumento del diámetro anteroposterior de la cabeza. El riesgo que presenta de desarrollar hipertensión intracraneal es del 12 % según los últimos estudios publicados.

- Sinostosis metópica: trigonocefalia. Su presentación clínica varía desde muy leve a grave. Su forma más leve se caracteriza únicamente por una cresta ósea como resultado de la fusión prematura de la sutura metópica. En condiciones normales, dicha sutura es la primera en fusionarse y ocurre ente los 6 y los 12 meses de vida. Es importante, por ello, hacer un diagnóstico diferencial con la cresta metópica normal cuando vemos la sutura fusionada en la prueba de imagen, a partir del sexto mes de vida. En el seguimiento, rara vez se observa un empeoramiento cosmético. El otro extremo del espectro se caracteriza por una frente en forma de cuña con hipotelorismo y retrusión supraorbitaria, debido a una disminución del crecimiento de la frente a lo ancho, con fenotipo de "frente en quilla". Puede asociarse a malformaciones cerebrales, sobre todo, en la línea media, por lo que debe realizarse una resonancia cerebral para descartarlas. En estudios reportados en la literatura se ha asociado a otros síndromes con malformaciones cardíacas y renales, por lo que el estudio del paciente tiene que ser exhaustivo. El riesgo de desarrollar hipertensión intracraneal es del 9 %.
- Sinostosis coronal: cierre prematuro de la sutura coronal, que puede ser uni o bilateral. La mayoría de los casos son unilaterales: plagiocefalia anterior. Se trata de una sinostosis muy compleja, que incluye no solo el cierre de la

sutura craneal, sino que se afectan las suturas relacionadas de la base craneal: frontoesfenoidal, frontoetmoidal y esfenocigomática. La deformidad afecta a toda la región craneofacial. Provoca distopía orbitaria, en la que el cono orbitario del lado afectado se sitúa más alto que el del lado no afectado, con retrusión de la frente en el lado afectado con prominencia compensatoria del lado contralateral, y asimetría de la base del cráneo y de la cara. En consecuencia, se produce un desplazamiento de la oreja y una desviación lateral de la nariz. Además, el malar y el maxilar superior pueden presentar distintos grados de hipoplasia.

- Sinostosis lamboidea: plagiocefalia posterior, ocurre por el cierre prematuro de una sutura lamboidea. Es muy infrecuente. Provoca aplanamiento occipital y alteraciones del drenaje venoso posterior. El aumento de la presión intracraneal no parece ser prominente en este tipo de sinostosis, aunque faltan investigaciones fiables sobre esta cuestión. Es importante diferenciarla de la plagiocefalia posicional, que no es una malformación, sino una deformidad, como hemos visto anteriormente. Los puntos clave para diferenciarlos son la presencia de deformidad al nacimiento, la posición de la oreja y la forma de la región occipitomastoidea.
- Plagiocefalia posicional: no es una verdadera craneosinostosis, pero es la causa más común de forma anormal o asimétrica de la cabeza. Su incidencia estimada es de casi el 50 % desde que se hicieron campañas para dormir en decúbito supino para evitar la muerte súbita del lactante. Como se ha comentado, es esencial distinguirla de la sinostosis lamboidea, ya que el manejo de la posicional es muy raramente quirúrgico. La mayoría se presentan con la forma de la cabeza característica en paralelogramo, con desplazamiento anterior de la frente y de la posición de la oreja

ipsilateral al aplanamiento occipital. La plagiocefalia posicional puede producir asimetría facial persistente, por lo que está indicada la identificación e intervención tempranas con casco y fisioterapia para el tratamiento de cualquier tortícolis.

Craneosinostosis múltiples

Se deben al cierre precoz de varias suturas craneales. Se suelen presentar asociadas a síndromes craneofaciales. No obstante, también pueden presentarse de forma aislada. Presentan mayor riesgo de hipertensión intracraneal y de hidrocefalia que las craneosinostosis aisladas:

- Braquicefalia: la sinostosis coronal bilateral crea una restricción de crecimiento simétrica anteroposterior y produce una bóveda craneal acortada con ensanchamiento bitemporal causado por el crecimiento compensatorio a través de la sutura sagital permeable. Es lo que se conoce como braquicefalia. La sinostosis bicoronal se asocia con mayor frecuencia a casos sindrómicos.
- Policefalia: se produce por el cierre de la sutura coronal asociada a otra sutura, habitualmente, la metópica, dando a la cabeza una forma anómalamente alta y cónica, frecuentemente, con engrosamiento óseo del bregma, que se encuentra desplazado posteriormente. Puede también participar la sutura sagital en el complejo, adoptando la cabeza una forma mixta entre oxicefalia y escafocefalia. Si el cierre de ambas coronales es predominante, se producirá una turricefalia, que consiste en una cabeza con diámetro vertical exagerado y el bregma en su punto más alto (cabeza con forma de «torre»).

- Cráneo en hoja de trébol: (síndrome de Kleeblattschädel): es una malformación muy grave, en la que se produce el cierre precoz de múltiples suturas, especialmente, las lambdoideas y escamosas bilateralmente, presentándose como un cráneo de aspecto trilobar con una forma muy variable y abigarrada. La hipertensión intracraneal y la hidrocefalia son prácticamente constantes. Puede presentarse en todos los síndromes craneofaciales, pero especialmente en el síndrome de Pfeiffer y en el síndrome de bridas amnióticas (**Fig. 55-3**).

Craneosinostosis sindrómicas

Se asocian frecuentemente con la fusión prematura de más de una sutura, estando la sutura coronal afectada en la mayoría de los casos. Es común la afectación conjunta de varios niveles de la región craneofacial, tanto de la calota como del esqueleto orbitario y macizo facial. Suelen presentar afectación extracraneal, sobre todo, en extremidades y tronco.

A día de hoy, más de 180 síndromes se han asociado a una craneosinostosis. A continuación, repasaremos los más relevantes:

Síndrome de Crouzon

El síndrome de Crouzon es una enfermedad autosómica dominante o esporádica, causada por variantes en el gen *FGFR2*, con una incidencia aproximada de 1,6 por cada 100.000. fue descrita en 1912 por el neurólogo Louis Edouard Octave Crouzon y la mayoría de los pacientes presentan sinostosis bicoronal ± sagital, lamboidea o metópica,

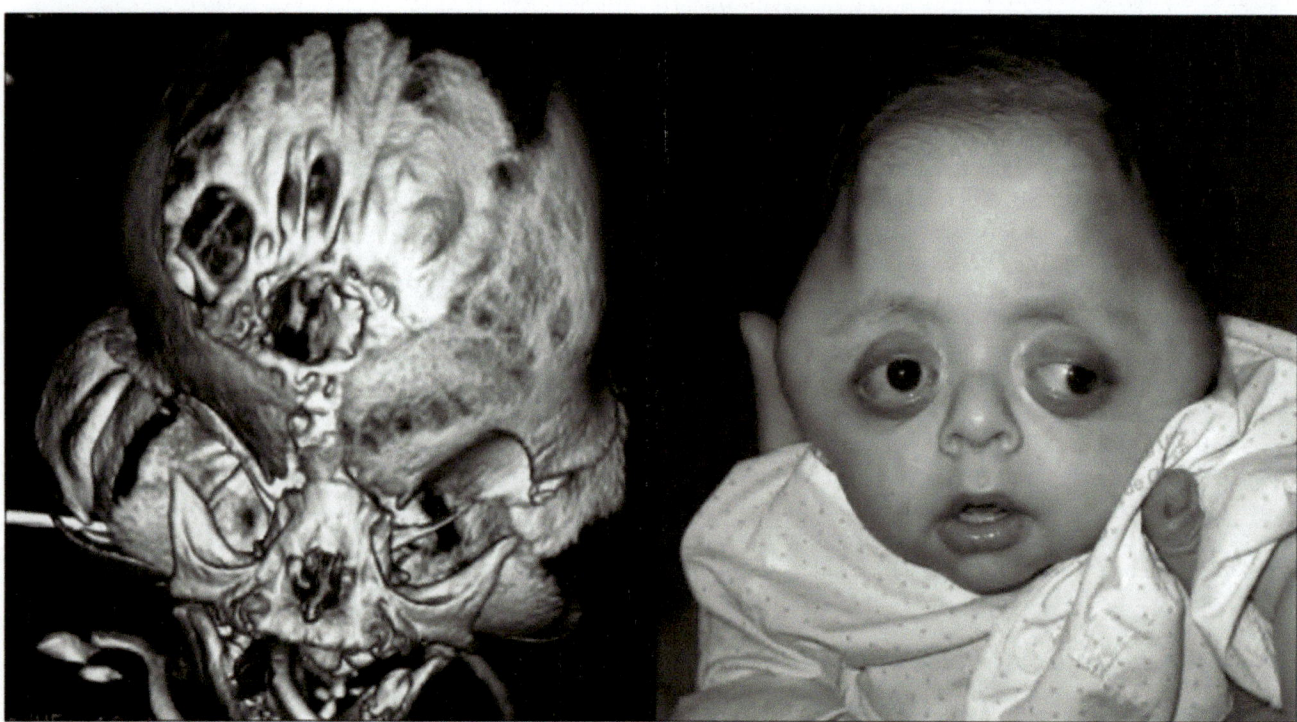

Figura 55-3. Cráneo en trébol.

pudiendo desarrollar gradualmente una pansinostosis con hipertensión intracraneal, que requiere una intervención quirúrgica urgente. El fenotipo es muy variable; típicamente, incluye la facies cruzonoide, identificada por el exorbitismo llamativo, secundario a órbitas poco profundas, hipoplasia del tercio medio facial, punta nasal en "pico", mordida abierta anterior y paladar ojival, pseudoprognatismo mandibular y ausencia de malformaciones en las extremidades. Aunque el desarrollo intelectual suele ser normal, puede haber estrabismo, pérdida de audición, problemas de aprendizaje y retraso en el habla. Hasta el 20 % de los pacientes con síndrome de Crouzon pueden tener déficit cognitivo asociado, siendo las causas fundamentales la escolarización tardía y no continua, y la hipertensión intracraneal crónica. Varios estudios han demostrado un mayor riesgo de presión intracraneal elevada en comparación con otras craneosinostosis sindrómicas, debido al cierre más temprano de las suturas y una incidencia significativamente mayor de malformación de Chiari de tipo I (72 %). Pueden presentar compromiso respiratorio y clínica oftalmológica asociada, que varía desde leve afectación, como queratitis por exposición o estrabismo, hasta disminución de la agudeza visual (46 %) y atrofia óptica (22 %).

Una variante descrita es el síndrome de Crouzon con acantosis *nigricans*, asociado a mutaciones en el gen *FGFR3*. El desarrollo de la acantosis nigricans en este síndrome es debida a la estimulación insuficiente de *FGFR* en los fibroblastos y queratinocitos. Además, es frecuente que asocie cementomas mandibulares.

Síndrome de Apert

Se describió por primera vez en 1894 y más del 98 % de los casos pueden atribuirse a dos mutaciones del gen *FGFR2*. El patrón hereditario parece ser autosómico dominante, aunque la mayoría son mutaciones *de novo* y pueden estar relacionadas con la edad paterna avanzada. La incidencia estimada es de 1/100.000 recién nacidos vivos. Se caracteriza a nivel craneal por craneosinostosis múltiple, presentando sinostosis coronal bilateral y displasia grave de la base craneal. También se produce un cierre tardío de la fontanela anterior, que puede estar abierta hasta los 3 años. Todo ello proporciona al cráneo un aspecto característico, denominado turricefalia o "cráneo en forma de torre", que consiste en un gran aumento de los diámetros vertical y transversal con reducción del anteroposterior. El cráneo en forma de trébol, por afectación de otras suturas, es menos frecuente que en el síndrome de Crouzon. Dependiendo de la gravedad de la sinostosis, estos hallazgos craneales pueden no ser evidentes hasta el tercer trimestre, por lo que el reconocimiento precoz de otros hallazgos ecográficos es fundamental para el diagnóstico precoz y el asesoramiento adecuado. En el macizo facial encontraremos un tercio medio retruido e hipoplásico, con el consiguiente pseudoprognatismo secundario, órbitas poco profundas con proptosis ocular y surcos horizontales sobre las crestas supraorbitarias, hipertelorismo leve y fisuras palpebrales inclinadas hacia abajo. Encontraremos el dorso nasal típico plano con la punta nasal bullosa, que condiciona una deformidad "en

pico de loro". A nivel oclusal, tendremos mordida abierta anterior, cruzada posterior y retrasos eruptivos. Se ha descrito la asociación de fisura palatina con este síndrome en un 44 % de los casos. La piel facial suele presentar una dermatitis seborreica típica y acné. Una característica del síndrome de Apert, que puede incluso detectarse prenatalmente mediante ecografía, es la presencia de las llamadas "manos en manopla". Esta deformidad consiste en la fusión del segundo, tercer y cuarto dedo de las manos y los pies de manera simétrica. No obstante, pueden estar fusionados y afectados todos los dedos de las manos y de los pies.

Hasta un 30 % de los pacientes con síndrome de Apert presenta cierto grado de discapacidad intelectual y los problemas en el aprendizaje se dan en un 44 % de ellos. Estos pacientes pueden desarrollar presiones intracraneales elevadas secundarias al reducido volumen craneal.

Se detectan anomalías cardiacas en el 10 % de los niños, aproximadamente, por lo que se recomienda realizar una ecocardiografía fetal.

Presentan, además, malformaciones cardíacas hasta en un 10 %, por lo que se recomienda realizar una ecocardiografía de *screening*. Asimismo, pueden presentar malformaciones renales y a nivel óseo en hombro, cadera y columna (**Fig. 55-4**).

Síndrome de Pfeiffer

Fue descrito en 1964 y presenta una incidencia aproximada de 1/100.000. Es autosómico dominante, siendo la mayoría de los casos mutaciones de novo en *FGFR1* (menos del 5 %) y *FGFR2* (más del 95 %). Es similar al de Apert, presentando craneosinostosis bicoronal y otras suturas, pero con sindactilia incompleta y clinodactilia del primer dedo de manos y pies, que, además, tiene una primera falange ancha. El síndrome de Pfeiffer puede dividirse, al menos, en 3 subtipos, descritos inicialmente por Cohen en 1993, según la afectación de la bóveda craneal y el tercio medio. El tipo 1 presenta turribraquicefalia y es el fenotipo menos grave, con un pronóstico favorable y una inteligencia típicamente normal. El tipo 2 es el más grave, con el cráneo patognomónico en forma de hoja de trébol y déficits funcionales y estéticos asociados. El tipo 3 es otra forma grave con la base del cráneo y las anomalías faciales del tipo 2, pero sin los hallazgos craneales en forma de hoja de trébol. Estos pacientes, al igual que los del tipo 2, presentan un retraso neurocognitivo significativo. Otras características son exorbitismo, hipertelorismo, hipoplasia maxilar, estrabismo y alteraciones oclusales con mordida abierta anterior. Pueden presentar fisura palatina, pérdida de audición conductiva (86 %), necesidad de traqueotomía secundaria a anomalías laringotraqueales (61 %), hidrocefalia (68 %) y malformaciones de Chiari (82 %).

Síndrome de Saethre-Chotzen

El síndrome de Saethre-Chotzen se describió en 1931 y presenta una incidencia de 1/25.000 a 50.000 recién naci-

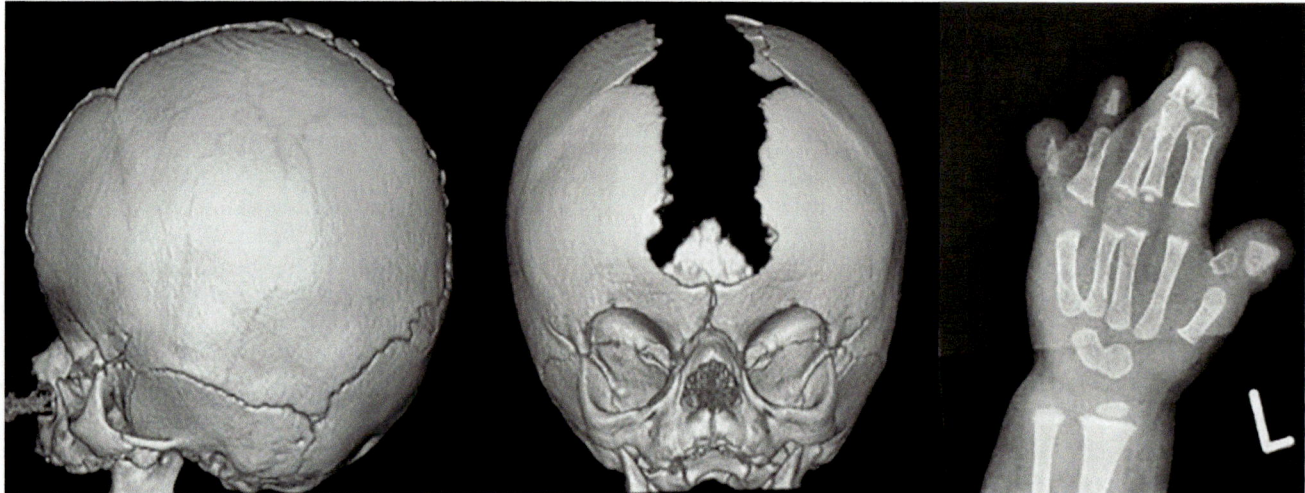

Figura 55-4. Tomografía computarizada craneal y radiografía de mano en paciente con Síndrome de Apert. Vemos la craneosinostosis coronal bilateral y el cierre tardío de la fontanela anterior, así como las sindactilias en la mano.

dos. Con herencia autosómica dominante y penetrancia y expresividad variable, implica una mutación en el gen *TWIST1*, que codifica un factor de transcripción para el motivo básico hélice-bucle-hélice y que suele ser una variante de novo.

Los hallazgos craneales son variables, pero, normalmente, implican sinostosis unicoronal o bicoronal con o sin sinostosis lamboidea. El síndrome de Saethre-Chotzen se caracteriza por dismorfismo facial, con ptosis bilateral, blefaroptosis, desviación del tabique nasal, paladar arqueado, una línea capilar frontal baja y anomalías de las orejas con una *crus* superior prominente, de implantación baja y rotadas posteriormente. Sin embargo, se distingue de los anteriores por no presentar habitualmente hipoplasia del tercio medio, por lo que Tessier lo definió como "Apert alto". Es un síndrome raro y difícil de identificar prenatalmente. Los hallazgos extracraneales que podrían ayudar en el diagnóstico prenatal incluyen dedos anchos, braquidactilia y sindactilia cutánea del segundo y tercer dígito. Además, pueden asociar anomalías cardíacas. Tienen una necesidad de reintervención muy elevada tras la expansión de la bóveda craneal, que oscila entre el 42 y el 65 % por lo que es necesario un seguimiento estrecho. La inteligencia es normal (**Fig. 55-5**).

Síndrome de Muenke

El síndrome de Muenke tiene un patrón de herencia autosómico dominante con expresividad variable; el fenotipo varía significativamente desde asintomático a facies significativamente dismórfica incluso dentro de la misma familia. Se produce por una variante del gen *FGFR3*. La mayoría de los pacientes presenta sinostosis unicoronal o bicoronal, aunque hasta en un 20 % de los individuos no hay sinostosis clínicamente significativa. La hipoplasia del tercio medio facial es rara y las órbitas son normales. Otros hallazgos fenotípicos son falanges medias en forma de dedal y protuberancias frontales, que se han observado en ecografías del tercer trimestre. Una manifestación sindrómica importante es la pérdida de

audición neurosensorial (70,8 %), de conducción (22 %) y mixta (8,6 %). Existe evidencia de que la pérdida auditiva neurosensorial (generalmente leve y de frecuencia media a baja) es específica del síndrome de Muenke en comparación con otros síndromes de craneosinostosis relacionados con el FGFR.

Por último, puede observarse estrabismo, discapacidad intelectual y del desarrollo, y epilepsia. Con una incidencia variable, afecta hasta a un 20 % de las sinostosis coronales, por lo que todos los pacientes con esta sutura afecta deberían ser cribados para esta mutación.

Síndrome de Carpenter

El síndrome de Carpenter o acrocefalopolisindactilia tipo II es una enfermedad genética autosómica recesiva a diferencia del resto de craneofaciosinostosis presentadas. Está causada por una mutación en el gen *RAB23* y con menos frecuencia en el gen *MEGF8*, asociándose estas últimas a menor gravedad. Su incidencia estimada es de 1 por millón de nacimientos. Los hallazgos más comunes son braquidactilia, sindactilia o polidactilia y cráneo en forma de trébol con braquicefalia extrema, debido a la fusión de las suturas bilateral coronal, sagital y lambdoidea. Presentan, además, hipogonadismo, obesidad, cardiopatía congénita y discapacidad intelectual.

Otros síndromes que cursan con craneosinostosis son: el síndrome de Antley-Bixler, la craneosinostosis *Boston-Type*, el síndrome de Beare-Stevenson Cutis Gyrata y el síndrome de Jackson-Weiss.

CLÍNICA

Los pacientes con craneosinostosis graves suelen tener alteraciones de la presión intracraneal, la visión, la audición, la respiración y/o las funciones neurocognitivas. A continuación, repasaremos la clínica más frecuente:

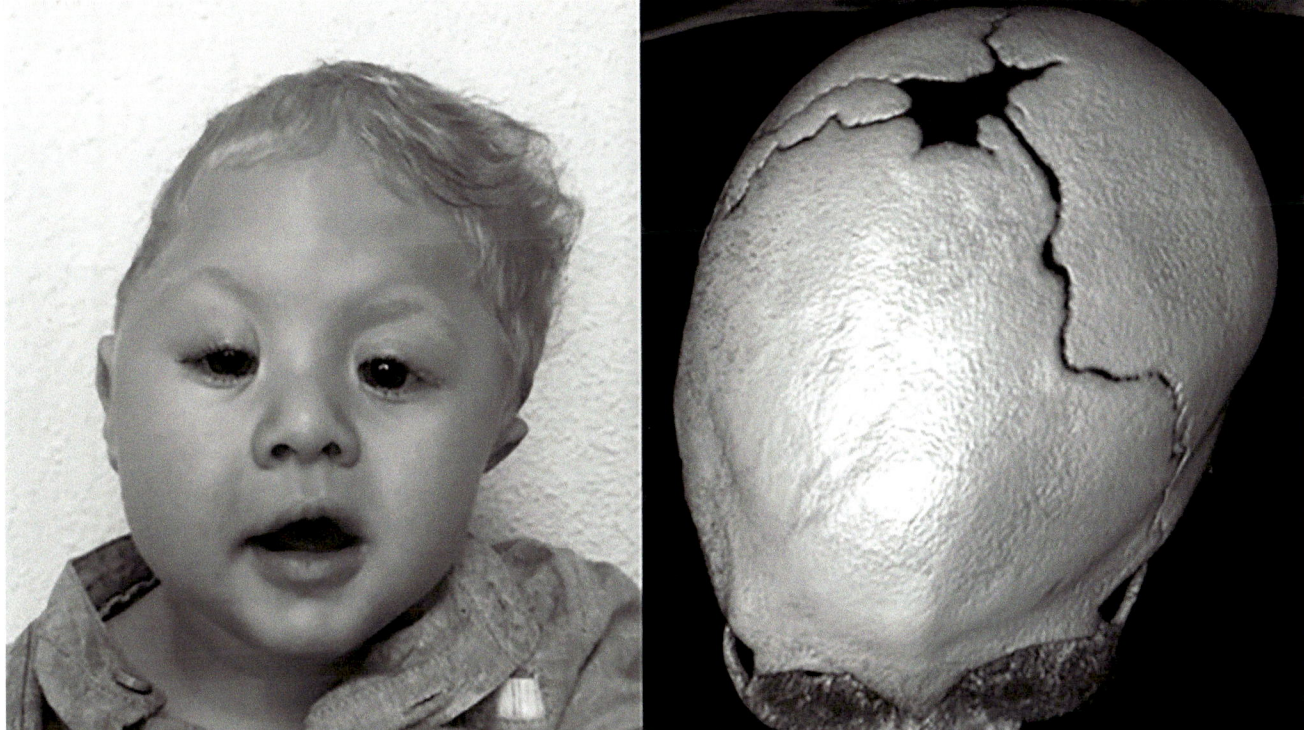

Figura 55-5. Paciente con síndrome de Saethre-Chotzen, vemos las características propias del síndrome.

Hipertensión intracraneal

La craneosinostosis puede provocar una presión intracraneal elevada debido a la desproporción entre un cerebro en crecimiento y un cráneo constreñido con una cavidad craneal insuficiente. No obstante, no se ha podido establecer una relación directa entre el volumen y la presión intracraneal (PIC). Incluso se puede dar el caso de que exista hipertensión intracraneal con cifras de volumen intracraneal normales para la edad del paciente, lo que sugiere que hay otras causas de elevación de la PIC en la craneosinostosis. Otros factores implicados en la hipertensión intracraneal pueden ser la presencia de ventriculomegalia (presente en hasta un 40 % de los pacientes), la existencia de anomalías en el drenaje venoso y la presencia de apnea obstructiva del sueño.

De la misma manera, el concepto de "craneosinostosis regional", que dependerá de las regiones craneales más afectadas, puede afectar en mayor o menor medida a la presión intracraneal. Así, se postula que la PIC inusualmente alta en pacientes con sinostosis sagital puede deberse a la capacidad única de esta sutura para comprimir el seno sagital y/o interferir con el drenaje de las granulaciones aracnoideas en el seno. Además, las craneosinostosis con afectación de la región craneal posterior y de la fosa posterior pueden cursar con hipertensión intracraneal grave, hidrocefalia e incluso descensos de amígdalas progresivos. La afectación de esta región suele darse de manera más habitual en el síndrome de Crouzon. Sin embargo, los síndromes de Apert pueden incluso tener un volumen intracraneal mayor que el normal y evolucionar solamente con una moderada ventriculomegalia.

Realizando la monitorización continua de la PIC, alrededor del 15-20 % de los niños con craneosinostosis simples y hasta un 50 % de las craneosinostosis sindrómicas tienen hipertensión intracraneal demostrada en los registros.

La malformación de Chiari (herniación del cerebelo) se ve frecuentemente en conjunto con la hipertensión intracraneal en las craneosinostosis sindrómicas. Esto es debido a la desproporción entre el crecimiento del cerebelo y el volumen disminuido de la fosa craneal posterior.

Inicialmente, la desproporción craneoencefálica se compensa mediante abultamientos o protuberancias anormales de las placas óseas que no se encuentran restringidas por la fusión de las suturas, lo que da lugar a la dismorfología característica de cada diagnóstico. Es difícil determinar clínicamente en qué casos este mecanismo compensador es insuficiente para evitar el aumento de presión.

La hipertensión intracraneal puede aparecer a cualquier edad del niño y se manifiesta como cefalea y alteraciones visuales (edema y atrofia de papila). Otros signos y síntomas son el retraso del crecimiento, fontanela abultada o apretada, diástasis de sutura y características radiológicas, como "huellas digitiformes" (depresiones en la superficie endocraneal del cráneo) (**Fig. 55-6**), ventrículos excesivamente pequeños o grandes y erosiones de la silla turca. Sin embargo, el diagnóstico de hipertensión intracraneal puede ser difícil de establecer. Es fundamental un control oftalmológico de estos niños, con mayor frecuencia en las craneosinostosis sindrómicas, ya sea mediante examen del fondo de ojo o con tomografía de coherencia óptica (OCT): ante la duda, deben hacerse mediciones de la presión intracraneal para poder establecer el diagnóstico.

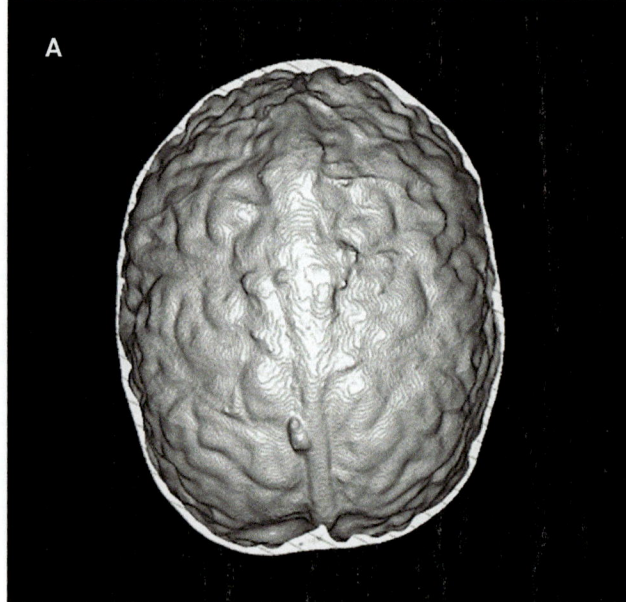
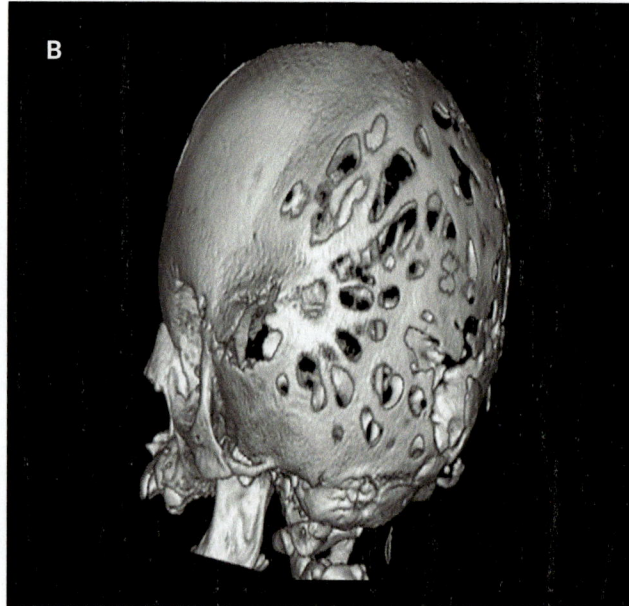

Figura 55-6. A y **B.** Signos de hipertensión intracraneal. Nótese las impresiones digitiformes en el interior de la calota.

Hidrocefalia

Se produce en el 12-15 % de los pacientes con craneosinostosis sindrómica. Esto puede deberse a la obstrucción del flujo de salida del líquido cefalorraquídeo desde un cráneo posterior anormalmente pequeño, con la consiguiente constricción del cuarto ventrículo, una absorción deficiente de este, circulación venosa anormal o persistencia de obstrucción de las vías respiratorias.

La resonancia magnética es el estudio más útil para controlar la hidrocefalia y es en estos estudios de imagen y en estos mismos síndromes donde se suele encontrar la malformación de Chiari con bastante frecuencia, lo que obliga a realizar controles periódicos de la fosa posterior con resonancia magnética.

Si la hidrocefalia es muy evidente, es aconsejable colocar una derivación ventriculoperitoneal previamente, pues los desmontajes quirúrgicos de las craneosinostosis son mucho más difíciles y arriesgados si existe una hidrocefalia.

Vía aérea

Las craneosinostosis sindrómicas presentan un compromiso de la vía aérea de manera habitual. Sus causas son la retrusión grave del tercio medio, atresia de coanas, hipoplasia mandibular, anomalías traqueales y laríngeas, como tráquea cartilaginosa, traqueolaringomalacia, reflujo gastroesofágico y apneas centrales entre otras. Recordemos también que si el paciente presenta apnea obstructiva del sueño, esta puede ser una de las causas de la hipertensión intracraneal.

El compromiso respiratorio debe ser abordado de forma prioritaria desde el nacimiento y descartado durante todo el crecimiento del paciente. Desde medidas posicionales, tubos nasofaríngeos y máquinas de presión positiva en las vías respiratorias, hasta cirugías de amigdalectomía y adenoidectomía, distracción ósea y traqueostomía en los casos más graves.

Alteraciones oculares

Hasta un 50 % de los pacientes con craneosinostosis sindrómicas presentan cierto grado de discapacidad visual. Debido a las alteraciones en el tamaño y la posición de las órbitas, poco profundas y pequeñas, es frecuente presentar anomalías oculares, como estrabismo, ametropía e hipermetropía. En las craneosinostosis sindrómicas, la proptosis ocular presenta riesgo de luxación del globo, así como de queratitis y úlceras corneales por exposición. La tarsorrafia puede ser un primer abordaje de esta clínica a la espera de la cirugía ósea definitiva. La hipertensión intracraneal en sí misma puede causar atrofia irreversible del nervio óptico y se ha descrito la pérdida brusca de visión postoperatoria, pero las causas más comunes de pérdida de visión son la ambliopía y la ametropía.

Desarrollo cognitivo

La incidencia de discapacidad intelectual es infrecuente en las craneosinostosis aisladas y, cuando aparece, suele ir acompañando a alguno de los síndromes craneofaciales. Aunque se piensa que la hipertensión intracraneal puede explicar estos hallazgos, otra de las cuestiones abiertas en las craneosinostosis es si la malformación difusa del sistema nervioso central, la disfunción cerebral intrínseca, los defectos metabólicos cerebrales y/o la inestabilidad hemodinámica también podrían contribuir a las dificultades de aprendizaje y a los déficits cognitivos de los pacientes con craneosinostosis, independientemente de la compresión física del cerebro impuesta por el cráneo fusionado prematuramente.

Alteraciones psicosociales

La integración del paciente en sociedad y la mejoría de su calidad de vida son objetivos primordiales en el abordaje del paciente con una craneosinostosis. Una diferencia facial visible puede crear un impacto psicosocial negativo en el comportamiento, la interacción social y las enfermedades psiquiátricas, entre otras. Se ha demostrado que la disminución de las diferencias faciales conseguida con la cirugía mejorará los aspectos psicosociales de nuestros pacientes.

DIAGNÓSTICO Y PRUEBAS COMPLEMENTARIAS

Para un tratamiento óptimo, la craneosinostosis debe detectarse a tiempo. Sin embargo, parece que los pacientes con craneosinostosis a menudo no son remitidos o son remitidos "demasiado" tarde a un centro de referencia con equipo multidisciplinar especializado.

Respecto a las craneosinostosis simples, un factor que complica su reconocimiento es la alta incidencia de deformidades posicionales de la forma de la cabeza. Es fundamental en el diagnóstico empezar con una historia clínica y anamnesis dirigida a distinguir entre deformidades craneales posicionales y craneosinostosis. Por esto, las guías europeas recomiendan realizar tres preguntas esenciales: si la deformidad está presente al nacer (propio de las craneosinostosis), si existe una posición preferida para dormir y si existe mejoría de la deformidad (más propias estas últimas de las posicionales).

El protocolo habitual ante la sospecha de craneosinostosis es realizar una tomografía computarizada (TC) craneal, que nos servirá para confirmar el diagnóstico y planificar la cirugía.

La resonancia magnética (RM) permite un estudio más completo de la existencia de malformaciones asociadas, además de la circulación de líquido cefalorraquídeo y la posibilidad de detectar malformaciones de Chiari y displasia de la fosa posterior, siringomielia, así como de alteraciones en la gran circulación venosa, que pueden incluso complicar la cirugía. Las técnicas de RM de hueso negro están cobrando mayor protagonismo porque mejoran la interfaz entre el hueso y los tejidos blandos, permitiendo así una mejor visualización de este y evitando hacer una TC. Sin embargo, su uso aún no se ha adoptado ampliamente.

En manos expertas se puede descartar la fusión precoz de las suturas con ecografía y, gracias a la presencia de fontanelas abiertas, se puede estudiar la morfología y posible afectación del sistema nervioso central.

Los pacientes con craneosinostosis y, en mayor medida, los sindrómicos deben ser seguidos, al menos, hasta el final del crecimiento, con estudios radiológicos, estudios oftalmológicos, registros del sueño, pruebas de audición, evaluación odontológica y neuropsicológica, entre otras, así como una anamnesis adecuada para detectar y prevenir las posibles complicaciones que puedan surgir.

TRATAMIENTO

El tratamiento de las craneosinostosis es fundamentalmente quirúrgico y debe ser llevado a cabo de manera precoz, por lo que es importante la formación de los pediatras que lo van a derivar a centros de referencia en el momento adecuado.

Existen múltiples técnicas quirúrgicas que han evolucionado a lo largo de los años, ofreciendo cada vez tratamientos más customizados para cada paciente. Sin embargo, se necesitan investigaciones futuras para continuar perfeccionando nuestras técnicas quirúrgicas hacia métodos cada vez más mínimamente invasivos, que disminuyan el riesgo operatorio. Además, debemos seguir investigando las causas genéticas subyacentes de la craneosinostosis, que en un futuro podrán manipularse para proporcionar opciones de tratamiento no quirúrgico al niño en crecimiento.

Craneosinostosis no sindrómicas

Son significativamente más comunes que las sindrómicas y la mayoría implican solo una sutura: sagital, coronal, metópica y lamboidea en orden decreciente de frecuencia. Aunque las familias suelen solicitar la corrección de la deformidad craneal, la indicación primaria de la cirugía de las craneosinostosis es funcional por toda la posible clínica anteriormente descrita. Hay muchas controversias sobre el momento adecuado de la cirugía, que se define como temprana o tardía.

Si se va a optar por una reparación endoscópica, se requiere una intervención temprana en los 3-4 primeros meses de vida para aprovechar el rápido crecimiento del cerebro durante la terapia con casco posterior. También hay defensores de la intervención temprana con cirugía abierta por el beneficio de prevenir la progresión de la deformidad y la mayor facilidad de moldear el hueso, así como la mayor capacidad de reosificar los posibles defectos craneales.

Los que abogan por una intervención tardía señalan la alta tasa de reintervención que requieren los pacientes que se operaron en los primeros meses. En general, la mayoría de los cirujanos intervienen ente los 3 y los 12 meses de edad, según la técnica a utilizar y las características de la craneosinostosis.

En cuanto a las técnicas, la endoscopia se ha utilizado cada vez más en las dos últimas décadas. Fueron Jiménez y Barone en 1998 quienes introdujeron las craniectomías en tira asistidas por endoscopia con ortopedia craneal postoperatoria. Las ventajas son la disminución del tiempo quirúrgico, una menor pérdida sanguínea y cicatrices más pequeñas con resultados finales similares a las cirugías abiertas. La elección de esta técnica dependerá del momento de la derivación del paciente a un centro de referencia, las características de la craneosinostosis, la experiencia del cirujano, la calidad de la ortesis craneal y el cumplimiento de los padres y el paciente.

A día de hoy seguimos aplicando las técnicas abiertas de remodelación craneal desarrolladas por los pioneros de la cirugía craneofacial. Sin embargo, en los últimos años, el avance de la planificación y cirugía tridimensional ha tenido implicaciones en la cirugía de las craneosinostosis. La planificación previa de las osteotomías y remodelación, y la impresión de guías de corte y posicionamiento han mejorado la precisión y la reproducibilidad, y acortado el tiempo de quirófano en gran medida.

Dependiendo de la sutura afectada, la cirugía consistirá en la resección de las suturas y la expansión y remodelación craneal. En las trigonocefalias y plagiocefalias anteriores se hará una craneotomía bifrontal en una o dos piezas y una barra

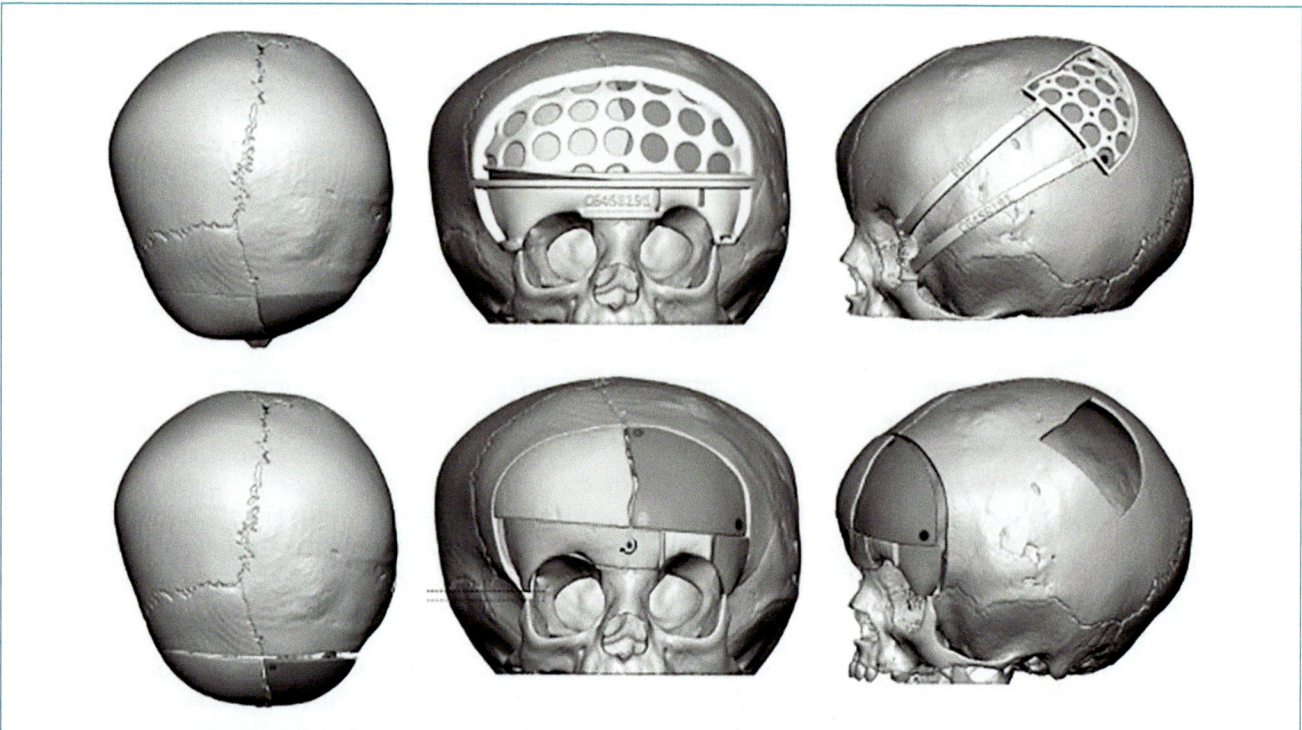

Figura 55-7. Planificación virtual de una cirugía de plagiocefalia anterior, las imágenes superiores muestran la situación inicial con las guías de corte y las imágenes inferiores muestran cómo sería el resultado final.

supraorbitaria o *bandeau*. Se remodelarán y reposicionarán los fragmentos cuando sea posible, existiendo la opción de utilizar otro hueso, habitualmente, el parietal, para la nueva frente, si la deformidad es grave (**Fig. 55-7**). La osteosíntesis reabsorbible tiene un papel clave en estas cirugías, aunque también se pueden utilizar suturas. Debemos tener en cuenta la sobrecorrección para evitar recidivas, que será mayor cuando más temprana sea la cirugía. La técnica abierta habitual en las escafocefalias combina una amplia suturectomía sagital con osteotomías en tallo verde completas de ambas regiones parietotemporales y osteotomías occipitales.

Craneosinostosis sindrómicas

Debido a la baja incidencia y a la complejidad de las craneosinostosis sindrómicas, el tratamiento de estos pacientes debe hacerse en centros de referencia con un equipo multidisciplinar especializado. En la mayoría de los niños, el compromiso respiratorio es la preocupación inmediata poco después del nacimiento, estando indicada la traqueostomía en los casos más graves. El cuidado ocular es también importante en la atención posnatal. Según sea el exorbitismo, se podría corregir con lubricación y control frecuentes o con tarsorrafia si lo requieren. A menudo, necesitan sonda nasogástrica o gastrostomía para la nutrición.

Son pacientes que exigen un seguimiento muy estrecho y, dependiendo de las características de su craneosinostosis y la clínica que presenten, habrá que individualizar el tratamiento. Las decisiones deben ser tomadas por un equipo multidisciplinar que atienda a todas las necesidades del niño y su familia.

A continuación, repasaremos las técnicas quirúrgicas más frecuentes:

Craniectomías (strip craniectomy)

Las craniectomías de forma aislada no van a reemplazar la necesidad de una expansión craneal posterior, pero pueden ser necesarias durante el período neonatal en los casos más graves de craneosinostosis. En esos casos tienden a retrasar la expansión craneal posterior a una edad más apropiada. Suelen ser necesarias en pacientes que presentan craneosinostosis múltiples, drenaje venoso anómalo, hidrocefalia, adelgazamiento y pérdida progresiva del hueso craneal, con bandas de constricción ósea engrosadas en las regiones de mayor resistencia. Tras las craniectomías, la regeneración ósea posterior ocurre a través señales de la duramadre osteogénica.

Expansión de la bóveda craneal posterior

En 2009, White et al. publicaron su experiencia con la distracción osteogénica de la bóveda craneal posterior. Se ha demostrado que la técnica proporciona una mayor expansión del volumen intracraneal en comparación con el avance frontoorbitario, además de mejorar la morfología craneal anterior y posterior (**Fig. 55-8**). Para muchos centros, la distracción de la bóveda craneal posterior es el procedimiento inicial de remodelación craneal en las craneosinostosis sindrómicas. Las osteotomías pueden ser extendidas al foramen magnum en el caso de malformación de Chiari. Puede realizarse tanto con distractores internos o con *springs*. Estos últimos fueron intro-

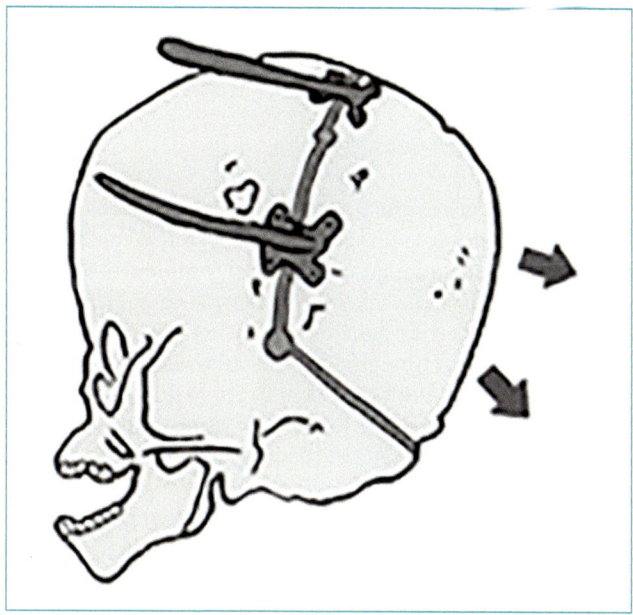

Figura 55-8. Distracción osteogénica de bóveda craneal posterior.

ducidos en los años 90 para la corrección de la escafocefalia. La fuerza interna generada por los *springs* incrementa de forma progresiva el *gap* óseo. La ventaja es que no están expuestos, pero precisan igualmente una segunda intervención para su retirada.

Avance frontoorbitario

Está indicado para la expansión craneal y la protección de los globos oculares. McCarthy et al. encontraron recidivas de más del 33 % cuando se realiza antes de los 6 meses de edad

en pacientes sindrómicos. Consiste en una craneotomía frontal bilateral con osteotomías de ambos techos orbitarios y regiones pterionales para desmontar la barra supraorbitaria o *bandeau*, que, generalmente, se extiende por medio de osteotomías temporales con un «rail temporal» en cada lado, que proporciona estabilidad al montaje (**Fig. 55-9**). Se puede asociar a una expansión craneal lateral simultánea en casos de turricefalia.

Avance en monobloc

La distracción osteogénica en monobloc aporta de forma simultánea una expansión craneal y una descompresión subcraneal, corrigiendo el exorbitismo y mejorando la apnea obstructiva del sueño y la maloclusión. Idealmente, se realiza en torno a los 8-10 años para prevenir las recidivas. Sin embargo, cada vez más es más común el *early monobloc* en pacientes con hipertensión intracraneal, exorbitismo importante y apnea obstructiva del sueño grave (**Fig. 55-10**). Es un procedimiento complejo que en las manos más expertas no está exento de posibles complicaciones graves, como fístula de líquido cefalorraquídeo, infección, necrosis del hueso frontal y muerte. Arnaud et al. recomiendan el uso de colgajos de pericráneo para obturar el espacio prefrontal tras la osteotomía transcraneal. Se pueden utilizar distractores externos o internos. En el caso de los externos en los pacientes complejos, es recomendable evitar los pines transcraneales y sustituirlos si es posible por placas en forma de estrella customizadas que se adaptan a la anatomía del paciente, buscando las zonas de mayor grosor del hueso y evitando los defectos óseos o la cercanía a la válvula de derivación ventriculoperitoneal si está presente (**Figs. 55-11 y 55-12**).

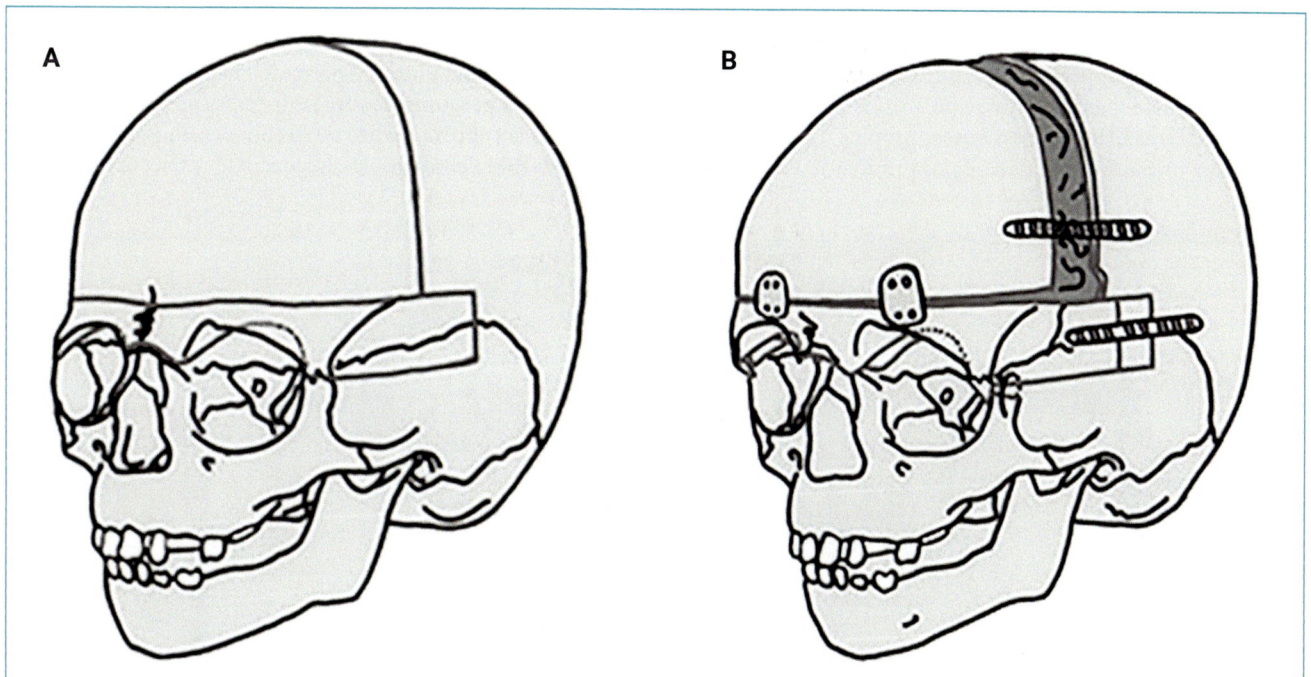

Figura 55-9. A y **B.** Avance frontoorbitario y fijación con placas reabsorbibles.

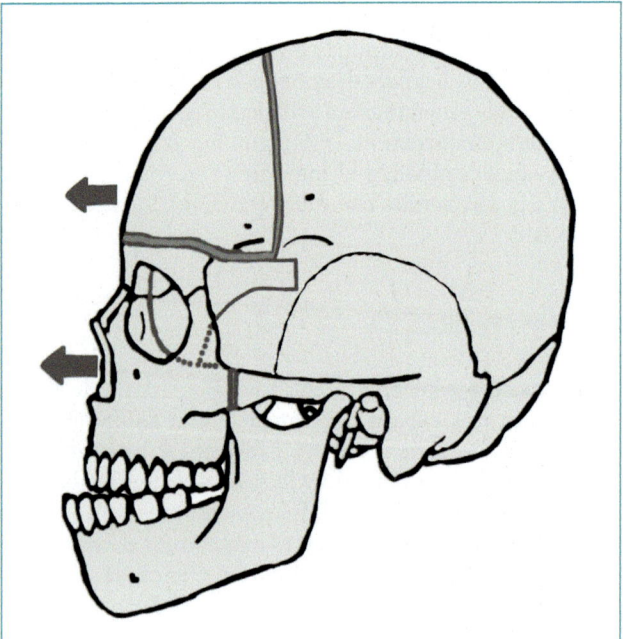

Figura 55-10. Distracción osetogénica en monobloc.

Avance en monobloc y cirugía del hipertelorismo

El avance con distracción osteogénica en monobloc, combinado con la bipartición facial, puede mejorar el hipertelorismo propio de algunas craneosinostosis sindrómicas, así como la compresión maxilar grave, y mitigar las complicaciones asociadas con la exposición ocular, la hipertensión intracraneal y la obstrucción de las vías respiratorias superiores (**Fig. 55-13**).

Avance Le Fort III

Con la osteotomía tipo Le Fort III, habitualmente, mediante distracción osteogénica, lograremos un avance del tercio medio facial (maxilar superior, huesos propios nasales y malares) como una única unidad. Estará indicada cuando los pacientes no precisen expansión craneal con una posición del reborde supraorbitario adecuada (**Fig. 55-14**).

Avance Le Fort II con reposición malar

Esta técnica nos permite un avance mayor mediante distracción osteogénica de la porción central del tercio medio facial y una reposición con menor avance del complejo orbitocigomático. Se indica con mayor frecuencia en pacientes con síndrome de Apert en los que la porción central del tercio medio facial es más hipoplásica y queremos elongarla anterior e inferiormente con rotación sagital, por lo que no realiza los mismos movimientos que los complejos orbitocigomáticos. No permite la corrección del hipertelorismo.

Al finalizar el crecimiento es frecuente que el paciente precise un tratamiento combinado de ortodoncia y cirugía ortognática. La cirugía de secuelas de tejidos blandos generalmente se realizará después de la cirugía ósea.

Es difícil establecer un único protocolo para los pacientes con craneosinostosis sindrómicas. Uno de los desafíos se relaciona con la incapacidad de identificar claramente los fenotipos presentes que se beneficiarán del *early monobloc* frente a aquellos que se beneficiarán del avance frontoorbitario y, posteriormente, de un avance Le Fort III.

Actualmente, en los casos más graves de craneosinostosis sindrómicas, un protocolo habitual de tratamiento sería: craniectomía, válvula de derivación ventriculoperitoneal si precisa, distracción de bóveda craneal posterior, monobloc y, finalmente, cirugía ortognática convencional y/o Le Fort III.

Aspectos psicosociales del tratamiento

El diagnóstico de un síndrome asociado a craneosinostosis tiene implicaciones médicas y consecuencias psicosociales para el niño y sus cuidadores. Aparte de la apariencia, los padres a menudo se preguntan sobre las futuras capacidades intelectuales y el comportamiento de sus hijos. Aunque existe cierta literatura sobre el riesgo de discapacidad intelectual con cada

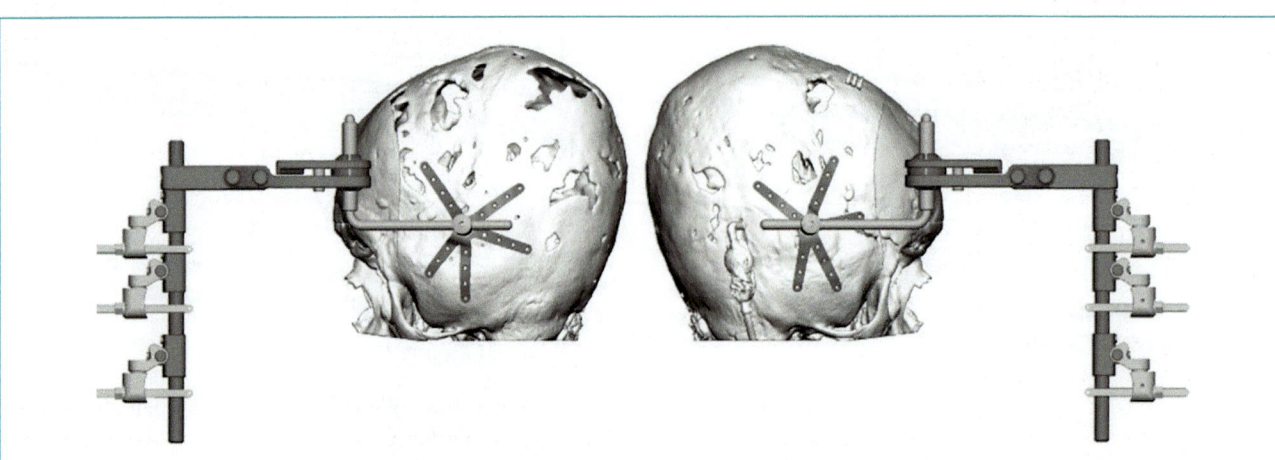

Figura 55-11. Diseño customizado del anclaje esquelético del halo o distractor externo.

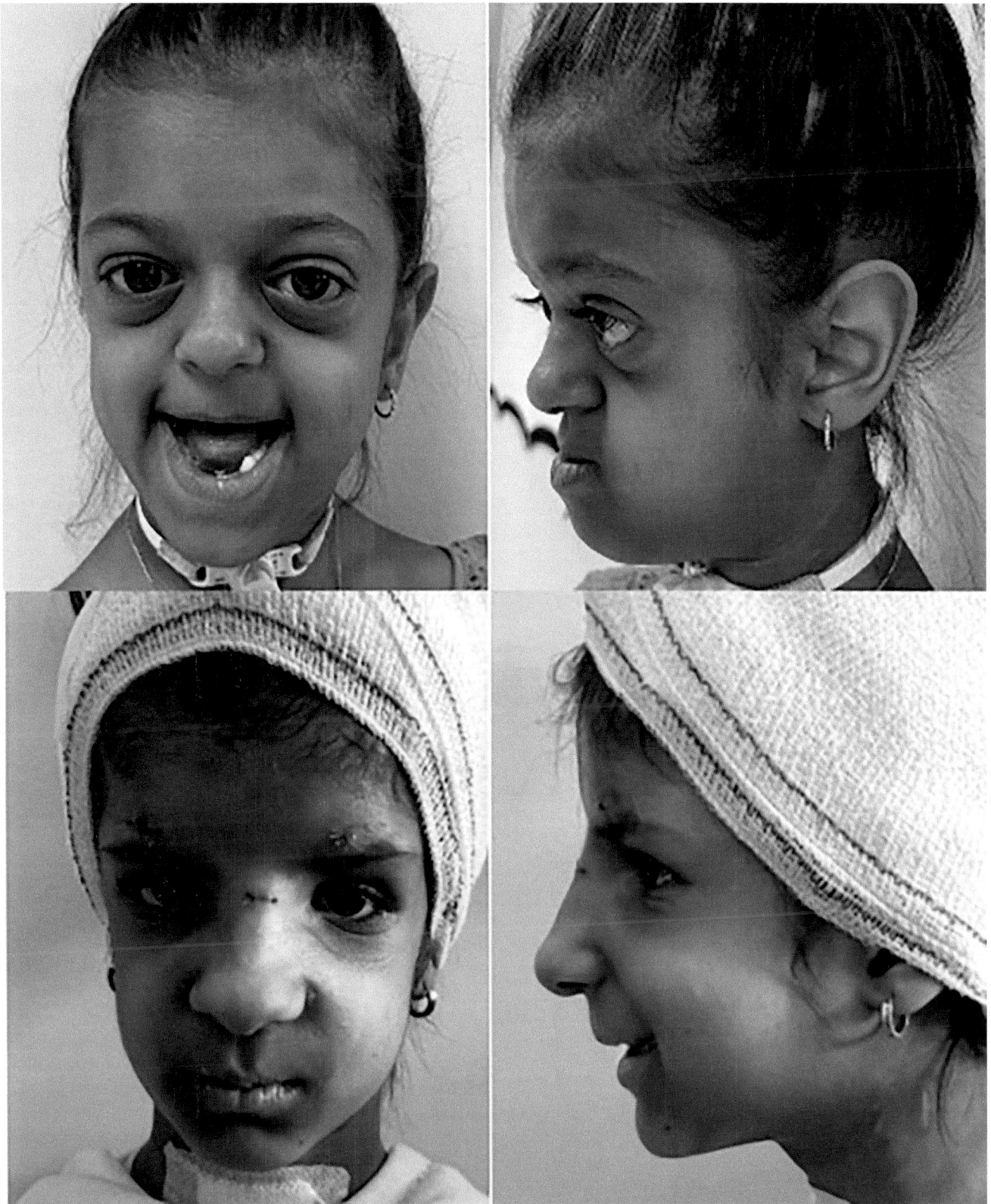

Figura 55-12. Paciente de 8 años con síndrome de Crouzon y acantosis nigricans pre monobloc e inmediatamente posterior a la retirada del halo. Nótese que tras la cirugía ha sido posible el proceso de decanulalización.

síndrome de craneosinostosis, es imposible predecir las capacidades cognitivas futuras de cada niño en particular. Además, los niños con síndromes asociados con la pérdida auditiva tienen un mayor riesgo de sufrir discapacidad intelectual y retrasos en el desarrollo del habla y el lenguaje. Se requiere un equipo multidisciplinario que brinde apoyo psicosocial y orientación al paciente y su familia durante todo el tratamiento, pero, fundamentalmente, en el diagnóstico inicial,

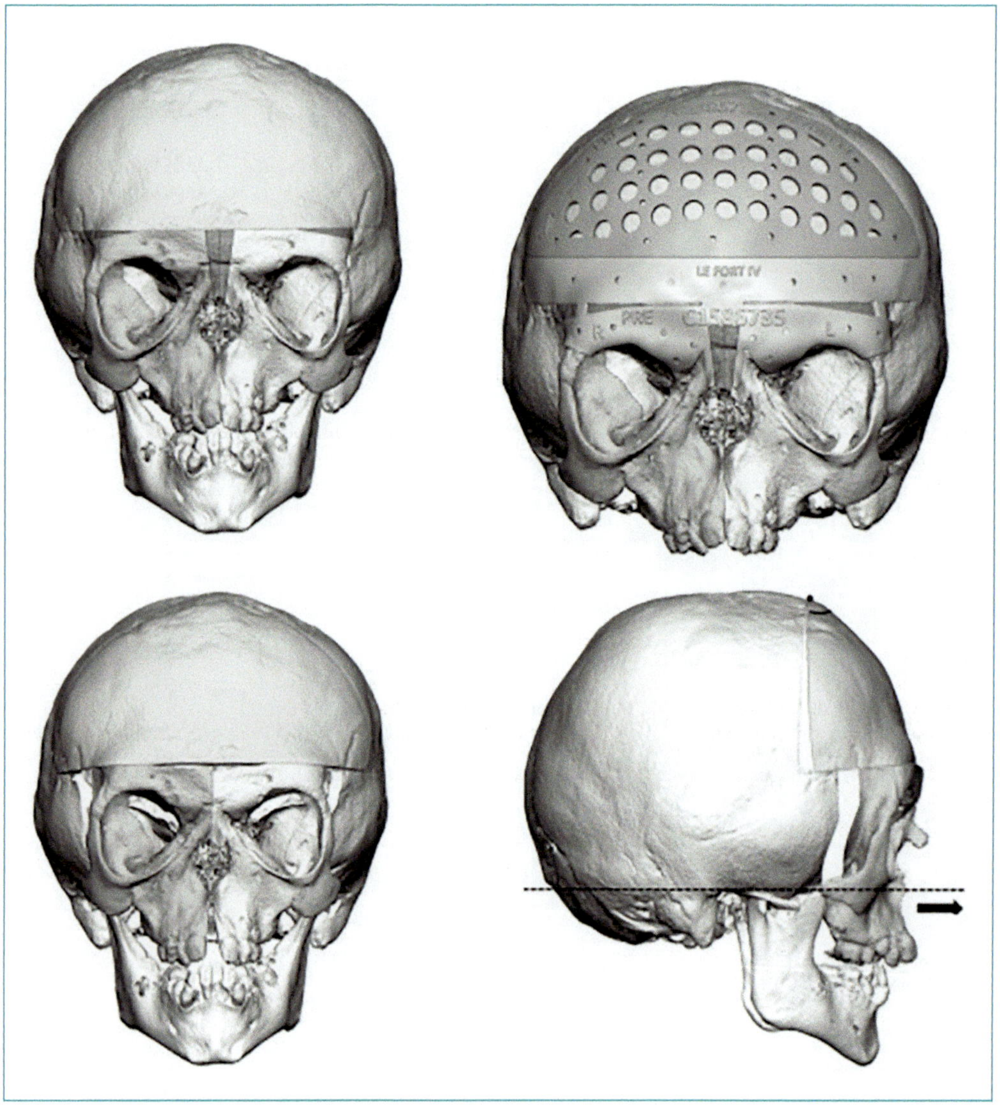

Figura 55-13. Combinación de cirugía de avance en monobloc y bipartición facial.

en las intervenciones quirúrgicas y durante los períodos de transición, como la adolescencia.

COMPLICACIONES

La mejora en las técnicas quirúrgicas y el manejo perioperatorio, así como el tratamiento por parte de equipos multidisciplinares en centros de referencia, ha reducido el número de complicaciones a lo largo de los años. Sin embargo, debido a la complejidad de los pacientes y de las cirugías, siempre puede haber complicaciones. Una de las más frecuentes es la fístula de líquido cefalorraquídeo. Suele presentarse en forma de rinorraquia o lóculos subcutáneos. El manejo inicial de la misma pasa por medidas conservadoras, como cese de la distracción (en caso de que se estuviese realizando) y reposo absoluto. Si de esta manera no cesase y la reparación de la duramadre durante la cirugía fue correcta, debemos realizar un drenaje lumbar continuo al paciente y, en última instancia, reintervenir. Otras complicaciones son sangrado, infección, necrosis ósea, escaras cutáneas o defectos óseos de la bóveda craneal, y con muy baja frecuencia se han descrito casos de pérdida de visión y muerte.

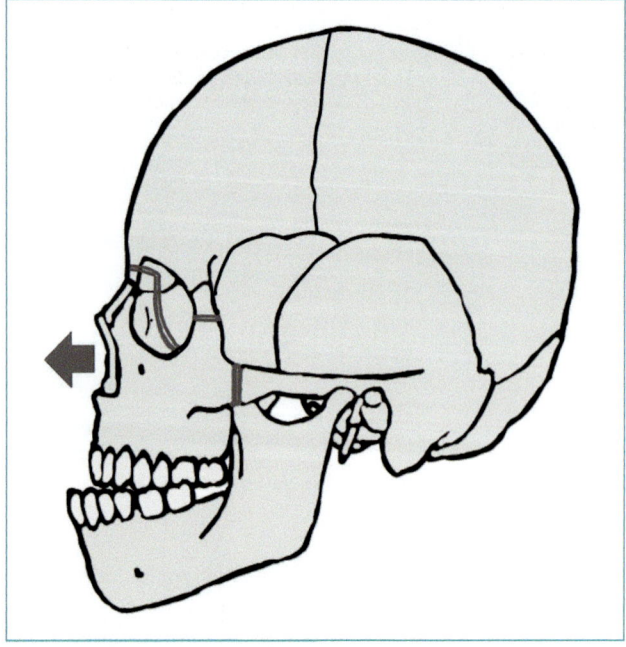

Figura 55-14. Avance en LE Fort III.

PUNTOS CLAVE

- Los pacientes deben ser atendidos en unidades de referencia con equipos multidisciplinares que incluyan las siguientes especialidades: cirugía oral y maxilofacial, neurocirugía, cirugía pediátrica, otorrinolaringología, oftalmología, pediatría, neumología, neurología, radiología, anestesiología, genética, logofoniatría, psicología y ortodoncia.
- Las craneosinostosis no sindrómicas son significativamente más comunes que las sindrómicas y la mayoría implican solo una sutura: sagital, coronal, metópica y lamboidea, en orden decreciente de frecuencia. El tratamiento pasa por técnicas endoscópicas o cirugía abierta de expansión y remodelación craneal.
- En las craneosinostosis sindrómicas es común que se requieran múltiples intervenciones, individualizando cada caso. Entre las más frecuentes se incluyen: craniectomía descompresiva, distracción de bóveda craneal posterior, avance frontoorbitario, avance en monobloc, Le Fort III, Le Fort II con reposición cigomática, bipartición facial o cirugía ortognática al final del crecimiento.
- La ERN Cranio (red de centros de referencia europeos especializados en anomalías craneofaciales) ha confeccionado una versión para el paciente y su familia de la guía clínica del tratamiento y manejo de las craneosinostosis para que la información sea accesible también para ellos.
- Una comprensión de los aspectos psicosociales del síndrome craneofacial, tanto en los pacientes como en sus familias, es esencial para un enfoque holístico satisfactorio.

BIBLIOGRAFÍA

Al-Namnam NMN, Hariri F, Rahman ZAA. Distraction osteogenesis in the surgical management of syndromic craniosynostosis: a comprehensive review of published papers. Br J Oral Maxillofac Surg. 2018 Jun; 56(5):353-66.

Arnaud E, Di Rocco F. Faciocraniosynostosis: monobloc frontofacial osteotomy replacing the two-stage strategy? Childs Nerv Syst. 2012;28:1557–64.

Chen K, Kondra K, Nagengast E, et al. Syndromic Synostosis: Frontofacial Surgery. Oral Maxillofac Surg Clin North Am. 2022 Aug;34(3):459-66.

Cirugía Craneofacial (Capítulo 55). Manual de Cirugía Oral y Maxilofacial (3ª edición). Madrid: Editorial Médica Panamericana.

Dempsey RF, Monson LA, Maricevich RS, et al. Nonsyndromic Craniosynostosis. Clin Plastic Surg. 2019;46:123-39.

Dunaway DJ, Budden C, Ong J, et al. Monobloc Distraction and Facial Bipartition Distraction with External Devices. Clin Plastic Surg. 2021;48:507–19.

Forrest CR, Hopper RA. Craniofacial syndromes and surgery. Plast Reconstr Surg. 2013 Jan;131(1):86e-109e.

Goldstein JA, Paliga JT, Taylor JA, eet al. Complications in 54 frontofacial distraction procedures in patients with syndromic craniosynostosis. J Craniofac Surg. 2015 Jan;26(1):124-8.

Haber SE, Leikola J, Nowinski D, et al. Secondary Le Fort III after Early Frontofacial Monobloc Normalizes Sleep Apnea in Faciocraniosynostosis: A Cohort Study. J Plast Reconstr Aesthet Surg 2022 Aug;75(8):2706-18.

Hersh DS, Hughes CD. Syndromic Craniosynostosis. Unique Management Considerations. Neurosurg Clin N Am. 2022;33:105-12.

Holley TJ, Ranalli NJ, Steinberg B. Historical Perspectives on the Management of Craniosynostosis. Oral Maxillofac Surg Clin North Am. 2022 Aug;34(3):333-40.

Hopper RA, Wang HD, Mercan E. Le fort II Distraction with Simultaneous Zygomatic Repositioning. Clin Plastic Surg. 2021;48:487–96.

Humphries LS, Swanson JW, Bartlett SP, et al. Craniosynostosis: Posterior Cranial Vault Remodeling. Clin Plast Surg. 2021 Jul;48(3):455-71.

Massenburg BB, Susarla SM, Kapadia HP, et al. Subcranial Midface Advancement in Patients with Syndromic Craniosynostosis. Oral Maxillofac Surg Clin North Am. 2022 Aug;34(3):467-75.

Mathijssen IMJ; Working Group Guideline Craniosynostosis. Updated Guideline on Treatment and Management of Craniosynostosis. J Craniofac Surg. 2021 Jan-Feb 01;32(1):371-450.

Nagaraja S, Anslow P, Winter B. Craniosynostosis. Clin Radiol. 2013 Mar;68(3):284-92.

Paternoster G, Haber SE, Khonsari RH, et al. Craniosynostosis. Monobloc Distraction with Internal Device and Its Variant for Infants with Severe Syndromic Craniosynostosis. Clin Plastic Surg. 2021;48:497–506.

Podolsky DJ, Wong C, Hopper RA. Simulation in Craniosynostosis Surgery. Plast Reconstr Surg. 2024 Jan 1;153(1):220e-222e.

Sawh-Martinez R, Steinbacher DM. Syndromic Craniosynostosis. Clin Plastic Surg. 2019;46:141–55.

Shakir S, Birgfeld CB. Syndromic Craniosynostosis. Cranial Vault Expansion in Infancy. Oral Maxillofacial Surg Clin N Am. 2022;34:443-58.

Stanton E, Urata M, Chen JF, et al. The clinical manifestations, molecular mechanisms and treatment of craniosynostosis. Dis Model Mech. 2022 Apr 1;15(4).

Taylor JA, Bartlett SP. What´s New in Syndromic Craniosynostosis Surgery. Plast Reconstr Surg 2017 Jul; 140(1):82e-93e.

Xue AS, Buchanan EP, Hollier LH. Update in Management of Craniosynostosis. Plast Reconstr Surg. 2022 Jun 1;149(6):1209e-1223e.

Yilmaz E, Mihci E, Nur B, et al. Recent Advances in Craniosynostosis. Pediatr Neurol. 2019 Oct;99:7-15.

AUTOEVALUACIÓN

Cirugía ortognática (I): Protocolo de planificación

56

C. Mazo Amorós y M. Alonso Juarranz
Colaborador: M. de Pedro Marina

OBJETIVOS

La elaboración de un plan prequirúrgico preciso es de gran importancia cuando se trata de corregir deformidades dentofaciales. Los recientes avances en imágenes tridimensionales (3D), planificación y simulación quirúrgica asistida por ordenador permiten analizar mejor las estructuras craneofaciales y predecir los resultados quirúrgicos en cirugía ortognática. Así mismo, los avances en el diseño y fabricación asistidos por ordenador (CAD/CAM: *Computer-Aided Design/Computer-Aided Manufacturing*) y la tecnología de imágenes tridimensionales han permitido crear dispositivos personalizados para mejorar la transferencia de datos de la planificación virtual al quirófano. Nuestro objetivo debe ser familiarizarnos con las nuevas tecnologías si queremos conseguir resultados predecibles en nuestros pacientes.

INTRODUCCIÓN

La planificación previa debe basarse en los objetivos que se quieren alcanzar, buscando la armonía facial y la oclusión estática y funcional. El éxito de la cirugía ortognática se basa en una evaluación y un diagnóstico precisos, para lo que se requiere un equipo multidisciplinar, compuesto por un cirujano, un ortodoncista, un protésico y un ingeniero. Dicho diagnóstico se establece a partir de una toma de registros rigurosa y un análisis dentofacial detallado. La recogida de datos en la evaluación exploratoria, radiológica y fotográfica se debe transferir ordenadamente a una ficha (**Fig. 56-1**) o a una base de datos específica, que recoge todos los registros necesarios y confirma la coherencia de estos. Tras la obtención de un diagnóstico de certeza se realiza la planificación digital, utilizando las cefalometrías 2D/3D y los datos necesarios de los registros.

La planificación quirúrgica virtual ha cambiado el panorama de la cirugía ortognática en las dos últimas décadas. La tecnología ha permitido crear modelos estereolitográficos para mejorar la comprensión y visualización de las estructuras y movimientos tridimensionales. De esta manera, la planificación tradicional con modelos de yeso, arco facial y articulador ha quedado relegada a un segundo plano.

El éxito final depende de la capacidad de ejecutar con exactitud el plan de tratamiento diseñado.

CRITERIOS DE ESTÉTICA FACIAL

Los estándares de belleza facial se encuentran en constante evolución, influenciados por factores culturales, sociales y tecnológicos. Hoy en día, se observa un alejamiento de los ideales rígidos y homogéneos hacia una apreciación más amplia y diversa de la belleza. No obstante, nuestra guía sigue siendo la simetría y la relación entre los tercios faciales (superior, medio e inferior), así como, la proporción de características específicas como los labios, nariz y mentón.

Es importante recordar que la belleza es un concepto subjetivo y que lo que se considera atractivo varía de persona a persona.

A continuación, se detallan algunas de las proporciones faciales ideales (**Tabla 56-1**):

TOMA DE REGISTROS

Posición natural de la cabeza (PNC) y posición cefálica de trabajo (PCT)

La posición cefálica es fundamental para la determinación de las mediciones lineales, utilizadas en el análisis de estructuras óseas y tejidos blandos, para el diagnóstico en 2D y 3D. Además, los registros clínicos del posicionamiento cefálico son esenciales para ubicar correctamente el resultado de las tomografía computarizada/tomografía computarizada de haz cónico (TC/CBCT) en los tres planos del espacio en la planificación virtual en 2D y 3D.

De forma tradicional, se utiliza la posición natural de la cabeza para realizar el análisis de partes blandas. La PNC se define como la posición relajada, estática y de pie, en la que la persona se mira a los ojos en un espejo ubicado a 2 m de distancia, como mínimo. Aunque es estable y reproducible, presenta el inconveniente de no discriminar entre malposiciones cefálicas secundarias a alteraciones posturales reversibles de origen respiratorio (respiradores bucales), muscular (contracturas crónicas), etcétera.

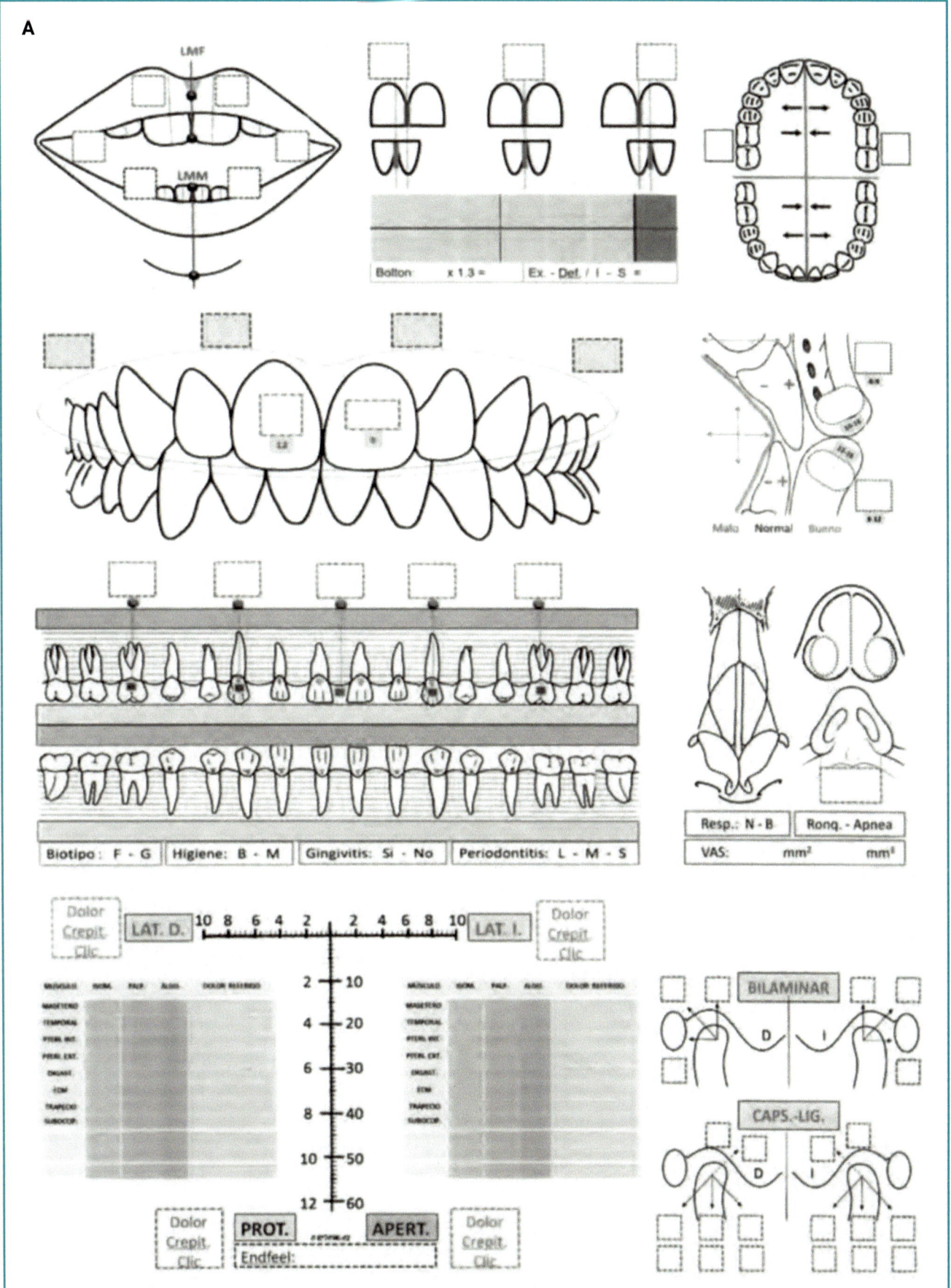

Figura 56-1. Ficha de análisis dentofacial. **A.** Anverso. **B.** Reverso.

B

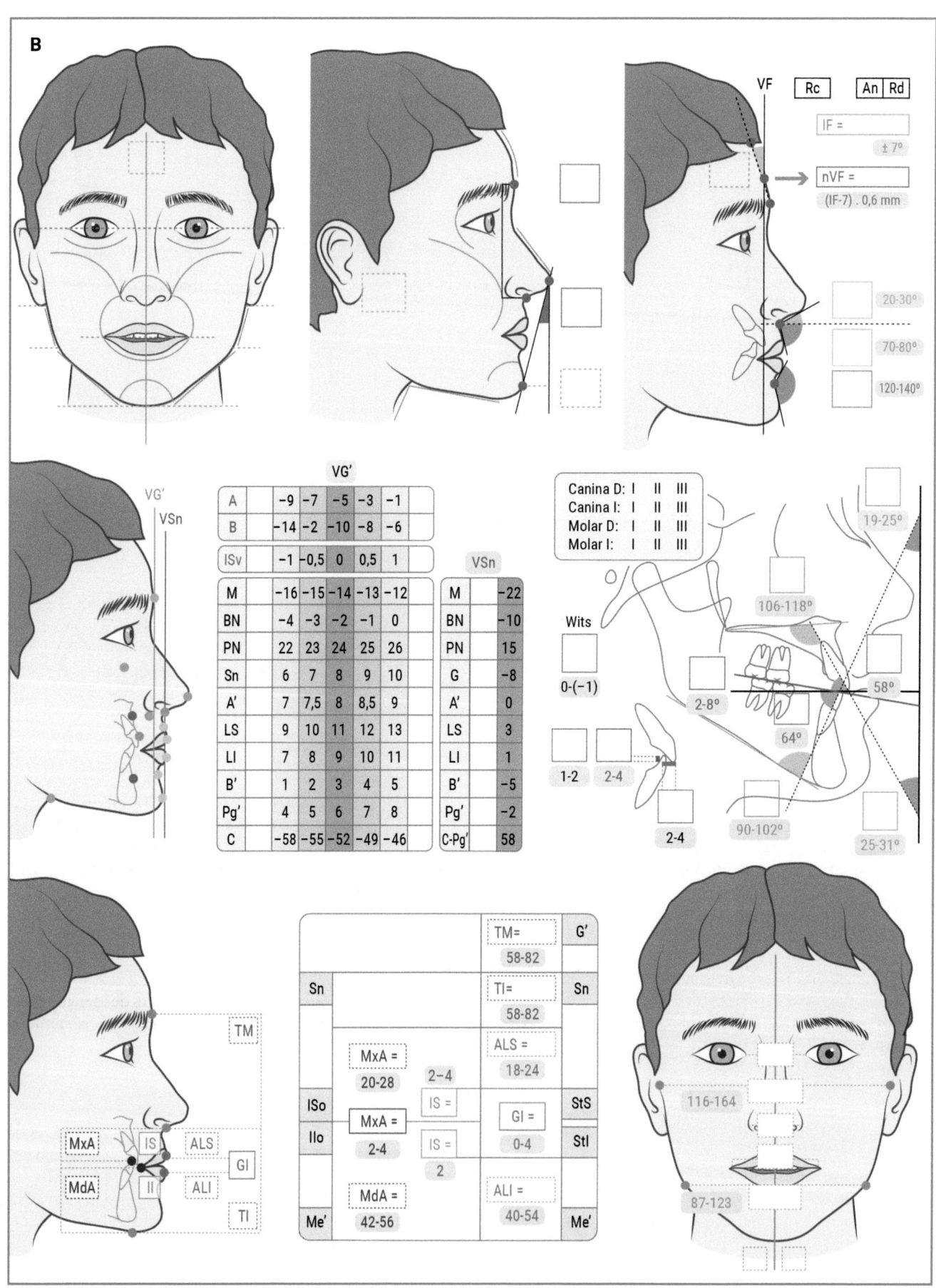

VF	Rc		An	Rd

IF =

± 7º

nVF =

(IF-7) . 0,6 mm

20-30º

70-80º

120-140º

VG'

A	-9	-7	-5	-3	-1
B	-14	-2	-10	-8	-6
ISv	-1	-0,5	0	0,5	1
M	-16	-15	-14	-13	-12
BN	-4	-3	-2	-1	0
PN	22	23	24	25	26
Sn	6	7	8	9	10
A'	7	7,5	8	8,5	9
LS	9	10	11	12	13
LI	7	8	9	10	11
B'	1	2	3	4	5
Pg'	4	5	6	7	8
C	-58	-55	-52	-49	-46

VSn

M	-22
BN	-10
PN	15
G	-8
A'	0
LS	3
LI	1
B'	-5
Pg'	-2
C-Pg'	58

Canina D:	I	II	III
Canina I:	I	II	III
Molar D:	I	II	III
Molar I:	I	II	III

Wits

0-(-1)

19-25º

106-118º

58º

2-8º

64º

90-102º

25-31º

1-2   2-4

2-4

			TM=	G'
			58-82	
Sn			TI=	Sn
			58-82	
		MxA =	ALS =	
		20-28	18-24	
			2-4	
ISo		IS =	GI =	StS
IIo		MxA =	0-4	Stl
		2-4	IS =	
			2	
		MdA =	ALI =	
Me'		42-56	40-54	Me'

TM

MxA   IS   ALS

GI

MdA   II   ALI

TI

116-164

87-123

Tabla 56-1. Proporciones faciales ideales

Índice anchura facial : altura facial = 1:1	Índice anchura media : anchura inferior = 1:0,7. Índice tercio medio : tercio inferior = 1:1
Índice labio superior : labio inferior = 1:2,2	Índice base : dorso nasal = 3:5.
Índice cuello : tercio inferior = 1:1,2	Índice bicantal interno : bialar nasal = 1:1
Índice ángulo nasolabial superior : inferior = 7:3	*Gap* interlabial = 0-4 mm
Exposición incisal superior = 2-4 mm	Exposición en sonrisa franca = 3/4 corona incisal hasta 2 mm de encía
Cierre labial sin contractura muscular	Línea media facial coincidente con líneas interincisivas y con línea mentoniana
Plano oclusal sin canteos, en el plano frontal	Convexidad homogénea desde región malar hasta base nasal
Línea inclinada hacia atrás desde labio superior, labio inferior y mentón	

Todas estas variables nos llevan a buscar en nuestros registros fotográficos una PNC estimada por el profesional, a la que denominamos PCT. La PCT es la posición natural de la cabeza corregida por el profesional en los casos de compensaciones posturales reversibles. La PCT también es una posición estable, pero requiere mayor experiencia clínica por parte del explorador.

Registros fotográficos y radiológicos

Para un correcto posicionamiento radiológico 2D/3D es necesario un protocolo común en cuanto los registros fotográficos y radiológicos (**Fig. 56-2**).

Serie fotográfica

Es recomendable que los registros fotográficos sean tomados por el mismo profesional que realice la exploración clínica y que también haya determinado previamente la PCT. La serie fotográfica está compuesta por varias subseries:

- Subserie **estática**: se toma con los labios en reposo, cera interoclusal y referencias para la calibración. La serie mínima se compone de frontal, oblicua a 45 y 75° (derecha o bilateral), lateral (derecha o bilateral), basal y coronal.
- Subserie **dinámica**: se toma sin cera interoclusal y con sonrisa. La serie mínima se compone de frontal con sonrisa social, frontal con sonrisa franca, lateral con sonrisa forzada y exposición incisal superior, si es posible.
- Subserie **dentofacial**: se toma con separador labial. La serie mínima se compone de frontal en contacto dentario y frontal en apertura moderada.
- Subserie **intraoral**: se toma con espejos o sin ellos y con separador labial o sin él. La serie mínima se compone de frontal, lateral derecha, lateral izquierda, oclusal superior y oclusal inferior.

La fotografía 3D se puede generar mediante mapeo o *stitching* de fotografías 2D, con un sistema fotográfico 3D o utilizando un escáner facial. Los archivos generados son, generalmente, *.obj*. Teniendo en cuenta que la simulación (*morphing*) de partes blandas es poco fiable en la planificación 3D, la utilidad de la fotografía 3D se limita al ámbito de comunicación con el paciente y al *marketing*.

Serie radiológica

Es necesario que toda la serie radiológica provenga del archivo DICOM (*Digital Imaging and Communication in Medicine*) de TC/CBCT, debido a que se trabaja en un posicionamiento cefálico personalizado, a que todas las radiografías extraídas están en relación 1:1, a que la distorsión de las estructuras es mínima y a que se puede extraer cualquier corte radiológico en cualquiera de los tres planos. La toma radiológica se debe realizar con la cera interoclusal y los labios en reposo. La serie radiológica extraída mínima se compone de ortopantomografía, telerradiografía lateral derecha y/o izquierda, telerradiografía frontal, articulación temporomandibular (ATM) derecha/izquierda coronal y lateral, vías aéreas superiores, coronal mandibular con trazado del nervio dentario y axial premaxilar en caso de segmentación.

Registros dentooclusales

La planificación 3D evita los posibles errores de toma de registros con el arco facial, especialmente, en pacientes asimétricos.

Registros dentales

Se pueden obtener los registros dentales directamente en la boca, mediante un dispositivo intraoral, escaneando los modelos con TC/CBCT o escaneando los modelos con un escáner clásico de laboratorio, mediante láser o luz estructurada. El tipo de escaneado depende, entre otras cosas, del protocolo de cirugía virtual de cada profesional.

En el caso del **escaneado clásico**, los modelos tienen que ser de escayola dura, muy precisos y con el menor número posible de defectos. Conviene disponer siempre de dos modelos de cada paciente. Los modelos se deben escanear por separado y en oclusión final, después de efectuar los tallados correspondientes, segmentando o no. Los archivos digitales obtenidos tienen formato *.stl* y, dependiendo de la cirugía y de la técnica de planificación digital aplicada, se necesitarán entre dos y cuatro archivos (maxilar, mandíbula, maxilar segmentado y oclusión final).

Registro interoclusal

El registro interoclusal es clave tanto para la localización de una posición condilomandibular estable como para la segmentación maxilomandibular y la creación de mallas inde-

pendientes. Se debe utilizar el mismo registro interoclusal en la toma de la serie fotográfica estática y en la toma de TC/CBCT. En pacientes con apnea del sueño se debe diseñar el registro de cera para evitar el desplazamiento lingual posteroinferior y el consiguiente error de cálculo volumétrico de las vías aéreas superiores.

CEFALOMETRÍA 2D

Consideramos que es útil realizar una planificación 2D antes de pasar a la planificación 3D. Por lo tanto, siguen teniendo utilidad la cefalometría y la planificación digital 2D.

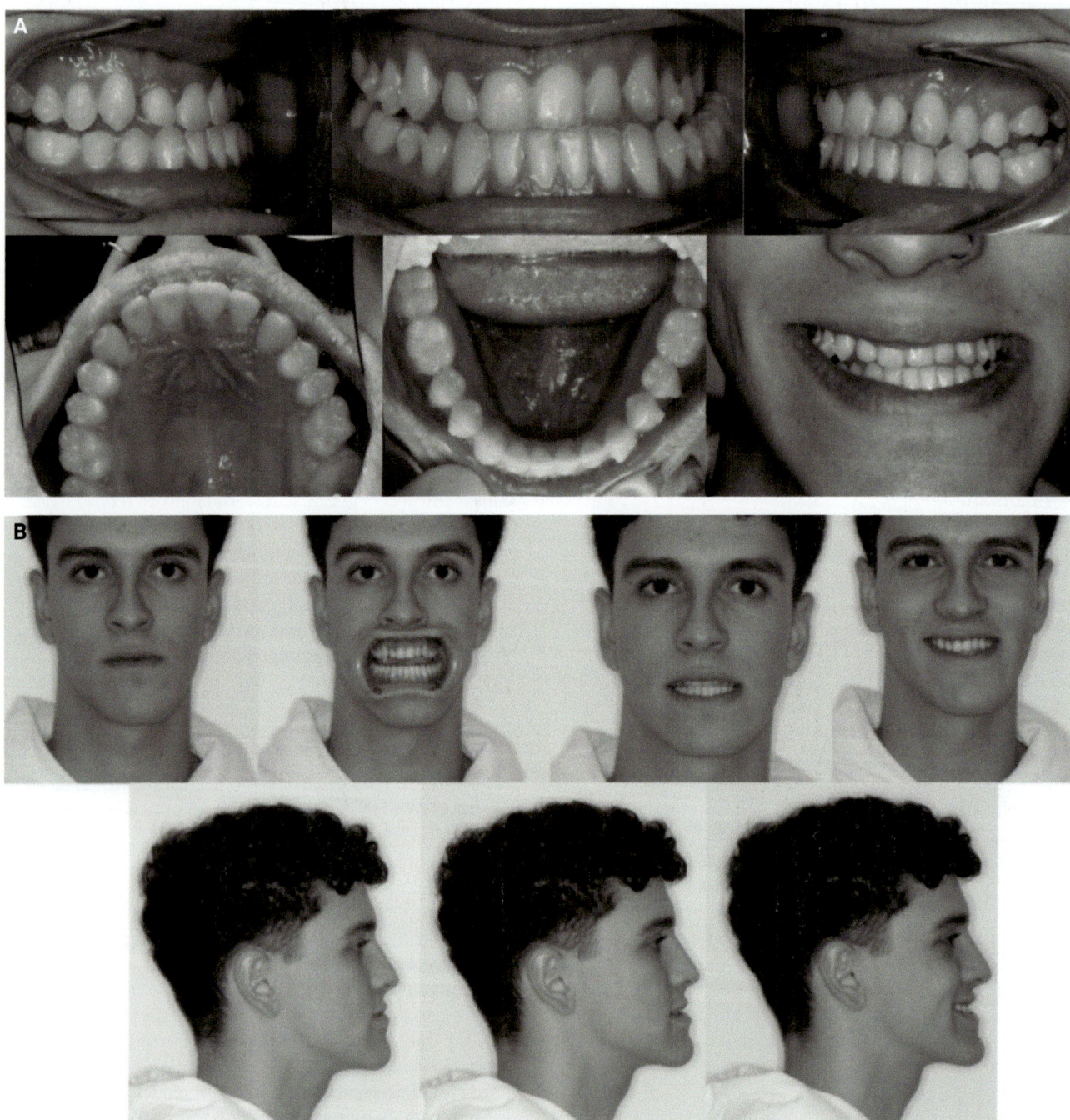

Figura 56-2. Registros fotográficos **A.** Subserie intraoral. **B.** Subserie estática y dinámica.

Nos basaremos en la cefalometría de Ortomax® (**Figs. 56-3 y 56-4**), que se encuentra integrada en los *softwares* de planificación de Dolphin Imaging® y NemoCeph®. Esta técnica utiliza la línea vertical que pasa por la glabela blanda como referencia sagital, con el fin de evitar los errores diagnósticos sistemáticos que se producen al utilizar la línea vertical subnasal, en los casos de retrusión maxilar moderada y grave. Consta de 29 parámetros organizados en cuatro secciones:

Sección 1. Medidas sagitales lineales desde la vertical por glabela blanda:
- Discrepancia esquelética maxilomandibular: puntos A y B.
- Posición del incisivo superior: punto vestibular incisal superior (vertical de Andrews).
- Perfilometría: punta nasal, subnasal, A blando, labio superior, labio inferior, B blando, pogonion blando y punto cervical.

Sección 2. Medidas sagitales angulares:
- Ángulos nasolabiales superior e inferior.
- Ángulo mentolabial.

Sección 3. Medidas verticales:
- Tercios faciales blandos: tercio medio, labio superior, espacio interlabial y labio inferior.
- Alturas dentomaxilares: altura maxilar anterior, altura mandibular anterior y exposición incisal.

Sección 4. Medidas dentooclusales:
- Relación dental: resalte, sobremordida incisal y sobremordida molar.
- Plano oclusal superior a la horizontal verdadera.
- Torques incisales: incisal superior a plano palatino e inferior a plano mandibular.

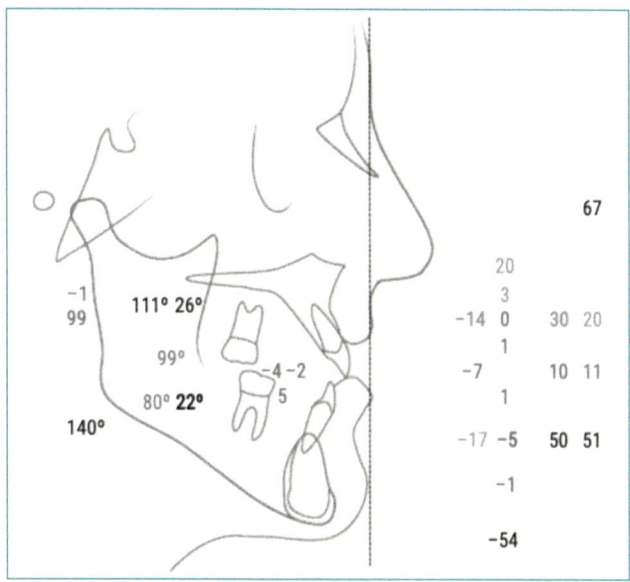

Figura 56-4. Trazado cefalométrico.

- Inclinaciones incisales: incisal superior a vertical verdadera e incisal inferior a vertical verdadera.

PLANIFICACIÓN 3D

Una vez definidos los objetivos terapéuticos después de evaluar al paciente mediante la exploración clínica y los puntos de análisis previamente mencionados, el equipo ortodóncico-quirúrgico debe acordar el plan de tratamiento con el paciente y establecer los pasos terapéuticos a seguir. La mayoría de los equipos quirúrgicos simulan las osteotomías y fabri-

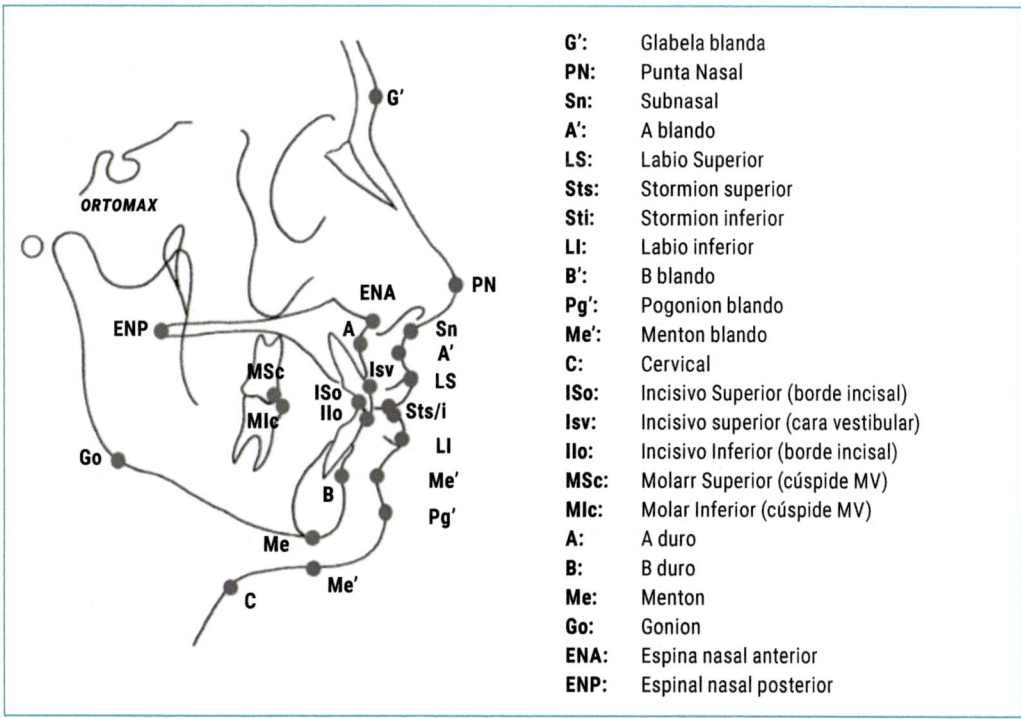

G':	Glabela blanda
PN:	Punta Nasal
Sn:	Subnasal
A':	A blando
LS:	Labio Superior
Sts:	Stormion superior
Sti:	Stormion inferior
LI:	Labio inferior
B':	B blando
Pg':	Pogonion blando
Me':	Menton blando
C:	Cervical
ISo:	Incisivo Superior (borde incisal)
Isv:	Incisivo superior (cara vestibular)
Ilo:	Incisivo Inferior (borde incisal)
MSc:	Molarr Superior (cúspide MV)
MIc:	Molar Inferior (cúspide MV)
A:	A duro
B:	B duro
Me:	Menton
Go:	Gonion
ENA:	Espina nasal anterior
ENP:	Espinal nasal posterior

Figura 56-3. Puntos cefalométricos principales de la cefalometría de Ortomax.

can sus férulas en un entorno virtual 3D, independientemente de que se haya realizado un estudio previo en 2D. Son numerosas las referencias en la literatura sobre dichas férulas estereolitográficas siendo, al menos, igual de precisas y, en muchos casos, superiores a las férulas fabricadas según la técnica tradicional de modelo articular.

Planificación virtual

El entorno virtual 3D representa una evolución natural de la planificación convencional. Así, la planificación virtual no hace más que confirmar la eficacia de la planificación tradicional.

La planificación virtual ofrece importantes ventajas sobre la convencional, ya que permite un diagnóstico integral, proporcionando una visualización de la anatomía en 360° y en los tres planos del espacio. Así mismo, facilita la simulación de múltiples planes terapéuticos. Es una excelente herramienta educativa y útil para comunicar los planes terapéuticos al paciente y otros profesionales de la salud. Ofrece al cirujano una mejor capacidad de previsión, reduciendo la necesidad de improvisación durante la cirugía. La planificación virtual acelera el proceso de planificación y permite la evaluación de resultados. En resumen, tiene más predictibilidad y, posiblemente, mayor precisión.

Flujo de trabajo en la planificación 3D

Aunque se han descrito otras plataformas 3D en la bibliografía, en nuestro medio, el método 3D sigue los pasos y las particularidades técnicas que se detallan a continuación:

- Realización de una **TC** o, más frecuentemente, por su mayor accesibilidad y menor radiación para el paciente, una **CBCT.** Las características técnicas son las siguientes:
  - Campo de visión que abarque todo el esqueleto facial, incluido el reborde supraorbitario.
  - Distancia entre cortes de 0,325 mm (rango: 0,090-0,400 mm). La resolución en la CBCT es inversamente proporcional a la distancia entre cortes. Si la distancia entre cortes es menor de 0,400 mm, la resolución aumenta, y viceversa.
  - El paciente debe escanearse con la cera interoclusal con las características descritas anteriormente.
  - La información obtenida se recoge en formato DICOM, que permite el procesamiento avanzado con un software específico tanto de visualización como de planificación terapéutica.
- Importación en formato DICOM del escáner anterior al software de visualización y planificación.
- Importación de fotografía 3D o generación por mapeo de fotografías 2D, para realizar posteriormente el proceso de simulación de la máscara facial.
- Registro de la anatomía oclusal del paciente mediante escáner intraoral o escaneado de sus modelos.
- Importación del archivo. stl del escaneado anterior (arcada superior e inferior y en oclusión) al software de análisis y edición de DICOM.

- Fusión de ambos archivos .stl. El software muestra el escaneado intraoral sobre todos los DICOM de la CBCT en los tres planos del espacio (axial, transversal y coronal). Una vez terminada, se procede a la eliminación de las arcadas que se obtienen de la CBCT, dejando sólo los. stl del escaneado intraoral. Así, se obtiene un «modelo virtual aumentado», con una anatomía oclusal sin artefacto (distorsión inherente a la CBCT) y de una resolución excelente.
- Estudio cualitativo y cuantitativo de la vía aérea superior del paciente. La mayoría de los softwares empleados en la actualidad para la planificación de cirugía ortognática disponen de una herramienta específica para este fin. Este punto es clave, sobre todo, en pacientes con problemas de apnea obstructiva del sueño. Esto nos permite evaluar la vía aérea superior por separado (nasofaringe, orofaringe e hipofaringe) para analizar los lugares de mayor restricción (**Fig. 56-5**).
- Serie de articulación temporomandibular para valorar la anatomía condilar y la posición cóndilo-fosa y para detectar imágenes de procesos osteodegenerativos y/o de remodelación en casos de disfunción craneomandibular.
- Planificación de las osteotomías quirúrgicas en el archivo resultante del punto anterior. El software dispone de una biblioteca de osteotomías, entre las cuales se eligen las que vayan a realizarse, siendo la osteotomía Obwegeser la más común.
- Cirugía virtual. Las osteotomías planificadas se mueven en el espacio hasta su posición deseada. De forma alternativa al flujo de trabajo expuesto, es conveniente destacar que algunos profesionales escanean los modelos en oclusión final, después de realizar los ajustes oclusales correspondientes, y enlazan los archivos. stl de la arcada superior (segmentada o no) e inferior a dicha oclusión final (**Fig. 56-6**).
- **Diseño de las férulas de reposicionamiento intermedio y final** (**Fig. 56-7**):
  - No deben existir puntos de contacto en las férulas. Si los hubiera, debe revisarse el posicionamiento óseo o aumentarse la distancia entre arcadas. En el caso de preverse un maxilar segmentado, la férula intermedia no varía si se opera con el protocolo «mandíbula primero». Si se prevé operar el maxilar primero, debe incorporarse la información de la segmentación a la férula intermedia. En el caso de planificarse un maxilar segmentado y operarse la mandíbula primero, la férula final incorporará la información de la segmentación.
  - Los archivos con la relación intermaxilar y final se envían a un centro de impresión 3D. De esta forma, las férulas intermedia y final se desarrollan mediante tecnología de diseño y fabricación asistidos por ordenador (CAD/CAM).
  - Probar férulas CAD/CAM en boca del paciente y/o sobre los modelos antes de la cirugía.

Medidas cefalométricas 3D (Fig. 56-8)

Las medidas cefalométricas se describen con un código de valores positivo (+) y negativo (-), que son los resultados a todos los movimientos 3D maxilo-madibulares de la cirugía virtual. Este código es similar en NemoStudio y Dolphin, pero no es universal:

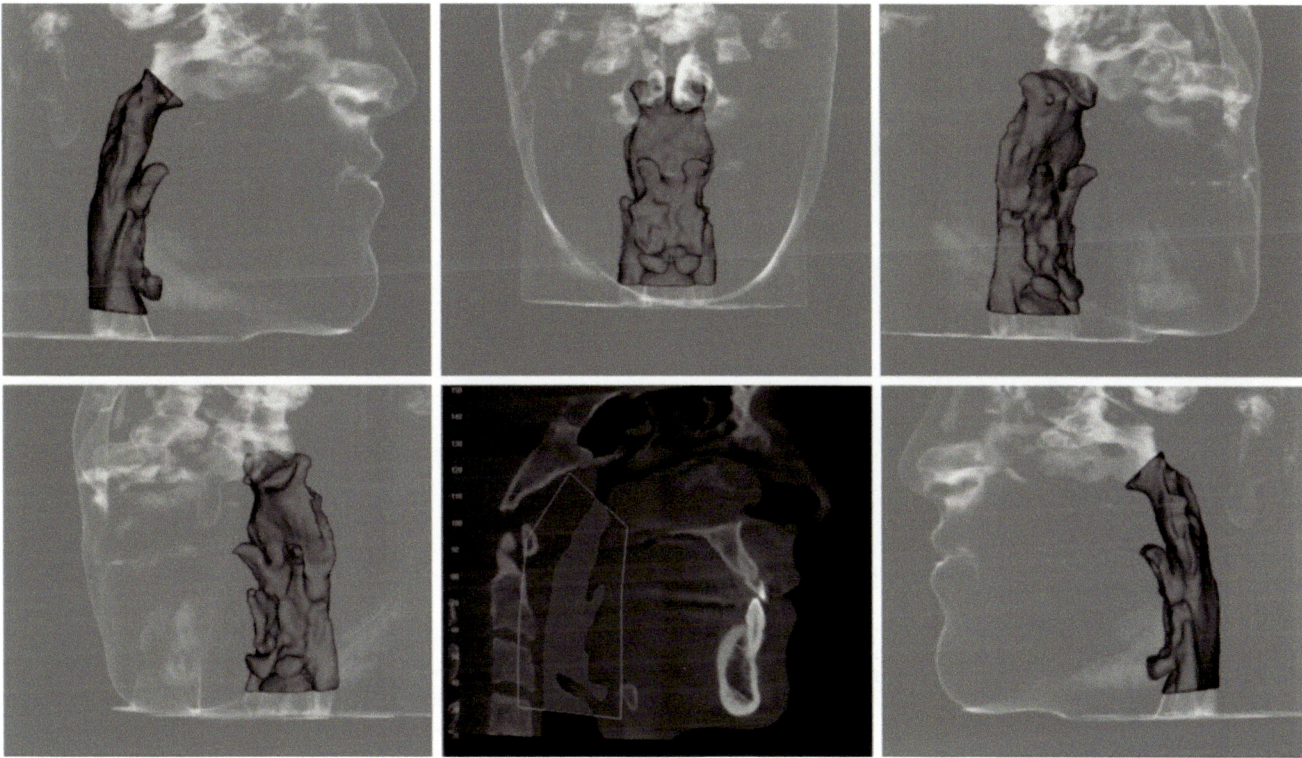

Figura 56-5. Estudio de la vía aérea superior del paciente.

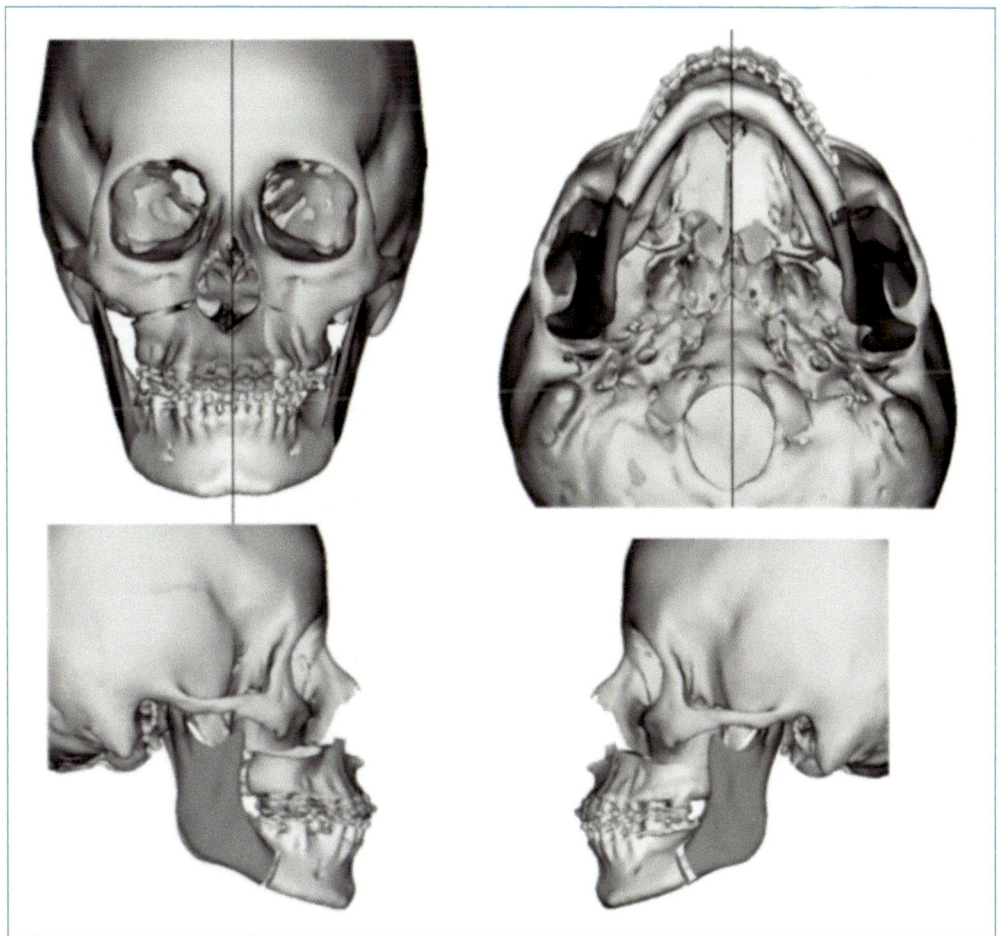

Figura 56-6. Cirugía virtual. Diseños virtuales de osteotomías.

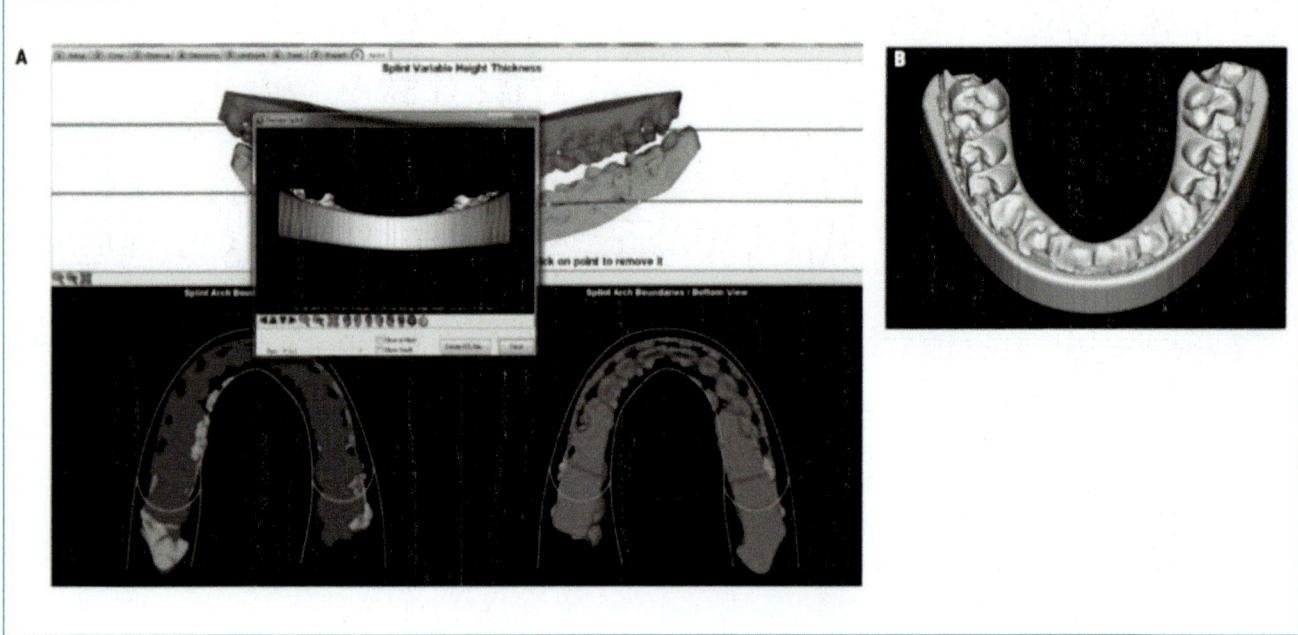

Figura 56-7. A. Proceso de diseño de la férula intermedia. **B.** Férula intermedia.

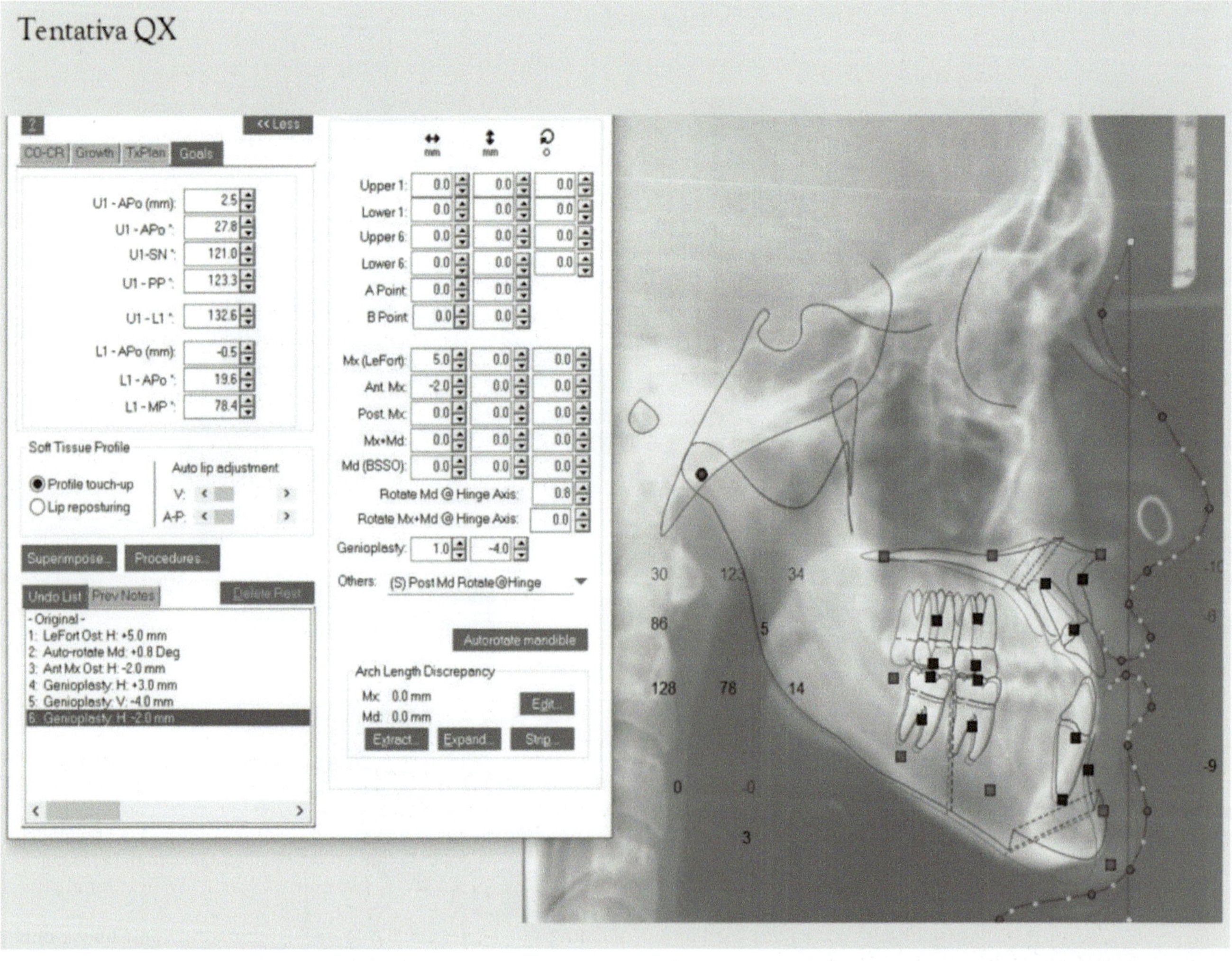

Figura 56-8. Medidas cefalométricas en 3D.

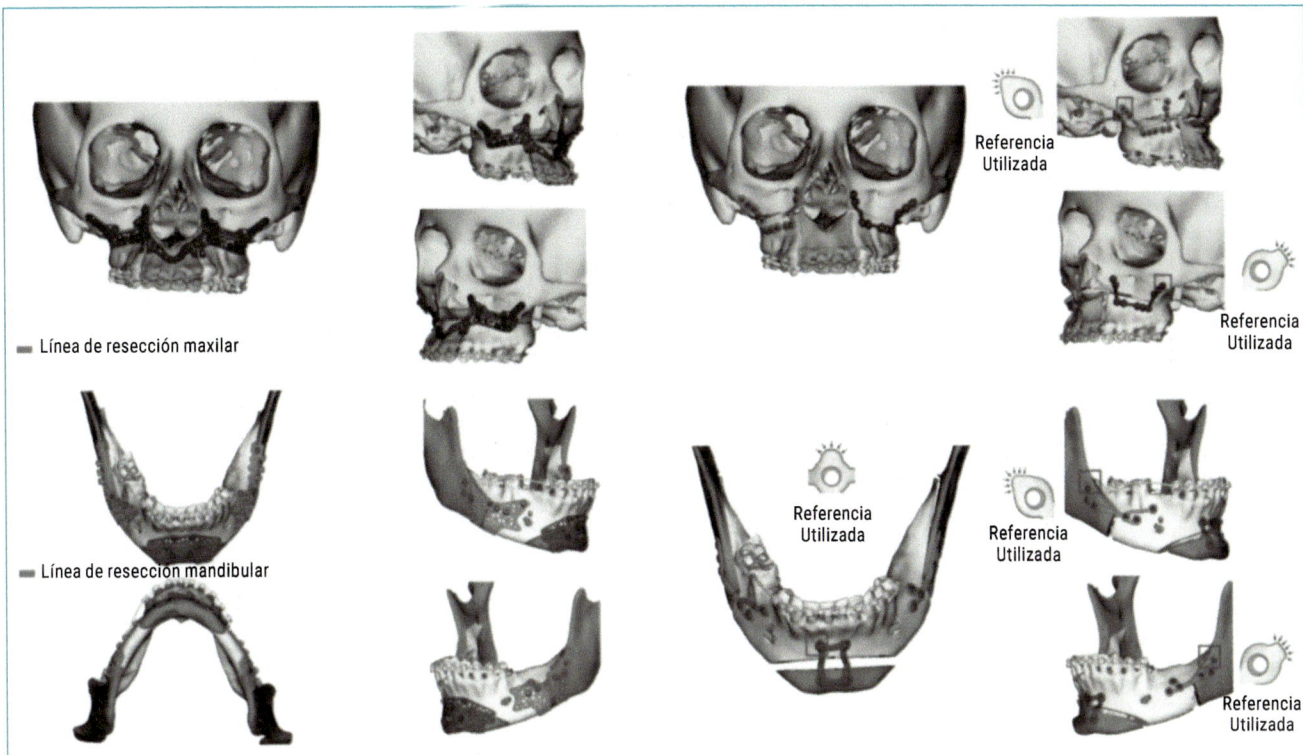

Línea de resección maxilar

Línea de resección mandibular

Referencia Utilizada

Referencia Utilizada

Referencia Utilizada

Referencia Utilizada

Referencia Utilizada

Figura 56-9. Guías de corte y placas de osteosíntesis personalizadas.

- El movimiento sagital hacia anterior es positivo: A + (*Anterior*).
- El movimiento transversal hacia la izquierda es positivo: L + (*Left*).
- El movimiento vertical hacia inferior es positivo: *Down +*.

GUÍAS DE CORTE Y PLACAS PERSONALIZADAS (Fig. 56-9)

Los avances más recientes en el ámbito de la planificación quirúrgica virtual (PSV: *Virtual Surgical Planning*) se centran en mejorar la precisión y la eficacia a la hora de traducir y ejecutar el plan prequirúrgico en el quirófano.

Varios autores han demostrado que el uso de guías de corte específicas para el paciente y placas personalizadas mejora la precisión. Una ventaja teórica obvia es el establecimiento fiable de la posición del maxilar con respecto a la base del cráneo.

Las placas a medida evitan la necesidad de crear un punto de referencia vertical para la colocación del maxilar.

Una miniplaca personalizada, diseñada sobre la superficie esquelética de la planificación final de un caso de cirugía ortognática, integra la información necesaria para posicionar en las tres dimensiones y fijar el fragmento maxilar en su posición definitiva. Solo precisa que sea ubicada exactamente en su posición, ya sea con navegación o mediante guías a nivel esquelético.

Con el uso de estas estructuras personalizadas, el debate sobre comenzar la cirugía con la mandíbula o con el maxilar ya no sería clínicamente relevante.

Estos dispositivos están especialmente indicados en grandes asimetrías con un importante componente vertical, casos fisurados, pacientes con una estabilidad oclusal regular (edentulismos) y en alteraciones anatómicas graves que no permiten el uso de sistemas de osteosíntesis convencionales.

PUNTOS CLAVE

- La correcta toma de registros clínicos y un análisis dentofacial detallado es clave en la planificación de la cirugía ortognática.
- Para garantizar los resultados deseados es esencial el trabajo multidisciplinar de cirujano, del ortodoncista, de los protésicos y de los ingenieros durante todo el proceso.
- La planificación quirúrgica virtual en 3D ha cambiado el panorama de la cirugía ortognática en las últimas dos décadas y representa la evolución natural de la planificación convencional.
- Los estándares de belleza facial se encuentran en constante evolución, influenciados por factores culturales, sociales y tecnológicos.
- Las ventajas principales de la planificación virtual sobre la convencional incluyen la capacidad de realizar un diagnóstico completo en los tres planos del espacio, la posibilidad de simular múltiples planes de tratamiento, una previsión más precisa del escenario quirúrgico por parte del cirujano, mayor rapidez y exactitud y la oportunidad de evaluar los resultados obtenidos.
- Los avances más recientes en el ámbito de PSV se centran en el uso de guías de corte y placas personalizadas para pacientes con tecnología CAD/CAM, que permiten mejorar la precisión y la eficacia a la hora de traducir y ejecutar el plan prequirúrgico en el quirófano, además de reducir los tiempos quirúrgicos.
- La precisión de los resultados obtenidos mediante dispositivos de posicionamiento sin férula podría contribuir a una cirugía sin férula.

BIBLIOGRAFÍA

Arnett GW, McLaughlin RP. Facial and dental planning for orthodontists and oral surgeons. St. Louis: Mosby Elsevier, 2004: 6-11.

Carneiro NCM, Oliveira DV, Real FH, et al. A new model of customized maxillary guide for orthognathic surgery: Precision analysis. J Craniomaxillofac Surg. 2020 Dec;48(12):1119-25. doi: 10.1016/j.jcms.2020.10.007. Epub 2020 Nov 1. PMID: 33288374.

Choi B, Linton JL. Steps of preparation for orthognatic surgery. Seul: Jeesung Publisher, 2006: 182-97.

Fawzy HH, Choi JW. Evaluation of virtual surgical plan applicability in 3D simulation-guided two-jaw surgery. J Cranio-Maxillo-Fac Surg. 2019;47:860-6.

Guijarro Martínez R, Sánchez Gutiérrez J. Técnicas de planificación en cirugía ortognática. En: J. L. López-Cedrún. Atlas de Procedimientos y Técnicas Quirúrgicas. Madrid: Editorial Médica Panamericana, 2018: 349-54.

Guijarro-Martínez R, Swennen GR. Three-dimensional cone beam computed tomography definition of the anatomical subregions of the upper airway: a validation study. Int J Oral Maxillofac Surg. 2013;42:1140-9.

Haas Jr OL, Becker OE, de Oliveira RB. Computer-aided planning in orthognathic surgery- systematic review. Int Oral Maxillofac Surg. 2015;44:329-42.

Hernández M, Sánchez J, Macoto R, et al. Protocolo de posicionamiento sagital del incisivo superior según Andrews. Rev Esp Ortod. 2010;40:239-44.

Hernández-Alfaro F, Guijarro-Martínez R. New protocol for three-dimensional surgical planning and CAD/CAM splint generation in orthognathic surgery: an in vitro and in vivo study. Int J Oral Maxillofac Surg. 2013;42:1547-56.

Li B, Zhang L, Sun H, et al. A novel method of computer aided orthognathic surgery using individual CAD/CAM templates: a combination of osteotomy and repositioning guides. Br J Oral Maxillofac Surg. 2013;51(08) e239-e244.

Lin HH, Lo LJ. Three-dimensional computer-assisted surgical simulation and intraoperative navigation in orthognathic surgery: A literature review. J Formos Med Assoc. 2015;114:300–7.

Lundstrom E, Lundstrom A. A natural head position as a basis for cephalometric analysis. Am J Orthod. 1992;101:244-47.

Naran S, Steinbacher DM, Taylor JA. Current concepts in orthognathic surgery. Plast Reconstr Surg. 2018;141(06)925e-936e.

Sánchez J. Análisis dentofacial y planificación. En: Martín-Granizo R, editor. Manual de cirugía ortognática. Ripano, 2015: 21-42.

Sánchez J, López A. Cirugía ortognática (I): protocolo de planificación. En: López Davis A, Martín-Granizo R, editores. Cirugía oral y maxilofacial (3ª edición) Madrid: Editorial Médica Panamericana, 2012.

Swennen GRJ, Mollemans W, Schutyser F. Three-dimensional treatment planning of orthognathic surgery in the era of virtual imaging. J Oral Maxillofac Surg. 2009;67:2080-92.

Swennen GRJ. Timing of three-dimensional virtual treatment planning of orthognathic surgery. a prospective single-surgeon evaluation of 350 consecutive cases. Oral Maxillofacial Surg Clin North Am 2014;26:475-85.

Wilson A, Gabrick K, Wu R, et al. Conformity of the actual to the planned result in orthognathic surgery. Plast Reconstr Surg. 2019;144(01)89e-97e.

Xia JJ, Gateno J, Teichgraeber JF, et al. Algorithm for planning a double-jaw orthognathic surgery using a computer-aided surgical simulation (CASS) protocol. Part 1: planning sequence. Int J Oral Maxillofac Surg. 2015;44:1431-40.

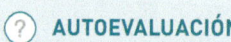

AUTOEVALUACIÓN

Cirugía ortognática (II): ortodoncia prequirúrgica

57

C. Mazo Amorós y A. Encinas Bascones
Colaborador: R. Camacho Leone

OBJETIVOS

- Mediante el tratamiento de ortodoncia se pretende proporcionar estabilidad oclusal postoperatoria al paciente ortognático.
- Actualmente, el protocolo de actuación más extendido consiste en preparar, ortodóncicamente, las arcadas, antes de someter al paciente a la intervención quirúrgica. La estabilidad oclusal, por tanto, se logra desde el momento en que el paciente es operado. Sin embargo, hay que mencionar también que, recientemente, algunos profesionales, ante determinadas demandas del paciente y en determinadas circunstancias clínicas someten a este a cirugía ortognática y, posteriormente, realizan el tratamiento de ortodoncia, demorando de esta forma la estabilidad oclusal, pero anticipando la mejoría estética.
- En este capítulo nos referiremos en todo momento a la primera forma de actuar, donde la ortodoncia se inicia antes del procedimiento quirúrgico.
- Asimismo, debemos resaltar que aunque el tratamiento ortodóncico-quirúrgico es un procedimiento que se realiza en equipo entre el cirujano maxilofacial y el ortodoncista, el profesional que debe dirigir y supervisar el tratamiento es el cirujano maxilofacial. Es fundamental que el tratamiento sea iniciado tomando decisiones multidisciplinares conjuntas entre el cirujano maxilofacial y el ortodoncista. En ningún caso, el ortodoncista debe planificar y comenzar un caso fuera de esta filosofía, ya que, aunque su participación es esencial, el cirujano es el que asume una mayor responsabilidad en todo el proceso.
- Es por esto, este último debe poseer conocimientos odontológicos que le permitan conocer las implicaciones que el tratamiento ortodóncico posee en la planificación de los casos.

OCLUSIÓN NORMAL-IDEAL

Dado que el objetivo principal de la cirugía ortognática es proporcionar al paciente una armonía facial y oclusal, a continuación, se desarrolla el concepto de oclusión normal-ideal. Angle y Andrews fueron los principales pioneros en establecer las características de una oclusión normal-ideal, las cuales sirven como meta en cualquier tratamiento de ortodoncia. En 1972, Andrews publicó las "Seis Llaves de la Oclusión Normal" en la dentición permanente, que se resumen de la siguiente manera:

- **Relación molar:** la cúspide mesiovestibular del primer molar superior ocluye con el surco entre las cúspides mesiovestibular y central del primer molar inferior. La cúspide distovestibular del primer molar superior contacta con la cúspide mesiovestibular del segundo molar inferior.
- **Angulación coronal:** todas las coronas de los dientes están anguladas mesialmente (*tip* o inclinación mesiodistal).
- **Inclinación coronal.** La inclinación coronal se refiere a la orientación labiolingual o bucolingual de las coronas de los dientes:
  - Los incisivos superiores e inferiores se inclinan hacia los labios.

- Los dientes posterosuperiores se inclinan hacia lingual, siendo los molares superiores los que presentan mayor inclinación lingual comparados con los caninos y premolares.
- Los dientes inferoposteriores se inclinan hacia lingual progresivamente desde el canino hasta los molares.

- **Rotaciones:** no deben existir rotaciones dentarias.
- **Diastemas:** no deben existir espacios o diastemas entre los dientes.
- **Curva de Spee:** el plano oclusal debe ser plano o presentar una ligera curvatura en la zona premolar.

Finalmente, es importante señalar que la interdigitación dental no debe presentar mordidas cruzadas; la sobremordida incisiva debe ser de 2,5-3 mm y el resalte incisivo, de 2 mm.

DESCRIPCIÓN DE LOS PROBLEMAS OCLUSALES

En términos generales, aunque con algunas excepciones, se puede afirmar que las desviaciones oclusales hacia la maloclusión suelen ir acompañadas de alteraciones en la armonía facial. En 1973, Ackerman y Proffit desarrollaron el denominado Diagrama de Venn para describir la gravedad de una maloclusión. Las Nueve Categorías de este diagrama ayudan a identificar y comprender la gravedad de los problemas cuando se presentan en combinación.

Esta es la lista de problemas, según estos autores:

- **Alineamiento:** diastemas o apiñamiento.
- **Perfil:** convexo, cóncavo o recto.
- **Desviación transversal:** mordidas cruzadas.
- **Desviación sagital:** alteraciones anteroposteriores puras, según las clases de Angle.
- **Desviación vertical:** mordida abierta o sobremordida.
- **Desviación transagital:** combinación de clase de Angle y mordida cruzada.
- **Desviación sagitovertical:** combinación de clase de Angle y mordida abierta o sobremordida.
- **Desviación verticotransversal:** combinación de sobremordida o mordida abierta con mordida cruzada.
- **Desviación transagitovertical:** combinación en los tres planos del espacio.

Dependiendo de la gravedad del caso, se indicará el tratamiento ortodóncico o el tratamiento ortodóncico-quirúrgico para resolver los problemas estéticos y funcionales del paciente.

DIAGNÓSTICO DE LA MALOCLUSIÓN

Importancia del diagnóstico en la relación céntrica articular

Realizar un diagnóstico preciso de la cara y la oclusión del paciente es esencial y crucial, especialmente, cuando las articulaciones se encuentran en una posición estable (**Fig. 57-1**). Las articulaciones mal posicionadas pueden llevar a diagnósticos incorrectos de la oclusión y la estructura facial, lo que resultaría en tratamientos inapropiados. Una vez identificada la maloclusión del paciente en su posición articular estable es fundamental realizar los registros correspondientes. En esta posición se deben llevar a cabo:

- Fotografías faciales.
- Telerradiografía lateral y frontal o TC (CBCT, tomografía computarizada de haz cónico).

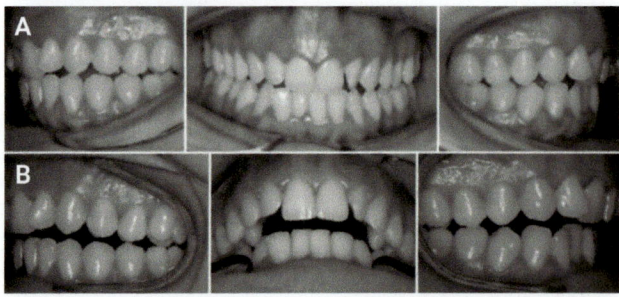

Figura 57-1. Ejemplo de maloclusión en máxima intercuspidación (donde el paciente se encuentra habitualmente para realizar la función masticatoria) (**A**) y en posición de relajación muscular («relación céntrica condílea») (**B**). Se advierte la diferente naturaleza de ambas posiciones.

ORTODONCIA PREQUIRÚRGICA

Una vez establecido el diagnóstico y decidido que el paciente requiere cirugía, la ortodoncia debe enfocarse en los movimientos dentales que optimicen el resultado estético y funcional de la intervención quirúrgica.

El objetivo principal de la ortodoncia prequirúrgica es la descompensación, es decir, ajustar la discrepancia dental antes de la cirugía para que coincida con la discrepancia esquelética. Esto implica alinear y nivelar los dientes en sus respectivas arcadas, colocando los valores de torque incisivo adecuados a su base esquelética, de manera que ambas arcadas puedan interdigitar perfectamente con un resalte y una sobremordida adecuados tras la cirugía.

Es crucial diferenciar entre problemas dentales que requieren corrección ortodóncica y problemas esqueléticos que necesitan corrección quirúrgica.

Primeras decisiones

En general, las primeras decisiones ortodóncicas en un caso quirúrgico, aparte de los factores de salud dentogingival y articular, incluyen lo siguiente:

Posición de los incisivos en las arcadas y en la cara del paciente

De su análisis se deducen los movimientos que hay que realizar en ellos y la posible necesidad de realizar extracciones dentarias.

En el plano sagital, el objetivo primordial de la ortodoncia quirúrgica es la posición incisal, ya que esta supone una de las claves en la planificación quirúrgica. El grado de movimiento quirúrgico, que requiere la armonía facial del paciente, depende, en buena medida, del trabajo del ortodoncista en relación con los incisivos.

Hay que definir su situación actual y su posición futura una vez realizada la cirugía.

La posición incisal correcta viene dada por los valores cefalométricos con los que trabaje cada equipo profesional. Los principales valores del incisivo superior e inferior que más condicionan la planificación quirúrgica son la posición anteroposterior y el torque.

Cada profesional acudirá a la cefalometría o a las medidas de su interés para buscar estos valores. Existen profesionales que centran todo el análisis en la posición del incisivo inferior. Argumentan que la estabilidad de este diente es la clave del tratamiento ortodóncico y de la planificación quirúrgica.

En este capítulo, sin embargo, la planificación de todo el tratamiento se realiza en función de la posición del incisivo superior en la cara. Este es el diente que determina los movimientos esqueléticos y de tejidos blandos, y el movimiento consiguiente de la mandíbula. En ella, el incisivo inferior debe estar colocado de acuerdo con los valores de estabilidad biológica, pero no se considera que sea el eje del tratamiento.

En este capítulo se utilizarán:

- Para la posición anteroposterior del incisivo superior: el II elemento de armonía facial de Andrews.

- Para el torque de ambos incisivos: la cefalometría de tejidos blandos de Arnett. Estos valores son 58 ± 4° para el superior y 64 ± 4° para el inferior. Este valor viene dado por el ángulo formado por el eje del incisivo correspondiente y el plano formado desde la cúspide mesiovestibular del primer molar superior o inferior y el borde incisal del incisivo superior o inferior, respectivamente.

De este análisis conjunto se extrae el diagnóstico de la posición incisal del paciente, que puede o no ser coherente con sus bases óseas, y que, por tanto, puede ser idónea o contraria al movimiento quirúrgico de armonización facial.

Modificaciones en el torque de los incisivos

Pueden ser realizadas de tres formas diferentes:

- Realizando un movimiento puro de la raíz, sin modificar la posición de la corona (torque, propiamente dicho).
- Realizando un movimiento mixto de inclinación labiolingual del diente, donde tanto la corona como la raíz se desplazan en sentidos contrarios (inclinación no controlada).
- Realizando un movimiento puro de la corona, sin modificar la posición del ápice radicular (inclinación controlada).

El primer caso describe el torque puro, y el diente para su correcta colocación no necesitará de espacio, ni aportará espacio a la arcada.

En el segundo y tercer caso, el cambio de posición del diente puede requerir espacio o puede aportar espacio, dependiendo del sentido del movimiento. Hacia vestibular aportará espacio; hacia lingual demandará espacio.

Estudio del espacio en las arcadas

El estudio del espacio en las arcadas se realiza mediante el análisis de la discrepancia oseodentaria (DOD) en cada arcada respectiva.

Para hallar la DOD hay que realizar la resta entre el perímetro de la arcada (espacio habitable) y el tamaño dentario. El apiñamiento se expresa con un número negativo. El exceso de espacio se expresa con un número positivo.

La determinación del tamaño dentario se realiza midiendo las anchuras de cada diente desde los puntos de contacto anatómicos desde mesial del primer molar.

Cuando la DOD arroje valores de déficit inferiores a 5 mm, el espacio para el alineamiento y la nivelación viene dado por todas o parte de las maniobras descritas anteriormente y por reducción interproximal del material dentario.

Cuando la DOD arroje valores de déficit de 6 o 7 mm es posible que sea necesaria la extracción. La decisión debe valorarse cuidadosamente a tenor de los factores anteriormente citados.

Cuando la discrepancia excede los 10 mm, normalmente, es necesaria la extracción.

Planificación de extracciones por déficit de espacio o como consecuencia de la planificación anteroposterior de los incisivos

Sea cual sea la maloclusión inicial, las extracciones de dos premolares superiores producen clase II molar y I canina; las extracciones de cuatro premolares (2 superiores y 2 inferiores) producen clase I molar y canina; las extracciones de dos premolares inferiores producen clase III molar y I canina. Este último protocolo es menos ortodoxo, ya que la interdigitación dentaria es más inestable a nivel posterior.

Para favorecer la mejor comprensión del cirujano de lo que supone el manejo ortodóncico de los espacios de extracción se exponen, de forma general, algunas ideas al respecto:

- El espacio que aporta la extracción de ambos premolares en una arcada es de unos 7 mm por lado.
- Cuando el incisivo no se desea cambiar de posición sagital, el caso es el contrario: es más apropiada la extracción del segundo premolar, ya que los 8 dientes anteriores funcionan como unidad de anclaje natural frente a los molares, que no tienen obstáculo anterior para mesializarse. A esto se le llama mínimo anclaje.
- Fuera de estos dos casos críticos, donde o todo es retrusión del frente anterior o todo es mesialización posterior porque no se desea mover el frente anterior, existen multitud de casos donde se requiere una moderada retrusión del frente anterior. En ellos se realizan cierres recíprocos, es decir, las tres unidades dentarias (una anterior y dos posteriores bilaterales) se mueven en el sentido del cierre.

Resumiendo, si se combinan estos tres aspectos (posición anteroposterior, torque y manejo del espacio en las arcadas) se pueden encontrar las siguientes situaciones:

Casos de protrusión del incisivo con respecto a la línea de referencia sagital. Su causa suele ser dentaria, ya que es prácticamente inexistente la protrusión esquelética del maxilar

En general, los grandes cambios sagitales del incisivo se producen mediante extracción de premolares.

Casos de retrusión del incisivo con respecto a la línea de referencia sagital

En casos de hipoplasia maxilar hay que valorar la influencia del torque incisivo superior en su posición anteroposterior. Un exceso de torque produce una vestibularización coronaria, que proyecta el incisivo, que hace que haga necesarias las extracciones de premolares para normalizar el incisivo con respecto a su base ósea.

Por esto, en la planificación de los casos quirúrgicos, las extracciones no se deciden solo en casos de apiñamiento.

Es importante señalar que la posición de ambos incisivos en el plano sagital debe respetar siempre los límites biológicos.

Es decir, la raíz dentaria debe estar siempre alojada en el hueso esponjoso sin invadir las corticales. Esto es especialmente importante para el incisivo inferior, que en muchas ocasiones se encuentra albergado en sínfisis estrechas.

Repercusión de los movimientos esqueléticos en la posición del incisivo

Hay que tener en cuenta la influencia de las rotaciones del complejo maxilomandibular en la posición facial del incisivo. Las rotaciones del complejo maxilomandibular en sentido horario harán que la inclinación del incisivo con respecto a un plano facial sagital sea más recta, mientras que las rotaciones antihorarias producirán una inclinación más pronunciada.

Coordinación transversal inicial cuando los modelos son llevados a normooclusión

Se realiza para diagnosticar la existencia de mordida cruzada y, por tanto, para comprobar si es necesario realizar procedimientos quirúrgicos de expansión maxilar:

- **Mordida cruzada absoluta.** En algunos casos, con o sin mordida cruzada, cuando los modelos son llevados a clase I canina, aparece mordida cruzada posterior. De aquí la necesidad de planificar cirugías segmentadas de maxilar o disyunciones quirúrgicas de maxilar.
- **Mordida cruzada relativa.** Por el contrario, en otros casos con mordida cruzada inicial, cuando los modelos son llevados a clase I canina, desaparece la mordida cruzada. No es necesario, por tanto, realizar ningún tipo de expansión maxilar.

Cuando se menciona la expansión dental, se hace referencia, en realidad, al hecho de enderezar los dientes en sentido bucolingual.

Existen dos procedimientos quirúrgicos que amplían transversalmente la arcada:

- Le Fort I segmentado: corrección en un solo tiempo quirúrgico las discrepancias del paciente. Normalmente, se resuelven discrepancias transversas de 6-8 mm en la zona posterior con este tipo de técnica; tiene la ventaja de que el paciente solo se somete a una intervención quirúrgica.
- Disyunción rápida asistida quirúrgicamente (SARPE). Está indicada cuando ese necesario:
  - Incrementar el perímetro de la arcada superior y corregir la mordida cruzada cuando es una única cirugía.
  - Ensanchar el maxilar como intervención preliminar, cuando se va a planificar una segunda cirugía ortognática en la que se requiere una expansión mayor de 6-7 mm. Una vez realizada, y pasado un período de unos 6 meses, el paciente se someterá a la cirugía ortognática definitiva, donde se corregirán las discrepancias vertica-

les y sagitales maxilomandibulares, y las transversales mandibulares.

Al planificar una SARPE no se debe olvidar nunca la arcada inferior, que es la que determina la cantidad de expansión que hay que realizar.

Valoración de líneas medias

- Línea media facial con respecto a la línea media dental superior.
- Línea media facial con respecto al centro del mentón.
- Línea media dentaria inferior con respecto al centro del mentón.

La línea media dental superior debe ser evaluada con respecto a la línea media facial y el bermellón. Existen desviaciones de la línea media dental superior con respecto a la línea media facial de causa esquelética y/o dentaria. La desviación de causa esquelética puede deberse al canteo del plano oclusal superior o a rotaciones de maxilar. Las desviaciones de la línea media dental superior suelen ser, frecuentemente, consecuencia de problemas dentarios, apiñamientos o pérdidas asimétricas de dientes.

La línea media dental superior tiene un claro impacto en la estética facial. Una desviación mayor de 1 mm es ya evidente visualmente.

Incluso, a pesar de existir laterognacia, la línea media dental inferior debe ser coincidente con ese mentón simétrico, pero desviado. Cuando no se realiza la corrección, la laterognacia no se puede resolver adecuadamente y el cirujano se puede ver obligado a realizar una mentoplastia solo para centrar el mentón.

Valoración de la simetría de los caninos en la arcada

En relación con la simetría anterior de la arcada, y en consonancia con la coherencia de las líneas medias, hay que señalar la importancia del posicionamiento anteroposterior simétrico en caninos.

Curva de Spee

Consideraciones generales:

- En casos de mordida abierta: preparación ortodóncica en uno o dos planos superiores.
- En casos de clase II: preparación ortodóncica con aplanamiento o normalización de la curva inferior según la verticalidad del paciente.

OBJETIVOS DE LA ORTODONCIA PREQUIRÚRGICA

Una vez que se han establecido los objetivos de la planificación del caso, el tratamiento de ortodoncia debe ir encaminado a facilitar su cumplimiento. En la rutina del tratamiento orto-dóncico prequirúrgico habrá que controlar los siguientes puntos:

1. Alineamiento.
2. Cierre de espacios.
3. Nivelación de la curva de Spee.
4. Nivelación de la curva de Wilson.
5. Nivelación de los rebordes marginales.
6. Coordinación de las arcadas.
7. Paralelización de las raíces.

Alineamiento

Este apartado hace referencia a la vigilancia de los objetivos de posicionamiento incisal, líneas medias dentales en relación con las bases óseas y simetría de las arcadas a nivel de los caninos.

Cierre de espacios

Hay que tener en cuenta no perder la referencia del torque deseado. La mecánica ortodóncica debe imposibilitar la pér-dida de torque incisivo si ese es el objetivo en la planificación.

Nivelación de la curva de Spee

La ortodoncia debe respetar la curva fisiológica y, por tanto, el objetivo es conseguir una curva leve. La magnitud de la curva está relacionada con la sobremordida y la exposición de los incisivos.

Curva de Spee superior

Debe ser plana o fisiológica, salvo en casos de mordida abierta, en los que se observa la existencia de dos planos en la arcada.

Ante la existencia de dos planos, la preparación ortodóncica clásica segmenta los arcos en tres porciones: dos laterales, desde los molares al canino o primer premolar, y un sector anterior. La segmentación maxilar nivelará los segmentos óseos.

Curva de Spee inferior

Se debe corregir hasta su forma fisiológica o aplanada en todos los casos, con la excepción de las clases II, en las que se desee aumentar el tercio inferior facial. La curva de Spee no se aplana a costa de intruir los incisivos, sino de extruir los mola-res y premolares.

Nivelación de la curva de Wilson

La curva de Wilson es de vital importancia para la estabilidad transversal de la oclusión posquirúrgica. Se define tanto en la arcada superior como en la inferior en el plano frontal y se forma trazando una línea imaginaria por las cúspides bucales y linguales de los molares de un lado, hacia las cúspides lin-guales y bucales del molar contralateral. La curva de Wilson debe ser aplanada tanto en la arcada superior como en la inferior.

Curva de Wilson superior

Cuando las cúspides linguales o palatinas de los molares son más altas que las bucales, indican que el molar se encuentra inclinado hacia vestibular, es decir, en una posición muy ines-table en el hueso. Con posterioridad a la cirugía, la aparente buena coordinación transversal se convertirá en una mordida posterior borde a borde o cruzada completa de uno o varios dientes, con la consiguiente apertura de la mordida. Este pro-blema es enteramente ortodóncico.

Curva de Wilson inferior

Igualmente, en la arcada inferior es obligatoria la corrección de la curva de Wilson si fuese exagerada por compresión dentoalveolar. De esta forma, nos aseguramos de la verdadera dimensión del problema transversal superior.

Nivelación de los rebordes marginales

La vigilancia de los rebordes marginales está relacionada con la nivelación y el alineamiento dentario, y se refiere básica-mente a los dientes posteriores.

Todas las crestas marginales deben estar niveladas unas con otras para que, en la interdigitación dentaria, no se produzcan contactos prematuros que levanten la oclusión.

Esto se produce por errores en el posicionamiento de los *brackets*; por tanto, hay que cuidar con especial atención este aspecto.

Coordinación de las arcadas

Este punto no es más que la consecuencia del cumplimiento ortodóncico de lo anteriormente descrito. El ortodoncista debe ir valorando a lo largo de su preparación que las arcadas van siendo coordinadas a tenor de las consideraciones que se han ido describiendo.

SECUENCIA DE ACTUACIÓN CLÍNICA

Tratamiento ortodóncico prequirúrgico

Cualquier técnica ortodóncica es válida mientras se cumplan los objetivos establecidos en la planificación.

Cementado de Brackets. Los puntos que se detallan son opcionales y dependen de cada ortodoncista. El objetivo que debe primar es la resistencia y la seguridad del aparato, ya que sufrirá mayor estrés durante el acto quirúrgico:

- Es preferible el bracket metálico por su mayor resistencia.
- En premolares y caninos son preferibles los brackets con gancho (*hook*) para evitar, posteriormente, los ganchos quirúrgicos (opcional).
- El cementado de brackets de incisivos debe ser 0,5-1 mm más apical que lo habitual para favorecer una buena sobremordida.
- Bandas en molares hasta los segundos molares incluidos (actualmente, también se puede optar por tubos de molares, aunque pueden ser más propensos al descementado durante el tratamiento ortodóncico y durante la intervención quirúrgica. Una buena solución es colocar bandas en segundos molares y tubos en primeros molares).

Secuencia de arcos. Como en el apartado anterior, se hace hincapié en la naturaleza general de lo que se explica, ya que depende en sus detalles de cada ortodoncista.

- Arcos redondos para alinear y nivelar.
- Arcos rectangulares «no rígidos» para la introducción del torque.
- Toma de registros intermedios:
  - Modelos dentarios para la valoración de la coordinación de las arcadas y las imperfecciones en el cementado de brackets detectables en las coronas dentarias.
  - Ortopantomografía/CBCT para la valoración de las posiciones radiculares. Mediante ortopantomografía se valoran defectos en la inclinación mesiodistal de las raíces. Mediante CBCT se valora con precisión la posición tridimensional de las raíces (**Fig. 57-2**).

- Arcos rectangulares de acero de la mayor sección, según la prescripción utilizada, para el asentamiento definitivo (o estabilización) de los dientes en su arcada respectiva. Deberán estar colocados de forma óptima, al menos, 2 meses antes de la cirugía, para que no existan imprecisiones o movimientos de última hora.

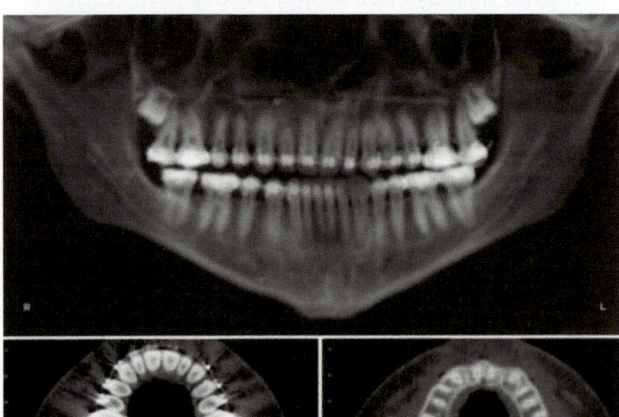

Figura 57-2. Imagen superior: reconstrucción panorámica extraída de un estudio CBCT en el que podemos evaluar el paralelismo de la raíces. Imágenes inferiores: cortes transversales de mandíbula y maxilar, donde podemos observar el correcto alineamiento de raíces, así como la relación de las mismas respecto a las tablas corticales que las alojan.

Toma de modelos. Valoración de la interdigitación dentaria en posición final. Una vez llegado a este punto, se puede optimizar aún más la interdigitación, realizando mínimos tallados oclusales. Es indeseable realizar tallados oclusales como consecuencia de una ortodoncia imperfecta.

En caso de realizarse cirugía maxilar segmentada es importantísimo realizar los llamados **modelos de viabilidad**, es decir, reproducir en el modelo superior la cirugía maxilar, para comprobar que todo se encuentra según lo programado. El modelo superior se segmenta y se fusionan sus partes para que interdigiten con la arcada inferior.

Colocación de los auxiliares. Con proximidad a la fecha de la intervención quirúrgica ayudarán al cirujano a la colocación de las férulas intraoperatorias. Estos pueden ser ganchos ajustables al arco o ligaduras de Kobayashi.

En casos de segmentación del maxilar:

- Si la preparación ortodóncica ha sido en dos planos, la cirugía nivelará los fragmentos óseos. En la intervención, con el reposicionamiento y fijación del maxilar, se realiza una ligadura metálica entre los dientes adyacentes a la osteotomía. También se puede utilizar composite para la ferulización de los fragmentos a nivel dentario (**Fig. 57-3**).
- Si la preparación es en un plano, pero es necesaria la segmentación, el arco se corta en quirófano y los fragmentos se ferulizan, siguiendo las instrucciones anteriores.

Tratamiento ortodóncico posquirúrgico

Los datos que se aportan a continuación se refieren, en general, a los procedimientos quirúrgicos más frecuentes, es decir, reposicionamiento maxilar, segmentado o no, y osteotomía sagital mandibular, utilizando en ellos fijación rígida.

El uso de férula final está condicionado al criterio de cada equipo, ya que existen diversas opiniones al respecto. Su uso presenta la ventaja de aportar una guía a la oclusión del paciente. Se mantiene hasta que se puede comenzar la orto-

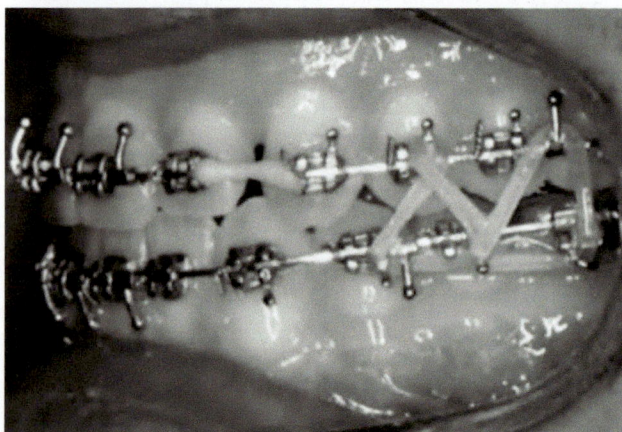

Figura 57-3. Ejemplo de situación posquirúrgica donde los segmentos dentarios se han ferulizado con composite para proporcionar rigidez a los fragmentos.

doncia posquirúrgica (4-8 semanas). Esta puede continuarse, dependiendo del criterio del cirujano sobre la estabilidad de los fragmentos óseos y del grado de movilidad mandibular que haya recuperado el paciente. Normalmente, se trata de un período de 4 semanas después de la intervención. Si la cirugía comprende un maxilar segmentado, el período se amplía hasta 6-8 semanas.

La fijación intermaxilar puede ser retirada por el cirujano en la misma intervención o en un período de 7 días después de la misma. Una vez retirada, comienza la rehabilitación funcional mediante la apertura voluntaria de la boca. Se acompaña este período de elásticos suaves, cuyo objetivo no es otro que guiar la mandíbula a oclusión.

Una o dos semanas después de la intervención, el paciente debe rehabilitarse con ejercicios pasivos, realizando aperturas indoloras y movimientos laterales y protrusivos suaves.

Si la apertura a las 2 semanas es cómoda en torno a los 20 mm, se continúa con el mismo protocolo de rehabilitación. A las 4 semanas deberá encontrarse en 30 mm. A partir de este punto, se pueden realizar ejercicios de isometría. A las 8 semanas, la apertura debe encontrarse en 40 mm o más.

Si a las 2 semanas, la apertura es dolorosa o menor de lo esperado, se debe encaminar al paciente a realizar un tratamiento fisioterápico especializado.

En cuanto al uso de los elásticos, siempre suaves, debe ir encaminado a ayudar al paciente a encontrar su oclusión, no a camuflar un error de fijación ósea intraoperatoria. Por eso, en cuanto el paciente demuestra que ocluye con facilidad con o sin férula, los elásticos pueden retirarse.

Los diseños pueden ser variados, pero son frecuentes los elásticos triangulares anteriores (canino superior a canino inferior y premolar) o los elásticos posteriores en caja. Durante la primera semana postoperatoria, los elásticos suaves pueden mantenerse 24 horas, menos para realizar los movimientos de apertura voluntaria. Posteriormente, a las 2 semanas, pueden retirarse durante 2-3 horas (normalmente, durante las comidas). Después de 3-4 semanas, puede retirarlas durante el día.

Pasado el período de 4-8 semanas, siempre dependiendo de los casos, la ortodoncia puede reanudarse. Se retira la férula final, en caso de haberla utilizado, y el arco de estabilización quirúrgica. Ambos procedimientos deben realizarse a la par, ya que, al retirar la férula, cabe la posibilidad de que aparezcan contactos prematuros que obliguen al paciente a buscar otra oclusión y, por tanto, a alejarse de la posición condílea estable conseguida tras la intervención. Se colocan arcos rectangulares de gran sección, pero de materiales flexibles.

OTRAS CONSIDERACIONES CLÍNICAS

Terceros molares

Inferiores

- Si están incluidos:
  – Si se planifica una osteotomía sagital mandibular, deben ser exodonciados 6 meses antes de la cirugía,

para evitar una posible mala fractura durante la osteotomía mandibular.
  – Si se planifica una osteotomía vertical, la decisión es más ortodóncica que quirúrgica.

- Si están erupcionados: la decisión es ortodóncica, dependiendo de cada caso.

Superiores

- Si están incluidos, no es obligatoria su exodoncia a menos que se encuentren en una posición que comprometa el segundo molar, o que se vaya a realizar una impactación del maxilar. Además, pueden ser exodonciados durante la cirugía maxilar.
- Si están erupcionados, la decisión es ortodóncica.

Pacientes con dolor miofascial y/o artritis

El manejo del paciente con dolor de esta índole requiere de un tratamiento más complejo y, en la mayoría de los casos, multidisciplinar. Es de vital importancia realizar un diagnóstico exacto de su patología y un tratamiento que le acompañe a lo largo del proceso ortodóncico-quirúrgico.

USO DE ORTODONCIA INVISIBLE

En la actualidad, los pacientes, tanto adolescentes como adultos, son cada vez más demandantes a nivel estético. Esto también afecta en el ámbito de la ortodoncia, reclamando sistemas más estéticos, ya que la aparatología *multibracket* resulta poco atractiva.

Una alternativa a la ortodoncia tradicional es el uso de alineadores invisibles removibles. Estos alineadores se configuran en 3D con un software que nos permite determinar el objetivo del tratamiento diseñado en modelos de arcadas virtuales (**Fig. 57-4**). Cada fase tiene un periodo de tiempo de dos semanas y cuenta con férulas individuales (alineadores) que el paciente debe llevar durante 22 horas al día.

Los distintos alineadores removibles transparentes son muy cómodos para el paciente, ya que permiten realizar una buena higiene bucal, mejorando la salud periodontal, y ofrecen una apariencia estética satisfactoria, de modo que presentan bastantes menos inconvenientes que la aparatología fija convencional. Con estos sistemas se minimizan o incluso se descartan por completo los posibles efectos adversos de la aparatología multibracket, como las lesiones de manchas blancas o las descalcificaciones, caries, abrasiones del esmalte por contacto con los brackets, las lesiones del esmalte al retirar estos y los riesgos periodontales.

El tratamiento con ortodoncia invisible facilita las revisiones periodontales, al no tener brackets, bandas, arcos ni alambres. Los pacientes experimentan menos dolor, al cambiar de alineador en comparación con el cambio de arco. Hay estudios que demuestran que la ortodoncia prequirúrgica afecta a la calidad de vida, empeorándola.

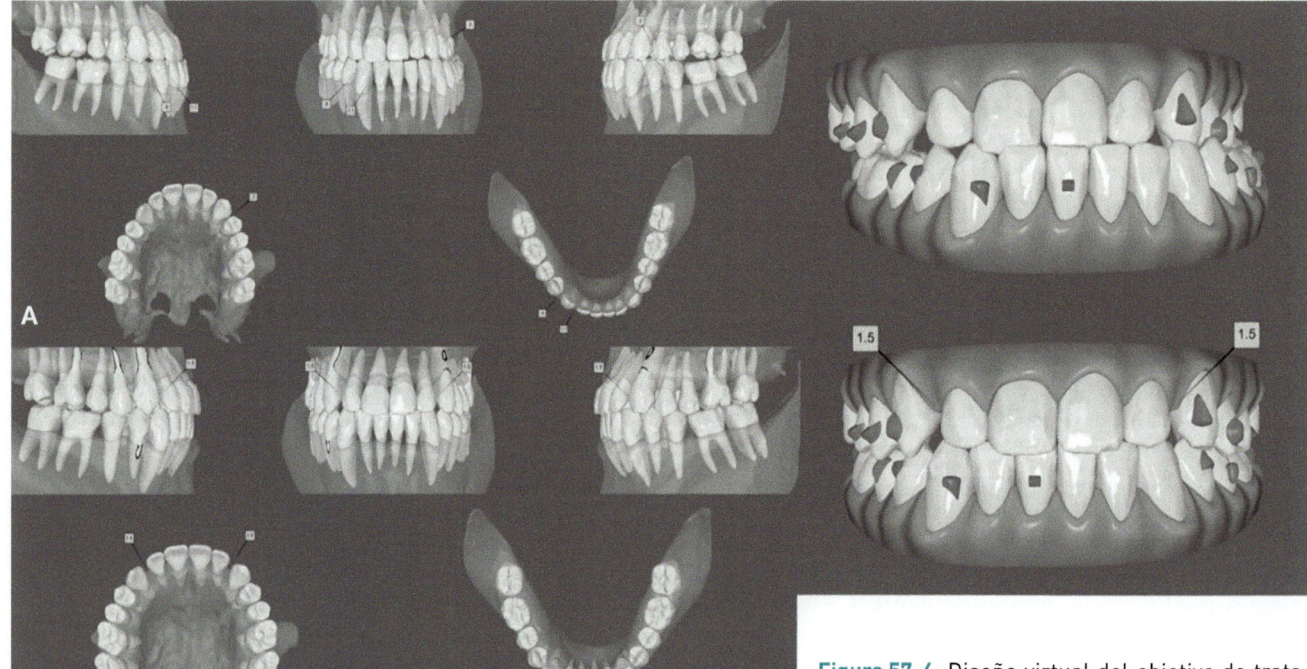

Figura 57-4. Diseño virtual del objetivo de tratamiento con alineadores trasparentes: **A.** Inicio de tratamiento. **B.** Final de tratamiento.

El objetivo terapéutico con los alineadores invisibles es predecible y planificable gracias a la tecnología computarizada, ya que se aplican fuerzas suaves e intermitentes que evitan movimientos de vaivén y, por tanto, la reabsorción radicular.

No obstante, el tratamiento con ortodoncia invisible tiene algunas desventajas, como que el éxito depende en gran medida de la colaboración del paciente, ya que las férulas son removibles. Al comienzo del tratamiento puede haber una leve afectación del habla, aunque suele desaparecer después de unos días. Además, ciertos movimientos dentales no pueden lograrse solo con esta técnica.

Esta indicado su uso desde apiñamientos leves hasta casos complejos, como extracciones, mordidas abiertas y profundas, clases II y III dentales e, incluso, disfunciones craneomandibulares. Además, puede integrarse tanto en tratamientos ortodóncicos independientes como en combinación con intervenciones quirúrgicas o protésicas. La planificación del tratamiento, incluida la ubicación y diseño de los elementos de anclaje o ataches, se realiza a través del software, garantizando un enfoque personalizado y óptimo.

Estos sistemas presentan limitaciones que requieren la combinación con otros métodos ortodóncicos para abordar movimientos dentales específicos. Por ejemplo, la mesialización de molares superior a 1,5 mm, el enderezamiento de molares inclinados y el torque absoluto son algunos de estos movimientos que no pueden lograrse únicamente con alineadores. Para estos casos, es necesario emplear una aparatología *multibracket* parcial, que, a menudo, se combina con métodos de anclaje esquelético, como minitornillos, para garantizar un tratamiento eficaz y completo.

 PUNTOS CLAVE

- La cirugía ortognática busca conseguir la armonía facial y oclusal, tomando como referencia las características de una oclusión normal-ideal definidas por Angle y Andrews. Estas características incluyen correcta relación molar, angulación e inclinación coronal, ausencia de rotaciones y diastemas, y una curva de Spee adecuada, con una interdigitación dentaria sin mordidas cruzadas y medidas específicas de sobremordida y resalte incisivo.
- La ortodoncia quirúrgica se enfoca en la correcta posición incisal, clave en la planificación y armonía facial del paciente. La posición anteroposterior y el torque del incisivo superior, determinados por valores cefalométricos, son fundamentales para definir los movimientos esqueléticos y de tejidos blandos necesarios, considerando también el espacio en las arcadas.
- La preparación ortodóncica debe mantener una curva de Wilson natural o plana, respetando las posiciones fisiológicas de los dientes en el hueso. Cuando existe compromiso transversal esquelético, es necesaria la segmentación maxilar e inadecuada la expansión dentaria. La observación de la coordinación de las arcadas en este aspecto es fundamental.
- El tratamiento de ortodoncia prequirúrgico debe centrarse en facilitar el cumplimiento de los objetivos planificados, controlando aspectos clave, como alineamiento, cierre de espacios, nivelación de las curvas de Spee y Wilson, nivelación de los rebordes marginales, coordinación de las arcadas y paralelización de las raíces.
- La creciente demanda estética ha impulsado el uso de alineadores invisibles removibles como alternativa a la ortodoncia tradicional con brackets, ofreciendo una opción más atractiva y cómoda que facilita una mejor higiene bucal y minimiza los efectos adversos de la aparatología fija.

BIBLIOGRAFÍA

Ackerman JL, Profit WR. Rating the characteristics of malocclusion: a systematic approach for planning treatment. Am J Orthod. 1973;64(3):253-69.

Andrews LF. The six keys to normal occlusion. Am J Orthod. 1972;62:296-309.

Angle EH. Classification of malocclusion. Dental Cosmos. 1899;41:248-64;350-7.

Arnett GW, Jelic JS, Kim J, et al. Soft tissue cephalometric analysis: Diagnostic and treatment planning of dentofacial deformity. Am J Orthod Orthop. 1999;116(3): 239-53.

Jacobs JD, Bell WH, Williams CE, et al. Control of the transverse dimension with surgery and orthodontics. Am J Orthod. 1980;77(3):284-306.

Lee SJ, Kim TW, Nahm DS. Transverse implications of maxillary premolar extraction in class III presurgical orthodontic treatment. Am J Orthod Orthop. 2006;129:740-8.

de Leyva P, Eslava JM, Hernández-Alfaro F, et al. Cirugía ortognática y alineadores transparentes. Comparación de la salud periodontal y la calidad de vida en ortodoncia postquirúrgica con alineadores versus brackets: ensayo clínico aleatorizado. Med Oral Patol Oral Cir Bucal Ed Esp. 2023 Nov;28(5):355-63.

Peck JL, Sameshima GT, Miller A, et al. Mesiodistal root angulation using panoramic and cone beam CT. Angle Orthodontist. 2007;77(2):206-13.

Proffit WR, White RP, Sarver DM. Contemporary treatment of dentofacial deformity. St Louis: Mosby; 2003.

Sáez Martínez C, García Sanz V, Vela Hernández A, et al. Clase III esquelética y desviación mandibular tratada con alineadores transparentes y cirugía ortognática temprana. Caso clínico. Rev Soc Esp Ortod Ortop Dentofac. 2022 Jul 1;60(3) 11.

Tachiki C, Nishii Y, Takaki T, et al. Condition-specific Quality of Life Assessment at Each Stage of Class III Surgical Orthodontic Treatment -A Prospective Study. Bull Tokyo Dent Coll. 2018;59:1-14.

 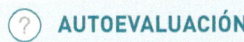

Cirugía ortognática (III): técnica quirúrgica

58

R. Camacho Leone, O. de la Sen Corcuera y M. de Pedro Marina

 OBJETIVOS

- Conocer las técnicas más usadas en cirugía ortognática.
- Repasar los tiempos quirúrgicos y sistematizar los pasos a seguir.
- Conocer las posibles complicaciones.

INTRODUCCIÓN

Historia de la cirugía ortognática

Orígenes:

- Las intervenciones en los huesos maxilares y mandibulares se remontan a la antigua India (siglo VIII d.C.).
- En la Europa medieval ya se realizaban procedimientos rudimentarios para corregir deformidades faciales.

Siglo XIX:

- ***Inicios experimentales:*** los primeros intentos de cirugía ortognática comenzaron en el siglo XIX, con cirujanos, como Simon P. Hullihen en Estados Unidos, considerado uno de los pioneros en cirugía maxilofacial. Realizó uno de los primeros procedimientos correctivos de mandíbula en 1849.

Principios del Siglo XX:

- ***Desarrollo de técnicas básicas:*** durante las primeras décadas del siglo XX, la cirugía ortognática empezó a tomar forma. Sir Harold Gillies y Sir Archibald McIndoe, cirujanos plásticos británicos, desarrollaron técnicas reconstructivas durante la Primera Guerra Mundial que influyeron en la cirugía ortognática.
- ***Osteotomía mandibular:*** en 1921, Blair introdujo la osteotomía mandibular para corregir deformidades faciales, lo que fue un hito significativo en la evolución de estas técnicas.

Mitad del Siglo XX:

- ***Progresos significativos:*** durante las décadas de 1940 y 1950, la cirugía ortognática avanzó con la introducción

de la osteotomía sagital bilateral del cuerpo mandibular, desarrollada por Hugo Obwegeser, un cirujano austríaco. Esta técnica revolucionó el campo, permitiendo un mejor acceso y corrección de deformidades mandibulares.

- ***Avances en anestesia y antibióticos:*** los avances en anestesia y el uso de antibióticos mejoraron significativamente la seguridad y el éxito de las cirugías.

Finales del Siglo XX:

- ***Tecnología y planificación avanzada:*** en las décadas de 1970 y 1980, la introducción de la planificación quirúrgica precisa (mediante modelos de yeso) y de la simulación quirúrgica mejoraron los resultados. La colaboración estrecha entre cirujanos maxilofaciales y ortodoncistas se convirtió en un estándar de tratamiento.
- ***Fijación interna rígida:*** la adopción de la fijación interna rígida con placas y tornillos mejoró la estabilidad postoperatoria y redujo la necesidad de fijación intermaxilar prolongada.

Siglo XXI:

- ***Planificación virtual y cirugía guiada por ordenador:*** la revolución digital ha llevado a la incorporación de tecnologías de planificación virtual y cirugía guiada por computadora, permitiendo una mayor precisión y personalización de los procedimientos.
- ***Técnicas mínimamente invasivas:*** el desarrollo de técnicas mínimamente invasivas ha mejorado la recuperación postoperatoria y reducido las complicaciones.

Hoy en día, la cirugía ortognática es una disciplina muy especializada, que combina avances tecnológicos y una profunda comprensión anatómica, para corregir deformidades dentofaciales y mejorar la funcionalidad y estética facial.

Objetivos principales de la cirugía ortognática

1. *Corrección de la maloclusión:* alinear correctamente los dientes y los maxilares para mejorar la oclusión y la funcionalidad dental.
2. *Mejorar la estética facial:* ajustar la posición de los huesos faciales para lograr una apariencia más equilibrada y armónica.
3. *Corrección de problemas funcionales:* solucionar problemas funcionales relacionados con la masticación, el habla y la respiración, que no pueden ser corregidos únicamente con ortodoncia.
4. *Tratamiento de trastornos de la articulación temporomandibular* (ATM): aliviar el dolor y los problemas relacionados con la ATM mediante la realineación de los maxilares.

Indicaciones resumidas de la cirugía ortognática

1. *Maloclusiones graves:*
   - Clase II (Retrognatismo mandibular).
   - Clase III (Prognatismo mandibular o hipoplasia maxilar).
   - Mordida abierta.
   - Mordida cruzada.

2. *Asimetría facial/estética facial:*
   - Desviaciones significativas en la simetría de la cara / Mejora de la estética facial.

3. *Problemas funcionales:*
   - Dificultad en la masticación.
   - Problemas respiratorios, incluyendo el síndrome de apnea obstructiva del sueño.

4. *Disfunción de la articulación temporomandibular (ATM):*
   - Dolor y disfunción en la articulación temporomandibular causada por una mala posición de los huesos maxilares y mandibulares.

5. *Deformidades congénitas o adquiridas:*
   - Anomalías faciales congénitas.
   - Deformidades resultantes de traumatismos faciales, tumores o enfermedades.

Consideraciones generales

Elección de la edad del paciente

Aunque la decisión de que el/la paciente sea susceptible de cirugía se debe tomar antes de comenzar el tratamiento ortodóntico, la discutiremos en este punto. La edad promedio en la cual las mujeres terminan su crecimiento es alrededor de los 16 años, mientras que en los varones es, aproximadamente, a los 18 años. Según Riolo et al., las mujeres alcanzan el 90 % de su crecimiento mandibular a los 9 años

y el 98 %, a los 15 años; en contraste, los varones completan solo el 84 % de su crecimiento mandibular a los 9 años y el 98 %, a los 19 años. Es importante considerar que la edad esquelética puede diferir de la cronológica y esta se determina mediante el análisis de radiografías del carpo o telerradiografías comparativas realizadas en intervalos de 6 a 9 meses.

En general, la mayoría de los autores están de acuerdo en que la cirugía ortognática debería realizarse cuando el paciente ha terminado su crecimiento. Sin embargo, el manejo óptimo de estas deformidades durante el crecimiento es controvertido por varias razones. Primero, algunos pacientes en edad de crecimiento con deformidades dentofaciales muestran un crecimiento proporcional entre la mandíbula y el maxilar, mientras que otros no, presentando una desproporción que empeora progresivamente su deformidad. Ante esto, es necesario considerar dos aspectos: por un lado, retrasar el tratamiento quirúrgico hasta el final del crecimiento puede causar daño a la autoimagen del paciente y afectar a factores psicosociales, además de empeorar problemas, como el dolor, el habla, la vía aérea, la oclusión, la estética, la salud de la ATM y la función masticatoria. Por otro lado, realizar esta cirugía de manera precoz puede afectar el crecimiento facial y al desarrollo dentofacial posterior. Además, en pacientes con crecimiento facial excesivo, el crecimiento normal después de la cirugía puede provocar una recidiva. Sin embargo, en casos de grandes síndromes faciales, como Treacher-Collins, Franceschetti, Apert, Crouzon, fisuras labiopalatinas o en la anquilosis de ATM, se requiere una corrección temprana, por lo que es aconsejable tratarlos durante el período de crecimiento, constituyendo una excepción a esta regla.

Evaluación psicológica-social

Al igual que el punto anterior, este aspecto debe evaluarse antes de considerar a un paciente como candidato para la corrección dentoesquelética mediante cirugía ortognática. Es crucial tener en cuenta el perfil psicológico y social del paciente, ya que el tratamiento implica largos períodos de terapia ortodóntica, seguidos de cirugía invasiva. Además, dado que la mayoría de los pacientes son jóvenes, es esencial identificar a aquellos que podrían no seguir las indicaciones médicas para evitar resultados insatisfactorios.

Se recomienda proporcionar al paciente una hoja informativa que explique su deformidad, el tratamiento ortodóncico necesario, los detalles de la cirugía, los cuidados posquirúrgicos y las posibles complicaciones. Según diversos autores, entre el 8 y el 10 % de los pacientes pueden experimentar reacciones psicológicas negativas después de la cirugía, independientemente del resultado quirúrgico. Estas reacciones se dividen en dos grandes grupos: 1) pacientes con deformidades adquiridas tras traumatismos o cirugía previa y 2) pacientes con motivaciones externas o sociales negativas que esperan mejorar su situación a través de un cambio en su apariencia tras la cirugía. Creemos que es aconsejable excluir a estos dos grupos del protocolo de tratamiento.

Evaluación general y dental

La ortodoncia prequirúrgica, la intervención quirúrgica y, especialmente, el período postoperatorio, pueden constituir una agresión significativa para la salud bucodental del paciente. No es raro que los pacientes experimenten problemas, como pérdida de inserción gingival, pigmentaciones causadas por alimentos o *brackets* y aparición de caries. Por ello, es imprescindible realizar una evaluación dental completa antes de iniciar el tratamiento ortodóntico y en el período prequirúrgico. Esta evaluación debe incluir periodontograma, estudio periapical, restauración de caries, tratamiento de lesiones periapicales, extracción de terceros molares y educación en higiene dental. Una vez finalizado el tratamiento ortodóntico, se debe realizar una reevaluación y, si es necesario, un tratamiento periodontal, además de reforzar los hábitos de higiene dental.

En cuanto a la extracción de terceros molares, se recomienda realizarla entre 6 y 8 meses antes de la cirugía, con el fin de favorecer la neoformación ósea en el área dental y proporcionar mayor estabilidad intraoperatoria entre los fragmentos óseos.

Finalmente, es crucial esperar un tiempo prudencial entre la finalización de la ortodoncia y la intervención quirúrgica para asegurar la estabilidad de las raíces respecto a su base apical. Esto garantiza que las férulas quirúrgicas confeccionadas sean precisas en relación con la posición de los dientes en el quirófano. Este período de espera varía según la agresividad de los movimientos dentarios realizados y la salud periodontal del paciente, pero, generalmente, se considera que la intervención es más segura si ha transcurrido aproximadamente un mes desde la última activación del arco y los brackets.

Consentimiento informado

Se debe proporcionar una hoja informativa para cada tipo de cirugía, detallando los riesgos y las posibles complicaciones asociadas. Debe haber una hoja específica para el tratamiento ortodóntico y otra para la cirugía. Las tendencias legales actuales sugieren que se debe destacar la probabilidad de que estas complicaciones ocurran, basándose en la bibliografía reciente. Estos porcentajes deben incluirse en la hoja, la cual debe ser firmada por el paciente o por los padres o tutores, en caso de que sea menor de edad.

Según la jurisprudencia existente, la información verbal proporcionada al paciente es más importante que su propia firma. Todos estos datos deben ser revisados e incluso redactados en un consentimiento personalizado en casos especiales, por cada uno de los especialistas que traten a estos pacientes (cirujano maxilofacial y ortodoncista). El objetivo es identificar a los pacientes con alto riesgo quirúrgico.

SISTEMÁTICA QUIRÚRGICA

A continuación, se presentan los pasos básicos a seguir durante la intervención quirúrgica, que se detallarán a lo largo del capítulo. En los casos de cirugía bimaxilar, si decidiéramos primero realizar los ajustes en la maxila y luego en la mandíbula, de manera resumida seguiríamos estos pasos:

1. **Medición inicial.** Medir la distancia desde el arco o los brackets a un punto fijo, como la glabela o los cantos oculares internos, para establecer una referencia de la dimensión vertical maxilar. Realizar tallados oclusales si es necesario.
2. **Abordaje y osteotomías maxilares.** Proceder con el acceso quirúrgico y los cortes en el hueso maxilar.
3. **Fijación de la férula intermedia.** Sujetar la férula intermedia a la mandíbula y al maxilar con alambres de acero, creando un complejo maxila-férula intermedia-mandíbula articulado en el cóndilo.
4. **Posicionamiento maxilar definitivo.** Ajustar la maxila en su posición final, siguiendo el movimiento planificado en la cirugía de modelos, usando las mediciones realizadas en el paso 1. Ambos cóndilos deben estar en la fosa glenoidea en relación céntrica.
5. **Osteosíntesis maxilar.** Fijar el maxilar en su posición final.
6. **Liberación y comprobación.** Soltar los alambres y verificar la congruencia del maxilar con la férula intermedia, asegurándose de que las cúspides superiores se alinean correctamente durante los movimientos de apertura y cierre.
7. **Retirada de la férula intermedia.** Quitar la férula intermedia de manera definitiva.
8. **Abordaje y osteotomía mandibular.** Proceder con el acceso quirúrgico y los cortes bilaterales en la mandíbula.
9. **Fijación del complejo mandibular** Sujetar el complejo maxila-férula final-fragmento distal mandibular con alambres de acero.
10. **Posicionamiento y osteosíntesis.** Posicionamiento del fragmento proximal y osteosíntesis con miniplacas, asegurando una posición condilar correcta.
11. **Liberación y comprobación final.** Soltar la mandíbula del complejo maxila-férula final y verificar la congruencia de las cúspides inferiores con la férula final.
12. **Cierre quirúrgico.** Cerrar el abordaje maxilar, usando técnicas de cincha nasal y "V-Y" mucoso, en casos necesarios. Cerrar el abordaje mandibular con suturas simples.
13. **Reevaluación estética.** Evaluar el perfil estético y realizar una mentoplastia si estaba planificada.
14. **Postoperatorio.** Aplicar un vendaje compresivo de las partes blandas con cinta adhesiva para contrarrestar el edema posquirúrgico.

Técnica de mandíbula primero

Desde la década de 1990, algunas escuelas de cirugía de todo el mundo, lideradas por Larry Wolford, comenzaron a realizar cirugías bimaxilares, empezando por la mandíbula y luego el maxilar.

Este orden de operaciones tiene como beneficio facilitar la corrección de posibles errores de planificación. La principal ventaja es que la osteotomía mandibular puede "absorber" errores en los registros de relación céntrica. Algunos errores, como los cóndilos fuera de la fosa, se transmiten al maxilar mediante la férula intermedia. Después de la osteotomía de Le Fort, los cóndilos tienden a asentarse en una posición diferente a la registrada, lo que cambia la posición tridimensional del maxilar. Al operar primero la mandíbula, estos errores se "ocultan" en la osteotomía mandibular: los cóndilos se ajustan durante el posicionamiento y la arcada inferior se fija al maxilar, dejando el error como un espacio interfragmentario en la mandíbula. En otras palabras, los errores de planificación resultan en una posición tridimensional incorrecta del complejo maxilomandibular, pero si se opera primero la mandíbula, este error se camufla sin afectar la posición final de las arcadas.

Otra ventaja de operar primero la mandíbula es que se utiliza el maxilar superior, una estructura fija, como referencia para fijar la férula intermedia, lo que reduce significativamente los errores de posicionamiento. En cambio, si se realiza primero la osteotomía del maxilar, la férula se apoya en la mandíbula, que es móvil y debe fijarse en una posición específica, aumentando el riesgo de errores.

Como desventaja se incluye que si se realiza un *Bad Split*, puede obligar a detener el procedimiento y la necesidad de repararse en un segundo tiempo quirúrgico.

CIRUGÍA DEL MAXILAR: LE FORT I

Osteotomía maxilar: indicaciones y movimientos

La osteotomía maxilar está indicada en pacientes que, tras un estudio de planificación, requieren ajustes en el plano maxilar. Estos ajustes pueden incluir ocultar molares excesivamente expuestos, proyectar el área malar y paranasal, ocultar o exponer el frente anterior, o centrar la línea media maxilar. Los movimientos posibles en una osteotomía maxilar son:

- **Impactación/descenso posterior/anterior:** para realizar rotaciones del plano en sentido horario o antihorario (dimensión vertical).
- **Corrección de canteos del plano:** para ajustar la inclinación del plano oclusal.
- **Centrado de la línea media maxilar.**

Terminología aeronáutica aplicada a la planificación 3D

En 2007, James y Marc Ackerman, junto con William Proffit, propusieron un paralelismo entre los movimientos maxilares y la terminología aeronáutica utilizada para describir los movimientos de los aviones militares. Este concepto, originalmente presentado por ellos en 1969, se ha convertido en una base para la terminología de los programas de planificación 3D. Los movimientos descritos son:

- **Yaw:** giros del plano horizontal sobre un eje craneocaudal, utilizados para corregir desviaciones de la línea media.

- **Pitch:** giros del plano sagital sobre un eje transversal, utilizados para cambiar el plano oclusal.
- **Roll:** giros del plano coronal sobre un eje anteroposterior, utilizados para corregir inclinaciones.

Además de estos movimientos, también es posible avanzar, descender o impactar el maxilar, según sea necesario para exponer u ocultar la arcada, proyectar el tercio medio facial y el labio superior. Clínicamente y cefalométricamente, es raro que un paciente se beneficie de un retroceso maxilar, ya que la mayoría de los ajustes estéticos se logran mediante la palatoversión de los incisivos superiores y la intrusión anterior del maxilar.

Técnica de elección

Para realizar estos ajustes, la técnica de elección es la osteotomía de Le Fort I, con algunas variantes que se adaptan a las necesidades específicas de cada caso. A continuación, se detallará esta técnica.

Técnica Le Fort I

Puntos de referencia

Antes de comenzar la osteotomía es fundamental realizar mediciones precisas para controlar la nueva posición del maxilar. Para esto, se deben identificar puntos de referencia estables durante toda la cirugía y que no introduzcan errores al medir, después de mover el maxilar. Los puntos de referencia comunes incluyen el canto interno de ambos ojos o marcas intramaxilares (pequeños orificios en la cara anterior del maxilar). Sin embargo, las medidas intramaxilares pueden ser imprecisas, debido a la formación de ángulos que distorsionan las mediciones. Las referencias más amplias, como la glabela o los cantos internos, son menos propensas a errores.

Después de la osteotomía, el maxilar debe ser reposicionado tridimensionalmente, y las mediciones de referencia se deben comprobar a nivel de los molares distales y caninos en ambos lados. La férula intermedia proporciona la mayoría de la información necesaria para los cambios anteroposteriores y de centrado, por lo que es suficiente con controlar los cambios verticales medidos a nivel molar y canino.

Incisión y disección

Antes de comenzar, se realiza una infiltración con anestésico y vasoconstrictor 1/100.000 en los arbotantes, encía libre, suelo de la fosa nasal y área de las apófisis pterigoideas, unos minutos antes del procedimiento. La incisión debe hacerse unos 5 mm por encima de la línea de unión de la encía adherida y libre, utilizando un bisturí. La incisión puede extenderse entre los segundos premolares para un campo amplio o entre caninos, si la técnica lo permite. Es importante no ampliarla más allá del primer molar para preservar el aporte vascular al maxilar, ya que durante la cirugía se sacrifica el pedículo nasopalatino y, en ocasiones, el palatino anterior. En la región anterior, se recomienda diseñar una incisión en "V" en el frenillo, lo que facilitará la posterior sutura de la herida quirúrgica (**Fig. 58-1**).

Durante la intervención se debe ser cuidadoso para no desgarrar la incisión con el instrumental de separación. Una vez en el plano submucoso, se profundiza hasta el periostio a través del plano muscular con un bisturí eléctrico. La disección subperióstica se realiza con cuidado, con los siguientes límites (**Fig. 58-2**):

- **Superior:** exponer la apófisis orbitaria o vertical maxilar en toda su longitud, incluyendo el nervio infraorbitario y el arbotante malar hasta la inserción anterosuperior del tendón masetérino.
- **Lateral:** hasta la cara posterior del arbotante maxilar, en su unión con el borde anterior de la apófisis pterigoidea.

- **Inferior:** desperiostizar el resto de la encía libre.
- **Medial:** exponer la espina nasal anterior y todo el reborde maxilar que forma la apertura piriforme en sus dos tercios caudales.

Posteriormente, se procede con la disección subperióstica del suelo y la pared lateral de las fosas nasales y la apófisis incisal del maxilar hasta la inserción del tabique cartilaginoso. En este paso es común el desgarro mucoso del suelo nasal para lo cual se recomienda utilizar desperiostizadores en buen estado o realizar una disección atraumática con lentinas. Si se produce un desgarro, se debe realizar una sutura primaria o taponar el meato inferior si no es posible suturar.

El desgarro del suelo nasal, generalmente, no tiene consecuencias clínicas. Se recomienda usar lentinas empapadas en solución vasoconstrictora para controlar el sangrado habitual. Por último, se separa el cartílago nasal en su inserción sobre la cresta incisal, utilizando un bisturí convencional o un escoplo con doble protección abotonada anterior (**Fig. 58-3**).

Osteotomía

La mucosa nasal disecada se protege con lentinas, periostótomo o valva maleable. Recomendamos trazar las líneas de osteotomía con grafito o fresa para asegurar la simetría. La línea de corte comienza en el arbotante malar, sobre las raíces de los molares, y termina en la apertura piriforme. La profundidad de la sierra debe ser suficiente para cortar el espesor del arbotante malar y orbitario (**Fig. 58-4**). La osteotomía se completa con escoplo, verificando que los arbotantes están correctamente liberados. En casos de impactación, se realizan dos líneas de osteotomía, desechando el hueso entre ellas.

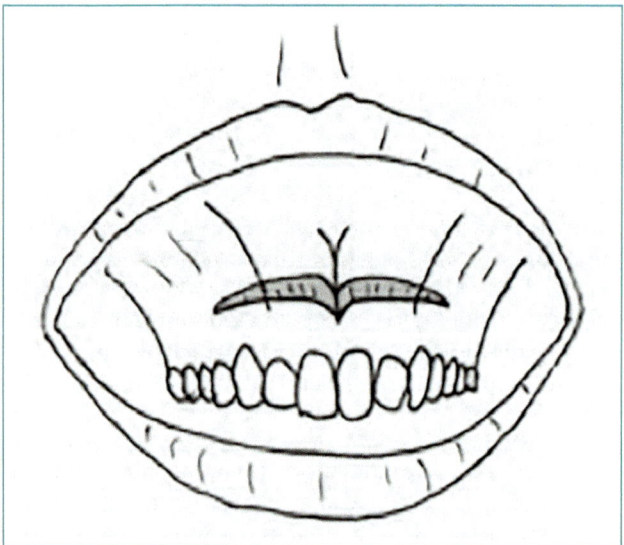

Figura 58-1. Diseño de la incisión para el abordaje maxilar.

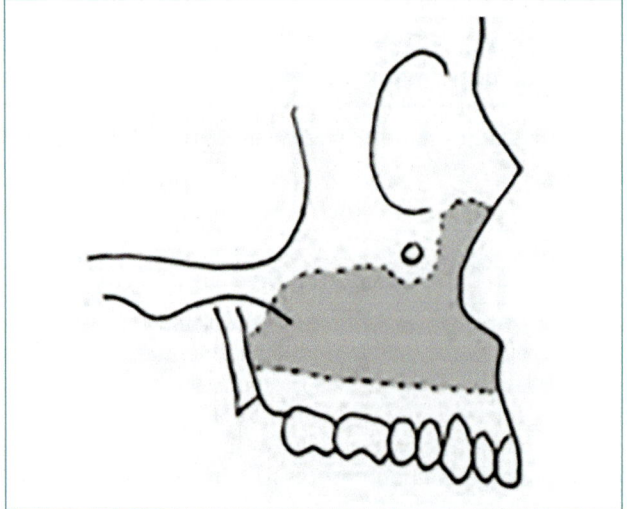

Figura 58-2. Área de disección subperióstica en el abordaje maxilar.

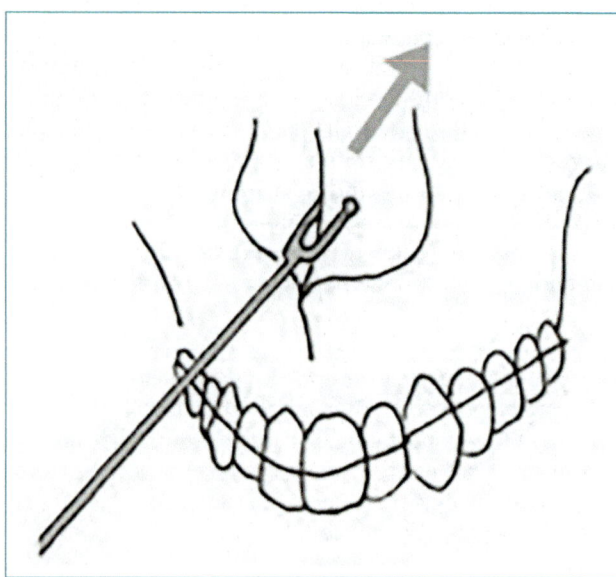

Figura 58-3. Separación de la inserción septal en el maxilar (cresta incisal maxilar), usando un instrumento con protección abotonada.

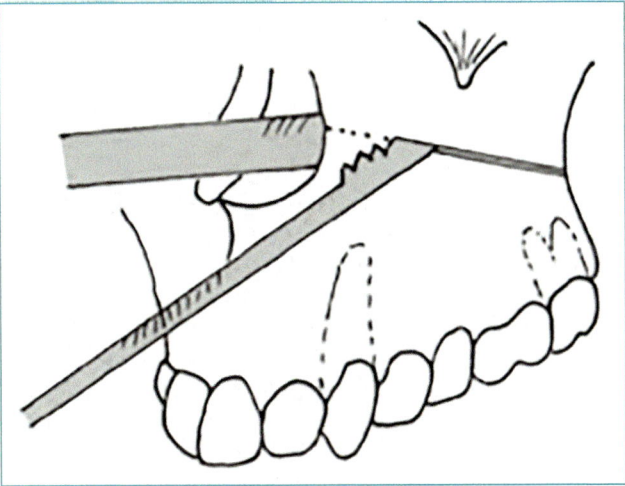

Figura 58-4. Durante la realización de la osteotomía es conveniente proteger y visualizar el nervio infraorbitario, así como la mucosa de revestimiento de la fosa nasal, mediante instrumentos de separación y valvas maleables.

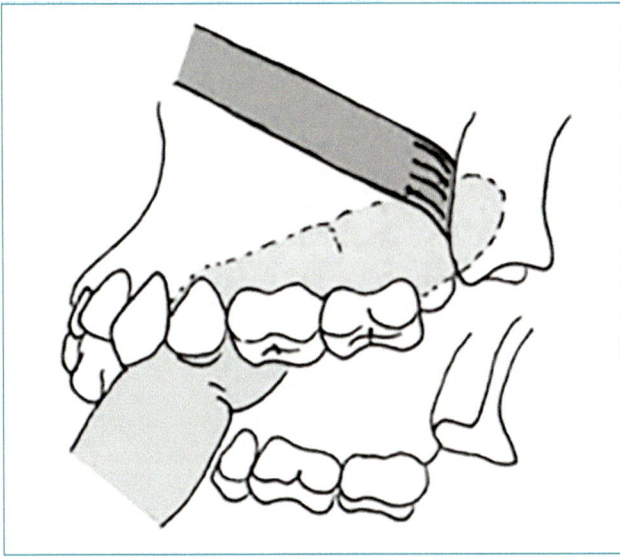

Figura 58-5. Técnica de disyunción pterigomaxilar mediante escoplo curvo y control digital de la disyunción, palpando el *hannulus*.

Disyunción de apófisis pterigoideas

Este es uno de los puntos que ha generado debate en la literatura científica. La disyunción con escoplos angulados o con sierra permite una osteotomía maxilar sin tracciones musculares en la parte posterior, facilitando el deslizamiento del fragmento oclusal hacia adelante. Cuanto mayor es el avance, mayor es la tracción pterigoidea, lo que incrementa las probabilidades de desplazamiento indeseado de los fragmentos maxilares en el postoperatorio, si no se realiza esta maniobra. Sin embargo, la osteosíntesis maxilar debería ser suficiente para evitar este problema. Además, muchas de las complicaciones graves asociadas al Le Fort I, como el sangrado intra y postoperatorio del seno venoso pterigoideo, lesiones nerviosas de pares craneales y de la carótida interna, se han atribuido a esta maniobra. Por esto, algunos autores cuestionan la necesidad de asumir estos riesgos. La literatura más reciente señala que las apófisis pterigoideas del esfenoides tienen una variabilidad anatómica significativa, especialmente, en el grosor en su unión a la tuberosidad, lo que aumenta el riesgo de fracturas no deseadas en su inserción con la base craneal. Por esta razón, es preferible realizar la separación pterigomaxilar de manera controlada y cuidadosa, evitando fracturas aleatorias producidas por la *down fracture*.

En cuanto a la técnica, se puede realizar utilizando escoplos curvos de Kawamoto posicionados verticalmente en la unión tuberopterigoidea, una sierra oscilante de manera similar, o horizontalmente, siguiendo la línea de osteotomía de Le Fort y completándola con escoplos o la técnica *twist* de Hernández-Alfaro. Es fundamental controlar la disyunción, colocando un dedo intraoralmente a nivel retrotuberositario, en el *hannulus* (**Fig. 58-5**).

Down fracture

Una vez liberadas las apófisis pterigoideas, procedemos a completar las fracturas, utilizando escoplos en el tabique óseo, la pared medial y la pared posterior del seno maxilar. A continuación, se realiza un orificio en la espina nasal anterior (ENA) para pasar un alambre de alto calibre, que permitirá traccionar el maxilar hacia abajo (**Fig. 58-6**).

Se recomienda el uso de disyuntores en los arbotantes para separar suavemente el maxilar (**Fig. 58-7**). La separación se completa, traccionando del alambre posicionado en la ENA y movilizando el maxilar en los tres planos del espacio con fórceps de Rowe, asegurando así que está completamente liberado de las uniones musculares. Esto permite reposicionar el maxilar de forma pasiva, disminuyendo el riesgo de recidiva.

Finalmente, se procede a fresar cualquier irregularidad, sobre todo, en la zona posterior, que podría interferir con el movimiento del maxilar hasta su posición final y a la retirada de fragmentos óseos que podrían producir interferencias con gubia.

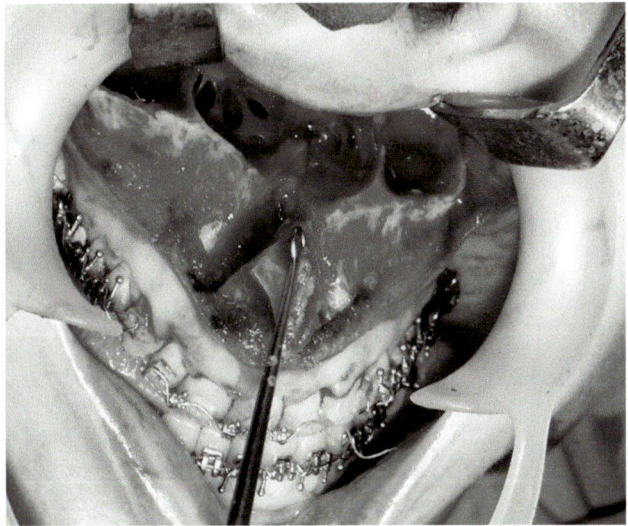

Figura 58-6. *Down fracture.*

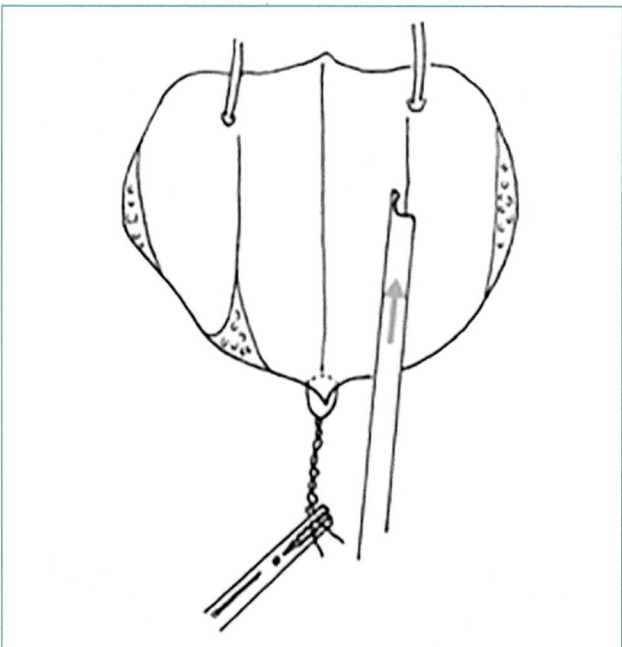

Figura 58-7. Uso de escoplos con extremo atraumático para completar la fractura de tabiques nasosinusales y tabique osteocartilaginoso. Se observa el alambre de alto calibre para traccionar del maxilar hacia delante y abajo, con el objetivo de asistir al *down fracture* y la liberación de uniones a partes blandas.

Osteosíntesis

Una vez liberado el maxilar, se fija a la férula intermedia con alambres colocados en el arco, preferiblemente, en ganchos de Kobayashi previamente posicionados. A continuación, realizamos movimientos de apertura y cierre del complejo maxilar-férula intermedia-mandíbula, utilizando la maniobra dedo-mentón o bimanual de Dawson (**Figs. 58-8** y **58-9**). Esto asegura que los cóndilos están en su posición en la fosa, lo más cercano posible a su relación céntrica teórica, hasta alcanzar la dimensión vertical planificada, basada en los puntos de referencia previamente medidos.

Si al cerrar el complejo maxilomandibular encontramos interferencias óseas, que impiden alcanzar la dimensión vertical correcta, debemos eliminarlas para lograr el ajuste deseado. Una vez logrado nuestro objetivo, procedemos a la osteosíntesis. Es crucial que el ayudante, o el primer cirujano, se mantenga en la cabecera del paciente para mantener el complejo inmóvil, con el cóndilo en fosa.

La osteosíntesis maxilar es generalmente menos controvertida que la mandibular y sigue los protocolos de traumatología. Aunque la biomecánica del avance quirúrgico de Le Fort es más desfavorable que en un traumatismo, se considera suficiente estabilizar el maxilar con cuatro placas en "L", cada una con cuatro tornillos. Primero se colocan las dos placas en los arbotantes nasoorbitarios y, luego, las de los arbotantes cigomático-malares. Es fundamental premodelar las placas para que asienten pasivamente sobre las superficies óseas (**Figs. 58-10** y **58-11**).

Tras completar la osteosíntesis, se libera el maxilar de los alambres que lo unen a la férula intermedia, manteniendo la conexión con la mandíbula. Mediante movimientos de apertura y cierre, verificamos que las cúspides de la arcada superior engra-

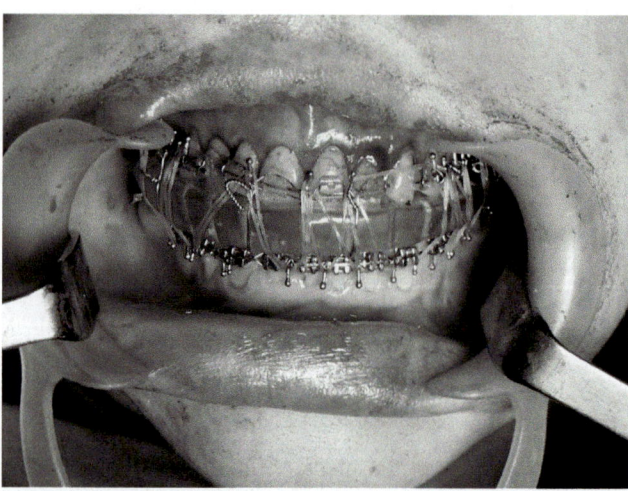

Figura 58-9. Complejo maxilar-férula intermedia-mandíbula con gomas y alambres.

Figura 58-8. Búsqueda de la posición céntrica condílea mediante la maniobra bimanual de Dawson (**A**) y dedo-mentón (**B**). Simultáneamente, se realizan suaves movimientos de apertura y cierre, localizando y liberando posibles interferencias óseas, causantes de fulcros posteriores, hasta conseguir la dimensión vertical deseada. La información de la posición anteroposterior y lateral de la arcada superior se encuentra implícita en la férula intermedia, que está fijada a ambas arcadas mediante alambres de acero.

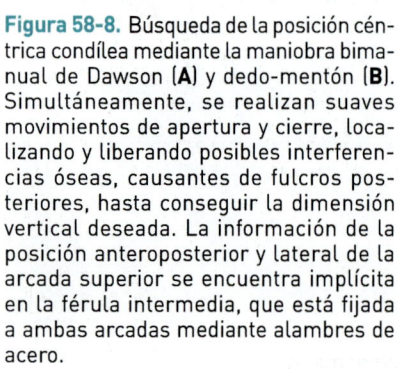

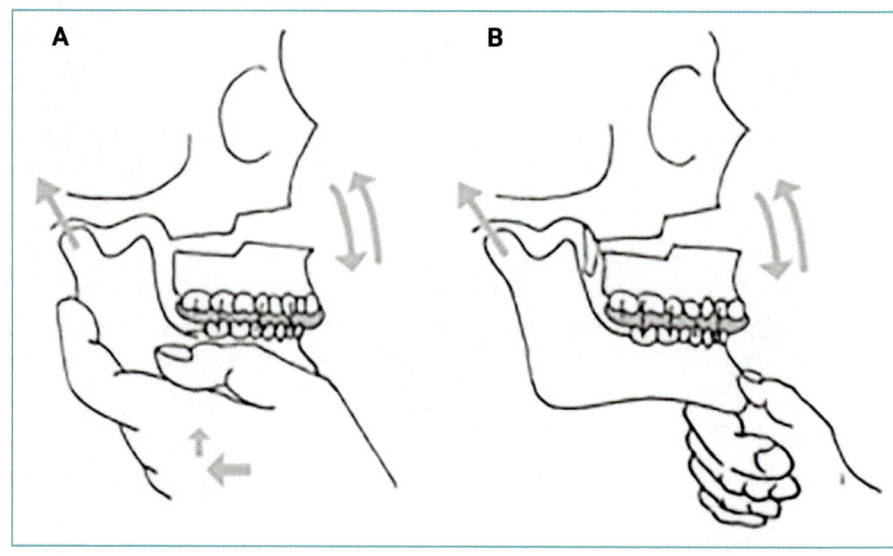

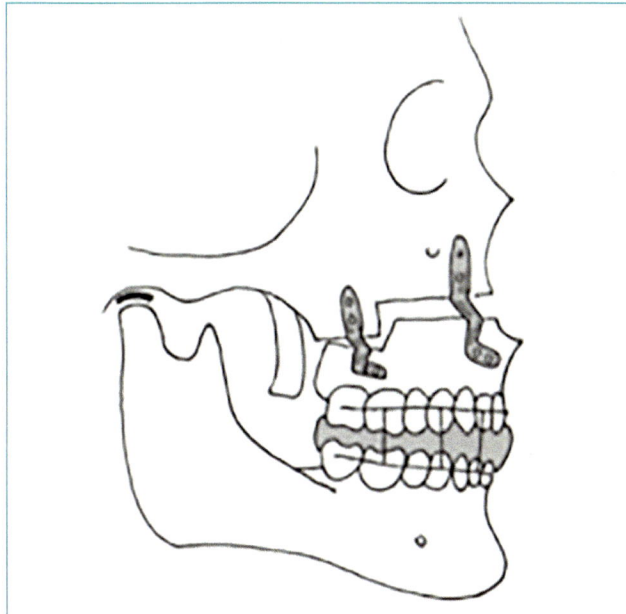

Figura 58-10. Osteosíntesis semirrígida maxilar mediante placas en «L» situadas en ambos arbotantes maxilares. Es importante premodelar las placas, de forma que asienten de forma pasiva sobre las superficies óseas.

nan correctamente en las indentaciones de la férula intermedia, asegurando que la posición maxilar coincide tridimensionalmente con lo planificado. También comprobamos que las medidas verticales del maxilar corresponden con lo planeado. Si no hay congruencia, debemos asumir que la posición del maxilar no es la prefijada, lo que implica el riesgo de un mal resultado o la necesidad de soltar las placas y repetir el proceso.

El empleo de placas *custom made* en la osteosíntesis maxilar durante la cirugía ortognática ha revolucionado la precisión y los resultados de estos procedimientos. Estas placas, diseñadas específicamente para cada paciente, mediante técnicas de planificación preoperatoria digital y diseño asistido por computadora (CAD), aseguran un ajuste perfecto a la anatomía individual del maxilar. Esta personalización permite una mejor adaptación y fijación de los segmentos óseos, lo que resulta en mayor estabilidad y distribución uniforme de las fuerzas masticatorias.

Una de las principales ventajas de las placas *custom made* es la reducción del tiempo quirúrgico, ya que se eliminan los ajustes intraoperatorios necesarios con las placas estándar y además cuentan con guías de corte según la planificación (**Fig. 58-12**). Al ser diseñadas con precisión, disminuyen el riesgo de complicaciones postoperatorias, como desplazamientos, infecciones y pseudoartrosis. La planificación digital también permite al cirujano prever y corregir posibles problemas antes de la intervención, mejorando la predictibilidad y los resultados del procedimiento (**Fig. 58-13**).

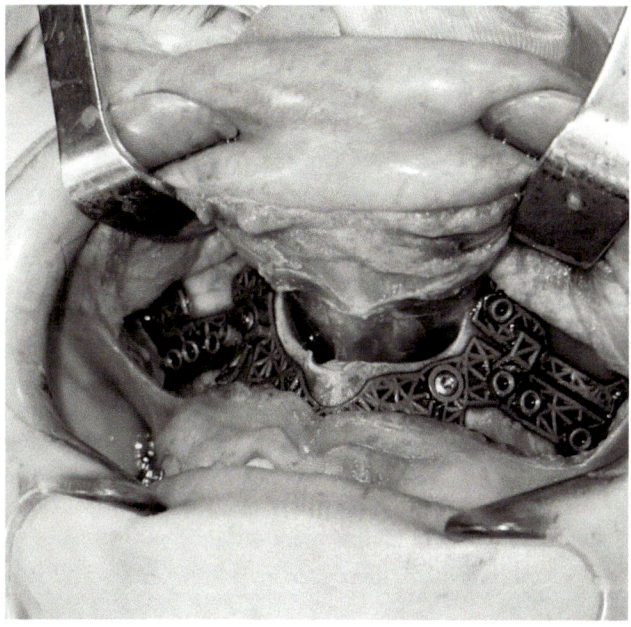

Figura 58-12. Guías de corte *custom made*.

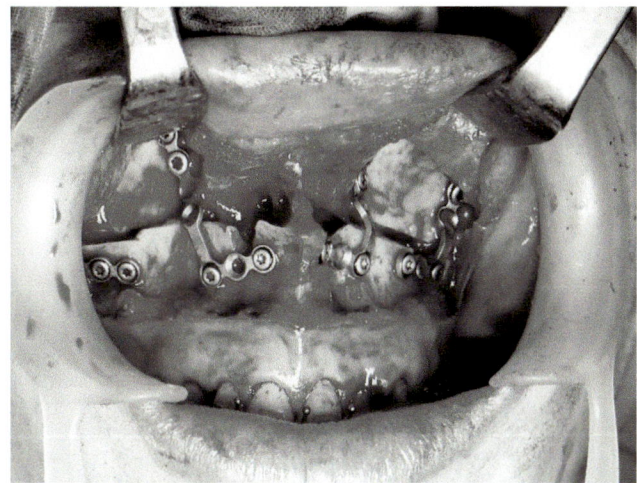

Figura 58-11. Placas en L.

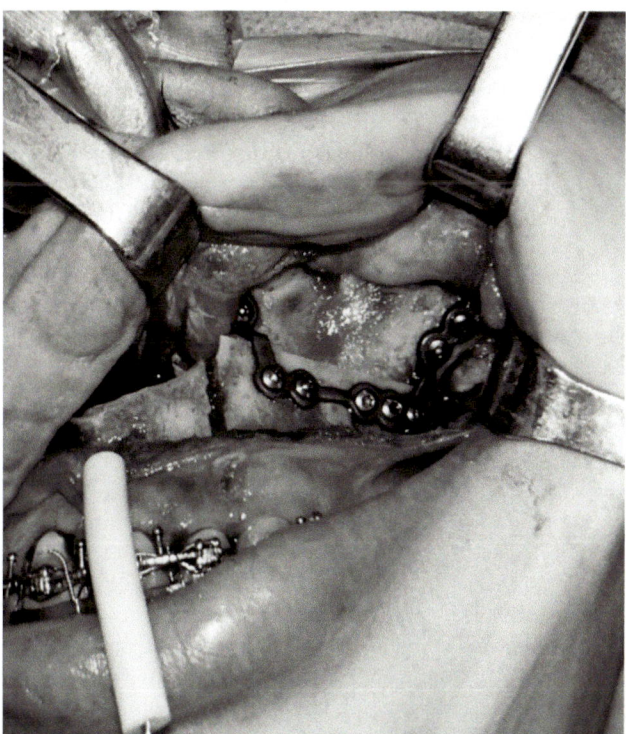

Figura 58-13. Placas *custom made*.

Estas placas también contribuyen a mejorar los resultados estéticos y funcionales, ya que permiten una alineación más precisa de los segmentos óseos y una mejor simetría facial. Asimismo, la recuperación postoperatoria tiende a ser más rápida y con menos complicaciones, dado que la adaptación perfecta de las placas facilita una cicatrización ósea más eficiente.

A continuación, se procederá con la cirugía de la mandíbula en los casos de cirugía bimaxilar.

Cierre

En la mayoría de los casos, realizamos el cierre al completar la cirugía mandibular. Como se ha mencionado, el avance maxilar provoca un ensanchamiento del diámetro interalar. Para compensar este efecto, utilizamos rutinariamente la técnica de *cincha alar*. Esta técnica implica pasar una sutura (generalmente, no reabsorbible) a través del espesor del tejido subcutáneo y la musculatura paranasal, a nivel de las bases alares. Al anudar la sutura, se reduce la anchura de la base nasal (**Fig. 58-14**).

El avance maxilar también aumenta la proyección del labio superior en reposo, pero causa una pérdida aparente de volumen, adelgazando el labio. Para mitigar este efecto, utilizamos la técnica de cierre mucoso en "V-Y". Esta técnica consiste en traccionar con un gancho desde el punto medio del borde superior de la incisión y suturar la mucosa superior sobre sí misma en 1 o 2 cm. Posteriormente, se suturan los bordes superior e inferior normalmente, utilizando suturas reabsorbibles y aplicando puntos simples o una sutura continua (**Fig. 58-15**).

Variantes del Le Fort I

Existen diversas técnicas modificadas del Le Fort I. Todas estas técnicas buscan evitar el denominado Le Fort "bajo", previamente descrito, y corregir la falta de proyección paranasal y malar en pacientes con déficit estético en el tercio medio de la cara por una hipoplasia maxilar. Para mejorar esta proyección maxilomalar, se realizan osteotomías más altas, alejándose del límite inferior marcado por las raíces dentarias y enfocándose en el límite superior: el orificio de salida del canal infraorbitario y la salida del conducto lacrimonasal en el meato inferior.

Para facilitar dicha proyección, se han descrito varias alternativas. La manera más sencilla de lograr un avance en el área malar, sin necesidad de cortar el arbotante, es realizar una línea de osteotomía alta, con un escalón en el sector posterior o incluso a nivel cigomático, conocida como Le Fort alto en escalón. Aunque existen otros diseños, todos comparten la misma filosofía: realizar la osteotomía tan alta como lo requiera la estética del paciente (**Fig. 58-16**).

Otra variante, descrita por Maurice Mommaerts, es la osteotomía subespinal o Le Fort subespinal. Esta técnica se indica en casos donde un aumento del diámetro interalar sería estéticamente desfavorable para el paciente. Como su nombre sugiere, esta osteotomía se finaliza por debajo de la apertura piriforme y la ENA.

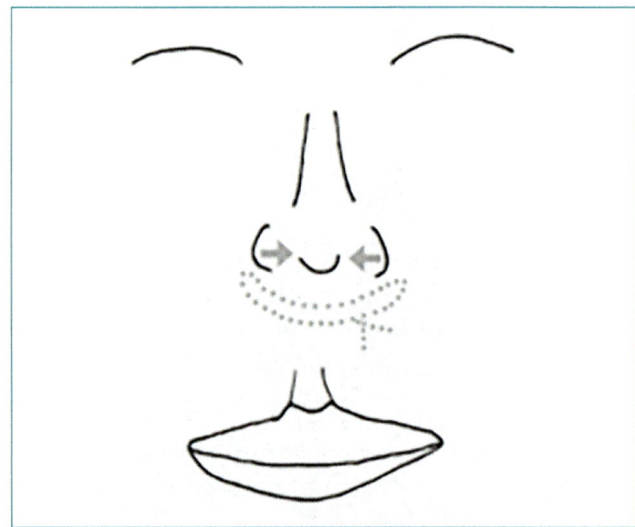

Figura 58-14. Técnica de sutura de las bases alares nasales «en cincha».

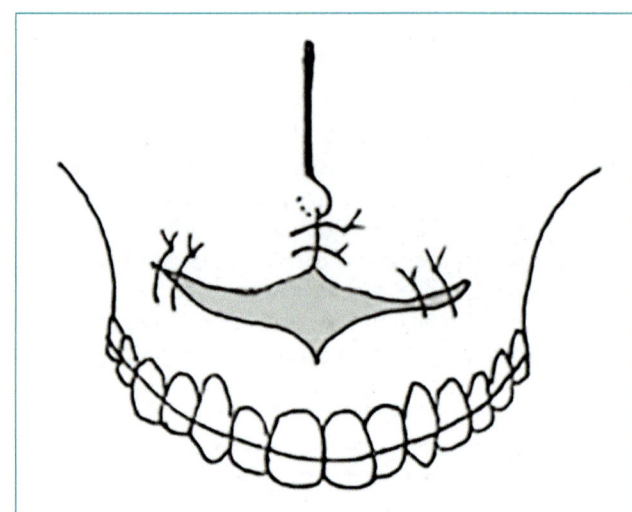

Figura 58-15. Técnica del cierre mucoso en «V-Y».

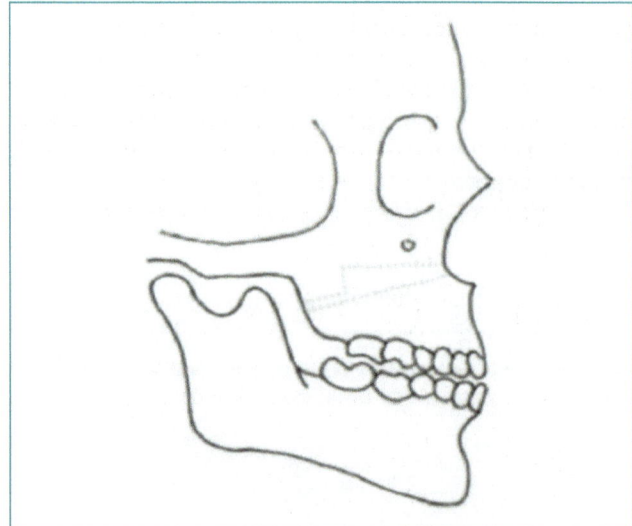

Figura 58-16. Comparativa del diseño del Le Fort «bajo» y «en escalón posterior».

Procedimientos asociados al Le Fort

Osteoplastia de apertura piriforme y ENA

Es fundamental considerar que los pacientes con hipoplasia del tercio medio a menudo requieren un avance y descenso maxilar, con una verticalización del plano oclusal. Esto provoca una rotación horaria de la espina nasal anterior y de la apertura piriforme, lo que, combinado con una línea de Le Fort más alta, puede proyectar excesivamente el área paranasal, ensanchar el diámetro interalar y aumentar el ángulo nasolabial, debido a la verticalización de la columela. En estos casos recomendamos una osteoplastia de reducción en esta región, específicamente, en el reborde inferior de la apertura piriforme y la ENA. No obstante, hemos observado que los pacientes con grandes avances, que parecen "sobrecorregidos" en el postoperatorio inmediato, tienden a armonizar la proyección paranasal de manera natural después de unos meses, posiblemente, debido a la acción de la musculatura labial superior, sin necesidad de osteoplastias intraoperatorias.

Cigomaticoplastia

En pacientes donde se anticipa que un Le Fort alto no será suficiente para mejorar el área cigomática, se pueden realizar procedimientos adicionales para aumentar esta zona. Aunque no se detallan las diferentes osteotomías del área orbitocigomática en este capítulo, recomendamos evitar el uso de aloinjertos sintéticos, como el polietileno de alta densidad, debido al riesgo incrementado de infección por el déficit vascular transitorio que ocurre en este tipo de intervenciones. Una opción valiosa es la colocación de injertos autólogos mediante la técnica *onlay* en el área paranasal.

Turbinectomía y septoplastia

Tras del down fracture, el suelo de las fosas nasales y el tabique cartilaginoso quedan expuestos. En casos de hipertrofia del cornete inferior, recomendamos abordar la fosa a través de incisiones en la mucosa del suelo y realizar una turbinectomía osteomucosa, mucosa aislada o mediante radiofrecuencia. También se puede realizar una septoplastia en caso de desviación del tabique nasal, especialmente, en situaciones de impactación.

Aunque algunos autores, como Larry Wolford, defienden la corrección de la pirámide nasal en el mismo acto quirúrgico, recomendamos esperar, al menos, seis meses y, preferiblemente, un año para evaluar y planificar cualquier corrección nasal, salvo en casos de defectos significativos o pacientes con síndromes específicos. La rinoplastia se considera un procedimiento muy impredecible cuando se asocia con el Le Fort I.

Cirugía del déficit transversal maxilar

El déficit transversal (mordida cruzada unilateral o bilateral) puede ser relativo o absoluto:

- **Déficit relativo:** se corrige al avanzar el maxilar o retruir la mandíbula.
- **Déficit absoluto:** solo se puede corregir, expandiendo el diámetro palatino.

En pacientes jóvenes, antes de que la sutura intermaxilar o palatina se haya osificado por completo, esta disyunción puede lograrse mediante el uso de expansores removibles con anclaje dentario. Sin embargo, en pacientes mayores de 12-14 años, las opciones se limitan a:

- **Camuflaje ortodóncico:** mediante la vestibuloversión de los molares en casos de discrepancias leves.
- **Distracción quirúrgica:** a través de una osteotomía segmentaria asociada al Le Fort, o mediante expansión palatina rápida asistida quirúrgicamente (SARPE).

Le Fort I segmentado

La osteotomía segmentaria se realiza para abordar dos situaciones principales: el déficit transversal absoluto y/o el doble plano oclusal maxilar.

En el caso del doble plano oclusal maxilar es común en pacientes con clase II, quienes a menudo desarrollan hábitos perjudiciales, como la deglución atípica e interposición lingual entre las arcadas. Esto provoca una vestibulización del sextante anterior, perpetuando la interposición lingual y resultando en un doble plano maxilar: los sextantes posteriores (premolares y molares) están en oclusión, mientras que el sextante anterior está fuera de oclusión.

Procedimiento quirúrgico

Para corregir el déficit transversal maxilar, que depende de la anchura mandibular, el objetivo es corregir la relación con la mandíbula y lograr una correcta curva de Wilson. Esto se logra mediante varias osteotomías:

- **Línea media:** para expandir la dimensión horizontal maxilar.
- **Entre caninos y premolares (o entre laterales y caninos):** para descender la premaxila y corregir la posible mordida abierta anterior.

El maxilar superior puede segmentarse en dos, tres o más segmentos. Las osteotomías interdentales se suelen realizar en el espacio entre canino e incisivo lateral, tradicionalmente, considerado ideal para evitar daño a las raíces dentarias durante la osteotomía, aunque actualmente se cuestiona la necesidad de separar las raíces por razones quirúrgicas.

Es crucial desperiostizar lo menos posible los fragmentos para asegurar una buena vascularización. Bell et al. (1995) demostraron que en osteotomías multisegmentarias con transección de las arterias palatinas, los cambios fueron transitorios y no afectaron la vascularización.

La osteotomía interdental se realiza después del *down fracture maxilar*, extendiéndose hasta la línea media y finalizando con un trazo anteroposterior para la expansión. Esta osteo-

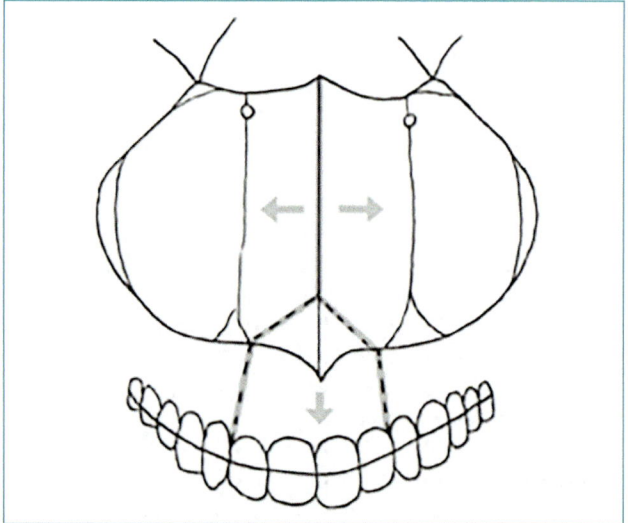

Figura 58-17. Diseño más habitual del Le Fort I segmentado con tres fragmentos y osteotomías anteriores entre incisivos laterales y caninos.

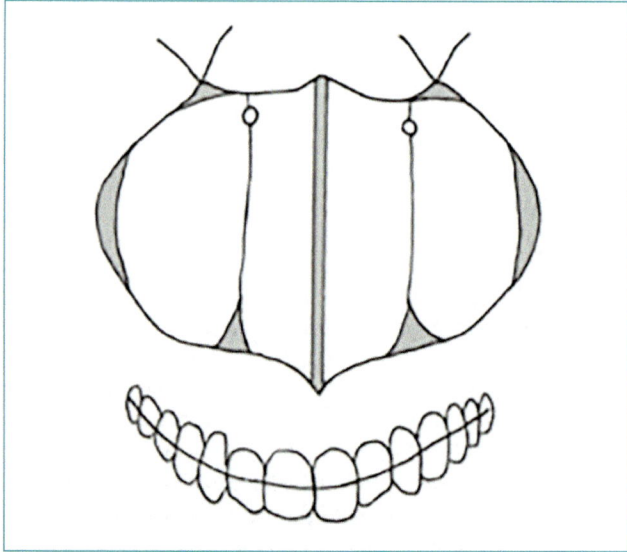

Figura 58-19. Puntos de unión del hueso maxilar al resto del esqueleto craneofacial.

tomía medial puede ser paramediana a la cresta ósea del tabique nasal, en la propia cresta ósea, o mediante dos osteotomías paramedianas (**Figs. 58-17** y **58-18**).

Se debe tener cuidado de no perforar la mucosa palatina subyacente, ya que las fístulas oronasales resultantes son difíciles de tratar. Sin embargo, se han descrito incisiones mucosas relajantes a ambos lados de la línea media palatina sin complicaciones significativas, realizadas para lograr mayor expansión. La osteotomía puede realizarse con sierra reciproca o bisturí piezoelectrico, protegiendo la mucosa con el dedo índice desde el techo del paladar. Si la osteotomía se realiza en dos fragmentos, la línea interdental se posiciona entre los incisivos superiores (**Fig. 58-19**).

Expansión palatina rápida o SARPE (*Surgically Assisted Rapid Palatal Expansion*)

La técnica SARPE consiste en fracturar quirúrgicamente las estructuras óseas que impiden la expansión del paladar. Posteriormente, se coloca un aparato de distracción ósea para lograr una expansión palatina progresiva, acompañada de los tejidos blandos, sin riesgo de sufrir déficit vascular. Las estructuras que se van a fracturar son los arbotantes (cigomático y nasoorbitario), la sutura intermaxilar y la unión tuberopterigoidea.

Aunque existen diversas teorías sobre la importancia relativa de estas uniones, en función de su resistencia y la edad en la que se produce su osificación definitiva, no hay un consenso claro. La mayoría de los autores recomiendan individualizar cada caso, aunque falta evidencia diagnóstica clara para determinar qué uniones se deben fracturar. Los estudios experimentales recientes indican que las uniones maxilopterigoideas y maxilocigomáticas, seguidas de la intermaxilar, son las que más resistencia ofrecen a la expansión en adultos mayores de 25-30 años. Por lo tanto, se recomienda completar todas estas uniones.

Muchos dispositivos han sido diseñados para la expansión del paladar, pero los más frecuentes, por su seguridad y estabilidad, son los distractores de anclaje dental tipo Hyrax o Haas. También existen distractores de anclaje óseo; la mayoría consisten en dispositivos de apoyo mucoso con fijación fija a hueso mediante tornillos.

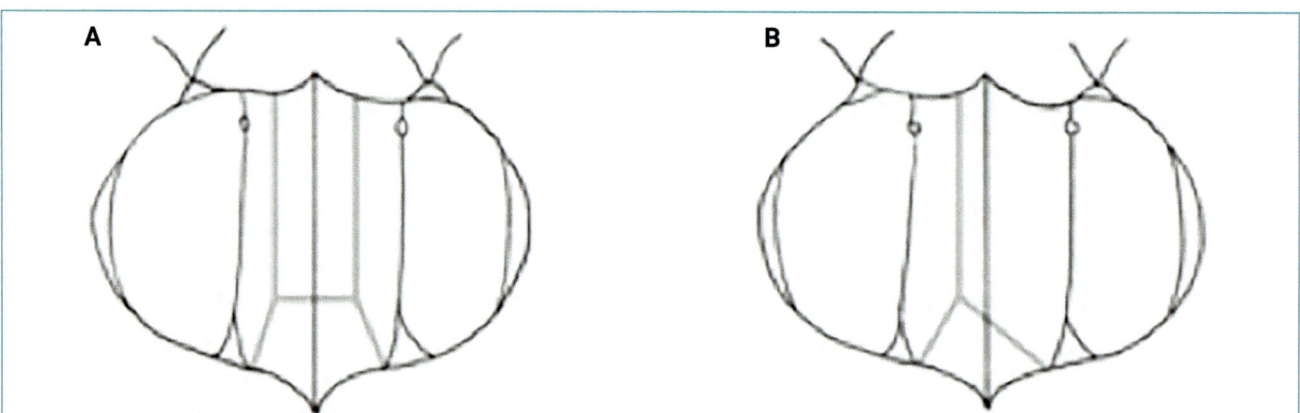

Figura 58-18. Otras variantes habituales en el diseño de la segmentación: diseño «en H» con cuatro fragmentos. Diseño en tres fragmentos con osteotomía medial paramediana.

Procedimiento

1. **Colocación del distractor:** si se utilizan expansores dentosoportados, se colocan previamente en la consulta ortodóncica.
2. **Incisión:** realizar una incisión en el surco labial superior, similar a la utilizada en el Le Fort I, pero sin completarla en la línea media. Esta incisión permite realizar las osteotomías horizontales de los arbotantes.
3. **Disyunción pterigomaxilar:** generalmente, se realiza por fuera de la incisión, utilizando escoplos transmucosos (**Fig. 58-20**).
4. **Osteotomía media:** se debe incidir la espina nasal anterior con una mínima incisión mucosa o transmucosa y realizar la osteotomía interincisal con un osteótomo fino y afilado. Se continúa por la línea media, palpando con el dedo índice por el paladar para no perforar la mucosa, hasta alcanzar la espina nasal posterior (**Fig. 58-21**).
5. **Activación del distractor:** se activa el distractor palatino intraoperatoriamente para comprobar su correcto funcionamiento. El paciente saldrá de la intervención con el expansor totalmente cerrado o abierto 1 mm.

El proceso de distracción comenzará unos días después de la intervención, a un ritmo de 0,25-1 mm por día hasta lograr la expansión deseada. Para evitar recidivas, se recomienda descompensar previamente el torque linguovestibular de la arcada inferior, utilizando las cúspides inferiores como elementos de estabilización. También es aconsejable mantener el expansor durante 2-4 semanas después de finalizar el período activo de expansión.

Complicaciones de la cirugía maxilar

La técnica Le Fort I es generalmente segura, con un índice de complicaciones que varía entre el 1 y el 6 % según las series. Sin embargo, esta técnica también puede desencadenar complicaciones graves. En 2009, Duque y Jaramillo realizaron una revisión exhaustiva de las complicaciones descritas en la literatura.

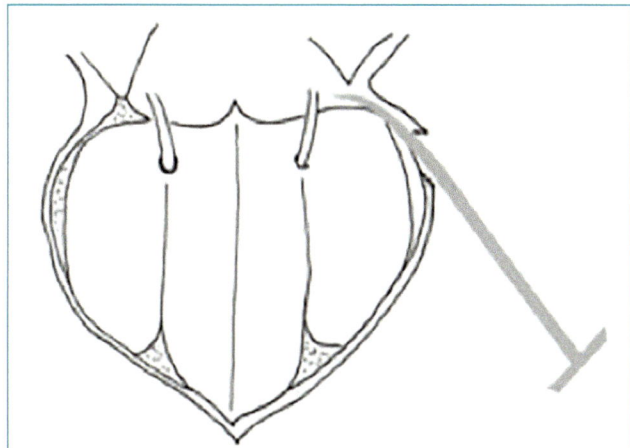

Figura 58-20. La disyunción de pterigoides se realiza habitualmente mediante técnica transmucosa.

Complicaciones reportadas

1. **Oftalmológicas:**
   • Disminución de la agudeza visual o ceguera.
   • Disfunción de los músculos extraoculares.
   • Queratitis neuroparalítica (queratitis seca y epífora).
   • Disrupción del conducto lagrimal.

2. **Vasculares:**
   • Sangrado o vasculopatía de la arteria carótida interna.
   • Complicaciones en la arteria maxilar interna.
   • Afectación del pedículo palatino descendente.
   • Sangrado del seno venoso pterigoideo.
   • Fístula del seno cavernoso.

3. **Neurológicas:**
   • La mayoría son transitorias, afectando a nervios motores oculares, nervio óptico, nervio infraorbitario y nervio nasopalatino.

4. **Otras complicaciones:**
   • Daño pulpar reversible.

Adicionalmente, al igual que en la cirugía mandibular aislada, y más frecuentemente en la cirugía ortognática bimaxilar, se pueden presentar otras complicaciones, como:

• Maloclusión.
• Patología de la articulación temporomandibular (ATM) asociada al desplazamiento condíleo.

CIRUGÍA DE REPOSICIONAMIENTO MANDIBULAR

La cirugía ortognática mandibular se enfoca en reposicionar la arcada inferior para corregir una maloclusión en relación con la arcada superior, mejorando también los parámetros

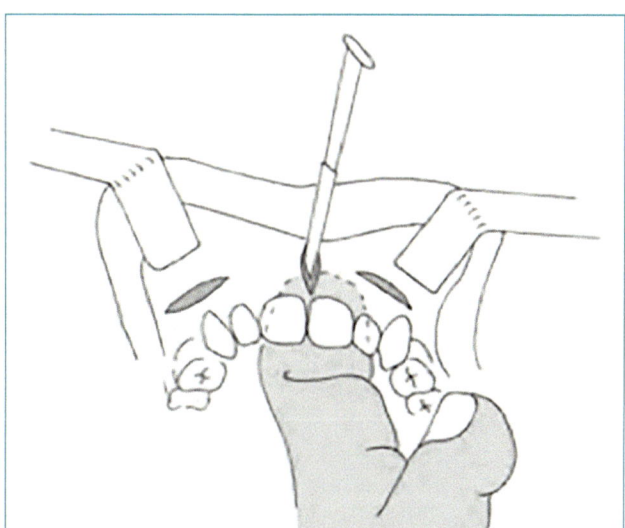

Figura 58-21. Incisiones laterales mínimas para realizar la ostectomía lateral y posterior con sierra. Incisión vertical mínima en ENA, como abordaje de la fractura medial con escoplo, controlando la mucosa palatina en todo momento.

estéticos, como la armonía de la dimensión vertical del tercio inferior, la congruencia de la línea media interincisal inferior con la superior y la proyección anteroposterior del tercio inferior. Para corregir la posición de la mandíbula, se realizan movimientos de centrado de la línea media, rotación horaria o antihoraria y corrección de posibles canteos del plano oclusal mandibular. La técnica más aceptada y utilizada mundialmente para estos ajustes es la osteotomía de Obwegeser-Dal Pont-Epker, conocida como *Bilateral Sagittal Split Ramus Osteotomy* (BSSRO), que es la técnica de elección en la mayoría de los casos, debido a su eficacia y aceptación.

Técnica SSRO

Comenzamos con la infiltración de suero, anestésico local y adrenalina en proporciones 1/100.000 en el área retromolar y en las caras interna y externa de la rama vertical mandibular. Es recomendable lubricar los labios, si no se ha hecho previamente durante la cirugía maxilar.

Incisión

La incisión se realiza desde la mucosa hasta el periostio en un solo corte, siguiendo la línea oblicua externa. Comienza en el segundo molar, dejando, aproximadamente, 5 mm de mucosa no queratinizada para facilitar la sutura posterior, y se extiende hasta la mitad de la altura del borde anterior de la rama. La amplitud de la incisión varía según el límite anterior de la osteotomía vertical externa.

Disección subperióstica

La disección debe ser subperióstica. No existe un consenso claro sobre el área a desperiostizar: un despegamiento completo de las caras externa e interna, incluyendo la cincha tendinosa pterigomaseterina, permite una mejor exposición y movilidad de los fragmentos en casos de grandes movimientos, además de una teórica readaptación de las inserciones musculares hacia distal. Sin embargo, una disección subperióstica extensa puede aumentar la inflamación, el riesgo de hematoma postquirúrgico y el daño a la arteria maxilar interna, así como el riesgo de isquemia ósea relativa, dificultando la formación del callo de fractura.

Durante el despegamiento de la rama, se recomienda liberar las inserciones más inferoanteriores del músculo temporal (Marshal, 1994). En la cara lingual debe exponerse la língula, situada a una distancia de 4,9 ± 3,5 mm sobre el plano oclusal, cuidando de no lesionar el nervio alveolar inferior en su entrada en el canal. Para evitar que la convexidad de la línea oblicua en la rama ascendente dificulte la exposición de la língula y la osteotomía horizontal, se puede realizar una reducción del reborde anterior de la rama por su parte lingual **(Fig. 58-22)**.

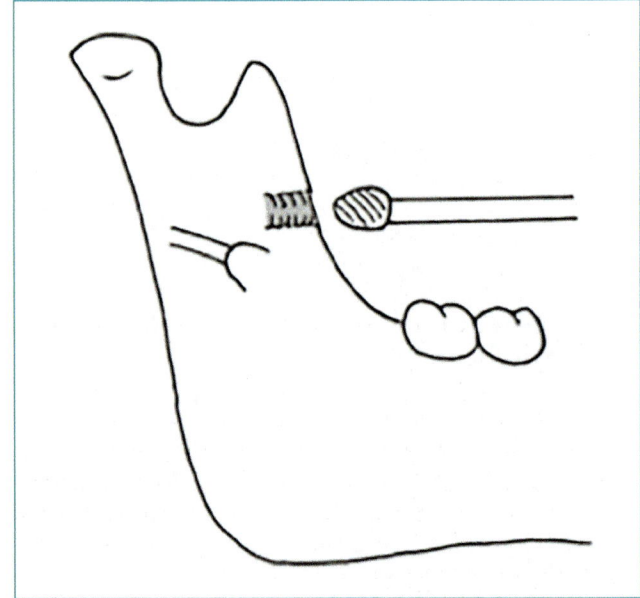

Figura 58-22. El fresado del reborde convexo de la línea oblicua tiene como objetivos mejorar la visualización de la língula y facilitar la correcta orientación de la sierra.

Osteotomía medial-horizontal

El objetivo de la osteotomía medial-horizontal es incidir la cortical interna y penetrar en la esponjosa, para luego descender en sentido vertical con la hoja de la sierra pegada a la cortical externa. Cuanto más caudal (más cerca de la língula) se realice el corte, mayor será el grosor en sentido linguovestibular del hueso, facilitando encontrar el plano yuxtacortical. En cambio, cuanto más craneal sea la osteotomía horizontal, más delgadas son las corticales y la esponjosa, lo que dificulta la reorientación de la sierra en sentido vertical para realizar la osteotomía sagital.

Respecto al límite posterior, el objetivo es superar hacia distal la entrada del nervio. Algunas escuelas defienden una osteotomía horizontal que recorra completamente la cara interna, llegando a la cortical basal posterior. Esto consigue una separación completa de ambas corticales (interna y externa), proporcionando una mayor superficie de contacto y minimizando las posibilidades de una fractura sagital inadecuada (por delante de la língula), como describieron Trauner y Obwegeser en su artículo original.

Osteotomía vertical anterior (sagital)

Después de realizar el corte medial, se debe reorientar la sierra a una posición vertical y descender a lo largo del borde anterior de la rama, siguiendo la línea oblicua. La sierra se debe introducir no más de 1,5 cm en sentido distal y, ligeramente, hacia fuera, buscando el contacto con el límite corticoesponjoso externo. De esta manera, la cortical externa queda por fuera de la sierra, mientras que toda la esponjosa (que aloja el canal dentario) y la cortical interna quedan por dentro. El corte se extiende clásicamente hasta el segundo molar.

Osteotomía vertical lateral

Una vez alcanzado el segundo molar (o el límite anterior elegido), se realiza una osteotomía de la cortical externa hasta llegar a la cortical basilar de la mandíbula. Inicialmente, se elige la zona del segundo o primer molar como límite, ya que el canal del nervio dentario inferior está más alejado (4,05 mm en promedio) y más bajo (7,4 mm) de la superficie externa de la mandíbula, lo que la convierte en la zona más segura para completar la osteotomía.

Existen diferentes enfoques respecto a la longitud de la osteotomía:

1. **Osteotomía corta:** se realiza la osteotomía vertical de forma oblicua y se orienta la sierra hacia el ángulo mandibular. Se argumenta que este método reduce la desperiostización, mejora el postoperatorio y proporciona suficiente estabilidad de los fragmentos, con una técnica de osteosíntesis adecuada.
2. **Osteotomía larga (variante de Dal Pont):** se extiende hasta el nivel premolar, a unos milímetros de la emergencia del nervio mentoniano. Se defiende que una osteotomía larga proporciona una mayor superficie de contacto, mayor estabilidad de los fragmentos, rápida formación del callo de fractura y una rehabilitación masticatoria más rápida.

En casos de excesivo crecimiento mandibular posterior (asimetrías hacia el lado contrario, hiperplasia condílea ipsilateral, hiperprognatismo, etc.), el canal dentario tiende a estar más cercano a la cortical vestibular y a la cortical basal, lo que aumenta el riesgo de daño durante el corte. En estos casos se considera obligatorio realizar un estudio de imagen (tomografía computarizada [TC] o tomografía computarizada de haz cónico [CBCT]) para evaluar la posición del pedículo vasculonervioso en su trayecto intramandibular, lo cual es ya un procedimiento de rutina, gracias a la tecnología de haz cónico presente hoy en día.

La osteotomía vertical finaliza con el corte de la cortical basal. Una vez completada, se puede proceder a la fractura de los fragmentos o realizar una última osteotomía, que divide la cortical basal en dos (externa e interna) en sentido mesiodistal, desde el límite anterior hacia distal, evitando fracturas indeseadas a ese nivel. Para esta osteotomía existen sierras cuyo borde activo está a 180° con respecto a la pieza de mano (Wolford y Davis) (**Fig. 58-23**).

Fractura de los fragmentos

La fractura de los fragmentos comienza con la profundización controlada de la osteotomía previa a nivel de la esponjosa, utilizando escoplos. Es crucial seguir la dirección de la capa cortical externa, dejando la cortical externa por fuera (correspondiente al fragmento proximal) y la esponjosa, el canal alveolar inferior y la cortical interna, por dentro del escoplo. Posteriormente, se completa la fractura mediante la disyunción o *split* (separación de los fragmentos mediante fractura en tallo verde) de ambos fragmentos, utilizando movimientos de palanca con instrumentos específicos. La fractura se completa cuando la disyunción

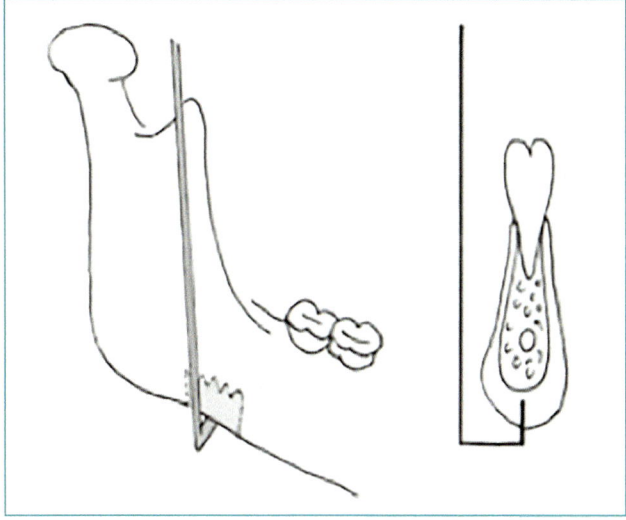

Figura 58-23. Osteotomía controlada de la cortical basilar con sierra a 180° de Wolford.

logra fracturar las áreas que no se han cortado previamente, como la cortical posteroinferior (**Fig. 58-24**).

Posicionamiento y fijación

Antes de la fijación de los segmentos, es importante atender a posibles irregularidades que puedan dificultar el correcto posicionamiento de los fragmentos (información implícita en la férula final si realizamos la fractura del maxilar primero,

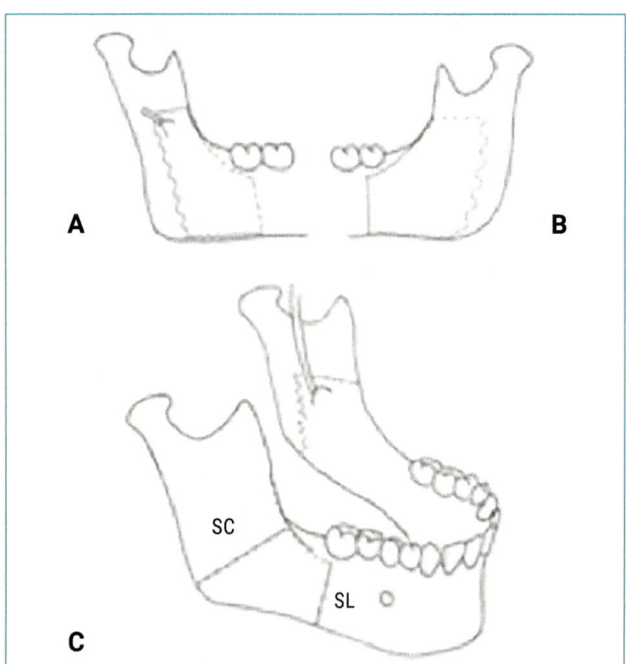

Figura 58-24. Líneas de osteotomía en el SSRO de Obwegeser-DalPont-Epker. **A.** Visión de la cara lingual. **B.** Visión de la cara vestibular. La línea recta representa la osteotomía controlada, realizada con sierra o rotatorio; la línea en zigzag representa la fractura por disyunción (por estrés), y en discontinua, los trazos que corresponden con la cara opuesta a la de la vista. **C.** Diseño del SSRO corto (línea SC) y largo (SL).

o en la férula intermedia si realizamos la osteotomía de la mandíbula primero). La malposición del fragmento proximal puede llevar a una maloclusión postoperatoria. Tres factores principales pueden causar malposición condílea intraoperatoria (sag condíleo) mediante fuerzas de torque: la anatomía mandibular, las inserciones del músculo pterigoideo interno y el ligamento estilomandibular, y las esquirlas óseas o escalones creados por las líneas de osteotomía.

Para evitar problemas, es necesario desgastar ambas superficies de contacto, permitiendo un deslizamiento adecuado de los fragmentos. En casos de prognatismo mandibular con plano oclusal horizontal, el movimiento de setback y rotación horaria puede impactar la cortical lingual del fragmento distal contra la línea de osteotomía horizontal superior del segmento proximal. En estos casos, es conveniente biselar las líneas de fractura o eliminar fragmentos de hueso sobrantes (en los casos de prognatismo hay exceso de hueso mandibular que hay que eliminar mediante una osteotomía) (**Fig. 58-25**).

Posicionamiento del fragmento proximal (posicionamiento condíleo)

Una vez completadas las osteotomías mandibulares y antes de la osteosíntesis, es necesario realizar la fijación intermaxilar y el posicionamiento del fragmento proximal. La fijación intermaxilar se lleva a cabo mediante alambre de acero, creando el complejo maxila-férula final-mandíbula. Sin embargo, el posicionamiento del fragmento proximal es un tema de debate en la bibliografía. Aunque hay muchas variables a considerar, la mayoría de los expertos coinciden en que la osteosíntesis mandibular en una malposición condílea aumenta el riesgo de recidiva y maloclusión temprana, patología articular crónica y reabsorción condílea a largo plazo, lo que lleva a una maloclusión tardía. Pequeños cambios a nivel condíleo pueden tener un gran impacto en el eje de rotación mandibular, especialmente en el sector anterior.

Para posicionar el cóndilo en la fosa lo más cerca posible de su relación céntrica, se han propuesto varios métodos. En 1986, Epker y Wylie propusieron el uso de elementos posicionadores del cóndilo (placas y tornillos) que fijan el fragmento proximal al cigoma o al maxilar antes de la osteotomía. Sin embargo, ni la opinión de expertos ni la evidencia científica apoyan su uso debido al elevado coste y tiempo quirúrgico. Desde una publicación de Eduard Ellis en 1994, la práctica habitual excluye estos dispositivos, optando por la maniobra manual.

El posicionamiento manual intraoperatorio del fragmento proximal es el procedimiento de elección actual. Existen varios métodos publicados y otros no documentados, ya que el correcto posicionamiento del cóndilo en la cavidad glenoidea es una maniobra "artesanal" que depende de la experiencia del cirujano y es el punto más crítico de la cirugía ortognática. La maniobra más extendida, defendida por Wiliam Arnett, consiste en asentar el cóndilo con una pinza curva tipo Kocher, fijada monocorticalmente al borde anterior de la rama ascendente del fragmento proximal, mientras el ayudante (o el primer cirujano) realiza la osteosíntesis (**Fig. 58-26**).

Otra técnica es el uso del trócar de un dispositivo transyugal (Gerald Alexander, 2003). Esta técnica, descrita como segura y práctica, consiste en realizar una pequeña muesca u orificio monocortical en la zona anterosuperior de la rama con una broca de mínim o diámetro, donde se coloca la punta del trócar (generalmente biselada). Insertando la punta del trócar en el orificio y empujando levemente extraoralmente, se crea el vector posterosuperior necesario para la osteosíntesis (mediante tornillos bicorticales o placas y tornillos monocorticales).

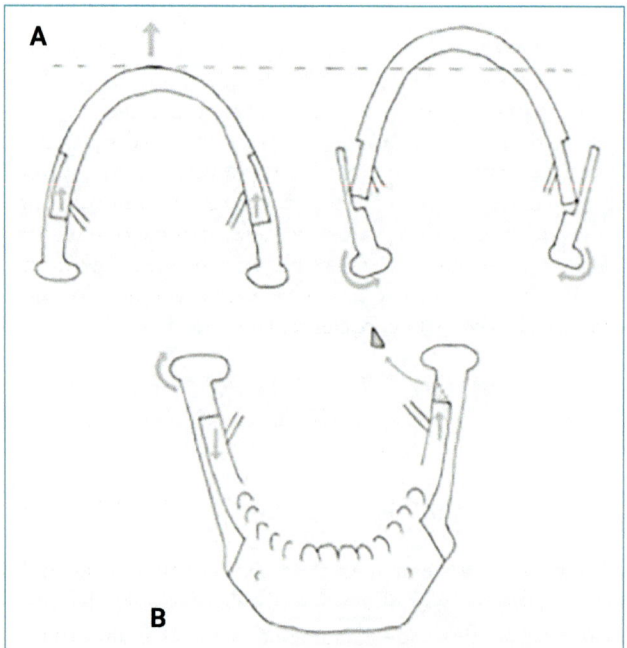

Figura 58-25. Visión esquemática de los efectos de torque condíleo en los diferentes movimientos mandibulares. **A.** Movimientos con vector de avance. **B.** Movimientos con vectores de descenso (autorrotación) o intrusión (posterorrotación) de la rama mandibular.

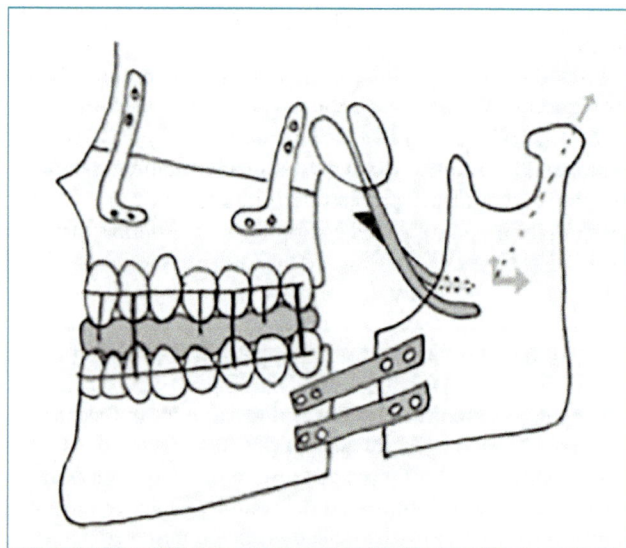

Figura 58-26. Posicionamiento condíleo mediante el empuje posterosuperior «suave» del fragmento proximal mandibular, en este caso, asistido por una pinza curva.

Otra opción es la maniobra bimanual descrita por Peter Dawson, que crea el vector posterosuperior mediante la manipulación extraoral de ambos ángulos mandibulares mientras otro cirujano realiza la osteosíntesis. Esta técnica fue diseñada para encontrar la relación céntrica en pacientes despiertos, con tono muscular y la mandíbula íntegra, y puede no ser adecuada para cirujanos noveles.

En marzo de 2010, Baek & Lee publicaron en el *Journal of Craniofacial Surgery* un diseño de placa de titanio para la fijación de la osteotomía mandibular con orificios ovales que permiten el deslizamiento del tornillo, facilitando la reposición del fragmento proximal en el postoperatorio inmediato y minimizando las consecuencias de un mal posicionamiento condíleo intraoperatorio.

Es importante notar que la relación céntrica (anterosuperior en la fosa glenoidea) se consigue aplicando un vector de fuerza leve hacia posterior y suavemente hacia craneal, permitiendo que los ligamentos temporomandibular y esfenomandibular asienten el cóndilo. Este método no es preciso, ya que la relación céntrica exacta depende del tono muscular del paciente despierto, que se pierde durante la intervención.

Osteosíntesis mandibular

Una vez completadas las osteotomías, realizado el pulido entre las superficies de contacto para evitar fulcros y permitir un correcto deslizamiento, y posicionado el cóndilo en su fosa, procederemos a la osteosíntesis de los fragmentos. Existen varias posibilidades de osteosíntesis mandibular cuando realizamos la BSSO: fijación mediante alambres de acero, tornillos bicorticales tipo lag-screw de 2 mm (Spiessl, 1974) y fijación mediante placas y tornillos de titanio monocorticales de 2,0 mm (Luhr, 1986). Aunque la literatura presenta resultados dispares y no existe consenso, varias revisiones sistemáticas recientes muestran una preferencia por la síntesis rígida o semirrígida que ofrecen la fijación bicortical y las placas de fijación monocortical respectivamente.

Los sistemas de fijación semirrígida mediante miniplacas, en comparación con los tornillos bicorticales, permiten customizar y preformar la placa para adaptarse al gap interóseo, lo que facilita el ajuste pasivo y reduce la incidencia teórica de torqueo condíleo. También permiten leves reajustes guiados por la musculatura en el postoperatorio. Además, presentan menor riesgo de daño directo o indirecto (compresión) del nervio alveolar inferior, así como daño del periodonto y cemento radicular de los molares posteriores. Sin embargo, los tornillos lag-screw proporcionan mayor estabilidad mecánica, reduciendo las probabilidades de recidiva. A pesar de esto, no hay consenso científico al respecto y resulta recomendable individualizar cada caso.

Estudios sobre modelos experimentales (Erkan Erkmen, 2004) evaluados mediante tecnología de elementos finitos, demuestran que, para los casos de avance mandibular, el sistema que menos estrés produce sobre la línea de fractura, hueso circundante y el material de osteosíntesis es el de fijación mediante tres tornillos bicorticales configurados en triángulo. Para los casos de retroceso mandibular, la fijación más adecuada es la bicortical en triángulo o doble miniplaca de cuatro tornillos monocorticales dispuestos en paralelo.

En nuestra opinión, puesto que los estudios sugieren que cualquier sistema puede proporcionar estabilidad interfragmentaria suficiente en un paciente estándar, es crucial conocer las ventajas y desventajas de cada material, saber cómo manipularlos y elegir la mejor opción para cada caso, basándonos en parámetros como la anatomía (cambios del plano oclusal, ángulo goniaco, ángulo cervical, asimetría, etc.), la posible patología articular previa y la existencia o no de hábitos parafuncionales.

Resumiendo, las opciones más comúnmente utilizadas son: triple tornillo bicortical en triángulo, doble miniplaca de cuatro tornillos monocorticales, una sola placa de seis tornillos monocorticales y, probablemente la opción más versátil, el sistema híbrido: dos tornillos bicorticales a nivel distal y una placa en la línea oblicua de cuatro tornillos monocorticales. Por último, es crucial no producir fuerzas de torque sobre el cóndilo durante la fijación. Para ello, premodelaremos las placas y, en caso de usar tornillos bicorticales, evitaremos colocarlos oblicuamente a la superficie ósea y no los apretaremos completamente, manteniendo un gap entre fragmentos si es necesario.

El uso de placas *custom made* en la osteosíntesis mandibular representa un avance significativo en la cirugía ortognática. Estas placas, diseñadas a medida para cada paciente, ofrecen una serie de ventajas respecto a las placas estándar. Al estar personalizadas, se adaptan perfectamente a la anatomía única del paciente, lo que mejora la estabilidad y precisión de la fijación ósea. Este ajuste personalizado reduce el riesgo de desplazamientos y complicaciones postoperatorias, como la pseudoartrosis y la reabsorción ósea. Además, las placas *custom made* permiten una distribución más homogénea de las fuerzas masticatorias, lo que favorece una recuperación más rápida y eficiente. La planificación preoperatoria digital y el diseño asistido por computadora (CAD) facilitan la creación de estas placas, permitiendo al cirujano prever y corregir posibles problemas antes de la intervención. En resumen, las placas *custom made* no solo mejoran la precisión y los resultados estéticos de la osteosíntesis mandibular, sino que también contribuyen a una recuperación más segura y efectiva para el paciente. (**Fig. 58-27**)

Otras osteotomías

La técnica descrita incluye las variantes introducidas por Gregor Dal Pont en 1961 y Bruce Epker en 1977. Dal Pont sugirió extender la osteotomía hacia la parte anterior, llevándola por el cuerpo mandibular hasta la altura del segundo y primer molar, y también describió el descenso del corte verticalmente hasta el borde basilar (en el artículo original de Obwegeser, la osteotomía externa era horizontal y hacia atrás). Por su parte, Epker introdujo posiblemente la modificación más significativa de la técnica, haciéndola mucho más versátil, predecible y sencilla. Con esta modificación, ya no es necesario llegar hasta el borde posterior de la rama

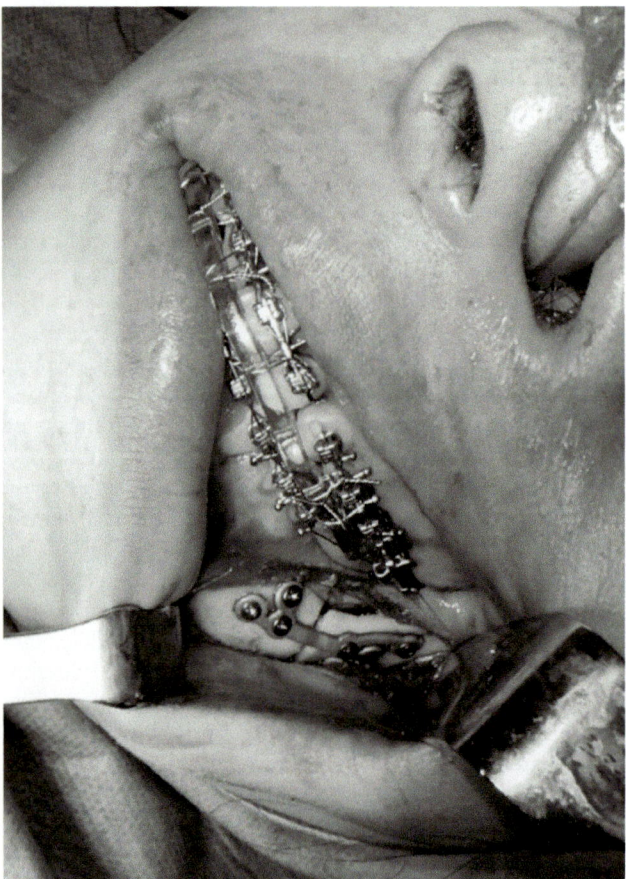

Figura 58-27. Placas *custom made* mandibular.

mandibular, solo se requiere cortar por encima y detrás de la espina de Spix.

A lo largo de la historia de la cirugía maxilofacial se han descrito numerosas variantes, cada una con sus propias ventajas y desventajas. Sin embargo, como ya se ha mencionado, la SSRO sigue siendo la técnica más aceptada. A continuación, se comentarán algunas de las alternativas al método de Obwegeser-Dal Pont-Epker.

Osteotomía subcondílea (Hinds)

Esta técnica implica realizar un corte horizontal (o ligeramente oblicuo) desde la escotadura sigmoidea hasta el borde posterior de la mandíbula. Es importante realizar esta osteotomía con poca visibilidad y de una sola vez, sin retirar la sierra de la línea de fractura hasta completar el corte. Para finalizar, se puede utilizar un periostótomo o un escoplo curvo para terminar el corte, procurando no dañar la ATM. Es crucial que el fragmento proximal quede por fuera del distal, especialmente, en casos de prognatismo, para evitar un torque condíleo no deseado, causado por el desplazamiento del fragmento distal hacia atrás (**Fig 58-28**).

Las ventajas de esta técnica son la rapidez de ejecución, un alto índice de seguridad en la osificación entre los fragmentos, sobre todo, en casos de prognatismo, y la rapidez quirúrgica. Además, parece ser la forma más fisiológica de manejar el cóndilo, ya que este adopta su posición dentro de la ATM sin estar

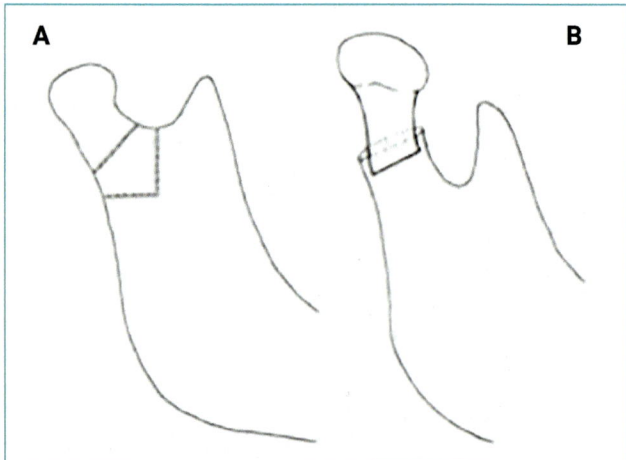

Figura 58-28. A. Diseño de la osteotomía subcondílea tipo Hinds, con su variante en «L». **B.** Posición adecuada de solapamiento del fragmento condíleo tras el *set back* mandibular.

fijado por métodos de osteosíntesis. Otra ventaja fisiológica es que el músculo temporal se mantiene insertado al fragmento distal, actuando como contrapunto a la musculatura suprahioidea insertada en la sínfisis y el cuerpo mandibular.

Sin embargo, entre sus inconvenientes se encuentra la necesidad de fijación intermaxilar (FIM) posterior durante 3-4 semanas, al menos, y su limitada utilidad en casos de retrocesos mandibulares de largo recorrido (limitada a unos 10 mm por la interferencia de la apófisis coronoides con el cóndilo). Además, no se recomienda para avances de más de 3-5 mm.

La osteotomía subcondílea tipo Hinds, descrita en 1970, ha sufrido diversas modificaciones para aumentar la superficie de contacto óseo entre los fragmentos. La línea de fractura puede variar desde horizontal hasta vertical, siendo la oblicua media la más utilizada. Alonso del Hoyo introdujo una modificación en forma de "L" subcondílea, que, aunque técnicamente es más compleja, aumenta la superficie de contacto óseo. Existen otras variantes, como la osteotomía horizontal pura, la "L invertida" y la "L sagital invertida", entre otras. A continuación, se describen las dos variantes más valoradas a nivel mundial.

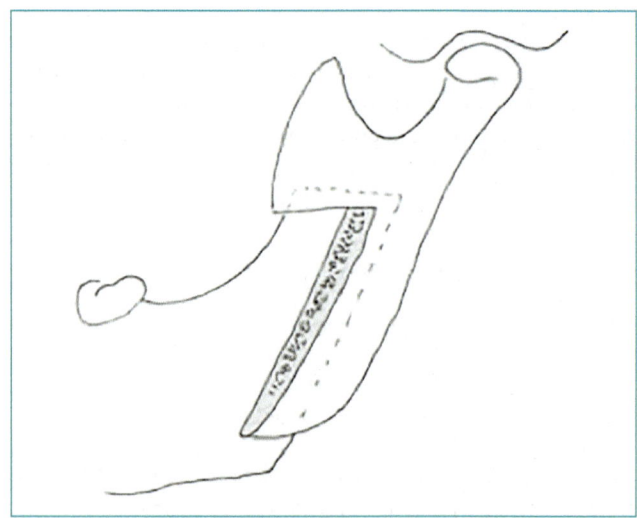

Figura 58-29. Osteotomía tipo Letterman modificada en «L».

Osteotomía vertical de Ramus (IVRO, Intraoral Vertical Ramus Osteotomy)

Inicialmente fue publicada por los cirujanos norteamericanos Caldwell y Letterman, y es técnicamente la más sencilla de realizar. Similar a la subcondílea, la línea de fractura termina a 5-8 mm por delante del ángulo mandibular. El cirujano puede guiarse por la prominencia antilíngula en la cara externa del ramus, corriendo la osteotomía ligeramente por detrás de ella (**Fig. 58-29**). Las ventajas incluyen realización bajo visión directa, mejor control del trazo de la osteotomía y más superficie de contacto entre los fragmentos, además de una menor incidencia de daño del nervio alveolar inferior en comparación con la SSRO. Sin embargo, se han descrito casos de necrosis en el extremo cercano al ángulo del fragmento proximal y el riesgo de troqueo del fragmento proximal en movimientos mandibulares no retrusivos. Estas osteotomías pueden controlarse bien mediante radiografías simples PA de cráneo.

Al igual que la osteotomia tipo Hinds, la IVRO está indicada en casos de exceso mandibular horizontal y requiere un período de fijación intermaxilar.

Osteotomía verticosagital de Ramus (IVRSO)

En 1992, Pill Hoon Choung publicó un diseño que aporta grandes ventajas sobre la osteotomía anterior. Al sagitalizar la osteotomía vertical se mantienen las ventajas del Letterman y se añaden otras: gran superficie de contacto esponjoso entre fragmentos, posibilidad de realizar avances, y menos probabilidades de torque externo del cóndilo. Es una de las técnicas más interesantes desde un punto de vista teórico y ya existen varias modificaciones: la "L", "L invertida", en "C", etcétera.

Osteotomía subapical

Consiste en realizar el corte a nivel subapical, sin modificar la línea basilar mandibular y, por lo tanto, sin cambios en la función masticatoria. Puede realizarse por encima del nervio mentoniano (osteotomía subapical total) o de forma localizada en el sector anterior (osteotomía subapical segmentaria). Está indicada en casos específicos, donde la descoordinación entre arcadas no pueda tratarse ortodóncicamente. Su principal inconveniente es la posible pérdida de vitalidad dentaria en el segmento osteotomizado, aunque suele recuperarse en 6 meses. Existen numerosas variantes descritas, como la subapical en escalón anterior, de gran versatilidad en casos seleccionados.

Complicaciones de la Cirugía Mandibular

Bad split o mala fractura

Las osteotomías mandibulares, realizadas con instrumental motorizado (sierras o fresas) y mediante disyunción (conocida como "fractura en tallo verde"), pueden dar lugar a

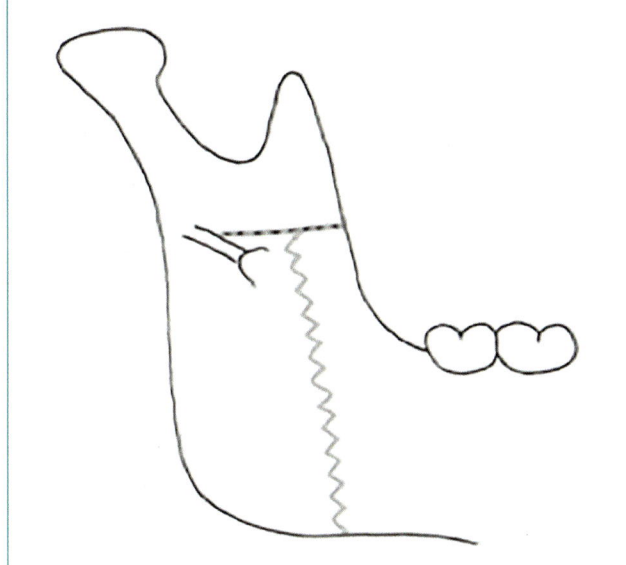

Figura 58-30. Mala fractura, con el fragmento proximal alojando el pedículo dentario inferior, por fractura del fragmento distal por delante de la língula.

trazos de fractura no deseados, donde la mandíbula se fractura en lugares distintos a los previstos. La localización más común es la región anterior del fragmento proximal, generalmente, sin alcanzar la cortical basal, lo que no tiene consecuencias funcionales, siempre que la osteosíntesis sea viable. La fractura más temida es la del borde posterior del fragmento distal, localizada por delante de la língula, ya que mantiene ambos fragmentos unidos por el paquete vasculonervioso dentario inferior (**Fig. 58-30**). En estos casos se puede optar por cortar directamente el pedículo y manejar ambos fragmentos según los principios habituales, fresar la cara interna del fragmento proximal hasta liberar completamente el pedículo o realizar una nueva osteotomía en la cara interna del fragmento proximal para liberar la porción de hueso que contiene el trayecto proximal intraóseo del pedículo, creando tres fragmentos en total y estabilizando el último con un tornillo bicortical o confiando en la reosificación mediante el periostio y el músculo pterigoideo interno. Es fundamental evaluar las consecuencias geométricas y funcionales de cualquier trazo anómalo para improvisar la mejor solución para el paciente.

Esta complicación puede obligar a detener el procedimiento quirúrgico y finalizarlo en una segunda cirugía.

Recidiva y sag condíleo

Modificar quirúrgicamente la oclusión implica una nueva posición del cóndilo dentro de la fosa (sag condíleo), debido a la ausencia de tono muscular de los pterigoideos y la musculatura durante la intervención. El objetivo es conseguir una fijación de los fragmentos maxilares y mandibulares en una posición oclusal nueva, donde el cóndilo esté tridimensionalmente centrado. Si la malposición condílea es mínima, el paciente puede experimentar una disoclusión mínima en el postoperatorio, que puede adaptarse mediante pequeños cambios en el tono neuromuscular, la posición dentaria y la forma y/o posición del cóndilo dentro de la fosa. Si la malposición es mayor, los circuitos neuromusculares buscarán la máxima intercuspidación, lo que puede causar dolor miofascial y cambios adaptativos exagerados para la salud articular, resultando en un síndrome de disfunción temporomandibular progresivo (SDTM) y una mayor probabilidad de reabsorción condílea idiopática. En casos de malposición grave, la musculatura no podrá mover el cóndilo lo suficiente para encontrar un contacto oclusal óptimo, causando maloclusión y SDTM combinados. Algunos factores, como hábitos psicógenos, alteraciones endocrinometabólicas, dieta y otros también intervienen en la degeneración interna (o artrosis de ATM). Una correcta posición tridimensional intraoperatoria del cóndilo maximiza las posibilidades de éxito.

Las maloclusiones posquirúrgicas pueden originarse por malposiciones condíleas o movimientos entre los fragmentos óseos, debido a una técnica de osteosíntesis insuficiente. En la BSSRO, la mandíbula se divide en dos partes con distracción muscular opuesta: la musculatura suprahioidea tiende a abrir la mordida y la musculatura dependiente del trigémino tiende a mantenerla cerrada; estas fuerzas opuestas están soportadas por la osteosíntesis. Por ello, las cirugías con grandes cambios, rotaciones horarias y clases II esqueléticas tienen mayor riesgo de SDTM, reabsorción condílea o maloclusión postoperatoria (también llamada recidiva o *relapse*). El uso de una correcta técnica quirúrgica es clave para evitar estas complicaciones. Aun así, Stoelinga observó que el 68 % de los pacientes con sintomatología de ATM mejoró tras la cirugía ortognática, el 12 % empeoró y el 7 % desarrolló patología articular postoperatoria. La cirugía ortognática supone un cambio drástico en la salud del aparato estomatognático y no garantiza la "curación" de problemas articulares, por lo que puede ser necesario un tratamiento adyuvante de ATM para garantizar los resultados.

Reabsorción condílea idiopática

Una de las complicaciones más temidas es la reabsorción progresiva del cóndilo, que suele aparecer en los primeros 6 meses después de la cirugía, manifestándose como dolor y recidiva, con mayor frecuencia en mujeres, y parece independiente del método de osteosíntesis. La incidencia de esta complicación es del 3 %, aproximadamente. En estos casos, una nueva intervención no garantiza la estabilidad de la oclusión ni la desaparición de los síntomas de la ATM. Se recomienda manejar la reabsorción con férulas oclusales y fisioterapia hasta que se estabilice, para luego considerar una reconstrucción condílea definitiva mediante injertos costocondrales, prótesis del complejo articular o camuflaje ortodóncico versus reintervención.

Lesión del nervio alveolar inferior

El daño del nervio dentario inferior es una complicación frecuente en cirugía mandibular, con una incidencia variable en la literatura. Está íntimamente relacionada con la técnica de BSSRO, donde la incidencia puede ser del 30-40 % en las series recientes. El nervio puede dañarse en diferentes etapas: disección de tejidos blandos, osteotomía vertical sagital, uso de escoplos para disyunción, compresión entre fragmentos tras osteosíntesis, mentoplastia y daño por estiramiento en avances, entre otros. Algunos factores, como grandes movimientos mandibulares (más en clases II), exposición del contenido del canal durante la intervención, uso de tornillos bicorticales y falta de experiencia quirúrgica, aumentan el riesgo de daño permanente. La edad y otros factores de riesgo vascular no han demostrado clara asociación estadística. El estudio tomográfico prequirúrgico es esencial.

Si la cortical del canal alveolar no puede respetarse y el contenido se ve expuesto, se recomienda pulir intensamente la cara interna del fragmento proximal para evitar daño por compresión. En caso de fractura inadecuada con el pedículo adherido al fragmento proximal, se debe disecar cuidadosamente el nervio con un periostótomo. La mayoría de los daños son por neuroapraxia (isquemia o daño superficial de células mielínicas) y pueden recuperarse en 2-3 años. En casos de axonotmesis o neurotmesis, el daño suele ser definitivo. El uso de vitaminas del grupo B puede influir en la velocidad de neoformación del recubrimiento mielínico.

Las lesiones del nervio lingual y del nervio facial son raras con técnicas de abordaje intraoral, pero pueden ocurrir con daño en el tejido blando retromandibular en sectores proximales del trayecto del VII par craneal.

MENTOPLASTIA (GENIOPLASTIA)

La mentoplastia o genioplastia es una técnica quirúrgica que modifica la posición del mentón para avanzarlo, retrasarlo, reducir o aumentar su dimensión vertical, o centrarlo respecto a la línea media facial. Es un complemento estético importante en cirugía ortognática cuando la posición del punto "menton (Me)" no es estéticamente adecuada, incluso después de posicionar el incisivo superior, corregir el plano oclusal y autorrotar la mandíbula. Además, es una de las técnicas quirúrgicas más utilizadas de forma aislada, debido a su simplicidad y a los cambios estéticos significativos que produce sin alterar la oclusión.

El mentón y el ángulo mentolabial son cruciales para el equilibrio y la armonía de la estructura facial, siendo importante considerarlos junto con el ángulo submental-cervical y la proyección nasal. En 1942, Hofer describió la genioplastia de deslizamiento, y Trauner y Obwegeser la realizaron por vía intraoral en 1957. Desde entonces, se han desarrollado numerosas variantes para adaptarse a diferentes necesidades quirúrgicas.

Se han utilizado materiales aloplásticos, como el polietileno de alta densidad, el politetrafluoroetileno expandido, la silicona y rellenos para corregir defectos en el mentón, buscando simplificar esta técnica. Sin embargo, estos materiales han presentado complicaciones, como malposiciones (35 %), extrusiones (15 %), infecciones y neoformación capsular con asimetrías (25 %), entre otras. Por ello, la osteomentoplastia se ha convertido en el método preferido, ya que evita la introducción de materiales extraños en el organismo y proporciona una respuesta más predecible de los tejidos blandos.

La predictibilidad de los resultados en avances óseos respecto a los tejidos blandos ha sido documentada por varios autores. Bell y Polido informan de una relación hueso-tejidos blandos cercana a 1:1 en avances moderados (menores de 8 mm); en avances mayores, esta relación disminuye a 1:0,85 (1:0,87 según Gallagher et al.). Monje y Martín Granizo encontraron una relación de 1,9:1 para un avance total de 36 mm y un avance del fragmento mentoniano de 17 mm. Esto sugiere que a mayor avance del hueso, menor avance de los tejidos blandos. Krekmanov encontró que en reducciones de la altura mentoniana de 6-8 mm, el avance de los tejidos blandos supera al del hueso, mientras que en descensos con interposición de injerto óseo la relación es cercana a 1:1. En retrusiones, la predicción de estos valores es menos fiable, con relaciones que varían según diferentes autores desde 1:0,33 hasta 1:0,75.

Técnica

Para llevar a cabo una genioplastia, se deben seguir los siguientes pasos: infiltración con vasoconstrictor, abordaje de la cara anterior sinfisaria, desperiostización, osteotomía y sutura.
Abordaje

La técnica más aceptada implica realizar una incisión horizontal en la mucosa, entre el bermellón y el fondo de vestíbulo, utilizando un bisturí frío, hasta encontrar el plano muscular. A continuación, se avanza hacia el fondo de vestíbulo para seccionar la musculatura a 5-10 mm de la inserción sinfisaria superior del músculo mentalis (**Fig. 58-31**).

Desperiostización

Una vez seccionados ambos músculos, se inicia el despegamiento del periostio. Este proceso debe ser lo más cuidadoso posible para mantener la integridad del periostio, extendiéndose hacia los laterales hasta localizar la emergencia de ambos nervios mentonianos. La mejor manera de evitar dañar el nervio es localizarlo y protegerlo. Idealmente, la cantidad de desperiostización debe ser suficiente para realizar correctamente el corte, pero cuanto más tejido blando se mantenga unido al hueso, mayor predictibilidad se tendrá en cuanto a la reabsorción.

Osteotomía

Para centrar el mentón del paciente, se marca la línea media de la sínfisis con una fresa de Lindemann o una sierra, señalando así la línea de osteotomía. Es importante que esta línea se sitúe, al menos, 4-5 mm por debajo del foramen mentoniano, ya que el nervio realiza un bucle descendente-ascendente antes de emerger a la altura de los premolares. La osteotomía se completa con una sierra, extendiéndose hasta el reborde mandibular inferior, asegurándose de fracturar la apófisis geni de manera limpia y atraumática. El límite posterior depende del resultado estético deseado; en general, cuanto más posterior se realice la osteotomía, mejor se evitarán los escalones óseos palpables (**Fig. 58-32**). El fragmento óseo se separa mediante suaves golpes con el osteótomo hasta que queda completamente liberado, permitiendo realizar los movimientos programados.

Si se requiere reducir la altura vertical del mentón (como en el síndrome de cara larga con un tercio inferior aumentado), se deben marcar ambas líneas de osteotomía y completar primero la inferior, seguida de la superior. Hacerlo al revés complicaría la intervención. La osteosíntesis se puede realizar con alambres, dos tornillos bicorticales o miniplacas (**Figs. 58-33** y **58-34**). La mayoría de los fabricantes ofrecen placas preformadas. Aunque ha habido debate científico sobre

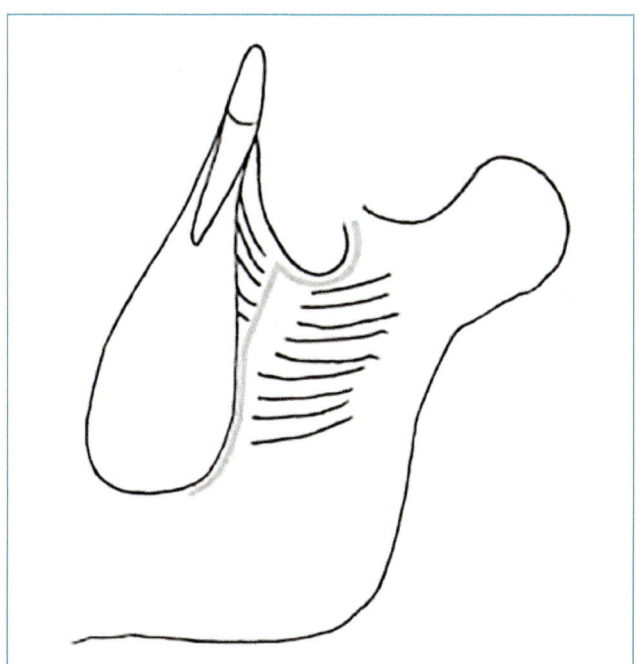

Figura 58-31. Trayecto que debemos seguir en la disección de tejidos blandos: incisión mucosa, sección de la musculatura y disección subperióstica.

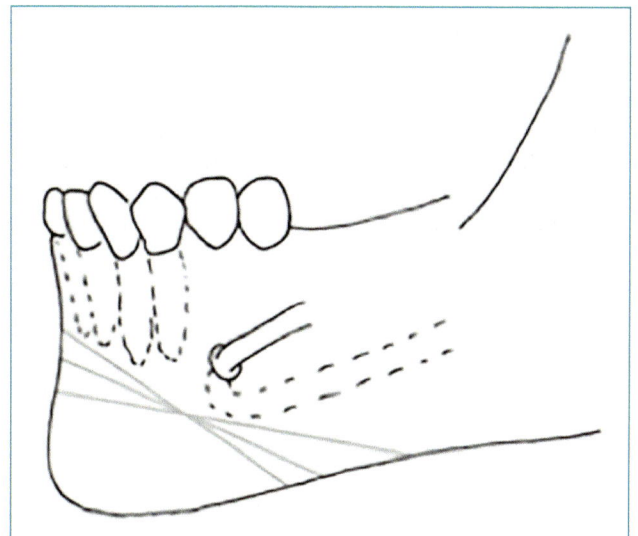

Figura 58-32. Diferentes alturas de osteotomía en función del efecto estético requerido, es decir, del movimiento que vamos a realizar.

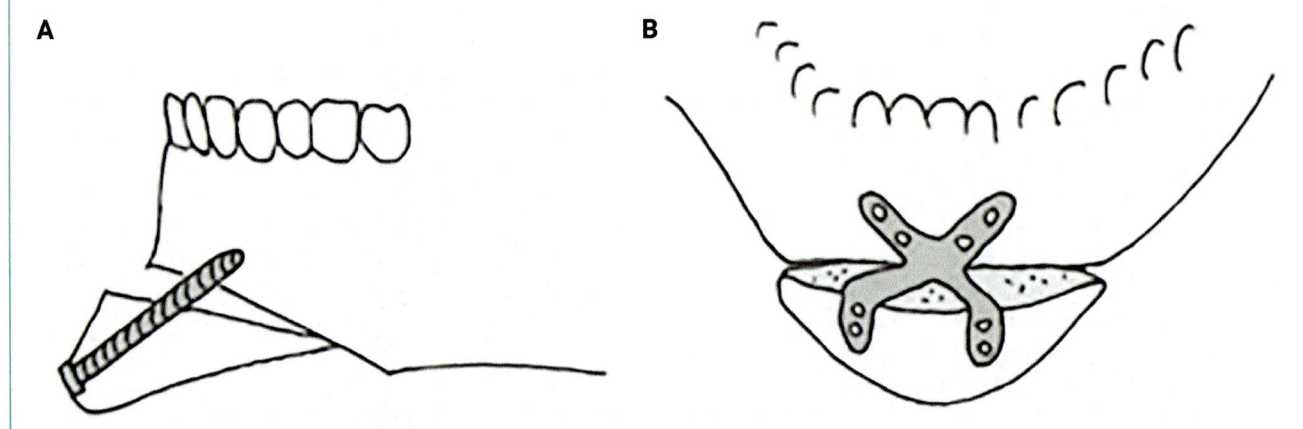

Figura 58-33. Osteosíntesis con tornillos bicorticales. (**A**) y con miniplaca en «X» preformada (**B**).

estos métodos, hoy en día se aceptan los tres. Finalmente, se comprueba la posición final, tomando medidas verticales, anteroposteriores y transversales, utilizando la línea vertical marcada antes de la osteotomía como referencia, y se regularizan posibles escalones óseos con una fresa convencional.

Sutura

La sutura es un punto crucial y debe realizarse por planos, resuturando el periostio y el músculo mental (borla del mentón) con puntos trenzados reabsorbibles y poca tensión sobre ambos vientres musculares, y un punto a tensión sobre el tejido conectivo del rafe medio. Posteriormente, se sutura la mucosa. Es importante resuturar el músculo en su lugar original para evitar la redundancia de los tejidos blandos, lo que podría causar el "mentón de bruja", un síndrome caracterizado por la contractura del músculo y ptosis labial inferior. El vendaje compresivo postoperatorio es fundamental para obtener un buen resultado estético y debe mantenerse durante 4-5 días, al menos.

Tipos de osteotomía

Mentoplastia de deslizamiento (sliding)

Desde su descripción por Hoffer en 1942, la mentoplastia de deslizamiento se ha convertido en la osteotomía mentoniana más utilizada. Esta técnica implica una osteotomía horizontal, ligeramente oblicua en sentido anteroposterior, que atraviesa la sínfisis de lado a lado. Permite realizar cualquier movimiento necesario, ya que, aunque inicialmente fue descrita como una técnica de deslizamiento entre los dos fragmentos, también se puede utilizar para distraer el fragmento distal y aumentar la dimensión vertical, dejando un espacio interóseo con o sin estabilización mediante injerto óseo. En la literatura, esto se conoce como mentoplastia de aumento, mientras que el término "deslizamiento" se usa más comúnmente para movimientos predominantemente hacia adelante. Una variante de esta técnica es la mentoplastia de deslizamiento con escalón en línea media, que permite estabilizar el fragmento, utilizando solo un tornillo bicortical (**Fig. 58-35**).

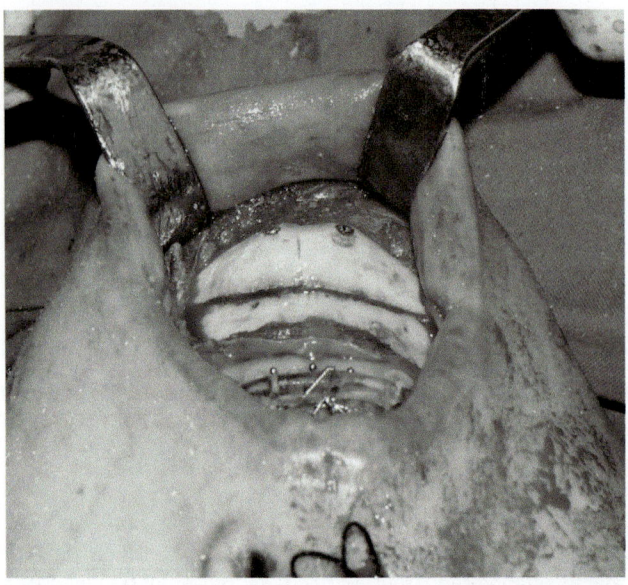

Figura 58-34. Osteosíntesis de mentón con tornillos bicorticales.

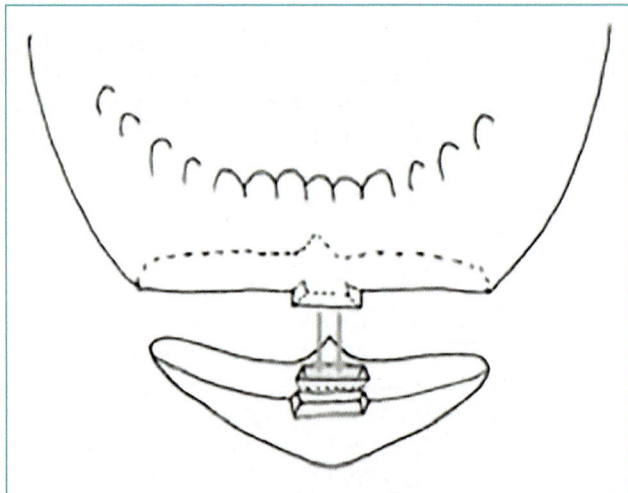

Figura 58-35. Diseño con una pequeña pestaña en el fragmento proximal, que permite, previa realización de un cajón en el fragmento distal que aloje esta pestaña, estabilizar la osteotomía. Será suficiente con un solo tornillo bicortical.

Genioplastia de superposición (overlapping)

En casos de gran micrognatia, se puede realizar la genioplastia de superposición, descrita por Tessier y modificada por Tulasne. Esta técnica avanza el fragmento distal, superponiéndolo a la sínfisis mentoniana y manteniéndolo unido a la musculatura genihioidea.

Genioplastia de superposición en dos piezas

Una variante conocida como "genioplastia de superposición en dos piezas" (*two-pieces overlapping*), descrita por Monje y Martín-Granizo en 1996, difiere de la técnica de Tessier en que utiliza el fragmento distal como un injerto libre, separándolo de su unión a la musculatura suprahioidea. Esta técnica divide y moldea el fragmento para adaptarlo con mayor precisión a la sínfisis mandibular, siendo ideal para pacientes con una sínfisis ósea ancha, exceso de dimensión vertical y buena calidad de la cortical mentoniana, lo que reduce el porcentaje de reabsorción ósea. Sin embargo, el mayor desafío de esta técnica es el alto potencial de reabsorción ósea o incluso necrosis del fragmento. Diversos estudios han abordado esta controversia, investigando la cantidad de reabsorción ósea que ocurre al liberar el fragmento distal del periostio suprahioideo, con tasas de reabsorción entre el 24 y el 30 %.

Genioplastia de doble deslizamiento horizontal

Otra técnica descrita es la genioplastia de doble deslizamiento horizontal (*double horizontal sliding*) para casos de grandes avances. Esta técnica se realiza en dos segmentos de 7-8 mm de grosor, al menos, avanzando cada uno todo el grosor de la sínfisis. Así se logra el doble de avance que con la mentoplastia simple.

Complicaciones de la mentoplastia

En general, la osteomentoplastia es un procedimiento muy seguro, con una incidencia de complicaciones menor del 3 %. Sin embargo, pueden surgir complicaciones importantes si la técnica se realiza de forma inadecuada:

Sangrado

Las ramas terminales profundas de la arteria lingual se encuentran en la musculatura del suelo de la boca (geniogloso y genihioideo). Para evitar lesiones es recomendable completar la osteotomía cortical interna con escoplos y sumo cuidado, especialmente, en la apófisis geni. También es importante revertir la hipotensión controlada antes de la osteosíntesis. Aunque el daño vascular en esta zona puede solucionarse fácilmente durante la cirugía, un sangrado de una arteria de gran calibre en el postoperatorio inmediato puede causar la formación de un hematoma en el suelo bucal, provocando compresión de la lengua y asfixia en minutos.

Necrosis o reabsorción

En pacientes con gran despegamiento subperióstico y déficits vasculares (diabéticos o cardiópatas), puede ocurrir necrosis del fragmento distal. Para prevenir esto se deben considerar algunos factores, como hematomas postoperatorios, infecciones, edema de partes blandas y falta de estabilidad. En algunos casos, el fragmento distraído puede tratarse como un injerto libre si se manejan adecuadamente los detalles del paciente.

Desplazamiento y pseudoartrosis

Estos problemas están claramente asociados a una técnica de osteosíntesis deficiente.

Contorno mandibular irregular

El paciente puede ser muy crítico si percibe un escalón en la mandíbula, incluso aunque no sea estéticamente evidente. Se recomienda refinar la línea mandibular basilar.

Daño del nervio mentoniano

El bucle inferior del nervio alveolar inferior previo a su salida no suele superar los 4 mm desde el orificio. Aun así, desde un punto de vista médico-legal es recomendable realizar una CBCT antes de la cirugía.

Lesión dental

Para verificar la longitud de las raíces en la parte anterior de la mandíbula, se puede realizar una CBCT o una ortopantomografía (OPG) convencional.

Exposición del material de osteosíntesis

En algunos casos, especialmente si la musculatura es delgada o sufre cambios de posición, las placas pueden palparse o incluso ulcerarse sobre la mucosa en movimientos extremos. Evitar cortar la musculatura en su inserción sinfisaria y hacerlo sobre su vientre puede ayudar a asegurar una correcta cobertura de las partes blandas.

Ptosis labial inferior

Esto ocurre si no se sutura adecuadamente el músculo de la borla del mentón, como se ha mencionado anteriormente.

TIEMPO DE LA CIRUGÍA

Tradicionalmente, el tratamiento quirúrgico ortognático sigue un enfoque secuencial, que comienza con la preparación ortodóncica prequirúrgica (de 12 a 18 meses), seguida de la cirugía y finalizando con el refinamiento ortodóncico postquirúrgico (de 6 a 12 meses). La fase prequirúrgica está destinada a "descompensar" la dentición, de modo que la deformidad dental coincida con la deformidad esquelética. Posteriormente, durante la cirugía, se ajusta la posición ósea a las normas morfométricas, y la fase postquirúrgica se encarga de coordinar la ortodoncia para optimizar los contactos interdentales.

Aunque el enfoque convencional ha demostrado ser eficaz, presenta inconvenientes, como la prolongación del tiempo de tratamiento y el posible empeoramiento de la estética facial durante la fase prequirúrgica. Los avances recientes en la mecánica de los movimientos dentales, la estabilidad de los movimientos esqueléticos específicos con fijación rígida y la comprensión de los efectos de la cirugía en el movimiento dental han permitido la implementación de nuevos enfoques para tratar la anomalía esquelética. Entre estos enfoques se incluyen la "cirugía primero" y "solo cirugía", así como el uso de alineadores ortodóncicos transparentes en lugar de los aparatos metálicos convencionales.

En pacientes seleccionados adecuadamente, estos nuevos protocolos ofrecen varias ventajas, como la reducción del tiempo de tratamiento, mejor calidad de vida y mayor satisfacción del paciente.

Protocolo de *surgery first* o "cirugía primero"

A diferencia del enfoque tradicional, el tratamiento ortognático de "cirugía primero", consiste en mover los maxilares a la posición adecuada sin necesidad de una coordinación ortodóncica prequirúrgica extensa o, en algunos casos, sin ninguna. El éxito de este enfoque radica en aprovechar el proceso natural de adaptación compensatoria del cuerpo, eliminando la necesidad de un procedimiento de descompresión dental. La ortodoncia postquirúrgica se encarga de alinear los dientes, utilizando el fenómeno de aceleración regional (*regional accelerated phenomenon* [RAP]), que facilita el movimiento dental tras la cirugía. El RAP es una respuesta de los tejidos blandos y duros a estímulos nocivos, lo que aumenta la capacidad de cicatrización de los tejidos.

Diversos estudios han demostrado que el RAP puede duplicar la velocidad de alineación dental postquirúrgica, permitiendo que la ortodoncia postoperatoria recupere el tiempo que normalmente se necesitaría para el tratamiento ortodóncico prequirúrgico. Este enfoque maximiza la eficacia del tratamiento ortodóncico tras la cirugía, enfocándose en lograr los movimientos dentales deseados postoperatoriamente, en lugar de preparar exhaustivamente la dentición antes de la cirugía.

Choi et al. han descrito un flujo de trabajo estandarizado para la ortognática de "cirugía primero", utilizando un modelo dental para simular la cirugía antes del procedimiento real. Este proceso incluye la creación de una férula adecuada para planificar el tratamiento ortodóncico postquirúrgico necesario:

1. **Evaluación preoperatoria**: inicialmente, se evalúa la oclusión del paciente mediante el montaje de modelos, proporcionando una comprensión básica de las relaciones dentales y esqueléticas existentes.
2. **Montaje del modelo**: los dientes adaptados a la discrepancia esquelética se simulan y reorganizan en sus ubicaciones previstas. Cada diente se analiza y separa individualmente, imitando el tratamiento ortodóncico prequirúrgico.
3. **Simulación de cirugía ortognática**: se simulan los movimientos quirúrgicos ortognáticos en el modelo para demostrar el resultado oclusal potencial.
4. **Oclusión temporal quirúrgica**: se restauran los dientes a sus posiciones originales antes de cualquier tratamiento ortodóncico prequirúrgico. Con el modelo original, se puede reproducir con precisión la condición dental, reflejando el resultado de la cirugía sin ortodoncia prequirúrgica.

Con los dientes reposicionados a su estado previo, se crean férulas intermedias y finales basadas en los resultados de la simulación quirúrgica.

Preparar un caso de "cirugía primero" requiere un análisis detallado del estado actual y una proyección cuidadosa del estado futuro de la oclusión y la forma facial. Este esfuerzo adicional se ve recompensado, ya que los estudios sobre el tema indican que el tiempo total de tratamiento puede reducirse en 8 meses comparado con el enfoque convencional. Además, los resultados quirúrgicos y la estabilidad son similares.

En cuanto a las indicaciones, Liou et al. restringieron sus criterios a los casos que no requerían una alineación significativa ni una descompensación ortodóncica prequirúrgica. Es decir, se incluyeron casos con dientes anteriores bien alineados o ligeramente apiñados, una curva de Spee plana o leve, y dientes anteriores normales o ligeramente inclinados.

Liou et al. excluyeron a los pacientes con apiñamiento grave, que requirieran extracciones, así como los casos de maloclusión de Clase II División 2 con sobremordida, donde la curva de Spee está gravemente alterada. También se excluyeron los casos que necesitan expansión maxilar para lograr una dimensión maxilar transversal adecuada o que presenten asimetrías graves.

Con el aumento del conocimiento y la comodidad de los profesionales con el enfoque de "cirugía primero", este método continúa evolucionando e innovando en el campo de la cirugía ortognática. Aunque el tratamiento más común es para pacientes de clase III, también se está aplicando a pacientes con diferencias craneofaciales, maloclusiones de clase II y asimetrías faciales. Un estudio reciente de Choi et al., que utilizó inteligencia artificial (IA), demostró que las tasas de recidiva son similares entre los enfoques convencionales y los de "cirugía primero".

En general, el enfoque de "cirugía primero" ofrece una alternativa innovadora a los tratamientos ortodóncicos tradicionales, mejorando la eficacia del tratamiento, la satisfacción del paciente y los resultados postoperatorios. Las investigaciones en curso, como las realizadas por Hernández-Alfaro, proponen avances significativos que ampliarán la aplicabilidad de este enfoque en diversos escenarios clínicos.

Protocolo de "solo cirugía"

Para los pacientes que no necesitan alteraciones significativas en la oclusión, pero sí necesitan reorientar la posición de los maxilares para corregir una asimetría, con fines estéticos o en pacientes con SAHOS, se puede utilizar el protocolo de "solo cirugía". Aunque no es un enfoque nuevo, ya que el movimiento de los maxilares sin modificar la oclusión se ha practicado durante décadas y es similar a la cirugía de traumatismos maxilofaciales, la innovación radica en la capacidad del cirujano para utilizar una planificación tridimensional personalizada. Esto permite mover los maxilares de manera precisa y consistente sin necesidad de aparatos de fijación intermaxilares durante la operación.

El uso de guías de corte y placas de fijación personalizadas ha reducido la dependencia de las férulas oclusales y, en muchos casos, ha eliminado por completo la necesidad de estas. Las correcciones de asimetría se benefician especialmente de estos dispositivos personalizados, ya que permiten una colocación precisa y replican fielmente el movimiento esquelético planificado en el entorno virtual.

PUNTOS CLAVE

Técnicas más frecuentemente utilizadas y su protocolo

- **Maxilar (Le Fort I):**
  - **Indicaciones:** ajustes en el plano maxilar, incluyendo impactación/descenso y corrección de canteos.
  - **Protocolo:** medición inicial, abordaje y osteotomía maxilar, fijación de la férula intermedia, posicionamiento maxilar definitivo, osteosíntesis y reevaluación estética.
- **Mandíbula (SSRO -*Bilateral Sagittal Split Ramus Osteotomy*):**
  - **Indicaciones:** corrección de maloclusiones graves y asimetrías.
  - **Protocolo:** infiltración, incisión subperióstica, osteotomías medial-horizontal, vertical anterior y lateral, fractura de los fragmentos, posicionamiento condíleo y osteosíntesis.
- **Mentón (Neoplastia o Genioplastia):**
  - **Indicaciones:** modificación del mentón para avanzar, retrasar, reducir o aumentar su dimensión.
  - **Protocolo:** infiltración, abordaje, desperiostización, osteotomía y sutura.

Realizar mandíbula primero: ventajas e inconvenientes
- **Ventajas:**
  - Facilita la corrección de posibles errores de planificación.
  - Utiliza el maxilar superior como referencia fija, reduciendo errores de posicionamiento.
- **Inconvenientes:**
  - Riesgo de un *"bad split"* que puede obligar a detener el procedimiento.
  - sPuede complicar la fijación condílea.

Avance de las placas custom made
- **Precisión:** Diseñadas a medida, mejoran la estabilidad y precisión de la fijación ósea.
- **Reducción del tiempo quirúrgico:** eliminan la necesidad de ajustes intraoperatorios.
- **Mejores resultados estéticos y funcionales:** alineación más precisa de los segmentos óseos y recuperación más rápida.

Tiempos Quirúrgicos Distintos
- **Enfoque tradicional:** preparación ortodóncica prequirúrgica (12-18 meses), cirugía y refinamiento postquirúrgico (6-12 meses).
- **Surgery first:** cirugía sin preparación ortodóncica extensa, utilizando el fenómeno de aceleración regional (RAP) para conseguie un movimiento dental más rápido postoperatorio.
- **Solo cirugía:** reorientación de los maxilares sin alteraciones significativas en la oclusión, utilizando planificación tridimensional y placas personalizadas.

Casos de cirugía primero
- **Indicaciones:** pacientes con dientes anteriores bien alineados o ligeramente apiñados, sin necesidad de descompensación ortodóncica prequirúrgica significativa.
- **Ventajas:** Reducción del tiempo de tratamiento total de hasta 8 meses, con resultados quirúrgicos y estabilidad similares a los enfoques convencionales.

Casos de solo cirugía
- **Indicaciones:** pacientes que necesitan corregir asimetrías, con fines estéticos o con SAHOS, sin necesidad de alteraciones significativas en la oclusión.
- **Ventajas:** precisión en la colocación de los maxilares mediante guías de corte y placas de fijación personalizadas, eliminando en muchos casos la necesidad de férulas oclusales.

BIBLIOGRAFÍA

Al-Riyami S, Moles DR, Cunningham SJ. Orthognathic treatment and temporo- mandibular disorders: A systematic review. Part 1. A new quality-assessment technique and analysis of study characteristics and classifications & Part 2. Signs and symptoms and meta-analyses. Am J Orthod Dentofacial Orthop. 2009;136(5):624.e1-15. 136(5):626.e1-16

Bell WH, Levy BM. Revascularization and bone healing after posterior maxillary osteotomy. J Oral Surg. 1971;29(5):313-20.

Cadwell JB, Letterman GS. Vertical osteotomy in the mandibular rami for the correction of prognathism. J Oral Surg. 1954;12:185.

Chashu G, Blinder D, Taicher S, et al. The effect of precise reattachment of the mentalis muscle on the soft tissue response to genioplasty. J Oral Maxillofac Surg. 2001;59(5):510-6.

Choi JW, Bradley JP. Surgery first orthognathic approach without presurgical orthodontic treatment: Questions and answers. J Craniofac Surg [Internet]. 2017 [citado el 9 de junio de 2024];28(5):1330–3. Disponible en: https://pubmed.ncbi.nlm.nih.gov/28582307/

Choung PH. A new osteotomy for the correction of mandibular prognathism: techniques and rationale of the intraoral vertico-sagittal ramus osteotomy. J Cranio-maxillofac Surg. 1992;20(4):153-62.

Cottrell DA, Wolford LM. Altered orthognathic surgical sequencing and a modified approach to model surgery. J Oral Maxillofac Surg. 1994;52(10):1010-20.

Dal Pont G. Retromolar osteotomy for the correction of prognathism. J Oral Surg Anesth Hosp Dent Serv. 1961;19:42-7.

Duque FL, Jaramilloi PM. Complications associated with Le Fort I osteotomy. Rev Fac Odontol Univ Antioq. 2009;20(2):205-21.

Epker BN. Modifications in the sagittal osteotomy of the mandible. J Oral Surg. 1977;35(2):157-9.

Hebert JM, Kent JN, Hinds EC. Correction of prognathism by an intraoral vertical subcondylar osteotomy. J Oral Surg. 1970;28:651.

Hernández-Alfaro F, Guijarro-Martínez R, Peiró-Guijarro MA. Surgery first in orthognathic surgery: What have we learned? A comprehensive workflow based on 45 consecutive cases. J Oral Maxillofac Surg [Internet]. 2014;72(2):376–90. Disponible en: http://dx.doi.org/10.1016/j.joms.2013.08.013

Liou EJW, Chen P-H, Wang Y-C, Yu C-C, Huang CS, Chen Y-R. Surgery-first accelerated orthognathic surgery: Postoperative rapid orthodontic tooth movement. J Oral Maxillofac Surg [Internet]. 2011;69(3):781–5. Disponible en: http://dx.doi.org/10.1016/j.joms.2010.10.035

Martín-Granizo R, Monje Gil F. Deformidades dentofaciales. Cirugía ortognática. En: Martín-Granizo R, ed. Cirugía oral y maxilofacial. Manual del residente. Madrid: SmithKline Beecham, 1997: 1423-68.

Mommaerts MY, Abeloos JV, De Clercq CA, et al. The effect of the subspinal Le Fort I-type osteotomy on interalar rim width. Int J Adult Orthodon Orthognath Surg. 1997;12(2):95-100.

Obwegeser HL. Orthognathic surgery and a tale of how three procedures came to be: A letter to the next generations of surgeons. Clin Plast Surg [Internet]. 2007;34(3):331–55. Disponible en: http://dx.doi.org/10.1016/j.cps.2007.05.014

Park JW, Choung PH, Kho HS, et al. A comparison of neurosensory alteration and recovery pattern among different types of orthognathic surgeries using the current perception threshold. Oral Surg Oral Med Oral Pathol Oral Radiol Endod. 2011;111(1):24-33.

Peiró-Guijarro MA, Guijarro-Martínez R, Hernández-Alfaro F. Surgery first in orthognathic surgery: A systematic review of the literature. Am J Orthod Dentofacial Orthop [Internet]. 2016 [citado el 9 de junio de 2024];149(4):448–62. Disponible en: https://pubmed.ncbi.nlm.nih.gov/27021449/

Profitt WR, Fields HW, Moray LJ. Prevalence of malocclusion and orthodontic treatment need in the United States: estimates from the N-Hanes III survey. Int J Adult Orthodon Orthognath Surg. 1998;13:97-106.

Proffit WR, Turvey TA, Phillips C. The hierarchy of stability and predictability in orthognathic surgery with rigid fixation: an update and extension. Head Face Med. 2007;30(3):21.

Reyneke JP. Surgical technique. En: Reyneke JP, ed. Essentials of orthognathic surgery. Chicago: Quintessence publishing, 2003: 247-306.

Suri L, Taneja P. Surgically assisted rapid palatal expansion: A literature review. Am J Orthod Dentofacial Orthop. 2008;133(6):290-302.

Trauner R, Obwegeser H. Zur Operationstechnik Bei der Progenie und anderen Un- terkieferanomalien. Dtsch Zahn-Mund-Kieferheilk 23 (1955-56).

Verdaguer JJ, Díaz FJ, Concejo C, et al. Tratamiento dentoesquelético de las deformi- dades en clase II y clase III. Mordida abierta. Asimetría facial. En: Navarro Vila C, Ochandiano S, García Marín F, eds. Tratado de cirugía oral y maxilofacial (2ª edición). Madrid: Arán; 2009: 767-811.

Wolford LM, Karras S, Mehra P. Consideration for orthognathic surgery during growth, Part 1: mandibular deformities & Part 2: maxillary deformities. Am J Orthod Dentofacial Orthop. 2001;119:95-105.

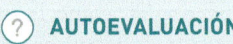

AUTOEVALUACIÓN

Distracción osteogénica

59

E. Olavarría Montes y V. Zafra Vallejo
Colaborador: F. J. Camacho Morcillo

OBJETIVOS

- Conocer la técnica de la distracción ósea en el esqueleto craneofacial, sus orígenes, detalles técnicos, aplicaciones, indicaciones y peculiaridades según el área anatómica a tratar.

INTRODUCCIÓN

La distracción osteogénica (DO) se define como la técnica quirúrgica que permite la creación de hueso *de novo* a través de la realización de una fractura controlada y la posterior separación gradual de los fragmentos óseos, gracias a la aplicación de fuerzas externas de una determinada magnitud, proporcionando así la estabilidad biomecánica necesaria para ello. Este proceso es posible gracias a la capacidad inherente del tejido óseo de cicatrizar y remodelarse cuando es sometido a la aplicación de dichas fuerzas.

Desde un punto de vista biológico, existen dos tipos fundamentales de DO. Por un lado, tenemos la callotasis o distracción de un foco de fractura, que es la variante sobre la cual nos centraremos en este capítulo. El segundo tipo de DO más relevante es la elongación de una epífisis ósea fisiológica, que se denomina epifisiólisis (tracción rápida: >1 mm/día) o condrodiastasis (tracción lenta: < 1 mm/día).

Este proceso de neoformación de tejido o histiogénesis activa no afecta únicamente al tejido óseo, sino también a las partes blandas, como tejido cutáneo, muscular, vascular y nervioso periférico. Gracias a ello, la DO presenta una clara ventaja frente a otras técnicas reconstructivas ampliamente utilizadas, como los injertos o los colgajos microvascularizados, que es la ausencia de una zona donante y las comorbilidades y complicaciones asociadas a estas. Por ello, la DO se postula como una técnica de primera elección en pacientes en edad pediátrica, debido a la limitación existente en estos pacientes de zonas donantes óseas y la posibilidad de repetir el procedimiento a futuro si la evolución clínica así lo requiere.

HISTORIA DE LA DISTRACCIÓN ÓSEA

La primera distracción ósea de la historia clínicamente documentada data del año 1905 y su descripción se atribuye al traumatólogo italiano Codivilla, que llevó a cabo la elonga-

ción del fémur usando esta técnica. Sin embargo, hasta mediados del siglo XX no se describieron los principios biológicos básicos de la osteogénesis por distracción gracias a G. A. Ilizarov, considerado el pionero de la investigación, difusión y aplicación clínica moderna de la distracción ósea.

Ilizarov descubrió el proceso de osteogénesis por distracción de forma accidental. En unos de sus pacientes que presentaba una fractura de fémur se produjo un error en la dirección de giro de las tuercas del fijador externo que se le había colocado, produciéndose como consecuencia una distracción del foco fracturario en lugar de compresión. Posteriormente, Ilizarov observó que al cabo del tiempo en el espacio interfragmentario se había formado tejido óseo de novo. Sus investigaciones posteriores le llevaron al descubrimiento del principio biológico en el cual se basa la distracción osteogénica y que fue denominado como "Ley de tensión-estrés". Su base fundamental es que la tracción gradual sobre los tejidos vivos genera un estrés que puede estimular y mantener la regeneración y el crecimiento activo de determinadas estructuras tisulares.

Dentro del campo de la cirugía craneomaxilofacial y la ortodoncia cabe destacar los dispositivos para la expansión de arcadas dentales empleados por Fauchard (1728) y los primeros expansores palatinos empleados, diseñados por Angell en 1860. Sin embargo, no fue hasta el año 1973 cuando se llevó a cabo el primer trabajo experimental sobre elongación mandibular en perros, atribuido a Snyder y Michieli. En humanos, la primera distracción mandibular no llegó hasta el año 1992, de la mano de Joseph G. McCarthy, cirujano plástico estadounidense, que consiguió llevar a cabo de forma satisfactoria la distracción mandibular de un paciente pediátrico con microsomía craneofacial.

A partir de estos trabajos, diversos cirujanos de todo el mundo comenzaron a realizar procedimientos de DO para el tratamiento de distintas patologías, como la microsomía craneofacial o las craneosinostosis sindrómicas. Hoy en día, la distracción osteogénica es una técnica quirúrgica amplia-mente establecida y consolidada para la reconstrucción de déficits óseos y tisulares complejos en el territorio craneo-maxilofacial, especialmente en el paciente pediátrico.

PRINCIPIOS BIOLÓGICOS DE LA DISTRACCIÓN ÓSEA

La osteogénesis por distracción presenta muchas caracterís-ticas biológicas en común con los fenómenos de desarrollo fisiológico del hueso y la reparación de fracturas. La forma-ción de hueso tiene lugar bajo unas condiciones de estabi-lidad dadas por el sistema de fijación del dispositivo de distracción, y a la vez bajo un estímulo mantenido y gradual de elongación, resultando en una neoformación de tejido que se organiza estructuralmente en el plano dado por el vector de distracción.

Histológicamente, la fase de latencia de la DO se parece mucho al proceso de curación típico de las fracturas, que implica formación de un hematoma, respuesta inflamatoria local y afluencia de células madre mesenquimales. Durante esta fase inicial de latencia se observa a una reacción periós-tica que consiste en una rápida formación de hueso endocondral a partir del área situada en medio de la osteotomía, la cual es una zona rica en fibroblastos, condrocitos y células que tienen las características morfológicas de ambos. No obstante, el principal mecanismo de neoformación ósea es el intramem-branoso, caracterizado por la formación de colágeno tipo I.

Cronológicamente, al tercer o cuarto día de llevar a cabo la osteotomía, aparece un coágulo fibrinoso en el *gap* de dis-tracción, con la formación de capilares sanguíneos nuevos, tejido de granulación y células mesenquimales. A los 7 días se empieza a evidenciar el depósito de material osteoide en los extremos de la osteotomía y a los 14-21 días ya podemos observar radiológicamente una zona central radiolúcida en el centro del gap de distracción y finas tramas longitudinales radiopacas en los extremos de dicho gap, que corresponden a los primeros depósitos óseos corticales.

En lo referente a la expresión molecular, se observan con-centraciones elevadas de IL-6, no solo durante la fase de reacción inflamatoria inicial, sino también durante el pro-ceso de distracción, habiéndose comprobado su papel como anabolizante durante la osteogénesis y favoreciendo la osi-ficación intramembranosa. Así mismo, también se observan concentraciones altas de TGF-B, BMP-2 y BMP-4 y VEGF, este último esencial para la formación de nuevos capilares que aseguren un adecuado aporte sanguíneo al hueso en formación.

Un aspecto importante que debe tenerse en cuenta es que la neoformación ósea no es uniforme a lo largo del gap óseo generado, de forma que existe una mayor cantidad de hueso lamelar maduro en las áreas adyacentes a la cortical, mientras que a medida que nos aproximamos a la zona central, apre-ciamos un tejido de reparación más inmaduro. Por esto, en las pruebas radiológicas se distingue en el área de distracción una zona central radiolúcida menos diferenciada, seguida de una zona con osificación activa y otra de remodelación y organización del material osificado en forma lineal y paralela al vector de distracción hasta los extremos de la osteotomía.

Se considera que son necesarias 3 semanas, como mínimo, una vez finalizado el proceso de distracción, para que la tota-lidad del gap de distracción se transforme en tejido óseo. No obstante, la mayor parte de los protocolos de distracción osteogénica establecidos recomiendan mantener el dispositivo de distracción fijado de forma estable al menos 6 semanas desde el fin del proceso de distracción, y la realización de un estudio de imagen para comprobar la osificación previo a la retirada del distractor.

TÉCNICA QUIRÚRGICA

La distracción osteogénica consta de cuatro fases:

1. **Osteotomía.** Puede llevarse a cabo mediante bisturí pie-zoeléctrico o mediante sierra reciprocante o sagital. Pueden realizarse dos tipos de osteotomía:

   • *Osteotomía completa*. Tras realizar una disección sub-perióstica centrada en el sitio donde se va a llevar a cabo la osteotomía, se realiza ésta, seccionando ambas corti-cales, logrando de esta manera la separación de ambos fragmentos en tallo verde o bien con una movilidad controlada. Al liberar de forma completa ambos extre-mos óseos, se logra un mayor control del vector de dis-tracción y, a su vez, se reduce la posibilidad de una osi-ficación precoz. Para una mayor facilidad a la hora de colocar el dispositivo de distracción, se recomienda completar la osteotomía una vez el dispositivo ha sido colocado, ya que de lo contrario resultaría más compli-cado alinear los extremos óseos en el vector de distrac-ción que se desee.
   • *Corticotomía conservadora de la cortical interna*. Tras realizar la disección subperióstica, se realiza la osteotomía, seccionando únicamente la cortical externa y el hueso esponjoso, sin llegar a la cortical interna (cor-tical lingual en el caso de la mandíbula). Con este tipo de osteotomía, al no seccionar todo el periostio, se pre-serva la nutrición e inervación del hueso y existe menor riesgo de daño del nervio alveolar inferior cuando se realiza en la mandíbula.
   Como único inconveniente, al ser una osteotomía incompleta, existe mayor riesgo de alteración de la orientación del vector de distracción, teniendo en algu-nas ocasiones que realizar, bien intraoperatoriamente o bien en un segundo tiempo, la osteotomía de forma completa para evitar alteraciones no deseadas durante la distracción.

2. **Fase de latencia.** Hace referencia al período de tiempo que transcurre entre la realización de la osteotomía y el inicio de la distracción. Suele durar entre 2 y 7 días; este periodo varía según el hueso a distraer y la región anató-mica y, en general, es menor en pacientes pediátricos. Como ya se comentó previamente, durante esta fase tiene lugar la formación de un hematoma en el foco de fractura, a partir del cual comenzará el proceso de osificación y neo-formación ósea.

Hay que considerar que un periodo de latencia excesivamente largo provocará una consolidación prematura del hueso y un fallo en la distracción, siendo necesario volver a realizar la osteotomía. Por último, si esta fase de latencia no tiene la duración adecuada, no se formará un callo óseo reparativo de adecuada estructura y grosor.

3. **Distracción o fase de activación.** Es la fase en la que se produce la separación gradual y continua de los dos extremos óseos a través de la activación del distractor. Generalmente, el ritmo de distracción se realiza a razón de 1 mm diario, siendo frecuente dividirlo en dos activaciones diarias de 0,5 mm cada una de ellas. No obstante, es importante tener en cuenta que en los pacientes en edad pediátrica existe mayor riesgo de consolidación prematura, motivo por el que el rango de distracción diario se puede subir hasta los 1,5 mm diarios, repartidos en tres activaciones de 0,5 mm cada una.

No se recomiendan ritmos de distracción más elevados, siendo el límite los 2 mm, ya que estos se asocian a la aparición de unión fibrosa, ausencia de consolidación y menor expresión de BMP-2 y BMP-4. Por tanto, es importante prestar especial atención al ritmo de distracción e individualizarlo en base a cada paciente y hueso a distraer.

Un aspecto fundamental en esta fase, y que va a condicionar el éxito del tratamiento, es el control del vector de distracción. Es fundamental realizar una adecuada planificación del caso y, sobre todo, un estrecho seguimiento para detectar de forma temprana anomalías y alteraciones que condicionen nuestro resultado. Las pruebas más empleadas para dicho seguimiento son la ortopantomografía y radiografía lateral de cráneo. No obstante, el seguimiento ecográfico aporta mayor sensibilidad que la radiografía simple en lo referente a la monitorización del callo de distracción y su vascularización, lo cual resulta esencial para individualizar en cada paciente el ritmo de distracción.

Las pruebas radiológicas tridimensionales, como la tomografía computarizada (TC) se reservan para la valoración y cuantificación final del hueso regenerado o para el diagnóstico de posibles complicaciones.

4. **Fase de consolidación.** Es la fase final del proceso de distracción y comienza una vez alcanzada la longitud de distracción deseada. Llegados a este punto, el distractor se mantiene fijado en la posición final entre 4 y 12 semanas, con el objetivo de permitir una osificación estable del callo de distracción, la cual se produce con mayor prontitud en edades pediátricas. La vascularización y calidad de las partes blandas, y la región facial distraída, van a influir también en la correcta osificación del callo de distracción.

Un aspecto importante que debe tenerse en cuenta es que en determinadas localizaciones, esta fase de consolidación deberá ser mayor. Un claro ejemplo de ello es la distracción mandibular, donde las fuerzas ejercidas por la musculatura masticatoria dan lugar a una tensión opuesta a la ejercida por el dispositivo de distracción, haciendo necesaria una mayor duración del período de consolidación.

DISPOSITIVOS DE DISTRACCIÓN

Independientemente de la región ósea que vayamos a distraer y de la mayor o menor complejidad que presente nuestro dispositivo de distracción, de forma general, todo distractor va a contar con dos apoyos fijados al hueso a distraer, uno de ellos sobre el extremo fijo sobre el cual se ejercerá la fuerza de distracción y otro móvil que será el que se desplace. Estos apoyos pueden ser de dos tipos: pines/agujas tipo Kirschner o bien placas y/o tornillos convencionales. Los primeros se usan cuando la superficie ósea a distraer es pequeña, como sucede con frecuencia en los pacientes pediátricos. En cambio, las placas y tornillos se reservan para superficies óseas de mayor tamaño.

El dispositivo de distracción lo configura además una varilla que conecta ambos puntos de apoyo y, por tanto, ambos extremos óseos, y sobre la cual se acopla el denominado dispositivo activador, que será el encargado de transmitir la fuerza que produce la separación de los fragmentos óseos.

Una vez descrito el esquema del dispositivo de distracción prototipo, describiremos en detalle los dos principales tipos de distractores, los externos y los internos.

Dispositivos externos

Por lo general, su colocación y manipulación es relativamente sencilla, si bien existen excepciones, como los distractores tipo Halo, cuya colocación resulta más compleja y laboriosa. Entre sus ventajas destacan que pueden ser aplicados, prácticamente, en todas las situaciones, incluso en paciente neonatos. Permiten el cambio de dispositivo de forma ambulatoria, corregir vectores de distracción erróneos y, por lo general, las longitudes de hueso generadas son mayores. Como aspectos negativos, destacan, principalmente, que son dispositivos visibles, lo cual puede generar un problema de aceptación y adaptación social. Además, al estar expuestos al exterior los puntos de anclaje, hay mayor riesgo de infección y de dejar cicatrices antiestéticas tras su retirada. Por otra parte, al estar más expuesto a traumatismos, alguno de sus componentes puede aflojarse o soltarse con relativa frecuencia.

Dispositivos internos

En función de su anclaje, este tipo de distractores se clasifican en dentosoportados, oseosoportados o híbridos. El uso de distractores dentosoportados dentro de las arcadas dentarias es una técnica muy útil a la hora de crear espacios para resolver discrepancias transversas y anteroposteriores, permitiendo a la vez la corrección de dientes gravemente apiñados.

Las principales ventajas de los distractores internos son el mayor confort del paciente y aceptación social, menor riesgo de cicatrices faciales y menor riesgo de infección. En contraposición, su colocación y, sobre todo, su retirada, son más complejas cuando los comparamos con los externos.

Al no permitirse variaciones del vector de distracción durante el proceso, es crucial realizar una detallada planificación prequirúrgica con programas de imagen de representación 3D.

Tanto los distractores externos como los internos pueden desarrollar un único vector de distracción o múltiples vectores, denominados distractores multivectoriales. En cuanto al material con el que están fabricados, podemos encontrar distractores (generalmente, compuestos por aleaciones de titanio y/o acero inoxidable) o bien distractores reabsorbibles (compuestos de ácidos poliláticos y poliglicólicos). Por último, debemos mencionar que podemos usar distractores estándar (también denominados comúnmente distractores de *stock*) o distractores customizados, los cuales se diseñan de forma específica para cada paciente, en parte, apoyados por las nuevas tecnologías de diseño y planificación que permiten crear estos dispositivos únicos y de esta manera disminuir la tasa de errores y fracaso en el tratamiento (**Tabla 59-1**).

DISTRACCIÓN OSTEOGÉNICA MANDIBULAR

Inicialmente, se ideó para aplicarse a la población infantil, pero, posteriormente, se extendió también a pacientes adultos. Sin embargo, hoy en día suele ser más frecuente su uso en pacientes pediátricos, y es quizá el tipo de distracción osteogénica más habitual en la práctica clínica en el territorio craneomaxilofacial.

Indicaciones

La popularidad de la distracción osteogénica mandibular se debe en gran parte a sus numerosas aplicaciones, además de a los buenos resultados que se suelen obtener mediante esta técnica quirúrgica. Entre las patologías más frecuentes que suelen beneficiarse de la distracción osteogénica mandibular destacan las siguientes:

- Microsomía craneofacial.
- Micrognatia primaria o sindrómica: secuencia de Pierre-Robin, síndrome de Treacher-Collins, síndrome de Nager, etcétera.
- Anquilosis temporomandibular.
- Hipoplasia condílea: congénita, infecciosa, traumática, iatrogénica e idiopática.

Una de las indicaciones más frecuentes de esta técnica es la distracción mandibular en pacientes con micrognatia grave que provoque obstrucción de la vía aérea superior. Esta técnica es útil en estos casos, pudiendo realizarse incluso en el periodo neonatal, evitando la traqueostomía en muchos pacientes.

Existen otras indicaciones relativas o alternativas en otras patologías: en deformidades dentofaciales como alternativa o en conjunción con cirugía ortognática, asimetrías mandibulares, o defectos mandibulares tras resecciones tumorales.

Tipos de osteotomía

La osteotomía y colocación de distractores se suele realizar bajo anestesia general y bajo técnicas anestésicas que disminuyan el riesgo de sangrado como son la hipotensión controlada asociando la infusión de ácido tranexámico.

Los dos principales tipos de osteotomía utilizados difieren en cuanto a su localización: sínfisis y cuerpo/rama mandibular.

Tabla 59-1. Tabla comparativa de las características de los distractores externos con respecto a los internos

Distractores externos	Distractores internos
La movilidad y el recambio de pines son más frecuentes	La movilidad y el recambio de pines son menos frecuentes
El rango de distracción es mayor	El rango de distracción es menor
Permiten ajustar el vector	No permiten ajustar el vector
Es difícil calcular el hueso distraído (tensión-estrés)	Es fácil calcular el hueso distraído (por el contacto directo del distractor con el hueso)
Pueden producirse cicatrices inestéticas	El resultado estético es mejor
La tasa de infección es mayor	La tasa de infección es menor
Son más incómodos	Son más cómodos
Tienen peor aceptación social	La aceptación social es mejor
Conllevan menor riesgo de daño al nervio facial (mandibulares)	Conllevan mayor riesgo de daño al nervio facial al colocarlo
La retirada es fácil	La retirada es difícil: es necesaria una intervención quirúrgica compleja
Se necesita menos superficie ósea para su colocación (útil en neonatos)	Se necesita más superficie ósea para su colocación
Es posible cambiar el distractor a uno de mayor rango de distracción, si es necesario	No es posible cambiar el distractor a otro de mayor rango

Distracción osteogénica sinfisaria

Este tipo de distracción se puede emplear en casos de apiñamiento anterior mandibular grave, deficiencia transversal mandibular, mordida cruzada uni o bilateral, dientes anteriores impactados con espacio inadecuado y dientes inclinados. En sí, es una técnica que permite aumentar el espacio de la arcada dental y corregir una insuficiencia transversal mandibular.

Al realizar la osteotomía se debe tener especial cuidado con las raíces de los incisivos centrales. Los dispositivos pueden ser tanto dentosoportados, de anclaje óseo (si se requiere una mayor estabilidad o movimientos mayores) o bien híbridos.

Distracción osteogénica del cuerpo o rama mandibular

Estos tipos de distracciones se realizan en casos de micrognatia grave y/o asimetría mandibular, pudiendo realizarse de manera uni o bilateral, según la necesidad de cada caso (**Fig. 59-1**).

En función del vector de distracción que necesitemos, realizaremos la osteotomía en distintas localizaciones: si desea-

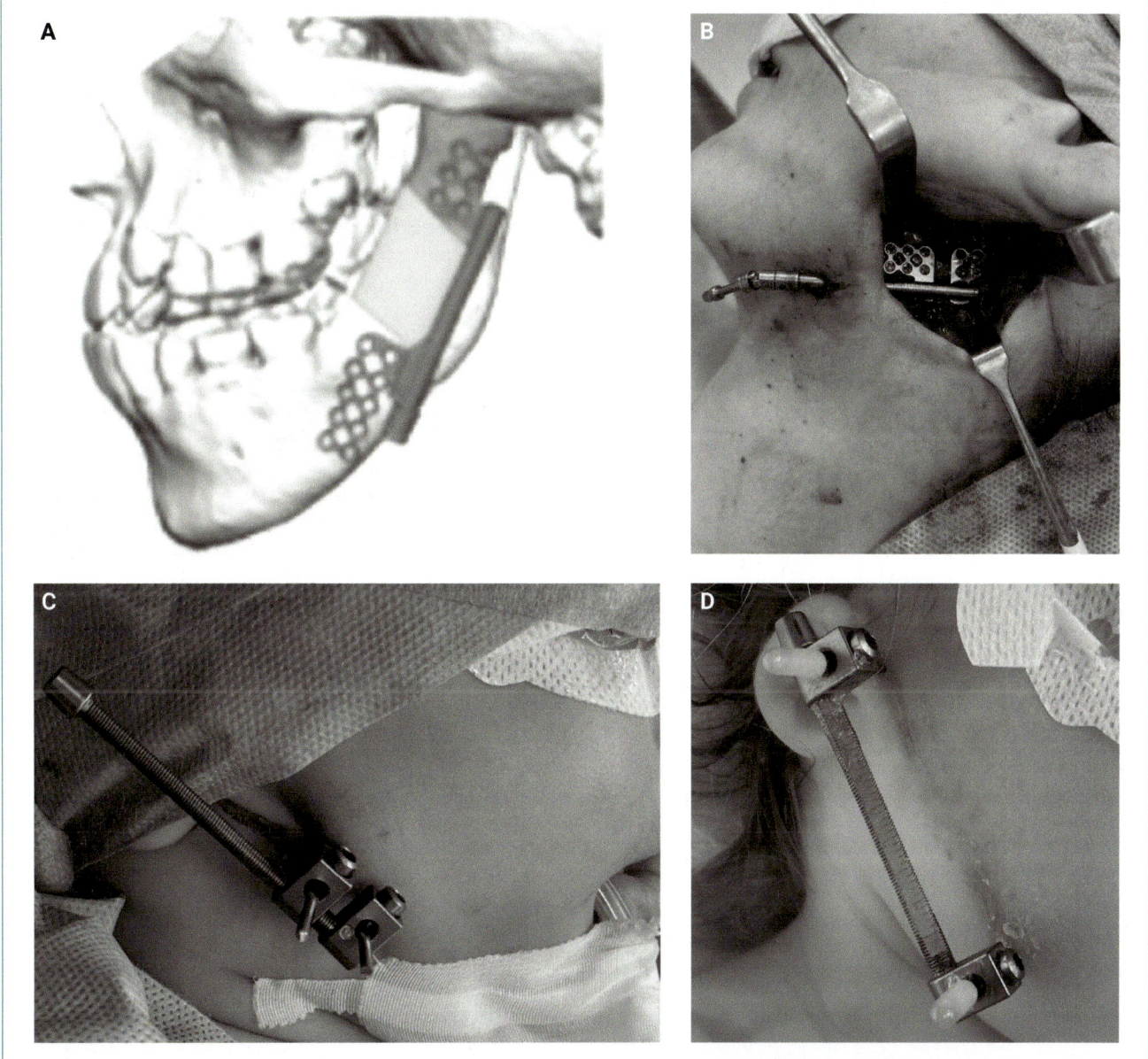

Figura 59-1. A. Planificación 3D de distracción de rama mandibular en un caso de microsomía craneofacial. **B.** Imagen intraoperatoria de la colocación del distractor mandibular interno customizado. Obsérvese la osteotomía y los tornillos de fijación, quedando el gap óseo cerrado para la fase de latencia. Una vez cerrado el abordaje, el único elemento visible del distractor será el vástago de activación. **C.** Imagen de la colocación de un distractor mandibular externo tipo Molina (KLS Martin) fijado con dos agujas de Kirschner, una a cada lado de la osteotomía. **D.** Imagen previa a la retirada del distractor mandibular externo. Obsérvese la separación de la posición de las agujas tras el fin de la distracción.

mos una distracción vertical, realizaremos una osteotomía horizontal en la rama mandibular y si necesitamos una distracción horizontal, realizaremos una osteotomía vertical en el cuerpo. Existen casos en los que se requiere un vector horizontal y otro vertical. En estos casos se puede realizar una osteotomía oblicua en el ángulo mandibular (con mayor o menor inclinación según el vector requerido) o una osteotomía tanto en rama como cuerpo y la colocación de un distractor multivectorial.

Independientemente del vector, la técnica quirúrgica suele pasar por una osteotomía inicial de la cortical externa, con la colocación de los dispositivos de distracción (anclaje óseo mediante pines o miniplacas) a los extremos óseos que van a ser distraídos. Una vez fijados, se completa la osteotomía y se coloca el activador del distractor. Debemos comprobar intraoperatoriamente la liberación de los fragmentos, activando el distractor y visualizando la separación de los extremos de la osteotomía. Una vez comprobado, se revierte esta separación, aproximando de nuevo las superficies de la osteotomía (**Fig. 59-2**).

Durante las fases iniciales de la distracción osteogénica se observa un aplanamiento del cóndilo articular en el lado distraído, acompañado de un adelgazamiento del fibrocartílago. Sin embargo, durante la fase de consolidación, se produce una reparación y remodelación del cóndilo, con la consiguiente recuperación de su morfología normal.

Tipos de distractores

- **Interno.** El distractor se mantiene cubierto por los tejidos blandos, quedando exteriorizado solamente el activador para realizar la distracción. Es una opción más cómoda para el paciente y suele provocar menos cicatrices. Su retirada requiere una intervención quirúrgica, reabriendo la vía de abordaje con la exposición del hueso distraído, por lo que se suele esperar más tiempo para asegurar una correcta consolidación de este.
- **Externo.** El distractor se encuentra externo al paciente, siendo los pines los que atraviesan los tejidos blandos. Es

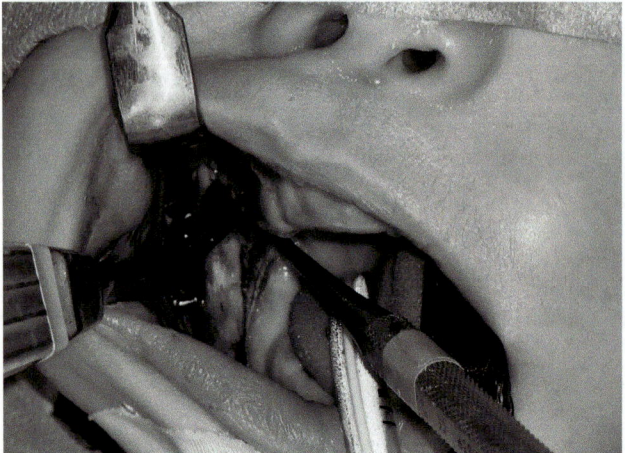

Figura 59-2. Detalle intraoperatorio del aumento del gap de la osteotomía tras activar intraoperatoriamente el distractor para comprobar que la osteotomía es completa.

socialmente más limitante para el paciente, pero permite un mayor control sobre el vector de distracción, pudiendo modificarlo durante el proceso sin necesidad de reintervención. Su retirada se puede realizar de forma sencilla en un procedimiento quirúrgico menor ambulante, sin necesidad de exposición del hueso distraído, por lo que el tiempo para su retirada suele ser menor que en el distractor interno.

Oclusión y ortodoncia

Todos los pacientes con deformidades dentofaciales que sean candidatos a corrección quirúrgica deben ser sometidos a una evaluación previa por un ortodoncista, dado que cualquier modificación ósea implica una alteración dental, y la estabilidad oclusal es un factor crucial para obtener un resultado estable que perdure en el tiempo. Las principales excepciones a esta regla son los pacientes en edad temprana (< 5 años) con micrognatia y/o síndrome de apnea-hipopnea del sueño (SAHS) grave.

Es frecuente que los pacientes sometidos a distracción de la rama mandibular también presenten problemas transversales que requieran extracciones dentales o expansiones maxilares. Durante el proceso de elongación de la rama mandibular, por ejemplo, se genera una mordida abierta posterior, que, dependiendo de su gravedad, puede necesitar la colocación de una férula con lengüeta de interposición lingual para prevenir la interferencia de la lengua en el espacio oclusal, para evitar que interfiera en el descenso adecuado del proceso alveolar superior.

En pacientes pediátricos con crecimiento maxilar inhibido por una arcada inferior hipoplásica, la creación de esta mordida abierta posterior facilita el crecimiento del maxilar superior, llevándolo al cierre de la mordida abierta posterior. De lo contrario, podría ser necesaria una segunda intervención para descender el maxilar. Una alternativa para estos pacientes sería la distracción maxilomandibular simultánea, manteniendo de este modo la oclusión estable.

DISTRACCIÓN OSTEOGÉNICA DEL TERCIO MEDIO FACIAL

Tradicionalmente, la hipoplasia del tercio medio facial se trataba mediante un avance tipo Le Fort I una vez alcanzada la edad adulta. Hoy en día, gracias a los avances en la distracción osteogénica, estas hipoplasias se pueden tratar a una edad más temprana, consiguiendo la resolución parcial o total de la deformidad, y se puede ofrecer una alternativa quirúrgica a los pacientes que precisen grandes desplazamientos óseos o presenten alteraciones anatómicas significativas que les provoquen problemas funcionales graves. Incluso en casos en los que se obtenga solamente una mejoría parcial, y requieran otra intervención definitiva en la edad adulta, el avance de esta técnica suele conseguir unos movimientos significativos y estables en el tiempo.

Al igual que en la distracción del tercio inferior, cuando la distracción vaya a alterar la oclusión, es necesaria una valoración y preparación ortodóncica previa a cualquier intervención quirúrgica en estos pacientes.

Indicaciones

Las principales indicaciones en este tercio facial consisten en la corrección de deformidades dentofaciales que generan alteraciones oclusales graves y, en muchas ocasiones, asociadas a SAHS:

- Craneosinostosis sindrómicas: síndrome de Crouzon, síndrome de Apert, síndrome de Pfeiffer, etcétera.
- Secuelas de fisuras labiopalatinas.
- Hipoplasia maxilomalar: congénita, infecciosa, traumática, iatrogénica e idiopática.

En pacientes adultos, la distracción osteogénica puede ser un arma útil en casos de discrepancia maxilomandibular grave (> 10 mm), en recidivas tras avances en cirugía ortognática convencional o cuando la cirugía ortognática no sea una opción viable (pacientes edéntulos, hueso frágil, mala calidad de tejidos blandos, etcétera).

Tipos de osteotomía

Las osteotomías empleadas en el tercio medio facial se pueden clasificar según la región anatómica que se desea distraer:

Le Fort I-II-III

Cuando deseamos realizar una distracción osteogénica en sentido anterior, la osteotomía más frecuentemente utilizada es la del tipo Le Fort, en cualquiera de sus variantes.

En el caso de Le Fort I, el abordaje y la osteotomía será similar a la realizada en una cirugía ortognática. Sin embargo, en este caso no es necesario realizar *down-fracture,* evitando producir una fractura irregular, reduciendo el sangrado y el edema asociado con este paso. Tampoco es necesaria la desperiostización extensa de la mucosa nasal y apertura piriforme.

El diseño básico de la osteotomía tipo Le Fort I puede variar según la región anatómica y la deformidad del maxilar superior que nos interese tratar. Además, la osteotomía debe tener en cuenta también el vector de distracción que vamos a emplear. En pacientes pediátricos se debe tener especial cuidado con los ápices dentales y los gérmenes de las piezas dentales incluidas en el maxilar, por lo que en muchas ocasiones las osteotomías deben ser más altas o escalonadas para evitar el daño a dichas estructuras.

En casos de hipoplasia y retrusión más extensa del tercio medio facial, como en muchos síndromes craneofaciales, puede ser necesaria una osteotomía tipo Le Fort II con su diseño en tronco de pirámide hacia la región nasal, o una tipo Le Fort III (llamada también disyunción craneofacial), si además queremos corregir un aumento de exposición orbitaria. En estos casos, además del abordaje intraoral, se necesitará habitualmente un abordaje tipo coronal que permita la realización de las osteotomías orbitarias, del cuerpo cigomático y de la raíz nasal. En ocasiones, además, habrá que sumar al abordaje coronal un abordaje orbitario (subciliar, transconjuntival o subpalpebral) para conseguir un mejor acceso al suelo y al arbotante orbitario inferomedial.

Es importante destacar que también puede realizarse la osteotomía tipo Le Fort III sin que sea necesario realizar un abordaje coronal, usando incisiones de blefaroplastia superior extendidas a la pared lateral orbitaria, transconjuntivales con extensión transcaruncular, que permitan desarrollar una osteotomía nasal horizontal e incisión en el fondo del vestíbulo superior, permitiendo la disyunción pterigomaxilar.

Tipos de distractores

Distractor craneofacial externo tipo Halo

El halo craneofacial (**Fig. 59-3**) es un dispositivo externo utilizado en distracciones de tercio medio y superior facial. El anclaje suele ser óseo, aunque también puede hacerse a

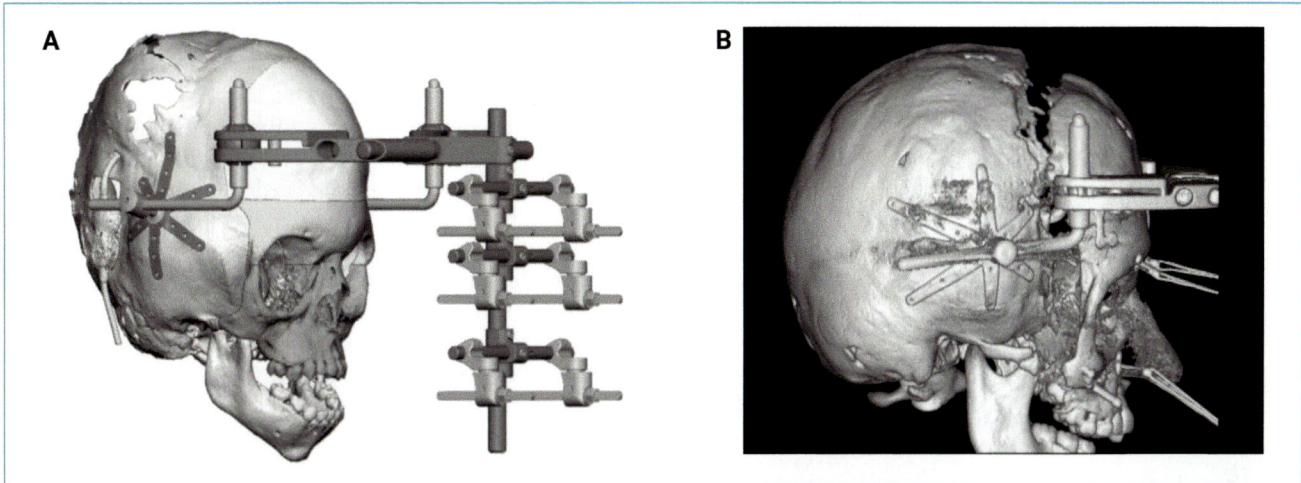

Figura 59-3. A. Planificación virtual de avance tipo monobloc con distractor externo tipo Halo RED (KLS Martin) con estrellas de fijación craneal customizadas. Los puntos de tracción facial se sitúan a nivel nasomaxilar, maxilomalar y en huesos propios nasales. **B.** Imagen de TC de control durante proceso de distracción de un paciente sometido a una distracción tipo monobloc. Obsérvese el gap con hueso de novo, no visible en la reconstrucción 3D, debido a la falta de calcificación durante el proceso de distracción.

través de férulas acrílicas cementadas en la arcada superior o con una combinación de ambos sistemas. Cuando se utilizan anclajes óseos, habitualmente, se colocan miniplacas de titanio en los arbotantes óseos, según el tipo de osteotomía Le Fort utilizada, unidos a tornillos por los que se pasan alambres que se conectan al halo externo. Es un sistema que permite grandes avances, con gran uniformidad, estabilidad y control del vector de distracción. La principal desventaja es la incomodidad y difícil adaptación social que proporciona al paciente, aunque esto suele tolerarse muy bien en la edad infantil.

Distractores internos

La distracción del tercio medio facial también puede llevarse a cabo mediante el empleo de distractores internos en muchos casos. En caso de una distracción tipo Le Fort I, se pueden utilizar distractores con salida intraoral de los activadores, lo que es más cómodo para el paciente. En cuanto a la distracción tipo Le Fort III, los distractores se pueden colocar en el margen lateral de las osteotomías, con salida de los activadores en sentido posterior a nivel de la incisión coronal para conseguir un mejor resultado estético. En la utilización de distractores internos es primordial una minuciosa planificación de las osteotomías y del vector de distracción, ya que se dispone de menor margen de corrección durante la distracción, con tendencia a una rotación horaria y mayor avance lateral respecto a la región centrofacial (**Fig. 59-4**).

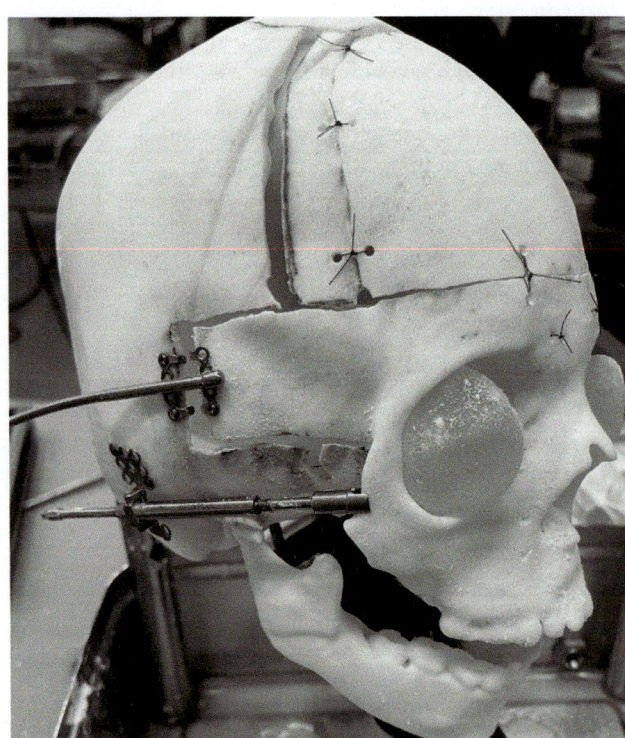

Figura 59-4. Modelo estereolitográfico con osteotomía tipo monobloc y dos distractores internos. Obsérvese la posición paralela de ambos distractores para evitar convergencias en los vectores de distracción.

Consideraciones

Al igual que en la distracción mandibular, todos los pacientes con deformidades dentofaciales que sean candidatos a corrección quirúrgica deben ser sometidos a una evaluación previa por un ortodoncista.

Insuficiencia velofaríngea

Cuando realizamos avances en el maxilar, al avanzar también el paladar, existe el riesgo de generar una insuficiencia velofaríngea (IVF). Se debe tener especial precaución en pacientes con fisuras palatinas previas y en pacientes que ya padezcan o hayan sido tratados por IVF, al presentar mayor riesgo de producirse o incluso empeorar su gravedad. En estos pacientes con mayor riesgo se debe realizar una valoración de la competencia velofaríngea previa a la distracción y un seguimiento postquirúrgico estrecho de cirugía maxilofacial, otorrinolaringología, y logopedia y foniatría.

Distracción en el síndrome de apnea obstructiva del sueño

Los pacientes con SAHS que van a someterse a distracción deben ser evaluados por un equipo multidisciplinar, compuesto por neumólogos/especialistas en vía aérea, cirujanos maxilofaciales y otorrinolaringólogos, con el fin de establecer un protocolo de tratamiento, en el que la cirugía de avance maxilomandibular mediante distracción osteogénica puede ser una buena alternativa.

Entre los factores que van a determinar la necesidad de realizar un tratamiento quirúrgico ante el diagnóstico de SAHS destacan el índice de apneas e hipoapneas (IAH) y el índice de masa corporal (IMC), además de la refractariedad a otro tipo de tratamientos o la recidiva tras una cirugía ortognática previa.

El avance bimaxilar con cirugía ortognática convencional puede ser insuficiente en algunos casos, siendo necesaria la realización del avance maxilomandibular con distracción osteogénica en un segundo tiempo o plantearlo como alternativa desde un inicio en la planificación del caso. La ventaja de la DO bimaxilar sobre la cirugía ortognática convencional reside en el mayor rango de avance posible y en su progresividad, pudiendo valorar la respuesta al avance de forma simultánea. Como valor añadido, la adaptación de la musculatura faríngea y palatina es progresiva, reduciéndose la posibilidad de aparición de insuficiencia velofaríngea postoperatoria.

La confirmación de SAHS moderado-grave en un paciente pediátrico exige un manejo inmediato por un equipo multidisciplinar para valorar la posibilidad de realizar una distracción mandibular bilateral para aumentar el calibre de la vía aérea, sobre todo, en pacientes sindrómicos o con una retrognatia muy significativa (**Fig. 59-5**).

No obstante, antes deben descartarse otras causas de obstrucción de la vía aérea a nivel otorrinolaringológico, siendo recomendable la realización de una DISE (*Drug-Induced Sleep Endoscopy*) para comprobar el nivel y el grado de obstrucción de la vía aérea, pudiendo así actuar de una forma más dirigida.

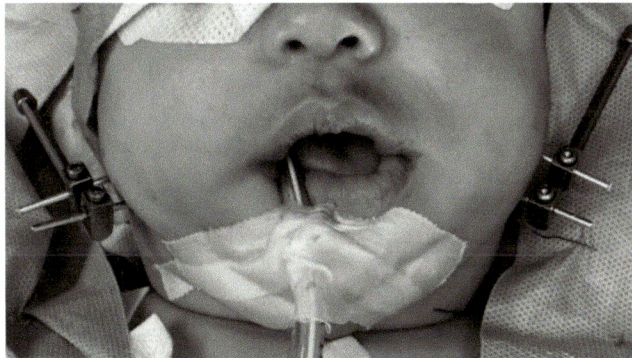

Figura 59-5. Paciente con secuencia de Pierre Robin y SAHS grave, al que se le realiza una distracción mandibular bilateral con distractores externos univectoriales tras realizar una osteotomía oblicua de rama mandibular.

DISTRACCIÓN OSTEOGÉNICA DEL TERCIO SUPERIOR FACIAL

El crecimiento óseo primordial de los huesos craneales concluye alrededor de los seis años, mientras que el desarrollo del maxilar y la mandíbula continúa hasta la adolescencia. Este proceso de crecimiento óseo facial está principalmente influenciado por los núcleos de osificación localizados en la base del cráneo y en la región centrofacial, lo que hace que el crecimiento facial pueda estar comprometido en pacientes con síndromes craneofaciales o en aquellos que han sufrido traumatismos graves en la región centrofacial.

Indicaciones

Las indicaciones de la distracción osteogénica del tercio superior se pueden resumir en pacientes que presenten deformidades o hipoplasias graves a ese nivel y comparte muchas patologías con el tercio medio facial:

- Craneosinostosis sindrómicas: síndrome de Crouzon, síndrome de Apert, síndrome de Pfeiffer, etcétera.
- Craneosinostosis no sindrómicas: escafocefalia, plagiocefalia, braquicefalia y polisinostosis.
- Hipoplasias frontoorbitarias aisladas.

Estos pacientes suelen presentar una combinación de signos y síntomas que implican la necesidad de un avance frontoorbitario: retrusión frontal, exoftalmos, SAHS grave, maloclusiones graves (clase III con mordida abierta anterior) e hipertensión intracraneal (HTIC), debido a disminución de la cavidad craneal. En especial, corregir la HTIC y el SAHS será prioritario y, en ocasiones, urgente, más allá de cualquier otra deformidad estética que presenten.

Esta patología tan compleja debe, por tanto, ser evaluada primero por una unidad multidisciplinar, compuesta por cirujanos maxilofaciales, neurocirujanos, oftalmólogos, neumólogos, anestesistas, pediatras, genetistas y ortodoncistas para tratar no solamente la deformidad estética, sino también el resto de las patologías asociadas, individualizando el tratamiento a las necesidades de cada paciente.

Tipos de osteotomía

Prácticamente, en todos los casos de avance de tercio superior facial, el abordaje consistirá en una incisión coronal. Se debe tener mucho cuidado en la disección de la superficie craneal, puesto que en pacientes con hipertensión intracraneal mantenida nos podemos encontrar con defectos óseos, originados por la falta de osificación, pudiendo producirse desgarros de la duramadre si no se presta especial atención.

Los distractores pueden ser reabsorbibles, de forma que, al finalizar la distracción, se retira el activador y el resto del dispositivo no requiere retirada, aunque se suelen preferir los convencionales en los que hará falta una intervención posterior para su retirada, ya que mantienen mejor el hueso generado y son menos sensibles a los procesos infecciosos locales.

Podemos también utilizar los denominados *springs* craneales como distractores. Estos son dispositivos en forma de alambre que actúan con un mecanismo similar al de un muelle, realizando una fuerza mantenida. Colocados en una determinada posición permiten la distracción con un vector perpendicular al de la osteotomía realizada. La principal ventaja de los *springs* son su reducido coste comparado con los distractores craneales convencionales y su principal desventaja es que si no se realiza una técnica correcta, pueden someter a mucho sufrimiento las partes blandas de alrededor, provocando problemas de extrusión e infecciones locales.

Osteotomía frontoorbitaria

En algunos pacientes es necesario un avance aislado del tercio superior, realizando una osteotomía frontoorbitaria, sin realizar osteotomías en el tercio medio facial. Para ello, realizaremos una craneotomía bifrontal y disección cuidadosa de la duramadre para minimizar desgarros con la disyunción. Uniremos la craneotomía con una osteotomía del techo de las órbitas, obtenida mediante una barra supraorbitaria, similar a la realizada en el tratamiento quirúrgico de las craneosinostosis, incluyendo los rebordes supraorbitarios en el segmento a distraer.

En ocasiones se puede plantear una distracción de todo el área frontorbitaria sin individualizar la barra supraorbitaria, según la técnica de Hirabayashi (**Fig. 59-6**).

De acuerdo con el tipo de avance que se quiera realizar, se puede utilizar una distracción unilateral (plagiocefalias anteriores unilaterales) o bilateral (craneosinostosis simples bilaterales o sindrómicas).

Avance en monobloc

En muchos pacientes con craneosinostosis sindrómicas se necesita un avance que incluya tanto la región frontoorbitaria como el tercio medio facial, para tratar de forma simultánea problemas por la HTIC, exoftalmos, SAHS y maloclusión. En estos casos, la osteotomía frontoorbitaria se continúa con la pared lateral orbitaria a la unión pterigomaxilar, y sobre el

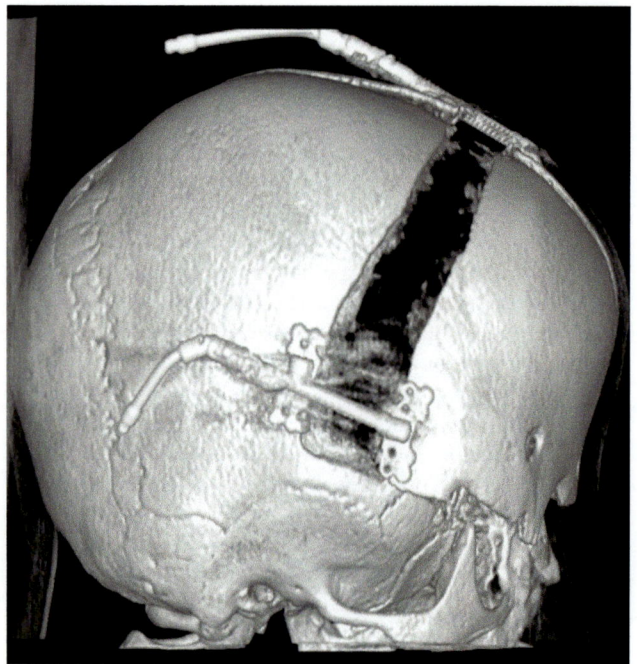

Figura 59-6. Imagen tras finalizar el periodo de distracción en un caso de avance frontoorbitario tipo Hirabayashi con 3 distractores craneales internos. Una vez finalizada la distracción, se retirarán los activadores, quedando los distractores totalmente cubiertos por el cuero cabelludo.

suelo y paredes mediales orbitarias. Una vez realizada la osteotomía de los arbotantes del tercio medio facial, lograremos la disyunción craneofacial mediante la tracción ejercida con la aplicación de los fórceps de Rowe, a fin de avanzar en un verdadero monobloque el tercio medio facial unido a las órbitas y al hueso frontal (**Fig. 59-7**).

Un punto clave de este procedimiento es la planificación del vector de distracción. Por lo general, los vectores de distracción serán lo más perpendiculares posibles a la superficie del hueso a distraer y paralelos o mínimamente convergentes entre sí. Los vectores aplicados al tercio medio facial serán asimismo paralelos entre sí y con una ligera inclinación inferior para conseguir una elongación efectiva del tercio medio facial, al evitar la rotación antihoraria del maxilar superior.

En pacientes con hipertelorismo asociado, como los que padecen el síndrome de Apert, se puede plantear una combinación de un avance en monobloc con una técnica de bipartición facial para corregir de forma simultánea el hipertelorismo y la hipoplasia del tercio medio.

Distracción craneal posterior u occipital

Durante los últimos años, se ha puesto de manifiesto la utilidad de esta técnica para el tratamiento de la HTIC, consi-

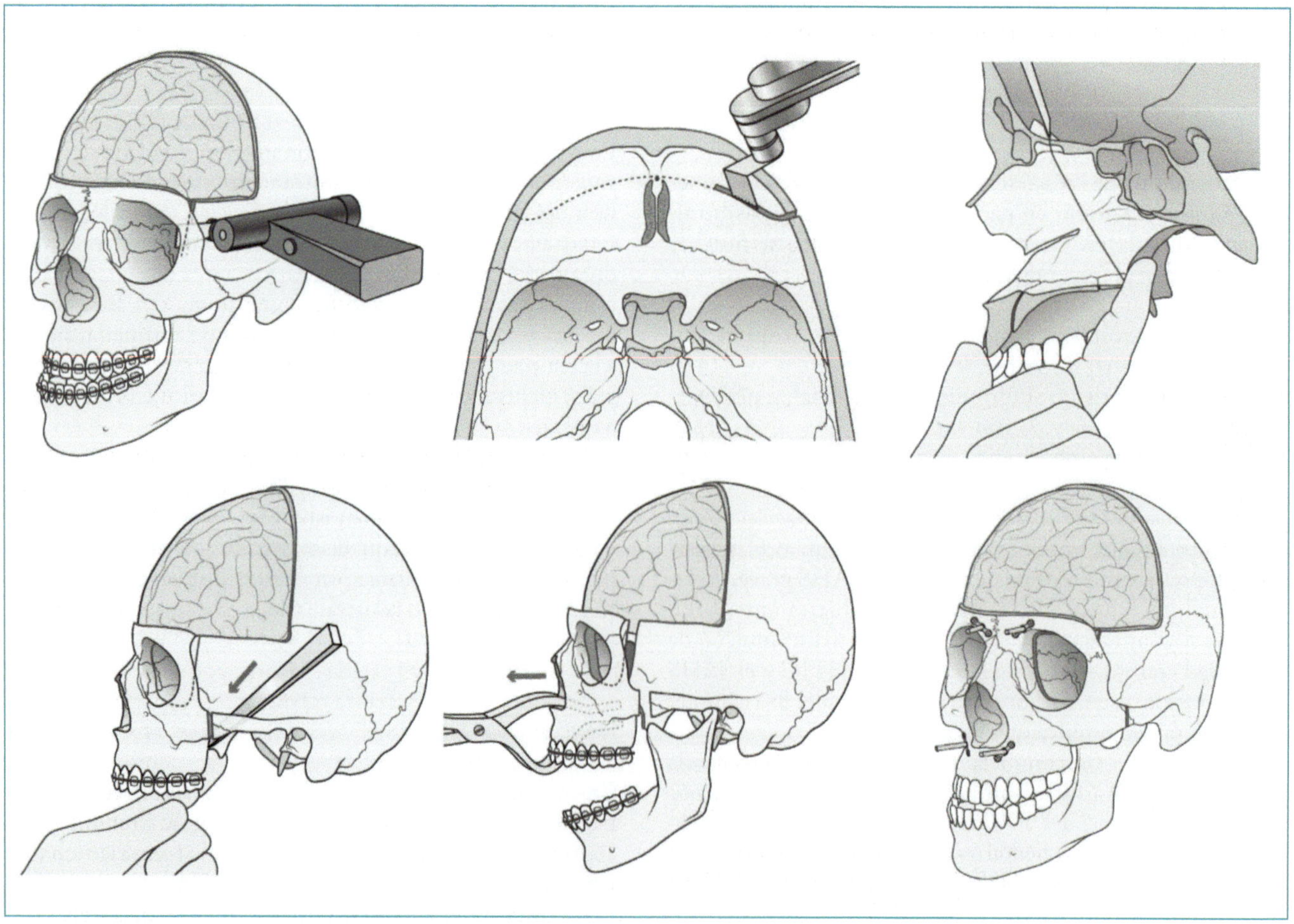

Figura 59-7. Imagen ilustrativa de la técnica de osteotomía tipo Monobloc.

guiéndose mayores volúmenes intracraneales que con el avance frontoorbitario convencional.

Este procedimiento es especialmente útil en pacientes con malformación de Chiari, al actuar sobre la región craneal que requiere la expansión. Numerosos estudios respaldan su eficacia en el manejo de la HTIC en estos casos e incluso algunos describen un efecto de expansión craneal anterior mediante esta técnica en pacientes de corta edad. No obstante, se debe tener cuidado durante las osteotomías para evitar dañar las estructuras vasculares en esta región, por lo que muchos pacientes requerirán intervenciones adicionales de avance de la región anterior.

La distracción craneal posterior es considerada por muchos autores la técnica inicial de elección para corrección de la HTIC, pues aporta una ganancia intracraneal de volumen mayor que el avance frontoorbitario clásico. Puede realizarse tanto con distractores convencionales como con *springs* (**Fig. 59-8**).

Consideraciones

Fístula de líquido cefalorraquídeo y encefalocele

Al realizar un avance frontoorbitario, se realiza una osteotomía que incluye la base anterior del cráneo. Esto puede conllevar desgarros durales en una región de difícil control intraoperatorio y terminar generando una fístula de líquido cefalorraquídeo en estos pacientes. En algunos casos muy poco frecuentes, el defecto creado por el avance puede incluso producir una herniación del contenido intracraneal,

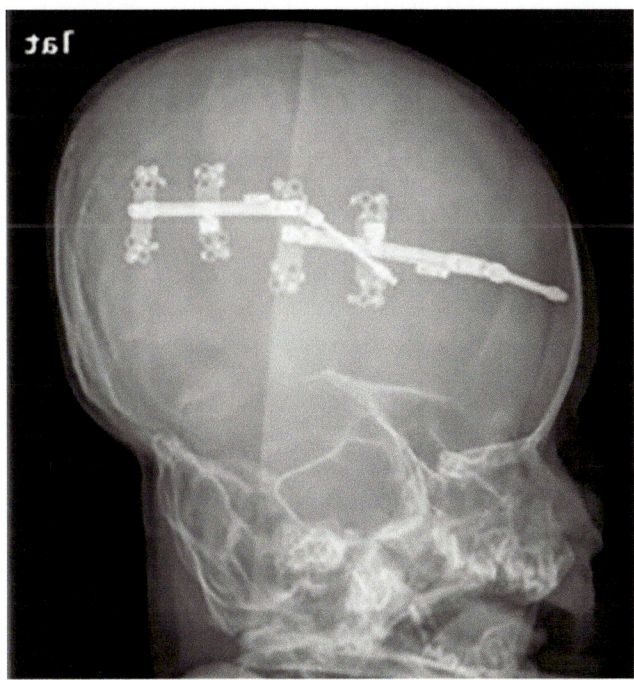

Figura 59-8. Radiografía lateral de cráneo de control tras distracción occipital para corregir hipertensión intracraneal grave en un paciente con craneosinostosis sindrómica. Obsérvese la cantidad de hueso generada resultante entre las partes de los dos distractores utilizados.

producíéndose meningoceles o meningoencefaloceles. En todos estos casos, el principal signo de alarma será la rinolicuorrea. Estas complicaciones requieren un diagnóstico y tratamiento precoz para evitar infecciones y secuelas graves neurológicas.

Un correcto diseño de las osteotomías, un adecuado ritmo de distracción y la cobertura de la fosa craneal anterior con colgajos de galea pericráneo disminuye el riesgo de infección a este nivel, al disminuir el espacio muerto resultante generado durante la distracción.

DISTRACCIÓN ALVEOLAR

Los defectos en el proceso alveolar maxilar o mandibular, congénitos o adquiridos, son situaciones muy frecuentes en la práctica clínica, lo cual condiciona la rehabilitación dental con implantes osteointegrados.

La regeneración ósea guiada con injertos óseos autólogos o con biomateriales es la técnica más empleada en la actualidad. Sin embargo, existen algunas situaciones en las que tendremos que recurrir a otras técnicas quirúrgicas que nos permitan reconstruir defectos de mayor magnitud, donde tengamos un déficit añadido de partes blandas.

La distracción ósea alveolar es un método predecible para el aumento tridimensional del hueso alveolar, consiguiendo además corregir el déficit de partes blandas a nivel gingival, al conseguir una ganancia simultánea de hueso y encía. Con esta ganancia de tejidos se permite una rehabilitación implantosoportada que no se podría llevar a cabo con otras técnicas convencionales.

Es un método muy usado en reconstrucciones de defectos alveolares que se acompañan de falta de cobertura de partes blandas, como pueden ser defectos oncológicos o secuelas de pacientes con hipoplasias alveolares congénitas, como casos de displasias ectodérmicas o fisuras que afecten al proceso alveolar.

Los objetivos de esta técnica incluyen mejorar la forma del proceso alveolar en las tres dimensiones del espacio, expandir el volumen del hueso alveolar para facilitar otras técnicas ortodóncicas y restaurar la altura vertical del alveolo para permitir una rehabilitación implantosoportada.

Las principales desventajas de este procedimiento son el tiempo prolongado de tratamiento, el alto coste de los dispositivos de distracción y la dificultad técnica a la hora de conseguir el vector adecuado de distracción. El diseño de la distracción alveolar mediante planificación virtual y la reducción del tamaño de los dispositivos ha permitido que se convierta en una técnica predecible, con más comodidad para el paciente durante el proceso de distracción.

La reciente aparición de estructuras subperiósticas para la rehabilitación de maxilares con grandes atrofias ha disminuido el uso de la distracción alveolar, debido a su largo tiempo de ejecución comparado con la otra técnica. Sin embargo, siguen existiendo unas claras indicaciones, siendo la principal la elongación vertical del sector anterior maxilar y mandibular.

La distracción en sentido vertical es la técnica más utilizada, pero también se puede realizar en sentido transversal para ganar anchura en crestas alveolares muy estrechas, o en sentido sagital, que está indicado, sobre todo, para reducir la cuantía de la fisura alveolar en casos de secuelas de fisura labiopalatina o en pacientes con secuelas de resecciones parciales del maxilar o la mandíbula por motivos oncológicos.

Técnica quirúrgica

La intervención puede realizarse bajo anestesia local con o sin sedación o bien bajo anestesia general. Se despega cuidadosamente el colgajo mucoperióstico y se procede a dibujar sobre el hueso expuesto las líneas de osteotomía. El distractor se coloca en el lugar adecuado, comprobando la correcta dirección del vector de distracción y, posteriormente, se retira para realizar las osteotomías.

Es importante conservar la mucosa palatina/lingual así como respetar la adhesión de la mucosa al reborde alveolar sobre el segmento o pastilla ósea a distraer. El fragmento que se va a distraer debe ser lo más grande posible, procurando que contenga hueso cortical y esponjoso. Estos dos factores hacen que el índice de reabsorción ósea tras la distracción sea menor. Tendremos especial cuidado a la hora de diseñar los extremos laterales y mediales de la osteotomía, evitando angulaciones que interfieran en el desplazamiento superior del segmento óseo, originando contactos prematuros y colisiones que limiten la cuantía de la distracción.

Una vez marcada la osteotomía, colocamos el distractor y completamos la fractura del segmento. Tras comprobar intraoperatoriamente la movilidad vertical sin interferencias del segmento, este se reposiciona de nuevo inferiormente hasta lograr un contacto con la superficie basal del hueso y por último se realiza el cierre del abordaje quirúrgico sin tensión, dando una correcta cobertura a todo el distractor y dejando expuesto solo la parte de la activación (**Fig. 59-9**).

Tras un periodo de latencia de 5 a 7 días, se comienza la fase de distracción a una velocidad variable entre 0,3 a 0,75 mm/12 h, según el distractor, durante los días necesarios hasta alcanzar una mínima sobrecorrección. Generalmente, se sobrecorrige un 10-20 % del objetivo buscado para hacer frente a la posible reabsorción ósea, que, según los últimos estudios, oscila en un 15-20 % a los 5 años. El vector de distracción puede controlarse o corregirse levemente con elásticos fijados a tornillos transalveolares adicionales o a los dientes adyacentes o antagonistas.

El periodo de consolidación varía (según los autores) de 4 a 12 semanas, si bien es cierto que en estudios recientes se refleja que la regeneración alveolar depende en gran parte de la duración del periodo de consolidación, aconsejando una duración de 8 a 12 semanas.

La colocación de los implantes tras la realización de un procedimiento de distracción alveolar debe ser inmediata o simultánea tras la retirada del distractor, para evitar que comience el proceso de reabsorción ósea, al no estar sujeto dicho hueso a las fuerzas masticatorias por la ausencia de dientes.

Una revisión sistemática de los casos de distracción ósea vertical ha concluido que la supervivencia de los implantes colocados sobre el hueso distraído es similar a la de otras técnicas quirúrgicas.

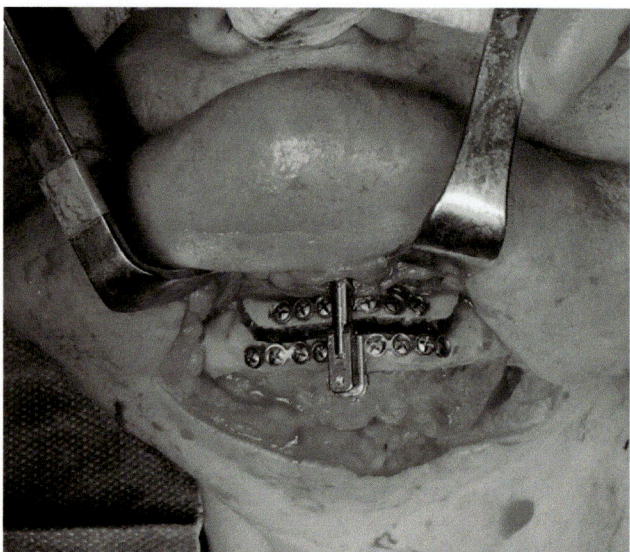

Figura 59-9. Distractor alveolar mandibular colocado mediante abordaje cervical. Se refleja el momento de comprobación intraoperatorio de la correcta movilidad de la porción ósea que se va a distraer para conseguir una ganancia ósea vertical.

TRANSPORTE ÓSEO

Consiste en el movimiento gradual de un segmento óseo vascularizado, llamado disco de transporte, que previamente ha sido separado del segmento de hueso proximal adyacente al defecto. El hueso nuevo se forma durante la movilización del disco de transporte por distracción osteogénica, de tal forma que se va cerrando el defecto óseo posterior al disco y, además, regenerando las estructuras vasculares y nerviosas propias del mismo. A medida que el disco de transporte avanza a través del defecto, su extremo distal se recubre generalmente de un rodete fibrocartilaginoso, que debe ser retirado una vez que haya alcanzado el lado opuesto del defecto o *docking-site*, para así lograr una cicatrización ósea estable, debiendo añadir en la mayoría de los casos hueso autólogo corticoesponjoso para asegurar una adecuada unión rígida del disco y el extremo distal.

Cuando el defecto óseo que se va a reconstruir es muy grande, se pueden realizar dos discos de transporte en los dos extremos óseos opuestos al defecto. Estos discos se movilizan de forma simultánea y con estabilidad suficiente en sentidos opuestos hasta encontrarse. Por esto, se produce una distracción en ambas zonas, consiguiendo dos áreas simultáneas de regeneración ósea. En la zona central donde contactarían los dos discos de transporte al final del procedimiento, tendríamos que realizar la misma técnica de refrescamiento e injerto óseo que la descrita en la callotasis bifocal.

Técnica quirúrgica

Tras realizar la osteotomía del disco de transporte (a 1,5-2 cm del extremo óseo) y colocar el dispositivo distractor, se aconseja un período de latencia de 7 a 10 días (menor en el paciente pediátrico y mayor en el paciente adulto). En caso de discos óseos que incluyan dientes, se recomienda incluir al menos 2 dientes para conseguir que el disco no sea de un tamaño muy pequeño y mejorar la estabilidad del fragmento.

A continuación, se comienza a distraer a 0,5 mm/12 h (rango 0,5-1 mm/día) hasta alcanzar el segmento opuesto. El período de consolidación óptimo se considera como mínimo 12 semanas; una vez transcurrido el mismo, se procede a la retirada del distractor y a la denudación del rodete fibrocartilaginoso que recubre el disco, para así conseguir una continuidad ósea completa. Se puede reforzar dicha unión con material de osteosíntesis e injerto de hueso autólogo.

El transporte óseo es una técnica reconstructiva útil que se debe tener en cuenta en el tratamiento de defectos óseos segmentarios, tras resecciones óseas (tumorales) o traumáticas, ya que permite reconstrucciones sin necesidad de utilizar injertos óseos o trasplantes microquirúrgicos. Es la única técnica reconstructiva ósea que regenera los tejidos óseos y blandos de la misma naturaleza que los presentes antes del defecto, sin la morbilidad inherente a las técnicas de injertos o trasplantes microquirúrgicos. El diseño del vector de distracción mediante *softwares* de diseño 3D ha permitido mejorar los resultados del transporte óseo, al mejorar la predictibilidad del vector de distracción y de todo el proceso, en general.

En el caso de defectos mandibulares que incluyan la totalidad de la articulación temporomandibular, el transporte óseo puede ser una alternativa a los injertos óseos condrocostales. Esto permite evitar la morbilidad de la zona donante y permite obtener en casos seleccionados un resultado muy predecible, especialmente, cuando la anatomía de la fosa glenoidea no esté muy distorsionada.

No obstante, la mejora de los diseños y materiales de las prótesis aloplásticas, con la posibilidad de realizar de forma totalmente customizada tanto la porción glenoidea como la porción mandibular, ha dejado en un segundo plano a esta técnica en el caso de reconstrucciones completas de la articulación temporomandibular.

COMPLICACIONES DE LA DISTRACCIÓN ÓSEA

La aparición de complicaciones está íntimamente relacionada con la técnica quirúrgica empleada, el diseño del vector de distracción planificado, la experiencia del cirujano y la complejidad del caso. La curva de aprendizaje es elevada y requiere un gran número de casos para dominarla con seguridad.

Podemos clasificar las posibles complicaciones en los procedimientos de distracción osteogénica en:

Complicaciones inmediatas

- Daño de la dentición decidua o de la permanente, incluyendo pérdida de piezas o migración de estas a localizaciones anómalas.
- Lesión neurovascular. Para evitarla debemos realizar una correcta ubicación de la osteotomía y un correcto posicio-

namiento de los tornillos y pines de retención. El uso de sistemas de ultrasonidos para realizar el corte óseo disminuye el riesgo de dañar las estructuras nerviosas, pero no desaparece.

- Osteotomía incompleta que precisará de una reintervención para completar la misma. Por ello, es importante comprobar la correcta movilidad de los fragmentos óseos mediante la activación intraoperatoria del distractor.
- Inestabilidad del distractor, incluyendo su ruptura. Para evitarla en lo posible es necesaria una adecuada evaluación de la densidad ósea y del modelo de distractor usado, especialmente, en los distractores craneales en pacientes con defectos óseos importantes, consecuencia de cirugías previas o hipertensión craneal mantenidas.
- Fractura del hueso transportado o del hueso basal. Debemos prevenirla usando sierras finas para la osteotomía y evitando la expansión del hueso. En caso de producirse, el tratamiento indicado es la suspensión de la distracción y la realización de una técnica de osteosíntesis con o sin injerto óseo autólogo. En casos de detectar intraoperatoriamente puntos de debilidad en el tercio facial a distraer, es recomendable reforzar dicha localización con material de osteosíntesis.
- Dehiscencia de la herida quirúrgica. Para prevenirla, debemos intentar que ninguna de las partes por las que está conformado el dispositivo de distracción que va anclado al hueso protruya en las inmediaciones de la incisión de abordaje. Es importante tener en cuenta la posición del distractor y del activador de cara a diseñar las incisiones, para disminuir el riesgo de exposición.

Complicaciones precoces

- Infección. Se previene mediante la administración de antibiótico profiláctico y el adecuado cierre del abordaje quirúrgico. La DO es una técnica que soporta muy bien mínimas dehiscencias e infecciones leves y moderadas postoperatorias, aunque este hecho no debe hacernos descuidar una adecuada cobertura antibiótica y una depurada técnica quirúrgica.
- Pérdida del distractor. Durante el período de distracción, el dispositivo puede romperse debido a pérdidas de tornillos mal fijados, fracturas de las placas de anclaje, fracturas del elemento activador, etc., conduciendo a la pérdida del distractor y a la necesidad de reintervención quirúrgica.
- Parestesias o hipoestesias temporales o definitivas.

Complicaciones tardías

- Alteraciones oclusales. En todo proceso de distracción, el tratamiento debe ser conjunto entre el cirujano y el ortodoncista, con un seguimiento exhaustivo del paciente durante el mismo para detectar de forma precoz cualquier alteración oclusal no prevista y tratarla. Un problema frecuente en la distracción de rama mandibular es la mordida abierta posterior. En la distracción bilateral de rama se ha observado que existe una tendencia a la mordida abierta anterior, cuyo mecanismo de producción está en relación con la tracción de la musculatura suprahioidea. Todo ello se puede solucionar manipulando los vectores de distracción y el callo de distracción (concepto de *floating bone*) con el apoyo de un ortodoncista.

- Desviación del vector de distracción. Ante la evidencia clínica de un vector de distracción incorrecto, debemos proceder a la corrección inmediata del mismo. En ocasiones, ciertos dispositivos de distracción internos dificultan la consecución del vector de distracción deseado, y esto puede implicar su retirada y sustitución por un dispositivo externo que nos asegure el vector que buscamos.
- Recidivas. Son muy variables según la zona distraída y el tipo de distractor usado. En algunas localizaciones, como la rama mandibular, donde las fuerzas musculares se ejercen en sentido contrario al de la distracción y es de gran intensidad, el riesgo de recidiva es mucho mayor. Algunos autores propugnan un tiempo de consolidación prolongado (mayor de 12 semanas) para evitar esta complicación, pero existe una gran

controversia al respecto. El índice de recidivas en el maxilar superior puede llegar al 35 %; por ello, se recomienda una sobrecorrección del defecto y una adecuada retención ortodóncica para disminuir este elevado porcentaje, sobre todo, en pacientes con una gran retrusión del tercio medio facial, como son los pacientes fisurados o los pacientes con craneosinostosis sindrómicas.

- Consolidación precoz. Se debe prevenir realizando una osteotomía completa y aplicando una velocidad de distracción y un vector de distracción adecuados. El riesgo de consolidación precoz se eleva en aquellos casos en los que el período de latencia sea muy largo o bien cuando la tasa de distracción sea menor de 1 mm al día y en pacientes neonatales o de pocos meses de edad.
- Reabsorción condílea.
- Limitación progresiva de la apertura oral.
- Unión fibrosa de los segmentos óseos.
- Insuficiencia velofaríngea. Tras una distracción importante del tercio medio facial en pacientes fisurados, es posible la aparición de rinolalia, que requerirá tratamiento logopédico. Muchos de los casos mejoran progresivamente y no precisarán corrección quirúrgica.

PUNTOS CLAVE

- Conocer las aplicaciones de la técnica de la distracción ósea para el tratamiento de las distintas alteraciones que podemos encontrar a nivel del esqueleto craneofacial, teniendo en cuenta los posibles segmentos óseos a distraer y los distintos diseños de osteotomía en función de nuestras necesidades.
- El conocimiento de la biología de la distracción ósea permite entender las distintas fases del tratamiento y poder ejecutarlas con exactitud, mejorando nuestros resultados y disminuyendo las recidivas del tratamiento y otras posibles complicaciones.
- Un estudio detallado del hueso que se va a distraer nos permitirá elegir el vector de distracción más adecuado, minimizando las posibles complicaciones.
- La planificación 3D mediante biomodelos y softwares de simulación ha permitido un mejor conocimiento preoperatorio del movimiento óseo a realizar, además de la posibilidad de mejorar los diseños de los dispositivos de distracción, permitiendo individualizar cada distractor para cada paciente en caso de ser necesario.

BIBLIOGRAFÍA

Blæhr TL, Mommaerts MY, Kjellerup AD, et al. Surgically assisted rapid maxillary expansion with bone-borne versus tooth-borne distraction appliances-a systematic review. Int J Oral Maxillofac Surg. 2019 Apr;48(4):492-501. doi: 10.1016/j.ijom.2018.12.010. Epub 2018 Dec 28. PMID: 30598334.

Carlino F, Pantaleo G, Ciuffolo F, et al. New Technique for Mandibular Symphyseal Distraction by a Double-Level Anchorage and Fixation System: Advantages and Results. J Craniofac Surg. 2016;27(1):e35-e38. doi: 10.1097/SCS.0000000000002831.

Caruso S, Lisciotto E, Caruso S, et al. Effects of Rapid Maxillary Expander and Delaire Mask Treatment on Airway Sagittal Dimensions in Pediatric Patients Affected by Class III Malocclusion and Obstructive Sleep Apnea Syndrome. Life (Basel). 2023 Mar 1;13(3):673. doi: 10.3390/life13030673. PMID: 36983829 PMCID: PMC10056418.

Ernst N, Adolphs N. Role of distraction osteogenesis in craniomaxillofacial surgery. Innov Surg Sci. 2016;1(2):97–103.

Esenlik E, De Mitchell-Rodriguez EM. Alveolar Distraction. Clin Plast Surg. 2021 Jul;48(3):419-29. doi: 10.1016/j.cps.2021.02.004. Epub 2021 May 8. PMID: 34051895.

Ettl T, Gerlach T, Schüsselbauer T, et al. Bone resorption and complications in alveolar distraction osteogenesis. Clin Oral Investig. 2010;14:481–9.

Fatima F, Jeelani W, Ahmed M. Current trends in craniofacial distraction: A literature review. Dent Med Probl. 2020 ;57(4):441–8.

Guiol J, Campard G, Longis J, et al. Les augmentations osseuses mandibulaires antérieures. Revue de la littérature. Rev Stomatol Chir Maxillofac Chir Orale. 2015;116(6):353-9. doi: 10.1016/j.revsto.2015.10.003.

Keestra JA, Barry O, Jong L, et al. Long-term effects of vertical bone augmentation: a systematic review. J Appl Oral Sci 2016;24:3–17.

Pelo S, Gasparini G, Di Petrillo A, et al. Distraction osteogenesis in the surgical treatment of craniostenosis: a comparison of internal and external craniofacial distractor devices. Childs Nerv Syst. 2007; 23(12):1447–53.

Pérez-Sayáns M, Martínez-Martín JM, Chamorro- Petronacci C, et al. 20 years of alveolar distraction: a systematic review of the literature. Med Oral Patol Oral Cir Bucal. 2018;23:e742–51.

Rachmiel A, Nseir S, Emodi O, et al. External versus internal distraction devices intreatment of obstructive sleep apnea in craniofacial anomalies. Plast Reconstr Surg GlobOpen. 2014; 2(7):e188.

Ridgway EB, Robson CD, Padwa BL, et al. Meningoencephalocele and other dural disruptions: complications of Le Fort III midfacial osteotomies and distraction. J Craniofac Surg. 2011 Jan;22(1):182-6. doi: 10.1097/SCS.0b013e3181f753ef. PMID: 21233755.

Robertson KJ, Mendez BM, Bruce WJ, et al. Le Fort III Distraction With Internal vs External Distractors: A Cephalometric Analysis. Cleft Palate Craniofac J. 2018;55(5):721-7. doi:10.1177/1055665617754440.

Satoh K, Mitsukawa N, Kubota Y, et al. Appropriate indication of fronto-orbital advancement by distraction osteogenesis in syndromic craniosynostosis: Beyond the conventional technique. J Craniomaxillofac Surg. 2015 Dec;43(10):2079-84. doi: 10.1016/j.jcms.2015.07.031. Epub 2015 Sep 15. PMID: 26463472.

Starch-Jensen T, Kjellerup AD, Blæhr TL. Mandibular Midline Distraction Osteogenesis with a Bone-borne, Tooth-borne or Hybrid Distraction Appliance: a Systematic Review. J Oral Maxillofac Res. 2018 Sep 30;9(3):e1. doi: 10.5037/jomr.2018.9301. Epub 2018 Jul-Sep. PMID: 30429961 PMCID: PMC6225601.

Steinbacher DM, Skirpan J, Puchała J, et al. Expansion of the posterior cranial vault using distraction osteogenesis. Plast Reconstr Surg. 2011 Feb;127(2):792-801. doi: 10.1097/PRS.0b013e318200ab83. PMID: 21285783.

Yamauchi K, Mitsugi M, Takahashi T. Maxillary distraction osteogenesis using Le Fort I osteotomy without intraoperative down-fracture. Int J Oral Maxillofac Surg. 2006 Jun;35(6):493-8. doi: 10.1016/j.ijom.2006.01.008. Epub 2006 Feb 28. PMID: 16513321.

Winters R, Tatum SA. Craniofacial distraction osteogenesis. Facial Plast Surg Clin North Am. 2014; 22(4):653–64.

 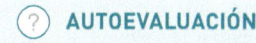

AUTOEVALUACIÓN

Introducción a la fotografía en cirugía oral y maxilofacial

60

J. M. García Rielo

OBJETIVOS

- Entender la importancia relativa de los distintos elementos del equipo fotográfico: *flashes*, objetivo y cámara.
- Descubrir si es posible utilizar la cámara del teléfono móvil para hacer buenas fotografías médicas.
- Comprender la importancia de la iluminación en fotografía y las posibilidades que ofrece.
- Introducirse en el mundo de la teoría fotográfica, entendiendo la relación entre apertura, velocidad, sensibilidad y exposición.
- Analizar los conocimientos y recursos que son necesarios para hacer mejores fotografías médicas.

INTRODUCCIÓN

Han pasado 12 años desde la publicación de este capítulo en la anterior edición del Manual de Cirugía Oral y Maxilofacial, cuya lectura te recomiendo como complemento a estas páginas. La importancia de la imagen y la fotografía en nuestra especialidad sigue siendo indiscutible y con la llegada de nuevas tecnologías y nuevos usos, como las redes sociales, su papel se ha vuelto cada vez más relevante.

Desde el punto de vista tecnológico, el cambio más importante que se ha producido en estos últimos años ha sido el de la irrupción de los dispositivos móviles (teléfonos inteligentes, tabletas, etcétera) en el mundo de la fotografía. Hoy en día, todos llevamos una pequeña cámara de fotos en el bolsillo, que nos acompaña mientras estamos trabajando y durante nuestro tiempo libre, así que la tentación de utilizarla en cualquiera de estos ámbitos es irresistible.

Seguramente, ahora te estás preguntando si es adecuado utilizar la cámara del móvil para hacer fotografías profesionales o si se pueden obtener buenas imágenes médicas con él. Esto es algo a lo que vamos a intentar responder juntos a lo largo de este capítulo.

También vamos a analizar los factores que hay que tener en cuenta a la hora de hacer una fotografía y cómo podemos modificarlos para obtener mejores resultados.

No debemos olvidar que uno de los objetivos de la fotografía médica es reflejar la realidad de la forma más fiel posible. La fotografía, como expresión artística, nos ofrece muchas herramientas para hacer una interpretación creativa de lo que vemos, distorsionándolo o modificándolo. Es nuestro deber conocer estos recursos y utilizarlos de una manera responsable.

A la hora de hacer una fotografía existen tres elementos que son muy importantes. Por un lado, tenemos la **escena** que vamos a fotografiar, por otro lado, el **objetivo**, o la lente, que va a "ver" la escena y, por último, la **cámara** que va a registrar la imagen.

Como vamos a ver más adelante existen distintos tipos de cámaras y distintos tipos de objetivos o lentes. Y aunque estos dos elementos son muy importantes, lo que más puede influir en el resultado final de nuestra fotografía no es que utilicemos una cámara más o menos profesional o un objetivo de mayor o menor calidad, sino la iluminación, **la luz de nuestra escena**.

LUZ E ILUMINACIÓN

La fotografía consiste en registrar la luz, algo parecido a lo que hace nuestro ojo. Si no hay luz, no podemos ver nada y, si no hay luz, tampoco podemos fotografiar nada. Si la luz es muy tenue, no podemos ver los objetos con suficiente definición ni claridad y lo mismo ocurre a la hora de hacer una fotografía.

Pero no solo es importante la cantidad de luz que llega a una escena. Desde donde llega esa luz, si lo hace desde uno o varios puntos, si esos puntos emiten una luz más concentrada o difusa o, incluso, el color de esa luz van a tener una influencia muy importante en lo que estamos fotografiando.

En nuestro ámbito profesional, básicamente, vamos a realizar cuatro tipos de fotografías. El primero serían fotografías de la cara de nuestros pacientes, lo que se conoce como **retrato** o **fotografía extraoral**. El segundo tipo serían fotografías del interior de la boca de nuestros pacientes, lo que se denominan **fotografías intraorales**. El tercer tipo podrían ser fotografías de **campos quirúrgicos**. Y el cuarto tipo serían fotografías de **pequeños objetos**, como, por ejemplo, prótesis, guías quirúrgicas, modelos anatómicos, etcétera.

Algo que tienen en común todos estos tipos de fotografías es que van a ser realizadas en un espacio cerrado, como una consulta o un quirófano, y no al aire libre. Estos espacios contarán siempre con iluminación artificial (lámparas, focos) y también es posible que dispongamos de la iluminación natural que puede entrar por una ventana o similar. Este tipo de iluminación nos puede parecer adecuada o suficiente para realizar fotografías, pero presenta varios problemas. En cuanto a la luz que puede entrar por una ventana, esta tiene mucha calidad, es una luz muy difusa y agradable, pero es muy variable tanto a lo largo del día como a lo largo del año. En el momento de querer realizar una fotografía puede que no tengamos luz natural suficiente, es decir, que sea de noche, que todavía no haya amanecido o que el cielo esté nublado. Además, si queremos hacer un retrato de un paciente en una situación previa y posterior a un tratamiento que hemos realizado, es muy probable que la luz en esos dos momentos sea diferente, con lo cual, la fotografía va a ser difícilmente comparable. En cuanto a la iluminación artificial ambiental, que pueden proporcionar las lámparas o los focos, habitualmente, no está pensada para realizar fotografías. Tanto su ubicación como el número de puntos de luz o incluso el color de esa luz, pueden no ser los más adecuados. Además, la intensidad de este tipo de luz no suele ser suficiente para el tipo de fotografías que vamos a realizar.

¿Cómo podemos resolver estos problemas? Pues mediante la utilización de flashes.

El flash

Un flash es un dispositivo que emite luz artificial, pero que, a diferencia de las lámparas o los focos, lo hace de forma intermitente y no continua. Esta forma de trabajar le permite emitir una gran intensidad de luz, mucho mayor que la que podemos conseguir con la iluminación continua ambiental.

El uso del flash en fotografía, no solo nos va a permitir contar con una cantidad de luz suficiente en cualquier momento y en cualquier lugar, sino que, además, nos va a permitir jugar con la intensidad, la posición de esa fuente de luz e incluso conseguir una iluminación más concentrada o más difusa con el uso de accesorios como ventanas de luz o difusores (**Fig. 60-1**).

Cuando vemos una imagen de un círculo y una esfera (**Fig. 60-2**), somos capaces de diferenciarlos, no por su forma o su tamaño, sino porque la esfera, a diferencia del círculo, tiene puntos de luz, reflejos y sombras que nos demuestran, que se trata de un objeto tridimensional, con volumen. Lo mismo pasa cuando iluminamos la cara de un paciente para hacer una fotografía. Según donde incidan esos puntos de luz, y las sombras que produzcan, nos darán una sensación de volumen diferente. Esto es algo que puedes comprobar de forma sencilla si te pones a oscuras delante de un espejo y utilizas una fuente de luz como puede ser la linterna de tu móvil y la vas moviendo alrededor de la cara. En este caso, el punto de luz es muy pequeño, muy concentrado y está muy cerca del objeto que queremos fotografiar/iluminar. Esto produce mucho contraste entre las zonas iluminadas y las sombras y estas son muy marcadas. Es lo que se denomina una **"luz**

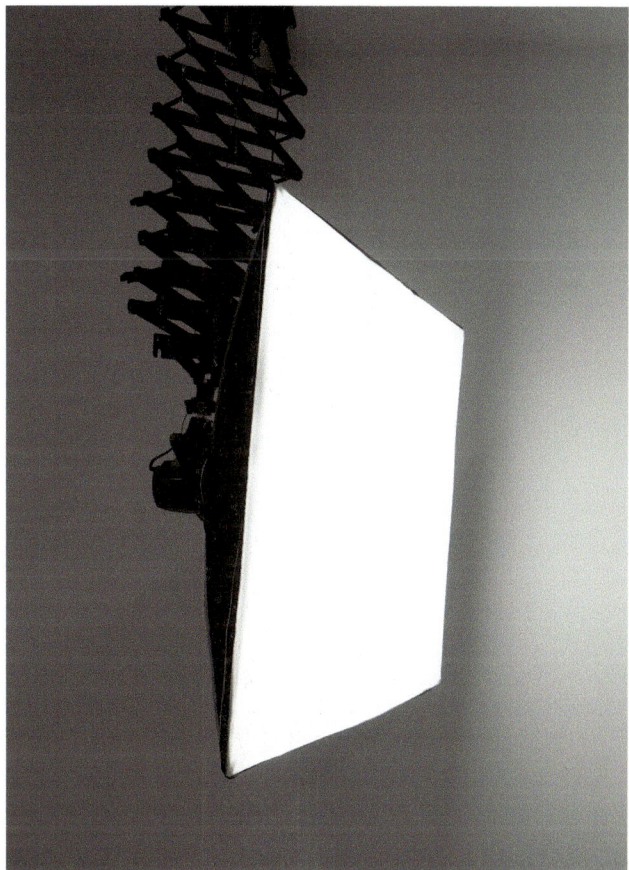

Figura 60-1. Ventana de luz o difusor colocado sobre un flash de estudio.

dura". Posiblemente, es más interesante y agradable el resultado que se obtiene al utilizar lo que se denomina una **"luz suave"**. Esta se consigue, separando el punto de luz del objeto y haciéndolo más grande mediante el uso de un difusor. Si pones un folio blanco delante de la luz del móvil y vas jugando con la posición, podrás comprobar la diferencia.

Teniendo en cuenta todo lo que hemos explicado hasta ahora ya podemos obtener la primera conclusión importante. Si quieres mejorar tu equipo fotográfico, lo mejor será invertir en un buen sistema de iluminación. Para hacer mejores fotografías no necesitas, de entrada, la cámara más profesional ni el objetivo de más calidad. Con un buen sistema de flashes y accesorios (ventanas de luz, difusores, etc.) podrás conseguir unos resultados mucho mejores.

Algunas cámaras llevan incorporado un flash, pero muy pocas veces no será útil. Su potencia es muy pequeña, no podemos cambiar su posición con respecto al objetivo y no es fácil añadirle un difusor.

Lo más recomendable es utilizar flashes externos, que se acoplan sobre el objetivo de la cámara, como el flash anular o flashes de estudio.

Flash anular

El flash anular o *ring flash* (**Fig. 60-3A**) tiene el aspecto de un aro que se encaja en la parte superior del objetivo. Al

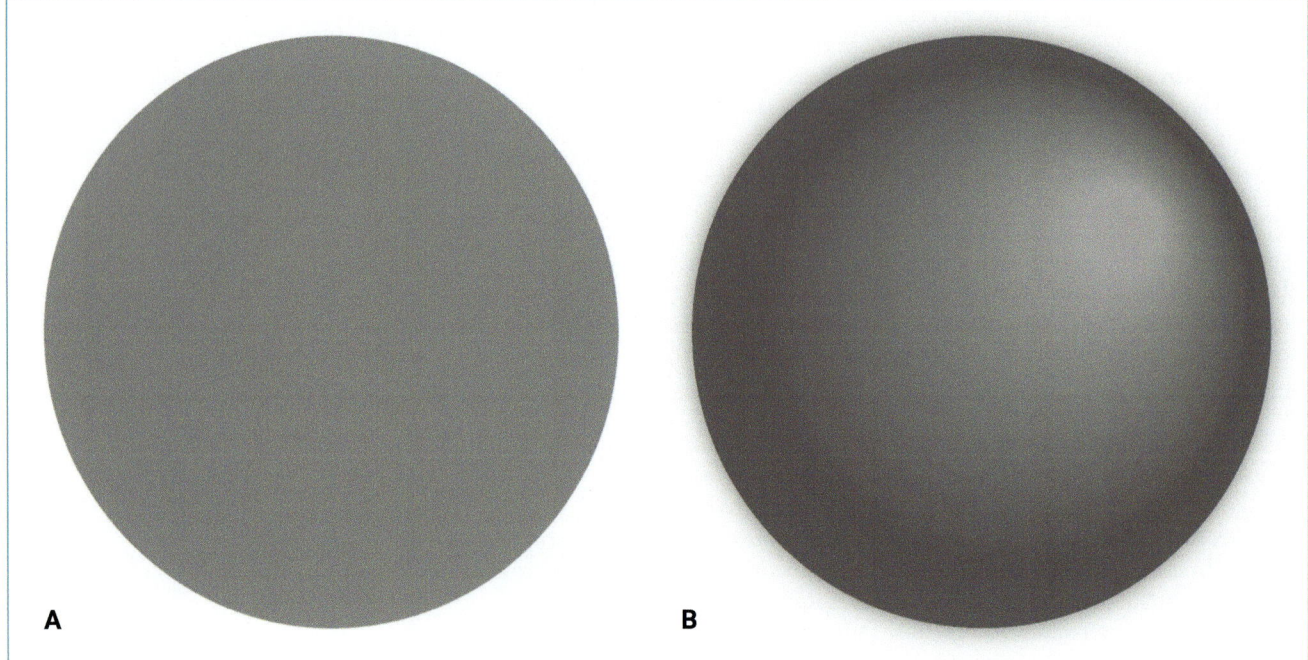

Figura 60-2. A. Imagen de un círculo. **B.** Imagen de una esfera. Somos capaces de diferenciarlos en una imagen no por su forma o su tamaño, sino porque la esfera, a diferencia del círculo, tiene puntos de luz, reflejos y sombras que nos demuestran que se trata de un objeto tridimensional, con volumen.

disparar, la luz sale paralela al eje del objetivo desde todos los puntos de la circunferencia, como si se tratase de un cañón, produciendo una iluminación frontal y homogénea. Elimina la mayor parte de las sombras que pueden producir unos objetos sobre otros en la escena. Es perfecto para iluminar cavidades, como la boca o campos quirúrgicos un tanto inaccesibles, así que estas serán sus principales indicaciones.

Este patrón de iluminación se ha hecho muy popular gracias a las redes sociales. Mucha gente se hace fotos o se graba vídeos, poniendo un aro de luz delante de la cámara. En estas situaciones puede resultar adecuado. Pero si lo utilizamos para hacer retratos vamos a conseguir una iluminación muy plana, en la que los volúmenes se van a disimular demasiado.

Existe una variante denominada *twin flash* (**Fig. 60-3B**), que también se puede acoplar delante del objetivo de la cámara. Consta de dos puntos de luz, que se pueden controlar de forma independiente (intensidad, orientación, etcétera) y a los que se le puede añadir un difusor, aunque de pequeño tamaño. Esto nos ofrece más posibilidades a la hora de trabajar con la iluminación, ya que podemos registrar mejor los volúmenes reales. Su uso sigue siendo muy adecuado para fotografía intraoral y de campos quirúrgicos.

Para fotografía extraoral tenemos opciones más interesantes: los flashes de estudio.

Flashes de estudio

Son flashes de mayor tamaño y mayor potencia a los que se pueden añadir unas ventanas de luz o difusores más grandes (véase **Fig. 60-1**) con lo que conseguiremos la iluminación más suave posible. Su tamaño hace que sea más complicado

trabajar con ellos en fotografía intraoral o de campos quirúrgicos, pero pueden utilizarse si las condiciones y el espacio del que disponemos lo permiten.

Existen distintos esquemas de iluminación que podemos utilizar y que nos van a permitir ser más o menos creativos. En mi opinión, lo más adecuado sería utilizar una iluminación suave y difusa, que permitiese valorar los rasgos faciales del paciente sin exagerarlos ni disimularlos demasiado. Esto podríamos conseguirlo, utilizando dos puntos de luz situados delante del paciente y orientados hacia él con una inclinación de unos 45 grados. A esos puntos de luz generados con flashes debemos colocarles unos difusores o ventanas delante para suavizar la luz. Para generar la sensación de volumen, lo más adecuado sería que uno de los lados recibiese un poco más de luz que el otro. Esto podemos conseguirlo, aumentando más la intensidad de uno de los flashes o disminuyendo la del otro. Si utilizamos un único punto de luz frontal, como el que puede generar un flash anular o un aro de luz, conseguiremos una iluminación más plana que disimulará algunos rasgos del paciente, como pueden ser las bolsas de los párpados inferiores o los surcos nasogenianos muy marcados.

En cuanto al fondo, lo más habitual es que este sea de color blanco o negro. Yo, personalmente, prefiero el fondo de color blanco. En este caso no será suficiente con que utilicemos una pared de color blanco para conseguir ese efecto, ya que los flashes frontales proyectarán la sombra del paciente contra esa pared. Para evitar este efecto es necesario iluminar adicionalmente el fondo con un tercer flash. Para conseguir un fondo negro sí que podemos utilizar una pared o una tela de color negro, ya que la sombra de los flashes frontales no será tan evidente. En este caso podemos utilizar lo que se denomina una **luz de contra,** generada con un tercer flash situado

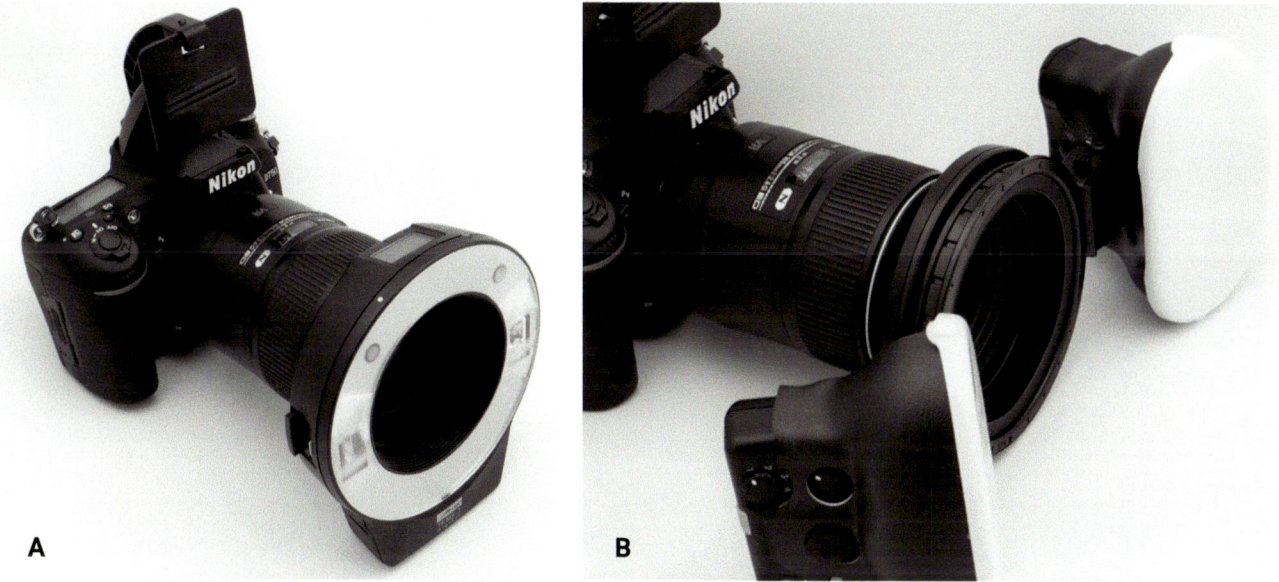

Figura 60-3. A. Flash anular. **B.** Twin flash con difusores acoplados.

ligeramente por detrás del paciente a un lado y apuntando hacia su cabeza. Esto creará unos reflejos sobre su pelo que ayudarán a "separarlo" del fondo.

EL OBJETIVO O LENTE

Otro elemento que tienen en común los cuatro tipos de fotografía más frecuentes que vamos a realizar (retratos, fotografías intraorales, fotografías de campos quirúrgicos y fotografías de pequeños objetos) es que siempre nos vamos a encontrar muy cerca del sujeto, del campo o del objeto que queremos fotografiar, hablamos de varios centímetros o pocos metros. Es lo que se conoce como **macrofotografía** (aunque es más correcto el término fotomacrografía) o **fotografía de aproximación.** Cuando fotografiamos un edificio, un monumento o un paisaje montañoso, nos encontramos a decenas, cientos de metros o incluso varios kilómetros de distancia. Por este motivo, existen distintos tipos de lentes u objetivos que son más adecuados para usar en unas u otras situaciones y con los que vamos a obtener un resultado diferente en función de lo que queramos fotografiar.

Los distintos objetivos se clasifican según su **distancia focal**. Este es un concepto teórico que no tiene una aplicación práctica directa, así que, de momento, es suficiente con saber que la distancia focal se mide en milímetros (mm). Los objetivos con distinta distancia focal ofrecen ángulos de visión diferentes (**Fig. 60-4**). Una distancia focal de 50 mm es la que se considera "normal", ya que ofrece un ángulo de visión parecido al del ojo humano, o sea, unos 45°. A un objetivo con una distancia focal menor, por ejemplo, 18 mm, se le llama **gran angular** porque el ángulo de visión que ofrece es mayor, como si estuviésemos viendo a través de la mirilla de una puerta. Los móviles en su cámara frontal suelen utilizar un objetivo de este tipo, gran angular.

Cuando la distancia focal de un objetivo es mucho mayor de 50 mm, como, por ejemplo, 200 mm, se le denomina **teleobjetivo**. Estos objetivos tienen un ángulo de visión más reducido, por lo que el efecto es parecido al de mirar con unos prismáticos o con un telescopio.

El problema es que, al aumentar o reducir el ángulo de visión más allá de los 50 mm, los objetivos producen una distorsión de la realidad (**Fig. 60-5**). Si intentamos fotografiar a un paciente con un objetivo **gran angular**, su nariz aparecerá mucho más grande y ancha con respecto al resto de su cara, exactamente igual que cuando vemos la cara de alguien a través de la mirilla de una puerta. Este efecto de distorsión de un objetivo gran angular es todavía más marcado si nos acercamos mucho al objeto que queremos fotografiar. Puedes comprobarlo ahora, haciéndote un par de selfies con la cámara frontal del móvil. Primero, acércala mucho a tu cara, haz una fotografía y, después, sepárala todo lo que puedas y haz otra fotografía. Observa las diferencias.

Un **teleobjetivo** también produce una distorsión de lo que estamos observando. En este caso tiende a hacer más grandes las estructuras que están más alejadas del centro de la imagen, por lo que veríamos, por ejemplo, la cara de nuestros pacientes muy ancha y su nariz más estrecha.

Hemos comentado antes que el tipo de fotografía que vamos a realizar es la que se denomina **macrofotografía.** Uno de los problemas con los que nos podemos encontrar es que la mayoría de los objetivos no nos permiten enfocar, es decir, obtener una imagen nítida, si nos acercamos demasiado a un paciente, por eso existen unos objetivos con función **macro,** especialmente diseñados para este tipo de fotografía, que permiten acercarse lo suficiente y además son los que ofrecen mayor calidad en este tipo de situaciones.

Está establecido que para el tipo de fotografía que vamos a realizar, lo ideal es trabajar con un objetivo **macro** que tenga cualquier distancia focal entre los **60 y los 120 mm**, aproximadamente. Esto nos proporcionaría un ángulo de visión adecuado en relación con la distancia a la que vamos a estar situados con mínima distorsión. De todas formas, esta recomendación hay que tomarla con precaución, ya que hay otros factores que afectan al ángulo de visión y a la distorsión (tamaño del sensor de la cámara, distancia al sujeto, calidad

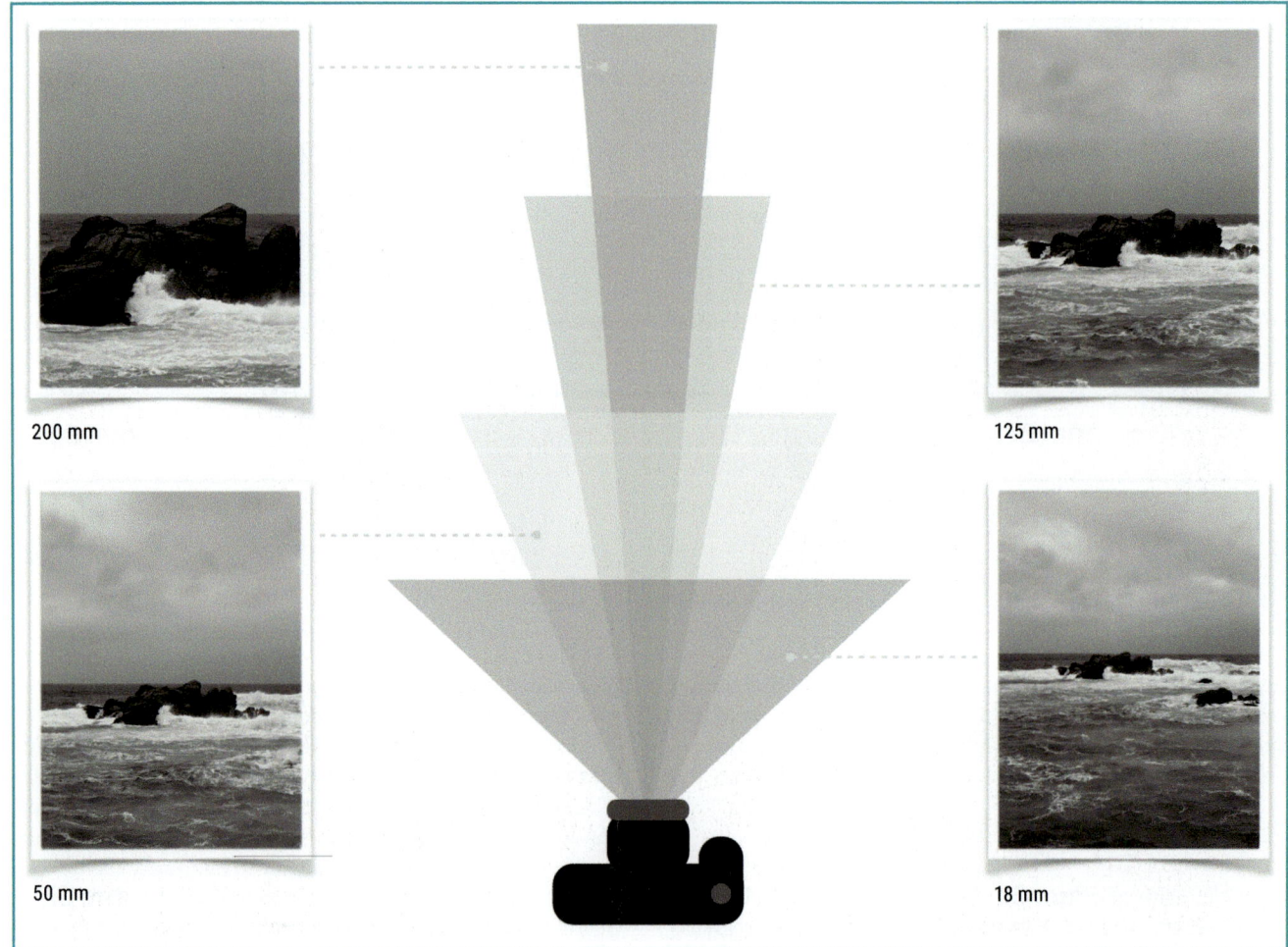

Figura 60-4. Objetivos con distinta distancia focal y distinto ángulo de visión.

del objetivo, etcétera). Si tenemos la posibilidad, lo mejor sería probar varios objetivos y ver si la imagen que obtenemos se ajusta a lo que estamos viendo en la realidad. Los teléfonos móviles de alta gama suelen tener cámaras con varios objetivos incorporados, por lo que es sencillo hacer esta prueba. En todo caso, lo que está claro es que, si queremos comparar dos fotos realizadas antes y después de un tratamiento, ambas deben realizarse con el mismo objetivo, a la misma distancia focal, para que no haya diferencias en este sentido. Y por supuesto con la misma iluminación.

LA CÁMARA FOTOGRÁFICA

El tercer elemento que vamos a necesitar, y tal vez el menos importante de todos, es una cámara. Como hemos visto, los requisitos imprescindibles que tiene que cumplir son que nos permita trabajar con un sistema de iluminación con flashes y con un objetivo macro.

Otro aspecto importante a tener en cuenta es que permita el control manual de tres parámetros que son fundamentales a la hora de hacer una fotografía: la **apertura** del diafragma, la **velocidad** del obturador y la **sensibilidad** o ISO.

Las cámaras que se consideran el estándar para el tipo de fotografía que vamos a realizar y que cumplen estos requisitos

son las denominadas réflex o DSLR (*digital single lens reflex*). Existen modelos básicos y avanzados, pero con todas podemos usar flashes externos, utilizar un objetivo macro y usar funciones de control manual de la apertura, la velocidad y la sensibilidad.

Vamos a ver todo esto un poco más en detalle.

La cámara fotográfica: anatomía

La función de una cámara de fotos es captar los rayos de luz para formar una imagen y que quede registrada en un soporte determinado. Esto es muy parecido a lo que hace el ojo humano, así que entre los dos vamos a encontrar elementos comunes. Por un lado, tenemos la retina, que es la encargada de recibir la señal luminosa y transformarla en una imagen que podemos ver. En la cámara de fotos, esta función la lleva a cabo el sensor o captador digital. Se trata de una pequeña placa capaz de transformar los estímulos luminosos en una señal eléctrica, que después se codifica en información digital para generar un archivo con nuestra imagen. Para que el haz de luz llegue de forma correcta hasta la retina, o hasta el sensor de nuestra cámara, hace falta un sistema óptico que lo dirija. En nuestro ojo tenemos la córnea y el cristalino, que actúan como lentes. concentrando y dirigiendo los rayos de

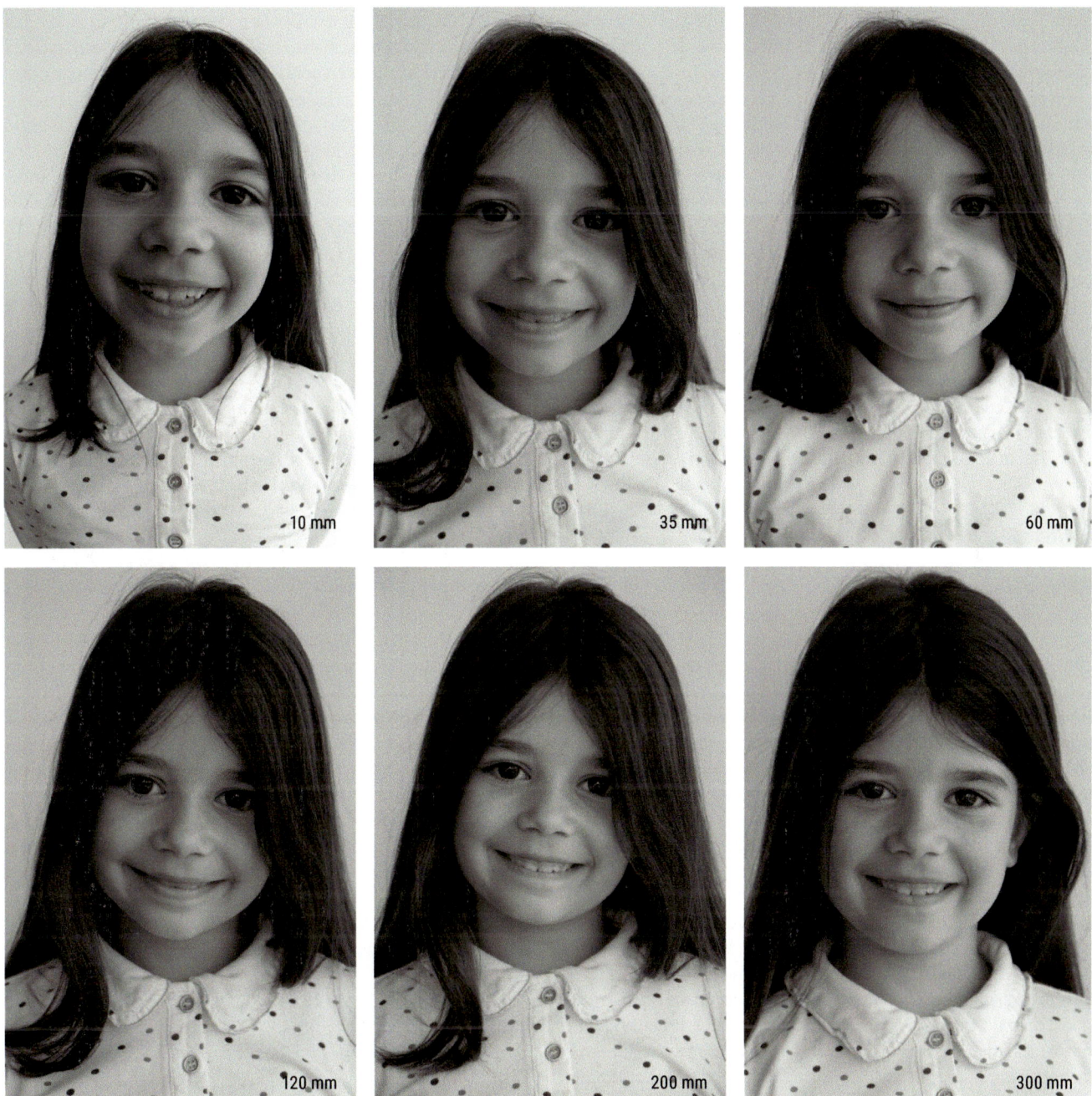

Figura 60-5. Efecto de distorsión del aspecto real de la cara que producen los distintos tipos de objetivos en función de su distancia focal.

luz hacia el interior. En fotografía, esta función la realiza el objetivo, gracias a los grupos de lentes que tiene en su interior.

Nuestros ojos cuentan con un par de elementos encargados de controlar el paso de luz al interior. Por un lado, el iris, que se encarga de regular la cantidad de luz que recibe la retina en función de que la pupila esté más o menos dilatada. El equivalente en la cámara sería el **diafragma**, que tiene una forma muy parecida al iris. El diafragma, al estar más o menos abierto, deja pasar más o menos luz al sensor. Por otro lado, tenemos los párpados. Aunque nuestro ojo funciona más bien como una cámara de vídeo, ya que estamos continuamente registrando imágenes, piensa por un momento que quieres hacer una fotografía como si tus ojos fuesen una cámara. Con los ojos cerrados, los abres y los vuelves a cerrar rápidamente.

Esa fracción de segundo que han estado abiertos ha sido suficiente para que en tu cerebro se quede registrado una imagen. La cámara también tiene su propio párpado que se llama **obturador**. Siempre está cerrado y se abre, durante un breve espacio de tiempo, al pulsar el botón de disparo.

Ahora que ya sabemos lo que es el diafragma y el obturador, vamos a ver por qué es tan importante poder controlar manualmente su **apertura** y su **velocidad**.

La cámara fotográfica: fisiología

El que un **diafragma** esté más o menos abierto, es decir, que deje un espacio más grande o más pequeño y que, por lo tanto, pase más o menos luz a través de él, es lo que se conoce como **apertura del diafragma**. El **obturador** de la cámara, el párpado, se abre durante más o menos tiempo, dejando pasar más o menos luz. A ese tiempo en el que está abierto le llamamos **velocidad del obturador**. Hemos dicho que la función de la cámara es captar los rayos de luz para formar una imagen, pues la cámara en su funcionamiento también tiende a la homeostasis, al equilibrio, que en este caso es una correcta **exposición**. Cuando hablamos de exposición nos estamos refiriendo a la cantidad de luz que hemos captado en nuestra fotografía. Cuando una fotografía está demasiado oscura, decimos que está subexpuesta, que le falta luz, que le falta exposición y cuando está demasiado clara, decimos que está sobreexpuesta, que le sobra luz.

Nuestro objetivo es conseguir una correcta exposición y esto va a depender fundamentalmente de la relación entre la **apertura**, la **velocidad** y un tercer parámetro que veremos más adelante que es la **sensibilidad** o ISO.

Apertura del diafragma

Como acabamos de ver, se refiere al tamaño del orificio que deja el **diafragma** para que la luz entre en la cámara hacia el sensor, al igual que el iris y la pupila. Cada uno de los posibles tamaños que puede tener ese orificio se corresponde con un valor que se llama **número f** y se distribuye en una escala siguiendo una progresión (**Fig. 60-6**). La interpretación del valor del **número f** puede resultar un poco confusa al principio, ya que a medida que aumenta el número (f/11, f/16, f/22, etcétera) significa que el **diafragma** está más cerrado, el orificio es más pequeño y deja pasar menos luz. Otro efecto que se produce al variar la apertura del diafragma es la modificación de la **profundidad de campo**.

La **profundidad de campo** es la zona de nuestra fotografía en la que los objetos se ven nítidos, es decir, enfocados. Cuando elegimos un objeto y enfocamos sobre él, la profundidad de campo abarca un espacio tanto por delante como por detrás del objeto. Este espacio puede variar desde unos milímetros por delante y por detrás hasta varios metros. El tamaño de la profundidad de campo va a depender de varios factores, pero, de momento, los que nos interesan son dos: la **distancia al objeto** que queremos fotografiar y la **apertura** del diafragma.

El efecto de la apertura sobre la profundidad de campo es el siguiente: cuanto más abierto esté el diafragma, es decir, cuanto menor sea el número f, menor profundidad de campo tendremos. Y cuanto más cerrado esté el diafragma, es decir, cuanto mayor número f seleccionemos, mayor profundidad de campo conseguiremos. Otro parámetro que influye sobre la profundidad de campo es la **distancia al objeto** que queremos fotografiar. Cuanto más nos alejemos del objeto, mayor profundidad de campo lograremos; y a medida que nos vamos acercando, el área que sale nítida (nuestra fotografía) se reduce. Nosotros vamos a trabajar muy cerca de nuestros pacientes para fotografiar su cara, su boca, etcétera, por lo que a esas distancias la profundidad de campo se reduce mucho. Lo que tendremos que hacer para aumentarla es trabajar con diafragmas muy pequeños, como f/11 o menos. Con estos valores, la cantidad de luz que va a entrar en la cámara es muy poca y la imagen podría salir muy oscura, es decir, con poca exposición. ¿Cómo podemos solucionar esto? Pues usando la luz extra que nos proporcionan los flashes. Aquí vemos otro motivo importante que justifica su uso.

Velocidad del obturador

Aunque se llama **velocidad**, en realidad, estamos midiendo el tiempo que el obturador está abierto, permitiendo el paso de la luz. La **velocidad** también se mide en una escala, en este caso en segundos y fracciones de segundos siguiendo una progresión. Sus valores más frecuentes están representados en la **tabla 60-1**. Si la velocidad es muy baja (por ejemplo, 1 seg), esto quiere decir que el obturador está mucho tiempo abierto. Si el paciente realiza algún pequeño movimiento o nosotros movemos ligeramente la cámara, la imagen saldrá borrosa. Lo recomendable es trabajar con valores de velocidad por encima de 1/125. Y al igual que pasaba con el diafragma tan

Tabla 60-1. Representación de los valores más habituales de la escala de *velocidad de obturación* y su relación con el tiempo que el *obturador* permanece abierto

Velocidad del obturador	Tiempo en segundos
1"	1
1/2	0,5
1/4	0,25
1/8	0,125
1/15	0,067
1/30	0,034
1/60	0,017
1/125	0,008
1/250	0,004
1/500	0,002
1/1000	0,001

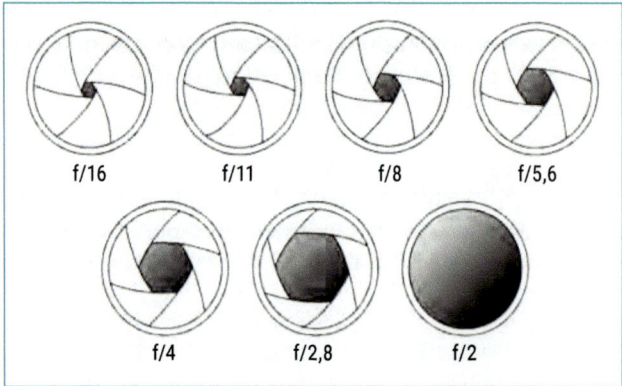

Figura 60-6. Representación de la escala de valores más habituales de *apertura del diafragma*.

cerrado, con estos valores tan altos de velocidad es muy posible que no entre luz suficiente a la cámara, por lo que necesitaremos recurrir al uso de flashes.

Sensibilidad o ISO

Se refiere a la capacidad del sensor de nuestra cámara para captar la luz. A medida que aumentamos la sensibilidad, necesitaremos menos luz para que el sensor pueda crear una imagen visible, pero esto lleva asociada una pérdida progresiva de la calidad de la imagen. Con valores no muy altos de sensibilidad, esta pérdida puede no ser apreciable, pero si la aumentamos demasiado, empezarán a aparecer alteraciones en los colores y en la nitidez, que se conocen como **ruido**. Lo mejor es establecer por defecto el valor mínimo de sensibilidad y no modificarlo prácticamente nunca.

Una cámara en modo **automático** selecciona el valor de **apertura**, de **velocidad** y de **sensibilidad** que considera más adecuado, en función de la luz que percibe en el momento de hacer la fotografía. Si hay poca luz, como va a ocurrir en la mayoría de las situaciones, el diafragma se abrirá mucho, con lo que la profundidad de campo será reducida. También disminuirá la velocidad, con lo que la imagen puede salir borrosa, y aumentará la sensibilidad, con lo que la calidad de la imagen puede empeorar con la aparición de ruido.

El modo automático está pensado para que la exposición sea correcta, pero a expensas de modificar la velocidad y la apertura, por lo que no tiene en cuenta, entre otras cosas, la profundidad de campo, así que es fácil entender por qué debemos tener un control manual de la apertura, básicamente, para conseguir el resultado que queremos en nuestras fotografías.

PROCESANDO Y ARCHIVANDO NUESTRAS FOTOGRAFÍAS

Una vez tomada una fotografía suele ser necesario hacer algunos pequeños ajustes. Esto es lo que se denomina el procesado o **revelado digital**. Estos ajustes pueden consistir en recortar la imagen para reencuadrarla o rotarla o mejorar su aspecto, modificando la exposición, el contraste o el brillo. Estos ajustes podemos realizarlos directamente con alguna aplicación del teléfono móvil, si utilizamos su cámara, e incluso confiar en el procesado que hace de forma automática si nos convence el resultado. Si utilizamos una cámara réflex o similar, deberemos utilizar un ordenador para esta tarea. Existen varios programas para hacer el revelado digital. Dos de los más populares son *Adobe Lightroom* y *Capture One*. Este tipo de software, además del procesado también, nos ayuda a catalogar y guardar de forma ordenada y segura nuestro archivo fotográfico. A medida que este va creciendo es importante que contemos con un sistema de al menos dos o tres copias de seguridad para evitar la pérdida de información. También debemos asegurarnos de que el sistema que utilicemos para tomar fotografías y almacenarlas cumpla con todos los requisitos legales de seguridad y protección de datos vigentes en el momento y el lugar en el que trabajemos.

El teléfono móvil en fotografía médica

Con todo lo que hemos comentado en este capítulo creo que ya estamos en condiciones de responder a la pregunta de si es adecuado utilizar la cámara del teléfono móvil en fotografía médica. En primer lugar, empezaría diciendo que es inevitable, por su disponibilidad (siempre lo llevamos encima o lo tenemos a mano), por su comodidad (basta con encuadrar, pulsar un botón y muchas veces obtenemos una imagen de una calidad sorprendente) y por su facilidad para compartir y procesar esas imágenes para distintos usos.

Presenta algunos inconvenientes, si lo comparamos con una cámara réflex, como son el menor tamaño del sensor y el menor tamaño de sus objetivos. Esto supone una limitación física importante por la menor cantidad de luz y de detalles que podemos captar con esos elementos tan reducidos. También hay que tener en cuenta que actualmente no podemos controlar de forma manual parámetros tan importantes como la velocidad, la apertura o la sensibilidad, entre otras cosas porque las cámaras de los teléfonos móviles no tienen un diafragma variable ni un obturador como tal.

Sin embargo, todas estas desventajas las compensan gracias a la gran capacidad de procesado de la información que tienen. Es un pequeño ordenador conectado a una cámara de fotos. Antes de disparar ya es capaz de analizar la escena y saber qué es lo que estamos fotografiando. Una vez hecha la fotografía, se aplican correcciones automáticas de imagen que nos pueden ofrecer un resultado de gran calidad de forma casi instantánea, algo que también podríamos conseguir con una cámara réflex, pero después varios minutos (en el mejor de los casos) de procesado con un software específico en nuestro ordenador.

Ya existen adaptadores que se pueden acoplar a los objetivos de la cámara del teléfono móvil para que estos tengan la función macro e incluso modificar su distancia focal. También existe un sistema de flashes de estudio, de la marca Profoto, compatible con los móviles de alta gama y es posible que en el futuro haya otras opciones para mejorar la iluminación.

En mi práctica profesional habitual, yo no utilizo la cámara del teléfono móvil para hacer fotos. Tengo varias cámaras réflex, con objetivos macro, *twin flash* y flashes de estudio con difusores. Y sigo dedicándole tiempo al procesado y catalogado de imágenes en mi ordenador. Para mí, en este momento, esta es la mejor forma de conseguir los resultados que busco. Pero entiendo que otros compañeros puedan tener otras necesidades u otras prioridades. Y, sobre todo, compañero, si estás empezando, es complicado invertir tiempo y dinero en trabajar con un equipo fotográfico complejo.

Mi consejo es que hagas fotos, muchas fotos, con el equipo que tengas a mano, y que poco a poco vayas probando e introduciendo algún elemento nuevo. Como ya hemos visto, empezaría modificando la iluminación, flashes y difusores. Después, puedes probar algún objetivo distinto u otra cámara que ofrezca controles más avanzados. Revisa también cómo es tu protocolo para catalogar y guardar esas fotos y poco a poco irás encontrando un sistema y un método con el que estés más a gusto. No pierdas de vista los avances en tecnología fotográfica e intenta mantener viva esa ilusión por aprender y mejorar tus fotografías.

PUNTOS CLAVE

- Uno de los objetivos de la fotografía médica es reflejar la realidad de la forma más fiel posible. Es nuestro deber conocer las herramientas que pueden afectar al resultado de la imagen y utilizarlas de una manera responsable.
- Dentro del equipo fotográfico, la iluminación (con flashes) es el elemento al que deberíamos dar más importancia, por su influencia en la calidad final de la imagen y en cómo se puede ver afectada la representación de los volúmenes y los rasgos faciales.
- Si el objetivo que utilizamos no tiene una distancia focal adecuada, puede producir una distorsión en la imagen con respecto a la realidad que queremos fotografiar.
- Es importante que la cámara que utilicemos permita ajustar de forma manual, al menos, estos tres parámetros: apertura del diafragma, velocidad del obturador y sensibilidad o ISO. De lo contrario, la calidad de nuestras fotografías puede verse afectada.
- Es imprescindible contar con un sistema seguro (varias copias de seguridad) para almacenar nuestras fotografías y que, a la vez, nos permita acceder de forma fácil y rápida a la información.
- Debemos asegurarnos de que el sistema que utilicemos para tomar fotografías y almacenarlas cumpla con todos los requisitos legales de seguridad y protección de datos vigentes en el momento y el lugar en el que trabajemos.
- Se puede utilizar la cámara del teléfono móvil para hacer fotografías médicas, pero hay que entender cuáles son sus limitaciones y sus puntos fuertes para obtener los mejores resultados posibles.

BIBLIOGRAFÍA

Al Balushi AA. The Ethics and Legality of Using Personal Smartphones to take Medical Photographs. Sultan Qaboos Univ Med J. 2019;19(2):e99-102.

Almonacid L Torregrosa, Rueda FE Gempeler. Ética en el uso de las imágenes clínicas. Editorial Pontificia Universidad Javeriana, 2020: 129.

Aristotelous C, Salibi A. Smart phone camera: a useful adjunct in plastic surgery clinics. Ann R Coll Surg Engl. 2017;99(3):251.

Brochet L, Varazzani A, Delay A, Bouletreau P, Rasteau S. Photography in orthognathic surgery: A standardized protocol and storage legal implications. J Stomatol Oral Maxillofac Surg. 2023;124(6):101467.

Ettorre G, Weber M, Schaaf H, Lowry JC, Mommaerts MY, Howaldt HP. Standards for digital photography in cranio-maxillo-facial surgery. Part I: Basic views and guidelines. J Craniomaxillofac Surg. 2006;34(2):65-73.

Hardan L. Protocols for Mobile Dental Photography with Auxiliary Lighting. Quintessence Publishing Company, Incorporated, 2020: 120.

Jamil F. Smartphone photography in oral and maxillofacial surgery. Br J Oral Maxillofac Surg. 2016;54(1):104-5.

Liu F. Dental Digital Photography: From Dental Clinical Photography to Digital Smile Design. Springer, 2019: 346.

McCusker SB, Douros DB. Mastering Medical Photography of the Head and Neck. Thieme, 2016: 154.

Nair AG, Santhanam A. Clinical Photography for Periorbital and Facial Aesthetic Practice. J Cutan Aesthet Surg. 2016;9(2):115-21.

Neff LL, Humphrey CD, Kriet JD. Setting up a medical portrait studio. Facial Plast Surg Clin North Am. 2010;18(2):231-6.

Ortiz MA. Lit: The Simple Protocol for Dental Photography in the Age of Social Media. Quintessence Publishing Company, Incorporated, 2019: 237.

Pasquali P. Photography in Clinical Medicine. Springer Nature, 2020: 730.

Schaaf H, Streckbein P, Ettorre G, Lowry JC, Mommaerts MY, Howaldt HP. Standards for digital photography in cranio-maxillo-facial surgery -part II: additional picture sets and avoiding common mistakes. J Craniomaxillofac Surg. 2006;34(6):366-77.

Seay A. See: Art Esthetics Dental Photography. Edra Publishing, 2022: 384.

Veith J, King BW, Moss W, Luo J, Dunklebarger M, Garlick J, et al. Smartphone Use for Patient Photography by Plastic Surgery Trainees. Am Surg. 2023;89(12):6410-2.

Wagner DJ. A Beginning Guide for Dental Photography: A Simplified Introduction for Esthetic Dentistry. Dent Clin North Am. 2020;64(4):669-96.

Wu T, Chen S, Xiong X. Evaluation of the clinical photographs in the Journal of Oral and Maxillofacial Surgery: from readers' perspectives. J Oral Maxillofac Surg. 2014;72(3):449-55.

 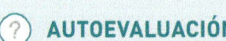

AUTOEVALUACIÓN

Navegación en cirugía craneomaxilofacial

61

A. Marín Martín y A. Dean Ferrer

OBJETIVOS

- Mostrar los principios y conceptos de la navegación quirúrgica en cirugía maxilofacial, los tipos de navegadores y los tipos de navegación quirúrgica de que disponemos.
- Conocer cómo podemos desarrollar las técnicas de navegación quirúrgica en la mandíbula.
- Describir las aplicaciones tiene la navegación quirúrgica en Cirugía Maxilofacial y saber si los resultados quirúrgicos mejoran con estas nuevas tecnologías.
- Especificar qué aportan la planificación virtual y la navegación quirúrgica.
- Instruir sobre los protocolos técnicos, normativas de seguridad y mejores prácticas en navegación quirúrgica.
- Identificar los desafíos actuales y la perspectivas futuras en el uso de la navegación quirúrgica en cirugía maxilofacial.

INTRODUCCIÓN. ANTECEDENTES Y DEFINICIÓN DE NAVEGACIÓN QUIRÚRGICA

La **navegación quirúrgica** ha revolucionado la Cirugía Maxilofacial, mejorando la precisión y seguridad quirúrgica, disminuyendo la morbilidad y consiguiendo resultados más predecibles. Fue introducida en el campo de la cirugía craneomaxilofacial hace más de 20 años, pero en los últimos años es cuando ha experimentado un desarrollo y grado de innovación altísimos. El progreso de esta tecnología fue inicialmente mayor en el campo de la neurocirugía; sin embargo, el incremento de sus indicaciones en cirugía craneomaxilofacial, la evolución de los programas de planificación y la mejora y el desarrollo de los sistemas de navegación han hecho que la navegación quirúrgica desempeñe actualmente un papel muy importante en cirugía craniomaxilofacial y haya cambiado muchos de los paradigmas y el manejo de muchas patologías de nuestra especialidad. La navegación quirúrgica ha llevado la precisión a un nivel superior, proporcionando una guía en tiempo real durante la cirugía.

Es un sistema que actúa como un GPS para el/la cirujano/a, permitiéndole visualizar la posición exacta de sus instrumentos en relación con la anatomía del paciente en todo momento. Esto se logra mediante el seguimiento continuo de la posición y orientación de instrumentos quirúrgicos en el campo operatorio. Los navegadores quirúrgicos se parecen por tanto a los GPS: el satélite o localizador es la lámpara de infrarrojos o generador electromagnético, el emisor son las esferas reflectantes y los mapas se corresponden con la planificación de la tomografía computarizada (TC) o la resonancia magnética (RM) u otra prueba radiológica.

El **flujo de trabajo** que utilizamos para la planificación virtual y navegación quirúrgica comienza con la captación de la imagen. Las imágenes pueden proceder de una TC, una RM, una tomografía por emisión de positrones (PET)-TC o una tomografía computarizada de haz cónico (CBCT) de alta resolución. La imagen se analiza, se procesa y se realiza la cirugía virtual, que es la simulación de la cirugía (cirugía simulada). Con el plan virtual, se podrá llevar a cabo la navegación quirúrgica en el quirófano. La comprobación de los resultados se puede realizar en el quirófano, utilizando la navegación o una TC intra-quirófano o bien mediante la fusión de imágenes del postoperatorio sobre el plan virtual.

TIPOS DE NAVEGADORES. NAVEGADORES ÓPTICOS Y NAVEGADORES ELECTROMAGNÉTICOS

El funcionamiento de un navegador se basa en la localización y orientación tridimensional del paciente en relación con un sistema de referencias que realiza el programa. Esta orientación se puede conseguir con diferentes sistemas:

- ***Sistemas de navegación óptica.*** Son sistemas de asistencia quirúrgica que permiten rastrear en tiempo real la posición y orientación de punteros e instrumentos quirúrgicos dentro del cuerpo del paciente, mediante el uso de cámaras infrarrojas y marcadores reflectantes. El fundamento de estos sistemas es la emisión de luz infrarroja por las cámaras, que se refleja por esferas colocadas en el paciente y en los instrumentos. Las cámaras captan esa luz y, mediante algoritmos, calculan la posición tridimensional exacta de los instrumentos, superponiéndola a las imágenes anatómicas preoperatorias (de TC o RM). Como los sistemas de navegación ópticos detectan luz, siempre debe estar libre la "línea de luz" para poder hacer la navegación quirúrgica. Con los sistemas electromagnéticos no existe ese problema de interferencia de la línea de luz, pero puede haber interferencias con el instrumental quirúrgico metálico.

Los **sistemas ópticos** pueden ser a su vez **activos o pasivos**. Los "activos" emiten su propia luz y necesitan cable o batería. Los sistemas "pasivos" reflejan luz de un *flash* de infrarrojos, no necesitan cable o batería y, por tanto, son más ligeros y cómodos.

- ***Sistemas de navegación electromagnética***. El fundamento de estos sistemas radica en la generación de un campo electromagnético por un emisor colocado cerca del campo quirúrgico, mientras que pequeños sensores integrados en los instrumentos detectan su posición y orientación dentro de este campo. Estos datos se procesan y se superponen a imágenes preoperatorias (de TC o RM), permitiendo ver la ubicación exacta de los instrumentos sin necesidad de tener libre una línea de luz, a diferencia de los sistemas ópticos. Son por tanto útiles en cavidades, entornos quirúrgicos complejos o con visibilidad limitada.

Los sensores de referencia de los navegadores electromagnéticos suelen ser mucho más pequeños los de los sistemas ópticos de navegación, lo que es especialmente útil en cirugía infantil (**Fig. 61-1**). El principal inconveniente de los sistemas electromagnéticos es que es preciso alejar todos los instrumentos ferromagnéticos a más de 40 cm del sensor para tener un error de precisión menor de 1 mm. Además, la distancia máxima entre el emisor electromagnético y el campo operatorio es más limitada que la que requiere la cámara de infrarrojos de los sistemas ópticos.

PASO A PASO DE LA NAVEGACIÓN QUIRÚRGICA: PLANIFICACIÓN PREOPERATORIA Y NAVEGACIÓN EN EL QUIRÓFANO

Las pruebas radiológicas para navegación quirúrgica tienen que ser de alta precisión y calidad. La cabeza del paciente en el momento de hacer la TC debe mantenerse en posición neutra. Debe incluir la zona de estudio y, además, toda la frente, para poder tener disponible esta zona durante el registro del paciente para la navegación en el quirófano. Debe haber 0° de inclinación del *gantry*. El grosor de corte debe ser como máximo = 1 mm. El incremento de la mesa debe ser constante, sin espacios, y menor o igual que el grosor de corte y con una orientación del corte axial.

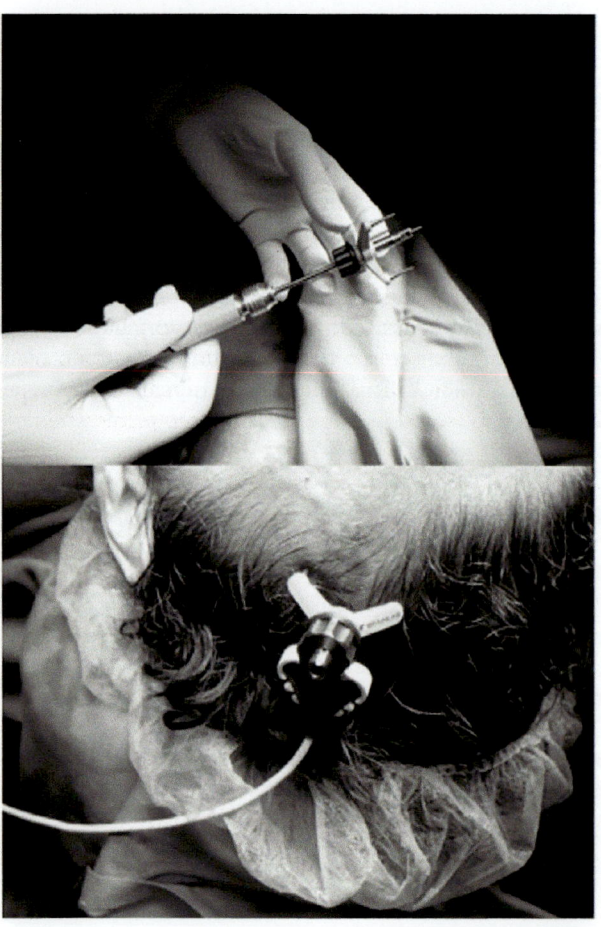
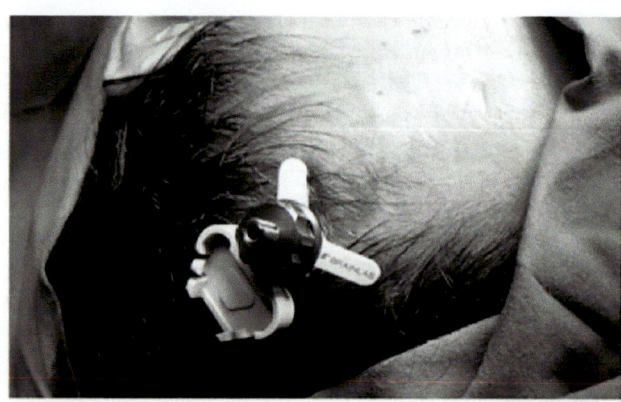
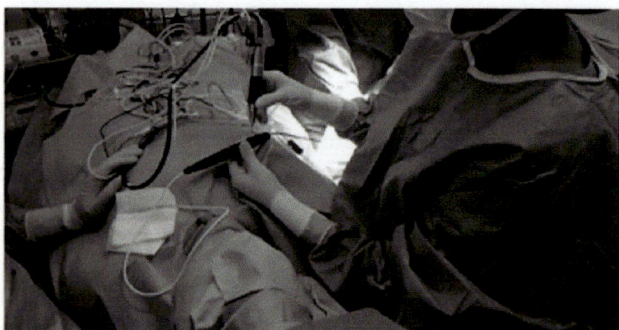

Figura 61-1. Imágenes de arriba a la izquierda y en el centro, y abajo a la izquierda: trípode de anclaje en el cráneo del navegador electromagnético del sistema BrainLab. Imagen de abajo a la derecha: registro del bisturí piezoeléctrico con el navegador electromagnético.

Atención. En los casos de grandes traumatismos puede haber edema en el momento de hacerse la TC inicial, lo que distorsiona la superficie cutánea del paciente. Si se realiza la cirugía días después de hacerse la TC, hay que tenerlo en cuenta a la hora de hacer el registro de superficie del paciente para la navegación en el quirófano.

Vamos a continuación a describir el **paso a paso** de un caso estándar de navegación en oncología maxilofacial. Estos conceptos pueden ser aplicados y adaptados a otras patologías de nuestra especialidad.

TÉCNICA QUIRÚRGICA DE PLANIFICACIÓN Y NAVEGACIÓN EN ONCOLOGÍA

1er paso: planificación prequirúrgica

Se realiza en un programa de planificación compatible con el sistema de navegación. La planificación preoperatoria permite establecer el plan de tratamiento quirúrgico. Los programas de planificación suelen poseer una serie de **herramientas** muy útiles para las distintas patologías de nuestra especialidad: autosegmentación de estructuras anatómicas, posibilidad de crear objetos (tumor, nervio, arteria carótida, cavidad sinusal, etc.), simetrización, movilización, sumación, intersección y sustracción de objetos, incremento tridimensional de tamaño de objetos (margen de resección), superposición de objetos e imágenes, importación o exportación de objetos en formato *Standard Tessellation Language* (STL). Además, se pueden hacer fusión de distintos estudios radiológicos de forma sencilla y semiautomática (TC, RM y PET-TC).

Vamos a describir los pasos de una planificación prequirúrgica:

1°. Importación de las imágenes DICOM del paciente de los estudios (TC, RM y PET-TC).

2°. Fusión de los estudios que fueran necesarios. Atención. Este punto es muy importante, ya que permite interrelacionar el plan de tratamiento que se realice en un estudio sobre los demás.

3°. Segmentación tumoral (creación del objeto "tumor"). Actualmente, hay programas que permiten hacer una segmentación tumoral de forma semiautomática. Podemos segmentar los tumores homogéneos utilizando las unidades Hounsfield de isodensidad. En tumores de densidad mixta se debe comprobar la adecuación de la delimitación del tumor. La segmentación manual se puede realizar sobre los cortes secuenciales bidimensionales que forma un objeto 3D que representa el tumor. Según el programa que utilicemos, esta determinación 3D del tumor puede estar semiautomatizada, de manera que, aportando el contorno del tumor en dos de las dimensiones, se integra en las tres dimensiones del espacio como un objeto 3D, acortando el tiempo de planificación.

4°. Utilización de la herramienta "aumentar" o "margen". Sobre el volumen del tumor se puede hacer un incremento virtual simétrico e incluso asimétrico para determinar los márgenes de resección adecuados, según la estirpe anatomopatológica del tumor (1 cm, 1,5 cm…). Con esto quedará determinado el **"plan de ablación" o "plan de resección"**.

5°. Realización de la cirugía virtual de la ablación para determinar las necesidades reconstructivas o planificar una reconstrucción. Por ejemplo, en un caso de un tumor maxilar, sobre el objeto "maxilar" haremos la sustracción del objeto "plan de ablación". El resultado de esta operación es el objeto "defecto maxilar", que es lo que tenemos que reconstruir. Todo el plan de resección o ablación puede ser exportado en formato STL para poder confeccionar los distintos objetos con diseño CAD-CAM (guías de corte, defecto tras ablación y prótesis para reconstrucción).

6°. Determinación de las necesidades de abordajes y puntos clave anatómicos. Podemos planificar las osteotomías de abordajes necesarias para realizar la ablación (por ejemplo, orbitotomías). Es útil también señalar las estructuras anatómicas importantes que deben preservarse y evitar su lesión.

7°. Planificación de la reconstrucción. Podemos importar la **reconstrucción ósea** planificada (peroné, cresta iliaca o escápula, prótesis de PEEK, prótesis de titanio…) en formato STL de otro programa de planificación o realizarla en el mismo programa de planificación. Una vez fusionada la reconstrucción sobre la TC del paciente tendremos el **"plan de reconstrucción"** para comprobar en el quirófano la precisión de la reconstrucción.

De la misma manera que determinamos las necesidades de tejidos óseos, podemos determinar las necesidades de **tejidos blandos,** que nos ayuden al diseño de los colgajos. Podemos también determinar las perforantes cutáneas de la isla del colgajo que vamos a utilizar. Con la determinación de la posición de las perforantes y las necesidades del defecto de partes blandas podemos diseñar la forma de la isla cutánea del colgajo. También en el quirófano podemos realizar la determinación de la ubicación de las perforantes cutáneas directamente en la pierna, utilizando **técnicas avanzadas de navegación quirúrgica.**

8°. Importación de las guías de corte y algún tipo de prótesis, placas e implantes. Podemos importar las guías de corte del tumor y del colgajo óseo (peroné, cresta iliaca y escápula). También cualquier tipo de implante (en formato STL) que vayamos a utilizar en la reconstrucción (como una placa de reconstrucción mandibular premoldeada, malla orbitaria premoldeada, osteosíntesis customizada, como placas y miniplacas, prótesis customizadas de PEEK o de titanio, implantes dentales, etc.) para después en el quirófano comprobar la precisión de la reconstrucción realizada.

2º Paso. Incorporación del plan de tratamiento al navegador

Se puede utilizar un soporte informático para trasladar la información del planificador al navegador o bien utilizar la red informática interna del hospital, conectando el navegador a dicha red.

3er Paso. Registro del paciente

Con el registro del paciente, el navegador correlaciona las imágenes preoperatorias del paciente con la anatomía real de la cabeza del paciente. Se coloca al paciente en posición de decúbito supino y cabeza en posición neutra. Si la intubación es nasotraqueal y vamos a hacer el registro del paciente con láser de superficie, hay que evitar la distorsión del contorno de la nariz derivada de la tracción del tubo de anestesia.

Durante la cirugía debe quedar descubierta toda la nariz y la zona periorbitaria (si la tumoración es del tercio inferior, se debe dejar descubierta toda a cara). Si vamos a hacer el registro del paciente con el sistema de láser de superficie, no se deben colocar adhesivos oculares, ni los sistemas de monitorización de la profundidad anestésica que utilizan adhesivos en la frente tipo BIS® o *SedLine®*, ya que alteran la superficie de la frente y periorbitaria y pueden dar errores durante el registro. La protección ocular se realiza con pomada epitelizante y una sutura interpalpebral. Para realizar el registro y la navegación es necesario colocar una estrella de referencia en el paciente. Si vamos a utilizar el trípode de anclaje craneal, haremos una incisión (de 1 cm de longitud) en el cuero cabelludo en la zona parietotemporal. Atención. Aconsejamos colocar el trípode con las esferas reflectantes en el lado de la cabeza más cercano a la zona quirúrgica. Se coloca el trípode con un tornillo autoperforante de 6 u 8 mm. Se termina de ajustar el trípode y se comprueba su estabilidad. Las esferas reflectantes pueden anclarse también a un sistema Mayfield de sujeción y estabilización craneal o bien con cintas elásticas en la frente o mediante una máscara LED. Una vez colocadas y fijadas las esferas reflectantes, se procede a realizar el registro del paciente. Este registro se puede hacer mediante un láser de superficie, mediante la identificación de puntos óseos inequívocos o mediante la identificación de puntos fiduciales (tornillos colocados en el momento de hacer la TC y que se mantienen hasta la cirugía o mediante férulas dentales con referencias radiopacas).

Si se realiza un abordaje coronal, el trípode con las esferas de navegación se puede colocar distal a la incisión del cuero cabelludo, a través de la piel, pudiendo así hacer el registro de la superficie cutánea con un láser o bien colocar el trípode por delante de la incisión coronal, directamente, sobre la calota craneal, pudiendo hacer el registro sobre la superficie ósea. También se pueden colocar en el sistema Mayfield de anclaje de la cabeza y las estrellas quedan entonces separadas del cráneo (**Fig. 61-2**).

El **registro con puntero de luz láser de barrido de superficie** utiliza un dispositivo láser que proyecta patrones de luz sobre la piel del paciente sin tocarla. Las cámaras infrarrojas capturan estos patrones y generan una malla tridimensional de la superficie anatómica. Esta información se alinea con las imágenes preoperatorias (TC o RM), creando una correspondencia precisa entre la anatomía del paciente y el modelo virtual del sistema de navegación.

4º Paso. Registro del instrumental quirúrgico (opcional)

Podemos calibrar instrumentos quirúrgicos para que sean "navegables". Cualquier instrumento quirúrgico que tenga una punta identificable y fija (un rotulador, un periostótomo, un escoplo, una fresa, un aspirador, un bisturí eléctrico o un inserto de un bisturí piezoeléctrico) puede hacerse navegable. Para ello existe una matriz de calibración, que permite relacionar la punta del instrumento registrado con la estrella de navegación.

5º Paso. Comprobación de la precisión de la navegación

Una vez realizado el registro del paciente, debemos comprobar su precisión. Para ello, colocaremos el puntero romo en varios puntos de la cara para comprobar la adecuación y precisión del registro. Atención. Aconsejamos que se realice de forma periódica la comprobación de la precisión del puntero romo y de los instrumentos quirúrgicos con los que estemos navegando.

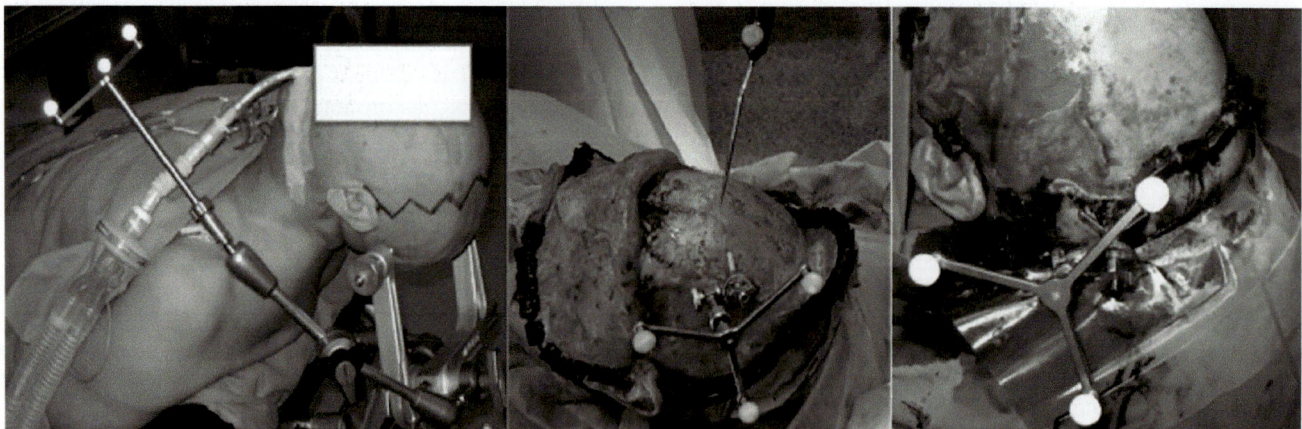

Figura 61-2. Imagen de la izquierda: sistema Mayfield de anclaje de la cabeza con las esferas reflectantes ancladas en él. Imagen del centro: abordaje coronal. El trípode está colocado en el cráneo por delante de la incisión cutánea. El registro en este caso se hace sobre la superficie ósea. Imagen de la derecha: abordaje coronal. El trípode en este caso está colocado en el cráneo por detrás de la incisión cutánea. El registro en este caso se puede hacer sobre la superficie cutánea antes de realizar la incisión o sobre el hueso una vez realizada la incisión.

6º Paso. Marcado de los márgenes de resección tumoral y comprobación de la adecuación de la resección

La delimitación de los márgenes de resección se puede realizar, comprobando con el puntero romo y pintando el punto con un rotulador estéril, o bien *haciendo navegable* y registrando y calibrando cualquier instrumento de corte (bisturí eléctrico, bisturí piezoeléctrico, motor mecánico, etc.).

Una vez hecha la resección tumoral, con la navegación quirúrgica podemos realizar la comprobación de la resección realizada, valorando con el puntero romo la adecuación de los márgenes según el plan quirúrgico. También podemos poner "puntos clave" de referencia del margen de resección. Esta colección de puntos en los márgenes de resección crean una "nube de puntos", que podemos compartir con los/las oncólogos/as radioterapeutas.

7º Paso. Comprobación mediante navegación de la adecuación de la reconstrucción

Una vez hecha la reconstrucción, podemos utilizar la navegación quirúrgica para comprobar la precisión de esta. Podemos deslizar el puntero romo de navegación sobre la superficie de la reconstrucción realizada para comprobar que una barra de reconstrucción mandibular o que un colgajo peroneo, de cresta ilíaca o de escápula se han colocado en la posición adecuada y planificada, comprobar que una malla de reconstrucción orbitaria está colocada correctamente y así permitir la reconstrucción adecuada de las paredes orbitarias, o que una prótesis determinada está colocada correctamente y según lo planificado.

TIPOS DE NAVEGACIÓN QUIRÚRGICA

Distinguimos tres tipos de navegación quirúrgica:

1. **Navegación anatómica o primera navegación.** Es una navegación que permite la visualización y localización de estructuras anatómicas del paciente en relación con las pruebas de imagen preoperatorias. Para este tipo de navegación no es imprescindible hacer planificación previa.
2. **Navegación de trabajo o segunda navegación.** Es una navegación que se realiza cuando se está haciendo un "trabajo quirúrgico" y nos sirve para comprobar su adecuada progresión y realización. En este tipo de navegación es necesario tener una planificación previa de lo que queremos hacer. Aquí incluiríamos la delimitación y progreso de la cirugía con los márgenes de resección quirúrgica de un tumor, el diseño de osteotomías, el fresado óseo etc. Se traslada la información del plan del paciente y se va realizando durante la cirugía.
3. **Navegación de comprobación o tercera navegación o navegación guiada por simulación (NGS) (*Simulated Guided Navigation SGN*).** Para esta navegación es necesario tener un plan virtual previo en el ordenador. Con esta navegación verificamos el resultado quirúrgico y lo comprobamos con el plan virtual/digital. Ejemplos de este tipo de navegación son comprobación

de los márgenes que ya hemos realizado en un tumor, posición de fragmentos óseos que hemos movilizado, posición de una malla de reconstrucción orbitaria, posición de un colgajo de peroné que reconstruye la mandíbula o el maxilar, superficie y contorno de la piel después de una reconstrucción con colgajo de partes blandas o prótesis de articulación temporomandibular o posición del cóndilo en cirugía ortognática o tras la reducción en una fractura, etcétera.

Por otra parte, y en relación con la forma de trabajar con los instrumentos quirúrgicos de navegación, distinguimos entre una **navegación indirecta o secuencial**, con el puntero, y una **navegación directa o *"en vivo"***, "*real time*" o "*live navigation*", que se consigue haciendo navegable un instrumento de trabajo. Los instrumentos quirúrgicos, como los bisturíes piezoeléctricos, pueden hacerse "navegables". Esto consiste en aplicar la navegación quirúrgica a un sistema piezoeléctrico. Esto es lo que se llama Piezocirugía Navegada asistida por ordenador o CANPS (*Computer Assisted Navigation and Piezoelectric Surgery*) y es una tecnología especialmente útil y novedosa en nuestra especialidad (**Fig. 61-3**).

NAVEGACIÓN EN LA MANDÍBULA

Al comienzo de la navegación quirúrgica en cirugía maxilofacial se consideraba solamente navegable las estructuras óseas de los tercios superior y medio de la cara. La mandíbula no se encuentra fija respecto de los huesos del neurocráneo. Por ello, no se le consideraba inicialmente navegable. Sin embargo, actualmente, hemos podido hacer también "navegable" la mandíbula. Se han desarrollado varias formas de navegar en la mandíbula (**Fig. 61-4**):

- Sistema 1. Anclando el trípode en el cráneo (en este caso, solo podemos navegar con la boca cerrada en máxima intercuspidación, en la misma posición en la que se realizó la adquisición de imágenes).
- Sistema 2. Anclando el trípode en el cráneo, pero habiéndose hecho la adquisición de imágenes con una férula que habrá que utilizar también durante la cirugía y que determina la posición exacta de la mandíbula respecto al maxilar. Puede ser una férula que mantenga la boca abierta en una apertura concreta y determinada.
- Sistema 3. Anclando el trípode en la mandíbula y registrando la mandíbula de forma independiente al resto de la cara. En este caso podremos navegar de forma aislada en la mandíbula, abriéndola y cerrándola, pero no podremos a la vez navegar en el resto de la cara, salvo cuando esté la mandíbula en máxima intercuspidación o en la misma situación en la que se haya hecho la TC preoperatoria.

APLICACIONES DE LA NAVEGACIÓN QUIRÚRGICA EN CIRUGÍA MAXILOFACIAL

Las aplicaciones de la navegación quirúrgica en cirugía maxilofacial son las siguientes: traumatología primaria y secunda-

Tipos de navegación quirúrgica

indirecta o secuencial

directa o "en vivo"

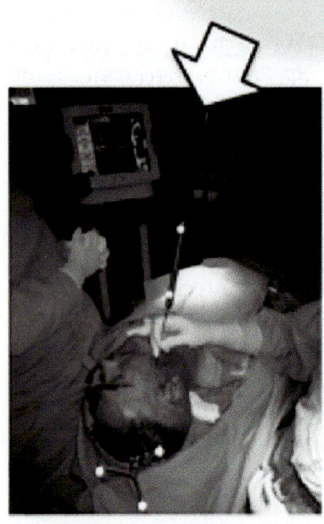
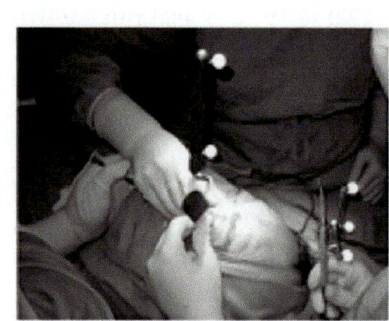
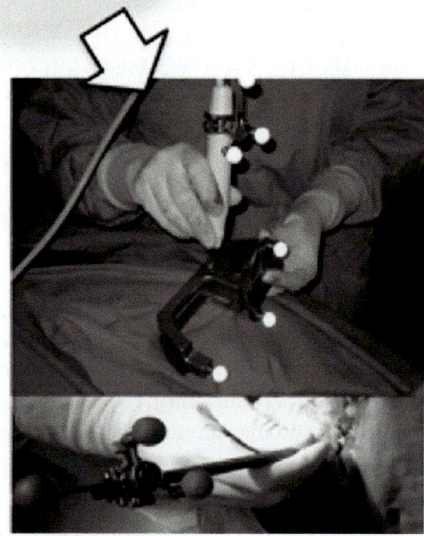

Figura 61-3. Tipos de navegación quirúrgica según la forma de trabajar con los instrumentos: navegación indirecta o secuencial, con el puntero, y navegación directa o "en vivo", con peristotomo, lápiz quirúrgico, bisturí piezoeléctrico, etcétera.

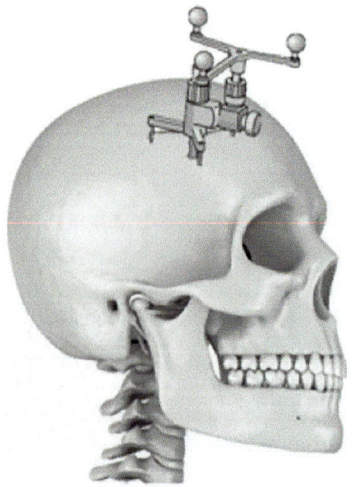
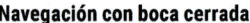
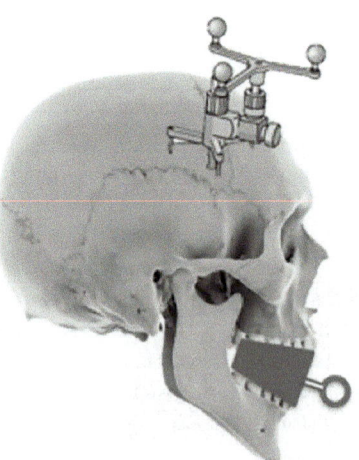
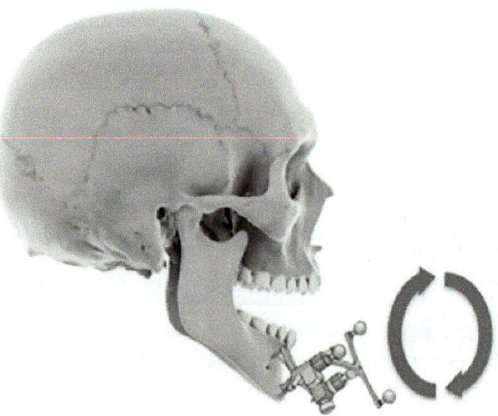

Navegación con boca cerrada   **Navegación con boca abierta fija**   **Navegación con boca abierta y cerrada (móvil)**

Figura 61-4. Métodos para navegar en la mandíbula.

ria, de secuelas, oncología, reconstrucción de cabeza y cuello, cirugía ortognática o de las deformidades dentofaciales, patología de la articulación temporomandibular, patología de las glándulas salivales, extracción de cuerpos extraños, cirugía de la base del cráneo, cirugía craneofacial, patología orbitaria y cirugía de reafirmación de género.

TRAUMATOLOGÍA

La planificación virtual se ha convertido en un pilar fundamental en el tratamiento de fracturas del esqueleto craneomaxilofacial. La navegación quirúrgica complementa la planificación preoperatoria al guiar al/a la cirujano/a en tiempo real durante la intervención. Esto es especialmente valioso en fracturas complejas o en áreas anatómicas de difícil acceso.

En **fracturas de órbita** podemos reconstruir la fractura, haciendo la cirugía virtual (simetrización e imagen especular). La malla de reconstrucción orbitaria premoldeada o customizada se importa en el programa de planificación del navegador en formato STL. Una vez importada la malla premoldeada o customizada, la ubicamos virtualmente para que restaure la pared fracturada. De esta manera sabemos con antelación cuál es la malla apropiada para tratar una determinada fractura y en qué posición debe estar (cirugía virtual) (**Fig. 61-5**).

El plan de reconstrucción de la pared orbitaria se lleva a quirófano para hacer la navegación quirúrgica. Con la 1ª navegación o navegación anatómica tenemos información directa de la posición de los instrumentos quirúrgicos y comprobaremos que hemos hecho el despegamiento adecuado del tejido periorbitario para colocar la malla orbitaria (especialmente, en las zonas más profundas de la órbita). Una vez colocada la malla premoldeada o customizada, hacemos la llamada 3ª navegación o navegación de comprobación o navegación guiada por simulación. De esta manera comprobamos la adecuación de la reconstrucción y de la posición de la malla.

En **fracturas de cóndilo,** la planificación virtual y navegación quirúrgica nos sirve para comprobar la adecuada reducción del fragmento condíleo tras la osteosíntesis.

En **fracturas del seno frontal** hemos utilizado la planificación quirúrgica para el diseño de la osteotomía de abordaje, si esta fuera necesaria, para dibujar el contorno del seno frontal, para hacer una navegación anatómica y comprobar el sistema de drenaje del seno frontal, para retirar de forma meticulosa la mucosa del seno frontal si estuviera indicado, y para comprobar la adecuación de la reconstrucción de la pared anterior y techo de la órbita.

En **fracturas de malar** y arco cigomático podemos también utilizar la planificación y navegación para la comprobación de la adecuada reducción tras la fijación.

CIRUGÍA ONCOLÓGICA

La utilización de la cirugía asistida por ordenador y la navegación en oncología de cabeza y cuello es cada vez más frecuente, ya que proporciona orientación anatómica, **precisión y seguridad quirúrgica**. Además, es una **herramienta de comunicación** muy útil entre los distintos especialistas que participan en el tratamiento del paciente oncológico de cabeza y cuello.

La planificación virtual en oncología maxilofacial permite al/la cirujano/a evaluar la relación del tumor con estructuras adyacentes, determinar los márgenes de resección óptimos y visualizar la anatomía de manera integral para evitar la lesión de estructuras anatómicas importantes, que, en ocasiones, están en la vecindad del tumor a resecar.

El diseño CAD-CAM y la navegación quirúrgica permiten el tallado de colgajos personalizados y la osteosíntesis customizada, adaptada a la anatomía del paciente. En oncología, esta personalización es especialmente crucial, ya que ayuda a reconstruir áreas complejas, como el maxilar, la mandíbula y la órbita, y todo de manera precisa y eficiente.

La navegación quirúrgica complementa la planificación virtual, al ofrecer orientación en tiempo real durante la intervención quirúrgica. En casos de tumores de difícil acceso, la

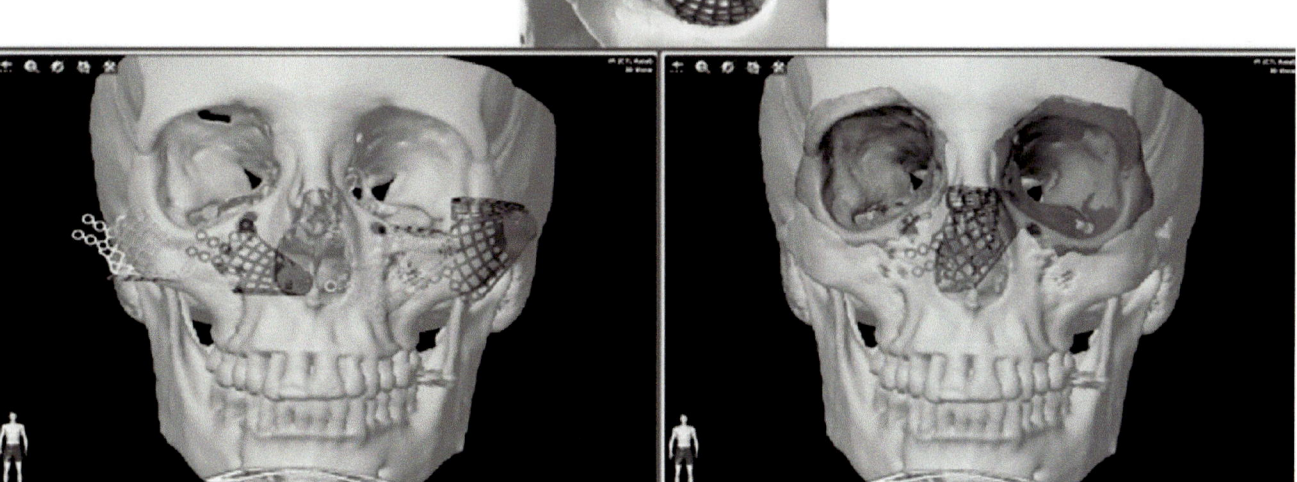

La placa preformada se incorpora en formato .STL

Figura 61-5. Cirugía virtual de una fractura orbitaria. Importación de las mallas premoldeadas de distintos tamaños.

navegación quirúrgica proporciona una guía tridimensional, permitiendo hacer una resección precisa, mientras se minimiza el daño a estructuras anatómicas importantes en la vecindad. Esta precisión es fundamental para mejorar los resultados oncológicos, al garantizar una extirpación completa del tumor.

Las aplicaciones de la navegación en oncología de cabeza y cuello son:

- **Biopsias guiadas.** Con la navegación podemos **guiar las biopsias** de tumores localizados en espacios anatómicos de difícil acceso (espacio pterigomaxilar e infratemporal) y en tumores próximos a estructuras importantes, para evitar su lesión (órbita, base de cráneo, carótida y nervios). Podemos determinar las **trayectorias** de acceso más directo y seguro para biopsias.
- **Control de estructuras anatómicas importantes durante la resección tumoral.** La navegación en la base del cráneo, órbita, tercio medio facial y articulación temporomandibular (ATM) permite identificar estructuras anatómicas importantes para evitar su lesión (estructuras nerviosas o

vasculares, oído interno, oído medio, etc.). La navegación quirúrgica permite planificar unos abordajes más seguros y con menor morbilidad.
- **Control de márgenes de resección tumoral.** En la planificación preoperatoria podemos determinar el objeto "tumor" sobre las pruebas de imagen (TC o RM) o sobre la fusión de varias pruebas (TC, RM y PET-TC) para determinar la extensión del tumor. Sobre ese objeto "tumor" podemos crear un nuevo objeto "resección" (tumor + margen), ampliando el objeto tumor en las tres dimensiones del espacio y estableciendo los márgenes de resección adecuados según el tipo histológico del tumor (**Fig. 61-6**).
- Una vez hecha la resección, podemos comprobar en el quirófano los márgenes de resección, según la planificación realizada, llevando el puntero romo de navegación sobre el lecho quirúrgico. También podemos señalar y registrar en el historial de navegación del paciente las zonas del lecho quirúrgico donde puede haber mayor incertidumbre sobre la adecuación del margen de resección para compartirlo

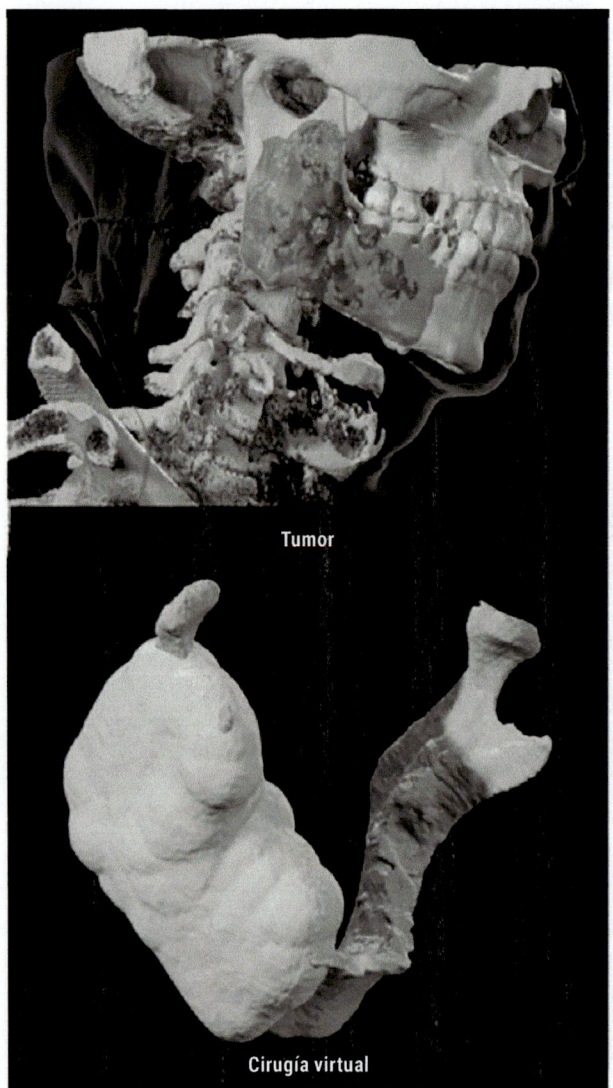

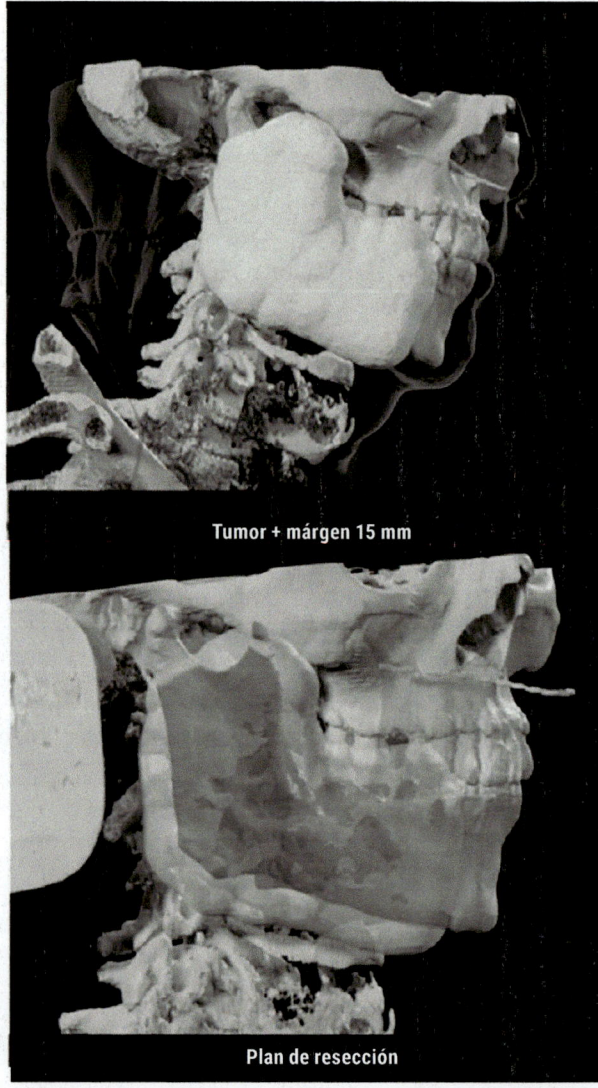

Figura 61-6. Delimitación del tumor mandibular y de los márgenes de resección en el programa de planificación Elements® del navegador del sistema BrainLab®.

con especialistas en anatomía patológica y oncología radioterápica.

- **Cirugía virtual de resección tumoral.** Una vez determinado el tumor y sus márgenes de resección adecuados, podemos hacer la ablación (cirugía virtual). Podemos determinar la cantidad de mandíbula o de maxilar que se va a resecar y, por tanto, la cantidad de mandíbula o maxilar que hay que reconstruir. Así, podemos realizar y planificar nuestra reconstrucción. Tras la realización de la ablación, podemos diseñar en el quirófano las dimensiones y características del colgajo microvascularizado que va a reconstruir el defecto que se va a crear en el paciente.

- **Reconstrucción después de una cirugía ablativa de tumores.** Los programas de planificación, diseño y modelado CAD-CAM y navegación quirúrgica han mejorado la estrategia reconstructiva de cabeza y cuello. En la planificación se pueden confeccionar a medida del paciente: guías de corte de la ablación a nivel maxilar, mandibular y orbitario, y guías de corte de los colgajos óseos que se van a utilizar para la reconstrucción. Todo esto permite disminuir el tiempo quirúrgico y aumentar la precisión de la reconstrucción. Una vez confeccionadas las guías de corte del maxilar o la mandíbula, las guías de corte del peroné o de la cresta ilíaca o de la escápula y la osteosíntesis customizada, que va a mantener en posición el colgajo óseo, podemos importar todos estos objetos en formato STL en el programa de planificación, que quedará preparado para realizar la navegación quirúrgica (**Fig. 61-7**).

La navegación se puede utilizar, además, una vez realizada la reconstrucción en el quirófano, para control de la adecuación y precisión de la reconstrucción realizada (verificación de puntos y líneas de reconstrucción). Esta es la tercera navegación o navegación de comprobación.

- **Comunicación entre especialidades.** Se puede crear una **red de trabajo multidisciplinar asistida por navegación,** en la que participan especialistas en radioterapia, anatomía patológica, oncología médica, radiodiagnóstico, cirugía maxilofacial y medicina nuclear. Durante la cirugía, se pueden marcar y registrar con navegación los puntos donde puede haber dudas de los márgenes de la resección, es el

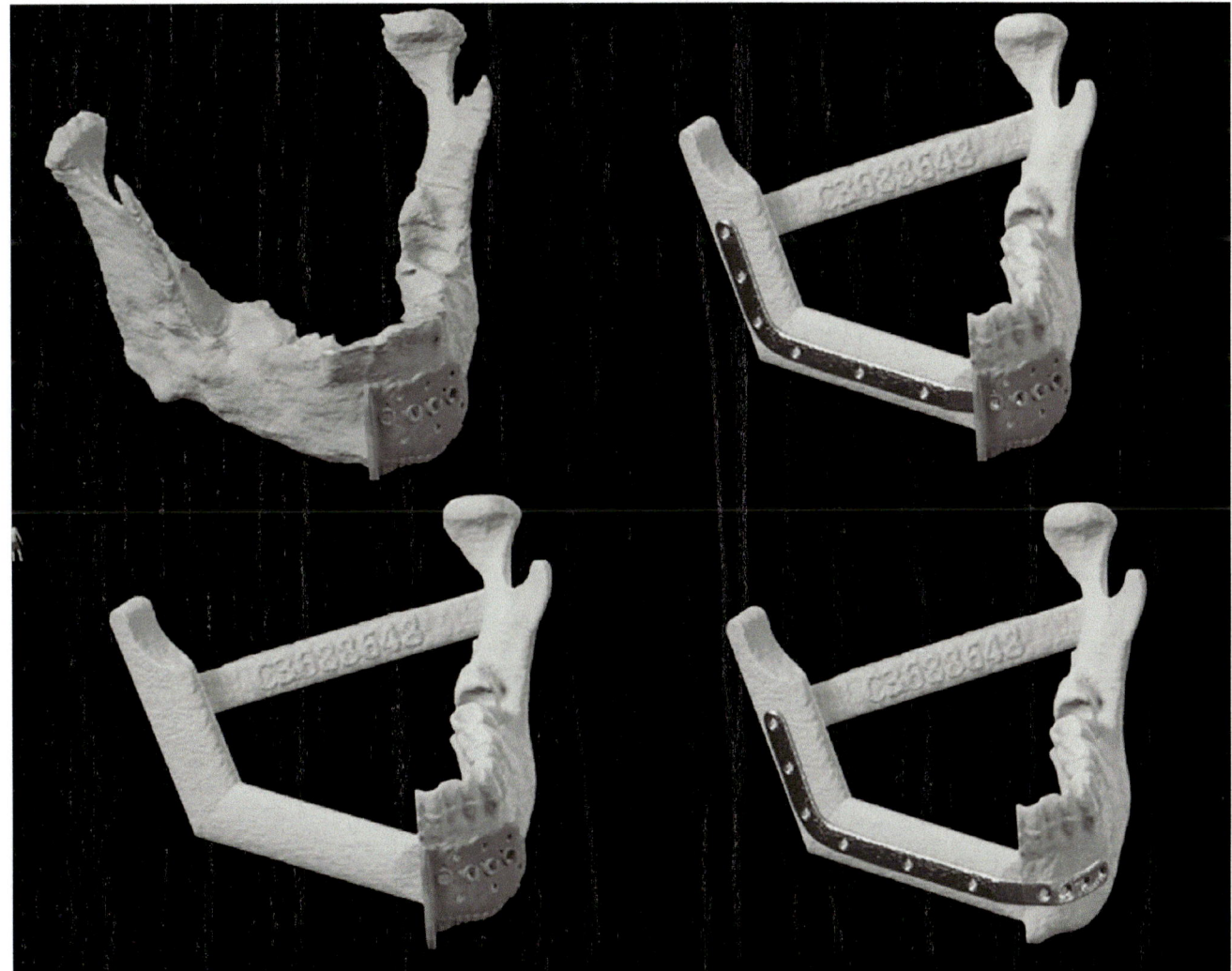

Figura 61-7. Objetos en formato STL importados en el programa de planificación Elements® para la cirugía reconstructiva virtual y preparación para realizar la 3ª navegación o navegación de comprobación o guiada por simulación. Se aprecian las guías de corte de la mandíbula, peroné para reconstrucción mandibular y osteosíntesis customizada.

llamado *"mapeo digital"*. Se pueden tomar biopsias de ampliación de márgenes del lecho quirúrgico. Estos puntos se numeran y registran espacialmente en la TC, tanto en 2D como en 3D. El resultado histopatológico de todos estos puntos de ampliación de márgenes ayuda a planificar el tratamiento radioterápico posterior.

Una limitación de la navegación quirúrgica en oncología de cabeza y cuello es la imposibilidad de hacer navegación quirúrgica en los tejidos blandos. Las zonas anatómicas más adecuadas para la navegación quirúrgica son el tercio superior de la cara (base de cráneo, órbita, seno frontal y contorno craneal), tercio medio de la cara (órbita, fosa nasal, senos paranasales, región preauricular, articulación temporomandibular) y tercio inferior (lesiones mandibulares).

CIRUGÍA RECONSTRUCTIVA

La planificación virtual de los colgajos óseos es el procedimiento realizado en el ordenador, previo a la cirugía de reconstrucción de un paciente con un colgajo óseo o de partes blandas. Simula la cirugía que se realizará en el quirófano y permite aportar algún objeto (guías de corte, placa de reconstrucción mandibular y prótesis customizadas) mediante diseño CAD-CAM, que ayuda a la cirugía del paciente. La planificación virtual, el diseño CAD-CAM y la navegación quirúrgica son nuevas tecnologías que cada vez se utilizan más en reconstrucción microquirúrgica de cabeza y cuello. Estas herramientas las utilizamos tanto para mejorar la seguridad de la ablación tumoral como para el diseño y colocación precisa del colgajo microvascularizado.

La planificación virtual de los colgajos óseos permite visualizar preoperatoriamente las características anatómicas propias del paciente, facilita la osteotomía durante la ablación tumoral, reduce la incertidumbre del/de la cirujano/a en el momento de realizar las osteotomías del colgajo óseo, mejora la precisión de la reconstrucción, facilita la osteosíntesis del fragmento óseo en la reconstrucción, disminuye la morbilidad asociada a la cirugía ablativa y la reconstrucción mediante la identificación de estructuras anatómicas para evitar su lesión (diseño de osteotomías, planificación de la dirección y profundidad de los tornillos de osteosíntesis etc.). Además, reduce el tiempo quirúrgico, la incertidumbre y la improvisación, y permite conocer con antelación las posibles dificultades que pueden surgir durante la cirugía. Así, se planifica la forma de resolverlas (puede tenerse preparado un "segundo plan" o variantes de la reconstrucción planificada). Podemos comparar el plan preoperatorio con el resultado obtenido postoperatorio, mejora la comunicación entre los componentes del equipo quirúrgico y entre paciente y cirujano/a, facilita la docencia y permite desarrollar avances e innovaciones tecnológicas.

CIRUGÍA ORTOGNÁTICA

La navegación quirúrgica en cirugía ortognática nos proporciona orientación anatómica en tiempo real durante la cirugía, mejora la seguridad y precisión de la ejecución del plan qui-

rúrgico en el paciente durante la cirugía y facilita la corrección intraoperatoria de posibles desviaciones del plan inicial establecido. Además, ayuda a la realización de procedimientos mínimamente invasivos en cirugía ortognática. De esta forma, se acorta la estancia hospitalaria y el malestar del postoperatorio inmediato. En 2014, Bobek estableció las aplicaciones de la navegación en cirugía ortognática. Según este autor, podemos utilizarla para:

- Transferir el plan de tratamiento en el quirófano (osteotomías, ostectomías, prótesis).
- Comprobar la precisión de los resultados durante la cirugía (posición vertical del maxilar, posición del cóndilo o posición de una prótesis).
- Identificar de estructuras anatómicas importantes o críticas, como el nervio dentario inferior, arteria carótida o maxilar interna, base de cráneo y oído medio.
- Aplicar la técnica de realidad aumentada, que permite incrementar la visibilidad del campo quirúrgico, hacer osteotomías mínimamente invasivas y aportar información permanente y añadida al campo quirúrgico.

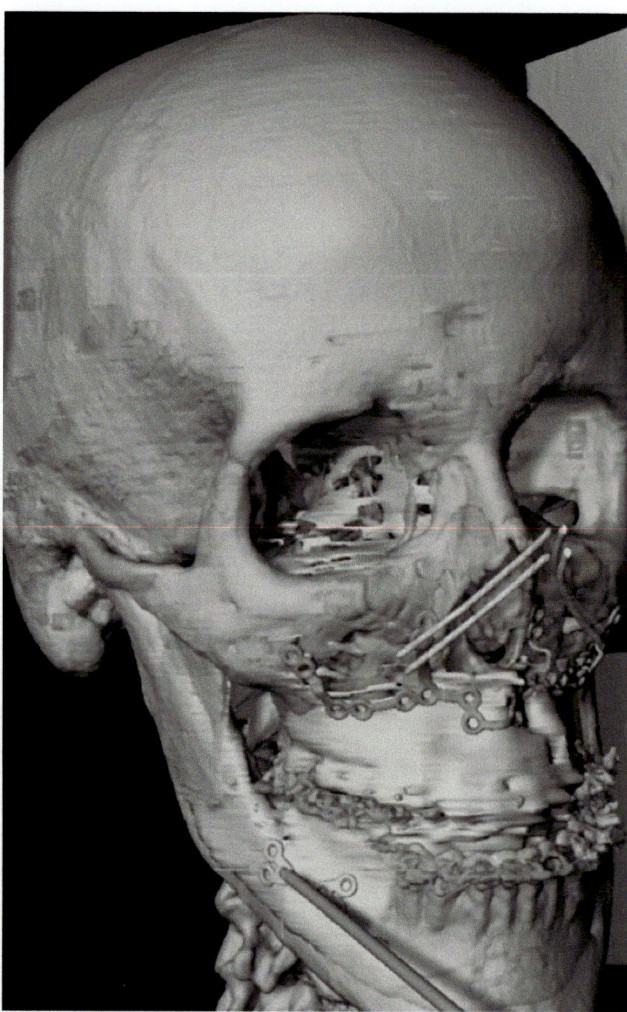

Figura 61-8. Navegación en cirugía ortognática. El puntero de navegación se aprecia en la localización exacta y prevista en el plan virtual. Es la 3ª navegación o navegación de comprobación o guiada por simulación.

Además, la customización de las guías de corte y la osteosíntesis en cirugía ortognática nos han permitido realizar navegación de comprobación o tercera navegación en cirugía ortognática. Las guías de corte y la osteosíntesis customizada se importan en el programa de planificación del navegador en formato STL para realizar la cirugía virtual. Con la navegación, el puntero se localizará en la nueva posición de los maxilares, apreciando, así, si se han realizado los cambios planificados tridimensionalmente (**Fig. 61-8**). Según la revisión de la literatura, con la navegación quirúrgica se consigue una mayor precisión en los resultados quirúrgicos. La navegación quirúrgica nos sirve también para controlar y comprobar la adecuada posición del cóndilo en las osteotomías mandibulares.

En aquellos casos donde es necesario realizar una osteotomía próxima al nervio dentario inferior, resulta muy útil "señalar" el recorrido exacto de este nervio. De esta manera, el curso y posición del nervio dentario queda señalado en su posición 3D para evitar su lesión.

También podemos hacer la importación de distractores customizados o estándar para elegir el distractor y el vector de distracción más adecuado para cada paciente.

PATOLOGÍA DE LA ARTICULACIÓN TEMPOROMANDIBULAR

La navegación quirúrgica es útil en la cirugía de la anquilosis de la articulación temporomandibular, la resección de tumores condíleos, en la artrocentesis, la artroscopia, las prótesis de la articulación temporomandibular o la cirugía abierta de la ATM.

Podemos desarrollar nuevas ideas basadas en estas tecnologías para cada tipo de patología, como la **artrocentesis y la artroscopia asistidas o guiadas por navegación**.

En la cirugía de la **prótesis** de la articulación temporomandibular está demostrada su utilidad para:

- Evitar las lesiones de estructuras importantes durante la cirugía (CAE, base del cráneo, y estructuras vasculares y nerviosas).
- Incrementar la seguridad y reducir la incertidumbre durante el procedimiento quirúrgico.
- Comprobar los resultados de la colocación de ambos componentes de la prótesis dentro del quirófano, pudiendo realizarse en ese momento la corrección que fuera necesaria.
- Diseñar trayectorias para la colocación precisa de los tornillos de la prótesis (**Fig. 61-9**).

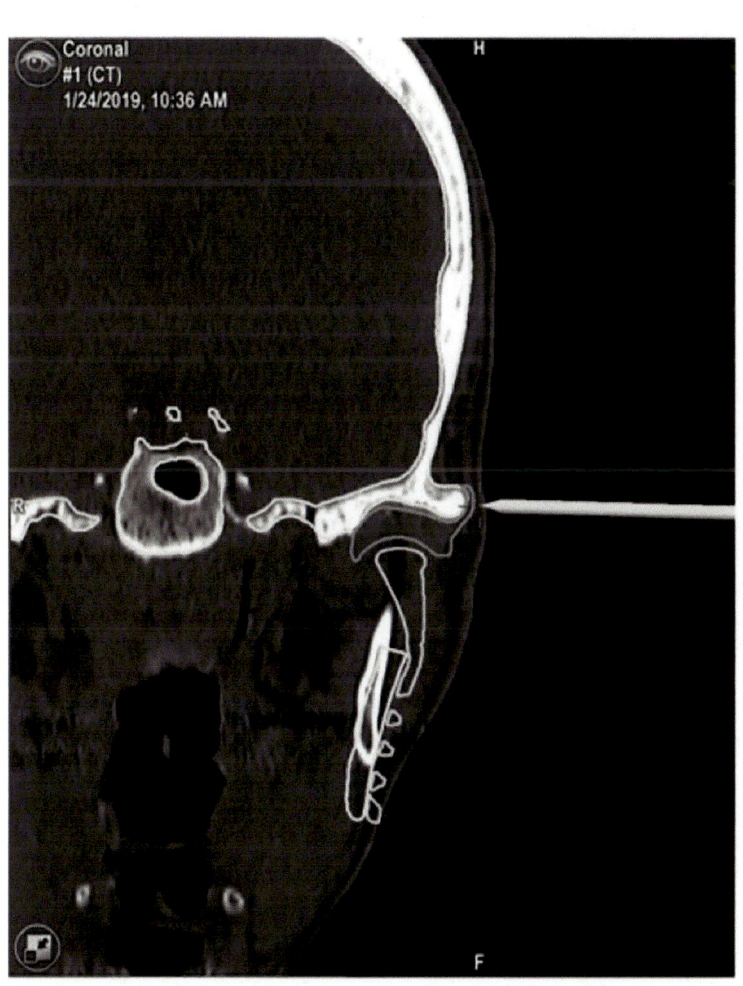
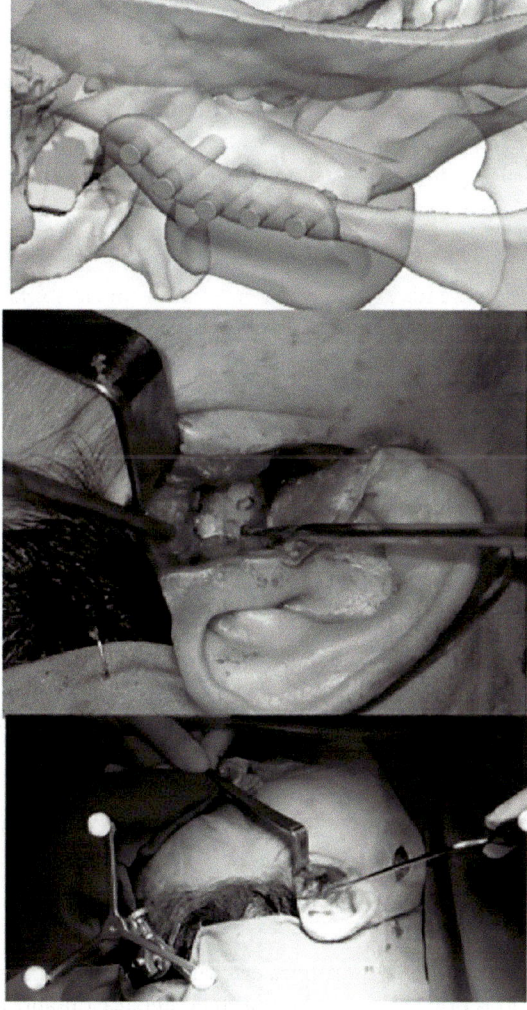

Figura 61-9. Cirugía de prótesis de ATM asistida por navegación.

- Realizar una resección completa, precisa y segura de la cavidad glenoidea, cuando estuviera indicado. De esta manera es posible realizar la adaptación y colocación del componente de la fosa con mayor rapidez, precisión y seguridad.
- La incorporación de las prótesis tanto customizadas como de *stock* en el programa de planificación del navegador permite realizar la cirugía virtual antes de ir al quirófano. Y durante la cirugía nos sirven de guía para la comprobación del resultado (**Fig. 61-10**).

En los casos de prótesis con cirugía ortognática asociada, podemos planificar tanto la cirugía de las prótesis como la ortognática. El plan completo lo importamos al navegador para realizar la cirugía asistida por navegación. Tras la colocación de la prótesis, comprobaremos que esta se ha colocado en la posición adecuada, en la posición del plan virtual.

En el tratamiento quirúrgico de la **hiperplasia condílea,** la planificación virtual nos sirve para simetrizar el lado sano y tener el plan de resección quirúrgica. Utilizamos la navegación para aplicar el plan de tratamiento, dibujando la osteotomía, y comprobar la adecuación de esta.

En el tratamiento quirúrgico de las **fracturas del cóndilo** aplicamos la planificación virtual y la navegación quirúrgica para realizar el plan de tratamiento y comprobar la reducción del cóndilo.

En **anquilosis** de la ATM, la planificación virtual y la navegación quirúrgica es especialmente útil. Podemos diseñar la resección del bloque anquilótico sin lesionar la base del cráneo, el conducto auditivo externo, el nervio dentario inferior, la arteria meníngea media o la carótida. Una vez hecha la resección segura del bloque anquilótico, podemos compro-

bar la idoneidad de nuestra cirugía y, de nuevo, el control de las estructuras anatómicas importantes.

En **tumores del cóndilo o de estructuras de la ATM** podemos realizar una resección y reconstrucción precisa y segura. Aquí podemos aplicar todas las indicaciones realizadas en el apartado de oncología y reconstrucción de este capítulo.

PATOLOGÍA DE LAS GLÁNDULAS SALIVALES

Podemos aplicar la navegación quirúrgica en **tumores de glándulas salivales menores** de paladar, senos paranasales, fosa nasal y base del cráneo, para la delimitación de los márgenes de resección cutánea cuando hay afectación de esta en tumores parotídeos.

También se aplica para **biopsias guiadas** en la zona parotídea o preauricular y en **resección de litiasis parotídea asistida por navegación**.

CUERPOS EXTRAÑOS

La planificación virtual nos permite una evaluación de la ubicación precisa del cuerpo extraño. Vamos a poder identificar estructuras anatómicas importantes y críticas para evitar su lesión y, además, poder planificar la mejor **trayectoria** o ruta de acceso para la extracción. Mejora la compresión preoperatoria del caso, lo que reduce el tiempo quirúrgico (**Fig. 61-11**).

La navegación quirúrgica nos proporciona una **orientación en tiempo real,** permitiendo el seguimiento y visualización precisa del instrumental quirúrgico hacia el cuerpo extraño y las estructuras anatómicas adyacentes. Por otra parte, facilita la realización de abordajes mínimamente invasivos, al reducir la necesidad de incisiones extensas.

CIRUGÍA DE LA BASE DEL CRÁNEO

La navegación quirúrgica y la planificación virtual son herramientas avanzadas que han transformado la cirugía de la base del cráneo. La navegación quirúrgica aporta una localización más precisa de las estructuras anatómicas, lo que es crucial en cirugías de la base del cráneo. Al mejorar la precisión y permitir una planificación más detallada, se reducen los riesgos quirúrgicos y se minimiza la posibilidad de dañar estructuras cercanas importantes y críticas.

En algunos casos, la navegación quirúrgica reduce la invasividad de los abordajes, lo que acelera la recuperación y reduce las complicaciones postoperatorias.

En cirugía de la base del cráneo la utilizamos para realizar la resección de tumores de la base del cráneo, permitiendo la extirpación precisa y segura de tumores en localizaciones complejas. En traumatismos de la base del cráneo facilita la reconstrucción y evita el desarrollo de complicaciones.

En la cirugía endoscópica ayuda a orientar la posición de los instrumentos quirúrgicos, mejora la seguridad y la precisión en las resecciones complejas asistidas por endoscopia.

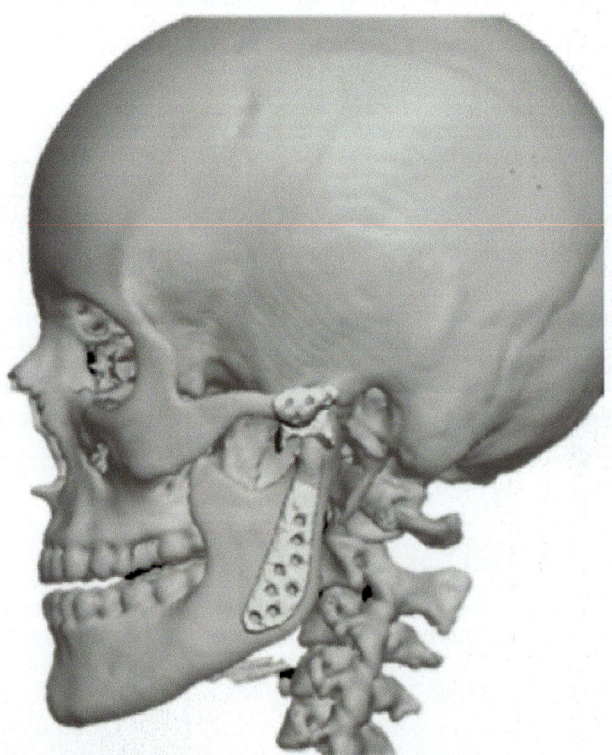

Figura 61-10. Importación de los objetos STL en una cirugía de recambio articular.

CIRUGÍA CRANEOFACIAL

El plan virtual se realiza en el programa de planificación del navegador, realizando el *diseño de las osteotomías* que hay que hacer para *movilizar el cráneo* o las órbitas y conseguir el mejor resultado quirúrgico. La *cirugía virtual* sobre el cráneo queda recogida en el programa de planificación como "objetivo final de tratamiento". Además, podemos realizar también la impresión 3D del cráneo y de las guías de corte para las osteotomías.

Después, en el quirófano, realizaremos la navegación anatómica para orientarnos y para evitar lesionar estructuras importantes. Con la navegación de trabajo o bien con las guías quirúrgicas realizaremos las osteotomías. Finalmente, con la navegación de comprobación o tercera navegación verificaremos en el quirófano que los resultados se han ajustado a lo planificado. Al pasar el puntero de navegación por la superficie del cráneo reconstruido, ese contorno nuevo deberá justarse al plan virtual realizado anteriormente.

Para el anclaje de la estrella de navegación en el cráneo del lactante, hemos desarrollado un sistema basado en el anclaje sobre una miniplaca de osteosíntesis. Otra opción es utilizar navegación electromagnética, que posee un sistema de anclaje al cráneo menos voluminoso que el del navegador óptico, adaptándose mejor al frágil cráneo del lactante (**Fig. 61-12**).

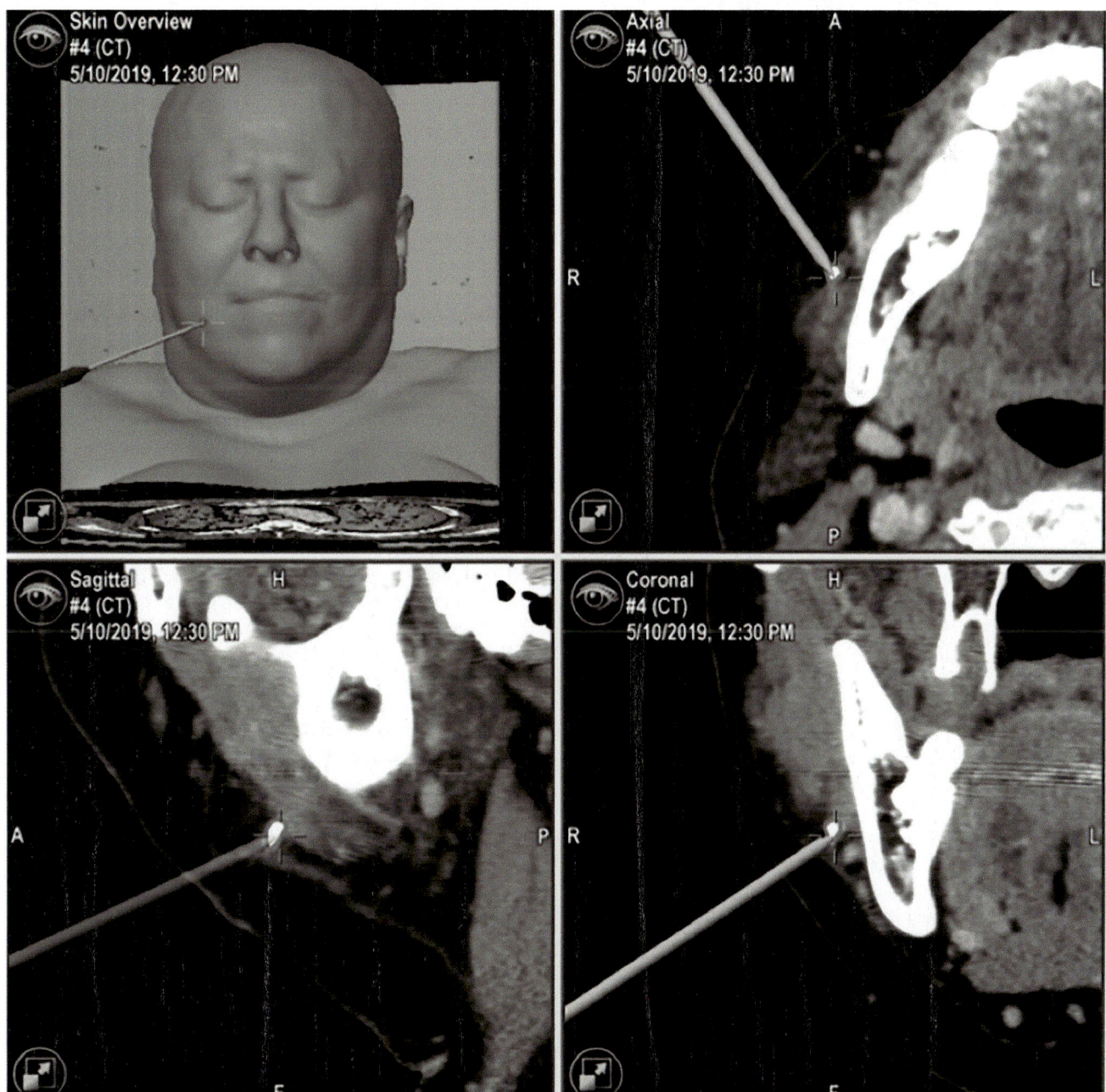

Figura 61-11. Extracción de cuerpo extraño asistida por navegación.

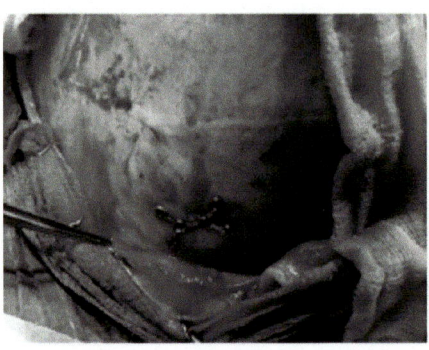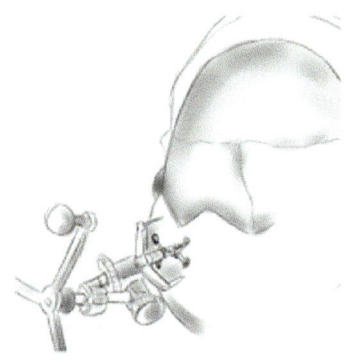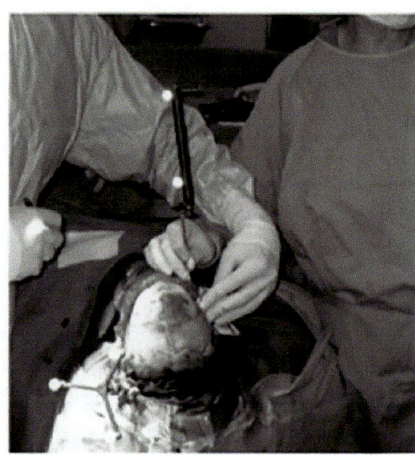

Figura 61-12. Modificación del sistema de anclaje del trípode en el cráneo del lactante. El trípode se ancla con un tornillo en uno de los orificios de una miniplaca anclada en el cráneo. En este caso, una miniplaca en doble "Y" anclada con 5 tornillos. Se deja uno de los orificios libre para realizar el atornillamiento del trípode.

PATOLOGÍA ORBITARIA

La navegación quirúrgica es muy útil para la reconstrucción de las paredes orbitarias tras una fractura de estas, tanto del suelo y de la pared medial como del techo orbitario. Además de la aplicación en traumatología (primaria y de secuelas), la utilizamos para la resección de tumores orbitarios (displasia fibrosa, meningiomas con afectación de paredes orbitarias y lesiones vasculares), en el exoftalmos endocrino, en los tumores de la base del cráneo y en el diseño de osteotomías para la resección de tumores intraorbitarios.

REAFIRMACIÓN DE GÉNERO

La planificación virtual y diseño CAD-CAM permiten hacer una cirugía facial de reafirmación de género precisa, más sencilla y predecible.

La navegación quirúrgica es una herramienta innovadora, segura y de precisa que mejora los resultados de la cirugía convencional de reafirmación de género.

CONCLUSIONES

La convergencia de la planificación virtual, el diseño CAD-CAM y la navegación quirúrgica han marcado un hito en la cirugía maxilofacial. Estas herramientas, aplicadas con precisión, han mejorado significativamente la eficacia de los procedimientos, la recuperación del paciente y la calidad de los resultados estéticos y funcionales. En este nuevo paradigma tecnológico, la innovación se convierte en la llave maestra para desarrollar el potencial máximo de la cirugía maxilofacial, permitiendo desarrollar una medicina personalizada y una magnífica precisión en el tratamiento quirúrgico de cada paciente.

Permite desarrollar nuevas líneas de investigación y nuevas aplicaciones, como la realidad aumentada, la visión de la pantalla del navegador, directamente, en unas gafas portadas por los/as cirujanos/as y la navegación directa con cualquier instrumento quirúrgico.

Entre los **inconvenientes y dificultades** de la planificación virtual y navegación quirúrgica podemos encontrar los siguientes:

- Precisa de TC o RM adecuadas, con múltiples cortes finos.
- Tiene una curva de aprendizaje que se estima entre 30 a 40 horas. Además, tanto los ayudantes del/de la cirujano/a, como el personal de enfermería y anestesia deben estar entrenados y familiarizados con los sistemas de navegación.
- Inicialmente (en los primeros casos), incrementa el tiempo quirúrgico, así como el de planificación preoperatoria. Sin embargo, la planificación preoperatoria ayuda a conocer con antelación y adelantarse a la solución de los posibles problemas y dificultades durante la cirugía y, por lo tanto, se acorta el tiempo quirúrgico.
- Es una inversión costosa al principio que va a rentabilizarse con el tiempo con la clara disminución de las complicaciones y reintervenciones.
- En algunos quirófanos, con poco espacio disponible, el tamaño del equipamiento puede ser un inconveniente.
- Navegación de la mandíbula. La mandíbula, al ser un hueso móvil respecto al cráneo, es un reto en este procedimiento. Se han desarrollado diversas maneras de afrontar este problema.
- La principal limitación que tiene esta técnica es la navegación en partes blandas. Debido a la naturaleza móvil de los tejidos blandos, no es posible realizar, generalmente, una navegación precisa en partes blandas, o no es posible realizarla con las mismas posibilidades que en hueso.

Entre las **amenazas** de la planificación virtual, el diseño CAD-CAM y la navegación quirúrgica encontramos las siguientes: incrementa la presión asistencial, ya que se necesita más tiempo para planificar los casos quirúrgicos, se necesita una formación específica en planificación virtual y navegación, se incrementa inicialmente el tiempo en las primeras cirugías navegadas y es una inversión inicial costosa.

Por otra parte, hay que tener en cuenta que la navegación quirúrgica "*per se*" no garantiza el éxito de la cirugía. Lo que sí es una excelente ayuda a las técnicas quirúrgicas correctas.

La aplicación de la planificación virtual, el diseño CAD-CAM y la navegación quirúrgica en patología maxilofacial representa un avance significativo en la precisión y eficacia del tratamiento. Estas tecnologías abren nuevas perspectivas para la medicina personalizada en el manejo de la patología maxilofacial. La continua evolución de estas herramientas promete seguir mejorando los resultados y la calidad de vida de los pacientes.

PUNTOS CLAVE

- La navegación quirúrgica permite visualizar durante la cirugía la anatomía y la posición exacta de los instrumentos quirúrgicos en el paciente, esto nos aporta precisión y seguridad en la cirugía del paciente.
- Las indicaciones de la navegación quirúrgica en Cirugía Maxilofacial son: oncología, traumatología, cirugía reconstructiva, cirugía ortognática, patología de la articulación temporomandibular, cuerpos extraños, cirugía de la base del cráneo, cirugía craneofacial y patología orbitaria.
- Las ventajas que aporta la navegación quirúrgica son **precisión y seguridad** en las cirugías. Además, disminuye la incertidumbre en el quirófano, aumenta la visibilidad, disminuye la morbilidad, mejora la comunicación entre todos los miembros del equipo quirúrgico, facilita la docencia y posibilita hacer abordajes quirúrgicos menos invasivos.

BIBLIOGRAFÍA

Alamillos FJ, Sanjuan A, Centella I, et al. Increased reliability in medial canthal tendon reposition in nasoorbitoethmoidal fractures with computer-assisted surgery and surgical navigation. Plast Reconstr Surg Global Open. 2023;11:e5026.

Anand M, Panwar S. Role of navigation in oral and maxillofacial surgery: A surgeon's perspectives. Clin Cosmet Investig Dent. 2021;13:127-39.

Austin RE, Antonyshyn OM. Current applications of 3-d intraoperative navigation in craniomaxillofacial surgery: a restrospective clinical review. Ann Plast Surg. 2012;69(3):271-8.

Azarmehr I, Stokbro K, Bell B, et al. Surgical navigation: a systematic review of indications, treatment, and outcomes in oral and maxillofacial surgery. J Oral Maxillofac Surg. 2017;75:1987-2005.

Bell BR, Weimer KA, Dierks EJ, et al. Computer planning and intraoperative navigation for palatomaxillary and mandibullar reconstruction with fibular free flaps. J Oral Maxillofac Surg. 2011;69:724-32.

Cai EZ, Koh YP, Hing EC, et al. Computer-Assisted Navigational Surgery Improves Outcomes in Orbital Reconstructive Surgery. J Craniofac Surg. 2012;23(5):1567–73.

Centella Gutiérrez C, Dean Ferrer A. Aportaciones de la cirugía guiada por ordenador y navegación quirúrgica en oncología de cabeza y cuello. Una revisión bibliográfica sistemática y actualización. Rev Esp Cir Oral Maxilofacial. 2016;38:136-42.

Chowdhury SKR, Mishra A, Saxena V, et al. Application of Navigation Surgery in Temporomandibular Joint Ankylosis Case and Review of Literature. J Maxillofac Oral Surg. 2020;19(1):44-46.

Dean A, Alamillos F, Heredero S, et al. A novel technique to secure the skull post in a thin skull thus allowing surgical navigation in infants. J Oral Maxillofac Surg. 2020;78:284.e1-284.e4.

Dean A, Alcalde J. Procedimientos de navegación y robótica en oncología maxilofacial. Sección de Oncología Maxilofacial. Atlas de procedimientos. SECOM (Sociedad Española de Cirugía Oral y Maxilofacial y de Cabeza y Cuello). Editorial Médica Panamericana, 2019: 675-682.

Dean A, Estévez O, Centella C, et al. Surgical Navigation and CAD-CAM-Designed PEEK prosthesis for the surgical treatment of facial intraosseous vascular anomalies. J Clin Med. 2024;13(16):4602.

Dean A, Heredero-Jung S, Solivera J, Sanjuan A, et al. Computer-assisted and navigated piezoelectric surgery: A new technology to improve precision and surgical safety in craniomaxillofacial surgery. Laryngoscope Investig Otolaryngol. 2022;7(3):684-91.

Dean A, Zuzaga P. Planificación virtual de los colgajos óseos. Atlas de procedimiento. SECOM (Sociedad Española de Cirugía Oral y Maxilofacial y de Cabeza y Cuello). Sección de Cirugía Reconstructiva Maxilofacial. Editorial Médica Panamericana, 2019: 955-1125.

Feichtinger M, Pau M, Zemann W, et al. Intraoperative control of resection margins in advanced head and neck cancer using a 3D- navigation system based on PET/CT image fusion. J Craniomaxillofac Surg. 2010;38:589-94.

Jiang T, Zhu M, Zan T, et al. A novel augmented reality-based Navigation system in perforator flap transplantation- a feasibility Study. Ann Plast Surg. 2017;79:192-6.

Kim JW, Wu J, Shen SG, et al. Interdisciplinary surgical management of multiple fractures with image-guided navigation. J Oral Maxillofac Surg. 2015;73:1767-1777.

Liu TJ, Ko AT, Tang YB, et al. Clinical application of different surgical navigation systems in complex craniomaxillofacial surgery. Ann Plast Surg. 2015 Feb [Epub ahead of print].

Markiewicz MR, Dierks EJ, Bell RB. Does intraoperative navigation restore orbital dimensions in traumatic and post-ablative defects? J Cranio Max Facial Surg. 2012;40:142-8.

Neuhaus MT, Zeller AN, Jehn P, et al. Intraoperative real-time navigation and intraoperative three-dimensional imaging for patient-specific total temporomandibular joint replacement. Int J Oral Maxillofac Surg. 2021;50(10):1342-50.

Newman MF, Lee DG, Lecholop MK. Protocol for Single-Stage Bilateral Temporomandibular Joint Replacement Using Intraoperative Navigation in Patients With Ankylosis. J Oral Maxillofac Surg. 2018;76(7):1418-23.

Rana M, Essig H, Eckardt AM, et al. Advances and innovations in Computer-Assisted Head and Neck Oncologic Surgery. J Craniofac Surg. 2012;23:272-8.

Ranz-Colio A, Almeida-Parra F, De Leyva-Moreno P, et al. Navigation-guided resection of locally advanced midface malignancies. Does it improve the safety of oncologic resection?. Oral Oncol 2023;143:106455.

Schramm A, Suarez Cunqueiro M, Barth E, et al. Computer-assisted navigation in craniomaxillofacial tumors. J Craniofac Surg. 2008;19:1067-74.

Wagner A Ploder O, Enislidis G, et al. Virtual image guided navigation in tumor surgery -technical innovations. J Craniomaxillofac Surg. 1995;23:271-3.

Wilde F, Schramm A. Intraoperative imaging in orbital and midface reconstruction. Facial Plast Surg. 2014;30:545-53.

Yu H, Shen SG, Wang X, et al. The indication and application of computer-assisted navigation in oral and maxillofacial surgery-Shanghai´s experience based on 104 cases. J Craniomaxillofac Surg. 2013;41:770-4.

Yu H, Wang X, Zhang S, et al. Navigation-guided en bloc resection and defect reconstruction of craniomaxillary bony tumors. Int J Oral Maxillofac Surg. 2013;42:1409-13.

Yu Y, Zhang W-B, Liu X-J, et al. Three-dimensional accuracy of virtual planning and surgical navigation for mandibular reconstruction with free fibula flap. J Oral Maxillofac Surg. 2016;74:1503-1503.e10

 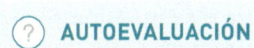 **AUTOEVALUACIÓN**

3D en cirugía oral y maxilofacial

62

J. Asensio Salazar y A. Rivero Calle
Colaborador: A. Alarcón Granero

 OBJETIVOS

- Conocer los diferentes productos de impresión 3D en cirugía maxilofacial y sus principales aplicaciones.
- Diferenciar los diferentes materiales y sistemas de impresión 3D aplicados a la especialidad.
- Tener una visión global del flujo de trabajo empleado en cirugía CAD/CAM, tanto en la fase de diseño (cirugía virtual) como en su traslado al quirófano mediante sistemas de impresión 3D.
- Conocer las peculiaridades del diseño e impresión 3D en las diferentes patologías que trata nuestra especialidad.

INTRODUCCIÓN

La impresión 3D ofrece la posibilidad de representar estructuras tridimensionales complejas, para mejorar la comprensión del cirujano. Permite analizar fracturas, malformaciones o defectos que afectan a diferentes regiones cervico-faciales y a múltiples tejidos.

El mayor impacto de esta tecnología surge cuando se fusiona con la planificación preoperatoria virtual. Esto permite generar diagnósticos y protocolos terapéuticos virtuales que, posteriormente, son trasladados al campo quirúrgico mediante diferentes tecnologías. En concreto, mediante impresión 3D se pueden crear guías quirúrgicas CAD/CAM (*Computer-Aided Design / Computer-Aided Manufacturing*) e implantes específicos para el paciente (PSI) para mejorar la precisión quirúrgica y reducir el tiempo quirúrgico, a pesar de realizar reconstrucciones cada vez más complejas.

Debido a su complejidad anatómica y a su importante función cosmética, la impresión 3D está teniendo un impacto relevante en nuestra región anatómica, siendo los servicios de cirugía maxilofacial los que solicitan alrededor del 60-75 % de las impresiones 3D de un centro hospitalario.

EVOLUCIÓN HISTÓRICA

La impresión 3D, inicialmente conocida como *Rapid Prototyping*, surgió para reducir los costes de fabricación de prototipos en la industria. La primera tecnología de impresión 3D fue desarrollada por Hideo Kodama en 1981, con un sistema de prototipado rápido con fotopolímeros. En 1984, Charles W. Hull patentó la estereolitografía (SLA), marcando el inicio de la impresión 3D moderna. A lo largo

de las siguientes décadas, otras tecnologías de fabricación, como el modelado por deposición fundida (FDM) y los proyectos de código abierto, democratizaron el acceso a la impresión 3D, expandiendo su uso más allá del ámbito industrial.

El uso de la impresión 3D en medicina comenzó a desarrollarse a principios de los años 2000, cuando los investigadores empezaron a explorar su potencial para crear modelos anatómicos personalizados y dispositivos médicos. Las primeras aplicaciones incluyeron la fabricación de prótesis a medida y la producción de implantes quirúrgicos específicos para cada paciente, lo que permitió a los cirujanos planificar y ejecutar procedimientos con una precisión sin precedentes. La capacidad de imprimir estructuras tridimensionales complejas, adaptadas a la anatomía individual de los pacientes, representó un avance significativo. El campo de la cirugía maxilofacial, en particular, ha experimentado uno de los mayores crecimientos, implementando el diseño y fabricación asistidas por ordenador (CAD/CAM) en la práctica clínica, como queda reflejado en la tendencia al alza en las publicaciones científicas, convirtiéndose nuestra especialidad en uno de los campos con mayor producción científica en este ámbito.

USOS GENERALES DE LA IMPRESIÓN 3D

El efecto transformador de la impresión 3D en la práctica clínica del cirujano maxilofacial no solo ha afectado al plano quirúrgico de la especialidad, sino que también ha facilitado el diagnóstico y la planificación de patología tridimensionalmente compleja, la transmisión de información al paciente y la docencia al personal en formación.

Los principales productos de impresión 3D se pueden dividir en 4 categorías (Tabla 62-1):

Tabla 62-1. Categorías de los principales productos de impresión 3D

Tipo I Biomodelos	Tipo II Guías	Tipo III Férulas	Tipo IV Implantes
Reconstrucción bóveda craneal	Cirugía de craniosinostosis	Intermedia y final en cirugía ortognática	Osteosíntesis mandibular cirugía ortognática
Reconstrucción seno frontal	Osteotomías de tercio medio	Reconstrucción nasal	Osteosíntesis fijación intermaxilar
Reconstrucción orbitaria	Osteotomía sagital mandibular	Reconstrucción fisura labio palatina	Prótesis/Epítesis
Reconstrucción mandibular y tercio medio	Osteotomía vertical de rama mandibular	Férulas oclusales	Defectos craneales/ Craneoplastia
Corrección de hipertelorismo	Resección y reconstrucción mandibular		Reparación de fracturas orbitarias
Visualización de fracturas	Posicionamiento de placas y tornillos		Osteosíntesis reconstrucción mandibular
	Craneoplastias		Osteosíntesis fracturas faciales
	Colocación de implantes dentales		Modelado nasoalveolar
	Reconstrucción auricular		Prótesis dental

Biomodelos

Los biomodelos son réplicas tridimensionales de estructuras anatómicas, creadas a partir de datos obtenidos de las distintas modalidades de imágenes médicas, como tomografías computarizadas (TC) o resonancias magnéticas (RM). Estos modelos ofrecen una representación precisa y detallada de la anatomía de un paciente específico, lo que permite al médico visualizar y planificar procedimientos médicos o quirúrgicos con mayor precisión (**Fig. 62-1**).

Los biomodelos anatómicos pueden tener una variedad de aplicaciones en medicina y cirugía, por ejemplo, los siguientes:

- **Planificación quirúrgica:** anticipar y simular procedimientos quirúrgicos complejos, como cirugías resectivas y reconstructivas, ortognáticas o craneofaciales. Esto permite visualizar la anatomía del paciente y diseñar estrategias quirúrgicas personalizadas y posibles momentos críticos antes del acto quirúrgico real.
- **Educación médica:** los biomodelos son herramientas valiosas para la educación médica y el entrenamiento de estudiantes y profesionales de la salud. Permiten una comprensión más profunda de la anatomía humana y de las variaciones anatómicas individuales, facilitando el aprendizaje y la práctica de procedimientos médicos y quirúrgicos.
- **Comunicación con el paciente y familiares:** los biomodelos ayudan a generar una comunicación más efectiva con los pacientes, al mostrar visualmente las enfermedades y los planes de tratamiento. Esto puede mejorar la comprensión del paciente sobre su enfermedad o procedimiento, y ayudar a tomar decisiones informadas sobre su atención médica.

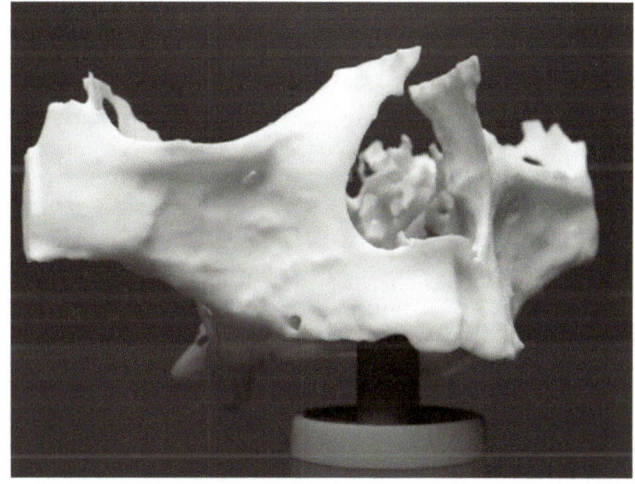

Figura 62-1. Biomodelo anatómico del hueso maxilar.

- **Investigación clínica:** los biomodelos anatómicos se utilizan en la investigación clínica para estudiar enfermedades, desarrollar y probar nuevos dispositivos médicos, y mejorar las técnicas quirúrgicas. Proporcionan una plataforma experimental realista para investigar y evaluar nuevas terapias y tratamientos.

Guías quirúrgicas

Las guías quirúrgicas son herramientas fundamentales en cirugías complejas; existen diferentes tipos, entre los que destacan las de posicionamiento, de corte u osteotomía, de perforación, de fresado, de colocación de injertos o prótesis, de resección tumoral y de biopsia. Una misma guía puede ayudar en la realización de distintos procedimientos de la cirugía.

La impresión 3D ha revolucionado su fabricación. Estas guías proporcionan una orientación exacta e individualizada durante la cirugía, mejorando la precisión y reduciendo el tiempo quirúrgico.

Con la tecnología de impresión 3D, las guías quirúrgicas se pueden crear a partir de modelos digitales de la anatomía del paciente. Esto permite una personalización completa de las guías, según las necesidades específicas de cada caso. Las guías impresas en 3D se adaptan perfectamente a la anatomía del paciente, lo que facilita la colocación de implantes (**Fig. 62-2**) o la realización de osteotomías con una precisión sin precedentes (**Fig. 62-3**).

Además, la impresión 3D permite usar distintos materiales adaptados a los diferentes requisitos quirúrgicos. Estos materiales pueden ser esterilizables, resistentes y biocompatibles, garantizando la seguridad del paciente durante el procedimiento.

Férulas

Una férula es un dispositivo utilizado para guiar y estabilizar estructuras óseas y/o tejidos blandos durante y después de

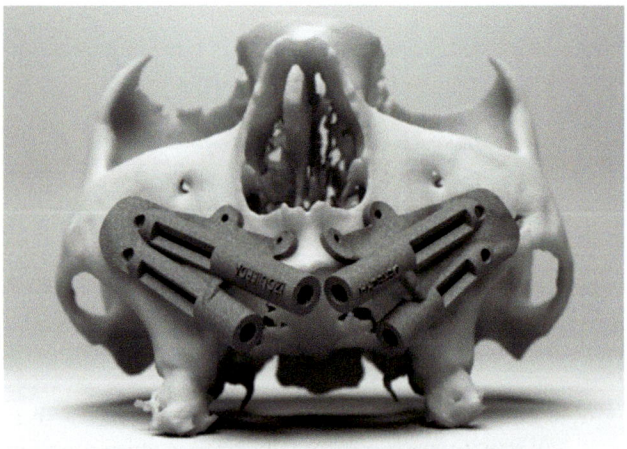

Figura 62-2. Guía quirúrgica de colocación de implantes cigomáticos.

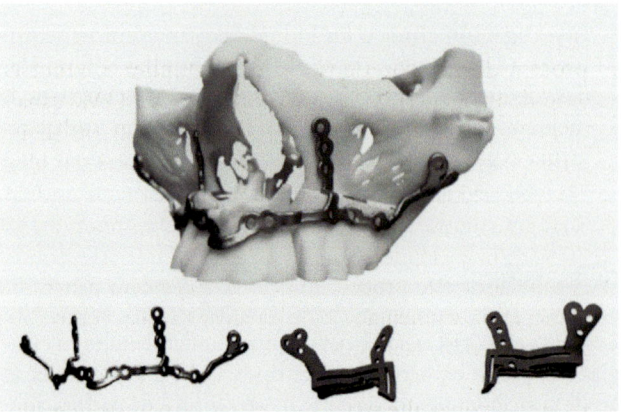

Figura 62-3. Guías quirúrgicas diseñadas para la realización de la osteotomía tipo Le Fort I y placa de titanio específica para el paciente.

procedimientos quirúrgicos o de un evento traumático. Estas férulas desempeñan un papel crucial en la corrección de deformidades dentofaciales, la realineación de huesos y la estabilización de estructuras faciales.

Las férulas oclusales son ampliamente utilizadas en cirugía ortognática, donde se utilizan para guiar la reposición del hueso maxilar y mandibular, asegurando una alineación precisa y una oclusión óptima. Finalmente, se pueden adaptar férulas oclusales para la realización de férulas de descarga, dispositivos de avance mandibular, retenedores, alineadores, etcétera.

Además, las férulas nasales impresas en 3D ayudan a moldear y estabilizar la estructura nasal después de la cirugía, reduciendo el edema postoperatorio y mejorando los resultados estéticos.

Implantes

La impresión 3D ha revolucionado la precisión de dispositivos implantables, permitiendo alcanzar mayores grados de conformación con la anatomía del paciente, y mejorar los resultados estéticos y funcionales. Se clasifican como productos sanitarios de clase IIB y III, según la agencia española del medicamento, y están sometidos a un alto grado de control por parte de las autoridades.

Los implantes de PEEK (**Fig. 62-4**) se utilizan en áreas que requieren ligereza en la reconstrucción, por su tamaño, cierto grado de flexibilidad y radiotransparencia, y en la reconstrucción facial y craneal. Aunque su proceso de fabricación suele ser mediante sustracción por torneado mediante máquinas de control numérico (CNC), se incluyen en este capítulo por razones docentes.

Los implantes de titanio son preferidos para aplicaciones que requieren una mayor rigidez y resistencia, como en la fijación de fracturas faciales, en implantes dentales y en la reconstrucción de mandíbula.

Además, es posible realizar dispositivos que ayudan a reconstruir desde regiones pequeñas de un tejido interno hasta importantes defectos faciales mediante epítesis. La impresión 3D permite la creación de prótesis dentales y epítesis faciales

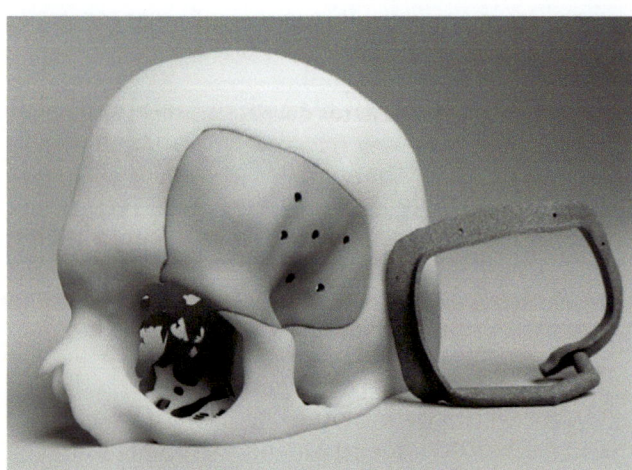

Figura 62-4. Prótesis PEEK con guía de osteotomía.

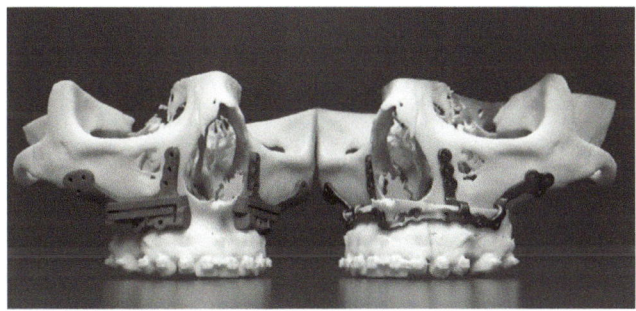

Figura 62-5. Placa de titanio PSI y guías de corte realizadas por la industria.

(nariz, oreja, ojos y otras regiones faciales) muy complejas anatómicamente y precisas a la anatomía del paciente. Además, los recientes avances en la tecnología 3D permiten reducir el tiempo y los costos asociados con la fabricación tradicional de prótesis que requerían múltiples visitas del paciente para tomar registros e ir elaborando el producto final.

Actualmente, la fabricación de dispositivos implantables en pacientes, sobre todo, los fabricados con PEEK y titanio, quedan relegados a la industria, por el elevado coste de la maquinaria de fabricación y la estricta regulación a la que están sometidos (**Fig. 62-5**).

Diseño de productos y fabricación de instrumentos

Facilita la fabricación de instrumentos quirúrgicos personalizados y de alta precisión. Los instrumentos quirúrgicos, como pinzas, fórceps, retractores y taladros, pueden diseñarse digitalmente y fabricarse mediante impresión 3D, utilizando materiales resistentes y estériles. Estos instrumentos pueden adaptarse a las necesidades específicas de cada procedimiento quirúrgico y proporcionar una mejor ergonomía y funcionalidad al cirujano.

FLUJO DE TRABAJO DIGITAL

Visión general del flujo de trabajo digital

En términos generales, el flujo de trabajo se divide en tres partes:

1. **Transferencia de los datos del paciente al mundo digital.** Su objetivo es la generación de archivos tridimensionales, que contienen información de la región anatómica de interés (ROI) del paciente. Las fuentes más frecuentes de información son las pruebas de imágenes realizadas al paciente, sobre todo, TC y CBCT, aunque se pueden obtener de otras modalidades de imagen (RM, PET, arteriografías) y el escaneo de superficie mediante luz estructurada.
2. **Análisis y cirugía virtual**. Mediante diferentes programas de visualización (2D o 3D) y modelado, se realiza el diagnóstico de la situación del paciente y se planifica su tratamiento óptimo. En este paso se pueden generar biomodelos, guías, férulas o dispositivos implantables.

3. **Transferencia de la planificación virtual al campo quirúrgico**. Tras la cirugía virtual, esta información puede transferirse al paciente mediante diferentes técnicas. Actualmente, la más extendida y accesible en nuestra especialidad es la impresión 3D, debido a la alta prevalencia de abordajes abiertos. Sin embargo, existen otras tecnologías, como la navegación, la robótica o la realidad aumentada.

Archivos y terminología durante el flujo de trabajo digital

A lo largo de este proceso, se va transformando el formato de los archivos, según las necesidades específicas de cada fase:

1. En la primera fase, el objetivo es crear archivos tridimensionales a partir de **archivos .dicom** (*Digital Imaging and Communication In Medicine*, el archivo más común para guardar imágenes médicas) o de sistemas de escaneado de superficies mediante luz estructurada. Existen multitud de extensiones de archivos de este tipo, lo cual les confiere características diferentes (similares a las diferencias entre .jpg y .png. Ambos son archivos de imagen, pero presentan diferentes utilidades específicas). Las más comunes son **.stl** y **.obj,** siendo la primera la más empleada (STL- *stereolithography*)
2. En la fase de visualización y modelado, constantemente, se trabaja con **archivos .stl** que son analizados y editados con el fin de realizar la cirugía virtual y/o biomodelos deseados.
3. El último paso será trasladar el **archivo .stl** al programa deseado, según la tecnología para la transferencia de la información al quirófano. En el caso de la impresión 3D, este archivo STL se procesa en un programa laminador que lo convierte en un **archivo .gcode,** que es el que se transfiere a la impresora 3D. Este archivo contiene toda la información necesaria para imprimir el objeto impreso en 3D.

Generación del archivo 3D

El proceso de creación de biomodelos implica el procesamiento de imágenes médicas en formato DICOM, usualmente obtenidas de TC, CBCT y RM, para desarrollar un modelo anatómico imprimible en 3D. Este proceso implica la reconstrucción de las estructuras anatómicas en un entorno digital, generando mallas poligonales, que representan las superficies de los tejidos y órganos.

Para realizar este proceso debemos utilizar un programa que permita la segmentación de dicha anatomía, como Brainlab, Dolphin3d, Nemo, Mimics, etc.

Existen algunas alternativas gratuitas, aunque sus creadores incluyen exenciones de responsabilidad, advirtiendo sobre su uso para diagnóstico médico. Todos ellos se basan en los siguientes principios:

Segmentación de la imagen médica

Es un proceso de selección de una **región de interés (ROI)** para generar un volumen tridimensional derivada de esta.

Tradicionalmente, este proceso de realizaba de forma manual, seleccionando los vóxeles de interés de la imagen para después generar un sólido tridimensional. Actualmente, se han desarrollado algoritmos que permiten automatizar este proceso en cierto grado.

La mayoría de estos algoritmos se basan en la idea de que un mismo tejido mantiene una estructura homogénea dentro de la escala de grises de la prueba a estudio. Es decir, similar radiodensidad (escala de Hounsfield) en la TC y similar radiointensidad en la misma secuencia en la RM. Por lo tanto, estos algoritmos buscan frentes de cambio significativo en los valores de la escala de grises del estudio. Por lo tanto, estos procesos funcionarán de una manera más eficiente en aquellos estudios donde la región a estudio tenga un mayor contraste frente las zonas adyacentes.

Las principales herramientas y algoritmos, cuyo conocimiento y correcta aplicación son cruciales para facilitar la segmentación y lograr resultados óptimos son los siguientes:

Métodos de segmentación:

- **Umbralización o *thresholding*:** la umbralización es un método para segmentar imágenes escalares, dividiendo las intensidades en dos clases, utilizando un umbral. Es decir, separando aquellos vóxeles que sí se encuentran dentro del umbral establecido y aquellos que no, para seleccionar las partes de la imagen a incluir en la segmentación. Puede ser un umbral simple o múltiple, dependiendo del número de clases deseadas. Esta técnica es útil cuando las estructuras en la imagen tienen intensidades muy diferenciables. Sin embargo, no considera las características espaciales de la imagen, lo que la hace sensible al ruido y a las variaciones de intensidad. Esto puede dificultar la separación precisa de las regiones anatómicas. En resumen, la umbralización es un paso inicial común en el procesamiento de imágenes, pero su aplicación directa puede ser limitada en ciertos casos. Generalmente, se usa, sobre todo, para la **segmentación ósea**.
- **Crecimiento de región o *fast growcut*:** la segmentación basada en el crecimiento de una región (*growing region*) es una técnica que busca extraer regiones de una imagen que estén conectadas según un criterio predefinido. Este criterio puede basarse en la información de intensidades y/o bordes de la imagen. En su forma más básica, el método requiere un punto semilla (*seed point*), seleccionado manualmente por el usuario, a partir del cual se expande la región, incluyendo todos los píxeles conectados que tengan un valor de intensidad similar. La segmentación basada en crecimiento de región no se suele utilizar de manera aislada en una imagen, sino como parte de un conjunto de operaciones de procesamiento de imágenes, especialmente, en la delineación de estructuras simples, como **tumores y lesiones similares.**
- **Guiados por plantillas o *atlas-guided method*:** los métodos guiados por plantillas son herramientas poderosas para

la segmentación de imágenes médicas cuando se dispone de una plantilla o mapa estandarizado. Esta plantilla se genera a partir de la información anatómica recopilada y se utiliza como referencia para segmentar nuevas imágenes. Estos métodos son similares a los clasificadores, pero operan en el dominio espacial de la imagen en lugar de en un espacio característico. Normalmente, estos métodos encuentran una transformación uno-a-uno que adapta la plantilla presegmentada a la nueva imagen, mediante una deformación de plantilla (*atlas warping*), que puede incluir transformaciones lineales y no lineales, debido a la variabilidad anatómica. Los métodos guiados por plantillas han encontrado su principal aplicación en el procesamiento de imágenes de resonancia magnética del cerebro y son la base de funcionamiento de las herramientas de "autosegmentación", que incluyen muchos *softwares* actuales. Actualmente, se está implementando la segmentación asistida por inteligencia artificial (IA) con resultados prometedores.

Postproceso virtual del sólido

Después de la segmentación, obtenemos un sólido 3D que contiene la región anatómica de interés. Aún necesitamos saber si el modelo es imprimible o contiene errores en la malla que puedan perjudicar nuestra impresión. Por ello, vamos a realizar operaciones de reparación y ajuste para prepararlo para la fabricación. Para evitar problemas en el proceso de fabricación, generalmente, revisamos los siguientes aspectos:

- Discontinuidades en la malla.
- Elementos no conectados o aislados.
- Orientación de los vectores normales a los diferentes polígonos que componen nuestra malla.

A menudo, el sólido resultante contiene mucha información y está dividido en numerosas superficies. Además de asegurar que el sólido no cause fallos de impresión, se pueden realizar operaciones adicionales, conocidas como Booleanas (resta, intersección y unión) y construir uniones mediante extrusión. Estas uniones ayudan a unir partes anatómicas desconectadas para evitar desmontajes después de la impresión y la eliminación de los soportes.

CIRUGÍA VIRTUAL

Una vez obtenidos los archivos .stl, derivados de la segmentación de las regiones anatómicas de interés, se procede a la planificación quirúrgica virtual. El resultado de este proceso se llama *virtual surgical plan* (VSP).

Este proceso es el equivalente digital a la cirugía de modelos realizada para planificar la cirugía ortognática. La complejidad de este proceso y sus resultados dependerá del caso a planificar:

- Hay casos que no requieren planificación virtual, como son la mayoría de los biomodelos anatómicos generados.

- En algunos casos de traumatología facial, el proceso de planificación virtual puede requerir la realización de una imagen especular (*mirror*) del fragmento óseo sano y la superposición con el lado afecto.
- Finalmente, los casos más complejos (por ejemplo, resección craneofacial y reconstrucción con colgajos libres, cirugía ortognática o remodelaciones craneales), requieren la selección y traslación de una parte específica de una región donante para cambiar la forma de una zona anatómica o cubrir un defecto tras una resección.

Como se ha mencionado con anterioridad, el resultado de esta planificación dará lugar a la creación de nuevos elementos 3D formato. stl, que incluyan información anatómica en forma de biomodelos, guías de corte, guías de posicionamiento, etc. Estos elementos deberán ser trasladados el campo quirúrgico de forma real (impresión 3D, sistemas de fresado) o virtual (navegación, cirugía robótica, realidad aumentada).

Traslado de la cirugía virtual al campo quirúrgico

Posteriormente, estos protocolos quirúrgicos diseñados por ordenador (Cirugía CAD) se transfieren de nuevo al "mundo real", utilizando una de las siguientes tecnologías:

- *Impresión en 3D.* La fabricación aditiva puede utilizarse para generar biomodelos anatómicos y guías quirúrgicas. Pueden guiar trayectorias de fresado, osteotomías y procedimientos reconstructivos y han demostrado ser una solución rentable en procedimientos CMF. La principal ventaja de esta solución es la gran precisión que proporciona y su coste asequible. Sin embargo, se requiere un abordaje quirúrgico amplio y el acceso a un equipo de ingeniería CAD/CAM.
- *Sistema de fresado CNC (Control Numérico por Computadora).* Es la realización de prótesis y guías a través del fresado de diferentes materiales, como PEEK o circonio, para el desarrollo de prótesis dentales o craneoplastias. Genera estructuras 3D mediante técnicas de sustracción de material.
- *Sistemas de navegación.* Los dispositivos de navegación utilizan referencias externas como puntos de registro para combinar la planificación quirúrgica con su posición anatómica quirúrgica. Esta tecnología se desarrolla en el capítulo 61 de este manual.
- *Sistemas robóticos.* Se puede hacer uso de cirugía robótica y navegación quirúrgica para la ejecución precisa de la planificación preoperatoria. Emplea brazos y sistemas robotizados, que permiten guiar trayectorias y osteotomías. Actualmente, existen pocas aplicaciones en cirugía maxilofacial, estando muchos de sus usos en proceso de validación.
- *Realidad aumentada.* El término realidad aumentada (RA) se refiere a la tecnología que integra imágenes generadas por ordenador con la visualización del mundo real. Por otro lado, la realidad virtual (RV) se limita a la visualización e interacción con un entorno 3D generado por ordenador, sin incluir elementos del mundo real. El potencial de la RV en el quirófano es limitado, debido a la impo-

sibilidad de ver el campo quirúrgico de manera simultánea. Por lo tanto, los usos actuales de la realidad virtual se limitan a la formación médica y a la planificación quirúrgica. Por otro lado, la realidad aumentada puede superponer objetos virtuales en el campo quirúrgico. Esto está permitiendo el desarrollo de protocolos de tratamiento con esta tecnología en áreas de la especialidad, en concreto, en cirugía craneofacial.

IMPRESIÓN 3D

Planificación de la impresión 3D

El funcionamiento de una impresora 3D se basa en el principio de la impresión por capas, donde un objeto se construye de abajo hacia arriba, añadiendo material capa por capa hasta alcanzar la forma deseada.

Este proceso comienza con un modelo 3D, que se divide en secciones horizontales mediante un software de corte, generando instrucciones precisas que la impresora seguirá para reproducir el objeto físico. Este proceso se realiza mediante un programa de cortes (también conocidos como laminadores o *slicers*), cuyo *input* es un archivo .STL y que exportará un **archivo G-Code**, que contiene todas las instrucciones necesarias para que la impresora 3D pueda seguir el proceso de fabricación con precisión.

Estructura general de una impresora 3D

Una impresora 3D está compuesta por varias partes clave, que trabajan en conjunto para llevar a cabo la impresión. Entre ellas se encuentran el extrusor, que funde y deposita el material, la cama de impresión, que proporciona una superficie estable para el objeto, y los motores, que controlan el movimiento del cabezal de impresión y la plataforma. Además, el sistema de refrigeración es esencial para asegurar que el material se endurezca adecuadamente después de ser depositado, evitando deformaciones y garantizando la precisión del modelo final. A medida que profundizamos en el funcionamiento de las impresoras 3D, exploraremos estos componentes y el proceso de impresión por capas. También analizaremos los diferentes tipos de tecnologías de impresión 3D, como FDM, SLA y SLS, y cómo cada una de ellas tiene una estructura diferente y utiliza distintos métodos y materiales para crear objetos.

Principales técnicas de impresión

Existen diversas técnicas de impresión 3D, cada una con sus propias características y aplicaciones, que permiten la creación de objetos a partir de diferentes materiales y con distintos grados de precisión. Entre las más populares se encuentran: a) el modelado por deposición fundida (FDM), que utiliza filamentos termoplásticos y es ideal para prototipos y piezas funcionales; b) la estereolitografía (SLA, MSLA, DLP), que emplea resinas líquidas "endurecidas" o curadas por láseres o distintas fuentes de luz, logrando acabados detallados y superficies suaves y c) la sinterización selectiva por láser (SLS), que utiliza un láser para fusionar y aglutinar polvo de material (generalmente metal), permitiendo la creación de estructuras complejas y resistentes. Cada técnica ofrece ventajas únicas, lo que las hace adecuadas para diferentes aplicaciones (Tabla 62-2).

Finalmente, las piezas obtenidas pasan por la fase de postprocesado, obteniendo así el producto final:

- En tecnologías de polímeros fotosensibles suele ser necesaria la posterior exposición de la pieza a otra fuente lumínica, que terminará el curado de la resina y mejorará las propiedades mecánicas de la pieza.
- En casos de elevada complejidad geométrica suele ser necesario el uso de soportes para asegurar la estabilidad de la pieza durante el proceso de impresión. Estos deben ser retirados en el postprocesado. Durante su diseño es fundamental tener en cuenta la región anatómica de interés para evitar colocar soportes en dicha zona o colocarla en contacto con la cama de impresión, puesto que puede provocar alteraciones en la impresión.

Tecnología de modelado por deposición fundida (FDM)

También conocida como fabricación de filamentos fundidos (FFF). El principio de esta impresión se basa en la extrusión de filamentos fundidos, que son depositados por un cabezal de extrusión. Se trata de una tecnología económica, sencilla de utilizar, de fácil acceso y segura para el uso semiprofesional. Es por ello por lo que se trata de la tecnología de impresión 3D más extendida.

Con esta metodología de fabricación, los principales parámetros que afectarán al resultado final son:

- El material de fabricación.
- La altura de capa.
- La velocidad de impresión.

- La temperatura de impresión. Es fundamental la adecuación de la temperatura de impresión a las recomendaciones del fabricante para el material empleado.

Tecnología de solidificación/fusión de materiales sin contacto

Estas tecnologías utilizan materiales sensibles que solidifican, al recibir el estímulo de una fuente de energía, visible o no. Según el parámetro que alteremos, obtendremos un sistema de impresión u otro: velocidad de movimiento de la base (SLA), velocidad de movimiento del cabezal (MJP) o tamaño de grano de polvo (SLS):

1. **Estereolitografía (SLA):** es la primera tecnología 3D que se comercializó. Consiste en la fabricación por capas, mediante la polimerización de resinas fotosensibles líquidas. Estas impresoras tienen una plataforma móvil, que, mediante la acción de un láser UV, solidifica una capa, asciende o desciende para generar la próxima capa. Actualmente, sus principales usos se resumen en la fabricación de guías quirúrgicas, biomodelos, coronas y puentes.
   - **Procesamiento digital de la luz (DLP):** es una tecnología de fotocurado similar al SLA. La diferencia radica en que toda la capa se solidifica a la vez gracias a un proyector digital. A diferencia del SLA que la exposición la realiza un rayo láser de luz UV, permitiendo acelerar el proceso de fabricación.

2. **Sinterizado selectivo por láser (SLS):** funciona mediante la utilización de un láser de alta potencia para fundir y fusionar partículas de polvo de un material seleccionado, creando una capa sólida a partir del polvo. Posteriormente, la plataforma bajará de nivel para poder sintetizar la siguiente capa de polvo. Una de sus principales ventajas es que no requiere material de soporte adicional durante la impresión porque el soporte lo proporciona el polvo que lo rodea. Los materiales utilizados son polímeros, como

Tabla 62-2. Comparación de las distintas técnicas de impresión 3D

Técnica de impresión 3D	Proceso	Materiales	Ventajas	Desventajas	Post-procesamiento	Tiempo de fabricación	Coste	Aplicaciones en cirugía maxilofacial
FDM (Modelado por Deposición Fundida)	Funde y deposita filamento en capas	PLA, ABS, PETG	Económico, fácil de usar	Acabados no tan suaves, precisión limitada	Retirada de soportes, lijado, pulido, recubrimiento, pintura	Medio	Muy económico	Prototipos rápidos, modelos anatómicos, guías quirúrgicas de bajo coste
SLA (Estereolitografía)	Láser UV solidifica resina líquida en capas	Resinas fotosensibles	Alta precisión, superficies suaves	Material y equipos caros, post-procesamiento	Limpieza de resina no curada, curado adicional bajo luz UV	Rápido	Caro	Prototipos detallados, guías quirúrgicas precisas, alineadores, coronas y puentes temporales
DLP (Procesamiento de Luz Digital)	Proyector digital cura capas de resina	Resinas fotosensibles	Alta precisión, mayor velocidad que SLA	Limitado a resinas específicas, post-procesamiento	Limpieza de resina no curada, curado adicional bajo luz UV	Rápido	Medio	Prototipos detallados, guías quirúrgicas precisas, alineadores, coronas y puentes temporales
SLS (Sinterizado Selectivo por Láser)	Láser sinteriza polvo en capas	Polímeros, metales, cerámicas	Sin estructuras de soporte, piezas duraderas	Textura rugosa, equipos caros	Eliminación de polvo no sinterizado, pulido, teñido, recubrimiento	Lento	Caro	Prótesis e implantes maxilofaciales, guías quirúrgicas metálicas, producción en serie
MJP (Impresión de Material en Multichorro)	Deposita y cura capas finas con luz UV	Fotopolímeros, cera	Alta precisión, varios materiales o colores	Costoso, post-procesamiento necesario	Eliminación de material de soporte (lavado o disolución), curado UV adicional	Medio	Claro	Modelos anatómicos detallados, guías quirúrgicas complejas, restauraciones dentales precisas
BJ (Inyección de Agente Aglutinante)	Aglutinante se deposita sobre polvo en capas	Arena, cerámica, polímeros, metales	Imprime objetos grandes y en colores	Piezas frágiles, post-procesamiento necesario	Endurecimiento con infiltrantes, eliminación de polvo residual, pintura	Medio	Medio	Modelos anatómicos en color para planificación quirúrgica, guías quirúrgicas personalizadas

nylon, poliamida o polipropileno, o polvos metálicos, como aleaciones de acero inoxidable y aleación de titanio.

3. **Inyección de fotopolímeros o inyección de material en multichorro (MJP):** esta técnica combina un cabezal de impresión dinámico con fotopolímeros sensibles a la luz. El cabezal inyecta el polímero y este se cura capa a capa con luz UV. Esto permite una amplia variedad de materiales. Existen impresoras con múltiples cabezales, que permiten aceleran el proceso y mezclar diferentes materiales. Su principal uso son la realización de prótesis dentales provisionales.

Otras técnicas de impresión

A. Impresora de aglutinante en polvo (BJ): Este proceso utiliza un cabezal de inyección de tinta modificado para liberar adhesivo líquido sobre capas de polvo, creando objetos tridimensionales. Aunque es útil para modelos de estudio, los objetos resultantes son frágiles y menos precisos. Debido a su bajo costo y a que no necesita esterilización, se usa en aplicaciones donde la precisión y la resistencia no son críticas.

B. Litografía axial computarizada: La litografía axial computarizada es una técnica de impresión 3D/4D que polimeriza la resina desde múltiples ángulos simultáneamente, permitiendo la creación de objetos completos de una vez. Se proyecta luz sobre una resina fotocurable en un recipiente giratorio, lo que permite mayor complejidad y acabado en menos tiempo. Actualmente se usan resinas de alta viscosidad o materiales sólidos, pero se espera imprimir tejidos en el futuro. Se necesitan más estudios para evaluar sus propiedades antes de su uso clínico.

Materiales

Polímeros

- **Poliésteres:** los poliésteres son polímeros termoplásticos con grupos éster en su cadena principal, polimerizados por policondensación. El PLA es el más utilizado. Se deriva del ácido láctico, es biocompatible y versátil en impresión 3D, aplicándose en guías quirúrgicas

- **Polímeros de vinilo:** son comunes por su ajustabilidad. Aunque no son biodegradables, son ideales para implantes dentales a largo plazo. El más utilizado es el polimetacrilato de metilo (PMMA).

- **Polímeros de estireno:** el ABS es el más utilizado. Es un polímero termoplástico; se compone de acrilonitrilo, butadieno y estireno, y se utiliza por su alta resistencia al impacto y rigidez. Estos materiales se pueden utilizar tanto en tecnología FDM como SLS.

Metales

Los metales se emplean en dispositivos biocompatibles cuando se requiere resistencia a la corrosión y al desgaste. La elección se basa en sus propiedades mecánicas y biocompatibilidad. Solo unos pocos metales son adecuados para aplicaciones a largo plazo en el cuerpo humano. Actualmente, este tipo de materiales solo se encuentran disponibles en la industria con un elevado coste:

- **Titanio y sus aleaciones:** el titanio puro y la aleación Ti-6Al-4V son las más utilizadas en implantes. Sin embargo, el alto módulo de elasticidad del titanio puede causar aflojamiento del implante. Se han desarrollado aleaciones de titanio de segunda generación con módulos de elasticidad más bajos, pero pueden ser más susceptibles a la fragilización por disolución de oxígeno. Estas aleaciones son de elección en las placas de reconstrucción y en traumatología facial.

- **Aleaciones a base de cobalto:** las aleaciones a base de cobalto, especialmente, las de cobalto-cromo (CoCr), son populares para implantes médicos, debido a su resistencia a la corrosión y al desgaste, así como su biocompatibilidad y baja rigidez. La aleación CoCrMo es especialmente interesante por sus propiedades. Se fabrican utilizando técnicas de fabricación aditiva, lo que produce propiedades mecánicas predecibles y una menor liberación de iones metálicos en solución.

Cerámicas

El uso de cerámica ha aumentado, debido a su alta biocompatibilidad, fuertes propiedades mecánicas, resistencia al desgaste y estética superior en comparación con aleaciones de titanio o CoCr. El circonio y la alúmina son dos materiales cerámicos destacados en este campo, especialmente en el desarrollo de sistemas cerámicos impresos en 3D:

- **Circonio**: se utiliza para fabricar implantes dentales sin metal desde 2004. Estos implantes se integran bien con los tejidos duros y son altamente biocompatibles con los tejidos blandos bucales. Se utilizan diferentes métodos de tratamiento de superficies para mejorar la osteointegración. El circonio reduce la respuesta inflamatoria y la acumulación de placa.

- **Alúmina**: la alúmina (Al_2O_3) es un material cerámico para diversas aplicaciones. Aunque es resistente al desgaste y biocompatible, tiene menor densidad y resistencia a la flexión que el circonio.

Materiales de impresión 4D

La impresión 4D agrega una dimensión temporal a la impresión 3D, al utilizar materiales que cambian sus propiedades en respuesta a diversos estímulos. Estos materiales pueden tener memoria de forma o cambiar de forma, y se derivan de diferentes aleaciones. Los polímeros con memoria de forma son ampliamente utilizados para diversas aplicaciones, como ortodoncia, endodoncia y cirugía oral. Los materiales sensibles a estímulos externos o internos, como magnéticos o eléctricos, se incorporan en los sistemas de impresión 4D para permitir que las piezas impresas respondan de manera específica a estos estímulos.

TIEMPOS Y COSTES DE IMPRESIÓN

El tiempo de impresión en 3D varía considerablemente, según el tamaño y la complejidad del objeto a fabricar, y según el tipo de tecnología de impresión utilizada. Por ejemplo, un modelo anatómico de alta precisión puede tardar entre 6 y 12 horas en imprimirse, mientras que una guía quirúrgica más simple podría completarse en 2 a 4 horas. Además del tiempo de impresión, es necesario considerar el tiempo dedicado a la preparación del modelo digital, la configuración de la impresora y los procesos posteriores, como el curado, limpieza y esterilización, sumando 24-48 horas en total.

En cuanto a los costes, estos también son variables y dependen de múltiples factores, incluyendo el material utilizado (por ejemplo, resinas, plásticos o metales), el tamaño del objeto y la tecnología de impresión. El coste de los materiales puede oscilar entre 50 y 500 € por objeto impreso, además de una inversión inicial de 10.000-500.000 €. Además, es importante considerar los costes de mantenimiento de los equipos y el tiempo del personal dedicado al manejo de estas tecnologías. Aunque la inversión inicial puede ser alta, el uso de la impresión 3D en cirugía maxilofacial es coste-efectiva, especialmente en casos complejos, donde la precisión es crítica para el éxito del tratamiento.

NORMATIVA, CONTROL DE CALIDAD Y ESTERILIZACIÓN

Los diferentes productos derivados de la impresión 3D en cirugía maxilofacial tienen una clasificación de producto sanitario diferente: I (productos que no entran en contacto con el paciente), IIa (productos que se introducen en el cuerpo humano sin estar destinados a permanecer en él) y IIb/III (productos implantables). El uso de estos dispositivos está sujeto a estrictas normativas y directrices que buscan garantizar su seguridad y efectividad. En España, la Licencia de Fabricación de Producto Sanitario a Medida está regulada por el Real Decreto 192/2023, de 21 de marzo, y el Reglamento 2017/745 del Parlamento Europeo y del Consejo del 5 de abril de 2017 sobre productos sanitarios.

Por otro lado, los estándares de calidad se regulan por la norma ISO 13485 de Productos Sanitarios, que destaca la importancia del control de calidad. Cada fase del proceso, desde la adquisición de imágenes hasta la impresión final, debe estar sujeta a protocolos estrictos de control de calidad.

Esto incluye la verificación de la precisión dimensional del modelo impreso, la revisión de posibles defectos en el material, y la validación de la compatibilidad del diseño con las especificaciones quirúrgicas. Pueden utilizarse herramientas de software avanzadas y técnicas de escaneo para comparar el objeto impreso con el modelo digital original, garantizando que no haya discrepancias que puedan comprometer el éxito del procedimiento quirúrgico.

Finalmente, la esterilización es otro aspecto crítico, especialmente, cuando se trata de guías quirúrgicas y prótesis que entrarán en contacto directo con tejidos vivos. Los materiales utilizados en la impresión 3D deben ser seleccionados no solo por su durabilidad y precisión, sino también por su capacidad para resistir los métodos de esterilización y no verse alterados por dicho proceso.

FUTURO

El futuro de la impresión 3D en cirugía maxilofacial va ligado al desarrollo de la ingeniería tisular y la bioimpresión 3D. Se ha conseguido la impresión 3D de diferentes órganos funcionales en miniatura y tejidos. Esto permitirá la potencial fabricación de tejidos vivos y estructuras óseas personalizadas, reduciendo la necesidad de colgajos y mejorando la regeneración de tejidos. Además, la evolución de los materiales biocompatibles y la impresión multimaterial abrirán nuevas posibilidades para crear prótesis más funcionales y adaptadas a las necesidades individuales de cada paciente.

Por otro lado, la combinación de la impresión 3D con otras tecnologías, como la inteligencia artificial y la realidad aumentada, facilitará una planificación quirúrgica más precisa y personalizada, optimizando los resultados y reduciendo los tiempos quirúrgicos.

Estos desarrollos no solo mejorarán la precisión y eficacia de los tratamientos, sino que también democratizarán el acceso a soluciones específicas para cada paciente, haciendo que la medicina personalizada sea más accesible.

CONCLUSIONES

En conclusión, la impresión 3D ha demostrado ser una herramienta revolucionaria en el campo de la cirugía maxilofacial, ofreciendo posibilidades antes inimaginables en términos de planificación preoperatoria, personalización y mejora en la precisión, tiempo y resultados de los procedimientos. Además, ofrece un futuro innovador que permitirá mejorar la efectividad y personalización de los procedimientos, así como la calidad de vida de los pacientes.

PUNTOS CLAVE

- La impresión 3D permite comprender y analizar estructuras tridimensionales complejas, mejorando la planificación preoperatoria y la precisión quirúrgica en cirugía maxilofacial.
- La tecnología de impresión 3D se originó en la industria como una forma de prototipado rápido y ha evolucionado hasta convertirse en una herramienta clave en la medicina, especialmente, en la cirugía maxilofacial.
- Existen varias tecnologías de impresión 3D, como FDM, SLA y SLS, cada una con aplicaciones específicas según el tipo de material y la precisión requerida.
- Es fundamental seguir normativas estrictas y realizar un control de calidad riguroso en todas las fases del proceso de impresión 3D para garantizar la seguridad y efectividad de los productos médicos.
- A pesar de sus múltiples beneficios, la impresión 3D todavía se enfrenta a desafíos relacionados con los tiempos de producción y los costes, que varían según la complejidad del caso y la tecnología empleada.
- El desarrollo de la bioimpresión 3D, junto con avances en inteligencia artificial y realidad aumentada, continuarán revolucionando la cirugía maxilofacial, permitiendo la creación de tejidos vivos y estructuras personalizadas con mayor precisión.

BIBLIOGRAFÍA

Ayoub A, Pulijala Y. The application of virtual reality and augmented reality in Oral & Maxillofacial Surgery. BMC Oral Health. 2019;19(1). https://doi.org/10.1186/s12903-019-0937-8

Christensen A, Rybicki FJ. Maintaining safety and efficacy for 3D printing in medicine. 3D Printing in Medicine. 2017;3(1). https://doi.org/10.1186/s41205-016-0009-5

Cornejo J, Cornejo-Aguilar JA, Vargas M, et al. Anatomical Engineering and 3D Printing for Surgery and Medical Devices: International Review and Future Exponential Innovations. C Ye (editor). BioMed Research International. 2022: 1–28.

Crafts TD, Ellsperman SE, Wannemuehler TJ, et al. Three-Dimensional Printing and Its Applications in Otorhinolaryngology-Head and Neck Surgery. Otolaryngol Head Neck Surg. 2017 Jun;156(6):999-1010.

Elnagar MH, Aronovich S, Kusnoto B. Digital Workflow for Combined Orthodontics and Orthognathic Surgery. Oral Maxillofac Surg Clin North Am. 2020 Feb;32(1):1-14.

Ghai S, Sharma Y, Jain N, et al. Use of 3-D printing technologies in craniomaxillofacial surgery: a review. Oral and Maxillofacial Surgery. 2018:22(3):249–59.

Hong CJ, Giannopoulos AA, Hong BY, et al. Clinical applications of three-dimensional printing in otolaryngology-head and neck surgery: A systematic review. Laryngoscope. 2019 Sep;129(9):2045-52.

Hsieh TY, Dedhia R, Cervenka B, et al. 3D Printing: current use in facial plastic and reconstructive surgery. Curr Opin Otolaryngol Head Neck Surg. 2017 Aug;25(4):291-9.

Jacobs CA, Lin AY. A New Classification of Three-Dimensional Printing Technologies: Systematic Review of Three-Dimensional Printing for Patient-Specific Craniomaxillofacial Surgery. Plast Reconstr Surg. 2017 May;139(5):1211-1220.

Khorsandi D, Fahimipour A, Abasian P, et al. 3D and 4D printing in dentistry and maxillofacial surgery: Printing techniques, materials, and applications. Acta Biomater. 2021 Mar 1;122:26-49.

Langridge B, Momin S, Coumbe B, et al. Systematic Review of the Use of 3-Dimensional Printing in Surgical Teaching and Assessment. Journal of Surgical Education. 2018;75(1):209–21.

Lin HH, Lonic D, Lo LJ. 3D printing in orthognathic surgery – A literature review. J Formos Med Assoc. 2018 Jul;117(7):547-558.

Martelli N, Serrano C, van den Brink H, et al. Advantages and disadvantages of 3-dimensional printing in surgery: A systematic review. Surgery. 2016 Jun;159(6):1485-500.

Mercuri L. G. The role of custom-made prosthesis for temporomandibular joint replacement. Revista Española de Cirugía Oral y Maxilofacial. 2013;35:1–10. doi: 10.1016/j.maxilo.2012.02.003

Pabst A, Goetze E, Thiem DGE, et al. 3D printing in oral and maxillofacial surgery: a nationwide survey among university and non-university hospitals and private practices in Germany. Clin Oral Investig. 2022 Jan;26(1):911-9.

Pettersson ABV, Salmi M, Vallittu P, ety al. Main Clinical Use of Additive Manufacturing (Three-Dimensional Printing) in Finland Restricted to the Head and Neck Area in 2016–2017. Scand J Surg. 2020 Jun;109(2):166-73.

Rodby KA, Turin S, Jacobs RJ, et al. Advances in oncologic head and neck reconstruction: Systematic review and future considerations of virtual surgical planning and computer aided design/computer aided modeling. J Plast Reconstr Aesthet Surg. 2014 Sep;67(9):1171-85.

Staartjes VE, Klukowska AM, Schröder ML. Pedicle Screw Revision in Robot-Guided, Navigated, and Freehand Thoracolumbar Instrumentation: A Systematic Review and Meta-Analysis. World Neurosurgery. 2018;116:433-443.e8.

Su YX, Thieringer FM, Fernandes R, et al. Editorial: Virtual surgical planning and 3d printing in head and neck tumor resection and reconstruction. Front Oncol. 2022;12:960545.

Tack P, Victor J, Gemmel P, Annemans L. 3D-printing techniques in a medical setting: a systematic literature review. Biomed Eng Online. 2016 Oct 21;15(1):115.

Tarsitano A, Del Corso G, Ciocca L, et al. Mandibular reconstructions using computer-aided design/computer-aided manufacturing: A systematic review of a defect-based reconstructive algorithm. Journal of Cranio-Maxillofacial Surgery. 2015;43(9):1785–91.

Witsberger C, Overshiner B, Nisi T, et al. Starting a medical 3D printing lab for otolaryngology-head and neck surgery collaboration. Am J Otolaryngol. 2022;43(2):103322.

AUTOEVALUACIÓN

Realidad virtual y aumentada en cirugía oral y maxilofacial

63

C. Cárdenas Serres y F. Almeida Parra
Colaborador: A. Haddad Riesgo

OBJETIVOS

Al finalizar este capítulo, el lector será capaz de:
- Definir los conceptos de realidad virtual y aumentada en el contexto de la cirugía oral y maxilofacial.
- Conocer las aplicaciones clínicas específicas en cirugía oncológica, y reconstructiva, cirugía ortognática, traumatología facial, cirugía de la articulación temporomandibular, cirugía oral e implantología, y cirugía maxilofacial pediátrica.
- Evaluar las ventajas y desventajas de utilizar estas tecnologías en entornos quirúrgicos.
- Evaluar los desafíos técnicos, de accesibilidad y de estandarización a los que aún se enfrenta la adopción generalizada de estas tecnologías en la práctica clínica.
- Conocer las tendencias emergentes en el uso de realidad virtual y aumentada en la cirugía.

INTRODUCCIÓN

El término realidad virtual fue introducido por Jaron Lanier en 1986, refiriéndose a un conjunto de dispositivos tecnológicos, como ordenadores y visores, que permiten tener experiencias en tres dimensiones (3D), un dispositivo de visualización (*Head-monted display* [HMD]) y controladores equipados con uno o más rastreadores de posición. Su aplicación en la salud comenzó en los años 90, inicialmente, para planificar procedimientos quirúrgicos. Durante este tiempo, Tom Caudell también acuñó el término realidad aumentada para referirse al conjunto de tecnologías que permiten visualizar el mundo real a través de un dispositivo tecnológico. Actualmente, la realidad virtual y la realidad aumentada están transformando la manera en que interactuamos con el entorno y desempeñan un papel cada vez más relevante en múltiples campos, como el entretenimiento, la educación y, de manera creciente, en la medicina. Estas tecnologías, que permiten la creación de entornos simulados y la superposición de imágenes virtuales sobre la realidad física, han abierto nuevas posibilidades en la práctica quirúrgica, y en la cirugía oral y maxilofacial (COMF). La capacidad de simular y manipular entornos 3D en tiempo real ofrece a los cirujanos herramientas de planificación y ejecución quirúrgica sin precedentes, que prometen mejorar tanto la precisión de los procedimientos como los resultados clínicos.

Desde el descubrimiento de los rayos X por Wilhelm Röentgen en 1895, pasando por el desarrollo de la tomografía computarizada (TC) y el de la resonancia magnética (RM), la evolución de las técnicas de imagen ha sido constante. No obstante, los métodos de visualización e interpretación de estos datos tridimensionales han quedado rezagados. En la práctica clínica, la evaluación de datos tridimensionales en pantallas bidimensionales limita la comprensión espacial y la capacidad de interactuar con las imágenes. La realidad virtual transforma esta experiencia, al permitir "entrar" en los datos tridimensionales, facilitando la comprensión anatómica y consiguiendo una planificación quirúrgica más precisa, superando las limitaciones de los modelos físicos tradicionales.

Hasta ahora, la planificación quirúrgica en COMF ha dependido de modelos físicos, por ejemplo, los de yeso, para la simulación de intervenciones. Aunque efectivos, estos métodos tienen limitaciones en cuanto a precisión y adaptabilidad. La aparición de la planificación quirúrgica virtual permite una preparación más detallada y personalizada de estos procedimientos, utilizando guías y prótesis personalizadas. Sin embargo, hasta hace poco, estas técnicas no habían sido aplicadas de manera interactiva durante la cirugía en sí. En este contexto es donde la realidad aumentada ha emergido como una herramienta revolucionaria, al permitir la superposición en tiempo real de planificaciones virtuales o imágenes diagnósticas sobre el campo quirúrgico.

La realidad virtual y aumentada no solo se limitan a la planificación quirúrgica. En el ámbito educativo, estas tecnologías están siendo utilizadas para entrenar a residentes y cirujanos en un entorno controlado y seguro. Los simuladores quirúrgicos, basados en la realidad virtual, permiten a los residentes de COMF practicar procedimientos complejos en escenarios muy realistas, mejorando sus habilidades y reduciendo el riesgo de errores durante las intervenciones reales. Además, el uso de la realidad aumentada en la educación médica permite mejorar la visualización de la anatomía y de los procedimientos quirúrgicos, facilitando el aprendizaje de conceptos complejos y la adquisición de habilidades prácticas.

Esto no sólo mejorará su precisión durante las futuras intervenciones, sino que también reducirá el tiempo quirúrgico y minimizará las complicaciones.

No obstante, la adopción generalizada de estas tecnologías en la práctica clínica diaria se enfrenta a desafíos significativos. La alta demanda de poder computacional y gráfico, necesaria para evitar efectos secundarios, como la cinetosis en el usuario, sigue siendo un obstáculo importante. Es necesario desarrollar sistemas más accesibles y prácticos, que puedan ser utilizados de manera rutinaria en entornos clínicos. La estandarización y la creación de guías clínicas para el uso de realidad virtual y aumentada en cirugía también son esenciales para asegurar su adopción generalizada y su correcta aplicación. Además, se requieren estudios más amplios y controlados para evaluar de manera concluyente los beneficios de estas tecnologías en comparación con los métodos convencionales. Los primeros estudios clínicos en el campo de la cirugía oncológica y reconstructiva, la cirugía ortognática y la implantología dental están dando resultados prometedores.

DISPOSITIVOS DE VISUALIZACIÓN EN REALIDAD VIRTUAL Y REALIDAD AUMENTADA

En el ámbito de la realidad aumentada, se distinguen tres dispositivos de visualización: *Video See-Through*, *Optical See-Through* y *Spatial Displays*:

Video See-Through (VST):
Los dispositivos VST capturan la escena real con una cámara y combinan la imagen resultante con información virtual de manera digital. Esto permite una fusión flexible entre las imágenes virtuales y reales, permitiendo la representación de objetos virtuales. Sin embargo, la calidad de la imagen y la resolución de estos dispositivos están limitadas por las ópticas de captura, tanto para el contenido real como virtual. Un ejemplo de este tipo de dispositivos son las gafas que incorporan cámaras frontales, que capturan la realidad y la combinan con elementos virtuales antes de mostrarla en las pantallas frente a los ojos del usuario (**Fig. 63-1**).

Optical See-Through (OST):
A diferencia de los dispositivos VST, los OST no requieren una cámara para capturar el mundo real. En su lugar, las imágenes virtuales se superponen directamente a la realidad, utilizando un combinador óptico. Una desventaja de los dispositivos OST es que el contenido virtual suele percibirse como una superposición sobre el contenido real, lo que dificulta la percepción precisa de estructuras ubicadas dentro de objetos reales.

Spatial Displays:
Los Spatial Displays utilizan proyectores para proyectar imágenes directamente sobre objetos del mundo real. Aunque los proyectores modernos tienen alta resolución, la calidad de la imagen es inferior en comparación con los dispositivos OST o VST. Además, sobre superficies irregulares o en entornos con iluminación, la calidad de la imagen se degrada. Estos dispositivos también tienen limitaciones en la percepción de profundidad similares a las de los dispositivos OST.

Los dispositivos de realidad aumentada y virtual se pueden categorizar, además, según la distancia entre los ojos del usuario y el dispositivo de visualización:

Head-Mounted Displays (HMD):
Los HMD se colocan directamente frente a los ojos del usuario, permitiendo una sincronización natural entre el contenido real, el contenido virtual, y la perspectiva y acciones del usuario. Estos dispositivos, como los cascos de realidad virtual, permiten al usuario tener las manos libres, mientras interactúan con el entorno virtual. Los HMD pueden ser del tipo VST, OST o basados en proyectores (**Fig. 63-2**).

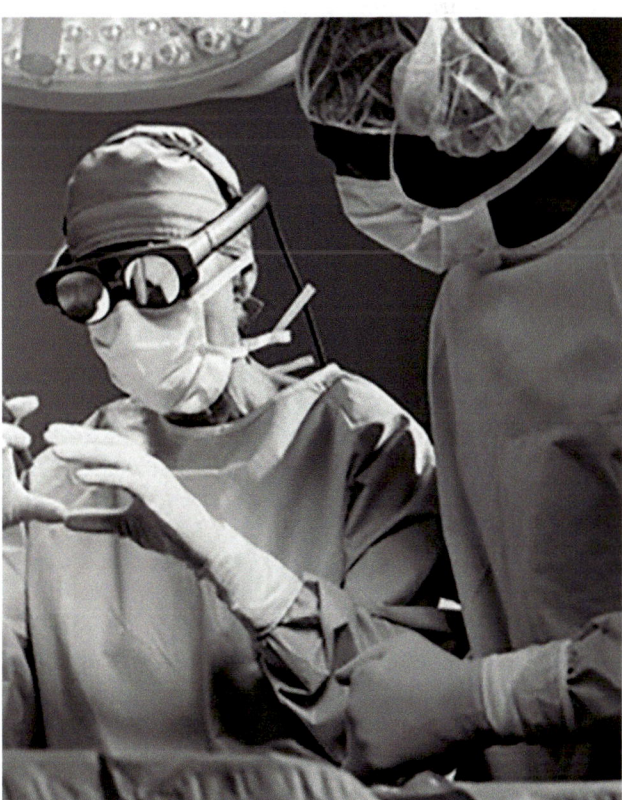

Figura 63-2. HMD tipo VST (Brainlab©).

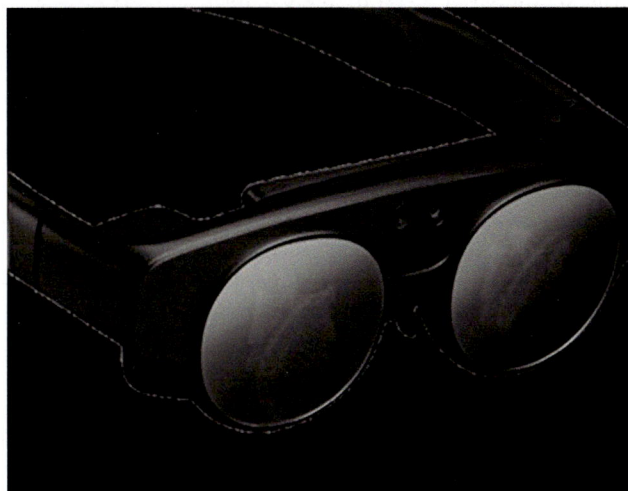

Figura 63-1. Dispositivo VST (Brainlab©).

Hand-Held Displays:

Son dispositivos, como *smartphones* y *tablets*, que se sostienen con las manos. Ofrecen experiencias de realidad aumentada, utilizando la cámara del dispositivo para capturar la realidad y superponer contenido virtual en la pantalla. La mayor distancia entre los ojos y el dispositivo hace que sea más difícil estimar con precisión la relación entre ellos, por lo que suelen emplearse sistemas VST.

World Space Displays:

Estos dispositivos están estacionarios en el entorno, independientemente del usuario. Pueden habilitar la realidad aumentada VST, utilizando monitores y cámaras, o la realidad aumentada OST mediante el uso de combinadores ópticos fijos o contenido virtual proyectado en objetos reales mediante un proyector no móvil. Estos sistemas son menos comunes en aplicaciones personales, pero pueden ser útiles en entornos industriales o de investigación.

Registro en realidad virtual y realidad aumentada

En cualquier sistema de realidad virtual y realidad aumentada es esencial el registro, ya que alinea los sistemas de coordenadas reales y virtuales, correlacionando el contenido generado por el dispositivo con la escena real. Esto es especialmente crítico en aplicaciones médicas, donde un mal registro puede llevar a errores graves durante los procedimientos.

APLICACIONES EN CIRUGÍA ORAL Y MAXILOFACIAL

Las aplicaciones de la realidad virtual y la realidad aumentada en la COMF abarcan desde la planificación preoperatoria y la simulación quirúrgica hasta la formación y educación de los cirujanos.

APLICACIONES CLÍNICAS

Cirugía oncológica y reconstructiva

El manejo quirúrgico de los tumores malignos y benignos localmente agresivos en la región de cabeza y cuello sigue siendo un desafío significativo, debido a la compleja anatomía tridimensional de esta área y a la presencia de estructuras de relevancia estética y funcional. Uno de los factores pronósticos más determinantes en el cáncer de cabeza y cuello es la obtención de márgenes quirúrgicos libres de afectación tumoral, ya que su relación con la recurrencia y mortalidad en pacientes está bien documentada. A pesar de realizar un estudio preoperatorio exhaustivo, empleando técnicas de imagen tridimensional avanzadas (tomografía computarizada [TC] o resonancia magnética [RM]), la incidencia de márgenes positivos tras la resección de tumores localmente avanzados sigue siendo considerablemente elevada.

El éxito en la cirugía oncológica reside en el conocimiento detallado del tamaño del tumor y su relación con las estructuras adyacentes. Este conocimiento permite a los cirujanos llevar a cabo resecciones con márgenes de seguridad oncológica, minimizando el daño a los límites anatómicos circundantes (**Fig. 63-3**). Tradicionalmente, la planificación de estas intervenciones se basaba en imágenes en 2D, lo que limitaba la precisión y la capacidad para prever complicaciones intraoperatorias. Actualmente, las imágenes obtenidas mediante TC y RM pueden ser transformadas en modelos digitales en 3D y convertidas al formato STL (*Standard Triangle Language*). Este proceso permite delinear con precisión la lesión que debe ser resecada y establecer márgenes de resección oncológica seguros antes de la intervención quirúrgica. La realidad virtual facilita adicionalmente la planificación del abordaje quirúrgico, la realización de osteotomías y el diseño de guías de corte basadas en el plan quirúrgico preestablecido. Estas guías, fabricadas mediante tecnología CAD-CAM, permiten trasladar la planificación virtual al campo quirúrgico con una precisión considerable.

Los sistemas de estereotaxia integrados en los dispositivos de realidad virtual y realidad aumentada permiten la localización exacta de puntos de referencia anatómicos seleccionados con un margen de error inferior a 1 o 2 mm. Algunos autores, como Chang H o Shaofeng, coinciden en que la resección oncológica, guiada por realidad aumentada, puede mejorar la tasa de márgenes libres tras la resección oncológica, dando resultados similares a los obtenidos con las guías de corte.

En cirugía reconstructiva, la realidad virtual se considera una herramienta importante para la simulación y la planificación detallada, ya que asegura que los resultados quirúrgicos sean lo más precisos posible. Los objetivos principales de la reconstrucción mandibular y maxilar incluyen la restauración de la continuidad ósea y el contorno facial, la reconstrucción de los tejidos blandos (mucosa oral, piel), y proporcionar una rehabilitación dental funcional. La reconstrucción con un colgajo libre osteomiocutáneo microvascularizado autólogo sigue considerándose el *gold standard* para estos defectos, siendo los más empleados el colgajo osteomiocutáneo de peroné, el colgajo libre de cresta ilíaca y el colgajo libre de escápula. Sin embargo, estos procedimientos quirúrgicos son técnicamente exigentes, debido a la necesidad de transformar el hueso de la zona donante en una estructura tridimensional que se ajuste al defecto, reproduciendo la conformación original de la mandíbula o el maxilar lo más fielmente posible.

Los enfoques tradicionales para la reconstrucción, como el preformado de placas de titanio, tienen limitaciones. Actualmente, mediante la cirugía virtual se puede obtener una reconstrucción tridimensional tanto del esqueleto facial como de la zona donante del colgajo óseo. Una vez realizada la resección virtual, obteniendo unos márgenes quirúrgicos adecuados, puede hacerse la reconstrucción virtual del defecto, superponiendo las imágenes tridimensionales del peroné (u otro tejido óseo donante) sobre el defecto mandibular. Durante este proceso, se optimiza el número y los planos de corte de las osteotomías, asegurando el contacto óseo necesario. Una vez terminada la planificación virtual, se fabrican modelos tridimensionales de la nueva mandíbula y guías de corte para la preparación del colgajo óseo y la resección mandibular, tratándose de implantes específicos para el paciente. Algunos autores, como Battaglia, han empleado con éxito la

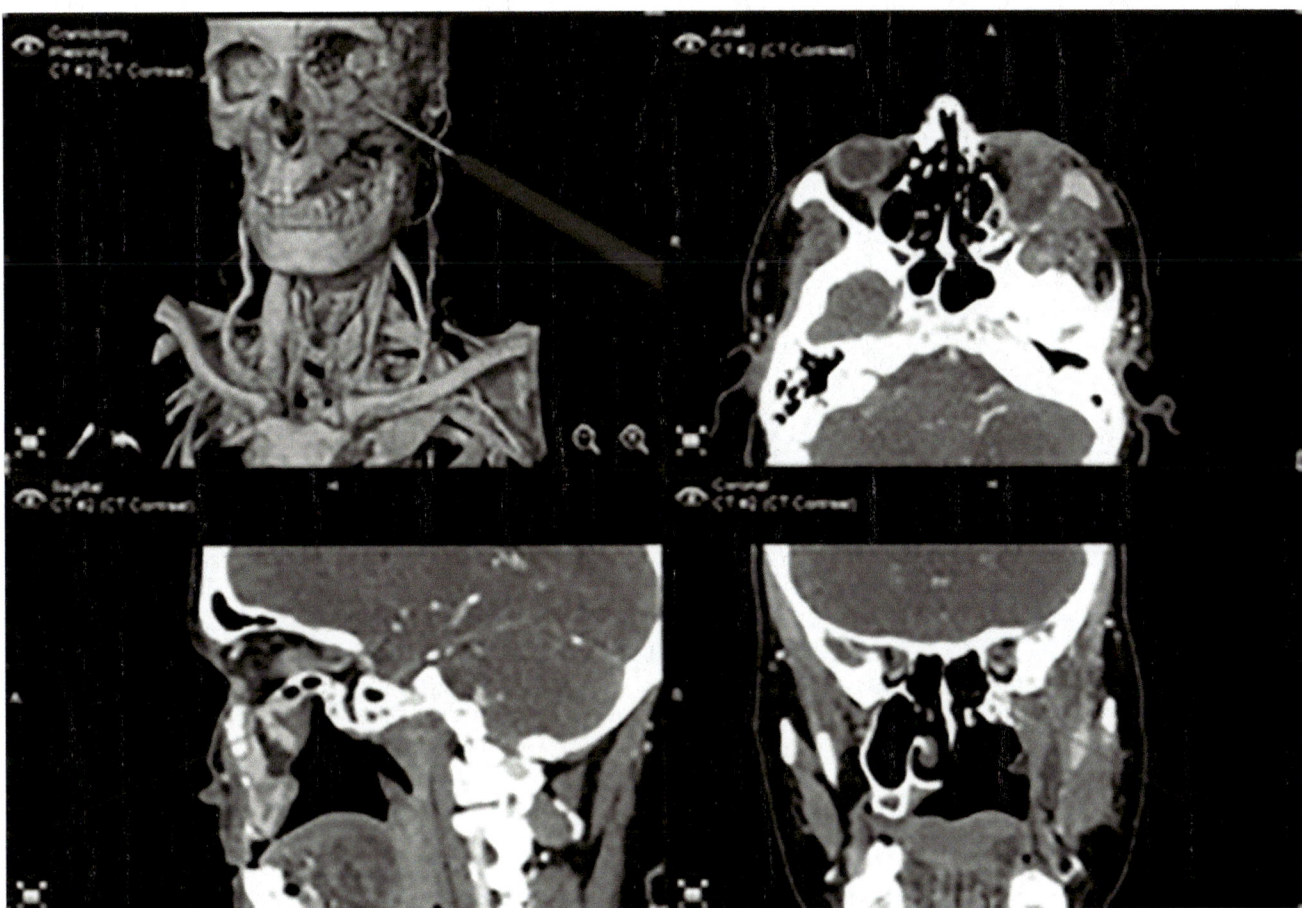

Figura 63-3. Navegación intraoperatoria para establecer márgenes oncológicos de resección.

realidad aumentada para el tallado de un colgajo osteomiocutáneo de peroné, y aseguran que en un futuro podrá emplearse para visualizar y localizar en 3D los vasos perforantes que irrigan la paleta cutánea, facilitando el tallado de la piel, según la posición de los vasos perforantes.

El futuro de la realidad aumentada en la cirugía oncológica y reconstructiva podría incluir la integración de tecnologías aún más avanzadas para el seguimiento y el registro, mejorando la precisión y reduciendo las discrepancias. Asimismo, el desarrollo de dispositivos más ergonómicos y menos intrusivos permitirá a los cirujanos utilizar estas herramientas durante periodos más prolongados sin incomodidad, un aspecto crucial en cirugías de larga duración y alta complejidad.

Cirugía ortognática

Los métodos tradicionales implican la creación de guías quirúrgicas basadas en la relación maxilomandibular obtenida a partir de modelos de yeso. Estas guias suelen generar inexactitudes, debido a que los articuladores utilizados pueden diferir del eje bicondíleo real del paciente y a que el plano de referencia horizontal puede no coincidir con el plano de Frankfurt registrado. Durante la transposición de la mandíbula a un articulador semi-ajustable, la posición registrada también puede modificarse, lo que introduce errores en la planificación quirúrgica. Todas estas limitaciones han generado una necesidad crítica de mejorar la precisión en la planificación de la cirugía, un objetivo que se ha logrado con la incorporación de tecnologías tridimensionales (**Fig. 63-4**).

Mediante la reconstrucción tridimensional del cráneo a partir de una TC, se facilita el análisis, diagnóstico y planificación quirúrgica, permitiendo una mayor precisión en la simulación de movimientos óseos y la personalización de guías quirúrgicas, basadas en registros dentales, puntos cefalométricos, líneas y ángulos obtenidos a través del *software* especializado. Algunos autores, como Stokbro, describen una discrepancia media de 1 mm tras la superposición de superficies, empleando 15 puntos diferentes del esqueleto maxilofacial, lo que subraya la alta precisión de la planificación quirúrgica virtual. Otros estudios recientes demuestran que, mediante el uso de realidad virtual y realidad aumentada, también se reduce el tiempo quirúrgico, al proporcionar una guía visual clara y precisa durante el procedimiento. Pese a todas las ventajas descritas, existen algunas limitaciones de estas nuevas tecnologías. La precisión de la planificación quirúrgica virtual puede verse afectada por algunos factores, como la distorsión de imágenes, la variabilidad en la calidad de las imágenes de la TC y las limitaciones en la capacidad del software para simular con precisión la remodelación ósea postoperatoria. Además, la necesidad de un protocolo estandarizado para la evaluación de la precisión en la planificación quirúrgica virtual sigue siendo un tema de debate entre los profesionales.

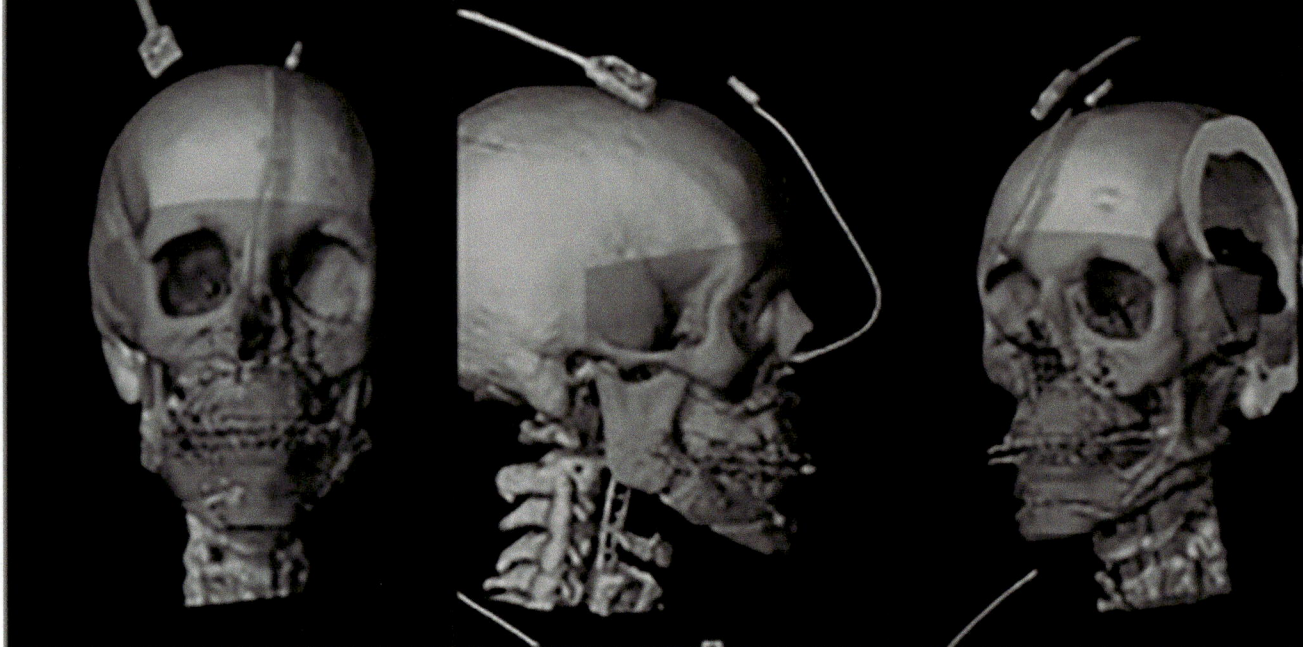

Figura 63-4. Superposición de los STL de planificación prequirúrgica con TC intraoperatoria, asegurando la precisión en los resultados obtenidos.

Traumatología facial

En la traumatología facial, la realidad virtual y la realidad aumentada también nos ayudarán a realizar una planificación preoperatoria trisimensional de la intervención quirúrgica, permitiendo hacer simulaciones de manera precisa y en múltiples dimensiones, y mejorando la visualización y la previsibilidad del resultado tras la cirugía. Una de las principales ventajas de esta tecnología es la capacidad de generar modelos virtuales a través de las imágenes bidimensionales obtenidas, que se podrán modificar y ajustar libremente según las necesidades del cirujano. A partir de estas imágenes se podrán crear archivos STL, representando modelos tridimensionales de estructuras faciales, como puede ser la órbita, y que podrán ser importados en el software de planificación para evaluar la forma, tamaño y ajuste de implantes estándar o específicos para el paciente (**Fig. 63-5**). En el futuro se espera que, gracias a la realidad virtual y aumentada, se reemplacen gradualmente las técnicas manuales de diseño de implantes mediante modelos 3D impresos, lo que permitirá realizar procedimientos de planificación más rápidos y precisos.

Durante las intervenciones de traumatología facial, también se deben tomar registros de referencia, que deben ser claramente identificables tanto en el paciente como en el conjunto de imágenes 3D. Una vez cumplidos los requisitos técnicos, la posición del puntero puede visualizarse en el conjunto de datos en la pantalla del sistema de navegación. Esto permite a los cirujanos verificar la realineación de los fragmentos óseos y la posición y ajuste del material de osteosíntesis, incluyendo miniplacas, barras de reconstrucción o mallas de titanio, pudiendo realizar los cambios necesarios durante el mismo acto quirúrgico. Esto evitará exponer al paciente a una segunda intervención o a radiación adicional.

Cirugía de la articulación temporomandibular (ATM)

La cirugía de la articulación temporomandibular (ATM) ha avanzado significativamente en las últimas décadas, especialmente, con la incorporación de tecnologías, que han permitido una planificación quirúrgica más precisa, una ejecución más controlada y un postoperatorio más predecible.

En este campo, la realidad virtual adquiere gran importancia en pacientes menores de 16-18 años, pues con la planificación preoperatoria es posible prever el crecimiento de la mandíbula y cómo deberá adaptarse la reconstrucción autóloga para acompañar el desarrollo de la forma correcta. En la cirugía de distracción, la realidad aumentada también se podrá emplear para la colocación de los distractores y la realización de la osteotomía, de acuerdo con el plan virtualmente establecido.

Su uso también está cada vez más validado en la reconstrucción protésica. Tradicionalmente, las prótesis aloplásticas han sido objeto de controversia, debido a problemas relacionados con la duración del implante y la adaptación a la anatomía del paciente. Sin embargo, los sistemas actuales, se benefician de la planificación virtual y la realidad aumentada, permitiendo a los ingenieros y cirujanos diseñar y ajustar las prótesis de forma específica para cada paciente, asegurar una colocación con una precisión milimétrica y una recuperación funcional y oclusal, reduciendo las complicaciones postoperatorias. La realidad aumentada también permite la validación en tiempo real de la cirugía, pudiendo comparar las imágenes de la planificación virtual preoperatorias con la situación real del paciente, asegurando que la ejecución siga el plan establecido. Esta capacidad de corrección inmediata reduce el margen de error y mejora los resultados clínicos.

A pesar de estos avances, el uso de la realidad virtual y aumentada presenta desafíos técnicos que aún deben ser abor-

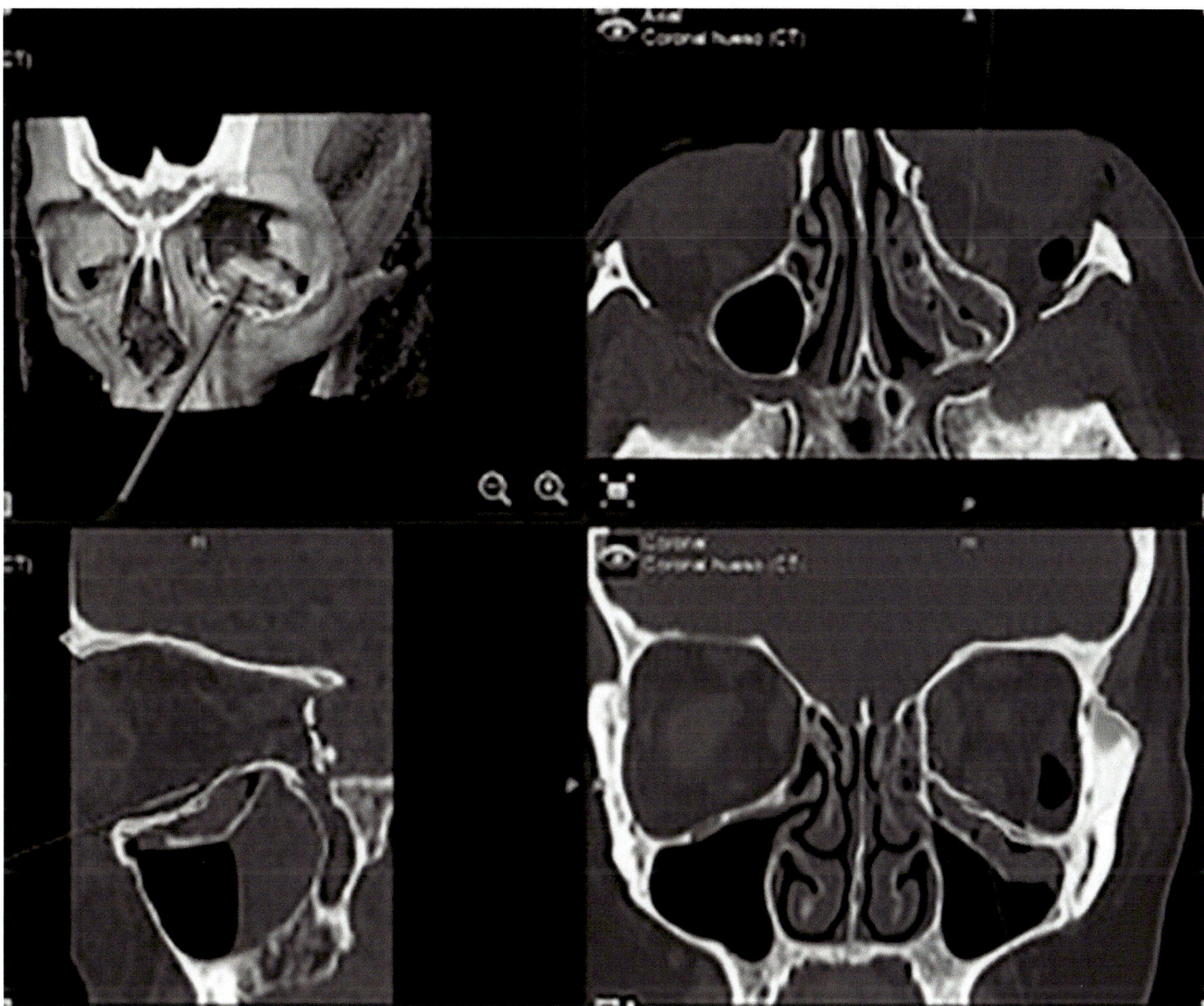

Figura 63-5. Navegación intraoperatoria en reducción de fractura del suelo de la órbita. En amarillo, imagen especular de la órbita contralateral. En rojo, STL del implante.

dados en la patología de la ATM. En la impresión 3D de prótesis, por ejemplo, existe controversia en la literatura sobre la porosidad del material, la densidad, y la distribución para el soporte de cargas, siendo factores pueden influir en la durabilidad y funcionalidad de las prótesis. A medida que continuemos explorando y desarrollando estas herramientas, es probable que la cirugía de la ATM se vuelva aún más segura, eficaz y accesible para los pacientes.

Cirugía oral e implantología

La realidad virtual permite a los cirujanos planificar con exactitud la posición, dirección y proximidad de los implantes a las otras estructuras. Existen varios softwares disponibles para la planificación virtual, que luego se trasladan al campo quirúrgico a través de guías quirúrgicas estáticas o sistemas de navegación dinámica. Esto no solo mejora la precisión quirúrgica, sino que también reduce la probabilidad de complicaciones durante el procedimiento y el postoperatorio. La transferencia estática del plan quirúrgico se basa en el diseño virtual, seguido de la fabricación de una guía quirúrgica mediante diseño asistido por computadora y fabricación asistida por computadora (CAD/CAM). Hay diferentes tipos de guías quirúrgicas según el tipo de soporte: óseo, mucoso o dental. Por otro lado, la navegación dinámica permite el ajuste en tiempo real de la dirección del implante dental durante la cirugía, basándose en la planificación virtual preoperatoria. Una de las principales ventajas de la navegación dinámica es la flexibilidad del cirujano para cambiar la posición del implante, evitando estructuras anatómicas comprometidas que pueden no haber sido detectadas durante la fase de planificación prequirúrgica.

La realidad aumentada permite a los cirujanos una visualización virtual de la posición del implante directamente en el campo quirúrgico. Kivovics ha publicado sus resultados, empleando los sistemas de navegación basados en realidad aumentada, comparables en precisión a los métodos tradicionales, y, en muchos casos, superiores a la cirugía manual sin guía. Se anticipa que estas tecnologías se integrarán aun más con la inteligencia artificial para crear sistemas de planificación quirúrgica totalmente automatizados.

Cirugía maxilofacial pediátrica

La integración de la realidad virtual y aumentada en la cirugía maxilofacial pediátrica ha abierto nuevas posibilidades para la planificación y ejecución de procedimientos complejos, reduciendo los tiempos quirúrgicos, mejorando los resultados y minimizando las complicaciones:

- *Cirugía de la craneosinostosis.* Tradicionalmente, la planificación de estas cirugías se realizaba en dos dimensiones, lo que limitaba la precisión y predictibilidad de los resultados. Sin embargo, con la llegada de la realidad virtual y la planificación tridimensional se pueden llevar a cabo de forma más precisa las osteotomías y la remodelación craneal. Los modelos virtuales del cráneo del paciente se superponen con modelos ideales según la edad.
- *Fisura labio-palatina.* La realidad virtual y la realidad aumentada han mejorado la planificación y ejecución de la osteogénesis por distracción maxilar, permitiendo la integración de dispositivos de distracción interna diseñados a medida. Estos dispositivos, junto con guías de corte impresas en 3D y placas preformadas, permiten realizar una cirugía más precisa y conseguir resultados más predecibles, reduciendo el riesgo de recidivas, debidas a tejidos blandos cicatriciales.
- *Cirugía ortognática y reconstrucción de la articulación temporomandibular (ATM)*
  La cirugía ortognática en pacientes pediátricos con hipoplasia mandibular unilateral o bilateral es a menudo necesaria al final del crecimiento esquelético para lograr una oclusión funcional, armonía facial y aumentar el volumen de las vías respiratorias superiores. En este ámbito, la planificación en 3D ha reemplazado a las técnicas tradicionales en 2D, permitiendo una mejor visualización y predicción de los resultados. La **reconstrucción de la ATM** en pacientes pediátricos es otro campo donde la tecnología ha tenido un impacto significativo. Aunque antes se utilizaban injertos óseos o colgajos microvasculares, en los últimos años ha habido una tendencia creciente hacia el uso de prótesis de ATM personalizadas. Estas prótesis, diseñadas mediante tecnología CAD/CAM, permiten conseguir resultados funcionales y estéticos más predecibles y

estables, evitando al mismo tiempo la morbilidad asociada al sitio donante.

Entrenamiento quirúrgico y educación médica

La realidad virtual no solo tiene aplicaciones en la planificación y ejecución quirúrgica, sino también en el entrenamiento de cirujanos. Proporciona un entorno simulado, donde los residentes pueden interactuar con modelos anatómicos en 3D de manera realista, manipulando objetos con ambas manos, mediante controladores, mejorando la coordinación mano-ojo y la orientación espacial. El uso de estas tecnologías no solo mejora la eficiencia en la adquisición de habilidades, sino que también acelera la curva de aprendizaje. Los residentes que utilizan realidad virtual durante su formación han demostrado un mejor rendimiento en términos de velocidad y precisión en comparación con los que utilizan entornos de simulación tradicionales (Ulbrich, 2023). Otros estudios han evaluado el impacto de una aplicación de entrenamiento quirúrgico inmersivo en realidad virtual, centrada específicamente en la técnica de osteotomía maxilofacial Le Fort I, sobre la autoconfianza y el conocimiento de los residentes quirúrgicos. Los resultados revelaron que los participantes del grupo de estudio, que utilizaron la aplicación de realidad virtual, mostraron niveles significativamente más altos de autoconfianza en comparación con el grupo de control (Wu, 2014). A medida que estas tecnologías continúen evolucionando, es probable que se conviertan en un componente esencial de la educación quirúrgica moderna, mejorando la precisión y los resultados en cirugía (**Fig. 63-6**).

VENTAJAS DE LA IMPLEMENTACIÓN DE LA REALIDAD VIRTUAL Y LA REALIDAD AUMENTADA EN CIRUGÍA MAXILOFACIAL

- **Mejora de la visualización tridimensional**. La realidad virtual permite a los cirujanos "entrar" en un entorno simulado que representa los datos anatómicos en 3D, mejorando significativamente la comprensión espacial.
- **Precisión en la planificación quirúrgica**.
- **Superposición en tiempo real**. La realidad aumentada permite la superposición de planificaciones virtuales sobre el campo quirúrgico, proporcionando una guía visual precisa durante la misma intervención.

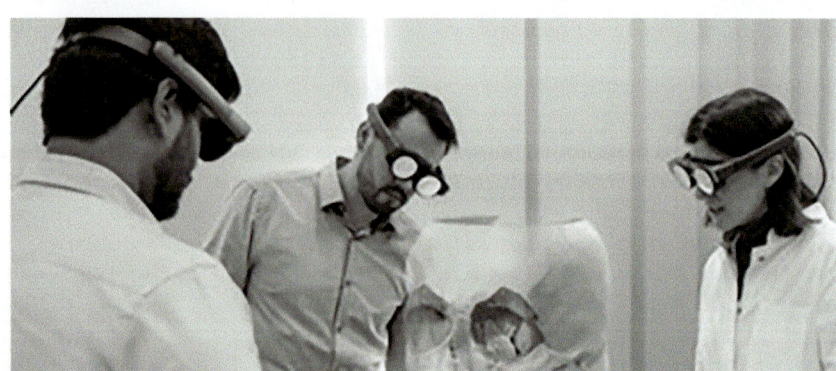

Figura 63-6. El uso de dispositivos de realidad virtual proporciona un entorno simulado, donde los residentes pueden interactuar con un modelo 3D de forma realista. Imagen cedida por Brainlab©.

- **Educación y entrenamiento**. Las tecnologías de realidad virtual y realidad aumentada son herramientas valiosas para la formación de residentes y cirujanos, permitiéndoles practicar procedimientos complejos en un entorno seguro y controlado.
- **Reducción de complicaciones**. Estas tecnologías pueden reducir el riesgo de errores durante la cirugía y mejorar la previsibilidad de los resultados postoperatorios.
- **Personalización de prótesis y guías quirúrgicas**. Permiten la creación de prótesis y guías quirúrgicas personalizadas, con mejor adaptación y funcionalidad para el paciente.
- **Resultados quirúrgicos predecibles**: Planificar la reconstrucción de estructuras faciales con gran precisión, asegurando mejores resultados estéticos y funcionales.

LIMITACIONES DE LA REALIDAD VIRTUAL Y LA REALIDAD AUMENTADA

- **Costo y accesibilidad**. La adquisición y mantenimiento de los sistemas de realidad virtual y realidad aumentada requieren sistemas y softwares de última tecnología, que suelen ser de coste elevado, lo que restringe su aplicación a centros altamente especializados.
- **Efectos secundarios**. El uso prolongado de dispositivos de realidad virtual puede causar efectos secundarios, como, por ejemplo, cinetosis, afectando la comodidad y la concentración del cirujano durante cirugías largas.

- **Necesidad de estandarización**. La falta de protocolos clínicos estandarizados para el uso de realidad virtual y aumentada en COMF limita la adopción generalizada de estas tecnologías y puede llevar a variabilidad en los resultados.
- **Precisión dependiente de la tecnología**. La exactitud de las imágenes y la planificación virtual puede verse afectada por la calidad de las imágenes obtenidas, distorsiones y limitaciones en la capacidad del software para simular la realidad anatómica.
- **Desarrollo de dispositivos**. Aún se necesitan dispositivos más ergonómicos y menos intrusivos para que los cirujanos puedan utilizar estas herramientas cómodamente durante largos periodos sin interrupciones.
- **Investigación y validación**. Aunque hay estudios prometedores, se requieren investigaciones más amplias y controladas para evaluar con claridad los beneficios de estas tecnologías frente a los métodos tradicionales.

FUTURO DE LA REALIDAD VIRTUAL Y AUMENTADA EN CIRUGÍA

El futuro de la realidad virtual y realidad aumentada en cirugía oral y maxilofacial parece prometedor, gracias a los desarrollos continuos en inteligencia artificial y tecnologías de sensores. Estas innovaciones prometen una integración más profunda de la realidad aumentada en procedimientos quirúrgicos en tiempo real y simulaciones más realistas en realidad virtual para la educación médica.

PUNTOS CLAVE

- **Conceptos de realidad virtual y realidad aumentada en cirugía**. La realidad virtual permite la reconstrucción con datos tridimensionales, mejorando la comprensión anatómica y la planificación quirúrgica con un nivel de detalle y precisión superior. La realidad aumentada permite la superposición de imágenes y planificaciones virtuales en tiempo real sobre el campo quirúrgico, mejorando la precisión durante las intervenciones.
- **Aplicaciones en Cirugía Oral y Maxilofacial. Educación médica.** La realidad virtual y aumentada están revolucionando la formación quirúrgica, proporcionando simuladores que replican escenarios clínicos complejos en un entorno seguro. Estas tecnologías permiten a los residentes practicar procedimientos en simulaciones realistas, mejorando sus habilidades técnicas, su capacidad de toma de decisiones y reduciendo la curva de aprendizaje.
- **Desafíos y futuro de la realidad virtual y aumentada**. La necesidad de altos recursos computacionales y gráficos, la limitada accesibilidad de estas tecnologías a centros especializados, y la falta de estandarización en las guías clínicas son obstáculos que deben superarse para aumentar su desarrollo en la práctica clínica.

BIBLIOGRAFÍA

Acero, J, de Leyva, P. Computer assisted surgery and navigation in cranio-orbital resection and reconstruction. In: Innovations and New Developments in Craniomaxillofacial Reconstruction. Madrid: Springer Nature Switzerland, 2021: 96–115.

Bächler R, Paul O, Lorenz K, et al. A Review on Augmented Reality in Dentistry: Potentials and Challenges. Int J Comput Dent. 2020;23(2):145-62.

Battaglia S, Badiali G, Cercenelli L, Bortolani B, et al. Combination of CAD/CAM and Augmented Reality in Free Fibula Bone Harvest. Plast Reconstr Surg Glob Open. 2019 Nov 22;7(11):e2510.

Cárdenas-Serres C, Almeida-Parra F, Simón-Flors AM, et al. Custom CAD/CAM Peek Implants for Complex Orbitocranial Reconstruction: Our Experience with 15 Patients. J Clin Med. 2024;13:695.

HL Chan H, Sahovaler A, Daly MJ, et al. Projected cutting guides using an augmented reality system to improve surgical margins in maxillectomies: a preclinical study. Oral Oncol. 2022 Apr;127:105775.

Kivovics M, Takács A, Pénzes D, et al. Accuracy of dental implant placement using augmented reality-based navigation, static computer assisted implant surgery, and the free-hand method: An in vitro study. J Dent. 2022;119:104070.

Konrad PL, Fong Y. Augmented Reality in the Operating Room: A Review of Current and Future Applications. J Surg Res. 2020;246:181-90.

Li Z, Kang H, Feng H, et al. Augmented Reality for Enhanced Surgical Navigation and Training. IEEE Trans Biomed Eng. 2020;67(8):2263-75.

Mischkowski RA, Zinser MJ, Kübler AC, et al. Clinical and Technical Aspects of Virtual Reality in Maxillofacial Surgery. Br J Oral Maxillofac Surg. 2007;45(3):227-32.

Palter VN, Grantcharov TP. Virtual Reality in Surgical Skills Training. Surg Innov. 2010;17(1):61-8.

Parsons TD, Rizzo AA. Affective Outcomes of Virtual Reality Exposure Therapy for Anxiety and Specific Phobias: A Meta-Analysis. J Behav Ther Exp Psychiatry. 2008;39(3):250-61.

Raspel P, Egger J, Kubin K, et al. The Role of Augmented Reality in Maxillofacial Surgery: From Preoperative Planning to Intraoperative Guidance. Comput Methods Programs Biomed. 2018;162:101-8.

Ranz-Colio Á, Almeida-Parra F, De Leyva-Moreno P, et al. Navigation-guided resection of locally advanced midface malignancies. Does it improve the safety of oncologic resection? Oral Oncol. 2023;143:106455.

Rashad A, Kuhlen TW, Hölzle F, et al. Advantages of a Training Course for Surgical Planning in Virtual Reality for Oral and Maxillofacial Surgery: Crossover Study. JMIR Serious Games. 2023 Jan 19;11:e40541.

Sánchez-Jáuregui E, Baranda-Manterola E, Ranz-Colio Á, et al. Custom made cutting guides and osteosynthesis plates versus CAD/CAM occlusal splints in positioning and fixation of the maxilla in orthognathic surgery: A prospective randomized study. J Craniomaxillofac Surg. 2022 Aug;50(8):609-14.

Shaofeng L, Yunyang L, Bingwei H, et al. Mandibular resection and defect reconstruction guided by a contour registration-based augmented reality system: a preclinical trial. Journal of Cranio-Maxillofacial Surgery. 2023;51:360-8.

Stokbro K, Aagaard E, Torkov P, et. al. Surgical accuracy of three-dimensional virtual planning: a pilot study of bimaxillary orthognathic procedures including maxillary segmentation. Int J Oral Maxillofac Surg. 2016;45:8-18.

Sumer M, Sumer AP, Kulduk ESumer M, et al. Use of Augmented Reality in Maxillofacial Surgery: A Review. Int J Oral Maxillofac Surg. 2020;49(6):693-703.

Ulbrich M, Van den Bosch V, Bönsch A, et al. A virtual training system for maxillofacial surgery using advanced haptic feedback and immersive workbench. Int J Med Robot. 2014 Mar;10(1):78-87.

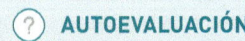

AUTOEVALUACIÓN

Tratamiento quirúrgico de la parálisis facial

64

C. Cuesta Urquía y T. González Otero
Colaboradores: J. Noguera Tomás y Á. D. Moreiras Sánchez

OBJETIVOS

- Conocer e integrar las diferentes opciones reconstructivas del nervio facial en la práctica habitual del cirujano de cabeza y cuello.
- Insistir sobre la importancia del tiempo de evolución de la parálisis facial para su manejo, así como la implicación de una intervención temprana o derivación sin demora a centros especializados.
- Conocer las diferentes herramientas disponibles para crear un plan de tratamiento individualizado adaptado a cada paciente.
- Entender el concepto de doble o triple inervación para optimizar los resultados en parálisis de corta evolución o de doble inervación, en casos de larga evolución, combinando diferentes fuentes nerviosas para mejorar la simetría y funcionalidad facial.
- Coordinar cuidados entre especialistas en otorrinolaringología, neurofisiología, neurorradiología, neurocirugía, oftalmología y rehabilitación para un realizar un enfoque integral en el tratamiento de la parálisis facial.

INTRODUCCIÓN

La parálisis facial (PF) representa un desafío en la cirugía de cabeza y cuello, debido a la complejidad de la expresión facial y el importante impacto emocional y social que tiene en los pacientes. La PF se acompaña de una grave afectación funcional en la competencia palpebral, así como en la competencia labial con escapes al habla y la alimentación.

La cirugía de reanimación facial pretende conseguir una simetría facial tanto en reposo como en movimiento. La sonrisa debería ser lo más natural y espontánea posible, con vectores naturales. Los procedimientos reconstructivos de la PF deben ser bien explicados a los pacientes, incidiendo en los resultados y expectativas desde un punto de vista realista.

La presencia de impulso nervioso y la continuidad del nervio dependerá de la etiología de la PF (Tabla 64-1). Si la causa es desconocida, se deberá realizar un estudio diagnóstico con pruebas de imagen que se detallan más adelante. En las cirugías de la base del cráneo, donde se ve una afectación facial por manipulación y que, por tanto, no implican discontinuidad nerviosa, es controvertido cuándo iniciar un tratamiento quirúrgico de reinervación, ya que la recuperación espontánea va a tener mejor resultado. En estos casos, la edad del paciente, la evolución clínica y el electromiograma definen el momento adecuado, intentando no superar el año de evolución. La PF más frecuente en la infancia es la congénita (presente en el nacimiento), con una incidencia de alrededor de 0,82 por cada 1.000 nacidos vivos. Puede ser aislada o formar parte de un cuadro sindrómico.

El funcionamiento de la musculatura va a depender, principalmente, del tiempo de evolución y del grado de denervación. Después de la denervación, la masa muscular se divide a la mitad en dos semanas. Las fibras musculares disminuyen su tamaño rápidamente en los 120 días después de la denervación, estilizándose a partir de ese momento. En general, la musculatura facial mantiene su potencial de funcionamiento de 6 meses a 2-3 años después del inicio de la parálisis facial. Esta frontera en la recuperación muscular marca el límite en la indicación de las cirugías de reinervación. Actualmente, se

Tabla 64-1. Etiologías más frecuentes de la parálisis facial con indicación quirúrgica reconstructiva
Etiologías más frecuentes de Parálisis facial con indicación quirúrgica
Traumático
Tumores de parótida
Tumores de ángulo pontocerebeloso
Schwanoma vestibular
Iatrogenia
Secuelas Síndrome de Ramsay Hunt
Cirugías de base de cráneo
Parálisis facial congénita (Síndrome de Moebius)

recomienda realizar estas técnicas lo antes posible y, preferiblemente, antes de los 12 meses de evolución de parálisis facial, asegurando un número suficiente de placas motoras viables para una respuesta axonal. Por eso es fundamental una anamnesis exhaustiva y conocer la historia de la enfermedad, así como la cronología de su instauración. Otros factores que deben tenerse en cuenta al plantear la cirugía son la edad, la situación basal del paciente, el estado de los tejidos blandos, el pronóstico de la enfermedad y las cirugías previas para conocer la posibilidad de obtener injertos nerviosos a distancia. La colaboración posquirúrgica en la rehabilitación también debe ser evaluada desde el inicio (**Fig. 64-1**).

La exploración física se acompaña de clasificaciones desde el punto de vista funcional para permitir la comunicación entre profesionales y el seguimiento. Con ellas se consigue determinar de qué punto parte el paciente y como va evolucionando con el tratamiento. La más conocida es la escala de House Brackman (**Tabla 64-2**). Es difícil que, quirúrgicamente, se consiga una funcionalidad mayor de la que marca el estadio III de la escala House Brackman. Por ello, cuando los pacientes tienen poco rango de mejora se consideran no candidatos a cirugía. Otras escalas utilizadas son las descritas por Sunnybrook o la escala eFace. Es evidente que hoy en día, dada la alta accesibilidad, la exploración de un paciente con parálisis facial debe acompañarse de una grabación en vídeo en movimiento y unas fotos en reposo.

Las pruebas complementarias tienen dos cometidos. En primer lugar, las pruebas radiológicas son necesarias para conocer el diagnóstico de discontinuidad del nervio facial o descartar una posible causa subyacente. El nervio facial puede estudiarse por radiólogos expertos según la sospecha clínica en todo su recorrido intracraneal. En la mayoría de las situaciones con PF sin filiar se realiza un estudio radiológico de tomografía computarizada (TC) y resonancia magnética (RM). Se estudiará su porción en el sistema nervioso central, en el ángulo pontocerebeloso y en el canal auditivo interno mediante RM con contraste. En caso de espasmos hemifaciales se empezará también el estudio con una RM. Una TC de los huesos peñascos en cortes finos (0,3-0,5 mm de espesor de corte) descarta un origen laberíntico, timpánico o mastoideo de la afectación. Si existe un antecedente de fractura de base de cráneo o traumatismo, se solicitará una TC. Por último, la parálisis de Bell y el síndrome Ramsay Hunt no requieren pruebas de imagen si están claramente identificados.

En segundo lugar, el electromiograma (EMG) permite valorar la función central, periférica y autónoma del sistema nervioso, mediante registro de la acción muscular y su respuesta tras diferentes estímulos. Es útil para conocer la reversibilidad de la parálisis. En lesiones agudas, el primer EMG puede realizarse un mes después de la lesión; en una segunda prueba, a los 3 meses, podremos objetivar fenómenos de reinervación. Los controles posteriores deben espaciarse, al menos, 3-4 meses. Los potenciales polifásicos indican que el nervio se está recuperando. Los potenciales fibrilares indican, por el contrario, que no hay recuperación nerviosa. En el EMG debe explorarse, además del grado de afectación de la

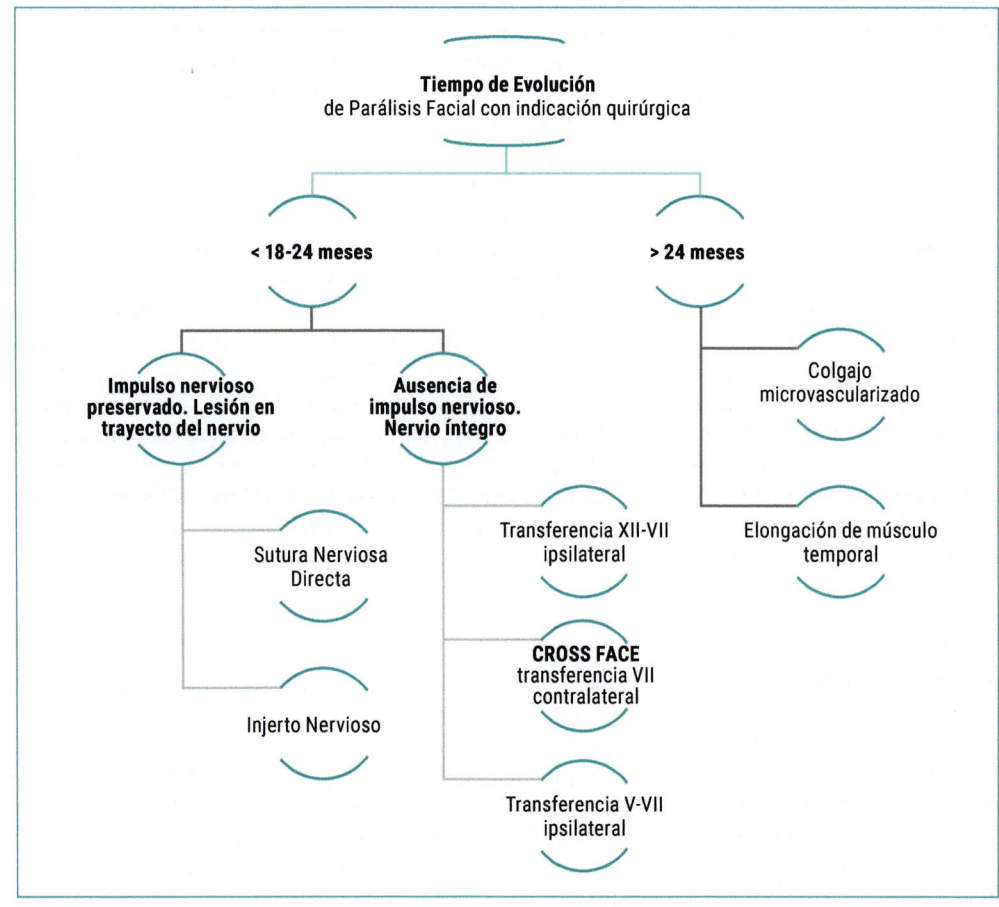

Figura 64-1. Algoritmo de tratamiento usado en El Hospital Universitario La Paz.

Tabla 64-2. Escala de House-Brackman

Estadio	Global	Frente	Ojo	Boca	Sincinesias
I	Normal, motilidad conservada				
II	Debilidad notable al movimiento. Tono y simetría en reposo normales	Buena a Moderada	Cierre completo con mínimo esfuerzo	Asimetría mínima en movimiento	Mínimas
III	Paresia generalizada	Leve a Moderados	Cierre completo con esfuerzo	Ligera debilidad al máximo esfuerzo	Existentes y/o aumento de tono muscular
IV	Debilidad obvia o asimetría desfigurativa. Asimetría en reposo	Paresias	Cierre incompleto	Asimetría al esfuerzo	
V	Movimientos apenas perceptibles	Parálisis		Movimientos incompletos	
VI	Sin movimiento				

musculatura facial del lado afectado, la viabilidad de los nervios hipogloso y maseterino ipsilaterales a la parálisis y la función facial contralateral, información necesaria a la hora de decidir posibles transferencias nerviosas, teniendo en cuenta que en estos pacientes puede existir afectación de varios pares craneales. El escenario ideal para indicar una cirugía de reinervación es una fibrilación estable de potenciales a lo largo del tiempo, ya que indica denervación, pero persistencia de tono muscular.

El estudio y la interpretación de estas pruebas conllevan que el tratamiento de la parálisis facial precise un enfoque multidisciplinar y especializado. Por eso, la creación de Unidades Especializadas de Parálisis Facial es la evolución natural en los centros que traten esta patología con frecuencia.

Tras un estudio completo inicial podemos dividir a los pacientes en tres grupos:

- **< 18 meses de evolución con impulso preservado:** indican un daño del tronco o ramas principales del nervio facial, normalmente, asociado a interrupción por cirugía o tumores. Se debe resolver la interrupción con neurorrafia directa o, en casos de mucha tensión entre los cabos, se puede interponer un injerto nervioso. El pronóstico es mejor cuanto más temprana sea la neurorrafia. Cuando la neurorrafia o el injerto se hace pasados 6 meses de la lesión nerviosa, para obtener resultados óptimos, habitualmente, ha de asociarse a la transferencia del maseterino facial ipsilateral, es decir, debemos recurrir a la potenciación mediante doble inervación.
- **< 18-24 meses sin impulso ipsilateral:** suelen ser casos de lesiones intracraneales donde no hay interrupción del trayecto del nervio facial en su porción petrosa ni sus ramas extracraneales. Estos casos van a requerir el aporte del impulso nervioso desde el lado contralateral sano o a través de otros nervios ipsilaterales (hipogloso, maseterino) a las ramas distales que están preservadas. Las transferencias nerviosas se hacen desde el facial contralateral sano a ramas distales preservadas tanto cigomáticas como orbiculares. Como alternativa o en combinación se puede potenciar

desde otros nervios motores, como el hipogloso o maseterino ipsilaterales al tronco o ramas proximales. Lo ideal es realizar las transferencias lo antes posible, idealmente antes de los 12 meses de evolución.
- **> 24 meses de evolución:** si no existiera musculatura funcional, se debe sustituir tanto la función muscular dinámica como la estática. Los tratamientos dinámicos (sobre todo, orientados a la cirugía de la sonrisa) incluyen los colgajos microvascularizados. Como se comentará en detalle más adelante, se pueden realizar reconstrucciones en un solo tiempo quirúrgico, neurotizando el colgajo libre con inervación simple por transferencia maseterina o, mediante doble inervación con neurotización contralateral con injerto cruzado del nervio sural, potenciando, además con transferencia maseterina. Las cirugías en dos tiempos consisten en un primer tiempo (colocación de injerto cruzado) y en un segundo tiempo (colocación de colgajo libre muscular con también opción de inervación simple o doble). En pacientes no candidatos a reconstrucciones microvascularizadas se utilizan las transposiciones musculares locales como soluciones dinámicas. Los tratamientos estáticos mejoran la simetría y disminuyen las secuelas funcionales. En estos se incluyen las tiras tarsales, pexias de tejidos, pesas de oro o platino e injerto de fascia lata entre otros. Pueden ser complementarios a los procedimientos dinámicos o usarse como tratamiento único. Estos procedimientos se detallarán más adelante.

PARÁLISIS FACIAL DE CORTA EVOLUCIÓN (< 18-24 MESES)

Impulso nervioso conservado

Cualquier cirujano de cabeza y cuello debería dominar los principios de reparación aguda del nervio facial, ya que la sección iatrogénica o por heridas traumáticas son causa frecuente de parálisis facial y requieren una atención temprana, siendo su restauración inmediata el *gold standard*.

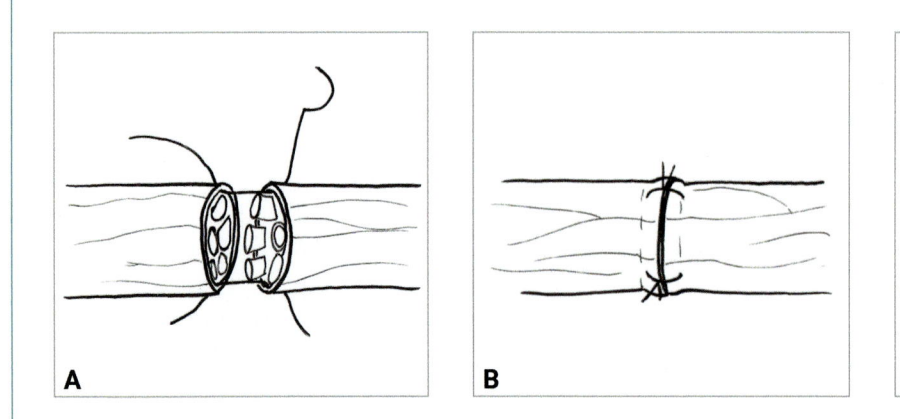

Figura 64-2. Dibujos explicativos de neurorrafia. **A:** sutura epineuro; **B:** alineación cabos sin tensión; **C:** Sutura asistida por vaina.

Reconstrucción inmediata: neurorrafia primaria

La neurorrafia primaria es un procedimiento microquirúrgico que implica la sutura directa de dos extremos nerviosos tras la sección del nervio facial por un traumatismo o por una resección tumoral de pequeño tamaño. El éxito de la sutura va a depender de la tensión entre cabos y del tiempo de evolución. Las ramas distales del nervio facial más mediales a la línea pupilar son prácticamente imposibles de encontrar por su estrecho diámetro (**Fig. 64-2**).

Se emplea un hilo de sutura monofilamento de calibre 9-10/0, adaptándose al tamaño de la rama nerviosa. Es crucial que los extremos nerviosos queden alineados de manera precisa y que la sutura se realice sin tensión y sin colapsar los extremos entre sí. Utilizando un aumento adecuado, es posible distinguir los fascículos que conforman una fibra nerviosa, los cuales deben ser tratados con extremo cuidado para evitar dañarlos o atravesarlos con la aguja. En este procedimiento se sutura el epineuro de ambos extremos nerviosos, utilizando el menor número de puntos suficientes para mantener los fascículos nerviosos alineados sin herniación del contenido axonal. Para reforzar y estabilizar la sutura se puede aplicar un sellado de fibrina (Tissucol®). El Tissucol® se puede mantener con el propio contraste durante un minuto alrededor de la sutura para aumentar la estabilidad del sellado. En las suturas intrapetrosas dos puntos son suficientes. Algunos autores defienden el uso exclusivo de Tissucol® en casos favorables sin tensión. Existen también dispositivos cilíndricos sintéticos o biológicos, en los que se introducen los dos cabos para asegurar una aposición sin tensión ni excesiva compresión. Los resultados serán visibles en los primeros meses siguientes a la cirugía.

Injertos nerviosos de interposición (cable graft): nervio auricular mayor, nervio sural

En los defectos de nervio facial más extensos, que no permiten una neurorrafia primaria sin tensión, pero dónde se pueden localizar los cabos nerviosos, se usan injertos de nervio que puenten el defecto, uniendo el tronco del nervio facial ipsilateral a las ramas faciales distales que inervan la muscu-

latura. La exéresis de tumores parotídeos, los procesos oncológicos cutáneos, las malformaciones vasculares o las lesiones temporales son ejemplos clásicos de la utilización de este sistema.

El nervio auricular mayor, ipsilateral o contralateral, según su disponibilidad, es el más frecuentemente utilizado, aporta un trayecto de hasta 6 cm y permite la reconstrucción de la mayor parte de las ramas del nervio facial por su ramificación intrínseca y por la posibilidad de *splitting* o desdoblamiento. Se posiciona su tronco en la porción proximal y se aprovechan sus ramas para la reinervación de las ramas distales del nervio facial. Para localizar el nervio auricular mayor se realiza un abordaje de ritidectomía con descarga posterior, localizando el nervio superficial a la fascia del músculo esternocleidomastoideo. Como secuela, los pacientes refieren hipoestesia del lóbulo bien tolerada.

El nervio sural se obtiene de la pierna con dos o tres incisiones horizontales escalonadas o una sola vertical retromaleolar si se utiliza el endoscopio. No se deben realizar incisiones longitudinales, dado el resultado poco estético postoperatorio. En general, se obtiene una longitud ≥ 15 cm (**Fig. 64-3**). El sural es un nervio grueso susceptible de desdoblarse completamente en dos fascículos, obteniendo dos injertos, al abordar una sola pierna. Se debe marcar el cabo distal del nervio, que se suturará en la porción proximal del nervio facial, evitando así la dispersión de los axones en crecimiento por las ramas del sural (*sprouting*) (**Fig. 64-4**). Tras la cirugía, los pacientes presentan hipoestesia en la región posterolateral del pie, por lo general, bien tolerada. Existe un riesgo bajo de lesionar en profundidad el nervio peroneo que produce un pie caído. Dentro de estas opciones reconstructivas, la longitud del injerto nervioso debe ser la más corta, pero la más viable y segura posible.

Impulso nervioso no conservado

La transferencia nerviosa está indicada en los casos en los que el segmento proximal del nervio facial está comprometido o es inaccesible (ejemplos: neurinomas del acústico y tumores parotídeos con infiltración perineural proximal). Se aportará el impulso a las ramas distales del nervio facial afectado

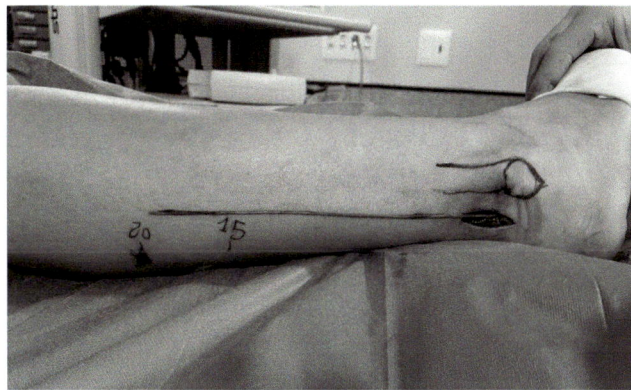

Figura 64-3. Fotografía intraoperatoria del nervio sural. En este caso, obtención con endoscopio e incisión auxiliar proximal para neurotomía proximal.

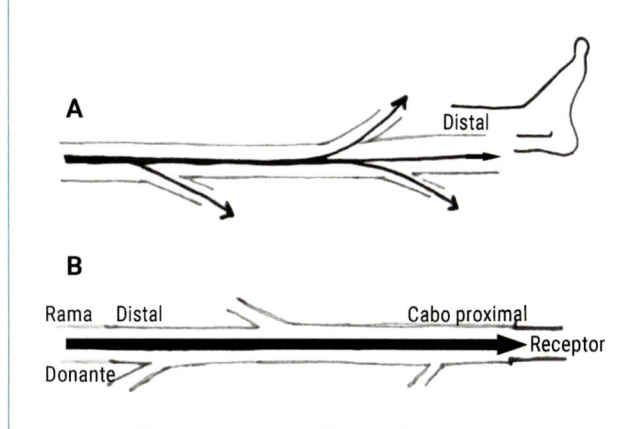

Figura 64-4. A. Fenómeno de dispersión axonal (*sprouting*) en caso de utilizar el injerto en su orientación original. **B.** Colocación invertida de injerto del nervio sural para evitar la dispersión axonal.

mediante transferencia del nervio maseterino (V par), nervio hipogloso (XII) o desde el nervio facial del lado contralateral (VII) a través de un injerto nervioso cruzado (**Tabla 64-3**).

Transferencia hipogloso: XII-VII

Consiste en la disección por parte del otorrinolaringólogo del nervio facial en su porción ósea y descenso del cabo distal del tronco hasta el nervio hipogloso. Se realiza una neurorrafia extratemporal a nivel cervical hemitérmino-terminal XII-VII (**Fig. 64-5**). En algunos casos puede ser necesario un injerto nervioso intermedio (*jump anastomosis*). La transferencia del nervio hipogloso ha sido criticada por las secuelas postoperatorias en el habla y motilidad lingual con hemiatrofia lingual, ya que se realiza la sección del nervio proximal a la rama descendente del nervio hipogloso. Sin embargo, estas complicaciones aparecen solo en el sacrificio completo del nervio XII. Hoy en día, se utiliza una variación técnica mediante una sección parcial del nervio hipogloso, que permite una neurorrafia hemitérmino-terminal al tronco del nervio facial. Esta modificación conserva la función lingual en casi prácticamente la totalidad de los casos, aportando una sonrisa social aceptable cuando el paciente presiona la lengua contra los dientes. Es la transferencia nerviosa que aporta mayor tono muscular en reposo; su efecto es notable a los 5-6 meses de la intervención con recuperación de la simetría en reposo y aparición del surco nasogeniano. En este momento se puede iniciar la rehabilitación para conseguir entrenar la sonrisa.

Cuando se realiza esta técnica de forma aislada, se recomienda un electromiograma postquirúrgico a los 12 meses de la intervención.

Transferencia maseterina: V-VII

La reinervación del nervio facial también se puede realizar a partir del nervio maseterino, rama motora del V par craneal, que aporta una función nerviosa potente y permite una sonrisa voluntaria. Su localización es predecible (3 cm anterior al trago y 1 cm inferior al arco cigomático, 1,5-2 cm en profundidad del músculo masetero) (**Fig. 64-6**) y su sacrificio no conlleva secuelas notables. Puede producir una disminución leve en la fuerza de masticación. Se explora su viabilidad en el preoperatorio, pidiendo al paciente que apriete las muelas y notando la contracción del músculo masetero. Su función debe ser corroborada con un electromiograma. La transferencia V-VII aporta a los pacientes una excursión de la comisura, al apretar los dientes, con una tasa de éxito del 95 %, que, con rehabilitación, puede parecer espontánea. La sonrisa resulta de un movimiento más intuitivo que mover la lengua. Sin embargo, esta técnica aporta poco tono en reposo.

Es una opción reconstructiva muy versátil y tiene indicación en los dos grupos de pacientes con parálisis facial. En pacientes con una parálisis facial de más de 6 meses de evolución: doble inervación junto a neurorrafia primaria. Pará-

Tabla 64-3. Esquema de ventajas e inconvenientes reconstructivas de transferencia nerviosa. En oscuro beneficios sumatorios de la triple inervación

Transferencia Nerviosa	N. Hipogloso	N. Maseterino	N. Facial Contralateral (Cross Face)
Tono	↑	↓	↓
Excursión comisural	+/–	↑	+/–
Sonrisa emocional	↓	Automatización	↑
Parpadeo	–	–	↑

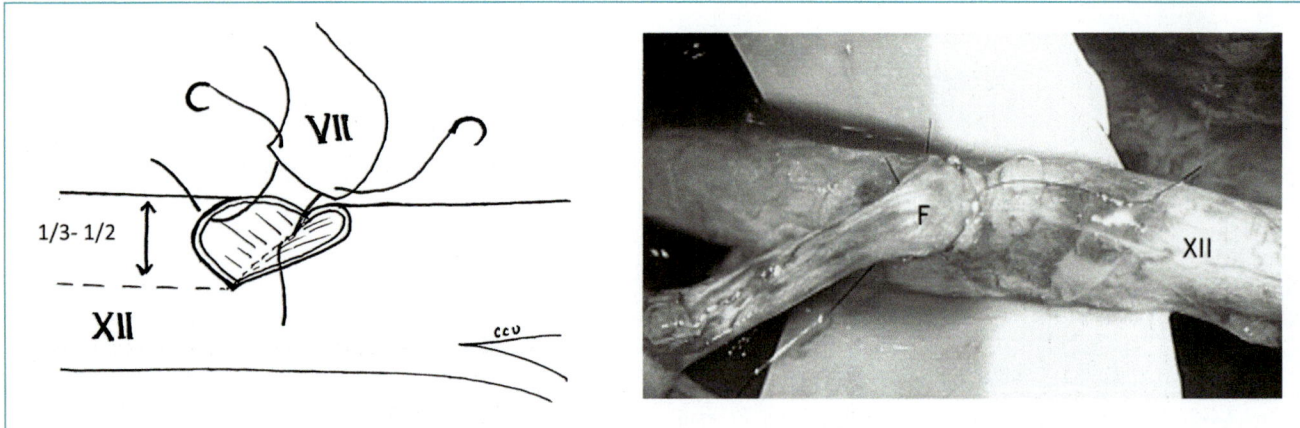

Figura 64-5. Esquema y fotografía intraoperatoria de neurorrafia extratemporal a nivel cervical hemitérmino-terminal XII-VII.

lisis faciales de largo tiempo de evolución rehabilitadas con trasplante del músculo gracilis con doble inervación, usando dos impulsos nerviosos distintos, el facial contralateral, a través del injerto cruzado, y el maseterino ipsilateral. Incidiremos en este concepto más adelante.

Cross face

En pacientes con parálisis facial sin impulso ipsilateral, la única opción de recuperar una sonrisa espontánea, emocional, es decir, una sonrisa no voluntaria y un cierre palpebral adecuado, es mediante la transferencia del impulso del nervio facial sano contralateral a las ramas distales del nervio facial paralizado.

Esto se consigue mediante la técnica denominada *cross face*, donde un injerto cruzado de nervio sural conduce el impulso del lado sano de la cara al lado paralizado. Implica el sacrificio de ramas sanas contralaterales a la parálisis. Esta técnica requiere una habilidad quirúrgica superior a las anteriores, ya que la correcta identificación de las ramas en el lado sano es primordial. A través de una incisión preauricular de Blair se deben localizar todas las ramas distales del lado sano y sacrificar las ramas bucales y/o cigomáticas, y orbiculares palpebrales, conservando otras ramas con suficiente fuerza contráctil para mantener la función del lado sano. Las ramas se eligen intraoperatoriamente, comparando su efecto por estimulación eléctrica. El injerto usado más frecuentemente es el nervio sural, que se pasa por el fondo de vestíbulo del labio superior hasta el lado contralateral. Se pueden inervar ramas orbiculares palpebrales y ramas bucales con dos injertos independientes, tras *splitting* del nervio sural. La reinervación muscular implica el tiempo de crecimiento axonal desde el núcleo neuronal hasta la placa motora a lo largo del injerto cruzado de nervio sural, que tarda entre 6 y 8 meses. Esta técnica tiene el resultado más natural, ya que permite una sonrisa emocional espontánea y un adecuado cierre palpebral sin necesidad de pesas, sin embargo, tiene una mayor tasa de fracaso (20-30 %) debido a la baja carga axonal de las ramas seccionadas. La ventaja es que los movimientos logrados en el lado paralizado son espontáneos y coordinados con el contralateral, por lo que no requieren rehabilitación específica.

En pacientes con paresia se puede realizar una cirugía con acción potenciadora del impulso. Se trata de una neurorrafia término-terminal del lado sano y término-lateral a las ramas distales del lado afectado, que tienen cierta función y no deben ser cortadas completamente. Esta variante se utiliza también como cirugía profiláctica, en pacientes donde se prevé el sacrificio del nervio facial, no de forma urgente, como puede ser en resección de malformaciones vasculares o tumores en base de cráneo de crecimiento lento.

Concepto de doble y triple inervación

Terzis introdujo el procedimiento denominado *baby sitter*, que supuso una revolución en el tratamiento de los pacientes con parálisis facial de 6 meses a 2 años de evolución, donde la musculatura facial todavía no se había atrofiado. En pacientes con tiempo de evolución prequirúrgico de parálisis facial mayor de 6 meses, la espera intrínseca que supone el cross face ponía en riesgo una atrofia de la musculatura facial. El baby sitter consiste en utilizar el impulso de la transferencia XII-VII o V-VII para mantener el tono hasta que llegue el impulso contralateral a través del cross fase, que aportará el componente emocional. Esta práctica de suma de técnicas se ha extendido a todos los casos de cirugía rehabilitadora de nervio facial. Según las necesidades del paciente, de forma individualizada, se decide combinar las técnicas disponibles aprovechando los beneficios de cada una de ellas (**Tabla 64-3**). Al concentrar dos aportes nerviosos, hablamos de doble inervación. Si utilizamos tres impulsos de diferente origen hablamos de triple inervación. Por ejemplo, en un paciente oncológico, que necesita mastoidectomía y el injerto nervioso va a ser muy largo, el enfermo se va a beneficiar de una transferencia maseterina a una rama bucal, mejorando así la excursión de la comisura al sonreír. Si juntamos las ventajas de cada una de las transferencias nerviosas que podemos realizar en un mismo paciente, podemos obtener un resultado lo más parecido a la normalidad: buen tono facial y simetría en reposo gracias al hipogloso, una buena excursión de la comisura, gracias al maseterino, y un buen cierre palpebral y sonrisa emocional, gracias al facial contralateral. Las diferentes técnicas pueden realizarse en una primera y única cirugía, que

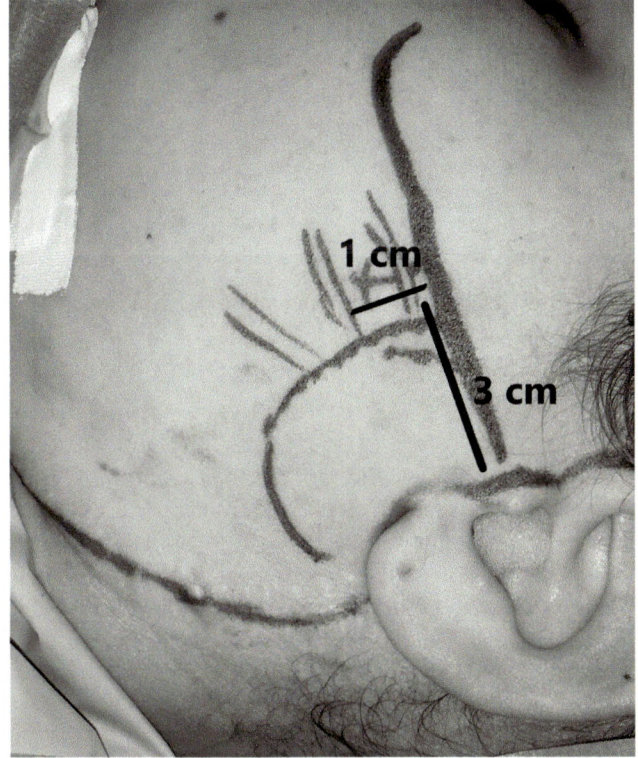

Figura 64-6. Marcajes para la localización del nervio maseterino.

es a lo que se tiende actualmente, aunque el tiempo quirúrgico sea largo, o bien en tiempos quirúrgicos diferentes, si la primera opción no es factible o existen otros condicionantes. En cualquier caso, cada paciente debe ser valorado individualmente por el equipo multidisciplinar antes de tomar una decisión.

PARÁLISIS FACIAL DE LARGA EVOLUCIÓN (> 24 MESES)

En pacientes con parálisis facial de larga evolución (> 2 años de evolución), los colgajos microvascularizados y las transposiciones musculares locales son las opciones terapéuticas dinámicas disponibles. Ninguna de las dos es la solución ideal para la restitución de una sonrisa natural. Esto se debe a que solo producen movimiento en un vector en contraposición al movimiento de la cara no paralizada, donde, para sonreír, existen cinco músculos elevadores del labio superior y dos depresores.

Técnica microquirúrgica: autotrasplante del músculo gracilis

El trasplante del músculo gracilis libre, respecto a otros músculos donantes (pectoral menor, recto abdominal, dorsal ancho, recto femoral, serrato anterior, etc.), es muy utilizado debido a su mínimo impacto en el sitio donante. Requiere neurotización, que, tradicionalmente, se realizaba mediante un injerto nervioso cruzado en dos tiempos quirúrgicos y aunque es capaz de producir una sonrisa espontánea, muestra altas tasas de fallo (30-50 %), especialmente, en pacientes

mayores, debido a la detención del crecimiento axonal dependiente de la longitud del injerto.

Se debe estudiar de forma prequirúrgica el lecho receptor, evaluar la disponibilidad de vasos faciales para la anastomosis (en caso de vaciamiento cervical previo pueden estar ausentes la arteria y vena faciales), y es importante tener en cuenta comorbilidades que puedan complicar la cirugía. Los pacientes radiados deben ser seleccionados con precaución. Los pacientes no deben estar consumiendo productos de nicotina y se debe presionar a los pacientes con obesidad mórbida a perder peso antes del procedimiento. Deben elegirse pacientes jóvenes (Zucker recomienda no realizar estas técnicas en mayores de 60 años) o niños mayores de 6 años colaboradores que además estén concienciados en la rigurosa rehabilitación posterior. Las principales indicaciones de colgajo gracilis en pacientes con parálisis facial son: parálisis facial congénita, parálisis facial flácida de larga evolución y parálisis facial no flácida sin inervación de los músculos de la sonrisa. Para pacientes con parálisis no flácida de larga evolución se deben considerar otras opciones de tratamiento, como los ejercicios de rehabilitación muscular, denervación química, procedimientos de miectomías selectivas o transferencias nerviosas.

Primer tiempo: injerto cruzado

Se realiza como cirugía ambulatoria bajo anestesia general. Se utiliza la intubación nasotraqueal para evitar la distorsión del vector de la sonrisa durante la selección del nervio donante. Durante esta etapa se localizan mediante una incisión preauricular, medialmente a la parótida las ramas bucales y cigomáticas del nervio facial sano. Posteriormente, con ayuda de un neuroestimulador se seleccionan solo aquellas que movilizarán el labio superior, descartando las que produzcan contracción de la musculatura periocular. Evitar la parálisis facial iatrogénica del lado sano es crucial. Simultáneamente, se obtiene el injerto de nervio sural. Se realiza una neurorrafia términoterminal entre el cabo proximal de la rama del nervio facial (lado sano) y el distal del injerto nervioso, de manera que la regeneración axonal va de distal a proximal del injerto. El injerto nervioso se pasa en el plano subcutáneo, hasta el fondo de vestíbulo de labio superior mediante una incisión intraoral, y desde ahí al lado contralateral. Para este procedimiento solemos emplear el *endocloser* (**Fig. 64-7**). Se deja el injerto nervioso en un plano submucoso. El cabo contralateral se marca con material sintético no reabsorbible para facilitar su posterior localización (**Fig. 64-9A**). Es importante indicar a los pacientes que, durante los procedimientos dentales, deberán evitar la inyección de anestésico local en el fondo del vestíbulo premaxilar para evitar la punción del injerto nervioso.

Segundo tiempo: colgajo libre del músculo gracilis

La reconstrucción con músculo gracilis se lleva a cabo 6-9 meses después de la primera fase del tratamiento. Al igual que en el primer escenario, se utiliza anestesia general y se evitan los relajantes musculares para facilitar la monitorización nerviosa.

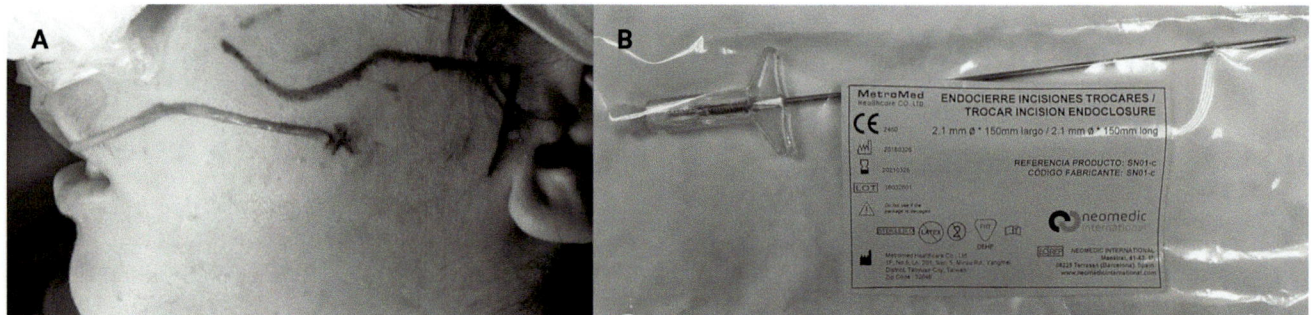

Figura 64-7. Fotografías intraoperatorias de reinervación con injerto de nervio sural cruzado. **A.** Trayecto que llevará el injerto cruzado de nervio sural en lado paralizado de la cara. **B.** *Endocloser*: se fija el injerto nervioso a su punta y permite el paso del injerto nervioso por un plano subcutáneo.

El músculo gracilis se obtiene del lado ipsilateral de la parálisis del paciente. Mediante una incisión en la cara medial del muslo, se localiza el músculo gracilis (entre los músculos *aductores magnus* y *longus*) y su pedículo vasculonervioso, que consta de los vasos aductores y de la rama para el músculo gracilis del nervio obturador. Se diseca la parte más anterior para obtener una porción del músculo de 3 cm de anchura y una extensión longitudinal en función de la distancia desde el modiolo/labio a la región temporal (**Fig. 64-8**). Las medidas se determinan específicamente en cada caso. Los cortes del fragmento muscular los realizamos con el bisturí armónico para hemostasia, mejor sellado y anclaje de las suturas.

Mediante una incisión preauricular de ritidectomía se expone toda la hemicara paralizada habitualmente con extensión submandibular o bien abordaje de Risdon aislado y tunelización por el plano supra-SMAS para exponer la arteria y vena faciales y anastomosar el pedículo vascular. No sería necesario en el caso de querer utilizar los vasos temporales superficiales.

El nervio obturador, clásicamente, se sutura de forma término-terminal al cabo distal del cross face. Un enfoque más reciente y prometedor es la técnica de doble inervación, que utiliza el nervio masterino además del injerto cruzado. Se divide el nervio obturador en dos fascículos (**Figs. 64-9B** y **C**). Un fascículo del nervio obturador recibirá el impulso contralateral a través del injerto nervioso posicionado en la primera cirugía cerca del surco nasogeniano. El otro cabo

recibirá un impulso potenciador desde el nervio masterino. Ambas neurorrafias serán término-terminales.

El patrón de neurotización del músculo gracilis condiciona su posicionamiento final en el lecho quirúrgico. En los casos de inervación única por el injerto cruzado se rota el músculo 180º, dejando la entrada de vasos y nervio obturador en la cara superficial y lo más cercanos a la comisura, acortando así al máximo la longitud de injerto nervioso. En casos de inervación masterina simple o combinada, se prioriza la cercanía del nervio obturador al nervio masterino, manteniendo el músculo gracilis en su posición natural con la salida de los vasos por su cara profunda (**Fig. 64-9B**). Finalmente, los extremos del músculo se aplanan con suturas continúas cinchadas de *vicryl*, que se anclan con sutura no reabsorbible al labio superior y labio inferior, y la parte intermedia, al modiolo. Se fija el extremo opuesto del músculo al cuerpo del cigoma, SMAS o fascia temporal en la dirección que precise según el análisis previo de la sonrisa. La revascularización meticulosa y el control con Doppler postoperatorio son fundamentales para asegurar la viabilidad del colgajo.

Esta técnica de doble inervación mantiene la fiabilidad de los procedimientos impulsados por el nervio masetero (95 %), beneficiándose de la espontaneidad de la sonrisa impulsada por el cross face. En nuestra experiencia, los pacientes con doble inervación empezarán a ver movimiento a partir de los 4-6 meses del segundo tiempo quirúrgico, alcanzando su máximo a los 12-18 meses. Adicionalmente, durante el segundo tiempo quirúrgico, se puede incorporar una técnica de simetrización estática inmediata con fascia lata para definir el surco nasogeniano, especialmente, si este ya está presente en el lado sano.

Se debe informar a los pacientes que en muchas ocasiones pueden ser necesarios nuevos procedimientos quirúrgicos para retoques estéticos, como, por ejemplo: reducir el volumen muscular final, especialmente cuando se usa el masterino; posicionamiento y dirección de vectores; pérdida de anclaje; modificaciones en relación con el crecimiento facial, etcétera.

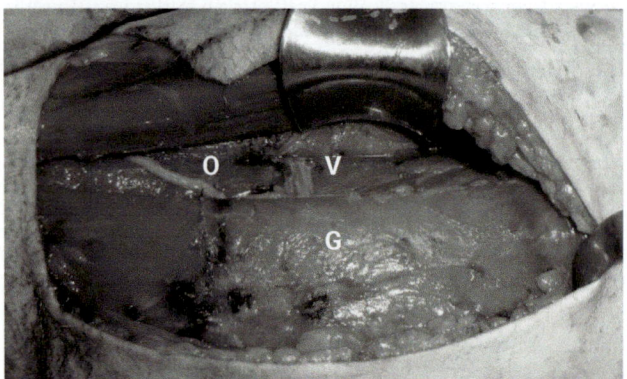

Figura 64-8. Fotografías intraoperatorias de disección del músculo gracilis izquierdo. **G:** músculo gracilis. **O:** nervio obturador. **V:** pedículo vascular.

Trasposición muscular local. Técnica de Labbé: elongación del músculo temporal

Estos procedimientos se recomiendan habitualmente para pacientes de más de 60 años con un pronóstico de vida limi-

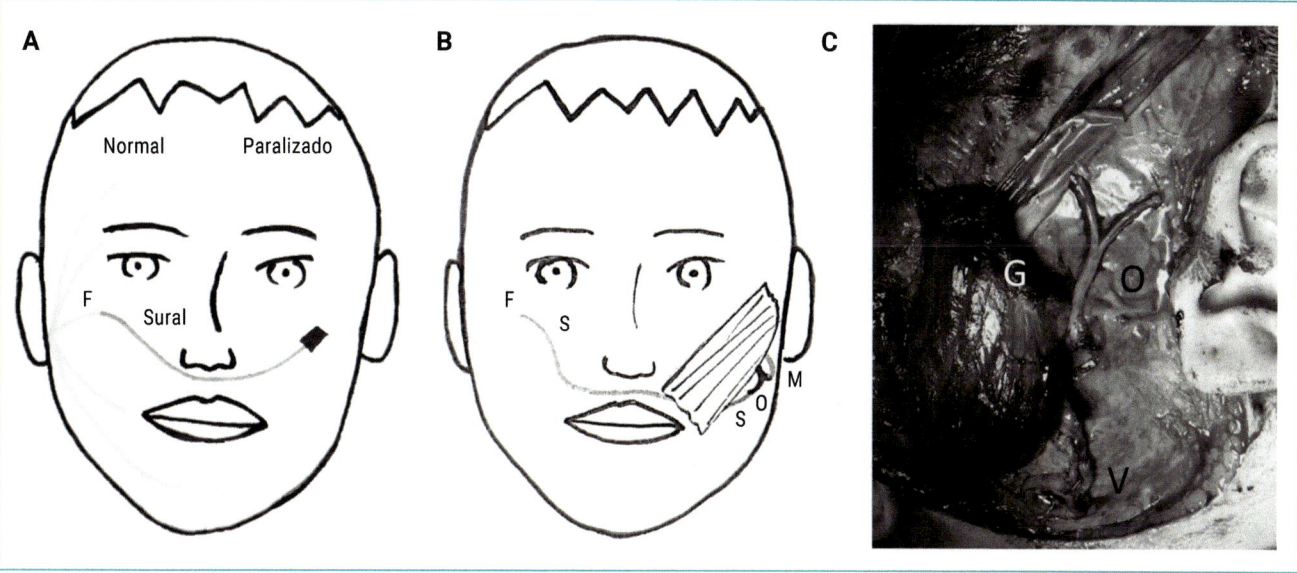

Figura 64-9. Esquema de *cross face* con colgajo de gracilis en dos tiempos para parálisis de larga evolución. **A.** Primer tiempo. Localización de ramas donantes en lado sano y colocación de injerto sural (S) marcado en el extremo distal para su localización posterior. **B.** Segundo tiempo. Doble inervación mediante injerto cruzado de nervio sural (S) y potenciación por transportación del nervio maseterino (M). Nervio obturador (O) lo más próximo al nervio maseterino y dividido en dos fascículos. **C.** Fotografía intraoperatoria de colgajo libre de músculo gracilis (G). Segundo tiempo quirúrgico de reconstrucción de parálisis facial en un caso con doble inervación. Se muestra el nervio obturador sobre contraste (O) dividido en dos fascículos previa neurorrafia a injerto de nervio sural y nervio maseterino. Anastomosis del pedículo a vasos faciales (V).

tado, debido al cáncer o comorbilidades, o para aquellos que opten por no someterse a técnicas microquirúrgicas, prefiriendo un enfoque más directo. Estas técnicas implican la reubicación de músculos que no son inervados por el séptimo par craneal, con el objetivo de restaurar la simetría del labio en reposo, aportar volumen y proporcionar cierta movilidad voluntaria al ángulo de la boca, aunque, raramente, consiguen movimientos faciales espontáneos.

La técnica de trasposición del músculo temporal, introducida por Gillies en 1934 para intentar restaurar la sonrisa en casos de parálisis facial, permite varias modificaciones del colgajo. La técnica más comúnmente utilizada en la actualidad es la descrita por Labbé, conocida como la elongación del músculo temporal, y se lleva a cabo en una sola intervención. Este procedimiento requiere dos abordajes: una incisión coronal y otra en el futuro surco nasogeniano. La marcación del surco y de los puntos de anclaje se debe realizar antes de la cirugía, con el paciente despierto, imitando los vectores de la sonrisa sana.

El primer paso se realiza mediante el abordaje coronal subgaleal, que pasa a un plano subperióstico a dos centímetros por encima del reborde orbitario superior, exponiendo así el arco cigomático. La disección profunda se efectúa por encima de la aponeurosis y por debajo de la fascia superficial del músculo temporal, preservando la almohadilla grasa temporal en su posición original para evitar el hundimiento de la fosa temporal. Luego, el músculo temporal se aísla del arco cigomático utilizando un disector. A continuación, se lleva a cabo una osteotomía oblicua de la apófisis coronoides de la mandíbula a través de incisión nasolabial. En casos de poca visibilidad, como en pacientes radiados, se puede realizar una osteotomía del arco cigomático para mayor exposición. El músculo temporal se elonga mediante una sección en todo

su espesor, de manera ortodrómica o circunferencial, siguiendo la forma de la escama ósea temporal, pero manteniendo un ribete de aponeurosis y fascia para la suspensión posterior (**Fig. 64-10**). El músculo elongado se sutura al músculo orbicular de los labios en la comisura y al modiolo, asegurando una tensión adecuada para mantener la simetría en reposo de la comisura y del surco nasolabial. Hoy en día, el uso del músculo de transposición del músculo masetero está en desuso, al igual que la trasposición del músculo digástrico.

REHABILITACIÓN ESTÁTICA EN PARÁLISIS FACIAL

Incluye todos aquellos procedimientos que no impliquen la trasferencia de musculatura inervada para conseguir movilidad facial. Este apartado no pretende incluir todas las técnicas descritas, sino las más frecuentes. Cuando se habla de procedimientos estáticos, hay que sistematizarlos por regiones anatómicas: párpado superior, párpado inferior y cejas, labio inferior y superior.

Cirugía palpebral

La cirugía palpebral en la parálisis facial tiene como objetivo proporcionar una protección corneal adecuada que evite la queratitis. El tratamiento inmediato se basa en medidas conservadoras (lubricación de la córnea, oclusión nocturna, toxina botulínica en el músculo elevador del párpado superior, etc.). A la hora de evaluar la parálisis del músculo orbicular de los ojos es necesario explorar determinados aspectos, como la hipertonicidad compensatoria contralateral, la presencia o no del fenómeno de Bell, la ptosis o la retracción palpebral y

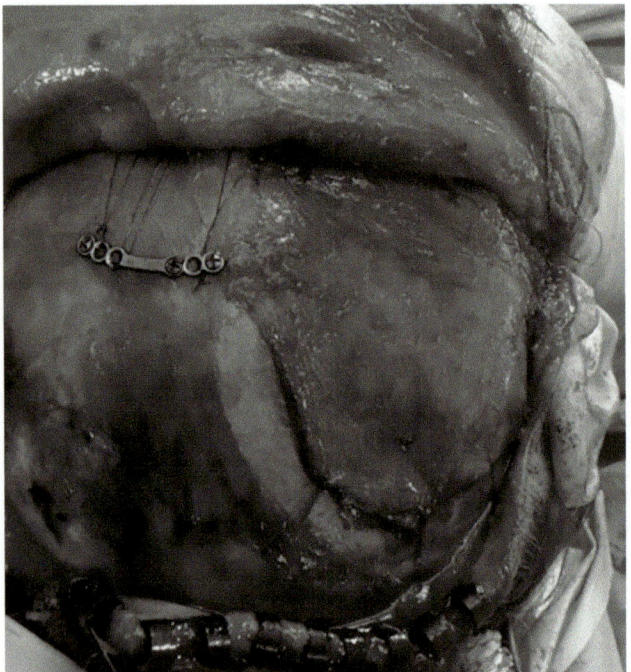

Figura 64-10. Fotografía intraoperatoria con detalle de reinserción del músculo temporal a 5 mm del ribete fascial. En este paciente se realizó simultáneamente una suspensión de ceja con fijación a placa de titanio.

el estado en que se encuentra la córnea. En casos de más de 6 meses de evolución o tras fracaso del tratamiento conservador, se indica cirugía palpebral, que debe realizarse por el servicio de Oftalmología. Emplean procedimientos estáticos, como la tarsorrafia, elevación del parpado inferior con injerto cartilaginoso o tira tarsal, y procedimientos dinámicos sobre el párpado superior que mejoran el cierre palpebral.

Para el cierre palpebral, el procedimiento de elección es la cadena de platino con fijación tarsal o supratarsal bajo anestesia local. La pesa aumenta la fuerza de la gravedad en el párpado superior y permite su cierre. El platino es el material de elección respecto al oro, por su buena tolerancia y por tener mayor densidad que el oro, reduciendo así el tamaño de la pesa con el mismo efecto. La pesa en cadena o articulada respecto a la rígida permite una mejor adaptación a la curvatura tarsal evitando la inducción de astigmatismo. El peso ideal se elegirá prequirúrgicamente con el paciente despierto en bipedestación, colocando de forma seriada diferentes pesos con adhesivo. El objetivo es conseguir una reducción de 50 % del lagoftalmos sin provocar una ptosis de más de 2 mm.

Otras técnicas descritas son la infiltración de ácido hialurónico en el párpado superior, indicada en la parálisis facial temporal y en pacientes no candidatos a cirugía, y la colocación de muelles palpebrales, que están cayendo en desuso por presentar muchas complicaciones.

En las técnicas dinámicas hay que resaltar la trasposición del músculo orbicular, una técnica dinámica prometedora que consiste en utilizar una banda de músculo sano orbicular del párpado superior contralateral pediculado y trasladarlo a través de un túnel subcutáneo a nivel de la raíz nasal. La experiencia demuestra mejoría en el cierre palpebral y también en el parpadeo, se precisan más estudios al respecto.

La ptosis ciliar se trata generalmente con procedimientos de *lifting* frontal similares a los utilizados en la cirugía estética, aunque (sobre todo, en pacientes mayores), en ocasiones, la simple resección cutánea frontal en elipse es una buena opción terapéutica.

Reposicionamiento de surco nasogeniano y labio superior: fascia lata

La ptosis de los tejidos blandos faciales de la mejilla, así como la ausencia del surco nasogeniano en pacientes con parálisis facial, se aborda mediante injertos estáticos que permiten la suspensión en contra de la gravedad. El injerto de fascia lata se ha convertido en una técnica muy valorada, debido a su eficacia y buenos resultados estéticos. Entre los diferentes materiales empleados, la fascia lata autóloga destaca como la opción más popular debido a su compatibilidad, mínima tasa de rechazo y baja morbilidad de la zona donante. Como alternativa se ha descrito el uso de fascia lata de cadáver, así como de material sintético de Gore Tex®.

Antes de proceder con la cirugía, es crucial pintar con precisión el surco nasogeniano con el paciente en bipedestación. Este marcaje debe ser simétrico respecto al surco contralateral, pues definirá tanto el sitio de incisión como el punto de anclaje medial de la fascia lata. Esta planificación cuidadosa asegura que el resultado final sea tanto funcional como estéticamente agradable. Para optimizar el tiempo quirúrgico y la eficiencia, la operación puede llevarse a cabo en dos campos quirúrgicos simultáneos: uno dedicado a la obtención de la fascia lata y otro preparando el lecho facial para recibir el injerto.

En el surco nasogeniano, el método de abordaje puede variar según las características individuales del paciente. En personas mayores, que suelen presentar un exceso de piel y un surco contralateral muy marcado, se prefiere un abordaje abierto (**Fig. 64-11A**). Por el contrario, para niños y adultos jóvenes que aún no tienen un surco nasogeniano bien definido, se recomienda un abordaje cerrado. Es crucial no sobrecorregir el posicionamiento del surco durante la colocación de la fascia, ya que su naturaleza inextensible podría llevar a resultados no deseados si se aplica demasiada tensión.

Para realizar el abordaje cerrado (**Fig. 64-11B** y **C**), se emplea una doble aguja recta y se realizan pequeñas incisiones con un bisturí a lo largo del surco. A través de estas incisiones, se tuneliza la fascia desde un abordaje preauricular, guiando cuidadosamente la fascia hacia su posición final. Esta técnica de tunelización minimiza la visibilidad de las cicatrices y maximiza el resultado cosmético, proporcionando una solución duradera y discreta para los pacientes afectados de parálisis facial.

Uso de la toxina botulínica

La toxina botulínica se ha convertido en un elemento crucial en el tratamiento de la parálisis facial, principalmente, debido a su capacidad para reducir los movimientos involuntarios y mejorar la simetría facial. La reinervación del VII par craneal

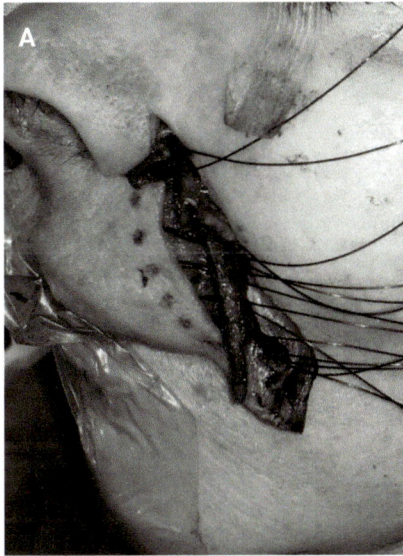
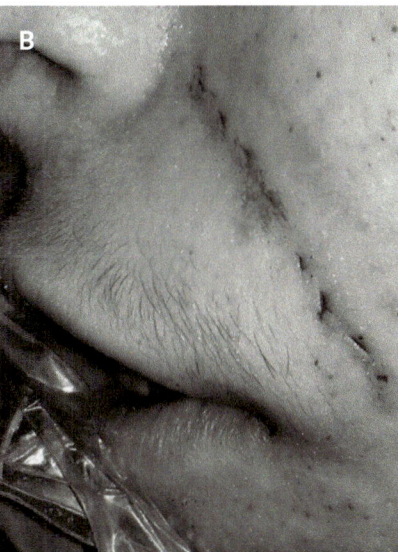
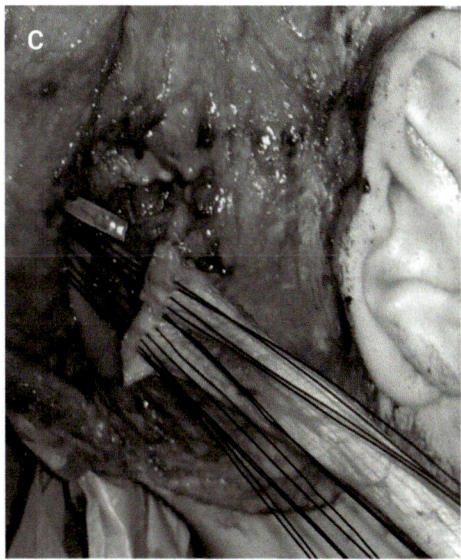

Figura 64-11. Fotografías intraoperatorias de anclaje de la fascia lata a través de abordaje abierto del surco nasogeniano (**A**) y abordaje cerrado (**B** y **C**).

y la recuperación de los movimientos voluntarios puede provocar diferentes escenarios aberrantes en la misma hemicara, produciendo sincinesias faciales y parálisis hipertónica no flácida. Este agente, al inhibir la liberación de acetilcolina en las terminaciones nerviosas, permite un control más efectivo sobre los músculos faciales afectados por la parálisis o sincinesia. La aplicación clínica de la toxina botulínica tipo A es la más común.

Las inyecciones se realizan con la ayuda de guías de imagen o utilizando la electromiografía para aumentar la precisión, asegurando que la toxina se administre en las áreas que más lo necesitan. Las dosis y los sitios exactos de inyección varían en cada paciente, según la intensidad y el tipo de movimiento muscular que se desea controlar.

Los resultados de este tratamiento suelen ser positivos, con una mejora notable en la funcionalidad facial y un aumento en la satisfacción del paciente. Es fundamental que los pacientes tengan expectativas realistas sobre los resultados del tratamiento, incluyendo la naturaleza temporal de la toxina botulínica y la posibilidad de que se necesiten múltiples sesiones cada 3-6 meses para alcanzar o mantener los resultados óptimos. No todos los pacientes con parálisis facial son candidatos adecuados para este tratamiento y la selección cuidadosa de los pacientes es crucial.

PUNTOS CLAVE

- El manejo de esta enfermedad implica una exploración física detallada, pruebas complementarias para evaluar el grado y el origen de la parálisis (electromiograma y pruebas de imagen) y diagnóstico diferencial para identificar la causa específica y decidir el mejor curso de tratamiento.
- El objetivo de la cirugía de la parálisis facial es mejorar la asimetría estática y en movimiento. Una sonrisa ideal es espontánea y con vectores naturales.
- Las técnicas de reinervación requieren un tiempo de evolución corto (inferior a 12 meses). Se pueden plantear hasta los 2 años en pacientes jóvenes con gran capacidad regenerativa. A partir de los 6 meses debe plantearse una potenciación con otros aportes nerviosos (doble o triple inervación).
- La prioridad del tratamiento debe ser asegurar la competencia palpebral, dado que el lagoftalmos puede provocar conjuntivitis, úlceras corneales y pérdida de visión. El tratamiento de la parálisis facial debe ser individualizado y realizado por un equipo entrenado multidisciplinar.
- En casos de parálisis facial reciente, donde los músculos aún son funcionales, se pueden utilizar técnicas de neurrafia primaria. Esto implica la conexión directa y sin tensión de los extremos del nervio facial dañado para permitir una regeneración efectiva.
- El nervio auricular mayor y el nervio sural se utilizan como injertos para conectar secciones del nervio facial que no pueden unirse directamente. El nervio sural es particularmente valorado por su longitud y facilidad de acceso. Se utiliza, principalmente, en pacientes que requieren reinervación facial desde el lado contralateral tanto a ramas cigomáticas como orbiculares o palpebrales.
- En la transferencia maseterina (V-VII) se utiliza el nervio masetero para reanimar la musculatura facial, aprovechando su potente estímulo motor y baja morbilidad asociada. Es eficaz como refuerzo tanto en parálisis de más de 6 meses como en parálisis de larga evolución para la neurotización de colgajo libre de gracilis.

- La transferencia XII-VII utiliza el nervio hipogloso como fuente de impulsos motores para la cara. Aunque es efectiva, puede provocar complicaciones, como dificultades en la masticación o el habla, debido a la parálisis parcial de la lengua. Para reducir estas complicaciones se realiza una sutura hemitérmino-terminal. Actualmente, se utiliza en pacientes con PF de más de 6 meses con musculatura no atrófica.
- La doble o triple inervación combina impulsos de varios nervios motores (como masetero y/o hipogloso) para mejorar el tono muscular y la simetría facial, con injertos cruzados que aportan el componente emocional, ya que conducen el impulso desde las ramas sanas del nervio facial contralateral.
- En la parálisis facial de larga evolución y/o musculatura no funcional (> 24 meses) se trasplanta músculo gracilis micro-vascularizado para reemplazar la musculatura facial deteriorada, utilizando nervios como el masetero y/o cross face para la inervación. En pacientes no candidatos se puede restaurar la función con colgajos de músculo local, como en la elongación del músculo temporal o técnica de Labbé.
- La reconstrucción dinámica no está reñida con la cirugía estática. Técnicas como el uso de injertos de fascia lata o reajustes quirúrgicos para sostener el párpado y la ceja mejoran la funcionalidad y la apariencia, redefiniendo y soportando áreas faciales clave afectadas por la parálisis.
- El tratamiento de la parálisis facial debe luchar contra las sincinesias y espasmos. En este ámbito, la rehabilitación y la inyección de toxina botulínica son cruciales.

BIBLIOGRAFÍA

Bos R, Reddy SG, Mommaerts MY. Lengthening temporalis myoplasty versus free muscle transfer with the gracilis flap for long-standing facial paralysis: A systematic review of outcomes. J Craniomaxillofac Surg. 2016 Aug;44(8):940-51. doi: 10.1016/j.jcms.2016.05.006. Epub 2016 May 25. PMID: 27364924.

Butler DP, Nagendran S, Malhotra R. Revisiting the Direct Brow Lift in Patients With Facial Palsy: 4 Key Modifications. Ophthalmic Plast Reconstr Surg. 2021;37(2):179-82. doi: 10.1097/IOP.0000000000001794. PMID: 32852375.

Daeschler SC, Zuker R, Borschel GH. Strategies to Improve Cross-Face Nerve Grafting in Facial Paralysis. Facial Plast Surg Clin North Am. 2021;29(3):423-30. doi: 10.1016/j.fsc.2021.03.009. PMID: 34217445.

Fattah A, Borschel GH, Manktelow RT, Bezuhly M, Zuker RM. Facial palsy and reconstruction. Plast Reconstr Surg. 2012;129(2):340e–52e. doi. org/10.1097/PRS.0b013e31823aedd9.

González Otero T. Facial Reanimation. Atlas of the Oral and Maxillofacial Surgery Clinics (Volume 31). Issue 1 (2023) Page I. ISSN 1061-3315, ISBN 9780323939935. https://doi.org/10.1016/S1061-3315(23)00003-3.

Labbé D. Myoplastie d'allongement du temporal V.2. et réanimation des lèvres [Lenghtening temporalis myoplasty V.2. and lip reanimation]. Ann Chir Plast Esthet. 2009;54(6):571-6. French. doi: 10.1016/j.anplas.2009.04.002. Epub 2009 Jul 25. PMID: 19632753.

Mato-Patino T, Morales-Puebla JM, Moraleda S, et al. Contribution and safety of the side-to-end hypoglossal-to-facial transfer in multidisciplinary facial reanimation. Head Neck. 2022 Jul;44(7):1678-1689. doi: 10.1002/hed.27076. Epub 2022 May 4. PMID: 35506436.

Noguera Tomás J, González Otero T. Facial Nerve Reconstruction after Oncologic Resections: Grafts and Double Innervation. Atlas Oral Maxillofac Surg Clin North Am. 2023 Mar;31(1):1-8. doi: 10.1016/j.cxom.2022.09.001. PMID: 36754502.

Pardo-Maza A, Lassaletta L, González-Otero T, et al. Evolution of Patients With Immediate Complete Facial Paralysis Secondary to Acoustic Neuroma Surgery. Ann Otol Rhinol Laryngol. 2016;125(6):495-500. doi: 10.1177/0003489415624700. Epub 2015 Dec 30. PMID: 26719351.

Terzis JK, Tzafetta K. The «Babysitter» procedure: mini hypoglossal to facial nerve transfer and cross-facial nerve grafting. Plast Reconstr Surg. 2009;123(3):865-76.

AUTOEVALUACIÓN

Índice analítico